现代中药药理与临床应用手册

（第三版）

梅全喜　主编

中国中医药出版社

·北　京·

图书在版编目（CIP）数据

现代中药药理与临床应用手册/梅全喜主编 . —3 版 . —北京：中国中医药出版社，2016. 10
（2021.1重印）

ISBN 978 – 7 – 5132 – 3544 – 0

Ⅰ.①现…　Ⅱ.①梅…　Ⅲ.①中药学 – 药理学 – 手册 ②中药学 – 临床药学 – 手册
Ⅳ.①R28 – 62

中国版本图书馆 CIP 数据核字（2016）第 182547 号

中国中医药出版社出版

北京经济技术开发区科创十三街 31 号院二区 8 号楼
邮政编码　100176
传真　64405721
山东临沂新华印刷物流集团有限责任公司印刷
各地新华书店经销

开本 787 × 1092　1/16　印张 60　字数 1889 千字
2016 年 10 月第 3 版　2021 年 1 月第 4 次印刷
书　号　ISBN 978 – 7 – 5132 – 3544 – 0

定价　260.00 元
网址　www.cptcm.com

如有印装质量问题请与本社出版部调换（010–64405510）
版权专有　侵权必究

社长热线　010 64405720
购书热线　010 64065415　010 64065413
微信服务号　zgzyycbs

书店网址　csln.net/qksd/
官方微博　http：//e.weibo.com/cptcm

淘宝天猫网址　http：//zgzyycbs.tmall.com

《现代中药药理与临床应用手册》

（第三版）

编委会

内容提要

本书以现代药理学的理论及研究结果为基础，结合传统的中医药学理论进行阐述，全面系统地介绍了中药药理的基本知识以及中医临床最常用中药的最新药理作用与临床应用。全书分总论和各论两大部分，其中总论 7 章，介绍了中药药理研究的发展概况、药性理论的机理研究、中药化学成分与药理作用的关系、影响中药药理作用的因素、中药药理作用的特点及研究思路与方法、中药新药药效学和毒理学研究以及常见药理作用的简易实验方法。各论 21 章，收载药物 481 种，按中药传统功效分类方法进行分类排列，每味药物按正名、别名、来源、性味、功能主治、主要成分、药理作用、临床应用和毒副作用等栏目编写，其中重点是药理作用和临床应用栏目。本书在内容上做到了突出药理作用，反映临床应用，力求新颖全面，揭示古今规律。在编写上做到了体例新颖，特色鲜明，突出现代，突出实用，从而使全书内容新颖丰富，资料翔实可靠，体现了系统性、科学性、实用性，反映了现代中药药理学科的先进水平。本书适用于从事中药科研、教学、生产、经营和应用人员以及中医、西医、中西医结合专业人员使用，亦可供大中专院校学生以及中医药爱好者阅读参考。

前　言

中医药学是我国广大劳动人民几千年来同疾病做斗争的经验总结，中药是中医药学的重要组成部分，是我国历代人民在漫长的岁月里与疾病做斗争过程中使用的重要武器，几千年来它为中华民族的生存繁衍和文明进步做出了重要贡献。而运用现代科学方法进行中药的药理研究，是继承和发展祖国医药学遗产的一个重要方面，对于促进传统医药学与现代医药学之间的沟通与交流，推动中医药学走向世界具有重要的现实意义。

新中国成立以来，特别是改革开放以来，医药卫生科技工作者在中药药理研究和临床应用方面做了大量的工作，使中药药理研究工作在各个领域都有了很大的发展。但众多的中药药理研究资料散见于各种医药杂志和综合性医药书籍中，参阅极为不便，前些年虽有一些介绍中药药理研究成果的著作问世，但也无法反映新的药理研究新成果、新进展，无法满足现代的医药工作者的需求。为此，我们组织有关专家于1998年编写出版了介绍常用中药药理作用与临床应用的实用型专著《现代中药药理手册》（第一版），受到医药工作者的欢迎。2008年在第一版的基础上充实补充了近10年来国内外在中药药理研究与临床应用上的新成果、新发现和新资料，编写出版了《现代中药药理与临床应用手册》（第二版）。但该书出版至今已有8年了，8年来我国中药药理研究突飞猛进，新成果不断涌现，为此我们再次组织有关专业技术人员，广泛收集国内外中药药理与临床研究新成果、新进展，特别是对2008至2015年近8年的研究成果进行了补充收载，同时注重收载中医临床常用药物，把中医临床较为少用的40多种药物如毒性较大的药物升药、砒石等，动物药如蜂毒、蛇毒、蚂蚁等，地方性习用药物广东土牛膝、三角草、三丫苦等，食用为主的药物绿豆、苦瓜等，以及过去常用今天已少用且2015年版《中华人民共和国药典》（简称《药典》）未收载的药物空心莲子草、红管药、寻骨风等做了删除，在此基础上编写出这部较为全面新颖的中药药理与临床的专著《现代中药药理与临床应用手册》（第三版）。

本书以现代药理学的理论及研究结果为基础，按中药传统功效分类方法进行分类编写，其主要内容是介绍常用中药的药理作用及临床应用，对传统的中医药学理论也做了少量的试探性阐述。全书共28章，总论7章，各论21章，收入药物481种，每味药物按正名、别名、来源、性味、功能主治、主要成分、药理作用、临床应用和毒副作用等栏目编写，其中重点是药理作用和临床应用栏目。在编写中，我们力求做到以下几点：

1. 突出药理作用　本书以突出药理作用为主旨，对每味药药理作用做了较为详细和深刻的阐述，对主要药理作用进行逐条阐述，次要药理作用则列入其他作用项内一带而过。着重描述药理作用，对于已揭示的机理也进行了阐述，以便于读者能更进一步了解药理作用的机理。

2. 反映临床应用　现代中药的应用不少是以现代药理作用为基础的，本书亦将临床应用部分作为一个重点进行了介绍，每味药的临床应用部分是以药理作用为基础的现代应用

（主题是现代病名）为主，对于与药理作用有关的传统应用（主题是中医病证名）也做了相应的介绍。以利于读者将药理作用与临床应用紧密联系起来，更好地指导临床应用。

3. 力求新颖全面　本书收载的资料主要是现代资料，尤以近10年资料为多，近期资料收至2015年10月底。在内容上力求反映近年来国内、外在中药药理研究方面取得的新成果、新进展，具有新颖性。本书载药481种，是收载药物较多的一部中药药理专著，除了对传统常用中药予以收载外，对近年受到重视的中药以及《药典》收载的民族药也都有收载；对于《药典》分立的药物及其炮制品如生地黄与熟地黄、生姜与干姜、天南星与胆南星等，以及药典分立的不同来源而传统应用上作为同一品种的药物如黄芪与红芪、大青叶与蓼大青叶、京大戟与红大戟、漏芦与禹州漏芦等也分条阐述其药理作用与现代应用，以适应现代用药的需要，这是其他中药药理专著所没有做到的。

4. 揭示古今规律　本书在阐述药理作用时注重揭示传统中药的功效与现代药理作用之间的联系，对与传统中药功效有关联的药理作用都进行比较详细的阐述。本书以传统中药功效分章，每章概述部分突出分析具有该项功效的各药共有药理作用，以期揭示或阐述传统中药功效与现代药理作用之间的密切关系，以利于读者深入理解中药的传统功效和掌握中药的现代药理作用。

同时，在编写上力求做到体例新颖，特色鲜明，突出现代，突出实用，从而使全书内容新颖丰富，资料翔实可靠，体现了系统性、科学性、实用性，反映了现代中药药理学科的先进水平。本书适用于从事中药科研、教学、生产、经营和应用人员以及中医、西医、中西医结合专业人员使用，亦可供大中专院校学生以及中医药爱好者阅读参考。

本书的编写由广州中医药大学附属中山医院中药药理实验室组织牵头，由广东省中医院、广州中医药大学第一附属医院、南方医科大学南方医院、广州市中医院、广东省中西医结合医院、苏州市中医院、苏州市中西医结合医院等单位共同编写；本书的出版得到了"广东地产药材药理与毒理平台建设项目（编号：2009H004；项目负责人：梅全喜）"和"广东地产清热解毒药物的基础物质、药理作用及其制剂质量标准提高与制剂开发研究（编号：20132A002；项目负责人：梅全喜）"的资助；本书编写中参考的国内外杂志及著作较多，凡参考的医药杂志皆列入每味药后参考文献项下，重点参考的医药专著则不列入各药的参考文献中，而是集中列入书后主要参考书目中。在此对这些参编单位、基金项目及杂志和著作的原作者一并表示衷心感谢！

尽管编写人员认真负责，但书中难免仍有不妥之处，希望广大读者和同仁提出宝贵意见，以便下次再版时修订提高。

梅全喜

2016年8月于广东中山

目　录

总　论

各　论

总　　论

第一章　　中药药理研究的发展概况

中药的发现和应用在我国已有几千年的历史，几千年来，中药的种植、采收、炮制加工、生产、临床应用以及对中药的研究探讨都是在传统的中医药理论指导下进行的，而运用现代科学的理论和方法去研究和揭示中药的作用、作用机理及产生作用的物质基础等，则是始于近代。

20 世纪 20 年代初，我国学者陈克恢等进行了麻黄、当归等药的药理研究，并于 1924 年发表了有关麻黄的有效成分药理作用的研究论文"麻黄有效成分——麻黄碱的作用"。研究结论认为：麻黄中所含的麻黄碱有与肾上腺素相类似的药理作用，且其作用持久，其功效与交感神经兴奋剂相同。这是我国学者发表的第一篇具有重要影响的中药药理研究论文，在国内外引起了强烈的反响和广泛的关注，并由此而开启了传统中药的现代科学研究之门。其后，中药药理研究受到国内外医药界的广泛重视，进行药理作用研究的中药愈来愈多。

20 世纪 30 年代，主要是进行单味药物研究，涉及常用中药 50 多种。主要有麻黄、当归、乌头、延胡索、黄连、防己、贝母、半夏、三七、川芎、何首乌、人参等。

20 世纪 40 年代，进行中药药理研究的单味药物更多，但主要研究内容为抗病原微生物中药的发掘与效果验证，其主要成果有抗疟疾药青蒿、常山；抗阿米巴原虫药鸦胆子、白头翁；驱蛔药使君子以及其他单味药丹参、防风、冬虫夏草、杏仁、远志、五加皮等的药理作用研究。

然而，由于战争动乱，加之国民党政府歧视中医药工作，使中药药理研究工作存在着经费短缺、研究条件差、工作进展缓慢等问题，除麻黄一药的药理研究工作较为深入外，其他中药都只是进行了一些初步的研究。而且早期的中药药理研究由于不重视生药品种及来源鉴定，多是从药店买回来就进行药理研究，其结果难免出现误差甚至张冠李戴，走了不少弯路。

但是，这一时期的中药药理研究所起到的开创性作用是肯定的，而且也形成了一些延续至今的中药药理研究思路，如从中药材中提取其化学成分，通过筛选研究确定其有效成分以及用现代药理学的方法验证中药传统功效等。前者的研究模式与植物药极为相似，因而有人认为这一时期不少的研究结果是与中医药理论相脱离的，与中药的生产与临床应用实际结合不紧。但是应该看到，这一时期也有不少的研究是用现代的药理学方法来验证中药的传统功效，这一研究思路至今仍是现代中药药理研究中经常采用的。

新中国成立后，由于国家和政府的重视，使中医药工作在各方面都有了长足的进步，中药药理研究工作也得到了迅速发展。

在 20 世纪 50 ~ 60 年代，中药药理研究主要集中在强心、降压、抗菌、驱虫、镇痛、抗炎、利尿、解热等方面寻找有效中药。70 年代主要在抗冠心病、抗肿瘤、抗肝炎、防治慢性支气管炎、中药麻醉剂、肌肉松弛剂、计划生育等方面做了较深入的研究。从 70 年代末期开始，中药药理研究又进入了一个新的发展阶段，中药药理研究注重在中医药理论指导下进行，运用现代药理学研究揭示传统中医药理论，在活血化瘀、扶正固本、通里攻下、清热解毒、滋阴潜阳等治则治法及传统功效研究方面，取得许多重要的进展。到这一时期为止，已对约 2/3 以上的常用中药进行了不同程度的药理研究，对于阐明中药作用机理、指导合理用药都具有重要意义。通过进行中药药理及有效成分研究，找到了作用较为明显的防治心血管病药、防治慢性支气管炎药、神经系统用药、抗菌抗病毒药、消炎药、防治寄生虫病药、抗肿瘤药及计划生育用药等，约计在600种以上，其中研究较多的约有300多种。并得到不少疗效确切的中药有效成分单体，如麻黄碱、黄连素、丹参酮、川芎嗪、葛根素、青蒿素、延胡索乙素、汉防己甲素、穿心莲内酯、喜树碱、鹤草酚、三尖杉酯碱、斑蝥素、补骨脂乙素等。与此同时，中药复方药理研究也有较大的进展。

这一阶段的研究注重与中医药理论及中药临床应用的联系，所取得的成就极大地推动了中医药事业的发展，这个时期的成就主要表现在以下几个方面：

1. 初步揭示和验证了常用中药的药理作用，包括与功能主治相关的药理作用。如清热解毒药的抗病原微生物、解热解毒作用，解表药的发汗、解热、抗炎作用以及丹参、川芎的活血化瘀作用，延胡索的镇痛镇静作用，桔梗、满山红的祛痰镇咳作用等等。还发现了与传统药效无关的药理作用，如枳实、青皮等含有对羟福林（辛福林）成分，静脉注射具有心血管活性等。

2. 发现和确定了许多的中药有效成分。如麻黄碱、黄连素、丹参酮、川芎嗪、葛根素、青蒿素、延胡索乙素、汉防己甲素、穿心莲内酯、喜树碱、鹤草酚、麝香酮等。

3. 对防治心血管系统、呼吸系统、神经系统疾病以及感染、肿瘤等常见病多发病及计划生育用药等方面的中药进行了研究探索，发现和开发了抗肿瘤药莪术、苡仁、长春新碱、喜树碱，抗心绞痛、冠心病药丹参、川芎注射液，抗疟药青蒿素，肌松剂汉防己甲素等临床有效的新药。

4. 对中药的药性理论如四气五味、升降浮沉、炮制等以及中医辨证理论包括中医"证"的产生与治疗机理等进行了药理学研究和探索。如通过补肾方剂补肾丸的药理研究，一方面揭示了肾气丸对垂体－肾上腺轴、甲状腺轴、性腺轴的兴奋作用，对机体免疫功能、心血管功能和代谢紊乱的调整作用；另一方面，证明了肾阳虚与机体内分泌功能、免疫功能低下密切相关。

5. 中药复方的药理研究取得实效。从20世纪70年代末至80年代末这10余年间，共研究中药复方230多首，其中以对心血管及消化系统作用的复方研究较多，传统名方的药理研究日益受到重视，对生脉散、参附汤、四逆汤、桃红四物汤、四君子汤、补中益气汤、六味地黄丸、玉屏风散、苏合香丸等，均进行了较为深入的药理作用研究。在进行复方整方药理研究的同时，还对复方进行了配伍及拆方研究，对某些古方进行了改造及精简药味研究，均取得了显著的成绩。

这一时期的另一个重要成就就是中药药理学的教学及教科书和专著的出版也取得了突破性的进展。20世纪80年代初，国家把中药药理学正式列入有关专业的教学计划，作为学生的一门必修课程，并编写了教科书。1982年安徽科技出版社出版了周金黄教授主编，全国中医高等院校协编的教材《药理学》，此书除阐明现代药理学的基本概念、规律及各章代表性药物药理作用外，首次加入了四章中药药理的内容，即活血化瘀药、调理脾胃与消化药、补益药、清热解毒药，为创立现代的中药药理学奠定了基础。

1985年，上海科学技术出版社出版了王筠默教授主编的《中药药理学》，并作为高等医药院校试用教材供中药专业用，这是我国第一本中药药理学教材。1992年，中国中医药出版社出版了李仪奎、姜名瑛教授主编的《中药药理学》，该书为我国第二本中药药理教科书，其内容更全面、更新颖，独立介绍的中药由第一本教材的37味药增加到89味药，深度也有了很大的提高。

1985年11月，成立了中国药理学会中药药理分会，同时召开了第一届中药药理学术会议，并创刊了我国第一本中药药理专业杂志——《中药药理与临床》。中药药理学会的成立和中药药理期刊的创刊，标志着中药药理事业的发展进入了一个崭新的阶段。在此前后，一些重要的中药药理专著先后问世，如王浴生主编的《中药药理与应用》（人民卫生出版社，1983年），吴葆杰主编的《中草药药理学》（人民卫生出版社，1983年），周金黄主编的《中药药理学》（上海科学技术出版社，1986年），陈奇主编的《中药药理实验》（贵州人民出版社，1988年）及《中药药理研究方法学》（人民卫生出版社，1993年），李仪奎主编的《中药药理实验方法学》（上海科学技术出版社，1989年），阴健主编的《中药现代药理与临床应用进展》（学苑出版社，1993年），黄康泰主编的《常用中药有效成分及药理作用》（中国医药科技出版社，1994年），梅全喜主编的《现代中药药理手册》（中国中医药出版社，1998年）等。

进入20世纪90年代后，中药药理研究的发展更为迅速。不仅注意单味中药及有效成分的研究，更重视中药复方的药理作用、中药药动学、中药不良反应等方面的研究，逐步建立了比较清晰的研究思路和方法体系。在中药复方研究中，进一步明确中药复方药理作用多层次、多靶点的概念，强调中药复方作用的多效性，药理学家和药物化学家密切合作，通过整体复方的分离提取寻找有效部位或单体，取得显著成绩。在中药药动学方面已积累了中药成分结构生物转化的生物学基础知识，初步建立了一些中药成分和中药复方药物代谢的研究模型和分析方法，为研究中药成分的体内过程与药效和毒理作用的相关性提供了理论基础和方法学。中药作用机理研究在此阶段有了较明显的提高，许多单味中药药理作用研究已深入到细胞水平、分子水平，甚至基因水平。

值得提出的是，自 20 世纪 90 年代初开始对中药血清药理学研究进行了广泛的可行性探索研究，90年代中期，在中药血清药理学的方法学方面进行了系统研究。通过对含药血清和原药液体外试验的比较研究，含药血清和整体给药药效相关性研究，以及血清给药和临床疗效相关性研究，论证了建立中药含药血清体外药理实验方法的意义。制订了血清药理学体外反应体系确定的规范化技术，包括严格执行正常血清对照，确定适宜的反应体系中含药血清添加量（即反应体系中含药血清的终浓度），血清冻干技术的应用，含药血清灭活及其他预处理方法，以消除对含药血清活性的影响。血清药理学在含药血清动力学研究、中药血清化学研究和中药复方组合化学研究方面的应用已取得一定的实质性进展。

在中药不良反应及毒性问题研究上也取得了显著成绩，受到国内外学者的关注。特别是在中药毒理研究方面做了大量工作，尤其是对雷公藤、朱砂、关木通、广防己等中药的毒性问题做了深入研究，不仅验证了一些中药的毒性作用，也为合理地认识和评价一些中药的毒性提供了科学的依据。

在学科发展方面，中药药理学作为中医药院校正式开设的课程，始于 20 世纪 80 年代初，它是中药专业的一门专业课，也是中医专业的一门专业基础课。中药药理专业的创建则是在 20 世纪 90 年代，成都中医药大学、南京中医药大学于 1991 年首次面向全国招收中药药理专业本科学生，标志着中药药理学学科体系已经基本形成。

进入 21 世纪以来，中药药理学科建设更进一步，在教育部已批准设立中药药理学专业，并已向全国招收本科生的基础上，国家中医药管理局已明确将中药药理学作为二级学科，进行重点建设。中药药理学也逐渐分化为中药药效学、中药药动学和中药毒理学等三级学科，标志着中药药理学科体系已经形成并日趋成熟。

中药药理学的研究领域不断拓展，研究方法日益先进。在研究领域方面，中药代谢药动学研究和中药安全性评价研究倍受重视，尤其是与中药药性、功效与主治相互联系的中药药理研究以及复方配伍规律和复方药效物质基础的研究日益增多，中药安全性评价研究受到重视，中药及复方的系统毒理学、器官毒理学、细胞毒理学、遗传毒理学研究已取得显著成绩；在研究方法方面，中药血清药理学方法、中药脑脊液药理研究方法、中药毒理评价方法等的开展，中药药理病证动物模型的建立、现代分子生物学技术的应用，使中药药理研究水平从整体深入到组织器官、细胞、亚细胞、分子生物学水平及基因水平层面；特别是基因组学、蛋白组学、代谢组学、膜片钳、细胞内微电极、基因探针、细胞重组、离子通道、细胞因子、神经递质，以及受体功能等众多的新技术、新方法也已成为中药药理学研究热点。此外，用计算机自动控制、图像分析处理、机器人、分子雷达、光学相干色谱仪、超微技术、微透析技术、DNA 生物芯片、单细胞与活体分析技术等建立中药细胞与分子药理模型，以及能在活体细胞核分子水平上进行中药药理研究的新原理、新方法、新技术的探索已经起步，这些使中药的药理研究深入到一个更加全面、更加微观的世界。中药对人体生理、病理过程的作用和影响不断被揭示，中药治病的传统理论和现代科学原理正在不断地被现代科学研究所证实。中药药理学作为一门年轻的学科，正在向一个更全面、更深入、更成熟的学科发展。

第二章 中药药性理论的机理研究

中药药性理论是中医药学理论体系中的重要组成部分，也是中药学的主要特色。中药药性理论是对中药作用性质和特征的概括，是以人体为观察对象，依据用药后的机体反应归纳出来的，是几千年来临床用药经验的结晶，也是指导中医临床用药的重要依据。它包括中药的性味、归经、升降浮沉、配伍、禁忌、毒性等，但一般认为，中药的四气、五味是药性理论的核心内容。

一、中药四气（性）的现代研究

中药的四性（亦称四气）是指中药寒、热、温、凉四种不同的药性，它反映药物在影响人体阴阳盛衰、寒热变化方面的作用趋向，是说明中药作用性质的概念之一。其中温热与寒凉是属于二类性质不同的属性，而温与热、寒与凉则分别为同一属性，只是程度上有差异，温次于热，凉次于寒。此外，还有一些平性药，是指药性不甚明显，作用较缓和，不产生明显偏热、偏寒反应的药物。药性的寒、热、温、凉是从药物作用于机体所发生的反应概括出来的，是与所治疾病的寒热性质相对而言。一般认为凡能够减轻或消除热证的药物，属于寒性或凉性，寒凉性质的药物多具有清热、解毒、凉血、滋阴、泻火等功能。反之，凡能够减轻或消除寒证的药物，属于温性或热性，温热性质的药物多具有祛寒、温里、助阳、补气等功能。故热证用寒凉药，寒证用温热药，是中医临床辨证用药的一条重要原则。

现代药理研究表明，不同药性的药物对机体产生的药理作用是截然不同的。有研究将寒凉药和温热药给动物长期服用，观察其对植物神经系统和内分泌功能的影响，结果发现由知母、石膏、黄柏、龙胆草组成的复方（寒Ⅰ）和由黄连、黄芩、黄柏组成的复方（寒Ⅱ）煎液给大鼠灌服 2~3 周，可不同程度地引起心率减慢，尿内儿茶酚胺、17 - 羟皮质类固醇（17 - OHCS）排出量减少，氧耗量降低；单味黄连、黄芩、黄柏亦使尿中儿茶酚胺排出量减少，表明寒凉药可使交感 - 肾上腺系统功能降低。由附子、干姜、肉桂、党参、黄芪、白术组成的复方（热Ⅰ），可使大鼠心率加快，饮水量增多，尿内儿茶酚胺、17 - OHCS 排出量增多；由附子、干姜、肉桂组成的复方（热Ⅱ）可使上述指标略有升高，耗氧量明显增多；单味附子、干姜、肉桂亦可使尿中儿茶酚胺排出量增多，表明温热药可使交感 - 肾上腺系统功能增强。临床研究亦有相似的结果，在临床上热证病人大多有交感 - 肾上腺系统功能偏亢的表现，寒证患者多表现为交感 - 肾上腺系统功能偏低，这些病人分别用寒凉药或温热药为主的方剂治疗后，观察到寒凉药除使热证患者的热象减退外，并能使病人的心率、体温以及尿内儿茶酚胺、17 - OHCS 排出量等指标降低。而温热药除了使病人的寒象缓解外，亦能使病人上述的各项生理生化指标提高。说明寒凉药具有抑制温热药增强交感 - 肾上腺系统功能活动的作用。

寒凉药与温热药对心血管、性腺、甲状腺、代谢、神经系统也往往表现出不同的影响，一般来说，温热药多偏于兴奋，寒凉药多偏于抑制。如寒凉药钩藤、羚羊角、牛黄、冰片等多有镇静、抗惊厥等中枢抑制作用，而温热药麻黄、天仙藤、独活、五加皮等大多有兴奋中枢作用。有人分别给动物灌服龙胆草、黄连、黄柏、银花、连翘、生石膏等寒凉药（寒证造模）和灌服附子、干姜、肉桂等温热药（热证造模），再给以电刺激，发现寒证大鼠痛阈和惊厥阈值升高，热证大鼠痛阈和惊厥阈值均降低，表明寒凉药能使动物中枢处于抑制增强状态，而温热药则能使动物中枢兴奋功能增强。实验表明，温热药鹿茸、麻黄、桂枝、干姜、肉桂和以附子、干姜、肉桂组成的复方及麻黄附子细辛汤均能提高实验大鼠、小鼠的耗氧量，而寒凉药生石膏、龙胆草、知母、黄柏所组成的复方则明显降低大鼠耗氧量。亦观察到热性方剂四逆汤能增加大鼠饮水量，寒凉药生石膏、黄连解毒汤可减少饮水量，表明温热药对代谢功能有增强作用，寒凉药则表现为抑制作用。

（一）寒凉药的药理作用

寒凉药能对抗热证患者的病理变化。在临床上，中医诊断为热证的患者，其主要表现有身热（体温升高或不升高）、口渴喜冷饮、面红目赤、口苦、尿黄少、舌红、苔黄、脉数。由于热邪损伤的脏腑或部位不同，可产生相应的临床症状。如痰黄（肺热）、身黄目黄（肝胆热）、惊厥抽搐（肝热）、胃脘灼热（胃热）、烦躁不安、神昏谵语（心热）、局部红肿热痛、发斑（热毒）、低热、潮热、盗汗（虚热）等。中医热证常见于西医感染性疾病、变态反应与结缔组织疾病、高血压、甲亢、血液病、恶性肿瘤、自主神经功能紊乱等。热证客观指标通常有心率增加、体温升高、血压升高、血糖升高、耗氧量增加、饮水量增加、尿中儿茶酚胺（CA）与 17 - OHCS 排出量增多、cAMP 排出量高于正常、血中多巴 β - 羟化酶（DβH）的活性增高。阴虚发热患者血中 cAMP 占优势。热证实质为交感 - 肾上腺系统兴奋，代谢加快，中枢神经系统兴奋，体内 CA 合成增多，以及炎症病理反应等，根据中医"热者寒之"的治则，应该使用寒凉药。

寒凉药的药理作用以抑制为主，有以下几个方面。

1. 抑制作用　寒凉药对于病理性功能亢进的系统有多方面的抑制作用，从而起到改善临床症状的效果。

①抑制交感 - 肾上腺系统：寒凉药生石膏、黄连、黄柏、黄芩、牛黄等能降低体内多巴胺 β - 羟化酶的活性，减少体内 CA 的合成，提高细胞内 cGMP 水平，并减少尿中 CA 和 cAMP 的排出，使异常的 cAMP/cGMP 的比值恢复正常。

②抑制内分泌、代谢系统：寒凉药知母、生石膏、黄连、黄柏、黄芩、栀子、大黄等能抑制肾上腺皮质功能和性腺功能，使体内促甲状腺素刺激激素减少，抑制甲状腺激素的分泌，减少耗氧量，降低血糖，抑制 $Na^+,K^+ - ATP$ 酶的活性，减少产热。

③抑制心血管系统：寒凉药如葛根、黄连、黄芩、黄柏等能减缓心率，扩张血管，降低血压。

④抑制中枢神经系统：寒凉药如牛黄、丹皮、地龙、钩藤、鱼腥草等能降低脑内兴奋性递质 DβH 的活性，增加脑内抑制性物质 5 - HT 的含量。

2. 抗感染作用　寒凉药具有抗感染的作用。病原微生物可引起机体产生热性症状，而许多寒凉药，尤其是清热解毒药和清热燥湿药如金银花、连翘、黄连、黄芩、黄柏、白头翁等可通过抗菌、抗真菌、抗病毒、抗毒素、抗炎症、促进免疫等多种途径的综合作用，从而控制微生物感染，在根本上减少机体对病原微生物的反应，使过高的体温下降，产热减少，从而达到控制感染的效果。

3. 抗肿瘤作用　肿瘤按中医临床辨证属热性，具有抗肿瘤作用的药物从药性上讲大多是寒凉药。寒凉药如白花蛇舌草、青黛、三尖杉、山豆根、山慈菇、苦参等能通过抑制肿瘤细胞增殖、促进免疫等途径，达到抗实体肿瘤生长的效果。

（二）温热药的药理作用

温热药能对抗寒证患者的病理变化。寒证的临床表现有畏寒肢冷、口淡不渴、喜温、面色青白、小便清长、大便稀薄、咳痰、流涕清稀色白、身体局部冷痛得热则减、舌淡、苔白、脉迟。中医寒证常见于现代医学各种原因所致的低血压、某些心血管系统疾病、慢性消耗性疾病后期、内分泌功能减退性疾病、营养不良、体质衰弱。寒证的客观指标是心率减慢、体温偏低、血压偏低、耗氧量减少、饮水量减少、心力衰竭、尿中 CA 与 17 - OHCS 排出量减少、cGMP 排出量高于正常、血中 DβH 的活性减弱。寒证实质上为交感 - 肾上腺系统功能低下，心血管系统活动减弱，代谢减慢，体内 CA 合成减慢，生殖功能减退，消化功能减弱。按中医理论"寒者热之"的治则，应选用温热药治疗。

温热药的药理作用大多表现为兴奋性，并且能纠正多个系统的功能低下状况，使之趋于或恢复正常。其药理作用主要有以下几个方面。

1. 兴奋交感 - 肾上腺系统　温热药如附子、干姜、肉桂、鹿茸等能增强 DβH 活性，促进体内 CA 的合成，使 17 - OHCS 排出量增加，提高细胞内的 cAMP 水平，使异常的 cAMP/cGMP 的比值恢复正常。并使脑内多种兴奋性递质 Adr、DA、DβH 的含量增高，活性增强。如用白附子、干姜（1∶1）组成温阳剂和用党参、黄芪（1∶1）组成补气剂的 100% 水煎剂给虚寒证模型小鼠治疗 3 日，血清 DβH，肾上腺内皮质素，脑 NE、DA 含量均提高，5 – HT 含量降低，治疗 7 日作用更显著。

2. 兴奋心血管系统　大多数温热药如乌头、附子、干姜、细辛、麻黄、吴茱萸、高良姜、丁香、花椒等对心血管系统表现出强心、正性肌力、正性频率、收缩外周血管、升高血压等兴奋作用。

3. 促进能量代谢　寒证患者的基础代谢偏低，温热药如人参、鹿茸、何首乌、肉桂、麻黄等能通过促进甲状腺激素的分泌，使 Na^+、K^+ – ATP 酶的活性回升，使产热增多。促进糖原分解，升高血糖而增强能量代谢。如有研究表明，助阳药鹿茸可明显提高实验动物的能量代谢，提高大鼠脑、肝、肾组织的耗氧量；亦有人给 6 个健康志愿者注射 50mg 麻黄碱，其代谢率较注射前平均增加 14.2%。说明温热药可增强能量代谢。

4. 促进内分泌　温热药如淫羊藿、鹿茸、肉苁蓉、何首乌、补骨脂等能增强下丘脑 – 垂体 – 性腺轴、肾上腺皮质轴、胸腺轴等内分泌系统功能，激活肾上腺释放皮质激素，兴奋性腺，促进激素样作用。

二、中药五味的现代研究

五味，就是指药物的辛、甘、酸、苦、咸五种味道，有些药物具有淡味或涩味，所以实际上不止五种，但淡、涩味多附于甘、酸味之中，故习惯上还是称为五味。事实上中药的五味不完全是味觉反应，有些药物的味是根据临床功效的归类而确定的，故药味的含义包括两个方面：第一是指药物本身的真实滋味，即通过味觉器官而能感受到的真实味道；第二是代表药物作用的标志。中药的"药味"是用以总结、归纳中药功效，并推演出临床应用的一种标志，并不一定反映其真实滋味。后者在中医药理论中具有更加重要的意义。

现代认为，药味与所含化学成分有一定的规律性，所以也可以说药味是中药功效的物质基础，是产生功效的基本物质。有研究表明，中药之味与其化学成分的分布，不仅表现出一定的平行性，而且也显示出一定的规律性。中药通过五味——五类基本物质作用于疾病部位，产生固有的药理作用，从而调节人体阴阳，固本祛邪，清除疾病。所以说，古人用五味作为药物功效的重要依据是有一定科学性的。

（一）辛味药

辛味，有发散、行气、行血或润养的作用。辛味药中性温热者占大多数，辛味药主入肝、脾、肺经。一般用于治疗表证的药物，如麻黄、细辛或治疗气滞血瘀的药物如木香、红花以及某些滋补药如菟丝子等都有辛味。据统计，辛味在解表、祛风湿、芳香化湿、温里、理气、开窍药中占多数，在活血化瘀及化痰药中亦占有一定的数量。辛味药的化学成分以挥发油为最多，其次为各种苷类及生物碱等。在药理作用方面，辛味药主要有解热、发汗、镇静、镇痛、中枢兴奋作用，对消化系统和心血管系统也有显著作用。其药理作用主要有以下几个方面：

1. 发汗、解热作用　大多数辛味药如麻黄、桂枝、生姜、薄荷等所含的挥发性成分能兴奋中枢神经系统，扩张皮肤毛细血管，促进微循环，兴奋汗腺使汗液分泌增加，从而起到发汗、解热作用，是辛味药解除表证的药理作用基础。

2. 抗菌、抗病毒、抗炎作用　辛味药麻黄、桂枝、防风、细辛、金银花、连翘、柴胡等有较好的抗菌、抗病毒、抗炎作用，对多种细菌、病毒等微生物有显著的抑制作用，对多种实验性炎症也有很好的抗炎作用。

3. 调节胃肠平滑肌运动　大多数具有辛味的理气药能显著调节胃肠平滑肌运动，理气药的行气消胀功效与其对胃肠平滑肌的调节作用是有密切关系的。如青皮、厚朴、木香、砂仁等能抑制胃肠道平滑肌，降低肠管紧张性，缓解痉挛而止痛；枳实、大腹皮、乌药、佛手等则能兴奋胃肠道平滑肌，使紧张性提高，胃肠蠕动增强而排出肠胃积气。这些药物对于胃肠平滑肌运动有兴奋或抑制作用，利于缓解呕吐、腹泻、腹胀、便秘等脾胃气滞症状。

4. 改善血流动力学和血液流变学，抗血栓形成　丹参、川芎、桃仁、水蛭、穿山甲、莪术、益母草等辛味药具有较好的扩张血管作用，能扩张冠状动脉、脑动脉或外周血管，缓解组织的缺血缺氧；而丹参、赤芍、川芎、益母草、蒲黄等能显著改善血液的浓、黏、凝、聚状态，纠正微循环障碍，通过多种途径减少血栓形成。这些作用都是辛味药活血化瘀功效的基础。

5. 平喘作用　麻黄、杏仁、苏子、陈皮、厚朴等辛味药有显著的平喘作用。这些药物的抑制支气管平滑肌痉挛、缓解哮喘症状的作用，是宣肺平喘，行气消胀，治疗肺气壅滞的药理作用基础。

（二）甘（淡）味药

甘味，有补益、和中、缓急等作用。淡味药一般是附于甘味药之下的，淡味药主要有利水渗湿作用。一般用于治疗虚证的滋补强壮药如党参、熟地黄，养阴生津药如葛根、知母、生地黄，缓和拘急疼痛、调和药性的药物如甘草、饴糖、大枣等皆有甘味。据统计，甘味药主要分布在补虚、利水渗湿、消食、安神药中，有统计表明，各类补虚药中甘味药占81.5%。此外，甘味药在清热、解表、收涩、止血、化痰、平肝药中亦占有一定的数量。甘味药所含的化学成分以糖类为最多，其次为蛋白质、氨基酸及苷类等机体代谢所需的营养物质。而淡味药则多含有较多量的钾盐。其主要药理作用是对免疫系统、神经系统、内分泌系统、血液系统及代谢的影响。其药理作用主要有以下几个方面：

1. 增强肾上腺皮质功能　补气药人参、黄芪、白术、刺五加、甘草，补血药当归、何首乌、熟地黄，补阴药生地黄、玄参、知母，补阳药鹿茸、杜仲、淫羊藿、肉苁蓉、仙茅等甘味药均有增强下丘脑－垂体－肾上腺皮质功能的作用。这些药物通过增强肾上腺皮质功能达到调节内分泌系统功能，从而实现其补气、补阴、补血与补阳的临床功效。

2. 促进和调节免疫功能　黄芪、人参、党参、当归、灵芝、黄精、枸杞、刺五加、茯苓等甘味药对机体的免疫功能有较好的促进或调节作用，能不同程度地增强非特异性免疫或特异性免疫，提高人体的抗病能力。其增强非特异性免疫功能是通过增加WBC总数和中性粒细胞数，增强巨噬细胞吞噬功能；诱生γ－干扰素，使NK细胞活性增加；脾脏IL－2生成增加；外周血淋巴细胞对IL－2的反应增加，使其加速增殖而达到的。增强特异性免疫功能是通过细胞免疫、体液免疫功能增强，促进淋巴细胞转化，提高^{60}Co照射后小鼠脾脏抗体生成细胞释放溶血素、血清溶菌酶量等而达到的。这些作用是上述甘味药补益功能尤其是补气功效的药理作用基础。

3. 影响物质代谢　大部分甘味的补虚药本身含有丰富的营养物质，有直接的补充营养、纠正缺失的作用。人参、鹿茸、刺五加、黄芪、淫羊藿等能显著促进核酸代谢和蛋白质合成；黄芪、党参、甘草等可以提高组织中cAMP的含量，从而影响细胞代谢和功能，增强细胞活力；黄芪、枸杞、人参、灵芝等微量元素Zn的含量较高，能纠正虚证患者共同表现Zn/Cu比值的降低。这些药理作用与上述甘味药所具有的补益功效，尤其是补阴或补阳功效有密切关系。

4. 增强造血功能　人参、黄芪、当归、党参、熟地黄、灵芝、茯苓、刺五加、淫羊藿、冬虫夏草、何首乌等甘味药能显著刺激骨髓造血功能，促进红系祖细胞和粒系祖细胞的增殖，增加外周血细胞数量。如实验表明，人参对骨髓造血功能有保护和刺激作用，能使正常和贫血动物红细胞、白细胞和血红蛋白含量增加。当骨髓受到抑制时，其增加外周血细胞数的作用更为明显。人参是通过促进骨髓DNA、RNA、蛋白质及脂质的合成，促进骨髓细胞的有丝分裂、刺激骨髓的造血功能而增强造血功能的。这些都是甘味中药补血、补气和生血功效的现代药理基础。

5. 改善性功能　鹿茸、淫羊藿、肉苁蓉、黄狗肾、冬虫夏草、刺五加等甘味药具有雄性激素或雌性激素样作用，能促进前列腺、精囊、睾丸的生长，增加血浆睾丸酮含量，兴奋性腺轴功能，改善性功能，提高生殖能力。这种作用是甘味药补益作用尤其补阳作用的现代药理学基础。

6. 解毒作用　甘草可以通过物理、化学方式沉淀、吸附、加强肝脏解毒功能等途径来实现其解毒作用。甘草可沉淀毒性生物碱；甘草甜素在肝脏分解为甘草次酸和葡萄糖醛酸，后者与毒物结合而解毒；甘草次酸有肾上腺皮质激素样作用，能提高机体对毒物的耐受力；甘草酸锌可通过诱导金属硫蛋白（MT）

降低顺铂毒性。蜂蜜有解毒作用，以多种形式使用均可减弱乌头毒性，且以加水同煎的解毒效果最佳；蜂蜜还可降低化疗药物的毒副作用。

7. 解痉、镇痛、镇静作用 代表药物有甘草、白芍、当归等。甘草所含 FM_{100} 和异甘草素等黄酮类化合物对乙酰胆碱、氯化钡、组胺等引起的肠管痉挛性收缩有解痉作用。白芍所含的芍药苷也有解痉作用，并与甘草中 FM_{100} 有协同作用。白芍还有明显的镇痛、镇静作用。当归中所含的挥发油及阿魏酸具有抑制子宫平滑肌收缩作用，对痛经患者有止痛作用，当归水提物对腹腔注射醋酸引起的小鼠扭体反应也有明显的抑制作用，表明其有镇痛作用。这些现代药理作用与甘味药的缓急止痛功效是相吻合的。

8. 利尿作用 主要是淡味药，如茯苓、猪苓、泽泻、萹蓄、金钱草等均具有显著的利尿作用，其利尿作用与所含的钾盐有关。这也是淡味药利水渗湿功效的药理学基础。

（三）酸（涩）味药

酸味，有收敛、固涩作用。因在五味中，酸与涩共存者较多，且二者功效相近，故将涩味附于酸味之下。酸涩药的具体功效是止泻、止遗、止血、止带、止汗、止咳喘，多见于收涩药中，在止血药中也占有一定的数量。酸味药大多含有酸性成分如枸橼酸、苹果酸、抗坏血酸等，涩味药主要含有鞣质。酸涩药的药理作用主要有止泻、止血、抗菌、消炎等作用。其药理作用主要有以下几个方面：

1. 凝固组织蛋白而发挥止泻、止血和消炎作用 酸涩药诃子、石榴皮、五倍子、儿茶、金樱子等含有较多的鞣质，鞣质能与黏膜的组织蛋白结合，生成不溶于水的鞣酸蛋白，沉淀或凝固于黏膜表面形成保护层，从而减少有害物质对肠黏膜的刺激，起到收敛止泻作用；若鞣质与出血创面接触，鞣质与血液中的蛋白结合形成鞣质蛋白而使血液凝固，堵塞创面小血管，或使局部血管收缩，起到止血、减少渗出的作用。这就是酸味药收敛固涩功效的药理学基础。

2. 抑制细菌生长 五味子、石榴皮、乌梅、五倍子、马齿苋、白矾、儿茶、金樱子等中药所含的有机酸和鞣质有一定的抗菌活性，对于金黄色葡萄球菌、链球菌、伤寒杆菌、痢疾杆菌及一些致病性真菌具有抑制作用，利于控制感染，减轻消化道、呼吸道、阴道、皮肤慢性炎症反应。它们的抑菌作用一般与它们的酸性有一定关系，如乌梅的抑菌作用与其制剂呈酸性有密切关系，如将其制剂调至中性，则对金黄色葡萄球菌的抑制作用强度减弱一半。

3. 镇咳、镇静、安神作用 五味子、乌梅、诃子、罂粟壳等酸涩药有显著的镇咳作用，用于久咳不止有较好效果；五味子、酸枣仁、诃子、罂粟壳等对于神经系统有明显的镇静、催眠作用，能减少动物的自主活动，抗惊厥，促进动物睡眠并延长睡眠时间。这些都是酸涩药收敛肺气止咳以及收敛心神功效的药理学基础。

4. 减少肠蠕动 诃子、罂粟壳、乌梅等酸味药能减轻肠内容物对于神经丛的刺激作用，降低小肠、结肠蠕动，缓解腹泻、腹痛等临床症状，是其收敛止泻、安蛔止痛功效的药理学基础。

5. 抑制蛔虫 酸味药乌梅、石榴皮等能造成酸性肠道环境，可使蛔虫麻痹，活动抑制而被动排出。

（四）苦味药

苦能泄、能燥、能降、能坚。能泻肺气以平喘止咳，降胃气以治呕吐、呃逆，通泄大小便，疏泄肝、胃之气，清泻邪热，燥湿坚阴。苦味药主要分布在清热、泻下、祛风湿、理气、驱虫、止血、活血化瘀、化痰止咳平喘药中，在解表及利水渗湿药中亦有一定数量。苦味药中以寒凉性为主，约占 55% 以上，温热性约占 25% 左右，约有 15% 左右是平性。苦味药中的苦寒药以含生物碱和苷类成分为主，苦温药则主含挥发油成分。药理作用以抗感染及影响消化系统（如泻下、行气药）、呼吸系统（如平喘化痰止咳药）、心血管系统（如活血化瘀药）等作用为主，其药理作用主要有以下几个方面：

1. 抗菌、抗病毒作用 黄连、黄芩、黄柏、连翘、板蓝根、贯众、穿心莲、蒲公英等为数众多的苦味药具有广泛的抗致病性细菌、真菌、病毒作用，对于病原微生物的抑制作用，体现了苦味药的清热泻火解毒的功效。

2. 抗炎作用　大黄、黄连、黄芩、连翘、龙胆草、苦参、白鲜皮、柴胡等苦味药都有抗炎作用，能抑制多种原因引起的小鼠耳郭及大鼠足肿胀，抑制醋酸诱导的小鼠腹腔毛细血管通透性。

3. 通便作用　大黄、虎杖、芦荟、番泻叶、生首乌等苦味中药所含的结合型蒽醌苷，以及其他苦味中药中所含的牵牛子苷、芫花酯等，能刺激大肠黏膜下神经丛，使肠管蠕动增强而促进大便排出，体现了苦味药的泻下通便作用。

4. 止咳平喘作用　苦杏仁、桃仁、半夏、桔梗、柴胡、川贝母、百部等苦味药能抑制咳嗽中枢，有镇咳作用。麻黄、苦杏仁、款冬花、浙贝母等能扩张支气管平滑肌，具有平喘作用。缓解咳嗽、哮喘作用是苦味药降泻肺气功效的药理学基础。

（五）咸味药

咸味药有软坚散结、泻下作用，多用于治疗瘰疬、痰核、痞块及热结便秘等。咸味药尚有息风止痉、补肾壮阳作用。咸味药主要分布在化痰药，多来自矿物、动物及海产类，其化学成分以蛋白质、氨基酸以及钠、钾、钙、镁、碘等无机盐为多。其药理作用以影响免疫、内分泌、神经系统者偏多，主要药理作用有以下几个方面：

1. 抗增生作用　水蛭、虻虫、穿山甲、土鳖虫、鳖甲、白花蛇、夏枯草、玄参等咸味中药具有抗癌细胞增殖或抗结缔组织增生的作用，是软坚散结功效的药理作用基础。

2. 抗甲状腺肿大作用　海产类咸味中药昆布、海藻、海蛤壳、海浮石等富含碘，对缺碘造成的单纯性甲状腺肿大具有防治作用，这也是咸味中药软坚散结功效的药理学基础之一。

3. 镇静、抗惊厥作用　牛黄、全蝎、地龙、琥珀、僵蚕、水牛角、蜈蚣、玄参、磁石等具有咸味的中药，尤其是动物类药材，具有良好的镇静、抗惊厥作用，是息风止痉的药理学基础。

4. 改善性功能　鹿茸、蛤蚧、海马、黄狗肾等咸味动物药具有显著的性激素样作用，能改善性功能，是补肾壮阳功效的药理学基础。

三、中药归经理论的现代研究

归经理论是中药药性理论的重要组成部分，归经是中药作用的定位，归某经的药物主要对该脏腑及其经络的病证起治疗作用，对其他脏腑经络疾病的治疗作用较小或没有作用。由此可知，药物的性味功能相同，归经不同，所治病证和临床使用的情况则不同。如黄连、黄芩、黄柏，性味均属苦寒，功能均有清热燥湿、泻火解毒作用，但由于归经不同其临床应用是有很大区别的，黄连归心经，善于治疗心经有热，主治心悸、烦躁、失眠或口舌生疮；黄芩归肺经，偏于治疗邪热壅肺，主治咳嗽吐黄稠痰、胸痛、咯血或喘促气急；黄柏归肾经，优于治疗下焦有热，主治阴部湿疹瘙痒、带下黄臭，或下肢肿胀、风湿，或肝火亢盛，伤耗肾精。掌握归经可提高临床用药的准确性和有效性。

（一）归经与有效成分在体内的分布关系

有人对 23 种中药与其在体内过程的关系进行分析，发现无论是从药动学总体情况，还是从吸收、分布、排泄各个环节，均与该药的归经密切相关。从中药的有效成分在体内的分布情况分析与归经的关系，认为它们之间也存在相关性。对这 23 种中药的有效成分在体内的分布与中药归经进行分析的结果表明，所归经络脏腑与有效成分分布最多的脏腑基本一致者 14 种（占 61%），大致相符的 6 种（占 26%），无关者 3 种（占 13%）。如采用放射自显影技术对中药药效成分进行体内追踪观察，并将结果与传统归经相比较，发现归肝、胆经的川芎，其同位素标记的重要药效成分 ^3H – 川芎嗪主要分布在肝脏、胆囊；归肺经的鱼腥草，其同位素标记的主要药效物质 ^{14}C – 鱼腥草素绝大多数从呼吸系统排出；而归肝经、心经的丹参，^{35}S – 丹参酮主要分布在肝脏。这些结果，在一定程度上为中药传统归经找到了物质基础方面的依据。

在归经与有效成分分布的相关性研究中，将微量元素作为药效成分研究的不少，这些研究结果被称之为"微量元素归经假说"，它认为微量元素及其金属络合物向组织器官的迁移、富集和亲和作用就是归经的重要基础。对 180 多种中药的微量元素与归经的关系进行统计分析，结果发现归肝经的中药富含 Fe、Zn、Cu、Mn，而肝脏是微量元素 Fe、Zn、Cu、Mn 富集的地方，这些微量元素对于造血、肝脏保护、视力等起着较大的作用。中医理论认为，肾主生长、发育、生殖，主骨生髓，通于脑。现代研究证实，缺少 Zn、Mn 会导致酶活性降低，蛋白质、核酸合成障碍，免疫功能低下，生殖能力下降，反应迟钝，这些现象属于中医的"肾虚"，有人对补骨脂、肉苁蓉、熟地黄、菟丝子等 21 种补肾助阳药分析，发现其 Zn、Mn、Fe 元素含量丰富，且分布有规律和共性。认为该类药物归肾经的实质是：以微量元素 Zn、Mn、Fe 等作为共同的物质基础，对神经－内分泌－免疫调节网络起调节作用，由此产生的整体效应，即是补肾助阳的药理作用实质。

有效成分归经理论只是归经理论研究的一个侧面，在某些方面有其局限性，有人认为：①这样研究的结论混淆了中医脏腑与西医器官的概念和内容的差别，把二者等同起来了；②古人的归经理论是以临床疗效为依据的，已知药效成分分布最多的部位，不一定是该药作用最显著的靶器官。

（二）归经与药理作用的关系

从中药药理作用的体现部位角度研究归经，为中药归经理论提供了更为可靠而具体的依据。有人对 429 种常用中药的药理作用与归经进行分析，认为二者之间存在着明显的规律性联系。如具有抗惊厥作用的钩藤、天麻、羚羊角、地龙、牛黄、全蝎、蜈蚣等 22 种中药均入肝经，入肝经率达 100%，显著高于不具有抗惊厥作用的中药入肝经率（42.9%），这与中医理论认为"肝主筋""诸风掉眩，皆属于肝"相吻合。具有泻下作用的大黄、芒硝、番泻叶、芦荟、火麻仁、郁李仁、牵牛子等 18 种中药入大肠经率亦达 100%，明显高于其他中药入大肠经率（10.5%），这也符合大肠是传导之腑的中医理论。具有止血作用的仙鹤草、白及、大蓟等 21 种中药入肝经率 85.3%，也符合"肝藏血"的中医理论。具有止咳作用的杏仁、百部、贝母等 18 种中药，有祛痰作用的桔梗、前胡、远志等 23 种中药，有平喘作用的麻黄、地龙、款冬花等 13 种中药，入肺经率分别为 100%、100% 和 95.5%，符合"肺主呼吸""肺为贮痰之器"的中医理论。

（三）归经与受体学说的关系

受体是一类介导细胞信号转导的功能蛋白质，存在于细胞表面或细胞内。受体具有特异的识别功能，它能选择性地与相应的配体（药物、递质、激素）结合，触发后续生物效应的能力。由于中药药效物质与相应的受体有较大的亲和力，这种亲和力的存在是中药归经理论的基础。中药归经就是药物的药效成分选择性作用于不同受体的结果。例如，细辛归心经、肺经、肾经，功效温阳散寒，用于阳虚畏寒、寒饮伏肺、腹中冷痛等。研究显示，细辛中消旋去甲乌药碱含量很高，消旋去甲乌药碱是 β 受体激动剂。β_1 受体主要是在心脏、肠壁占优势，β_2 受体主要在支气管平滑肌占优势。β 受体兴奋的结果是心脏正性肌力、正性频率提高，加快心率，加快传导；支气管平滑肌松弛，缓解咳嗽；胃肠平滑肌张力降低，自发性收缩频率和幅度降低，缓解腹痛等等，这些与细辛的归经和功效是相吻合的。

（四）归经与环核苷酸水平的关系

环核苷酸 cAMP、cGMP 是细胞内调节代谢的重要物质。cAMP 与 cGMP 具有相互拮抗、相互制约的生物学效应，二者必须维持一定的比例，才能保持机体功能的正常。研究发现，不同的中药对于不同的脏器组织中 cAMP、cGMP 水平的影响不同。中药导致 cAMP、cGMP 浓度以及 cAMP/cGMP 比值显著变化的脏器组织，与该药归经之间有非常密切的关系。例如，人参归心经，功能大补元气，挽救虚脱，用于气虚欲脱。研究显示，人参通过升高心肌细胞中的 cAMP，降低 cGMP，产生增强心肌收缩力的作用。又如丹参归肝经，活血化瘀，广泛用于血瘀证。研究显示，丹参能使血小板中的 cAMP 水平升高，发挥抗血小板凝集作用。亦有人研究了 6 种中药（五味子、鱼腥草、汉防己、天麻、桔梗、延胡索）对动物不同脏器中环核苷酸水平的影响，结果表明，不同归经的中药对不同脏器中环核苷酸水平的影响是不同的，环核苷酸含量变化显著的脏器，与各药传统的归经有较大的相近性。说明中药的归经与脏器中环核苷酸的含量水平有密切关系。

目前，中药归经的研究主要为上述几个方面，这些研究为阐明中药归经理论的基础起到了有价值的引导作用，但各种方法均有其局限性。要用现代科学知识来阐明中药归经理论的实质，还需做大量的工作。

四、中药毒性的现代研究

中药的有毒、无毒也是药性理论的组成部分。中药的"毒"是古人最早认识的药物特性（偏性）。"毒"（偏性）的概念是广义的，认为毒性是中药最基本的性能之一，是一种偏性，以偏纠偏也是药物治疗疾病的基本原则，用之得当可发挥治疗作用，用之不当则可对机体产生损害，即现代医学所称的"不良反应"。中药的毒性包括药理学中的毒性反应、副作用、变态反应和继发反应等在内的一切不良反应。不良反应产生的原理主要是由于药物造成机体脏腑的损伤、功能异常的结果，如巴豆、川乌、斑蝥等毒性大的药物造成脏腑的损伤及功能异常是显而易见的。一些被认为是无毒的药物用之不当也可出现毒性，因为药物皆有偏性，正是这种偏性才能纠正机体脏腑功能的偏盛偏衰，使之恢复正常，疾病痊愈。但若纠偏太过，或无病用药，则反受其害，出现毒副作用。如人参是最常用的滋补药，但若用之不当或过量使用则会出现中毒现象，甚至有服用过量人参出现中毒致死的情况。因此，必须正确理解和掌握中药的毒性。中药的有毒无毒理论，同中药的四气、五味、归经理论一样，已成为指导临床用药的基本原则。常见中药的毒副作用主要有以下几个反面。

1. 对心血管系统的毒副作用　含乌头碱类药物如附子、乌头、雪上一枝蒿等可损害心肌，临床上以心律失常、心电图损害为特点，严重者可致心肌、呼吸肌麻痹而死亡。含强心苷类药物如罗布麻、夹竹桃、香加皮等可致心律失常及心衰。洋金花、番木鳖、斑蝥、甜瓜蒂、藜芦、雷公藤、蟾酥等皆可损害心脏，甚至导致死亡。亦有内服大量（40g）红参而导致急性左心衰竭、肺水肿而死亡的报道。

2. 对泌尿系统的毒副作用　斑蝥、雷公藤、三尖杉、山慈菇、洋金花、夹竹桃、雄黄、轻粉等都可损害肾脏及尿道，出现尿痛、尿频、尿少、尿闭、尿血、尿蛋白等，严重者可引起急性肾功能衰竭，以致死亡。如斑蝥所含的斑蝥素对人和动物的肾脏有很强的毒性，还可引起肝脏和心脏的毒性，人口服斑蝥素30mg可致死。关木通、广防己、青木香等所含的马兜铃酸在人体内有蓄积性，对肾脏的损害存在剂量－毒性依赖性关系，主要特征是引起肾小管坏死。

3. 对消化系统的毒副作用　服用乌头类、甜瓜蒂、苦楝肉、蓖麻子、雷公藤等，均可造成肝功能损害，出现黄疸、肝肿大、肝炎、肝细胞坏死，严重者亦可致死。服用鸦胆子、乌头类、斑蝥、甜瓜蒂、洋金花、芫花、威灵仙、臭梧桐、鹅不食草、三尖杉、雷公藤、胆矾等皆可出现消化道症状，表现为脘腹疼痛、恶心呕吐、食欲不振、腹泻，或有便血、呕血，个别严重者可致死。一般的寒凉性药物大剂量口服后常有胃肠道的刺激作用，甚至引起不良反应。

4. 对神经系统方面的毒副作用　对中枢及周围神经系统的损害以乌头碱类药最为明显，斑蝥、蟾酥、马钱子、鸦胆子、肉桂、天南星、商陆、罂粟壳、苦杏仁、洋金花、莨菪、天仙子等均可引起神经系统的不同程度损害，个别严重者可昏迷，甚至死亡。如马钱子主要含番木鳖碱（士的宁），毒性大，成人服5～10mg即可发生中毒现象，30mg可致死。近30年来因乌头类药物（乌头、川乌、草乌、附子、雪上一枝蒿）中毒的报道文献达200多篇，中毒者2000多例，应引起足够的重视。

5. 对呼吸系统的毒性反应　苦杏仁、桃仁、李子仁、枇杷仁、白果等含有氰苷、氢氰酸，氰苷又可水解生成氢氰酸。氢氰酸能抑制细胞色素氧化酶，使细胞氧化反应停止，引起组织窒息。商陆严重中毒时可致中枢神经及呼吸中枢麻痹。这些药物过量使用会对呼吸系统造成损害，出现呼吸困难、咳嗽咳血、急性肺水肿、呼吸肌麻痹、呼吸衰竭，甚至窒息死亡。但商陆经过加工处理（煎煮、蜜炙、乙醇浸提等）后毒性大大降低。

6. 对造血系统的毒副作用　三尖杉、青黛、雷公藤、狼毒、芫花等均可损伤骨髓，抑制造血功能，出现白细胞减少、粒细胞缺乏、溶血性贫血、紫癜，严重的可引起再障贫血，甚至死亡。

7. 过敏反应　注射给药引起过敏反应的有柴胡、大青叶、板蓝根、穿心莲、鱼腥草、丹参、天麻、川芎嗪、鹿茸精、黄芪、复方地龙、天花粉等20多种中药注射剂；口服给药引起过敏的有田七粉、乳香、没药、续断、川芎、穿山甲、防风、柴胡、青蒿、黄芩、黄连、黄柏、马勃、马兜铃、夏枯草、白花蛇舌草、全蝎、木香、砂仁、五味子、生黄芪、茵陈、僵蚕、蜈蚣、蝉蜕、斑蝥、土鳖虫、狼毒、鸦胆子、天花粉、黄药子等150多种中药，外用引起过敏反应的有冰片、鸦胆子、斑蝥、雷公藤、青风藤、附子、红花、金钱草等。其过敏反应主要是皮肤过敏反应，轻者表现为皮疹、荨麻疹、红斑、皮肤黏膜出现水泡以及发热，严重的出现呼吸困难（过敏性哮喘）、剥脱性皮炎、过敏性休克等。

8. 致畸、致突变及致癌作用　有些中药能干扰胚胎的正常发育引起畸胎，有些中药可引起细胞突变和癌变。雷公藤、槟榔、款冬花、千里光、石菖蒲、广防己、关木通、马兜铃、细辛、土荆芥、雄黄、土贝母、野百合等均有致突变作用或致癌作用。雷公藤为免疫抑制中药，广泛用于类风湿性关节炎、慢性肾炎、红斑性狼疮等自身免疫性疾病的治疗。在治疗中观察到雷公藤对人体外周淋巴细胞染色体有损伤作用，长期接触可使细胞染色体畸变，也可使小鼠细胞染色体畸变。槟榔产地的居民多有嚼食槟榔的习惯，其口腔癌、食道癌及胃癌的发生率高可能与此有关。槟榔和大腹皮中均含有槟榔碱，水解后成为水解槟榔碱，对大鼠、小鼠均有致癌作用。以含款冬花花粉的饲料喂大鼠，可引起肝血管内皮瘤。千里光属的各类植物均含有不饱和吡咯里西啶类生物碱，是一种肝毒性成分，会对肝脏造成严重损害，引起人类肝小静脉闭塞症。不饱和吡咯里西啶类生物碱对动物也显现致癌性，诱导机体突变和生殖毒性。关木通、广防己、青木香等所含的马兜铃酸也有致突变作用，能引起染色体损害，对啮齿类动物有较强的致癌作用。雄黄、砒霜以及枯痔散、紫金锭、牛黄解毒片、牛黄清心丸、安宫牛黄丸等均含有砷的化合物，砷化合物具有致突变和致癌作用，已证明砷可诱发皮肤癌、支气管癌和肝癌。细辛、小茴香、八角茴香、胡椒、肉豆蔻、杜衡、土荆芥等挥发油中所含的黄樟醚，野百合所含的野百合碱，水菖蒲及石菖蒲所含的 β - 细辛醚，藿香、辛夷所含胡椒酚甲醚等能诱变动物肿瘤。巴豆油中所含的大戟二萜醇衍生物，续随子所含的巨大戟二萜醇一元酯，棉籽油所含的环丙烷脂肪酸、梧桐脂酸等也有促癌作用。此外，槐花、紫菀等多种药物中所含的槲皮素，黄芩中的黄芩素等也有一定的诱变性。上述药物多是弱致癌原，而且是在动物实验中出现，又需经体内代谢转变成活化形式才能致癌，有的经过炮制后致癌力下降，有的需要连续皮下注射才能诱癌，有的致癌成分本身就是抗癌成分。因此，上述实验性致癌原对人类有多大的危险，尚待研究。

不良反应发生的原因是多方面的，因此，在临床使用中药，尤其是使用有害药物时，既要了解药物的功用，也要了解其不良反应，严格掌握用量、用法、配伍、适应病证、禁忌等，以尽量减少或避免毒副作用的发生。

同时，也要加强中药毒性及毒理的研究工作，在搞清有效成分、阐明药理机制的同时，亦应注重有毒成分、毒性机制的研究，对一些剧毒中草药不仅要测出单次给药的毒性剂量，还要了解长期连续给药产生毒性作用的剂量。要利用现代药理、毒理学的方法对有毒中药进行实验研究，确定治疗量与中毒量之间的关系，研究急性中毒的剂量、慢性中毒的主要症状和靶器官、中毒机理和解救的方法，为临床用药的安全性监护和药物的毒性防治提供依据。

第三章 中药化学成分与药理作用的关系

中药的化学成分较为复杂，种类繁多，目前的认识还不够全面，中药中发挥药理作用的基础物质就是其中的化学成分。一般称中药中具有药理活性的化学成分为有效成分，中药药理作用与其所含的有效成分有密切关系，现简要介绍如下。

一、中药化学成分的药理作用

1. 生物碱 是一类含氮的有机化合物，有类似碱的性质，大多数生物碱具有苦味，含生物碱的药物很多，常见的有槟榔、常山、黄连、乌头、延胡索、曼陀罗、番木鳖、麻黄等。生物碱具有多种生理活性和明显的药理作用，主要有对心血管系统、中枢神经系统的药理活性及抗炎、抗菌、抗病毒、保肝、抗癌等多方面的药理作用，如槟榔碱能驱绦虫，常山碱能抗疟，小檗碱能抗菌消炎，乌头碱有镇痛及局部麻醉作用，延胡索乙素能镇静、镇痛，阿托品能解除平滑肌痉挛、抑制腺体分泌，士的宁有兴奋脊髓作用，麻黄碱能平喘，长春新碱、喜树碱有抗肿瘤作用等。因此，生物碱是中药中比较重要的一类化学成分。

2. 苷类 是一类由糖和非糖部分组成的化合物。苷类分子中的非糖部分称为苷元，苷元可以是多种多样的化合物，如醇、酚、醛、酮、蒽醌、黄酮类、甾醇类、三萜类等。由于苷元的结构不同或药理作用不一，苷又分为如下种类：

①黄酮苷：黄酮苷的苷元为黄酮类化合物，含黄酮类化合物及其苷的中药很多，如槐花、陈皮、黄芩、葛根、满山红、广豆根等。黄酮类成分在心血管系统、内分泌系统和抗肿瘤方面具有明显的药理作用，如黄芪总黄酮有抗癌、延缓衰老、对心肌缺血保护作用，葛根黄酮能增加冠状动脉和脑动脉血流量，杜鹃素、槲皮素有祛痰作用。目前黄酮类物质的抗氧化性质引起了学者的广泛关注，如黄芩的4种黄酮成分在机体的不同系统均有清除自由基和抗氧化活性，其中黄芩黄素能直接抑制$O_2^- \cdot$、H_2O_2 和 $\cdot OH$。

②蒽醌苷：蒽醌苷的苷元为蒽醌类，在中药中也较常见，如大黄、虎杖、何首乌、决明子、茜草等。蒽醌苷类成分主要具有泻下作用，此外如大黄酸、大黄素尚有广谱抗菌作用及抗肿瘤、利尿作用。

③皂苷：皂苷的苷元主要有甾体化合物和三萜类化合物，由于其水溶液振摇时能产生持久性蜂窝状泡沫，与肥皂相似，故名皂苷。含皂苷的中药很多，常见的有桔梗、皂荚、远志、桑寄生、柴胡、甘草、人参等。皂苷有产生泡沫的性质和乳化作用，内服对消化道黏膜有一定的刺激性，能反射性地引起呼吸道、消化道黏液腺分泌，故含皂苷类的中药多有祛痰止咳作用，多数含皂苷的药物内服时又能增加肠黏膜的吸收能力，增加食欲。此外，近年来研究证明，皂苷的药理作用是多方面的，如远志皂苷有镇静作用，桑寄生中的皂苷有祛风湿作用，柴胡皂苷有解热、镇静、镇痛、止咳等作用，甘草酸有显著的肾上腺激素样作用，人参皂苷有强壮作用等。目前药理研究热点集中在心脑血管、抗肿瘤、抗病毒、调节免疫、降血糖等方面。皂苷的水溶液有溶血作用，因此含皂苷的中药一般不能作静脉注射，但口服无害。

④强心苷：强心苷是自然界存在的一类对心脏有显著作用的甾体苷类。小量有强心作用，可用于心力衰竭及心律失常等心脏疾患，大量或长时间应用有不良反应。常见含强心苷的中药有夹竹桃、罗布麻、杠柳、万年青等。

⑤香豆素苷：香豆素苷的苷元为香豆素类。常见含此类成分的中药有白芷、秦皮、前胡、补骨脂、矮地茶等。此类成分也有多方面的药理作用，如白芷素有显著扩张冠脉作用，七叶内酯及其苷有抗菌止痢作用，前胡、补骨脂中香豆素类有一定抗癌作用，矮地茶素I有止咳作用，蒿属香豆素有利胆、平喘作用。

⑥其他苷类：a. 氰苷：水解（酶解）后生成的苷元不稳定，容易分解产生微量的氢氰酸。氢氰酸小量有镇咳作用，并对呼吸中枢有抑制作用，用量过大则使呼吸中枢麻痹而中毒致死。含氰苷的中药有苦杏

仁、桃仁、枇杷仁等。b. 酚苷：是苷元分子上的酚基与糖结合而成的苷类。含酚苷的中药有垂柳皮、牡丹皮、虎杖等，酚苷或其苷元亦具有一定的药理作用，如水杨酸苷有解热、抗风湿作用，丹皮酚有抗菌、止痛、解痉、降压作用。c. 含硫苷：苷元为巯基，天然的含硫苷不多，只有十字花科的一些植物如芥、白芥、播娘蒿等的种子中含有，其主要药理作用是内服可增进消化液的分泌，并有一定的祛痰作用，外用可作发泡引起剂。d. 生物碱苷：苷元为生物碱，如中药龙葵、贝母等均含有这类成分，已知其中甾苷生物碱有抗霉菌和抗癌作用。

3. 挥发油　挥发油是一些具有芳香气味或其他特殊气味的油状物，在常温下能挥发，并易随水蒸气蒸馏，所以叫挥发油，或称精油，大多有刺激性辛辣味。挥发油大多为混合物，化学组成复杂，可能含醇、酯、酸、醛、酮、酚、烃、萜等类化合物。常见含挥发油的中药有丁香、薄荷、满山红、艾叶、鱼腥草、当归、柴胡、土荆芥、佩兰、茵陈、砂仁等。挥发油有较广泛的药理作用，如丁香油有局部麻醉、镇痛、消毒防腐作用，艾叶油有止咳平喘作用，鱼腥草油有抗菌消炎作用，当归油有镇痛作用，柴胡油有退热作用，佩兰油有抗病毒作用，砂仁油有驱风健胃作用。

4. 有机酸　有机酸是一类含有羧基的有机化学物质，多与钾、钠、钙等结合成有机酸盐，有的则与生物碱结合成盐。其中许多有机酸具有明显药理作用，包括抗氧化、抗肿瘤、保肝、免疫调节、抑菌、抗病毒等作用，如柠檬酸有抗凝作用，苯甲酸有祛痰、防腐作用，绿原酸、原儿茶酸有抗菌作用，齐墩果酸有强心利尿作用，抗坏血酸有止血、降血脂作用。

5. 鞣质　又称单宁或鞣酸，是一类复杂的酚类化合物。有涩味及收敛性，能与蛋白质、黏液、生物碱盐、重金属盐结合生成沉淀。鞣质一般又分为缩合鞣质与可水解鞣质两类，缩合鞣质不能发生水解，中药中含有的鞣质多属此类，常见的有儿茶、虎杖、钩藤等。含可水解鞣质的中药有五倍子、大黄、石榴皮等，有的中药则两类鞣质均含有，如茶叶、诃子、地榆、拳参等。基于鞣质的理化特性，并有抗菌作用，医药上常用作收敛止血、止泻、抗菌消炎剂。此外也可作为生物碱、重金属中毒的解毒剂。

6. 氨基酸　氨基酸是广泛存在于动植物中的一种含氮有机物质，它们分子中同时含有氨基和羧基，故称氨基酸。含氨基酸的中药有使君子、地龙、蜈蚣等。有些氨基酸具有一定的药理作用，如使君子氨基酸有驱蛔虫作用，天门冬、地龙中的氨基酸等有止咳平喘作用。

7. 蛋白质和酶类　蛋白质是由各种 α - 氨基酸结合组成的一类高分子化合物，起催化作用的酶也属于蛋白质。含蛋白质和酶的中药有刀豆、蓖麻、天花粉、雷丸、麦芽等。蛋白质和酶也具有一定的药理作用，如刀豆素、蓖麻毒蛋白有抗癌作用，天花粉蛋白质可作中期妊娠引产药，雷丸蛋白分解酶可破坏绦虫、蛔虫虫体，淀粉酶有助于淀粉类食物的消化。

8. 糖类　糖类常分为单糖、低聚糖、多糖三类。糖类是植物药中最常见的成分，中药多糖可作用于神经内分泌免疫调节网络而发挥整体机能的调节作用，如调节机体免疫功能、抗肿瘤、抗衰老作用是多数含多糖中药的共性，如枸杞多糖、黄芪多糖等；云芝多糖、巴戟天寡糖等还可作用于神经系统，具有增强学习记忆功能或抗抑郁作用；枸杞多糖、人参多糖、虫草多糖及地黄寡糖等可作用于内分泌系统，具有降血糖、降血脂等作用。近来，海藻来源多糖的抗病毒作用和抗肿瘤作用受到人们的关注，特别是海藻硫酸酯多糖可明显抑制 HIV 病毒的复制，防止细胞病变。

9. 油脂　油脂是脂肪酸的甘油酯所组成的混合物。含油脂的植物药很多，主要在一些植物的种子中，如火麻仁、芝麻、杏仁、蓖麻仁、巴豆、薏苡仁、大枫子、鸦胆子。含油脂丰富的中药一般具有润肠通便作用，如火麻仁、芝麻，而巴豆油、蓖麻仁油则有较强的泻下作用。有些脂肪油还有特殊的药理作用，如薏仁油能抗癌，大枫子油可治麻风病，鸦胆子油能腐蚀赘疣等。

10. 树脂　树脂是一类化学组成较为复杂的混合物，多与树胶、挥发油、有机酸共存。树脂一般无药理作用，但亦有一些树脂或含树脂的药物有医疗用途，如阿魏油胶树脂有抗凝血和泻下作用，没药作用于局部有防腐消炎、止痛作用，苏合香脂有减慢心率、增进冠状动脉血流量、降低心肌耗氧量等作用，安息香有抗菌、祛痰作用，牵牛子脂有泻下作用。

11. 无机成分　植物类中药的无机成分主要为钾、钙、镁、碘的盐类，它们或与有机物质结合存在，或成为特殊形状的结晶，如大黄中的草酸钙结晶等。无机盐类亦有一定药理作用，如夏枯草中的钾盐有一定降压、利尿作用，马齿苋所含的氯化钾等钾盐有兴奋子宫的作用，附子中的磷脂酸钙与其强心作用有关。此外，中药中的微量元素也具有一定的药理作用。

12. 植物色素类　植物色素的范围很广，但通常所说的色素主要指萜类色素、叶绿素。萜类色素如红萝卜素类色素、藏红花酸等皆有一定药理作用，叶绿素的可溶性盐类有一定的抗菌消炎作用和促进肉芽生长的作用。

二、中药化学成分与药理作用的关系

中药的化学成分较为复杂，不同的中药含有不同的化学成分，而同一种中药往往也含有多种不同的化学成分，但并不是所有的化学成分都有药理作用和医疗价值。就各类化学成分比较而言，生物碱、苷类、挥发油、鞣质之类的化学成分，一般都具有较明显的药理作用，故作药用的较多。而树脂、油脂、糖类、蛋白质、色素等，并非多数都具有药理作用，故作药用的较少。

一般而言，所含主要化学成分相同的中药多有相同的药理作用，如小檗碱最早被证实是黄连中所含的具有抗菌消炎（清热解毒）作用的化学成分，后发现黄柏、三颗针、十大功劳等也含有较多的小檗碱，因而它们具有与黄连相类似的抗菌消炎（清热解毒）作用。又如矮茶素是近年来从治疗支气管炎的中药矮地茶里提取出的止咳有效成分，后来发现落新妇等植物中也含有矮地茶素，故推论落新妇亦应有止咳作用，经临床应用于支气管炎的治疗，证明落新妇确有止咳作用。而含有不同化学成分中药则往往有不同的药理作用，但也有些是不同的化学成分却产生相同的药理作用，如皂苷一般有祛痰作用，而矮茶素、杜鹃素、胡椒酮等成分也有祛痰作用。

同一种中药中含有多种不同的有效成分时，可产生不同的药理作用。如甘草含有甘草次酸、黄酮苷，可分别产生肾上腺皮质激素样作用和缓解胃肠平滑肌痉挛的作用。罂粟壳含有吗啡、可待因、罂粟碱，可分别产生镇痛、镇咳、扩张血管作用。当同一中药含有多种不同的有效成分时，它们之间还可产生相互作用，从而影响其药理作用和临床疗效。这些相互作用有：①协同作用：如麻黄中的麻黄碱、伪麻黄碱均有平喘作用；延胡索中的延胡索乙素和丑素均有镇痛作用，它们皆能相互协同而增强疗效。②相互制约：如大黄所含大黄蒽醌苷有较强的泻下作用，而大黄鞣酸苷则有收敛止泻作用，其相互作用的结果使大黄能致泻而不会造成剧烈的腹泻。故使用大黄较单服大黄蒽醌苷副作用小。③对抗作用：如附子含有乌头碱和消旋去甲乌药碱，前者不耐热，对心脏有一定毒性，能使心率减慢、节律不齐；后者耐热，有强心作用。二者俱存，因存在对抗作用故使其药理作用不明显，而毒副作用却较强，故用附子强心回阳时，须久煎以破坏乌头碱。

近年的药理研究表明，某些中药对机体具有双向调节作用，如人参对低血压或休克患者可使血压回升，而对于高血压患者，则常表现出降压作用。中药双向调节的机理，虽未完全了解，但中药的多成分性往往是其最根本的原因。当作用相反的两个成分同时作用于机体时，机体的反应在很大程度上取决于当时的机体状态。在中药中常常存在作用相反的两种成分，如人参中主要含有的即是以 Rb_1 为代表的人参二醇型皂苷和以 Rg_1 为代表的人参三醇型皂苷，它们对中枢作用恰恰相反，Rg_1 有兴奋作用，Rb_1 则为抑制作用；在心血管方面，人参既有增强心肌收缩力的作用，此作用以 Rg_1 为主，又有扩张血管作用，此作用以 Rb_1 为主。当血压过低或休克时，衰弱的心脏对强心成分的反应增强，因而表现为血压回升，反之，当血压升高时，血管痉挛，对扩张血管的成分反应增强，因而血压下降。

中药中有些有效成分的作用，基本上可以代表全药的药理作用或全药药理作用的某一个侧面，如麻黄碱基本上可代表麻黄的平喘作用，番泻苷基本上可代表大黄和番泻叶的泻下作用，小檗碱基本上可代表黄连的抗菌作用等。但有些成分的药理作用与全药并不相同，这可能有以下两种情况：一种是药物内存在药效对抗性成分，如麻黄所含麻黄定有降低血压作用，而麻黄并无这种作用，其原因是麻黄中含有大量升高血压的麻黄碱，对抗或消除了麻黄定的降血压作用。另一种情况是有些成分通过分离提取可表现出明显的药理作用，但在中药内含量不高，表现不出明显的药理作用，如四氢巴马汀有明显的镇痛作用，在延胡索

中即能表现出明显的药理作用，而该成分在黄连、黄柏等药内也含有，但含量极低，故黄连、黄柏并无明显的镇痛作用。总之，中药中某种成分的药理作用并不能同该中药的药理作用画等号，药物的作用是否是所含成分作用的反映，还应从两者作用的一致性以及该成分的含量高低、生物活性强弱等方面分析才能做出结论。

第四章　影响中药药理作用的因素

影响中药药理作用的因素较多，主要有三大因素：药物因素、机体因素、环境因素。药物因素包括药材、制剂、剂量和配伍等；机体因素包括生理因素和病理因素；环境因素包括气候、时辰、地区、生活条件等。这些因素都会对中药药理作用产生明显的影响。

一、药物因素

（一）药材

1. 品种　中药品种繁多，从《神农本草经》记载的 365 种，经历代本草不断扩充，发展至今已达 12000 余种，以植物药为主。其中有很多药同名异物，也有很多药同物异名。中药材品种混乱的现象比较突出，将同科同属的几种植物，甚至不同科属的植物作为一种药来用的现象相当普遍。例如金钱草来源于多种不同科属的植物，文献记载其品种有 9 科 14 种，但正品应为报春花科植物过路黄 *Lysimachia christinae* Hance 的干燥全草。《本草纲目》中提到"一物有谬，便性命及之"，可见品种错误，不但治病无效，反而有害。药物的品种与药理作用关系密切。

如大黄致泻的主要成分为结合型蒽苷。掌叶大黄、唐古特大黄等正品大黄中，结合型蒽苷含量高，泻下作用明显。而一些混杂品种，如华山大黄、天山大黄、河套大黄等，其游离型蒽苷含量常稍高或接近于结合型蒽苷，其泻下作用很弱。从测定的半数有效量（ED_{50}）来看，正品约为 326～493mg/kg，非正品大黄为3579～5000mg/kg，有的大黄甚至用量大于 5000mg/kg 时，泻下作用仍不明显。就止血作用而言，道地大黄的止血有效率高于混杂品种，致吐、腹胀、腹痛等副作用也明显小于混杂品种。可见品种对药理作用有重要影响。

2. 产地　中药大多来源于天然的动物、植物和矿物，在长期的生存竞争及与自然界双向选择的过程中，与产地的生态环境建立了千丝万缕的联系。各种中药材均占据其特定的分布区，而不同产地的同一品种药材药效迥异。宋《本草衍义》云："凡用药必择所出土地所宜者，则药力具，用之有据。"唐《新修本草》亦云："离其本土，则质同而效异。"说明产地与药理作用、临床疗效有重要关系：即药材的产量、质量有一定的地域性，只有在特定的地域才能生产出优质药品，这就逐渐形成了"道地药材"的概念，如怀药、广药、川药等。

产地本身是一个多因素的复合体，因而产地对药材药效的影响是多方面的。不同地区的土壤、气候、日照、雨量以及生物之间种群竞争等诸多因素有差异，它们都影响着药材的品质，如高温高湿的土壤环境有利于无氮物质的合成，而不利于蛋白质和生物碱的合成；高温低湿的环境有利于蛋白质、生物碱的积累，而不利于碳水化合物和脂肪的合成。

产地不同，同一植物所含的有效成分不完全相同，从而使药理作用产生差异，令临床疗效不稳定。如长白山的野山参，东北各省及朝鲜、日本的园参，不但含人参总皂苷的总量不同，而且皂苷种类及含量也不一样。金银花以所含绿原酸为指标，河南、山东一带道地产品的含量为 4%～7.59%，而非道地产品的含量大多在 3% 以下。又如党参由于产地不同被称为潞党参、文党参和板党参，其药理作用也有所差别，潞党参的降体温作用及抗角叉菜胶所致浮肿作用显著，板党参有一定的镇痛作用，而文党参镇痛作用显著。产地对中药有效成分有重要影响，而有效成分的含量和种类在一定程度上决定了药材的药理作用，可见产地对药理作用有重要影响。

中药材的最佳产地不是一成不变的，由于产地的扩大，新产区的发现，原产地野生环境变化，使品种灭绝，而次于新产区；药材的生态变异及新种分化，使其在沿袭的同时处于变化之中，始终重复着一个确认 - 沿袭 - 变革 - 发展 - 肯定的模式，但是产地对药物的药理作用的影响是始终不变的。

3. 采收季节　中药品质的优劣，与采收季节密切相关。植物的根、茎、叶、花、果实、种子或全株的生长和成熟期各不相同，故中药材的采收时节也就随中药部位的不同而异。《千金要方》云："早则药势未成，晚则盛势已歇。"民间谚语"当季是药，过季是草"，"三月茵陈四月蒿，五月六月当柴烧"等也说明了适时采收中药材的重要性。如青蒿所含抗疟成分青蒿素在 7~8 月花前叶盛期含量高达 6%，开花后含量下降；薄荷在其开花盛期采收，挥发油含量最高，降压作用强，发汗、解热作用最佳。可见药物采收时间对药品的质量有重要的影响。

一般而言，根及根茎类药材宜在植物地上部分将枯萎时及春初发芽前或刚露苗时采收，此时根或根茎中贮藏的营养物质最为丰富，通常含有效成分也比较高，如党参、黄连、大黄、防风等。叶类、全草类药材以花前盛叶期或花盛开期采收最好，如薄荷、益母草、臭梧桐叶等。花类药材一般不宜在花完全盛开后采收，多半是在花含苞待放或初开时采收，如金银花、辛夷、槐米、红花等；但也有少数宜在花盛开时采摘，如菊花、番红花等。果实类药材多在自然成熟或将近成熟时采收，如瓜蒌、栀子、山楂等；也有少数如青皮、梅子应在未成熟时采收。种子类药材须在果实成熟时采收，如决明子、牵牛子等。茎木类宜在秋、冬季采收，如大血藤、首乌藤、忍冬藤等；有些木类药材全年可采，如苏木、降香、沉香等。皮类药材宜在春末夏初采收，此时树皮养分及汁液增多，形成层细胞分裂较快，皮部和木部容易剥离，伤口较易愈合，如黄柏、厚朴、秦皮等。

4. 贮藏条件　贮藏保管对中药质量的优劣有着直接的影响。《本草蒙荃》云："凡药贮藏，宜常提防。倘阴干、曝干、烘干未尽去湿，则虫蛀、霉垢、朽烂，不免为害。"可见贮藏不当会造成中药材霉烂、虫蛀、走油等现象，从而影响中药药理作用及临床疗效的发挥。所以，要选择适宜的堆放场所，以干燥、低温、避光为好。同时，应注意贵重药材（人参、西洋参、冬虫夏草等）、芳香类药材（沉香、肉桂、丁香等）和胶类药材（阿胶、鹿角胶等）的保管。

不同的贮藏时间和温度、湿度，往往对药物所含成分有明显影响。如刺五加贮藏时间超过 3 年或在高温（40℃~60℃）、高湿度（相对湿度 74%）、日光照射等条件下贮存 6 个月，其所含有的丁香苷几乎完全损失。又如苦杏仁中止咳平喘的有效成分苦杏仁苷具不稳定性，在贮存过程中因受温度、湿度等因素的影响，易被苦杏仁酶等分解，苦杏仁苷的含量可降低 10.5%~18.5%。可见，中药的保管和贮藏，也是影响中药质量、药理作用和临床疗效的重要因素之一。

（二）制剂

1. 炮制　中药须经加工炮制后才能入药，是中医长期临床用药经验的总结。现代研究表明，炮制可以改变药物成分的质、量、溶出率、理化特性，使其药理作用和临床疗效与非炮制品相比，均有所差异。中药炮制可以从以下一些方面影响药理作用：

（1）消除或降低药物毒性或副作用：一些有毒性或副作用的药物，通过炮制使毒性成分被破坏或含量降低，降低了毒副作用。如附子中所含的双酯型乌头碱为主要毒性成分，可导致心律失常甚至心室纤维颤动。口服 0.2mg 纯品乌头碱即可致人中毒，3~4mg 可致人死亡，该成分在乌头类药材中含量很高，但不耐热。附子经煮制后，乌头碱水解生成苯甲酰单酯型乌头碱，或进一步水解成氨基醇类乌头原碱，其毒性降低 1/4000~1/200（LD_{50} 提高 10~100 倍）。而附子中的强心成分消旋去甲乌药碱耐热，所以熟附子保留了强心作用。又如马钱子所含生物碱士的宁有很强的中枢神经系统毒性作用，致死量为 0.1~0.12g。砂炒马钱子，士的宁及马钱子碱经砂炒后，高温下转化为氮氧化合物或相应的异构体，如异士的宁、异马钱子碱，其毒性大大降低，而且保留或强化了某些生物活性。水飞雄黄可除去很大一部分有剧毒的三氧化二砷。

（2）提高临床疗效：①提高药效成分的溶出率：大多数的炮制方法都可以从不同的角度提高药效成分的溶出率，从而增强临床疗效。如切制可增加与溶剂的接触面积，使药效成分易于溶出。煅制煅烧后矿物药质地松脆，药效成分易于溶出。酒是良好的有机溶剂，能溶解苷类、生物碱及其盐类、鞣质、有机酸、挥发油、树脂、糖类及部分色素。经酒制后，药物组织的物理状态改变，有利于药物成分被溶剂浸润、溶解、置换、扩散，提高溶出率。②破坏共存酶的活性以保存药效成分含量：含苷类成分的药物通常含有与之相应的专一分解酶，在一定的湿度和温度容易被相应的酶水解。常用烘、炒、晒、燀制等方法破坏或抑制酶的活性，以保存药效成分。例如，炒槐花、燀黄芩、燀苦杏仁等。③辅料的协同作用：植物药材的生物碱是中药材普遍存在而重要的药效物质，生物碱（含氮的环核化合物）一般不溶或难溶于水。醋制能使生物碱与酸结合成易溶于水的醋酸盐，多数生物碱盐仍具有明显的生物活性，从而增加了有效成分在水煎液中的溶出率。如延胡索经醋制后，其镇痛作用得到提高。④减少与治疗无关的成分，突出药效物质：传统认为生大黄长于泻下通便，酒大黄长于清泻上焦火热，大黄炭长于止泻、止血。现代研究显示，生大黄主要有泻下作用，炮制后的制大黄出现较强抗菌作用。因为生大黄泻下的主要成分为结合型蒽苷，其中以番泻苷的泻下作用最强，其游离蒽苷不具致泻作用，是抗菌成分（如大黄酸、大黄素、大黄酚等）。酒大黄中结合型蒽苷损失 1/4，大黄炭中结合型蒽苷减少 4/5，故酒炒大黄泻下效力降低 30% 左右，酒炖大黄泻下效力降低 95% 左右，大黄炭几乎无泻下作用，而它们的抗菌作用等均有所增强。

（3）改变作用效果：一些药物经过炮制后，成分发生变化，使药理作用及其临床疗效发生相应变化。例如，人参蒸制成红参，红参中增加了生晒参不存在的人参炔三醇、人参皂苷 Rh_2、20（R）- 人参皂苷 Rh_1、20（S）- 人参皂苷 Rg_3、20（R）- 人参皂苷 Rg_2 等 5 种成分。其中人参皂苷 Rh_2 对多种癌细胞有抑制效果，人参炔三醇有抗癌效果。传统中药理论认为，生晒参甘、平，益气生津，用于气阴不足、津伤口渴、消渴；红参甘、温，温补阳气，用于阳气不足、肢冷、脉微欲绝。现代研究显示，生晒参降低血压作用强于红参；红参抗癌、增强心肌收缩幅度、增强动物活动能力、抗衰老、增强小鼠单核 - 吞噬细胞吞噬功能、增长动物动情等作用更强于生晒参。

2. 制剂　制剂和剂型对药效的影响古人早有论述。《神农本草经》云："药性有宜丸者，宜散者，宜水煮者，宜酒渍，并随药性，不得违越。"常用剂型有汤剂、丸剂、冲剂、片剂等，随着药学事业和制药工业的不断发展，中药剂型有了很大改进，中药口服液、膜剂、气雾剂、栓剂等新剂型已广泛应用于临床，不仅改变了传统的给药方法，提高了药物疗效，也发现了一些新的作用。无论是中药制剂工艺的改变还是中药制剂剂型的改变，都会影响中药的药理作用。

（1）中药制剂工艺改变对疗效的影响：中药制剂工艺与疗效的关系十分密切。中药制剂的研究在处方决定后，首先要进行与质量研究相结合的制备工艺研究，在得到稳定的工艺后，才能制备出质量可靠、能充分发挥疗效的样品，以保证在中药制剂的药理、毒理、临床、质量标准及质量稳定性的研究中获得可靠的结果。工艺不合理，会影响中药制剂的疗效，如有些含有以挥发性有效成分为主的处方，采用水煎煮较长时间的提取方法，使挥发性成分大量散失，如丹皮酚、桂皮醛等，影响疗效。又如有些药味中的主要有效成分遇热不稳定，如长时间加热提取、浓缩、干燥，会使有效成分遭到破坏，影响疗效。因此工艺制备研究是中药研究中十分重要的组成部分，与药理作用和临床疗效关系密切。

中药制剂生产工艺及原料辅料的变更，引起制剂有效成分含量和药物释放度的改变，从而影响到药物质量和临床疗效的变化，如采用热回流法生产的藿香正气水成品分装放置 3 个月无沉淀产生，澄明度好，色泽佳；采用渗漉法生产的成品分装放置 40 天左右即有沉淀析出，药液色较浅。热回流生产的藿香正气水总固体增加，疗效提高，现在又改成软胶囊，既提高了疗效，又便于携带。

（2）中药制剂剂型改变对疗效的影响：中药制剂中的有效成分在体内的吸收，通常要经过两个过程，首先药物要从制剂中释放，溶解于体液中，然后才能通过生物膜吸收进入血液，一般情况下药物的吸收量与药物从制剂中的释放量成正比关系。药物由于制剂因素上的差别而有不同的释放特性，可影响体内药物的吸收、作用强度、起效和持续时间、毒副作用等。如川芎茶调散制成口服液对质量有一定影响，由散剂改为浓缩丸和片剂也有一定缺陷，而袋泡剂和水丸较为理想。因其未经提取，含有原药材全部有效成分。依药物溶解速度，有下列规律：口服液 > 冲剂 > 散剂 > 丸剂。传统的水丸、大蜜丸溶解速度慢，溶出率较低。故传统中药制剂剂型改革势在必行。

（三）剂量、煎煮方法

1. 剂量 中药剂量一般指单味中药干燥饮片成人内服一日的用量。在制剂处方中，药量代表处方药物之间的剂量比例。

（1）一些药物的量 – 效呈正相关关系：即中药药效随剂量的增加而递增，出现无效→有效→效果增强的规律。大多数药物，尤其是无毒药物、补益药物，在常规用量范围内，符合这一规律。

（2）一些药物的量 – 效呈负相关关系：即中药药效随剂量的增加而降低，出现有效→效果减弱→无效的规律。一些有毒药，或者无毒药物超出常规用药范围，可能出现这种现象。例如，人参干浸膏 20mg/kg，连续口服 3 天，可以增强学习记忆力，如果剂量加大，效果反而会降低。

（3）一些中药有效量与中毒量间距极短：一些毒性较强的中药，有效量与中毒量之间距离极短，必须严格掌握剂量，高度警惕中毒。例如全蝎、制川乌、蟾酥等。

（4）一些药物剂量不同，作用可能不同：一些中药，采用不同的剂量可能产生不同的作用，应根据临床用药目的而确定其剂量。例如，槟榔用于行气消积（促进胃肠道蠕动）6～15g 即可，用于驱绦虫单用必须每次 60～120g。甘草 1～3g 调和诸药，5～10g 可抗心律失常，30g 以上具有类激素样作用。

（5）剂量与中药双向调节作用密切相关：中药的剂量，尤其是在体内的血药浓度，与中药的双向调节作用密切相关。目前的研究提示，大多数具有双向调节作用的中药呈现出"小剂量兴奋，大剂量抑制"的效果。

2. 煎煮方法 历代医家十分重视煎煮中药的方法和条件。《医学源流论》云："煎药之法，最宜深究，药之效不效，全在于此。"充分说明煎煮药物的方法与药效密切相关。

目前汤剂仍是应用最多、最广泛的剂型。汤剂讲究火候，一般来说解表药火力要强，时间要短；补益药火力要温和，时间需长些。根据药物性质和临床用药目的的不同，又有"先煎"或"后下"等具体要求。如龙骨、牡蛎宜先煎；大黄、薄荷宜后下等。不同煎煮方法对中药药效具有重要影响。煎煮方法不同，常影响药效或煎液中活性成分的含量。如用 3 种不同方法煎煮的大承气汤，其中活性成分的含量不同，药理作用亦不同。在经典法（后下大黄）煎制的大承气汤中，大黄酸及总蒽醌的溶出量比混煎法（不分先后 4 味药同时煎煮）分别多 14% 和 11%。对小鼠的致泻作用、肠内容物的推进作用以及对大鼠离体肠蠕动的增强作用，经典法皆显著强于其他两法煎制者。又如大黄有多种煎煮方法，对其 10 种不同煎煮法进行致泻作用和抑菌作用比较，结果表明，后下大黄和加酒浸泡过夜后轻煎大黄其蒽苷溶出率最高，泻下作用最强，随着煎煮时间延长，蒽苷转变成苷元，泻下作用减弱，抗感染作用增强。

（四）配伍

根据病情、治法、药物性能和综合效果的需要，选择两种或两种以上中药同时使用，称为中药配伍。广义配伍，指全方的多药组合；狭义配伍，特指药性"七情"。《神农本草经》记载："药有单行者，有相须者，有相使者，有相畏者，有相恶者，有相反者，有相杀者。凡此七情，合和视之。"说明药物配合使用，药与药之间会发生某些相互作用。如由于协同作用而增强疗效（相须、相使），或因拮抗作用而消除或减轻毒副作用（相畏、相杀）者，临床用药时应充分利用；因协同而增强毒性（相反），因拮抗而抵消药效（相恶）者，属配伍禁忌，用药时应加以注意。

1. 相互协同增强疗效 例如，石膏与知母配伍，组成白虎汤主药，具有良好的退热作用。实验观察了白虎汤不同组合对发热家兔的退热作用，其结果如下：单用石膏发热家兔体温降低 0.3℃，单用知母降低 0.7℃，石膏、知母合用可降低 1.2℃，白虎汤全方（加粳米、甘草）降低 1.3℃。研究发现，石膏解热作用较弱而短暂，其成分和机制不明确，可能与血 Ca^{2+} 浓度升高有关；知母解热作用强而持久，知母皂苷、菝葜皂苷元、知母半琥珀酸衍生物等多种成分通过抑制钠泵、交感肾上腺系统的 DβH、抗病原微生物、抗炎症反应等多个途径而降低发热动物体温。当归、川芎属相须配对，是中医妇科常用药对，仅此两药配合即为佛手散，具有养血活血、调经止痛功效。两者配伍效应的代表性成分为川芎嗪和阿魏酸。有人分别对当归、川芎及其代表成分阿魏酸和川芎嗪对动情期大鼠在体子宫的作用及配伍效应进行研究，结果显示，当归、川芎经水提醇沉两次制成的注射液静脉注射能明显抑制在体子宫的自发活动，且相互协同。阿魏酸和川芎嗪无论口服或静脉注射给药，对大鼠在体子宫均表现明显抑制作用，川芎嗪静脉注射的半数抑制率（LD_{50}）为 18.85mg/kg，阿魏酸为 47.90mg/kg，且两者作用相互增强。分析阿魏酸和川芎嗪作用的受体机制提示，川芎嗪主要作用于子宫的 β 受体，阿魏酸则可明显阻断催产素受体，川芎嗪和阿魏酸分别作用于不同的受体，可能是效果增强的机制。

2. 相互拮抗降低毒性　历代本草著作记载甘草解百毒，甘草是中医临床最常使用的一个解毒药。甘草解毒的机制，可通过沉淀、吸附某些生物碱，抗乙酰胆碱，以及甘草甜素在肝脏可分解为甘草次酸和葡萄糖醛酸，后者可与毒物结合而解毒等途径降低毒性。甘草与附子、乌头同煎，可使乌头碱的溶出率下降22%，减少乌头碱中毒率。附子配干姜、甘草组成名方四逆汤，具有回阳救逆之功。研究显示，附子能增强心肌收缩力，加快心率，增加心排出量和心肌耗氧量，提高正性肌力、正性频率，升高血压；但是，单用强心作用弱而短暂，易致异位心律。干姜所含姜辣素是心肌浆网 Ca^{2+} 泵三磷酸腺苷的激活因子，能增强心肌收缩力，加快心脏收缩频率，升高血压。炙甘草能提高心肌细胞的 ADP 酶，降低 cAMP 的含量，因而只能促进 ATP 的分解而不能促进 ATP 合成，因此对于心脏有负性频率，无正性肌力作用。炙甘草能对抗乌头碱诱发的心律失常。四逆汤全方不仅强心、升压作用显著而持久，而且对心肌的毒性降低，四逆汤水煎剂比附子水煎剂的小鼠半数致死量（LD_{50}）高 4.1 倍。

3. 关于相恶、相反的评价和启示　相恶、相反属于配伍禁忌，一般情况下不宜相互配合使用。关于十八反、十九畏的研究报道结果不一致，综合分析现有的报道结果，难以得出具有普遍规律性的结论，需要弄清楚各对相反药物产生毒性作用的特定条件。目前较为一致的看法是：①十八反、十九畏不是绝对禁忌。在古籍配方中反、畏药物同用的例子屡见不鲜，如治疗瘰疬的海藻玉壶汤中海藻与甘草同用，甘遂半夏汤中甘遂与甘草仇用。②十八反、十九畏的理论在特定条件下是正确的，在剂量不同、病理状态等条件下，可产生不同程度的毒性增强或不利于治疗的作用，如制川乌和半夏配伍，对正常动物的毒性无明显增强作用，但可使脾虚小鼠心律失常加重。③十八反、十九畏的研究尚不够全面，尚未对十八反、十九畏的全部药对逐对进行配伍关系的系统研究，不能以个别的反、畏配伍的实验结果就否定十八反、十九畏的理论。需进一步研究，探索其实质和规律，做到既使十八反、十九畏不至于禁忌范围太广而影响临床用药，又不会因疏于防范而危及患者的身体健康或生命安全。

值得注意的是，古今配方中不乏"反""畏"药物同用的例子，并且都是用来治疗沉疴痼疾。历史的经验和现代研究提示，十八反、十九畏药物的运用也许能给疑难重症的中药治疗带来突破和希望。

二、机体因素

（一）生理状况

生理状况包括体质、年龄、性别、情志等，对药物药理作用的发挥均有影响。临床上也有不同种族或不同个体，对一些药物的治疗剂量相差数倍的现象。

年龄不同，对药物的反应亦不同。少儿时期处于发育阶段，许多器官、系统的发育尚未完善；老年人肝肾功能普遍减退，都会影响药物的体内代谢及排泄功能，故用药应适当减量。中医学认为，幼儿稚阳之体不能峻补，滋补药不可多用。老年人体虚，对药物耐受性较弱，用攻、泻、祛邪药物时宜适当减量。

性别对药物的反应也有明显差异。女性在月经、怀孕、分娩、哺乳等时期，对不同药物的敏感性不同。如月经期应不用或少用峻泻药及活血化瘀药等，以免导致月经过多或出血不止。红花、大戟、麝香、地龙等能兴奋子宫，半夏有致畸作用，孕期均应避免服用，以免导致流产和对胎儿发育造成不良影响。

情志、精神状态等也会影响药物作用的发挥。病人的精神状况与药物的疗效密切相关。乐观者可以增强对疾病的抵抗能力，有利于疾病的治愈和恢复，鼓励病人树立战胜疾病的信心，能使病人在精神上得到安慰。另外，药物的个体差异、高敏性、耐受性等，机体对药物反应性的差异，也同样存在于中药。过敏反应的现象在中药应用中亦多有发生。

（二）病理状况

中医认为"正气存内，邪不可干""邪之所凑，其气必虚"，说明人体发病与机体机能状态有密切关系，中药的治疗作用多通过对整体机能的调节而发挥疗效，故机体机能状态对中药药理作用和药效的发挥有重要影响。如治疗温病常用的清热、解毒、活血等中药，这些药对正常动物无明显作用。但"正气虚"模型（采用胶体炭粒封闭机体网状内皮系统造模）动物因对细菌感染和内毒素攻击都很敏感，仅用正常动物 1/4 LD_{50} 的内毒素即可引起 90% 的"正气虚"动物发生休克死亡，故金银花、大青叶、贯众等组成的清热解毒方药和生脉饮等补益方药，通过增强网状内皮系统吞噬功能，对此种病理模型表现出非特异性抗感染及抗内毒素休克死亡的作用。

机体所处的病理状况不同，对药物的作用也有影响。如肝病患者的肝脏功能低下，药物容易积蓄，甚至中毒；肾功能低下的患者排泄功能减弱，药物或其代谢产物不易排出体外，也可致蓄积或中毒。

（三）肠道内微生态环境

肠道内微生态环境对中药体内代谢有很大影响。肠内正常菌群对药物的代谢能力十分强大。中药是一种多成分药物，多以口服形式给药，肠内菌群对其代谢起的作用就更为重要。不同类型的细菌能够产生不同的酶，并能催化不同类型的药物代谢反应。肠内菌对药物的作用主要起分解反应，使药物分子量相对减小，极性减弱，脂溶性增强，往往伴有药效或毒性成分的产生和加强。如在肠内菌的作用下黄芩中的黄芩苷转化成黄芩素，抗过敏作用增强；栀子中的栀子苷转化为京尼平，促进胆汁分泌的作用加强；番泻苷 A 和 B 是大黄和番泻叶的主要成分，它们本身并没有泻下活性，口服后在肠内经菌群代谢生成有泻下活性的大黄酸蒽酮。肠内菌群对药物的代谢作用受许多因素的影响，如种族差异、饮食及抗菌药物的使用、代谢适应与酶抑制等，起作用不仅在于菌群本身，而且与它们所寄居的宿主内的特定环境有关。

三、环境因素

环境因素，如地理条件、气候寒暖、饮食起居、家庭环境等，对人的健康和药物的药理作用均有较大的影响。环境因素影响人的精神情志时，可直接影响药物的治疗效果。根据生物活动表现的昼夜节律，发现药物作用也常呈现这种昼夜节律变化。

中医学历来重视时间因素在疾病发生发展及治疗上的作用。中医时间医学用整体观察的中医学传统研究方法，侧重于对人体节律的宏观研究和临床应用，为中医学的发展做出了重大贡献。现代时间医学应用实验的方法，侧重于对人体节律的微观观察和基础研究，至今已发现人体内有 300 多项在时间上有节律变化的生理程序。按现代时间药物动力学观点，药物效应也具时间属性，近似昼夜节律性质。因此药物的作用和效应也表现出复杂的节律性变化，这种时间节律必然影响临床治疗效果，即同种药物在不同时间服用可能出现不同效果。如 ^{3}H－天麻素于不同时给大鼠用药，发现体内过程呈现昼夜变化。戌时（20:00）给药，吸收快，见效快，作用明显；辰时（8:00）给药，血药达峰最迟，药效差；丑时（2:00）给药，血药浓度－时间曲线下面积最小，反映生物利用度低。雷公藤乙酸乙酯提取物的急性毒性试验以中午 12:00 的动物死亡率最高，20:00 至次晨 8:00 给药动物死亡率最低。

药物效应的时间属性和药物在体内的代谢变化密切相关，与药物体内代谢关系密切的酶主要是肝脏微粒体单氧酶系统，应用现代药学实验方法观察了鼠肝微粒体药物代谢酶的 3 项指标随时间变化的情况，结果表明，细胞色素 P－450 总量、NADPH 细胞色素 C 还原酶和二甲基亚硝胺脱甲基酶 3 项指标均具昼夜节律性变化。这一结果对探讨中医学择时用药的原则有一定意义。由于不同时间药物在体内代谢情况不同，所以不同时间服药会产生不同的效应。为临床择时用药提供了一定的酶学理论基础，也说明服药时间对中药药理作用有重要影响。

第五章　中药药理作用的特点及研究思路与方法

一、中药药理作用的特点

中药通过使机体原有功能的增强或减弱来提高机体抗病能力，起到防病和治病的作用。中药既有与西药相同的某些基本作用规律，又有其自身的一些作用特点。

1. 中药作用的综合性　中药作用的综合性，是指中药的临床效果往往是由多种药效成分，通过多条作用途径，多个作用环节，作用于多个药物靶点所产生的综合效应。

中药作用的综合性，是由于中药化学成分的复杂性所决定的。除了某些较为纯净的天然矿物如石膏、朱砂以及经过炮制加工的提纯物如芒硝、青黛之外，每一个单味中药，尤其是植物和动物类中药，就是一个小复方。中药配伍使用的复方，其化学成分更为复杂。因此，除了提纯的单体成分之外，无论是中药单味使用还是配伍复方使用，其作用效果几乎都是综合性的。

2. 中药作用的两重性　中药对机体既可产生治疗作用又可产生不良反应。在疾病的治疗原则上，传统中医药学特别强调既要治病求本，又要标本同治，即所谓"急则治其标，缓则治其本"。由于中药作用的多效性，应用中更能显示其标本兼顾的优势。如清热药治疗感染性疾病，既能通过解热、镇痛等作用缓解发热、头痛等症状，产生对症治疗，又能通过抗菌、抗病毒等作用产生对因治疗。中药之有毒无毒、十八反、十九畏、禁忌等，强调了中药的不良反应和毒性；而中药传统口服给药方法显示中药具有毒性低、不良反应少的特点。近年来，随着中药单体制剂和静脉注射剂的应用，中药的不良反应和毒性问题也越来越突出，常见的有胃肠道反应、过敏反应、肝肾毒性等。某些中药的毒性严重影响了其临床应用，如朱砂长期应用引起慢性汞中毒，雷公藤长期应用引起生殖系统损伤等。

3. 中药作用的差异性　中药作用的差异性表现在种属差异和个体差异。中药药理学是实验药理学，通过研究中药对动物（正常动物和病理模型动物）的作用来揭示中药药理作用的机理和物质基础。大多数中药对人和动物的作用基本一致，如动物实验发现黄连有抗心律失常作用，临床用于治疗心律失常也有效；丹参对人和动物抗血栓作用一致等。然而，差异性也同样存在，如人口服茯苓煎剂可出现利尿作用，但家兔和大鼠灌胃均未发现有明显的利尿作用；丹皮酚对动物有降压作用，但对人却未见作用。由此提示，动物实验结果尚不能完全显示中药对人的作用。当然是否有方法学的问题影响了中药作用在动物身上的表达也要考虑。中药作用的个体差异除与年龄、性别、精神状态等因素有关外，中医药理论还特别强调人的体质对用药的影响，如阳盛或阴虚之体，慎用温热之剂；阳虚或阴盛之体，慎用寒凉之药等。

4. 中药作用的量效关系　中药药理作用存在着量效关系。然而，由于方法学等问题，大多数中药尤其是粗制剂的有效剂量的范围往往比较窄，量效关系很难表现。某些中药有效成分作用的量效关系比较明确，如附子强心作用有效成分去甲乌药碱，对离体蟾蜍心脏强心作用浓度在 $1 \times 10^{-8} \sim 5 \times 10^{-6}$ g/mL 范围内，心肌收缩力增加达22% ～98%。又如小檗碱在 0.1 ～300μmol/L 范围内，可剂量依赖性地降低兔窦房结动物电位4相去极化速率，降低慢反应细胞的自律性。

5. 中药作用的时效关系　中药药理作用存在时效关系，某些中药有效成分或注射剂，可通过药代动力学的研究，显示其时效关系（时量关系）。但中药煎剂口服给药作用的潜伏期、峰效时间以及生物半衰期等是经常困扰我们的问题。在尚无理想的方法揭示中药粗制剂时效关系的情况下，近来有学者通过中药血清药理研究，提出多数中药煎剂给动物灌胃后1～2小时内采血，可能得到血药浓度较高的血清。起效较慢的中药灌胃，每日2次，连续给药2日，第3日给药1次，即连续给药5次，可基本达到稳态血药浓度。

6. 中药作用的双向性　中药具有双向作用，同一种中药可产生相反的药理作用。中药作用的双向性与所用剂量大小和所含不同化学成分有关，可出现小剂量兴奋、大剂量抑制，或大剂量兴奋、小剂量抑制的现象。人参对中枢神经系统既有兴奋作用又有抑制作用，既有升压作用又有降压作用。人参这种双向作用的产生与所用剂量和不同化学成分有关。一般认为，人参小剂量兴奋中枢，大剂量抑制中枢；人参皂苷Rg类兴奋中枢，人参皂苷Rb类抑制中枢。当机体处于不同生理或病理状态下，人参表现出不同的作用，起到调整平衡作用。

中药的双向调节作用一词曾被广泛使用，其严格的定义应是指某一中药既可使机体从机能亢进状态向正常转化，也可使机体从机能低下状态向正常转化，因机体所处病理状态之不同而产生截然相反的药理作用，最终使机体达到平衡状态。通过严格实验设计来证明中药的这种双向调节作用的例子并不多。

7. 中药药理作用与中药功效　中药药理作用与功效相关性，是指从现代科学的角度研究中药的作用所获得的结果，与传统记载的中药临床功效之间的一致程度。这是中药药理研究不容忽视的一个问题。研究这种相关性是中药药理学的基本任务，也是中药现代化发展的迫切需要。大量研究结果表明，中药药理作用与中药功效往往一致。如解表药的抗病原微生物、抗炎、解热、镇痛，以及提高机体免疫功能等作用；祛风湿药的抗炎镇痛作用；泻下药的促进排便作用；温里药的强心扩血管作用等。另外，中药药理作用与中药功效之间还存在差异性。一方面，中药药理研究结果未能证实与某些中药功效相关的药理作用。如传统理论认为，大多数辛温解表药具有较强的发汗作用，但除麻黄、桂枝、生姜等被证实具有促进汗腺分泌或扩张血管促进发汗之外，其他解表药则未（或尚未）被证实有促进汗腺分泌作用。苦参具有利尿功效，但未见与之有关的药理作用报道。另一方面，通过现代研究发现了某些与传统中药功效无明显关系的药理作用。如葛根扩血管、改善心肌血氧供应，以及改善脑循环等心脑血管作用，古籍中未有明确的相关记载；五味子肝脏保护作用也未见中医文献记述。中药药理学补充和完善了传统中药的功效理论。

二、中药药理学研究思路

中药药理学研究的基本思路是确定的，即以中医药理论为指导，用现代科学方法研究中药对机体的作用和作用规律。经过几十年的探索、积累和思考，国内很多学者对中药药理学的发展思路提出了许多具体的看法。

1. 中药药理作用研究必须与证的研究结合　辨证论治是中医认识疾病和治疗疾病的基本原则，是中医学对疾病的一种特殊的研究和处理方法，也是中医学的基本特点之一。"同病异治"或"异病同治"均以辨证为基础，证药结合研究对揭示中药作用的实质意义更大。建立不同证的动物模型是证药结合研究的前提。证的模型是在动物身上模拟临床证候，目前已经建立了一些证的动物模型，对中药药理作用研究起到了推动作用。大黄脾虚模型、氢化可的松肾阳虚模型、冷水浸泡加肾上腺素肝郁气滞模型等，用于健脾益气药、补肾壮阳药以及活血化瘀药的研究均较成功。但目前所建立的证还远远不能满足中药研究的需要。证的研究难度很大，人和动物在生理生化机能等方面尽管有许多相同之处，但在形体、语言、反应等方面还有很大差别，理想的证的模型需要得到中医药学界和药理学界的认同。

2. 中药分类对比研究　目前对按传统中药分类的解表药、清热药、泻下药、利水药、活血化瘀药以及补益药等的药理作用已基本清楚，但对每一类药中的分类药的对比研究不够。如辛凉解表药与辛温解表药、清热解毒药与清热泻火药、凉血止血药与温经止血药、平肝息风药与平肝潜阳药、补气药与补血药等药理作用的异同，尚需研究和归纳。

3. 与中药功效相关的系统药理作用研究　每一类中药、每一味中药的功效不是单一的，目前的研究往往存在重复和偏置现象，应加强与中药功效相关的系统药理作用研究，全面地揭示中药作用的实质。如温里药具有"温经、通脉、止痛"功效，治疗寒湿痹痛有效，已有的研究多在抗炎、镇痛方面，而对"温经"功效的实质和在寒湿痹痛治疗中的作用研究不足。又如祛痰药只重视对呼吸道祛痰作用的研究，而对呼吸道外由"痰浊"引起的证的作用研究很少。

4. 中药药理作用的重新评价性研究　任何一门学科的建立、发展和成熟都有一个时间过程。中药药理学是一门年轻的学科，仅有几十年的历史。21世纪回头看，会发现中药药理学在概念、理论、知识等方面还存在不足，需要补充、修正和完善。对中药作用的机理研究和物质基础研究固然重要，但利用现代科学技术和方法重新评价中药的某些基本作用也同样重要。如清热药的抗菌作用，早年水煎剂体外研究结果在今天受到怀疑甚至否定，但并没有资料可直接推翻清热药的抗菌作用，为此应创造可行的实验方法，重新研究中药的抗菌作用。又如利水渗湿药的利尿作用，在作用的有无、强弱、作用环节等方面也有必要重新研究和评价。

5. 中药毒性研究　近年来中药的不良反应和毒性问题越来越受到重视，但系统的专门的研究很少。应鼓励中药毒性和不良反应的研究，以形成对中药正确的、全面的认识，指导临床合理用药。

6. 中药作用机理及物质基础研究　中药作用机理研究的目的，是阐明药物产生作用的靶器官或靶点，以及在靶器官和靶点上如何产生作用，引起效应。中药作用机理研究有诸多影响因素，如制剂、给药途径、作用的多效性等。中药作用机理及物质基础研究应在中药原药材、有效部位、有效成分的不同层次上进行，才能接近中药理论，全面而合理地阐明中药功效产生的作用机理。

三、中药药理研究方法

中药药理学是药理学的一门分支学科。中药药理学科的内容和任务为阐明中药的作用和机理，指导临床合理用药与研制开发新中药，故研究方法应与之密切联系。中药新药的研究与西药有某些共同点，但也有其特殊性，研究的难度更大。药理研究有各种方法，从新药研究要求来分，有药学研究、药理学研究、毒理学研究、药物代谢动力学研究、临床药学研究等。从学科研究来分，中药药理研究在实验室有实验药理学、生化药理学、免疫学、同位素及分子药理学方法等。由于中药的特殊性，特别要注意探索建立一些较好的符合中医药理论，具有中医药特色的动物模型（证型药理学）、实验方法和临床研究手段及评价指标。除实验室的一些方法外，在用于临床前，应做临床前毒性测验及一系列安全性试验，然后再进行临床研究。

（一）中药药理研究方法的特点

中药药理学除与药理学具有共性外，有其特殊性。随着科学与时代的发展，认识可有不同的变化，至少可归纳如下几点：

1. 以中医药理论为指导来阐明中药药理　例如研究中药的药性、配伍等，体现在中药功效分类有解表药、清热药、温里药、补益药等。这与西医按机体各系统、组织器官和病原体或化学成分与结构的分类概念如神经系统药、心血管系统药、消化系统药等；或β-内酰胺类、大环内酯类、氨基苷类等；或以病证分类如麻醉药、抗癫痫药、镇痛药等的分类概念是不同的。

2. 中药药理研究的对象为中药　因为中医临床多用中药复方，当然也包括单味药及单体。中药复方涉及"理、法、方、药"诸方面，即使单味药也包含多种成分，还必须注意炮制、配伍、辨证论治，以及品种、药用部位、采收季节、地点等，这比一般药物研究更复杂和困难。

3. 中药药理的药效学是以证为基础　中医治病，注重理法方药之间的联系，"方从法出，法因证立"。中药药理多需创制证的模型来研究，这也是与一般药理有很大差异之处。例如肾阳虚表现为下丘脑－垂体－肾上腺皮质轴的功能下降，运用肾阳虚证的模型给予补肾阳药治疗后得以恢复。这样既论证了药理作用，又对中医肾阳虚与补肾阳药的实质有所了解，阐明了中医药理论，有利于保持与发展中医药特色，同时也是向中西医结合迈开了可喜的一步。

4. 中西结合以创造新医药学　药物均由化合物分子所组成，以人体为作用对象，防治疾病。无论中药或西药其物质与生物活性有同一性，因此，无论是中医药或西医药理论应与之相适应而统一，中药药理研究者宜多考虑。

（二）中药药理的研究方法

科学研究成败与方法密切相关。中药药理研究的方法是多种多样的，并无固定模式，且随着科技的发展而不断前进与创新。以下介绍带有共性又具有代表性的研究方法。

1. 筛选法 由于单味中药往往含有多种成分，中药复方就更多，各种成分一般具有各自不同的药理作用，其中还包含相反的作用，如人参皂苷 Rb 类有中枢抑制作用，而 Rg 类有中枢兴奋及抗疲劳作用等，如此复杂的成分与作用是西药化学单体所没有的，这也是中药药理的特色。所以必须了解单味药或复方作用的主次，然后再进一步分析。中药药理除系统研究外，最常用的是筛选法，而筛选法有多种，可分为：

（1）广筛法：是指无特定指标的广泛筛选。该法不受中药主治、中医药理论的限制。其优点为研究面广，发现问题多，常能发现一些新的药理作用，可为进一步研究提供参考，但广筛法为较粗浅的药理学方法，工作量大，盲目性多，筛选效率不高。广筛法也有不同类型：有通过多种实验方法以发现某中药或复方的药理活性，如常用小鼠观察对神经系统的药理作用；有选用简便、可靠的方法，明确的某项指标，从大量的药物中筛选出具有某种特殊作用的药物，如通过对癌细胞生长抑制筛选出具有抗癌作用的中药如青黛、海南粗榧等。

（2）定向法：是指根据中药或复方的主治、功效进行定向筛选。此筛选法因有中医药理论和临床治病经验为依据，成功率较高，工作量较小。但首先需深入钻研有关中医药理论，密切结合临床实践，然后用现代科技手段进行实验研究设计，观察有何药理作用，分析其作用的主次，进而选择关键指标，重点突破，探讨实质或作用机理，这样有利于结合与发展中医药学，也便于中西医结合，有所创新。如黄芪的功效是多方面的，但其补气、扶正是主要功效，可用以防治体虚易感（感冒、化脓性感染等）；而黄芪抗菌作用不强，可设想其作用与提高机体免疫功能有关，选用呼吸道分泌型抗体 A（SIgA）等为指标，结果证实确能使 SIgA 升高；对病毒诱生干扰素有促进作用；还可增强吞噬细胞的吞噬功能。中医"虚证"免疫功能低下，而黄芪对"虚证"者的免疫促进效果更为显著，对抗体生成细胞有促进增生或调节作用，这样对中医药的理论与实践就有所阐明与发展。

但综观全局，也应认识到由于结合中医药基础理论，复方与药化研究及结合中医临床应用不够，故从中药药理的根本任务阐明中药作用和机理，指导中医临床用药和研制开发新中药，其中尤其突出的是丰富与发展中医药学方面成效很有限，这是值得注意的问题。故筛选法在研制开发新药方面应用较多，而在创造与发展中医药理论方面的作用是不显著的。

2. 结合中药特点的研究方法 中药不同于西药单体，中药的产地、采收季节、采收时间、加工炮制和贮藏保管等对其有效成分的含量与药效有一定影响；中药有四气（性）五味、归经、升降浮沉；中医药基本理论有阴阳五行、脏腑经络、八纲辨证；以及传统经验总结的十八反、十九畏、妊娠禁忌等，这些都是中药自身的特点。作为中药药理此方面应是研究的重点，而且若能研究得深透，做出肯定性结论，均为具有特色的内容，可算是填补国内外空白与创新，但由于此属基础理论性研究，涉及面广，难度较大，不易见效，加以受西药研究方法的影响，成效很有限。

3. 含药血清法 含药血清法，是指中药及制剂给动物灌胃后，经吸收进入机体血液循环，在一定时间内采集血液，分离所得血清，必定含有一定量的该药物成分，此时的血药浓度反映了机体的真实血药浓度，以此血清加入到体外细胞培养体系，观察其药理作用的体外实验方法。该方法的建立具有重要意义。首先，采取的含药血清与机体内环境相一致且排除了中药制剂的各种影响因素（如 pH，渗透压等），将其加入到体外细胞培养体系，观察其药理作用，具有科学性，可行性；同时，使中药的研究易于深入到细胞分子水平，对于创建中药细胞分子药理学研究具有重要的促进作用。其次，于灌胃给药后不同时间采集的血清，其体外药理实验的效应及其变化，可以反映机体真实的血药浓度及其变化，无疑开创了对于许多成分不明或复方制剂药动学研究的一种新方法。最后，如采用主要血清药理学方法进行中药药效学研究时，同时分析测定血清中药物成分的含量，具有极强的针对性，可避免盲目地筛选药物有效成分的繁重工作，使中药药效与中药成分的研究更能协调一致。

4. 临床适应证分析法 中药复方多遵循"理、法、方、药"与"君、臣、佐、使"的原理组方，为了从中药复方中分析某一种药物的主要作用，比较简便的可采用该法。如以芍药为主的常用复方芍药甘草汤、排脓汤、小建中汤、桂枝加芍药汤、当归芍药汤、四逆散、真武汤、附子汤等，可将各方成分和临床适应证列表，每出现 1 次，记 1 分，然后积分，便可初步探讨芍药的主要适应证，然后设计药理实验指标。

5. 中药药理综合研究法　　中药药理研究是一项系统工程，必须采取综合研究法有组织有计划地进行，成效才能显著。现代多采取首先肯定临床疗效，然后药理与药化结合，进一步研究，再用生物、生理、生化、病理、分子生物学、内分泌学、免疫学、基因工程等方法进行综合研究，实际上也是组合与分析相结合的方法，工作才能得以大幅度进展与初见成效。如抗疟新药青蒿素及其衍生物的问世、青黛所含靛玉红治慢性粒细胞白血病等均是采用中药药理综合研究法成功的范例。

6. 证型药理法　　中医的"证"是一个复杂的概念，涉及多系统、多脏器、多种组织的病变。为使各种"证"的动物模型尽可能准确模拟出中医临床的"证"，应采用多种致病因子、多种动物、多种指标和多种方法来进行研究。运用"证"型药理法来研究中药与复方比较易于探讨中药的作用及其机理，也有利于阐明中医药理论，这可谓中医药特色。按照现代控制论和系统论的观点，对于"证"可理解为它是一个概念性统一体；按现代医学认识，"证"是机体在致病因素作用下的全身性抗病调控反应的综合临床表现，这种反应是产生各种证型的病理生理学基础。"证"可以揭示病的本质变化。生物医学上的未知数很多，若单纯强调辨病论治，则有很多疾病至今病因未明，故西医药往往束手无策；而辨证论治是中医药体系的核心，病与"证"密切相关，故中药与复方对病的治疗范围就更为宽广，从而中医药对一些疑难杂症或病因病机未明者均可辨证论治。当然，若能辨病与辨证论治相结合，临床疗效更佳。

建立"证"的动物模型最好先对某种中医"证"的生理生化改变等本质有所了解，然后按此发病机制采取适当手段复制动物或其他生物等模型，但尚难完全做到。目前常采用比较法在模型动物上测生理生化指标、组织形态变化，并与临床患者进行比较，例如阳虚模型与临床阳虚患者均免疫功能低下；另一方面采用药物反证法根据有无疗效及是否恶化来判断模型的可靠与否，如甲状腺素所致阴虚模型，用滋阴药后指标改善，用助阳药反使之恶化。目前对各种"证"的本质尚未彻底阐明，人与动物还有一定差别，以及"证"的复杂性，在使用某种"证"的动物模型时，对该模型说明什么问题要有清醒的认识。另外，尚需不断修正与创新各种病与"证"的模型来促进中医药的发展。

第六章　中药新药药效学和毒理学研究

随着中药现代化、国际化的发展，中药研究与开发被提到越来越重要的位置，其要求也越来越高。在此项工作中，中药药理学具体担负着进行新药主要药效学研究、一般药理学研究、药动学研究及急性毒性、长期毒性和特殊毒性研究等任务。

依据 2007 年 10 月 1 日开始实施的《药品注册管理办法》，中药、天然药物共分为 9 类：①未在国内上市销售的从植物、动物、矿物等物质中提取的有效成分及其制剂；②新发现的药材及其制剂；③新的中药材代用品；④药材新的药用部位及其制剂；⑤未在国内上市销售的从植物、动物、矿物等物质中提取的有效部位及其制剂；⑥未在国内上市销售的中药、天然药物复方制剂；⑦改变国内已上市销售中药、天然药物给药途径的制剂；⑧改变国内已上市销售中药、天然药物剂型的制剂；⑨仿制药。其中注册分类第一至第六类为新药，第七类、第八类的品种按新药申请程序申报，第九类为仿制药。该办法附件 1 "中药、天然药物注册分类及申报资料要求"中，将中药、天然药物注册申报资料项目分为 4 个部分，即综述资料（1～6 号）、药学研究资料（7～18 号）、药理毒理研究资料（19～28 号）、临床研究资料（29～33 号）。其中"药理毒理研究资料"内容为：

19. 药理毒理研究资料综述；

20. 主要药效学试验资料及文献资料；

21. 一般药理研究的试验资料及文献资料；

22. 急性毒性试验资料及文献资料；

23. 长期毒性试验资料及文献资料；

24. 过敏性（局部、全身和光敏毒性）、溶血性和局部（血管、皮肤、黏膜、肌肉等）刺激性、依赖性等主要与局部、全身给药相关的特殊安全性试验资料和文献资料；

25. 致突变试验资料及文献资料；

26. 生殖毒性试验资料及文献资料；

27. 致癌试验资料及文献资料；

28. 动物药代动力学试验资料及文献资料。

其中，各类药品要求报送的资料项目见下表：

中药、天然药物申报药理毒理研究资料项目表

资料分类	资料项目	注册分类及资料项目要求										
		1	2	3	4	5	6			7	8	9
							6.1	6.2	6.3			
药理毒理资料	19	+	+	*	+	+	+	+	+	+	±	−
	20	+	+	*	+	+	±	+	+	+	±	−
	21	+	+	*	+	+	±	+	+	−	−	−
	22	+	+	*	+	+	+	+	+	+	±	−
	23	+	+	±	+	+	+	+	+	+	±	−
	24	*	*	*	*	*	*	*	*	*	*	*
	25	+	+	▲	+	*	*	*	*	*	−	−
	26	+	+	*	+	*	*	*	*	*	−	−
	27	*	*	*	*	*	*	*	*	*	−	−
	28	+	−	*	−	−	±	−	−	−	−	−

说明

（1）"＋"指必须报送的资料；

（2）"－"指可以免报的资料；

（3）"±"指可以用文献综述代替试验研究或按规定可减免试验研究的资料；

（4）"▲"具有法定标准的中药材、天然药物可以不提供，否则必须提供资料；

（5）"＊"按照申报资料项目说明和申报资料具体要求（具体参见"中药、天然药物注册分类及申报资料要求"）。

一、中药新药主要药效学研究

中药新药的药效学研究，应遵循中医药理论，根据新药的功效主治，运用现代科学特别是现代医学的理论、方法和手段，制定科学严密的试验计划。建立与中医"证"或"病"相似的动物模型和指标，观察新药的作用，根据所得试验结果，对新药的有效性做出科学的评价，为临床研究提供科学的依据。

（一）主要药效学的确定

中药成分复杂，药理作用广泛，在实验设计时应根据新药主治（病或证），参考其功能，选择能够反映其疗效本质的主要药效进行重点研究；间接证实其药效的辅助试验可酌情选做，要分清主次。如主治类风湿关节炎的新药，应以免疫性关节肿、细胞免疫和镇痛作用为主要试验，特别是免疫性关节炎为重中之重，如新药对佐剂性关节炎的继发肿胀没有抑制作用，其他试验结果再明显也是没有用的。主要药效试验应从多方面进行论证，至少应选用两种以上方法加以证实，且以整体实验为主。要求实验方法可靠、技术先进、操作规范、结果可信。

（二）实验方法的选择

药理方法主要分为在体试验和体外试验两大类，两者互相补充，可以从不同角度、不同深度研究中药药理。体外试验包括离体器官、组织、细胞、酶与受体等实验。其可以按要求严格控制实验条件，具有重复性好、用药量少、节省动物等优点，且可排除体内神经体液等各种复杂因素的干扰，可进行直接观察，获得准确结果，所得结果较易分析。但在进行体外实验时，应充分估计到中药粗制剂中杂质和理化性质对实验结果的影响，如药液的酸碱度、各种电解质和鞣质等的干扰，所得结果常常不能反映临床疗效，如在试管内抗菌作用强的中药，常常在体内不一定表现出强大的抗菌作用。

体内试验也称在体试验，其比较接近临床状态，适用于综合性研究，所得结果较为全面，可以直接反映临床疗效。中医药学以整体思想体系为基础，重视宏观调控。中药多成分多靶点整体试验能较全面反映药物作用。要证实新药具有某种药理作用必须通过体内试验证明有效，体外试验仅起辅助证明作用。

（三）动物模型和指标的选择

病理模型的选择应首选符合中医临床证或病的动物模型，如研究补虚药对免疫功能的影响，应首选免疫功能低下的虚证模型。进一步根据药物类型，选择相应的病理模型，如治疗脾虚证的新药，宜选用脾虚的动物模型。但目前制造完全模拟中医病或证的病理模型尚有困难，故研究中药新药也常常采用一般化学药物所常用的病理模型，如高血压、糖尿病、肝炎等病理模型。

观察指标应选用特异性强、敏感性高、重现性好、客观、定量或半定量的指标进行观察。

（四）实验动物的选择

应根据各种试验的具体要求，合理选择动物，对其种属、品系、性别、年龄、体重、健康状态、饲养条件及动物来源、合格证号，均应按试验要求严格选择，并详细记录。要做到合理选择需注意下列问题：

1. 选用与人体的结构、机能、代谢、疾病特点相近似的实验动物。如进行降压药研究时，宜选用犬、猫和大鼠，它们对降压药反应较敏感；不宜选用家兔，因家兔血压不稳定，对有些药物不敏感。

2. 选用遗传背景明确，指标稳定且显著，解剖、生理特点符合实验目的要求的实验动物。

3. 宜选用2~3种动物进行药效试验。人与动物既有共性又有差异，如在不同种属动物身上均做出与临床疗效相似的结果，可信度就大。故在进行药效研究时不能只选用一种动物，用2~3种动物的实验结果可信度更大。

此外，还应考虑实验动物品种、品系、质量，是否易得，是否经济，是否容易饲养和管理等因素。

（五）受试药物

1. 受试中药材应经过生药专家鉴定，确定品种、产地、药用部位和采收季节，饮片炮制方法要固定。

2. 中药制剂的处方固定、生产工艺及质量标准基本稳定，与临床研究用的剂型及质量标准基本相同。制剂来源、批号最好一致。

3. 在注射给药或离体试验时应注意药物中的杂质、不溶物质、无机离子及酸碱度等因素对试验的干扰。

（六）对照组

比较是科学试验不可缺少的条件。主要药效学研究试验设计时必需设有对照组。对照组应设：①正常对照组：包括假处理组，其操作必须与给药组相同，可给予生理盐水或其溶剂。②阳性药对照组：阳性药对照组可选用药典收载、部颁标准或正式批准生产的中药或西药。选用中药应力求与受试新药主治相同、功能相似、剂型及给药途径相同者。除所用药物是已知药之外，其他一切条件与受试药相同。③模型对照组：除不给药外，其他处理同给药组。

（七）给药剂量和给药途径

1. 各种试验一般设 3 个剂量组。剂量选择应合理，应尽量呈现其量效关系。其中一个剂量应相当于临床用药量（按千克体重计算）的 2～5 倍（小鼠可为 10～15 倍）。

2. 给药途径一般采用两种，其中一种应与临床相同，粗制剂或溶解性差的药物，可只用一种与临床一致的给药途径进行试验。溶解性好的药物，可注射给药。

（八）实验结果的表达和统计分析

无论定量或定性实验结果，均要求列表表达。此与研究论文有别，论文可以用图表达，不用表。但新药药效研究资料必须有表，用具体实验数据列表说明。如认为数据表不足以表达清楚，可以附加图进一步说明。统计方法：定量指标，组间比较多采用 T 检验方法。如有模型组，各组均与模型组相比，P 值可仅设一种。质反应指标可采用"卡方"检验。数据表内容通常包含实验分组、给药剂量、每组动物数、指标数据和统计结果。资料整理应简明扼要，注意科学性、严密性、逻辑性，真实可靠地反映出试验所获得的各种信息与结果。

二、中药新药一般药理研究

一般药理研究是指新药的主要药效作用以外的广泛药理作用的研究。一般药理研究的内容主要包括精神神经系统、心血管系统和呼吸系统等三个方面。

1. 动物　常用大鼠、小鼠、猫、犬等，性别不限，但在观察对循环系统和呼吸系统作用时，一般不宜用小鼠和家兔。尽量采用清醒动物，也可以在麻醉动物身上进行。

2. 受试药物　要求与主要药效学基本一致，受试药物来源和批号与主要药效应保持一致。此外应注意：①给药途径应与临床主要药效一致，否则应申述理由；②选用产生主要药效的 2～3 个剂量，其中有一个剂量应为人用量的等效剂量，可一次或多次给药；③同时应设相应的溶剂对照组。

3. 观察指标

（1）精神神经系统：仔细观察给药前后动物活动情况、行为变化及神经症状，包括一般行为表现，姿势，步态，有无流涎、肌颤、瞳孔变化，有无竖毛、立尾等症状。如出现明显的兴奋或抑制现象，可进一步观察药物对大鼠或小鼠的自发活动有无影响。

（2）心血管系统：观察记录给药前后动物血压、心率和心电图的变化。如在有效治疗剂量时，动物出现明显的血压或心电图改变时，应进一步进行分析，作血流动力学、离体心脏等试验，以确定心血管系统的变化对主要治疗作用的影响。

（3）观察给药前后呼吸频率和深度的变化：如在有效治疗剂量时出现明显的呼吸兴奋或抑制时，应进一步作呼吸中枢抑制试验、肺溢流试验、膈神经膈肌试验等，初步分析对呼吸系统的作用部位。

（4）其他：根据不同药物药理作用特点，可再适当增加观察其他系统的指标。

三、中药新药毒理学研究

药物毒性试验的目的在于了解某一药物的毒性强度、选择性、毒性发展过程以及所造成的损害是否可逆，能否防治等。凡经动物试验发现一个药物对某种疾病或症状可能有良好的疗效，特别是与已知药物相比有一定优点的药物，值得推荐临床试用时，为了保障病人的安全，应进行较系统的药物毒性试验。通过这项试验观察，对该药可能引起的毒性和副作用以及动物对该药的最大耐受剂量能够有所了解，以便判断该药能否用于临床。

（一）毒理试验基本要求

1. 受试药物　受试药物在剂型、制备工艺和药品剂量方面，除可以不含赋形剂外，应与推荐临床试验的药物完全一致。

中药固体制剂灌胃给药，如片剂、丸剂、浸膏粉、固体提取物、胶囊内容物等试验需加适量水配成一定浓度的水溶液备用。不溶于水的制剂可用1%羧甲基纤维素钠（CMC）或10%阿拉伯胶等制成混悬液备用。

根据给药时间的长短和观察方法的不同，毒性试验的方法可分为急性毒性试验、长期毒性试验和特殊毒性试验三种。

2. 试验动物　动物品种应符合试验要求，对急性毒性试验常规首选小鼠，长期毒性试验常采用大鼠和犬。对试验动物的种类、品系、年龄、性别、体重、健康状况、饲养条件应有详细报告。写明供应单位和合格证号。毒性试验的动物应为同一来源、同一品系的同一群体。除特定情况外，一般雌雄各半。受试动物一般宜用刚达到性成熟的动物。

3. 动物饲养条件　饲养室的温度、湿度、通风、空气中氨含量和饲养质量等都会影响动物。一般来说，环境应控制在28℃以下、10℃以上，空气中氨含量不宜超过20ppm。

每笼饲养的动物数对毒性试验的结果影响较大。大鼠每笼最多不宜超过5只，小鼠不宜超过10只，必要时应单笼饲养观察。

（二）毒性试验研究内容

1. 急性毒性试验　急性毒性试验是指受试动物在一次大剂量给药后所产生的毒性反应和死亡情况。药物的急性毒性常用半数致死量（LD_{50}）表示。LD_{50}越小，药物毒性越大。在测定致死量的同时，还应注意观察和报告毒性反应的症状，如动物是否出现竖毛、蜷卧、耳郭苍白或充血、突眼、步履蹒跚、肌肉瘫痪、呼吸困难、惊厥、昏迷、大小便失禁等毒性反应。许多中药的毒性很小，不能求得LD_{50}，可改用最大给药量（MTD）来表示。

（1）半数致死量（LD_{50}）：LD_{50}是指引起半数动物死亡所需的药物一次给药剂量，是定量反映药物毒性大小的基本参数，且对于设计长期毒性试验，或药效学试验的剂量都有重要的参考价值。

① 动物：一般用小鼠，应选用品种清楚、健康活泼、体重20g±2g的小鼠，同批试验小鼠体重相差不超过2g，雌雄各半。

② 给药途径和受试药物容积应一致：给药途径与推荐临床研究的给药途径一致，受试药物容积也应一致。试验给药前要求禁食不禁水12~16小时，以控制条件一致。

③ 试验分组和观察时间：试验时，将动物按体重随机分为4~5组，每组最少10只动物（雌雄各半），组间剂量比以0.65~0.85为宜。给受试药后立即观察动物反应情况，一般观察7天，若在给药24小时后仍不断出现死亡者，应延长观察时间至2周。

④ 观察指标：给药后应密切注意动物的反应，并详细记录。除记录动物的死亡数外，还应记录死亡时间，死亡前症状表现。死亡后立即尸检，记录所有病变。根据毒性反应，分析受试药中毒的靶器官。

⑤ 环境条件：室温宜控制在20℃左右，一般宜控制在10℃～28℃。

⑥ 计算方法：LD_{50}的计算方法很多，目前被推荐使用的为加权回归机率单位法（Bliss法）。

报告LD_{50}试验结果时，应详细具体，如试验日期、动物品种、性别、数量、受试物来源、试验方法、给药途径、观察时间及计算方法等。

（2）最大给药量试验：最大给药量，是指动物能够耐受的最大给药体积和浓度而不引起死亡的受试药物用量。

方法：选用体重18～22g的小鼠20只，雌雄各半，以动物能给药的最大浓度、最大容积的药量一次或一日内连续2～3次（间隔6～8小时）给药，给药后连续观察7～14天，动物不产生死亡，并详细记录动物反应情况，计算总给药量（g/kg，折合生药量计算），此时的用药量即为小鼠对该药的最大给药量。然后计算出最大给药量为人临床日用量的倍数。试验应设空白对照组。

2. 长期毒性试验　如果受试药通过急性毒性试验和药效学试验以后，表明有实用价值，则可作长期毒性试验。长期毒性试验的目的，主要是观察连续给予受试药物后，由于蓄积而中毒开始时间及中毒时出现的症状，症状发展过程及停药后器官机能和病理损伤的发展及恢复情况；确定毒性反应的靶器官，明确毒副作用敏感的指标，确定确切的无毒性反应的剂量，为临床安全用药提供科学依据。

（1）动物：一般要求用两种动物（包括啮齿类和非啮齿类），啮齿类常用大白鼠，非啮齿类常用犬。大鼠年龄为6周，体重约80～100g，同批试验体重差异应在20%范围内，雌雄各半，按性别、体重随机分组。动物数量依据给药时间长短而定。试验前应观察1周，记录体重和食量。

（2）给药途径和容量：原则上应选择与推荐临床试验的给药途径一致。若临床用药为静脉注射给药，大鼠长毒可采用腹腔或皮下注射代替。口服给药应采用灌胃法。不主张掺食或饮用法给药，因为难以保证剂量准确。

给药容量大鼠为1～2mL/100g体重，每周称重1次，并根据体重调节给药量，总量每次不应超过每鼠5mL。各剂量组采用等容量不同浓度给药方法给药。

（3）给药周期：长毒试验给药时间通常为临床试验用药期的2～3倍。对有些疾病，如高血压、糖尿病等需反复用药者，应按最长时间计算。大鼠最长为6个月，犬和猴最长为9个月。

（4）观察指标

① 一般观察：包括进食量、体重、外观体征和行为活动、粪便性状等。如发现死亡应立即进行尸检，并寻找死亡原因。如发现有毒性反应动物应单笼饲养，重点观察。

② 血液学指标：包括红细胞（RBC）、白细胞（WBC）、血红蛋白（Hb）、血小板总数（PTC）、白细胞分类和凝血时间（秒）等。

③ 血液生化学指标：天门冬氨酸转氨酶（AST）、丙氨酸转氨酶（ALT）、碱性磷酸酶（ALP）、尿素氮（BUN）、肌酐（Crea）、总蛋白（TP）、白蛋白（ALB）、血糖（GLU）、总胆固醇（TC）、总胆红素（T－BIL）。

④ 心电图：一般检查Ⅱ导联心电图，大鼠可免检，但如含有对心肌有损伤的药物，不能免检。

⑤ 病理学检查：包括系统解剖、脏器系数测定和病理组织学检查。

系统尸解应全面细致，发现异常器官应重点进行病理组织学检查。

脏器系数：指每100g体重相当脏器的克数或毫克数。器官称重包括心、肝、脾、肺、肾、肾上腺、甲状腺、睾丸、卵巢、子宫、脑和前列腺等。

$$脏器系数 = \frac{脏器重量}{体量} \times 100\%$$

病理组织学检查：高剂量组和对照组动物尸检发现异常器官检查要仔细。其他剂量组可取材保留，当高剂量组发现有异常病变时再进行检查。

根据受试药的类型、用途和作用特点，必要时增减相应指标。

⑥ 指标观察时间：一般观察，每天 1 次，体重和进食量每周 1 次，其他各检测项目视给药周期长短而异，3 个月以内者一般可在给药期结束后 24 小时，对以上各项指标做一次全面检查，留下部分（1/2 ~ 1/3）动物停药观察 2 ~ 4 周，做恢复期检查，以了解毒性反应的可逆程度和可能出现的延迟性毒性反应。给药周期在 3 个月以上者，可在试验中期对较少量动物做全面检查。对濒死动物应及时检查。

3. 特殊毒理试验　包括致突变试验、生殖毒性试验和致癌试验。

（1）致突变试验：中药一类新药，除按药理、毒理学要求进行试验外，还需做基因突变试验、染色体畸变试验及动物微核试验。由于中药制剂有其特殊性，如成分复杂，不溶物较多，溶解性差，以及酸碱性等问题，体外试验不能说明问题，可只做体内试验。

① 基因突变试验：微生物回复突变试验（Ames 试验）；哺乳动物培养细胞基因突变试验；果蝇伴性隐性致死试验。

② 染色体畸变试验：哺乳动物培养细胞染色体畸变试验；啮齿动物显性致死试验；精原细胞染色体畸变试验。

③ 啮齿动物微核试验：啮齿动物微核试验；程序外 DNA 合成试验；SOS 显色反应。

（2）生殖毒性试验

① 一般生殖毒性试验；

② 致畸敏感期毒性试验；

③ 围产期毒性试验。

（3）致癌试验

① 短期致癌试验：哺乳动物培养细胞恶性转化试验；动物短期致癌试验——小鼠肺肿瘤诱发短期试验。

② 动物长期致癌试验。

四、中药新药药代动力学研究

中药药代动力学研究是研究中药新药的吸收、分布、代谢及排泄等过程。

1. 新药为化学纯品或药效成分结构清楚者，研究药物的吸收速率、吸收程度、体内重要器官的分布和维持情况以及排泄的速率和程度等。

吸收和排泄试验可用大鼠、兔或小鼠，至少做尿、粪、胆汁的排泄量试验。每组至少 5 只动物，选用一种动物做高、中、低三种剂量对吸收排泄的影响。

分布试验可选用小鼠或大鼠，至少测定在心、肝、脾、肾、胃肠道、生殖器官、脑、体脂、骨骼肌等组织中的分布。

应用放射性标记化合物于吸收、分布、排泄试验时，要标明标记化合物的放化纯度和化合物纯度，并应结合层析法进行。

应进行血浆蛋白结合试验，尽可能选用和药理试验同种的动物进行。并用同种动物进行药代动力学分析，提出初步数学模型及清除率、V_d、C_{max}、T_{max}、$T_{1/2}$ 及相关转运速率常数等参数，选用一种动物做高、中、低三种剂量对动力学参数的影响。

2. 新药有效成分尚不清楚或测定方法有困难者，可试用以下方法进行药代动力学研究。

（1）通过药效研究药代动力学。选择作用明确的主要药效指标，通过量效曲线和时效曲线的三维转换，分析计算药代动力学的各项参数。

（2）通过毒性研究药代动力学。适用于各种能使小鼠致死的中药和方剂。其原理是采用动物累计死亡率测定药物蓄积性的方法与药动学中多点动态检测的原则结合以估测药动学参数。

五、制剂安全性试验

为了保证中药新药的质量和安全性，除进行必要的制剂理化性质检验外，还需要从药理学角度对制剂进行安全性检查，确保不良反应的强度不致超过规定限度。这类试验统称制剂的安全性试验。

制剂的种类不同，安全性试验要求不同，如静脉注射剂要求做静脉刺激性试验、过敏性试验、溶血试验和热原试验。肌肉注射剂则要求做肌肉刺激性试验，常用家兔股四头肌法。皮肤、黏膜外用药，则需做皮肤、黏膜刺激性试验和皮肤过敏试验，皮肤外用药还应进行光敏试验。上述刺激性试验均应考虑 1 次及多次给药的观察。

第七章　常见药理作用的简易实验方法

一、抗菌实验

（一）体外抗菌实验

1. 实验前的准备工作

（1）培养基的准备：肉汤琼脂培养基、真菌琼脂培养基等均可按药典规定的方法配制。

（2）药液的准备：一般采用中药水煎液，经滤过浓缩成 1∶10～1∶1 的浓度，试验前的药液需灭菌，以免污染影响结果。

（3）试验菌株的选择及制备：一般使用典型的菌株，或从临床分离经鉴定后取得的菌株，如金黄色葡萄球菌、大肠杆菌、痢疾杆菌、绿脓杆菌、链球菌、肺炎双球菌、白色念珠菌、酵母菌及真菌等。

细菌菌液的制备：将斜面菌种接种于普通肉汤培养基中，肺炎双球菌及溶血性链球菌须在上述培养基中加入 5%～10% 血清，或加入 25%（*V/V*）或 20% 猪血水，37℃ 培养 6～8 小时或 16～18 小时。

真菌菌液的制备：将菌种接种于大试管中，并在 22℃～25℃ 培养 24 小时或 7 天（视菌种及生长速度而定），然后用灭菌生理盐水 10mL 洗脱制成混悬液。

菌液的浓度一般先采用培养液，如不显示抗菌作用，可再稀释成一定浓度。金黄色葡萄球菌、大肠杆菌、绿脓杆菌、痢疾杆菌可用 1∶1000 浓度，肺炎双球菌、溶血性链球菌、白色念珠菌、酵母菌可用 1∶10 或 1∶100 浓度。

2. 实验方法

（1）平碟法：取熔化后的培养基，每平碟（培养皿）倒入 15mL，待凝固后，在培养基表面划线接种试验菌株，在划线的中间位置安放一个灭菌的不锈钢圈，在圈内滴入试验药液。也可采用打洞法，即在凝固的培养基上用已灭菌的打孔器打孔挖去琼脂块，将药液滴在洞内。用灭菌陶盖盖好，细菌在 37℃、真菌在 22℃～25℃ 培养 18～20 小时，观察细菌生长情况，如全线生长则认为该浓度的药液无抗菌作用，如细菌或真菌划线为药液所切断，则认为该浓度药液有抗菌作用。

（2）平碟稀释法：先将中药药液 2mL 加入平碟内，再加入已熔化的培养基 8mL，充分摇匀，待凝固后，划线接种菌株，同时用水 2mL 代替药液制作空白对照平碟，方法同样，接种后，将平碟倒置，在37℃（真菌 22℃～25℃）培养 18～20 小时，观察结果。如对照碟长菌、药液碟不长菌，则认为有抗菌作用。

（3）试管法：取试管 12 支，在每一试管中加入培养基 5mL，于第 1 管中加被试药液 5mL，混合均匀，吸出 5mL 加到第 2 管中，混合均匀，再吸 5mL 加到第 3 管中，依次操作，直到第 10 管，将第 10 管混合均匀后吸出 5mL 弃去，其药液稀释依次为 1∶2，1∶4，1∶8，…，1∶1024，再于前 11 管中各加入适当浓度的菌液 0.1mL，第 11 管作为菌液对照，第 12 管不加菌液，加被试药液 0.1mL，作为药液对照。将其全部在 37℃（真菌 22℃～25℃）培养 16～24 小时（真菌 24～72 小时），观察各管菌株生长情况。如菌液对照管浑浊，表示菌株生长良好；药液对照管澄明，表示药液没有染菌。再将试验管与对照管比较，以溶液澄明无菌生长为有抗菌作用，其中以药液稀释度最大管的药液浓度为最小抗菌浓度。如欲了解药液的抗菌作用是抑菌还是杀菌，可将上述不长菌试管中的溶液，用接种环转种到肉汤培养基中，经 37℃ 培养 16～20 小时（真菌则在 22℃～25℃ 培养 24～72 小时），如仍不长菌，表示药液有杀菌作用。

（二）动物体内抗菌实验

1. 实验前的准备工作

（1）菌液的制备：将选定的菌种，用接种环从斜面培养基上接种于肉汤培养基中，在37℃培养18小时后，再用培养基转种一次，培养18小时后，取出备用。将上述菌液用生理盐水按10倍顺序稀释成不同浓度，每一浓度菌液分别注射给5只小白鼠，观察4天，以能使80%～100%小鼠感染死亡的菌液供正式实验用。

（2）药物的配制及选择剂量：先将药物配成一定浓度的溶液，再用二倍稀释法配成三种浓度的溶液，通过动物毒性预试，确定其半数致死量和最大耐受量。以 LD_{50} 的 1/3～1/5 或最大耐受量的 1/2 为实验治疗剂量的起点，可再选2～3个剂量，同时分组实验。例如某药物的 LD_{50} 约为 500mg/kg，则实验治疗剂量可选用 100、50、25mg/kg 三个剂量。

2. 实验治疗

（1）小鼠腹腔感染：取小鼠分4组，每组10只（体重18～22g），一组给生理盐水做对照，其他组分别给几种浓度的药液，1小时后，各组小鼠均腹腔注射适当稀释的菌液0.5mL，感染后1小时及6小时，必要时在24小时再给药液或生理盐水1次，观察4天，记录各组小鼠死亡的时间和死亡率。

（2）小鼠静脉感染：取小鼠分为5组，每组10只，一组为生理盐水对照，一组为已知药物对照，其余三组为实验药物组，各组小鼠由尾静脉注射适当稀释的菌液0.2mL，然后每天给药2次，共给7天，观察3周，记录各组小鼠死亡数，计算死亡率。

实验结果分析：在腹腔或静脉感染时，如果对照组死亡率达80%～100%，实验组死亡率比对照组少25%以上，表示该药有抗菌作用；如实验组与对照组死亡率相似，说明该药在现用剂量下无抗菌作用，可适当增加剂量重试；如实验组死亡率大于对照组，且死亡时间也快，说明药物的毒性影响疗效观察，应适当降低药物剂量后再试；如对照组死亡率低于50%，表示感染菌株毒力太小，应增加感染菌液量或另选毒力大的菌株。

二、抗炎实验

是用某些化学致炎物质和物理刺激方法，在动物体内局部造成炎症病理模型，观察药物的抗炎作用，现介绍两种实验方法。

（一）踝关节浮肿法

是在大白鼠后踝关节皮下注射一定量的致炎物质，引起踝关节浮肿，以关节周长或关节容积的变化为指标，观察其抗炎作用。常用的致炎物质有酵母、蛋白、琼脂、组织胺、甲醛、5－羟色胺等，实验中可按具体情况选用。

1. 急性炎症　选取体重18～22g小白鼠，随机分为2组，每组10只，将每只小鼠一侧后肢踝关节稍上处的毛剪去，在踝关节处用墨水划一标记，分别测量每只小鼠正常后肢踝关节的容积 V_n，然后一组小鼠给被试药物，另一组给生理盐水。半小时后，每只小鼠从后足掌皮下向踝关节掌腱膜下注射新鲜蛋白溶液0.02mL，分别在注射后0.5、1、2、3、4、5、6小时测量炎肿踝关节容积 V_t，$V_t - V_n$ 即为炎肿程度。以炎肿程度为纵坐标、给药后时间为横坐标，绘制曲线，以比较被试药物抗关节炎的作用强度、显效速度及持续时间。

2. 亚急性炎症　选取体重150g左右的大白鼠，分为2组，每组6～8只，向大鼠右后肢踝关节皮下注射2.5%甲醛溶液0.1mL，4小时后开始给药，每天1～2次，对照组给生理盐水，共给6天。注射甲醛后，次日开始使用无伸缩性的线尺测量踝关节圆周长度，以左后肢踝关节为自身对照，左右踝关节圆周长度之差，即为炎症肿胀程度。共测6天，将给药组与对照组比较，并按前法绘坐标图，观察其消炎作用强度及维持时间。

（二）炎性肉芽肿实验

选用体重 150g 左右的大白鼠 20 只，用乙醚麻醉，仰卧固定于木板上，剪去两侧腋部的毛，用碘酒消毒后，剪开腋部的皮肤，将 30mg 的灭菌棉球（或蘸有 7% 甲醛的纸片，纸片直径为 6.5mm，厚度为 0.7mm）埋植于皮下，左右各一个，再把皮肤缝合。将大鼠均分为 2 组，一组给生理盐水，另一组给被试药物，每天 2 次，共给 6 天，第 7 天把大鼠处死，仔细剥离棉球和连同的肉芽组织，用滤纸吸干后，置 90℃烘箱干燥，称重，减去棉球重量，即得到肉芽组织的重量，给药组与对照组比较，以判断药物对炎性肉芽肿的作用。

三、止血实验

（一）试管止（凝）血实验

1. 抗凝血液的制备　取 250mL 洁净的三角烧瓶，预先放入脱钙剂（草酸钾 0.1g 或枸橼酸钠 0.38g），加入兔（或羊、猪、牛）的血液 100mL，迅速轻轻摇匀，如有血块或纤维状血丝应弃去不用，重新配制。

2. 氯化钙溶液浓度的预试　取洁净的小试管数支，每管中加入抗凝血液 0.7mL，生理盐水 0.2mL，再分别加入不同浓度的氯化钙溶液（浓度为 0.05% ~0.1%）0.1mL，立即用涂蜡的软木塞塞紧，倒转 3 次，置 37℃恒温水浴中，从加入氯化钙溶液开始计时，每隔半分钟轻轻倾斜试管 1 次，观察血液是否凝固，直至试管倾斜或倒置血液不流动为止，选择能在 20 分钟左右使血液凝固的氯化钙浓度供下述实验用。

3. 凝血时间测定　取洁净小试管 4 支，各加抗凝血液 0.7mL，两管加药液 0.2mL，另两管加生理盐水 0.2mL，各管再加入预试选好浓度的氯化钙溶液 0.1mL，按预试方法操作测定其凝血时间，如给药管凝血时间比对照管缩短 30% 以上，认为有凝血作用。

（二）兔耳止血实验

取体重 2kg 左右的健康家兔，每 4 只为一组，于实验前剃光耳壳边缘的毛，置于木匣固定器内，腹部加温到 40℃ ~45℃，用锋利刀片在耳缘静脉横切一小口，约为静脉的 1/3 为宜，从切口开始计时，至切口血流自然停止，为止血时间。每只家兔两耳各测两次，取 4 次数据的平均值为其正常止血时间 t，给药组腹腔注射药液 1.5mL/kg，对照组给生理盐水，1 小时后再如上法测定其止血时间 4 次，其平均值为给药后止血时间 T。求得每只家兔的止血时间比值（T/t），计算各组的平均比值，按下列公式计算药物止血时间比值 R。

$$\text{药物止血时间比值 } R = \frac{\text{给药组止血时间平均比值}}{\text{对照组止血时间平均比值}}$$

一般以 R 小于 0.5 为有止血作用。

（三）狗的局部止血实验

取体重 15kg 左右的狗，腹腔注射 5% 硫喷妥钠溶液，每千克体重 0.8mL（或静注，每千克体重 0.4mL），约 20 分钟动物入睡后，仰卧固定于解剖台上。

1. 肝脾实质器官止血实验　将狗腹部的毛剃去，用肥皂水冲洗干净，自剑突下，沿腹中线切开皮肤，切口长约 15cm，打开腹腔后，轻轻拉出肝脏或脾脏，周围用纱布固定，以防其自然缩回腹腔，但又不可太紧，以免引起肝脾血液循环障碍。用刀在肝或脾的边缘约 2cm 处切下一块组织，创口面积约 4cm×2cm，同时至少有一条以上小动脉呈喷射状出血。将被试药物撒于创面，用纱布轻轻敷盖，稍加压力，防止药物和纱布被冲走，每隔 2 分钟揭开纱布观察出血情况一次，在不用其他外科止血措施条件下，揭开纱布，创面无渗血或出血现象，即为止血，记录从切口到止血的时间。如经几只狗多次实验，能重复一致结果，使切口创面止血，即认为有止血作用。

2. 股动脉止血实验　将上述麻醉的狗，沿鼠蹊部去毛，暴露股动脉，剥离出一段约 3cm 长的血管，在其两端各穿一条丝线，向两端牵拉丝线，暂时阻断血流，用眼科剪刀在股动脉上横剪约为血管直径 1/3 的切口，放松两端丝线，血液喷射流出，立即将被试药物撒于切口处，同时用纱布压迫伤口，5 分钟后，去压力但不揭开纱布，观察切口出血情况，如 2 分钟内无出血，即为 5 分钟止血，否则应酌情再加适量药物，继续压迫 5 分钟，同上述方法观察，如不出血，即为 10 分钟止血。如经几只狗多次实验，能重复出一致结果，使切口在 5~10 分钟内止血，即认为其对中等动脉伤口有止血作用。

四、镇痛实验

镇痛实验是比较给药组动物和对照组动物在接受一定刺激后疼痛反应的情况，以判定药物的镇痛作用。常用的刺激方法有化学刺激、热刺激、电刺激和机械刺激 4 种，现介绍 2 种常用的实验方法。

（一）化学（酒石酸锑钾）刺激法

取体重 18~22g 的健康小白鼠 20 只，分为 2 组，每组 10 只，一组皮下或腹腔注射适当浓度的被试药液 0.2mL，另一组注射生理盐水 0.2mL 作对照，0.5~1 小时后，二组小鼠分别腹腔注射 0.05% 酒石酸锑钾溶液 0.2mL，观察 15 分钟，记录两组出现扭体反应的小鼠数，如果给药组扭体反应的小鼠数比生理盐水组少 3 只以上，即认为被试药物有镇痛作用。在有条件时，可多设一组动物，用已知的镇痛药做阳性对照。

（二）热刺激（热板）法

用一恒温水浴，水面上放置一金属盆，水浴温度保持在（55±0.5）℃，取体重 18~22g 的雌性小鼠，逐只放在金属盆底热板上，小鼠受热板刺激，约 10 秒钟作用开始出现举足、跳动、踢后足及舐后掌等动作，用秒表记录自小鼠放在热板上到出现舐后掌的时间，为该小鼠痛阈，选用痛阈在 20~30 秒的小鼠。给药前 1 小时先测定小鼠正常痛阈 2 次，取其平均值，将小鼠按体重均匀分组，每组 10 只，皮下或腹腔注射给药，然后分别在 20、40、60、90 和 120 分钟，按上述方法测定痛阈，如果被试药物有镇痛作用，则痛阈增大。但小鼠 60 秒仍不反应的，即把小鼠取出，以免烫伤，痛阈按 60 秒计。

$$痛阈提高百分率（\%）=\frac{给药后（组）平均痛阈}{给药前（组）平均痛阈}\times100\%$$

痛阈提高百分率达 130% 以上，示有镇痛作用。可同时用生理盐水做空白对照组，用已知镇痛药如盐酸吗啡做参考对照组，以便互相比较。

五、解热实验

解热实验是给动物注射某种致热物质，使其体温升高，然后给予被试药物，观察动物体温变化情况，以判断被试药物是否有解热作用。常用的致热物质有细菌毒素（热原质）、过期菌苗液、细菌培养液或异性蛋白如牛奶、鸡蛋白等。现介绍较为常用的家兔法。

取体重 1.5~2.5kg 的健康家兔 6 只，先用水银肛温计测量正常体温 2 次，2 次相隔 0.5~1 小时，选用正常体温在 38.5℃~39.6℃，且 2 次正常体温变化不超过 0.4℃者，由耳静脉注射细菌毒素每千克体重 5μg，或过期菌苗液 0.5mL，然后每半小时测量体温一次，使体温升高约 1℃~1.5℃，然后 3 只家兔给被试药物，3 只家兔给生理盐水做对照，继续测量体温 6~8 次，记录体温变化情况，比较给药组与对照组的解热作用。

六、镇咳实验

镇咳实验是人为地刺激动物呼吸道或胸膜，引起咳嗽反应，由给药组和空白组两组之间，或同一动物给药前后，刺激强度的差别或咳嗽反应程度不同，判定药物的镇咳作用。刺激的方法有用化学物质（如氨水、二氧化硫、碘液等）、机械刺激、电流刺激等方法，现介绍氨水恒压喷雾法。

取体重 18 ~ 22g 的小白鼠 40 只，按体重均分为 2 组，每组 20 只，分别做标记编号，一组腹腔注射（或口服）给药，另一组给生理盐水，二组按交叉顺序注射，每隔 3 分钟给一只，30 分钟后（口服给药 1 小时），将小鼠放入容器内，接受氨水喷雾刺激，如用哮喘喷雾器，压力是 18.7kPa（140mmHg），当室温为 10℃ ~ 15℃ 时氨水浓度约为 25%，室温为 30℃ ~ 35℃ 时氨水浓度降为 15% 左右。到规定的喷雾时间，取出小鼠，观察 1 分钟，如在 1 分钟内出现 3 次咳嗽反应则为阳性反应（＋），否则为阴性（－）。按上下法求半数有效量的原理，改变喷雾时间，一般喷雾时间的间距为 1∶0.7 ~ 0.8，成等比级数，若第一只小鼠呈阳性反应，则第二只小鼠喷雾时间缩短一级，第二只小鼠呈阴性反应，则第三只小鼠喷雾时间又延长一级，依此类推。按编号次序使每只小鼠接受喷雾，计算小鼠半数致咳时间（EDT_{50}），给药组与对照组比较，计算其镇咳比值（R）。

$$镇咳比值 R = \frac{给药组\ EDT_{50}}{对照组\ EDT_{50}} \times 100$$

一般以 R 值在 130 以上为有效，150 以上为显效。

七、平喘实验

是利用整体动物或离体支气管，观察药物拮抗支气管平滑肌收缩药（如组织胺、5 - 羟色胺、乙酰胆碱）的作用，以判定其有无平喘作用。由于豚鼠对这类药物比较敏感，因此，平喘实验多利用豚鼠或其离体支气管进行。

（一）离体支气管实验

将豚鼠断头处死，取出支气管长约 2cm 一段，置营养液中，剥离去附着的组织，用营养液冲洗后，一端扎在 U 形管上，另一端扎在弯成直角的 0.1mL 吸管尖端，把气管放入浴槽（先放在水浴中恒温），调节器官张力适当，水浴温度保持在（37 ± 0.5）℃，用注射器由 U 形管注入营养液，排除支气管内气泡调节吸管液面。浴槽中通入氧气，使支气管在浴槽中适应 30 分钟，待吸管内液面稳定，将一定量的药液注入浴槽，作用 1.5 ~ 3 分钟，由于药物对气管平滑肌的舒张作用，气管腔扩大，液面回缩，放出浴槽药液，用营养液灌洗两次，放入新鲜营养液，使气管恢复，间隔 10 ~ 15 分钟，如上法重复给药，根据管内液面的变化，判断药物对支气管平滑肌是舒张作用或收缩作用。也可在浴槽中先加入一定量的支气管平滑肌收缩药，使支气管腔收缩，液面上升后，再加入药液，观察其对抗作用。

（二）整体动物平喘实验

取体重 150 ~ 200g 的健康豚鼠 16 只，标记编号后，分次放入动物容器中，用 0.4% 组织胺溶液（或 4% 乙酰胆碱，2% 5 - 羟色胺溶液）以 32kPa（240mmHg）压力喷雾。豚鼠吸入组织胺，经过一段潜伏期，即出现 "哮喘" 反应。按反应的程度可分为四级：Ⅰ 级，呼吸急速；Ⅱ 级，呼吸困难，咳嗽；Ⅲ 级，痉挛形抽搐，昏倒；Ⅳ 级，呼吸窒息，翻滚。以出现 Ⅲ 级反应为准。动物发生抽搐，即取出进行人工呼吸。记录从开始喷雾到发生痉挛性抽搐的时间，为哮喘反应潜伏期。选用潜伏期在 4 分钟以内者，每 8 只为 1 组，休息 1 ~ 2 天，一组腹腔注射（或口服）药液，另一组给生理盐水做对照，30 分钟（口服给药隔 1 小时）后，再如上法用组织胺喷雾，观察 8 分钟，记录发生抽搐反应的动物数和反应潜伏期，计算各组的反应率和潜伏期延长值，在自身比较的基础上，给药组再与对照组比较。

$$药物平喘比值 = \frac{T_2/T_1}{T'_2/T'_1}$$

T_1 = 给药组动物给药前的反应潜伏期

T_2 = 给药组动物给药后的反应潜伏期

T'_1 = 对照组动物给药前的反应潜伏期

T'_2＝对照组动物给药后的反应潜伏期

一般平喘比值在 1.5 以上，认为有明显平喘作用。或观察不同剂量抑制Ⅲ级反应的百分率，以求得抑制Ⅲ级反应 50% 的剂量，即半数有效剂量 EDT_{50}，据此评定药物平喘效能。

八、祛痰实验

祛痰实验是在药物影响下，引起实验动物支气管分泌液的变化，以给药组与对照组比较，来判定药物的祛痰作用。观察支气管分泌液变化的方法很多，如测量分泌液量的多少、黏稠度的大小、移动的速度等。现介绍比较常用的酚红法祛痰实验。

酚红法祛痰实验：取体重 25～30g 小白鼠 20 只，每组 10 只，分为 2 组，给药组口服灌胃药液 0.5mL，对照组给生理盐水，半小时后，每只小鼠腹腔（或皮下）注射 0.25% 酚红溶液 0.5mL，再过半小时，将小鼠拉断颈椎处死，立即分离气管，在甲状软骨下，插入一注射针头，用线稍结扎，以注射器吸取 5% 碳酸氢钠溶液 0.5mL，套入针头，缓缓来回冲洗呼吸道 3 次，冲洗液置比色管中，再如此重复冲洗 2 次，共用 5% 碳酸氢钠溶液 1.5mL，来回冲洗 3 次，合并 3 次冲洗液，与酚红系列比色管比色，测定冲洗液中酚红的浓度，将二组动物酚红浓度的平均值进行比较。一般以给药组酚红的浓度比对照组大一倍以上为有效。

九、驱蛔虫实验

驱蛔虫实验是观察药物对离体的或在体的蛔虫的麻痹或杀死的作用，以判定药物的驱蛔作用，常用的有离体（体外）实验和在体（体内）实验。

（一）离体（体外）驱蛔实验

从刚屠宰的猪肠内取出蛔虫，用温生理盐水（37℃～38℃）洗净，置营养液中保存备用。实验时挑选体大、活动能力强的蛔虫做实验。取 500mL 烧杯数个，每杯盛营养液 200mL，置 37℃恒温水浴中，各放入猪蛔虫 3～5 条，一杯做对照，其他杯各加入不同浓度的被试药液，每半小时观察 1 次，记录蛔虫活动情况，一般分为活动正常、活动减少、麻痹、死亡四级。连续观察 2～6 小时，以能麻痹或杀死蛔虫的最小浓度为其有效浓度。可同时用已知药物（如山道年 1∶1000～1∶5000）比较。离体驱蛔实验也可以用蚯蚓，实验操作方法与猪蛔虫相同，营养液用 0.5% 氯化钠溶液。蛔虫营养液组成：氯化钠 8g，氯化钾 0.2g，无水氯化钙 0.2g，磷酸二氢钠 0.06g，硫酸镁 0.1g，水加至 1000mL。

（二）体内驱蛔实验

实验用经几次虫卵检查都呈阳性反应，确证患蛔虫病的狗或猫，禁食 12～24 小时，喂被试药物，给药后每天检查粪便中有无蛔虫排出，记录排出蛔虫条数，连续观察 3 天，计算排出蛔虫百分率。

十、抗胃溃疡实验

抗胃溃疡实验是将实验动物用生理的或化学的方法造成胃溃疡模型，再进行药物治疗，由对照组和实验组动物胃溃疡的变化情况，判定药物抗胃溃疡的作用，下面介绍两个较常用的方法。

（一）氢化可的松法

选取体重 150～200g 大白鼠，分为 2 组，每组不少于 5 只，每只鼠单独放一笼中，禁食 4 天，2 组动物分别皮下注射氢化可的松混悬液，每千克体重 40mg，每天 1 次，共给 4 天。与此同时，实验组给被试药物，对照组给生理盐水。第 5 天将大鼠用乙醚麻醉处死，打开腹腔，将胃摘出，沿胃大弯切开胃壁，洗净胃内容物，将胃壁平摊在木板上，用肉眼或放大镜观察瘤胃黏膜，根据溃疡面数量多少和面积大小，分五级：①无溃疡现象；②轻度：少数溃疡点，如芝麻大小（$1mm^2$ 以下）；③中度：溃疡点稍多，大部分如芝麻粒大小，间有如米粒大小（1mm×2mm）；④重度：溃疡点面积大部分如米粒大小；⑤严重：溃疡点如绿豆大小（2mm^2），有穿孔现象。记录各组溃疡动物数和溃疡程度，给药组与对照组比较，如前者溃疡动物数和溃疡程度均比后者少，说明被试药物有抗胃溃疡作用。

（二）结扎幽门法

选取体重150～200g大白鼠，禁食2天，饮水照常，用乙醚麻醉后，仰卧固定于解剖台上，腹部用碘酒消毒，在胸骨剑突下沿腹中线切开约2～3cm切口。在大鼠背部左侧用手指向上顶托，使胃部暴露于切口，于胃幽门下穿一线，结扎后，将腹部缝合，消毒处理后用纱布包扎。将动物分为2组，一组给被试药物，另一组给生理盐水，同时停止饮水，经18小时，将动物用乙醚麻醉处死，打开腹腔，将胃摘出，切开胃壁大弯，洗净胃内容物，将胃壁平摊在木板上，如上法观察瘤胃黏膜溃疡情况，两组进行比较，如给药组溃疡动物数少于对照组，且溃疡程度轻于对照组，可认为该药物对胃溃疡有一定的保护作用。

各　论

第一章　解　表　药

凡以发散表邪，解除表证为主要作用的药物叫解表药。解表药一般具有发汗的功效，通过发汗达到发散表邪，以解除表证的目的。解表药除有发汗解表作用外，其中某些药尚兼有利尿消肿、止咳平喘、透疹、止痛等作用。解表药主要用于恶寒、发热、头痛、身痛、无汗或有汗、脉浮等表证，相当于现代医学的上呼吸道感染及传染病初期的症状。部分解表药尚可用于水肿、咳喘、疹透不畅及头痛、身痛剧烈或风湿痛等证而兼有表证者。解表药按其药物性能和临床应用，可分为以下两类。

发散风寒药：又称辛温解表药，性味多属辛温，以发散风寒为其主要作用。适用于恶寒重、发热、无汗、头身痛、苔薄白、脉浮紧等寒象比较突出的表证。发散风寒药的发汗、解热、镇痛作用比较突出。其作用有的是周围性的扩张血管、改善微循环，或兴奋汗腺，增加排汗；有的具有抗菌、抗病毒和抗炎、抗过敏及调节机体免疫力作用，但不通过发汗，而是中枢性的调节体温，提高痛阈而达到解热、镇痛作用。本书介绍的发散风寒药有麻黄、桂枝、香薷、紫苏叶、荆芥、防风、羌活、白芷、细辛、藁本、辛夷、苍耳子、鹅不食草、生姜、西河柳、葱白。

发散风热药：又称辛凉解表药，性味多属辛凉，以发散风热为其主要作用。适用于恶寒轻、发热重、咽干口渴、苔薄黄、脉浮数等证。发散风热药多具有抗菌、抗病毒、退热和镇痛作用，其发汗作用多不明显。本书介绍的发散风热药有薄荷、牛蒡子、桑叶、菊花、葛根、柴胡、升麻、蔓荆子、蝉蜕、浮萍、淡豆豉、木贼。

据现代研究，解表药主要有以下药理作用：

1. 发汗作用　发散风寒类药的发汗作用较强，能促使汗腺分泌汗液。发汗是蒸发散热的方式之一，也是机体维持正常体温的一种方式，发汗还可帮助机体排泄部分代谢产物，而有利于解除表证。发汗作用主要与中枢神经和外周神经有关，此外扩张血管，促进血液循环也有助于发汗。

2. 解热作用　解表药大多有不同程度的解热作用，能使实验性发热的动物体温降低，有些对正常体温也有降低作用。其解热作用是通过发汗、抗炎、抗菌、抗病毒作用而达到的。

3. 镇痛作用　头痛、肌肉酸痛是表证的常见症状之一，本类药物大多有镇痛作用，对实验性疼痛模型均有明显的抑制作用，能提高痛阈。

4. 抗炎、抗变态反应　部分药物对实验性炎症模型有明显抑制作用，通过抗炎作用可达到解热镇痛的目的。还有部分药物对变态反应有抑制作用，这可能是解表药治疗鼻痒、喷嚏、咽痒、咳嗽，以及皮肤痒疹的药理学基础。

5. 抗菌、抗病毒作用　表证是外邪犯表所致，而细菌、病毒就是重要的外邪之一。故解表药大多能抑制金黄色葡萄球菌、链球菌、伤寒杆菌、流感杆菌、结核杆菌、流感病毒、腺病毒等多种细菌和病毒的生长。

此外，某些解表药还有增强机体免疫功能、诱生干扰素等作用。

麻 黄

【别名】 麻黄草,海麻黄。

【来源】 为麻黄科植物草麻黄 *Ephedra sinica* Stapf、中麻黄 *Ephedra intermedia* Schrenk et C. A. Mey. 或木贼麻黄 *Ephedra equisetina* Bge. 的干燥草质茎。

【性味】 辛,微苦,温。

【功能主治】 发汗散寒,宣肺平喘,利水消肿。用于风寒感冒,胸闷喘咳,风水浮肿。蜜麻黄润肺止咳。多用于表证已解,气喘咳嗽。

【主要成分】 草麻黄茎含生物碱1%~2%,其中主要成分为麻黄碱(Ephedrine),其次为伪麻黄碱(d-Pseudoephedrine)及微量的去甲基伪麻黄碱(d-Norpseudoephedrine)、甲基麻黄碱(1-Methylephed-rine)、甲基伪麻黄碱(Pseudometylep hedrine)以及麻黄副碱(Ephedine)等。还含挥发油,油中主成分为1-α-萜品醇(Terpineol)、2,3,5,6-四甲基吡嗪及1-d-萜品烯醇等,黄酮类有芹菜素、小麦黄素等,有机酸有苯甲酸、香草酸、肉桂酸等,鞣质有儿茶鞣质等,糖类有麻黄多糖 A、B、C、D 等。

【药理作用】

1. 发汗解热作用 麻黄水溶性提取物、麻黄碱能促使大鼠足底部发汗;麻黄碱对汗腺有显著兴奋作用;麻黄挥发油也有发汗作用;麻黄碱及麻黄总生物碱对正常人无诱发出汗作用,在用相当大剂量麻黄煎剂时,可引起发热与出汗。麻黄可通过发汗而解热,麻黄挥发油乳剂对人工发热家兔有解热作用,其挥发油对正常小鼠体温亦有降温作用。

2. 平喘镇咳作用 10%蜜麻黄或蜜麻黄注射液对组胺所致豚鼠哮喘有显著抑制作用。麻黄水提物雾化吸入能减轻哮喘小鼠气道炎症,抑制支气管肺组织中 IL-13、嗜酸性粒细胞趋化因子蛋白的表达,这可能是其治疗支气管哮喘的作用机制之一。麻黄水提物对麻醉犬支气管有显著扩张作用。甲基麻黄碱与去甲基麻黄碱也有一定平喘作用。麻黄挥发油对组胺所致的豚鼠哮喘也有显著平喘作用。麻黄水提物有镇咳作用,麻黄碱有中枢性镇咳作用。挥发油能祛痰。

3. 对心血管系统的作用 麻黄碱对心脏有兴奋作用,能使心肌收缩力加强,心率加快,心输出量增加;使冠状动脉、脑、肌肉血管扩张,血流增加;使脾、肾等内脏和皮肤、黏膜血管收缩,血流量降低;使收缩压和舒张压上升,脉压增大。

4. 对平滑肌的作用 麻黄碱对支气管平滑肌有明显的松弛作用,强度不如肾上腺素,但作用持久,且口服有效。在相同浓度下草麻黄生物碱提取物对豚鼠离体气管的松弛作用均强于中麻黄生物碱提取物。甲基麻黄碱在任何浓度下,皆可使支气管舒张;伪麻黄碱对平滑肌的解痉作用与麻黄碱相似,升压和扩瞳作用明显减弱。麻黄能使胃肠平滑肌松弛,抑制蠕动,延长胃肠道内容物的推进和排空;兴奋幽门括约肌;增加动物子宫的张力和振幅。

5. 对中枢神经系统的作用 麻黄碱的中枢兴奋作用较肾上腺素强。大剂量能兴奋大脑皮层、脑干、延髓,引起失眠、神经过敏、不安、震颤等。对呼吸及血管运动中枢也有兴奋作用。麻黄挥发油乳剂对兔呼吸表现为先兴奋后抑制。

6. 抗菌抗病毒作用 麻黄煎剂体外试验证明,对甲型链球菌、乙型链球菌、乙型伤寒杆菌、大肠杆菌、炭疽杆菌、白喉杆菌、绿脓杆菌、痢疾杆菌等均有抑制作用,特别是对金黄色葡萄球菌抑制作用最强。挥发油抑制流感病毒亚洲甲型,对甲型流感病毒 PR$_8$ 株感染的小鼠有治疗作用。对脊髓灰质炎病毒、埃柯病毒亦有抑制作用。

7. 对糖尿病的影响 在对脂肪细胞脂质代谢影响的实验研究中,发现中药麻黄在脂肪细胞的脂质代谢中显示出胰岛素样的活性。

8. 利尿作用 麻黄有一定的利尿作用,以伪麻黄碱作用最显著。麻醉犬静脉注射伪麻黄碱0.5~

1.0mg/kg，尿量可增加2～5倍，且一次给药作用可维持30～60分钟；家兔静脉注射伪麻黄碱0.2～1.0mg/kg，亦可见尿量明显增加，但当剂量增至1.5mg/kg以上时，尿量反见减少。

9. 抗过敏作用　体外实验证明，麻黄水提取物及乙醇提取物能抑制过敏介质释放，但无抗组胺作用。

10. 抗氧化作用　采用热水提取法，从麻黄中提取到的水溶性多糖对邻苯三酚的自氧化产生较强的抑制作用，结果表明麻黄多糖可清除氧自由基，具有抗氧化作用。麻黄中黄酮类物质具有清除二苯代苦味酰肼自由基（DPPH）的活性，这种作用不仅与活性成分中羟基数目有关，而且与其羟基结构也存在很大的关系。

11. 其他作用　麻黄多糖对正常小鼠免疫系统具有一定的抑制作用。麻黄水煎液能对抗急性血瘀症形成。麻黄干浸膏还有改善慢性肾功能衰竭的作用。

【体内过程】　麻黄碱性质稳定，口服后易在肠内吸收，皮下注射吸收更快。主要以原形从尿中排泄，少量经脱氢氧化。在体内停留时间较肾上腺素长，一般可维持3～6小时。

【临床应用】

1. 支气管炎　用麻杏石甘汤等加减治疗支气管炎咳嗽213例，显效率76.1%，总有效率96.2%。麻杏贝母汤治疗小儿喘息性支气管炎64例，痊愈48例，好转14例；其中2例因治疗过程中出现心力衰竭而给予强心等抢救治疗，总有效率达97%。

2. 小儿肺炎　用麻杏咳喘饮（炙麻黄、杏仁、生石膏、前胡、枳壳、槟榔、川贝等）配合西药常规治疗小儿肺炎492例，痊愈352例，显效104例，有效16例，无效20例，总有效率95.9%。

3. 感冒　用麻黄汤（麻黄、桂枝、杏仁、炙甘草）治疗小儿外感发热292例，体温均在38℃以上，服药1～3次，24小时之内痊愈者196例；服药4～6次，48小时内痊愈者86例；无效10例，总有效率96.6%。用麻黄汤随证加减治疗流行性感冒患者150例，结果137例服药1剂，3例服药2剂，10例服药3剂而分别痊愈。

4. 遗尿　采用中药生麻黄为主治疗小儿遗尿症331例，痊愈237例，68例好转，26例无效。治愈率71.6%，总有效率92.1%。

5. 小儿哮喘　麻黄30g，蒸馏水煎煮3次，离心过滤，灭菌，装入10mL安瓿中。每毫升麻黄雾化剂含生药0.4g，使用时加等量生理盐水，气雾吸入时间10～20分钟，治疗100例，显效51例，有效33例，无效16例，总有效率84%。

6. 低血压　用升压汤（麻黄6g、生晒参3g、甘草5g）治疗低血压127例，显效78例，有效49例，总有效率100%。

7. 慢性乙型肝炎　运用麻黄连翘赤小豆汤治疗慢性乙型肝炎60例，显效40例，有效18例，无效2例。

【毒副作用】　麻黄碱对大鼠皮下注射的LD_{50}为650mg/kg；伪麻黄碱盐酸盐对兔皮下注射最小致死量为500mg/kg；100%麻黄碱挥发油乳剂小鼠腹腔注射的LD_{50}为14mg/kg。有严重器质性病变的患者或接受洋地黄治疗患者，使用麻黄碱可引起意外的心律失常。

参 考 文 献

1. 王娇，等．重庆医学，2013，42（3）：304.

2. 吴雪荣．中国中医药现代远程教育，2010，8（5）：173.

3. 马勇，等．吉林中医药，2008，28（10）：777.

4. 孟达理，等．江苏大学学报（医学版），2007，17（5）：385.

5. 范盎然，等．山西中医，2008，24（4）：44.

6. 安春娜，等．中国新药杂志，2009，18（5）：437.

7. 周玲，等．南京中医药大学学报，2008，24（1）：71.

桂 枝

【别名】 桂枝木，桂枝尖，牡桂，柳桂。

【来源】 为樟科植物肉桂 *Cinnamomum cassia* Presl 的干燥嫩枝。

【性味】 辛、甘，温。

【功能主治】 发汗解肌，温通经脉，助阳化气，平冲降气。用于风寒感冒，脘腹冷痛，血寒经闭，关节痹痛，痰饮，水肿，心悸，奔豚。

【主要成分】 含挥发油（桂皮油 1.5%），油中主要成分为桂皮醛（Cinnamic ldehyde）（75% ~ 90%）及桂皮酸（Cinnamic acid）等，并含有少量乙酸桂皮酯（Cinnamyl acetate）、乙酸苯丙酯（Phenylpropy acetate）。从桂枝的乙醇浸膏提取液中还分离出 2 - 甲氧基肉桂酸、1,4 - 二苯基 - 丁二酮、香豆素、β - 谷甾醇、丁香醛、原儿茶酸、胡萝卜苷等。此外，尚含鞣质、黏液质及树脂等。

【药理作用】

1. 解热发汗作用 桂枝煎剂及桂皮醛能降温解热，对正常体温小鼠及疫苗致热家兔具有降温解热的作用，桂枝能刺激汗腺分泌，扩张皮肤血管，调整血液循环，使血液流向体表，有利于散热与发汗。桂枝还能促进麻黄发汗。

2. 镇静作用 桂枝挥发油中所含桂皮醛给小鼠口服 250 ~ 500mg/kg，具有明显的镇静作用。使动物主动和被动活动减少，与中枢兴奋和抑制药有拮抗和协同作用，可增强环己巴比妥钠的催眠作用。

3. 镇痛作用 桂枝作用于大脑感觉中枢，能提高痛阈而有解肌镇痛效果。如头部血管痉挛而引起头痛时，可使血管舒张而缓解。并能解除内脏平滑肌痉挛和缓解腹痛。

4. 抗惊厥作用 桂枝所含桂皮醛给小鼠腹腔注射 500mg/kg 时，能延迟士的宁引起的强直性惊厥及死亡时间，对戊四唑无对抗作用桂皮醛。柴胡桂枝汤 4g/kg 灌胃，对小鼠听源性惊厥有明显的抗惊厥效果。柴胡桂枝汤能使蜗牛腹部神经节自发放电消失，对实验性癫痫模型产生抗惊厥作用。

5. 利尿作用 桂枝有一定利尿作用。桂枝五苓散 0.25g/kg 给麻醉犬静脉注射，可使犬的尿量明显增加。若单用则更显著，其作用可能类似汞撒利。

6. 对消化系统的作用 桂皮油系芳香性健胃驱风剂，能刺激嗅觉，提高肠管张力，对胃肠有缓和的刺激作用，可促进唾液及胃液分泌，增强蠕动，解除平滑肌痉挛，缓解肠道痉挛性疼痛，并有轻度的促进胆汁分泌的作用。肉桂的水提物能够增加胃黏膜的血流量，改善微循环，对溃疡的形成具有抑制作用。肉桂的提取物尚对蓖麻油、番泻叶引起的腹泻具有不同程度的抑制作用，对药物引起的胃肠道紊乱有调整作用。

7. 抗过敏作用 桂枝对嗜异性抗体反应显示出抗补体活性作用，有较强的抗过敏作用。抗敏合剂（哮喘宁，主含桂枝）浸膏稀释液有抑制慢反应物质的释放和拮抗慢反应物质的作用。抑制抗原攻击所致家兔主动 Arthus 反应的局部炎症反应和大鼠被动 Arthus 反应的足肿胀率。抑制由卵蛋白和福氏完全佐剂反复免疫家兔所致血清免疫复合物升高，抑制偶氮氯苯（DNCB）所致小鼠接触性皮炎和羊红细胞所致小鼠足肿胀。故对 Ⅰ、Ⅲ、Ⅳ型变态反应有明显抑制作用，但不影响机体的正常免疫反应。给小鼠灌服、肌注及腹腔注射桂枝汤均能抑制小牛血清白蛋白（BSA）诱发的迟发超敏反应。

8. 祛痰作用 机体感染"表邪"后，常出现呼吸系统的某些症状，如喘、咳、痰多等。桂枝中的桂皮油吸收后，经肺排泄时可稀释分泌液，降低黏稠度，从而表现出祛痰作用。

9. 抗炎作用 桂枝对大鼠 Whittlle 法所致急性炎症的毛细血管通透性增加及角叉菜胶性足跖浮肿均有抑制作用，对慢性佐剂性关节炎模型有预防作用，可防止其全身继发性症状的发生。以两种给药途径，经数种实验方法证明桂枝茯苓丸对急性、亚急性、慢性炎症等有抑制作用。其作用机理不是通过垂体 - 肾上腺系统的调节，而是与它对体内炎性介质的释放，毛细血管通透性增加，渗出、水肿以及肉芽组织增生等环节起直接对抗作用有关。给小鼠灌服桂枝汤，对二甲苯所致皮肤毛细血管通透性增加和角叉菜胶性足跖浮肿均有抑制作用。桂枝及桂枝附子配伍对 II 型胶原诱导的免疫性关节炎大鼠血清 TNF - α 和 IL - 6 促炎细胞因子有不同的下调作用，具有较好的抗类风湿关节炎作用。

10. 抗菌作用　桂枝煎剂及醇提取物在体外能抑制多种细菌，有效浓度为 25mg/mL。如对金黄色葡萄球菌、伤寒杆菌、大肠杆菌、痢疾杆菌、霍乱弧菌、枯草杆菌、炭疽杆菌及皮肤真菌等都有一定的抑制作用。桂皮油及桂皮醛对结核杆菌有抑制作用。醇提取液的抗菌谱更广。

11. 抗病毒作用　桂枝煎剂用鸡胚试验，对流感病毒亚洲甲型京科 68 - 1 株和孤儿病毒（ECHO$_{11}$）有抑制作用。桂枝挥发油及桂皮醛具有抗甲型流感病毒（H1N1）作用，体外能明显抑制 H1N1 在 MDCK 细胞中的增殖，并对流感病毒株感染小鼠有较好的治疗作用。

12. 对血液系统的作用　桂皮酸钠能降低 ^{60}Coγ 射线致死量照射引起的小白鼠、犬的死亡率，并可提高外周白细胞及血小板数。桂枝水煎液能增强小鼠心肌营养性血流量，对在体蛙心呈正性肌力作用。桂皮醛能抑制血小板聚集，这是桂皮醛抑制了花生四烯酸的游离，从而使血栓素 A$_2$ 的产生下降之故。另外，桂皮醛及桂皮酸有抗凝血酶作用。

【临床应用】

1. 感冒等疾病　桂枝用于外感风寒，发热恶寒，头痛，口不渴及流行性感冒等疾病。常与麻黄、白芍、生姜、大枣、甘草等药分别配伍应用，方如麻黄汤、桂枝汤等。用桂枝、华莶苧的挥发油制成气雾剂喷喉，预防流感和感冒有显著效果。桂枝汤治疗阴暑也有显著效果。

2. 脑血管病　用桂枝甘草龙骨牡蛎汤加味治疗老年中风 73 例（脑血栓形成 49 例，脑栓塞 1 例，脑出血 23 例），其中脑出血引起颅内压增高 11 例，急性缺血性脑血管病 22 例加用西药治疗。结果痊愈 15 例，显效 47 例，有效 7 例，死亡 4 例，总有效率为 94.5%。

3. 妇科病　用桂枝汤治疗妊娠呕吐 64 例，其中单用本方治疗 54 例，余加味使用，均于 3～10 天治愈。桂辛香草汤治疗原发性痛经 60 例，总有效率治疗组 96.7%，对照组 60%（P < 0.01）；治愈率治疗组 85%，对照组 25%（P < 0.01）。桂枝茯苓丸，子宫肌瘤常用，亦用于妇女痛经、产后低热、更年期综合征、经闭或小腹疼痛、癥瘕、妊娠反应等。呈虚寒或血瘀证表现者，可配当归、白芍等用。

4. 疟疾　用桂枝、川芎、白芷、苍术等量，共研细末，每次 2.7g，用棉花或纱布卷成条状，于疟疾发作前 2 小时纳入一侧鼻孔，4 小时后取出。小儿则将药末撒在药膏上，于发作前 4 小时贴肚脐处。

5. 冻疮　桂枝、赤芍、白芍各 10g，炙甘草 6g，生姜 6 片，大枣 12 枚，黄酒 50g 后入，水煎服，溃烂者加用麻油调马勃外敷，治疗 43 例，均愈，一般用药 5～10 剂即痊愈。

6. 肩周炎　肩痛灵：丹参、桂枝各 15g，羌活、姜黄各 12g，威灵仙 18g，蜈蚣 4 条。寒重者加麻黄、川乌；血瘀者加红花、芍药；气虚者加黄芪；游走痛者加乌梢蛇、防风。治疗 100 例，痊愈 82 例，好转 16 例，有效 1 例，总有效率为 99%。

【毒副作用】　桂枝属辛热药，本草记载有"小毒"。不良反应为对中枢神经系统具有明显的抑制作用，发生头晕、目眩、烦躁、食欲不振、干渴、脉洪大等。肉桂过量会产生血尿，引起肾功能损害。桂枝对小鼠的 LD_{50}，黑夜（子时）给药组要比白昼给药组大 24%（P < 0.001），其毒性有显著的差异。

参 考 文 献

1. 彭代平，等 . 中华中医药学刊，2015，33（1）：83.
2. 刘蓉，等 . 中药药理与临床，2012，28（2）：75.
3. 周志刚，等 . 第四军医大学学报，2008，29（3）：239.
4. 杨福龙 . 江西中医药，2007，38（12）：21.

香　薷

【别名】　青香薷，江香薷，细叶香薷，石香薷，香荠。

【来源】 为唇形科植物石香薷 *Mosla chinensis* Maxim. 或江香薷 *Mosla chinensis* 'Jiangxiangru' 的干燥地上部分。

【性味】 辛，微温。

【功能主治】 发汗解表，和中利湿。用于暑湿感冒，恶寒发热，头痛无汗，腹痛吐泻，水肿，小便不利。

【主要成分】 主要有效成分为挥发油，油中主要有百里香酚、香荆芥酚、对聚伞花素、香薷二醇和香薷酮等，还有黄酮类、香豆素类、木脂素类、萜类和脂肪酸等成分。

【药理作用】

1. 抗菌作用 石香薷挥发油对金黄色葡萄球菌、脑膜炎双球菌、伤寒杆菌等有较强的抑制作用，其抑菌强度（金黄色葡萄球菌，卡他球菌，弗氏痢疾杆菌）高于碘液，但比呋喃西林、新洁尔灭弱。石香薷挥发油 1∶2000 同 75% 酒精在处理污水杀菌时有相近的灭菌能力。此外，石香薷挥发油或水煎剂对大肠杆菌、表皮葡萄球菌、乙型链球菌、乙型副伤寒杆菌、鼠伤寒杆菌、痢疾杆菌、白喉杆菌、肺炎杆菌、变形杆菌、炭疽杆菌、绿脓杆菌及脑膜炎球菌等均有显著抗菌作用。石香薷水提物抑菌作用显著强于醇提物。尚能抑制皮肤真菌。

2. 抗病毒作用 石香薷挥发油在体外对亚洲甲型流感病毒和孤儿病毒有显著抑制作用；体内试验，在孤儿病毒（ECHO$_{11}$）感染同时或感染后给药能延缓病变 72~96 小时。石香薷挥发油具有抗流感 A$_3$ 型病毒的作用，在给药 100mg/kg 体重及其以上对小鼠流感病毒性肺炎有明显的治疗作用。

3. 抗炎及解热作用 通过用中药香薷精油封入犬牙根管内对感染和非感染根尖周组织及家兔骨组织药物埋藏刺激实验证实，该药对感染根尖组织有良好的消炎作用，对非感染根尖周组织及家兔骨组织无刺激性，生物相容性好，且有良好的抗感染能力。石香薷有一定的解热效果，能使实验性动物体温降低。香薷散煎液 30g（生药）/kg 灌胃，对注射啤酒酵母所致发热的大鼠，一次给药仅有短暂的退热作用，连续 3 次给药有显著解热作用。

4. 镇静、镇痛作用 石香薷挥发油 0.3mL/kg 和 0.15mL/kg，对小鼠醋酸扭体反应有明显抑制作用，并呈量效关系。石香薷挥发油 0.3mL/kg 灌胃，对小鼠阈下剂量的戊巴比妥钠的催眠作用有明显抑制作用，表明有镇静作用。

5. 免疫增强作用 香薷油具有增强特异性和非特异性免疫应答、提高机体防御机制的作用。香薷油能使：①脾脏重量增加，提示可促进 T 淋巴细胞和 B 淋巴细胞的增殖；②小鼠脾脏抗体形成细胞合成和分泌抗体的活力增强；③抗 SRBC 抗体总量增加，提示对抗体免疫的反应阶段和效应阶段均有促进作用。

6. 利尿作用 石香薷挥发油经过肾脏排泄时，能促进肾血管扩张充血，滤过压增大，而有利尿作用。

7. 镇咳祛痰作用 实验证明，石香薷挥发油对小鼠实验性咳嗽有镇咳作用，石香薷挥发油还有祛痰作用。

8. 对消化系统的作用 石香薷挥发油对小鼠、大鼠、豚鼠和家兔离体回肠的自发性收缩均有显著抑制作用，其 ED_{50} 分别为 35.1μg/mL、14.2μg/mL、3.6μg/mL 和 7.6μg/mL。对豚鼠回肠因鸡蛋清所引起的过敏性收缩和氯化钠所致的过敏性收缩均有对抗作用。

9. 降血脂作用 香薷油具有降血脂功能，在高脂血症动物模型中对降低总胆固醇效果大于甘油三酯；而在非高血脂子代小鼠模型中对较低甘油三酯效果大于总胆固醇。

10. 抗氧化作用 香薷中的木犀草素、芹菜素等黄酮类成分可体外清除·OH 和 DPPH 自由基，抑制脂质被过氧化，有较强的抗氧化作用。

【临床应用】

1. 预防流行性感冒 将石香薷挥发油加工成含片，每片含挥发油 1.5mg 左右，每天 2~3 次，每次 2~3 片；或以冷开水 1000mL 加入石香薷挥发油 1mL 振摇至乳浊状，使成 1% 的混悬液喷喉，每天 2~3 次（每次喷 3 下），连续 2~3 天，以预防流行性感冒，均能控制流行性或大幅度降低发病率。

2. 高热 用四味香薷饮治疗高热 286 例，治愈 249 例（占 87.1%），有效 28 例（占 9.8%），总有效率 96.9%。

3. 白喉和脑膜炎带菌者 用石香薷油含片，每日 3 次，每次 2 片含服，共用 3 天，观察 4 例，均于 1~2 天转阴；用于治疗扁桃体炎和咽部炎症，也有很好疗效。

4. 阴道霉菌 阴道冲洗后用棉花蘸 100%~300% 石香薷蒸馏液塞入阴道内，24 小时取出，每天 1 次，5 次为 1 疗程，月经期暂停治疗；或用蒸馏液稍稀释后作阴道灌洗，治疗 28 例，下次月经后复查。痊愈 26 例。经 2 年多临床观察，疗效稳定，治愈率达 90% 以上。如改用油剂，效果更好。

5. 口疮 用香薷草液治疗 85 例口疮，先清洗口腔溃疡面，然后再含香薷草液并保留 3 分钟。每天用药 3 次，严重者用药 4 次，1 周为 1 疗程，全部病例只用药 1 疗程，总有效率为 98.8%。

【毒副作用】 石香薷挥发油对小鼠灌胃，其栽培品种的 LD_{50} 为（1.304 ± 0.126）mL/kg，其野生品种的 LD_{50} 为（1.33 ± 0.106）mL/kg。肉眼观察动物脏器均无明显的病理变化。

参 考 文 献

1. 张丽娟. 昆明医学院硕士论文，2011.
2. 段建荣，等. 现代中药研究与实践，2013，27（6）：44.
3. 曾晓艳，等. 中国中医药科技，2007，14（1）：35.

紫 苏 叶

【别名】 苏叶，家苏叶，香苏叶。

【来源】 为唇形科植物紫苏 *Perilla frutescens*（L.）Britt 的干燥叶（或带嫩枝）。

【性味】 辛，温。

【功能主治】 解表散寒，行气和胃。用于风寒感冒，咳嗽呕恶，妊娠呕吐，鱼蟹中毒。

【主要成分】 含挥发油（紫苏油）约为 0.5%，油中主要成分为紫苏醛（Perillaldyhade），约占 55%，为紫苏油所具有的香气成分。另含柠檬烯（Limonene）、紫苏醇（Perillalcohol）、二氢紫苏醇（Dihydroperilla alcohol）等。尚含萜类和甾醇、苷类、酚酸类和桂皮酸衍生物、黄酮类和苯丙素酚、色素类等。

【药理作用】

1. 发汗解热作用 紫苏水煎剂及醇浸剂皆能扩张皮肤血管，刺激汗腺分泌，故能发汗而解热。给家兔耳缘静脉注射伤寒、副伤寒甲、乙三联菌苗 0.5mL/kg 后，立即灌胃给药。结果表明，12.5g/kg、25g/kg 紫苏及白苏水提取浸膏和 3.65g/kg 紫苏、13.2g/kg 白苏挥发油均有明显解热作用，而且解热效果略优于阿司匹林。

2. 止咳平喘祛痰作用 紫苏能减少支气管分泌物，缓解支气管平滑肌痉挛。紫苏中的石竹烯（β-丁香烯）对豚鼠离体气管有松弛作用，对丙烯醛或枸橼酸引起的咳嗽亦有明显的镇咳作用。紫苏叶挥发油有镇咳作用，镇咳强度约为可待因的 1/5，对组织胺所致豚鼠离体器官收缩也有一定的拮抗作用。

3. 对消化系统的作用 紫苏能促进消化液分泌，增强肠蠕动。紫苏叶水煎剂预防给药 5 天，对 CCl_4 吸入引起的大鼠小肠黏膜绒毛损伤有明显的改善作用。紫苏叶提取物可以通过刺激肠环肌的运动力而促进小鼠肠蠕动。紫苏水提浸膏 25g/kg、挥发油 3.56g/kg 给家鸽灌胃，均可极显著地抑制 0.02g/kg 洋地黄酊所致家鸽呕吐。

4. 止血和抗凝血作用 紫苏有止血和抗凝血双重作用。应用试管法观察紫苏和肝素对 SD 系大鼠和家兔的抗凝血作用，结果紫苏可以延长不同动物的 CT，有一定的抗凝血作用。紫苏制剂对家兔静注进行凝血时间、凝血活酶时间、凝血酶原时间、优球蛋白溶解时间实验，结果表明，紫苏对内源性凝血系统有促进作用，而对外源性凝血系统的影响并不明显。

5. 镇静、镇痛作用 紫苏叶中的紫苏醛无明显镇痛作用，但与其另一成分豆甾醇混合，则产生显著的镇静、镇痛作用。紫苏中的莳萝芹菜脑可使环己烯巴比妥诱导的睡眠时间延长，在一定范围内呈剂量依赖关系。在小于 10mg/kg 的剂量下，莳萝芹菜脑的活性与盐酸氯丙嗪几乎相当，然而大剂量时，可引起致幻，剂量达 718mg/kg 时，可见睡眠小鼠发生持续的惊厥。

6. 抗菌、抗病毒作用　紫苏油对接种的酵母菌、黑曲霉菌、青霉菌、变形杆菌和自然污染的细菌和霉菌抑制力同于或明显优于尼泊金乙酯或胜于苯甲酸。紫苏水煎剂及紫苏油在试管内对金黄色葡萄球菌、大肠杆菌、痢疾杆菌均有抑制作用。紫苏叶提取物紫苏醛及柠檬醛对致病性皮肤真菌亦有抑菌作用。紫苏叶水煎剂对病毒 ECHO$_{11}$ 株有抑制作用。

7. 抗炎作用　据日本学者研究，紫苏叶汁给小鼠腹腔注射，可使腹腔渗出液中性粒细胞聚积，在注射 6 小时后其中性粒细胞占渗出细胞的（89±6）%。进而观察紫苏叶汁对肿瘤坏死因子（TNF）的影响，发现紫苏叶汁可使血中升高的 TNF 水平下降 50%～75%。

8. 抗过敏作用　紫苏叶的抗过敏性物质系水溶性，且耐热，是非挥发性香味成分，在体外有直接抑制巨噬细胞产生 TNF 的能力。紫苏叶提取物还能抑制 IgE 的产生，抑制 DNP‐IgE 抗体和总 IgE 抗体产生，而对 DNP‐IgG 抗体无影响。

9. 影响免疫功能　本品乙醚提取物能增强脾细胞免疫功能，而乙醇提取物和紫苏醛却有免疫抑制作用。

10. 对肝脏保护作用　紫苏水提取物可以抑制对叔丁基过氧化氢诱导大鼠肝脏氧化损伤，紫苏中迷迭香酸还可以降低半乳糖（D‐氨基半乳糖）致敏小鼠肝脏损伤的脂多糖（LPS）含量。

11. 抗氧化作用　紫苏提取物对羟基自由基的清除、脂质体过氧化的抑制、溶血反应的抑制及小鼠肝匀浆过氧化脂质的抑制作用均强于维生素 C，有良好的抗氧化作用。

【临床应用】

1. 胃炎、萎缩性胃炎及食道炎等　以紫苏叶、枳壳、木香、半夏等治疗慢性胃炎 150 例，30 天为 1 疗程，2 个疗程后，痊愈 90 例，显效 37 例，有效 18 例，总有效率 97%。以紫苏叶合藿香、广木香、香附及其他药物组成的紫苏四香汤治疗慢性萎缩性胃炎 216 例，4 个月为 1 疗程，治疗 1 个疗程以上，痊愈 201 例，显效 15 例，胃镜活检复查，病理痊愈 32 例。

2. 皮炎　紫苏叶提取物按 1%～5% 的浓度制成软膏外用。治疗 30 例，显效 14 例，有效 6 例，进步 4 例，无效 6 例，总有效率为 80%。将紫苏叶提取物加入饮料或汤中，每日服用。治疗 70 例儿童皮炎患者，均有极其显著的效果。服用 2 周皮炎、瘙痒减轻，20 天以后皮炎湿疹变干燥。

3. 小儿鞘膜积液　紫苏叶枯矾煎：由紫苏叶 15g，枯矾、五倍子各 10g，蝉蜕 15g 组成。上药纱布包后加水 1500mL，煎沸 10 分钟，取药液乘热先熏后洗，待微温时将阴囊浸泡在药液中，每日 2 次，每次 10～30 分钟。再次使用时，每 3 天 1 剂，3 剂为 1 疗程。治疗 36 例，治愈 30 例，有效 4 例，无效 2 例，总有效率为 94.4%。

4. 慢性气管炎、咳嗽　紫苏叶 46g，干姜 4g，水煎服，连服 4 疗程（服 10 天停 3 天为 1 疗程），治疗 552 例，总有效率 77%。以杏仁、紫苏各 12g 为君药组成加味杏苏汤辨证加减治疗气管炎、咽炎引起的咳嗽 64 例，显效 28 例，好转 24 例，有效 9 例，总有效率为 95.3%。

5. 宫颈出血、外伤出血　可用紫苏制剂外敷，用棉球或纱布蘸紫苏水提液（每毫升相当于紫苏 2g）贴敷局部治疗子宫出血 108 例，45 分钟内止血 86 例。紫苏液纱布塞入鼻孔，或紫苏注射液滴鼻，治疗 26 例鼻出血患者，均于用药后 10～20 分钟内停止出血。

6. 习惯性流产　以调气安胎法，重用紫苏、陈皮调气醒脾，配伍白芍、白术、当归等治疗肝郁脾虚、气血失调、胎气受阻所致习惯性流产 60 例，治愈 42 例（症状消失，足月分娩成活），显效 15 例（症状消失，7 个月以后分娩者），总有效率为 95%。

【毒副作用】　有报道，紫苏水提浸膏小鼠口服最大剂量为 187.5g（生药）/kg，观察 7 天，未见小鼠中毒死亡。小鼠腹腔注射 LD_{50} 为 7.67g（生药）/kg。紫苏挥发油小鼠口服 LD_{50} 为 10.68g（生药）/kg。

参 考 文 献

1. KIM M, et al. Food and chemical toxicology, 2007, 45 (9)：1738.
2. 伍永富, 等. 时珍国医国药, 2007, 18 (8)：2019.

荆 芥

【别名】　香荆芥, 姜芥, 浅芥。

【来源】　为唇形科植物荆芥 *Schizonepeta tenuifolia* Briq. 的干燥地上部分。

【性味】　辛, 微温。

【功能主治】　解表散风, 透疹, 消疮。用于感冒, 头痛, 麻疹, 风疹, 疮疡初起。炒炭治便血崩漏, 产后血晕。

【主要成分】　含挥发油约1.8%, 油中主要成分为右旋薄荷酮（d - Menthone）、消旋薄荷酮、反 - 柠檬醛、顺 - 柠檬醛、少量右旋柠檬烯（d - Limonene）等。此外, 还有单萜类、单萜苷类、黄酮类、酚酸类等成分, 其中酚酸类成分中有咖啡酸、迷迭香酸、荆芥素 A 等。

【药理作用】

1. 解热作用　荆芥煎剂或乙醇浸剂灌胃, 能使汗腺分泌旺盛, 皮肤血管循环增强, 对家兔发热有微弱的解热作用。荆芥挥发油有解热、降温作用。荆芥煎剂2g（生药）/kg 灌胃, 对伤寒混合菌苗所致家兔发热仅有微弱解热作用；荆芥煎剂 4.4g（生药）/kg 腹腔注射, 对伤寒、副伤寒甲菌苗与破伤风类毒素混合制剂所致的家兔发热, 具有显著解热作用；荆芥挥发油 0.5mL/kg 灌胃, 对正常大鼠有降低体温的作用。

2. 抗菌、抗病毒作用　荆芥煎剂体外实验对金黄色葡萄球菌和白喉杆菌有较强的抗菌作用, 对炭疽杆菌、乙型链球菌、伤寒杆菌、痢疾杆菌、绿脓杆菌和人型结核杆菌也有一定抑制作用。荆芥煎剂对流感病毒 A₃ 有抑制作用。荆芥挥发油则可通过抑制 TLR 信号转导通路的 Myd88 和 TRAF6 的蛋白表达来对抗流感病毒。荆芥穗水溶性成分体外对呼吸道合胞病毒也有抑制作用。

3. 止血作用　生品荆芥不能明显缩短出血时间, 仅能缩短凝血时间约30%左右。荆芥炭则使出血时间缩短72.6%, 使凝血时间缩短在 70% 以上。荆芥炭挥发油亦有止血作用, 荆芥炭止血作用以散剂口服为好, 水煎剂则止血作用不明显。

4. 抗炎作用　荆芥油中的胡薄荷酮其抗炎作用强度与氨基比林相当；荆芥油中的其他成分如 3 - 辛醇、β - 蒎烯等也有一定的抗炎作用；荆芥中的黄酮类化合物如橙皮苷和迷迭香酸为脱氧合酶抑制剂, 可用于治疗炎症和心肌疾病。

5. 镇静、镇痛作用　荆芥挥发油中的 d - 薄荷酮和 3 - 甲基环己酮有镇痛作用, 挥发油有镇静作用。

6. 祛痰、平喘作用　荆芥挥发油能直接松弛豚鼠气管平滑肌, 并能对抗组织胺、乙酰胆碱引起的气管平滑肌收缩。灌胃和气雾给药对豚鼠组织胺和乙酰胆碱所致哮喘有保护作用。小鼠酚红法实验表明, 荆芥挥发油有祛痰作用。

7. 抗过敏作用　荆芥油能拮抗慢反应物质（SRS - A）引起的豚鼠回肠收缩, 抑制致敏豚鼠肺及气管平滑肌释放 SRS - A。给致敏豚鼠灌服荆芥油后, 肺组织内 SRS - A 含量下降, 还能抑制被动皮肤过敏反应。

8. 抗肿瘤作用　荆芥体外试验有弱的抑制癌细胞作用。

【临床应用】

1. 感冒、流感　用荆芥、葛根等组成的抗感冲剂治疗感冒 337 例, 主要症状在 24 小时内消失或基本消失占67.1%, 1～2 天内消失或基本消失者占21.7%。用荆防注射液肌注, 治疗风寒表证发热亦有明显效果。

2. 皮肤瘙痒　用荆芥穗30g研为细末, 擦搓患部, 以有发热感为度, 治疗慢性荨麻疹及一切皮肤瘙痒病，轻者 1 ~ 2 次，重者 2 ~ 4 次奏效。

3. 慢性气管炎 用荆芥挥发油治疗 500 例，有效率达 90% 以上，平喘效果尤为突出。

4. 扁平疣 用荆芥蝉衣汤治疗 68 例，经用药 6 ~ 45 日，其中 54 例痊愈（疣疹消退），12 例好转（疣疹减少），2 例无效。

5. 痤疮 荆芥连翘解毒汤（荆芥 12g，连翘 12g 等）口服治疗寻常性痤疮 102 例，1 剂/天，水煎 2 次混匀分早晚 2 次口服。疗程为 1 个月，治疗期间禁用其他治疗痤疮的内服及外用药。痊愈 47 例，显效 32 例，有效 18 例，总有效率 95.1%。

参 考 文 献

1. 张霞，等. 山东中医杂志，2015，34（3）：213.
2. 何婷，等. 中国中药杂志，2013，38（11）：1172.
3. 方明月，等. 时珍国医国药，2007，18（7）：1551.
4. 解宇环，等. 中药药理与临床，2007，23（5）：98.

防 风

【别名】 屏风，山芹菜，白毛草。

【来源】 为伞形科植物防风 *Saposhnikovia divaricata*（Tutcz.）Schischk. 的干燥根。

【性味】 辛、甘，微温。

【功能主治】 祛风解表，胜湿止痛，止痉。用于感冒头痛，风湿痹痛，风疹瘙痒，破伤风。

【主要成分】 含挥发油、色原酮、香豆素、有机酸、杂多糖、丁醇等化合物。挥发油中有辛醛（Octanal）、β - 没药烯（β - Bisabolene）、壬醛（Nonanal）、7 - 辛烯 - 4 - 醇（7 - Octen - 4 - ol）、己醛（Hexanal）、花侧柏烯（Cuparene）、β - 桉叶醇（β - Eudesmol）等。最近从防风中分离出防风嘧啶、亥茅酚苷等新成分。

【药理作用】

1. 解热、镇痛作用 将家兔用三联疫苗（百日咳、白喉和破伤风疫苗）制成致热模型，腹腔注射防风水煎剂 2g/kg，以安替比林和生理盐水作对照，结果防风在 1 ~ 2 小时内解热效果明显。给醋酸致扭体的小鼠口服防风水煎液，结果表明，防风水煎液可降低小鼠扭体反应次数。采用小鼠热板法对防风正丁醇提取液作镇痛实验，结果表明其镇痛作用保持时间比颅痛定长。

2. 抗炎、抗过敏作用 防风对 2,4 - 二硝基氯苯（DNCB）所致迟发型超敏反应有抑制作用，对致敏豚鼠离体气管、回肠平滑肌过敏性收缩均有明显的抑制作用。口服防风水煎剂可降低由巴豆油引起的耳炎肿胀程度。

3. 抗菌、抗病毒作用 新鲜关防风（产地为东北者）榨出液在体外实验，对绿脓杆菌及金黄色葡萄球菌有一定抗菌作用。防风煎剂对乙型溶血性链球菌也有一定的抗菌作用。采用平板法进行体外抑菌实验，证实防风对金黄色葡萄球菌、乙型溶血性链球菌、肺炎双球菌及两种霉菌有抑制作用。用鸡胚实验证实，防风水煎液有抑制流感病毒 A_3 的作用。防风水煎剂对痢疾杆菌、枯草杆菌、某些皮肤真菌及哥伦比亚病毒也有抑制作用。

4. 对免疫功能的影响 防风水提液能显著提高小鼠腹腔巨噬细胞的吞噬百分率，增加小鼠免疫器官脾脏的重量，并能对抗氢化可的松小鼠腹腔巨噬细胞吞噬功能的抑制作用，使其明显恢复并超过正常水平。

5. 镇静、抗惊厥作用 小鼠灌服水煎剂 40g/kg 后，有明显减少自发活动及明显促进戊巴比妥钠诱导睡眠的作用。用 50% 的防风液给小白鼠灌胃，0.5mL/次，2 次/天，6 天后发现防风对小白鼠电休克有一定的对抗作用，其抗休克率为 60%，与苯巴比妥相比效果略差。

6. 抗凝血作用 防风正丁醇萃取物能延长小鼠的凝血时间和出血时间，有一定的抗凝血作用。

7. 抗肿瘤作用 防风多糖体内应用能明显抑制 S_{180} 实体瘤的生长，提高 S_{180} 瘤免疫小鼠腹腔巨噬细胞（MΦ）的吞噬活性（$P < 0.01$），并能提高 MΦ 与 S_{180} 瘤细胞混合接种时的抗肿瘤活性；但是用硅胶阻断 MΦ 功能后，抗肿瘤作用大大下降，抑瘤率由 52.29% 降低至 11.82%，这表明防风多糖的抗肿瘤活性依赖于 MΦ。可见，防风多糖抗肿瘤作用与其促进 MΦ 的抗肿瘤作用有密切关系。

8. 肝脏保护作用 防风水提物和醇提物均能显著降低小鼠血清 ALT、AST 活性，降低肝匀浆 MDA 含量，提高 SOD 活性，表现出良好的保肝作用，其作用机制可能与抗脂质过氧化有关。

9. 抗氧化作用 防风中多糖类、挥发油及色原酮类化合物可通过清除自由基，抑制脂质过氧化等途径发挥抗氧化作用。

10. 其他作用 防风对兔离体小肠蠕动有兴奋作用。脱糖素对小鼠应激性溃疡及酒精所致胃黏膜损伤均有抑制作用。防风对肠上皮 Caco-2 细胞屏障也有保护作用。

【临床应用】

1. 感冒、头痛等 用防风通圣丸治疗 15 例偏头痛，总有效率为 80%，用防风通圣散治疗顽固性头痛、顽固性椎骨痛均获得良效；防感片（防风、白术、黄芪）可明显降低感冒发病率。

2. 脑震荡 防风归芎汤治脑震荡 66 例，痊愈（头痛、头晕症状消失，神志清楚，无再次呕吐食物症状，且不留下记忆减退等后遗症）59 例，好转（头痛、头晕症状消失，但记忆力较前减退）7 例，总有效率达 100%。

3. 消化系统疾病 用防风木香汤（防风、木香）治疗术后肠胀气 42 例，治愈率达 100%；以独味防风（煎服）治愈 1 例慢性腹泻长达 5 年的患者；防风配羌活、白扁豆、白芍等可治愈慢性肠炎。

4. 风湿性、类风湿性关节炎，关节疼痛、红肿 常配地龙、生石膏、桂枝、怀牛膝、羌活、独活等同用。

5. 霉菌性阴道炎 用防风、大戟、艾叶各 15g，水煎熏洗。

6. 皮肤病 用 20% 防风液穴位注射治疗银屑病 41 例，治愈 14 例，有效 26 例，无效 1 例。用防风通圣丸每次 10g，每日 2 次内服治疗扁平疣 94 例，治愈率 62.8%，总有效率 86.2%。用防风通圣散之生药，酒浸一夜，焙干研末，每服 6g，每日 2 次治疗 50 例斑秃，治愈 49 例。防风消痤汤治疗寻常型痤疮 56 例，痊愈 23 例，显效 22 例，有效 8 例，无效 3 例，总有效率 94.6%。

7. 砷中毒 用以防风为主的煎剂治疗 278 例，治愈率为 55.8%。

8. 面神经麻痹 用防风蜈蚣散治疗 26 例，痊愈 16 例，有效 9 例，无效 1 例，总有效率 96.2%。

【毒副作用】 采用雄性小白鼠，腹腔一次注射防风醇提水制剂和水提取液，连续观察 3 日，其半数致死量分别为（11.80 ± 1.90）g（生药）/kg 与（37.18 ± 8.36）g（生药）/kg。按改良寇氏法测得防风水提液小白鼠腹腔注射的 LD_{50} 为（112.8 ± 8.06）g/kg（观察 24 小时）。小鼠灌服防风的 LD_{50} 为（213.8 ± 25.4）g/kg。

参 考 文 献

1. 李丽，等. 时珍国医国药，2010，21（9）：46.
2. 谭许朋，等. 深圳中西医结合杂志，2014，34（10）：1.
3. 姜超，等. 吉林农业大学学报，2014，36（3）：306.
4. 姜艳艳，等. 药学学报，2007，42（5）：505.

羌 活

【别名】 护羌使者，胡王使者，羌滑。

【来源】 为伞形科植物羌活 *Notopterygium incisum* Ting ex H. T. Chang 或宽叶羌活 *Notopterygium franchetii* H. de Boiss. 的干燥根茎及根。

【性味】 辛、苦，温。

【功能主治】 解表散寒，祛风除湿，止痛。用于风寒感冒，头痛项强，风湿痹痛，肩背酸痛。

【主要成分】 主要含有挥发油、香豆素，除此之外还含有糖类、氨基酸、有机酸、甾醇等。挥发油主要有 α - 蒎烯、β - 蒎烯、柠檬烯、萜品烯醇 - 4 等成分。香豆素类有异欧芹素乙、佛手酚、羌活酚等。糖类有鼠李糖、果糖、葡萄糖和蔗糖等。根皮含 4 种皂苷 Elatoside A、B、C、D。根皮中尚分离得到新皂苷成分 Elatoside E、F 及脱氧鬼臼素、Notopterol 等。从其石油醚提取部分分离出 β - 谷甾醇、油酸、亚油酸、哥伦比亚苷元和阿魏酸等 6 种化合物。从 70% 丙酮提取物中分离出羌活醇、紫花前苷、香草酸等 12 个化合物。

【药理作用】

1. 解热、镇痛、抗炎作用 羌活挥发油能使致热性大鼠体温明显降低，具有明显的解热作用；对乙酸引起的扭体反应有抑制倾向；对热痛刺激引起的小鼠甩尾反应潜伏期有延长作用。羌活水提物 10g/kg、20g/kg，乙酸乙酯提取部分 20g/kg、40g/kg 及正丁醇提取部分 20g/kg 均能抑制醋酸引起的小鼠扭体次数，而乙酸乙酯提取部分的镇痛作用略强于正丁醇提取部分。羌活水提醇沉制成 50% 水溶液，能抑制大鼠蛋清性足肿胀；抑制小鼠二甲苯所致耳肿胀；抑制纸片所致小鼠炎性增生；抑制小鼠胸腔毛细血管通透性的增加；抑制弗氏完全佐剂所致大鼠足肿胀的第 Ⅰ、Ⅱ 期炎症肿胀，减轻关节炎大鼠的足趾肿胀，提高机械压力刺激的痛阈值，抑制 IL - 1β、IL - 6、TNF - α、PGE_2 的异常分泌，治疗佐剂关节炎，表明羌活有明显的抗炎作用。

2. 抗心律失常作用 羌活水溶性部分能延缓乌头碱诱发小鼠心律失常出现的时间，并能明显缩短心律失常持续时间。口服 5g/kg 羌活水溶性部分能明显缩短氯仿 - 肾上腺素引起的家兔心律失常的持续时间，表明羌活水溶性部分对实验性心律失常有明显的对抗作用。水提物 20g/kg 给予大鼠，可显著延长由氯化钙诱发的室颤发生时间。羌活水提物（大、小分子成分）对乌头碱致大鼠心律失常对抗作用实验表明，羌活水溶液中小分子的抗心律失常作用优于大分子，也优于原液，而且析因实验表明，羌活大、小分子抗心律失常的协同作用不明显，由此可分析，抗心律失常的主要有效部位存在于小分子中。

3. 抗心肌缺血作用 羌活挥发油能对抗脑垂体后叶素引起的急性心肌缺血，能明显增加小鼠心肌营养性血流量，其抗心肌缺血的有效成分部分尚有减慢心率作用。羌活挥发油对心肌营养性血流量影响实验表明，2.5% 羌活挥发油 0.75mL/kg 灌胃给药，能明显增加小鼠心肌对 ^{86}Rb 的摄取率，从而改善心肌缺血。

4. 抗血栓形成作用 在体外羌活水煎液对血小板聚集、血小板血栓形成、纤维蛋白血栓形成、血栓增长速度均有很显著的抑制作用，使血栓形成时间延长，长度及干重下降。提示本品对改善血液高凝倾向，抑制血栓形成有一定的意义。与中医认为其具有温通血脉的作用相吻合。

5. 抗休克作用 羌活有一定的抗休克作用。羌活煎剂连续给小鼠灌胃 12 次（50%，0.5 毫升/次），抗休克作用明显。但大剂量（100%，1 毫升/次）一次给药无效。说明一次大剂量用药并不能提高动物的抗休克作用。

6. 对脑循环作用 羌活静脉注射能选择性地增加动物的脑血流量，而不增加外周血流量，且不加快心率，不升高血压，此为羌活在心脑血管系统的作用特点。

7. 抗过敏作用 羌活挥发油经灌胃和腹腔注射给药，对 DNCB（2,4 - 二硝基氯苯）所致小鼠迟发型超敏反应有一定的抑制作用，而且能使肾上腺内维生素 C 含量有降低趋势。

8. 对免疫系统的作用 羌活水提醇沉溶液能显著促进佐剂性关节炎模型大鼠全血白细胞的吞噬功能和全血淋巴细胞的转化率，并提高其红细胞免疫功能。

9. 抗病原微生物作用 羌活含有的发卡二醇（Falcarindiol）对金黄色葡萄球菌有抑制作用，对标准菌的最小抑菌浓度为 16μg/mL。羌活对流感病毒的杀灭作用均优于病毒唑和双黄连口服液，并能较好地改善由病毒导致的肺部组织病理学变化。

10. 对消化系统的作用 羌活提取物可抑制溃疡形成和腹泻，并对渗出性腹泻止泻效果显著，水提物止泻效果显著强于醇提物，对小肠蠕动紊乱所致的腹泻作用不显著。

11. 其他作用 从羌活中提取的 Notopterol（NI－1）小鼠口服 200mg/kg 可通过肝药代谢的抑制作用延长戊巴比妥诱导的睡眠时间。日本羌活皮部皂苷具有强的糖吸收抑制活性。从川羌活甲醇提取物分离出的乙酸乙酯可溶组分具有抑制骨吸收活性，其有效成分为脱氧鬼臼素；能显著用量依赖性地抑制钙离子的作用，而且对 PTHrp（甲状旁腺激素相关蛋白）诱发的高钙症模型大鼠也有明显降低血清钙值的作用。另外羌活挥发油对大黄藤素有较强促透皮作用。

【临床应用】

1. 风寒感冒 用九味羌活汤（羌活、防风、白芷、细辛、川芎、苍术、黄芩、生地黄、甘草）加减治疗风寒型感冒 149 例，复查 120 例，总有效率 93.3%。另用防风 15g，羌活、柴胡各 12g，菊花、生石膏各 30g，甘草 10g，煎服，治流感 393 例，48 小时内退热，症状基本消失 378 例，占 96.2%。

2. 早搏 羌活提取物制剂"脉齐"（1mL 相当于生药 1g），每日 60～105mL，分 3～4 次口服，疗程 7～14 天。结果治疗 74 例早搏患者，显效（早搏基本消失≥90%）及好转（早搏次数减少≥50%）共 43 人，总有效率 58.1%。

3. 冠心病心绞痛 用羌活组方治疗 204 例胸痹心痛患者，结果显效率 38.7%，总有效率 85.8%，心电图改善、心肌缺血显效率 30.6%，总有效率 72.2%。另有人采用自拟芎归羌活人参汤治疗冠心病心绞痛 65 例，经治 1～2 个月后，显效 43 例，有效 15 例，心电图显效 30 例，有效 18 例，总有效率为 73.8%。

4. 霉菌性阴道炎、外阴炎 采用羌活 50g、白鲜皮 30g，每日 1 剂，水煎分早晚熏洗患处，每次 30 分钟，治疗霉菌性阴道炎和外阴炎，连用 10～15 天后，患者会阴部瘙痒、白带异常现象基本消失，镜检复查未发现霉菌。

5. 白癜风 采用羌活 150g，旱莲草 120g，当归、赤芍、熟地黄、生地黄各 90g，为 1 个疗程剂量，共研细末炼蜜为丸，每次服 9g，日服 3 次，连服 2 个疗程，对白癜风病症有一定疗效。

6. 病毒性角膜炎 以羌活胜风汤为基本方，辨证加味用于治疗病毒性角膜炎 32 例，服药 1～2 周后，刺激症状消失，结膜充血及角膜水肿浸润消退，角膜病变区荧光素染色阴性，患者视力恢复至 1.0 以上或患病前水平 26 例，显效 4 例，总有效率达 93.8%。

7. 痹痛 用羌活配方治疗行痹 6 例，瘀痹 13 例，配合手法治疗。用药多数 2～3 周，不超过 1 个月，手法隔天 1 次，7 次为 1 疗程。一般 1 个疗程，少数为 2 个疗程。总有效率达 89.5%。

【毒副作用】 羌活挥发油给小鼠灌胃给药，LD_{50} 为（6.64±0.87）mL/kg。2% 羌活注射液按 10mL/kg（相当于临床剂量 125 倍）给兔一次静注后，未见异常反应。羌活挥发油乳剂以 0.75mL/kg 灌胃，观察 24 小时，小鼠活动正常，无任何异常反应。羌活水煎液 12g/kg 灌胃，观察 72 小时，小鼠活动正常，无死亡。

参 考 文 献

1. 郭晏华，等. 时珍国医国药，2005，16（3）：23.

2. 刘晨，等. 辽宁中医药大学学报，2015，17（12）：20.

3. 李涛，等. 陕西师范大学学报（自然科学版），2014，42（5）：60.

4. 程欣，等. 中南药学，2008，6（1）：6.

5. 李丽梅，等. 中国天然药物，2007，5（5）：351.

白　芷

【别名】 香白芷，杭白芷，川白芷。

【来源】 为伞形科植物白芷 *Angelica dahurica*（Fisch. ex Hoffm.）Benth. et Hook. f. 或杭白芷 *Angelica dahurica*（Fisch. ex Hoffm.）Benth. et Hook. f. var. *formosana*（Boiss.）Shan et Yuan 的干燥根。

【性味】　辛，温。

【功能主治】　解表散寒，祛风止痛，宣通鼻窍，燥湿止带，消肿排脓。用于感冒头痛，眉棱骨痛，鼻衄，鼻渊，牙痛，带下，疮疡肿痛。

【主要成分】　白芷中的主要有效成分为挥发油和香豆素类化合物，其中香豆素类化合物主要有氧化前胡素（Oxypeudanin）、欧前胡素（Imperatorin）、异欧前胡素（Isoimperatorin）、花椒毒素、香柑内酯、佛手柑内酯、比克白芷素等。挥发油有甲基环癸烷、十四碳烯等，还含有 β-谷甾醇、棕榈酸、硬脂酸、豆甾醇、胡萝卜苷、佛手酚、广金钱草碱等。

【药理作用】

1. 解热、镇痛、抗炎作用　白芷或杭白芷煎剂有明显解热作用。白芷煎剂、醚提取物及水提取物能镇痛、抗炎。白芷煎液 15g/kg 灌胃对皮下注射蛋白胨所致小鼠高热模型有明显解热镇痛作用，其效力优于 0.1g/kg 的阿司匹林。白芷对小鼠醋酸扭体反应有抑制作用，但对夹尾和热致痛无明显的镇痛效果。白芷煎液 8g 生药/kg 灌胃，对小鼠醋酸扭体反应的抑制率为 69.6%，其作用与氨基比林 8mg/kg 类似。小鼠热板法实验表明，给药后 60 分钟，能使痛阈值明显提高。白芷煎液 4g/kg 灌胃，对二甲苯所致小鼠耳部炎症也有显著抑制作用。滇白芷香豆素对豚鼠组织胺恒压喷雾致喘有抑制作用，对大鼠蛋清性关节炎和甲醛性关节炎有抗炎作用，亦有镇痛作用。白芷川芎水提醇沉液能缓解由乙酰胆碱引起的豚鼠离体气管收缩，并能拮抗蛋清引起的大鼠足肿胀。

2. 对中枢神经系统的作用　小量白芷毒素对动物延髓血管运动中枢、呼吸中枢、迷走神经及脊髓均有兴奋作用，能使血压上升，脉搏变慢，呼吸加深，并能引起流涎呕吐。对毒蛇咬伤后由蛇毒引起的中枢神经系统抑制有治疗作用；大量能引起强直间歇性痉挛，继则全身麻痹。白芷挥发油可明显减少小白鼠自发活动，显著延长戊巴比妥钠睡眠时间，显著延长咖啡因诱发的惊厥潜伏期。

3. 抗菌作用　体外实验表明，10% 川白芷水煎液对大肠杆菌、痢疾杆菌、伤寒杆菌、变形杆菌、绿脓杆菌、霍乱杆菌、人型结核杆菌等有一定抑制作用；水浸剂对奥杜盎小芽孢癣菌等也有一定抑制作用。

4. 光敏作用　白芷中富含香豆精类成分，其中线型呋喃香豆素具光敏作用。白芷制剂加黑光照射治疗银屑病的疗效与 8-甲氧基补骨脂素相当。实验证明，欧芹属素乙、花椒毒酚、异欧芹属素乙、珊瑚菜内酯、别欧芹乙素、氧化前胡内酯、异氧化前胡内酯 7 种呋喃香豆素类成分有光毒活性，以欧芹素乙的活性较强，花椒毒酚、异欧芹素乙、珊瑚菜内酯次之，别欧芹乙、氧化前胡内酯、异氧化前胡内酯最弱。

5. 止血作用　白芷浸膏对动物的出血时间、出血量、凝血时间及凝血酶原时间都有明显缩短或减少作用，其凝血机制可能与影响凝血过程的某些环节如凝血酶原因子等有关。

6. 对平滑肌的作用　白芷及其多种有效成分具有解痉作用。对东莨菪素、雌激素或氯化钡所致在体或离体大鼠子宫痉挛有解痉作用，白芷和杭白芷的醚溶性成分均能抑制家兔离体小肠自发性运动，醚溶性成分尚能对抗毒扁豆碱、甲基新斯的明和氯化钡所致强直性收缩，水溶性成分也能对抗氯化钡所致强直性收缩。

7. 对皮肤的作用　白芷可抑制酪氨酸酶的活性，阻止黑色素的生成，达到美白的作用；白芷的醚溶性成分可扩张动脉，使血行于面部，从而改善血液循环，可以用于治疗雀斑；白芷提取物并能有效地清除 $O_2^- \cdot$ 和 $\cdot OH$，有较好的抗氧化作用，由此提示白芷对皮肤有较好的美容作用。

8. 对血管的作用　白芷中的香豆素类化合物对冠状动脉血管具有扩张作用和对钙离子拮抗作用，因此可以用于高血压疾病，白芷中的呋喃香豆素类化合物具有松弛血管平滑肌的作用，白芷所含成分异欧前胡素和印度前胡素对猫有降压作用。

9. 其他作用　比克白芷素有扩张冠状动脉血管的作用；川白芷制剂口服加黑暗条件能显著抑制淋巴细胞脱氧核糖核酸（DNA）的合成，推测其可能对银屑病表皮细胞 DNA 的合成也有抑制作用。白芷中的主要化学成分还有抗肿瘤和保肝作用。

【临床应用】

1. 头痛及其他疼痛　用白芷 30g，水煎分 2 次服。治疗腰麻或硬膜外麻后头痛 73 例，结果痊愈 69

例，好转 3 例，无效 1 例，总有效率达 98.6%。白芷、冰片粉置鼻前庭或复方白芷注射液（白芷、细辛、防风）肌内注射，治疗头痛、牙痛和三叉神经痛共 78 例，均可迅速缓解疼痛；白芷、菊花各 9g 水煎服，可治疗感冒及副鼻窦炎引起的头痛。白芷羌活防风汤治疗偏头痛 123 例，痊愈 87 例（头痛消失，未复发），好转 36 例（头痛消失，时有复发，但继服上方后好转），全部有效。白芷还是治疗胃痛的主药，方法为：取白芷、黄芪、白及、甘草各等份，研细末，8 克/次，2 次/天，加蜂蜜 2 匙冲服即可。

2. 白癜风　杭白芷酊剂或软膏外用，每日中午于患处涂药后立即或隔 10～20 分钟加日光照射 5～30 分钟，治疗白癜风患者 321 例，总有效率 61.1%。照射时间不可过长，否则会引起局部红斑、水肿、丘疹、水疱或糜烂、渗液，并伴痛、痒。

3. 肝硬化腹水　取鲜白芷全草 60～70g 水煎服，每天 1 剂，连服 1.5 月，治疗 11 例，显效 7 例，有效 2 例，无效 2 例，总有效率 81.8%。

4. 慢性鼻窦炎　取白芷、黄芩、川芎、辛夷、银花、薄荷各 15g，用开水冲泡，取其热气熏鼻，每天 2 次，7 天为一疗程。治疗纤毛副鼻窦炎 26 例，显效 16 例。治疗慢性副鼻窦炎 34 例，显效 16 例，有效 17 例，无效 1 例。

5. 乳腺炎　白芷 30g 研为细末，加煮沸的食醋 18mL 调成糊膏状，将其均匀涂于纱布上，贴敷于红肿的乳房上，外加塑料膜覆盖。每次贴敷 30～60 分钟，每日 2 次，3～6 天为 1 个疗程。经治疗 4 天，20 例痊愈，乳房红肿消失，热退，排乳通畅；治疗 6 天获显效者 8 例，症状基本消失，余 2 例无效，总有效率 93.3%。

6. 痤疮　以中药白及、白芷进行面部皮肤按摩和石膏倒模治疗痤疮患者 50 例，总有效率 98%。中药面膜（白芷、当归等）治疗痤疮患者 154 例、黄褐斑患者 97 例、手足皲裂患者 69 例，有效率分别为 86.4%、90.7%、95.6%。

7. 面瘫　取白芷、番木鳖各等份，再配以 1/10 的冰片共研细末，取 0.3～0.6g 药末，撒于直径约 2cm 胶布或伤湿止痛膏上，贴于患侧下关穴，治疗 123 例，疗效满意。

【毒副作用】　白芷小鼠灌胃的 LD_{50} 为 42～45g（生药）/kg，白芷煎剂和醚提物小鼠灌胃 LD_{50} 分别为 43g（生药）/kg 和 54g（生药）/kg。白芷氯仿提取物给小鼠腹腔注射 600mg/kg 时，出现抑制，后肢外展，翻正反射消失，2/5 的小鼠死亡。白芷的有毒成分为白芷毒素，小剂量即可兴奋呼吸中枢、血管运动中枢等，出现呼吸增强，血压上升，脉搏徐缓与反射亢进，大剂量时则发生烦躁、惊厥、呼吸中枢麻痹而死亡。

参 考 文 献

1. 胡大强，等．中国药师，2012，15（4）：457.

2. 欧喜燕，等．长春中医药大学学报，2012，28（6）：960.

3. 任洁，等．中国医疗美容，2014，(1)：105.

4. 卢嘉，等．第二军医大学学报，2007，28（3）：294.

5. 李永超，等．国外医药．植物药分册，2007，22（4）：161.

细　辛

【别名】　小辛，细草，辽细辛。

【来源】　为马兜铃科植物北细辛 *Asarum heterotropoides* Fr. Schmidt var. *mandshuricum*（Maxim.）Kitag.、汉城细辛 *Asarum sieboldii* Miq. var. *seoulense* Nakai 或华细辛 *Asarum sieboldii* Miq. 的干燥根和根茎。

【性味】　辛，温。

【功能主治】　解表散寒，祛风止痛，通窍，温肺化饮。用于风寒感冒，头痛，牙痛，鼻塞流涕，鼻衄，鼻渊，风湿痹痛，痰饮喘咳。

【主要成分】 主要含挥发油，油中含丁香油酚甲醚、优藏茴香酮（Eucarvone）、大黄樟醚（Safrole）、β-蒎烯、细辛醚（Asaricin）、细辛酮（Asaryl-ketone）。另含 N-异丁基十二碳四烯胺及消旋去甲乌药碱、16 种以上氨基酸及 19 种无机元素等。

【药理作用】

1. 镇静、镇痛作用 细辛挥发油腹腔注射有明显的中枢抑制作用，能显著延长小鼠硫喷妥钠所致的睡眠时间，挥发油给家兔灌胃有镇痛作用。细辛煎剂灌胃对小鼠也有镇痛作用，并有镇静作用。口服细辛油 0.5mL/kg 对电刺激家兔齿髓神经所致的疼痛有镇痛作用，其强度与安替比林 0.5g/kg 相当；0.06～0.24mL/kg 30 分钟后，能明显抑制醋酸引起的扭体反应。细辛挥发油小剂量给药，可使动物安静、驯服，自主活动明显减少；大剂量可使动物出现睡眠，并有明显的抗惊厥作用。细辛油对阈下剂量的戊巴比妥钠和水合氯醛均有协同催眠作用。

2. 解热、抗炎作用 细辛挥发油的阿拉伯胶乳剂 0.2～1.0mL/kg 给兔口服，对正常及温热刺激法引起的体温升高均有降低作用。对四氢 β-萘胺或伤寒、副伤寒甲乙混合菌苗所致的人工发热家兔，口服 0.2～0.5mL/kg 细辛挥发油，均有解热作用。

3. 对心血管系统的作用 细辛挥发油对离体蛙心，小剂量兴奋，大剂量抑制，并停搏在舒张期；对豚鼠离体心脏，可使冠脉流量增加，松弛家兔离体主动脉，使离体兔耳灌流量减少，延长小鼠常压耐缺氧时间。细辛挥发油还能扩张蟾蜍内脏血管。给麻醉犬、猫静注均能降低血压，但其煎剂对麻醉猫则有升压作用。细辛醇提取液对兔、豚鼠离体心脏有兴奋作用，出现正性肌力和正性频率，犬左室泵功能和心肌收缩力明显改善。

4. 对呼吸系统的作用 华细辛醇浸剂给兔静注，可对抗吗啡所致的呼吸抑制，其油中的甲基丁香酚对豚鼠离体气管有显著的松弛作用。该制剂对离体肺灌流量先呈短暂的降低，而后持续增加，可维持15～30分钟。细辛可松弛气管平滑肌从而产生平喘作用，所含挥发油可对抗由组胺和乙酰胆碱所引起的支气管痉挛。

5. 抗菌作用 细辛醇浸剂、挥发油等对革兰阳性菌、枯草杆菌及伤寒杆菌有抑制作用；煎剂对结核杆菌及伤寒杆菌有抑制作用。细辛挥发油对黄曲霉、黑曲霉、蜡叶芽枝霉、白色念珠菌等多种真菌及霉菌均有抗菌作用。

6. 对平滑肌的作用 细辛挥发油对兔的离体子宫、肠管，低浓度使张力先增加后下降，振幅增加；高浓度则呈抑制。对大鼠离体子宫呈抑制作用。

7. 抗氧化作用 细辛能有效地减少脂质过氧化作用，降低 LPO 的含量。能避免有害物质对组织细胞结构和功能的破坏作用。另外也有提高 SOD 活性趋势，增强机体对自由基的清除能力，减少自由基对机体的损伤。

8. 其他作用 华细辛醇浸剂对蛙坐骨神经丛、豚鼠皮内神经末梢及人舌黏膜均有局麻作用。细辛根的甲醇提取物具有抗过敏作用。细辛中的细辛脂素还有抗免疫样作用。

【临床应用】

1. 慢性阻塞性肺病、肺炎 用细辛脑注射液治疗慢性阻塞性肺病 116 例，随机分为细辛脑组与喘定组各 58 例，分别进行治疗，细辛脑组总有效率为 96.6%。用细辛脑注射液治疗小儿肺炎 74 例，显效 64 例，有效 6 例，无效 4 例，有效率 94.6%。

2. 小儿口疮 细辛末 2.5g，与适量小麦粉用温水调成黏稠饼状，敷于肚脐上固定，早晚各换药 1 次，3 天为 1 疗程，治疗 89 例，治愈 75 例，好转 12 例，无效 2 例。

3. 复发性口腔溃疡 细辛 10g，加水 1000mL，煎煮 5～10 分钟，取液 60mL，分 3 次口含、漱口，每次 10～15 分钟，漱后吐出，不可吞咽入胃。溃疡面愈合后即可停药，最多用药 2 周。配合内服中药治疗难治性复发性口腔溃疡 45 例，痊愈 27 例，有效 14 例，无效 4 例，总有效率 91.1%。

4. 牙痛 细辛 4.5g，生石膏 45g，水煎服，治风火或胃火牙痛 38 例，均痊愈。用细辛 2 份，冰片 1

份，研粉混匀，用时取 0.1g 从患侧鼻腔用力吸入，治牙痛及各类神经痛 50 例，均有效。

5. 心绞痛　用复方细辛气雾剂（细辛挥发油 50mL，冰片 16g，溶于 95% 乙醇 600mL 中）喷雾给药，治疗心绞痛 281 例次，疗效与硝酸甘油近似。

6. 类风湿关节炎　细辛 10～20g，制川乌 10g，桑枝、五爪龙各 30g，三七 5g，白芍、鸡血藤、怀牛膝各 20g，千年健、杜仲、炙甘草各 15g，以水 1000mL 煎至 400mL，每天 1 剂，分 2 次温服，治疗 56 例，结果控制 10 例，显效 12 例，有效 28 例，无效 6 例，总有效率 89.3%。

【毒副作用】　细辛煎剂给小鼠灌胃 LD_{50} 为 123.75mg/kg，醇浸剂给小鼠静脉注射 LD_{50} 为 7.78mg/kg，辽细辛油给小鼠腹腔注射，按机率－对数绘图法测得 LD_{50} 为（1.2±0.04）mg/kg；按寇氏法测得 LD_{50} 为（0.55±0.01）mg/kg。临床服用过量可引起呕吐、出汗、烦躁、头痛、面赤、呼吸急促，甚至引起心衰，吞咽肌、呼吸肌麻痹等。

参 考 文 献

1. 藏埔，等. 中国现代应用药学，2014，31（4）：416.
2. 王志恒，等. 临床军医杂志，2013，41（4）：329.
3. 张瑶，等. 中国药业，2007，16（14）：62.

藁　本

【别名】　香藁本，西芎，辽藁本，藁板。

【来源】　为伞形科植物藁本 *Ligusticum sinense* Oliv. 或辽藁本 *Ligusticum jeholense* Nakai et Kitag. 的干燥根茎和根。

【性味】　辛，温。

【功能主治】　祛风，散寒，除湿，止痛。用于风寒感冒，巅顶疼痛，风湿痹痛。

【主要成分】　含挥发油。油中主要成分为藁本内酯（Ligustilide）、丁烯基酞内酯（Butylidene phthalide）、丁基酞内酯（Butylphthalide）、甲基丁香酚（Methyleugenol）、棕榈酸甘油酯等。此外，尚含有阿魏酸（Ferulic acid）、β－谷甾醇等。

【药理作用】

1. 对心血管系统的作用　藁本乙醇提取物能加强离体蛙心的心搏，减慢心率，抑制心脏（大剂量）。辽藁本水提液 0.1mL、0.2mL 对离体蛙心有抑制活性，并使心肌收缩力减弱。藁本挥发油部分则减弱心搏，增加冠脉流量。水提物 2g/kg 静注于兔耳，有显著的降压作用。

2. 对中枢神经系统的作用　藁本水提物 4.25g/kg 腹腔注射，对小鼠有镇痛作用。所含的中性挥发油有镇静、镇痛、解热、降温作用。水提取液有显著的解热作用，藁本内酯和阿魏酸也有相似的中枢抑制作用。藁本内酯通过不同通路对神经细胞发挥保护作用，其可减轻过氧化氢损伤所致 SH－SY5Y 和 PC_{12} 细胞凋亡，上调凋亡蛋白 Bcl－2 表达，而下调 Bax 及 Caspase－3 表达。

3. 对平滑肌的作用　藁本醇提物对动情期离体大鼠子宫收缩有强化作用，辽藁本水提物对家兔肠肌则有抑制作用。本品所含的丁烯基酞内酯和丁基酞内酯具有抗胆碱、解痉作用，能抑制子宫收缩，后者还能显著松弛气管平滑肌，故有平喘作用。

4. 抗菌、抗病毒作用　在试管内，15%～30% 藁本水煎液对许氏毛癣菌等多种常见的致病性皮肤真菌有抑制作用。本品还有一定抗病毒作用。

5. 抗炎作用　藁本的水溶性与脂溶性部分能抗炎，对小鼠角叉菜胶性足肿胀具有显著的抑制作用。藁本内酯还可通过抑制星形胶质细胞中 NF－κB 的激活显著地降低 LPS 诱导的促炎性细胞因子 IL－1β、TNF－α、IL－6 的表达，即减轻了星形胶质细胞活化后的炎症反应。

6. 抗血栓形成作用　藁本的乙醇提取物能延长 SD 大鼠的电刺激颈动脉血栓形成时间。也有文献报道，体外实验证明，藁本水煎剂的浓度在 0. 01～0. 04g/mL 时就有抗凝血酶的作用。

7. 利胆、抗溃疡作用　有研究表明，藁本的醇提取液能显著促进大鼠的胆汁分泌作用，并对小鼠的盐酸性溃疡、应激性溃疡和吲哚美辛－乙醇性溃疡的形成都有显著的抑制作用。

8. 镇痛作用　口服藁本内酯能减轻醋酸、福尔马林以及完全弗氏佐剂诱导的急性期和慢性期的炎症性疼痛反应，具有较好的镇痛作用。

【临床应用】

1. 风寒感冒头痛　用藁本、防风各 9g，水煎服，有较好疗效。

2. 神经性皮炎　用 50% 藁本注射液于病损皮处皮下注射，每周 2 次，每次 5～10mL，治疗 139 例，痊愈 46 例，显效 44 例，有效 47 例，无效 2 例，总有效率 98. 5%。

3. 阴道炎　以藁本挥发油 1. 35mL，蜂胶醇提取物 16g，硼酸 3g，蔗糖 2g，吐温－80 1. 6g，甘油明胶 55g，蒸馏水适量，制成 30 粒阴道栓。共观察妇科门诊阴道炎病人 76 例。其中 39 例为霉菌性阴道炎，用药两个疗程后，37 例镜检阴性，2 例镜检阳性，有效率为 94. 9%；30 例为宫颈糜烂性阴道炎患者，用药两个疗程后糜烂面基本愈合，27 例痊愈，3 例不明显，有效率 90%；7 例为滴虫性阴道炎患者，用药两个疗程后镜检，无活动虫体，瘙痒减轻，有效率为 100%。

4. 瘀血性头痛　采用藁本通络汤（藁本 10～30g，天麻、丹参各 10～20g，川芎 6～20g，乳香、没药、菊花各 10g，赤芍 10～16g，僵蚕、三七、炙甘草各 6～10g）加减。每天 1 剂，水煎两次，混合药液分早晚服，配合针灸，4 周为 1 疗程。治疗时间为 1～2 个疗程。结果：随访 1 年评价疗效，疼痛消失 76 例，显效（头痛消失，实验室检查接近正常）率 74. 5%，26 例好转，总有效率 100%。

参 考 文 献

1. 张梦雪，等. 四川大学学报（医学版），2012，13（1）：31.
2. 杨金颖，等. 内蒙古中医药，2015，（4）：141.
3. 杨晶，等. 湖南中医药大学学报，2014，34（9）：27.
4. 陈永红，等. 临床麻醉学杂志，2014，30（11）：1121.

辛 夷

【别名】　迎春，木笔花，毛辛夷，辛夷花。

【来源】　为木兰科植物望春花 *Magnolia biondii* Pamp.、玉兰 *Magnolia denudata* Desr. 或武当玉兰 *Magnolia sprengeri* Pamp. 的干燥花蕾。

【性味】　辛，温。

【功能主治】　散风寒，通鼻窍。用于风寒头痛，鼻塞流涕，鼻鼽，鼻渊。

【主要成分】　玉兰花蕾含挥发油，主要含 α－蒎烯、β－蒎烯、莰烯、香桧烯、金合欢醇、α－松油醇、芳樟醇、柠檬醛、丁香油酚、1,8－桉叶素（Cineole）等。武当玉兰尚含柳叶木兰碱（Salicifoline）、木兰箭毒碱（Magnocurarine）及武当木兰碱（Magnosprengerine）。望春花花蕾中含挥发油 2. 86%，油中主要成分为：金合欢醇、α－蒎烯、桉叶素、鹅掌楸树脂醇 β－二甲醚（Lirioresinol β－dimethylester）、望春花素（Magnolin）、法代玉兰素（Fargesin）、松脂素二甲醚（Pinoresinol dimethylether）；其二氯甲烷提取物中尚分离出 6 种有活性的木脂。从辛夷水溶性部分分到三种晶体：木兰碱、E－对羟基桂皮酸乙酯、望春花黄酮醇苷Ⅰ（Biondnoid Ⅰ）。

【药理作用】

1. 局部收敛、刺激作用　辛夷能够治疗鼻炎就是因为这一药理作用，辛夷能够产生收敛作用而保护黏膜表面，并由于刺激作用，能使微血管扩张，局部血液循环改善，促进分泌物的吸收，以致炎症减退，鼻畅通，症状缓解或消除。

2. 抗炎作用 辛夷油对炎症组织的毛细血管通透性有降低作用，能明显减轻充血、水肿、坏死和炎性细胞浸润等炎性反应，辛夷的抗炎作用机理是对白介素 1（IL－1）、肿瘤坏死因子（TNF）和磷脂酶 A_2（PLA_2）这几种炎症介质有抑制作用。辛夷挥发油纳米脂质体也有较好的抗炎作用。

3. 抗病原微生物作用 体外辛夷煎剂对趾间毛癣菌、白色念珠菌等多种真菌及金黄色葡萄球菌、乙型链球菌、肺炎双球菌、大肠杆菌、流感病毒等有一定的抑制作用。辛夷的醇提取液，可以完全抑制疱疹病毒的生长，而对正常细胞无毒害作用。

4. 镇痛作用 辛夷醇浸膏 6.5g/kg 和水浸膏 15g/kg，对小鼠热板法有镇痛作用，醇浸膏用药后 60～240 分钟痛阈值明显提高（$P < 0.01$），而水浸膏仅在 240 分钟时，才有明显差异（$P < 0.01$），表明醇浸膏镇痛作用比水浸膏强。

5. 抗组胺和抗乙酰胆碱作用 辛夷的二氯甲烷提取物以及挥发油成分对组胺和乙酰胆碱引起的豚鼠离体回肠的收缩具有拮抗作用，对乙酰胆碱引起的小鼠腹腔毛细血管通透性增高具有抑制作用。辛夷的水提液或醇提液均能拮抗组胺引起的豚鼠离体支气管平滑肌的收缩，也具有拮抗组胺和乙酰胆碱诱发的过敏性哮喘作用。

6. 降压作用 辛夷的水提或醇提物肌肉注射或腹腔注射，对麻醉犬、猫、兔及不麻醉大鼠均有降压作用。肌肉注射不麻醉犬也出现降压作用，1g（生药）/kg 时血压降低 40% 以上，静脉注射可见一过性呼吸兴奋现象。辛夷对实验性肾性高血压大鼠亦有降压作用，对肾性高血压犬则效果不明显，但对"原发性"高血压犬有明显的降压效果。辛夷降压成分为非挥发油部分，降压机制与中枢神经系统无多大关系，主要是与扩张血管、阻断神经节及抑制心脏有关。口服则降压作用不明显。

7. 对横纹肌的作用 从望春花花蕾中得到的酚性生物碱（$C_{17}H_{19}O_3N$）在蛙腹直肌及坐骨神经缝匠肌标本上呈现箭毒样作用。以蛙的腹直肌标本试验，水煎剂具有乙酰胆碱样作用。从辛夷中提取的水溶性生物碱——木兰碱具有显著的肌肉松弛作用。

8. 对子宫及肠道平滑肌的作用 在大鼠及兔离体子宫、犬及兔在位子宫和兔子宫瘘管等实验中，证明辛夷煎剂和流浸膏能兴奋子宫，在未明显影响血压和呼吸的剂量时，静注或灌胃给药均呈现这种作用。灌胃 1～2.4g/kg 时，20～60 分后出现作用，可持续 8～24 小时，已孕子宫较未孕子宫更为敏感。兴奋子宫的有效成分为溶于水及乙醇的非挥发性成分。从日本辛夷中提出的柳叶木兰碱 10^{-4}g/mL 浓度可使兔离体肠运动亢进，张力上升。新木脂素类化合物有拮抗钙离子的作用。

9. 抗过敏作用 辛夷油 20、30、40μg/mL 浓度，对慢反应物质（SRS－A）所致豚鼠离体回肠收缩有拮抗作用，其 LD_{50} 为 90μg/mL。辛夷油 40μg/mL 还能拮抗 SRS－A 对豚鼠肺条的收缩作用。

10. 肾的保护作用 辛夷挥发油可通过抑制 P－选择素与细胞间黏附分子－1 的表达，保护肾缺血再灌注损伤，还能抑制糖尿病大鼠血清及肾组织中 P－选择素蛋白表达，发挥对肾脏的保护作用。

11. 肝的保护作用 辛夷可通过降低肝细胞氧化应激和 CD14、TNF－α mRNA、CYP2E1 mRNA 的表达发挥对小鼠酒精性肝损伤的保护作用。辛夷挥发油体外也能抑制微粒体脂质过氧化物的形成，抵抗肝细胞微粒体的氧化性损伤。

12. 其他作用 辛夷有拮抗血小板活化因子受体的活性，抑制 PAF 诱导的血小板聚集。辛夷煎剂对家兔离体气管纤毛的传输速度有提高作用。7% 辛夷挥发油还能促进雪上一枝蒿总碱的经皮渗透（$P < 0.05$）。

【临床应用】

1. 鼻部炎症 对过敏性鼻炎、萎缩性鼻炎、鼻窦炎等急、慢性鼻部炎症均有效果。采用辛夷治疗过敏性鼻炎，偏风寒者加用藿香，偏风热者加用槐花，治疗 120 例，临床总有效率达 95%。提取辛夷的挥发油，加用 NaCl 调成等渗溶液，用于感冒引起的急性鼻炎的治疗，3 次/日，用药 3～5 天即可痊愈。用 20% 的辛夷注射液滴鼻，每日 3～4 次，共 2 周；或两侧下鼻甲黏膜注射 1～1.5mL，1～2 天一次；或每次肌注 2~4mL，每天 2 次，10 天为 1 疗程，共治疗慢性鼻炎、慢性鼻窦炎 2540 例，痊愈率 17.3%，显效率 28.5%，总有效率 92.5%。单独采用中药辛夷苍耳散（由辛夷、苍耳子、白芷、藁本等组成）治疗鼻窦炎 250 例，临床总有效率达 98%，一般服药 3~7 剂后即可见效。

2. 哮喘 用辛夷复方（辛夷、麻黄、杏仁、蝉衣等组成）雾化吸入的形式，治疗中度支气管哮喘 34 例，总有效率 91.2%，治疗后患者症状有显著改变。治疗小儿支气管哮喘时，辛夷、苍耳子各 6g，制成颗粒剂，冲服，1 日 1 次；对照组采用口服酮替芬胶囊，1.0mg/粒，每次 1 粒，1 日 1 次，3 个月为 1 疗程，治疗组有效率为 83.3%，对照组有效率 80.0%，两组无显著性差异。

3. 瘙痒症 基本方：生地黄、辛夷、白鲜皮各 15g，苍耳子、生薏仁各 30g，丹皮、知母、地龙、苦参、地肤子各 12g，荆芥、防风、生甘草各 9g，水煎服，治疗瘙痒症有效。

4. 其他 治疗感冒头痛，可用辛夷、苏叶沸水泡服。含辛夷的滴鼻剂滴鼻，可降低感冒发病率，但用于治疗感冒无效。另有介绍用桂辛滴鼻液（由桂枝、辛夷制成）治疗冠心病心绞痛取效者。

【毒副作用】 辛夷毒性较低。犬静注煎剂 1g/kg，兔静注 4.75g/kg 均未见死亡。辛夷酊剂（去醇）腹腔注射大鼠的 LD_{50} 为 22.5g（生药）/kg，小鼠为 19.9g（生药）/kg，腹腔注射后最初 5~10 分钟动物走动不安，以后渐趋安静，呼吸深且慢，出现耳郭及脚掌血管扩张，发绀，最后惊厥而死。如 1~2 小时内不死者可逐渐恢复。水浸剂给至最大浓度和体积未见毒性。辛夷醇浸膏以 18g（生药）/kg、9g（生药）/kg，水浸膏以 30g（生药）/kg、15g（生药）/kg，给予大鼠口服，1 个月后与各对照组比较，各项生化检查及病理切片未见异常变化。

参 考 文 献

1. 陈志东，等. 中国现代医学杂志，2009，19（10）：1484.
2. 黄川锋，等. 中药药理与临床，2014，30（3）：95.
3. 黄川锋，等. 中国临床药理学杂志，2015，31（7）：515.
4. 吴敏，等. 上海交通大学学报（医学版），2007，27（4）：392.
5. 李艳杰，等. 中国新药杂志，2008，17（4）：310.

苍 耳 子

【别名】 苍耳，胡苍子，苍郎种，苍棵子，苍耳蒺藜。

【来源】 为菊科植物苍耳 *Xanthium sibiricum* Patr. 的干燥成熟带总苞的果实。

【性味】 辛、苦，温；有毒。

【功能主治】 散风寒，通鼻窍，祛风湿。用于风寒头痛，鼻塞流涕，鼻鼽，鼻渊，风疹瘙痒，湿痹拘挛。

【主要成分】 含苍耳苷（Xanthostrumarin）、苍耳醇（Xanthanol）、异苍耳醇（Isoxanthanol）、苍耳酯（Xanthumin）、树脂、脂肪油、生物碱、有机酸、维生素 C 和色素等。苍耳子挥发油中含烃类、酮类、酯类、酸类、醛类等 8 大类成分。苍耳子富含脂肪油，干燥果实含量达 92%，皂化后脂肪酸中含亚油酸、油酸、棕榈酸、硬脂酸；不皂化物有蜡醇及 β-、γ-、ε-谷甾醇；丙酮不溶脂中有卵磷脂、脑磷脂。苍耳子中还含有酒石酸、琥珀酸、苹果酸、延胡索酸及多种氨基酸。有毒成分：二萜羟酸苍术苷（Car-boxyatractyoside）、毒蛋白、氢醌、苍耳苷。

【药理作用】

1. 抗菌、抗病毒作用 苍耳子煎剂在体外对铜绿假单胞菌、炭疽杆菌、肺炎球菌、乙型链球菌和白喉杆菌等多种病原微生物具有较强抑制作用，其丙酮或乙醇提取物对红色毛癣菌、其水提物对堇色毛癣菌等真菌有抗菌作用。苍耳子煎剂在体外对乙型肝炎病毒 DNA 多聚糖的直接抑制率为 25%~50%。苍耳子醇提液 1∶5 稀释时，可以抑制病毒的生长；1∶10 稀释时可抑制Ⅰ型单纯疱疹病毒生长。所用浓度范围内，对正常细胞无影响。

2. 镇痛作用　生品、炒品、炒后去刺苍耳子水煎液 40g（生药）/kg 给小鼠灌胃，对乙酸引起的扭体反应抑制率分别为 17.0%、27.1% 和 32.0%；苍耳子甲醇提取物 1g/kg 皮下注射，抑制率为 10% ~ 30%；苍耳子 75% 醇提物 5g（生药）/kg 和 15g（生药）/kg 对乙酸引起的扭体反应抑制率分别为 12.5% 和 6.2%，对热痛刺激引起的甩尾反应的 3 小时痛阈平均提高率分别为 19.3% 和 7.6%。

3. 抗炎作用　苍耳子 75% 醇提物 5g（生药）/kg 和 15g（生药）/kg 给小鼠灌胃 3 天，对二甲苯引起的耳肿胀厚度的 4 小时平均抑制率分别为 21.4% 和 15.5%，对角叉菜胶引起的足肿胀厚度的 4 小时平均抑制率分别为 7.9% 和 16.1%，对乙酸提高小鼠腹腔毛细血管通透性的抑制率分别为 25% 和 20%。苍耳子甲醇提取物 0.25g/kg 腹腔注射，对角叉菜胶引起的大鼠足肿胀的抑制率提高到 30% ~ 60%。

4. 降血糖作用　本品能使正常动物的血糖下降，但不能降低四氧嘧啶引起的大鼠高血糖。苍耳子中所含苷类性质的鼠李糖，不但不能增加动物肝糖原的形成，反而促进糖原减少。如果先注射鼠李糖，后再注入肾上腺素，则后者的血糖升高反应减弱或消失。羧基苍耳苷对正常兔、大鼠和犬，无论静脉、肌肉、腹腔注射或口饲，都有明显的降血糖作用。

5. 抗氧化作用　小鼠实验表明，苍耳子具有明显的抗氧化作用，能有效地减少脂质过氧化作用，降低 LPO 的含量，能避免有害物质对组织细胞结构和功能的破坏作用。另外也有提高 SOD 活性趋势，增强机体对自由基的清除能力，减少自由基对机体的损害。

6. 对呼吸系统的作用　苍耳子注射液静注能明显增加麻醉兔及犬的呼吸幅度及频率。亦能兴奋清醒状态下兔的呼吸。苍耳子酊剂能增强蛙的呼吸运动，大量即抑制呼吸。苍耳子煎剂灌胃，对小鼠二氧化硫及氨水所引起的咳嗽有止咳作用。

7. 对心血管系统的影响　苍耳子注射液静注能使麻醉兔及狗的血压下降，对清醒状态的家兔也有降压作用。对离体豚鼠心脏出现短暂的抑制作用。苍耳子提取物还能够有效地延长牛凝血酶凝聚人纤维蛋白原的时间，有明显的抗凝血酶作用。

8. 对免疫功能的影响　用 ELISA 法研究苍耳子水煎剂对 IgE、IgG、IgM 的调节作用，结果表明，苍耳子对体液免疫作用不明显，但对细胞免疫有抑制作用。

9. 抗肿瘤作用　苍耳子对 EC 瘤细胞有抑止作用，配合化疗、放疗时，能够加强杀伤癌细胞作用，并具有抑止癌细胞增长的作用。并且苍耳子提取物对 S_{180} 肉瘤具有明显的毒性和抑制作用。

10. 其他作用　苍耳子对下丘脑和血浆中的 β – 内啡肽均有显著降低作用，并对白细胞介素 – 2 受体表达有明显抑制作用，而这种作用并非药物的细胞毒作用，此为苍耳子能用来治疗过敏性疾病的机制之一。所含苷类物质具有明显降低白细胞的作用。

【临床应用】

1. 鼻窦炎　用苍耳子配辛夷、白芷、薄荷、细辛、冰片制散塞患侧鼻孔治疗鼻窦炎 23 例，治愈 18 例，好转 3 例。用苍耳子散（或蜜丸，或片剂）治疗慢性鼻窦炎 65 例，总有效率 80%。

2. 慢性鼻炎　用苍耳子配辛夷花、白芷、荆芥、薄荷、黄芩、桔梗等水煎服治疗 138 例，总有效率 94.2%。用苍耳子麻油涂鼻腔治疗 207 例，痊愈 192 例。

3. 细菌性痢疾　苍耳子水煎服，治疗 110 例，治愈率为 99.1%。

4. 腰腿痛　30% 苍耳子注射液痛点注射，每次 2 ~ 4mL，隔日 1 次，10 次为 1 疗程。治疗 163 例，总有效率 89%。

5. 顽固性牙痛　苍耳子焙黄去壳研末拌炒鸡蛋服，每日 1 剂，连服 3 剂。治疗 50 例，48 例一次止痛，3 剂痊愈。

6. 泌尿道感染　苍耳子 250g，炒焦，水煎，加红糖 100g，1 次服。治疗 28 例，总有效率 92.9%。

7. 寻常扁平疣　用苍耳子的 75% 乙醇浸泡液涂抹局部，治疗 104 例，总有效率 99.0%。

8. 局部炎症　将苍耳子水煎 2 次，滤液浓缩成膏，加醋少许，外敷患处，一两天换药 1 次，治疗 152

例，效果满意。

9. 风湿性关节炎　在传统治疗的基础上，将捣烂的苍耳子泥敷在患处，用绷带固定，每日 1 次，夏天覆盖时间不超过 3 小时，治疗 2 周，与不敷苍耳子的传统常规抗风湿治疗组比较（2 组各 20 例），加敷苍耳子组全部有效，其中关节疼痛消失 13 例（65%），明显减轻 7 例（35%），而不加敷组关节疼痛消失仅 5 例（25%），明显减轻 9 例（45%），无效 6 例（30%）。

10. 小儿支气管哮喘　辛夷、苍耳子各 6g，制成颗粒剂，冲服，1 日 1 次；对照组采用口服酮替芬胶囊，1.0mg/粒，每次 1 粒，1 日 1 次。3 个月为 1 疗程。治疗组有效率为 83.3%，对照组有效率为 80.0%，两者无显著性差异。

11. 其他　另有用苍耳子散辨证加味治疗面神经炎、春季结膜炎的报道。

【毒副作用】　苍耳全株有毒，以果实为最，且毒性鲜叶大于干叶，嫩枝大于老枝。含毒成分为苍耳苷及其他生物碱或毒蛋白。毒性物质可溶于水。苍耳子水浸剂小鼠腹腔注射的 LD_{50} 为 0.93g/kg；二萜羟酸苍术苷腹腔注射、皮下注射、灌胃的 LD_{50} 分别为 2.9、5.3、350mg/kg。中毒后主要是肝肾损害，严重者昏迷、惊厥，甚至呼吸、循环或肾功能衰竭而死亡。经高温处理后（如炒焦炭化）可破坏其毒性。成人服用量超过 100g 可致急性中毒。有苍耳子中毒致左心衰竭的报道。过量易引起呕吐、腹痛、腹泻，故内服不宜过量。另有苍耳子致过敏性紫癜的报道。

参 考 文 献

1. 杨雨晴. 医学信息，2011，（4）：1645.
2. 潘菊花，等. 中国临床研究，2013，26（4）：317.
3. 王淑萍，等. 长春工程学院学报（自然科学版），2007，8（2）：81.

鹅 不 食 草

【别名】　地胡椒，通天窍，地芫荽。

【来源】　为菊科植物鹅不食草 *Centipeda minima* （L.）A. Br. et Aschers. 的干燥全草。

【性味】　辛，温。

【功能主治】　发散风寒，通鼻窍，止咳。用于风寒头痛，咳嗽痰多，鼻塞不通，鼻渊流涕。

【主要成分】　含挥发油、三萜类、甾醇类、黄酮类、鞣质、树脂、香豆素、氨基酸、有机酸及维生素 A 等。挥发油中初步鉴定含量较高的成分包括桉油精（Eucalyptol）、樟脑（Camphor）、马鞭草烯醇（Verbenol）、反式乙酸菊烯酯（Trans – chrysan thenyl acetate）、香芹酚（Carvacrol）、1,2,3,6 – 四甲基双环 [2,2,2] – 2,5 – 环辛二烯、异石竹烯（Iso – caryophyllene）、石竹烯（Caryophyllene）、香柠檬醇（Bergamiol）、里那醇乙酸酯（Linalool acetate）等，其中以反式乙酸菊烯酯的含量为最高，达 59.06%。

【药理作用】

1. 止咳、祛痰、平喘作用　鹅不食草挥发油及乙醇提取液有止咳、祛痰、平喘的作用，但沉淀物止咳、祛痰作用几乎不明显。

2. 抗菌、抗病毒作用　鹅不食草 50% ~ 100% 煎剂，对金黄色葡萄球菌、白色葡萄球菌、白喉杆菌、乙型链球菌、甲型链球菌、肺炎双球菌、卡他球菌、伤寒杆菌、宋氏痢疾杆菌、福氏痢疾杆菌、大肠杆菌、副大肠杆菌、绿脓杆菌等实验菌株均呈高度敏感。25% ~ 50% 煎剂对结核杆菌有抑制作用。鹅不食草对钩端螺旋体（黄疸出血型）也有抑制作用。其 1:8400 浓度蒸馏液能够抑制流感病毒。

3. 抗炎作用　鹅不食草挥发油对小鼠棉球肉芽肿和蛋清致大鼠足肿胀均有明显的抑制作用，能明显减少大鼠炎症组织中组胺的含量，其挥发油对急、慢性炎症有明显的抑制作用，其机理与抑制炎症介质组胺和 5 – 羟色胺的释放有关。

4. 抗肿瘤和细胞毒活性　鹅不食草水煎浓缩液有抗突变的作用，乙醇提取物有较明显的抗肿瘤作用。从该植物中分离出来的 α - 次甲基 - γ - 内酯结构的化合物，具有抗肿瘤和细胞毒活性。从其中分离出的短叶老鹳草素对老鼠的 W_{256} 肿瘤有很强的抑制作用。鹅不食草的粗提物还有抗白血病活性。

5. 抗过敏作用　有人对鹅不食草的乙醚、甲醇和水提物进行药理研究，发现在 PCA 实验中均具有很强的抗过敏活性。从本品中分离得到三个黄酮、两个倍半萜内酯和一个酰胺类化合物，这几种化合物都可以抑制组胺从肥大细胞释放，其中黄酮和内酯在 PCA 实验中显示出很强的抗过敏活性。虽然酰胺抑制组胺释放的作用不如倍半萜，但研究酰胺衍生物仍具有意义。目前已有一种酰胺用于临床治疗哮喘。

6. 抗寄生虫作用　在体外，本品 1 : 2 煎剂有驱蛔虫的作用，杀虫有效率为 40%。还具有一定的抗阿米巴原虫和抗疟原虫活性。

7. 保护肝脏作用　鹅不食草可显著降低由 CCl_4、APAP、D - GalN + LPS 诱发的肝损伤 ALT 水平，对肝损伤模型动物有保护作用。

8. 对肺损伤的影响　鹅不食草挥发油能显著抑制急性肺损伤所致大鼠肺水肿及中性粒细胞升高，对大鼠急性肺损伤有明显的保护作用，并抑制肺损伤大鼠支气管上皮细胞中 CD54 的表达，可能是其抗呼吸道炎症作用的机制。

【临床应用】

1. 软组织扭挫伤　鹅不食草 200g，放入烧热容器内，来回翻几次即加 60℃ 米酒 100mL，待热后倒在双层纱布中包好，趁热放患处来回擦按 3 ~ 5 分钟，然后敷于患处。每日 1 次，连用 3 ~ 5 次，效果明显。治疗 50 例，痊愈 30 例，显效 13 例，好转 5 例，无效 2 例，总有效率为 96%。

2. 鼻炎、鼻窦炎　将鹅不食草、苍耳子、薄荷脑、芦荟、冰片等制成复方滴鼻液，经临床 1000 例鼻炎及鼻窦炎患者使用观察，治愈率 86%，显效率 10.2%，总有效率为 96.2%。取鲜鹅不食草全草 50g，洗净捣烂取汁滴入鼻腔，或是将全草洗净晒干再研成粉末状，喷入鼻腔，每日 3 ~ 4 次，每疗程 10 ~ 15 天，连用 2 疗程，对萎缩性鼻炎、慢性鼻窦炎以及肥厚型鼻炎的效果明显，治愈率达 90.2%。

3. 百日咳　鹅不食草糖浆（每毫升含生药 0.5g），每日 20 ~ 40mL，分 2 次服，治疗百日咳 300 余例，治愈率达 90%。

4. 疟疾　将鹅不食草制成注射液（每毫升含生药 2g），发作前 2 小时注射 1 次，连用 3 日。1 ~ 3 岁 2mL，4 ~ 8 岁 3mL，9 ~ 14 岁 4mL，15 岁以上 5mL。治疗各型疟疾患者 187 例，治愈 175 例（用药 1 ~ 3 次），有效率为 93.6%。

5. 胆石症　复方鹅不食草汤（鹅不食草 25g，白芍、郁金各 15g，金钱草 20g，海金沙、延胡索各 12g，柴胡、枳实、大黄、鸡内金、黄芩各 12g，甘草 6g，加减），每天 1 剂，水煎服，7 天为 1 疗程，连续治疗 2 个疗程后观察疗效，治疗 32 例，临床治愈 4 例，显效 13 例，有效 13 例，无效 2 例，总有效率 93.8%。

6. 其他　取鲜鹅不食草一小把，合唾液少许捣成泥状外敷，如此不拘时，干后易之，治疗皮肤的钩虫尾蚴感染有效。

【毒副作用】　毒副作用少见，有水煎剂治疗鼻部感染时出现上腹疼痛的报道。

参 考 文 献

1. 覃仁安，等. 中华中医药杂志，2005，20（8）：466.
2. 郭育卿. 北京协和医学院硕士论文，2013.

生　姜

【别名】　姜，鲜姜。

【来源】 为姜科植物姜 Zingiber officinale Rosc. 的新鲜根茎。

【性味】 辛，微温。

【功能主治】 解表散寒，温中止呕，化痰止咳，解鱼蟹毒。用于风寒感冒，胃寒呕吐，寒痰咳嗽，鱼蟹中毒。

【主要成分】 主要含挥发油。油中有姜醇（Zingiberol）、α - 姜烯（Zingiberene）、β - 红没药烯、芳姜黄烯及桉油素等萜烯成分。所含辣味成分为姜酚（姜辣素 Gingerol）、姜酮类（Zingerone）、姜烯酚类（Shogaols）、姜二酮类（Zingerdiols）等。此外，尚含六氢姜黄素、二苯基庚烷类、维生素和氨基酸等。

【药理作用】

1. 促进胃液分泌、保护胃黏膜作用 给犬灌服生姜煎剂，胃液及游离酸分泌增加，脂肪分解酶的作用增强，胃蛋白酶的作用下降。给大鼠灌服后胃液分泌量、胃液总酸度及总酸排出量均增加。研究表明，生姜还是治疗盐酸 - 乙醇性溃疡的有效药物，其有效成分是姜烯、姜辣素，能刺激胃黏膜合成和释放具有细胞保护作用的内源性胃蛋白酶原，从而保护胃黏膜。

2. 护肝、利胆作用 生姜油、姜辣素、姜辣烯醇等能抗肝损伤；生姜的丙酮提取物还具有利胆作用，并能抑制胆结石的形成。

3. 止吐作用 生姜浸膏有末梢性镇吐作用，浸剂能抑制硫酸铜引起的动物呕吐。其镇吐的有效成分为姜酮和姜烯酮。

4. 对心血管系统的作用 生姜有强心作用，生姜醇提取液对麻醉猫血管运动中枢有兴奋作用，并可直接兴奋心脏。正常人口嚼生姜 1g（不咽下），可使血压平均升高 1.49/1.87kPa，对脉率无显著影响，用姜烯酚给大鼠静注，使大鼠血压呈暂时性降低，继则上升，以后又持续下降的三向性变化，升压作用能被特拉唑啉所抑制，降压作用能被切断迷走神经所抑制。

5. 抗炎、抗过敏作用 生姜挥发油灌胃，能明显抑制组织胺和醋酸所致小鼠毛细血管通透性增加，对二甲苯所致小鼠耳郭炎症和大鼠蛋清性足肿胀有显著抑制作用，能抑制肉芽组织增生，使胸腺萎缩，并能增加肾上腺重量，表明生姜油有抗炎作用。生姜油灌胃，对豚鼠过敏性支气管痉挛有保护作用，对卵白蛋白所致过敏性肠肌收缩有抑制作用，亦能拮抗组织胺、乙酰胆碱引起的豚鼠回肠收缩反应，其作用随剂量加大而增强。

6. 降低胆固醇作用 将 SD 雄性大鼠根据体重和血胆固醇水平分为 4 组：普通饲料对照组、高脂饲料组、0.5% 生姜组和 1.0% 实验组。饲养 6 周后，测定大鼠空腹血清总胆固醇、低密度脂蛋白胆固醇、甘油三酯、高密度脂蛋白胆固醇、载脂蛋白 A 及载脂蛋白 B 的水平。实验结果显示生姜可显著降低大鼠血清低密度脂蛋白胆固醇、总胆固醇、甘油三酯及载脂蛋白 B 水平，但对高密度脂蛋白胆固醇和载脂蛋白 A 无影响。

7. 对免疫系统的作用 生姜对小鼠抗体产生、空斑形成细胞数、花环形成细胞（RFC）数有促进作用。对小鼠应激所致巨噬细胞吞噬功能下降有促进恢复作用。生姜提取物对 X 射线引起的小鼠脾淋巴细胞转化功能的损伤有明显的保护作用；高、中、低剂量的生姜提取物对 X 射线引起 IgG 的降低均具有拮抗作用，适量的生姜提取物对 X 射线引起的免疫损伤具有保护作用。

8. 抗病原微生物作用 生姜醇提取物对金黄色葡萄球菌、白色葡萄球菌、伤寒杆菌、宋内痢疾杆菌、绿脓杆菌均有显著抑制作用，对乙型肝炎病毒表面抗原（HBsAg）的 P/N 值有显著下降作用；生姜水煎剂对伤寒杆菌、霍乱弧菌、沙门菌、葡萄球菌、链球菌、肺炎球菌有明显抑制作用，对堇色毛癣菌、阴道滴虫有一定抑制作用。生姜挥发油中的单萜醛类中，紫苏醛、橙花醛和香味醛具有很强的抗真菌活性。

9. 抗肿瘤作用 姜和其他姜科植物的一些辛辣成分有抗肿瘤作用。生姜醇能抑制 12 - O - 十四酰佛波醇 - 13 - 乙酸酯（TPA）所致的小鼠肿瘤，与辣椒素协同对小鼠癌症有化学抑制作用。另有实验表明，姜的主要辛辣成分 6 - 生姜醇有明显的抗肿瘤活性，该成分可明显抑制 7,12 - 双苯蒽引起的雌性 ICR 小鼠的表皮乳头状瘤生成，也能抑制佛波醇酯诱发的炎症。

10. 抗氧化活性 鲜姜的提取物（5.56mg/mL）有清除阴氧离子自由基的作用，可缓解氧自由基诱发的氨基多糖解聚反应，有利于维护结缔组织、骨关节的生理功能，可控制某些炎症的发展。鲜生姜提取液 0.8mL（含 0.4g 生姜）对四氯化碳导致的小鼠肝 SOD 酶活力下降有明显回升作用，并能较强抑制四氯化碳造成的脂质过氧化作用，降低肝脏中 LPO 含量，提示生姜有抗氧化作用。

11. 肾脏保护作用 生姜醇提物可显著降低糖尿病小鼠的血糖、血清肌酐、尿素氮含量和肾组织丙二醛含量，升高超氧化物歧化酶活力，表明其可降低小鼠血糖，保护糖尿病所致的肾损伤。

12. 对神经系统的影响 生姜提取物可显著提高 β 淀粉样蛋白所致阿尔茨海默病（AD）大鼠脑神经元细胞数量、层数及胞内尼氏小体数量，提高 AD 大鼠学习记忆能力。

13. 其他作用 生姜具有对中枢神经系统的抑制作用，姜烯酚对豚鼠有镇咳作用，生姜挥发油对豚鼠离体气管平滑肌有松弛作用。生姜还能抑制前列腺素的合成，此外尚有解热、镇痛、发汗、抗惊厥、抗血小板聚集等作用。生姜汁还能通过阻断 5 - HT 受体起到抗糖尿病作用。

【临床应用】

1. 重症呕吐 将生姜片敷于内关穴，并固定，治疗重症呕吐有良效。生姜还可以作为化疗时有效廉价的止吐剂。在泰国，妇产科则把生姜作为妇科门诊病人腹腔检查术后预防恶心呕吐药。生姜也是预防孕妇恶心呕吐的有效药物。

2. 急性附睾炎 取洗净的肥大老生姜，横切成 0.2cm 厚片，每次用 6～10 片敷于患侧阴囊，每日换药 1～2 次，治疗本病 28 例，敷药 3 天痊愈 14 例，4 天痊愈 10 例，5 天痊愈 4 例，治愈率达 100%。

3. 急性菌痢 生姜 45g，红糖 30g，共捣成糊，作一日量分 3 次服，治疗 50 例，结果痊愈 35 例，好转 15 例，大便培养平均 3.6 天转阴。

4. 水火灼伤 取生姜汁，用消毒药棉蘸涂患部，无论起泡与否，或泡溃破与否，均可施用。共治疗 19 例，全部治愈，用药后能立即止痛。

5. 风湿痛、腰背痛 鲜生姜制成 5%～10% 注射液，行痛点及反应结节注射，每点 0.5～2mL，每日或隔日一次，3～5 次为一疗程。共治疗 113 例，有效率 83.2%。

6. 风湿性及类风湿性关节炎 将鲜姜汁制成注射液穴位注射，上肢可取外关、曲池、手三里，至阳、肩髃，下肢取足三里、外膝眼、阳陵泉、血海、环跳，可交替选用，隔日 1 次，7 次为 1 疗程。观察 125 例，结果有效 113 例。

7. 晕车 将硬币大小的生姜片在临乘车前贴于内关穴（男左女右），再用胶带固定，或取鲜生姜 25g 研磨，用纱布包后，将姜汁全部取出，让病人服下。共治坐车后眩晕或呕吐 25 例，全部显效。

8. 老年顽固性呃逆 生姜 100g，去皮捣烂取汁，加开水 100mL，放温后加蜂蜜 20mL，顿服，每日 1 次。共治 15 例，原发病包括慢支并发肺气肿、肝硬化、高血压、冠心病、胃小弯溃疡术后等，分别治疗 1～11 次不等，均获痊愈。

9. 蛔虫性肠梗阻 取鲜姜汁与蜂蜜，按 1:2 混匀，成人每次服 20mL，1～2 小时 1 次，儿童酌减。治疗 314 例，治愈率 98.7%。又用上法治疗 514 例，缓解率 87.6%。

10. 肌注后硬结 鲜姜外擦治疗有缩小或消除硬结的作用，并能有效地止痛。取鲜姜洗净切去表皮或切成厚 1.5cm 的小片，于每次注射后立即在患部用姜片轻轻外擦或作环形按揉 2～3 分钟，每天 2～3 次，直至注射停止后 2 天。外擦时注意勿施暴力，以免擦伤皮肤。

11. 感冒 生姜泥热敷大椎穴可治疗风寒感冒。取鲜姜 90g，捣成泥状，炒热至皮肤能忍受为宜，摊贴于大椎穴，下加热水袋保温仰卧，服热粥一碗，单布罩头、面部，微汗即可去罩布，继续热敷 40 分钟即可，避风 2 小时。50 例经治疗全部治愈，1 次治愈者 47 例，2 次治愈者 3 例。

12. 其他 隔姜灸能够治疗顽固性面瘫、慢性副鼻窦炎、喘咳、筋膜炎、神经性皮炎等疾病，有良效。另外还有生姜治疗寻常疣、白癜风、头部脂溢性皮炎、创面长期不愈等疾病的报道。

【毒副作用】 生姜的毒性很低。但生姜含致癌物质黄樟醚（入汤煎煮后可使之降低），腐烂霉变的生姜尤甚。

参 考 文 献

1. 秦燕弟，等. 大理学院学报，2013，12 (6)：34.
2. 丁顺，等. 中国民族民间医药，2012，(21)：22.
3. 曾高峰，等. 中国老年学杂志，2015，35 (1)：160.
4. 张红霞，等. 中医研究，2008，21 (3)：60.
5. 孙永金. 现代中西医结合杂志，2007，16 (4)：561.

西 河 柳

【别名】 柽柳，山川柳，垂丝柳，三春柳，观音柳。

【来源】 为柽柳科植物柽柳 *Tamarix chinensis* Lour. 的干燥细嫩枝叶。

【性味】 甘、辛，平。

【功能主治】 发表透疹，祛风除湿。用于麻疹不透，风湿痹痛。

【主要成分】 含挥发油、芸香苷、树脂、槲皮素、有机酸等。西河柳中抗炎成分为槲皮素 - 3′,4′ - 二甲醚（Quercetin - 3′,4′ - dimethylether），其他化学成分还有鞣花酸、柽柳酚、山柰 - 4′ - 甲醚和异鼠李素等。挥发油中的主要成分为十六酸（22.2%）。

【药理作用】

1. 抗菌作用 柽柳煎剂在体外对肺炎球菌、甲型链球菌、白色葡萄球菌及流感杆菌均有抑制作用。柽柳所含柽柳酮及柽柳醇对耐药金黄色葡萄球菌有较强抑制作用。

2. 镇咳作用 柽柳煎剂给小鼠腹腔注射5g/kg，有明显的止咳作用（氨气喷雾引咳法）。

3. 抗炎作用 柽柳煎剂给小鼠灌胃给药，分高（50g/kg）、中（25g/kg）、低（12.5g/kg）3个剂量组，结果在中、高剂量时均明显降低小鼠耳郭毛细血管通透性，对抗二甲苯所致的鼠耳化学性炎症，低剂量组无抗炎作用，显示出一定的量效关系。

4. 镇痛作用 西河柳煎剂按50g/kg给小鼠灌胃有明显的镇痛作用，并在给药后1小时作用最明显。

5. 解热作用 西河柳煎剂按7.5g/kg给家兔灌胃，对人工发热家兔有一定的退热作用。给人工发热家兔皮下注射西河柳浸膏12g/kg，亦有一定解热作用。

6. 保肝作用 柽柳70%乙醇提取物灌胃给药，对四氯化碳（CCl_4）诱发的急性肝炎小鼠有保肝作用，给药组小鼠的天冬氨酸转氨酶（AST）和丙氨酸转氨酶（ALT）值比对照组明显降低，并可减轻 CCl_4 所致肝重的增加，减轻肝组织变性程度。

7. 抗肿瘤作用 西河柳对人肺腺癌细胞株 A - 549、小鼠白血病细胞株 P388、人乳腺癌细胞株 MCF7 显示出较强的细胞毒活性，所含4种甾体化合物对人肺癌细胞生长抑制率均达到80%以上。

【临床应用】

1. 慢性气管炎 西河柳细嫩枝叶制成煎剂、冲剂、丸剂和注射剂等应用，治疗1502例，其中老年慢性气管炎1025例，有效率为85.9%；50岁以下患者477例，有效率为89.9%。

2. 鼻咽癌 取西河柳、地骨皮各5g，水煎服，每日1剂，试治2例，分别在68天和3个月后，自觉症状缓解，原有鼻咽部的赘生物消失。半年后复查，鼻咽部赘生物未见复发。

3. 其他 据报道，柽柳中提取物被用作牙膏中胶原酶（Collagenase）抑制剂，可抑制牙齿疾病的发生，同时有一定抗炎作用，并可作为皮肤清洗剂使用。柽柳提取物可用作害虫幼虫生长抑制剂，可达到杀灭害虫的目的。

【毒副作用】 小鼠腹腔注射西河柳煎剂 LD_{50} 为（21.6±1.045）g/kg。豚鼠2只腹腔注射煎剂5g/kg，4小时内死亡；另2只注射1g/kg，观察48小时外观正常。以0.5g（生药）/10g的剂量给小鼠灌胃，给药7天，未发现小鼠死亡，外观行为无异常。

参 考 文 献

1. 韩琳娜，等. 齐鲁药事，2010，29（5）：293.
2. 毛卫宁，等. 齐鲁药事，2010，29（9）：555.

薄　荷

【别名】　南薄荷，龙脑薄荷，苏薄荷。

【来源】　为唇形科植物薄荷 *Mentha haplocalyx* Briq. 的干燥地上部分。

【性味】　辛，凉。

【功能主治】　疏散风热，清利头目，利咽，透疹，疏肝行气。用于风热感冒，风温初起，头痛，目赤，喉痹，口疮，风疹，麻疹，胸胁胀闷。

【主要成分】　含挥发油，油中主要成分为薄荷脑（Menthol，80%）、薄荷酮（Menthone，10%）、d-8-乙酰氧香芹艾菊酮（d-8-Acetoxycarvotanacetone）、乙酸薄荷酯（Menthyl acetate）、甘菊环烃（Azulene）、薄荷烯酮（Menthenone）、柠檬烯、莰烯等。其非挥发性成分有刺槐素、椴树素、蒙花苷、正丁基-β-D-吡喃果糖苷、熊果酸、齐墩果酸、β-谷甾醇和胡萝卜苷等。

【药理作用】

1. 抗菌、抗病毒作用　体外实验表明，薄荷水煎剂对金黄色葡萄球菌、卡他球菌、白色葡萄球菌、链球菌、白喉杆菌、白色念珠菌等多种细菌有抑制作用。薄荷水煎剂在组织培养瓶内对单纯疱疹病毒有明显的抑制作用，其最低有效浓度为100mg/mL；薄荷对 $ECHO_{11}$ 病毒亦有抑制作用。此外，对薄荷油与抗生素的相互作用研究发现，土霉素与薄荷油具有协同抑菌效应。

2. 发汗解热作用　内服薄荷少量，可通过兴奋中枢神经系统，使皮肤毛细血管扩张，促进汗腺分泌，使机体散热增加，从而达到发汗解热作用。

3. 对消化系统的作用　薄荷油、薄荷脑、薄荷酮对小鼠或兔离体肠管有抑制作用。对小鼠离体小肠，薄荷油有解痉（抗乙酰胆碱）作用。薄荷油有健胃作用和抗实验性胃溃疡作用，可能是由于它刺激嗅、味感觉的继发作用。薄荷注射液对四氯化碳所致的肝损伤有一定的保护作用，其丙酮干浸膏、甲醇干浸膏及薄荷酮、薄荷脑有利胆作用，并能增加胆汁中胆汁酸的排出量。

4. 溶解结石作用　在体外，模拟胆汁的 pH 值和温度，发现薄荷油可将混合结石溶蚀到胆囊可自行排除的程度。在薄荷油和依地酸组成的双液制剂中，发现薄荷油的含量越多，溶石能力越强。

5. 对呼吸系统的作用　薄荷脑有祛痰作用，能使呼吸道分泌增加。薄荷对呼吸道炎症的治疗作用可能是由于薄荷脑能促进分泌，使黏液稀释，易于排出而缓解症状。

6. 局部刺激作用　薄荷脑可刺激皮肤末梢感受器，首先产生冷感，继则有轻微灼热感，并可慢慢地渗入皮肤内，引起长时间充血，同时也反射性地引起深部组织的血管变化，调整血管功能，发挥疗效。

7. 抗疲劳作用　鼻吸入薄荷油可改善精神疲劳症状，具有良好的抗精神疲劳作用，其作用机制与其通过嗅觉系统调控精神疲劳相关脑区氨基酸类神经递质含量有关。

8. 透皮吸收作用　薄荷醇通过改变角质层脂质的结构改变药物的透皮渗透能力，薄荷醇可以增强醋氨酚、曲安缩松、扑热息痛的透皮吸收。

9. 抗肿瘤作用　薄荷的水提部分有一定的抗肿瘤作用。薄荷醇对前列腺癌、膀胱癌、结肠癌等多种肿瘤的生长具有抑制作用，抗肿瘤的机制主要包括影响细胞分化，诱导细胞周期阻滞，诱导细胞凋亡，直接杀伤肿瘤细胞以及抑制肿瘤的血管生成等。

10. 其他作用　薄荷脑有麻醉、镇痛、止痒、抗炎作用。小鼠口服100mg/kg对因醋酸引起的扭体反应的抑制率为41.3%。薄荷油能抑制阴道滴虫，能驱出犬及猫体内的蛔虫。薄荷尚能抗早孕、抗着床、抗血管扩张。薄荷的石油醚提取部位有明显的保肝利胆作用。薄荷正丁醇萃取物对酪氨酸酶有较好的激活作用，有乌发作用。

【临床应用】

1. 风热感冒 薄荷、荆芥、桔梗、淡豆豉各6g，金银花15g，连翘9g，水煎服。或服用银翘散。

2. 低血钾症 用薄荷、香薷各6～10g，厚朴3～8g，扁豆10～12g，六一散0.5～1g，水煎服，治疗24例，痊愈19例，好转4例，无效1例，重症需静脉补钾后再用本方。

3. 湿疹、荨麻疹、过敏性皮炎、皮肤瘙痒症 用薄荷配荆芥、防风、蝉蜕等水煎内服或外洗。

4. 肉瘤 用薄荷油涂搽肉瘤局部，每日2次，疗程最长45日，最短20日。共治11例，均获满意效果。

5. 肠易激综合征 有16项研究显示，一定剂量的薄荷油能够缓解肠易激综合征（IBS）患者症状，且不良反应少。其中9项为随机双盲交叉研究，5项为随机双盲平行对照研究，另外2项为标签开放研究，入选患者共651例。结果，12项中有8项结果显示，薄荷油治疗IBS疗效显著，平均有效率达58%（39%～79%）。3项以平滑肌松弛剂为对照的研究显示，薄荷油和平滑肌解痉药疗效相似。薄荷油胶囊（每粒含180～220mg薄荷油，一日3次，每次1～2粒，疗程为2～4周）治疗IBS非常有效。

6. 胆石症 以提取的薄荷油为单一成分的胆舒胶囊，具有利胆、镇痛和抗炎作用，能溶解体内外的胆固醇类混合结石。

【毒副作用】 急性毒性实验表明，给小鼠注射薄荷油的环糊精注射液后，小鼠很快（2～10分钟）出现兴奋、震颤、多动、上跳、定向障碍、呼吸急促、俯卧不动，呈深度醉酒状，40～60分钟后逐渐恢复或出现死亡。灌胃给药最大耐受量＞4000mg/kg，腹腔注射LD_{50}为1069.1～1226.0mg/kg。尸检主要脏器未见明显病变。

参 考 文 献

1. 梁浩明，等. 中药新药与临床药理，2015，26（5）：649.

2. 邝晓曦，等. 广东化工，2007，34（4）：45.

3. 刘畅. 科技致富向导，2015，（18）：248.

4. 陈晨，等. 中国药理学通报，2015，31（3）：312.

5. 彭蕴茹，等. 中药材，2008，31（1）：104.

牛 蒡 子

【别名】 恶实，鼠粘子，大力子，牛子。

【来源】 为菊科植物牛蒡 *Arctium lappa* L. 的干燥成熟果实。

【性味】 辛，苦，寒。

【功能主治】 疏散风热，宣肺透疹，解毒利咽。用于风热感冒，咳嗽痰多，麻疹，风疹，咽喉肿痛，痄腮，丹毒，痈肿疮毒。

【主要成分】 牛蒡子中含量最大的是木脂素类成分。果实含牛蒡子苷（Arctiin）及其苷元，拉帕酚A、B、C、D、E、F、H（Lappaol A、B、C、D、E、F、H），苯丙素类及其化合物，联噻吩类及其愈创木酚酯的衍生物，三萜，脂肪酸，甾醇类化合物，以及链烯炔类衍生物。此外，牛蒡子中还含有脂肪油（26.1%）、维生素、蛋白质（24.7%）等。

【药理作用】

1. 抗菌、抗病毒作用 牛蒡子水浸剂在试管内对共心性毛癣菌、奥杜盎小孢子菌、腹股沟表皮癣菌、星形奴卡菌等多种致病性真菌有不同程度的抑制作用。100% 水煎剂对金黄色葡萄球菌有抑制作用。其提取物还具有抗艾滋病病毒活性。牛蒡子苷元 100μg/kg 及 10μg/kg 口服均能明显抑制甲 I 型流感病毒引起的小鼠肺炎实变；牛蒡子苷元 100μg/kg 浓度组对甲 I 型流感病毒感染的小鼠死亡有保护作用。牛蒡子提取物体外能有效抑制甲型流感病毒 FMI 株。

2. 抗肿瘤作用 牛蒡子木脂素类成分是其抗肿瘤作用的活性成分，如牛蒡子苷元对肺癌细胞（A_{549}）、肝癌细胞（$HepG_2$）、胃癌细胞（KATO III）等均有细胞毒性作用，其作用机制包括抑制肿瘤细胞增殖、直接细胞毒作用、抗肿瘤细胞转移、诱导肿瘤细胞凋亡、诱导分化作用、免疫增强作用以及抗突变作用等。

3. 对免疫功能的影响 牛蒡子提取物能增强机体免疫功能，可使正常小鼠淋巴细胞转化率和小鼠的 α–醋酸酯酶阳性率显著提高，并可明显增加机体生成细胞的形成，增加小鼠巨噬细胞的吞噬功能。牛蒡子苷元能强烈抑制脂多糖激发的无胸腺小鼠巨噬细胞 RAW264.7 产生 TNF–α，且无细胞毒性。苷元还可有效地减弱伴刀豆球蛋白和脂多糖以剂量依赖方式激发的 T、B 淋巴细胞的增殖。

4. 对肾的保护作用 给大鼠腹腔注射牛蒡子苷元可对抗氨基核苷引起的肾病变，减少尿中蛋白质排泄，并能改善血清生化指标，对静脉注射肾毒血清引起的大鼠免疫性肾炎也有对抗作用，并能改善高胆固醇血症；口服给药，可改善蛋白尿；静脉注射可抑制尿中的 N–乙酰–β–葡萄糖胺酰酶活性上升及尿量增加。牛蒡子苷还可通过抑制 NF–κB 活化及核转位并降低促炎细胞因子的水平，改善膜性肾小球肾炎病症。

5. 其他作用 牛蒡子中所含的木脂素（Lignan）具强烈的 Ca^{2+} 拮抗剂样活性。牛蒡子提取物可显著降低正常小鼠口服糖所致的高血糖水平和四氧嘧啶型糖尿病的血糖水平。牛蒡子苷还有扩张血管、子宫、肠管作用，能引起血压短暂降低，对运动神经及骨骼肌呈麻醉作用，并有轻度泻下作用。

【临床应用】

1. 预防猩红热 牛蒡子研末，2～5 岁每次 1g，5～9 岁每次 1.5g，10～15 岁每次 2g，成人每次 3g，每天 3 次，饭后温水冲服，共服 2 天。在猩红热流行期间临床观察 344 例，发病者 7 例，服药后 12 天内未发病者 327 例。

2. 神经病变 用牛蒡子治周围性神经麻痹时，与白附子、全蝎、僵蚕、防风、钩藤等同用，如牵正散加味（用牛蒡子 20g）；用其治三叉神经痛时，与生石膏、细辛同用，如二辛煎合清胃散加味（用牛蒡子 25～30g）。以牛蒡纠偏汤（牛蒡子 30g，白芷 10g，女贞子、旱莲草各 12g）治疗面瘫，并随症加味，水煎服，日服 2 次，治疗 47 例，痊愈 46 例，好转 1 例，总有效率 100%。

3. 偏头痛 牛蒡子炒研末，每次用温开水服 9g，白酒为引，日服 1 次，服后盖被取汗，治疗 40 例，结果治愈 34 例。

4. 便秘 治习惯性便秘，单味生牛蒡子 15～30g 捣碎，水煎代茶饮；治血虚便秘，与当归、熟地黄、何首乌同用；治气滞便秘，与枳实、木香、槟榔、乌药等同用；治咽喉肿痛，痈肿疮疡，风热痒疹诸症而致大便干结，与连翘、浮萍等同用。

5. 其他 牛蒡子单味重用或配伍可治疗各类鼻炎、鼻窦炎。与生地黄、熟地黄、玄参、百合、百部、当归、黄芩、鹿角胶等及抗痨药同用可治疗椎体结核。牛蒡汤还可用于治疗风热感冒、咽喉肿痛等症。

【毒副作用】 本品毒副作用极少见，临床仅有引起过敏的报道，表现为服药后约 30 分钟左右，突然胸闷气急，并有喉头阻塞感，随即头晕，呕吐，皮肤出现皮疹，瘙痒难忍，血压下降等。

参 考 文 献

1. 曾晓燕，等. 中国野生植物资源，2014，33（2）：6.

2. Wu, JG, et al. Phytomedicine, 2009（16）：1033.

3. 王雪峰，等. 中医研究，2007，20（6）：18.

桑　叶

【别名】　铁扇子，霜桑叶，冬桑叶。

【来源】　为桑科植物桑 *Morus alba* L. 的干燥叶。

【性味】　甘、苦，寒。

【功能主治】　疏散风热，清肺润燥，清肝明目。用于风热感冒，肺热燥咳，头晕头痛，目赤昏花。

【主要成分】　主要含黄酮及黄酮苷类、甾类、挥发油、糖类、氨基酸类、维生素、生物碱类。黄酮及黄酮苷类主要有芸香苷（Rutin）、槲皮素 – 3 – 三葡萄糖苷（Moracetin，即 Quercetin – 3 – triglucoside）、槲皮素（Quercetin）、异槲皮素（Isoquercitrin）；甾类成分主要包括：牛膝甾酮（Inokosterone）、蜕皮甾酮（Ecdysterone）、β – 谷甾醇、豆甾醇、羽扇豆醇等；挥发油中含草酸、延胡索酸（Furnaril acid）、酒石酸、柠檬酸、琥珀酸、棕榈酸、水杨酸甲酯、愈创木酚（Guaiacol）等；氨基酸类包括 γ – 氨基丁酸、天门冬氨酸等。

【药理作用】

1. 降血糖作用　桑叶中提取的桑叶总多糖对四氧嘧啶所致大鼠实验性糖尿病及肾上腺素、胰高血糖素、抗胰岛素引起的小鼠高血糖，均有降低血糖抗糖尿病的作用。桑叶中的蜕皮甾酮也有降血糖作用，能促使葡萄糖转变为糖原。桑叶总黄酮对糖尿病模型大鼠有显著的降血糖作用，其降血糖作用的途径之一可能是桑叶总黄酮对小肠刷状缘膜上双糖酶活性的抑制作用，可减缓葡萄糖吸收入血，从而减缓餐后血糖的升高，降低血糖峰值。所含成分 1 – 脱氧野尻霉素具有很强的 α – 糖苷酶活性抑制作用，是桑叶降糖作用的最重要成分。桑叶中的某些氨基酸能刺激胰岛素的分泌，可为体内胰岛素的分泌和释放的调节因素而降低胰岛素分解速度以降低血糖。尚有一些无机元素对降糖机制也起了一定的作用。

2. 抗炎作用　桑叶中的芸香苷及槲皮素对大鼠因组织胺、蛋清、甲醛、5 – 羟色胺、多乙烯吡咯酮引起的足跖浮肿，以及透明质酸酶所致的足踝部浮肿有抑制作用。静脉注射芸香苷能抑制家兔因马血清引起的皮肤、关节过敏性炎症及 Arthus phenomenon，其作用可能是对毛细管壁有保护作用，使毛细血管致密，抑制渗出所致。

3. 抗菌、抗病毒作用　桑叶鲜品煎剂体外实验，对金黄色葡萄球菌、白喉杆菌、乙型溶血性链球菌、炭疽杆菌等有较强的抑制作用。对大肠杆菌、痢疾杆菌、绿脓杆菌、伤寒杆菌等也有一定的抑制作用。桑叶高浓度的煎剂（31mg/mL）在体外有抗钩端螺旋体作用。桑叶挥发油亦有抗菌及抗皮肤致病性真菌的作用。1 – 脱氧野尻霉素（DNJ）是桑叶中的一种生物碱，临床实验证明，DNJ 有显著的抗逆转录酶病毒活性作用，其 IC_{30} 为 1.2 ~ 2.5μg/mL，且随 DNJ 剂量的增加，其抑制力增强。

4. 对心血管系统作用　桑叶提取液稀释给犬麻醉后股静脉注射，出现暂时血压降低，不影响呼吸。桑叶中的芸香苷、槲皮素、槲皮苷能增加离体及在位蛙心的收缩力与输出量，并减少心率。芸香苷能使蟾蜍下肢及兔耳血管收缩，槲皮素可扩张冠状血管，改善心肌循环。γ – 氨基丁酸、芸香苷、槲皮素有降血压的作用。桑叶乙酸乙酯提取物对血管呈非内皮依赖性的双重作用，其舒张效应大于收缩效应。

5. 降血脂作用　蜕皮激素能降血脂，且桑叶中含有强化毛细血管、降低血液黏度的黄酮成分。桑叶内含有抗体内 LDL – 脂蛋白氧化的成分。

6. 解痉、抗溃疡作用　实验表明，桑叶有抑制鼠肠肌的作用。桑叶中的槲皮素能降低肠、支气管平滑肌的张力，其解痉作用强于芸香苷。芸香苷还能降低大鼠的胃运动功能，并能解除氯化钡引起的小肠平滑肌痉挛；皮下注射芸香苷 5 ~ 10mg/kg 则能显著降低大鼠因结扎幽门引起胃溃疡的病灶数。

7. 抗凝作用　桑叶提取物能明显延长小鼠体内全血凝固时间，显著延长家兔血浆的激活部分凝血活酶时间（*APTT*）、凝血酶原时间（*PT*）和凝血酶时间（*TT*）。桑叶提取液和肝素抗凝机理的比较发现，肝素抗凝完全依赖硫酸乙酰肝素 – 抗凝血酶Ⅲ（AT – Ⅲ），而桑叶抗凝不依赖 AT – Ⅲ 的作用。

8. 延缓衰老作用　桑叶中所含槲皮素、酚类化合物、维生素 C 等成分能通过抑制或清除自由基来防止氧化损伤，有一定的延缓衰老作用。

9. 抗肿瘤作用　朝鲜学者发现桑叶中分离纯化的两种黄酮成分槲皮素 – 3 – 氧 – β – D 吡喃葡萄糖苷和槲皮素 – 3 – 7 – 二氧 – β – D – 吡喃葡萄糖苷对人早幼粒白血病细胞（HL_{60}）的生长有显著的抑制效应，其后者还诱导了 HL_{60} 细胞素的分化。1 – 脱氧野尻霉素（DNJ）是桑叶中的一种生物碱，它对肿瘤转移的抑制率是 80.5%，其抑制机理可能是：DNJ 通过抑制糖苷酶的活性在肿瘤细胞表面产生未成熟的碳水化合物链，削弱了肿瘤的转移能力。

10. 其他作用　桑叶乙醇提取物（植物雌激素）饲喂小鼠可减慢生长。蜕皮激素能促进细胞生长，刺激真皮细胞分裂，产生新的表皮并使昆虫蜕皮。对人体也能促进蛋白质的合成，能兴奋性周期鼠的子宫。动物实验证明，桑叶有利尿作用。英国有杂志报道，桑叶中含有桑皮苷 F，对黑色素生物合成有抑制作用，可做皮肤增白剂。桑叶对小白鼠具有镇咳作用。

【临床应用】

1. 下肢象皮肿　桑叶 10% 的注射液肌肉注射，每日 1~2 次，每次 5mL，15~21 天为 1 疗程，并同时采用绑扎疗法进行下肢象皮肿治疗，具有一定的疗效。共治疗 512 例，基本治愈率 10.2%，显著进步率 47.3%，进步 42.2%，无效率 0.3%。其软化组织和缩小腿围的作用较单用绑扎疗法为快。单用桑叶注射观察 20 例，对丝虫病、象皮肿也有肯定的疗效。又据报道，用桑叶注射液肌肉注射配合海群生治疗本病 2000 例，近期及远期有效率达 99% 以上。

2. 感冒发热、头痛、咳嗽　桑菊感冒片：桑叶 187.5g，菊花 70g，甘草、薄荷各 60g，连翘 112.5g，桔梗、芦根、杏仁各 150g，制粒压片。每日 2 次，每次 4 片，有较好疗效。用"愈痛饮"（由菊花、桑叶等 13 味中药组成）治疗头痛 52 例，总有效率为 84.6%。

3. 小儿紫癜　清斑汤（桑叶、生地黄、焦山栀、白茅根、板蓝根、连翘、紫草）和富血汤（制首乌、鸡血藤、赤芍、白芍、紫丹参、当归、生地黄、益母草）随证加减，治疗 118 例，总有效率为 94.9%。

4. 高血压　桑菊草藻汤：由桑叶、菊花、钩藤、甘草、海藻、生地黄、怀牛膝、牡蛎、陈皮、白术、丹参组成。水煎服，每日 1 剂，随证加减。治疗 16 例，显效 8 例，有效 7 例，无效 1 例，总有效率为 93.7%。

5. 糖尿病　以霜桑叶为主，配用养脾益胃的山药，各用 15g，加水煎 2 次，取汁分 2 次服下，连服 1 月，结合饮食控制，可使血糖维持在正常水平。

6. 急性结膜炎　桑叶 30g，野菊花、金银花各 10g，加水 500mL，浸泡 10 分钟后，用文火煎煮 15 分钟，先趁热用蒸气熏患部 10 分钟，然后过滤药液洗眼，每日 3 次。治疗 150 例 213 只眼，痊愈 143 只眼，有效 61 只眼，无效 9 只眼，总有效率为 95.8%。

7. 银屑病　将桑叶制成注射液肌注，1 日 2 次，每次 4mL，7 日 1 疗程，观察 31 例，治愈率 80.6%，总有效率 93.5%。

8. 乳糜尿　口服桑叶口服液，每日 600mL，分 3 次服，1 月为 1 疗程。共治 46 例，服用 1~6 个疗程后统计治愈率。结果：乳糜型治愈率 76.7%，好转率 13.3%；乳糜血型治愈率 15%，好转 1%。口服桑叶浸膏胶囊，每人每次 5.4g，1 个月为 1 疗程，共治 53 例，经过 6 个疗程后，乳糜尿消失 52 例，好转 1 例，有效率 100%。

9. 其他　桑叶尚可用于治疗盗汗、失眠等。

【毒副作用】　亚急性毒性实验：10% 桑叶注射液以人用量的 60 倍连续给小鼠腹腔注射 21 天，对内脏器官无损害，如超过人用量的 250 倍以上，则对肝、肾、肺等有一定的损害（变性、出血）。10% 桑叶提取液，注射于兔股四头肌或滴入兔眼结膜囊内，均未发现有局部刺激作用。豚鼠过敏性实验为阴性。对羊红血球未见溶血反应。连续 4 周给大鼠混有桑叶粉的饲料进行桑叶的安全性实验，4 周后，实验大鼠未见腹泻及其他异常，进食量、饮水量与对照组比较未见明显差异，体重正常增加，器官重量以脏器体重比进行比较无显著差异，解剖和病理组织学检查无异常发现。

参 考 文 献

1. 郑雪，等．医学综述，2013，19（12）：2210.

2. 赵保胜，等．现代中药研究与实践，2013，27（2）：77.

3. 夏满莉，等．浙江大学学报（医学版），2007，36（1）：48.

4. 周绍坚，等．右江民族医学院学报，2007，（5）：697.

5. 王晓静，等．食品与药品，2007，9（9）：1.

菊 花

【别名】 白菊花，甘菊花。

【来源】 为菊科植物菊 *Chrysanthemum morifolium* Ramat. 的干燥头状花序。

【性味】 甘，苦，微寒。

【功能主治】 散风清热，平肝明目。用于风热感冒，头痛眩晕，目赤肿痛，眼目昏花，疮痈肿毒。

【主要成分】 花含挥发油，油中主含龙脑（Borneol）、樟脑、菊油环酮（Chrysanthenone）、芳樟醇、1,8-桉叶素等。花中含有多种黄酮类成分：金合欢素-7-O-β-D-葡萄糖苷、芹菜素-7-O-β-D-葡萄糖苷、木犀草素-7-葡萄糖苷（Luteolin-7-glucoside）、槲皮素、山奈酚等。含腺嘌呤（Adenine）、胆碱（Choline）、水苏碱（Stachydrine）、菊苷（矢车菊苷，Chrysamhemin）、氨基酸、大波斯菊苷（Cosmosiin）、刺槐素（Acacetin）。尚含丁二酸二甲基酰肼（Aminozide）及维生素 B、绿原酸、多糖等成分。菊花中 Ca、Mg、P、S、K 含量很高，B、Fe、Mn、Zn 也有较高的含量。

【药理作用】

1. 对心血管系统的作用 现代药理研究发现，菊花可以显著扩张心脏冠状动脉，增加冠脉血流量，并可提高心肌细胞对缺氧的耐受力。因此，菊花在临床上常用于治疗冠心病。菊花中含的菊苷有很好的降血压作用，临床上常配伍其他药物治疗高血压。杭白菊乙酸乙酯提取物具有抗乌头碱诱发的大鼠心律失常作用，并能增高离体灌流大鼠心脏缺血再灌注所致的心室易颤阈的降低，而具有降低心肌易损性作用。

2. 解热抗炎作用 菊花提取物或浸膏剂，对实验性的高热家兔有解热作用，并对中枢神经有镇静作用。其解热作用与对后者的抑制有关。菊花提取物对小鼠腹腔注射，可使毛细血管抵抗力增强，血管通透性抑制，有抗炎作用。

3. 抗菌、抗病毒作用 菊花在体外对革兰阳性细菌（金黄色葡萄球菌及 β-溶血性链球菌）、人型结核杆菌有抑制作用。其水浸剂（1:4）对某些常见皮肤致病性真菌亦有抑制作用。菊花对单纯疱疹病毒（HSV-1）、脊髓灰质炎病毒和麻疹病毒具有不同程度的抑制作用。菊花还具有抗艾滋病病毒作用，它能抑制 ZV 递转录酶和 HLV 复制的活性，从其中分离得到的金合欢素-7-O-β-D-O 吡喃半乳糖苷是其活性成分，且毒性相当低。

4. 镇痛作用 由菊花为主药组成的消痛灵注射液对豚鼠牙髓电刺激有明显镇痛作用，对大鼠角叉菜胶性足肿胀亦有明显的抑制作用。提示本品对三叉神经痛等顽固性疼痛的治疗作用与其有很强的镇痛和消肿作用有关。

5. 降脂作用 菊花水煎剂能抑制大鼠肝微粒体中的羟甲基戊二酰辅酶 A 还原酶（HMGR）的活力，激活胆固醇 7-2-羟化酶，从而起到加速胆固醇代谢的作用。菊花提取物对大鼠血清胆固醇的升高有明显改善作用，对于正常的基础饲料组大鼠，菊花提取物能保持血清总胆固醇基本不变，而提高有保护作用的 HDL 浓度，降低有危害作用的 LDL 浓度，在高脂膳食情况下具有抑制血胆固醇和甘油三酯升高的作用。

6. 抗诱变作用 菊花对环磷酰胺诱发的小鼠骨髓 PCE 微核率有明显的抑制作用，平板掺入法实验也证实菊花对由 2-氨基芴诱发的 TA98 或 TA100 菌株的回复突变呈现明显的抑制作用。

7. 抗衰老作用　菊花可以扩张脑血管，增加脑部血液灌流量。它还含有许多挥发性物质，可以提高脑细胞的活性。因此它不但可以防止脑血管意外的发生，而且还可以延缓大脑功能的减退。菊花提取物对生物膜的超氧离子自由基损伤有保护作用。

8. 抗肿瘤作用　从菊花中分离出来的蒲公英甾醇型 3 - 羟基三萜类对有 12 - O - 十四酰大蓟二萜醇 - 13 - 酯（TAP）引起的小鼠皮肤肿瘤有显著的抑制作用，其 ED_{50} 为 0.03 ~ 0.1mg/kg。杭菊花、怀菊花和亳菊花经提取获得的 6 种中性均一多糖，对胰腺癌 PANC - 1 细胞均具有良好的抑制作用，且对 NF - κB 活性有明显调节作用。

9. 抗氧化活性　菊花提取物对 Fe^{2+} 诱发卵黄脂蛋白 PUFA 过氧化体系、TBAS 生成体系和邻苯三酚 - Luminol 发光体系有抑制作用。从研究菊花的不同提取物的抗氧化活性发现，菊花黄酮类化合物有清除羟自由基、超氧阴离子的能力，有较强的抗氧化活性，且与黄酮类化合物的含量有关。菊花提取物可提高氧化应激诱导的果蝇肠道免疫功能，对氧化应激损伤具有很好的缓解和保护作用。

10. 驱铅作用　昆明种雄性小白鼠随机分为 3 组：阴性对照组，不给予铅染毒，也不给予菊花茶灌胃；染毒组，15mg/kg 醋酸铅腹腔注射染毒，隔天 1 次，共 11 次，22 天；实验组，铅染毒（方法同染毒组）的当天开始每天 1 次 1.2mL 菊花茶灌胃，共 22 次。结果：阴性对照组血铅和骨铅平均为 0.0502μmol/L 和 12.17μg/g；染毒组的血铅和骨铅明显升高，分别达到 7.8048μmol/L 和 182.32μg/g，为阴性对照组 155 倍和 14 倍之多；而实验组血铅和骨铅均低于染毒组，较染毒组分别下降 36.5% 和 33.4%，均具有统计意义。表明菊花有较好的驱铅作用。

11. 护眼作用　菊花水煎液可提高兔晶状体氧化损伤模型的抗氧化能力，对晶状体氧化损伤具防护作用，并能抑制 H_2O_2 所致的大鼠晶状体上皮细胞（LEC）凋亡，有一定的护眼作用。

12. 其他作用　菊花水提取物、醇提取物对大鼠肝脏过氧化脂质的二级分解产物丙二醛（MDA）含量有不同程度的降低作用。菊花水提物能协同促进乙酰胆碱对家兔离体小肠平滑肌的收缩作用，拮抗阿托品的作用，但对组胺的小肠收缩振幅影响不显著。另有研究表明，菊花能改善肺阴虚模型大鼠肛温、面温、抓力、面耳部血流量等证候指标，并能调节体内 cAMP、TNF - α、IL - 1、T_3、T_4 等物质水平。

【临床应用】

1. 眩晕　菊花生地饮治疗眩晕 42 例。方法：菊花、牡蛎各 30g，生地黄、夏枯草、枸杞子各 20g，女贞子、白蒺藜各 15g，白芷、佛手各 10g。每天 1 剂，分 2 次早晚各服 1 次。连服 6 剂为 1 疗程。结果总有效率为 100%。

2. 偏头痛　应用单味杭菊花泡茶内服治疗偏头痛 32 例，方法：杭菊花 20g，开水 1000mL 泡，每日分 3 次饮用或代茶常年饮用，1 疗程 2 个月。结果：治愈 23 例，有效 9 例，治疗显效最短半月，最长 2 个月，有 6 例患者一直坚持每天代茶饮用，不但治愈了偏头痛，还治愈了多年的失眠症，3 例患者高血压病好转。菊花止痛汤治疗偏头痛 96 例，方法：菊花、川芎、佩兰、牛膝、白芍、钩藤各 15g，白芷、枳壳各 10g，全蝎 6g，1 天 1 剂，口服 3 次，7 剂为 1 疗程。结果，用药 1~2 个疗程后，痊愈 61 例，显效 19 例，有效 11 例，无效 5 例，总有效率 94.8%。

3. 高血压　菊花、金银花各 24 ~ 30g。头晕重者加桑叶，动脉硬化、血清胆固醇高者加山楂 12 ~ 24g，用开水冲泡当茶饮。观察 46 例，血压降至正常 35 例，头痛、眩晕、失眠等症状减轻。又方：菊花、生远志、天麻各 0.28g，川芎、天竺黄各 0.25g，柴胡、石菖蒲、僵蚕各 0.22g。共研细末制成胶囊剂。每日 3 次，每次饭前 30 分钟服 2g。治疗 293 例，总有效率为 93.9%。疗效优于复方降压片。

4. 冠心病　菊花煎剂，每日 2 次，每次 25mL，60 天为 1 疗程。治疗 61 例，对心绞痛显效 43.3%，改善 36.7%，总有效率为 80%；心电图显效 18.8%，好转 27.1%，有效率为 45.9%。用心脉通（白菊花浸膏片，主要成分为黄酮）治疗 164 例，心绞痛缓解率 86.5%，心电图改善率 46%。

5. 皮肤病　菊花 15g，防风、荆芥、牛蒡子、威灵仙、苦参各 9g，辨证加减，治疗过敏性皮炎、皮肤瘙痒、神经性皮炎、脂溢性皮炎、荨麻疹、湿疹、银屑病、头癣、手足癣、脓疱疮、斑秃、酒渣鼻等各种皮肤疾患 1449 例，总有效率为 94.6%。

6. 慢性结肠炎 复方菊花煎剂：菊花 30g，儿茶 6g，石榴皮、苦参、生山楂各 15g。水煎至 150mL，灌肠。治疗 32 例，痊愈 24 例，显效 5 例，无效 3 例，总有效率为 90.6%。

7. 眼疾 菊花明目饮加减治疗色素膜炎。方法：菊花 18g，黄芩 12g，青葙子、柴胡各 6g，防风、龙胆草各 3g，知母、玄参、赤芍、牡丹皮各 9g。1 天 1 剂，水煎服。结果治疗最短时间 10 天，最长 87 天，总有效率为 96.0%。

8. 急慢性咽炎 应用菊花方治疗急慢性咽炎。方法：菊花 10g，桔梗、金银花各 8g，麦冬 12g，生甘草、胖大海各 6g，木蝴蝶 1g。上药掺匀，加入适量白开水浸泡 10～15 分钟，代茶饮。1 天 1 剂，3 天为 1 疗程。急性咽炎用 1～2 个疗程，慢性咽炎用 3～5 个疗程。结果：治疗 300 例患者，均获良效。

【毒副作用】 菊花挥发油给动物腹腔注射，LD_{50} 为 (1.35 ± 0.138) g/kg；薄荷醇皮下注射，LD_{50} 为 5～6g/kg。

参 考 文 献

1. 周洋，等. 中草药，2014，45（15）：2194.
2. 范灵婧，等. 中草药，2013，44（17）：2364.
3. 黄秀榕，等. 光明中医，2008，23（10）：1407.
4. 杜闻伟，等. 现代中药研究与实践，2009，23（3）：40.
5. 苏洁，等. 上海中医药杂志，2014，48（3）：70.
6. 张玮，等. 浙江大学学报（医学版），2009，38（4）：377.

葛 根

【别名】 野葛根。

【来源】 为豆科植物野葛 *Pueraria lobata*（Willd.）Ohwi 的干燥根。

【性味】 甘、辛，凉。

【功能主治】 解肌退热，生津止渴，透疹，升阳止泻，通经活络，解酒毒。用于外感发热，项背强痛，口渴，消渴，麻疹不透，热痢，泄泻，眩晕头痛，中风偏瘫，胸痹心痛，酒毒伤中。

【主要成分】 ①异黄酮类：主要包括大豆苷元（大豆素、大豆黄素、黄豆苷元）、大豆苷、葛根素（Puerarin）等；②葛根苷类：主要包括葛根苷（Xylopuerarin）A、B、C 3 种，它们被认为是二氢查尔酮的衍生物；③三帖皂苷类：主要包括以葛根皂醇 A、B、C 命名的 7 种新型齐墩果烷型皂角精醇、槐二醇、Cantoniensistro、大豆皂醇 B、大豆苷醇 A 等。还含有卡赛因（Kassein）及生物碱类。

【药理作用】

1. 扩张冠脉血管和改善心肌缺血缺氧状态 葛根素可使心脏搏动的速率减慢，心肌收缩力增强，主动脉压（MAP）降低。降低外侧支冠状动脉的阻力。明显缓解 PGF_{12} 心绞痛，改善缺血心电图。提高患者血 $6-K-PGF_{12}$ 及 HDL（高密度脂蛋白）水平，使冠状动脉及外周血管扩张。葛根黄酮可使冠脉血流量明显增加，对血管平滑肌有明显的松弛作用，使外周阻力降低，心输出量无明显改变，而左室搏动略减少。静注葛根黄酮可使缺血时氧含量增加，乳酸含量降低，对改善正常和缺血、梗死心肌的代谢有良好的影响。葛根总黄酮、大豆黄素及葛根素均能对抗垂体后叶素引起的心肌缺血，有明显的抗缺氧作用。葛根苷元可降低心肌耗氧量，提高心肌工作效率，同时又使冠脉血管扩张，冠脉血流量增加，阻力降低而增加氧的供给，氧的供求平衡得以改善。

2. 降压作用 葛根、总黄酮大豆苷元和葛根素对高血压引起的头痛、头晕、耳鸣等症状有明显的疗效。静注葛根浸膏、总黄酮和葛根素，能使正常麻醉狗的血压短暂而明显降低。煎剂及醇浸膏给肾型高血压犬灌服，也有一定降压作用。腹腔注射葛根素能明显降低清醒自发高血压大鼠（SHR）的血压并减慢其心率。还可以使 SHR 的血清肾素活性（PRA）显著降低。大豆苷元固体分散物对麻醉家兔具有相对早而弱的降压作用。

3. 抑制血小板聚集作用　葛根素在试管内能抑制 ADP 诱导大鼠血小板聚集，对 ADP 和 5 – HT 诱导的家兔、绵羊和正常人的血小板聚集也有抑制作用。亦能抑制大鼠血小板对 ^3H – 5 – 羟色胺的释放。

4. β – 受体阻断作用　葛根浸膏对具有 β – 肾上腺素能受体的多种离体组织具有显著拮抗异丙肾上腺素效应的作用。葛根素能明显地降低大鼠心肌膜中 β – 受体的最大结合容量。完全抑制肾上腺素对腺苷酸环化酶的激活作用。表明其有较为广泛的 β – 受体阻滞作用。

5. 抗心律失常作用　葛根黄酮、大豆苷元和葛根乙醇提取物对乌头碱、氯化钡、氯化钙、氯仿 – 肾上腺素和急性心肌缺血等所致心律失常有明显对抗作用。说明葛根主要成分可能影响细胞膜对钾、钠、钙离子的通透性，从而降低心肌兴奋性，预防心律失常的发生。葛根素还能缩短氯仿 – 肾上腺素诱发的家兔的心律失常的时间，并明显提高哇巴因引起的室性早搏和室性心动过速的阈值。

6. 改善脑血循环作用　葛根总黄酮能使脑血流量增加，脑血管阻力下降，对局部滴加去甲肾上腺素引起的微循环障碍有明显改善作用。给高血压动脉硬化患者肌内注射，则可使脑血管阻力减小，血流入时间缩短，有温和的改善脑血循环作用。

7. 对平滑肌的作用　葛根中多种异黄酮成分可能是舒张平滑肌的解痉成分，收缩成分可能是胆碱 – 乙酰胆碱和卡赛因 R 等物质，特别是大豆黄素具有抗乙酰胆碱作用。

8. 抗癌作用　葛根的有效成分提取物、大豆苷元可抑制 HL_{60} 细胞增殖，使细胞由原始的早幼粒发育为趋向成熟的中幼粒、脱幼粒以及成熟的杆状粒、分叶核细胞，提取物对 HL_{60} 细胞周期移行呈 G_1 期阻断作用。大豆苷元单独处理 HL_{60} 细胞，对细胞的诱导作用较弱，当大豆苷元与乳香的有效成分 BC – 4 联合应用时，对 HL_{60} 细胞的生长有明显抑制和分化诱导作用。葛根提取物在动物体内能激活腹腔巨噬细胞的吞噬功能，可启动 Picibanil（OK_{432}）或脂多糖（LPS）在动物血清中产生肿瘤坏死因子（TNF），对 Esc 癌、S_{180} 肉瘤及 LCWIS 肺癌有一定抑制作用；葛根提取物与环磷酰胺或 OK_{432} 合用，对肿瘤生长的抑制有相加作用。

9. 抗氧化作用　从葛根中分离精制的黄酮类成分 PG_1 能显著抑制氧化损伤引起的红细胞溶血，对微粒体的活性氧类（·OH，O_2^-·）造成的过氧化脂质的生成有抑制作用。

10. 降血糖作用　小鼠灌胃给予葛根素，对四氧嘧啶诱发小鼠高血糖有抑制作用。对肾上腺素诱发的小鼠高血糖，仅在葛根素与阿司匹林并用时显示降血糖作用。葛根煎剂对正常家兔有轻微降血糖作用。

11. 提高学习记忆能力　葛根醇提取物及总黄酮均能对抗东莨菪碱所致的小鼠记忆获得障碍和 40% 乙醇所致记忆再障碍。葛根醇提取物尚能对抗东莨菪碱所致的大鼠操作式条件反射的抑制。在避暗法实验中，给小鼠口服葛根总黄酮 400mg/kg、800mg/kg、1200mg/kg，连续 7 天，均能对抗东莨菪碱、亚硝酸钠、乙醇、氮气吸入及双侧颈总动脉阻断再灌流引起的记忆障碍；500mg/kg、1000mg/kg 连续使用 42 天，均可显著改善 D – 半乳糖所致亚急性衰老小鼠的记忆功能。

12. 对免疫功能的影响　葛根提取物能增强巨噬细胞吞噬炭粒的功能。煎剂在体外能增强白细胞吞噬金黄色葡萄球菌的能力。葛根提取液与 PHA 或刀豆素 A 共同培养杂种及 C_3H 纯系小鼠淋巴细胞，有促进"淋转"作用。

13. 降血脂作用　大剂量葛根素（500mg/kg）能明显降低血清胆固醇，但对血清游离脂肪酸和甘油三酯则无明显影响。

14. 解酒和预防酒精中毒作用　通过动物实验观察，发现葛根能有效地拮抗酒精引起的肝和睾丸组织脂质过氧化损害，有望作为可靠的解酒药物来开发。研究发现，葛根素腹腔注射可显著降低大鼠酒精摄入量，机制可能与其抑制线粒体醛糖还原酶有关。葛根汁饮料还能降低血醇浓度及使乙醇所致的血液黏度异常恢复正常。另外，有人发现，葛根素是苯二氮草受体的拮抗剂或部分激动剂，乙醇的一些药理作用是通过脑细胞苯二氮草受体发挥的，葛根素的作用可能亦与此有关。

15. 神经保护作用 小鼠脑皮质神经元培养细胞加入葛根素可对抗谷氨酸钠、N－甲基－D－天冬氨酸或卡因酸对神经元的毒性作用，说明葛根素对损伤的神经细胞有保护作用。葛根素还可明显延缓双侧颈总动脉结扎大鼠出现痉挛和死亡的时间，并呈剂量依赖性，其作用机制可能与其抑制一些神经元细胞上的毒素不敏感性钠电流有关。

16. 抗骨质疏松作用 葛根含药血清体外能促进新生大鼠颅骨成骨细胞的增殖分化，并能增强成骨细胞碱性磷酸酶（ALP）的活性。另有研究表明，葛根在不刺激精囊的条件下，可抑制雄激素缺乏所致的骨质疏松模型小鼠骨密度和骨量下降，改善骨构造。

17. 抗抑郁作用 葛根异黄酮能显著缩短雄性昆明小鼠强迫游泳试验（FST）和悬尾试验（TST）的不动时间，显著增强5－羟色胺酸诱导的小鼠甩头行为，且呈剂量依赖性，表明其有一定的抗抑郁作用。

18. 对消化系统的影响 葛根水煎液具有良好的抑制小肠蠕动和降低胃排空速度的作用，能减少番泻叶引起的小鼠腹泻次数，对番泻叶所致小鼠湿粪颗粒增加均有明显抑制作用。葛根渣及其膳食纤维可促进小白鼠的摄食量、小肠推进率、小肠吸收能力和消化吸收功能，从而促进小白鼠体重增加。葛根中主要成分葛根素、大豆苷元均能增加小鼠胃内残留率，降低小肠推进率，并能降低腹泻指数。

19. 护肝作用 高剂量葛根水煎液对 CCl_4 肝损伤模型小鼠具有一定的保护作用趋势，并在肝损伤的组织形态学上具有较好的改善作用。葛根复合胶囊对小鼠酒精性肝损伤具有较好的保护作用。葛根提取物能降低酒精性肝损伤大鼠肝组织肿瘤坏死因子－α（TNF－α）的表达。

20. 其他作用 葛根醇浸剂灌胃，对伤寒菌苗所致家兔发热有明显解热作用。葛根及葛根素具有延缓皮肤自然衰老的作用。葛根、柴胡组方对初老大鼠血清激素紊乱水平具有调节作用。葛根水提物对香烟中有害毒物所诱发的小鼠精子畸形率有明显的抑制作用。葛根可减少烟焦油诱发小鼠骨髓细胞微核率。葛根提取液能改善老年性耳聋大鼠听力。葛根素在体内外均有诱导血管生成的作用。

【临床应用】

1. 高血压颈项强痛 每天用葛根 10～15g，水煎分 2 次服，或用葛根片内服治疗 222 例，有效率达78%～90%。

2. 早期突发性耳聋 葛根片口服或葛根黄酮注射液肌注，治疗 100 例，治愈 25 例，好转 51 例，总有效率76%。用葛根素注射液治疗突发性耳聋 30 例，70% 的患者在用药 2 周内甲皱微循环一直处于良好状态，听力有不同程度的提高。

3. 眼底病 用葛根黄酮注射液结膜下注射或球后注射，治疗视神经萎缩、中心性视网膜炎、陈旧性脉络膜炎、视网膜中央动脉栓塞等眼疾，有较好疗效。用葛根提取物片剂内服治疗中心性视网膜炎 37 例，显效 28 例，好转 9 例。

4. 痔疮 葛根 250g 研末，加入烧开的香油中搅匀，外搽，每天 1 次，连用 10 天，治疗 106 例，痊愈94 例，显效 7 例，好转 5 例。

5. 偏头痛 葛根片（每片含葛根素 0.1g）每次 5 片，每日 3 次内服，治疗 53 例，总有效率 83%。

6. 冠心病心绞痛 应用葛根片及葛根注射液治疗冠心病心绞痛 75 例，总有效率达 86.7%，心电图好转率44.0%，并有降低血清胆固醇的效应。葛根素 500mg 静脉滴注，每日 1 次，10 天为一疗程，治疗 117例患者，总有效率为 93.2%。

7. 青光眼 葛根素注射液治疗 80 例 143 只青光眼，发现它对 70.6% 的原发性开角型、闭角型和继发性青光眼均有降低眼内压的作用。

8. 糖尿病周围神经病变 葛根素注射液 500mg 加入 0.9% 氯化钠溶液 250mL，静脉滴注，一天 1 次，共 60 天。治疗 66 例，显效 44 例，有效 15 例，无效 7 例，总有效率为 89.4%。

9. 早搏 用葛根素治疗早搏患者 67 例（房早 50 例，室早 37 例，其中房早、室早并存 20 例），以 7天为一个疗程，两个疗程后，有效率为 85.1%。

10. 农药中毒 10 例拟菊酯类农药中毒患者应用葛根素治疗后，痊愈 5 例，显效 5 例，其解毒机理值得深入研究。

11. 慢性肺心病 常规治疗基础上给予葛根素注射液治疗肺心病急性加重期患者，结果呼吸困难改善快，浮肿易消退，总有效率达92.5%。在传统综合疗法基础上加用葛根素注射液治疗肺心病，总有效率达84.3%。

12. 药物中毒 葛根素可用于药物中毒的治疗，选择的临床病例8例均口服过量镇静催眠药（苯二氮䓬类）、抗精神病药（吩噻嗪类等）以及中枢镇吐药（胃复安），这些药物均能阻滞中枢神经系统多巴胺受体，从而产生锥体外系反应，出现头项强直、牙关禁闭、言语不清、扭转体位、坐卧不安等症状，葛根素400～500mg静滴结合其他能量合剂等治疗，症状消失迅速，疗效满意。

13. 其他 葛根素还可以治疗胃下垂、便秘、胆汁分泌不良及一般平滑肌运动不良等症。有人用葛根治疗传染性肝炎，也有一定的效果。

【毒副作用】 葛根素注射液的主要不良反应为发热、过敏反应、过敏性休克、喉头水肿、溶血反应、丙氨酸转氨酶升高、肾绞痛、一过性血红蛋白尿及头昏、腹胀、恶心等症状，其中以发热最为多见。而口服中药葛根则少见不良反应。小鼠注射葛根醇浸剂的LD_{50}为（2.1±0.18）g/kg，总黄酮的LD_{50}为（1.6±0.06）g/kg。

参 考 文 献

1. 华川，等. 华北国防医药，2005，17（6）：393.

2. 王新祥，等. 中国组织工程研究与临床康复，2010，14（7）：1262.

3. 王海岭，等. 中国实验方剂学杂志，2012，18（21）：268.

4. 钟凌云，等. 世界科学技术：中医药现代化，2015，17（1）：109.

5. 黄伟强，等. 黑龙江医药，2009，22（6）：821.

6. 吴景东，等. 辽宁中医杂志，2011，38（11）：2119.

7. 唐怡，等. 江苏中医药，2010，42（1）：72.

8. 宋小莉. 山东中医杂志，2010，29（2）：121.

9. 王思为，等. 云南中医学院学报，2015，38（1）：1.

柴　胡

【别名】 茈胡，北柴胡，南柴胡。

【来源】 为伞形科植物柴胡 *Bupleurum chinense* DC. 或狭叶柴胡 *Bupleurum scorzoneri folium* Willd. 的干燥根。

【性味】 辛，苦，微寒。

【功能主治】 疏散湿热，疏肝解郁，升举阳气。用于感冒发热，寒热往来，胸胁胀痛，月经不调，子宫脱垂，脱肛。

【主要成分】 主含柴胡皂苷（Saikoside a、b、c、d、e、f）。并含植物甾醇：α-菠菜甾醇（α-Spinasterol）、豆甾醇（Stigmasterol）、Δ^{22}-豆甾醇烯、Δ^{7}-豆甾醇烯（Δ^{7}-Stigmasterol）、侧金盏花素。黄酮类：槲皮素、异鼠李糖、芸香苷、异鼠李素、3-β-D-芸香糖苷。并含少量挥发油、脂肪油。此外，还含有果胶多糖、鞣质、蛋白质等高分子物质。

【药理作用】

1. 镇静及延长睡眠作用 实验证明，柴胡皂苷可延长猫的睡眠时间，特别是慢波睡眠Ⅱ期（ⅡSWS）和快动睡眠期（REM）的增加与给药前比较均有非常显著性差异（$P<0.01$）。其作用优于朱砂安神丸。柴胡皂苷对ⅡSWS、REM的作用，前者属于深睡眠，后者是睡眠特殊时期，表明柴胡有延长睡眠及利于体力和精力恢复的作用。柴胡皂苷给小鼠口服能使自发活动减少，条件反射受到抑制。在延长环己巴比妥

钠睡眠时间、拮抗咖啡因和去氧麻黄碱中枢兴奋的实验中，有明显的镇静作用。

2. 解热作用 用柴胡挥发油 100mg/kg 给大鼠腹腔注射，对啤酒酵母致热大鼠有明显的解热作用，该作用比同剂量的氨基比林平稳。柴胡煎剂或浸膏对热刺激发热或由三联菌苗所致家兔、大鼠发热，有明显的解热作用。以柴胡为主药制备的柴胡鼻用 pH 敏感型原位凝胶经鼻腔给药，对家兔高热模型具有良好的退热作用。

3. 镇痛作用 给小鼠灌服或腹腔注射柴胡皂苷，对小鼠尾受压刺激法、热板法、醋酸扭体法实验所致疼痛反应有显著的镇痛作用。电击鼠尾法证明，柴胡皂苷能使痛阈明显提高，并发现其镇痛作用可部分被纳洛酮所拮抗。

4. 镇咳作用 柴胡及柴胡皂苷对实验性豚鼠气管中纤毛受机械刺激所引起的咳嗽，有较强的镇咳作用。其主要有效成分为柴胡皂苷，其镇咳强度略低于可待因。

5. 抗炎作用 ①柴胡皂苷口服、注射均有明显的抗炎效果。给大鼠口服皂苷，对其后肢足掌的角叉菜胶浮肿或醋酸浮肿，对巴豆油及棉球所致肉芽囊肿，对由醋酸、组胺和 5 - 羟色胺所致的毛细血管通透性增加均有明显抑制作用。并能抑制大鼠角叉菜胶所致炎症组织中白细胞游走和胸腺萎缩。柴胡皂苷肌注能抑制大鼠右旋糖酐性足跖水肿。②柴胡挥发油亦有抗炎作用，腹腔注射 400mg/kg，能明显对抗大鼠由蛋清及卡拉胶引起的足肿胀，此消炎作用与 200mg/kg 的水杨酸钠相当；切断双侧肾上腺后，不影响其抗炎作用，证明其抗炎作用与垂体 - 肾上腺系统无明显关系。有人认为，柴胡挥发油的抗炎活性部位为酸性成分，其中的戊酸腹腔注射对巴豆油性小鼠耳部炎症半数抑制量为（141.6 ± 0.07）mg/kg。③柴胡可降低自身免疫性脑脊髓炎模型小鼠外周血中白介素 - 17E 和 γ - 干扰素水平，提示其抗炎机制可能是通过减少相关的炎症因子的水平而发挥作用的。

6. 抗菌、抗病毒作用 体外实验证明，柴胡对溶血性链球菌、金黄色葡萄球菌、霍乱弧菌、结核杆菌的生长有抑制作用。柴胡对流感病毒、肝炎病毒、钩端螺旋体及牛痘病毒等均有抑制作用。并能抑制 I 型脊髓灰质炎病毒引起的细胞病变。柴胡对疟原虫有抑制作用，可能有阻止其发育使之消灭的作用。柴胡提取物对心肌炎小鼠模型具有抗病毒作用，且具有诱生干扰素的作用。

7. 护肝利胆作用

（1）护肝作用：柴胡煎剂与水浸剂，对 CCl_4 所致动物的肝损害有保护作用，镜下可见肝坏死区明显减少，肝细胞内糖原和核糖核酸的含量恢复或接近正常，血清转氨酶活力明显下降。对实验性肝硬化大鼠有防治作用，使其在肝硬化形成过程中减少肝细胞坏死，防止脂肪变性，抑制纤维增生，并可促进纤维的重新吸收。柴胡皂苷口服能抑制谷丙转氨酶的上升，有保护肝脏抗损伤的作用。它对多种原因（CCl_4、乙型肝炎病毒、伤寒疫苗、霉米）等所致动物实验性肝损伤有治疗作用，使肝细胞变性、坏死减轻，肝功能的损伤减轻、恢复加快。柴胡皂苷能减轻霉米及 D - 氨基半乳糖所致动物肝损害，尤以柴胡皂苷 d 的作用为强。柴胡与醋柴胡均可抗猪血清所致的大鼠免疫损伤性肝纤维化，且醋柴胡的作用优于生柴胡。

（2）利胆作用：柴胡有明显的利胆作用。实验表明，柴胡能使动物胆汁排出量增加，有使胆汁中的胆酸、胆色素和血中胆固醇浓度降低的作用，并能松弛奥狄括约肌。其利胆有效成分是所含的黄酮类成分。柴胡对离体兔肝总管有加强收缩，促进蠕动作用，从而有利于胆汁排出的作用。

8. 降血脂作用 柴胡皂苷肌注能使实验性高脂血症动物的胆固醇、甘油三酯和磷脂的水平降低，尤以甘油三酯的降低为显著；还能加速胆固醇及其代谢产物从粪便中排泄，从而使血脂下降。柴胡中降血脂的主要成分是柴胡皂苷 a、b，此外，柴胡醇、α - 菠菜甾醇也能使饲喂高胆固醇动物的血清胆固醇水平降低。

9. 抗过敏作用 柴胡皂苷对皮肤过敏反应、Arthus 反应、迟发超敏反应等变态反应均有抑制作用。这与其能抑制变态反应过程中组织胺、5 - 羟色胺、前列腺素等致敏介质的合成、释放及致敏作用有关。对于与人的系统性红斑性狼疮类似的自身免疫病模型的 NZB/WF_1 雌性小鼠，柴胡皂苷 d 可延长其寿命，与强的松龙合用时作用更显著。柴胡皂苷 a 1mg/mL 静注被动皮肤过敏大鼠模型能显著抑制过敏反应，并与剂量呈正相关，当 10mg/kg 时抑制作用最大，达 60%。3 ~ 10mg/kg 也能抑制豚鼠的过敏性支气管收缩，对组胺引起的支气管收缩也有一定的缓解作用，表明柴胡皂苷有抗过敏性哮喘作用，其机制兼有抗组胺和抑制过敏介导物质，也可能包括其他作用机制。

10. 对胃肠的作用 柴胡皂苷对实验动物应激性胃溃疡和幽门结扎、醋酸、组织胺所致溃疡均有一定的防治作用。能促进小鼠肠道内物质的移动，能明显增强乙酰胆碱对豚鼠离体小肠的收缩作用。柴胡复方对乙酰胆碱、组织胺、氯化钡引起的肠道痉挛有抑制作用。柴胡桂枝汤能抑制胃蛋白酶的分泌，减低胃液对黏膜的损害，能影响促胃液素的分泌，加强十二指肠黏膜的防御作用。

11. 增强免疫功能作用 柴胡能促进健康人淋巴细胞转化，降低家兔白细胞移动指数，促进羊红细胞免疫小鼠血清抗体增加。柴胡及小柴胡汤能使巨噬细胞活化，促进白细胞介素 - 1（IL - 1）的产生，然后诱导 T 细胞产生 IL - 2 及促进抗体产生。柴胡提取物及柴胡皂苷有免疫调节作用，能刺激 IL - 1 的诱生。柴胡桂枝汤可使正常幼鼠的免疫机能活化，有促进感冒综合征易感儿童增强抗体免疫功能的作用。小鼠腹腔注射柴胡多糖可显著增加脾系数、腹腔巨噬细胞吞噬百分数及吞噬指数和流感病毒血清中的抗体滴度，但不影响脾细胞分泌溶血素。柴胡多糖对正常小鼠迟发超敏反应（DTH）无作用，但可以完全及部分恢复环磷酰胺（CY）或流感病毒对小鼠 DTH 反应的抑制。柴胡多糖能明显提高 ConA 活化的脾淋巴细胞转化率及天然杀伤细胞的活性。实验结果显示，柴胡多糖能提高小鼠体液和细胞免疫功能，并能使免疫抑制状态有一定程度的恢复。

12. 促酶分泌作用 柴胡中的有效成分柴胡皂苷具有极强的促酶分泌作用。近期研究结果表明，柴胡皂苷能显著促进大鼠胰腺腺泡消化酶的分泌，柴胡皂苷 I 能够激活胰腺腺泡细胞膜受体从而升高细胞 $[Ca^{2+}]$ 而促酶分泌，$10^{-5}mol/L$ 柴胡皂苷 I 给药后 1～2 分钟酶分泌速率达基础值的 16 倍，10 分钟完成促泌作用的 95%。柴胡的这一作用可以用来治疗急性胰腺炎。急性胰腺炎早期由于胰腺腺泡细胞的自我消化和坏死而累及胰脏组织乃至全身器官，柴胡促酶分泌的作用可防止或减轻由于分泌受阻而引发的细胞自消化。

13. 抗肿瘤作用 有报道，柴胡提取物对人肝癌 SMMC - 7721 细胞线粒体代谢活性、细胞增殖以及小鼠移植 S_{180} 实体肿瘤有明显抑制作用。而对于白血病这一造血系统恶性肿瘤，近期研究发现，柴胡对其也有防治作用。将单体成分柴胡皂苷 d（SSd）作用于白血病细胞 K_{562}，用药后 K_{562} 细胞的细胞数、分裂指数均下降，K_{562} 细胞的增殖被抑制。荧光染色法观察后发现：K_{562} 经 $10\mu g/mL$ SSd 处理 24 小时后，开始出现凋亡小体，48 小时后出现大量死细胞；间接免疫荧光法检测发现，K_{562} 细胞的癌基因 Bcl - 2 基因表达下降，将 SSd（$10\mu g/mL$）作用于人急性早幼粒白血病细胞（HL_{60}）糖皮质激素受体 mRNA，发现 SSd 可上调 HL_{60} 细胞糖皮质激素受体 mRNA 表达，并抑制细胞生长。

14. 抗惊厥作用 柴胡皂苷和柴胡挥发油均有抗惊厥作用。柴胡皂苷 150mg/kg 与挥发油 300mg/kg 合理配伍后有很强的抗惊厥作用。柴胡皂苷还可以延长猫的睡眠时间，故柴胡治疗神经精神科疾病有较好的疗效。柴胡作用于毛果芸香碱致痫的家兔和大鼠，可使癫痫发作次数和发作持续时间显著减少，发作间隔时间延长，研究结果显示，柴胡对癫痫模型大脑皮质放电及中枢神经系统的突触传递过程有明显的抑制作用。

15. 抗内毒素作用 从柴胡中提取柴胡总皂苷，用体外鲎试验法，发现 50mg/mL 柴胡总皂苷溶液稀释至 32 倍仍有直接破坏内毒素作用；解热实验显示，总皂苷 + 细菌脂多糖组升温为 0.05℃，细菌脂多糖组（模型组）升温 0.75℃，柴胡皂苷组升温 0.01℃，给药组与模型组差异显著，表明柴胡总皂苷具有抗内毒素活性。

16. 抗细胞黏附作用 从柴胡中分得的柴胡皂苷 a、d、e 有显著抗细胞黏附活性，并有较强的溶血作用。活性与结构关系研究发现，含糖和 C - 13、C - 28 的醚链是活性作用所需要的；柴胡皂苷 a 在 C - 16 位有 β - 羟基比柴胡皂苷 a 在 C - 16 位有 α - 羟基活性更强。综合考虑，柴胡皂苷的抗细胞黏附作用与其溶血作用相关。

17. 减轻蛋白尿作用 嘌呤霉素氨基核苷（PAN）肾病大鼠给予柴胡皂苷后，尿蛋白明显减少，血清总蛋白、白蛋白的下降均有明显改善，并且肾病大鼠尿蛋白排泄减少与给予柴胡皂苷的量成正比，大鼠肾小球上皮细胞足突排列及其底膜的不规则状态都能得到明显改善。柴胡皂苷作用于细胞膜，使之稳定性加强，以细胞膜的变化为媒介，使细胞性质和功能发生变化，进而使机体对各种病因反应性改变。

18. 对心血管的作用 北柴胡醇浸液能使麻醉兔血压轻度下降，对离体蛙心有抑制作用，阿托品不能阻断此种抑制。北柴胡注射液则虽用大剂量对在位猫心、血压皆无影响。

19. 抗抑郁作用 柴胡水煎液灌胃给抑郁症模型大鼠，能上调大鼠海马区脑源性神经营养因子（BD-NF）的表达而防治应激性神经元损伤，进而防治应激损伤与抗抑郁。

20. 调节雌激素水平作用 柴胡与醋柴胡均可上调正常大鼠及肝郁证模型大鼠雌激素水平，且醋柴胡此作用强于柴胡。提示柴胡与醋柴胡疏肝解郁作用可能与其调节雌激素水平有关。

21. 其他作用 柴胡皂苷给小鼠口服，小剂量有抑制排尿和缩瞳作用，大剂量有促进排尿和散瞳作用。柴胡与升麻配用后，对子宫兴奋作用的强度、时间远较单用为显著。小柴胡汤对胶原法诱导的血小板聚集有抑制作用，对放射线所致小鼠造血干细胞和血小板减少有防护作用。其甾醇（尤其是 α - 菠菜甾醇）可使兔降低了的基础代谢恢复到正常状态。柴胡煎剂或醇提取物给兔口服，可升高血糖。柴胡皂苷有抑制肝和心肌中的脂质过氧化，而降低肝转氨酶，减少血凝的作用。柴胡粗提物通过抑制补体经典激活途径和旁路激活途径，与补体预先混合均能降低体系的溶血。

【临床应用】

1. 解热 ①感冒发热：柴胡注射液或复方柴胡注射液，对普通感冒、流行性感冒、疟疾、肺炎等的发热有较好的退热效果。临床观察 143 例，有效率为流感 98.1%，普通感冒 87.9%，均于 24 小时退热。用柴胡冲剂治疗一般感冒 666 例，主要症状在 48 小时内消失或好转 9 成以上者达 79%。②病毒性感染发热：用柴胡桂枝汤加石膏、川芎和苍术用于病毒感染发热，治疗 112 例，痊愈 85 例，有效 13 例，无效 14 例，总有效率为 87.5%。用柴胡注射液治疗小儿病毒性上呼吸道感染高热 62 例，有效 56 例（占90.3%）。

2. 肝炎 ①急、慢性传染性肝炎：用 50% 柴胡注射液 10~20mL，与葡萄糖注射液静注，治疗急、慢性传染性肝炎 119 例，结果治愈 85 例，基本治愈 24 例，有效 8 例，无效 2 例，总有效率为 98.3%。柴胡皂苷与桃仁提取物并用，治疗慢性肝炎有效。②肝炎后综合征：用柴胡桂枝汤加减作治疗组与西药对照组，均以治疗 2 个月后评定疗效。结果治疗组 116 例，治愈 87 例，有效 21 例，无效 8 例，总有效率为93.1%，平均有效时间为（19.2±4.4）天。而对照组治疗 38 例，总有效率为 65.8%，平均有效时间为(18.9±4.5) 天。两组差异明显（$P<0.01$）。

3. 心脏疾患 ①心律失常：用柴胡桂枝汤加减，治疗心律失常患者 24 例，治愈 16 例，好转 4 例，无效 4 例，有效率为 83.3%。②心绞痛：用小柴胡汤加当归、川芎、附子等治疗缺血型心绞痛 41 例，症状1 月内消失，心电图改善。③高脂血症：用降脂合剂（含柴胡 3g，罗汉果适量）每次 20mL，每日 3 次，18 天为 1 疗程。治疗 83 例，甘油三酯平均值由(242.18±98.87)mg/dL 降至(145.96±51.42)mg/dL。

4. 胃肠溃疡 用柴胡桂枝汤提取剂每天 7.5g，并用西米替丁每天 800mg，共治疗经内窥镜诊断为胃溃疡的病例 214 例，用药 56 天，结果溃疡累积痊愈率为 92.4%，单用西米替丁为 83%。用小柴胡汤加味治疗胆汁返流性胃炎 36 例，疼痛消失 32 例，明显减轻 4 例，胆汁反流消失 33 例，经胃镜检查浅表性炎症有 28 例，24 例好转。1 疗程为 30 天。

5. 癫痫 柴胡桂枝汤加减，治疗 192 例，其中治愈 50 例，显效 101 例，好转 26 例，无效 15 例，总有效率为 92.2%。又报道，曾用其他抗癫痫药治疗无效的顽固性癫痫病人改用柴胡桂枝汤治疗 24 例，取得满意的疗效。

6. 神经衰弱 柴胡桂枝汤加味，治疗 60 例，每日 1 剂，14 天为 1 疗程，1~2 个疗程获得疗效。小柴胡汤合甘麦大枣汤加减，治疗更年期综合征 21 例，均获良效。

7. 皮下结核及扁平疣 柴胡桂枝汤加减，治疗皮下结核 13 例，痊愈 11 例，占 84.6%。柴胡注射液湿敷于手、颈、头面部，治疗扁平疣 20 例，7~9 天内扁平疣消失而愈。

8. 肾病 用柴胡皂苷治疗 IgA 肾病患者 12 例，每日口服柴胡皂苷 1.2g，50% 的患者在服药 1~2 个月后血尿症状消失，其他临床症状也大大减轻。还发现柴胡皂苷可抑制甲基肼引起的全身毒性反应，延缓尿毒症的各种症状。

9. 胆汁返流性胃炎　胆汁返流性胃炎与《内经》"呕胆"相似，属中医学胃脘痛、嘈杂范畴。少阳枢机不利、肝气郁结是本病的主要原因，小柴胡汤可和解少阳，使胆逆降则胃自安。观察小柴胡汤治疗本病68例，结果显示本方对情志抑郁所致胆汁返流性胃炎效果尤佳，对严重胃下垂而伴有本病者效果不理想。

10. 胆囊炎、胆结石术后综合征　胆囊炎、胆结石术后患者常出现恶寒发热、胁痛、右上腹胀痛不适、肩背部牵掣、口干口苦、纳谷不香、便溏等并发症状，颇似小柴胡汤证。认为患者胆结石虽已排除，但余邪未清，正气已伤，余邪作祟而出现上述症状，病邪在少阳半表半里之间，宜小柴胡汤和解少阳，临床观察31例，总有效率83.9%。

11. 梅尼埃综合征　小柴胡汤加味治疗该病268例，治愈率达88.1%。以小柴胡汤合泽泻汤治疗梅尼埃综合征48例，总有效率95.8%。

12. 眼底出血　以小柴胡汤疏肝为主，并根据辨证分别辅以凉血止血、活血散血、养血滋阴之法，共观察64例，治疗2月后患眼视力较治疗前有显著恢复，总有效率83.4%。

【毒副作用】　柴胡对局部有刺激作用及溶血作用。柴胡皂苷给小鼠口服的 LD_{50} 为4.7g/kg，腹腔注射为112mg/kg；豚鼠腹腔注射的 LD_{50} 为533mg/kg。柴胡注射液5mL/kg给猫静注，对血压、呼吸、心脏均无影响，对小鼠0.2mL/20g皮下注射无毒性。柴胡浸膏10%水溶液，对小鼠皮下注射，最小致死量为1.1mL/10g。有报道，少数患者在使用柴胡过程中出现不同程度的过敏，以晕厥、呼吸困难及皮疹为主，对于过敏性休克，可用肾上腺素抢救，使用过程中应注意。

参 考 文 献

1. 田利鲜. 湖北中医杂志, 2008, 30 (1)：59.

2. 谢东浩，等. 南京中医药大学学报, 2007, 23 (1)：63.

3. 陈恩，等. 中国医药工业杂志, 2008, 39 (9)：666.

4. 张奇，等. 中西医结合心脑血管病杂志, 2015, 13 (6)：760.

5. 张启荣，等. 中国中医药科技, 2015, 22 (1)：44.

6. 郭立，等. 中国临床药学杂志, 2008, 17 (4)：208.

7. 汪巍，等. 中成药, 2014, 36 (4)：828.

8. 刘芳，等. 中华中医药学刊, 2010, 28 (8)：1601.

9. 张巍，等. 齐齐哈尔医学院学报, 2012, 33 (17)：2303.

10. 王丽娜，等. 中医药学报, 2014, 42 (1)：56.

11. 杨昆蓉，等. 云南中医中药杂志, 2013, 34 (3)：81.

12. 陈云龙，等. 甘肃中医学院学报, 2009, 26 (1)：27.

13. 常建国. 四川中医, 2010, 28 (4)：72.

升　麻

【别名】　绿升麻，空升麻，鸡骨升麻。

【来源】　为毛茛科植物大三叶升麻 *Cimicifuga heracleifolia* kom.、兴安升麻 *Cimicifuga dahurica* (Turcz.) Maxim. 或升麻 *Cimicifuga foetida* L. 的干燥根茎。

【性味】　辛、微甘，微寒。

【功能主治】　发表透疹，清热解毒，升举阳气。用于风热头痛，齿痛，口疮，咽喉肿痛，麻疹不透，阳毒发斑，脱肛，子宫脱垂。

【主要成分】 升麻中的主要成分为三萜多氧化合物及色原酮、酚酸、齿阿米醇及齿阿米素等。其中已鉴定结构的有：异阿魏酸（Isoferulic acid），3 - 乙酰氨基咖啡酸，咖啡酸葡萄糖酯苷（Caffeic ester glucoside），升麻素（Cimifugin），升麻素葡萄糖苷（Cimifugin glucoside），6 - 异次黄嘌呤核苷（6 - Isoinosine），北升麻瑞（Cimidahurine），北升麻宁（Cimidahurinie），7,8 - 二脱氢 - 27 - 脱氧升麻亭，23R，24R - 24 - 氧 - 乙酰升麻醇 - 3 - O - β - D - 木糖苷，升麻醇，升麻醇 - 30 - β - D - 木糖苷，D - 葡萄糖（D - glucose），蔗糖（Sucrose）等。还有 3 个环阿烷三葡糖苷。升麻挥发油中主要成分为脂肪酸类化合物，其中棕榈酸的含量最高。

【药理作用】

1. 抗菌作用 升麻在试管内能抑制结核杆菌的生长，对金黄色葡萄球菌、白色葡萄球菌和卡他球菌有中度抗菌作用，对绿脓杆菌有轻度抗菌作用。升麻在试管内对许兰黄癣菌、奥杜盎小芽孢菌、铁锈色小芽孢癣菌和红色表皮癣菌等真菌有抑制作用。

2. 对病毒的抑制作用 升麻皂苷（Cd - s）可抑制荧光阳性细胞数，使猴艾滋病病毒产量下降 2~3 个单位，细胞病变程度亦有所缓解。可明显抑制 $^3H - TdR$ 的转运。提示 Cd - s 是通过抑制细胞膜的核苷转运过程，导致艾滋病病毒在宿主细胞内自身 DNA 合成受限，艾滋病病毒产量下降。升麻提取物升麻总酚酸具有显著的抗 HBV 活性，能明显降低 $HepG_2$ 细胞胞浆核心颗粒 HBV DNA 水平。

3. 抗炎作用 升麻能抑制大鼠角叉菜胶及右旋糖酐所致足肿胀和乳酸或醋酸引起肛门溃疡，对角叉菜胶空气囊炎症的肉芽组织重量和渗出液量有明显抑制作用。对 T_3 细胞增殖呈浓度依赖性抑制。升麻素诱导性给药对 Th_2 型变应性接触性皮炎（ACD）小鼠模型的过敏性皮炎有抑制作用，其作用机制可能与调节 2 型细胞因子有关。

4. 对中枢神经系统的作用 升麻和单穗升麻的提取物可使动物活动减少，并可降低大鼠正常体温，对伤寒、副伤寒混合疫苗所致大鼠发热有解热作用。对小鼠有镇痛作用。升麻提取物能对抗樟脑或士的宁引起的惊厥。北升麻提取物灌胃，能明显抑制醋酸所致扭体反应，但对压尾刺激则不表现镇痛作用。

5. 对平滑肌的作用 升麻煎剂对正常离体家兔子宫有兴奋作用，对膀胱和未孕子宫呈兴奋作用，并抑制离体肠管和妊娠子宫。升麻中的齿阿米醇对豚鼠空肠有明显缓解作用，并对氯化乙酰胆碱、盐酸组胺或氯化钡所致肠痉挛有一定抑制作用。

6. 对心血管系统的作用 升麻有抑制心脏、减慢心率、降低血压的作用。升麻苷亦有降压作用。

7. 护肝作用 升麻的甲醇提取物及升麻醇木糖苷对四氯化碳引起的动物肝损伤有抑制作用，能减轻肝细胞变性、坏死和抑制谷丙转氨酶的升高。

8. 对免疫功能的影响 给小鼠腹腔注射升麻葛根汤能增强 PHA 的促"淋转"作用，并能促进腹腔巨噬细胞的吞噬功能。升麻醇木糖苷能抑制淋巴细胞活化，抑制抗体产生。升麻提取液在体内能诱生干扰素。

9. 抗骨质疏松的作用 有人利用体外小鼠头盖骨培养系研究了升麻三萜类化合物对由活性维生素 D_3 引起的骨吸收作用，结果显示，6 种升麻三萜类化合物具有明显的骨吸收亢进作用。升麻三萜类化合物对小鼠卵巢摘除模型引起的骨密度降低具有预防作用，并且没有观察到雌激素样副作用。

10. 抗氧化作用 升麻丙酮提取物对油脂具有较好的抗氧化作用，在一定范围内，抗氧化效果随添加量的增加而增强；此外，丙酮提取物与维生素 C 在花生油中有很好的协同增效作用。升麻多糖提取物具有良好的清除羟基自由基的能力，其清除能力与多糖浓度有明显的量效关系。

11. 其他作用 升麻热水提取物体外实验，对人子宫颈癌细胞 JTC - 26 株有抑制作用。升麻生药或炒炭后均能缩短凝血时间。其水提物对凝血酶引起的人血纤维蛋白质凝聚时间有显著延长作用。

【临床应用】

1. 胃下垂 升麻、枳壳各 15g，水煎，分 2 次服，随证加减，3 个月为 1 疗程，治疗 50 例，痊愈 10 例，显效 9 例，有效 24 例，无效 7 例。

2. 莨菪类药物中毒 升麻、通草各 50g，麦冬 30g，甘草 10g。水煎顿服，中毒严重者，可重复服用，直到病情好转。

3. 子宫脱垂 升麻6g，牡蛎12g，每日1剂，水煎分2～3次空腹服用，1个月为1疗程。治疗723例，痊愈率为73.1%，好转率为21.6%，总有效率为94.7%。

4. 乙型肝炎 升麻葛根汤水煎服，每日1剂，每剂3煎，3个月为1疗程，一般治疗1～3个疗程。治疗300例乙肝患者，治愈195例，占65.0%。其中1个疗程98例，2个疗程76例，3个疗程21例。显效76例，占25.3%，其中1个疗程5例，2个疗程27例，3个疗程44例。好转28例，占9.3%，其中服药2个疗程9例，3个疗程19例。无效1例，占0.3%。

【毒副作用】 升麻毒性较小，但过量服用可引起乏力，眩晕，震颤，剧烈头痛，脉缓，虚脱。中毒量可致心脏抑制，血压下降，因呼吸麻痹而死亡。

参 考 文 献

1. 黄贵平，等. 中国实验方剂学杂志，2013，19（21）：231.
2. 江小燕，等. 中药药理与临床，2014，30（2）：28.
3. 黄艳红，等. 内蒙古中医药，2012，（19）：65.
4. 吴彦. 光谱实验室，2013，30（5）：2444.
5. 聂伟，等. 河北中医，2014，36（7）：1025.

蔓 荆 子

【别名】 蔓荆实，蔓青子，万京子。

【来源】 为马鞭草科植物单叶蔓荆 *Virex trifolia* L. var. *simplicifolia* Cham. 或蔓荆 *Vitex trifolia* L. 的干燥成熟果实。

【性味】 辛、苦，微寒。

【功能主治】 疏散风热，清利头目。用于风热感冒头痛，齿龈肿痛，目赤多泪，目暗不明，头晕目眩。

【主要成分】 单叶蔓荆果实和叶含挥发油，油中主要成分为莰烯（Camphene）和蒎烯（Pinene），并含有微量生物碱和维生素A。果实中尚含紫花牡荆素（即蔓荆子黄素，Casticin）、β-谷甾醇、β-谷甾醇-3-O-葡萄糖苷、3,6,7-三甲基槲皮万寿菊素、蔓荆子碱（Vitricin）、蔓荆呋喃、蒿亭、豆甾醇、木犀草素、3,4-二羟基苯甲酸等。

【药理作用】

1. 镇痛作用 小鼠扭体实验及热板实验证实，蔓荆子果实有明显的镇痛作用。能延长醋酸所致扭体反应潜伏期，减少扭体次数，提高热板致痛小鼠的痛阈值。本品对神经性头痛、高血压性头痛也有较好的镇痛作用。

2. 抗菌作用 实验表明，100%蔓荆子煎剂对甲型链球菌、奈氏球菌有抑制作用，对肺炎球菌有较强的抑菌作用。蔓荆子黄素对金黄色葡萄球菌有明显的抑制作用。

3. 抗病毒作用 蔓荆子水煎液1:10浓度，对病毒 $ECHO_{11}$ 株有对抗作用。

4. 降压作用 蔓荆子有明显降压作用。静脉注射蔓荆子水煎液1g/kg、2g/kg、3g/kg、4g/kg，对血压、心电图均无影响。静脉注射蔓荆子醇浸液1g/kg，猫血压立即下降，120分钟血压由120mmHg下降至44mmHg，160分钟下降至32mmHg，以后继续下降而死亡。由十二指肠给蔓荆子醇浸液1g/kg，在120分钟血压下降52%，以后逐渐恢复，至3小时仍未恢复给药前水平。对高血压引起的头痛症也有作用。

5. 改善血流状态 蔓荆子或叶的挥发油蒸馏液，能加快高分子右旋糖酐性血瘀兔及大鼠的血流速度，增加微循环血管交点数，改善血流状态。

6. 抗炎作用 蔓荆子具有抗炎作用，其毛细管透过性实验，以小鼠腹腔内色素渗出为指标，在腹腔注射 300mg/kg、500mg/kg、1000mg/kg 剂量下抑制腹腔内色素渗出率分别为 13%、18%、16%。

7. 抗癌作用 蔓荆子的乙醇提取物（含量 12.7μg/mL）能较好地抑制大鼠 Hepalclc 系细胞的增生，对肝癌有较好的预防作用。其含有的 C_2、C_3 双键的黄酮类化合物可以抑制某些癌症细胞的增殖。蔓荆子活性成分 Vitexicarpin 对 K_{562} 等 4 种人癌细胞有较强的增殖抑制活性。处理后的 K_{562} 细胞表现出典型的凋亡形态特征，出现了剂量依赖性增加的亚二倍体峰并呈现出典型的 DNA 梯形条带；PARP 和 caspase – 3 被剪切，胞浆中细胞色素 C 增高，Bcl – 2 表达减少，Bax 表达未见明显变化。蔓荆子总黄酮具有抑制人小细胞肺癌 NCI – H446 细胞系肺癌干细胞（LCSCs）自我更新能力的作用，可能与其下调磷酸化 Akt（p – Akt）蛋白表达和抑制细胞自我更新相关转录因子 Bmi1 有关。

8. 抗氧化作用 蔓荆子总黄酮体外具清除羟基自由基（·OH）和超氧阴离子自由基（O_2^-）能力，其抗氧化作用与总黄酮浓度呈明显的量效关系。蔓荆子挥发油具有较强的抗氧化能力，其清除能力与浓度呈明显正相关。另有研究表明，蔓荆子生物碱亦具有较强的抗氧化能力，其浓度与对·OH 清除能力呈正相关，与对 O_2^- 清除能力呈负相关。

9. 其他作用 蔓荆子有明显的镇静、平喘、祛痰作用，其功效优于牡荆油。动物实验表明，蔓荆子有增强小鼠体质的作用。蔓荆子还有抗突变作用。蔓荆子生品及炮制品均对发热大鼠有明显的解热作用，以微炒品的解热作用最强。

【临床应用】

1. 血管性头痛 蔓荆子汤：由蔓荆子、菊花、钩藤、川芎各 15g，薄荷、甘草各 6g，白芷 10g，细辛 3～6g 组成。随证加减。治疗 93 例，治愈 67 例，有效 23 例，无效 3 例，总有效率为 96.8%。

2. 过敏性鼻炎 蔓荆子制成滴鼻液，用于治疗过敏性鼻炎有效。

3. 感冒头痛及神经性头痛 治疗感冒头痛，蔓荆子 9g，水煎服。或蔓荆子、紫苏叶、荷叶、白芷、菊花各 9g，水煎服。治疗三叉神经痛，用蔓荆子 60g，白酒 500mL，将蔓荆子炒至焦黄，轧为粗末，入酒内浸泡 3～7 天（夏季泡 3 天，冬季泡 7 天），兑凉开水适量，取汁 700mL，每次服 50mL，每日 2 次，7 天为一个疗程。

4. 慢性化脓性中耳炎 蔓荆子汤：蔓荆子 15～20g，升麻 12～15g，前胡 8～12g，桑白皮 12～15g，甘草 3～9g，麦门冬 14～18g，茯苓 18g，赤芍药 15～20g。红棉散药物组成：枯矾、海螵蛸各 15g，龙骨 12g，洗净，切碎，与冰片 2g 共为末，消毒，贮瓶中备用。用药方法：将外耳道洗净后，吹入红棉散（量宜少，鼓室内覆盖薄薄一层即可，以防结块妨碍引流），日 1 次；同时煎服蔓荆子汤，日 1 剂，分 2 次服，直至外耳道流脓止、干燥。其后间断用蔓荆子汤 2～3 个疗程（1 个疗程为 3 剂，疗程间间隔时间为 8～10日）。蔓荆子汤合红棉散治疗慢性化脓性中耳炎 110 例，治愈 98 例（89.1%），好转 12 例（10.9%）。

5. 急性乳腺炎 蔓荆子 200～300g，炒黄后研末，酒调成糊状。用时先用温盐水轻轻擦洗乳头及乳房，然后用吸乳器排空乳汁，将药敷于患处，用大青叶覆盖，再盖上纱布，外以胶布固定，12 小时更换 1次。若成脓者，行穿刺抽脓后再敷药。治疗急性乳腺炎 19 例，其中痊愈（临床症状消失，肿消散，血液化验白细胞总数及中性粒细胞正常）17 例；显效（症状体征明显减轻，白细胞总数及中性粒细胞接近正常）2 例。

6. 坐骨神经痛 蔓荆子 50g，炒至焦黄，轧为粗末，加入到白酒 500mL 内浸泡 3～7 天（夏天泡 3 天，冬天泡 7 天），兑凉开水适量，取汁 700mL，每天分早、晚各饮 50mL，7 天为一个疗程，观察 3 个疗程。1个疗程症状消失者 12 例，2 个疗程症状消失者 23 例，3 个疗程症状明显改善者 20 例，效果不明显者 1例，总有效率为 98.2%。

参 考 文 献

1. 王冬，等. 中医药学报，2008，36（1）：69.

2. 曹晓诚，等. 中草药，2014，45（9）：1284.

3. 马艳妮，等. 山东中医杂志，2014，33（8）：670.

4. 刘红燕. 抗感染药学，2014，11（2）：119.

5. 隋在云，等. 中药药理与临床，2007，23（5）：138.

6. 刘红燕. 抗感染药学，2014，11（3）：197.

蝉　蜕

【别名】　蝉衣，蝉退，蝉壳。

【来源】　为蝉科昆虫黑蚱 *Cryptotympana pustulata* Fabricius 的若虫羽化时脱落的皮壳。

【性味】　甘，寒。

【功能主治】　疏散风热，利咽，透疹，明目退翳，解痉。用于风热感冒，咽痛音哑，麻疹不透，风疹瘙痒，目赤翳障，惊风抽搐，破伤风。

【主要成分】　蝉蜕含有众多的氨基酸类成分，其中包括游离氨基酸12种，如：天门冬氨酸、苏氨酸、谷氨酸、丙氨酸、甘氨酸、胱氨酸、缬氨酸、异亮氨酸、亮氨酸、苯丙氨酸、赖氨酸、精氨酸。水解氨基酸17种，除以上12种外，还包括丝氨酸、蛋氨酸、酪氨酸、组氨酸、脯氨酸。此外，蝉蜕中还含有蛋白质、甲壳质和酚性化合物及24种微量元素。

【药理作用】

1. 镇静作用　蝉蜕水提液小鼠腹腔注射有明显的镇静作用。蝉蜕醇提物能使小鼠的自发活动减少，能延长戊巴比妥钠睡眠时间，拮抗咖啡因引起的活动增加，有显著的镇静作用，与戊巴比妥类药物有协同作用。本品煎剂静注时可使家兔活动减少、安静，腹及四肢肌张力降低，翻正反射迟钝，而且作用明显。

2. 抗惊厥作用　蝉蜕水提液灌胃给药，能降低硝酸士的宁引起的动物惊厥死亡率，有一定的抗惊厥作用。本品醇提物也能拮抗士的宁引起的惊厥。用蝉蜕酒剂及五虎追风散（以蝉蜕为主药）煎剂灌服，对由破伤风毒素引起的破伤风家兔可使其平均生存期延长，但不能防止其死亡。对家兔已形成破伤风惊厥，可减轻惊厥程度。蝉蜕抗惊厥作用以其身体部位较头、足部位强，均与戊巴比妥钠有协同作用。

3. 镇痛作用　蝉衣水提液皮下注射有明显的镇痛作用。能延长热刺激时小鼠疼痛反应出现的时间。镇痛作用以其全体及身较明显，头、足较次。

4. 免疫抑制及抗过敏作用　小鼠灌胃蝉蜕水煎剂2.5、5.0g（生药）/kg，每日1剂，连续5～10天，能明显减轻免疫器官和胸腺的重量，明显降低单核巨噬细胞对炭末的廓清能力及腹腔巨噬细胞对鸡血细胞的吞噬百分率和吞噬指数，表明蝉蜕对非特异性免疫反应有抑制作用；对2,4－二硝基氯苯（DNCB）所致小鼠耳迟发型超敏反应亦有明显抑制作用，表明蝉蜕对细胞免疫也有抑制作用，提示蝉蜕具有稳定肥大细胞膜，阻滞过敏介质释放，抑制 I 型变态反应的作用，对 IV 型变态反应也有明显抑制作用。蝉蜕水煎液5g/kg，对小鼠耳异种被动皮肤过敏反应（PCA）和大鼠颅骨骨膜肥大细胞脱颗粒也有明显的抑制作用。

5. 解热作用　家兔静脉注射蝉蜕醇提水溶部分6g（生药）/kg，给药3小时后对伤寒、副伤寒甲乙三联菌苗致热有解热作用（ $P < 0.05$ ）。

6. 红细胞膜保护作用　蝉蜕注射液体外实验不仅对羊红细胞无溶血作用，且可拮抗桔梗水提液对羊红细胞的溶血作用，表明蝉蜕对红细胞膜有一定的保护作用，保护时间可持续2小时。

7. 对血压、呼吸、心率及肝肾功能的影响　药理研究表明，静脉注射蝉蜕醇提物对家兔血压、呼吸无显著影响，但是使心率显著减缓，且无过敏反应，无溶血作用，具有一定的膜保护作用。连续多次静脉给药，对家兔肝功能无明显影响，但对家兔肾功能有一定影响，表现为血尿素氮下降，肌酐升高，停药后逐步恢复正常，说明具有可逆性。蝉蜕加宣肺利水药有加强去尿中蛋白之功，并可缩短疗程。

8. 抗肿瘤作用　蝉蜕水提物小鼠体内实验表明，蝉蜕对艾氏腹水癌细胞有高度的抗肿瘤活性；对人子宫颈癌 CJTC－26 抑制率为100%；对人体正常纤维细胞抑制率为50%，但用药5个月后消失。

9. 平喘作用 蝉蜕提取物喷雾可改善哮喘模型大鼠支气管和肺组织病理形态学改变、降低血清 TXB_2 和 $6-keto-PGF_{1\alpha}$ 以及降低白介素 - 2、5 的含量。

10. 抗凝与纤溶活性 蝉蜕仿生胃/胰酶解物和水提醇沉物可延长活化部分凝血活酶时间（$APTT$），抑制血小板聚集，并能不同程度延长血凝 - 纤溶，而具有抗凝与纤溶作用。

11. 抑菌作用 采用超声波提取法，乙醇蝉蜕提取物的抑菌活性最高，对大肠杆菌的最小抑菌浓度为 $0.078mg/mL$。

12. 清除自由基作用 蝉蜕分离所得的多巴胺成分在体外自由基 DPPH 清除试验中表现出较强的抗自由基活性。

13. 对血液流变学影响 蝉蜕水提液对正常大鼠的血液流变学无显著影响，但可显著降低高脂血症大鼠的全血和血浆黏度、体外血栓形成、红细胞聚集指数、血清甘油三酯及总胆固醇水平。表明蝉蜕具有显著改善高脂血症病理状态下的血液流变学作用，使之恢复或接近正常水平。

14. 其他作用 蝉蜕水提液在体内能诱生干扰素，蝉蜕煎剂有阻断颈上交感神经节传导的作用。蝉蜕还有镇咳、祛痰作用。蝉蜕水煎剂在体外还可增强子宫平滑肌的收缩。

【临床应用】

1. 破伤风 蝉蜕末每日 $4.5\sim15g$，用黄酒 60mL 冲服，或用五虎追风散合玉真散加减，配合必要的西药治疗，有较好疗效。曾有人观察治疗 150 例，治愈率达 91.3%。

2. 慢性荨麻疹 蝉蜕炒焦研末，炼蜜为丸，每次 1 丸（重 9g），日服 $2\sim3$ 次。治疗本病 30 例，治愈 7 例，显效 15 例，好转 5 例。

3. 急性肾小球肾炎 蝉蜕 25g，浮萍 15g，水煎服，每日 1 剂。治疗本病 68 例，治愈 54 例，显效 9 例，好转 5 例，平均疗程 21 天，有效率 100%。

4. 脱肛 先用 1% 的白矾水洗肛门，涂以香油，再将蝉蜕粉涂之，而后将脱肛还纳，经治 $23\sim56$ 天，30 例脱肛均获临床治愈。随访未复发。

5. 皮肤瘙痒症 用蝉蜕、熟地黄、丹参共研末，1 天 3g，治本病 35 例，结果治愈 26 例，好转 8 例，无效 1 例，总有效率 97.1%，一般用药 $3\sim5$ 天好转，多数 15 天后瘙痒消失。治风疹块每月发作 $2\sim3$ 次，用蝉蜕研末，1 天 10g，服用 10 天治愈，随访 3 月未复发。

6. 夏季皮炎 用蝉蜕、滑石、甘草、白鲜皮、鲜青蒿、参叶、五味子、黄柏、地肤子治疗本病 35 例，痊愈 22 例，显效 4 例，有效 3 例，无效 6 例。

7. 喉源性咳嗽 药用蝉蜕、僵蚕各 6g，荆芥、防风、桔梗、黄药子各 9g，陈皮、半夏、前胡各 10g，茯苓、夜交藤各 15g，甘草 3g。水煎服，1 天 1 剂，分 2 次口服，治疗 42 例，全部治愈，疗程最短者 4 天，最长者 15 天。

8. 小儿夜啼 蝉蜕、钩藤（后下）各 15g，玄参 8g，竹叶 6g，灯心草 3 扎，甘草梢 3g。辨证加减，每日 1 剂，治疗小儿夜啼 46 例，全部治愈，一般服药 3 剂，最多 5 剂。

9. 行经头痛 蝉蜕、白蒺藜各 15g，水煎服，每日 1 剂，于月经前 1 周开始服药，至月经干净为止，连续治疗 3 个月经周期。共治疗 38 例，治愈 28 例，好转 7 例，失访 3 例。

【毒副作用】 本品无明显毒性，临床应用亦未见不良反应。小鼠腹腔注射蝉蜕醇提取物的 LD_{50} 为 8000mg/kg。小鼠腹腔注射本品醇提物，连续给药 10 天，日剂量必须小于 LD_{50} 的 1/20 才能避免死亡，日剂量达 LD_{50} 的 1/6 时，连续给药 7 天，全部死亡。

参 考 文 献

1. 徐树楠，等. 中国药理学通报，2007，23（12）：1678.

2. 郑梅，等. 中华中医药学刊，2007，25（11）：2300.

3. 徐树楠，等. 中国药理学通报，2008，24（10）：1398.

4. 王永梅，等. 中国中医基础医学杂志，2007，13（12）：948.

5. 曹唯仪，等. 中医药信息，2012，29（6）：45.

浮　萍

【别名】　水萍，紫背浮萍。

【来源】　为浮萍科植物紫萍 Spirodela polyrrhiza（L.）Schleid. 的干燥全草。

【性味】　辛，寒。

【功能主治】　宣散风热，透疹，利尿。用于麻疹不透，风疹瘙痒，水肿尿少。

【主要成分】　全草主含荭草素（Orientin）、牡荆素（Vitexin）、芹菜糖（Apiose）、木犀草黄素－7－葡萄糖苷（Luteolin－7－monoglycoside）、芹菜素、木犀草素、芹菜素－7－O－葡萄糖苷、木犀草素－7－O－葡萄糖苷。尚含多糖、醋酸钾、氯化钾、碘、溴、色素、鞣质及类脂化合物（亚麻酸、棕榈酸、亚油酸）、58 种微量元素，其中 Cu、Zn、Fe、Mn、Mo 是含量较高的 5 种微量元素。

【药理作用】

1. 利尿作用　浮萍经实验证明具有利尿的作用，利尿的有效成分认为是所含的醋酸钾及氯化钾。

2. 对心血管的作用　浮萍制成 1：10 的浸膏，对离体及在体蛙心实验，证明对正常蛙心无明显的影响，而对奎宁所致的衰弱蛙心则呈显著的强心作用。其作用因钙盐的存在而增强。本品直接作用于心肌，大剂量可使蛙心停止在舒张期，并使血管收缩，血压上升。

3. 解热作用　浮萍煎剂或浸膏剂 2g/kg 灌胃，对疫苗发热家兔有微弱的解热作用。

4. 抗菌作用　紫萍对金黄色葡萄球菌、白色葡萄球菌、卡他球菌有抑菌作用。

5. 促进黑素细胞增长　浮萍、紫丹参醇提取物浓度在 0～250μg/mL 时对黑素细胞促生长作用明显，且呈剂量依赖关系。

6. 抗肿瘤作用　浮萍总黄酮对体外培养的 SMMC－7721 细胞的生长有明显的抑制作用，同时对 HL－7702 细胞的生长也有一定的抑制作用，且均呈时间、浓度依赖性。但浮萍总黄酮对 SMMC－7721 细胞增殖的抑制作用要强于对 HL－7702 细胞增殖的影响。

7. 保护内皮细胞免受过氧化损伤　建立过氧化氢对内皮细胞的氧化损伤模型，研究紫萍提取物的保护作用，结果表明紫萍提取物可有效地保护内皮细胞免受氧化损伤。

【临床应用】

1. 荨麻疹　用浮萍配以苍术、薏苡仁等药，水煎服，治疗 50 例，治愈 31 例，好转 11 例，无效 8 例，总有效率为 84%。

2. 急性湿疹　浮萍、土茯苓各 30g，薄荷 10g，苏叶 12g，豨莶草 15g，草薢 20g，水煎服，每日 1 剂，随证加减。治疗 81 例，有效率为 95.1%。

3. 皮肤瘙痒　紫萍 1000g，洗净晒干，微炒研末，炼蜜为丸，每丸重 0.4g，每日 3 次，每次 5 丸。

4. 小便不利　浮萍 9g，泽泻、车前子各 12g，水煎服，治浮肿，小便不利。

5. 鹅掌风　浮萍、僵蚕、皂荚、荆芥、防风、制川乌、制草乌、羌活、独活、白鲜皮、黄精、威灵仙各 10g，鲜凤仙花 1 株，陈醋 1kg，浸液外擦，治疗 80 例，治愈 60 例，有效 18 例，无效 2 例，总有效率为 97.5%。

参 考 文 献

彭亮，等. 时珍国医国药，2009，20（4）：996.

葱 白

【别名】 香葱，小葱头，葱根头，白头。

【来源】 为百合科植物葱 *Allium fistulosum* L. 近根部的鳞茎。

【性味】 辛，温。

【功能主治】 发汗解表，散寒通阳。用于风寒感冒，阴盛格阳，乳汁郁滞不下，乳房胀痛，疮痈肿毒等症。

【主要成分】 本品含挥发油，油中主要成分为大蒜辣素（Allicin）、二烯丙基硫醚。还含有苹果酸、维生素 B_1、维生素 B_2、维生素 C、维生素 A 类物质、烟酸、黏液质、草酸钙、铁盐等成分。

【药理作用】

1. 抗菌作用 体外实验表明，葱白对志贺痢疾杆菌有抑制作用，水浸液（1∶10）对许兰毛癣菌、奥杜益小孢子菌等皮肤真菌有抑制作用；其挥发性成分对白喉杆菌、结核杆菌、痢疾杆菌、金黄色葡萄球菌及链球菌等均有抑制作用，抗菌机制与其作用于细菌酶系统有关；葱白中所含的硫化物是抗菌的有效成分之一。

2. 驱虫作用 葱白研磨的滤液（1∶4）有驱虫作用，并以幼儿的效果为佳。葱白研磨之滤液（1∶4）对阴道滴虫有杀灭作用。

3. 镇静、镇痛作用 葱白水煎液给小鼠灌服（20g/kg），能使自主活动减少，痛阈值提高，表明有镇静、镇痛作用。

4. 壮阳作用 葱白汁具有增加雄性小鼠雄性激素（血浆睾酮）含量和包皮腺、前列腺重量的作用，说明葱白汁对雄性小鼠有明显的壮阳作用，但剂量过大或过小都不利于其作用的发挥。

5. 抗急性心肌缺血作用 葱白提取物对急性心肌缺血模型大鼠心电图有良好改善作用，其机制可能与其降低血清肌钙蛋白、肌酸激酶同工酶、乳酸脱氢酶有关。

6. 其他作用 葱白能促进消化液的分泌，其黏液质有保护胃黏膜和皮肤的作用，所含硫化物有轻度的局部刺激作用，可达缓下及驱虫作用；所含的挥发油葱蒜辣素由呼吸道、汗腺、泌尿道排出时，能轻微刺激这些管道分泌而呈现发汗、祛痰、利尿作用。体外实验证明，葱白对人子宫颈癌细胞培养株系 JTC-26 有抑制作用，抑制率在 90% 以上。葱白提取物还可通过增加一氧化氮合酶生成而提高人脐静脉内皮细胞释放 NO，从而保护内皮功能。

【临床应用】

1. 感冒 取葱白、生姜各 15g，食盐 3g，捣成糊状，用纱布包裹，涂擦五心 1 遍后，让患者安卧。部分病例 30 分钟后出汗退热，自觉症状减轻，次日可完全恢复，治疗 107 例，均在 1~2 天内见效，一般用 1 次，少数病例用 2 次。

2. 荨麻疹 葱白（切碎）15 条，水煎热服。风寒型加荆芥 10g，风热型加大青叶、连翘各 15g。外用葱白（切碎）20 条，水煎局部热敷。共治疗 100 例（风寒型 62 例，风热型 38 例），全部治愈。

3. 尿潴留 鲜葱白，轻症用 3 根，约 60g，重症用四五根，加食盐 3~5g 捣碎为泥，敷于气海、关元、中极穴上（即脐下腹中线处，长 5~6cm，宽约 5cm，一长方形区）。通过对 12 例病人的临床疗效观察，有效 11 例，效果不明显 1 例。

4. 小儿鼻塞 干净葱白适量，捣烂成泥。把患儿前囟部毛发刮干净，用肥皂水或少许石蜡油、清水洗净擦干，把葱泥贴于该处，每日 1~2 次，1 疗程 3 天。治疗 68 例，25 例在用此法 2 小时后显效，34 例在 3 小时后显效，9 例在 4 小时后显效。一般 3~4 天治愈。

5. 急性关节扭伤 葱白适量，用刀切碎，将锅刷净放入葱白，用文火炒热，趁热取出，外敷于扭伤关节部位（但注意不要烫伤皮肤），半小时后取下，一般外敷 1 次即可痊愈，重者在 24 小时内再用上法外敷 1 次，治疗关节扭伤患者共 265 例，其中 251 例经外敷 1 次而痊愈，14 例外敷 1 次疼痛明显减轻，外敷 2 次痊愈。急性扭伤肿痛可用鲜葱白 30g，韭菜头 50g，白酒 30g，面粉适量，将前两药捣烂如泥，加入白酒及面粉调成糊状敷于患处。

6. 蛔虫性肠梗阻 取葱白 16g，捣碎取汁加植物油 9g，混合为一剂量。治疗 3 ~ 11 岁蛔虫性肠梗阻患儿 6 例，除 1 例因服药后药液吐出，补服 1 剂外，均服 1 剂治愈。

7. 鸡眼 先用热水将鸡眼泡软，用剪刀将老化角质层除去。取新鲜葱白 1 片，略大于鸡眼，敷于患处，胶布固定，每日更换 1 次。治疗 76 例，外敷 7 天痊愈者 44 例，10 天后痊愈者 29 例，另 3 例效果不明显。

8. 婴儿腹胀 葱白 50g，捣成糊状，用两层无菌纱布包裹敷于脐部，包扎固定。同时，喂养不当儿改为正确的喂养方法，小儿肠炎给予抗炎补液治疗。重症 4 小时后重复治疗 1 次。治疗 62 例，使用 1 次腹胀缓解者 51 例，使用 2 次缓解者 11 例。

9. 指趾疗 洁净大葱白约 3 寸许，红糖 5g，放在青石板上，捣烂如泥，加入冰片 0.5g 和匀，用敷料包扎消过毒的病灶，1 日更换 1 ~ 2 次，3 天为 1 疗程。观察 380 例，1 个疗程痊愈者 150 例，2 个疗程痊愈者 200 例，3 个疗程痊愈者 30 例，治愈率为 100%。

参 考 文 献

1. 郭浩，等. 中西医结合心脑血管病杂志，2008，6（1）：35.
2. 段刚峰，等. 中华临床医师杂志（电子版），2012，6（7）：1840.
3. 杨喜平，等. 护理学杂志，2010，25（8）：47.

淡 豆 豉

【别名】 香豆豉，香豉，豆豉，炒豆豉。

【来源】 为豆科植物大豆 *Glycine max*（L.）Merr. 的成熟种子的发酵加工品。

【性味】 苦、辛，凉。

【功效】 解表，除烦，宣发郁热。用于感冒，寒热头痛，烦躁胸闷，虚烦不眠。

【主要成分】 主要有大豆异黄酮类（Soybean isoflavones），包括大豆黄素（Daidzein）和染料木素（Genistein）。还有纤溶酶、豆豉多糖、皂苷、游离氨基酸等。

【药理作用】

1. 降血糖作用 淡豆豉 80% 乙醇提取物及乙酸乙酯提取部分、正丁醇提取部分均有一定的降糖效果，其中正丁醇提取物降糖效果更为明显。

2. 对心血管系统的影响 大豆总黄酮在离体及整体实验中均有显著扩张冠脉、增加心肌营养性血流量作用，同时可见冠脉阻力降低、心率减慢、心肌收缩力减小、血压下降等现象。大豆苷元有明显抗心律失常作用，大豆皂苷对培养心肌具有钙通道阻滞作用。淡豆豉提取物对心肌缺血有一定保护作用。

3. 溶栓作用 将豆豉溶栓酶和磷酸盐缓冲溶液（PBS）对照，测取对兔静脉血的体外凝血时间（CT），结果豆豉溶栓酶组 CT 超过 1 小时，而 PBS 组 CT 为（5.0 ± 3.0）分钟，显示豆豉溶栓酶在体外有明显抗凝作用。

4. 抗肿瘤作用 淡豆豉的乙醇提取物具有抑制肝癌肿瘤细胞增殖的作用，并和时间、剂量呈正相关，淡豆豉的石油醚提取物抗肿瘤作用很弱。淡豆豉的乙醇提取物中主要含异黄酮、皂苷等，是抗肿瘤作用的主要成分。

5. 抗骨质疏松作用 淡豆豉可改善去卵巢骨质疏松大鼠的骨生物力学性能，提高骨质量。

6. 抗急性辐射损伤作用 淡豆豉提取物对低剂量^{60}Coγ急性辐射损伤小鼠具有保护作用。

【临床应用】

1. 感冒 豆豉12g,清洗干净,放入砂锅内,加水适量,煎成浓汤服用。每日服用1剂,分2次服之,对感冒有效。

2. 失眠 用以豆豉为主药的栀子豉汤加味治疗不寐43例,显效34例,有效7例,无效2例。

3. 痤疮 栀子豉汤加减方治疗痤疮12例,12例病人除1例症状、体征仅有好转没有治愈外,其他皆治愈(以面部痤疮消失并近期不再新生为准)。有效率为100%,治愈率为91.7%。

4. 断乳后乳房胀痛 豆豉60g,加油与米饭同炒吃。

参 考 文 献

1. 高淑丽,等.河北医药,2007,29(9):923.

2. 李双,等.中药药理与临床,2008,24(2):57.

3. 毛峻琴,等.解放军药学学报,2014,30(2):110.

木　贼

【别名】 木贼草,节节草,锉草,节骨草,擦草。

【来源】 为木贼科植物木贼 *Equisetum hyemale* L. 的干燥地上部分。

【性味】 甘、苦,平。

【功能主治】 疏散风热,明目退翳。用于风热目赤,迎风流泪,目生云翳。

【主要成分】 含挥发油、黄酮苷、酚酸、生物碱、葡萄糖、果糖、皂苷及磷、硅等。木贼中黄酮类成分主要包括:山柰酚-7-O-β-D-葡萄糖苷,槲皮素-3-O-β-D-吡喃葡萄糖苷,山柰酚-3-芸香糖-7-葡萄糖苷,山柰酚-3,7-双葡萄糖苷等。酚酸类化合物主要有:咖啡酸、阿魏酸、延胡索酸、酚酸等。

【药理作用】

1. 镇痛、镇静作用 实验表明,木贼有镇痛作用,其有效成分为脂肪酸及其酯。木贼乙醚提取物的镇痛作用比水提物和乙醇提取物强。从木贼乙醚提取物中已分离出3种荧光物质,经薄层层析确定,其中两种物质分别为阿魏酸和咖啡酸。木贼醇提取物分别灌胃20g/kg、40g/kg,能明显增强戊巴比妥钠对中枢神经系统的抑制作用,并能延长小鼠的睡眠时间,表明有镇静作用。

2. 降血脂作用 木贼水煎剂能显著降低高脂饲料升高的大鼠血清总胆固醇、甘油三酯,对实验性高血脂有防治作用。木贼水煎剂可调节食饵性脂肪肝大鼠脂代谢紊乱,改善肝脏病理形态学变化,并可抑制肝细胞增殖周期与凋亡。

3. 抗动脉粥样硬化 木贼有效部位具有抗动脉粥样硬化、抗氧化损伤及保护血管内皮的作用。

4. 对心血管系统作用 木贼醇提液可扩张家兔离体血管,并能对抗组织胺,可增加离体豚鼠心脏冠脉流量。木贼醇提物对小鼠也有明显持久的降压作用,降压机制与M-胆碱反应有关。

5. 抗血小板聚集和抗血栓作用 木贼所含阿魏酸能分别抑制ADP和胶原诱导的大鼠血小板的聚集,明显抑制凝血酶诱导的血小板聚集,并能减轻血栓的重量。

6. 抗衰老作用 木贼水醇提取物可明显抑制成年小鼠肝、肾、脾组织匀浆过氧化脂质(LPO)的产生,其作用随浓度的增加而增强。过氧化脂质的增多是引起衰老及产生各种疾病的基本原因之一,提示木贼具有一定的抗衰老作用。

7. 利尿作用 木贼的氯仿提取物有利尿作用。

8. 抗菌、抗病毒作用 木贼所含的咖啡酸在体外有广泛的抑菌作用,但在体内能被蛋白质灭活。在体外有抗病毒活性，对牛痘和腺病毒抑制作用较强，其次为脊髓灰质炎Ⅰ型和副流感Ⅲ型病毒。

9. 止血与收敛作用　木贼所含的咖啡酸有止血作用，能缩短血凝及出血时间。木贼所含硅酸盐和鞣质有收敛作用。

10. 对肠肌的影响　木贼醇提取物浓度0.66%~1.2%时，使离体兔肠收缩频率和肠肌张力增加，收缩振幅加大，2%时抑制肠肌收缩。0.4%使离体豚鼠回肠兴奋，0.8%~1.0%时则使其抑制。

11. 抗蛇毒作用　木贼中所含的咖啡酸3μg剂量能完全抑制20μg响尾蛇蛇毒磷酸二酯酶，可用作抗蛇毒剂。

【临床应用】

1. 鼻衄　鲜木贼100~150g，鲜鱼腥草100~150g。取清水2碗，煎至1碗，成人分2次温服，儿童分3次温服。每日1剂，连服3剂，不加其他止血药。服1剂衄止者17例，余服2~3剂后均获痊愈。

2. 扁平疣，尖锐湿疣　扁平疣的治疗：木贼、板蓝根、生薏仁、生牡蛎各30g，山慈菇、香附各15g，野菊花20g，1剂水煎3遍，前2遍分早晚各服1次，第3遍药液趁热湿敷患处，18天为1疗程，治愈率72.2%，优于注射斯其康注射液组。尖锐湿疣的治疗：木贼200g，水煎后滤出液加热浓缩成糊状，用纱布条浸泡后敷于患处，每日最少3次，1疗程2~3周，总治愈率94.9%。

3. 崩漏　有文献报道，木贼具有理气活血兼止血之功，用于治疗崩漏多有捷效。

4. 口腔溃疡　单用鲜木贼50g（或干者20g），加水200mL，隔水炖20分钟，去渣取汁，调冰糖分两次饭后服。一般2~3剂可治愈。

5. 小儿功能性泪溢症　木贼粉200g，全蝎10g，北五味子15g，3药共研。患儿每日8~15g，分3次服用，服时用南方黑芝麻糊调味。结果100例中1年内无复发者90例，显效但复发的10例。

【毒副作用】　木贼水提取物小鼠腹腔注射的LD_{50}为49.09g/kg；小鼠以能接受的最大浓度、最大体积灌胃，按400g/kg、2次/天给药，观察7天，小鼠未见任何不良反应。

参 考 文 献

1. 姜秀娟，等. 时珍国医国药，2011，22（5）：1163.

2. 李志永，等. 中国老年学杂志，2012，32（10）：4186.

3. 李丽玮，等. 中草药，2009，40（2）：265.

4. 甄艳军，等. 北京中医药大学学报，2007，30（1）：45.

第二章 清 热 药

凡以清泄里热为主要作用的药物，称为清热药。清热药性多属寒凉，具有清热泻火、解毒、凉血、燥湿、清虚热等功效，主要用于里热证，临床表现为发热不恶寒、口渴、口苦、尿黄、舌红苔黄、脉数，甚至神昏谵语等症。涉及现代医学许多不同的疾病。根据里热证候不同类型和药物功效的差异，可将清热药分为以下六类。

清热泻火药：以清气分热邪为主，主要用于热入气分而见高热、口渴、汗出、烦躁、谵语、脉洪大等实热证。现代医学多见于某些感染性疾病如流行性乙型脑炎、肺炎等高热期。本类药解热作用比较突出，还多具有抗菌、镇静作用。本书介绍的清热泻火药有石膏、知母、栀子、天花粉、芦根、淡竹叶、鸭跖草、寒水石、莲子心。

清热燥湿药：以清泄里热、苦燥祛湿为主要作用，主要用于湿热证的下痢、带下、发黄及外感湿邪证，症见发热持续难退、口渴不欲多饮、身重酸楚、胸腹满闷、舌红苔黄腻等。相当于现代医学的呼吸系统、消化系统、妇科等部分感染性疾病及一些顽固性皮肤真菌感染和湿疹等。本类药物抗感染作用较突出，有抗菌、抗病毒、抗炎、解热作用，某些药物还兼有利胆、利尿、降压、抗过敏作用。本书介绍的清热燥湿药有黄芩、黄连、黄柏、龙胆、苦参、白鲜皮。

清热凉血药：以清解营分、血分热邪为主要作用，用于血分实热证，如血热妄行，发斑发疹，或吐血、衄血、便血等多种出血，以及舌绛、烦躁、神昏谵语等症，相当于现代医学感染性疾病极期或败血症期。本类药物主要有解热、镇静、抗菌、抗炎作用。本书介绍的清热凉血药有水牛角、生地黄、玄参、牡丹皮、紫草、翻白草、四季青、赤芍。

清热解毒药：以清热解毒为主要作用，用于治疗各种热毒证，如温热病、痈疮、丹毒、斑疹、咽喉肿痛及毒痢等，相当于现代医学多种化脓性感染性疾病如肺脓疡、腮腺炎、扁桃体炎、咽喉炎、外伤感染化脓、痢疾及病毒感染如流脑、乙脑等。本类药物主要有抗菌抗病毒作用，部分兼有抗毒、解热、消炎作用。本书介绍的清热解毒药有主要用于温热病的金银花、连翘、大青叶、蓼大青叶、青黛、板蓝根、穿心莲、绵马贯众、忍冬藤、水飞蓟；主要用于疮痈肿毒的紫花地丁、蒲公英、野菊花、千里光、禹州漏芦、漏芦、重楼、半枝莲、鱼腥草、皂角刺、拳参、败酱草、了哥王、马鞭草、鸦胆子、大血藤、半边莲、山慈菇、白蔹；主要用于泻痢的马齿苋、白头翁、秦皮、委陵菜、三颗针、木棉花；主要用于咽喉肿痛的山豆根、北豆根、射干、马勃、胖大海、锦灯笼、余甘子、青果、金果榄、木蝴蝶。

清虚热药：以清除虚热为主要作用，适用于虚热证，即温病后期、热伤阴液所致的口燥咽干、夜热早凉、热退无汗等阴虚发热症以及长期午后发热、手足心热、颧红盗汗，并有进行性消瘦等骨蒸劳热证，相当于现代医学中的肺结核、慢性疟疾及感染性疾病后期。本书介绍的清虚热药有地骨皮、白薇、胡黄连、青蒿、银柴胡。

清热明目药：以治疗肝病或风热目疾为主，适用于目赤肿痛、多泪、多眵、目生翳膜等属热之证。相当于现代医学部分眼科疾病。本书介绍的清热明目药有决明子、夏枯草、密蒙花、谷精草、青葙子、熊胆。

据现代研究，清热药的药理作用主要有以下几个方面。

1. 抗病原体作用 各种清热药对细菌、真菌、病毒、原虫等都有不同程度的抑制或杀灭作用。29种常用清热药中，只有一种未被证明有抗病原体作用。清热解毒药、清热燥湿药抗菌、抗病毒作用更为显著。

（1）抗菌谱：清热药抗菌谱较广。黄连、黄芩、黄柏、龙胆草、金银花、蒲公英、鱼腥草、紫草等，对金黄色葡萄球菌、溶血性链球菌、肺炎球菌、大肠杆菌、痢疾杆菌、变形杆菌等有抑制作用；黄连、黄柏对结核杆菌、钩端螺旋体有抑制作用；苦参、龙胆草、金银花、连翘、青黛、鱼腥草等能抑多种皮肤癣菌；金银花、连翘、蒲公英、穿心莲、秦皮、板蓝根、贯众、鱼腥草、苦参、紫草等能抗流感病毒、疱疹病毒等；白头翁、鸦胆子能抗阿米巴原虫，而青蒿、鸦胆子可抗疟原虫。

（2）抗菌机理：大部分清热药的抗菌机理尚不清楚。黄连、黄柏、龙胆草等抗菌作用可能包括以下环节：破坏菌体结构，细胞膜出现皱缩并折入胞浆内；抑制核酸、蛋白质合成；干扰糖代谢等。

（3）抗菌有效成分：现已明确的抗菌有效成分有小檗碱（黄连、黄柏、三颗针）、黄芩素（黄芩）、绿原酸（金银花）、异绿原酸（金银花）、秦皮乙素（秦皮）、苦参碱（苦参、山豆根）、连翘酯苷（连翘）、色胺酮（板蓝根、青黛）、癸酰乙醛（鱼腥草）等。

关于清热药的抗感染作用，应注意与抗生素作用之间存在一定差异。清热药用于急性感染性疾病，临床疗效确切，改善全身症状显著，但体外实验结果显示，无论单味还是其有效成分的抗菌作用强度，一般均不及抗生素，说明清热药抗感染作用是通过多种作用环节产生的。除抗病原体作用外，抗细菌毒素、解热、影响免疫功能等也参与了抗感染作用。

2. 抗毒素作用　许多清热药具有抗细菌内毒素作用，能提高机体对内毒素的耐受能力。如金银花、蒲公英、穿心莲、黄连、黄芩、鸭跖草、水牛角等能降低大肠杆菌、霍乱弧菌等内毒素所致小鼠死亡率，减轻腹泻及肠道黏膜炎症反应。另外，穿心莲、苦木有抗蛇毒作用。

3. 抗炎作用　大多数清热药具有抗急性炎症作用。金银花、大青叶、板蓝根、鱼腥草、穿心莲、黄连、黄芩、苦参、龙胆草、知母、栀子、赤芍、丹皮、苦木、鸭跖草、玄参、苦豆子等对二甲苯所致小鼠耳肿胀、角叉菜胶所致大鼠足肿胀等急性渗出性炎症有显著的抑制作用，并能降低组胺等引起的毛细血管通透性增加。金银花、知母、黄芩、丹皮、赤芍等对大鼠佐剂性关节炎也有一定的抑制作用。

4. 解热作用　里热证多伴有发热，多数清热药有明显的解热作用。清热解毒药金银花、大青叶、板蓝根、穿心莲，清热燥湿药黄连、黄芩、苦参、龙胆草，清热泻火药石膏、知母、栀子，清热凉血药赤芍、丹皮，以及清虚热药地骨皮等，对内毒素或酵母等引起的实验性动物发热，有程度不同的解热作用。栀子醇提物和青蒿水提物还能使动物的正常体温降低，产生降温作用。

5. 对免疫功能的影响　清热药对免疫功能的影响较为复杂。一方面，多数清热药能提高机体的免疫功能，增强机体的抗病能力。如蒲公英、金银花、鱼腥草、穿心莲、黄连、黄芩、栀子等可不同程度地增加白细胞数量，提高白细胞和巨噬细胞的吞噬能力，增强非特异性免疫功能；山豆根、金银花、黄连、黄芩等有促进细胞免疫的作用，山豆根、黄柏、金银花等有促进体液免疫的作用，从而增强特异性免疫功能。另一方面，某些清热药又可抑制异常的免疫反应，如黄芩、黄连、穿心莲等能对抗过敏反应，产生免疫抑制作用。

6. 抗肿瘤作用　肿瘤为毒邪，某些清热药如苦参、紫草、北豆根、金银花、青黛等具有一定的抗肿瘤作用。

7. 其他作用　黄芩、牡丹皮、牛黄等清热药还有不同程度的镇静、降压、保肝、利胆等作用。此外，部分清热药还具有利尿、降血脂、抗血凝等作用。

石　膏

【来源】　为硫酸盐类矿物硬石膏族石膏。

【性味】　甘、辛，大寒。

【功能主治】　清热泻火，除烦止渴。用于外感热病，高热烦渴，肺热喘咳，胃炎亢盛，头痛，牙痛。煅石膏收湿，生肌，敛疮，止血。外治溃疡不敛，湿疹瘙痒，水火烫伤，外伤出血。

【主要成分】　主含含水硫酸钙（$CaSO_4 \cdot 2H_2O$）。其中 CaO32.5%，$SO_3$46.6%，H_2O 20.9%，常夹有

黏土、砂粒、有机物、硫化物、铜、镁、铁等多种物质。煅石膏的主要成分为硫酸钙（$CaSO_4$）。

【药理作用】

1. 解热作用 近年研究表明，单味石膏及白虎汤对实验性致热家兔均有一定退热作用。天然石膏1∶1煎剂，兔直肠给药4mL，对牛乳及疫苗发热的兔有解热作用，但纯品石膏无解热作用。有研究表明，生石膏可抑制发热时过度兴奋的体温调节中枢，有强而快的解热作用，但不持久。

2. 止渴作用 对因禁止饮水、内毒素引起发热、利尿剂引起脱水或高渗盐水引起脱水及辐射热等方法造成的动物口渴状态，给动物饮用石膏上清液可减少动物饮水量，即有止渴作用。

3. 增强吞噬力作用 1∶1的石膏Hanks液能增强体外培养的家兔肺泡巨噬细胞吞噬白色葡萄球菌和胶体金的能力，并能促进吞噬细胞的成熟。石膏的上述作用可能与其所含的钙离子有密切关系。白虎汤能增强小鼠腹腔巨噬细胞的吞噬率及吞噬指数，在体外对白细胞吞噬金黄色葡萄球菌的功能也有促进作用，能增强淋巴细胞转化率，促进小鼠抗体生成及血清溶菌酶含量。石膏及白虎汤的促吞噬作用，可能是其治疗感染性疾病的药理学基础之一。

4. 镇静、镇痉作用 生石膏内服，经胃酸作用，一部分变为可溶性钙盐而被吸收，使血钙浓度增加，而抑制肌肉的兴奋性，起到一定的镇静、镇痉作用。

5. 抗病毒作用 石膏有一定的抗病毒作用，其中的金属离子可能为其抗病毒的有效成分。

6. 其他作用 有研究表明，石膏对人参、知母的降血糖功效有协同作用。用2.5%石膏上清液代替水给大鼠自由饮用1月，垂体、肾上腺、颌下腺、前列腺、胰腺、睾丸等器官中钙的含量下降，脾及胸腺钙含量上升。石膏浸液对于离体蟾蜍和兔心，小剂量时兴奋，大剂量则抑制。对家兔的离体小肠和子宫，用小量石膏上清液时振幅增加，大量时则紧张度降低，振幅降低。石膏上清液能抑制小鼠小肠内含物的输送。石膏还能降低血管的通透性，缩短凝血时间，并有利尿作用。

【临床应用】

1. 上感、感冒及小儿肺炎等发热 ①用50%石膏煎剂，每日口服3~5mL/kg体重，治疗小儿肺炎、上感、败血症及其他发热128例，服药后4小时内退热1℃以上者72.2%。②石膏120g，麻黄、桂枝各3g，研末，水煎多次分服，治外感发热200例，疗效满意。③石膏12~40g，柴胡9g，黄芩6g，金银花12g，荆芥6g，贯众6g，薄荷6g，甘草6g。水煎服，每日1剂，分3~4次口服。3日为1个疗程。治疗小儿外感发热117例，痊愈73例，显效24例，有效15例，无效5例，总有效率95.7%。

2. 大骨节病 用石膏粉每次1~3g，每日2次，服2~4月，治疗593例，有效率为75%~94%。用片剂治疗116例，有效率为92.3%。用石膏改良病区水质，防治大骨节病亦有较好效果。

3. 肛肠病 用清凉散（煅石膏31g，冰片1.5g）1份，凉开水5份，调成糊状，治内痔出血或肛裂，取10~20mL保留灌肠，对嵌顿性内痔、肛裂疼痛、外痔发炎者，并用此糊剂涂敷，共治132例，显效129例，有效3例，有效率达100%。

4. 耳郭假性囊肿 以煅石膏100g加水45~60mL搅拌均匀，使之呈可塑或流动状态，然后包埋耳郭内外侧，治疗耳郭假性囊肿57例，取得满意疗效。

5. 牙疼 由生石膏、阿司匹林粉、水碱3种药物研细面，以白开水送服。治疗牙疼50例，结果经用上药口服治疗后，显效27例，有效22例，无效1例，总有效率为98%。另有用二石汤［生石膏50g，代赭石30g，生地黄50g，川牛膝30g，大黄10g（后下），甘草6g］水煎服，每日1剂，治疗胃火牙痛168例，总有效率达97.6%。

6. 褥疮 对46例Ⅲ期褥疮患者，用0.9%生理盐水冲洗溃疡面后，用消毒棉棒外涂石膏参柏散（煅石膏40g，苦参、黄柏、五倍子、大黄各30g，青黛10g）进行治疗。结果：1个疗程后痊愈36例，占78.3%；2个疗程治愈5例，占10.9%；3个疗程治愈3例，占6.5%；4个疗程治愈2例，占4.3%。

7. 甲沟炎 采用石膏加酒精甘油合剂（每100g石膏加70%酒精80mL，再加纯甘油40mL）局部涂敷的方法治疗甲沟炎患者66例，取得满意疗效。

8. 其他 用石膏充填治疗骨髓炎、骨结核所致骨质缺损12例，经充填后，可见血钙在早期多升高，骨痂出现丰富，骨化过程加快，结果全部治愈。

参 考 文 献

1. 孙姝. 中国中医药现代远程教育, 2009, 7 (5): 170.
2. 唐忠芬, 等. 北京中医, 2005, 24 (2): 105.
3. 倪伟. 上海中医药杂志, 2011, 45 (7): 25.
4. 赵晶磊, 等. 浙江中西医结合杂志, 2009, 19 (11): 691.

知　母

【别名】　毛知母，光知母，知母肉。

【来源】　为百合科植物知母 *Anemarrhena asphodeloides* Bge. 的干燥根茎。

【性味】　苦，甘，寒。

【功能主治】　清热泻火，滋阴润燥。用于外感热病，高热烦渴，肺热燥咳，骨蒸潮热，内热消渴，肠燥便秘。

【主要成分】　含多种甾体皂苷，分离出知母皂苷 A-Ⅰ、A-Ⅱ、A-Ⅲ、A-Ⅳ、B-Ⅰ、B-Ⅱ (Timosaponin A-Ⅰ、A-Ⅱ、A-Ⅲ、A-Ⅳ、B-Ⅰ、B-Ⅱ)，其皂苷元有菝葜皂苷元（Sarsaapogenin）、马尔可皂苷元（Markogenin）、新吉托皂苷元（Neogitogenin），其结合的糖有 D-葡萄糖和 D-半乳糖。此外，还含有大量的黏液质、胆碱、烟酸、泛酸以及芒果苷或异芒果苷（Isomangiferine）、黄酮苷、脂肪油、芳香性物质。有人从知母中分离出香豆酰基酪胺、N-反式阿魏酰基酪胺等 6 个生物碱。

【药理作用】

1. 抗菌作用　知母煎剂对伤寒杆菌、痢疾杆菌、大肠杆菌、变形杆菌、霍乱弧菌及葡萄球菌有抑制作用，对绿脓杆菌和溶血性链球菌、肺炎双球菌、百日咳杆菌、白喉杆菌有较强抗菌作用。对白色念珠菌有抑制作用。煎剂稀释液对堇色毛癣菌等 10 种皮肤真菌有不同程度的抑制作用。知母的乙醚浸膏用丙酮处理所得粗结晶对 $H_{37}RV$ 人型结核杆菌亚种有较强的抑制作用。

2. 对血糖的影响　知母醇、水提取物体外对 α-淀粉酶具有显著的抑制作用，且随浓度增大抑制作用增强。知母水溶性小分子提取物可促进糖代谢，降低血糖，改善胰岛素抵抗。知母水浸液提取物也能降低家兔的血糖水平，对四氧嘧啶糖尿病兔作用更为明显。知母醇提取物可使正常家兔产生暂时性的血糖升高。知母水提取液对病鼠血糖无显著作用，但可明显减少尿糖排出量，明显降低糖尿病动物异常升高的肝精氨酸酶活力，对小鼠糖尿病时血浆环核苷酸含量异常变化具有纠正效果。有实验报道，知母多糖 1 次灌胃 2mg/kg 可显著降低四氧嘧啶引起的家兔血糖升高；知母多糖 1 次灌胃 20mg/kg 对正常家兔血糖无明显影响，200mg/kg 则可降低正常家兔血糖，表明知母多糖可剂量依赖性地降低四氧嘧啶型糖尿病家兔血糖，而对正常家兔血糖影响较小。而知母多糖小鼠灌胃，能使血糖及肝糖原含量明显降低，腹腔给药，也有降血糖活性。

3. 改善脑功能的作用　知母脂溶性活性成分对大鼠脑内注射兴奋性氨基酸所致拟痴呆模型有明显的治疗作用。对脑内注射兴奋性氨基酸所致拟痴呆模型的大鼠给予知母脂溶性活性成分后，学习、记忆功能及脑 M 受体密度均有明显提高，且二者具有量效相关性。知母皂苷元对下降的 M 及 M_1 受体密度有明显的上调作用，但不超过正常值，对正常水平的 M 及 M_1 受体密度，知母皂苷元不会造成密度过高。知母皂苷元还对半乳糖拟痴呆模型小鼠的学习记忆障碍有明显改善作用，同时能显著增强脑组织中超氧化物歧化酶活力，降低脑组织中脂质过氧化物和脂褐素的浓度，表明知母皂苷元对半乳糖拟痴呆模型的学习记忆功能及脑内自由基代谢有明显改善作用。知母皂苷（560、280、140mg/kg，灌胃），能明显对抗三氯化铝所致老年性痴呆模型大鼠学习记忆能力的下降，抑制背海马（HI）和齿状回（GD）内 β-APP 阳性神经元的生成。知母皂苷能剂量依赖性地增加衰老大鼠脑 N 受体的数目，对动物有抗衰老和促智作用。知母皂苷还可明显促进成年大鼠海马神经前体细胞增殖，使细胞从 G_0/G_1 期进入 S 和 G_2/M 期，其作用效果呈浓度依赖性。知母皂苷水溶性化合物（化合物 9714）能提高拟血管性痴呆模型大鼠学习记忆能力，同时对缺血后的神经元损伤、炎性损伤具有一定的保护作用。知母干粉有机溶剂提取物能上调老年大鼠脑 M_2 受体及总 M 受体，改善脑学习记忆功能。知母皂苷化合物 20、40mg/kg 能明显减轻脑缺血再灌注大鼠的神经症状，减小脑梗死范围，降低全血中的白细胞计数及中性粒细胞计数，能明显降低脑组织中的 MPO 活性，提高 SOD 活性，减少 MDA 含量，减少 NO 含量。知母皂苷元短时间（5 分钟）作用于原代培养的新生大鼠脑神经细胞对氨甲酰胆碱刺激下 cGMP 的生成无影响，而长时间（48 小时）作用明显提高氨甲酰胆碱刺激下 cGMP 的生成量。

4. 解热作用 知母浸膏皮下注射，能防治大肠杆菌所致家兔发热，且作用持久。

5. 对皮质激素作用的影响 知母能使增多的 BAR 最大结合位点数（Rr）减少，使减少的 MchoR 最大结合位点数增多，同时使它们各自向相反方向转化，使细胞功能异常得到纠正。知母能使地塞米松抑制的血浆皮质醇浓度升高，并有防止肾上腺萎缩的作用。知母对肾上腺皮质激素的作用既有协同的一方面，亦有拮抗的一方面，即有离解作用。知母皂苷能减轻糖皮质激素的副作用，而糖皮质激素本身的治疗和药理作用则未见明显影响。实验发现，服用知母皂苷口服液后，糖皮质激素所产生的副作用明显减轻，动物实验也表明因服用糖皮质激素所致外周血淋巴细胞上升的 β 受体明显下降，而血浆皮质醇浓度、细胞糖皮质激素受体及其亲合力并未受到影响。

6. "滋阴"作用 "甲亢"呈阴虚阳亢表现，给大鼠造成实验性"甲亢"模型，此动物模型的环磷酸腺苷系统对异丙肾上腺素的反应性升高，而知母水提物可抑制"甲亢"动物环磷酸腺苷系统的反应性，此种作用是其滋阴作用机制之一。知母有抑制钠泵（Na^+, K^+ - ATP 酶）作用。知母菝葜皂苷元体外对组织切片的耗氧率、兔肾钠泵、红细胞钠泵均有抑制作用，且有量效关系。细胞中耗能量最多的是钠泵，红细胞钠泵活性在阴虚者呈增高趋势，提示知母抑制钠泵的作用是其滋阴作用的另一机制。

7. 对血小板聚集的作用 知母皂苷水溶性化合物（化合物 9714）及代谢产物对血小板聚集具有明显的抑制作用。化合物 9714 代谢产物 10^{-3}、10^{-4}、10^{-5}、10^{-6} mol/L 体外呈浓度依赖性抑制二磷酸腺苷（ADP）、胶原诱导的家兔血小板聚集；化合物 9714 10、20、40mg/kg 体内灌胃也能明显抑制 ADP、胶原诱导的大鼠血小板聚集，5~7 天给药效果较好。知母甲醇提取物对血小板聚集亦具有很强的抑制作用。

8. 对免疫功能的影响 知母所含芒果苷可使小鼠体重明显增加，血浆 cAMP 含量和 cAMP/cGMP 值明显降低；还能明显提高小鼠血清溶血素水平，增强小鼠迟发性变态反应，而对腹腔巨噬细胞吞噬指数和吞噬系数无明显影响。表明芒果苷具有增强体液免疫和细胞免疫功能，对非特异性免疫无明显作用。

9. 对帕金森模型小鼠的作用 知母活性成分 ZMR 可提高帕金森模型小鼠纹状体内胶质细胞源性神经营养因子（GDNF）和脑源性神经营养因子（BDNF）蛋白水平，增加黑质 TH 阳性细胞数量，改善小鼠运动能力。表明 ZMR 对小鼠模型黑质纹状体通路多巴胺神经元具有保护作用。

10. 通便作用 生、盐知母水煎液对便秘大鼠均具有通便作用，且知母盐制品在同等剂量时通便作用明显强于生品。

11. 抗氧化作用 知母在体外能抑制人血红细胞自氧化和 H_2O_2 所致红细胞氧化溶血作用，表明知母多糖具有体外抗氧化作用，对红细胞具有保护作用。

12. 抗炎作用 知母皂苷能显著抑制脂多糖引起的巨噬细胞炎症因子 TNF - α 和 NO 释放，其作用机制与知母皂苷下调 PI3K/Akt/p70S6K 信号转导通路表达有关。

13. 其他作用 兔静注知母浸膏可使呼吸中枢抑制，血压下降，大剂量导致呼吸、心跳停止。知母所含芒果苷有利尿、利胆、抗精神抑郁、镇咳、祛痰作用。大量（5g 生药/kg）灌服知母煎剂，对水浸捆缚应激性溃疡有显著抑制作用。知母体外实验对人子宫颈癌细胞培养株系 JTC - 26 有抑制作用。知母菝葜皂苷元对肝癌细胞生长亦有一定的抑制作用。知母根的乙醚提取物对睾酮 5α - 还原酶有显著抑制作用。

【临床应用】

1. 糖尿病 知母、天花粉、麦冬各 12g，黄连 4.5g，水煎服，有较好疗效。

2. 各种传染性或感染性疾病后期发热不退　知母、生地黄、龟甲等水煎服治疗，有较好效果。另有人用知母 18g，青蒿 18g，水煎服，每日 1 剂，治疗恶性肿瘤长期发热 34 例，取得满意疗效。

3. 慢性气管炎　芒果苷内服，上午服 0.2g，晚上睡前服 0.3g，服药 20 天，治疗 41 例，有效 33 例。

参 考 文 献

1. 任利翔，等. 中药新药与临床药理，2007，18（1）：29.
2. 沈莉，等. 中国中药杂志，2007，32（1）：39.
3. 刘芸，等. 陕西中医，2013，34（7）：897.
4. 马河，等. 食品与药品，2013，15（1）：26.
5. 熊中奎，等. 上海交通大学学报（医学版），2009，29（2）：145.
6. 雷霞，等. 中国中药杂志，2015，40（7）：1283.
7. 王德洁，等. 现代中药研究与实践，2008，22（2）：31.
8. 刘卓，等. 中药药理与临床，2013，29（1）：65.

栀　子

【别名】　山栀子，黄栀子。

【来源】　为茜草科植物栀子 *Gardenia jasminoides* Ellis 的干燥成熟果实。

【性味】　苦，寒。

【功能主治】　泻火除烦，清热利湿，凉血解毒；外用消肿止痛。用于热病心烦，湿热黄疸，淋证涩痛，血热吐衄，目赤肿痛，火毒疮疡；外治扭挫伤痛。

【主要成分】　含栀子苷（Gardenoside）、去羟栀子苷（Geniposide）、格尼泊素 - 1 - β - D - 龙胆二糖苷（Genipin - 1 - β - D - gentiobioside）、栀子酮苷（Gardoside，8,10 - 去氢番木鳖碱）、鸡屎藤次苷甲酯、α - 甘露醇、β - 谷甾醇、二十九烷、藏红花苷（Grocin）、藏红花酸（Croetin）、京尼平 - 1 - β - 葡萄苷等。果皮尚含熊果酸（Ureolic acid）。最近有人从焦栀子中分离出欧前胡素、异欧前胡素等 9 个化合物。

【药理作用】

1. 对消化系统的影响

（1）护肝作用：栀子能减轻 CCl_4 所致肝损伤，减轻肝细胞的变性及坏死，肝细胞内蓄积的糖原及核糖核酸含量也有所恢复。栀子灌胃可使结扎总胆管动物升高的谷丙转氨酶及胆红素二磷酸脲苷 - 葡萄糖醛酸转移酶活力下降或复常，使降低了的肝脏二磷酸脲苷 - 葡萄糖脱氢酶活力上升。对 CCl_4 所致肝郁脾虚型慢性肝炎模型大鼠给予不同剂量的栀子总皂苷同期干预后，大鼠高、中、低切下的全血黏度及全血还原黏度均有不同程度下降，表明栀子总皂苷可以改善肝郁脾虚型慢性肝炎血液的高黏状态；血浆黏度和纤维蛋白原也明显降低，则表明栀子总皂苷具有一定的抗凝作用；红细胞聚集指数也明显降低，表明栀子总皂苷尚具有抑制红细胞聚集的作用。同时，栀子总皂苷还可以减轻肝脏的病理组织学改变。因此，栀子总皂苷同时具有降低肝郁脾虚型慢性肝炎大鼠血液高黏、高凝、高聚的状态及减轻肝损伤的作用，能够改善微循环而防止瘀血的形成，保护肝组织。

（2）对胆汁分泌、排泄及代谢的影响：栀子具有利胆作用。其醇提取物和藏红花苷、藏红花酸及格尼泊素均能使胆汁分泌增加。人服用栀子煎剂，可使胆囊明显收缩，有促进胆汁排泄作用。栀子水、醇浸膏能减少结扎总胆管兔血中胆红素的含量，似有促进胆红素代谢的作用。

（3）对胃液分泌及胃肠运动的影响：十二指肠给予格尼泊素，能使幽门结扎的大鼠胃液分泌减少。静注去羟栀子苷或格尼泊素，能抑制大鼠自发性胃蠕动和匹罗卡品诱发的胃收缩。栀子醇提取物能兴奋大鼠、兔小肠运动。

（4）胃黏膜保护作用：栀子总皂苷对由无水乙醇、阿司匹林、消炎痛所致的胃黏膜损伤模型小鼠有保护作用。栀子总苷（50、100、200mg/kg）可剂量依赖性地抑制小鼠实验性胃黏膜损伤，可显著降低阿司匹林型胃黏膜损伤过程中胃组织中 MDA 含量的异常增高，并可使胃组织中降低的 NO 水平明显回升。提示栀子总苷的抗氧化作用和促进胃组织中 NO 水平恢复正常与其胃黏膜保护作用以及促进胃组织中 PG 的生物合成相关。

2. 对中枢神经系统的作用　小鼠腹腔注射栀子醇提取物，能减少自发活动，具镇静作用，且与环己巴比妥钠有协同作用，能使睡眠时间延长，并使体温下降。栀子水提取物、去羟栀子苷及格尼泊素能抑制小鼠醋酸扭体反应，故认为有镇痛作用。

3. 对心脑血管系统的作用　栀子煎剂和醇提取物对麻醉或不麻醉猫、兔、大鼠，不论口服或静注给药均有降血压作用。栀子提取物能降低心肌收缩力。栀子煎剂能使心率减慢，血管扩张。栀子煎剂对腹腔注射 CVB$_3$ 建立的病毒性心肌炎模型小鼠有一定治疗作用。栀子治疗组对病毒滴度、心肌病变面积及细胞超微结构改变均较模型组降低或减轻。栀子苷对使用血管腔内尼龙线栓塞术造成大鼠持久性大脑中动脉栓塞的脑缺血损伤有明显的抑制作用，可以明显阻抑缺血 12 小时和 24 小时脑组织 IL－1β 和 TNF－α 含量升高，还可阻抑缺血 12 小时和 24 小时血浆 vWF 血管性血友病因子含量的升高，但对缺血 12 小时和 24 小时血清 NSE（神经元特异性烯醇化酶）含量无明显影响。栀子提取物有效成分环烯醚萜总苷能显著减小尾状核脑出血大鼠血肿面积，降低小胶质细胞的浸润及改善组织病理学变化等，对脑出血有一定改善作用。栀子总环烯醚萜苷可以抑制脑出血后 HO－1 表达，增强抗氧化能力，从而减轻脑水肿。

4. 抗炎镇痛作用　栀子甲醇提取浸膏可显著抑制醋酸诱发血管通透性增加；显著抑制角叉菜胶所致大鼠足肿胀作用；显著抑制棉球肉芽组织增生；对醋酸诱发的小鼠扭体反应有一定抑制作用。提示生栀子甲醇提取浸膏有显著的抗炎和一定的镇痛作用。口服栀子浸膏，可以剂量依赖性抑制大鼠足肿胀的程度，可以下调由胶原蛋白诱导大鼠类风湿性关节炎中致炎因子 IL－1β 和 TNF－α 的水平。栀子提取物能明显抑制二甲苯引起的小鼠耳肿胀和甲醛引起的足肿胀，同时对小鼠、家兔软组织损伤均有明显治疗作用。栀子提取液可改善急性胰腺炎大鼠血淀粉酶、TNF－α 和 IL－6 水平显著升高及大量炎细胞浸润的状况；同时栀子提取液能够降低急性胰腺炎大鼠血中丙二醛水平，升高谷胱甘肽水平；还能够降低急性胰腺炎大鼠血清和组织中的髓过氧化物酶（MPO）水平，对大鼠急性胰腺炎有治疗作用。

5. 抗菌作用　栀子对金黄色葡萄球菌、脑膜炎双球菌、卡他球菌等有抑制作用。栀子水浸液在体外对多种真菌有抑制作用。水煎剂具有杀死钩端螺旋体及血吸虫成虫的作用。

6. 抗病毒作用　栀子在体外具有较强抑制柯萨奇 B3 病毒的吸附和增殖作用，治疗指数为 238.09。

7. 抗肿瘤作用　栀子多糖对人红白血病 K$_{562}$ 细胞和小鼠腹水肝癌Hca－f实体瘤都有抑制作用。而且栀子多糖口服给药效果优于注射给药的效果，500μg/（kg·d）的栀子多糖口服对小鼠肝癌实体瘤的抑制率达 49%。

8. 降血糖作用　栀子水煎液能显著降低葡萄糖所致高血糖、肾上腺素致高血糖、地塞米松致胰岛素抵抗小鼠和四氧嘧啶诱发糖尿病小鼠的血糖，且对正常小鼠也有一定的降糖趋势。长时间应用栀子均可降低糖尿病模型大鼠及正常大鼠血糖水平，但长时间用药可以抑制正常大鼠胰岛素的分泌能力及对胰腺结构的损伤作用。

9. 抗脂肪肝作用　栀子与栀子苷均对高脂饮食诱导的金黄地鼠非酒精性脂肪性肝病模型的脂质代谢具有调节作用，改善肝组织病理变化及减轻炎症损伤，且栀子苷抗炎症损伤作用优于栀子。

10. 对糖尿病肾脏的保护作用　栀子各提取物均能显著降低实验性糖尿病肾病（DN）大鼠 24 小时尿蛋白含量，降低大鼠血清尿酸水平，减轻 DN 大鼠的肾脏肥大指数，明显减轻 DN 大鼠肾脏组织病变程度。

11. 抗白血病作用　栀子提取物对 3 种白血病细胞增殖均表现出一定的抑制作用，尤其对急性淋巴细胞白血病 REH 细胞株的抑制活性最强，IC_{50} 为 7.5μg/mL。

12. 解毒作用　栀子水煎剂对闹羊花所致小鼠肝毒性具有解毒效应，其解毒作用与其减轻肝脏的氧化损伤有关。

13. 其他作用　栀子可使胰腺炎早期胰、肝、胃、小肠的血流回升，其中以胰腺血流的恢复最明显。栀子可使小鼠红细胞内 ATP 分解释能过程减缓，致使供能不足。栀子粗提物有改善拟痴呆模型大鼠学习记忆功能的作用。

【临床应用】

1. 感染性疾病　用栀子煎剂治疗急性黄疸型肝炎 19 例，其中 7 例痊愈，10 例接近痊愈，2 例无效。

2. 扭挫伤　用栀子粉拌酒精外敷包扎，治疗 407 例四肢扭伤，能改善局部瘀血、肿胀和疼痛。栀子大黄散外敷治疗人体不同部位的急性软组织损伤 54 例，外敷栀子大黄散 6 小时后，疼痛明显减轻，一般外敷 5 天后功能恢复正常，7 天后痊愈。

3. 止血　每次内服 3~6g 栀子粉，一日 3 次，可用于上消化道出血及局部出血。用栀子金花汤辨证加味治疗蛛网膜下腔出血 11 例，9~31 天全部治愈。

4. 小儿呼吸道疾病　栀子口服液，3 岁以下，每次 2~3mL；3~6 岁，每次 3~5mL；7~10 岁，每次 5~10mL，每日 3 次。治疗小儿呼吸道疾病 30 例，总有效率为 93.3%。

5. 糖尿病合并失眠　栀子、淡豆豉、酸枣仁、麦门冬各 10g，煎服，每日 1 剂。治疗糖尿病合并失眠 68 例，总有效率 91.2%。

6. 桡侧腕伸肌腱周围炎　栀子膏（生栀子粉碎，过 60 目筛，用时取栀子粉适量，以米醋调成稠膏）外敷治疗桡侧腕伸肌腱周围炎 5 例，取得满意疗效。

【毒副作用】　小鼠腹腔注射的 LD_{50} 为 27.45g/kg，皮下注射的 LD_{50} 为 31.79g/kg。

参 考 文 献

1. 陈红，等. 中国中药杂志，2007，32（11）：1041.
2. 杨奎，等. 中药新药与临床药理，2008，19（1）：9.
3. 李国辉，等. 中国中医基础医学杂志，2015，21（5）：524.
4. 杨楠，等. 中国康复理论与实践，2010，16（4）：308.
5. 李红专，等. 山东医药，2014，54（6）：11.
6. 任强，等. 广东药学院学报，2009，25（2）：141.
7. 姚敏，等. 时珍国医国药，2011，22（9）：2183.
8. 费曜，等. 中国老年学杂志，2013，33（1）：115.

天 花 粉

【别名】　栝楼根。

【来源】　为葫芦科植物栝楼 Trichosanthes kirilowii Maxim. 或双边栝楼 Trichosanthes rosthornii Herms 的干燥根。

【性味】　甘、微苦，微寒。

【功能主治】　清热泻火，生津止渴，消肿排脓。用于热病烦渴，肺热燥咳，内热消渴，疮疡肿毒。

【主要成分】　含淀粉（25.2%），皂苷（1%），蛋白质及多种氨基酸。其主要有效成分为天花粉蛋白（Trichosanthin）.

【药理作用】

1. 抗早孕及致流产作用　小鼠妊娠第 4、5 日皮下注射天花粉，其抗早孕的半数有效量（ED_{50}）为（1.78 ± 0.28）mg/kg。给兔肌注天花粉蛋白，亦有明显抗早孕作用，可使胚泡坏死、液化，终致完全吸收。抗早孕剂量的天花粉对假孕小鼠的脱膜有明显抑制作用。其抗早孕作用及抑制脱膜作用均随剂量增加而增强。天花粉能够增强假孕家兔的子宫自发活动，并增加子宫肌条对 15 – Me – PGF$_{2\alpha}$ 和催产素的反应，但对假孕家兔子宫的 $PGF_{2\alpha}$ 和 PGE 含量、子宫肌离体释放量以及子宫组织结构无明显影响。

用天花粉注射液给妊娠小鼠、兔、猕猴、人皮下注射或肌注，可使小鼠、兔的大部分胎仔死亡，犬、猕猴及人的胎儿死亡并娩出。大剂量天花粉蛋白阴道内给药，对孕兔也有致流产作用。其原理是天花粉蛋白直接作用于胎盘滋养层细胞，并有一定的细胞专一性，能选择性地使胎盘绒毛合体滋养层细胞变性坏死，产生的细胞碎片留在血窦中引起凝血，造成循环障碍和进一步的大量组织坏死；胎盘绒毛的损伤反映在功能方面，即绒毛膜促性腺激素和类固醇激素迅速下降到先兆流产的临界水平以下。由于胎盘形态和功能严重损伤的结果，破坏了母体和胎儿之间的内分泌联系和代谢物的交换，使胎儿死亡。并通过增强子宫平滑肌的直接兴奋作用而导致流产。

2. 对免疫功能的调节 天花粉蛋白可促进正常人外周血单个核细胞在植物血凝素－M（PHA－M）刺激下分泌 IL－2 和 IL－6；增大 T 淋巴细胞膜电压依赖性钾通道的电流强度。显示天花粉蛋白可通过增大 T 淋巴细胞膜上电压依赖性钾通道电流强度及促进外周血单个核细胞分泌 IL－2 和 IL－6，增强机体免疫功能。天花粉蛋白可使正常人外周血 $CD4^+$ 和 $CD20^+$ T 淋巴细胞百分比升高，$CD8^+$ T 细胞百分比下降，从而使 $CD4^+/CD8^+$ 比值增大，表明天花粉蛋白具有增强体液免疫功能的作用。给动物注射天花粉蛋白可使白细胞增加，嗜中性白细胞比例增加。天花粉的水溶性浸膏能阻断小白鼠脾脏淋巴细胞中因刀豆素 A 和植物血凝素的有丝分裂性植物凝集素参与的胚子发生反应，并从天花粉中分离出一种免疫抑制性蛋白 α－栝楼素对刀豆素 A、LPS 诱导的淋巴细胞转化均有抑制作用，故对 T、B 细胞均有抑制作用。天花粉蛋白发挥免疫抑制作用可能与其诱导的以 Th_2/Tc_2 为主的 T 细胞亚群有关，且这种诱导特定细胞亚群的作用在小鼠中和 H2b 基因型相关。利用免疫印迹技术和蛋白激酶自身磷酸化方法，发现天花粉蛋白对在淋巴细胞信号传导中起重要作用的 PKC 有抑制作用。实验显示，天花粉蛋白脉冲处理过的单个核白细胞（PBMC），其经抗 CD3mAb 诱导的 PKCa 的活化转位情况受阻，PKC 自身磷酸化也被遏制，表明天花粉蛋白能够抑制 PBMC 中 PKCa 的激活。提示天花粉蛋白诱发人体免疫低反应至少部分是通过抑制淋巴细胞内 PKC 激活而实现的。天花粉提取物在体内能促进干扰素的产生。

3. 抗肿瘤作用 天花粉蛋白对结肠癌细胞、肝癌细胞、不同分化程度的胃癌细胞及 ras 癌基因阳性细胞（Wef）均具高效直接的杀伤作用，对肺腺癌细胞和 ras 癌基因阴性细胞（Ref）有轻度抑制作用。以人结肠癌 Sw－1116 细胞体外培养后移植于裸鼠双侧肾包膜下，次日以不同剂量天花粉蛋白注射入裸鼠腹膜腔内，每天 1 次，连续 5 天。解剖裸鼠，结果天花粉蛋白组抑制率优于丝裂霉素组，而所用剂量远小于天花粉蛋白对小鼠的半数致死量。天花粉蛋白还可干扰鼠人肝癌模型 LCID－20 中肝癌高转移细胞株 MH-CC97H 与细胞外基质黏附，抑制 MHCC97H 运动和侵袭力，减少 LCID－20 肺转移。天花粉蛋白在体外能诱导人胃癌细胞发生凋亡，下调凋亡相关基因 Bcl－2 的表达。胃癌细胞 MKN－45 经天花粉蛋白（1μg/mL，24、48 小时）处理后，显示天花粉蛋白可诱导 MKN－45 细胞凋亡，可能与上调野生型 P_{53} 基因的表达有关。给小鼠腹腔注射天花粉注射液，小鼠红细胞免疫复合物花结（RBCICR）增高，提示，天花粉能增强荷瘤小鼠红细胞黏附免疫复合物的能力，抑制艾氏腹水癌细胞生长，延长荷瘤小鼠存活期。天花粉蛋白对用人肝癌原位移植造成的荷人肝癌裸小鼠模型有明显的抑癌作用，与对照组瘤重相比有显著性差异（$P < 0.05$）。天花粉蛋白抑制肿瘤细胞增殖可能是其抑癌的机制之一。用天花粉蛋白处理人宫颈癌 HeLa 细胞后，HeLa 细胞的生长受到明显抑制，出现凋亡的特征性改变：染色体凝聚、核碎裂等形态改变，凝胶电泳呈现典型的梯级（ladder）格局，流式结果可见特征性的亚二倍体峰，且凋亡细胞的比例随药物浓度的增高及作用时间的延长而增高。天花粉蛋白在体外还能够明显抑制人急性早幼粒细胞性白血病 NB_4 细胞的增长，并诱导细胞凋亡。

4. 对血糖的影响 天花粉提取物可使饿兔的肝糖原和肌糖原含量增加，对于正常家兔及四氧嘧啶糖尿病兔未见有降血糖作用。

5. 抗菌作用 天花粉煎剂在体外对溶血性链球菌、肺炎双球菌、白喉杆菌有一定抑制作用；对伤寒杆菌、绿脓杆菌、痢疾杆菌、变型杆菌及金黄色葡萄球菌的作用较弱。

6. 抗病毒作用 天花粉热提取物在高浓度时具有一定细胞毒性，在较低浓度时具有明显的抑制病毒致细胞病变效应的作用；天花粉热提取物对 Balb/c 鼠具有一定毒副作用，但小鼠耐受良好，并对病毒感染小鼠具有一定保护作用；天花粉热提取物可作用于病毒的吸附和穿入过程。

7. 抗溃疡作用　天花粉对大鼠水浸捆缚应激性溃疡有显著抑制作用。

8. 抗氧化作用　天花粉总皂苷具有体外抗氧化活性。

9. 对脑缺血再灌注的影响　天花粉能减轻缺血再灌注后大鼠高同型半胱氨酸血症的程度。

10. 其他作用　天花粉可以促进小鼠输卵管组织中肥大细胞的增多，促进肝素合成，使细胞趋向成熟。

【体内过程】　天花粉蛋白肌注易吸收，4 小时在血中浓度达高峰，主要由粪、尿排出，排出迅速。静注时在血循环中消失一半所需时间约为 1 小时，羊膜腔内给药，只能缓慢地透过羊膜及胎盘屏障，大部分始终保持在腔内，在胎盘内有一定的选择积累，且能迅速进入胎儿组织。

【临床应用】

1. 中期妊娠流产　用生理盐水将天花粉稀释至每毫升含 2μg 的浓度，取 0.05mL 注射于前臂屈侧皮内，20 分钟后观察皮试结果，如属阴性者可深部肌肉注射 0.2mg 天花粉作试探试验，观察 2 小时如无反应，即可深部肌肉注射 5～8mg。据 2000 例左右中期妊娠、死胎、过期流产的引产观察，成功率达 95% 左右。

2. 异位妊娠　取结晶天花粉蛋白 24mg 肌肉注射，同时口服强的松 5mg 每日 3 次，治疗异位妊娠 43 例，取得满意效果。另有人用天花粉保守治疗 90 例异位妊娠，结果治疗成功 76 例。

3. 输卵管妊娠　天花粉蛋白注射液皮试阴性后，天花粉试探液 0.045mg 肌注，2 小时后无不适，给予天花粉蛋白 1.2mg 肌注，治疗 55 例未破裂输卵管妊娠，有 52 例血 β-HCG 降为正常，B 超提示患侧附件区团块呈吸收状。

4. 抗早孕　试用天花粉蛋白（宫颈内给药）和丙酸睾丸素、利血平（肌注）于孕期 90 天内的孕妇 112 例，完全流产者占 86.6%，不完全流产者占 11.6%，2 例无效。

5. 植入性胎盘　宫颈注射天花粉 2.4mg，每天 1 次，胎盘小叶逐渐排出，20 余天后子宫恢复正常。

6. 胎盘残留　将 38 例产后经 B 超及临床确诊为胎盘残留的患者，经皮丘试验确认无过敏后臀部肌肉注射试探给药，2 小时后深部肌肉注射治疗量，治愈率达 97.7%。

7. 糖尿病　天花粉研末，每次 9g，每天 3 次，连服 3～7 天，能使症状消失，尿糖转阴或下降。

8. 精液液化不良　天花粉 15g，黄柏、苍术、山萸肉、车前子、丹皮各 9g，丹参 21g，生地黄、连翘、生麦芽各 12g，茯苓 18g，水煎服，每日 1 剂，治疗精液液化不良，取得满意疗效。

9. 其他　采用天花粉蛋白注射液注射治疗 11 例葡萄胎患者，取得满意效果。

【毒副作用】　天花粉蛋白常见的副反应有发热、头痛、皮疹、咽喉痛、颈项活动不利等。偶见的不良反应有神经血管性水肿、病理性心电图和心律失常、血压下降、鼻出血或流产前后出血过多等。天花粉蛋白还能损伤红细胞膜，改变细胞膜的微结构，引起红细胞的溶血作用。天花粉蛋白使用前必须进行皮试，皮试阳性及心、肝、肾疾病及功能不全者慎用。

参 考 文 献

1. 黄益玲，等. 中国药理学通报，2007，23（1）：99.

2. 孟丽华. 中国药业，2008，17（3）：57.

3. 陈颖，等. 药物生物技术，2010，17（5）：397.

4. 陈威，等. 中国中医急症，2011，20（2）：275.

5. 陈威，等. 现代中西医结合杂志，2011，20（15）：1844.

6. 吴超，等. 陕西中医，2014，35（6）：694.

7. 黄培华，等. 当代医药论丛，2014，12（8）：174.

芦 根

【别名】 芦茅根，苇根。

【来源】 为禾本科植物芦苇 *Phragmites communis* Trin. 的新鲜或干燥根茎。

【性味】 甘，寒。

【功能主治】 清热泻火，生津止渴，除烦，止呕，利尿。用于热病烦渴，肺热咳嗽，肺痈吐脓，胃热呕哕，热淋涩痛。

【主要成分】 根含氨基酸、脂肪酸、甾醇（Sterols）、生育酚（Tocopherols）、多元酚（Polyphenols）。尚含一定量的二烷木质素（Dioxanelignin）、2,5-二甲氧基-对-苯醌（2,5-Dimethoxy-p-benzoquinone）、对-羟基苯甲醛（p-Hydroxybenzaldenyde）、丁香醛（Syringaldehyde）、香草酸（Vanillic acid）、阿魏酸（Ferulic acid）、对香豆酸（p-Coumaric acid）。另含有薏苡素（Coixol）、天门冬酰胺（Asparagine）、苜蓿素。还含分子量约20000的多糖，是一个分枝的阿拉伯木糖葡聚糖，其主链由 β（1→4）吡喃葡萄糖基组成。芦根的表皮硅质细胞中主要含硅，其次为钾、氯、钙、硫、铁，还含有铜、锌、硼等。

【药理作用】

1. 镇痛、解热作用 所含薏苡素在大鼠尾部电刺激试验中，有镇痛作用，强度与氨基比林相似。对TTG（Pseudomonas fluorescens 菌体的精制复合多糖类）性发热的解热作用较好，对二硝基酚引起的发热无明显作用。

2. 中枢抑制作用 具弱的中枢抑制作用，表现为对大鼠及小鼠均有镇静作用，并能与咖啡因相拮抗。在家兔的脑电图上，出现波幅增大，频率减少。显示对中枢神经系统的机能有抑制现象。对猫多突触反射有短暂抑制作用。

3. 松弛肠管平滑肌作用 本品所含苜蓿素对离体豚鼠肠管有松弛作用，在 2×10^{-5} 浓度时，能显著抑制离体兔小肠收缩，4mg 注入在体兔小肠腔，可使蠕动收缩减慢。

4. 抗菌作用 100% 芦根煎剂，对金黄色葡萄球菌、卡他球菌、白喉杆菌、福氏痢疾杆菌、伤寒杆菌、甲型副伤寒杆菌、甲型溶血性链球菌等均有不同程度的抗菌作用。

5. 保肝作用 芦根提取物对 CCl_4 肝损伤具有良好的保护作用，但芦根干品提取物的作用较弱。芦根多糖可增强肝细胞抗损伤能力，降低损伤组肝脏内毒物的含量，提高血清和肝脏 GSH-Px 活力，进一步将过氧化物氧化成水和无毒醇。由于芦根多糖具有抗氧化损伤能力，还可使肝脏脂质过氧化物 MDA 含量明显下降，与 CCl_4 组比较 GPT 也明显下降，通过促进和调节机体内生物酶，使肝细胞活力得到增强，起到预防和抑制肝病的作用。芦根多糖还能够缩短 CCl_4 中毒小鼠腹腔注射戊巴比妥钠后的睡眠时间，表明有增强肝脏解毒能力，对肝脏起保护作用。芦根多糖大、小剂量均可降低模型大鼠血清 AST 含量，芦根多糖小剂量能升高白蛋白与球蛋白（A/G）比值，芦根多糖大、小剂量组都对肝纤维化和脂肪肝有明显改善作用。

6. 抗炎作用 不同剂量的芦根水煎液均能明显减轻二甲苯所致小鼠耳郭肿胀而具抗炎作用。

7. 抗肿瘤作用 对分离纯化得到的三种芦根多糖进行细胞毒性实验，发现三种多糖均对 HeLa 细胞和 B_{16} 细胞均有抑制作用。

8. 改善脂代谢 芦根多糖一定程度上对脂代谢紊乱有改善作用，能降低模型小鼠体重下降的趋势。

9. 对糖尿病的影响 芦根醇提物对糖尿病小鼠微量元素代谢紊乱具有一定的改善作用。芦根乙醇提取物对糖尿病小鼠肝脏出现线粒体氧化应激变化具有一定的改善作用，芦根多糖能改善葡萄糖耐受力，降低血糖。

10. 其他作用 每天给大鼠口服芦根所含的苜蓿素 2mg，可使血中甲状腺素显著增高，并有轻度抗氧化作用，可防止肾上腺素的氧化。所含的薏苡素能抑制蛙神经肌肉标本的电刺激所引起的收缩反应及大鼠膈肌的氧摄取和无糖酵解，并能抑制肌动蛋白－三磷酸腺苷系统的反应。芦根有镇吐、抗癌作用，还能溶解胆结石，并解食蟹、河豚中毒。

【临床应用】

1. 感冒　用芦根冲剂（由芦根、黄柏、夏枯草、鱼腥草各60g，白茅根30g组成，每袋4g）防治感冒177例，有效153例，有效率86.4%。另用芦根冲剂治疗感冒与复方阿司匹林比较，芦根冲剂组69例，有效率84.1%，复方阿司匹林组63例，有效率65.1%，两组比较有显著性差异（$P < 0.05$）。

2. 慢性支气管炎　用芦根葶茶饮（芦根15g，薏苡仁20g，冬瓜仁10g，桃仁8g，葶苈子6g，苦丁茶3g）治疗慢性支气管炎痰热证35例，有效33例，有效率94.3%。

3. 卵巢囊肿　以芦根为主，配以苡仁、冬瓜仁、桃仁、三棱、莪术、败酱草等药，水煎服，每日1剂，治疗1例，服28剂包块缩小，服40剂腹中掣动感消失，B超显示未见异常。

4. 痉咳　用芦根配以麻黄、天竺黄、百部、葶苈子、甘草，随证加减，治疗百日咳初咳期、痉咳期和恢复期患者50例，一般服药3剂后痉咳基本消失，遗留下的轻度咳嗽等症状，经对症治疗3~5剂调理后均消失。

参 考 文 献

1. 李立华，等. 安徽中医学院学报，2007，26（5）：32.
2. 李立华，等. 安徽中医学院学报，2005，24（2）：24.
3. 刘足桂，等. 中国医药指南，2014，12（34）：61.
4. 晁若瑜，等. 食品工业科技，2011，（12）：284.
5. 许仲松，等. 吉林医学，2012，33（1）：8.
6. 张默函，等. 延边大学医学学报，2011，34（4）：270.
7. 王臻，等. 中国民间疗法，2011，19（2）：24.

淡 竹 叶

【别名】　竹叶，山鸡米。

【来源】　为禾本科植物淡竹叶 *Lophatherum gracile* Brongn. 的干燥茎叶。

【性味】　甘、淡，寒。

【功能主治】　清热泻火，除烦止渴，利尿通淋。用于热病烦渴，小便短赤涩痛，口舌生疮。

【主要成分】　含三萜类成分芦竹素（Arundoin）、白茅素（Cylindrin）、蒲公英赛醇（Taraxerol）、无羁萜（Friedelin）以及β－谷甾醇、豆甾醇等。另含10多种氨基酸，其中天门冬氨酸和谷氨酸含量较高。

【药理作用】

1. 解热作用　淡竹叶水浸膏给注射酵母混悬液引起发热的大鼠灌胃，有退热作用，对大肠杆菌所致发热的猫和兔，2g/kg淡竹叶的解热效果为33mg/kg非那西汀的0.83倍。解热有效成分能溶于水及稀盐酸，而难溶于醇和醚。

2. 利尿作用　淡竹叶利尿作用弱，但能明显增加尿中氯化物的排泄量。

3. 抗肿瘤作用　淡竹叶粗提取物对S_{180}的抑制率为43.1%~45.6%，但对宫颈癌－14和淋巴肉瘤－1腹水型无抑制作用。

4. 抗氧化作用　淡竹叶多糖在体外具有直接清除自由基的抗氧化活性，且随着多糖浓度的升高清除率也升高。

5. 保肝作用　淡竹叶总黄酮对拘束应激负荷小鼠肝损伤具保护作用。

6. 收缩血管作用　淡竹叶黄酮对正常小鼠腹主动脉有收缩作用，可被钙离子通道阻断剂抑制。

7. 抗病毒作用 淡竹叶中的 4 个碳苷黄酮类化合物有抗呼吸道合胞体病毒活性。

8. 降血脂作用 淡竹叶总提取物的 30% 醇浸膏可显著降低高脂血症大鼠的血清总胆固醇。

9. 心肌保护作用 中、低剂量淡竹叶总黄酮对心肌缺血/再灌注损伤模型大鼠具保护作用。

10. 其他作用 淡竹叶水煎剂对金黄色葡萄球菌、溶血性链球菌有抑制作用。另外，本品有增高血糖作用。

【临床应用】

1. 特发性水肿 取淡竹叶 1.0~2.0g，开水浸泡当茶饮，每日 1 剂，连用 1 个月。治疗特发性水肿 37 例，治愈 25 例（67.6%），显效 7 例（18.9%），无效 5 例（13.5%），总有效率为 86.5%。

2. 多发性骨髓瘤 除采用一般支持疗法如镇痛，使用抗生素及肾上腺皮质激素、间歇化疗外，同时服淡竹叶饮，成人每次 50g，每天 3~6 次，水煎服。治疗多发性骨髓瘤 16 例，取得较满意效果。

3. 病毒性心肌炎 用竹叶、生地黄、木通、甘草等制成导赤散，随证加减，治疗 64 例，痊愈 55 例，好转 9 例。

4. 阴道炎 取淡竹叶 100g，砂锅内浸泡 10 分钟，先用武火煎沸后，再用文火慢煎 10 分钟，早晚分 2 次冷服。治疗 5 例阴道炎，均获痊愈。

5. 呕吐 用竹叶石膏汤治疗顽固性呕吐、胃脘痛、呃逆各 1 例，疗效较好。

6. 小儿口疮 淡竹叶、生石膏、生大黄，1 日 1 剂，水煎服；外用 20% 普鲁卡因注射液 2mL 调锡类散 1 支（0.3g），涂患处，每日 2~3 次。2~5 天退热，溃疡愈合。

【毒副作用】 淡竹叶对小鼠的 LD_{50} 为 64.5g/kg。

参 考 文 献

1. 宋秋烨，等. 中华中医药学刊，2007，25（3）：526.

2. 李志洲. 中成药，2008，30（3）：434.

3. 林冠宇，等. 中国实验方剂学杂志，2010，16（7）：177.

4. 孙涛，等. 中药药理与临床，2010，26（5）：57.

5. 付彦君，等. 长春中医药大学学报，2013，29（6）：965.

6. 邵莹，等. 中国药理学通报，2013，29（2）：241.

鸭 跖 草

【别名】 鸭舌草，鸭食草。

【来源】 为鸭跖草科植物鸭跖草 *Commelina communis* L. 的干燥地上部分。

【性味】 甘、淡，寒。

【功能主治】 清热泻火，解毒，利水消肿。用于感冒发热，热病烦渴，咽喉肿痛，水肿尿少，热淋涩痛，痈肿疔毒。

【主要成分】 含飞燕草苷（Delphin）、阿伏巴苷（Awobanin）、花青素、蓝鸭跖草苷（Commelinin）及黄鸭跖草苷（Flavocmmelin）。尚含黏液质、淀粉等。种子含脂肪油。

【药理作用】

1. 抗菌作用 以平板打洞法或试管稀释法试验金黄色葡萄球菌对鸭跖草煎剂极敏感，绿脓杆菌、宋氏痢疾杆菌、伤寒杆菌轻度敏感；对志贺痢疾杆菌、八联球菌、大肠杆菌、枯草杆菌等多种细菌亦有抑制作用。但对甲型链球菌、副伤寒杆菌、福氏痢疾杆菌、炭疽杆菌无抑制作用。

2. 抗病毒作用 鸭跖草水煎剂，对流行性感冒病毒 PR3 株所致的小鼠肺炎死亡有明显保护作用。在稀浓度时，对沪防 27-29 流行性感冒病毒的血凝素有一定的抑制作用。本品水煎液，对鼻病毒 N9 株有抑制作用。

3. 解热作用　鸭跖草有明显的解热作用。药理实验证明，鸭跖草能抑制给家兔注射过期疫苗引起的发热。临床观察也证明，本品有缓和持久的降温作用。

4. 保肝作用　鸭跖草水提物在体内可显著降低四氯化碳和乙醇所致小鼠血清谷丙转氨酶和谷草转氨酶活性的升高，表明鸭跖草水提物对小鼠四氯化碳和乙醇所致肝损伤具有保护作用。

5. 对血糖作用　鸭跖草的甲醇提取物具有抑制 α - 葡萄糖苷酶的作用，有降低血糖作用。从甲醇提取物中可分离出 1 种吡咯烷生物碱和 4 种氮杂环乙烷生物碱，当以淀粉、麦芽糖及蔗糖为作用底物时，这些成分对粗提的猪小肠 α - 葡萄糖苷酶有不同程度的抑制作用，但对市售商品酶的抑制作用较弱。

6. 抗炎作用　鸭跖草水提物对二甲苯致小鼠耳肿胀模型、冰醋酸致小鼠腹腔毛细血管通透性模型、角叉菜胶诱导大鼠足跖肿胀均具有抗炎作用。

7. 对血脂代谢影响　鸭跖草水提取物能降低高脂血症小鼠血清 TC 和 LDL - C 水平，显著升高 HDL - C 水平，同时降低高脂血症小鼠血清、肝脏和脑组织 MDA 含量。

8. 抗氧化作用　鸭跖草乙酸乙酯萃取物对 DPPH 自由基有较强的清除能力。鸭跖草总黄酮具有清除超氧阴离子自由基、DPPH 自由基及羟自由基的能力。

9. 对脑缺血再灌注损伤的影响　鸭跖草水提物对小鼠脑缺血再灌注损伤模型具保护作用。

【临床应用】

1. 防治感冒　鸭跖草 30～60g，水煎，分 2 次服用。治疗 130 例，有效 109 例，无效 21 例，有效率为 83.8%。本品制成片剂（每片含生药约 10.3g），每日 3 次，每次 2 片，连服 4 天预防感冒，290 人服用，未见 1 例发病，疗效优于对照组。

2. 麦粒肿　取洗净之鲜鸭跖草茎一小段，用手挟持呈 45°角于酒精灯上加热茎上段，可见茎下段水泡沫液珠沸出，将沸出液珠滴于麦粒肿患处及周围睑皮表面。治疗 61 例，治愈 49 例，好转 7 例，总有效率为 91.8%。亦可用鸭跖草鲜品烘烤取汁或鲜品 200g 水煎浓缩成 3∶1，局部涂擦，每日 3 次，每次 1～2 滴。治疗 600 余例，疗效达 90% 以上。

3. 急性病毒性肝炎　鸭跖草 30～60g，水煎服，每日 2 次。治疗 100 例，全部治愈，黄疸指数、谷丙转氨酶、肝脾肿大均复常。

4. 感染性发热　鸭跖草注射液，每次 4mL，肌注（相当于生药 12g），4～8 小时 1 次。治疗 51 例，48 小时内退热 49 例，无复升。

5. 急性尿路感染　用鸭跖草鲜品 60g，加水浓煎去渣，每日 1 剂，分两次服用，7 天为 1 疗程。治疗急性尿路感染 21 例，服用 1～2 疗程后全部治愈。

6. 急性出血性结膜炎　鸭跖草鲜品 1～2 株洗净后去除花和叶片，点燃酒精灯，烤其茎的结节部，此时在茎的一端有无色透明的液体流出，将此液体点眼，治疗急性出血性结膜炎 30 例，疗效满意。

7. 耳、鼻疖　取鸭跖草自然汁液涂局部，每天数次。治疗 137 例，治愈 125 例，好转 9 例，无效 3 例，总有效率为 97.8%。

8. 神经性呕吐　取鸭跖草全草 120g，水煎服，治疗神经性呕吐，取得满意效果。

【毒副作用】　急性毒性实验期间小鼠活动自如，饮食正常，未见肌张力改变和肌震颤症状，呼吸和排泄正常，没有中枢兴奋或抑制症状；急性毒性实验中无小鼠死亡；对鸭跖草提取液最大耐受量大于 40g/kg。

参 考 文 献

1. 王国平，等. 中药材，2007，30（2）：157.

2. 余昕，等. 中成药，2015，37（8）：1824.

3. 王垣芳，等. 中国实验方剂学杂志，2012，18（16）：273.

4. 黄海兰，等. 食品科学，2008，29（9）：55.

5. 罗开梅，等．漳州师范学院学报（自然科学版），2013，7（4）：45.

6. 王垣芳，等．中药药理与临床，2011，27（3）：67.

黄 芩

【别名】 元芩，元芩枯芩，条芩。

【来源】 为唇形科植物黄芩 *Scutellaria baicalensis* Georgi 的干燥根。

【性味】 苦，寒。

【功能主治】 清热燥湿，泻火解毒，止血，安胎。用于湿温、暑温，胸闷呕恶，湿热痞满，泻痢，黄疸，肺热咳嗽，高热烦渴，血热吐衄，痈肿疮毒，胎动不安。

【主要成分】 根主含多种黄酮类衍生物：黄芩苷（Baicalin），黄芩素（Baicalein），汉黄芩苷（Wogonoside），汉黄芩素（Wogonin），黄芩新素 I、II（Neobaicalein，I、II）及白杨素（Chrysin）等。尚含 β-谷甾醇、苯甲酸、鞣质及树脂等成分。

【药理作用】

1. 抗病原微生物作用 研究证明，黄芩有广谱抗菌作用。对革兰阳性和阴性菌如金黄色葡萄球菌、溶血性链球菌、肺炎双球菌、脑膜炎双球菌、痢疾杆菌、伤寒杆菌、副伤寒杆菌、大肠杆菌、绿脓杆菌、霍乱弧菌、白喉杆菌、百日咳杆菌、白色念珠菌、脆弱类杆菌（无芽胞厌氧菌）等均有抑制作用，其中尤以对金黄色葡萄球菌、绿脓杆菌抑制作用最强，对表皮癣菌等多种致病性真菌也有一定的抑制作用。抑菌的有效成分为黄芩苷。黄芩煎剂、水浸液对甲型流感病毒 PR_6 株及亚洲甲型（京甲1）体外有抑制作用，对体内感染流感病毒的小鼠有治疗效果。体外试验还表明黄芩有抑制阿米巴原虫生长和杀灭钩端螺旋体的作用。体外实验还显示黄芩苷对解脲支原体 Uu_{14} 有抑制作用，最小抑菌浓度（*MIC*）检测结果，其敏感程度高于黄芩苷的对照药物黄芩、黄连、黄柏。并且比较2种实验方法，液体培养稀释法的 *MIC* 值高出半固体琼脂对倍稀释法 *MIC* 值2个稀释度。黄芩甲醇提取物在不破坏牙周局部生态平衡的情况下可有效抑制牙龈卟啉单胞菌、中间普氏菌、具核梭杆菌等牙周可疑致病菌的生长，其 *MIC* 值为5g/L，最小杀菌浓度值为20g/L。

2. 抗炎、抗过敏作用 黄芩水煎酒沉液对大鼠酵母性足肿胀有明显的抑制作用；黄芩的甲醇提取物及黄芩素、黄芩苷、汉黄芩素均可抑制由醋酸诱导的小鼠血管通透性增加，并减少由合成多胺诱导的大鼠急性足跖水肿，抑制大鼠辅助性关节骨质退行性变的继发性损害。黄芩苷、黄芩苷元对实验性炎症所致小鼠耳毛细血管的通透性亢进有抑制作用。以黄芩为主药的复方黄芩注射液、消炎口服液、黄芩汤等，均有明显的抗炎作用。黄芩抗炎机理初步认为与其抗花生四烯酸（AA）代谢有关。黄芩苷可增强大肠杆菌制备的急性肾盂肾炎模型大鼠肾组织的肾脏表面活性蛋白 SP-A，显示 SP-A 可能在急性肾盂肾炎的发病过程中起重要的防御作用。黄芩苷还有抑制肺炎衣原体诱导的可溶性细胞黏附因子及白细胞介素 IL-8 作用，产生明显的抗炎作用。黄芩总苷 120、240mg/kg 灌胃给药，能显著减少角叉菜胶或大肠杆菌所致前列腺炎大鼠前列腺液中白细胞数目，升高卵磷脂小体密度，并减轻大鼠前列腺腺腔大小不一、炎细胞浸润和间质水肿的程度，60mg/kg 无明显作用。此外，黄芩总苷 120、240mg/kg 能抑制消痔灵所致慢性前列腺炎大鼠腺体的增生和肥大，240mg/kg 能明显减轻慢性炎细胞浸润，对纤维母细胞增生呈抑制趋势。

黄芩有较强的抗过敏作用，对于 I 型变态反应，黄芩素和黄芩苷能明显抑制致敏豚鼠离体小肠及离体气管对抗原的过敏性收缩，抑制致敏豚鼠吸入抗原所致的过敏性休克，并能抑制实验动物的被动过敏反应。其抗敏作用的原理在于通过对巯基酶的抑制，以减少抗原抗体反应时过敏化学介质的释放，即是一种作用于过敏反应末期（效应期）的抗过敏药物。

3. 对心血管系统的作用

（1）对血管平滑肌的作用：黄芩提取物及其主要成分黄芩苷可浓度依赖性收缩大鼠血管平滑肌，反复给药试验使其收缩强度减弱；而黄芩中的另一成分汉黄芩黄素作用与黄芩提取物及黄芩苷相反，对羟福林引起收缩的血管标本呈浓度依赖性弛缓作用，即使反复试验作用亦不减弱。由于汉黄芩黄素含量低，黄芩提取物及单独给予黄芩苷时，可使血管平滑肌收缩。其收缩血管平滑肌的作用，不介导儿茶酚胺及 5 - 羟色胺的释放、对神经的直接刺激以及内皮细胞弛缓因子作用；而与前列腺素 $F_{2\alpha}$ 及血栓烷 B_2 量呈明显相关关系，表明黄芩苷的血管收缩作用与前列腺素类有关。

（2）降压作用：黄芩酊剂、浸剂、煎剂及醇、水提取物，给麻醉兔、猫、犬口服、静脉、肌肉注射，均能产生降压作用。尤以黄芩苷降压效果明显。本品降压原理可能是由于血管运动中枢受抑制，另外，也与直接扩张血管及对血管感受器刺激而反射性引起血压下降有关。另有实验证实，黄芩苷可使 NE、KCl 及 $CaCl_2$ 所致的大鼠离体主动脉条收缩张力下降，量效反应曲线右移，最大效应降低，可显著抑制 NE 依赖内 Ca^{2+} 性收缩与外 Ca^{2+} 性收缩，显示阻滞钙离子通道的作用。

（3）降脂作用：黄芩有显著的降血脂作用，其主要有效成分为黄酮类。黄芩苷、黄芩素能降低实验性高脂血症大鼠血清游离脂肪酸、甘油三酯和肝脏总胆固醇、游离胆固醇、甘油三酯的水平；汉黄芩素可降低血清和肝脏甘油三酯的水平；黄芩新素Ⅱ可降低血清总胆固醇和肝脏甘油三酯浓度；黄芩素、汉黄芩素等还可升高血清高密度脂蛋白（HDL）- 胆固醇水平。黄芩素和黄芩苷可升高脂质过氧化大鼠血清磷脂浓度，降低肝组织磷脂水平。黄芩中的黄酮类成分能抑制大鼠脂肪组织脂解，并抑制从葡萄糖合成脂肪。

（4）抗血栓形成作用：黄芩多种成分均可抑制血小板聚集，如黄芩素、汉黄芩素、黄芩新素及白杨素在 110mol/L 浓度时能抑制由胶元诱导的血小板聚集作用，白杨素及黄芩素、汉黄芩素还能分别抑制由 ADP 和花生四烯酸诱导的血小板聚集作用，黄芩素和黄芩苷还可抑制由凝血酶诱导的纤维蛋白原转化为纤维蛋白，并能防止由内毒素诱导的弥漫性血管内凝血。上述作用均能阻止血栓形成。其抑制血小板聚集作用比阿司匹林强。其作用机理主要是能抑制血栓素 A_2（TXA_2）合成酶，使 TXA_2 生成减少；同时又能升高 cAMP 水平，从而使血小板聚集性明显降低；还可特异性地抑制血小板 12 - 脂氧酶活性，减少 12 - HETE 的合成，使血小板黏附性降低。所以黄芩有抗血栓形成和防治动脉粥样硬化的效能。

（5）抗心律失常的作用：黄芩苷具有一定的抗实验性心律失常的作用。黄芩苷可增加乌头碱或哇巴因诱发大鼠或豚鼠所致室性心律失常所需剂量，推迟氯化钡致心律失常的出现时间和持续时间，推迟缺血再灌注诱发大鼠心律失常的发生时间，并缩短室速和室颤的持续时间，降低室颤的发生率。

（6）对心肌细胞的保护作用：$0.1 \sim 10\mu g/mL$ 的黄芩苷可显著提高缺氧缺糖性 SD 乳鼠心肌细胞中 SOD 活性，$10\mu g/mL$ 的黄芩苷能显著抑制 MDA 的生成，$1\mu g/mL$ 黄芩苷能显著增加 NO 分泌，$10\mu g/mL$ 黄芩苷能抑制 NO 分泌，显示黄芩苷对缺氧缺糖性心肌细胞损伤具有一定的保护作用。

4. 抗休克作用　黄芩苷可使 ES（内毒素休克）大鼠平均动脉压回升，血浆 SOD 活性升高，MDA 含量减少，吞噬细胞本底发光增强、峰值增高、峰时缩短，黄芩苷在抗 ES 过程中，可提高 SOD 的活性，降低 MDA 含量和增强吞噬细胞的吞噬功能。

5. 对肝胆的作用　黄芩提取物对乙醇、四氯化碳、半乳糖胺、过氧化脂质所致的动物肝损害有明显的防治作用，它能使肝糖原含量增加，转氨酶降低。黄芩苷还有解毒作用，对硝酸士的宁所致肝脏急性中毒，给予黄芩苷，能提高士的宁半数致死量，主要是黄芩苷借助体内 β - 葡萄糖醛酸苷酶的活性，分解为黄芩素和葡萄糖醛酸，后者能与含有羟基或羧基的毒物结合而呈现解毒作用。黄芩苷大、中、小剂量组和黄芩苷注射剂组能有效降低刀豆蛋白 A（ConA）引起的肝细胞核 DNA 片段化的增加，减少 ConA 诱导的 DNA 梯状条带的出现。黄芩有利胆作用，黄芩煎剂及乙醇提取物口服或静注，均可促进兔、犬胆汁的排泄，尤以黄芩素作用最明显。

6. 解热作用　黄芩有解热作用。有较多的文献报告，黄芩对酵母、疫苗等引起的实验性发热动物有解热作用。有人以黄芩煎剂灌服及 6% 黄芩浸剂和黄芩注射剂 150mg/kg，作静注或腹腔注射，发现对实验性发热家兔有解热作用。用黄芩苷给动物静注或腹腔注射，对家兔因疫苗或酵母致热均能产生解热作用。研究发现，用黄芩注射液皮下注射和黄芩汤剂口服对伤寒混合疫苗所致家兔发热有明显的解热效果。但黄芩苷静注或肌注皆不能使正常兔体温降低。以黄芩为主组成的复方如黄芩汤对伤寒及副伤寒甲、乙菌苗引起的动物发热也有明显的退热作用。PGE_2 和 cAMP 是重要的中枢发热介质。黄芩苷可通过抑制毒素复制大鼠发热模型下丘脑中 PGE_2 和 cAMP 含量升高而发挥其解热作用。

7. 镇静解痉作用 黄芩 $0.5 \sim 1g/kg$ 给小鼠腹腔注射，呈显著的镇静作用。黄芩煎剂可抑制实验性动物的自发活动，抑制阳性条件反射，使反射时间延长，强化次数增加，改善阴性条件反射。这种作用是通过加强大脑皮层的抑制过程而实现的。本品也能拮抗毛果芸香碱所致小肠运动亢进。黄芩及黄芩苷、苷元有拮抗乙酰胆碱所致小鼠肠痉挛及抑制肠管蠕动等作用。黄芩和黄芩汤均能增强戊巴比妥钠对小鼠的催眠作用。

8. 对脑的保护作用 黄芩苷可使小鼠脑组织中的 SOD 活性明显增高，MDA 下降，表明黄芩苷可明显保护脑组织。黄芩苷对百日咳菌液注入颈内动脉导致大鼠脑水肿有保护作用。黄芩苷防治脑水肿的机制与其能够拮抗 H_2O_2 所致的神经元和星形胶质细胞氧化损伤有关，而且黄芩苷对神经元和星形胶质细胞均无毒性作用。黄芩苷既可抑制脑缺血后微管运动蛋白免疫活性下降又可减少脑缺血后海马区锥体细胞延迟性死亡（DND）的数目，提示脑缺血后微管运动蛋白活性下降可能为 DND 的重要原因，而黄芩苷则通过减轻脑缺血期间微管运动蛋白活性下降程度而减少 DND。有实验表明，黄芩苷在 6.25、12.5、$25\mu mol/L$ 的浓度范围之内，可对脑缺血缺氧 Neuro2A 细胞起到保护作用，主要是减少细胞早期凋亡。黄芩苷能通过降低脑缺血再灌注后肿瘤坏死因子 $-\alpha$ 和白细胞介素 -1β 的表达来阻止脑损伤的加重。黄芩苷还对大肠杆菌脑膜炎具有保护作用，其作用机制之一是通过抑制 Ca^{2+} 内流，减少 IL -1β、TNF $-\alpha$ 和 NO 分泌来实现的。

9. 免疫增强作用 黄芩有增强 IL -2 产生的作用，而对抗体分泌细胞的形成无明显影响。说明黄芩在抗体的免疫应答过程中可能有选择地增强细胞免疫的作用。0.25% 黄芩锌苷络合物 $0.2mL/10g$ 给小鼠腹腔注射，能使小鼠腹腔巨噬细胞吞噬功能、血清溶菌酶含量及末梢血 T 淋巴细胞百分率皆有明显的提高，提示本品对小鼠非特异性免疫和红细胞系统的免疫功能有较好的增强作用。

10. 抗氧化作用 黄芩有抗氧化作用。其主要成分黄芩苷、黄芩素、汉黄芩素、黄芩新素 Ⅱ 对氯化铁 – 维生素 C – ADP 或 NADPH（还原型辅酶Ⅱ脱氢酶） – ADP 诱导肝组织生成过氧化脂质有显著抑制作用。维生素 $C – Fe^{2+}$ 属非酶促反应，NADPH – ADP 属酶促反应，黄芩对两个途径生成的过氧化脂质都能明显地抑制，表示本品是一个有前途的临床抗氧化剂。黄芩苷及其铜、锌络合物对氧自由基也有明显的清除作用，并呈量效关系。不同浓度黄芩苷对大鼠脑匀浆铁依赖脂质过氧化有抑制作用，而且比去铁胺组约强 20 倍。黄芩苷可通过与 Fe^{2+} 发生络合，降低反应体系中 Fe^{2+} 游离浓度，而抑制由 Fe^{2+} – 半胱氨酸致小鼠肝微粒体脂质过氧化。

11. 利尿作用 黄芩煎剂、浸剂及提取物黄芩苷、黄芩素、汉黄芩素对实验动物均有明显的利尿作用。尿分泌量增多时，则血压也随之下降，其中黄芩苷作用最强。其利尿作用可能与其升高 PGE_1、PGE_2 水平有关。

12. 抗肿瘤作用 黄芩提取物有明显的抗肿瘤活性，尤其是抗肿瘤转移作用，并认为此作用与黄芩抑制血小板聚集作用有关。黄芩新素Ⅱ在体外对 L_{1210} 细胞有细胞毒作用，白杨素对人体鼻咽癌（KB）细胞有细胞毒活性。黄芩苷溶液在体外能诱导大鼠胶质瘤细胞系 C_6 细胞凋亡，抑制细胞增殖，是一种具有抗胶质瘤作用的药物。黄芩苷还能抑制胰岛细胞瘤细胞株增殖，黄芩苷诱导所致细胞周期蛋白 $cyclinD_1$ 表达下调在其中起着重要作用。黄芩苷对人乳腺癌 Bcap37 细胞的生长抑制呈浓度依赖关系，对 Bcap37 细胞基质金属蛋白酶抑制酶 2 在 mRNA 水平、蛋白水平呈浓度依赖关系，小剂量上调，高剂量下调；而黄芩素对人乳腺癌 MCF_7 细胞内酪氨酸蛋白激酶有抑制作用。黄芩苷能诱导前列腺癌细胞株 DU_{145} 和人白血病 K_{562} 细胞凋亡；而黄芩素诱导胃癌细胞凋亡，并明显抑制癌细胞增殖，具有直接抗肿瘤作用。黄芩黄酮 A 还能抑制卵巢癌 A_{2780} 细胞生长。

13. 对糖尿病患者的影响 黄芩苷具有明显抑制醛糖还原酶（AR）活性作用，并可有效地改善糖尿病患者周围神经传导速度，减少尿蛋白，对糖尿病肾病及神经病变具有改善和延缓作用。黄芩水提取物还可通过减轻实验性糖尿病大鼠肾脏自由基代谢紊乱、抑制肾小球高滤过等机制来改善糖尿病大鼠的肾脏病变状况。黄芩素还可通过抑制细胞蛋白激酶 C 活性而阻止高糖诱导近端小管细胞过度表达细胞外基质

（ECM）及转化生长因子 β_1，并显著改善糖尿病肾病的临床症状。

14. 光保护作用　紫外线（UVA、UVB）照射可引起皮肤角质形成细胞和成纤维细胞损伤，而黄芩预处理后可使细胞活性恢复 8%～38%，显示黄芩具有光保护性能，可减轻 UVA、UVB 对皮肤细胞的损伤作用。

15. 对子宫平滑肌的抑制作用　黄芩提取物对子宫的自发收缩及催产素引起的强直性收缩均有不同程度的抑制作用。黄芩提取物中尤以水提物的药理作用最强，醚提物的作用较弱；另一方面，炒黄芩的抑制子宫平滑肌收缩的作用强于生黄芩。

16. 其他作用　黄芩苷可以定向诱导骨髓基质细胞、人脐血间充质干细胞分化为神经细胞，而且黄芩苷诱导骨髓基质细胞分化的细胞多数是较为成熟的神经细胞；黄芩可使硫酸镉及丝裂霉素 C 诱发的小鼠骨髓细胞微核率明显降低而对遗传损伤具有保护作用；黄芩注射液和黄芩苷能分别明显减轻庆大霉素对肾脏、耳的毒性及损害；黄芩素、汉黄芩素、黄芩苷对晶状体醛糖还原酶有较强抑制作用，从而减少醇糖的形成，对白内障有防治作用。黄芩苷还能抑制白细胞介素 -1β 诱导作用下人牙龈成纤维细胞分泌基质金属蛋白酶 1 酶原的量和牙周膜细胞基质金属蛋白酶 3 的表达，防治牙周病。从黄芩中提取的 4 种主要黄酮成分均具有不同程度的抗抑郁活性。黄芩水提物腹腔注射后的小鼠还能显著防护放射损伤。黄芩水提取物对急性肺损伤大鼠肺组织具保护作用。

【体内过程】　黄芩中主要成分黄芩苷主要经肠道菌丛产生的 β - 葡萄糖苷水解酶水解为黄芩素，后者再经肾脏等途径排出，另外有一部分则转化为硫酸黄芩素。黄芩苷口服给药表现出的药代动力学与静脉给药差距非常明显，静脉给药代谢消除较快，消除速度常数 β 一般为 0.3 小时$^{-1}$左右，维持有效血药浓度的时间也较短，$t_{1/2}$ 为 0.16 小时左右，而口服给药代谢速率较静脉途径慢，生物半衰期也较长，黄芩苷口服吸收后完全从体内消除需 36 小时以上。在脑脊液中黄芩苷的代谢速率又较血浆慢，半衰期要长 14%。

【临床应用】

1. 妊娠恶阻　黄芩杞果汤：由黄芩、枸杞子各 50g 组成。将上药置于杯中，沸水冲之，候温时，频频饮用。治疗 200 例，有效率为 95%。

2. 急性细菌性痢疾　黄芩、诃子等量，用明矾沉淀法提取制成粉剂。每日 4 次，每次 2g。治疗 100 例，平均疗程 5.3 天，治愈率为 100%。对失水、高热者配用补液及解热剂。

3. 高血压　用 20% 黄芩酊剂，每日 3 次，每次 5～10mL 内服。治疗 51 例，服药后血压下降者占 70% 以上。连续服用 1～12 个月，降压作用持续，无明显副作用。降压 2 号片：黄芩 475g，钩藤 450g，夏枯草 350g，草决明 405g，共制 450 片，每片重 0.3g。每日 3 次，每次 4～6 片。治一般高血压症亦有较好疗效。

4. 急性无黄疸型肝炎　黄芩素注射液（每支 2mL，含黄芩素 40mg），每日 2 次，每次 2mL，肌注，30 日为 1 疗程。治疗 13 例，治愈 4 例，显效 1 例，有效 6 例，总有效率为 84.6%。

5. 鼻衄　用黄芩白茅根汤（由黄芩 20～60g、白茅根 20～60g、蜂蜜 30g 组成），每日 1 剂，2 次分服，3 剂为 1 疗程。治疗火热鼻衄 200 例，总有效率达 97.5%。

6. 日光性皮炎　黄芩粗粉 100g，用 60% 乙醇渗滤，浓缩制得淡黄色针状结晶，再加甘油适量及乳膏基质混匀，制得黄芩防晒霜，用该防晒霜每日 2 次，涂抹患处，治疗日光性皮炎 38 例，取得良好效果。

7. 复发性口疮　黄芩 20g，冰片 2g，研为粉，泡于 100mL 高浓度白酒中，1 个月后即可使用。使用时用棉签蘸药酒涂于口疮处，每日 3～4 次，治疗复发性口疮效果好。

8. 钩端螺旋体病　黄芩、金银花、连翘等量，分别制成浸膏混合压片，每片 0.5g（相当于生药 3.7g），6 小时服 1 次，每次 10～15 片。治疗 62 例，治愈 58 例，无效 4 例。对中轻度效果较佳。

9. 病毒性肝炎　黄芩注射液 4mL（含生药 0.1g），肌注，每日 1 次，或以本品 6mL 加 10% 葡萄糖 250mL，静注。15 天为 1 疗程。治疗 128 例，疗效较好。总降酶、总降浊度和治后皮试反应增强率及免疫球蛋白均值下降率均高于对照组。

10. 小儿肺炎　双黄连粉针剂（由金银花、黄芩、连翘提取物制成）治疗 100 例，治愈 79 例，好转 21 例，总有效率为 100%。结果，本品与对照组比较均有高度显著性差异（$P < 0.05$）。对小儿肺炎在退

热、止咳、肺部啰音及 X 线炎症吸收、住院天数等方面均明显优于对照组。

【毒副作用】 黄芩毒性小，实验动物口服给药未见毒副作用，以浸剂或醇提取物注射，则出现毒性反应或死亡。静脉及肌肉注射，能使正常家兔的白细胞总数较快减少。黄芩煎剂小鼠腹腔注射的 LD_{50} 为 (11.0 ± 1.0) g/kg。复方黄芩注射液小鼠腹腔注射的 LD_{50} 为 (22.4 ± 1.23) g/kg，其他各项安全检查均呈阴性。

参 考 文 献

1. 文敏，等. 沈阳药科大学学报，2008，25（2）：158.
2. 邸秀梅，等. 内蒙古中医药，2007，（4）：57.
3. 陈锋，等. 实用医院临床杂志，2007，4（5）：32.
4. 李巍，等. 西部医学，2012，24（3）：462.
5. 祝逸平，等. 中国药理学通报，2014，30（4）：554.
6. 崔蓉，等. 中草药，2012，43（2）：321.
7. 刘晓亮，等. 中国实验血液学杂志，2012，20（5）：1082.
8. 武广恒，等. 中国药物警戒，2010，7（9）：517.
9. 栗俞程，等. 中国实验方剂学杂志，2012，18（11）：166.

黄 连

【别名】 味连，川连，鸡爪连，雅连，云连。

【来源】 为毛茛科植物黄连 *Coptis chinensis* Franch.、三角叶黄连 *Coptis deltoidea* C. Y. Cheng et Hsiao 或云连 *Coptis teeta* Wall. 的干燥根茎。

【性味】 苦，寒。

【功能主治】 清热燥湿，泻火解毒。用于湿热痞满，呕吐吞酸，泻痢，黄疸，高热神昏，心火亢盛，心烦不寐，血热吐衄，目赤，牙痛，消渴，痈肿疔疮；外治湿疹，湿疮，耳道流脓。

【主要成分】 含多种生物碱，主要为小檗碱（黄连素，Berberin），含量 5% ~ 8%。另含黄连碱（Coptisine）、甲基黄连碱（Worenine）、巴马汀（Palmatine）等，由于它们有相似的结构，统称为黄连生物碱。尚含木兰花碱（Mognoflorine）及酚性成分，如阿魏酸（Ferulicacid）、绿原酸等。

【药理作用】

1. 抗病原微生物作用

（1）抗菌作用：黄连最主要成分为小檗碱，有广谱抗菌作用。体外抑菌试验证明，本品对多型痢疾杆菌、溶血性链球菌、霍乱弧菌、百日咳杆菌、伤寒杆菌、结核杆菌、金黄色葡萄球菌、脑炎球菌、肺炎球菌、白喉杆菌、绿脓杆菌、大肠杆菌、炭疽杆菌、布氏杆菌、枯草杆菌、白色念珠菌、鼠疫杆菌、破伤风杆菌、变形杆菌等均有明显的抑制作用。黄连素在低浓度时可抑菌，高浓度时则杀菌。黄连中的其他生物碱如黄连碱、巴马汀等均有较强的抑制作用。黄连浸出物、小檗碱、黄连碱抗革兰阳性菌的作用要比阴性菌强。黄连或黄连素单用易使细菌产生耐药性，而配为复方（黄连解毒汤、泻心汤）后则耐药性减弱，并且增强了抗菌作用。试管法对皮肤真菌亦有抑制作用。

（2）抗病毒作用：鸡胚试验证明，黄连或小檗碱对甲型流感病毒 PR_8 株及 56－S_8 株、亚甲型流感病毒 FM_1 株、乙型流感病毒 Lec 株、丙型流感病毒 1233 株以及新城病毒均有明显的抑制作用。

（3）抗原虫作用：黄连或小檗碱体外试验证明，对阿米巴原虫、锥虫、黑热病原虫等均有抑制作用。在试管内对钩端螺体有杀灭作用。还可抗滴虫。

2. 抗炎作用 小檗碱给小鼠皮下注射 4mg/kg 和 8mg/kg 能显著抑制二甲苯引起的耳肿胀；给大鼠皮

下注射 20mg/kg 和 40mg/kg 能显著抑制角叉菜胶引起的足肿胀，作用持续 7 小时以上。口服小檗碱 60mg/kg 能明显抑制醋酸提高小鼠腹腔毛细血管通透性；皮下注射 20mg/kg 和 50mg/kg 能显著抑制组胺提高大鼠皮肤毛细血管通透性。

3. 镇痛作用　小檗碱皮下注射，能明显减少醋酸性小鼠扭体反应次数，半数有效量为 3.5mg/kg，仅在皮下注射 8mg/kg 的大剂量时，对热板法实验表现出镇痛作用。

4. 对心血管系统作用

（1）*抗心律失常作用*：小檗碱有明显的抗心律失常作用。能防治因氯化钙、乌头碱、氯化钡、肾上腺素、电刺激以及冠状动脉结扎所诱发的动物室性心律失常，并有明显的量效关系；对氯化钙 - 乙酰胆碱诱发的房颤（扑）亦有良好的对抗作用；临床也证实，小檗碱对多种原因引起的室性及房性心律失常有效，表明其具有广泛的抗心律失常作用。小檗碱具有正性肌力作用，能减慢心律，使舒张期延长，有利于心脏休息，扩张阻力血管和容量血管，并降低血压，减轻心脏前后负荷，将成为一个独特的抗心律失常药。同时小檗碱还有一定的抗心衰作用。

（2）*抗心肌肥厚作用*：黄连素对 L - 甲状腺素（L - Thy）诱发大鼠发生心肌肥厚具有保护作用。大鼠腹腔注射 L - 甲状腺素 0.5mg/(kg·d)10 天，造成心肌肥厚模型，同时用黄连素 30mg/(kg·d)灌胃 10天。结果显示，与正常对照组相比，心肌肥厚组心肌肥厚指数、心肌钙调神经磷酸酶（CaN）活力明显升高，而心肌 NO 含量、Na^+,K^+ - ATP 酶活力和 Ca^{2+} - ATP 酶活力均显著降低。黄连素治疗组心肌肥厚指数、CaN 活力显著低于肥厚组，心肌 NO 含量、Na^+,K^+ - ATP 酶活力和 Ca^{2+} - ATP 酶活力则显著高于肥厚组。

（3）*抗心肌缺血作用*：黄连体内、体外对心肌（细胞）缺血、缺氧具保护作用，其机制是通过改善心肌（细胞）缺血、氧化损伤状态而实现。

（4）*抑制血小板聚集作用*：黄连制剂或小檗碱在体外对多种诱导剂引起的兔血小板聚集和 ADP 释放均有明显的抑制作用；家兔体内给药，静注一定剂量小檗碱也可使由 ADP、花生四烯酸（AA）、胶原（Coll）诱导的血小板聚集有不同程度降低。临床应用小檗碱治疗高血小板聚集患者，疗效近似于潘生丁合并阿司匹林，且副作用小。本品抗血小板聚集机理初步认为是小檗碱抑制了血小板膜 AA 释放和代谢，从而抑制血小板 TXA_2 生成所致。

（5）*降血压作用*：小檗碱可降低动脉血压，尤以舒张压降低更为显著，使脉压增宽。其降压作用与剂量呈正相关，反复给药无快速耐受性。在降压同时伴有肢体及内脏容积增加。其降压机理是竞争性地阻断血管平滑肌上的 α_1 - 受体，使外周血管阻力降低所致；小檗碱抗胆碱酯酶活性而增强乙酰胆碱作用也参与了降压作用。

5. 对糖尿病的影响

（1）*降血糖作用*：黄连、黄连素有降血糖作用。黄连水煎剂可以降低正常小鼠血糖；小檗碱可以对抗正常小鼠皮下注射葡萄糖或肾上腺素引起的血糖升高，也可抑制饥饿小鼠腹腔注射丙氨酸后糖原异生作用所致血糖升高。其降糖作用兼有磺酰脲与双胍类口服降血糖药的特点：既对正常小鼠、自发性糖尿病 KK 小鼠有降血糖作用，也对四氧嘧啶糖尿病小鼠有降血糖作用。其降血糖机理是通过促进胰岛素 β 细胞的修复和增生，使胰岛素释放增加，同时抑制肝糖原异生和（或）促进外周组织的葡萄糖酵解而产生降血糖作用的。黄连素可明显改善实验大鼠的胰岛素抵抗，其效果与二甲双胍相似。其作用机理可能与抑制 TNF - α 的分泌，降低血清游离脂肪酸的水平有关。黄连素还能改善高脂膳食大鼠胰岛素抵抗。

（2）*糖尿病肾脏的保护作用*：黄连素可以明显改善 2 型糖尿病大鼠的肾脏损害，延缓糖尿病肾脏病变的发生和发展。与糖尿病组相比，黄连素治疗组血糖、胰岛素、TG、TC、LDL - c 均下降，而 HDL - c升高；肾皮质 SOD 活性明显升高，MDA 含量显著下降；尿白蛋白排泄量明显减少，肾脏组织病理改变明显减轻。

（3）*改善糖尿病脂代谢异常*：黄连素能明显改善实验性 2 型糖尿病小鼠的脂代谢异常。建立 2 型糖尿病小鼠模型 20 只，分成治疗组与空白对照组，同时另取 10 只设立正常对照组。治疗组每天用黄连素溶液

（100mg/kg）灌胃 1 次，空白对照组及正常对照组在相同时间灌服相同容积生理盐水，疗程 30 天。结果为治疗组血 TC、TG、LDL－c 较空白对照组明显降低，血 HDL－c 较空白对照组明显升高。

（4）对糖尿病性神经病变的影响：黄连素有影响糖尿病性神经病变大鼠神经传导速度及调节内分泌激素的作用。实验表明，黄连素对链脲霉素制备糖尿病性神经病变的大鼠模型能降低血糖，改善大鼠神经传导速度，升高血清胰岛素和生长抑素，降低血清生长激素。黄连素治疗糖尿病及其并发症糖尿病性神经病变的机理可能是在降低血糖的同时，改善与糖尿病相关的多种激素水平有一定的关系。

6. 抗氧化作用 研究证实，黄连中的阿魏酸是一种抗氧化剂，其苯环上的羟基是抗氧化的活性基团，也可以消除自由基，抑制氧化反应和自由基反应，与生物膜磷脂结合保护膜脂质等拮抗自由基对组织的损害，产生抗动脉粥样硬化效应。研究表明，黄连素亦有抗氧化作用，能明显升高肝脏 SOD 活性，降低肝脏 LPO 水平及血清 TG、Tch、VLDL－ch 含量，提高机体抗氧化能力，促进脂类的分解代谢，起到治疗非胰岛素依赖性糖尿病和预防动脉粥样硬化的作用。

7. 对平滑肌的作用 小檗碱对离体豚鼠、猫的子宫有显著的兴奋作用。除对血管平滑肌起松弛作用外，尚对其他平滑肌（子宫、膀胱、胃肠道、支气管）具有兴奋作用。黄连水煎剂能明显延长未孕大鼠离体子宫平滑肌收缩波持续时间，增加收缩波面积，且有显著正相剂量效应关系，还可增加收缩波的振幅但无剂量效应关系，黄连水煎剂的这一作用可被异搏定（L 型电压依赖性 Ca^{2+} 通道阻断剂）所阻断，表明该作用是通过 L 型钙通道而发挥的。黄连水煎剂还可以显著增强大鼠子宫平滑肌电活动，该作用可能通过 M 受体、组胺 H_1 受体及 L 型钙通道发挥作用，与 α 受体及前列腺素的合成、释放无关。

8. 抗溃疡作用 黄连、小檗碱及其复方（如黄连解毒汤、三黄泻心汤等）有明显的抗应激性溃疡及抑制胃液分泌作用。黄连及黄连汤 1g/kg 及 2g/kg 灌胃对乙醇所致大鼠胃黏膜损伤具有明显的抑制作用（$P < 0.01$，$P < 0.001$），抑制率分别为 43.4% 及 77.4%。黄连汤 2g/kg 灌胃对盐酸所致大鼠胃黏膜损伤及溃疡指数有明显的抑制作用，抑制率达 90.3%，对阿司匹林所致大鼠溃疡亦有明显抑制作用。

9. 抗毒作用 黄连及黄连复方制剂对多种细菌毒素有明显拮抗作用，如黄连、黄连素可降低金黄色葡萄球菌凝固酶及溶血素效价。黄连在低于抑菌浓度时即能抑制金黄色葡萄球菌凝固酶的形成，黄连素还可使霍乱弧菌毒素失活，对抗霍乱毒素所致炎症及严重的腹泻症状，也可对抗大肠杆菌毒素引起的肠分泌亢进和腹泻。黄连解毒汤还能减轻内毒素所致实验动物的发热及其他症状，减少内毒素所致大、小鼠的死亡率。

10. 增强免疫作用 黄连及黄连解毒汤能减轻大鼠胸腺及脾的重量，提高小鼠腹腔巨噬细胞的吞噬率及吞噬指数，促进抗体生成，增强血清溶菌酶含量。实验证明，黄连素在动物体内或体外均可增强白细胞吞噬金黄色葡萄球菌的能力，还能增强网状内皮系统吞噬功能。故有人认为，黄连的抗感染作用并非完全由于其抗菌作用，而与其增强机体免疫功能有一定关系。黄连解毒汤有效部位对培养神经细胞自由基和一氧化氮损伤都具有显著的保护作用，其机制可能与其抗脂质过氧化作用有关。

11. 抗焦虑作用 黄连水煎液对小鼠有一定的抗焦虑作用，能增加小鼠在高架十字迷宫装置上的开臂进入次数和开臂滞留时间，有增加小鼠明暗箱穿箱次数的趋势。

12. 抗癫痫作用 黄连对癫痫的治疗有良好的增效作用，可协同抗癫痫药卡马西平对抗小鼠癫痫模型的作用，能延长潜伏期和降低惊厥率，并提高卡马西平的脑浓度。

13. 其他作用 ①抗癌：小檗碱有抗癌活性，能抑制腹水瘤细胞的呼吸，也可抑制癌细胞对羟胺的利用从而抑制嘌呤及核酸合成，还可阻断促癌物质对具有潜在发生癌变细胞的作用；②升白细胞数：黄连所含小檗胺有显著的升白细胞效果，能对抗环磷酰胺等多种原因所致之白细胞数降低；③解热：黄连及黄连解毒汤对大鼠皮下注射 15% 啤酒酵母混悬液引起的体温升高有显著的降温作用，对内毒素引起的家兔发热亦有明显的解热效果；④利胆：小檗碱能增加胆汁形成，使胆汁变淡，对慢性胆囊炎有较好疗效；⑤镇静：许多研究表明，黄连及小檗碱有明显的中枢抑制作用，如减少动物自发活动，增强催眠麻醉药效果，影响被动运动等，有明显的镇静作用；⑥镇吐：黄连复方制剂黄连汤有一定镇吐作用；⑦对胃肠作用：黄连素能抑制 2 型糖尿病大鼠的胃肠动力，磁化黄连素药液能显著促进小鼠的肠推进运动；⑧调节菌群失调：黄连水煎剂对小鼠肠道正常菌群失调有调节作用；⑨诱导骨髓间质干细胞分化为神经元样细胞：黄连素可诱导骨髓间质干细胞分化为神经元样细胞。⑩抗脑缺血再灌注损伤：黄连可减少脑缺血再灌注损伤。

【体内过程】　黄连常规粉体、超微粉体和纳米粉体组小檗碱的药代动力学最佳模型均为一室开放模型。与纳米粉体比较，黄连超微粉体和常规粉体中小檗碱的相对生物利用度分别为 82.4% 和 55.1%。黄连粉体经超微化和纳米化后吸收相增大，可显著提高黄连中小檗碱的生物利用度。黄连生物碱在小鼠胃黏膜吸收迅速，清除则较慢，生物碱的吸附量与给药剂量在 50~400mg/kg 范围内有良好的正相关性。黄连生物碱给药后 15 分钟，胃黏膜生物碱浓度达到高峰，之后缓慢降低。给药剂量在 400mg/kg 以下时，胃黏膜吸附药量随给药剂量的增大而增加，两者之间有良好的线性关系，当给药剂量大于 400mg/kg 时，胃黏膜吸附药量不再增加。按一级动力学计算，生物碱在胃黏膜的半衰期 $t_{1/2}$ 为 194 分钟。

【临床应用】

1. 室性早搏　每次口服黄连素 0.3~0.5g，每日 4 次。治疗频发房室性早搏 34 例，显效 17 例，有效 12 例，无效 5 例，总有效率 85.3%。

2. 慢性溃疡性结肠炎　黄连 30g，加水煎成 100mL，保留灌肠，每日 1 次，40 天为 1 疗程。治疗慢性溃疡性结肠炎 32 例，取得良好效果。

3. 滴虫性阴道炎　黄连 200g，加水 1000mL，置砂锅内浸泡 20~30 分钟，武火煮沸后文火煎 30 分钟。用吸脓球或冲洗器吸取黄连水冲洗阴道前后穹窿，每日 1~2 次。治疗滴虫性阴道炎 106 例，疗效满意。

4. 手足癣　取黄连 15g，浸入 10% 冰醋酸溶液 100mL 中。5 天后即可用其浸液外擦患处，每天 1~2 次，皮肤无破损处可用力擦，效果更好。

5. 腹泻　将盐酸黄连素片研碎后用适温的 0.9% 氯化钠注射液 5~10mL 溶解药粉，灌肠。治疗小儿腹泻 50 例，显效 45 例，有效 3 例，有效率 96%。有人用黄连素保留灌肠治疗细菌性腹泻，取得了良好的疗效。另有人用黄连 10g 煎成 100mL，用该黄连煎剂灌肠，每日 1 次，治疗难治性痢疾 30 例，显效 6 例，有效 18 例，无效 6 例，总有效率 80%。

6. 唇疱疹　将黄连素片研磨成粉末，按比例（1mL 香油，6 片黄连素约 0.1g）调和成糊状，涂于疱疹处，每天 2 次，取得满意效果。

7. 高血压　口服黄连素片，每次 0.4~0.6g，每日 3~4 次。治疗高血压病 38 例，显效 19 例，有效 10 例，总有效率 76.3%。

8. 高脂血症　口服黄连素 1.0g，每日 3 次，饭后服。治疗高脂血症 39 例，显效 21 例，占 54%，有效 14 例，占 36%，无效 4 例，占 10%，总有效率为 90%。

9. 麦粒肿　取黄连 3g，洗净后，用 50mL 沸水浸泡 10~15 分钟，然后用无菌棉签或纱布蘸取清洗患处，每日 3~4 次。治疗麦粒肿 15 例，有效 15 例，有效率达 100%。

10. 外耳湿疹　用黄连 50g，浸泡在 60% 酒精液 200mL 中 7 天，用该黄连液外涂患部，日 1 次，10 天为 1 疗程。治疗 28 例外耳湿疹，取得良好效果。

11. 十二指肠炎　香连丸加味。治疗 42 例，痊愈 13 例，显效 20 例，有效 7 例，无效 2 例。

12. 烧伤　黄连 30g，加水 500mL，煎至 300mL 备用。清创后，用无菌敷料浸黄连煎剂敷创面，以保持湿润为度。治疗 26 例，疗效显著，12~23 天内均痊愈。

13. 糖尿病　用黄连素片治疗非胰岛素依赖型糖尿病 60 例，在降血糖、升高血清胰岛素、改善症状方面均有显著效果，总有效率达 90% 以上。有人应用黄连液湿敷结合热疗治疗糖尿病足患者 10 例，获得满意效果。又有人用黄连油纱（油炸黄连后的油膏）外敷治疗糖尿病足 53 例，也取得了一定的疗效。

14. 手术后感染　用黄连粉、灭滴灵粉各 20g，加温开水 500mL 混匀。用时将药液摇匀，取 20~30mL 作保留灌肠，每日 1 次，7 天为 1 疗程，治疗肛门直肠手术后感染 18 例，结果全部治愈。另有人用黄连 100g，洗净，加 500mL 水，用火煎成 100mL 浓汁，装入瓶中备用。取黄连汁外敷，每日 1 次，连用 3~5 天。治疗阑尾手术后化脓性感染收到满意疗效。

15. 骨髓炎　黄连 50g，加水 800mL，煎成 600mL 药液，将患指浸泡于药液中，务使肿胀部位全部浸入药液内，一般每次浸泡 30～50 分钟，每天浸泡 2 次。治疗指骨骨髓炎 43 例，治愈 37 例，好转 5 例。

16. 宫颈糜烂 采用黄连治糜散（由黄连、黄柏、蚤休、葛根等药组成，研细粉）外敷治疗宫颈糜烂 103 例，总有效率达 100%。

【毒副作用】 黄连浸出物、小檗碱型生物碱部分及非生物碱部分，分别给大鼠作亚急性毒性试验，连续观察 11 周，从饲料摄取量、体重、血浆各生化指标及各脏器重量等方面均未发现与对照组有明显的差别。20mg/kg 给家兔静脉滴注，无不良反应及病理变化，但大剂量可致降压及呼吸抑制等急性反应。小鼠腹腔注射的 LD_{50} 为 24.3mg/kg。小檗碱肌注或口服有发生皮肤过敏的报告，个别患者肌注可引起过敏性休克，小檗碱静注可引起急性心源性脑缺氧综合征，甚至死亡。国外报道，孕妇口服小檗碱有 21.5% 的新生儿出现黄疸症。黄连和小檗碱对 G6PD 缺乏大鼠红细胞渗透脆性仅在超大剂量给药时才有所增高，黄连和小檗碱作用相似而后者略弱。显示以红细胞渗透脆性为指标，一般黄连剂量尚不致引起溶血，黄连和小檗碱对正常红细胞有更大的安全性。

参 考 文 献

1. 何文智，等. 湖南中医杂志，2007，23（4）：91.
2. 刘雪涛，等. 中国中医药信息杂志，2010，17（12）：28.
3. 郭花玲，等. 中国实验方剂学杂志，2011，17（15）：169.
4. 王凌，等. 中国现代应用药学，2015，32（6）：660.
5. 赵茉，等. 中国中医药信息杂志，2010，17（8）：22.
6. 匡玉琴，等. 现代中西医结合杂志，2012，21（16）：1770.

黄 柏

【别名】 黄檗，关黄柏，川黄柏。

【来源】 为芸香科植物黄皮树 *Phellodendron chinense* Schneid. 或黄檗 *Phellodendron amurense* Rupr. 的干燥树皮。

【性味】 苦，寒。

【功能主治】 清热燥湿，泻火除蒸，解毒疗疮。用于湿热泻痢，黄疸尿赤，带下阴痒，热淋涩痛，脚气，痿躄，骨蒸劳热，盗汗，遗精，疮疡肿毒，湿疹瘙痒。

【主要成分】 主含小檗碱，1.4%～4%，另含木兰碱（Magnoflorine）、掌叶防己碱（Palmatine）、黄柏碱（Phellodendrine）等多种生物碱。尚含无氮结晶物质；黄柏内酯（Obaculactone）、黄柏酮（Obacunone）、甾醇类化合物，以及黏液质等。

【药理作用】

1. 抗病原微生物作用 体外试验表明，黄柏煎剂、醇浸剂对多种痢疾杆菌、金黄色葡萄球菌、肺炎球菌、霍乱弧菌、炭疽杆菌、白喉杆菌、枯草杆菌、大肠杆菌、绿脓杆菌、伤寒副伤寒杆菌、草绿色链球菌等菌均有不同程度的抑制作用。对多种皮肤致病性真菌均有抑制作用。黄柏与黄芩对脆弱类杆菌（多芽胞厌氧菌）有抗菌作用，抑菌浓度为 15.62mg/mL。黄柏水煎剂在体外可杀死钩端螺旋体，能抑制白色念珠菌，对阴道滴虫、乙肝表面抗原亦有抑制作用。黄柏抑菌强度及抗菌谱仅稍次于黄连。黄柏可延缓单纯疱疹病毒而引发的小鼠疱疹症状发作或扩散时间，使小鼠生存时间延长，死亡率显著降低。

2. 对菌群失调的调整作用 黄柏、黄连中药合剂对盐酸林可霉素所致家兔阴道菌群失调有调整作用。盐酸林可霉素可造成家兔阴道菌群失调，乳杆菌比正常对照组明显减少，类杆菌、肠杆菌显著增加，同时家兔阴道黏膜充血、炎性细胞浸润；而黄柏、黄连中药合剂能够调整阴道菌群失调，促进阴道乳杆菌生长，对阴道黏膜具有一定的修复功能。

3. 免疫抑制作用　黄柏水煎剂及其主要生物碱——小檗碱对小鼠免疫功能均有抑制作用。黄柏可抑制二硝基氟苯诱导的小鼠迟发型超敏反应，降低其血清 γ 干扰素水平，抑制其腹腔巨噬细胞产生白细胞介素 1 及 TNF-α，抑制其脾细胞产生白细胞介素 2。这表明，黄柏有抑制小鼠迟发型超敏反应的作用，其机制可能是抑制了 γ 干扰素、白细胞介素 1、TNF-α、白细胞介素 2 等细胞因子的产生和分泌，从而抑制免疫反应。

4. 降压作用　黄柏及提取物和复方制剂对实验动物口服或注射均有显著的降压作用。注射作用较口服强；颈动脉注射较静脉注射的更强，说明此降压可能是中枢性的。黄柏碱为一季胺碱，具有植物神经节阻断作用，故可引起降压，黄柏所含黄连素、巴马亭等均有降压作用。

5. 抗炎作用　黄柏素可使炎症局部血管收缩，减少局部充血或渗血，对血小板使其不易破碎而发挥保护作用，能减少局部炎症反应。黄柏可降低大鼠口腔溃疡模型血清 TNF-α 含量，减轻炎症损伤。

6. 抗乙酰胆碱作用　对在体及离体的动物心脏，小剂量小檗碱能增强乙酰胆碱作用，大剂量则对抗乙酰胆碱作用。乙酰胆碱引起离体蛙腹直肌的收缩可被黄柏素所抑制。黄柏具有微弱的箭毒样作用。

7. 对平滑肌的作用　黄柏所含黄柏酮可使动物肠管张力和收缩振幅增强。黄柏粉对家兔离体肠管收缩能增强振幅，黄柏内酯能使肠管抑制。

8. 对中枢神经系统的作用　黄柏能使小鼠的自发活动、各种反射均受到抑制，对中枢神经系统有抑制作用。

9. 解热、镇痛作用　采用小鼠热板法和扭体法镇痛实验，表明防己黄柏凝胶具镇痛作用。黄柏及其炮制品对酵母所致大鼠体温的升高具有较弱且缓慢的解热作用。

10. 其他作用　黄柏对有胰瘘家兔，有促进胰腺分泌的作用。黄柏及黄柏内酯有降低血糖作用。黄柏对家蝇、孑孓（10PPM 在 18 小时内可杀死 62%）有杀灭作用。黄柏所含的小檗碱不论体内或体外均能增强狗白细胞的吞噬作用。黄柏还有抗癌和抗痛风及抗氧化作用。黄柏小檗碱对去卵巢大鼠骨质疏松症具有防治作用。

【临床应用】

1. 静脉炎　黄柏50g，洗净后浸于1500mL 冷水中，半小时后用武火浓煎成金黄色汁液500mL，用无菌纱布蘸药液（以不滴水为宜），直接冷敷于清洁后的炎症局部，每次30分钟，每日早晚各一次。治疗静脉炎89例，治愈68例，占76.4%；好转16例，占18%；无效5例，占5.6%；总有效率94.4%。

2. 湿疹　黄柏霜：黄柏30g，炉甘石50g，煅蛤粉150g，煅石膏80g，海螵蛸80g，甘油100g，基质（水包油型）加至2000g。治疗慢性湿疹50例，痊愈33例，有效16例，无效1例，总有效率为98%。另有人用黄柏煎液局部外涂治疗儿童湿疹59例，结果全部显效，平均疗程3~5天。

3. 手足癣　黄柏浸泡剂（由黄柏、生百部、蛇床子等组成）治疗手足癣180例，经一次治愈的136例，有效40例，无效4例。

4. 睑部隐翅虫皮炎　黄柏3~5g，玄明粉3g。水煎待冷，每日1剂分4~6次湿敷局部。治疗34例，均于3天后皮损消失而恢复。

5. 化脓性皮肤病　黄柏、诃子、五倍子、青果各30g，明矾20g。加水1.5kg，浓缩至1kg，煎3次，将3次药液混合，外洗患处。每日3次，每次15~30分钟，5~7天为1疗程。治疗60例，治愈28例，显效16例，好转12例，无效4例，总有效率为93.3%。

6. 疥疮　三黄拔毒散：由黄柏、黄连、硫黄粉各等量，加水适量，搅拌均匀后，取上澄清液，外洗患处。亦可加凡士林配成软膏。治疗46例，2~7天痊愈，总有效率为100%。

7. 褥疮　黄柏50g 加水300mL，煎20分钟后过滤。将滤液浓缩为50mL，并加入150g 凡士林调匀，制成油纱。用时伤口常规皮肤消毒，并用黄柏油覆盖，每日换药1次。治疗褥疮，疗效满意。

8. 口腔溃疡　黄柏30g，蜂蜜适量，以温火焙干研末涂抹于溃疡面上，一日数次。治疗口腔溃疡取得较好疗效。有人应用黄柏煎剂治疗小儿溃疡性口腔炎24例，2天治愈者2例，3天治愈者5例，4天治愈者2例，7天治愈者5例，10天治愈者2例，平均治愈4.3天。

9. 阴道炎 黄柏100g，烘干研成细末，蛇床子100g，加入500g麻油，浸泡1周，去渣留油装入净瓶备用。用消毒棉签蘸黄柏油擦于外阴及阴道，每日2～3次。治疗50例霉菌性阴道炎，痊愈43例，显效5例，无效2例；80例滴虫性阴道炎，痊愈70例，显效8例，无效2例；32例老年性阴道炎，痊愈28例，显效4例，总有效率为97.5%。

10. 神经性皮炎 黄柏50g，食用醋精200mL，把黄柏放入食用醋精中，浸泡6～7天，纱布过滤，用竹签蘸药液点搽患处。治疗神经性皮炎36例，治愈19例，显效12例，好转4例，无效1例。

11. 乳腺炎 采用黄柏煎剂离子导入治疗乳腺炎24例，每日1次，1次30mL，10次为1疗程。治愈率达100%。

12. 宫颈糜烂 采用黄柏粉（黄柏10g，冰片15g，枯矾3g，五倍子6g）局部外用配合微波治疗宫颈糜烂50例，治愈38例，有效11例，无效1例，总有效率98%。

【毒副作用】 黄柏毒性较小，临床未见副作用发生。黄柏煎剂小鼠腹腔注射 LD_{50} 为（9.86±0.96）g/kg，亦有人测定 LD_{50} 为2.7g/kg，最小致死量为0.52g/kg；黄柏碱小鼠腹腔注射 LD_{50} 为69.5mg/kg。

参 考 文 献

1. 候小涛，等. 时珍国医国药，2007，18（2）：498.
2. 胡家才，等. 浙江中医药大学学报，2010，34（5）：655.
3. 年华，等. 药学服务与研究，2007，7（1）：41.
4. 杨敬宁，等. 中国中医药科技，2013，20（6）：614.
5. 徐珊，等. 现代药物与临床，2014，29（12）：1334.
6. 胡秀清，等. 中医外治杂志，2011，20（1）：37.

龙 胆

【别名】 龙胆草，胆草。

【来源】 为龙胆科植物条叶龙胆 *Gentiana manshurica* Kitag.、龙胆 *Gentiana scabra* Bge.、三花龙胆 *Gentiana triflora* Pall. 或坚龙胆 *Gentiana rigescens* Franch. 的干燥根和根茎。

【性味】 苦，寒。

【功能主治】 清热燥湿，泻肝胆火。用于湿热黄疸，阴肿阴痒，带下，湿疹瘙痒，肝火目赤，耳鸣耳聋，胁痛口苦，强中，惊风抽搐。

【主要成分】 含龙胆苦苷（Gentiopicrin，约2%）、龙胆碱（Gentianine）、龙胆糖（Gentianose）。另含当药苦苷、当药苷及裂环烯醚萜苷类化合物的酯酰葡萄糖苷三叶苷（Trifloriside）。

【药理作用】

1. 抗菌作用 龙胆水浸剂（1:4）在试管内对石膏样毛癣菌、星形奴卡菌等皮肤真菌有不同程度的抑制作用。对钩端螺旋体、绿脓杆菌、变形杆菌、伤寒杆菌也有抑制作用。

2. 抗疟作用 龙胆草与仙鹤草配伍具有抑制伯氏疟原虫的生长作用，对小鼠的存活状况也有改善。实验表明，龙胆草与仙鹤草配伍组对腹腔接种伯氏疟原虫疟鼠累积生存率与感染对照组比较有显著性差异，在0.5～1.5g/mL生药浓度范围内对疟原虫抑制率随药物浓度的增加而增强。

3. 保肝、利胆作用 龙胆草水提取物能对抗四氯化碳所致小鼠的急性肝损伤，复方龙胆也有明显保肝作用。实验表明，龙胆草水提取物能明显抑制由四氯化碳和D-氨基半乳糖所致急性肝细胞坏死大鼠血清中 ALT 及 AST 含量的升高，提高血清中超氧化物歧化酶（SOD）和谷胱甘肽过氧化物酶（GSH-PX）的含量，降低丙二醛（MDA）的含量。龙胆对于健康及肝损伤大鼠或健康犬均有明显利胆作用，能明显增加胆汁分泌并使胆囊收缩。龙胆苦苷预先腹腔注射能抑制口服 CCl_4 及静脉注射芽孢杆菌和脂多糖引起的转氨酶血清浓度增加，能抑制肿瘤坏死因子产生而具有抗肝炎作用，故龙胆苦苷对两种肝损伤即 CCl_4 和脂多糖芽孢杆菌致小鼠肝炎有抑制作用。

4. 抗炎作用　口服龙胆碱可使大鼠甲醛性"关节炎"肿胀减轻。对小鼠的抗炎作用较水杨酸强。抗炎原理可能与神经－垂体－肾上腺系统有关。

5. 健胃作用　龙胆草可作为苦味健胃剂用于食欲不振等。实验表明，食前少量服用龙胆草液能刺激胃液分泌，龙胆苦苷也可促进胃瘘犬胃液及游离酸的分泌。

6. 利尿、降压作用　静脉注射龙胆草液能明显增加尿量，并使血压明显下降，降压原理也可能与抑制心脏有一定关系。龙胆泻肝汤也有显著降压效果，机理与扩张血管作用有关。

7. 增强免疫功能的作用　龙胆草注射给药可促进小鼠炎症细胞的吞噬活性。龙胆泻肝汤也能增强腹腔巨噬细胞对异物的吞噬能力，并可使小鼠胸腺增重，促进淋巴细胞转化，对绵羊红细胞所致小鼠抗体生成，能抑制初次反应而显著增强再次抗原刺激的抗体生成反应。另有实验表明，龙胆草与仙鹤草配伍可以提高感染疟原虫小鼠的免疫功能，显著提高小鼠腹腔巨噬细胞及单核吞噬细胞系统的吞噬活力。龙胆草加仙鹤草组疟鼠腹腔巨噬细胞吞噬功能及疟鼠单核吞噬细胞系统吞噬指数分别优于仙鹤草组和感染对照组，均有显著性差异。

8. 镇静解热作用　龙胆碱对小鼠有镇静作用，可使活动能力降低，肌肉松弛。龙胆草水提物还有解热作用。

9. 抗病毒作用　龙胆抗病毒有效部位 RG2－1、RG3－1 体外具抑制呼吸道合胞病毒（RSV）引起的细胞病变效应（CPE），并且随着药物浓度的增加其抗病毒效力也增强。此外，龙胆水提液对 RSV 亦有明显的抑制作用。

10. 降血脂作用　龙胆多糖具有降血脂作用，能降低高脂血症模型大鼠的甘油三酯、总胆固醇及低密度脂蛋白，而升高高密度脂蛋白。

11. 抗凝血作用　龙胆多糖具抗凝血作用，抑制大鼠部分凝血活酶时间、凝血酶原时间，延长血浆凝固时间，同时对凝血酶也有抑制作用。

12. 对尿液代谢谱的影响　长时间给予较大剂量龙胆水煎剂可使大鼠出现虚寒证体征，给药后尿液 [^{1}H] NMR 谱出现变化，主要表现为三羧酸循环能量代谢、脂肪酸代谢以及能量保存和利用功能明显降低。

【体内过程】　大鼠分别灌胃给予龙胆药材提取物和脂肝宁胶囊后药效成分龙胆苦苷的药动学研究结果提示，脂肝宁胶囊的其他药物配伍对龙胆苦苷吸收的影响较少，但大鼠服用龙胆苦苷对照品与龙胆药材提取物及脂肝宁胶囊的药动学主要参数可见显著性差异，龙胆药材提取物组与脂肝宁胶囊组的药动学主要参数明显大于龙胆苦苷对照品组，而血浆清除率龙胆苦苷对照品组明显大于其他两组，这种差异表明，龙胆药材中的其他成分可直接影响龙胆苦苷的吸收，进入血中的龙胆药材中的其他成分对龙胆苦苷的清除也产生明显影响。

【临床应用】

1. 急性泌尿系感染　如急性肾盂肾炎、膀胱炎、尿道炎等，证属肝胆湿热者，可用龙胆泻肝汤加减。

2. 流行性乙型脑炎　轻者每次服 20% 龙胆草糖浆 10～15mL，每日 3 次，昏迷者或呕吐不能进食者，给 2∶1 龙胆草注射液每天 3～4 次，每次 2～4mL 肌注，中、重型者均同时辅以西药常规治疗，共治 23 例，其中重型 11 例，中、轻型各 6 例，结果均痊愈。

3. 外阴瘙痒　龙胆草、苍耳子各 15g，龙葵、苦楝皮、苦参、蛇床子各 30g，白鲜皮、地肤子、黄柏各 20g。先将上药加水 3000mL，浸泡 10 分钟，煎 20～30 分钟，滤汁去渣，倒入盆内，至适温坐浴，浸洗 15～20 分钟，每日 1～2 次，治疗外阴瘙痒一般 3～6 次即愈。

4. 前列腺增生症　龙胆草 6g，桃仁、红花、大贝母、黄芪、桔梗各 10g，夏枯草、车前子各 15g，土茯苓、草薢各 30g，赤芍 20g。以上各药水煎服，每日 1 剂，连煎 3 次，取汁约 1000mL，分早、中、晚 3 次温服。治疗前列腺增生症 34 例，显效 22 例，有效 9 例，无效 3 例，总有效率为 91.2%。

5. 霉菌性阴道炎 龙胆草 50g 水煎，每日 3 次口服，1 次 250mL，饭前服用；另外局部涂擦苦参膏。治疗霉菌性阴道炎 85 例，85 例患者经治 3~10 日均痊愈。

【毒副作用】 龙胆碱小鼠灌胃的 LD_{50} 为 460mg/kg。龙胆草煎剂大量服用可妨碍消化，时有头痛、颜面潮红、昏睡。近年亦有服用龙胆草煎剂致中毒的报道，临床应用时应注意。

参 考 文 献

1. 李鑫，等. 卫生研究，2008，37（5）：591.
2. 陈振华，等. 哈尔滨医科大学学报，2007，41（4）：344.
3. 江蔚新，等. 黑龙江医药，2008，21（4）：31.
4. 江蔚新，等. 黑龙江医药，2008，21（5）：31.
5. 徐斌，等. 中国药理学与毒理学杂志，2008，22（3）：221.

苦 参

【别名】 野槐根，苦骨。

【来源】 为豆科植物苦参 *Sophora flavescens* Ait. 的干燥根。

【性味】 苦，寒。

【功能主治】 清热燥湿，杀虫，利尿。用于热痢，便血，黄疸尿闭，赤白带下，阴肿阴痒，湿疹，湿疮，皮肤瘙痒，疥癣麻风；外治滴虫性阴道炎。

【主要成分】 主要含多种生物碱及多种黄酮类。生物碱中以苦参碱（Matrine）、氧化苦参碱（Oxymatrine）为主，尚含脱氢苦参碱（即槐果碱 Sophocarpine）、d-槐醇碱（d-Sophoranole）、1-臭豆碱（1-Anagyrine）、1-甲基金雀花碱（1-Methylcytisine）、1-野靛叶碱（1-Baptifoline）、1-槐根碱（1-Sophocarpine）等。黄酮类中有苦参素（Kurarinone）、次苦参素（Kuraridin）、三叶豆欉槐苷（Trifolirhizin）、异脱水淫羊藿黄素（Isoanhydroicaritin）等。

【药理作用】

1. 抗病原微生物作用

（1）抗菌作用：苦参对耐甲氧西林金黄色葡萄球菌（MRSA）临床株具有一定的抗菌作用。苦参水煎液对大肠杆菌、金黄色葡萄球菌、甲型链球菌、乙型链球菌、痢疾杆菌、沙门杆菌以及变形杆菌均有明显抑制作用。水浸剂对许兰毛癣菌、奥杜盎小孢子菌、结核杆菌、阿米巴原虫、麻风杆菌有抑制作用。苦参碱对痢疾杆菌、敏感性和耐药性大肠杆菌、耐药幽门螺旋杆菌、变形杆菌、乙型链球菌、金黄色葡萄球菌均有抑制作用。

（2）抗病毒作用：在苦参抗病毒方面对抗乙型肝炎病毒（HBV）、柯萨奇 B3 病毒（CVB3）的研究较多，苦参碱、氧化苦参碱、槐果碱、槐定碱均具有明显的抗 CVB3 作用；苦参碱、氧化苦参碱、槐果碱、氧化槐果碱、莱蔓碱和臭豆碱具有很强的抗 HBV 病毒作用；苦参碱对人乳头瘤病毒有有效的抑制作用；氧化苦参碱能够抑制丙型肝炎病毒 HCV 的增殖；臭豆碱、氧化苦参碱、右旋槐花醇具有强有力的抗呼吸道合胞体病毒活性；苦参中的黄酮类化合物苦参醇、苦参新醇 K、苦参新醇 H 对单纯性疱疹病毒 HSV-1 和 HSV-2 具有弱抗病毒活性；苦参碱还具有抗猪呼吸与繁殖综合征病毒活性；苦参提取物对轮状病毒也有一定的抑制作用。

（3）驱虫作用：苦参醇浸膏在体外有抗滴虫作用，煎剂保留灌肠对兰氏贾毛鞭虫有一定疗效。

2. 抗癌作用 苦参的生理活性物质在抗肿瘤功效方面作用广泛。从苦参中分离出的多种有效成分（生物碱和黄酮）能够抑制人急性早幼粒细胞白血病 HL-60、小鼠淋巴细胞白血病 L_{1210}、人类白血病细胞系 U_{937}、人体肺腺癌细胞系 A_{549}、子宫颈癌细胞系 HeLa、红白血病细胞 K_{562}、人肝癌 HepG$_2$、成视网膜

细胞瘤 Y_{79}、人骨肉瘤细胞 MG-63、人乳腺癌细胞 MDA-MB-231、人食道癌细胞 Eca-109、人卵巢癌细胞株 HO-8910PM、人鼻咽癌细胞 CNE-2、人膀胱癌 T_{24} 细胞等多种肿瘤细胞，表现出多样、广泛的抗癌能力。

3. 对心血管系统的作用

(1) 对心肌的作用：苦参碱可抑制心肌纤维化。实验发现，苦参碱能明显抑制醛固酮和血管紧张素 Ⅱ 诱导大鼠心肌成纤维细胞增殖和胶原合成增加，其效应呈现剂量依赖性。苦参碱还有对抗自发性高血压大鼠心肌间质纤维化的作用，这种作用与其降低循环中 $TGF\beta_1$ 水平有关。苦参碱虽对内皮素诱导心肌细胞肥大作用无明显影响，但能显著逆转内皮素致肌球蛋白重链同功蛋白的病理性转换作用，故苦参碱在心肌细胞肥大的防治中仍有一定价值。氧化苦参碱对急性心肌梗死诱发实验性心肌纤维化具有一定的抑制作用，其作用机制与 TGF-β-Smads 信号系统密切相关。另外，苦参注射液可使心率减慢，心肌收缩力随剂量增加而减弱，心输出量减少。对大鼠急性失血性心脏停搏和兔静脉注射垂体后叶素所致急性心肌缺血有改善作用，并能延缓大鼠心脏停搏时间。研究还发现，苦参碱可浓度依赖性地增强心脏的收缩功能，增加冠脉流量，但抑制舒张功能。苦参碱还可浓度依赖性地增加单个乳鼠心肌细胞 $[Ca^{2+}]$i 浓度。提示苦参碱的正性肌力作用与其升高 $[Ca^{2+}]$i 有关。

(2) 抗心律失常作用：苦参碱给小鼠腹腔注射或大鼠、兔静注，对氯仿、肾上腺素、乌头碱及哇巴因等所致心律失常有良好预防作用。大鼠静注苦参碱能显著对抗乌头碱、氯化钡和结扎冠脉所致的心律失常；显著减慢离体大鼠右心房自发频率，并明显拮抗离体大鼠左心室由 NE 诱发的心率加快。苦参碱滴丸、苦参总碱、氧化苦参碱、苦参总黄酮均有抗心律失常作用。氧化苦参碱能减小正常及乌头碱诱发心律失常大鼠动作电位的幅值，缩短 APD_{50} 和 APD_{90}，降低 V_{max}，对抗心律失常。苦参碱有拮抗高钾环境下心肌细胞内钙荧光强度增高的作用，此钙离子拮抗作用可能是苦参碱抗心律失常作用机理之一。苦参黄酮的抗心律失常作用，是对心肌细胞的直接作用。

(3) 降血脂及改善血液流变性作用：苦参碱能降低喂饲高脂饲料大鼠血清甘油三酯和胆固醇水平，且能显著改善由高脂血症引起的血液流变性异常，如全血黏度、血浆比黏度、血浆还原比黏度降低，红细胞电泳加快，血沉变慢。因在血脂降低的同时，血液流变性各项指标相应改善，故本品对动脉粥样硬化可能有治疗价值。

(4) 降血压作用：静脉给予大鼠氧化苦参碱 30、60、90mg/kg 均具有剂量依赖性降低血压的作用，氧化苦参碱能增强多沙唑嗪的降压作用，但与普萘洛尔无协同降压作用。苦参槐果碱可扩张血管、阻滞交感神经节而起降压作用。

4. 对免疫功能的影响　苦参碱静注，可使小鼠外周血白细胞增高，使白细胞吞噬异物活性明显增强，但对巨噬细胞则有细胞毒作用，能降低其吞饮中性红染料的能力，并明显抑制 T 细胞增殖，抑制 IL-2 的产量。氧化苦参碱能显著抑制小鼠脾细胞的自发增殖，对 ConA 刺激的转化反应无影响。氧化苦参碱可使低反应性的人扁桃体淋巴细胞增殖能力提高，而对高反应性人扁桃体淋巴细胞及正常小鼠脾细胞增殖则表现为抑制，对大鼠腹腔肥大细胞组胺释放具有抑制作用。氧化苦参碱对二硝基氟苯所致小鼠变应性接触性皮炎也有显著的抑制作用，而且抑制小鼠淋巴细胞增殖，此时，氧化苦参碱则表现为一种免疫抑制剂。采用苦参水煎剂给小鼠灌胃，通过胃肠道吸收后观察它对全身免疫功能的作用。结果表明：苦参在小鼠体内对 T 细胞、B 细胞和腹腔巨噬细胞的免疫功能活性均有抑制作用。苦参碱还能抑制体外小鼠脾细胞增殖及巨噬细胞分泌 IL-1 和 IL-6。

5. 对呼吸系统的影响　小鼠灌服苦参碱、总黄酮有明显祛痰作用。苦参的煎剂、粗制总碱和结晶生物碱，对组胺引起的豚鼠哮喘有明显的平喘作用，效果与氨茶碱基本相似，唯作用时间较长。其平喘原理可能与其组胺 H_1-受体发生竞争性拮抗有关。对乙酰胆碱所致哮喘，脱氢苦参碱平喘作用比氨茶碱强，有人认为脱氢苦参碱可能是通过兴奋中脑的 β-受体而起平喘作用。

6. 对平滑肌的作用　苦参碱有加强豚鼠乳头肌收缩的作用，对豚鼠心房也有明显正性肌力作用。苦参碱能增强 K^+ 致输精管的张力增加作用。氧化苦参碱对离体气管平滑肌有轻度收缩作用。苦参煎剂对离体豚鼠及兔肠肌有抑制作用，能明显对抗组胺、乙酰胆碱、氯化钡等所致体外气管平滑肌和肠平滑肌的兴奋。

7. 升高白细胞作用 苦参总碱对 X 射线照射所致白细胞减少症有明显治疗作用，对化疗所致白细胞减少的动物有治疗作用。氧化苦参碱对 ^{60}Co 源照射所致的白细胞减少有一定抑制作用。

8. 抗炎作用 苦参碱对各种致炎剂（巴豆油、冰醋酸、角叉菜胶、鸡蛋清）引起的急性渗出性炎症有明显的对抗作用，与氢化可的松作用相似。其抗炎机理与垂体－肾上腺皮质系统无关，对切除肾上腺的小鼠，苦参碱仍有较显著的抗炎效应。有研究显示，本品具有非甾体抗炎药特性。苦参碱的抗炎作用主要表现在对 TNF 与 IL－6 的抑制作用。另有实验表明，苦参碱对内毒素致炎大鼠血清和白细胞内磷脂酶 A_2（PLA_2）活性有明显降低作用，苦参碱对 PLA_2 活性的抑制，也可能是其抗炎机制之一。此外，苦参碱对红细胞膜有稳定作用，对红细胞有稳定作用的药物常对溶酶体膜有稳定作用，从而减少炎症介质释放，达到抗炎目的。

9. 保肝作用 苦参所含氧化苦参碱对四氯化碳引起家兔或小鼠的肝损伤及氨基半乳糖所致 AMS_1 纯品系小鼠的肝损伤均有一定保护作用，表现在谷丙转氨酶降低，肝细胞坏死减少，嗜酸性变及炎性细胞浸润减轻。苦参碱还对刀豆蛋白 A 性肝损伤小鼠释放 IFN－γ 和 TNF－α 有明显的抑制作用，并可显著减轻肝组织病理改变。苦参碱可通过促进抑制凋亡基因 Bcl－2 的表达来抑制冷保存再灌注导致的肝细胞凋亡。苦参素可通过保护肝细胞和促进肝细胞更新，明显减轻大鼠肝细胞在肝缺血再灌注中的损伤。苦参碱可通过促进 Bcl－2 表达来阻断苯巴比妥钠诱导的肝细胞凋亡，苯巴比妥钠则可能通过促进 Bax 表达来诱导肝细胞凋亡。有研究显示，氧化苦参碱和苦参碱有抗纤维化作用，氧化苦参碱可减少四氯化碳诱导的肝纤维化模型组大鼠肝内胶原沉积，减轻肝损伤程度，表明氧化苦参碱对四氯化碳诱导的大鼠肝纤维化有良好的干预作用，可延缓肝纤维化进程。氧化苦参碱还对半乳糖胺及二甲基亚硝胺诱导的肝纤维化有预防及治疗作用，其部分机制为通过抗脂质过氧化而保护肝细胞、抑制纤维生成。另有研究认为，氧化苦参碱抗肝纤维化的途径可能与其下调 TGFβ－1 与 TNF－α 在肝脏中的表达有关。苦参碱抑制肝内组织金属蛋白酶抑制因子－1 的表达及肝星状细胞增殖、诱导肝星状细胞凋亡，可能是其抗肝纤维化机制之一。苦参素足三里注射对四氯化碳诱导的肝纤维化有较好的预防及治疗作用，其部分机制是通过保护肝细胞，减少金属蛋白酶组织抑制因子2mRNA 的表达，促进细胞外基质的降解，抑制细胞外基质沉积，从而减轻或逆转肝纤维化。

10. 保肾作用 苦参碱可以部分恢复单侧输尿管梗阻模型大鼠肾小管间质的基质金属蛋白酶－3 的表达，同时降低基质金属蛋白酶组织抑制物－1、纤维连接蛋白、结缔组织生长因子和 α－平滑肌肌动蛋白的表达，从而延缓肾小管间质纤维化的进程。大剂量苦参碱组的治疗效果明显优于小剂量组，且大剂量苦参碱组与福辛普利组的治疗作用无显著性差异。在腺嘌呤诱导的大鼠肾间质纤维化过程中，苦参碱能降低其血清 BUN、Ser、IL－6 水平和 TGF－$β_1$ 蛋白在肾小管间质中的表达，阻抑肾间质纤维化的进展，并有相应的时效关系。说明苦参碱对腺嘌呤导致肾间质纤维化大鼠模型的肾功能有一定保护作用，并可减轻肾间质纤维化的改变，其作用机制可能与降低 IL－6 水平和抑制 TGF－$β_1$ 的蛋白表达有关。

11. 保护脑作用 苦参素对巨细胞病毒感染后乳鼠脑组织的病理损伤有明显的保护作用。

12. 保护胃黏膜作用 研究表明，苦参提取物对盐酸、乙醇、消炎痛引起的胃黏膜损伤有明显的保护作用，苦参碱对大鼠应激、盐酸、乙醇、消炎痛所致的胃黏膜损伤，均有明显保护作用。

13. 对血糖的作用 苦参碱对四氧嘧啶糖尿病小鼠有治疗作用，在 50、100mg/（kg·d）口服 7 天的给药方案下，可显著降低四氧嘧啶所致糖尿病小鼠的血糖含量，并呈现剂量依赖性。实验剂量的苦参碱对肝糖原含量则无显著影响，对实验性糖尿病有效，其作用机制有待进一步研究。

14. 抗皮肤纤维化 苦参碱能抑制血小板衍生生长因子诱导的小鼠皮肤成纤维细胞增殖，其效应呈现剂量依赖性。提示苦参碱可能对皮肤纤维化疾病有潜在的预防和治疗作用。

15. 中枢抑制作用 氧化苦参碱和氧化槐定碱均具有中枢抑制作用，表现为镇静催眠。

16. 镇痛作用 苦参碱能激活 κ－受体和部分激活 μ－受体，并且能够增加中枢神经系统中突触前乙酰胆碱的释放和胆碱能神经的激活从而产生中枢镇痛作用，还可以影响 Ca^{2+} 内流，进而减少 NO 生成，产生中枢镇痛作用；氧化苦参碱能够通过下调 γ – 氨基丁酸 GAT – 1 的表达和上调 γ – 氨基丁酸 A 受体 $\alpha2$ 的表达来调控对神经疼痛的影响。还能够减少脊髓背角 NR2B 基因的 IOD 以及 NR2B、p – ERK 蛋白和 p – CREB 蛋白的表达，从而调控含 NR2B 的 N – 甲基 – D – 天门冬氨酸受体细胞外信号调节激酶（ERK）和环磷腺苷效应元件结合蛋白（CREB）的信号传导达到镇痛作用。

17. 其他作用 苦参还具有抗生育、抗疟疾、利尿、抗氧化、抗癫痫、抗感染及对酶的抑制等作用。

【体内过程】 小鼠和大鼠灌服氧化苦参碱后，吸收迅速、完全，并在胃肠道大部分转化为苦参碱。肌内注射氧化苦参碱吸收也快，胆囊、肝、肾、肠分布最多，主要经尿排泄，胆汁也是重要排泄途径，由于体内存在肝肠循环，故从粪便排出药物少，给药 48 小时尿中排泄 6.4%。氧化苦参碱在肠道的吸收呈现一级吸收动力学特征且吸收机制为被动转运，药物在小肠部位吸收良好，吸收速度按空肠、回肠、十二指肠、结肠的顺序依次下降。氧化苦参碱的吸收窗比较长，适于制备缓释给药系统。家兔静注苦参碱及氧化苦参碱分布迅速、广泛，消除快，在临床上欲维持期望的有效浓度，氧化苦参碱以静滴为宜。

【临床应用】

1. 耐药细菌性痢疾 口服苦参胶囊（由单味苦参组成），并用 100% 苦参煎剂保留灌肠，每晚 1 次，每 10 天为 1 疗程，治疗耐药细菌性痢疾 58 例，结果 58 例均在 3 个疗程内治愈，近期治愈率 100%。

2. 尿路感染 采用口服单味苦参煎剂（苦参 30g），每天 1 剂。治疗尿路感染 28 例，结果痊愈 24 例，好转 2 例，无效 2 例。在治愈的 24 例中，服药最少 6 剂，最多 14 剂，平均 7.8 剂。

3. 慢性结肠炎 苦参 60g，黄芩、黄柏、黄连各 15g，马齿苋 30g，秦皮 10g。煎取汁约 100mL，保留灌肠，每晚 1 次，30 天为 1 疗程，结果治疗 40 例，有效 33 例，有效率达 82.5%。

4. 心律失常 用苦参煎剂、片剂、针剂及苦参有效成分制剂治疗各种原因引起的心律失常，有一定的疗效，部分患者治愈。对病程较短的频发性室性早搏者疗效较好，对病态窦房结综合征所致心律失常无效。

5. 支气管哮喘及喘息型支气管炎 苦参浸膏片、苦参总碱片、苦参气雾剂等苦参制剂对支气管哮喘、喘息型支气管炎均有较好的治疗效果，尤其是苦参气雾剂平喘效果明显，一般在 10 分钟见效，且维持时间长。

6. 白细胞减少症 苦参总碱或氧化苦参碱对各种原因引起的白细胞减少症均有效，对肿瘤病人放、化疗引起的白细胞减少亦有治疗效果。

7. 肝炎 苦参碱注射液 150mg 加入 100g/L 葡萄糖 250mL 中静滴，1 天 1 次，治疗黄疸型肝炎 37 例，有效率达 99%。采用苦参素注射液，每日肌注 1 次，每次 600mg，治疗慢性乙型肝炎 40 例，有良好疗效。

8. 老年性白血病 苦参注射液 500mL 加入 5% 葡萄 500mL，每日 1 次，静脉滴注，治疗老年白血病 56 例，总缓解率为 46.4%。

9. 肾综合征出血热 在常规疗法的基础上给予苦参素 400mg，肌肉注射，每天 1 次，连用 4 ~ 6 次。治疗肾综合征出血热 68 例，疗效显著。

10. 急性肾炎 在常规疗法的基础上加苦参丸（将苦参洗净晒干，捻细过筛，炼蜜为小丸），15 岁以上者每次 10g，一日 3 次，15 岁以下者每次服 6g，一日 3 次。治疗急性肾炎 25 例，取得满意疗效。

11. 非淋菌性阴道炎 苦参、土茯苓各 15g，黄连、黄芩、黄柏各 10g，三七粉 3g，研末装胶囊，每粒含生药 0.4g，每次口服 5 粒，每日 3 次，晚上睡前清洗阴道后，将 2 粒胶囊置于阴道深处。20 天为 1 疗程，月经期停止外用，经 1 ~ 2 疗程治疗，结果治疗 106 例，痊愈 32 例，显效 41 例，有效 29 例，无效 4 例。

12. 滴虫性阴道炎 苦参、蛇床子、黄柏各 50g，防风 20g，百部 30g，水煎熏洗，每次 15 ~ 20 分钟，1 日 1 次，10 天为 1 疗程，治疗 69 例，总有效率为 84.1%，治愈率为 49.3%。

13. 淋病、尖锐湿疣 取苦参 200g 煎煮两次，第一次煎取 400mL，早晚两次口服；第二次煎取 300 ~ 1200mL，每日 2 ~ 3 次浸洗阴茎或坐浴阴道，每次 30 分钟，连续治疗半个月。治疗淋病 38 例，治愈 32

例，6 例显效，治愈率为 84.2%。根据皮疹的部位依次湿敷苦参酊（36% 苦参总碱），待药液干后，再滴加药液 1 次，湿敷 20 ~ 30 分钟，2 次/日，治疗尖锐湿疣女患者 67 例，总有效率 100%。

14. 恶性肿瘤 复方苦参注射液单独应用或联合放化疗等现代医学手段广泛应用于各种恶性肿瘤的治疗，如非小细胞肺癌、结肠癌、肝癌、乳腺癌、卵巢癌、胃癌、食管癌、鼻咽癌等，特别是对伴有癌性疼痛、出血的患者尤为适宜。

15. 其他疾病 苦参还可用于外阴阴道念珠菌病、霉菌性阴道炎、足癣、痔疮、褥疮、带状疱疹、寻常性银屑病、湿疹、口腔扁平苔藓、增生性瘢痕、干燥综合征等。

【毒副作用】 苦参总碱，小鼠灌服的 LD_{50} 为（1.18 ± 0.1）g/kg。苦参结晶碱小鼠皮下注射的 LD_{50} 为（297 ± 18）mg/kg。苦参结晶 Ⅱ 小鼠腹腔注射的 LD_{50} 为（571.2 ± 48.8）mg/kg。苦参浸膏小鼠灌服的 LD_{50} 为 14.5g/kg，肌注的 LD_{50} 为 14.4g/kg。外周血微核试验中小鼠苦参素腹腔注射给药组 24 小时与 48 小时 PEC 微核率均高于阴性对照组，48 小时外周血 PEC 微核率存在剂量反应关系，说明 $1/8LD_{50}$（治疗剂量的 6 ~ 9 倍）的苦参素即可以产生致突变效应，但其对遗传物质的损伤作用明显低于阳性对照组；精子畸变试验中 $1/4\,LD_{50}$、$1/8\,LD_{50}$ 的苦参素对小鼠生殖细胞没有损伤作用，$1/2\,LD_{50}$ 的苦参素对小鼠生殖细胞有一定的毒性。犬每日肌注苦参碱浸膏 0.1g/kg，13 天为 1 疗程，共用 1 ~ 3 疗程，病理检查未见明显改变。临床应用苦参制剂有出现胃肠道刺激及皮肤过敏反应者，还有肌注苦参发生过敏性休克、昏厥及血压增高的报告，应引起注意。

参 考 文 献

1. 张翅，等. 中国实验方剂学杂志，2014，20（4）：205.

2. 尹长江，等. 时珍国医国药，2013，24（6）：1380.

3. 秦静英，等. 现代医药卫生，2013，29（10）：1477.

4. 黄衍强，等. 医药导报，2013，32（11）：1407.

5. 邱大琳，等. 时珍国医国药，2006，17（10）：1974.

6. 王晓燕，等. 时珍国医国药，2013，24（4）：831.

7. 李海军，等. 中国中西医结合杂志，2013，33（9）：1247.

8. 尚剑，等. 中医药学报，2013，41（4）：48.

9. 沈祥春，等. 中国中药杂志，2013，30（6）：1191.

10. 穆甲骏，等. 河南师范大学学报，2014，42（6）：131.

11. 孔令平，等. 中药药理与临床，2013，29（5）：36.

12. 李顺，等. 山东医药，2013，53（5）：57.

13. Liu H Y，等. CNS Neurosci Ther，2012，8：1030 – 1032.

14. Wang H Y，等. Phytomedicine，2013，20：1039.

15. 李丹，等. 武汉大学学报（医学版），2008，29（1）：28.

16. 叶友，等. 湖南中医杂志，2007，23（3）：102.

白 鲜 皮

【别名】 北鲜皮。

【来源】 为芸香科植物白鲜 *Dictamnus dasycarpus* Turcz. 的干燥根皮。

【性味】 苦，寒。

【功能主治】 清热燥湿、祛风解毒。用于湿热疮毒，黄水淋漓，湿疹，风疹，疥癣疮癞，风湿热痹，黄疸尿赤。

【主要成分】　含白鲜碱（Dictamnine）、白鲜内酯（Dictamnolactone）、黄柏酮酸（Obacunonic acid）、胡芦巴碱（Trigonelline）、梣皮酮（Fraxinellone）、胆碱、皂苷、谷甾醇等。

【药理作用】

1. 抗菌作用　白鲜皮水提液对金黄色葡萄球菌、大肠杆菌、大肠埃希菌、枯草芽孢杆菌、白色念珠菌和黑曲霉等均有杀菌作用；提取物对红色毛癣菌、絮状表皮癣菌、石膏样小孢子菌等丝状真菌具有明显的抑制作用；水提物对辣椒立枯病菌、番茄灰霉病菌、人参枯萎病菌等植物病原菌具有良好的抑菌活性。

2. 抗炎作用　白鲜皮对半抗原 Picryl chloride 所致的接触性皮炎及颗粒抗原羊红细胞（SRBC）所致的足跖反应，在各抗原攻击后给药有明显的抑制作用。白鲜皮还能明显地抑制二甲所苯致的小鼠耳壳及鸡蛋清所致的小鼠足跖炎症反应。白鲜皮醇提物还能抑制二甲苯致小鼠耳肿胀和滤纸片肉芽肿以及大鼠足肿胀。

3. 保肝作用　白鲜皮水提物能作用于 2,4,6－三硝基氯苯所致迟发型变态反应的效应相，有效地改善迟发型变态反应性肝损伤。白鲜皮中单体化合物黄柏酮及柠檬苦素地奥酚均可对抗由 t－BHP 引起的细胞毒性，对 HepG$_2$ 细胞有保护作用。白鲜皮中的梣酮可以选择性地促进刀豆蛋白 A 诱导的 CD4$^+$T 细胞凋亡，抑制该破坏细胞进入肝脏。

4. 抗溃疡作用　以白鲜皮为主的复方白鲜皮散对醋酸型、消炎痛型、酒精型、幽门结扎型溃疡大鼠模型有明显的对抗作用，复方白鲜皮散 4g/kg 能明显地抑制胃蛋白酶活性，增加胃壁黏液分泌量，而对胃液量及胃酸度则无明显影响。

5. 对免疫功能的影响　有研究表明，白鲜皮多糖能明显促进正常小鼠免疫器官胸腺和脾脏重量的增加，提高小鼠网状内皮系统的吞噬功能。

6. 抗肿瘤作用　白鲜皮中单体化合物柠檬苦素对人肝癌细胞 SMMC－7721 具有抑制作用；黄柏酮对胰腺癌细胞 MDA PANC－28、结肠癌细胞 SW480 具有细胞毒作用；降解萜苷类化合物 daycarpuside A 对人肺癌细胞株 A$_{549}$ 具有细胞毒作用。

7. 其他作用　白鲜皮尚有杀虫、防腐、抗氧化、抗疲劳、抗生育、利胆、降血压、神经保护、抗心肌缺血及抗动脉粥样硬化等作用。

【临床应用】

1. 皮肤湿疹、瘙痒、癣疮、黄水疮　白鲜皮（鲜品更好）适量，煎水外洗，效果显著。取以白鲜皮、黄柏、百部等药材组成的白鲜皮洗剂外洗，治疗黄水疮有显著效果。

2. 湿热性疮疡　取以白鲜皮、苦参、青连翘等药材组成的白鲜皮汤内服，每日1剂。治疗湿热性疮疡18例，收到满意效果。

3. 黄疸型肝炎　白鲜皮15g，茵陈30g，水煎服，每日1剂，分2次服，退黄效果较好。

参 考 文 献

1. 武海燕. 内蒙古石油化工，2007，(3)：50.

2. 马炳阳，等. 农药，2015，54 (1)：69.

3. 许玲玲，等. 现代中药研究与实践，2014，28 (1)：31.

4. 陈羽，等. 中国消毒学杂志，2015，32 (9)：956.

5. 谈潘莉，等. 中华中医药学刊，2015，33 (5)：1089

水 牛 角

【别名】　家牛角，青牛角。

【来源】　为牛科动物水牛 *Bubalus bubalis* Linnaeus 的角。其制剂为水牛角浓缩粉。

【性味】　苦，寒。

【功能主治】　清热凉血，解毒，定惊。用于温病高热，神昏谵语，发斑发疹，吐血衄血，惊风，癫狂。

【主要成分】　含胆甾醇、蛋白质、肽类及赖氨酸、组氨酸等17种氨基酸。尚含硅、铜、锰、锌、铝、铁等多种微量元素。

【药理作用】

1. 对心血管系统作用　水牛角对离体蛙心有加强收缩力的作用。黄牛角煎剂可使离体蛙心停止于收缩期，黄牛角煎剂对麻醉猫、兔静脉注射，可引起血压先略升而后下降，血压变化与植物神经无关。

2. 兴奋垂体－肾上腺皮质系统作用　给大鼠灌服水牛角煎剂3～5mL（含生药6～10g）或腹腔注射其乙醚提取物1mL（含生药5g）可使肾上腺中维生素C量下降和外周血液中嗜酸性粒细胞减少。但用氢化泼尼松阻断垂体作用后则对肾上腺中维生素C量无明显影响。给药30天者，尿中17-羟皮质类固醇及酮甾体的排泄量均增加，故本品有兴奋垂体－肾上腺皮质系统作用。

3. 对血液系统作用　水牛角有缩短小白鼠出血时间作用。去钙羊血浆实验表明，水牛角除含钙外，未发现有促进凝血物质的存在。在静脉给水牛角水解物浓度为0.125～2mg/kg时，小鼠断尾后的出血时间随剂量增加而显著缩短，给药后即刻（0分钟）观察到止血作用；玻璃管凝集实验结果与断尾实验的结果平行，给药组凝血时间显著缩短，具有显著性；体外血小板聚集实验结果发现，本品具有很弱的血小板诱导聚集作用。表明水牛角水解物静脉给药具有快速止血作用，止血作用与诱导血小板聚集有关。

4. 抗炎作用　水牛角对大鼠因蛋清注射所致足跖肿胀有抑制作用。用药2周，能降低大鼠毛细血管通透性。

5. 抗内毒素作用　采用皮下注射内毒素致小鼠中毒死亡的方法，结果发现水牛角具有降低内毒素致小鼠死亡的作用。

6. 增强吞噬功能与抗感染作用　小鼠给药2周，可增强单核巨噬细胞系统对胶体炭末的吞噬力。对给药2周的小鼠用大肠杆菌及乙型溶血性链球菌攻击，可降低死亡率。

7. 镇静及抗惊厥作用　水牛角乙醚或乙醇浸膏对大鼠均有明显镇静作用。给小鼠灌服水牛角煎剂15g/kg，共3天，稍能延长士的宁惊厥的潜伏期和生存期，动物的反应率和死亡率也有下降，并可延长戊巴比妥钠组动物的睡眠时间。

8. 其他作用　水牛角尚有强心、保肝、解热等作用。

【临床应用】

1. 上呼吸道感染、急性扁桃腺炎、感冒等高热　用水牛角单方制剂治疗180例，有效率81.7%。用水牛角复方治832例，有效率73.3%。

2. 流行性乙型脑膜炎　用水牛角配制的安宫牛黄散治疗182例，有效率为82.4%。

3. 紫癜　原发性血小板减少性紫癜，单用水牛角治疗526例，有效率70.4%；用其复方治64例，有效率93.8%。过敏性紫癜用本品治疗23例，有效率60.9%。特发性血小板减少性紫癜用水牛角粉治疗146例，临床治愈125例，显效9例，有效10例，无效2例，总有效率为98.6%。

4. 银屑病　水牛角粉30g，丹皮、赤芍、生地榆、知母、蝉蜕各15g，茜草、丹参、土茯苓、白花蛇舌草各20g，秦艽、苦参、黄柏、全蝎各10g。水煎分3次服，1日1剂，治疗银屑病有特效。

5. 病毒性肝炎　用水牛角治疗323例，有效率82.4%；用其复方治疗30例，全部有效，对急性者疗效较佳，慢性者稍逊。

6. 慢性胃炎　以水牛角为主，配砂仁、生地黄、女贞子、枸杞子、鸡内金、麦冬等，每日1剂，水煎服。治疗慢性胃炎56例，黏膜糜烂、出血、充血水肿全部消失者35例，好转18例，无效3例。

7. 高脂血症　每日煎水牛角粉12g，治疗42例，70%的患者胆固醇下降，平均下降47mg%；三酸甘油酯56.7%的患者下降，平均下降120.8mg%；体重均有减轻，平均减2.4kg。

8. 其他　水牛角及其制剂还可治疗荨麻疹、痛风、瘙痒性皮肤病、出血、秃发、鼻衄、小儿黄疸及小儿惊风等。

参 考 文 献

1. 刘睿，等. 南京中医药大学学报，2007，23（5）：297.
2. 郭云协. 新中医，2008，40（6）：93.

生 地 黄

【别名】　地黄，干地黄。

【来源】　为玄参科植物地黄 *Rehmannia glutinosa* Libosch. 的干燥块根。

【性味】　甘，寒。

【功能主治】　清热凉血，养阴生津。用于热入营血，温毒发斑，吐血衄血，热病伤阴，舌绛烦渴，津伤便秘，阴虚发热，骨蒸劳热，内热消渴。

【主要成分】　含 β-谷甾醇与甘露醇、微量菜油甾醇（Campesterol）、微量梓醇（Catalpol）、地黄素（Rehmannin）、地黄低聚糖，还含有生物碱、脂肪酸、氨基酸、多糖、环烯醚萜苷类、紫罗兰酮类等。

【药理作用】

1. 降血糖作用　地黄为中医治疗"消渴"的重要药物之一。多数动物实验证明：地黄能抑制实验性高血糖，也能使正常家兔血糖量下降。生地黄水提液可通过上调2型糖尿病大鼠胰岛素原基因 mRNA 与蛋白的表达和抑制脂肪组织 resistin 基因的表达，改善胰岛 β 细胞功能，改善脂代谢紊乱，从而降低大鼠血糖；生地黄中所含地黄低聚糖可明显降低四氧嘧啶糖尿病大鼠高血糖水平，增加肝糖含量，减低肝葡萄糖-6-磷酸酶活性。地黄中主要活性成分梓醇也具有降血糖作用。

2. 强心利尿作用　实验表明，地黄有强心作用，能增加心脏搏出量、冠脉血流量和心肌营养性血流量。中剂量对动物的心脏具有直接加强心肌收缩的作用，大剂量可使心脏中毒，对衰弱的心脏作用更为明显，其作用似在心肌。麻醉犬静注地黄膏2.5mL，使单位时间内尿量增加；利尿原因与强心作用及扩张肾血管有关。

3. 抗炎及免疫调节作用　地黄水、酒制剂对大鼠实验性甲醛性关节炎所致肿胀可促进消退。生地黄对小鼠脾脏抗原结合细胞的增生有抑制作用，对人的淋巴细胞转化有促进作用，1/1600 的生地黄液与植物血凝素或刀豆素 A 共同培养小鼠脾淋巴细胞有促进转化作用。生地黄水提或醇提液腹腔注射时可使小鼠被考的松抑制的腹腔巨噬细胞吞噬功能提高，但对正常小鼠巨噬细胞吞噬功能无明显影响。地黄可明显促进 ConA 活化的脾淋巴细胞 DNA 和蛋白质的生物合成，对白介素-2产生也有增强作用。生地黄醇提液给小鼠灌服可减少外周血 T 细胞数，促进羊红细胞所致抗体生成。实验表明：地黄低聚糖40mg/kg 可增强正常小鼠的 PFC（体外抗体形成细胞）反应，而20、40mg/kg，可提高 Cy 抑制小鼠和荷瘤小鼠的 PFC 数及增强荷瘤小鼠的淋巴细胞增殖反应。提示地黄低聚糖可明显增强免疫抑制小鼠的体液免疫和细胞免疫反应。实验研究认为，地黄苷 A 可能通过增强 B 淋巴细胞产生特异性抗体，促进溶血，从而使血清溶血素含量增加，促进免疫功能低下小鼠的体液免疫功能。同时地黄苷 A 还可刺激 T 淋巴细胞转化为致敏淋巴细胞，增强迟发性变态反应，促进免疫功能低下小鼠的细胞免疫功能。地黄苷 A 还具有增强网状内皮吞噬系统功能的趋势。

4. 抗菌作用　生地黄在体外能抑制白喉杆菌，试管实验表明，地黄对须疮癣菌、石膏样小芽孢癣菌、羊毛状小芽孢癣菌等皮肤真菌有抑制作用。生地黄色素对大肠杆菌、枯草芽孢杆菌、金黄色葡萄球菌均具有一定的抑菌活性。

5. 造血作用　生地黄水提物能明显增强血虚小鼠骨髓粒系祖细胞的生成能力；地黄多糖能刺激正常小鼠和快速老化模型小鼠骨髓 CFU-S、CFU-CM、CFU-E 和 BFU-E 的增殖和分化，具有促进造血的功能；并可显著提高环磷酰胺造模小鼠外周血象中的白细胞数，且对小鼠外周血象具有双向调节作用。

6. 止血作用 地黄醇提取物可促进血液凝固而有止血作用，生药亦能缩短出血时间。生地黄还能促进γ射线引起的大鼠血小板减少的恢复。但亦有研究表明，生地黄有抗凝作用。

7. 血压调节作用 怀地黄水提取液给大鼠腹腔注射，用颈总动脉直接测血压法。结果表明：对急性实验性高血压有明显降压作用（$P < 0.01$），对寒冷（室温23℃）情况下的血压则有稳定作用，从而显示地黄对血压具有双向调节作用。

8. 升高白细胞作用 生地黄能促进环磷酰胺引起的小鼠白细胞下降的回升。地黄苷A可明显升高环磷酰胺致小鼠白细胞减少模型小鼠的白细胞数、红细胞数、血小板数、网织红细胞数、骨髓有核细胞数和DNA含量及体重，表明地黄苷A具有明显升高白细胞作用。

9. 肾线粒体的保护作用 地黄浸膏2、4g/kg给药，对大鼠缺氧心、脑、肾线粒体有明显的保护作用，用药后线粒体3阶段摄氧速度和呼吸控制指数值较模型组提高并呈剂量依从关系，地黄对肾脏的保护作用比对心、脑强。

10. 保护心肌作用 生地黄水煎剂口服可抑制L－甲状腺素诱发的大鼠缺血性心肌肥厚，并抑制升高的心脑线粒体 Ca^{2+}，Mg^{2+}－ATP酶活力，保护心脑组织，避免ATP耗竭和缺血损伤。

11. "滋阴"作用 生地黄及生地黄龟甲水提物对"甲亢"及"氢考I型"大鼠注射异丙肾上腺素后cAMP系统反应性升高有对抗作用，并能使之降低；能使显著上升的"甲亢"及"氢考I型"大鼠肾脏β－受体数下降或恢复正常。生地黄对人红细胞钠泵有抑制作用。这些都是生地黄"滋阴"作用的重要药理基础。

12. 其他作用 生地黄还有神经保护作用、抑制肺纤维化、增强学习记忆能力、雌激素样作用、抗肿瘤、胃黏膜保护、抗氧化、抗衰老、促进细胞增殖、保肝及血管内皮的保护等作用。

【临床应用】

1. 风湿性、类风湿性关节炎 取干地黄150g切碎，加水600～800mL，煮沸约1小时，滤出药液约300mL，为1日量，1次或分2次服完。治风湿性关节炎12例，11例于服药半天至3天，1例于服药后6天，关节疼痛减轻，关节肿胀开始消退，继而关节机能开始恢复。

2. 湿疹、荨麻疹、神经性皮炎与皮肤病 生地黄每日100g，水煎分1～2次服，或配合蒺藜、白鲜皮、防风等。治疗37例（1例加用抗生素），结果28例痊愈，显效3例，有效5例，无效1例。

3. 传染性肝炎 配合甘草制成注射液，每支含原药生地黄12g，生甘草6g。每日肌注1次，每次2支，10天为1疗程。治疗50例，其中急性无黄疸型30例，迁延型15例，慢性肝炎5例，经治10天，显效41例，好转7例，无效2例。

4. 原发性血小板减少性紫癜 以生地黄30～60g为主药，辨证加减他药水煎服，治疗20例，显效7例，有效5例，进步6例，无效2例，有效率达90%。

5. 牙痛 地黄汤（以生地黄为主，配以当归、丹皮、白芷、荆芥等）加减，每日1剂，水煎取汁，先用以漱口，让药液停留在口腔中4～5分钟后咽下。治疗牙痛227例，临床治愈（牙痛及其他伴随症状皆消失）218例，无效9例，总有效率96%。

6. 眼挫伤 复方地黄膏（以生地黄为主，配以黄连、黄柏、红花等组成）治疗眼挫伤目赤肿痛200例，痊愈157例，显效16例，有效13例，无效14例，显效率为86.5%，总有效率为93%。

7. 其他疾病 生地黄还可被用来治疗功能性子宫出血、银屑病、溢脂性皮炎、脑卒中烦躁、帕金森综合征等；外用治电光性眼炎等。

参 考 文 献

1. 孟庆宇，等．中药材，2008，31（3）：397.

2. 吕秀芳，等．中国中药杂志，2007，32（20）：2182.

3. 赵素荣，等．时珍国医国药，2009，20（1）：171.

4. 崔瑛，等．时珍国医国药，2009，20（1）：20.

5. 王金红，等．中国药理学通报，2008，24（9）：1258.

6. 杨菁，等．中国药理学与毒理学杂志，2008，22（3）165.

7. 刘力，等．中成药，2008，30（2）：175.

8. 崔瑛，等．河南中医，2007，27（1）：31.

9. 袁保刚，等．西北农林科技大学学报，2011，39（3）：137.

10. 高淑莲，等．实用中医内科杂志，2012，7（26）：6.

11. 祝慧凤，等．中国中药杂志，2008，33（13）：579.

12. 李莉．长春中医药大学学报，2011，27（4）：670.

13. 姜春燕，等．中国中医基础医学杂志，2013，19（4）：404.

14. 刘彦飞，等．国外医药·植物药分册，2007，22（3）：102.

玄　参

【别名】　元参，黑参。

【来源】　为玄参科植物玄参 *Scrophularia ningpoensis* Hemsl. 的干燥根。

【性味】　甘、苦、咸，微寒。

【功能主治】　清热凉血，滋阴降火，解毒散结。用于热入营血，温毒发斑，热病伤阴，舌绛烦渴，津伤便秘，骨蒸劳嗽，目赤，咽痛，白喉，瘰疬，痈肿疮毒。

【主要成分】　含生物碱、糖类、甾醇、氨基酸（为 L－天门冬素 L－Asparagine 等）、脂肪酸（为油酸 Oleic acid、亚油酸 Linoleic acid、硬脂酸 Stearic acid 等）、苯丙素苷、环烯醚萜苷、微量挥发油、胡萝卜素、肉桂酸、14－去氧－12（R）－磺酸基穿心莲内酯、胡萝卜苷等。

【药理作用】

1. 抗炎和抗氧化作用　玄参提取液对角叉菜胶及眼镜蛇毒致大鼠足跖肿胀有拮抗作用，并能对抗 Fe^{2+}－半胱氨酸诱导肝微粒体脂质过氧化及 AAPH 诱导红细胞氧化性溶血。在相应剂量上，玄参中苯丙素苷类成分具有较强的抗氧化活性，环烯醚萜苷类成分作用较弱。结果表明，玄参的抗炎、抗氧化作用可能主要与其所含苯丙素苷类成分有关。

2. 降压作用　玄参流浸膏对麻醉兔静脉注射，小量能使血压先略有上升，继则下降；大量则直接使血压下降。水浸剂、乙醇－水浸液及煎剂，对麻醉犬、猫、兔有显著的降压作用，对健康犬及"肾性高血压"犬，口服煎剂 2g/kg，每日 2 次，均表现降压作用，对后者的效力较前者更显著，减少剂量时，作用出现延缓。玄参对蟾蜍下肢血管有扩张作用，玄参的降压作用可能与其扩张血管功能有关。

3. 强心作用　在蟾蜍心脏灌流时，玄参流浸膏小量可呈现强心作用，剂量加大则呈现中毒现象。玄参还能增加小鼠心肌血流量，并增强其耐缺氧能力。

4. 降血糖作用　玄参流浸膏对正常家兔皮下注射 5g/kg，可使血糖略有降低。

5. 解热作用　从其根中提出的对甲氧基桂皮酸（p－Methoxycinnamic acid）对伤寒疫苗发热的家兔有解热作用。

6. 抗血栓作用　将实验用玄参提取物灌胃给药 12 天后，玄参醚、醇、水提物对大鼠均有显著抑制血小板聚集，降低纤溶酶原激活物抑制剂（PAI－1）作用，提示玄参提取物在抗血小板聚集、增强纤维蛋白溶解活性方面具有较强作用。

7. 对脑保护作用　大脑中动脉线栓法建立局灶性脑缺血模型大鼠脑缺血 24 小时后，各玄参提取物治疗组与模型对照组相比，脑梗死体积明显减少，神经功能均明显改善；但在此剂量范围内无明显的剂量依赖性。各玄参提取物治疗组与模型组相比，缺血 2 小时后皮层 CBF 明显改善，其中 5mg/kg 剂量组对于缺血各时间点的血流改善均有显著作用，表明玄参提取物对于脑缺血损伤具有保护作用，此作用可能与提高脑血流量有关。

8. 保肝作用 玄参中苯丙素苷能明显抑制 D - 氨基半乳糖造成大鼠急性肝损伤模型肝细胞凋亡，上调 Bcl - 2 蛋白表达，下调 Fas/FasL 的表达。提示玄参中苯丙素苷抗肝损伤细胞凋亡作用可能与其调控肝细胞凋亡相关基因有关。苯丙素苷还能在体外提高肝原代培养细胞的存活率，降低 LDH 水平；在体内能降低肝衰竭大鼠 ALT 和 AST 水平，苯丙素苷对 D - 氨基半乳糖造成肝细胞损伤具有明显的保护作用。

9. 对高尿酸血症的影响 玄参中苯丙素苷能显著降低高尿酸血症小鼠体内的尿酸水平，体外实验显示其对黄嘌呤氧化酶有明显的抑制作用，IC_{50} 为 $12.25\mu g/mL$。提示苯丙素苷在小鼠高尿酸血症中的降尿酸作用可能与其抑制黄嘌呤氧化酶作用有关。

10. 抗菌作用 玄参对绿脓杆菌、金黄色葡萄球菌、白喉杆菌、伤寒杆菌、乙型溶血性链球菌、大肠杆菌、须发癣菌、絮状表皮癣菌等均有抑制作用，玄参浸剂在体外有抗真菌作用。

11. 其他作用 玄参还有抗疲劳、镇痛、增强免疫、抗肿瘤、抗抑郁、保护神经等作用。

【临床应用】

1. 温热病热毒壅盛 发斑或咽喉肿痛，甚则烦躁谵语。玄参、升麻、炙甘草各15g，水煎服。

2. 热病伤津，肠燥便秘 玄参30g，麦冬、生地黄各24g，水煎服。

3. 瘰疬（淋巴结结核） 玄参（蒸）、煅牡蛎、浙贝母各120g。共研细末，炼蜜为丸，每服9g，每日2次，温开水送服。

4. 慢性咽炎 玄参甘菊袋泡茶（由玄参、麦冬、桔梗各20g，菊花15g，甘草5g组成）冲泡饮用，每日2~3次，10天为1疗程。治疗慢性咽炎130例，痊愈27例，显效78例，有效21例。

5. 其他疾病 玄参单味或以其为主药的组方还被用于声带息肉、糖尿病足溃疡、干燥综合征、前列腺炎、慢性干燥性鼻炎、心悸不寐、老年性口腔溃疡、痤疮、风热头痛、尿浊、自身免疫性肝炎、中风等。

参 考 文 献

1. 姜守刚，等. 植物研究，2008，28（2）：254.
2. 黄雄，等. 中医药导报，2007，13（10）：103.
3. 王珲，等. 武汉植物学研究，2009，27（1）：118.
4. 王珲，等. 中国医院药学杂志，2008，28（17）：1456.
5. 李杰，等. 湖北中医杂志，2013，35（8）：73.
6. 邹霞，等. 中国医药指南，2015，13（10）：69.

牡 丹 皮

【别名】 丹皮。

【来源】 为毛茛科植物牡丹 *Paeonia suffruticosa* Andr. 的干燥根皮。

【性味】 苦、辛，微寒。

【功能主治】 清热凉血，活血化瘀。用于热入营血，温毒发斑，吐血衄血，夜热早凉，无汗骨蒸，经闭痛经，痈肿疮毒，跌扑伤痛。

【主要成分】 根皮含芍药苷（Paeoniflorin）、氧化芍药苷（Oxypaeoniflorin）、苯甲酰芍药苷（Benzoylpaeoniflorin）、牡丹酚苷（Paeonoside）、牡丹酚原苷（Paeonolide）、牡丹酚新苷（Apiopaeonoside）、1,2,3,4,6 - 五没食子酰葡萄糖苷（1,2,3,4,6 - Pentagalloyl glucoside）、牡丹酚（Paeonol）等。尚含挥发油（0.15% ~0.4%）、苯甲酸、植物甾醇、蔗糖、葡萄糖等。

【药理作用】

1. 对中枢神经抑制作用 丹皮酚有解热、降温、镇静及抗惊厥作用。对口服伤寒、副伤寒杆菌引起的小鼠发热有解热作用，能降低正常小鼠体温。口服丹皮酚能抑制灌服醋酸所致的小鼠扭体反应及鼠尾压痛反应。并能对抗咖啡因所致小鼠的运动亢进，能明显延长环己巴比妥钠所致小鼠睡眠时间，给小鼠皮下注射丹皮酚，竖尾反应与跳跃反应实验均呈阴性，大剂量时可使小鼠翻正反射消失，能明显拮抗戊四氮、士的宁、烟碱和电休克所致的惊厥。作用部位在中脑网状结构和上脑。

2. 对心血管系统的作用 牡丹皮对麻醉犬心能增加冠脉血流量，减少心输出量，降低左室作功的作用。对实验性心肌缺血有明显保护作用，并且持续时间较长，同时能降低心肌耗氧量。牡丹酚对心肌细胞 Ca^{2+} 代谢紊乱所致心肌损伤有保护作用，并能降低心肌细胞内过氧化脂质含量。丹皮煎剂、去牡丹酚后的煎剂，$1.0 \sim 3.0g/kg$ 或牡丹酚 $80 \sim 120mg/kg$ 静注，对麻醉犬和大鼠均有降压作用。"原发"和肾性高血压犬，用牡丹皮煎剂 $5g/kg$ 灌胃，连续 5 天，于第 6、7 天剂量增加至 $10g/kg$，血压明显下降。肾性高血压犬用去牡丹酚后的煎剂 $10g/kg$ 灌胃，连续 10 天，血压下降。用牡丹酚 $0.5 \sim 1.0g/kg$ 给肾型高血压犬和大鼠也出现一定的降压效果。丹皮酚还可使动作电位时程明显缩短，达到抗心律失常的作用。

3. 镇痛、抗炎作用 实验表明，牡丹皮可使小鼠痛阈提高，醋酸刺激所致的小鼠扭体反应次数减少，并能抑制醋酸所致的小鼠腹腔毛细血管通透性增高及二甲苯所引起的耳肿胀。提示牡丹皮具有明显的镇痛抗炎作用，且以高剂量最佳。热板法、扭体法和甲醛致痛法研究表明，丹皮酚对小鼠有明显的镇痛作用，连续用药 7 日，其镇痛作用无耐受现象。热板法测定丹皮酚的镇痛作用不被纳洛酮翻转，大鼠光热甩尾法，利血平能降低丹皮酚的镇痛效应。牡丹皮对角叉菜胶性浮肿、佐剂性关节炎及 Arthus 反应所致炎症均有抑制作用。丹皮酚灌服，对大鼠因右旋糖酐或醋酸或角叉菜胶引起的足跖浮肿有抑制作用，并能抑制 5 - 羟色胺引起的小鼠腹腔或豚鼠皮肤毛细血管的通透性增强，抑制小鼠应激性溃疡的发生。芍药苷、苯甲酰芍药苷、氧化芍药苷均有抗炎作用。丹皮不能抑制残存肾上腺的代偿性增生，对肾上腺维生素 C 的代谢也无明显影响，提示它既无类可的松样作用，也无类促肾上腺皮质激素样作用，即其抗炎作用不依赖于垂体肾上腺系统。Ⅰ、Ⅱ、Ⅲ型变态反应是由特异性抗体介导的反应，丹皮对抗体的形成并无明显影响，但对之均有抑制作用，可能通过非特异性抗炎机制发挥作用，而抑制血清补体活性，也就增强其抗炎效应。丹皮不抑制特异性抗体的产生，不影响补体旁路途径的溶血活性，提示牡丹皮在发挥抗炎活性的同时，不能抑制正常体液免疫功能。

4. 抗菌作用 体外实验表明，牡丹皮煎剂对炭疽杆菌、枯草杆菌、大肠杆菌、伤寒杆菌、甲乙型链球菌、白色葡萄球菌、副伤寒杆菌、变形杆菌、绿脓杆菌、葡萄球菌、溶血性链球菌、肺炎球菌、霍乱弧菌等均有较强的抗菌作用。牡丹叶煎剂对痢疾杆菌、绿脓杆菌和金黄色葡萄球菌亦有显著抗菌作用。实验表明，牡丹皮经 30 分钟煎煮后体外抑菌作用优于煎煮时间为 15 分钟者，而煎煮 60、90 分钟的水煎剂抑菌能力未见显著差异。

5. 抗肿瘤作用 采用具抗噬菌体作用的牡丹皮进行小鼠体内抑瘤实验和体外杀瘤细胞实验表明，牡丹皮提取物 $953.54mg/L$ 体外的杀瘤细胞率可达到 97.3%，体内的抑瘤率为 56.5%。通过噻唑兰体外试验法和灌胃给药体内抗肿瘤试验，发现丹皮酚对体外培养的人红白血病细胞株，乳腺癌基因细胞株的生长均有抑制作用，体内灌胃给予丹皮酚对小鼠肿瘤 HepA 也有抑制作用，提示丹皮酚在体外有细胞毒作用，灌胃给药有抗肿瘤作用。丹皮酚还能抑制人大肠癌细胞株细胞增殖并诱导其发生凋亡，其机制可能与影响该细胞株的细胞周期有关。丹皮甲醇提取物在体内对小鼠艾氏腹水癌及在体外对小鼠腹水癌细胞、子宫颈癌细胞均有抑制作用。

6. 抗凝及抗血栓作用 体外对人血小板实验，发现牡丹皮水提物及芍药酚均能抑制血小板花生四烯酸产生血栓素 A，进而抑制血小板聚集，这是由于抑制从花生四烯酸至前列腺 H_2 的环氧化酶反应的结果。给健康人每日口服牡丹皮提取物 $3g$，连续 7 日，血小板聚集力显著降低，血栓素 B_2 产生亦降低。对内毒素所致实验性血栓症，牡丹皮甲醇提取物有抑制作用，可使血小板减少，纤维蛋白溶酶减少，凝血酶原时间延长，FDP 量增加。丹皮酚、苯甲酰芍药苷及苯甲酰氧化芍药苷均能抑制血小板凝集。丹皮酚、芍药苷、氧化芍药苷等均有抗调理素作用；苯甲酰芍药苷有阻断纤维蛋白溶酶原活化及抗纤维蛋白溶酶的作用；氧化芍药苷、苯甲酰氧化芍药苷、苯甲酰芍药苷对红细胞膜有较强的稳定作用，从而能抑制血栓形成。

7. 对免疫系统的影响 给小鼠分别灌胃牡丹皮、丹皮酚、芍药苷、氧化芍药苷、苯甲酰芍药苷，均能促进静注的炭粒在血中的廓清速度，即使单核巨噬细胞系统功能处于低下状态也有促进作用，显微镜检查见肝中枯否细胞及脾中巨噬细胞吞噬力增强，芍药苷、氧化芍药苷在体外亦能增强小鼠腹腔巨噬细胞对乳液的吞噬功能。丹皮液给小鼠腹腔注射能使其脾脏溶血后斑数增加，用丹皮酚给小鼠腹腔注射每天25mg/kg，连用 6 天，能使脾重明显增加，且可对抗考的松、环磷酰胺所致胸腺重量的减轻。丹皮酚在低浓度时（10 ~ 15mg/kg）能够显著提高外周血酸性 α - 醋酸萘酯酶（ANAE）阳性淋巴细胞百分率和白细胞移行抑制因子的释放，从而增强机体细胞免疫功能，并且能够显著改善外周血中性白细胞对金黄色葡萄球菌的吞噬作用，而增加机体非特异性免疫功能。研究认为，丹皮酚雾化吸入对大鼠肺巨噬细胞吞噬率、外周血淋巴细胞酸性 α - 醋酸萘酶阳性百分率和脾细胞花环形成百分率均比对照组提高，统计学上均有显著意义。表明丹皮酚雾化吸入不但可以提高大鼠肺局部非特异免疫功能，并且还可以提高全身性细胞免疫和体液免疫功能。丹皮酚灌胃200mg/kg，连用 5 天，可减轻小鼠免疫器官重量。加快炭粒廓清速度，减轻迟发型变态反应并降低脾细胞溶血素抗体水平，对亚适浓度 ConA 和 LPS 诱导的小鼠脾淋巴细胞增殖亦有明显抑制作用。体外用药，50μg/mL 亦可明显抑制丝裂原诱导的小鼠脾淋巴细胞增殖，表明丹皮酚可增强单核巨噬细胞系统的功能，抑制免疫应答。

8. 降血糖作用 丹皮多糖粗品，每日一次灌胃给药，可使正常小鼠及葡萄糖诱发的高血糖小鼠的血糖显著降低。丹皮多糖纯品可降低葡萄糖和四氧嘧啶诱发的小鼠高血糖，优于粗品和其他的纯品，并能升高糖尿病小鼠 SOD 和大鼠 APOA$_1$ 水平，降低 GHB 水平，改善小鼠口服葡萄糖耐量和胰岛素抵抗。牡丹皮的降糖机理可能与促进外周组织对葡萄糖的利用，提高机体对胰岛素的敏感性有关。

9. 抗癫痫作用 牡丹皮流浸膏对最大电惊厥及士的宁、氨基脲等多种实验性癫痫模型小鼠可剂量依赖性地产生对抗作用。牡丹皮流浸膏作用峰时为 1 ~ 2 小时，牡丹皮流浸膏（250mg/kg）还可增强苯巴比妥抗惊厥作用。此外，牡丹皮流浸膏可剂量依赖性抑制小鼠自发活动。

10. 对脂质代谢的影响 丹皮及其所含的丹皮酚、芍药苷对肾上腺素所致的脂细胞的脂肪分解有抑制作用。丹皮水提物能增加脂肪细胞中葡萄糖生成脂肪，而且明显增加胰岛素所致的葡萄糖生成脂肪。

11. 抗抑郁作用 牡丹皮水提物具有抗抑郁活性。牡丹皮中所含丹皮酚具有抗焦虑作用。

12. 对肺损伤的保护作用 牡丹皮能够抑制内毒素诱导的急性肺损伤大鼠模型的炎症反应，减轻肺部炎症损伤，从而对肺起到保护作用。

13. 其他作用 丹皮总苷有抗氧化作用，丹皮酚可抗早孕及利尿，丹皮还有抗过敏、抗败血症、抗黑色素生成、降血压、保肝护肾、神经保护等作用。

【临床应用】

1. 过敏性鼻炎 10% 丹皮煎剂每晚服50mL，10 日为 1 疗程，治疗27 例，治愈15 例，进步7 例，无效5 例。另有报道，治疗9 例，均很快好转，但无痊愈者。用75% 丹皮蒸馏液滴鼻，每日 3 次，治140 例，显效36 例，好转86 例，总有效率87.1% 。

2. 耳部变态反应 用本品治疗乳突凿开术后伴有变态反应而耳迟迟不得干者6 例，用药10 天，5 例获愈，1 例减轻。

3. 高血压 用本品每日 30 ~ 45g，水煎分 3 次服，治20 例，5 天左右血压即有明显下降。

4. 皮肤瘙痒症 用止痒汤治疗皮肤瘙痒症66 例，方用丹皮、赤芍、当归、刺蒺藜、白鲜皮、地肤子各15g，蝉蜕、荆芥、甘草各10g，随证加减，煎服。总有效率98.5% 。另用丹皮酚注射液肌注，每次4mL（10mg/2mL），每日 1 次，15 天为 1 疗程，治疗瘙痒性皮肤病，包括湿疹样皮炎、慢性湿疹、皮肤瘙痒症、皮肤淀粉样变、神经性皮炎、人工荨麻疹及慢性荨麻疹共68 例，结果基本痊愈9 例，显效28 例，好转24 例，无效7 例，总有效率89.7% 。

5. 疼痛 丹皮酚磺酸钠用于手术后疼痛、风湿痛及其他疼痛，肌注15 分钟后即出现镇痛效果，维持 2 小时，术后疼痛病人用药后多半安静入睡。

6. 阑尾炎　用复方大黄牡丹皮汤加减，治疗急、慢性阑尾炎，用药 10 天左右，症状可得到改善和消失。

7. 髂窝脓肿　用大黄牡丹皮汤加减，治疗髂窝脓肿 13 例，结果诸症消失，患肢伸缩自如，B 超提示肿物消失，13 例均痊愈。

8. 肺脓疡　用大黄牡丹皮汤加减，治疗肺脓疡，服 10 剂后，脓痰消失，其他症状可得到改善和消失。

9. 菌痢　用 50% 丹皮煎剂治疗细菌性痢疾 29 例，结果治愈 28 例，治愈率 96.6%。

【毒副作用】　丹皮及丹皮酚毒性较小，丹皮酚小鼠口服 LD_{50} 为（4.9 ± 0.47）g/kg，用于治疗实验性高血压狗，未见肝、肾功能及血象、心电图有明显异常。

参 考 文 献

1. 汤明杰，等. 环球中医药，2015，8（10）：1167.

2. 胡云飞，等. 安徽医药，2014，18（4）：589.

3. Bao MH, et al. Journal of Ethnopharmacology, 2013, 146（2）：543.

4. Zhao JF, et al. The American Journal of Chinese Medicine, 2013, 41（5）：1079.

5. Liu JP, et al. Journal of Medicinal Food, 2013, 16（7）：577.

6. 王君明，等. 时珍国医国药，2013，24（7）：1579.

7. 孙世光，等. 中国实验方剂学杂志，2013，19（17）：283.

8. 殷莉，等. 数理医药学杂志，2012，25（3）：292.

9. 张竞之，等. 辽宁中医药大学学报，2012，14（6）：29.

10. 钟树志，等. 中国中药杂志，2012，37（17）：2603.

11. 王学军，等. 药学学报，2012，47（1）：72.

紫　草

【别名】　紫草根，软紫草。

【来源】　为紫草科植物新疆紫草 *Arnebia euchroma*（Royle）Johnst. 或内蒙紫草 *Arnebia guttata* Bunge 的干燥根。

【性味】　甘、咸，寒。

【功能主治】　清热凉血，活血解毒，透疹消斑。用于血热毒盛，斑疹紫黑，麻疹不透，疮疡，湿疹，水火烫伤。

【主要成分】　含紫草素（Shikonin）、乙酰紫草素（Acetylshikonin）、β-羟基异戊酰紫草素（β-Hydroxyisovalerylshikonin）、2,3-二甲基戊烯酰紫草素（Teracrylshikenin）、β,β′-二甲基丙烯酰紫草素（β,β′-Dimethylacryloylshikonin）、异丁酰紫草素（Isobutyrylshikonin）等多种萘醌类衍生物及紫草呋南 A~E 等成分。

【药理作用】

1. 抗炎作用　紫草的亲脂性、亲水性提取物紫草素、β,β′-二甲基丙烯酰紫草素等成分口服或局部应用，对各种实验性动物毛细血管通透性亢进及角叉菜胶、甲醛、抗大白鼠血清和热刺激等引起的局部浮肿、肉芽增生、腹膜炎等均有抑制作用。紫草醌类亦有同样的抗炎作用，并能促进肉芽组织增生及创伤愈合。紫草与当归制成膏剂药效更好。

2. 抗菌作用　紫草及其有效成分紫草素、二甲基戊烯酰紫草素等成分，在体外对金黄色葡萄球菌、枯草杆菌、大肠杆菌、伤寒杆菌、痢疾杆菌、绿脓杆菌等均有抑制作用。紫草生理盐水（10%）浸液对絮状表皮癣菌、羊毛状小芽孢癣菌等皮肤真菌有抑制作用。

3. 抗病毒作用 在体外，紫草素 0.25mg/mL 对流感病毒及京科 68-1 病毒均有抑制作用。紫草素可抗人乳头瘤病毒（HPV）、抗副流感病毒和甲型流感病毒、抗人类免疫缺陷病毒（HIV）、抗肝炎病毒。紫草素衍生物乙酰紫草素可抑制乙型肝炎病毒 X 蛋白（HBX）增殖，从而有效促进乙型肝炎病毒凋亡。

4. 对免疫系统的影响 实验发现，中药紫草多糖对小鼠腹腔巨噬细胞的吞噬作用与硫羟乙酸钠相似，其吞噬率及吞噬指数虽略高于硫羟乙酸钠组，但无明显差异，却远远高于对照组。提示紫草多糖对小鼠机体免疫系统的功能有提高作用。

5. 对心血管系统的作用 紫草煎剂对离体蟾蜍心脏及健康家兔在体心脏均有兴奋作用，使收缩力加强，振幅增大，心率减慢。乙醇提取物对离体兔耳、蛙后肢血管有收缩作用。紫草素还对体外培养的血管平滑肌细胞具有明确的抗增殖、促凋亡、阻滞细胞周期进程的作用，并且与细胞周期调节蛋白的变化密切相关。煎剂对猫、兔、犬静注或肌注能使半数动物的血压急剧下降，甚至死亡，但对未麻醉或口服的动物的血压无大的影响。

6. 抗生育作用 给动物 30% 紫草粉混合食物喂饲及 0.5g/kg 皮下注射均能显著抑制动物的动情期和生育力，可使卵巢、子宫及垂体的重量不同程度减轻，停药后可恢复。并有明显的抗垂体促性腺激素及抗绒毛膜促性腺激素的作用，30% 紫草粉混合喂饲动物可能会有避孕的效果。

7. 解热作用 紫草煎剂口服对实验性发热家兔有轻微的解热作用。

8. 抗肿瘤作用 实验发现，紫草对绒毛膜上皮细胞癌及恶性葡萄胎有一定的抑制作用。对小鼠移植型淋巴肉瘤、子宫颈癌及大鼠瓦克癌 256 有抑制作用。可降低动物自发性乳癌发病率，对急性淋巴细胞性白血病有轻度抑制作用。紫草中所含活性成分紫草素可有效地干扰蛋白质与 DNA 间的关联，表现出很好的抗癌活性，如抑制人乳腺癌及肝癌细胞活性、抗人非小细胞肺癌（A_{549}）活性、抑制人鼻咽癌细胞、人胰腺癌细胞、前列腺癌及胃癌细胞增殖活性等。

9. 对子宫及肠管的作用 紫草煎剂口服，对家兔离体子宫、小肠平滑肌有不恒定的兴奋作用，能加强在位小肠的紧张性与收缩。可拮抗乙酰胆碱、组织胺、血管紧张素及氯化钡等引起的肠管收缩。高浓度时，对离体动物肠管有弛缓作用。

10. 抑制上皮细胞增长 实验表明，不同剂量紫草水提液对实验性鼠阴道上皮细胞过度增殖有抑制作用，在 3.75~15.00g/（kg·d）剂量范围内，量效呈直线正相关，而紫草剂量在 30g/（kg·d）和 15g/（kg·d）时，作用无显著性差异，提示超过一定剂量范围后，可能其量效呈曲线相关。紫草抑制上皮细胞增长作用可为临床治疗表皮细胞增殖的银屑病提供实验依据。

11. 其他 紫草在体外有较强的补体活性，有抑制前列腺素生物合成及抑制甲状腺功能的作用。紫草对血管平滑肌有较强的解痉作用；紫草素、紫草素的二聚体对伤口愈合有显著的促进作用；紫草素、乙酰紫草素具有抗凝血作用；紫草提取物对疲劳大鼠的肝组织有保护作用。

【临床应用】

1. 阴道炎 取紫草 100g，加水文火煎 20 分钟，去渣取汁，坐浴 30 分钟。每日用药 1 剂，坐浴 2 次，连续用药 1 周。治疗阴道炎 26 例，22 例症状消失，3 例症状减轻，1 例无效。有人用紫草油（紫草 100g 浸于 200mL 麻油中制得）治疗阴道炎 60 例，结果 56 例治愈，4 例好转。

2. 烧伤、烫伤 紫草油：干紫草 800g，切碎，用麻油 5000g，熬，去渣，灭菌。根据不同部位，清创后，采用包扎或暴露疗法用于创面。治疗 1152 例烧伤，全部治愈。取紫草 300g、黄连 150g、焦地榆 100g、冰片 30g、食用油 1L、凡士林 200g 备用。首先把紫草、黄连、地榆放入油中，加热至 40℃~50℃，浸泡 48 小时后温火慢慢煎药（注意防止外溢），煎至药渣焦为宜，用纱布过滤后加凡士林、冰片装入瓶中备用。创面经清洗后，以消毒针头刺破水泡，涂用上述药膏油，每天换药 1 次。治疗烫伤 40 例，1 周内痊愈 23 例，其余病例 2 周内痊愈。

3. 扁平疣 用紫草提取物加透皮剂制成紫草液，用棉签蘸药液直接涂于皮损处，每日 2 次。治疗扁平疣 39 例，治愈 34 例，显效 1 例，有效 1 例。

4. 褥疮　对 55 例褥疮创面用自制紫草油混合药粉治疗，经临床观察治愈率达 95% 以上。

5. 皮炎　常规消毒后，以紫草油外敷，每日换药 1 次。治疗接触性皮炎 26 例，结果 26 例患者全部治愈。用紫草油外涂患处治疗小儿尿布性皮炎 60 例，治愈 40 例，好转 18 例，无效 2 例，总有效率为 96.7%。采用紫草油涂抹患处，严重者用紫草油纱布湿敷，2～4 次/日。治疗新生儿尿布疹 39 例，治愈 27 例，有效 12 例，总有效率 100%。

6. 带状疱疹　以紫草油（紫草适量，加入鱼肝油中浸透）外敷，每日换药 1 次。治疗带状疱疹 24 例，均获痊愈。

7. 慢性溃疡　根据溃疡面情况，有脓者，先除脓祛腐，待脓尽之后，改用紫草油生肌固皮，每日换药 1 次。治疗慢性溃疡 20 例，结果 20 例痊愈。

8. 急、慢性中耳炎　紫草油滴耳，治疗 53 例，痊愈 32 例，好转 18 例，无效 3 例，总有效率为 94.3%。

9. 宫颈糜烂　用窥阴器暴露宫颈，清洁阴道与宫颈内分泌物，用蘸有紫草油（紫草 150g，麻油 500g）的棉球涂擦宫颈及阴道上端，隔日换药 1 次。治疗宫颈糜烂 30 例，痊愈 24 例，好转 4 例，无效 2 例。

10. 肌注后硬结　紫草 10g，浸泡于 100g 麻油中，放置 6 小时后备用。治疗 100 例，均获良效。90% 的患者经 24 小时涂敷后可使硬结消散。

11. 口腔溃疡　取香油 100g 置锅内加热至沸，将紫草 8g，当归 6g，放袋内浸入油中离火过夜。翌日取袋将油挤出去渣，用纱布 2～4 层过滤，油液加热至 50℃ 左右，加呋喃西林粉 0.1g，丁卡因 0.3g，搅匀，分装备用。治疗 200 例，1～2 天可治愈，效果满意。

12. 慢性唇炎　将干燥紫草 20g 捣细，加植物油 100g 浸泡 12 小时后薄薄均匀地涂在患处，每日 4～6 次，1 疗程 21 天。治疗慢性唇炎 46 例，取得良好效果。

13. 晚期肺癌　紫草口服液每日 3 次口服。治疗 19 例，近期可明显抑制肺癌的发展。瘤块缩小 25% 以上，客观有效率 63.3%，总缓解率 36.9%，治后 1 年生存率为 47.4%。

【毒副作用】　紫草 5g/kg 家兔灌胃，3 天后出现尿色深紫、尿蛋白和红细胞及腹泻，停药 2 天后症状消失。用 30% 软紫草饲喂小鼠，1 周内体重减轻 30% 左右，15 天内有 40% 死亡。

参 考 文 献

1. Seo E S, et al. Phytomedicine, 2015, 22（4）: 438.

2. Chen C, et al. Eur J Pharm Sci, 2013, 49: 18.

3. Gong K, et al. Eur J Pharm Sci, 2014, 738: 142.

4. Wang H, et al. Toxicology, 2013, 308: 104.

5. Chen Y, et al. Int Immunopharmacol, 2014, 21（2）: 447.

6. Kim S J, et al. J Ethnopharmacol, 2014, 51: 1064.

7. Wang Y, et al. Biochemical Pharmacol, 2014, 88: 322.

8. 曹云飞，等. 药学研究，2014，33（1）: 42.

9. Moon S, et al. Eur J Pharm Sci, 2014, 735: 132.

10. Nikita G, et al. Nat Pro Res, 2015, 29（16）: 1584.

11. 徐小仙，等. 食品科学，2015，36（21）238.

12. 崔海峰，等. 甘肃中医，2007，20（2）: 38.

13. 张秀娟，等. 中国微生态学杂志，2007，19（6）: 578.

金 银 花

【别名】 忍冬花，二花，银花

【来源】 为忍冬科植物忍冬 *Lonicera japonica* Thunb. 的干燥花蕾或带初开的花。

【性味】 甘，寒。

【功能主治】 清热解毒，疏散风热。用于痈肿疔疮，喉痹，丹毒，热毒血痢，风热感冒，温病发热。

【主要成分】 含绿原酸、异绿原酸、新绿原酸、4 - O - 咖啡酰鸡纳酸、4,5 - 二咖啡酰鸡纳酸、木犀素 - 7 - O - α - D - 葡萄糖苷、木犀草素 - 7 - O - β - D - 半乳糖苷、槲皮素 - 3 - O - β - D - 葡萄糖苷、金丝桃苷、忍冬苷、肌醇、皂苷。此外，还含挥发油，油中含棕榈酸、二氢香苇醇、棕榈酸甲酯、廿四碳酸甲酯等。

【药理作用】

1. 抗病原微生物作用 金银花抗菌范围较广，对金黄色葡萄球菌、溶血性链球菌、肺炎双球菌、百日咳杆菌等革兰阳性菌有抑制作用，并对志贺痢疾杆菌、伤寒杆菌、副伤寒杆菌、霍乱弧菌、绿脓杆菌、大肠杆菌、人型结核杆菌、脑膜炎双球菌等革兰阴性菌也有较强的抑制作用，对钩端螺旋体也有效。本品水煎剂对多种皮肤真菌如堇色毛癣菌、许兰黄癣菌、铁锈色小芽孢癣菌、红色表皮癣菌、星形奴卡菌等有体外抑制作用。近来研究表明，金银花对引起口腔疾病的常见致龋菌变形链球菌、放线黏杆菌、牙龈类杆菌、产黑色素类杆菌等均有抑制作用。金银花及其复方，对呼吸道病毒如流行性感冒亚洲甲型、孤儿病毒等有抑制作用，且能抑制和延缓其致细胞病变的作用。金银花中绿原酸对呼吸道病毒，如腺病毒 3 型、腺病毒 7 型、柯萨奇 B_3、合胞病毒等，有着较强的抑制效果。金银花体外有抗豚鼠巨细胞病毒的作用；提取物对甲型流感病毒感染小鼠具有明显的保护作用；对单纯疱疹 1 型病毒性角膜炎有良好的治疗活性。

2. 抗炎、解热、抗过敏作用 金银花提取物能抑制大鼠角叉菜胶性足肿胀，减轻蛋清性足肿胀程度。对大鼠巴豆油性肉芽囊也有明显抗渗出和抗增生作用。金银花对实验性动物发热模型有明显的退热作用。银翘散对多种实验性炎症，特别是过敏性炎症有显著抑制作用，并能明显抑制 2,4 - 二硝基酚所致大鼠发热。金银花水提物对卵清蛋白致敏的小鼠 I 型变态反应具有一定抑制作用，其机理为金银花水提物可缓解过敏小鼠小肠绒毛炎症，减轻肥大细胞聚集和脱颗粒，提高固有层完整肥大细胞比率，减轻过敏小鼠肠道组胺释放，降低过敏小鼠体内白细胞介素 - 4、血清卵清蛋白特异性 IgE 水平及白细胞介素 - 4 与 γ 干扰素比值，抑制外周淋巴组织单个核细胞中白细胞介素 - 12mRNA 表达，缓解卵清蛋白介导的小鼠足趾迟发性超敏反应。

3. 对免疫功能的影响 金银花煎剂能促进白细胞的吞噬功能。小鼠腹腔注射金银花注射液，也能明显促进炎性细胞的吞噬功能。以金银花为主药的银翘散也能促进小鼠腹腔巨噬细胞的吞噬功能。

4. 中枢兴奋作用 口服绿原酸可引起大鼠、小鼠等动物中枢神经系统兴奋，其强度为咖啡因的 1/6，二者合用无相加及加强作用。

5. 降血糖、降血脂作用 以正常防治性给药，从糖尿病（DM）和高脂模型小鼠探讨金银花及与茵陈蒿（金 - 茵）合剂的作用。实验结果表明，金银花及金 - 茵合剂能抑制四氧嘧啶致小鼠血糖升高作用；但对正常、DM 和高脂小鼠血糖未见明显影响。金银花及金 - 茵合剂还能降低上述模型小鼠血清胆固醇及动脉粥样硬化指数，提高高密度脂蛋白 - 胆固醇含量。提示金银花、金 - 茵合剂能对抗四氧嘧啶对胰腺 β - 细胞的损伤，并能调节内、外源性血脂代谢紊乱。给大鼠灌胃金银花还能减少肠内胆固醇吸收，降低血浆中胆固醇的含量，有一定的降血脂作用。

6. 抗生育作用 忍冬乙醇提取后的煎液非经口服给药有明显的抗生育作用，腹腔注射时对小鼠早、中、晚孕皆有效，静滴或宫腔给药对家兔早孕也有效。金银花可使早孕大鼠血浆孕酮明显下降，金银花的抗早孕作用可被外源性的孕酮、绒毛膜促性腺激素（HCG）所完全抵消，金银花还能明显抑制假孕小鼠蜕膜瘤的形成，此作用也可被黄体酮所对抗。

7. 利胆保肝作用 金银花所含绿原酸具有显著的利胆作用，对大鼠胆汁的分泌量具有明显的提高作用；而其药效成分三萜皂苷，具有极为突出的保肝作用；此外，绿原酸经静脉给药还可以显著降低大鼠血浆中胆固醇和甘油三酯含量，并且可以降低肝脏中的甘油三酯含量。

8. 其他作用 金银花尚有抗肿瘤、抗氧化、抗血小板聚集、调整肠道菌群、抗内毒素等作用，且对自发性高血压有着良好的降压及缓解症状功效。

【临床应用】

1. 急性感染性疾病 金银花每日 6～15g 煎服或局部洗涤，对上呼吸道感染、大叶肺炎、肺脓肿、细菌性痢疾、急性乳腺炎、急性结膜炎、疗、痈、丹毒、脓疱疮等有治疗作用。

2. 传染性肝炎 金银花 60g，水煎服，1 日 2 次，15 日为 1 疗程，治疗 22 例，其中 12 例痊愈，6 例好转，4 例无效。

3. 卡他性结膜炎 金银花汤剂眼浴（金银花 + 洛美沙星）治疗卡他性结膜炎 27 例，5 天痊愈者 19 例，1 周显效者 4 例，2 周痊愈者 4 例。

4. 急性牙周炎 以金银花干品少量用开水略冲洗后放入口中，稍咀嚼成团，将药团置于痛齿根部，2 小时左右换药 1 次，持续敷贴、含服，入睡时含药疗效更佳，2～3 日急性牙周炎症状可消除。

5. 小儿口疮 金银花 10～30g，当归 5～15g，黄芪 5～15g，甘草 3～10g。加凉水适量浸泡 30 分钟，文火煮沸 15 分钟，取汁 150～300mL，每日 1 剂。治疗小儿口疮 66 例，取得显著疗效。

6. 婴儿腹泻 金银花烘干研末，加水保留灌肠，可作为小儿消化不良的辅助治疗。6 个月以下的 1g 加水 10mL；6～12 个月 1.5g 加水 15mL，1～2 岁 2～3g 加水 20～30mL。每日 2 次。

7. 急性肾盂肾炎 金银花每日 90g，水煎分早、中、晚口服，疗程 14 天。治疗急性肾盂肾炎 60 例，治愈 50 例，好转 2 例，无效 8 例。

8. 钩端螺旋体病 金银花与千里光配合制成的注射液治疗 109 例患者，治愈率为 96.3%。

【毒副作用】 本品毒性很小，小鼠皮下注射浸膏的 LD_{50} 为 53g/kg。绿原酸有致敏原作用，可引起变态反应，但口服未见过敏反应。

参 考 文 献

1. 陈继明，等. 亚太传统医药，2015，11（5）：43.

2. 徐晖. 湖南中医杂志，2013，29（9）：148.

3. 林丹，等. 天然产物研究与开发，2013，5（2）：436.

4. 杨春佳，等. 中国微生态杂志，2012，24（8）：703.

5. 刘玉国，等. 肿瘤学杂志，2012，18（8）：584.

6. 石远军. 临床合理用药杂志，2012，5（15）：82.

7. 刘莹，等. 医药导报，2011，30（11）：421.

8. 胡克杰，等. 中医药信息，2010，7（3）：27.

9. 陈晓麟，等. 时珍国医国药，2010，21（7）：1652.

10. 贺伟. 中国医药导报，2007，4（24）：8.

连　翘

【别名】 旱莲子，大翘子，空壳。

【来源】 为木犀科植物连翘 *Forsythia suspensa* (Thunb.) Vahl 的干燥果实。

【性味】 苦，微寒。

【功能主治】 清热解毒，消肿散结，疏散风热。用于痈疽，瘰疬，乳痈，丹毒，风热感冒，温病初起，温热入营，高热烦渴，神昏发斑，热淋涩痛。

【主要成分】 含挥发性成分，主要为 α-蒎烯、β-蒎烯、对伞花烃、萜烯醇-4 等 10 余种萜类化合物。非挥发性成分主要有连翘酚（Forsythol）、连翘苷、连翘脂素、连翘脂苷（Forsythoside A）、芦丁、齐墩果酸等。从青翘中分得连翘脂素、β-香树醇-3-乙酸酯、β-谷甾醇、齐墩果酸及卅烷。

【药理作用】

1. 抗病原微生物作用 连翘煎剂对鼠疫杆菌、人型结核杆菌、变形杆菌、白喉杆菌、金黄色葡萄球菌、伤寒杆菌、霍乱弧菌、肺炎球菌、副伤寒杆菌、福氏痢疾杆菌、志贺痢疾杆菌、史氏痢疾杆菌、大肠杆菌以及溶血性链球菌均有抑制作用。水浸剂（1:5）对星形奴卡菌有抑制作用。本品对幽门螺旋杆菌有抑制作用。连翘酚对金黄色葡萄球菌及志贺痢疾杆菌的 MIC 分别为 1:5120 及 1:1280。连翘脂苷对多种细菌有抑制作用，连翘苷对真菌有抑制作用，挥发油对多种细菌、真菌均有抑制作用。有抗柯萨奇 B_3 和抗柯萨奇 B5（CVB3 和 CVB5）、埃柯（ECHO19V）等病毒的作用。此外，连翘 100% 浓度药液具有抑制内毒素的作用，醇提取物能杀灭钩端螺旋体。连翘种子挥发油对多种细菌亦有较强的抑制作用，对流感和副流感病毒也有抑制作用。

2. 抗炎作用 连翘有明显的抗炎作用，能明显抑制炎性渗出、水肿，但对巴豆油性肉芽囊的炎性屏障形成不但无明显抑制，反而能促进屏障的形成，明显减少 ^{32}P 标记的红细胞从囊内渗出。300% 连翘注射液 30~40g/kg 腹腔注射，对大鼠蛋清性足肿胀有明显抑制作用，对小鼠炎细胞的吞噬也有促进作用。复方连翘注射液、清胆注射液等以连翘为主要组成药物的复方也均具有显著的抗炎作用，能明显抑制炎症早期的毛细血管通透性亢进、渗出和水肿，效果优于水杨酸钠。

3. 解热作用 连翘煎剂对枯草杆菌所致发热有明显的解热效果。银翘散、复方连翘注射液等也均能显著抑制实验性发热，并促进其消退，对正常动物体温也能使之下降，推测降温为中枢性的。

4. 对心血管系统的影响 连翘注射液对在体猫心中毒性休克有强心与升压作用。对醋酸所致毛细血管的通透性有明显的抑制作用。100% 连翘注射液 0.25g/kg 静脉注射，可使麻醉犬的血压显著下降，0.5g/kg 耳静脉注射也可使麻醉家兔的血压急速下降，血压减低时无明显的呼吸变化，多次使用未见快速耐受现象。以本品为主的清胆注射液对内毒素所致猫的实验性休克有明显的升压、抗休克效果，并能改善内毒素休克猫的心肌收缩力，增加心输出量和静脉回心血量。经拆方研究发现，连翘是该方剂抗休克的主药之一。连翘叶茶提取物（FSE）可使小鼠游泳至力竭时间延长 22.3%。单味连翘静注，即对内毒素所致的猫休克有明显的对抗效果，能使血压持续上升。此作用与其增强心肌收缩力、增加心输出量、扩张血管、改善毛细血管功能及微循环有关。

5. 抗氧化及抗衰老作用 连翘叶茶水提物有明显的抗氧化及抗衰老作用。用连翘叶茶提取物分别以 0.3g/（kg·d）和 0.9g/（kg·d）的剂量灌胃，再测定小鼠心脏的 SOD、MDA、POD，脑组织中的 MAO-B、SOD、MDA，线粒体中的 MDA、MAO-B，以及肝指数、胸腺指数、脾指数等指标。结果显示连翘叶茶水提物可显著降低 MDA、MAO-B 水平，增强 SOD、POD 的活性。

6. 保肝作用 连翘能明显对抗四氯化碳所致大鼠的实验性肝损伤，使血清转氨酶明显降低，并能减轻肝的变性、坏死，促进肝细胞内肝糖原、核糖核酸含量恢复正常。从连翘中分离得到的连翘 B 部分对大鼠四氯化碳肝损伤模型有明显的降转氨酶作用；所含的齐墩果酸和熊果酸能降低实验性肝损伤动物的谷丙转氨酶。

7. 镇吐作用 连翘煎剂灌胃能抑制静脉注射洋地黄或皮下注射阿扑吗啡引起的家鸽或犬的呕吐，并能延长洋地黄致吐的潜伏期，镇吐原理可能与连翘能抑制延脑催吐化学感受区有关。

8. 利尿作用 100% 连翘注射液 0.25g/kg 静脉注射，对麻醉犬有明显的利尿作用，给药后 30~60 分钟，作用最显著，其尿量为对照组的 2.2 及 1.66 倍；连翘的有效成分齐墩果酸也有轻微的利尿作用。

9. 降脂减肥作用 连翘苷对营养性肥胖小鼠有减肥作用。连翘叶茶提取物还可以延缓高脂血症小鼠体重增长率，降低高脂血症小鼠的心指数异常升高，提高高脂血症小鼠心肌 POD 活性和降低 MDA 的生成，对高脂血症小鼠心脏具有一定的保护作用。

10. 抗肿瘤作用　连翘乙醇提取物体外对人肝癌细胞株 SMMC–7721、人肠癌细胞株 LoVo、人胃低分化腺癌细胞株 BGC–823 和小鼠 H_{22} 肝癌细胞均有明显抑制作用，对恶性胸腹腔积液中原代肿瘤细胞有较好的细胞毒作用。

11. 其他作用　连翘所含的主要生物活性成分 FTS 对快速老化模型小鼠认知障碍具有一定改善作用，对短暂性脑缺血的神经具有保护作用，对拟老年痴呆复合模型小鼠学习记忆障碍具有改善作用。此外，连翘还有利胆、免疫调节、抑制弹性蛋白酶、抑制磷酸二酯酶活性及对豚鼠离体小肠的抑制等作用。

【临床应用】

1. 视网膜动静脉阻塞　连翘 35g，加水 600mL，煎至 450mL，每次饭前服连翘液 150mL，每日 3 次，27 天为 1 疗程。治疗视网膜动静脉阻塞 283 例，显效 81 例，有效 182 例，无效 20 例。

2. 过敏性紫癜　用连翘 30 ~ 60g，紫草、生地黄、乌梅、白芍各 15g，防风、甘草各 12g，陈皮 9g，临证加减，每日 1 剂，6 剂为 1 疗程，治疗过敏性紫癜 30 例，结果经 1 ~ 3 个疗程后，总有效率 96%。

3. 紫癜性肾炎　连翘 30g，生地黄、丹皮各 20g，丹参 15g，生槐花、紫草、防风、乌梅各 10g，甘草 5g，临证加减，每日 1 剂。治疗紫癜性肾炎 13 例，6 例痊愈，3 例显效，2 例有效，2 例无效，总有效率 84.6%。

4. 不育症　用自拟清精汤（以连翘、银花为主药加减配伍）治疗慢性前列腺炎及副睾炎引起的不育症 103 例。结果治愈 80 例，有效 13 例，总有效率 90.3%。

5. 感冒　连翘、银花、鸭跖草、板蓝根、桔梗、甘草，水煎服，每日 1 剂，治疗风热感冒 843 例，服 2 剂痊愈 811 例，3 剂痊愈 32 例，总有效率 100%。

6. 预防伤寒　连翘 12g，黄连、银花、沙参各 15g，白芍、香薷、地骨皮、柴胡各 10g，陈皮 9g，荆芥 3g，甘草 6g。研末混匀。1 个月 ~ 1 岁每次服 0.25g，2 ~ 5 岁每次服 0.5g，6 ~ 13 岁每次服 1.0g，13 岁以上每次服 2g，每日 3 次，连服 3 日。对 5468 例伤寒密切接触者用随机法，确定 4965 例为服药组，503 例为对照组。结果服药组发病率 1.72%，未服药组发病率 9.55%，两组差别极显著（$P < 0.01$），说明该药具有一定的预防作用。不同年龄组预防效果无显著性差异。

7. 牙痛　用连翘 12g，配生地黄、生石膏各 20 ~ 30g，知母、麦冬、白芷、牛膝各 10g，赤芍、两面针各 12g，甘草 6g，随证加减治疗阴虚胃热为主之牙痛 143 例，结果痊愈 139 例，占 97.2%，有效 4 例。总有效率 100%。多数服药 2 ~ 4 剂即愈。

8. 其他　用本品为主配伍其他药治疗慢性咽炎及眩晕各 1 例，均取得较好效果。

【毒副作用】　连翘注射液（1∶1）小鼠腹腔注射 LD_{50} 为（24.85 ± 1.12）g/kg，复方连翘注射液小鼠腹腔注射 LD_{50} 为 119.5g（生药）/kg，连翘壳煎液（1∶1）小鼠皮下注射 LD_{50} 为 29.37g/kg，连翘心、青翘壳、青翘心分别为 30g/kg、13.23g/kg、28.35g/kg。

参 考 文 献

1. 袁岸，等. 中药与临床，2015，6（5）：56.

2. Wang, H. M., et al. Pharmacol Biochem Behav, 2013, 105 (7): 134.

3. 吴国友. 中医学报，2013，28（10）：1508.

4. 王忆杭，等. 中国实验动物学报，2011，19（5）：423.

5. 肖会敏，等. 中国医药导报，2010，7（2）：9.

6. 颜晰，等. 癌变 畸变 突变，2012，24（1）：20.

7. 芦山，等. 中国农学通报，2012，28（20）：58.

8. 沈红，等. 中国实验动物学报，2012，20（4）：66.

9. 张永红，等. 中国农学通报，2013，29（17）：32.

10. Kim, J. M. , et al. Eur J Pharmacol, 2011, 660 (2－3): 326.

11. 胡文静, 等. 南京中医药大学学报, 2007, 23 (6): 379.

12. 朴香淑, 等. 中央民族大学学报 (自然科学版), 2008, 17 (1): 77.

大 青 叶

【别名】 菘蓝叶, 蓝靛叶。

【来源】 为十字花科植物菘蓝 *Isatis indigotica* Fort. 的干燥叶。

【性味】 苦, 寒。

【功能主治】 清热解毒, 凉血消斑。用于温病高热, 神昏, 发斑发疹, 痄腮, 喉痹, 丹毒, 痈肿。

【主要成分】 含有靛苷 (Indican)、靛红烷 B (Isatan B, 又称大青叶素 B), 二者水解均生成吲哚醇 (Indoxyl), 继而氧化为靛蓝 (Indigo)。另含有葡萄糖芸苔素 (Glucobrassicin)、黄嘌呤、次黄嘌呤、尿苷等。

【药理作用】

1. 抗内毒素作用 经体内、体外实验发现, 大青叶有抗大肠杆菌 $O_{111}B_4$ 内毒素的作用。体外实验按细菌内毒素检查法进行, 结果大青叶氯仿提取物的 1% 溶液稀释 64 倍后仍有破坏内毒素的作用。体内实验按热原检查法进行, 结果经药物作用后的内毒素按家兔每千克体重注入 40 单位剂量, 不能产生典型的热原反应。

2. 抗病毒作用 大青叶用不同提取溶剂 (石油醚、氯仿、醋酸乙酯、正丁醇、水加热回流提取) 分离的成分部位都具有较强的体内外抗单纯疱疹病毒 I 型 (HSV－I) 活性。大青叶有的部位对 HSV－I 有直接灭活作用, 但各部位均不能阻止 HSV－I 侵入细胞, 除少数部位外, 其余部位均有抑制 HSV－I 生物合成作用, 少数部位还能显著降低 HSV－I 脑炎小鼠死亡率。采用鸡胚法分别考察 15 个种质的板蓝根和大青叶对甲型流感病毒 (A1 京防 86－1) 的抑制作用, 结果各种质药材样品抗病毒活性的有无及强度有明显差异。大青叶在体外还具有良好的抗豚鼠巨细胞病毒的活性作用, 抑制率为 96.3%。大青叶还对腹腔注射柯萨奇病毒 B3 稀释液造成的病毒性心肌炎小鼠模型具有保护作用, 大青叶灌胃治疗组在柯萨奇病毒 B3 感染后第 5 天和 7 天时, 其心肌病变积分较感染对照组明显减轻; 电镜还观察发现感染对照组小鼠心肌细胞线粒体肿胀、嵴断裂、肌浆网扩张、肌丝溶解, 而大青叶灌胃治疗组则上述病变减轻。

3. 抗菌作用 大青叶水煎剂对金黄色葡萄球菌、白色葡萄球菌、肺炎双球菌、甲型链球菌、乙型链球菌、卡他球菌、脑膜炎双球菌、流感杆菌、伤寒杆菌、大肠杆菌、痢疾杆菌、白喉杆菌等均有不同程度的抑制作用, 并有杀灭钩端螺旋体作用, 对黄疸出血群沃尔登型、七日热型也有杀灭作用, 并有抑制乙型肝炎表面抗原 (HBsAg) 的作用。采用试管稀释法测定大青叶和板蓝根的各级提取物——总浸液、乙醇提取液、正丁醇萃取液对各实验菌的最小抑菌浓度 (*MIC*)。结果显示各级提取物对实验菌分别有不同程度的抑菌作用, 其中对金黄色葡萄球菌的抑菌作用最为明显; 各提取物的抑菌强度依次为: 正丁醇萃取液、乙醇提取液、总浸液。提示大青叶和板蓝根具有广谱抗菌作用。

4. 解热作用 大青叶煎剂对由霍乱、伤寒混合疫苗引起的发热家兔有明显降低体温的作用, 且降温快, 毒性小。

5. 增强免疫功能 大青叶煎剂灌胃, 可增强小鼠白细胞对细菌的吞噬作用, 提高吞噬指数。大青叶水煎剂在 0.4～1.6mg/mL 浓度时, 能促进正常小鼠被刀豆蛋白 A 诱导的脾淋巴细胞分泌 IL－2, 但未见到对小鼠腹腔巨噬细胞分泌 TNF－α 有明显作用。提示大青叶水煎剂通过促进淋巴细胞 IL－2 的分泌, 可以上调小鼠免疫功能, 同时对巨噬细胞分泌 TNF 致炎效应和免疫病理损伤无明显影响。大青叶水煎剂还对小鼠脾淋巴细胞的增殖反应具有上调作用, 同时大青叶水煎剂与刀豆蛋白 A、细菌脂多糖协同也对小鼠脾淋巴细胞增殖活性有促进作用，并且也能促进小鼠腹腔巨噬细胞的吞噬功能。

6. 抗炎作用　用甲醛造成的大鼠实验性关节炎表明，大青叶（菘蓝）煎剂灌胃给药有明显的抗炎作用。本品还可抑制二甲苯引起的家兔局部皮肤炎性反应，降低毛细血管通透性。

7. 利胆作用　大青叶能促使胆汁排出，并缓解疼痛，有一定利胆作用。

8. 对心肌和平滑肌的作用　大青叶煎剂对离体蛙心有抑制作用，对离体兔肠有抑制作用。但对子宫肌则明显兴奋，使豚鼠离体子宫收缩增强、紧张度增加，且作用持久。小剂量可引起子宫规律收缩，大剂量则可使其呈痉挛状态。

9. 抗肿瘤作用　大青中所含脱镁叶绿酸对肺腺癌细胞 A_{549}、盲肠癌细胞 HCT_8、肾癌细胞 CAKI - 1、胸腺癌细胞 MCF - 7 具有抑制活性。

10. 抗氧化作用　大青叶中的总黄酮对羟自由基有较强的清除活性。

11. 其他作用　大青叶提取物中的黄酮类物质还具有利尿、镇痛及降压等作用。

【体内过程】　靛苷给家兔口服，3 小时后血药浓度达到高峰。主要分布于肝、肾、肌肉与胃肠，排泄较快，24 小时内经尿排出达口服量的 99.95%。

【临床应用】

1. 上呼吸道感染、流感和急性扁桃体炎　用大青叶、板蓝根各 18g，草河车、连翘各 9g，水煎服或用感冒冲剂（主含大青叶）治疗疗效均好，治上感有效率为 92.8%，对流感有类似疗效，治疗急性扁桃体炎，也能迅速显效。

2. 流行性乙型脑炎　用复方大青叶注射液肌肉注射，每次 2mL，每日 4 次，10 天为 1 疗程，或用大青叶单方或复方水煎服，均有一定疗效，轻型和普通型的治愈率可达 100%，重型患者的治愈率为 76.2%，死亡率大大降低。

3. 肝炎　用复方大青叶注射液肌肉注射，每日 1 次，每次 2mL，10 天为 1 疗程，获得较好疗效。对急性黄疸型肝炎、急性无黄疸型肝炎和慢性肝炎的治愈率分别为 80%、83.3% 和 43.5%。

4. 肺脓疡　用大青叶及凤眼草各 30 ~ 60g，水煎服，日服 2 剂，兼用大青叶注射液肌注，治疗肺脓疡，多数治愈，平均降温时间为 11.8 天，空洞闭合时间为 29.1 天，病灶消失时间为 34 天。

5. 急性乳腺炎　大青叶 60g，鹿角霜 60g。将大青叶水煎，鹿角霜研末，各分 2 次服，用大青叶汁冲服，每日 2 次。药渣外敷患侧乳房。治疗急性乳腺炎 28 例，疗效显著。

6. 扁平疣　给予大青叶煎剂口服及外洗。组方：大青叶、板蓝根、薏苡仁、白鲜皮各 30g，山豆根、当归、川芎、陈皮各 10g，木贼 20g，蝉蜕 9g，甘草 6g。将上药水煎服，每日 1 剂，分 2 次服。其后将药渣加枯矾 30g，加水 1000mL，用文火煎 30 分钟滤出，待药液温度降至 35℃ ~ 40℃ 时用纱布蘸药擦洗，擦洗时稍用力摩擦皮损 15 ~ 20 分钟，1 日 2 次。10 天为 1 个疗程。治疗扁平疣 200 例，总有效率达 95.5%。

7. 会阴切口感染　大青叶 30g，苍术、黄柏各 20g。采用该中药煎剂外敷辅以红外线照射方法治疗会阴切口感染，取得了满意的疗效。

8. 嗜酸性粒细胞增多症　将单味大青叶 30g 置于 100℃ 白开水中冲泡，10 分钟后以药代茶饮用，每次饮 300mL，渴者多饮，每日 1 剂，饮 3 ~ 5 次。连服 30 天为 1 疗程。治疗嗜酸性粒细胞增多症 78 例，第 1 疗程治愈 12 例，有效 51 例，无效 15 例；第二疗程治愈 30 例，有效 28 例，无效 8 例；第三疗程治愈 12 例，有效 19 例，无效 5 例。3 个疗程总有效率为 93.6%。

9. 单疱病毒性角膜炎　大青叶注射液 2mL 加入 4mL 生理盐水中配制成 1∶2 的滴眼液，每天点眼 8 ~ 10 次，每次 1 ~ 2 滴。治疗单疱病毒性角膜炎患者 78 例（97 眼），疗效好，无副作用。

【毒副作用】　大青叶内服或外用，未发现毒副作用，少数病例用药期间有轻度消化道不适症状。用大青叶注射液肌注或静注，少数患者可引起过敏反应（皮炎、药疹、呼吸困难等）及血尿，偶见肢体及下颌不自主颤动，临床还有多例过敏休克的报道，应引起注意。大青叶的急毒性试验，以水提取物动物死亡率最高。

参 考 文 献

1. 崔旭, 等. 楚雄师范学院学报, 2014, 29 (6): 46.
2. 崔伟亮, 等. 山东中医杂志, 2014, 33 (5): 410.
3. 黄继全. 江西中医学院学报, 2007, 19 (2): 70.
4. 郑雪花. 怀化学院学报, 2007, 26 (5): 55.

蓼 大 青 叶

【别名】 大青、蓼蓝叶。

【来源】 为蓼科植物蓼蓝 *Polygonum tinctorium* Ait. 的干燥叶。

【性味】 苦，寒。

【功能主治】 清热解毒，凉血消斑。用于温病发热，发斑发疹，肺热喘咳，喉痹，疖腮，丹毒，痈肿。

【主要成分】 叶含靛玉红、靛蓝、N - 苯基 - 2 - 萘胺（N - Phenyl - 2 - naphthylamine）、β - 谷甾醇、虫漆蜡醇（Laccerol）。鲜叶含靛青苷（即吲哚苷 Indican），水解生成吲哚醇（Indoxyl）和葡萄糖，吲哚醇在空气中容易氧化缩合而形成靛蓝（Indigo）。尚含黄色素及鞣质。

【药理作用】

1. 解热作用 蓼大青叶煎剂 5 ~ 10g/kg 灌服，对霍乱、伤寒混合疫苗引起发热的家兔有解热作用，使体温下降至正常水平。临床应用也表明本品对解退感染性疾患的高热效果较好。

2. 抗炎作用 蓼大青叶煎剂 10g/kg 灌服，对由甲醛所致的大鼠实验性关节炎有抗炎作用。

3. 对平滑肌的作用 蓼大青叶煎剂、浸剂及注射剂，对大鼠下肢血管平滑肌、离体家兔肠管蠕动有直接抑制作用。并对豚鼠离体子宫平滑肌有兴奋作用。

4. 对心血管系统作用 蓼大青叶煎剂对离体蟾蜍、蛙、兔心脏有抑制作用，对大鼠后肢血管有扩张作用。10g/kg 灌胃，能降低家兔皮肤毛细血管的通透性。

5. 抗血小板聚集作用 蓼蓝地上部分提取物中的一种黄酮苷对人的血小板聚集有明显抑制作用，其 IC_{50} 为 0.2mg/mL。蓼大青叶甲醇提取物中抑制 ADP 诱导的血小板聚集的有效成分则为 3,5,4′ - 三羟 - 6, 7 - 亚甲二氧基 - 3 - O - β - D - 葡萄糖苷。

6. 增强白细胞吞噬力作用 蓼大青叶煎剂 10g/kg 灌胃，对腹腔接种金黄色葡萄球菌的小白鼠有增加其白细胞吞噬力作用。

7. 抗菌作用 蓼大青叶煎剂对金黄色葡萄球菌、白色葡萄球菌、甲型链球菌、脑膜炎球菌均有较强的抑制作用。对肺炎球菌、流行性感冒杆菌及痢疾杆菌亦有一定的抑制作用。由其提取的一种类似靛苷样物质，经实验有一定抗病毒活性。

8. 抗氧化作用 蓼大青叶体积分数 95% 甲醇提取物具有一定的体内外抗氧化活性。

9. 其他作用 实验表明，蓼大青叶还有明显增加对犬的胆汁分泌作用。本品稀释度 1∶100 以上有杀灭钩端螺旋体的效果。对黄疸出血群沃尔登型、七日热型也有杀灭作用。

【体内过程】 本品的有效成分为靛苷，家兔经口服给药后，血中浓度以 2、3、4 小时为最高。大鼠口服以后以肝、肾、肌肉及胃肠部分最多。而正常人口服靛苷 100mg 后，12 小时内排出大部分，24 小时内排出量达 94% ~ 95%。

【临床应用】

1. 流行性感冒 蓼大青叶、板蓝根各 30g，薄荷 6g，水煎，当茶饮。又蓼大青叶、生石膏各 30g，柴胡、桂枝各 9g，黄芩、杏仁各 12g（孕妇及老幼体弱者酌情减量或慎用），水煎 2 次，每日早晚分服 1 剂。

亦有用蓼大青叶煎剂 10mL（含生药相当于 30g），每日 3 次，连用 3～5 天。治疗 24 例，9 例 1 天内体温降至正常，15 例 2～6 天内下降正常。

2. 急性传染性肝炎　本品配丹参、郁金、贯众、大枣煎服。治疗 100 例，有效率达 94%。对普通型传染性肝炎，其效果尤为显著。或蓼大青叶 30g，水煎服，每日 3～6 次，亦有效。

3. 急性菌痢　鲜蓼大青叶 60g，水煎，3 次分服，治疗急性菌痢有效。

4. 扁桃体炎　鲜蓼大青叶捣烂取汁，调青黛，涂患处，治疗扁桃体炎有疗效。

5. 毒虫咬伤　鲜蓼大青叶捣烂取汁，涂患处，治疗毒虫咬伤有疗效。

参 考 文 献

徐珊珊，等. 沈阳药科大学学报，2014，31（2）：138.

青　黛

【别名】　靛花，青蛤粉，青缸花。

【来源】　为爵床科植物马蓝 *Baphicacanthus cusia* （Nees） Bremek.、蓼科植物蓼蓝 *Polygonum tinctorium* Ait. 或十字花科植物菘蓝 *Isatis indigotica* Fort. 的叶或茎叶经加工制得的干燥粉末、团块或颗粒。

【性味】　咸，寒。

【功能主治】　清热解毒，凉血消斑，泻火定惊。用于温毒发斑，血热吐衄，胸痛咳血，口疮，痄腮，喉痹，小儿惊痫。

【主要成分】　从菘蓝叶制成的青黛中分离出靛蓝（Indigotin, Indigo）、靛玉红（Indirubin）、青黛酮（Qingdainone）、正二十九烷、吲哚醌（Isatin）、色胺酮（Tryptanthrin）、青黛素（Qingdain）。从蓼蓝叶加工成的青黛中分离出靛蓝、靛玉红、N－苯基－2－萘胺（N－Phenyl－2－naphthylamine）、β－谷甾醇、虫漆蜡醇（Laccerol）。从马蓝叶制成的青黛中分离出靛玉红、异靛蓝（Isoindigo）。

【药理作用】

1. 抗肿瘤作用　青黛及靛玉红对治疗慢性粒细胞白血病有效。靛玉红对大鼠 W_{256} 实体瘤和小鼠 Lewis 肺癌、乳腺癌有一定的抑制作用。每日皮下和腹腔注射靛玉红 200mg/kg，连续 6～7 天，结果大鼠 W_{256} 实体瘤的抑制率分别为 47%～50% 和 50%～58%。靛玉红 500mg/kg 灌胃对大鼠 W_{256} 实体瘤的抑制率为 23%～33%，对小鼠肉瘤 180 的抑制率为 30%。靛玉红能延长淋巴白血病 L_{7212} 小鼠的生存时间 20% 左右。靛玉红能抑制癌细胞及人的急、慢性粒细胞性白血病细胞的 DNA 的合成，使慢性患者外周白细胞中胆固醇磷脂比值、5′－核苷酸酶、cAMP 量从低值上升至正常，或接近正常，白细胞 Ph′ 染色体则从高值显著下降，在白细胞骤降期的骨髓细胞中出现大量的幼稚细胞变性、坏死，这主要是通过细胞及胞核溶解而发生，故能破坏白血病细胞，患者骨髓细胞的 DNA 合成受抑制，尤中中幼粒细胞为明显。长期应用对粒、红系细胞 DNA 合成均有抑制作用。靛玉红的衍生物 N,N′－二甲基靛玉红、N－甲基靛玉红甲肟、N－甲基靛玉红肟甲醚、N－乙酰基靛玉红对 W_{256} 均有抑制作用，其化疗指数（LD_{50}/ED_{50}）分别为 5.6、11、>4、2.5，均大于靛玉红（化疗指数为 2.32）。

2. 对免疫功能的影响　青黛及靛玉红对小白鼠腹腔巨噬细胞吞噬功能有一定的促进作用。对荷瘤小鼠巨噬细胞吞噬也有促进作用。对慢粒患者的吞噬细胞功能、E－玫瑰花结形成率及双链酶反应无抑制作用，甚至增强。靛玉红 200mg/kg，连续 6 天，能增强荷瘤大鼠巨噬细胞吞噬鸡红细胞的作用；青黛对胸腺 T 淋巴细胞和脾脏 T 淋巴细胞有促进增殖作用。

3. 抗菌作用　青黛乙醇浸出液 0.5g/mL 体外实验对炭疽杆菌、肺炎杆菌、志贺痢疾杆菌、霍乱弧菌、金黄色葡萄球菌和白色葡萄球菌均有抑制作用。青黛成分色胺酮对羊毛状小孢子菌、断发癣菌、红色癣菌、絮状表皮癣菌有抑制作用，其最小抑制浓度为 5μg/mL。

4. 抗炎、镇痛作用 采用小鼠醋酸扭体法、大鼠棉球肉芽肿法和角叉菜胶致大鼠足肿胀方法实验，结果显示青黛颗粒（主要成分为：青黛、黄柏、枯矾、儿茶、珍珠等）给药高、中、低剂量组和阳性药对照组小鼠扭体次数均明显降低；对大鼠棉球肉芽肿和大鼠足肿胀有显著的抑制作用。提示青黛颗粒分别对大鼠具有抗炎、对小鼠具有镇痛作用，且镇痛作用呈量效关系。

5. 对消化系统影响 靛蓝对四氯化碳所致小鼠肝损害有一定保护作用。青黛散对小鼠和大鼠实验性胃溃疡有抗溃疡作用，能减少溃疡面积，抑制胃蛋白酶活性，降低胃液酸度，具有较好的抗胃溃疡作用。青黛颗粒对溃疡性结肠炎模型大鼠有显著的治疗作用。

6. 对肾小球肾炎的作用 对家兔注射阳离子化牛血清白蛋白，青黛可明显减少免疫复合物肾炎模型动物蛋白尿。

【体内过程】 给小鼠灌胃靛玉红后，血中浓度逐渐升高，12小时后达到高峰，1天后缓慢下降，维持较长时间。体内分布以肝、胆、胃、肠为最高。生物利用度为46.48%。靛玉红静注或灌胃给药均在肝胆代谢，再随粪便排出体外，给药96小时从粪便排出量占给药量的76.03%。

【临床应用】

1. 肿瘤 用复方青黛片（由青黛、太子参、丹参、雄黄等药物组成）为主治疗急性早幼粒细胞白血病（APL）60例，坚持用药1个月以上，完全缓解率达98.3%，无明显的骨髓抑制，治疗中无严重的出血及感染，无弥散性血管内凝血发生。用含青黛的多种药物治疗慢性粒细胞白血病获得一定效果。用青黄散、当归龙荟丸等含有青黛的制剂及青黛、靛玉红和合成靛玉红等共治疗慢性粒细胞白血病413例，完全缓解117例，部分缓解135例，进步112例，无效49例。

2. 银屑病 用靛玉红内服治疗有较好效果。如同时外敷，则可减少内服量，从而减少副作用，又可提高疗效。用复方青黛丸（主要成分为青黛、紫草、白芷等），每次口服6g，每日3次，连服30日为1疗程，治疗银屑病89例，结果痊愈32例，好转42例，无效15例。另用青黛粉压制成片，治疗银屑病46例，每次4~6片，每天2次，局部皮损外擦5%硼酸软膏，结果近期愈合18例，有效14例，有效率69.6%。

3. 口腔溃疡 用青黛60份，冰片12份，薄荷冰2.4份，共为末，局部涂药，日4~5次，治疗各种口腔溃疡86例，有良好的止痛和促进溃疡愈合的作用。用复方青黛膜剂治疗54例，结果显效43例，有效9例，无效2例。亦有人单用青黛制成膜剂治疗162例，总有效率达95.1%。

4. 脓疱疮 青黛、枯矾各10g，冰片2g，强的松片50mg，共研细末，以氯霉素注射液10支（0.25g/支）搅拌均匀成糊状，治疗脓疱疮58例，结果全部治愈。有人用青黛散治疗脓疱疮48例，结果痊愈44例，无效4例，有效率91.7%。

5. 剥脱性皮炎 用青黛5g，黄连4g，穿山甲1g，冰片0.5g，制成油膏，每天早晚2次外擦，2周为1疗程。治疗20例，痊愈11例，有效7例，无效2例。

6. 外耳道炎 用复方青黛滴耳液（青黛、冰片、黄柏、薄荷）滴耳，并喷青黛粉于患处，治疗30例，显效25例，有效4例，无效1例。

7. 慢性下肢溃疡 青黛油膏（青黛、紫草、当归、血竭、黄柏、田七）外敷患处，治疗31例，痊愈20例，显效5例，好转4例，无效2例。

8. 鼻出血 先将患者鼻腔内的血块及分泌物清除干净，然后将青黛均匀地撒在无菌干棉球上，直接放入患者鼻腔内填塞，以压紧为好。10小时后即可取出。治疗35例鼻出血，治愈32例，好转3例，治愈率91.4%，总有效率100%。

9. 带状疱疹 青黛外敷兼内服治疗带状疱疹25例，治愈21例，好转4例，有效率100%。有人用青黛3g，加米醋适量调成稀糊外敷患处，药干后再调再敷，每日数次，治疗带状疱疹收到良好效果。

10. 褥疮 用0.5%碘伏棉球擦拭消毒褥疮疮面，并将局部坏死组织清除，然后用TDP灯离疮面25cm照射30分钟左右，待疮面干燥无渗水后撒青黛散（青黛、黄柏各60g，石膏、滑石各120g，共研末），外敷无菌纱布，胶布固定，每天换药1次。治疗褥疮15例，痊愈14例，无效1例（系糖尿病后期）。有人用青黛油膏（由青黛、滑石粉、麻油组成）治疗褥疮 31 例，结果总有效率达 100%。

11. 宫颈糜烂　以消毒棉球或纱布，蘸青黛 2g，温开水湿透，睡前塞进阴道，次晨取出，前 7 天每天用药 1 次，后 7 天隔日 1 次。连续用药 7～15 天为 1 个疗程，1～2 个疗程后复查。治疗子宫颈糜烂 50 例，结果 I 度者痊愈 23 例，2 例未愈；II 度者痊愈 18 例，3 例未愈；III 度者好转 2 例，2 例无效。

12. 烧、烫伤　青黛、煅石膏各 40g，冰片 1g，庆大霉素 24 万～40 万单位，利多卡因 200～400mg，调成糊状备用。采用 0.9% 的氯化钠溶液对烧、烫伤局部清洗，然后直接外涂青黛石膏糊剂，用无菌纱布外敷包扎，每日换药 1 次。治疗烧、烫伤 10 例，10 例患者均在 2～3 周愈合，创口平整，不留疤痕。

【毒副作用】　靛玉红小鼠腹腔注射的 LD_{50} 为 1.1～2.0g/kg。小鼠灌胃 5g/kg，连续 5 天，观察 1 周，结果未见动物发生死亡和出现明显毒性反应。亚急性毒性试验：给犬分别灌胃靛玉红 20、100、200mg/kg，连续 6 个月，结果小剂量组的食欲和生长情况与对照组相似，大、中剂量组出现食欲减少、腹泻、便血以及 SGPT 升高和灶性肝细胞坏死等反应。但 3 个剂量组的血象、骨髓象均未见明显抑制，对肾功能、心电图也无影响。有报道，复方青黛丸可引起急性肝功能损害、便血、溃疡性结肠炎、阴道出血等。内服青黛及靛玉红可出现消化系统的反应，如恶心、呕吐、腹痛、腹泻、便血等，其次是骨髓抑制引起血小板减少。长期服用靛玉红，少数病人出现肺动脉高压及心功能不全症状，停药后可逐渐恢复。

参 考 文 献

1. 刘丽娟，等. 北京中医药大学学报，2014，37（10）：691.
2. 陈小璇，等. 胃肠病学和肝病学杂志，2014，23（11）：1290.
3. 刘洋，等. 中医药导报，2015，21（1）：48.
4. 邵兰芳. 实用中医药杂志，2013，29（12）：1050.
5. 阎志强，等. 中药药理与临床，2010，26（4）：38.
6. 丁小丽，等. 实用中西医结合临床，2007，7（2）：44.

板 蓝 根

【别名】　蓝根。

【来源】　为十字花科植物菘蓝 *Iatis indigotica* Fort. 的干燥根。

【性味】　苦，寒。

【功能主治】　清热解毒，凉血利咽。用于温疫时毒，发热咽痛，湿毒发斑，痄腮，烂喉丹痧，大头瘟疫，丹毒，痈肿。

【主要成分】　含靛苷（Indoxyl-β-glucoside）、β-谷甾醇、靛红（Isatin）、糖类、氨基酸、芥子苷（Sinigrin）等成分。有人还从板蓝根中分离出香草醛、甘露醇、琥珀酸等成分。

【药理作用】

1. 抗菌作用　板蓝根水浸液及其提取物对金黄色葡萄球菌、表皮葡萄球菌、枯草杆菌、八联球菌、大肠埃希菌、伤寒杆菌、甲型链球菌、肺炎链球菌、流感杆菌、脑膜炎链球菌等均有抑制作用。采用试管稀释法检测板蓝根提取物对各实验菌的最小抑菌浓度，证实板蓝根具有广谱抗菌作用，其中对金黄色葡萄球菌的抑菌作用最为明显。采用体外抑菌实验、二甲苯鼠耳肿胀法和角叉菜胶大鼠足趾肿法，观察板蓝根含片药物的抑菌作用，结果板蓝根含片能有效抑制和灭活金黄色葡萄球菌、绿脓球菌、甲型溶血性链球菌、乙型溶血性链球菌、肺炎球菌、大肠杆菌、卡他球菌、白色念珠球菌标准菌株等。

2. 抗病毒作用　板蓝根及其活性提取物对乙肝病毒、流感病毒、腮腺炎病毒、单纯疱疹病毒、肾病综合征出血热病毒、巨细胞病毒、柯萨奇病毒等均有抑制作用。以板蓝根水提醇沉液，采用鸡胚法做抗病毒实验，测定板蓝根对甲型流感病毒的直接作用、治疗作用和预防作用，有效率分别为 100%、60%、

70%。采用组织细胞培养法，以抑制病毒复制指数为评价指标反映板蓝根对柯萨奇 B4 病毒的抑制作用，结果表明，板蓝根在细胞水平具有明显的抗病毒效果。

3. 抗内毒素作用 在急性感染性疾病的发病和发展过程中内毒素具有普遍的影响，众多学者对板蓝根的抗内毒素作用进行了深入的研究。将板蓝根氯仿提取物制备成板蓝根磷脂脂质体，以小鼠内毒素血症为模型，观察板蓝根磷脂对内毒素血症小鼠巨噬细胞膜脂流动性的保护作用，结果显示，腹腔注射 5mL/kg 板蓝根磷脂脂质体对内毒素血症小鼠巨噬细胞膜脂流动性有极显著保护作用（$P < 0.01$）。从板蓝根氯仿提取物分离出抗内毒素活性部位 F_{022}，该部位能显著延长卡介苗或放线菌素 D 增敏的小鼠受脂多糖（LPS）致死攻击后的生存时间，降低其死亡率，并能抑制 LPS 刺激小鼠肝、脾、肾组织中 moesin mRNA 表达，抑制 LPS 刺激鼠巨噬细胞分泌炎症因子（$TNF-\alpha$、IL-1、IL-6、NO）的过度释放，且有剂量依赖性。复制家兔内毒素性 DIC 模型，测定其血清中血清脂质过氧化物（LPO）含量及超氧化物歧化酶（SOD）活力，发现板蓝根可显著降低内毒素性 DIC 家兔血清 LPO 水平，提高其 SOD 的活力，从而拮抗内毒素的生物效应。从板蓝根中分离出 31 个化合物，其中 3 - (2′-羟基苯基) - 4 (3H) - 喹唑酮，4 (3H) - 喹唑酮、丁香酸、邻氨基苯甲酸、水杨酸、苯甲酸具有体外抗内毒素活性，丁香酸有半体内抗内毒素作用。其中，水杨酸（$10\mu mol/L$）可显著抑制 LPS 诱导 HL_{60} 细胞释放 IL-8，抑制率达 82.67%。另据报道，分别采用 LPS 预刺激、LPS 后刺激、LPS 与板蓝根多糖同时刺激 J744.a.1 小鼠巨噬细胞株，分离核蛋白，定量分析 $NF-\kappa B$ 与 DNA 结合活性，发现板蓝根多糖在上述 3 种情况下均可抑制 LPS 刺激引起的 $NF-\kappa B$ 与 DNA 结合活性的升高。板蓝根中的邻氨基苯甲酸可抑制脂多糖致小鼠血清中 $TNF-\alpha$ 和 NO 的过度释放，其抑制率呈剂量依赖性，证明从板蓝根中分离出的邻氨基苯甲酸有抗内毒素作用。

4. 抗炎作用 非特异性抗炎实验表明，板蓝根能明显抑制二甲苯所致小鼠耳肿胀、醋酸引起的小鼠腹腔毛细血管通透性增加、角叉菜胶所致的大鼠足肿胀等急性炎症，同时对大鼠棉球肉芽肿等慢性炎症模型也表现出一定的抗炎作用。在筛选抗 SARS 中成药的药理实验中，确证板蓝根能显著拮抗细菌、病毒引起的炎症反应。新近从板蓝根中分离出的依靛蓝双酮经实验表明，有清除次黄嘌呤与黄嘌呤氧化酶系统产生的过氧化物、刺激嗜中性粒细胞、抑制 5 - 脂氧化酶的活性和降低细胞分泌白三烯 B (4) 水平的作用。在对板蓝根的抗氧自由基活性进行研究时还发现，极性较大的 D 流分较粗提取物对氧自由基的清除率更高；说明板蓝根高极性流分及其亚流分含有抗氧自由基的活性物质。实验表明板蓝根抗内毒素活性部位 F_{022} 对脂多糖刺激鼠单核细胞过度释放炎性细胞因子具有抑制作用。对脂多糖诱导的 P_{38} 单核细胞内丝裂原活化蛋白激酶活性有抑制作用，抑制强度呈剂量依赖性。

5. 对免疫功能的影响 腹腔注射板蓝根多糖 50mg/kg，可显著促进小鼠免疫功能，明显增加正常小鼠脾重、白细胞总数及淋巴细胞数。对氢化可的松所致免疫功能抑制小鼠脾指数、白细胞总数及淋巴细胞数降低有明显对抗作用，显著增强二硝基氯苯所致及环磷酰胺所致免疫抑制小鼠的迟发型过敏反应，增加正常小鼠外周淋巴细胞 ANAE 阳性百分率，并明显对抗氢化可的松所致的免疫抑制作用。增强抗体形成细胞功能，增加小鼠静注炭粒廓清速率。腹腔注射板蓝根多糖还可明显增强小鼠对 DNCB 的迟发型变态反应，诱导体内淋巴细胞转化和增强脾细胞的 NK 活性。板蓝根低极性流分对多形核白细胞（PMN）化学发光有双向免疫活性，在低浓度时具有激活作用，在高浓度时具有抑制作用。板蓝根多糖对特异性免疫、非特异性免疫、体液免疫和细胞免疫均有一定的促进作用，并能有效对抗氢化可的松（HC）所致免疫功能抑制。

6. 抑制血小板聚集作用 温热病发展至一定阶段常见血小板功能亢进、内外凝血系统激活、血液流变性改变等血瘀证表现。板蓝根对二磷酸腺苷（ADP）诱导的家兔血小板聚集有显著抑制作用。

7. 抗肿瘤作用 采用 MTT 法测定板蓝根二酮 B 对人肝癌 BEL-7402 细胞、卵巢癌 A_{278} 细胞的抑制作用，结果显示，板蓝根二酮 B 可抑制肝癌 BEL-7402 细胞及卵巢癌 A_{278} 细胞的增殖，并具有诱导分化、降低端粒酶活性的表达和逆转肿瘤细胞向正常细胞转化的能力。板蓝根高级不饱和脂肪酸有体外抗人肝癌 BEL-7402 细胞活性，并且还发现该酸可抑制 S_{180} 肉瘤的生长，延长 H_{22} 腹水型肝癌小鼠的生命。

8. 对心血管的影响 实验表明，板蓝根能使离体兔耳和大鼠下肢灌流量增加，改善家兔肠系膜循环，降低麻醉家兔的血压，减少毛细血管通透性，并使小鼠心肌耗氧量下降。

9. 解毒作用 本品为清热解毒之要药，有解毒作用。据报道，犬给予板蓝根、黄连与藜芦同服（各 2.0g/kg），能解藜芦毒，降低死亡率；若藜芦中毒后再用之，则无效；分别单用板蓝根或黄连粉，效果亦不好。

10. 其他作用 板蓝根多糖可以促进小鼠小肠发育，增强肠道吸收功能；并可显著抑制致病性大肠埃希菌对肠道 PK–15 细胞的黏附，具有潜在的调节肠道微生态功能。板蓝根多糖对高脂模型大鼠有降血脂作用，板蓝根多糖对肝功能及肝细胞损伤具有明显的保护作用，板蓝根多糖具有较强的自由基清除能力。板蓝根活性组分（ACIR）对 2 型糖尿病大鼠具有较强的降血糖作用。

【临床应用】

1. 乙型脑炎 板蓝根水煎剂或板蓝根注射液肌注治疗 190 例，治愈率达 90% 以上，绝大多数病例于 3 天内退热。

2. 乙型肝炎 板蓝根单味水煎或配蒲公英水煎服，治疗 58 例，总有效率达 92% 以上。板蓝根注射液穴位注射治疗乙肝病毒携带者 30 例，转阴者 12 例，HBsAg 滴度下降 17 例，无效 1 例。

3. 暴发性红眼病 10% 板蓝根滴眼液每日滴眼 4 次，治疗 253 例，4 天内治愈率达 94.9%。

4. 单纯性疱疹、扁平疣 用 50% 板蓝根注射液反复轻擦患处，每日 3～4 次，治疗单纯性疱疹 35 例，均痊愈。用 50% 板蓝根注射液肌注治疗扁平疣 45 例，治愈或进步 39 例。

5. 流行性腮腺炎 用板蓝根 60～120g，每日 1 剂煎服，同时用 30% 板蓝根溶液涂患处。观察 387 例，377 例痊愈，5 例好转，5 例无效。

6. 急性喉炎 将板蓝根注射液装入雾化容器内雾化，每次 10～15 分钟，每日 2 次，6 天为 1 疗程，有较好的疗效。

7. 泌尿系统结石 使用单味鲜板蓝根治疗泌尿系结石 36 例，不但无毒副作用，而且其疗效显著。

8. 疱疹性神经痛 用板蓝根注射液 10mL + 地塞米松 5mg + 0.75% 罗哌卡因 4mL，加生理盐水至 20mL。将上述混合液沿病变部位的神经节段在背部行椎旁及病变区皮下组织浸润注射，每周 1 次，2 次为 1 个疗程，总有效率 87%。

参 考 文 献

1. 胡天骄，等. 中国新药与临床杂志，2015，34（9）：703.
2. 苏辉，等. 中国现代普通外科进展，2011，14（4）：265.
3. 朱道玉. 山东大学学报，2008，44（7）：5.
4. 朱道玉. 西南师范大学学报，2009，34（4）：98.
5. 张红英，等. 微生物学杂志，2010，30（1）：61.
6. 齐冰，等. 中外健康文摘，2008，5（2）：151.
7. 孙冬冬，等. 中国药房，2007，18（3）：172.

穿 心 莲

【别名】 一见喜。

【来源】 为爵床科植物穿心莲 *Andrographis paniculata*（Burm. f.）Nees 的干燥地上部分。

【性味】 苦，寒。

【功能主治】 清热解毒，凉血，消肿。用于感冒发热，咽喉肿痛，口舌生疮，顿咳劳嗽，泄泻痢疾，热淋涩痛，痈肿疮疡，毒蛇咬伤。

【主要成分】 含数种内酯和黄酮。内酯类主要有脱氧穿心莲内酯（穿心莲甲素 Deoxyandrographolide)、穿心莲内酯（穿心莲乙素 Andrographolide）、新穿心莲内酯（穿心莲丙素、穿心莲苷 Neoandrographolide）和脱水穿心莲内酯（穿心莲丁素 Dehydroandrographolide）。黄酮类主要为甲氧基黄酮类，包括 5 - 羟基 - 7,8 - 二甲氧基黄酮、5 - 羟基 - 7,8 - 二甲氧基二氢黄酮、5 - 羟基 - 7,8,2′,5′ - 四甲氧基黄酮、2′ - 甲氧基黄芩新素、5 - 羟基 - 7,8,2′,3′ - 四甲氧基黄酮、5,4′ - 二羟基 - 7,8,2′,3′ - 四甲氧基黄酮、二氢黄芩新素、5,7,8 - 三甲氧基二氢黄酮、5,2′ - 二羟基 - 7,8 - 二甲氧基黄酮、Andrographidine C、5,7,4′ - 三羟基黄酮、5,7,3′,4′ - 四羟基黄酮等。还从穿心莲叶中分得千层纸素 A（Oroxylin A）及汉黄芩素（Wogonin）。

【药理作用】

1. 抗菌作用　体外实验表明，穿心莲煎剂对金黄色葡萄球菌、变形杆菌、肺炎球菌、溶血性链球菌、痢疾杆菌、伤寒杆菌等有不同程度的抑菌作用，但作用不强。而近来采用新的中药抑菌实验方法对穿心莲提取物进行 100 株凝固酶阴性葡萄球菌的最低抑菌浓度 MIC 测定，结果穿心莲提取物对 57 株耐甲氧西林的凝固酶阴性葡萄球菌和 43 株甲氧西林敏感凝固酶阴性葡萄球菌的 MIC_{50}、MIC_{90} 分别为 0.072、0.072mg/mL 和 0.288、0.144mg/mL。说明穿心莲提取物对 100 株凝固酶阴性葡萄球菌具有较强的抑菌力。

2. 增强免疫功能　穿心莲内酯磺化物临床治疗肺部感染疗效颇佳。实验表明，此物能增强机体白细胞对细菌的吞噬能力。另有报告，穿心莲还能增强小鼠腹腔巨噬细胞及中性粒细胞在体外吞噬白色念珠菌或金黄色葡萄球菌的能力，增强小鼠外周血溶菌酶的活力。如与白细胞吞噬功能抑制药如庆大霉素、四环素、红霉素等同用，穿心莲的这一功能即被减弱或抑制。近来采用生物活性法和 ELISA 法检测用有效成分为穿心莲内酯的莲必治注射液处理人外周血单个核细胞上清中的 IFN - α、IFN - γ、TNF - α、IL - 8 含量，单核巨噬细胞吞噬鸡红细胞来研究其促吞噬功能及用 LDH 释放法检测其对 NK 细胞杀伤活性的影响，结果表明，穿心莲内酯是一种具有调节机体非特异免疫功能的免疫刺激剂，通过对 NK、MΦ 及细胞因子分泌的影响而发挥免疫调节作用。

3. 抗炎作用　穿心莲能抑制多种致炎剂所致炎症早期毛细血管通透性的增高、渗出和水肿，但对炎症晚期的肉芽组织增生无明显影响。所含内酯成分中，以脱水穿心莲素作用为强，穿心莲苷及新穿心莲内酯较弱，而穿心莲内酯抗炎作用弱。从穿心莲内酯衍化而成的半合成的多种穿心莲注射剂也有不同程度的抗炎作用，而以穿心莲内酯磺化物及脱水穿心莲内酯琥珀酸半酯的作用为强。穿心莲内酯抗炎机制认为是降低趋化肽（fMLP）所致的 CD1b⁺ 和 CD18⁺ 的高表达，从而下调中性粒细胞表面的 mac - 1 高表达。穿心莲内酯也能减少蛋白激酶 C（PKC）激动剂佛波醇酯（PMA）所致的中性粒细胞黏附和活性氧积累，可能是穿心莲内酯干扰 PKC 信号途径，阻止活性氧的产生，拮抗 PMA、MLP 所致的中性粒细胞的黏附和迁移所致。

4. 解热作用　穿心莲有一定的解热作用，能抑制内毒素所致家兔及化学致热剂所致大鼠发热。穿心莲内酯对菌苗或内毒素引起的家兔发热有明显降温作用，一次给药作用可维持 6 小时以上。穿心莲多种内酯及内酯衍化的多种半合成的穿心莲注射液也均有不同程度的解热效果。

5. 中止妊娠作用　穿心莲的多种制剂对于多种实验动物，采取多种给药途径时均能显示明显的中止妊娠效果，外源性孕酮或黄体生成释放激素可对抗穿心莲的这一效果。对于体外培养的人胎盘绒毛滋养层细胞的生长，穿心莲有抑制作用，脱水穿心莲内酯琥珀酸半酯对胎盘滋养层细胞有杀伤作用。除表明其抗妊娠作用的原理可能与其有抗孕激素作用及直接损伤绒毛细胞外，还提示可能对胎盘绒毛细胞增生过度性疾病有一定疗效。

6. 抗癌作用　脱水穿心莲内酯琥珀酸半酯对 W₂₅₆ 有一定抑制作用。以穿心莲内酯与亚硒酸钠加成而得的硒化穿心莲内酯对肉瘤 180 有抑制作用，抑制率为 75% ~ 85%。用人体癌细胞株为供试体，对穿心莲提取物的抗癌活性进行测试，发现该药对乳腺癌细胞株 MCF₇、肝癌细胞株 HEPG₂、肠癌细胞株 HT₂₉、SW₆₂₀ 和 LS₁₈₀ 均有不同程度的增殖抑制作用。其中，对肝癌细胞株 HEPG₂ 有明显的细胞增殖抑制作用，且其作用强度随药物浓度的增加而增强。实验结果显示，穿心莲能使体外培养的癌细胞形态发生变化，代谢活性降低，生长受阻，显示出该药在细胞水平检测上的抗癌活性。

7. 抑制血小板聚集作用　临床研究发现，穿心莲提取物（APN）能明显抑制二磷酸腺苷（ADP）和肾上腺素诱导的血小板聚集反应，而对花生四烯酸和瑞斯托霉素诱导的血小板聚集反应无明显影响。APN 对 ADP 诱导的血小板 5 - HT 的释放也有明显抑制作用。APN 体外、体内均可抑制 ADP 诱导的血小板聚集致密颗粒和 α 颗粒的释放及管道系统的扩张。其作用机理可能是刺激血小板膜系统的腺苷环化酶，提高血小板内 cAMP 水平，因而抑制了血小板聚集。穿心莲提取物对血小板的抑制作用呈高度量效关系。体外研究表明，穿心莲的有效成分 API_{0134} 能有效地抑制 ADP 诱导的人血小板聚集，其 IC_{50} 为 70μg/mg。API_{0134} 能强烈抑制钙调蛋白（CaM）的活力，IC_{50} 为 34μg/mg。但其对 CaM 依赖性磷酸二酯酶（PDE - Ⅰ）的基础活力无影响。在浓度增高时 API_{0134} 也能抑制 CaM 不依赖性磷酸二酯酶（PDE - Ⅱ）的活力。IC_{50} 为 240μg/mg。动力学分析的结果表明，API_{0134} 虽不能改变 PDE - Ⅱ 的表象 KM 值但可降低 V_{max}。这表明，API_{0134} 对 PDE - Ⅱ 的抑制为非竞争性。提示 API_{0134} 抗血凝的作用机理可能与抑制 CaM 和 PDE 活力有关。研究表明，API_{0134} 有显著的抗血小板聚集特性，几乎对所有已知的血小板诱聚剂所诱导的血小板聚集均有不同程度的抑制作用。有学者发现，API_{0134} 可显著抑制血栓形成所诱导的血小板内 [Ca^{2+}]i、[Mg^{2+}]i 和三磷酸肌醇浓度升高，显著抑制血小板内环磷酸腺苷浓度降低。抑制作用与用药剂量有关。提示 API_{0134} 具有较强的抗血小板聚集作用。抗血小板聚集的作用机制与调节血小板信号转导物质 [Ca^{2+}]i、[Mg^{2+}]i 和三磷酸肌醇的平衡有关。

8. 对心脑血管作用　穿心莲内酯具有抗心肌缺血和抗缺血 - 再灌注损伤、保护血管内皮细胞、调脂、降血压、抗动脉粥样硬化和预防血管形成术后再狭窄以及改善血液流变性等作用。电化学研究表明，穿心莲内酯分子中的 α，β - 不饱和双键和超氧自由基（$O_2^- ·$）发生亲核反应，清除 $O_2^- ·$，防止脂质过氧化反应，这可能与抗心肌缺血有关。穿心莲内酯对二磷酸腺苷诱导的 1.5 分钟聚集率有明显的抑制作用，并呈剂量相关性。研究发现，穿心莲内酯能有效提高脑缺血 - 再灌注时海马组织超氧化物歧化酶（SOD）、谷胱甘肽过氧化物酶（GSH - Px）活性并降低脂质过氧化产物丙二醛含量，表明提高机体的抗氧化能力是穿心莲内酯抗脑缺血再灌注损伤的机制之一。此外，穿心莲内酯可阻止脑缺血 - 再灌注时 $Na^+,K^+ - ATP$ 酶和 $Ca^{2+} - ATP$ 酶活性下降，从而在不同程度上影响细胞内钙超负荷形成，减轻脑组织的损伤。

9. 保肝利胆作用　腹腔注射穿心莲内酯可使大鼠胆汁流量明显增加，其所分泌胆汁的物理性质亦有所改变。穿心莲内酯还可对抗四氯化碳（CCl_4）、四丁基过氧化物（t - BHP）、半乳糖胺和乙酰氨基酚造成的肝毒作用，显著降低脂质过氧化物酶、丙氨酸氨基转移酶、碱性磷酸酶等的水平。其对抗 CCl_4 和 t - BHP 所致的肝毒的能力与水飞蓟素相似，而对抗半乳糖胺和乙酰氨基酚所致的肝毒的能力强于水飞蓟素。但是对半乳糖胺或乙酰氨基酚所致的不同种动物的肝中毒，穿心莲内酯的保护机制却有很大差别。

10. 抗病毒作用　穿心莲内酯对香港病毒（HKV）、埃博拉病毒（EBOV）和呼吸道合胞病毒（RSV）具有抑制作用。脱水穿心莲琥珀酸单酯对 HIV - 1 和 HIV - 2 均有明显的抑制作用。

11. 其他作用　穿心莲内酯具有镇痛、降血糖、抗氧化、抗子宫内膜异位症及对放射性肺损伤的保护作用；穿心莲醇提物具有抗蛇毒及毒蕈碱样作用。

【体内过程】^3H 穿心莲内酯灌服于小鼠，吸收、分布均匀迅速，30 分钟达吸收高峰，被吸收的药物迅速进入各脏器，以胆、胃、肝、小肠等为高，24 小时从尿、粪排出 89.7%，48 小时为 94.25%，其中尿占 49%，粪占 45.3%，绝大多数为被代谢的产物。

【临床应用】

1. 各种感染性疾病　穿心莲具有消炎、解毒作用。临床曾以汤剂、片剂、针剂、胶囊剂等应用于多种感染性疾病，包括外伤性感染、疖、痈、丹毒、上呼吸道感染、急慢性扁桃体炎、急慢性咽喉炎、急慢性支气管炎、急性菌痢、急性肠炎、尿路感染、子宫内膜炎、盆腔炎、中耳炎、牙周炎等，均有不同程度的疗效。

2. 急性黄疸型肝炎　100% 穿心莲针剂，每日肌注 2mL，同时服用穿心莲叶片 2 ~ 4 片，每日 3 次，并辅以维生素 B 及 C，共治疗 32 例，痊愈 10 例，显著进步 15 例，进步 6 例，无效 1 例。均在服药 2 周内，自觉症状消失，黄疸在 4 ~ 24 天内退尽，治疗后肝肿回缩至正常者占 90.6%，肝功能恢复者 31.2%。

3. 肺炎及呼吸道炎症 100%穿心莲叶注射液,成人每日2~4次,每次2mL(相当于生药4g/mL),待症状明显好转后改为8~12小时肌注1次。治疗58例肺炎及其他呼吸道炎症,痊愈36例,显效12例。

4. 小儿乙型脑炎 对轻病例2~4岁,每日用穿心莲、狗肝菜各6g,煎服,5~10岁剂量加倍,另加白糖矫味,治16例,一般服药5天内体温下降,症状好转,未见后遗症。

5. 麻风病 单用穿心莲治疗32例,其中瘤型19例,结核型7例,界限型6例,绝大多数口服片剂,初期每天16~24片(每片含原生药1g),后期每天24~48片,均为4次分服,另合并静脉注射穿心莲0.5g或穿心莲钾盐320mg,均为每日1次,结果有5例治愈,16例显效,8例进步。另有53例经与砜类药物合并治疗,效果更为显著。又报道,观察12例,其中瘤型11例,多数与氨苯砜类或三丫苦合并治疗,显效4例,进步6例,无效2例。

6. 毒蛇咬伤 鲜穿心莲15g,伽蓝菜45g,捣烂冲酒一次服,或穿心莲(干品)加酒浸泡1~2周,过滤备用,内服,治疗32例,均有效。

7. 恶性葡萄胎与绒毛膜上皮癌 用穿心莲静脉滴注加手术治疗恶性葡萄胎与绒毛膜上皮癌及阴道结节广泛转移7例,5例治愈,1例好转,1例死亡。治愈病例出院后均能参加体力劳动,定期追访未见复发。

8. 心血管疾病 用穿心莲提取物制成的胶囊对152例患者包括冠心病、心肌梗死、高血压、心绞痛、脑梗死等疾病进行治疗,取得较好疗效。结果表明,本品能明显抑制ADP和肾上腺素诱导的血小板聚集反应,而对花生四烯酸和瑞斯托霉素诱导的血小板聚集反应无明显影响。

9. 烧伤 应用穿心莲油纱治疗Ⅱ度烧伤40例,与应用湿润烧伤膏40例对照观察,结果表明,穿心莲油纱能起到消炎止痛、促进上皮生长的作用。

10. 其他 穿心莲的各种剂型及合用其他中药,对婴幼儿慢性腹泻、胃炎、神经性皮炎、湿疹、血栓闭塞性脉管炎、鼻衄、口腔出血、小儿消化不良、痢疾等疾病的疗效也已经得到证实。

【毒副作用】 小鼠口服穿心莲内酯的最大耐受量为1.5g/kg。给小鼠静注水溶性穿心莲内酯的LD_{50}为2.7g/kg。给犬服用临床剂量的10~15倍,进行慢性毒性实验,未见明显的病理变化。曾有穿心莲片、穿心莲注射液引起药疹、过敏性休克、急性肾功能损伤乃至死亡的报道,临床应用时值得注意。

参 考 文 献

1. 李斌,等.赣南医学院学报,2015,35(3):482.

2. 万君,等.实用医学杂志,2014,30(14):2204.

3. 张莉华,等.中国新药杂志,2014,23(14):1617.

4. 赵珍珍,等.国际麻醉学与复苏杂志,2014,35(2):116.

5. 康亚辉,等.中华放射医学与防护杂志,2014,34(7):507.

6. 杨苹,等.中国老年学杂志,2012,32(20):4434.

7. 黄志华,等.中国实验方剂学杂志,2012,18(12):166.

8. 吕巧莉,等.南昌大学学报(医学版),2013,53(1):83.

9. 冯玉丽,等.国际检验医学杂志,2013,34(4):385.

10. 朱艳玲.中国现代药物应用,2013,7(14):238.

11. 钟富有,等.时珍国医国药,2010,21(1):226.

12. 夏东利,等.儿科药学杂志,2013,19(4):1.

13. 平静,等.中国实验方剂学杂志,2012,18(21):175.

14. 杨苹,等.时珍国医国药,2009,20(5):1111.

绵 马 贯 众

【别名】　绵马鳞毛蕨，粗茎鳞毛蕨，东北贯众。

【来源】　为鳞毛蕨科植物粗茎鳞毛蕨 *Dryopteris crassirhizoma* Nakai 的干燥根茎及叶柄残基。

【性味】　苦，微寒；有小毒。

【功能主治】　清热解毒，驱虫。用于虫积腹痛，疮疡。

【主要成分】　绵马贯众地上部分（包括叶茎基部）含异槲皮苷（Isoquercitrin）、紫云英苷（Asteagalin）、冷蕨苷（Cyrtominetin）、贯众素（Cyrtomin）、贯众苷（Cytopter）、杜鹃素、绵马酚（Aspidinol）、绵马次酸（Filicinic acid），茶烯 CD（Diplotene）、铁线蕨酮（Adianton）等。绵马贯众（绵马鳞毛蕨，粗茎鳞毛蕨）中含间苯三酚类化合物，即绵马酸类（Flicic acids），包括黄绵马酸 BB、PB、AB（Flavaspidic acid BB、PB、AB），绵马素（Filmarone），绵马酸（Filixic acid），白绵马素（Albaspidin），黄绵马素等。

【药理作用】

1. 抗菌作用　粗茎鳞毛蕨浸剂和煎剂对流感杆菌、脑膜炎双球菌、志贺和福氏痢疾杆菌均有抑制作用。水浸剂在试管内对堇色毛癣菌、许兰黄癣菌、奥杜盎小芽孢癣菌等皮肤真菌有不同程度的抑制作用。体外实验表明，1g/mL 生药的贯众醇提液、水提液对革兰阳性菌有较强的抑制作用，如属革兰阳性球菌的金黄色葡萄球菌、甲型溶血性链球菌、丙型链球菌、肺炎链球菌，革兰阳性杆菌的白喉杆菌等。除了每 1mL 含生药 1g 的贯众 2 号提取液对革兰阴性的普通变形杆菌出现 15mm 的抑菌圈外，贯众提取液对革兰阴性菌如大肠杆菌、绿脓杆菌、宋内志贺痢疾杆菌、鼠伤寒杆菌、乙型副伤寒杆菌等的抑制作用都较弱。

2. 抗病毒作用　贯众对流感病毒有强烈抑制作用；对腺病毒、埃可病毒、柯萨奇病毒及脊髓灰白质炎、乙型脑炎、单纯疱疹病毒等 7 种有代表性病毒有较强的抑制作用。用酶联免疫吸附法检测（ELISA）技术对 250 种中草药抗 HBsAg 的实验研究表明，贯众为有效抗 HBsAg 的中药（药物浓度 0.3～5mg/μL）。采用反向被动血凝抑制实验挑出的具有抗乙肝病毒的药物中亦有贯众。经实验证实，贯众水提取液能改善感染柯萨奇 B3（CVB3）病毒心肌细胞的能量代谢，使心肌细胞处于功能活跃状态，减少心肌酶的漏出，减轻细胞变态，对心肌细胞内的病毒起抑制作用。贯众对感冒病毒、水痘疱疹病毒和艾滋病病毒等都具有明显的抑制作用。

3. 驱虫作用　粗茎鳞毛蕨煎剂在试管内对猪蛔虫有杀灭作用，亦能驱除牛肝蛭。对牛片形吸虫、阔吸盘吸虫、血吸虫等有明显抑制或驱除作用。绵马贯众能使绦虫、钩虫麻痹变硬，达到驱除肠虫的效用。贯众合剂对绵羊肺线虫的驱虫率达 100%。对肝吸虫具有体外抑虫作用，能对抗日本血吸虫。复方煎剂对牛片形吸虫病及阔吸盘吸虫病有效。贯众的乙醚、乙醇提取液对至倦库蚊和白纹伊蚊幼虫具有较强的杀伤作用。

4. 对子宫的作用　贯众煎剂能使家兔离体子宫的收缩增强，在体子宫的张力显著增加，小剂量致痉挛性收缩，大剂量致强直性收缩。贯众注射液可使子宫明显收缩，有助于止血。从东北贯众中提取的一种绵马酸混合物 8.9μg/mL 即可引起豚鼠离体子宫发生强烈收缩，25～35μg/mL 则发生强直性收缩。

5. 抗早孕、堕胎作用　东北贯众注射、灌服或阴道给药均对小鼠有抗早孕效果，并使中、晚孕期胎儿娩出而堕胎。

6. 雌激素样作用　东北贯众灌肠能使小鼠子宫明显增重，阴道涂片呈现外源性雌激素样改变。

7. 抗肿瘤作用　中药贯众提取物（DCN）对体外培养的人肝癌细胞有抑癌活性，DCN 含抑制癌活性物质，能抑制体外培养的肝癌细胞增殖和降低线粒体代谢过程。东北贯众提取物腹腔注射对宫颈癌 14、肉瘤 180、脑癌 22 和 ARs 腹水型有抑制作用。抗癌率或生命延长率为 30.2%～62.6%。对 Lewis 肺癌、MA_{737} 乳癌、P_{333} 腹水型也有效，灌服时对 MA_{737} 乳癌抑制率为 58.2%。

8. 降酶保肝作用　采用四氯化碳和 D－氨基半乳糖肝损伤模型小鼠，以联苯双酯为阳性对照，观察贯众提取物对模型小鼠谷丙转氨酶、谷草转氨酶、丙二醛的影响及对病理损伤的保护作用，结果贯众提取物可降低四氯化碳和 D－氨基半乳糖诱发肝损伤小鼠的谷丙转氨酶水平，降低肝组织丙二醛的含量，对四氯化碳小鼠的肝脏病理损害有一定改善作用。表明贯众提取物对四氯化碳和 D－氨基半乳糖诱发的小鼠肝损伤具有保护作用。

9. 止血作用 贯众有一定止血作用，炒炭后止血作用增强，出血时间和凝血时间比生品明显缩短。

10. 抗炎镇痛作用 绵马贯众30%乙醇洗脱组对小鼠耳郭、足跖肿胀情况具有明显改善作用。

【临床应用】

1. 妇产科出血 贯众60～150g，随证加减，水煎服，每日1剂，临床总有效率为96.2%。东北贯众制备的注射液亦有良好的缩宫止血作用。

2. 流行性感冒 东北贯众30g，板蓝根9g，水煎服，效果较好。

3. 虫积腹痛 东北贯众15g，乌梅、大黄各10g，水煎服，治疗蛔虫、钩虫、蛲虫所致腹痛有良效。

【毒副作用】 贯众有毒。东北贯众注射液静注的 LD_{50} 为（1.7 ± 0.021）g/kg，其提取物毒性更大。绵马酸对胃肠道黏膜有强烈刺激作用，可致恶心、呕吐、腹泻、便血等。孕妇服用可引起流产。服量过大，可出现中枢神经系统的功能障碍，甚至因中枢麻痹而死亡。对心、肝也有一定损害作用。孕妇、小儿禁用。

参 考 文 献

1. 崔月曦，等. 中国现代中药，2014，16（12）：1043.

2. 孙科峰，等. 中国中西医结合儿科学，2010，2（4）：319.

3. 付海燕，等. 黑龙江医药，2011，24（3）365.

4. 齐峰，等. 天津医科大学学报，2007，13（2）：191.

忍 冬 藤

【别名】 金银花藤。

【来源】 为忍冬科植物忍冬 *Lonicera japonica* Thunb. 的干燥茎枝。

【性味】 甘，寒。

【功能主治】 清热解毒，疏风通络。用于温病发热，热毒血痢，痈肿疮疡，风湿热痹，关节红肿热痛。

【主要成分】 含忍冬苷（Lonicerin）、忍冬素（Loniceraflavone）、木犀草素（Luteolin）等黄酮类，还含番木鳖苷、生物碱及鞣质（Tannins）。忍冬不同器官含绿原酸的量分别为根1.4%，茎0.92%，叶2.57%，花蕾5.81%，叶中还含异绿原酸。最近有人从忍冬藤中分离出马钱素、忍冬醇等。

【药理作用】

1. 抗菌、消炎作用 本品所含的木犀草素在1∶350000时可抑制葡萄球菌和枯草杆菌的生长。对卡他球菌、白色念珠菌、伤寒杆菌、痢疾杆菌、变形杆菌等亦有抑制作用；在体内亦有较强的抗感染作用。对 H、Suis 病毒有很强的抑制作用。以剂量20mg/kg给药7天，能明显抑制大鼠植入羊毛球所致的发炎过程。木犀草素年幼大鼠（生后25～28天）口服后，可使胸腺萎缩，此作用与垂体－肾上腺系统有关，可用来解释其抗炎作用。

2. 对心血管的作用 5～10mg的木犀草素，对犬的心肺装置可使动脉压增加而静脉压降低，增加冠状动脉血流量。5×10^{-4}g/mL 浓度时能降低离体蛙心舒张期幅度，对收缩期幅度轻度降低，心率变慢，心输出量减少。在 2×10^{-4}g/mL 浓度时，能增加离体豚鼠心脏的舒张期及收缩期幅度，心率变快，而对冠状动脉及血容量则无直接影响。10mg/kg 时可使大鼠下肢血流量减少33%。5～15mg/kg 静注，可使猫、犬血压升高12%～13%。上述作用不能被 α－肾上腺素能阻断剂所阻断。大鼠0.5g/kg皮下注射有增强毛细血管通透性的作用，对兔实验性动脉硬化有降低血脂甾醇的作用。

3. 抗肿瘤作用 采用具抗噬菌体作用的中药忍冬藤进行小鼠体内抑瘤实验及体外杀瘤细胞实验，结果显示，忍冬藤抑瘤率 >30% ，IC_{50} 为 7.31mg/L，95% 的可信限为 4.56~11.71mg/L。说明忍冬藤具有抗肿瘤作用。木犀草素对 NK/Ly 腹水癌细胞体外培养有抑制生长作用。

4. 其他作用 忍冬藤多糖具有较强的体内体外抗氧化能力。忍冬藤提取物具有光敏化作用。木犀草素对兔离体小肠平滑肌有解痉作用，但不及罂粟碱，并有轻度利尿、增加氯化钠排出作用。对豚鼠气管平滑肌及回肠有解痉作用。另外，小鼠酚红法实验和大鼠毛细血管法实验，木犀草素有较好的祛痰作用。

【临床应用】

1. 慢性肾炎 用忍冬藤、络石藤、天仙藤、海风藤、丹参、丹皮，水煎服，治疗慢性原发性肾炎 50 例，完全缓解 18 例，基本缓解 12 例，好转 10 例，无效 10 例，总有效率为 80% 。

2. 百日咳 用忍冬藤、枇杷叶各 1500g，紫花地丁 500g，石胡荽 725g，一点红、万毒虎、小金钱草、积雪草各 750g，百部 300g，冰糖 500g，煎煮制成合剂 6000mL，装瓶备用。5 岁以上小孩，日 3 次，每次口服 10mL，治疗百日咳 166 例，痊愈 131 例，好转 25 例，无效 10 例，合并支气管炎者，加用四环素（或土霉素）以及解热镇静剂。一般多在服药 6~8 天痊愈。

3. 慢性腹泻 用金银花藤（鲜）、番石榴叶（鲜）、马齿苋（鲜）各 20g，白头翁、怀山药、茯苓各 12g，白芍、广木香（后下）各 9g，随证加减，治疗 45 例，临床治愈 43 例，显效 2 例。

4. 热痹、绞肠痧 本品临床用于热痹、绞肠痧的治疗，有较好效果。

5. 急性盆腔炎 用二藤汤：忍冬藤、蜀红藤各 30g，大黄、大青叶、紫草根（后下）、牡丹皮、赤芍、川楝子、制延胡索各 9g，生甘草 3g，水煎，每日 1 次，分服，治疗急性盆腔炎 28 例，治愈 26 例，好转 2 例。

6. 不育症 忍冬藤 30g，生甘草 9g，煎水代茶饮，甲珠研末，每次 2g，每日 2 次，温开水送服。3 个月为 1 个疗程，治疗期间忌烟酒及辛辣霉变食物。治愈好转率为 82% ，其中 3 例为无精子者。

7. 肛门瘙痒 忍冬藤、川黄柏、生明矾、秦皮、苍术各 30g，新疆苦豆子 20g（捣碎），制乳香、制没药、开口花椒、冰片（后下）各 10g。将上药加水 3500mL，冷水浸泡半小时许，用武火煮沸后，再用文火煮煎至 2500mL，经纱布过滤后倒入盆中，再加冰片入药水中搅拌至化，先熏后洗，坐浴 20~30 分钟，每天早晚各 1 次，每日 1 剂，8 天为 1 疗程。治愈 37 例（63.8%），有效 17 例（29.3%），无效 4 例（6.9%），总有效率 93.1% 。

8. 化脓性扁桃体炎 用三棱针点刺少商、商阳、关冲，每穴挤血 3~5 滴，再每天予忍冬藤 150~250g 水煎，分 3 次温服，治愈 49 例，好转 33 例，无效 4 例，总有效率 95.3% 。

【毒副作用】 木犀草素小鼠腹腔注射的 LD_{50} 为 180mg/kg。

参 考 文 献

1. 刘蕾，等. 中华中医药杂志，2014，29（6）：1826.
2. 赵娜夏，等. 中草药，2007，38（12）：1774.

水 飞 蓟

【别名】 水飞雉。

【来源】 为菊科植物水飞蓟 *Silybum marianum* (L.) Gaertn. 的干燥成熟果实。

【性味】 苦，凉。

【功能主治】 清热解毒，舒肝利胆。用于肝胆湿热，胁痛，黄疸。

【主要成分】 水飞蓟果实中含有大量的黄酮类化合物，主要为水飞蓟素。水飞蓟素是水飞蓟宾（Silybin）、脱氢水飞蓟宾、聚水飞蓟宾（Silybinomer）、水飞蓟亭（Silychristin）、水飞蓟宁（Silydianin）等化合物的总称。还含有槲皮素、水飞木质灵、水飞木宁、黄烷木脂体、5,7 – 二羟基色酮、多羟基苯并二氢吡喃 – 4 – 酮（Polyhydroxyphenyl chromanone）。尚含亚油酸、亚麻酸、L – 半胱甜菜碱、L – 半胱氨酸、甘氨酸、L – 谷氨酸、dl – 2 – 氨基丁酸、dl – 亮氨酸和酪氨酸。此外，尚含锌、铜、锰、钴等微量元素。

【药理作用】

1. 保肝作用　水飞蓟酊剂能对抗三硝基甲苯及四氯化碳对肝脏的损害，水飞蓟素对多种肝脏毒物有明显的对抗作用，有促进鼠肝再生的能力。水飞蓟能促进肝细胞琥珀酸脱氢酶的活性和肝糖原、核糖核酸的合成代谢。对肝细胞膜有稳定作用。对异烟肼所致兔肝毒性有保护作用，有较好的防止异烟肼所致转氨酶升高作用。

近年来，水飞蓟的活性成分——水飞蓟素及复合物的抗肝损伤药理学研究取得如下进展：

（1）抗自由基活性：水飞蓟素对于由 CCl_4、半乳糖胺、醇类和其他肝毒素造成的肝损害有保护作用。有人报道在小鼠肝微粒体内，水飞蓟素能减少 CCl_4、代谢物引起的体外脂质过氧化及由还原型辅酶Ⅱ（NADPH）单独引起的过氧化作用，这些都表明水飞蓟素为链中断抗氧化剂或为自由基清除剂。

（2）抗脂质过氧化作用：水飞蓟素为抗氧自由基活性物质，其抗脂质过氧化作用已经被实验证实。水飞蓟素能使 CCl_4 对脂质的共价结合明显减少，CCl_4 所致的脂质过氧化被水飞蓟素减少72%。有人研究了水飞蓟素对由乙醇诱导的肝脂质过氧化的抑制作用，当口服乙醇时，由于乙醇的作用，还原型谷胱甘肽（GSH）减少了36%，氧化型谷胱甘肽（GSSG）增加128%，GSH/SSG 比值减少。当预先给予水飞蓟素，单独给乙醇时，丙二醛的生成和化学发光加强受到完全抑制。水飞蓟素本身作为自由基清除剂，特别是对由细胞色素 P45201 E_1 代谢激活所生成的乙氧基自由基有较强的清除作用，通过灭活这些自由基，水飞蓟素阻碍这些自由基与不饱和脂肪酸的作用。水飞蓟素能使肝中 GSH 增加32%。一项实验表明，水飞蓟宾与磷脂酰胆碱的复合，可能使其抗自由基、脂质过氧化的作用加强，因而对于预防、治疗 CCl_4 引起的肝损伤的作用更为明显。水飞蓟素还有抑制一氧化氮产生的作用。

（3）抗炎症损伤：有人研究了水飞蓟宾对肝脏炎症损伤、TNF 产生及其生物活性的影响。结果表明：水飞蓟宾在体内外均可显著抑制 LPS 诱导 TNF 产生，在体外能抑制 TNF 对肝细胞因子 GSG – 7701 和成纤维细胞 L_{929} 的细胞毒作用；在体内对 LPS 诱导的痤疮丙酸杆菌致敏的小鼠肝脏炎症损伤有保护作用。这表明水飞蓟素的保肝作用机制可能与其抑制 TNF 的产生和活性有关。

（4）保护肝细胞膜：水飞蓟素可通过抗脂质氧化反应维持细胞膜的流动性，保护肝细胞膜。还能阻断真菌毒素鬼笔毒环肽和 α – 鹅膏菌碱等与肝细胞膜上特异受体的结合，抑制其对肝细胞膜的攻击及跨膜转运，中断其肠肝循环。它可以减轻四氯化碳对肝脏的毒性作用，掺入入微粒体亲疏水双分子层中，影响酰链的叠合，从而影响膜的结构，增加生物膜对许多化合物的抵抗力。离子去垢剂去氧胆酸钠能溶解不同类型的细胞膜，有人将分离的肝细胞膜以水飞蓟宾预处理后再与去氧胆酸钠一起培养，发现膜的溶解程度比对照组明显下降。而且水飞蓟宾与膜的结合非常牢固，不易洗脱或沉淀，作用持久。

（5）促进肝细胞修复、再生：水飞蓟素进入肝细胞后可与雌二醇受体结合并使之激活，活化的受体则可增强肝细胞核内 RNA 聚合酶Ⅰ的活性，使核糖体 RNA（rRNA）转录增强，胞浆内核糖体数目增多，促进酶及结构蛋白等的合成，并间接促进细胞 DNA 的合成，有利于肝细胞的修复、再生。这种作用可见于受损伤的肝细胞及肝部分切除术后剩余的肝细胞，而未见于正常肝细胞及多种恶性肿瘤细胞。

（6）抗肝纤维化作用：肝细胞坏死和肝组织炎症被认为是大多数情况下肝纤维化的启动因素，这一病理过程中产生的炎症介质可激活肝 Kupffer 细胞、淋巴细胞。活化的 Kupffer 细胞可分泌多种细胞因子，其中对肝纤维化的发生最重要的是转化生长因子 β，它可激活贮脂细胞向成纤维细胞转化，后者可分泌各种成纤维基质组分，如胶原蛋白、蛋白多糖等，从而导致肝纤维化。研究表明，应用水飞蓟素治疗后确实能降低血清Ⅲ型前胶原肽水平，而后者是目前反映肝纤维化程度的一个较好的指标。水飞蓟素抗肝纤维化的主要机理可能是通过抑制活性氧的活性，从而减轻其介导的肝细胞损伤和肝组织炎症，阻抑其对肝纤维化过程的触发。近来一些研究也表明，水飞蓟素主要是通过对抗氧化应激和脂质过氧化下调等多种因素对肝脏星状细胞（HSC）的激活，在大鼠胆管堵塞模型（BDO）中则通过抑制细胞因子的表达，抑制 HSC 的激活，并下调 TIMP$_{21}$ 的表达，促进细胞外基质（ECM）的降解。在其他模型中也观察到它对细胞因子的抑制作用。同时，水飞蓟素还能抑制 HSC 核内转录因子的激活，并促进 HSC 的凋亡。在细胞培养和动物实验中，水飞蓟素比较明显地减少了胶原沉积，改善了纤维化程度。

（7）免疫调节作用：对酒精性肝病的研究表明，乙醇代谢过程中产生的乙醛加合物可以作为外来抗原刺激机体的免疫系统，使体内细胞毒性 T 淋巴细胞（CTL）和自然杀伤细胞（NK）等数目增多、活性增高，使肝细胞的免疫性损害加重。应用水飞蓟素治疗后，血中 CTL 和 NK 细胞数目及活性下降，因此推测该药还具有相应的免疫调节功能。确切机制尚不清楚，但这一作用无疑会有助于减轻可能存在的肝脏免疫性损伤。

2. 抗肿瘤作用　自 20 世纪 90 年代末以来，水飞蓟素的抗肿瘤作用越来越受到重视，并逐渐成为研究热点，使水飞蓟素潜在的抗恶性肿瘤活性逐步得以明确。

（1）水飞蓟素的抗肿瘤活性

①对化学致癌剂诱导的肿瘤的保护作用：早在 1994 年 Agarwa 等就应用水飞蓟素来抑制小鼠由多种肿瘤诱导剂所致的表皮鸟氨酸脱氢酶（epidemal ornithine decarboxylase，ODC）的活性，提示水飞蓟素可成为一种有效的抗肿瘤药物。而近年来，各种动物体内实验已经充分表明，水飞蓟素及其活性成分水飞蓟宾对多种化学致癌剂诱导的小鼠及大鼠肿瘤模型的癌变有很强的保护作用。小鼠口服水飞蓟素（每只 6mg）可明显减弱苯甲酰氧化剂（BPO）诱导的肿瘤促长（promotion）作用，使小鼠肿瘤发生率降低 70%，多样性降低 67%，肿瘤体积减小 44%。

②对紫外线所致皮肤癌的保护作用：水飞蓟宾对紫外线 B 段（UVB）诱导的裸鼠皮肤癌有很强的保护作用。照射前或照射后给药，均可抑制肿瘤的发生，延缓肿瘤的潜伏期。

③与抗肿瘤制剂的协同增效作用：研究发现，水飞蓟素可以抑制 TNF - α 诱导的 NF - kB 的活性而增强人前列腺癌 DU$_{145}$ 细胞系对 TNF - α 诱导肿瘤细胞凋亡的敏感度，以增强 TNF 抗肿瘤制剂的疗效。阿霉素（Doxorubicin）亦是已被应用于治疗前列腺癌的细胞毒剂，与水飞蓟宾联合应用于 DU$_{145}$ 细胞系的实验表明，水飞蓟素与阿霉素有很强的协同增效作用，提示水飞蓟素在肿瘤治疗中具有一定应用价值。

（2）水飞蓟素的抗肿瘤机制：近年研究发现，SM（水飞蓟素）和 SB（水飞蓟宾）具有抗肿瘤作用，对膀胱癌、肺癌、结肠癌、前列腺癌均具有良好的抑制作用，并且 SB 已进入治疗前列腺癌的 I 期临床试验。SM 和 SB 的抗肿瘤作用机制如下。

①周期阻滞作用：研究发现，SB 可致前列腺癌 LNCaP 细胞发生 G$_1$ 期阻滞，S、G$_2$/M 期比例减少，细胞生长受到明显抑制。SB 可使 p21 及 p27 表达上调，并增加其与 CDK$_2$ 的结合，进一步抑制 CDK$_2$ 的活性。SB 在低浓度（50～75g/mL）时可使结肠癌 HT - 29 细胞发生 G$_1$ 期阻滞及 S 期比例下降，伴随有 CDK$_2$、CDK$_4$、细胞周期蛋白 D$_1$、细胞周期蛋白 E 水平降低及 CDK$_2$、CDK$_4$ 激酶活性减弱，而 p21 及 p27 蛋白水平明显升高。SB 还可使小细胞肺癌 SHP - 77 及非小细胞肺癌 A - 549 细胞发生 G$_1$ 期阻滞，并有生长抑制及时间 - 剂量依赖方式凋亡。SB 可致前列腺癌 DU$_{145}$ 细胞的 Rb/p107、Rb$_2$/p130 去磷酸化水平明显增加，同时伴有转录因子 E$_2$F$_3$、E$_2$F$_5$ 及 CDK$_4$、CDK$_2$ 蛋白水平明显降低，p21 及 p27 明显增加，并出现 G$_1$ 期强烈阻滞。亦有研究表明，SB 在高浓度（100g/mL）可使 HT - 29 细胞发生 G$_1$ 及 G$_2$/M 双期阻滞，伴有 cdc2/p34、细胞周期蛋白 B$_1$ 蛋白水平的下调及 cdc2/p34 激酶活性的降低，但对 Wee$_1$、Chk$_1$、Chk$_2$ 蛋白水平无影响。SB 可致膀胱癌 TCC - SUP 细胞发生 G$_1$、G$_2$/M 双期阻滞，伴有 p21、p27、cdc25C、cdc2 蛋白水平及活性降低，细胞周期蛋白 B$_1$ 水平下调。

②诱导凋亡作用：经 SB 处理的人膀胱移行细胞癌 RT$_4$ 可发生明显凋亡。SB（100mol/mL）作用 24 小时，其凋亡率为 41%，而对照组仅为 6%，同时伴有 Caspase - 9 及 Caspase - 3 的激活和多聚糖（ADP - 核糖）聚合酶（PARP）的裂解。进一步检测显示，作为凋亡抑制因子的 Survivin 蛋白水平明显降低，而浓度为 200mol/mL 时 SB 作用 24 小时及 48 小时，Survivin 可完全消失。RT - PCR 检测显示，Survivin 蛋白 mRNA 水平有同比下降。SB 还可诱导膀胱癌 TCC - SUP 细胞凋亡，且呈时间和剂量双依赖性。检测显示，

有 Caspase － 3 及 PARP 的裂解。在观察 SB 对紫外线所致皮肤癌的防护作用时发现，照射前局部应用 SB 可增加 UVB 诱导的凋亡以及 Caspase － 9、Caspase － 3、Capase － 7 的激活及细胞色素 C 的释放，并有 Bax、Bak 的上调及 Bcl － 2 的下调。另外，SB 可诱导结肠癌 HT － 29 细胞凋亡。通过对皮肤乳头状瘤的 SENCAR 小鼠喂饲添加 SB 和 SM 的饲料，发现可明显抑制肿瘤生长，并有大量瘤细胞凋亡。

③血管生成抑制作用：实体瘤的生长依赖血管持续和广泛生成，血管同时又是肿瘤发生转移的主要途径，抑制血管生成已成为治疗肿瘤的一个重要手段。用 SB 处理人内皮细胞 ECV$_{304}$，结果内皮细胞生长明显受到抑制，细胞大量凋亡，提示 SB 通过诱导内皮细胞凋亡发挥抑制血管生成作用。通过喂饲添加 0.05% 或 0.01% SB 的饲料，发现前列腺癌 DU$_{145}$细胞异种移植瘤小鼠肿瘤体积及重量明显减少，并见细胞凋亡。血管内皮生长因子（VEGF）是重要的血管生成调节因子之一，对培养液中 VEGF 含量进行检测，结果 VEGF 明显减少，且 SM 和 SB 作用强于沙利度胺。亦有报道，SM 可减少人血管内皮细胞生长因子，并使内皮细胞明显凋亡，内皮细胞的毛细血管状化形成能力被明显抑制。

④增敏及逆转 MDR 作用：用 SB 与阿霉素共同作用于 DU$_{145}$细胞，结果产生明显的协同作用。两药联用与使用任何单一药物相比，引起更强烈的 G$_2$/M 期阻滞及凋亡作用。用 SB 与顺铂处理 DU$_{145}$细胞，与单用顺铂相比，两者联用可明显抑制细胞生长。单用顺铂生长抑制率为 68%，而联用 SB 生长抑制率达 80% ~ 90%，同时可见 G$_2$/M 期阻滞及细胞凋亡，Caspase － 3、7、9 的明显激活及 cdc2、细胞周期蛋白 B$_1$、cdc25C 的显著下降。研究发现，SB 分别与阿霉素、顺铂及卡铂联用可抑制雌激素依赖及非依赖型乳腺癌 MCF$_7$ 及 MDA － MB$_{468}$细胞增殖，且有明显的细胞凋亡，联合指数均 <0.8，显示有协同作用。

肿瘤化疗失败的一个重要原因是对一系列结构和功能不同的化疗药物产生抗药性，即多药耐药（MDR）。P － 糖蛋白（P － gp）介导的耐药是其重要机理之一。研究发现，SM 可增加罗红霉素在 P － gp 高表达的具有多药耐药表型的乳腺癌 MCF$_7$ 及 MDA$_{435}$/LCC$_6$ 细胞中的蓄积，且呈 SB 浓度及 P － gp 阳性双依赖性；SM 还可增加阿霉素在 P － gp 高表达细胞中的毒性作用。

3. 降血脂作用　水飞蓟素有明显的降血脂作用，对实验性大白鼠高胆固醇血症既有治疗作用又有预防作用。在降低血清胆固醇的同时，对阻止或清除肝组织中脂的沉积、浸润，均有一定作用。

4. 对血管内膜作用　将新西兰大白兔随机分为对照组（$n = 6$）、小剂量水飞蓟宾组 [$n = 8$, 0.20mg/(kg·d)]、大剂量水飞蓟宾组 [$n = 8$, 0.40mg/(kg·d)]。用球囊导管对实验兔行髂动脉损伤，用药组于术前 3 天分别用小剂量及大剂量水飞蓟宾，术后 28 天取病变血管染色并免疫组织化学检查，以计算机图像分析系统分析血管内膜、中膜厚度和腔面积的变化，计算内膜增生细胞核抗原增殖指数。结果发现，小剂量水飞蓟宾对血管内膜和中膜厚度、腔面积、内膜增生细胞核抗原阳性细胞百分比无明显影响（$P > 0.05$）；大剂量水飞蓟宾使腔面积扩大、内膜厚度减少、内膜增生细胞核抗原阳性细胞百分比减少（$P < 0.05$）。提示水飞蓟宾能抑制血管内膜增生，有可能用于防治再狭窄。

5. 对心肌细胞的保护作用　水飞蓟宾对 Coxsackie B$_5$ 病毒感染培养的心肌细胞有明显保护作用。可以增加心肌细胞对缺氧、缺糖的耐受性，还可部分对抗异丙肾上腺素对缺氧、缺糖心肌细胞的损伤作用。以阿霉素（Dox）处理的昆明种小鼠为模型，测定预先给予黄酮类化合物水飞蓟宾（SB）的小鼠血清肌酸激酶（CK）、谷草转氨酶（AST）活性以及心脏丙二醛（MDA）含量变化的方法，探讨 SB 对 Dox 所致小鼠心肌毒性的影响。结果显示 SB 可拮抗 Dox 所致 CK、AST 活性升高，并能降低心脏 MDA 含量。表明 SB 能明显减少 Dox 诱发的心肌脂质过氧化物的形成，从而显著减轻其心脏毒性。

6. 脑保护作用及对脑缺血损伤的影响　实验表明，先给动物应用水飞蓟素，再给能损坏中枢神经系统的毒物三乙基锡，水飞蓟素能对抗毒物对脑中枢神经系统超微结构的改变，有满意的保护作用。

采用四血管阻断造成全脑缺血模型，观察水飞蓟素对脑匀浆液一氧化氮（NO）和一氧化氮酶（NOS）的表达量，结果水飞蓟在显著降低 NO、NOS 含量的同时，明显缩小了梗死面积，表明水飞蓟素提高抗氧化能力，对脑缺血损伤有显著的保护作用。研究表明，水飞蓟宾和 SLC（水飞蓟宾 － 卵磷脂复合物）对大鼠脑缺血 － 再灌注损伤均有保护作用；SLC 作用优于水飞蓟宾，并在一定范围内显示出量效关系。

7. 抗糖尿病作用　采用链脲菌素引起的糖尿病大鼠模型，8 周后主动脉胶原（Advanced glycosylation endproducts，AGE）荧光强度、胶原含量、糖化血清 β 脂蛋白（β－Lp）均明显增加。分别给予水飞蓟宾、槲皮素 100mg/（kg·d），治疗 8 周后，发现血糖无明显降低，而大鼠主动脉胶原及胶原 AGE 含量、血清糖化 β－Lp 含量均有明显降低并接近正常。提示水飞蓟宾、槲皮慈菇素对动物组织蛋白的非酶糖化有明显的抑制作用。通过对糖尿病模型大鼠颈上交感神经节细胞超微结构的改变及应用水飞蓟素后对其影响的观察，探讨了水飞蓟素防治糖尿病植物神经病变（DAN）的临床意义。结果未治疗组糖尿病大鼠交感神经节细胞超微结构发生明显的形态学改变，正常对照组和治疗组大鼠交感神经节细胞超微结构基本正常。可见长期应用水飞蓟素能有效防止颈上交感神经节超微结构的改变。

8. 护胃作用　水飞蓟素通过干扰中性粒细胞的氧化代谢，降低中性粒细胞外渗和中性粒细胞介导的细胞毒性，在局部缺血和再灌注期间对胃黏膜损伤具有保护作用。

9. 预防肾毒性作用　少量多次给大鼠腹腔注射顺铂（CP）模型，观察经口给予水飞蓟素（SB）后血尿素氮（BUN）、一氧化氮（NO）含量及丙二醛（MDA）形成、超氧化物歧化酶（SOD）活性等指标的变化。结果发现，CP 使 BUN 含量升高的同时，可使 NO、MDA 生成量增多；而 SOD 活性无变化；SB 可使 BUN、MDA 含量及 NO 含量降至对照组水平，同时可使 SOD 活性明显升高。表明 SB 可预防 CP 所致的肾损害，其机理可能与 SB 降低 NO 生成量有直接的关系。另外，SB 有一定的抗肿瘤作用，对 CP 的抗癌活性无影响。

10. 抗 X 射线作用　水飞蓟素有明显的抗 X 射线照射作用，将实验动物照射 X 射线后再口服水飞蓟素可使动物生存率提高，存活动物的体重减轻较少，恢复较快，放射病变症状也较轻。

11. 抗血小板聚集作用　大鼠静脉注射水飞蓟素 80mg/kg 和水飞蓟宾 60mg/kg，两者使大鼠血小板的最大聚集率分别降低 63% 和 68%，并能明显降低血小板黏附率。

12. 其他作用　水飞蓟宾可改善阿尔茨海默病模型小鼠学习记忆障碍。水飞蓟酊有利胆作用。水飞蓟油的乙醇（90%～95%）提取物对结核杆菌有抑制作用。动物静脉注射水飞蓟素可使血压下降和心率减慢。

【体内过程】　运用单向灌流模型研究药物在小肠的吸收情况，采用重量分析法来标示灌流液体积的变化，结果显示，水飞蓟宾在小肠的吸收情况为：十二指肠＞空肠＞回肠＞结肠。说明水飞蓟宾在全肠段均有吸收。对吸收最好的肠段十二指肠进一步研究发现，灌流液浓度低时，浓度对其吸收有很大的影响，但当浓度足够大时，浓度的变化对十二指肠的吸收不显著，说明水飞蓟宾在小肠的吸收有浓度饱和性。血中药物浓度表明吸收情况为十二指肠＞空肠＞回肠＞结肠，与灌流液检测结果一致。

【临床应用】

1. 肝炎　用水飞蓟丸，每日 3 次，每次 1 丸（含水飞蓟油渣 7.5g），3 个月为 1 疗程。治疗慢性传染性肝炎 74 例，痊愈 13 例，显效 21 例，好转 35 例，无效 5 例。水飞蓟种子研粉，每次 20g，每日 3 次，治疗慢性乙型病毒性肝炎 39 例，痊愈 13 例，好转 23 例，无效 3 例。以水飞蓟片剂口服治疗 256 例慢性迁延型肝炎、慢性活动型肝炎患者，总有效率为 74.6%，症状、体征、肝功能等均有明显改善。对 201 例慢性迁延型肝炎患者，显效 106 例，总有效 149 例；对 55 例慢性活动性肝炎患者，显效 26 例，总有效 40 例。对 62 例显效患者进行随访（用药后 16～24 个月），结果维持显效标准者占 69.4%，病情虽略有波动但仍符合有效标准者占 17.7%，使用中未发现任何不良反应。

2. 高脂血症　口服益肝灵（水飞蓟种子提取物），每次 2～3 片，每日 3 次，2 周为 1 疗程。治疗 40 例，胆固醇下降有效率为 76.7%。水飞蓟素片（总黄酮 80mg/片，2 片/次，3 次/日）治疗高脂血症 89 例，血清总胆固醇下降率＞10% 者占病例数的 50%～60%，下降率＞20% 者占病例数的 30%～40%；治疗甘油三酯血症 87 例，血清甘油三酯下降率＞10% 者占 60%～70%，下降率＞20% 者约占 55%。1、2、3 个疗程下降幅度的百分比仅略有差异。

3. 肺结核　用水飞蓟油的乙醇可溶物制成胶丸，治疗轻中型结核病人，每次 150mg，3 次/日，连服 2 个月，经 50 例患者观察，有效率达 77.5%，与异烟肼对照无明显差异。

参 考 文 献

1. 陈魁敏，等. 中国公共卫生，2015，31（6）：754.
2. 李青权，等. 临床肝胆病杂志，2015，31（2）：315.
3. 郭蕴琦，等. 实用儿科临床杂志，2008，23（21）：1691.
4. 喇明平，等. 安徽农学通报，2007，13（6）：35.

紫 花 地 丁

【别名】 箭头草，堇菜地丁，地丁。

【来源】 为堇菜科植物紫花地丁 Viola yedoensis Makino 的干燥全草。

【性味】 苦、辛，寒。

【功能主治】 清热解毒，凉血消肿。用于疔疮肿毒，痈疽发背，丹毒，毒蛇咬伤。

【主要成分】 全草含苷类、黄酮类及大量黏液质，并含生物碱、香豆素等。花含蜡，主要为虫蜡酸（$C_{26}H_{53}COOH$）及不饱和酸等的酯类。并含有弱的溶血作用物质。

【药理作用】

1. 抗菌作用 实验证明，紫花地丁煎剂对金黄色葡萄球菌和卡他球菌均有较强的抑制作用；对甲型溶血性链球菌、乙型溶血性链球菌、肺炎双球菌、伤寒杆菌、痢疾杆菌、变形杆菌、绿脓杆菌均有抑菌作用。在试管内对结核杆菌有抑制生长的作用。本品10%浸剂，对堇色毛癣菌等致病性皮肤真菌也有抑制作用。

2. 抗钩端螺旋体作用 紫花地丁醇提取物31mg/mL对钩端螺旋体有杀灭作用。用试管培养法或直接镜检法，其水煎剂62mg/mL也有杀灭钩端螺旋体的作用。

3. 调节免疫作用 ^{3}H－TdR 掺入法测定不同浓度紫花地丁水煎剂对小鼠脾淋巴细胞和腹腔巨噬细胞的毒性作用，MTT方法分别检测 IL－2、TNF－α 的生物活性，结果紫花地丁水煎剂在高浓度时（0.8～1.6mg/mL）能下调正常小鼠被 ConA 诱导的脾淋巴细胞分泌 IL－2 及腹腔巨噬细胞分泌 TNF－α，低浓度时（0.2～0.5mg/mL）无明显影响。结论：紫花地丁水煎剂在高浓度时能通过下调 IL－2、TNF－α 的分泌调控小鼠免疫细胞功能，减少巨噬细胞炎症介质的释放。

4. 其他作用 紫花地丁尚有抗蛇毒、抗细菌内毒素及抗氧化、抗炎镇痛、抗甲型 H1N1 流感病毒、抗HIV 病毒作用。

【临床应用】

1. 霉菌性外阴炎 紫花地丁、马鞭草各30g，煎水洗外阴及阴道，每日1剂，治疗48例，痊愈44例，好转4例，总有效率为100%。

2. 盆腔炎 紫花地丁、红藤、败酱草、蒲公英、土茯苓各30g，枳实、枳壳、三棱、莪术、地鳖虫各15g。将上药加水 500～600mL，冷浸30分钟，然后煎至 150～200mL，冷却至38℃左右，保留灌肠4小时以上。每日1次，以晚上睡前为宜，10次为1疗程。治疗79例，显效75例，有效4例，总效率为100%。随访半年，疗效巩固。

3. 各种炎症感染 复方紫花地丁注射液：紫花地丁2份，野菊花、连翘各1份制成。治疗扁桃体炎、肺炎等96例，疗效良好。对支气管炎及外科感染等症亦有疗效。每日1～2次，每次2mL。

4. 淋巴结核、化脓性感染 紫花地丁、蒲公英、半边莲各15g，水煎分2次服，并用药渣捣烂外敷患处。

5. 腮腺炎 将紫花地丁及蒲公英鲜品捣烂为糊，用两层纱布包裹好，展平敷于患处，若无鲜品可用干品各 10～15g，捣碎，鸡蛋清调为糊状，同法敷于患处，每日早晚各1次，每次30分钟，7天为1疗程，一般2～3天肿胀减轻，5～7天可痊愈。

6. 疖肿 取新鲜紫花地丁 300～500g 洗净，除去多余水分，加入食盐 3～5g 捣烂成糊状备用。使用时，洗净患处，常规消毒皮肤，根据患处部位大小，取适量药糊敷于患处，以较细密的敷料包扎固定。每日换药 2 次。

参 考 文 献

1. 李艳丽，等. 湖北农业科学，2013，52（2）：390.
2. 刘态之，等. 药学学报，2014，49（6）：905.
3. 李金艳，等. 中国现代中药，2008，10（1）：27.

蒲 公 英

【别名】 黄花地丁，奶汁草，婆婆丁。

【来源】 为菊科植物蒲公英 *Taraxacum mongolicum* Hand.‒Mazz.、碱地蒲公英 *Taraxacum borealisinense* Kitam. 或同属数种植物的干燥全草。

【性味】 苦、甘，寒。

【功能主治】 清热解毒，消肿散结，利尿通淋。用于疔疮肿毒，乳痈，瘰疬，目赤，咽痛，肺痈，肠痈，湿热黄疸，热淋涩痛。

【主要成分】 全草含蒲公英甾醇（Taraxasterol）、皂苷、结晶性苦味质蒲公英苦素（Taraxacin）、胆碱（Choline）、菊糖（Inulin）、葡萄糖、果胶（Pectin）、肌醇、咖啡酸等。

【药理作用】

1. 抗菌作用 体外实验表明，蒲公英鲜汁、100% 水煎剂及提取物皂苷对金黄色葡萄球菌、白色葡萄球菌、溶血性链球菌、大肠杆菌、副大肠杆菌、卡他双球菌、伤寒杆菌、副伤寒乙型杆菌等有较强的抑制作用。对肺炎双球菌、脑膜炎双球菌、白喉杆菌、变形杆菌、痢疾杆菌等均有一定的抑制作用，最小抑菌浓度在 1∶10～1∶640。1∶400 在试管内能抑制结核杆菌。对奥盎小孢子菌、许兰毛癣菌等致病性皮肤真菌有抑制作用。近年实验表明，蒲公英和磺胺增效剂甲氧苄氨嘧啶（TMP）之间有增强抗菌作用，最佳比例为蒲公英 2.5g∶TMP10mg。蒲公英煎剂有抗金黄色葡萄球菌作用，其最小抑菌浓度（MIC）为 0.5g/mL，蒲公英的最小杀菌浓度（MBC）为 1mg/mL，可使金黄色葡萄球菌的细胞膨大，细胞壁增厚，核糖体聚集成块，有的细胞壁破裂，胞质渗出。说明蒲公英的抗菌作用机制一方面是通过抑制细胞壁合成，另一方面是通过抑制蛋白质和 DNA 的合成来实现的。50% 蒲公英煎剂加入培养基，使终浓度为 10%，用平板法实验，结果对大肠杆菌、绿脓杆菌、葡萄球菌、费弗痢疾杆菌、副伤寒杆菌甲、白色念珠菌等均有一定抑制作用。用 K‒B 纸片扩散法，100% 蒲公英浸出液滤纸片对金黄色葡萄球菌、变形杆菌、甲型链球菌、乙型链球菌均有明显抑菌作用，蒲公英在体外抑菌作用明显。蒲公英提取物 1∶100、1∶200、1∶400 浓度，试管法试验，对人型结核杆菌（$H_{37}RV$）有抑菌作用。100% 蒲公英煎剂用平皿挖沟法试验，有弱的抗绿脓杆菌作用。蒲公英水浸剂（1∶4）在试管内对堇色毛癣菌、同心性毛癣菌、许兰毛癣菌、奥杜盎小芽孢癣菌、铁锈色小芽孢癣菌、羊毛状小芽孢癣菌、石膏样小芽孢癣菌、腹股沟表皮癣菌、星形奴卡菌等均有抑制作用。

2. 增强免疫功能作用 体外实验表明，蒲公英煎剂能显著提高外周血淋巴细胞母细胞的转化率，提示本品有激发机体免疫功能的作用。蒲公英植物对氢化可的松所致的免疫抑制有保护作用，其主要作用于 T 淋巴细胞，可增强细胞的免疫功能。而采用各组小鼠分别经口给予 0.6、1.2、3.6g/(kg·d) 的蒲公英提取物（ETM）及灭菌水 30 天后，观察其体重、免疫器官指数、脾淋巴细胞增殖能力、自然杀伤细胞（NK 细胞）活性、抗体生成细胞水平及腹腔巨噬细胞吞噬功能的变化，结果 ETM 的 0.6、1.2、3.6g/(kg·d) 3 个剂量组均可增强小鼠的脾淋巴细胞增殖能力、NK 细胞活性及巨噬细胞吞噬指数水平；1.2、

3.6g/(kg·d)剂量组可提高小鼠抗体生成细胞水平和巨噬细胞吞噬率。表明蒲公英提取物具有增强小鼠免疫功能的作用。

3. 利胆保肝作用 以蒲公英灌胃能使胆囊收缩，Oddi 氏括约肌松弛，有利于胆汁排入肠中。对四氯化碳所致的肝损伤动物，有显著降低血清谷丙转氨酶和减轻肝细胞脂肪变性作用。能显著缓解四氯化碳性肝损伤引起的组织学改变。临床上对慢性胆囊痉挛及结石症有效。蒲公英注射液或蒲公英醇提取物经十二指肠给药，能使麻醉大鼠的胆汁量增加40%以上，比茵陈煎剂作用较显著，切除胆囊后重复实验结果亦同，显示为对肝脏的直接作用所致。蒲公英注射液（5g/mL）1mL／只灌胃及蒲公英煎剂（2：1 浓度）1mL／只灌胃，连续 7 天，均能减低 CCl_4 肝损伤大鼠的 SGPT；注射液 3mL/kg 十二指肠给药，对麻醉大鼠有利胆作用。蒲公英注射液或蒲公英煎剂灌胃组动物，肝组织学检查、肝细胞脂肪变性及充血均很轻，肝的结构基本正常。蒲公英可拮抗内毒素所致的肝细胞溶酶体和线粒体的损伤，解除抗生素作用后所释放的内毒素导致的毒性作用，故可保肝。

4. 抗病毒作用 蒲公英对单纯疱疹病毒（1：400）有抑制作用，1：80 浓度时能延缓 $ECHO_{11}$ 病毒（孤儿病毒）的细胞病变。

5. 抗内毒素作用 实验表明，蒲公英、抗毒清（蒲公英、金银花、大青叶、鱼腥草）有对抗内毒素、保护细胞膜及恢复呼吸功能与酶活性的作用，内毒素有破坏线粒体膜、抑制呼吸功能及酶活性的作用，而蒲公英能对抗这一作用。

6. 抗胃损伤作用 蒲公英煎剂 20g/kg 灌胃，对大鼠应激法、幽门结扎法胃溃疡模型和无水乙醇所致胃黏膜损伤模型均有不同程度的保护作用。蒲公英醇沉水煎剂 3.10g/kg 腹腔注射，对清醒大鼠胃酸分泌有抑制作用，对麻醉大鼠用 pH4 盐酸生理盐水胃灌流实验，蒲公英有明显抑制组胺、五肽胃泌素及氨甲酰胆碱诱导的胃酸分泌作用。蒲公英中溶解于乙酸乙酯和正丁醇的部分含有促进胃肠动力的有效成分，而溶解于正丁醇部分即齐墩果酸的促进胃肠动力活性更高。近来实验显示，蒲公英胶囊对胃黏膜有良好的保护作用，其机制可能为该制剂能抑制炎症反应，提高氨基乙糖，增加 PGE_2 的合成。

7. 抗氧化、抗衰老作用 实验表明，对 D-半乳糖衰老模型连续给予蒲公英 40 天，可以明显阻止其向衰老方向进一步发展，可以提高 SOD 活性，抑制 MAO 活性，减少 LPF 数量，表明蒲公英可以增强机体内源性抗衰老物质活性，从而抑制自由基对细胞的损害。蒲公英使 MDA 含量降低，其作用机理可能是本品通过提高内源性抗衰老物质的活性，抑制脂质过氧化反应，或者具有直接清除自由基作用之故。从而提示蒲公英含有抗氧化成分，对于减轻自由基对机体损伤，延缓衰老具有十分重要的意义。近年实验进一步表明，蒲公英总黄酮提取液能提高衰老模型组小鼠脑组织内 SOD 活性（$P<0.05$），降低 MDA、LPF 含量（$P<0.05$）；蒲公英总黄酮提取液能提高衰老模型小鼠脑组织的抗氧化能力，具有一定的抗衰老作用。

8. 保护心肌细胞作用 研究表明，蒲公英与人参相似，能够较好地保护缺氧缺糖心肌细胞，稳定细胞的膜性结构，使线粒体和肌浆网的结构恢复接近至正常水平，使 SDH 活性增强，降低 LDH 活性，减少 LDH 漏出，细胞内糖原的含量亦恢复至正常水平；作用机理可能是通过稳定细胞或增加心肌细胞能量供应，以及降低细胞的能量消耗等达到。

9. 抗肿瘤作用 以取自淋巴瘤患者的培养细胞 Raji 细胞为指示细胞，并以 TPA 诱发 EBV-EA（EBV 早期抗原）的抑制效果为指标进行初级筛选。结果，蒲公英根的主要三萜类化合物蒲公英萜醇及蒲公英甾醇具有显著的抑制作用。醋酸蒲公英甾醇具有显著的抑制作用。体内探讨这些化合物的抗促癌作用，以 DM-BA 为起始剂，TPA 为促发剂，进行小鼠皮肤二阶段致癌抑制实验。表明蒲公英根含有的三萜化合物，对小鼠皮肤二阶段致癌有显著的抗促癌作用。日本学者研究发现，同属一种蒲公英（*T. officinale*）热水提取物（Tof-cFr，鉴定是一多糖），具有宿主细胞调节的抗肿瘤作用。与香菇多糖的抗癌机制相似，是一种免疫促进剂。蒲公英热水提取物 30、40mg/kg，腹腔注射，于小鼠艾氏腹水癌（EAC）和小鼠 MM_{46} 癌细胞接种后期给药 11~20 天，连续给药 10 天或隔日给药 10 次，均有抗肿瘤作用。蒲公英根有抗致癌作用，小鼠局部皮肤应用其甲醇提取物和水提取物 50μg／丙酮 0.1mL，连续 20 周，对二甲基苯蒽（DMBA）、佛波酯（TPA）所致小鼠皮肤乳头状瘤有抑制作用；小鼠局部皮肤应用其水提物 360μg／丙酮

0.1mL，连续给药 20 天，对 DMBA + FumonisB1 所致小鼠皮肤乳头状瘤有抑制作用。

10. 降血糖作用 蒲公英多糖能显著降低四氧嘧啶所致的糖尿病小鼠的血糖。

11. 抗疲劳作用 蒲公英多糖均能明显延长小鼠负重游泳时间，显著降低血尿素氮含量，明显提高肝糖原含量。

12. 其他作用 蒲公英醇提物 15mg/mL 浓度时，对钩端螺旋体有抑制作用；31mg/mL 则能杀死钩端螺旋体。本品小剂量，能使离体蛙心兴奋，大剂量则呈抑制作用。叶的浸液内服可治蛇咬伤，根及全草可作苦味健胃剂和轻泻剂，还可促进妇女的乳汁分泌。并认为有利尿作用，尤其对门脉性水肿有效。蒲公英提取物体外还有抗毛囊蠕形螨活性。蒲公英多糖纳米乳能通过调节体内的激素水平，从而达到促进代谢，提高蛋鸡的生产性能。

【临床应用】

1. 胃肠道疾患

（1）消化性溃疡及炎症：用蒲公英配伍苦参、黄连等治疗 HP 相关性胃溃疡 36 例，并与西药甲硝唑、西米替丁联合治疗 30 例对比观察，结果治疗组有效率 94.4%，高于对照组（60.3%）。其机理可能为增强机体免疫，修复胃黏膜，强化胃黏膜屏障的正常防御机能，阻断 HP 侵犯及杀灭 HP。或用蒲公英冲剂，每天 20g，开水冲泡 30 分钟代茶饮，30 天为 1 疗程，治疗 91 例，治愈 51 例，好转 35 例，总有效率为 94.5%。

（2）便秘：据报道，用蒲公英鲜品 100～150g 水煎，1 剂/天，顿服，治疗湿热性便秘有较好疗效。

（3）痢疾：用蒲公英配伍鱼腥草、地锦草等，并以红糖为引，治疗慢性痢疾 52 例，连服 3～6 剂，结果有效率 100%。

（4）阑尾炎：用蒲公英配伍大黄、芒硝、桃仁等水煎服，治疗急性单纯性阑尾炎 1000 例，1 剂/天，分 4 次温服，结果治愈 856 例，好转 144 例，总有效率为 100%，效果较佳。

（5）消化道出血：鲜蒲公英、大黄、鲜满天星各 50g，白及粉 30g，黄连 6g，黄芩、乌贼骨各 10g，水煎服。治疗 25 例，痊愈 20 例，显效 4 例，好转 1 例，总有效率 100%。

2. 五官科疾患

（1）化脓性中耳炎：蒲公英鲜品用药臼捣成糊状，取鲜汁，3 次/天，滴耳治疗化脓性中耳炎 5 例，结果全部治愈。

（2）鼻科疾患：蒲公英配伍白芷、苍耳子等水煎服，治疗急性上颌窦炎及颌窦炎 65 例，总有效率为 93.9%，且临床观察无任何副作用。亦有报道，用蒲公英配伍黄芪、白芷等制成冲剂治疗鼻窦炎取得较好疗效。

（3）眼科疾患：用蒲公英和鹅不食草干品等量研细为粉，用纱布包裹黄豆大粒，塞入右鼻中，30 分钟/次，2～3 次/天，治疗麦粒肿 81 例，连用 2～3 天，均获良效，且对麦粒肿初起而脓未成者更佳。

（4）小儿流行性腮腺炎：鲜蒲公英捣碎，另加鸡蛋清 1 个，白糖少许，调糊外敷，治疗小儿流行性腮腺炎，并与板蓝根注射液、普济消毒饮治疗对比观察，结果治愈天数分别为 8.07、7.9、8.1，经统计学处理三者间无显著性差异（P>0.05）。

3. 妇科疾患

（1）急性乳腺炎：蒲公英配伍麻黄、紫丹参等水煎口服并配合外敷玄明粉治疗急性乳腺炎 99 例，结果痊愈 63 例，总有效率为 94%。用蒲公英配伍银花、连翘等制成蒲公英合剂治疗急性乳腺炎 34 例，平均服 8 剂，结果治愈 25 例，显效 8 例，总有效率为 97.0%。

（2）慢性盆腔炎：用蒲公英配伍大青叶、忍冬藤等治疗慢性盆腔炎 258 例，10 周为 1 疗程，平均治疗 5 个疗程，总有效率为 94.2%。

（3）阴道炎：蒲公英配伍苦参、蛇床子等水煎或局部加桃树叶熏洗治疗滴虫性阴道炎 342 例，随证加减，治愈 184 例，显效 21 例，有效 109 例，总有效率 91.8%。亦有报道，用蒲公英配伍柴胡、紫花地丁等治疗盆腔炎及细菌性阴道炎，疗效甚佳。

（4）外阴疖肿：用鲜公英汁加枯矾、冰片外敷或搽涂治疗妇科外阴疖肿57例，结果痊愈32例，有效19例，6例复发，总有效率89.5%。

（5）产妇缺乳：蒲公英15g，水煎服，每日1剂，服用3剂，治疗产后缺乳症，初产妇27例，经产妇11例，结果乳管畅通、乳汁充盈。随访1周，治愈率为100%。

4. 泌尿系疾患

（1）肾病：用蒲公英配伍银花藤、白茅根治疗急性肾炎，平均治疗19.2天，有效率100%。

（2）尿道炎：用蒲公英配伍白花蛇舌草等治疗非淋菌性尿道炎165例，服药短者7天，长者60天。结果治愈159例，显效6例，有效率100%。

（3）前列腺炎：以单味蒲公英煎汤作茶治疗前列腺炎，结果前列腺液化验各项指标恢复正常。

（4）泌尿系结石：用蒲公英配伍金钱草、海金沙等组成基础方，尿血加白茅根，小便涩痛加木通，肾盂积水加路路通，肾阴虚加生地黄，气虚加生黄芪治疗泌尿系结石60例，取得较好疗效。

5. 皮肤科疾患

（1）银屑病：用蒲公英配伍生地黄、芦根、白鲜皮等水煎口服，并以药渣擦洗患处，20天为1疗程，治疗寻常型银屑病18例，治疗2～3个疗程，有较好疗效。

（2）痤疮：用蒲公英配伍茵陈、桑白皮等制成蜜丸内服，并将红霉素、硫黄、大黄等用95%酒精浸泡，加50%蒸馏水，外搽，共治疗痤疮350例，与对照组（用氯霉素搽剂）100例相比，疗效更优，具有显著性差异（$P < 0.05$）。

（3）扁平疣：用蒲公英配伍连翘、夏枯草等治疗扁平疣50例，水煎服，1剂/天，5周为1疗程，结果痊愈27例，显效7例，有效10例，且临床观察无任何副作用。

（4）皮肤肿块：取干蒲公英研细，加75%酒精调糊，外敷治疗多发性疖肿45例，均在3～5天肿消痛止。另有报道，金银花、蒲公英各100g，加水煎2次，合在一起量约300～400mL，视个人酒量加适量白酒，一次喝完。共治疗21例，1剂治愈18例，2剂治愈3例，随访1～5年，无复发者。

（5）足癣：鲜蒲公英、鲜败酱草等量，水煮10分钟，浸泡患处，以不烫伤皮肤为度，反复3次，即可痊愈。

（6）烧烫伤：蒲公英提取物和青黛粉各等份，加澄清石灰水、麻油各等份，搅拌成膏外敷，并结合输液治疗烧烫伤17例，结果无1例感染，均于15天内出院。

6. 呼吸系统疾患

（1）急性咽喉炎：方1：蒲公英500g，亚硫酸氢钠0.5g；方2：板蓝根125g，吐温2.5mL。二方各制成250mL，混合制成灭菌溶液。每日1～2次，作为超声雾化吸入剂。治疗45例，显效43例，有效1例，无效1例，总有效率为97.8%。

（2）扁桃体炎：蒲公英60g，大青叶、板蓝根各30g，黄芩24g，丹皮、赤芍各12g，甘草6g。每日1剂，分3次服。重者日服2剂，分6次服用。出现腹泻者减半。6天为1疗程。治疗300例，治愈286例，好转11例，无效3例，无效者为扁桃体周围脓肿形成，切开排脓后治愈。

7. 急性黄疸型肝炎 用蒲公英配伍虎杖、茵陈蒿等治疗急性黄疸型肝炎450例，1剂/天，煎服，结果315例痊愈，85例显效，38例好转。临床进一步证明，诸药配伍对急性黄疸型肝炎HAV阳性患者有确切疗效。

【毒副作用】 动物实验证明，蒲公英注射液毒性甚低。小鼠静脉注射LD_{50}为58.9±7.9g（生药）/kg，腹腔注射的LD_{50}为156.3±9.0g（生药）/kg。亚急性毒性实验，对小鼠、家兔肾脏可出现肾小管上皮细胞浊肿，尿中出现少量管型。

参 考 文 献

1. 张小洁，等．吉林医药学院学报，2015，36（5）：378.

2. 葛明明, 等. 黑龙江医药科学, 2014, 37 (2): 39.

3. 侯丽然, 等. 黑龙江医药科学, 2010, 33 (6): 36.

4. 谢沈阳, 等. 天然产物研究与开发, 2012, 24: 141.

5. 李景华, 等. 吉林医药学院学报, 2011, 32 (3): 160.

6. 隋洪玉, 等. 中成药, 2007, 29 (8): 1223.

7. 田晔, 等. 中国寄生虫学与寄生虫病杂志, 2007, 25 (2): 133.

野 菊 花

【别名】　野黄菊, 苦薏, 野菊。

【来源】　为菊科植物野菊 *Chrysanthemum indicum* L. 的干燥头状花序。

【性味】　苦, 辛, 微寒。

【功能主治】　清热解毒, 泻火平肝。用于疔疮痈肿, 目赤肿痛, 头痛眩晕。

【主要成分】　花含挥发油, 油中含 dl - 樟脑、α - 蒎烯、柠檬烯、葛缕酮 (藏茴香酮, Carvone) 等。此外, 花中分离得到的野菊花内酯 (Yejuhualactone) 为一种苦味苷, 约含 0.1%。另含木犀草素葡萄糖苷 (Luteolinglucoside)、密蒙花苷 (Acacetin - 7 - rhamnosidoglucoside)、菊红苷 (Chrysanthemin, Asterin)、菊色素 (Chrysanthemaxanthin) 等。尚含香豆精类及多糖等成分。近来又从挥发油提取的单体化合物中鉴定出 60 余个化合物, 主要为单萜类、倍半萜类及其氧化衍生物、三萜类化合物、脂肪族化合物等。另含木犀黄酮苷、木犀草素、洋芹素、刺槐素苷以及绿原酸等。

【药理作用】

1. 抗病原生物作用　野菊花水提物和挥发油都具有抗菌的活性。野菊花水提物对金黄色葡萄球菌、白喉杆菌、伤寒杆菌、大肠杆菌、变形杆菌、痢疾杆菌、大肠埃希菌、绿脓假单胞菌、福氏志贺菌有较强的抑制作用, 但对肺炎双球菌无明显抑制作用。野菊花挥发油对金黄色葡萄球菌作用较强, 对白色葡萄球菌有效, 对肺炎双球菌、乙型链球菌、奇异变形杆菌效果均不佳。用野菊花等中草药对 71 株解脲脲原体进行体外抑菌实验, 发现野菊花体外抑制脲原体生长作用明显, 且抑菌活性与药液浓度正相关。野菊花水提物和挥发油都具有抗病毒活性, 但作用较病毒唑弱, 抑制 $10TCD_{50}$ 的药物浓度分别是野菊花水提物为 1:4096, 挥发油为 1:6384, 病毒唑为 1:2048。其 1:80 的水提液能延缓孤儿病毒 $ECHO_{11}$ 感染后的细胞 (人胚肾原代单层上皮细胞) 的病变, 对疱疹病毒也有一定的抑制作用。野菊花冲剂对 Poliv 和 VSV 病毒的增殖亦有抑制作用。野菊花醇提浸膏的水溶液对常见的浅部真菌, 如红色毛癣菌、羊毛状小孢子菌、石膏样毛癣菌、石膏样小孢子菌有明显的抑制作用, *MIC* 值在 12.15~25g/L, 但各种浓度的药液对白色念珠菌无抑制作用。

2. 抗炎及对免疫功能的作用　野菊花煎剂能增强吞噬细胞的吞噬功能。在体外能促进人白细胞对金黄色葡萄球菌的吞噬, 静脉注射能明显提高小鼠腹腔巨噬细胞的吞噬功能。有人比较了野菊花水提物和挥发油的抗炎及免疫作用, 二者对二甲苯致小鼠耳肿胀都有明显的抑制作用, 但挥发油作用较强; 对蛋清所致的大鼠足肿胀都有较强的抗炎作用, 但水提物作用较强。说明野菊花水提物和挥发油都有显著的抗炎、免疫抑制作用, 但挥发油对化学物所致的炎症效果较好, 水提物对异性蛋白致炎因子所致的炎症作用较好, 这可能与二者的作用机制不同有关。另外, 药理实验证明, 从野菊花极性较大的亲脂性部分分离到的野菊花醇具有明显的抗炎作用。

3. 抑制血小板聚集作用　野菊花注射液对 ADP 诱导的雄性家兔颈动脉血小板聚集功能有较强的抑制作用和解聚作用。利用回归法计算其对 ADP 诱导家兔血小板聚集功能的抑制作用, 发现其作用强度在一定范围内随药物在血浆中的浓度增加而增加, 而且野菊花注射液的作用强度是丹参的 2.3 倍、党参的 3.2 倍。野菊花注射液的解聚作用也很强, 其 50% 的解聚剂量相当于丹参的 60% 解聚剂量、党参的 50% 解聚剂量，但三者的解聚作用都不及各自的抑制作用强。

4. 降压作用 野菊花醇提取物及制剂给麻醉犬、猫及大鼠等动物口服、注射或肠道不同剂量给药均有明显的降低血压的作用，对肾性高血压犬作用较缓慢而持久。但其水提取物基本无降压作用。其降压原理与其抗肾上腺素及扩张外周血管和抑制血管运动中枢作用有关。比较了95%、50%、25%乙醇热浸及水提取的野菊花浸膏对麻醉猫的降压作用，发现乙醇浓度越低，提取到的成分降压效果越差，水提物基本无降压作用；野菊花95%乙醇浸提物主要含有野菊花内酯、黄酮苷等水难溶物质，对麻醉猫、正常狗均有一定的降压效果，而且降压作用缓慢、持久，是较理想的降血压药物。

5. 对心血管的作用 野菊花制剂在降低血压的同时对心脏产生影响，52g/kg腹腔注射，可使清醒大鼠心率显著减慢，心电图P－R及Q－T间期延长，T波变宽而圆钝。野菊花注射液灌流离体兔心，有明显的扩张冠脉作用；静脉注射野菊花注射液115～210g/kg，麻醉猫冠脉流量增加93%，心率较给药前降低12%，且心肌耗氧量降低，而血压无明显变化；兔肾和兔耳血管给野菊花注射液后也有明显扩张作用。野菊花水煮醇沉乙酸乙酯提取物80mg/kg静脉注射健康麻醉狗，冠脉流量增加49.6%，心率减慢，而且血压同总外周阻力下降，心输出量及每搏输出量增加。野菊花注射液系水煮醇沉法制得，其主要成分为黄酮类，由此可见野菊花黄酮成分具有明显的心脏保护作用。

6. 抗氧化作用 野菊花多糖具有清除活性氧自由基的作用。野菊花水提液对离体大鼠心、脑、肝、肾LPO都有不同程度的抑制作用；对H_2O_2引发的红细胞LPO和红细胞溶血都有很好的抑制作用，而且对二者的抑制率大小趋势一致；野菊花水提液还可提高体内抗氧化酶的活力。用乙醇提取野菊花中的黄酮类化合物，临用前PBS配制成系列梯度浓度，考察其对超氧阴离子自由基的清除作用，发现野菊花黄酮具有显著的抗氧化作用，且抗氧化作用随着药液浓度的增加而增强，具有明显的量效关系，其IC_{50}为10.6μg/mL。

7. 抗肿瘤作用 菊藻丸为野菊花和海藻的复方制剂，临床用于多种恶性肿瘤的治疗。药理研究发现，菊藻丸具有直接细胞毒作用，在2.86mg/mL、28.6mg/mL药物浓度对小鼠淋巴白血病细胞L_{1210}细胞、人胃癌803细胞、人宫颈癌HeLa细胞的生长有明显的抑制作用。实验表明，野菊花对可溶性白细胞介素2受体（SIL－2R）、白细胞介素6（IL－6）、肿瘤坏死因子－α（TNF－α）有抑制作用。野菊花注射液可抑制人肿瘤细胞株PC_3、HL_{60}增殖，提示野菊花注射液具有一定的抑瘤作用。

8. 镇痛作用 野菊花水相萃取物对辣椒素致痛模型小鼠有明显的镇痛作用，这种镇痛作用与自主活动和镇静作用无关。

9. 其他作用 野菊花水提液能明显增强损伤神经细胞的活力，抑制大鼠组织的单胺氧化酶活性，降低大鼠脾脏的T细胞数量。野菊花还有驱铅、解热、抗蛇毒、增强免疫力等作用。

【临床应用】

1. 盆腔炎 野菊花栓剂（每粒含生药4g），每晚睡前用，插入肛门内5～7cm处，7天为1疗程。月经前3天停用，经后可继续使用。治疗100例，显效46例，有效44例，无效10例，总有效率为90%。

2. 感冒、流感 用野菊花全草制备的冲剂内服治疗感冒501例，对发热恶寒、头痛咽痛等疗效较佳，3天内痊愈者占66.7%，明显优于安慰剂（5.6%）及感冒冲剂（24.6%）对照组的效果。

3. 慢性前列腺炎 用野菊花栓治疗本病175例，显效率60%，总有效率93.1%；用野菊花栓配吡哌酸治疗本病108例，治愈率达70.4%，有效率达91.7%。

4. 肛窦炎、肛乳头炎 用野菊花栓，早晚各1枚，纳入肛内，10～15天为1疗程，治疗50例，一般用药10天即可痊愈。

5. 湿疹和痤疮 从金银花和野菊花中提取有效成分与膏霜基质相混合，制成药膏，临床试治面部湿疹和寻常痤疮各30例，研究其有效性和安全性。结果表明，治疗湿疹的总有效率为76.7%，治疗痤疮的总有效率为76.7%，且无明显毒副作用。

【毒副作用】 野菊花的毒性较低，心电图示对心脏无毒性。每日口服乙醇提取物300mg/kg，连续3周，除有时呕吐外，其肝、肾功能检查示正常，无严重毒性反应。

参 考 文 献

1. 陈凯，等. 安徽化工，2014，40（1）：10.
2. 吴琼，等. 医药导报，2014，33（4）：446.
3. 裴姗姗，等. 河南中医学院学报，2007，22（6）：83.

千 里 光

【别名】 千里及，眼明草，九里光。

【来源】 为菊科植物千里光 *Senecio scandens* Buch. – Ham. 的干燥地上部分。

【性味】 苦，寒。

【功能主治】 清热解毒，明目，利湿。用于痈肿疮毒，感冒发热，目赤肿痛，泄泻痢疾，皮肤湿疹。

【主要成分】 含毛茛黄素（Flavoxanthin），菊黄质（Chrysanthemaxanthin），氢酮（Hydroquinone），对羟基苯乙酸（p′ – Hydroxyphenylacetic acid），香草酸（Vanillic acid），水杨酸（Salicylic acid），千里光碱（Senecionine），千里光菲灵碱（Seneciphylline），焦粘酸（Pyromuic acid）等。

【药理作用】

1. 抗菌作用 千里光具有较强的广谱抗菌活性。煎剂对金黄色葡萄球菌、宋内痢疾杆菌、志贺及鲍氏痢疾杆菌、伤寒杆菌、甲型及乙型副伤寒杆菌、八叠球菌等有较强的抑制作用，对绿脓杆菌、大肠杆菌、脑膜炎双球菌也具有一定的抗菌效果。氢酮和对羟基苯乙酸对流感杆菌、肺炎球菌、甲型链球菌、卡他球菌、变形球菌、金黄色葡萄球菌等均有抑制作用。口服千里光后，排出的尿液亦有一定抗菌作用。千里光抑菌的有效成分可以初步确定为小分子物质。

2. 抗肿瘤作用 由峨眉千里光中提得的千里光 A 碱和 B 碱，对瓦克癌 W_{256}、肉瘤 S_{180}、白血病 L_{615}、艾氏腹水癌（ECA）、宫颈癌 U_{14} 和黑色素瘤 B_{16} 等 6 种动物移植肿瘤具有明显的抑瘤作用。

3. 对肝脏的作用 用四氯化碳建立小鼠肝损伤模型，对不同剂量的千里光进行保肝作用研究，对小鼠采血测定血清 ALT、AST 等生化指标，取肝脏计算肝脏指数，作组织病理学观察，结果发现千里光能显著降低血清 ALT、AST 的升高，抑制肝脏组织病理学改变，保护肝功能。但国外的研究表明，千里光及千里光属植物含有的不饱和吡咯里西啶类生物碱（PA），是一种肝毒性成分，会对肝脏造成严重损害，引起人类肝小静脉闭塞症。

4. 抗钩端螺旋体作用 50% 千里光煎剂在体外能抑制钩端螺旋体的生长。千里光的各种提取物在体外均有不同程度的抗螺旋体作用。水杨酸对钩端螺旋体也有明显抑制作用，且对豚鼠、小鼠的实验性钩端螺旋体感染显示一定的保护效果。

5. 抗病毒作用 据报道，千里光提取液对人类免疫缺陷病毒（HIV）有抑制作用，但并不显著。千里光水煎剂在体外具有抗副流感病毒和呼吸道合胞病毒的作用。

6. 抗氧化作用 千里光水提液能够有效抑制大鼠红细胞溶血及大鼠脑、肾匀浆脂质过氧化作用，具有很高的超氧阴离子和羟自由基清除活性。

7. 其他作用 千里光及其提取物还具有一定的抗滴虫、抗炎镇痛、镇咳及解痉等作用。

【临床应用】

1. 膀胱癌 用从峨眉千里光中提得的千里光 A 碱和 B 碱膀胱灌注治疗膀胱癌 12 例，显效 6 例，有效 4 例，无效 2 例。

2. 结膜炎 用 25% 千里光眼药水，每 2～4 小时滴 1 次，治疗急性、亚急性结膜炎 200 例，慢性结膜炎 150 例，总有效率达 98.8%。

3. 急性感染性疾病 用千里光治疗 29 种各种感染性炎症（急性痢疾、急性肠炎、急性阑尾炎等）

1338 例，治愈率为 62%，好转率为 25%，总有效率为 87%。

4. 包皮炎 用鲜千里光（全草）1000g 或干品 600g，加水 5000mL，煮开后 20 分钟去渣取汁，口服 150mL，余汁坐浴泡洗 20~30 分钟，每日 2 次。25 例中，显效 12 例，好转 4 例。

【毒副作用】 千里光毒性小。水煎剂灌肠对小鼠的 LD_{50} 为（302.6±28）g/kg，腹腔注射为（23±2.7）g/kg；千里光 60% 乙醇提取物对小鼠腹腔注射的 LD_{50} 为 2206mg/kg。个别病人服药后有恶心、呕吐、食欲减退、便次增多等消化道反应，停药后即消失。不饱和吡咯里西啶类生物碱（PA）是世界公认的"毒性成分"，近年来，国外较多的研究证据表明，千里光属植物普遍含有不饱和 PA。但是，由于该属植物不同品种所含 PA 的种类及其含量相差较大，因而不同品种的致毒剂量必然有差别。我国千里光属中草药品种的毒理学研究开展得很少，尚没有足够的研究数据来评估相关品种的毒性。因此，既不能忽视千里光属中草药的毒性，也不能简单地根据国外品种的研究结论来推测我国相关品种的毒性。

参 考 文 献

1. 冯群，等. 中国药物警戒，2014，11（3）：151.

2. 杨新星，等. 云南民族大学学报（自然科学版），2009，18（2）：143.

3. 陆艳丽，等. 食品科技，2010，35（3）：197.

4. 陈进军，等. 西北农林科技大学学报（自然科学版），2007，35（3）：49.

禹 州 漏 芦

【别名】 漏芦，蓝刺头。

【来源】 为菊科植物蓝刺头 *Echinops latifolius* Tausch 或华东蓝刺头 *Echinops grijisii* Hance 的干燥根。

【性味】 苦，寒。

【功能主治】 清热解毒，消痈，下乳，舒筋通脉。用于乳痈肿痛，痈疽发背，瘰疬疮毒，乳汁不通，湿痹拘挛。又用作驱蛔剂。

【主要成分】 根含蓝刺头碱（Echinopsine，约 0.4%）、挥发油、地榆皂苷、熊果酸、三十烷酸、β-谷甾醇和胡萝卜苷及噻吩类化合物。

【药理作用】

1. 对中枢神经系统的作用 蓝刺头碱的作用与士的宁相似，小剂量对动物表现兴奋作用，大剂量则引起痉挛，以后出现全身抑制，对巴比妥引起的小鼠睡眠有苏醒作用，并能兴奋神经，促进周围神经的恢复过程。

2. 对心血管系统的作用 蓝刺头碱对麻醉猫可引起血压下降，心收缩力增强，对离体蛙心可使心收缩张力上升，收缩幅度减弱，高浓度可使心脏停止于收缩期，对离体兔耳表现出血管扩张作用。

3. 抗菌作用 华东蓝刺头煎剂，用平板稀释法 1:20 浓度对金黄色葡萄球菌有抑制作用。采用试管二倍稀释法，用划线法确定最低抑菌浓度（MIC），考察禹州漏芦不同部位提取物对金黄色葡萄球菌、大肠埃希菌、枯草芽孢杆菌、伤寒沙门菌、铜绿假单胞菌的抑菌作用。结果发现禹州漏芦乙酸乙酯萃取部位和正丁醇萃取部位抑菌效果最佳。

4. 对肠管的作用 蓝刺头碱可使猫离体肠管张力增加，对兔离体肠管则抑制。

5. 保肝作用 蓝刺头及华东蓝刺头有明显的保肝作用，能改善 CCl_4 所致的大鼠肝坏死和肝功能紊乱。进一步研究，利用肝脏切片的组织病理学改善水平及 ALT、AST 标准证明华东蓝刺头根中的保肝活性成分主要集中于正丁醇萃取部分及水层。

6. 抗炎作用 华东蓝刺头甲醇提取物中正己烷萃取部分（100、300mg/kg）、氯仿萃取部分（30、100、300mg/kg）及醋酸乙酯萃取部分（30、100、300mg/kg）能明显改善角叉菜胶所致的小鼠足部肿胀。

华东蓝刺头抗炎成分集中于氯仿萃取部分，且活性强于吲哚美辛。另外，有人对华东蓝刺头中的噻吩类化合物进行了抗炎、抗病毒及作为免疫调节剂的研究，并于 1995 年获得专利。

7. 抗肿瘤作用　采用血清药理学方法，将禹州漏芦含药血清作用于人多发性骨髓瘤 U_{266} 细胞株，可使 HDAC6 底物 α - 微管蛋白和 HSP90 乙酰化水平增加，从而抑制多发性骨髓瘤细胞 U_{266} 增殖，进而诱导多发性骨髓瘤细胞凋亡。

【临床应用】

1. 风湿性关节炎　禹州漏芦、地龙（炒）各 15g，鲜生姜 60g（捣取汁），蜂蜜 90g。水、酒各半，煎服。

2. 痈疖初起，红肿热痛　禹州漏芦、连翘各 9g，大黄、甘草各 6g，水煎服。

3. 流行性腮腺炎　禹州漏芦 9g，板蓝根 6g，牛蒡子、甘草各 3g。水煎服。

参 考 文 献

1. 李喜凤，等. 天然产物研究与开发，2014，26（2）：178.

2. 李喜凤，等. 中国实验方剂学杂志，2015，21（3）：138.

3. 康影，等. 中国药物与临床，2014，14（7）：905.

4. 缪成贵，等. 中国中药杂志，2015，40（1）：129.

漏　芦

【别名】　和尚头，祁州漏芦。

【来源】　为菊科植物祁州漏芦 *Rhaponticum uniflorum*（L.）DC. 的干燥根。

【性味】　苦，寒。

【功能主治】　清热解毒，消痈，下乳，舒筋通脉。用于乳痈肿痛，痈疽发背，瘰疬疮毒，乳汁不通，湿痹拘挛。

【主要成分】　化学成分主要为蜕皮甾酮类、黄酮类、三萜皂苷、挥发油和有机酸等。根含挥发油 0.34%。成分预试表明，本品尚含酚性物质。从根中脂溶性部分分得 5 个化合物：牛蒡子醛（Arctinal）、牛蒡子醇 - b（Arctinol - b）、棕榈酸（Palmitic acid）、β - 谷甾醇（β - Sitosterol）和醋酸乙酯。

【药理作用】

1. 抑菌作用　漏芦的水浸剂在试管内对许兰黄癣菌、紧密着色芽生菌、星形奴卡菌等皮肤真菌均有不同程度的抑制作用。

2. 抗氧化、防衰老作用　体内实验表明，漏芦根及地上部分水煎剂，能显著抑制小鼠血清及肝、脑和大鼠心、脑、肝、肾组织中过氧化脂质的生成，有明显的抗脂质过氧化作用，通过抑制细胞膜的脂质过氧化而发挥保护机体组织，减少损伤，延缓衰老及预防老年病的作用。乙醇提取物能显著抑制大鼠大脑线粒体 B 型单胺氧化酶（MAO - B）的活性，对肝 MAO - B 活性也有一定的抑制作用，但强度仅为前者的 50%。漏芦水提取物能有效地对抗血卟啉衍生物（HPD）体外和体内条件下产生的光氧化作用。漏芦经甲醇提取后的乙酸乙酯提取物能有效地对抗 HPD 合并光照引起的红细胞溶血和红细胞脂质过氧化作用。5mg（生药）/mL 即可完全清除 VB_2 + hr 产生的超氧阴离子自由基（O_2^-·），并明显对抗 H_2O_2 引起的红细胞膜脂质过氧化作用。甲醇提取物也有一定的抗氧化作用。实验研究表明，漏芦水提取物能明显提高 D - 半乳糖诱导的衰老小鼠脑组织中 NOS 活性，降低 LPO 含量，清除自由基，阻断自由基反应，增加 NO 的含量，使其生物学效应能持久发挥，起到抗衰老作用。也有实验研究表明，漏芦甾酮总提取物能对抗东莨菪碱所致的记忆获得障碍，并能增强中枢胆碱受体激动剂氧化震颤素所致小鼠震颤的强度，提示其促进学习记忆的作用可能与增强中枢胆碱能神经系统功能有关。

3. 抗动脉粥样硬化（AS）作用　以祁州漏芦水煎剂防治高脂饲料的家兔、鹌鹑高血脂 AS 模型，可降低血浆胆固醇水平，抑制红细胞膜脂质过氧化，使 AS 病变减轻，发生率降低。而且祁州漏芦水煎剂还可以降低血浆过氧化脂质（LPO）含量，提高前列环素/血栓素比值，减少白细胞在动脉壁的浸润，并抑制平滑肌细胞增生，因而具有抗动脉粥样硬化作用。通过对 OLDL 诱导 U_{937} 细胞表面 CD_{36}（清道夫受体）表达影响的研究，结果表明漏芦提取液 1g/L、500mg/L、250mg/L 可不同程度地抑制 CD_{36} 的表达，且呈剂量依赖关系。提示漏芦抗 AS 的机理可能与其抑制 CD_{36} 的表达有关。由此推断，漏芦抑制 AS 的形成机制之一可能是通过影响清道夫受体途径，通过抑制 CD_{36} 的表达来抑制脂质条纹的形成，发挥抗 AS 的作用。

4. 促进免疫作用 漏芦可提高细胞免疫机能，促进淋巴细胞转化。从漏芦中提取的蜕皮甾酮（Ecdysterone）20mg/kg 灌胃，每天 1 次，连续给药 10 天，可明显提高正常小鼠末梢血 ANAE（＋）淋巴细胞的比值及绝对数；可使该比值保持在正常范围。说明蜕皮甾酮具有提高小鼠细胞免疫活性的作用。

5. 保肝作用 漏芦水提物在体内能显著降低四氯化碳所致大鼠血清谷丙转氨酶和谷草转氨酶活性的升高，使糖原含量显著增高；在体外显著降低肝匀浆脂质过氧化物丙二醛含量。漏芦水提物对大鼠四氯化碳肝损伤具有保护作用。实验表明，漏芦（RU）对梗阻性黄疸大鼠肝损伤的形态学变化有一定的改善作用。同时有实验表明，漏芦水提物（或乙醇提取物）能显著降低因 D - 半乳糖所致急性肝损伤大鼠血清 ALT、AST 的升高；对急性肝损伤大鼠血清、线粒体 SOD、GSH - PX 活性有明显的升高作用及降低 MDA 含量的作用。表明漏芦水提物（或乙醇提取物）对 D - 半乳糖所致急性肝损伤大鼠有保护作用。有实验表明，漏芦水提物对四氯化碳致肝纤维化也有一定保护作用。

6. 保肾作用 祁州漏芦具有显著的降脂作用，可以改善肾病综合征病人的脂质代谢紊乱，祁州漏芦的抗氧化作用可有效地减轻脂质对肾脏的损伤。用给小鼠口服牛血清白蛋白（BSA）加尾静脉注射葡萄球菌肠毒素 B（SEB）的复合造模方法，建立 IgA 肾病模型，定期观察镜下血尿，测定血肌酐（Scr）、尿素氮（BUN）的含量，结果与模型组比较，漏芦提取物组小鼠血尿、Scr、BUN 含量明显下降（$P < 0.01$），表明中药漏芦对 IgA 肾病有一定的治疗作用。

7. 降脂作用 漏芦有显著的降脂作用，可明显降低高脂血症小鼠血清总胆固醇（TC）、甘油三酯（TG）、低密度脂蛋白（LDL - C）水平和升高高密度脂蛋白（HDL - C）水平，且漏芦水提液的降脂效果优于醇提液。

8. 抗肿瘤作用 漏芦抽提物可明显延长 S_{180} 肉瘤及 H_{22} 肝癌移植瘤小鼠的生存时间，减低肿瘤对机体重要脏器的损伤，保护机体免疫力，增加荷瘤小鼠体质量，且与剂量具有一定关联性，但如剂量过高则会引起免疫抑制，并对肝、肺有一定损伤。体外实验表明，漏芦抽提剂可诱导耐药肿瘤细胞株凋亡，阻断肿瘤细胞有丝分裂，使其停滞于 $G_2 - M$ 期，与化疗药合用，能加强化疗药物对耐药细胞株的诱导凋亡作用。研究表明，漏芦水提物对肿瘤的化疗也有一定协同作用。

9. 其他作用 漏芦中提取的脱皮甾酮具有促进哺乳动物核酸和蛋白质合成、降低高血糖症的血糖、抑制肝胆固醇合成、缓解疼痛等方面的作用。

【临床应用】

1. 乳腺小叶增生 漏芦 15g，皂角刺、山慈菇各 10g，柴胡 3g，郁金 10g，鹿角霜 5g。制法：将以上中药制成冲剂 3 包，1 次 1 包，1 日 3 次，1 个月为 1 疗程，月经期停药。治疗 65 例，痊愈 6 例，显效 14 例，好转 39 例，无效 6 例。

2. 缺乳症 漏芦、炮甲各 6g，通草、皂角刺、天花粉各 6g，炒王不留行 10g，研为细末，以猪蹄汁煎后顿服。治缺乳症 175 例，1~3 剂治愈 147 例，3 剂以上治愈者 23 例，无效 5 例，总有效率 97%。

3. 肥胖症 漏芦、决明子、泽泻、荷叶、汉防己各 15g，生地黄、黑豆、黄芪各 30g，水煎液浓缩至 100mL，每日 2 次，每次 50mL。治疗肥胖症 51 例，服药 1 周后体重减轻 48 例，占服药人数的 94%，3 例无效。

【毒副作用】 实验显示，漏芦黄酮对体外生长的成骨细胞有抑制作用，而且在 0.09% ~ 1.92% 的药物浓度范围内，随着浓度的加大，抑制率在减小，甚至呈增殖状态。

参 考 文 献

1. 刘春彦，等. 食品研究与开发，2012，33（3）：12.
2. 宋伟. 山东医药，2008，48（48）：45.
3. 王媛，等. 中医药学报，2012，40（4）：24.
4. 李秀荣，等. 山东中医药大学学报，2008，32（1）：74.
5. 宋昊，等. 中国药学杂志，2013，48（22）：1915.
6. 张德伟，等. 中国老年学杂志，2009，29（11）：1357.
7. 李发胜，等. 中国中药杂志，2007，35（5）：433.
8. 崔立敏，等. 时珍国医国药，2007，18（10）：2444.

重　楼

【别名】　蚤休，草河车，七叶一枝花。

【来源】　为百合科植物云南重楼 *Paris Polyphylla* Smith var. *yunnanensis*（Franch.）Hand. - Mazz. 或七叶一枝花 *Paris polyphylla* Smith var. *chinensis*（Franch.）Hara 的干燥根茎。

【性味】　苦，微寒，有小毒。

【功能主治】　清热解毒，消肿止痛，凉肝定惊。用于疔疮痈肿，咽喉肿痛，蛇虫咬伤，跌扑伤痛，惊风抽搐。

【主要成分】　云南重楼其主要化学成分为甾体皂苷，并含有 β - 蜕皮激素、多糖、黄酮苷及氨基酸；云南重楼、七叶一枝花根茎均含皂苷，其皂苷元为薯蓣皂苷元（Diosgenin），其次为偏诺皂苷元。云南重楼根茎含薯蓣皂苷元约 2.14%，七叶一枝花根茎含薯蓣皂苷元约 1.35%。近从七叶一枝花（华重楼）中分离出 10 个皂苷和两个非皂苷成分，主要为华重楼皂苷 A、B、C、D。

【药理作用】

1. 抗肿瘤作用

（1）体外抗肿瘤作用：对从云南白药中分得的平重楼皂苷单体 I 和 VI 的研究认为，其具有较强细胞毒性，对白血病 P_{388}、L_{1210} 和鼻咽癌 KB 细胞的 ED_{50} 分别为 0.94、0.14、0.16μg/mL 和 0.22、0.43、0.029μg/mL。有研究重楼总皂苷体外对 $^3H - TdR$、$^3H - UR$ 掺入 H_{22} 瘤细胞的影响，结果 5.10μg/mL 重楼总皂苷对 H_{22} 动物移植性肿瘤细胞 DNA、RNA 的生物合成有较强的抑制作用，而 1μg/mL 无作用。用七叶一枝花的甲醇和水提取物作用 L - 929 细胞（小鼠成纤维细胞），发现其具有很强的细胞毒活性，且随质量浓度的增大而增强。甲醇提取物的作用明显，一样品在 10^{-5}g/mL 时的抑制率就达到 58.3%，所有的样品在 10^{-4}g/mL 时的抑制率均高达 95% 以上，表现出较强的生理活性。水提物的细胞毒活性相对较小，但在 10^{-3}g/mL 时，所有的样品抑制率也达到 75% 以上。对重楼进行细胞毒活性物质测定结果表明，重楼的水、甲醇和乙醇提取物对 A - 549（人肺癌）、MCF_7（人乳腺癌）、HT - 29（人结肠腺癌）、A - 496（人肾腺癌）、PACA - 2（人胰腺癌）、PC - 3（人前列腺癌）6 种肿瘤细胞均有明显的抑制作用，并证明其中的成分 Gracillin、Methylmo tcgracillin 对肿瘤细胞有抑制作用。对部分抗癌中药作了体外实验，其中七叶一枝花水煎液 10、1、0.1mg/mL（按生药量计算）对 HeLa（宫颈癌）细胞的抑制率分别为 100%、100%、71.6%，而同样质量浓度的药物对正常人胚成纤维细胞未见损害。采用体外抗肿瘤药物筛选 MTT 法，对 50 种广西常用中草药、壮药进行抗肿瘤作用筛选实验，其中七叶一枝花稀释浓度 1：100 时对肝癌细胞的抑制率为 30.1%。

（2）体内抗肿瘤作用：重楼有效成分皂苷对动物移植性肿瘤 S_{180}、S_{37}、EAC、ARS、L_{759} 等有明显的抑制作用。观察重楼总皂苷对 H_{22} 动物移植性肿瘤生长的影响，发现重楼总皂苷水溶液 350mg/kg 灌胃及

10、5mg/kg 腹腔注射，均能明显抑制 H_{22} 瘤细胞的生长；350mg/kg 灌胃，使 H_{22} 动物肿瘤的倍增时间延长约 2 天，连续给药 4 天，作用达高峰，抑瘤比为 2.14；核酸同位素前体掺入实验表明，5mg/kg 腹腔注射，能干扰 ^3H – TdR、^3H – UR 掺入 H_{22} 瘤细胞形成 DNA、RNA，同时还能干扰荷瘤小鼠脾组织 DNA、RNA 的生物合成。采用肉瘤 S_{180} 小鼠模型观察 8 种中草药的抗肿瘤作用，其中七叶一枝花提取物 1.5g/mL（按照生药量计算）的抑制率为 33.5%。

（3）抗肿瘤作用机制

①直接杀伤肿瘤细胞：采用核酸同位素前体掺入实验，体内外均表明重楼能抑制 DNA、RNA 的生物合成，干扰物质代谢，降低更新速率，抑制肿瘤生长繁殖。研究发现，重楼能显著提高 HeLa 细胞内基础钙的水平，细胞内钙离子信号系统与细胞凋亡的调控有密切关系，钙离子作为第二信使，是细胞凋亡信息传递的关键环节，刺激因素激活细胞受体 – G 蛋白 – 磷酸肌醇系统，引起外钙内流、胞内储存钙释放，从而激活多种蛋白酶，最终导致凋亡发生。

②调节机体免疫功能：重楼皂苷 Ⅰ ~ Ⅲ 在小鼠成纤维细胞 L – 929 培养基中可引起刀豆球蛋白 A 诱导的小鼠淋巴细胞增殖效应，并能促进小鼠粒/巨噬细胞克隆形成细胞（GM – CFC）增殖。重楼皂苷 Ⅱ 对植物血凝素（PHA）诱导的人外周全血细胞有促进有丝分裂作用；体内实验能增强 C3H/HeN 小鼠的自然杀伤细胞活性，诱导干扰素产生；并可抑制 S – 抗原诱导的豚鼠实验性自身免疫性眼色素层炎（EAU）的发生发展，认为重楼皂苷 Ⅱ 是较强的免疫调节剂。

③抑制 RNA 癌瘤病毒逆转录酶：现代分子生物学研究表明，逆转录酶在人的肿瘤发生变化过程的初期发挥了重要作用，白血病、淋巴瘤及其他一些肿瘤的发生与 RNA 肿瘤病毒逆转录酶有直接关系。有报道，重楼属 8 个种或变种以及 10 种市售药材的甲醇、水提取物对该酶均有一定的抑制作用，同一样品的甲醇提取物的抑制作用一般强于水提取物，不同样品的抑制作用与它们的作用方式，即阻断不同的碱基配对的能力是否有关，还有待进一步的研究。

近几年来药物诱导肿瘤细胞凋亡是研究的热点，但也有体外实验表明，重楼提取物虽具有明确的杀伤肝癌 $HepG_2$ 细胞的作用，而在各浓度重楼组中均未发现明显的细胞凋亡的形态学改变，以流式细胞仪检测发现重楼组凋亡率与阴性对照组没有明显差异，各浓度重楼组之间也没有明显差异。说明重楼抗癌作用可能不是通过诱导凋亡，而是通过导致癌细胞的变性、坏死而发挥作用，其具体的作用机制尚需进一步研究阐明。

此外日本学者发现，凡能降低细胞膜脂质流动性的皂苷都能抑制癌细胞增殖，因此其对细胞膜及钙离子的影响也值得今后进行深入的研究。

2. 收缩子宫作用 重楼能兴奋大鼠及人的离体子宫或家兔在体子宫，使节律加强，幅度加大，肌肉强力增高，剂量增大作用增强，其作用持续较久，但不引起强直性收缩。原理为直接兴奋子宫平滑肌。水浸膏无效，粉剂、酒精浸膏均有效。其促进子宫收缩的化学成分存在于重楼的苦味部分。

3. 抗病原微生物作用 试管实验，100% 重楼制剂对各型痢疾杆菌、伤寒杆菌、副伤寒杆菌、肠炎杆菌、大肠杆菌、副大肠杆菌、绿脓杆菌、金黄色葡萄球菌、溶血性链球菌及脑膜炎双球菌等皆有抗菌作用；对化脓性球菌的抑制作用优于黄连。在 1：10000 ~ 1：100000 浓度可抑制甲型及亚洲甲型流行性感冒病毒，并能抑制流行性感冒病毒京科 68 – 1 及副流行性感冒病毒仙台株，是所实验的 122 种中药中抗病毒作用最强的一种中药，其所含的丹宁酸与抗病毒作用有关。其乙醇提取物 7.8mg/mL 有杀灭钩端螺旋体作用，而同浓度水煎剂没有此作用。此外，采用菌基混合加药汁双倍稀释法体外测定 8 种中草药抗白色念珠菌作用的效果，结果表明，重楼有较强的抗白色念珠菌作用，其 *MIC* 为 1.5mg/mL，抗菌效价为 6.25 mg/mL，是研制开发抗深部真菌药的一个新思路。

4. 抗炎、镇痛、镇静作用 重楼有明显抗炎作用，煎剂对于右旋糖酐引起的"无菌性炎症"有对抗作用。甩尾及热板法实验均表明本品皂苷有镇痛作用。此外，重楼皂苷还能减少小鼠自发活动，增强戊巴比妥的中枢抑制作用，提示有镇静效果。

5. 止血作用 重楼总皂苷、重楼皂苷 C 能明显缩短小鼠断尾的出血时间，减少出血量，并可明显缩短家兔的凝血时间，降低毛细血管通透性，收缩离体兔耳血管，减慢兔耳血流速度。重楼皂苷 C 还能缩短大鼠血浆复钙时间。重楼粉末外用亦有较好的止血作用。偏诺皂苷元的三糖苷低浓度体内实验，呈现较强的止血作用。重楼甾体总皂苷能直接激活血小板引起变形释放等反应，且肾上腺素能够增强重楼甾体总皂苷诱导的血小板聚集，该增强作用能被酚妥拉明所拮抗，蛋白酪氨酸磷酸酶抑制剂过钒酸钠能增强重楼甾体总皂苷诱导血小板聚集。重楼甾体总皂苷体内给药能够增强 ADP 诱导血小板聚集，体外能够直接诱导血小板聚集，并呈剂量效应关系。高浓度的重楼皂苷 H 溶液可诱导血小板发生不可逆聚集反应。此外，研究表明，重楼皂苷能显著缩短凝血时间及体内外血浆复钙时间，诱导家兔主动脉条收缩，其对家兔凝血时间有显著影响，但不缩短 *KPTT*（部分凝血活酶时间）。

6. 平喘、镇咳作用 水煎剂及乙醇提取物对组胺喷雾所致豚鼠的实验性哮喘有保护作用，乙醇提取物作用尤强，重楼总皂苷亦有较强的平喘作用。二氯化硫引咳所致小鼠咳嗽，本品煎剂灌胃也能明显抑制之。

7. 杀灭精子作用 七叶一枝花的乙醇提取物及其粗皂苷有较强的杀精子作用，对小鼠、大鼠及人精子均有杀灭作用。重楼 70% 乙醇提取物对大鼠精子的杀精有效浓度为 3mg/mL，对小鼠精子的杀精有效浓度为 1.5～3mg/mL；其提取物在体外实验中对大鼠杀精子作用的最低有效浓度为 0.6%，对人精子为 1.2%；兔阴道给药阻抑受精实验表明，每只给 100mg 该提取物时有 60% 的抑制受精作用。

8. 对心血管的作用 薯蓣皂苷在标准和低钙培养基中可促进心肌细胞搏动数增加，且能显著增加心肌细胞钙离子摄入，偏诺皂苷影响较小。实验表明，重楼水提物可部分拮抗内皮素（ET）引起的小鼠猝死作用，并对 ET 引起的离体大鼠主动脉环收缩有内皮依赖的舒张作用，值得从其成分中进一步筛选 ET 拮抗剂，为心血管疾病的防治开辟新途径。

9. 其他作用 本品给大鼠灌胃，可明显减低大鼠肾上腺内维生素 C 的含量，有促肾上腺功能；重楼所含的薯蓣皂苷元有雌激素样活性，作用强度约为新己烯雌酚的 1/10。本品尚有抗蛇毒作用。重楼皂苷具有较强的杀灭尾蚴作用，且有较强的防护效果。重楼总皂苷提取物体外还能清除活性氧及有抗氧化作用。

【临床应用】

1. 跌打损伤、创伤出血、妇科出血 均可用重楼单味或复方进行治疗。创伤出血外撒末，跌打损伤及妇科出血则口服治疗。如用重楼制备之宫血灵胶囊治疗功能性子宫出血、月经过多、产后子宫出血等疗效颇佳，不仅能止血且能促进产后子宫复旧，治疗 300 例有效率达 95.3%。对急性上消化道出血重楼复方也有效。

2. 慢性支气管炎 将重楼去皮研粉压片，每次 3g，1 日 2 次，10 天为 1 疗程，服药 1 疗程的 174 例，有效率达 78%，服药 2 疗程的 122 例，有效率 96.7%，服药 3 疗程的 92 例，有效率达 97.3%。

3. 外科炎症 用重楼注射液（每毫升含生药 2g）肌肉注射，每日 2～3 次，每次 2～4mL，治疗过敏性皮炎、痈疖、蜂窝组织炎、急性淋巴结炎共 37 例，痊愈 27 例，好转 6 例，无效 4 例。用 95% 重楼酊剂外搽治疗由金黄色葡萄球菌感染引起的颈部毛囊炎 40 例，除 3 例合并感染应用抗生素外，其余全部治愈。用重楼粉末装胶囊内服，治疗急性扁桃体炎 40 例，显效 25 例，有效 13 例，无效 2 例，总有效率 95%。

4. 流行性乙型脑炎 单用本品磨汁服或以本品为主复方水煎服治疗本病 77 例，痊愈 72 例。

5. 癌症 以重楼为主药组成的方剂临床用于治疗多种癌症，有一定疗效。观察治疗胃癌 15 例，全部病例手术时已见广泛转移，治疗后 11 例在术后存活 1 年以上，4 例存活 2 年以上。观察以重楼为君药的菊藻丸抗肿瘤作用，结果总缓解率为 55%，对脑瘤、大肠癌、食管癌疗效较明显，对肝癌无效。

6. 淋巴结结核溃疡 异烟肼、维生素 B₆ 口服，外敷重楼，淋巴缩小，分泌脓液停止，结果治疗组总有效率 93.1%，临床疗效显著优于对照组。

7. 女性衣原体感染 以重楼粉阴道给药可治疗女性生殖器衣原体感染，阴道给药后观察，局部无不良刺激，未发现有不良反应，用药后隔日观察，药粉已溶化，宫颈糜烂得以较快修复，治愈率为 68.5%，总有效率为 100%。采用重楼粉宫颈上药治疗女性生殖道衣原体感染 80 例，总有效率在 95% 以上，衣原体 DNA 转阴率为 85%。

【毒副作用】 资料记载，本品有小毒，中毒时恶心、呕吐、头痛，严重的引起痉挛。给小鼠灌服煎剂 30～60g/kg，3 天内未见死亡。对小鼠喷雾、静脉注射本品乙醇及热水提取物（干燥后的粉末）均无中毒死亡。重楼皂苷小鼠口服 LD_{50} 为 2.68g/kg。体外实验发现重楼总皂苷低浓度时无溶血作用，当浓度 > 0.01mg/mL 时则出现溶血现象，且溶血强度与皂苷浓度呈剂量依赖性。大鼠亚急性毒性试验表明，当总皂用量为 265mg/kg 时，肝细胞有坏死现象。

参 考 文 献

1. 刘湘丹，等. 中医药导报，2015，21（15）：90.

2. 林云华，等. 医学综述，2013，19（13）：2358.

3. 张霄霖，等. 疑难病杂志，2008，7（9）：528.

4. 刘广遐，等. 实用老年医学，2008，22（2）：101.

5. 李晞，等. 中国生物制品学杂志，2010，23（6）：601.

6. 胡静，等. 现代肿瘤医学，2008，16（8）：1273.

7. 彦露露，等. 中国中药杂志，2008，33（16）：2060.

8. 苏佳，等. 军事医学科学院院刊，2008，32（3）：264.

9. 赵宝胜，等. 中国实验方剂学杂志，2011，17（11）：267.

10. 李景巍，等. 中医杂志，2007，48（10）：909.

11. 曾美文，等. 临床和实验医学杂志，2007，6（6）：148.

12. 高琳琳，等. 泰山医学院学报，2007，28（14）：25.

13. 凌丽，等. 辽宁中医药大学学报，2009，11（6）：241.

14. 韩燕全，等. 中药药理与临床，2012，28（1）：99.

半 枝 莲

【别名】 半面花，偏头草，并头草。

【来源】 为唇形科植物半枝莲 Scutellaria barbata D. Don 的干燥全草。

【性味】 辛、苦，寒。

【功能主治】 清热解毒，化瘀利尿。用于疔疮肿毒，咽喉肿痛，蛇虫咬伤，跌扑伤痛，水肿，黄疸。

【主要成分】 半枝莲含有多种化学成分，主要成分为黄酮类化合物（Flavonoids）和二萜类化合物（Diterpenoids）。还含有生物碱（Alkaloids）、甾体（Steroides）、多糖（Polysaccharides）、半枝莲碱 A（ScutebarbatinA）、6-羟基香豆素、香草酸、异香草酸、反式-1-（4′-羟基苯基）-丁-1-烯-3-酮、对香豆酸（p-Cournaric acid）、原儿茶酸（Protoctechuic scid）、熊果酸（Ursolic acid）、硬脂酸（Stearic acid）、半枝莲酸（Scutellaric acid）、植物甾醇（Phytosterol）、植物甾醇-β-D-葡萄糖苷、β-谷甾醇、对羟基苯甲醛、对羟基苄基丙酮等成分。

【药理作用】

1. 抗癌作用 半枝莲具有良好的抗肿瘤活性，主治原发性肝癌等消化道肿瘤、肺癌及子宫颈癌等妇科肿瘤，并与其他中药联合治疗多种肿瘤，有较好疗效。众多的药理实验也表明，其抗肿瘤作用十分显著，半枝莲体外实验对小鼠肉瘤 180、子宫颈癌 14、艾氏腹水癌细胞、脑瘤 22、肝癌实体型以及白血病血细胞等多种肿瘤有明显抑制作用。其抗肿瘤作用主要机理如下：

（1）增强机体免疫力：肿瘤细胞从原发灶转移到其他部位继续生长，乃是肿瘤威胁生命的重要原因。现代研究认为，转移的肿瘤细胞具有免疫原低性和逃逸机体免疫功能的特点，因此，能够提高免疫功能的药物，也能抑制肿瘤细胞的生长。采用小鼠腋下接种肿瘤细胞测定半枝莲醇提物的抗肿瘤活性和 MTT 法测定半枝莲醇提物对小鼠脾细胞的增殖活性，结果显示，半枝莲醇提物对移植性肿瘤（肉瘤 S_{180} 和肝癌 H_{22}）具有显著的抑制作用，而对小鼠脾细胞的增殖具有促进作用，并有较好的剂量依赖关系。在体外实验中，大剂量对脾细胞增殖有促进作用，因此推测半枝莲醇提物有可能是通过增强机体免疫力来实现其抗肿瘤作用的。半枝莲多糖在体外可促进 ConA 诱导的小鼠脾细胞淋巴细胞转化，皮下注射给药 1 周可明显提高小鼠外周血淋巴细胞中酯酶阳性细胞的百分率，促进 DNCB 诱导的迟发型变态反应，说明该药对机体的细胞免疫有促进作用，但大剂量注射（200mg/kg）可抑制小鼠胸腺指数，对脾指数无影响，故使用时以中、小剂量为宜。

（2）抑制细胞增殖、诱导细胞凋亡：研究显示，半枝莲的乙醇提取物可诱导人慢性髓系白血病 K_{562} 细胞株凋亡。半枝莲提取物能明显抑制 K_{562} 细胞增殖，使 K_{562} 细胞出现凋亡所具有的形态学及生物化学特征，同时对 K_{562} 细胞的增殖抑制和诱导凋亡作用具有一定的浓度依赖性，经半枝莲提取物作用后的 K_{562} 细胞内 caspase – 3 表达增加，其作用机制可能与 caspase – 3 的表达升高和活化有关。亦有研究表明，半枝莲提取物（ESB）能明显抑制 Hep – G_2 细胞的增殖，并有剂量效应及时间效应关系。ESB 作用 Hep – G_2 细胞 72 小时后，呈现凋亡早期的形态学改变；凋亡细胞增多；S 期细胞减少，G_0/G_1 期细胞增多；Fas 表达增强，Bcl – 2 及 Bax 表达变化不明显。表明 ESB 可抑制 Hep – G_2 细胞增殖，阻滞细胞周期，促进细胞凋亡，可能与激活 FNFR 超家族有关。半枝莲乙醇提取物可显著抑制人类肺癌细胞系 A_{549} 的生长。半枝莲可抑制人类子宫肌瘤细胞的生长，用半枝莲水提物处理正常的子宫肌层平滑肌细胞和子宫肌瘤平滑肌细胞，发现培养的两种细胞均被抑制。研究结果显示，半枝莲可能通过诱导 SMA、h_1 和 P_{27} 来抑制子宫平滑肌细胞的增殖。

（3）抗致突变作用：利用人外周血淋巴细胞的非程序 DNA 合成实验，对半枝莲等几种中草药抗香烟焦油的致突变作用研究结果表明，半枝莲可以明显地对抗香烟焦油凝聚物对淋巴细胞 DNA 的损伤作用，保护淋巴细胞的 DNA。Ames 实验表明，半枝莲的水溶性提取物可以对抗 NNK 的致突变性；也可明显抑制苯并芘诱发的 TA_{98} 和 TA_{100} 回复突变的作用。

（4）抑制端粒酶活性：端粒酶是肿瘤的特异标志物，在分化了的体细胞中检测不到端粒酶，但是绝大多数肿瘤细胞端粒酶则重新激活，并可使细胞永生化。目前抑制端粒酶活性已成为抗肿瘤治疗的新热点。用主要由莪术、半枝莲等组成的抗癌方剂对人结肠癌细胞株端粒酶活性进行研究，结果显示该复方在药物浓度为 10% 时对结肠癌细胞端粒酶活性的抑制能力为 50%，表明该抗癌方剂对端粒酶的活性有较强的抑制作用。

（5）抗氧化作用：抗氧化功能不全及活性氧的损伤作用均与肿瘤的形成有关。活性氧可以损伤 DNA，细胞在 DNA 损伤未修复或错误修复的条件下分裂从而引起突变的发生，如果突变发生在某些重要的基因（原癌或抑癌基因）上时则会引起肿瘤的发生。利用 H_2O_2 – CTMAB 体系，发现半枝莲有较强的抗氧化能力。半枝莲水提液对 H_2O_2 有清除作用，并呈量 – 效关系，抗氧活性较强的半枝莲多糖对脂质过氧化有明显的抑制作用，且随着剂量的增加而抑制率增大，随纯度的提高其抑制作用增强。半枝莲多糖对负氧自由基也有明显的抑制作用，随剂量的增加其对负氧自由基的清除作用加强。

（6）抑制肿瘤血管生成作用：研究显示，半枝莲能明显抑制 Matrigel 栓内微血管的形成；体外小管形成实验发现，20%、40% 半枝莲含药血清组小管形成数为（5.6 ± 1.1）、（1.0 ± 0.7），与同浓度空白血清组（9.8 ± 1.3 和 13.4 ± 1.1）相比有显著性差异（$P < 0.001$）。经 20%、40% 半枝莲含药血清处理后内皮细胞迁移数分别为（19.75 ± 2.63）、（14.00 ± 2.58），明显少于同浓度空白血清组（24.25 ± 2.06 和 26.50 ± 4.65）（$P < 0.05$）。半枝莲能有效抑制肿瘤血管生成，其机制可能与阻断内皮细胞迁移、下调 VEGF 蛋白表达有关。

2. 利尿作用　半枝莲浸剂经乙醚提取的黄色针状结晶形物质，动物实验有利尿作用。动物实验表明，麻醉家兔十二指肠给予排石汤（主含半枝莲）2.33g/kg，可明显增加尿量、肾动脉血流量，给药后 70 分钟可增至用药前的 3 倍。

3. 降压作用 本品浸剂给动物作静脉注射有降压作用，但口服治疗量未产生降压作用，这可能是因为降压有效成分不易被胃肠道吸收所致。

4. 抗菌、抗病毒作用 半枝莲煎剂对金黄色葡萄球菌、福氏痢疾杆菌、伤寒杆菌、绿脓杆菌、大肠杆菌、甲型链球菌、肺炎球菌等均有抑制作用。半枝莲中的成分芹菜素（Apigenin）和木樨草素（Luteolin）有抗耐甲氧西林金黄葡萄球菌（anti-MRSA）的活性，挥发油（主要成分为六氢法呢基丙酮、薄荷醇、1-辛烯-3-醇）也有明显的抗菌活性，并且对革兰阳性菌更为敏感。体外实验表明，半枝莲可抑制乙型肝炎病毒（HBV）生长，强度中等。

5. 对呼吸系统的作用 半枝莲的成分红花素（Carthamidin）有对抗组胺诱导的平滑肌收缩以及镇咳祛痰的作用。半枝莲尚有平喘作用。

6. 抗衰老作用 通过测定半枝莲多糖对氧负自由基的清除作用和对超氧化物歧化酶的影响，表明半枝莲多糖有抗衰老、抗脂质过氧化作用。

7. 对晶体醛糖还原酶（AR）的抑制作用 通过建立猪晶体醛糖还原酶的测定方法，发现红花素对晶体醛糖还原酶（AR）有较强的抑制作用，且毒性低，有望应用于预防和治疗糖尿病性白内障。

8. 解热、抗炎作用 半枝莲水煎剂对发热大鼠有解热作用，而对正常大鼠的体温无明显影响，其有效成分可能是印黄芩苷。半枝莲中的汉黄芩素、黄芩苷和黄芩苷元有明显的抗炎活性，可抑制角叉菜胶引起的小鼠足肿胀

9. 对消化系统的影响 由半枝莲、金钱草等组成的半枝莲化瘀排石汤可兴奋家兔离体回肠，阿托品可对抗其兴奋效应，表明排石汤增强肠管收缩的作用与M-胆碱受体（M-R）有关。给小鼠灌肠排石汤8.3g、11.9g、17.0g/kg均可明显促进胃肠推进运动。

10. 保肝作用 复方半枝莲注射液能有效地降低小鼠磺溴酞钠在血液中的潴留量，对CCl_4所致肝损伤的大鼠谷丙转氨酶有抑制其升高的作用。实验表明，半枝莲能使CCl_4引起肝损伤小鼠的血清ALT、AST活性降低，保护程度与药物剂量成正相关。组织学检查，半枝莲用药组的损伤主要为肝细胞脂肪变性、炎症反应及较轻度坏死，与CCl_4组比较，肝细胞损害程度显著减轻，提示半枝莲对CCl_4所致的肝损伤具有保护作用。

11. 抗动脉粥样硬化作用 半枝莲总黄酮可通过降低载脂蛋白E基因降低小鼠TG、TC、LDL-C水平，升高HDL-C水平，升高SOD活性，降低MDA含量，降低PLTP、IL-6、CRP水平，从而发挥抗动脉粥样硬化的作用。

【临床应用】

1. 癌瘤 半枝莲50g，水煎两次，上、下午分服或代茶饮，据对36例食管癌、肺癌患者的观察，发现用药后部分患者有近期症状的改善，但尚未见有根治疗效。另有用半枝莲、白英各50g，水煎服，每日1剂，治疗肺癌，对改善症状亦有一定效果。直肠癌、胃癌、食管癌、宫颈癌用复方半枝莲注射液，每次2~4mL，肌肉或穴位注射，每日2次，效果较好。治疗鼻咽癌1例，以半枝莲50g，黄连20g，白花蛇舌草、生黄芪各100g组方，每日1剂，水煎服，连服150剂，症状改善，病理检查癌细胞核分裂数明显减少，随访5年情况良好。

2. 恶性葡萄胎 半枝莲100g，龙葵50g，紫草15g，水煎分2次服，每日1剂。

3. 肺痈 半枝莲60g，猪瘦肉250g，共煨熟，肉汤服食。

4. 毒蛇咬伤、痈肿、痔疮 半枝莲15~30g，水煎服；外用鲜品捣烂，敷患处。

5. 血尿 半枝莲、生黄芪各15~30g，知母、山萸肉各10g，黄柏12g，旱莲草15g，白茅根30g，辨证加减，水煎服。

6. 鼻疔 半枝莲、小叶青鲜全草各2株，约重3~5g，清水洗净，捣烂如泥，加入75%酒精适量，氮酮2滴，拌匀，敷在疔肿表面最隆起部，每隔4小时更换1次，3天为1疗程。

7. 癌症腹水 半枝莲60g，泽兰、薏苡仁、黄芪各30g，每剂药煎3次，每次煎至200mL左右，3次药液混匀，1日内频服，30天为1个疗程。

8. 急性肾炎 半枝莲 10～30g，麻黄 4～15g，鲜茅根 50～100g，白花蛇舌草 10～30g，金银花、连翘、茯苓、泽泻各 10～30g，猪苓 5～10g，水煎服，每日 1 剂，治疗急性肾炎 62 例，治愈 52 例，好转 8 例，无效 2 例。

9. 慢性肾功能衰竭 治疗慢性肾功能衰竭 6 例，用半枝莲、蒲公英各 30g，制附片、生大黄各 12g，水煎服。结果 1 例尿素氮降至正常，2 例下降 50%，另 2 例下降 40% 和 20%，1 例无效。

10. 病毒性角膜炎 用半枝莲、丹参、青葙、氯化钠、对羟基苯甲酸乙酯制成复方半枝莲滴眼液，用于治疗病毒性角膜炎，有较好的疗效，且无任何不良反应。

参 考 文 献

1. 彭献娜，等. 亚太传统医药，2014，10（17）：57.
2. 徐敏，等. 世界华人消化杂志，2007，15（20）：2215.
3. 郑永红，等. 中草药，2010，41（8）：1406.
4. 张自丽，等. 牡丹江医学院学报，2011，32（6）：44.
5. 赵晓芳，等. 临床医药实践，2013，22（2）：112.
6. 林靖怡，等. 亚热带植物科学，2015，44（1）：77.
7. 刘佳维，等. 广州中医药大学学报，2012，29（6）：695.
8. 赵铁华，等. 中国药理学通报，2014，30（1）：147.
9. 何福根，等. 中国肿瘤，2008，17（2）：108.
10. 陈艳，等. 中国药物化学杂志，2008，18（1）：48.

鱼 腥 草

【别名】 蕺菜，侧耳根，臭草。

【来源】 为三白草科植物蕺菜 *Houttuynia cordata* Thunb. 的新鲜全草或干燥地上部分。

【性味】 辛，微寒。

【功能主治】 清热解毒，消痈排脓，利尿通淋。用于肺痈吐脓，痰热喘咳，热痢，热淋，痈肿疮毒。

【主要成分】 含挥发油。油中主要成分为癸酰乙醛、甲基正壬酮（Methyl - n - nonylketone）、月桂烯（Myrcene）、月桂醛、α - 蒎烯、莰烯、d - 柠檬烯、芳樟烯醇、龙脑酸乙酯、丁香烯、β - 谷甾醇和二十八烷酸等。花、叶及果实等局部含槲皮苷、异槲皮苷等，此外，还含大量钾盐及少量蕺菜素（Ordarine）。

【药理作用】

1. 解热作用 下丘脑中 cAMP 含量及腹中隔区 AVP 含量的变化与体温变化之间呈明显正相关。鱼腥草注射液可通过抑制下丘脑中 cAMP 含量的升高及促进腹中隔区 AVP 的释放而发挥解热作用，并存在量效关系。

2. 抗菌作用 鱼腥草煎剂对金黄色葡萄球菌、白色葡萄球菌、溶血性链球菌、肺炎双球菌、白喉杆菌、变形杆菌、志贺杆菌、施氏杆菌、福氏杆菌及宋内痢疾杆菌、肠炎杆菌、猪霍乱杆菌等多种革兰阳性及阴性细菌、钩端螺旋体等均有抑制作用。实验表明，鱼腥草具有抑制和杀灭 Hp 的作用，由此推测鱼腥草对胃、十二指肠溃疡有治疗作用，主要是因为鱼腥草抗 Hp 的作用，抑制和杀灭了 Hp，同时，鱼腥草所具有的祛腐生新作用，使其溃疡部位能加快愈合，促进胃黏膜修复。

3. 抗病毒作用 鱼腥草对多种病毒都有抑制作用，研究发现，鱼腥草提取物对亚洲甲型病毒、流感病毒、出血热病毒有明显的抑制作用。用人胚肾原代单层上皮细胞组织培养，观察到鱼腥草（1∶10）对流感甲型京科 68 - 1 株有抑制作用，并能延缓孤儿病毒（ECHO$_{11}$）的致细胞病变作用。鱼腥草非挥发油提取物（1∶4）腹腔注射对流感病毒 FM$_1$ 试验感染小鼠有明显预防作用。鱼腥草蒸馏液对 HSV - 1、流感病毒和 HIV 有直接抑制活性。

4. 增强机体免疫功能作用 鱼腥草可以增强白细胞的吞噬能力，增强机体非特异性和特异性免疫能力，显著提高外周血 T 淋巴细胞的比例。研究表明，合成鱼腥草素对脾切除致免疫功能低下小鼠的特异性、非特异性免疫功能有明显增强作用。鱼腥草煎剂在体外能明显促进人外周血白细胞吞噬金黄色葡萄球菌的能力。鱼腥草注射液可提高外周血 ANAE 阳性的淋巴细胞百分比，增加白细胞吞噬能力，提高中性白细胞吞噬率。合成鱼腥草素能使慢性支气管炎患者全血白细胞对白色葡萄球菌的吞噬能力明显提高，使血中溶菌酶活力明显升高，血清中乳酸脱氢酶活性下降，且能提高血清备解素（一种 β - 球蛋白，是一种非特异性免疫因素）的水平。

5. 抗炎、镇痛作用 鱼腥草煎剂对大鼠甲醛性足肿胀有较显著的抑制作用，能够抑制浆液渗出，促进组织再生和伤口愈合。用合成鱼腥草素灌胃给药，对巴豆油致小鼠耳肿胀、醋酸致小鼠腹部毛细血管通透性增高等均有显著抑制作用。同时，灌胃给药可以抑制醋酸所致小鼠扭体反应，延长镇痛反应潜伏期，拮抗甲醛致痛作用。

6. 抗致敏和平喘作用 鱼腥草挥发油能明显拮抗 SRS - A 对豚鼠离体回肠和肺条的作用，静脉注射能拮抗 SRS - A 增加豚鼠肺溢流作用；并能明显抑制致敏豚鼠离体回肠的过敏性收缩，拮抗 HA、Ach 对豚鼠回肠的收缩；对豚鼠过敏性哮喘具有明显保护作用。

7. 抗癌作用 鱼腥草有一定的抗癌作用。新鱼腥草素对小鼠移植性肝癌有一定抑制作用。近年来我国科研人员发现，鱼腥草素和新鱼腥草素对小鼠艾氏腹水癌也有明显抑制作用，对癌细胞有丝分裂最高抑制率为 45.7%。

8. 利尿作用 鱼腥草灌流蟾蜍，能使血管扩张，增加血流量及尿液分泌，从而具利尿作用。其利尿作用可能由有机物（大量钾盐）所致，也可能由于槲皮苷的血管扩张作用。

9. 抗抑郁作用 鱼腥草黄酮在最大无毒浓度 $128\mu mol/L$ 以内，对高浓度皮质酮损伤的 PC_{12} 细胞有很明显的保护作用，最小有效浓度为 $1\mu mol/L$ 细胞毒性等级为 1 级；在悬尾实验和强迫游泳实验中，$128mg/kg$、$64\,mg/kg$、$32\,mg/kg$ 剂量组鱼腥草黄酮均能显著缩短小鼠不动时间。表明鱼腥草黄酮有明显的抗抑郁活性。

10. 改善胰岛素抵抗、保护糖尿病肾作用 鱼腥草蒸馏液有较明显的改善糖尿病大鼠胰岛素抵抗和尿白蛋白及尿蛋白的作用。鱼腥草对糖尿病肾脏组织有明显的保护作用，可明显抑制糖尿病模型大鼠肾小球的肥大，降低尿 β 微球蛋白、尿白蛋白排泄率和肌酐清除率，且鱼腥草给药组 $TGF\beta_1$ 表达明显减少，$BMP - 7$ 表达增多。

11. 其他作用 鱼腥草还有止血、抑制浆液分泌、促进组织再生的作用。皮下注射鱼腥草水溶物还具有轻度的镇静、抗惊厥作用。实验表明，复方鱼腥草口服液可显著降低染色体畸变率和细胞微核率，说明该口服液能显著抑制辐射所致畸变反应。

【临床应用】

1. 鼻渊 鱼腥草 9000g，桔梗 600g，甘草 250g，水煎浓缩成 1200mL，每次 30mL，1 日 3 次。治疗 200 例，痊愈 188 例，好转 12 例，总有效率 100%。用鱼腥草蒸馏液滴鼻治疗萎缩性鼻炎 33 例，有效 31 例。

2. 呼吸道感染 鱼腥草的各种制剂对肺部感染、上呼吸道感染具有较好疗效。用鱼腥草配桔梗煎服，治疗肺炎 28 例，治愈 25 例。用本品片剂及针剂治疗慢性气管炎 190 例，有效率分别为 76% 和 78%。

3. 预防钩端螺旋体病 每日 15～30g，制成片剂或注射液，内服或肌注，观察 2600 多人，表明本品对钩端螺旋体病有明显预防作用。

4. 慢性宫颈炎 用棉球蘸鱼腥草水溶液，涂于创面或以片剂置于创面，次日取出，5 次为 1 疗程，治疗 243 例，有效率为 81%～92%。

5. 化脓性中耳炎 用鱼腥草蒸馏液滴耳，治疗化脓性中耳炎 100 例，痊愈 95 例。

6. 胃、十二指肠溃疡 鱼腥草 50g，加水 500mL，煮沸 30 分钟后滤去渣，当茶饮，每日 2 次。坚持服用1个月，症状即可消失，服用2个月以上可以痊愈。

7. 前列腺炎 将新鲜鱼腥草洗净，晒干备用。每日用20g，当茶饮用，治疗前列腺炎30余例，获得显效。

【毒副作用】 毒性很低。鱼腥草给小鼠口服的 LD_{50} 为（1.6 ± 0.081）mg/kg，对犬静滴 $38 \sim 47$ g/kg 未引起死亡。亚急性毒性试验表明，犬每日灌服80mg/kg或160mg/kg，连续30天，对动物食欲、血象及肝肾功能等均无明显影响，但可引起不同程度的呕吐和流涎。

参 考 文 献

1. 龚乃超，等. 化学与生物工程，2009，26（3）：41.
2. 黄世琼，等. 现代医药卫生，2010，26（19）：2953.
3. 王慧玲，等. 中国临床药理学与治疗学，2007，12（1）：78.
4. 陈长勋，等. 中成药，2009，31（1）：24.
5. 王海颖，等. 中药新药与临床药理，2008，19（1）：12.
6. 杜向群，等. 江西中医药，2012，43（350）：66.
7. 薛兴阳，等. 现代中西医结合杂志，2013，22（23）：2509.
8. 籍秀梅，等. 河南职工医学院学报，2007，19（1）：91.

皂 角 刺

【别名】 皂角，皂刺，天丁。

【来源】 为豆科植物皂荚 *Gleditsia sinensis* Lam. 的干燥棘刺。

【性味】 辛，温。

【功能主治】 消肿托毒，排脓，杀虫。用于痈疽初起或脓成不溃；外治疥癣麻风。

【主要成分】 含黄酮类化合物黄颜木素（Fustin，即 $3,7,3',4'$-四羟基双氢黄酮）、非瑟素（Fisetin，即 $3,7,3',4$-四羟基黄酮），并含无色花青素。近分离出刺囊酸（Echinocystic acid）和皂荚皂苷 C（Gleditsia saponin C）。尚含酚类、氨基酸等。

【药理作用】

1. 抗肿瘤作用 药理实验表明，皂角刺对小鼠肉瘤180有抑制作用。本品临床应用于多种肿瘤的治疗，亦有一定的疗效，表明皂角刺确有抗肿瘤作用。皂角刺总黄酮对 TNF 有明显的抑制作用；对814静脉注射剂（由白花蛇舌草、皂角刺等药物组成）进行抗肿瘤实验，结果表明，814针剂对 S_{180}（肉瘤）、L_1（淋巴癌）、HSC（肝癌）、U_{14}（宫颈癌）、EAC（艾氏腹水癌）5种 NIH 小白鼠移植性肿瘤有明显的效果，抑制率均大于30%，其中对 U_{14}、EAC、HSC 的抑制率超过50%。实验表明，皂角刺醇提物对小鼠宫颈癌 U_{14} 有一定的抑制作用，提示其抗肿瘤机制可能与抑制 PCNA 和突变型 p53 蛋白的表达有关。

2. 抗凝血作用 皂角刺水煎剂连续7天灌胃3.9g（生药）/kg，能明显延长小鼠凝血时间；体外实验，2.33、6.98、20.93g/kg 剂量给药能明显抑制家兔血小板聚集；连续7天灌胃3.9g/kg，能明显减轻大鼠动脉血栓重量，单次灌胃15g/kg可明显延长家兔血浆复钙凝血时间、凝血酶原时间、白陶土部分凝血活酶时间、凝血酶时间，增强血浆抗凝血酶活性以及对家兔血浆纤维蛋白原含量和优球蛋白溶解时间无明显的影响。对血管舒缩功能无显著作用。其活血化瘀作用机制与抑制血小板聚集，作用于内源性及外源性凝血途径，抑制凝血酶形成，提高抗凝血酶活性，以及对抗凝血酶的作用有关。

3. 抗肝纤维化作用 皂角刺在临床上常用于治疗乙型肝炎。研究发现，从皂角刺木质部分中提取的有效成分黄颜木素 $6.25 \sim 50\mu mol/L$ 以剂量依赖方式显著抑制血小板衍生生长因子（PDGF）作用的刺激，$50\mu mol/L$ 时完全抑制此作用，并能抑制转化生长因子 β_1（$TGF\beta_1$）诱导的细胞内胶原合成；PDGF 诱导激活的肝星状细胞增殖与 TGFβ$_1$ 诱导的胶原合成是肝纤维化形成、发展的两个关键环节,黄颜木素在这两个关键环节上具有双重抑制作用,表明黄颜木素可抑制肝星状细胞的激活、增殖和胶原合成,有抗肝纤维化作用。

4. 抗菌作用 皂角刺提取物有杀菌抑菌作用,其中醇提物对金黄色葡萄球菌的杀菌抑菌作用较强,其最低抑菌浓度仅为水提物浓度的一半。体外抑菌实验显示通过汽化爆鸣式提取的皂角刺乙酸乙酯萃取物对大肠埃希菌、枯草芽孢杆菌、金黄色葡萄球菌均有较明显的抑制作用,效果较醇提液及水煎液好,且对革兰阳性菌的抑制作用明显高于革兰阴性菌,但对真菌几乎无作用。

5. 抗过敏作用 皂角刺水提取物可明显抑制 anti–DN–PIgE 引起的大鼠局部致敏反应,并且有抑制全身过敏反应作用。

6. 其他作用 皂角刺中白桦脂酸型三萜还有抗 HIV 活性作用;皂角刺还有抗炎作用。

【临床应用】

1. 坐骨神经痛 皂角刺 20~40g,加水 500mL,煎至 300mL,1 日内分 2 次服,每日 1 剂,直到疼痛消失后,再巩固治疗 3~5 天后停药。若兼证明显,可辨证加减。治疗 117 例,总有效率 94.9%。

2. 输卵管妊娠 皂角刺 8g,丹参 12g,三棱、莪术、甘草各 5g,并辨证加减,煎成 200mL,分 2 次口服。治疗 31 例,痊愈 29 例,无效 2 例。

3. 重症肺痈 选用千金苇茎汤加皂角刺、桔梗、穿山甲水煎服,静脉滴注左氧氟沙星注射液和鱼腥草注射液,配合纤维支气管镜局部冲洗,治疗肺脓肿痈脓期取得较好疗效。

4. 面部神经麻痹 采用新鲜皂角刺及猪心共煎服,治疗面神经麻痹 16 例,结果痊愈 9 例,好转 7 例。

5. 痤疮 用复方皂刺煎剂(皂角刺、金银花、连翘、白芷、夏枯草、生地黄、大黄、当归、川芎、红花、三棱)患处喷雾治疗重症痤疮 51 例,每日 1 次,每次 30 分钟,之后用粉刺针排除脓疱及囊肿中的内容物,10 天为 1 疗程,治愈率 58.8%,总显效率 98.0%,有效率 100%。

6. 乳痈初起 运用公英皂刺汤(蒲公英、皂角刺、柴胡、花粉、升麻、连翘、玄参、瓜蒌、浙贝母、王不留行、生甘草)治疗乳痈初起 56 例,每日 1 剂,水煎,分 2 次服,3 天为 1 疗程,治愈 48 例,好转 8 例,全部有效。

7. 骨质增生 运用自拟皂刺汤(皂角刺、当归、红花、川芎、山茱萸、鸡血藤、威灵仙)加减治疗各种骨质增生 123 例,每日 1 剂,水煎 2 次,取煎汁 500~600mL,分早晚 2 次服,15 日为 1 个疗程,显效 78 例,有效 36 例,无效 9 例,总有效率 92.7%。

8. 不孕症 用自拟皂刺通管汤(皂角刺、当归、川芎、山甲珠、川牛膝、土鳖虫、香附、丹参、路路通、桂枝、茯苓、水蛭)口服,配合输卵管通液术,治疗不孕症 23 例,治愈率 78.3%。

参 考 文 献

1. 刘明华,等.肿瘤防治研究,2011,38(6):643.
2. 何光志,等.湖南师范大学自然科学学报,2012,35(1):77.
3. 何峰,等.中国实验方剂学杂志,2013,19(19):217.
4. 赵贝,等.河南大学学报(医学版),2013,32(2):88.
5. 刘伟杰,等.河南大学学报,2014,33(2):88.
6. 杨晓宇,等.中国野生植物资源,2015,34(3):38.
7. 熊正国,等.山东医药,2007,47(20):112.
8. 朱华,等.中外健康文摘,2008,5(2):136.

拳 参

【别名】 草河车,紫参,红蚤休。

【来源】　为蓼科植物拳参 Polygonum bistorta L. 的干燥根茎。

【性味】　苦、涩，微寒。

【功能主治】　清热解毒，消肿，止血。用于赤痢热泻，肺热咳嗽，痈肿瘰疬，口舌生疮，血热吐衄，痔疮出血，蛇虫咬伤。

【主要成分】　根茎主含鞣质8.7%～25%，淀粉12%～45.8%，糖类5.7%～7.5%等。鞣质中有可水解鞣质和缩合鞣质。含没食子酸（Gailic acid）、并没食子酸（Ellagic acid）、D－儿茶酚（D－Catechol）、L－表儿茶酚（L－Epicatechol）等。尚含蒽醌类衍生物、黄酮类、β－谷甾醇、维生素C等成分。近年又分离出丁二酸、槲皮素、槲皮素－5－O－β－D－葡萄糖苷、原儿茶酸、丁香苷（Syringin）、儿茶素（Catechin）、芦丁（Rutin）等成分。

【药理作用】

1. 止血作用　拳参渗漉提取物与明胶等制成的止血剂（止血净1号），对狗和绵羊进行各种部位如股动脉切断、肝脏剪口、脾脏切除等出血的止血实验，均有一定的止血效果。用"止血净"1号组织埋藏，可以吸收，初步证明有消炎止血作用。

2. 抗菌作用　拳参水煎剂采用平板打洞法，在体外对金黄色葡萄球菌、白色葡萄球菌、绿脓杆菌、枯草杆菌、大肠杆菌、卡他球菌、宋内痢疾杆菌、福氏痢疾杆菌等均有抗菌作用。采用斜面法测定拳参根茎中得到的5种不同溶剂提取物及4种单体化合物的体外抑菌活性，结果拳参的各种提取物和单体化合物对金黄色葡萄球菌、大肠埃希菌、枯草芽孢杆菌、变形杆菌、产气杆菌、绿脓杆菌和肺炎链球菌均表现有一定的抑菌活性。其中提取物中乙酸乙酯层提取物抑菌活性最强，单体中没食子酸的抑菌活性最强。通过滤纸片对拳参提取物进行抑菌实验，发现不同浓度的拳参提取物对金黄色葡萄球菌和大肠杆菌有一定的抑菌效果，随着拳参提取物浓度的增加，其对金黄色葡萄球菌和大肠杆菌的抑菌作用增强，呈一定的剂量依赖性，但拳参提取物对痢疾杆菌无抑菌效果。

3. 抗肿瘤作用　拳参水浸剂对动物移植性肿瘤（小白鼠子宫颈癌、U_{14}）有抑制作用。

4. 止泻作用　实验表明，本品水煎剂及所含的鞣质均有明显的止泻作用，临床上应用于痢疾、肠炎的治疗，也证实本品有良好的止泻作用。

5. 镇痛作用　实验表明，拳参水提取物能减少由醋酸引起的小鼠扭体反应次数，提高热板法致痛小鼠痛阈值及电刺激法致痛小鼠的镇痛率，但纳洛酮不能对抗其镇痛作用。

6. 对心脏作用　实验结果提示，拳参正丁醇提取物对大鼠心肌结扎冠状动脉损伤有明显的保护作用。其主要作用成分可能为槲皮素。同时实验结果提示，拳参正丁醇提取物对大鼠心肌缺血再灌注损伤有明显的保护作用。其机理可能是通过提高心肌组织的超氧化物歧化酶和降低丙二醛，清除自由基，防止脂质过氧化的产生而发挥保护心肌的作用。拳参正丁醇提取物还可抑制豚鼠离体右心房的自律性。

7. 中枢抑制作用　研究结果表明，拳参正丁醇提取物有明显抑制小鼠的自发活动，不仅使大波、中波大部分消失，小波也明显减少，这提示其有镇静作用。拳参正丁醇提取物能明显加快戊巴比妥钠阈上催眠剂量小鼠的入睡时间，延长其睡眠时间，增强戊巴比妥钠阈下催眠剂量的催眠作用，提示拳参正丁醇提取物可明显增强戊巴比妥钠的中枢抑制作用。

8. 增强免疫功能作用　拳参提取液能够显著增加正常小鼠免疫器官的胸腺指数和脾脏指数，增强正常小鼠单核巨噬细胞的吞噬能力，促进T淋巴细胞增殖，提高血清溶血素水平及血清IL－2水平。说明拳参提取物对正常小鼠的免疫功能具有增强作用。

9. 抗氧化作用　拳参甲醇提取物有较强的还原Fe^{3+}及清除DPPH、ABTS自由基的能力，说明拳参甲醇提取物具有较好的抗氧化能力。拳参正丁醇提取物可通过提高T－NOS和eNOS活性，降低iNOS的活性，升高NO含量，提高抗氧化能力和扩血管功能，对缺血再灌注损伤的大鼠视网膜功能起保护作用。

10. 对脑缺血的保护作用　拳参正丁醇提取物（PBNA）中的水溶性成分PBNA－413可减少中动脉栓塞致大鼠脑缺血再灌注损伤的脑梗死体积，降低脑组织含水率，升高脑组织IL－1β、TNF－α含量的同时降低血清IL－6含量；血清中IL－1β含量升高，而血清TNF－α及脑组织IL－6含量无明显变化，说明

PBNA −413 对脑缺血再灌注损伤的保护机制与降低炎性细胞因子 IL−6、IL−1β 及 TNF−α 的表达有关。

【临床应用】

1. 痢疾、肠炎　拳参片（每片 0.3g），每日 3 次，每次 4 片。治疗痢疾 80 例，治愈 71 例，好转 5 例，无效 4 例，总有效率为 95%。单用拳参 30g，水煎服，每日 1~2 次。或制成浸膏片剂，每日相当于原药 9~12g。治疗赤白痢疾、肠炎 130 例，均有一定的效果。

2. 肺结核　取干拳参粉碎成细粉，加淀粉等赋形剂制成片剂，每片重 0.3g，每次 4~6 片。治疗 12 例，治愈 8 例，好转 3 例，无效 1 例，总有效率为 91.7%。拳参汤（拳参、蜜百合各 9g，沙参、炙甘草各 6g）水煎服，用于阴虚久咳、肺结核、喘嗽有较好疗效。

3. 慢性气管炎　拳参注射液（按黄酮类含量计算，每毫升含 2.2~2.5mg），每日 2 次，每次 2mL，肌注，10 日为 1 疗程，有较好疗效。

【毒副作用】　拳参毒性很小。用 100% 提取液，对小鼠腹腔注射的 LD_{50} 为 0.33g/kg；以"止血净"给家兔腹腔注射 0.2g/kg，观察 5 天，于 30 天后解剖，未发现异常。

参 考 文 献

1. 李良东，等. 中药药理与临床，2007，23（6）：53.
2. 常星，等. 精细化工中间体，2009，39（2）：28−31.
3. 李珂珂，等. 时珍国医国药，2011，22（9）：2180.
4. 张齐雄，等. 亚太传统医药，2012，8（7）：195.
5. 黄志华，等. 时珍国医国药，2010，21（7）：1591.
6. 钟星明，等. 中药药理与临床，2015，31（2）：146.
7. 黄志华，等. 中药药理与临床，2007，23（4）：35.

败 酱 草

【别名】　黄花败酱，败酱，野黄花。

【来源】　为败酱科植物黄花败酱 *Patrinia scabiosaefolia* Fisch. 或白花败酱 *Patrinia villosa* Juss. 的干燥全草。

【性味】　辛、苦，凉。

【功能主治】　清热解毒，祛瘀排脓。用于肠痈，肺痈，痈疮肿痛，血瘀所致腹痛、腹胀、腹部肿块等。

【主要成分】　黄花败酱中含有挥发油（约 8%），生物碱，鞣质。挥发油中以败酱烯与异败酱烯含量较高，其次还含有紫苏醛、紫苏醇、亚麻酸甲酯、樟脑等。并含黄花败酱皂苷（Patrinoside）等。

【药理作用】

1. 抗菌作用　败酱浸剂体外实验，对金黄色葡萄球菌、白色葡萄球菌、类白喉杆菌有轻度抑制作用。其口服液也有较强的抑制作用。本品对福氏痢疾杆菌、宋内痢疾杆菌、伤寒杆菌、大肠杆菌、绿脓杆菌等也有抑制作用。另有研究显示，败酱草对金黄色葡萄球菌（13/27）、表皮葡萄球菌（18/22）的最低抑菌浓度 $MIC \leqslant 3.13mg/mL$，对普通变形杆菌（2/2）、淋病奈瑟菌（2/2）的 $MIC \leqslant 0.78mg/mL$。其主要有效成分为败酱烯和异败酱烯。

2. 保肝利胆作用　研究表明，败酱草有明显促进肝细胞再生，防止肝细胞变性和坏死的作用。全草还有降麝香草酚絮状脑磷脂胆固醇絮状值和降低谷丙转氨酶的作用。认为败酱草有抗肝炎病毒，使肝炎病灶消退，使毛细胆管疏通的作用。测定败酱草等中药对大鼠离体肝脏脂质过氧化的影响，发现受试药物均有抑制作用，说明败酱草等中药是天然抗氧化剂，其抗氧化作用可能是它们护肝功效的药理学基础。

3. 抗肿瘤作用　本品有抑制 S−180 瘤株生长和发育作用。体外实验表明，对人体子宫颈癌培养株系 JTC−26 有抑制作用，抑制率在 90% 以上。败酱草根热水提取液 500mg/mL 对人体子宫颈癌细胞的抑制率为 100%。

4. 镇静作用　黄花败酱的乙醇浸膏或挥发油口服对小鼠有明显的镇静作用，其中所含皂苷为其有效成分。实验表明，黄花败酱（1∶1）浸液 0.3mL/g，能使小白鼠镇静催眠，并能延长戊巴比妥钠的睡眠时间。实验表明，根茎及根的镇静作用较显著，且较缬草为强，是新发现的一种镇静中草药。在挥发油中主要起作用的是败酱烯和异败酱烯，异戊酸无镇静作用。败酱草的镇静作用比同属植物强 1 倍以上。

5. 对胃肠的作用　败酱草能消除局部炎症，改善病变微循环，促进溃疡面的修复。体外动物实验显示，败酱草单宁提取物能够较强地促进小鼠小肠的蠕动，明显减少排便次数，说明单宁对便秘和腹泻有双向治疗作用，且抗便秘作用优于败酱草果胶和多糖。

6. 抗病毒作用　运用细胞培养技术，对败酱草抗呼吸道合胞病毒作用进行体外研究，发现败酱草对呼吸道合胞病毒抑制作用存在明显的量效关系。在不同时间加药实验中，由于在 4℃ 培养 1 小时病毒只吸附于细胞表面，并不会穿入细胞膜。在 37℃ 时病毒穿入细胞膜，进行复制。实验表明，败酱草能抑制呼吸道合胞病毒穿入细胞膜。在感染后 2、4 小时加药，败酱草对呼吸道合胞病毒仍有抑制作用，表明败酱草对呼吸道合胞病毒在细胞中复制也有抑制作用。但是，败酱草抑制病毒复制的机制目前还不清楚，有待进一步研究。

7. 抗疲劳及耐缺氧作用　败酱草多糖可使小鼠游泳力竭时间显著延长、肝糖原含量升高，而 BLA 含量和 CK 活性均不同程度下降，说明败酱草多糖有抗疲劳作用。

8. 降血脂作用　败酱草提取物对高血脂大鼠的体重、血清总胆固醇、血清甘油三酯、血清低密度脂蛋白有明显的降低作用，表明败酱草有一定的降血脂作用。给喂食高脂饲料的小鼠饮用败酱草提取物，发现败酱草对于高脂膳食引起的动脉粥样硬化的危险有一定的抑制作用。

9. 抗氧化活性　败酱草提取物可显著降低衰老模型小鼠血清及组织 MDA 含量，提高 SOD、GSH−Px 和 CAT 活力，表明败酱草提取物具有显著的体内抗氧化活性。

10. 其他作用　研究显示，败酱草能明显抑制脂多糖（LPS）刺激枯否细胞（KC）分泌粒细胞−巨噬细胞集落刺激因子（GM−CSF），还能明显增加 KC 分泌前列腺素 E_2（PGE_2）。

【临床应用】

1. 感冒　败酱草适量，制成冲剂或片剂。治疗流行性感冒 401 例，有效率为 86.5%。对控制发热、恶寒、全身疼痛症状显著，未见不良反应。

2. 婴幼儿腹泻　取鲜败酱草洗净，榨取绿汁（当日用，当日取）。用法：1 周岁以下，每次口服 2mL，1～2 岁每次服 3mL，均每日 2 次，可加少许红糖调服，脱水重者加补液纠正。治疗 72 例，痊愈 68 例，好转 4 例，总有效率为 100%。

3. 流行性腮腺炎　黄花败酱鲜叶适量，加生石膏 15～30g，共捣烂，用鸡蛋清调匀外敷肿痛处，24 小时取下，重症可敷 2 次，有并发症时加服其他煎剂。治疗 200 例，有 180 例敷后 24 小时内症状消失。

4. 神经衰弱性失眠　用黄花败酱制剂内服治疗 62 例失眠，结果显效率达 30.6%，总有效率为 91.9%。

5. 新生儿毒性红斑　败酱草 50g，加水 3000mL，煮沸 5 分钟，将药液滤入婴儿洗澡用小浴盆内，加水使药液温度至正常洗澡温度，以常规洗澡方法将患儿身体浸泡至药液内，头面部可用浸有药液的小毛巾湿敷，浸泡 5 分钟后常规洗澡擦干，每日 1 次，重度每日可 2 次，连续 3 天，治疗 108 例，轻度 78 例中显效 67 例（85.9%），有效 8 例（10.3%），无效 3 例（3.8%），有效率 96.2%。

6. 膝关节损伤　败酱草 25g，黄芪、丹参各 20g，甘草 19g，皂角刺、白芷各 12g，土茯苓、白花蛇舌草、泽兰各 15g。每剂药加水约 400mL，文火煎 20 分钟，共煎 3 次，混匀，分早、中、晚空腹温服，连服 15 天痊愈。

7. 慢性胃炎　取生青败酱草放入清水中洗净，再用凉开水洗一遍盛入盘中食用，每次 30g，1 日 3 次，一般连续食用 5 天，可获得较好疗效。

8. 慢性阑尾炎　红藤、败酱草各 100g，加水煎服，1 日 1 剂，分 4 次服，以 10 天为 1 疗程。症状及体征消失后，可改为适量的药泡开水饮（第 1 次泡开水，烧开后再饮服），以巩固疗效。

参 考 文 献

1. 赵栋，等. 中国医药导报，2009，15（10）：76.
2. 韩亮，等. 今日药学，2013，23（2）：78.
3. 董亮，等. 时珍国医国药，2010，21（7）：1681.
4. 池爱平，等. 食品科学，2014，35（21）：212.
5. 张凤梅，等. 中药材，2008，31（12）：1879.
6. 兰桃芳，等. 现代食品科技，2012，28（9）：1120.
7. 韩亮，等. 广东药学院学报，2013，29（1）：73.
8. 孟良玉，等. 食品工业科技，2012，33（22）：372.
9. 李玉基，等. 食品与药品，2013，15（4）：248.
10. 杨柳，等. 中医药信息，2012，29（4）：169.

了 哥 王

【别名】　南岭荛花，地棉根。

【来源】　为瑞香科植物了哥王 *Wikstroemia indica* (L.) C. A. Mey 的干燥根或根皮、茎叶。

【性味】　苦，寒；有毒。

【功能主治】　清热解毒，散结逐水。用于肺热咳嗽，痄腮，瘰疬，风湿痹痛，疮疖肿毒，水肿腹胀。

【主要成分】　根皮含南荛素（Wikstroemin）、树脂酸、甾醇、挥发油、酚性物质、多糖，种子含皂苷、黄酮类（黄荛素），尚含西瑞香素（Daphnoretin，亦称了哥王素）、羟基荛花素（Hydroxygenkwanin）。对了哥王的茎皮进行化学成分研究，分离出 6 个化合物，分别鉴定为西瑞香素 - 7 - O - β - D - 葡萄糖苷、槲皮苷、大黄素甲醚、山奈酚 - 3 - 芸香糖苷、牛蒡苷元、伞形香青酰胺。挥发油主要成分是十六烷酸、9 - 十八碳烯酸、9,12 - 十八碳二烯酸、9 - 十六碳烯酸、十五烷酸、十二烷酸、癸酸等。

【药理作用】

1. 抗菌作用　本品对溶血性链球菌、金黄色葡萄球菌、伤寒杆菌、卡他球菌、白喉杆菌、绿脓杆菌均有抑制作用。了哥王水煎液对藤黄八叠球菌、枯草芽孢杆菌及金黄色葡萄球菌均有很强的抑制作用，且浓度越高抑菌作用越强，尤其对藤黄八叠球菌抑菌作用最强。对大肠杆菌的抑菌作用较弱，仅在高浓度时才表现出来。

2. 抗炎、镇痛作用　南荛素对二甲苯所致的大鼠耳部炎症及 5 - HT 引起的大鼠足肿胀有明显的抑制作用。对大鼠蛋清性、角叉菜胶与甲醛性足肿胀以及对大鼠的巴豆油气囊肿肉芽组织增生，也显示明显的抑制作用。了哥王片 3.6g/kg 和 7.2g/kg 对大鼠有明显抗炎作用，15.0g/kg 对小鼠有明显抗炎作用。此外，南荛素能抑制醋酸引起的小鼠扭体反应，表明了哥王有镇痛作用。

3. 抗病毒作用　了哥王对流感病毒、乙型肝炎病毒、艾滋病病毒等均有明显的抑制作用。了哥王提取物有抗甲 3 型流感病毒作用。了哥王所含的牛蒡苷元有抗艾滋病病毒作用。据国外文献报道，西瑞香素能抑制乙型肝炎病毒在人类肝细胞内的基因表达。

4. 对心血管系统的影响　了哥王素（Daphnoretin）有改善小鼠心肌营养性血流量的作用，使心肌对 ^{80} 铷的摄取率明显增加。

5. 抗癌作用　动物实验表明，了哥王水煎剂对小白鼠淋巴肉瘤 - 1 号腹水型抑制率达 45.4%，对小鼠艾氏腹水瘤生长抑制率达 97%。对小鼠子宫颈癌、P_{388} 淋巴细胞性白血病有明显抑制作用。印度了哥王乙酸乙酯可溶部分有抑制肿瘤的作用。了哥王所含西瑞香素可抑制艾氏腹水癌细胞的核酸与蛋白质合成，3mg/kg 对艾氏腹水癌有 97% 的抑制作用。其所含南荛素类多种化合物、牛蒡苷元、罗红松脂酚均有抗白血病的作用。另外，了哥王含有的两种黄酮类化合物和山柰酚 – 3 – O – β – D 吡喃葡萄糖苷能抗 P_{388} 淋巴细胞性白血病。从了哥王根及根皮分离纯化得到的了哥王多糖体 – 1（WIP – 1）对小鼠辐射损伤显示明显的保护作用。对正常及荷瘤小鼠的造血组织有显著的刺激作用，表现在使骨髓粒 – 巨噬祖细胞数目增加。

6. 引产作用 了哥王根的石油醚提取物对小鼠、狗和猴进行中期引产试验，其有效剂量分别为 50～100、0.5、0.05～0.06mg/kg，且受试动物的体重、血象、肝肾功能及红细胞渗透性等均无异常变化。

7. 其他作用 了哥王根茎叶水煎液，可治稻螟及其他害虫（孑孓、蝇蛆）。南荛花素对狗有利尿作用；羟基荛花素有祛痰、止咳作用；树脂有泻下作用。了哥王与韭菜配合提取液对伤口有止血作用。

【临床应用】

1. 急性扁桃体炎 用了哥王片治疗急性扁桃体炎 150 例，显效率 62%，总有效率 92%。服法：每次 3 片，每日 3 次，疗程 7 天。未见明显副作用。

2. 慢性支气管炎 用了哥王片治疗热痰型老年慢性支气管炎 52 例，并与双黄连口服液治疗 46 例作对照观察。了哥王组：口服了哥王片，1 次 3 片，1 日 3 次；双黄连组：口服双黄连口服液 20mL，1 日 3 次。1个月后评定疗效。了哥王组总有效率为 90.4%，双黄连组总有效率为 71.7%。了哥王组优于双黄连组，在统计学上有显著性差异（$P < 0.05$）。

3. 癌症 了哥王用于治疗多种癌症如乳腺癌、恶性淋巴癌、肺癌及各种体表癌，均有一定效果。

4. 颈淋巴结肿大 采用了哥王片治疗儿童单纯性颈淋巴结肿大 156 例，总有效率达 95.5%。

5. 乳腺炎 应用了哥王片治疗乳腺炎 50 例，收效满意。

6. 慢性肝炎 用了哥王片治疗慢性乙型肝炎 27 例，肝炎后肝硬化 8 例。在用一般常规护肝药的基础上加服了哥王片，1 次 3 片，1 日 3 次，1 个月为 1 个疗程，疗效满意，尤其是肝胆湿热型，肝功能恢复明显，退黄作用较好。用其治疗 50 例，与常规疗法 50 例作对照，前者总有效率 72%，后者总有效率 40%。

7. 化脓性皮肤病 用了哥王片治疗化脓性皮肤病 200 例，服法同上，疗程 3～10 天，平均 7 天。治愈率 59%，有效率 86%。对表层组织感染如脓疱疮、毛囊炎等疗效较好，对疔、痈、丹毒等疗效稍差，有时需加用抗生素加强治疗。用了哥王片治疗小儿早期头面部疮 25 例，与 25 例应用青霉素和氨苄青霉素的患儿作对照，前者治愈率 60%，有效率 100%；后者治愈率 20%，有效率 56%。

8. 肝硬化 在中医辨证施治的基础上加用了哥王治疗肝硬化 24 例，其中肝炎后肝硬化 18 例，酒精性肝硬化 3 例，血吸虫肝硬化 1 例，病因未明肝硬化 2 例。加用了哥王，从 6g 开始，每服 3 剂增加 1g，最大剂量不超过 10g。煎后约剩药液 300mL，分 2 次服，每天 1 剂，1 个月为 1 疗程。疗效：临床治愈 10 例，好转 9 例，无效 5 例，总有效率 79.2%。未发现了哥王对心、肝、肾功能有明显影响。认为肝硬化按一般常规辨证论治用药，常难取得较好的疗效，加用了哥王可使疗效显著提高。

9. 带状疱疹 了哥王片配合常规抗病毒药治疗带状疱疹有良好的疗效。另采用了哥王片治疗带状疱疹后遗神经痛 30 例，止痛效果良好。

10. 皮下剥离伤 采用了哥王片治疗皮下潜行剥离伤 22 例，取得理想疗效。

11. 坐骨神经痛 自拟复方了哥王（了哥王、海桐皮、黑雌鸡肉）治疗坐骨神经痛 100 例，总有效率 100%。

12. 膝关节创伤性滑膜炎 用了哥王片内服加外用，每日 3 次，每次 3 片；用关节穿刺术，抽净积液和积血后，外用 8 片研粉，用凡士林调敷于棉布上加压包扎，用髌骨固定带固定膝关节，每日更换 1 次。7 天为 1 个疗程，一般 1～3 个疗程，治疗 50 例，总有效率 96%。

13. 肺部炎症 了哥王注射液，每次 2mL，每日 2～3 次，肌注，或口服了哥王片，每次 3～4 片，每日 3～4 次。治疗肺炎 53 例，治愈 25 例，好转 17 例。

14. 流行性角结膜炎 用了哥王片内服，每次 3 片，每日 3 次，连服 1 周为 1 疗程，观察 80 例，痊愈

35 例，有效 40 例，无效 5 例，总有效率 93.8%。

15. 麻风病 单用了哥王水煎服，每次服 15mL（相当于生药 15g），日服 3 次，共治疗 31 例，总有效率达 71%。

【毒副作用】 本品有毒，量大或炮制不当可致胸闷、呕吐等。所含树脂有较强的泻下作用，煎煮 6～10 小时后服用，临床未见明显毒性。临床应用了哥王注射液肌注，也无明显毒副作用发生。

参 考 文 献

1. 陈扬，等. 沈阳药科大学学报，2009，26（7）：587.
2. 熊友香，等. 中国中医药信息杂志，2008，15（10）：42.
3. 李玉田，等. 中国实验方剂学杂志，2011，17（24）：252.
4. 邵萌，等. 天然产物研究与开发，2014，26（6）：851.
5. 王智康. 浙江中医杂志，2007，42（1）：59.

马 鞭 草

【别名】 铁马鞭，紫顶龙芽，狗牙草，鹤膝风。

【来源】 为马鞭草科植物马鞭草 *Verbena officinalis* L. 的干燥地上部分。

【性味】 苦，凉。

【功能主治】 活血散瘀，解毒，利水，退黄截疟。用于癥瘕积聚，痛经经闭，喉痹，痈肿，水肿，黄疸，疟疾。

【主要成分】 含马鞭草苷（Verbenalin）、马鞭草醇（Verbenalol）、龙胆苦苷、槲皮苷、山奈酚、β－谷甾醇、熊果酸、鞣质、挥发油。根及茎含水苏糖（Stachyose），叶中含腺苷（Adenosine）和β－胡萝卜素。

【药理作用】

1. 抗炎镇痛作用 水及醇提取物对芥子油滴入家兔结膜囊内引起的炎症有消炎作用，醇提取物作用比水提物好。水提取物的镇痛作用（家兔齿髓电刺激法），在给药后 1 小时开始，3 小时后消失；醇提物的镇痛作用在 6 小时后尚未完全消失，醇提水溶性部分更久，而水不溶部分则无镇痛作用。马鞭草地上部分的石油醚、三氯甲烷、甲醇 3 种提取物，均对角叉菜胶引起的大鼠足肿胀有抑制作用，其中石油醚提取物抑制活性最高。

2. 抗癌作用 马鞭草醇提液对绒毛膜癌 JAR 细胞株有明显抑制作用，MTT 法及荧光法所测结果无明显差异。马鞭草醇提液对人肝癌 SMMC－7721 细胞及人胚肺 2 倍体成纤维细胞株无明显影响。马鞭草 C（马鞭草提取液中分离出的活性成分）部位对绒毛膜癌 JAR 细胞分泌 HCG 产生明显的抑制作用，呈时间和剂量相关性。马鞭草 C 部位阻滞绒癌 JAR 细胞于 G_2/M 期，通过改变 Bax、Bcl－2 和 Fasl 表达，诱导 JAR 细胞凋亡。

3. 止血作用 从马鞭草干燥全草提取的马鞭草宁（Verbenin）有促进家兔血液凝固的作用。

4. 抗病原微生物作用 体外实验表明，马鞭草水煎剂在 31mg/mL 浓度时，能杀死钩端螺旋体。马鞭草煎剂对金黄色葡萄球菌、福氏痢疾杆菌、白喉杆菌有抑制作用。马鞭草针剂在控制疟疾症状和抑杀疟原虫方面有较好效果，能使疟原虫变形。

5. 抗毒素作用 马鞭草苷有抗白喉毒素的作用，预服本品能保护豚鼠给白喉毒素 1～2MLD 后而不死亡。

6. 抗早孕作用 马鞭草临床应用及大量的动物整体和体外实验研究表明，马鞭草具有明显的抗早孕作用，其抗孕作用机理主要为兴奋子宫肌条和对滋养细胞的作用。马鞭草煎剂在浓度为 16g/L 时，对离体大鼠子宫肌条有一定兴奋作用，并与 PGE_α 和 $PGE_{2\alpha}$ 有协同作用。马鞭草苷、3,4－二氢马鞭草苷和 5－

羟基马鞭草苷能显著增加子宫肌条的收缩频率和振幅，马鞭草苷较高浓度时对子宫肌条呈现先短暂兴奋后持续抑制的作用。马鞭草能抑制绒毛生长及滋养叶细胞分泌绒毛膜促性腺激素（HCG）的功能；抑制蜕膜细胞生长，促进凋亡。体外实验表明，马鞭草能抑制滋养层细胞增殖分化，损伤细胞超微结构，抑制琥珀酸脱氢酶（SDH）的活性，干扰细胞能量代谢，造成滋养层细胞合成和分泌绒毛膜促性腺激素（HCG）减少，使蜕膜组织退变，胎盘血流量减少，导致胎儿生长发育停止。另外，一定浓度的马鞭草提取液以剂量依赖方式直接损伤滋养层细胞；亦可直接杀伤滋养层细胞，抑制 HCG 的分泌而中止早孕。体内实验表明，马鞭草能明显抑制胚胎生长，使其固缩死亡，胎盘组织微血管固缩减少，微血管分布面积明显小于空白对照组，病理切片见胎盘滋养层细胞和蜕膜细胞呈退行性改变，染色质向核膜下聚集，核中央呈空泡化，具明显的抗早孕作用。

7. 神经保护作用　马鞭草水提液可抑制 $A\beta_{25-35}$、$A\beta_{1-42}$ 所致的细胞毒作用，减少神经细胞凋亡，但对用衣霉素、紫外线照射、过氧化氢所致的细胞损伤无保护作用。同时发现，水提取液能够抑制 $A\beta$ 所致的神经细胞中 caspase-2、caspase-3 的激活。马鞭草水煎液在行为学试验中能提高老年痴呆模型小鼠学习记忆能力，提示其可能对老年痴呆症有神经保护作用。马鞭草能明显改善局灶性脑缺血再灌注大鼠的海马 CA1 区的损伤程度，增加神经元存活数，同时可显著延长亚硝酸钠中毒缺氧小鼠的存活时间。

8. 对免疫功能的影响　马鞭草醇提取物具有增强小鼠 T、B 细胞免疫功能和抑制小鼠吞噬细胞功能作用，因其对小鼠抗体形成细胞分泌抗体的能力、T 细胞增殖能力具有明显的增强效应，对小鼠吞噬细胞功能则具有明显抑制效应，且马鞭草醇提物在一定剂量下对小鼠 IL-2 生物活性具有增强作用，且呈剂量依赖性。

10. 抗辐射作用　含生药 3% 的马鞭草注射液可提高辐射后小鼠的存活率，对白细胞及血小板的数量变化有显著影响，还能显著提高辐射后小鼠的 SOD 活性，增加 GSH-Px 含量，降低 MDA 含量，提示马鞭草注射液对辐射损伤小鼠有明显的保护作用。

11. 抑制结石作用　用原子吸收光谱法检测马鞭草提取液对乙二醇大鼠草酸钙结石模型肾钙含量，变色酸比色法测定尿草酸浓度，肾病理观测草酸钙结晶。结果发现，经马鞭草提取液治疗的结石大鼠肾中钙、尿草酸含量明显降低，说明马鞭草对大鼠肾草酸钙晶体形成有明显抑制作用，推测其在防治尿石症方面有应用价值。

12. 其他作用　马鞭草苷和马鞭草宁对交感神经末梢，小剂量兴奋，大剂量抑制。对哺乳动物有持久的促进乳汁分泌的作用。

【临床应用】

1. 疟疾　据数百例临床观察，马鞭草各种制剂对控制疟疾临床症状有效率在 90% 左右，其中以针剂的疗效较佳，丸剂的疗效略差。有人用马鞭草煎剂内服，每日 3 次，连服 3～7 天，可抑制发作，治疗 31 例，有效率为 96.8%。用马鞭草注射液治疗疟疾 38 例，注射 1～3 次，症状即消失者 36 例，占 94.7%，控制症状平均 1.5 天，给药 3～4 天，血检疟原虫转阴。

2. 甲沟炎　取鲜马鞭草叶适量洗净，食盐少许，混合捣烂，敷于患处并包扎，每日换药 1 次，一般 1～3 日后症状减轻，5 日可获愈。

3. 急性乳腺炎　马鞭草全草（鲜草 100g、干草 30g），加 2 个青壳鸭蛋（用筷子敲打使蛋壳产生裂缝），加水 500mL，煮熟。取出鸭蛋用毛巾包裹，乘热外敷于乳房硬结疼痛处，待冷却后与煎煮的马鞭草液一起服下，每日 1 剂。治疗急性乳腺炎 180 例，经 1～4 天治疗，红、肿、热、痛消退，硬结处变软或消失，乳汁通畅，体温血象正常，无 1 例乳房脓肿形成，有效率达 100%。

4. 霉菌性阴道炎　马鞭草 150g，熬水后去渣，温水中坐浴 10 分钟，用消毒毛巾清洗局部，每天晚上 1 次，连续用药 5 天，治疗霉菌性阴道炎取得良好效果。

5. 慢性前列腺炎　以马鞭草为主加减的复方汤剂治疗慢性前列腺炎 36 例，痊愈 15 例，显效 12 例，有效 7 例，无效 2 例，总有效率可达 94.4%。

6. 白喉　马鞭草 50g，浓煎成 300mL，1 日分 2 次服完，连服 3～5 日，治疗白喉 50 例，全部治愈。

平均退热时间 15.3 小时，假膜消失时间 2.2 天，咽拭培养转阴时间 2.4 天。

7. 传染性肝炎 用 62.5% 马鞭草煎剂，每次 40～50mL，每日 3 次内服，或用 100% 注射剂每次肌注 2～5mL，每日 2 次，共治疗 80 例，77 例痊愈，2 例显效，1 例无效。黄疸消失时间平均 15 天，消化系统症状消失时间 3～12 天，肝肿大 14～35 天消失，肝功能及转氨酶检查 10～30 天内恢复正常。住院时间平均 23.6 天。用马鞭草、金钱草、车前草各 15g，水煎，分 3 次服，连服 2 周，对黄疸型肝炎有较好效果。

8. 牙龈肿痛及口腔黏膜溃疡 取马鞭草新鲜全草 100g（或干草 50g）洗净，加水 300mL，置砂锅中煮沸 5～10 分钟（不能用铁锅）。待药液温度稍降后，用以含漱或含服，每日 6～8 次，每日 1 剂。治疗牙龈肿痛及口腔黏膜溃疡百余例，获效颇佳。

【毒副作用】 本品毒性较小，迄今未见有毒性报道。临床应用胃肠反应发生率较高，主要是恶心、呕吐、腹痛、腹泻等，但停药即愈。

参 考 文 献

1. 曹志然，等. 中国中医药科技，2007，14（1）：64.
2. 王文佳，等. 贵阳中医学院学报，2008，30（4）：17.
3. 王文佳，等. 甘肃中医学院学报，2008，25（2）：14.
4. 杨海光，等. 中国药学杂志，2013，48（12）：949.
5. 任非，等. 中国医院药学杂志，2013，33（6）：445.
6. 王海燕，等. 四川中医，2011，29（7）：58.
7. 杜超群，等. 医学理论与实践，2012，25（15）：1843.
8. 冯播，等. 中国肿瘤生物治疗杂志，2008，15（5）：444.
9. 李小龙，等. 河北医药，2011，33（2）：234.
10. 郭琳，等. 中医学报，2014，29（9）：1345.
11. 金伟军，等. 时珍国医国药，2007，18（3）：693.
12. 田菁，等. 天然产物研究与开发，2007，19（2）：24.

鸦 胆 子

【别名】 鸭胆子，苦参子。

【来源】 为苦木科植物鸦胆子 *Brucea javanica*（L.）Merr. 的干燥成熟果实。

【性味】 苦，寒；有小毒。

【功能主治】 清热解毒，截疟，止痢；外用腐蚀赘疣。用于痢疾，疟疾；外治赘疣，鸡眼。

【主要成分】 主要有效成分为鸦胆子苦素（Bruceine）A、B、C、D、E、F、G 及鸦胆子苦内酯（Bruceolide）、鸦胆子苦醇（Brusatol）和鸦胆子苷（Bruceoside）A、B 等。尚含有鸦胆子毒素（Brutoxin）、鸦胆子碱（Brucealin）、鸦胆宁（Yatanine）等。鸦胆子脂肪油中含有油酸、亚油酸等。

【药理作用】

1. 抗阿米巴原虫等病原体作用 鸦胆子水剂、乙醚浸膏、鸦胆子苷、苦味素等对阿米巴原虫均有杀灭作用，对患有阿米巴痢疾的动物有治疗作用。用鸦胆子仁口服或水浸液肌注对鸡疟有治疗作用，可使血中疟原虫数目减少或消失，不仅可抑制疟原虫的生长和繁殖，并可使疟原虫变形和破坏，最后完全消失。鸦胆子对肠内寄生虫如鞭虫、蛔虫、绦虫等有驱除作用，对钩虫、肺吸虫、血吸虫、滴虫、草履虫、尿路原虫也有驱杀作用。鸦胆子和补骨脂素合剂对地塞米松皮下注射所致的卡氏肺孢子虫肺炎大鼠模型有抑制及杀灭卡氏肺孢子虫的作用。

2. 抗肿瘤作用 实验表明，10% 鸦胆子油能杀伤肝癌细胞。鸦胆子油、乳剂对小鼠实体型和腹水型

肝癌及大鼠 W_{256} 有抑制作用。鸦胆子油对小鼠艾氏腹水癌、肉瘤 37、肉瘤 S_{180}、子宫颈癌 14 均有抑制作用。鸦胆子提取物及其有效成分鸦胆子苷 A、B 对白血病也有抑制作用。鸦胆子仁糊剂或水剂局部应用，能使诱发的小鼠皮肤癌和乳头状瘤瘤细胞退变和坏死。实验表明，鸦胆子及其所含抗癌成分能抑制癌细胞对氧的摄取，抑制癌细胞 DNA 合成，对部分癌细胞有直接杀伤作用，能损害癌细胞的细胞膜和细胞核。鸦胆子油乳还具有抑制 $B_{16} - BL_6$ 细胞黏附、侵袭及转移的作用。鸦胆子油乳在 3、$6\mu L/mL$ 浓度时，与 $B_{16} - BL_6$ 细胞作用 24 小时，可抑制其与纤粘连蛋白的黏附，抑制率分别为 24.5% 和 63.2%；也抑制其与层粘连蛋白的黏附，抑制率分别为 17.0% 和 34.5%；对 $B_{16} - BL_6$ 细胞侵袭重组基底膜的抑制率为 26.7% 和 41.3%。在小鼠黑色素瘤自发性转移模型中，鸦胆子油乳 2.5、5.0、10.0mL/kg 连续注射给药 1 个月，小鼠肺转移灶与对照组相比明显减少。

3. 免疫增强作用　鸦胆子油对小鼠脾重、溶血空斑数、腹腔巨噬细胞吞噬功能及 ^{60} 钴照射后的骨髓造血干细胞的增殖均有促进作用。临床上使用鸦胆子乳剂静注的病人，其玫瑰花结形成率显著增加，故鸦胆子有一定的免疫增强作用。鸦胆子和补骨脂素合剂对地塞米松皮下注射所致的卡氏肺孢子虫肺炎大鼠模型有增强免疫调节作用，治疗组大鼠，受损的肺组织病变减轻或修复，体重明显回升，肺组织包囊数明显低于阳性对照组；血液中 $CD4^+$ T 细胞、$CD8^+$ T 细胞和 $TNF - \alpha$ 均较阳性对照组升高。

4. 对心血管系统的作用　去油鸦胆子浸剂及其他粗提物静注，可使犬血压暂时下降，对在体和离体心脏有抑制作用，此作用不因切断迷走神经或注射阿托品而消失。

5. 降血脂作用　通过对高脂血症沙鼠血清中卵磷脂胆固醇酰基转移酶活性变化的测定，研究鸦胆子油口服乳剂的降血脂作用，结果表明，鸦胆子油可明显降低高脂血症沙鼠血液中的甘油三酯和总胆固醇水平，并使血清卵磷脂胆固醇酰基转移酶活性升高。

6. 抗消化道溃疡作用　鸦胆子油乳颗粒剂灌胃给药可显著抑制幽门结扎大鼠胃溃疡、阿司匹林所致小鼠胃溃疡、小鼠束水应激性胃溃疡的形成，并对氨水所致大鼠慢性萎缩性胃炎有显著抑制作用；有人认为，鸦胆子油乳颗粒剂能增加胃黏液分泌，抑制慢性炎性细胞浸润，显著降低炎症反应和溃疡指数，增强胃黏膜的防御功能。研究结果表明，鸦胆子油乳能有效抑制幽门螺旋杆菌，显著增加人体局部内源性 PGE_2 的生物合成，增强动物胃黏膜的 SOD 活性，降低动物胃黏膜 MDA 和氧自由基相对含量，从而减少氧自由基对胃黏膜的损害而发挥抗溃疡作用。

7. 兴奋平滑肌作用　鸦胆子仁的各种浸出物均能兴奋离体子宫、小肠及在位小肠。鸦胆子苷对离体器官无作用，但麻醉犬静注小量，20 分钟后肠管发生剧烈收缩。

8. 降低颅内压作用　鸦胆子油乳具有较强的拮抗硝普钠引起的颅内压升高的作用，口服也有轻度的拮抗作用，而对正常颅内压及血压影响不大。也有研究表明，鸦胆子油乳可使肺癌脑转移引起的颅内压升高症状缓解。

9. 其他作用　鸦胆子有抗烟草花叶病毒作用。鸦胆子油的乙醇提取物对金黄色葡萄球菌、白色念珠菌、大肠杆菌、绿脓杆菌、淋球菌、溶血性链球菌有较强的抑制作用。鸦胆子油还可抑制尿道瘢痕形成。采用腹腔注射鸦胆子油乳可治疗自体移植大鼠子宫内膜异位症。

【临床应用】

1. 肿瘤　用 5% 及 10% 鸦胆子油局部注射，配合中药内服外敷治疗宫颈癌 43 例，治愈 21 例（随访 2～5 年未复发），显效 8 例，有效 12 例。用本品 40% 油剂或 30% 水剂肌肉或局部注射，50% 乳剂口服，对直肠癌则灌肠或用栓剂，共治疗各种癌症 96 例，肿瘤缩小者占 25%，症状缓解者占 46.9%，无效者占 28.1%。鸦胆子糊剂外敷治疗软纤维瘤可取得良好效果。

2. 阿米巴痢疾　鸦胆子仁内服，并配合其浸剂灌肠治疗本病有较好疗效。分别观察 50 例和 65 例，近期治愈率达 72% 和 94%，有效病例大多在 2～7 天内症状消失或减轻，3～5 天内大便镜检转阴。

3. 溃疡性结肠炎　鸦胆子乳剂 50mL，加 0.9% 生理盐水 50mL 保留灌肠，每晚睡前 1 次，15 日为 1 疗程，其中 1 例每次加本品 10mL，每日 3 次，饭前 15～20 分钟口服，治 4 个疗程。观察 23 例，痊愈 15 例，有效 7 例，无效 1 例。

4. 尖锐湿疣 用棉签蘸100%鸦胆子油均匀地涂抹在疣体上，每日2次，168例（男62例，女106例）经过3～15天治疗，全部治愈，治愈率达100%。用鸦胆子酊（鸦胆子20g加入65%酒精100mL内，浸泡10天制得）治疗传染性软疣196例，患者均获痊愈，6天治愈124例，8天治愈52例，10天治愈20例。

5. 鸡眼 取鸦胆子1粒，剥去坚硬外壳，用75%乙醇1滴滴于鸦胆子仁上，然后将处理后的鸦胆子压于鸡眼处，以创可贴（或胶布）贴牢，持续4天。后连续外敷1～2粒。治疗鸡眼120例，治愈93例，有效26例，无效1例。

6. 灰指甲 先将病趾或指甲用温热盐水浸泡20～30分钟，使其发软，再用小刀将趾指甲的萎缩松软部分刮净，揩干后将鸦胆子去壳取仁放在病甲上，并用手拇指、食指隔以塑料薄膜捏住鸦胆子仁，用力挤压，使压出的油涂敷在病甲上，外用胶布或伤湿膏固定，每用1～2粒，每日1次。治疗6例，5例获愈。

7. 银屑病 采用鸦胆子注射液加入生理盐水静滴或鸦胆子油乳液口服，治疗银屑病15例，痊愈6例，显效5例，有效2例，无效2例。

【毒副作用】 本品有毒，口服对胃肠道有刺激作用，长期大量使用有累积毒性，对肝肾实质有损害。鸦胆子煎剂对雏鸡肌注的LD_{50}为0.25g/kg，口服为0.4g/kg。小鼠尾静脉注射，鸦胆子水针剂的LD_{50}为2160mg/kg，静脉乳剂为6250mg/kg。

参 考 文 献

1. 张士更，等. 中国中西医结合外科杂志，2011，17（2）：181.
2. 谭建福，等. 广东医学，2013，34（9）：1467.
3. 马青松，等. 贵州农业科学，2015，43（2）：137.
4. 王奇，等. 海峡药学，2012，24（1）：48.
5. 唐晓玲，等. 世界中西医结合杂志，2013，8（4）：430.
6. 韩凤娟，等. 现代肿瘤医学，2013，21（3）：669.
7. 罗小秀，等. 中国现代医生，2010，48（9）：15.
8. 沈建国，等. 中国中药杂志，2007，32（1）：27.

马 齿 苋

【别名】 马苋，五行草，酱瓣草，耐旱菜。

【来源】 为马齿苋科植物马齿苋 *Portulaca oleracea* L. 的干燥地上部分。

【性味】 酸，寒。

【功能主治】 清热解毒，凉血止血，止痢。用于热毒血痢，痈肿疔疮，湿疹，丹毒，蛇虫咬伤，便血，痔血，崩漏下血。

【主要成分】 马齿苋含大量钾盐。尚含左旋去甲肾上腺素（l‐Noradrenaline）、多巴胺（Dopamine）、多巴（Dopa）、维生素A样物质、维生素B_1、维生素B_2、维生素C、胡萝卜素、皂苷、鞣质、树质、脂肪、尿素（Urea）及钙、磷、铁盐等。另外还含有丰富的苹果酸、枸橼酸、氨基酸、草酸盐等。

【药理作用】

1. 抑菌作用 马齿苋乙醇提取物对志贺和佛氏副赤痢疾杆菌有显著抑制作用。水煎剂可抑制志贺、宋内、斯氏及费氏痢疾杆菌，但痢疾杆菌在马齿苋肉汤中多次传代后产生明显抗药性。马齿苋醇浸物、水煎剂还可以抑制大肠杆菌、变形杆菌、伤寒杆菌、金黄色葡萄球菌，对绿脓杆菌有轻度抑制作用。对致病性真菌如奥杜益小芽孢癣菌也有抑制作用。但对结核杆菌无效，对腹腔注射大肠杆菌的小鼠亦无保护作用。

2. 增强免疫作用 马齿苋能提高细胞的免疫功能。用 ^{3}H-TdR 深入法研究马齿苋对家兔淋巴细胞增殖的影响，结果表明，马齿苋能显著提高家兔正常淋巴细胞和 PHA 诱导的淋巴细胞增殖能力。此外有研究表明，服用马齿苋提取液实验组的家兔脾小体和生发中心均比相应对照组大；并且实验组的胸腺皮质厚度也分别高于相应对照组；同时家兔脾脏中的巨噬细胞和自然杀伤细胞的阳性细胞数量明显增加。马齿苋提取液还能增加因免疫抑制剂秋水仙碱所引起的免疫功能低下的家兔脾脏重量，对圆小囊 IEL 数量的提升作用也非常明显。说明马齿苋提取液对家兔的免疫机能确实有一定的增强作用。

3. 对心血管系统的影响

（1）清除氧自由基作用 有研究发现，机体在病理或生理情况下，在线粒体呼吸链的早期阶段就可能有单电子漏出，导致部分氧还原成为过氧化物阴离子。过氧化物阴离子进一步反应或歧化可形成 H_2O_2、羟自由基和超氧阴离子自由基，这些自由基对各种生物大分子能引起氧化损伤，通过脂质过氧化损伤细胞膜和脂蛋白，引起高血脂、冠心病等。有人研究，经沸水处理后的马齿苋水提物在碱性溶液中对连苯三酚（邻苯三酚）自氧化反应产生的 O_2^-·和由邻二氮菲-Fe（II）/H_2O_2 体系产生的·OH 的清除作用，发现马齿苋对 O_2^-·和·OH 有显著的清除作用。马齿苋提取物可使邻苯三酚所致的老化红细胞模型中脂质过氧化代谢物丙二醛（MDA）含量明显降低，对氧自由基引发的人红细胞膜氧化损伤具有保护作用。O_2^-·还能引起红细胞膜重封闭能力降低，而马齿苋总黄酮能显著增加膜封闭能力，且存在明显的剂量效应关系。

（2）改善血液流变学作用 将马齿苋与其他降血脂药物或成分组合研究其对大鼠红细胞膜流动性等的影响，发现复方马齿苋及其组合可降低红细胞膜流动性微黏度数值及血小板聚集率，提高载体蛋白、谷胱甘肽过氧化酶、卵磷脂胆固醇酰基转移酶水平。

（3）降血脂作用 野生马齿苋饲高脂膳食家兔，观察对家兔血脂、血黏度和脂类过氧化作用的影响，结果发现，马齿苋能明显地降低家兔血清脂质和血黏度，特别是对血浆中切表观黏度的降低尤为明显；马齿苋还可显著提高 SOD 活力，减少过氧化脂质的产生。马齿苋也能降低家兔全血低切表观黏度，并能明显降低血清 TC、TG、LDL-C，升高血清 HDL-C。

（4）抑制动脉粥样硬化作用 野生马齿苋饲高脂膳食家兔，通过光镜和透射电镜观察发现，马齿苋能有效地减轻主动脉壁脂质沉积，并有抑制动脉粥样硬化（AS）斑块形成的作用。其作用机理为不饱和脂肪酸也是胆固醇的特殊运输工具，它可以将胆固醇运输到其他组织进行正常代谢，避免在体内堆积，从而避免血液中脂质增高，以各种形式侵入动脉壁，引起平滑肌细胞增生；还可减少巨噬细胞及平滑肌细胞吞噬大量脂质成为泡沫细胞而导致动脉形成粥样硬化的机率。

（5）预防血小板聚集、抗血栓形成 马齿苋中的 n-3 脂肪酸，可预防血小板聚集、冠状动脉痉挛和血栓形成，从而能有效地防治冠心病。n-3 脂肪酸可促进具有血管扩张及抗血小板聚集作用的前列环素的形成，抑制血小板中花生四烯酸转化成具有强烈血管收缩作用及血小板聚集作用的血栓素 A_2，使血管扩张作用加强、血小板聚集作用减弱。n-3 脂肪酸也可通过阻断血栓素的合成，减少生长因子白三烯 B_4 的产生，阻止受损血管壁的增生，增加纤维蛋白溶解活性。

（6）降血压作用 马齿苋对猫心脏收缩力有加强作用并使血压降低，伴随呼吸兴奋及肠管张力降低、肠蠕动减弱；对正常人血压也有轻度降低作用，在用药 10 分钟到 30 分钟内较为明显，但对心率和心电图无明显影响。

（7）抗心律失常作用 马齿苋水提取物可抑制钠、钙离子跨膜流动而呈现抗心律失常作用。

4. 降血糖作用 实验表明，马齿苋粗制剂能明显改善 2 型糖尿病大鼠糖代谢异常。马齿苋水煎剂对正常小鼠四氧嘧啶糖尿病小鼠及肾上腺素高血糖小鼠均有明显的降血糖作用。

5. 抗肿瘤作用 马齿苋水提液对荷 S_{180} 小鼠的肉瘤有明显的抑制作用，1.25g/kg 低剂量组的抑瘤率为 35.3%，5g/kg 高剂量组的抑瘤率为 40.66%，同时具有明显的增强小鼠淋巴细胞的功能。马齿苋多糖（POP）可增加 T 淋巴细胞的数量，体外抗癌实验表明，其对 $SMMC_{7721}$ 肝癌细胞的增殖具有抑制作用，其抗癌效果与剂量呈正相关；体内抗癌实验表明，POP 能显著降低腹水瘤的分裂指数，明显抑制小鼠 S_{180} 移植性实体瘤的生长。

6. 抗衰老作用 马齿苋水提液、多糖及总黄酮均能提高 D – 半乳糖致衰老模型小鼠心肌线粒体内 SOD、Ca^{2+} – ATPase、复合体 I、复合体 II + III 的活性及 Cl 含量，降低丙二醛（MDA）含量。马齿苋总黄酮对红细胞膜氧化损伤具有保护作用，能显著增加红细胞膜封闭能力，红细胞膜唾液酸含量较氧化膜显著增加，MDA 含量显著降低，且存在明显的剂量效应依赖关系。以马齿苋水提液对老龄 BALB/C 小鼠灌胃 45 天后，测定与抗氧化衰老及美容有关的生化指标。结果表明，马齿苋提取液能显著增强肝超氧化物歧化酶（SOD）、全血谷胱甘肽过氧化物酶（GSH – Px）和过氧化氢酶（CAT）的活性，心肌脂褐素明显减少，说明其提取液具有较明显抗衰老之功效。此外，沸水处理后的马齿苋水提物对 $O_2^- \cdot$ 和 $\cdot OH$ 均有显著的清除作用。另有实验表明，马齿苋能提高家兔体内 SOD 活力，减少或清除自由基，抑制 MDA 对机体的损伤作用，有助于抗衰老。

7. 对平滑肌的影响 马齿苋鲜品汁液及沸水提取物可使豚鼠离体回肠紧张度增加，振幅增强，频率加快，作用与乙酰胆碱（Ach）相似，呈剂量依赖性，且可被阿托品轻微地阻断。上述提取物还可松弛离体气管条，并被心得安完全阻断。另有报道，马齿苋茎、叶水提取物可剂量依赖性地松弛豚鼠结肠、家兔十二指肠，酚妥拉明可对抗这一作用。

8. 对骨骼肌的影响 大鼠口服或腹腔注射马齿苋提取物可使骨骼肌松弛，腹腔注射的作用强于口服给药。该提取物（200～1000mg/kg，腹腔注射）的作用强于 Chlordiazepoxide（20mg/kg，腹腔注射）、Diazepam（40mg/kg，腹腔注射）和硝苯呋海因钠（Dantrolenesodium，30mg/kg，口服）。进一步研究马齿苋水提取物（AEE）、甲醇提取物（MEE）、乙醚提取物（DEE）、可透析的（DIF）与不可透析的（NDF）提取物对离体骨骼肌的作用，结果表明，AEE 可先增加大鼠膈神经 – 偏侧膈肌的颤搐张力，随后产生特征性肌肉舒张。MEE、DEE 和 DIF 三种提取物与 AEE 相似，均可抑制直接电刺激（MS）和通过膈肌间接刺激（NS）引起的膈肌颤搐，且具量效关系。上述提取物还可改变 K^+ 收缩反应曲线，使 K^+ 引起的偏侧膈肌挛缩幅度降低，且数目减少，恢复至基础张力的时间缩短，使 K^+ 引起的收缩曲线下面积显著变小。对于咖啡因引起的缓慢而持久的静息张力增加，这些提取物可衰减其幅度和收缩曲线下面积，对恢复至基础张力时间无明显影响。各提取物均可显著降低 K^+、咖啡因所致挛缩的颤搐/强直比例。另外，MEE、DIF 还可抑制 Ach、氨甲酰胆碱、烟碱和 K^+ 引起的蛙腹直肌收缩，且具量效关系。

9. 体外抑制亚硝胺的合成作用 在模拟人胃液条件下，观察野生马齿苋对 N – 二甲基亚硝胺（NDMA）体外合成的阻断作用。通过测定 NDMA 的合成量、NO_2 形成量和消除率，探讨其作用机理。结果表明，鲜马齿苋汁和马齿苋籽汁均能明显阻断 NDMA 的化学合成，其抑制率分别为 70.4% 和 47.6%。经煮沸 5 分钟后的马齿苋汁的抑制作用减小，其抑制率为 37.9%；鲜马齿苋汁、煮汁和马齿苋籽汁的剂量与 NDMA 的合成呈显著的负相关；马齿苋汁和马齿苋籽汁能抑制亚硝胺合成主要在于二者的有效活性成分（主要为可溶解于水或丙酮中的极性物质）能消除反应液中的亚硝酸盐。表明野生马齿苋具有明显的抑制亚硝胺合成的作用。

10. 升高血钾作用 给服棉酚维持量每次 40mg 者加用马齿苋浸膏片（15 片/天）或马齿苋甘草煎剂（62.5 克/天），服药后均可使血钾升高，马齿苋甘草煎剂作用显著。认为血钾上升程度与马齿苋钾盐含量高直接有关。

11. 兴奋子宫作用 临床和动物实验均表明，马齿苋对子宫有收缩作用，将马齿苋捣碎挤汁，给产妇产后口服 6～8mL，子宫收缩强度较口服 4mL 麦角流浸膏为强。马齿苋注射液对豚鼠、大鼠、家兔的离体子宫和家兔、犬的在位子宫有收缩作用。4～6mL 的马齿苋注射液作用强度与垂体后叶素 10 个单位相当。收缩子宫的有效成分可能是氯化钾。

12 抗过敏作用 马齿苋水煎液对蜂毒引起的小鼠局部过敏反应有显著的抑制作用，表明马齿苋具有较强的抗过敏作用。

13. 抗缺氧作用 马齿苋乙醇提取物可增加缺氧小鼠存活时间，且呈剂量依赖性，表明马齿苋有较好的抗缺氧作用。

14. 其他作用 马齿苋有促进上皮细胞生长、促进溃疡愈合作用，可能与其所含大量维生素 A 有关。

有人测定马齿苋每100g中含维生素 A 为4900国际单位。本品还有一定的利尿作用，可能与其所含的钾盐与尿素有关。马齿苋水煎剂还对糖尿病胃轻瘫大鼠胃动力减慢有治疗作用。

【临床应用】

1. 细菌性菌痢　①马齿苋（鲜草）750g，先经干蒸3~4分钟，捣烂取汁150mL左右，每服50mL，每日3次。治疗菌痢有效。②马齿苋消痢片，口服每日3次，每次4~6片，儿童酌减。对菌痢疗效确切，治愈率达80%~100%。

2. 钩虫病　鲜马齿苋250g，水煎，浓缩成流浸膏，加米醋50mL顿服，每日1次。3天为1疗程。如需进行第二、三疗程时，每疗程间隔10~14天。疗效较好，驱虫率和虫卵转阴率不次于灭虫宁。

3. 带状疱疹　鲜马齿苋60g，捣烂外敷患处，每日2次。

4. 急性荨麻疹　鲜马齿苋全草200~300g，加水约1500mL，煎沸浓缩至1000mL左右，内服，每次100mL，每日2次。药渣再加水适量煎沸后捞弃药渣，待汤液稍温，即可用之频频擦洗患处，有止痒及消退荨麻疹作用。

5. 白癜风　鲜马齿苋适量，洗净，切碎，捣烂，用纱布包好，挤出液汁，瓶装备用。每100mL加入硼砂2g，可久贮备用。使用时用棉签蘸马齿苋液少许涂患部，每日2次，早晚各1次，配合患部日光浴，从每日10分钟开始，逐渐加至1~2小时，6个月为1疗程。总有效率达92.5%。

6. 滴虫性肠炎　马齿苋25~30g，萹蓄25~40g，苦参25~35g，水煎服，每日1剂，早晚空腹服。

【毒副作用】　马齿苋水提取物小鼠腹腔注射的 LD_{50} 为1040mg/kg。

参 考 文 献

1. 侯俊然，等. 中外医疗学报，2010，29（28）：29.
2. 陆霄鹤，等. 抗感染药学，2010，7（1）：33.
3. 刘力，等. 上海中医药大学学报，2009，23（4）：62.
4. 王雨，等. 贵州医药，2009，33（8）：742.
5. 付起凤，等. 中医药信息，2011，28（6）：130.
6. 李晓，等. 中国生化药物杂志，2010，31（4）：244.
7. 冯津津，等. 云南中医中药杂志，2013，34（7）：66.
8. 解思友，等. 现代药物与临床，2011，26（23）：212.

白 头 翁

【别名】　老公花，野丈人。

【来源】　为毛茛科植物白头翁 *Pulsatilla chinensis*（Bge.）Regel 的干燥根。

【性味】　苦，寒。

【功能主治】　清热解毒，凉血止痢。用于热毒血痢，阴痒带下。

【主要成分】　主要含有原白头翁素（Protoanemonin）和白头翁素（Anemonin），后者为前者的二聚体，而前者则是由毛茛苷（Ranunculin）水解而产生的。还含有大量的三萜皂苷，水解后得皂苷元23–羟基白桦酸（Betulic acid）。

【药理作用】

1. 抗腹泻作用　白头翁对液体石蜡导致的小鼠腹泻有拮抗作用，对兔离体十二指肠肠管运动有抑制作用。白头翁全方抗蓖麻油引起小鼠小肠性腹泻有较好的作用。白头翁汤对番泻叶引起的小鼠大肠性腹泻作用快速，而且药效持久。

2. 抗寄生虫作用　体外实验表明，白头翁煎剂在1∶40浓度时，能完全抑制阿米巴原虫的生长，白头翁皂苷在 1：200 浓度时也能完全抑制原虫生长。大鼠实验表明，煎剂于 1g（生药）/kg 或其皂苷于 1g/kg 剂量时，能抑制大鼠体内阿米巴原虫的生长。白头翁对阴道滴虫有明显的杀灭作用，其水溶性成分或乙醇提取物于 5% 浓度时可在 5 分钟内杀死阴道滴虫。白头翁粉杀滴虫的最低有效浓度为 2mg/kg。

3. 抗菌作用　鲜白头翁榨取液对葡萄球菌、绿脓杆菌有较强的抗菌作用。乙醇浸液在试管内对枯草杆菌及金黄色葡萄球菌有抑制作用。原白头翁素和白头翁素对金黄色葡萄球菌、链球菌、白喉球菌、痢疾杆菌、结核杆菌、白色念珠菌等都有很强的抑制作用，抗菌浓度在 1：3300 ~ 1：600000。以白头翁为主药组成的白头翁汤有明显的抗菌作用。水浸液对小鼠流感病毒 PR_8 株的感染有显著的抑制作用。水浸液（1：3）在试管内对多种真菌也有不同程度的抑制作用。

4. 抗肿瘤作用　有研究发现，白头翁醇提物（PAE）和水煎液（PWE）能够降低二甲基肼诱发小鼠大肠癌发生率及大肠黏膜增殖细胞核抗原表达水平，抑制肠黏膜细胞的增殖活性，减少黏膜细胞发生突变的机率，其机制与保护 SOD、GSH - Px 活性及抑制肠黏膜细胞的增殖活性有关。白头翁注射液（PWAE）能抑制 ^3H - TdR、^3H - UR 掺入 S_{180} 瘤细胞形成 DNA、RNA，轻度抑制荷瘤小鼠肝组织 DNA、RNA 的生物合成，用药后小鼠腹腔巨噬细胞对 EAC 瘤株的杀伤力明显增加，而 CH_{50} 测定未发现 PWAE 有促进小鼠溶血素形成作用，提示其抗肿瘤作用机制是干扰肿瘤细胞核酸代谢。此外，PWAE 既能轻度抑制荷瘤小鼠脾脏机能，又能增强巨噬细胞活性而发挥抗肿瘤作用，提示 PWAE 是一个免疫调节剂。从白头翁中提取出的 23 - 羟基白桦酸单体化合物，分别给予 HepA 肝癌和 EAC 腹水癌两种移植性肿瘤小鼠，结果发现中、低剂量组对小鼠 HepA 实体瘤有显著抑制作用，但高剂量组作用不明显，同时，各剂量组生命延长效果亦不明显。白头翁皂苷的分子量不同，体外抑制活性不同，皂苷组分Ⅰ、Ⅱ、Ⅲ对人肝癌 7721 及人宫颈癌 HeLa 细胞株的生长均有抑制作用，且抑瘤率呈量效关系。此外，两种细胞株与药物接触 48 小时，可见细胞变形，胞浆出现空泡、着色，核分裂现象少见，贴壁细胞贴壁率下降。

5. 增强免疫功能作用　用 PWE 给小鼠连续灌胃 6 天，结果发现 1000mg/kg 剂量时小鼠腹腔巨噬细胞的吞噬率为 55.8%，吞噬指数为 1.2，脾指数为 38.4，与对照组比较分别增加 20.3%、29.0% 和 14.1%；白头翁 100mg/kg 剂量时巨噬细胞的吞噬率为 51.8%，吞噬指数为 1.10，脾指数为 35.63，与对照组比较分别增加 10.3%、18.3% 和 5.9%，表明白头翁对正常小鼠的免疫功能具有增强作用。另有研究表明，在体外培养的小鼠腹腔巨噬细胞中加入不同浓度白头翁糖蛋白，发现白头翁糖蛋白能显著增强小鼠腹腔巨噬细胞吞噬中性红的能力，并可诱导巨噬细胞产生 NO，对巨噬细胞分泌 IL - 1 亦有一定的提高作用。

6. 抗氧化作用　利用 H_2O_2 - CTMAB - 鲁米诺发光体系，研究中药白头翁抗氧化作用。结果表明其对 H_2O_2 有清除作用，并呈量效关系。从抗氧化值（AOV）比较，白头翁（AOV = 0.836）抗氧化作用比维生素 C 强。

7. 抗炎作用　研究发现，PAE 对葡聚糖硫酸钠（DSS）诱导的大鼠结肠炎具有明显的抑制作用，用 PAE 治疗后，结肠炎大鼠结肠黏膜糜烂，溃疡显著减轻，炎性细胞浸润明显减少，毛细血管、小血管扩张明显减弱，疾病活动指数和黏膜损伤积分值明显下降，提示 PAE 对结肠炎具有一定的治疗作用，其抗炎作用与抑制 TNF - α、IL - 6 和 PGE_2 的产生有关；实验还观察到结肠炎大鼠 TNF - α 阳性细胞表达主要集中在黏膜、黏膜下层，在黏膜糜烂、溃疡及扩张的小血管周围阳性细胞较多，PAE 治疗后，TNF - α 阳性表达数明显减少，说明 TNF - α 阳性细胞直接参与黏膜损伤；PAE 能减轻 DSS 诱导结肠炎大鼠的腹泻、便血等症状，改善结肠黏膜组织损伤，其机制是抑制 IMMC 的活化和组胺的释放，终止肥大细胞 - 细胞因子级联反应，抑制 TNF - α 和 PGE_2 的生成。另有研究发现，白头翁对大鼠腹腔巨噬细胞合成白三烯 B_4（LTB_4）及 5 - HETE 有明显抑制作用，对炎性介质 LTB_4 产生的抑制率为 94.9%；能抑制脂多糖刺激肝枯否细胞分泌 TNF - α、IL - 1、IL - 6，作用随培养时间的延长而增强，并与药物浓度有关，提示白头翁可能通过抑制脂多糖刺激肝枯否细胞分泌 TNF - α、IL - 1 和 IL - 6 而发挥抗炎作用。

8. 镇咳、平喘作用　白头翁总苷可明显延长小鼠卵白蛋白诱发的哮喘潜伏期，抑制氨水引起的小鼠咳嗽次数并延长咳嗽的潜伏期。

9. 保肝作用　研究发现，白头翁对异烟肼和利福平引起的血清谷丙转氨酶升高有对抗作用，且能对抗异烟肼和利福平肝毒性造成的肝细胞死亡，具有保肝作用，其机制可能与清除造成肝细胞膜损害的自由基有关。

10. 杀精作用　研究表明，白头翁皂苷具有较强的杀精作用，使精子瞬间失活的最低有效浓度为 0.73mg/mL，杀精效果比 TS－88 强，而稍弱于 NP－10（壬基酚聚氧乙烯醚）。

11. 其他作用　白头翁中所含的翁因（Okinalein）和翁灵（Okinalin）有类似洋地黄样的强心作用。白头翁乙醇提取物有镇静、镇痛及抗痉挛作用。

【临床应用】

1. 细菌性痢疾　用白头翁鲜品 180～300g（干品减半），水煎分 3～4 次服，治疗 67 例，平均 2 天痊愈，疗效优于氯霉素。用白头翁浸膏治疗 36 例，治愈 33 例，好转 3 例。用白头翁汤治疗 125 例，平均 7.6 天治愈，较磺胺类药为优。

2. 阿米巴痢疾　白头翁 30g，黄连 15g，黄芩、鸦胆子、厚朴、藿香各 9g，水煎服，治疗 116 例，痊愈 114 例，临床治愈率达 98.3%。

3. 慢性溃疡性结肠炎　白头翁原方水煎服灌肠，治疗本病，有效率达 82.5%。用白头翁、马齿苋、黄柏各 50g，水煎，取 100mL，每晚保留灌肠 1 次，共治疗 60 例，总有效率为 96.7%。

4. 崩漏　白头翁配地榆炭，水浓煎，加白糖内服，治疗 58 例，效果良好。另有人用此方法观察治疗 18 例，17 例服药 2～5 剂即愈，1 例无效。

【毒副作用】　动物实验表明，白头翁煎剂及皂苷毒性甚低，一般不会引起中毒，但有引起接触性皮炎的报道。原白头翁素对皮肤、黏膜有强烈刺激作用，对心血管产生毒害，能抑制呼吸中枢以致死亡。但临床以煎剂口服者极少见不良反应。

参 考 文 献

1. 孙俊颖，等 . 广东农业科学，2010，37（12）：112.
2. 王瑞峰，等 . 中医学报，2010，25（2）：270.
3. 袁恩 . 现代中西医结合杂志，2014，23（23）：955.
4. 李沫函，等 . 新疆中医药，2013，31（3）：87.
5. 王淑英，等 . 江西中医学院学报，2009，1（5）：42.
6. 张文远，等 . 西部医学，2009，21（4）：536.
7. 张文远，等 . 世界华人消化杂志，2009，17（3）：3134.
8. 张文远，等 . 西部医学，2010，22（5）：793.
9. 罗颖颖，等 . 中药药理与临床，2013，29（5）：52.
10. 陈岩勤，等 . 中国血吸虫防治杂志，2013，25（1）：24.
11. 陈振华，等 . 中成药，2014，36（11）：2380.
12. 张成义，等 . 中国老年学杂志，2009，29（2）：137.
13. 张秋华，等 . 中国中医药科技，2011，18（6）：496.
14. 岳文鹏，等 . 贵阳中医学院学报，2013，35（2）：47.

秦　皮

【别名】　梣皮，苦枥皮，蜡树皮。

【来源】　为木犀科植物苦枥白蜡树 *Fraxinus rhynchophylla* Hance、白蜡树 *Fraxinus chinensis* Roxb.、尖叶白蜡树 *Fraxinus szaboana* Lingelsh. 或宿柱白蜡树 *Fraxinus stylosa* Lingelsh. 的干燥枝皮或干皮。

【性味】　苦、涩，寒。

【功能主治】　清热燥湿，收涩止痢，止带，明目。用于湿热泻痢，赤白带下，目赤肿痛，目生翳膜。

【主要成分】　含秦皮素（Fraxetin）及秦皮苷（Fraxin），七叶树苷（Aesculin）及其苷元七叶素（Aesculetin）。尚含甘露醇、鞣质、生物碱及蓝色荧光性物质等。

【药理作用】

1. 抗炎作用　秦皮所含多种香豆精化合物、秦皮素、七叶苷及七叶素对大鼠因角叉菜胶、右旋糖酐、5-羟色胺、组织胺及甲醇所致实验性"关节炎"有抑制作用。对豚鼠的斑病，小鼠毛细血管的通透性亢进，大鼠实验性肉芽肿和浮肿、渗出水肿及组织增生均有显著的抑制作用。秦皮素对大鼠实验性关节炎的抑制作用略强于水杨酸钠。鉴于秦皮素可使肾上腺中维生素C的含量减少，认为其抗炎作用可能与其兴奋肾上腺皮质功能有关。

2. 止咳、化痰、平喘作用　实验表明，秦皮素、七叶树苷、秦皮乙素（七叶素）及其制剂有明显的止咳、化痰和平喘作用。七叶素及七叶树苷能抑制氨雾所致小鼠咳嗽，促进酚红排泌。七叶素还能松弛气管平滑肌、对抗组织胺而呈明显的平喘作用。

3. 促进尿酸排泄作用　秦皮苷有显著的利尿作用，能增进动物尿酸的排泄。一般用量可使家兔的尿量和尿酸排泄量增加，如风湿病患者和健康人同时服用秦皮苷，其尿酸排泄量病人远较健康人多，说明秦皮苷有促进风湿病患者尿酸排泄作用。其机理可能与兴奋交感神经系统及抑制肾对尿酸的重吸收有关。

4. 防紫外线作用　七叶苷能抑制紫外线照射引起的红斑反应，其溶液能吸收紫外光，可保护皮肤免受日光中强烈的紫外线灼伤。

5. 镇痛镇静作用　七叶苷和秦皮乙素均可显著延长环己巴比妥性睡眠。秦皮乙素还有抗士的宁、戊四氮及电惊厥效果，其镇痛作用较阿司匹林强，较可待因弱。七叶苷也有一定的镇痛作用。

6. 对血液循环的影响　七叶苷和七叶素有抗血凝促进血循环的作用。能抑制组织胺引起的毛细血管通透性改变，并可使家兔血管收缩，血压上升。

7. 抗凝血及抗过敏作用　秦皮乙素有抗血凝及抗血小板聚集作用，对过敏反应释放白三烯引起的血管收缩有保护作用。

8. 抗肿瘤作用　有人研究了秦皮乙素的抗肿瘤机理，研究了秦皮乙素对人类胸部癌细胞增长的抑制作用，结果均表明，秦皮乙素有一定的抗肿瘤作用。

9. 抗菌作用　秦皮煎剂对痢疾杆菌、金黄色葡萄球菌、伤寒杆菌、大肠杆菌、绿脓杆菌、肺炎双球菌、奈氏球菌、甲型链球菌均有抑制作用。抗菌有效成分秦皮乙素的 MIC 金黄色葡萄球菌为1:2000，大肠杆菌为1:1000，福氏痢疾杆菌为1:2000。体外实验，对痢疾杆菌的最低抑菌浓度为 $50\sim100\mu g/mL$，尤以6,7-二羟基香豆素为佳。

10. 抗氧化作用　研究表明秦皮乙素、秦皮甲素有很强的自由基清除能力，说明秦皮乙素、秦皮素具有较强的抗氧化活性。秦皮乙素具有较强的抑制黄嘌呤氧化酶、清除氧自由基、保护光损伤的活性，对脂质过氧化物引起的细胞DNA氧化损伤具有保护作用。秦皮醇提物具有延缓D-半乳糖所致亚急性衰老小鼠的衰老作用。

11. 其他作用　秦皮对神经和血管有保护作用。秦皮乙素、秦皮提取物具有一定的保肝作用。秦皮总香豆素对大鼠急性痛风性关节炎有对抗作用。秦皮乙素低于1:2500浓度，对离体家兔肠呈明显的抑制作用，并能抑制子宫。

【体内过程】　七叶树苷口服后于小肠上部吸收，由尿、粪以原形排出为主。

【临床应用】

1. 细菌性痢疾　秦皮、黄柏、委陵菜，也可配伍白头翁或苦参、木香，方如白头翁汤、秦皮苦参汤，疗效尤佳，近似于合霉素。秦皮素每日 $50\sim100mg/kg$ 口服治疗本病，有效率可达80%，平均经1.4天退热，7.9天腹泻停止，4.1天粪便转阴，9天治愈。

2. 慢性气管炎　用秦皮制成浸膏片，每片0.3g，每日3次，每次服2片；喷雾剂制成1:1浓度，每日1次，每次2mL，每次吸入半小时。均以10天为1疗程。治疗530例，对平喘近期效果较好。

3. 目赤肿痛、麦粒肿　秦皮配淡竹叶、黄连，煎服。或配草决明、木贼等煎水洗眼。

4. 牛皮癣　秦皮 30 ~ 60g，水煎，洗患处。每天或隔 2 ~ 3 天洗 1 次。

【毒副作用】　秦皮毒性小。小鼠灌服的 LD_{50} 七叶树苷为 11.5g/kg，秦皮乙素为 2.39g/kg。

参 考 文 献

1. 周元升，等. 中国实验方剂学杂志，2014，20（22）：122.
2. 刘爽，等. 中国微生态学杂志，2014，26（10）：1123.
3. 杨春雪，等. 免疫学杂志，2012，28（8）：703.
4. 曹舒雯，等. 中山大学学报（医学科学版），2014，35（5）：672.
5. 伟忠民，等. 山东医药，2012，52（39）：24.
6. 梁承远，等. 陕西科技大学学报，2015，33（2）：126.
7. 翁远超，等. 中国药物化学杂志，2014，24（1）：40.
8. 汪国松，等. 国外医药·植物药分册，2007，22（3）：108.

委 陵 菜

【别名】　翻白草，痢疾草。

【来源】　为蔷薇科植物委陵菜 *Potentilla chinensis* Ser. 的干燥全草。

【性味】　苦，寒。

【功能主治】　清热解毒，凉血止痢。用于赤痢腹痛，久痢不止，痔疮出血，痈肿疮毒。

【主要成分】　含蛋白质、脂肪、粗纤维、淀粉、鞣质、维生素 C、芹菜素、槲皮素、苯甲酸等。

【药理作用】

1. 抗阿米巴原虫作用　委陵菜对溶组织阿米巴原虫在体外或动物体内实验中均表现出抑制作用。委陵菜根的煎剂每日 1 ~ 3g/kg 给感染阿米巴的大鼠灌胃，连给 6 天，对体内溶组织阿米巴原虫有一定抑制作用。

2. 抗菌作用　平板打洞法实验表明，委陵菜全草煎剂对痢疾杆菌有抑制作用。

3. 保肝作用　用委陵菜给小鼠灌胃 7 天，观察对四氯化碳致小鼠肝损伤所引起血清谷丙转氨酶和谷草转氨酶升高、肝脂质过氧化物含量的影响，结果表明，委陵菜能明显降低模型组的血清转氨酶、肝脂质过氧化物含量。提示委陵菜对小鼠肝脏的化学损伤有保护作用。

4. 其他作用　委陵菜叶及根煎剂 1 : 5000 ~ 1 : 25 对离体蛙、兔心脏呈抑制作用，对兔离体及在体肠管亦有抑制作用。此外还可扩张豚鼠离体支气管，兴奋豚鼠离体子宫。本品尚有一定止血作用和降血糖作用。

【临床应用】

1. 出血性疾病　取新鲜全草 60 ~ 120g，水煎，分 2 次服，每日 1 剂，治疗子宫功能性出血、月经过多、鼻出血、咯血、血尿和部分癌症出血共计 112 例，治愈 66 例，有效 29 例，总有效率 84.8%。对妇科疾病出血效果最好。

2. 急性细菌性痢疾　取委陵菜干根制成 20% 溶液，每次 60mL，每日口服 2 次，或制成 20% 注射液肌注，每次 2 ~ 3.5mL，均同时用 20% 溶液 60mL 行保留灌肠，每日 1 次，用 2 ~ 10 天不等，共治疗 64 例，治愈 59 例，好转 5 例，有效率 100%。

3. 阿米巴痢疾　将委陵菜根茎制成煎剂或流浸膏服用，成人每日量为 20 ~ 30g（以生药计算），3 次分服，治疗 27 例，有效率达 100%。

4. 肠道鞭毛虫病　用陵菜煎剂（每 10mL 含委陵菜全草干品 7.5g），共治疗 204 例肠道鞭毛虫病患者，每日 3 次，每次 30mL，连服 3 天。治愈 173 例，有效率 84.8%。较灭滴灵为优。

5. 皮肤疾病 委陵菜、直立委陵菜可用于治疗异位性疾病、非特异性湿疹、牛皮癣等皮肤病。

【毒副作用】 根流浸膏小鼠灌胃 LD_{50} 为 60g/kg。

参 考 文 献

1. 任燕利，等. 海峡药学，2010，22（5）：1.
2. 谭实美，等. 中国公共卫生，2015，31（10）：1.
3. 李鹏业，等. 青海师范大学学报，2012，56（3）：61.
4. 李瑾，等. 食品科学，2008，29（1）：299.
5. 高雯，等. 药学服务与研究，2007，7（4）：262.

三 颗 针

【别名】 三棵针，小檗，刺黄连，狗奶子。

【来源】 为小檗科植物拟獴猪刺 *Berberis soulieana* Schneid.、小黄连刺 *Berberis wilsonae* Hemsl.、细叶小檗 *Berberis poiretii schneid.* 或匙叶小檗 *Berberis vernae* Schneid. 等同属植物的干燥根。

【性味】 苦，寒；有毒。

【功能主治】 清热燥湿，泻火解毒。用于湿热泻痢，黄疸，湿疹，咽痛目赤，聤耳流脓，痈肿疮毒。

【主要成分】 主含小檗碱。还含有小檗胺（Berbamine）、巴马亭（Palmatine）、药根碱（Jatrorrhizine）等。

【药理作用】

1. 抗菌作用 试管实验三棵针制剂对多种细菌和原虫如痢疾杆菌、链球菌、葡萄球菌、肺炎球菌、结核杆菌、百日咳杆菌、枯草杆菌、流感杆菌、炭疽杆菌、大肠杆菌、钩端螺旋体、利什曼原虫、阿米巴原虫等有抑制或杀灭作用。用福建省三棵针做实验，发现对金黄色葡萄球菌、绿脓杆菌最为敏感，对伤寒杆菌、变形杆菌也有抑制作用。三棵针的主要抗菌成分为小檗碱，巴马亭也有类似的抗菌活性，小檗胺对大肠杆菌、链球菌、金黄色葡萄球菌有抑制作用。

2. 降压作用 麻醉猫腹腔注射三棵针流浸膏有显著的降压作用，对呼吸及心率的影响不显著。静脉注射三棵针的各种提取成分（一般属于季胺类生物碱，是由已提取过小檗碱的部分分离出来的），也有显著的降压作用。三棵针代替黄檗加入二仙合剂（称针仙合剂）给麻醉猫注射亦可降压，但给不麻醉猫和慢性肾性高血压狗灌服，连续 3 周并无降压作用，可能是这些成分在胃肠道不易吸收之故。小檗碱有扩张冠脉及降低血压的作用。其降压作用可能与抑制血管平滑肌，使血管舒张，抑制血管运动中枢，抗胆碱酯酶，增强乙酰胆碱作用等因素有关。此外，对离体及在体动物的心脏，小剂量小檗碱能增强乙酰胆碱的作用，而大剂量则对抗。

3. 利胆作用 国外报告，三棵针总生物碱和某些有效成分有利胆作用。在利胆成分中以小檗碱的作用最强，服药后半小时，即出现胆汁分泌增加；其次为小檗胺和尖刺碱，但后者的作用持续时间最长。三棵针总碱 5 小时内可使胆红素量增加 5 倍。实验发现，三棵针的根制剂对胆囊紧张度有缓解作用，可减少疼痛。

4. 升白细胞作用 小檗胺对由抗癌药环磷酰胺引起的大鼠和犬的白细胞下降有提升作用，且能增强环磷酰胺的抗癌疗效。

5. 其他作用 在小檗碱引起麻醉动物降压的过程中，肾上腺素的升压反应被大大削弱，但很快即恢复。小檗碱能拮抗肾上腺素及其同类物如去甲肾上腺素、异丙肾上腺素、甲氧胺等在麻醉兔身上引起的心律不齐、心率加速或变慢以及心电图的改变。小檗碱对血管平滑肌有松弛作用，对其他平滑肌如子宫、膀胱、支气管、胃肠道都具有兴奋作用。

【临床应用】

1. 痢疾　用40%煎剂口服，治菌痢123例，治愈率达91.9%。

2. 湿疹、疖肿　三棵针2份，滑石4份，青黛2份，生石膏4份，研末，用凡士林配成25%的软膏，涂患处。

3. 跌打损伤　三棵针根50g，酒泡内服外擦。

【毒副作用】　三棵针毒性小，以其提取物给人口服400～600mg，未见有毒性反应。小鼠腹腔注射三棵针流浸膏，半数致死量为3.1g/kg。巴马亭给小鼠腹腔注射的LD_{50}为（136±8）mg/kg；以14mg/kg给家兔灌胃10天，对心、肝、肾功能无影响。

参 考 文 献

1. 徐婵，等．华中科技大学学报，2015，44（5）：556.
2. 范东旭，等．人参研究，2012，（2）：55.

木 棉 花

【别名】　攀枝花、英雄树。

【来源】　为木棉科植物木棉 *Gossampinus malabarica*（DC.）Merr. 的干燥花。

【性味】　甘、淡、凉。

【功能主治】　清热利湿，解毒。用于泄泻，痢疾，痔疮出血。

【主要成分】　花萼含水分85.66%，蛋白质1.38%，碳水化合物11.95%，灰分1.09%，总醚抽出物0.44%，不挥发的醚抽出物0.18%。树胶的成分为L-阿拉伯糖、D-半乳糖、D-半乳糖醛酸及少量鼠李糖。

【药理作用】

1. 抗炎作用　木棉花乙醇提取物中乙酸乙酯可溶部分（GA）0.25、0.5g/kg腹腔注射，对小鼠角叉菜胶性足肿、二甲苯性耳肿胀有较强的抑制作用，最大抑制率分别为49.1%、66.7%。GA 0.2g/kg对大鼠蛋清性足肿及角叉菜胶性足肿的抑制率分别为78.3%和56.3%；对大鼠棉球肉芽肿的抑制作用与氢化可的松25mg/kg相当。

2. 抗肿瘤作用　本品水煎剂对小鼠S_{180}、ARS实体型肝癌都有明显的抑制作用（抑制率达42%～67.2%），但对W_{256}、艾氏癌腹水型及皮下型、B_{22}、L_{651}均无效。

3. 对抗体形成细胞的影响　以本品水煎剂灌服小鼠15天，对抗体的形成有明显的抑制作用。

4. 对乳酸菌生长及保存活力的影响　木棉花浓度在一定范围内对与人类关系密切的植物乳杆菌、双歧杆菌、嗜热链球菌的生长及保存活力的研究表明，木棉对植物乳杆菌和双歧杆菌的生长及保存活力有较大促进作用，而且此促进作用随着木棉花浓度的增大而增大。木棉花对嗜热链球菌的生长和保存活力的促进作用很小。

5. 中枢抑制作用　急毒实验发现，大、小鼠口服和静脉注射木棉花水提液对中枢神经有抑制作用，且抑制作用呈剂量依赖性。

6. 保肝作用　木棉花总黄酮（TFG）能降低免疫性肝损伤小鼠血清ALT、AST、LDH活性；降低肝微粒体NO含量和MDA含量；增加肝组织SOD、GSH-PX活性和GSH含量，能明显改善小鼠肝组织病理损伤程度，说明木棉花总黄酮对免疫性肝损伤小鼠具有保护作用，其机制可能与其抗氧自由基、抑制脂质过氧化作用有关。

【临床应用】

1. 肠炎、痢疾　木棉花、金银花、凤尾草各15g，水煎服。

2. 中暑 木棉花 20g，加水煎煮成 100mL，加少量白糖，当作凉茶饮用。

3. 慢性单纯性鼻炎 用木棉花（干品）沸水浸泡约 15 分钟后代茶饮，治疗慢性单纯性鼻炎 86 例，1 周为 1 个疗程，治疗期间停用其他药物，2 个疗程后评定疗效。本组病例经治疗后，治愈 80 例，好转 6 例，总有效率为 100%。

4. 咯血、呕血 木棉花 14 朵，咯血加冰糖，呕血加猪瘦肉，同炖服。

5. 小儿夏季身热 木棉花 6g，泡水，加白糖少许，代茶饮。

6. 痈肿疮毒 鲜木棉花适量，捣烂，外敷患处。

7. 外伤出血 木棉花适量，研为细末贮瓶备用。用时直接撒于创面，包扎。

【毒副作用】 自愿受试者 5 人，每人 1 次喝下本品煎剂（干品约 50g），除感味甜涩外无其他不适。

参 考 文 献

1. 邓琪，等 . 今日药学，2010，20（2）：9.
2. 伍消炎，等 . 中国医院药学杂志，2012，32（15）：1175.

山 豆 根

【别名】 广豆根，柔枝槐。

【来源】 本品为豆科植物越南槐 *Sophora tonkinensis* Gagnep. 的干燥根和根茎。

【性味】 苦，寒；有毒。

【功能主治】 清热解毒，消肿利咽。用于火毒蕴结，乳蛾喉痹，咽喉肿痛，齿龈肿毒，口舌生疮。

【主要成分】 山豆根中含有生物碱和黄酮类成分。主要有：槐果碱（Sophocarpine）、苦参碱（Matrine）、氧化苦参碱（Oxymatrine）、臭豆碱（Anagyrine）、甲基金雀花碱（Methylcytisine）以及金雀花碱（Cytisine）、氧化槐果碱、山豆根碱（Dauricine）、山豆根二醇、柔枝槐酮（Sophoranone）、柔枝槐素（Sophoradin）、柔枝槐酮色烯（Sophoranochromene）等。此外尚含有紫檀素（Pterocarpine）、山槐素（Maackian）、红车轴草根苷（Trifolirhizin）、蛇麻脂醇、甾醇及咖啡酸的高级脂肪醇酯等。

【药理作用】

1. 对心血管系统的影响

（1）增强心肌收缩力：豚鼠离体心脏灌流实验表明，广豆根总碱小剂量兴奋心脏，使心脏收缩力增强，心率加快。12.5μg/mL 药物可使心肌收缩幅度（HMCH）较给药前提高 17%，且随剂量递增，心肌收缩力相应增强，给药剂量以 37.5μg/mL 为正性肌力的最大效应。而超过该剂量则抑制心脏，使心脏收缩力减弱，心率减慢，剂量增至 75μg/mL 时，收缩幅度降至给药前高度。

（2）增强冠脉流量：广豆根总碱可显著增加冠脉流量（CF），并随剂量的增加而作用加强，当剂量增至 37.5μg/mL 时，可使 CF 增加 221.5%，达到最大效应，此后再增大剂量，CF 也不再增加。

（3）抗血栓形成：山豆根碱静脉注射 20mg/kg，能明显抑制大鼠血小板血栓和电刺激诱发的动脉血栓形成，对静脉血栓形成无明显影响；体外明显抑制大鼠血小板黏附于胶原，并存在剂量依赖关系。说明山豆根具有抗动脉血栓形成的作用。其机理可能与抑制血小板黏附和聚集有关。

（4）抗心律失常作用：实验表明，广豆根总碱对乌头碱所致的心律失常具有一定的对抗作用。其总碱对洋地黄苷、氯仿 - 肾上腺素、氯化钾诱发的心律失常动物也有良好的对抗作用，能有效地逆转由异位心律或传导障碍所致的多种类型的心律失常，因而推测为"广谱型"抗心律失常药物，其有效成分可能是金雀花碱与苦参碱及其衍生物。

2. 对脑缺血再灌注损伤的保护作用 用通过接扎和松扎大鼠两侧颈总动脉制造急性不完全性脑缺血再灌注损伤模型，测定大脑海马组织结构 Na^+，K^+ – ATP、Ca^{2+} – ATP、SOD、GSH – Px 的活性及 MDA 的含量，结果显示：山豆根碱能增强 ATP 酶、SOD、GSH - Px 等活性，并能降低 MDA 的含量，对脑缺血再灌注损伤有明显的保护作用。

3. 对免疫系统的作用　给小鼠灌服山豆根水提取液 250mg/kg，可增加 Meth A 肿瘤细胞中和活性（摘取脾脏进行 Winn 实验），并能抑制迟发型超敏反应。高浓度山豆根（$10^{-5} \sim 10^{-4}$g/mL）可抑制 LPS 诱导的幼若化反应。给羊红细胞免疫的小鼠灌服山豆根水提液 250mg/kg，可使脾脏 IgM - PFC 数明显增加，同时血清 IgM 及 IgG 抗体效价也呈增加趋向。另有研究表明，山豆根所含的氧化苦参碱对天花粉所致大鼠被动皮肤过敏和主动过敏反应均有明显抑制作用。这一作用主要是抑制了血清抗体的效价升高。炭清除率法和离体炭吞噬实验表明，山豆根对网状内皮系统功能具有兴奋作用。

4. 抗肿瘤作用　广豆根水浸及酒浸剂灌服，对小鼠接种的子宫颈癌 U14 有明显的抑制作用，对肉瘤 180 的抑制率达 25% 以上。山豆根提取物对腹水型吉田肉瘤及实体腹水肝癌治愈率在 60% 以上，且延长动物寿命。表明大鼠血清中有抗肿瘤抗体存在。山豆根对急性淋巴型白血病和急性粒细胞型白血病患者的白细胞脱氢酶均有抑制作用，故提示对白血病细胞有抑制作用。山豆根水提液对人食道癌细胞株（Eca -109）及肝癌 SMMC -7721 细胞株有抑制作用。其所含的苦参碱和氧化苦参碱等均有不同程度的抗肿瘤作用。氧化苦参碱尤为突出，其化疗指数是自力霉素的 7.8 倍。在乏氧状态下对 LA -795 细胞的杀伤作用明显增强。此外，山豆根中所含染料木素对人体鼻咽癌细胞有细胞毒活性，紫檀素对小鼠艾氏腹水癌、肉瘤 180 有抑制作用，槐树素、红车轴草根苷、山槐素对小鼠肉瘤 180 均有抑制作用。槐果碱在体外对艾氏腹水癌细胞有直接杀伤作用，对小鼠移植癌如子宫颈癌（U14）、肉瘤 180、淋巴肉瘤 1 号等均有抑制作用。

5. 体外清除自由基作用　采用邻二氮菲 - Fe^{2+} 氧化法测定山豆根多糖（SSP1）清除羟自由基（·OH）的作用；应用邻苯三酚自氧化反应体系为产生超氧阴离子自由基模型观察 SSP1 对超氧阴离子的清除作用；选择辣根过氧化物酶 - 酚红法测定山豆根多糖对 H_2O_2 的清除作用。结果表明，山豆根多糖（$50 \sim 400$mg/L）具有清除羟自由基的作用，且呈明显的量效关系；对邻苯三酚自氧化具有抑制作用；对调理酵母多糖诱导的小鼠脾脏淋巴细胞释放 H_2O_2 具有抑制作用。该结果提示，山豆根多糖具有抗氧化作用。

6. 对呼吸系统作用　山豆根所含臭豆碱、金雀花碱对呼吸系统作用类似烟碱，能反射性兴奋呼吸系统。给麻醉猫静注金雀花碱具有强烈的兴奋呼吸作用。0.06mg/kg 剂量的金雀花碱，其兴奋呼吸的作用较 5 倍（0.3mg/kg）剂量的山梗菜碱还强，氧化苦参碱灌胃对豚鼠组织胺哮喘有明显平喘作用，槐果碱及其氢溴酸盐有较强的平喘作用，且均较氨茶碱强。

7. 升高白细胞作用　山豆根总碱中所含的苦参碱 60mg/kg 肌注或氧化苦参碱 100mg/kg 肌注对正常家兔外周血白细胞有升高作用。并对经 X 射线 60 伦全身照射或 ^{60}Co γ 射线 500 伦一次全身照射，白细胞计数降至 4×10^9/L 以下的家兔有明显的治疗作用，可见白细胞显著升高。

8. 抗菌、抗病毒作用　0.3% ~1% 苦参碱溶液对乙型链球菌、痢疾杆菌、变形杆菌、大肠杆菌、金黄色葡萄球菌、绿脓杆菌均有较强的抑制作用，7.5% ~10% 的氧化苦参碱对痢疾杆菌、大肠杆菌、金黄色葡萄球菌、乙型链球菌也有抑制作用。另有报道，苦参总碱对结核杆菌、霍乱弧菌、麻风杆菌、皮肤致病性真菌及钩端螺旋体等病原体也都有一定抑制杀灭作用。另外，山豆根水煎剂中含有抗 CoxB5 病毒的活性物质，还具有抗乙肝病毒的作用。

9. 抗炎作用　山豆根粗总碱、多酚羟基碱和非酚性总碱对小鼠巴豆油性耳郭水肿及大鼠角叉菜胶性足跖水肿均有明显抑制作用，粗总碱和多酚羟基碱对大鼠巴豆油性肉芽囊肿的炎性渗出及囊壁增生也有抑制作用，山豆根对 Freund's 完全佐剂诱发大鼠关节炎有明显抑制作用。

10. 抗溃疡作用　环广豆根酮 1.5g 肌注 6 天能预防大鼠实验性胃溃疡。山豆根醇浸后加水除去水溶性成分沉淀物有抑制胃液分泌的作用，对大鼠幽门结扎性溃疡、应激性溃疡、醋酸性溃疡等实验性溃疡均有明显的修复作用。

11. 护肝作用　氧化苦参碱对四氯化碳引起的肝损伤有一定保护作用，对 D - 氨基半乳糖引起的小鼠肝损伤亦有保护作用。表现在谷丙转氨酶降低、肝糖原保存较多、肝细胞坏死较少等。

12. 其他作用 山豆根有一定解热作用，所含苦参碱口服能使小鼠体温降低，在应激情况下尤为显著。

【临床应用】

1. 慢性咽喉炎 山豆根、射干、木蝴蝶各 10g，连翘 15g，桔梗、麦冬、天花粉各 12g，陈皮 9g，川贝、甘草各 6g，水煎服，治疗 120 例，结果治愈 70%，好转 25%，无效 5%，总有效率 95%。

2. 病毒性肝炎 用山豆根注射液，每次 2mL 肌肉注射（含苦参碱 35mg），1 日 1~2 次，2 个月为 1 疗程。治疗 402 例，总有效率 91.8%。

3. 膀胱癌 广豆根浸膏片口服，每次 4 片（每片含生药 1.5g），每日 3 次。或用广豆根注射液 4mL（每毫升相当于生药 2g），每日 2 次肌注，同时喜树碱作膀胱灌注，治疗膀胱癌 40 例，临床治愈 2 例，显效 24 例，有效 9 例，无效 5 例。

4. 慢性支气管炎 用山豆根所含成分槐果碱的氢溴酸盐的针剂、片剂，治疗喘息型慢性支气管炎及支气管哮喘，有较好的疗效，有效率达 80%~90%。

5. 钩端螺旋体病 取山豆根 15g，大青叶 60g，生甘草 15g，加 4 倍量水浸渍半天，煎 2 次，滤液合并，每日 4 次分服。治疗钩端螺旋体病 12 例，痊愈 11 例，无效 1 例。

6. 急慢性咽喉炎、扁桃体炎 急性咽喉炎用山豆根配以清热、疏风、解表中药治疗效果较好。慢性咽喉炎用山豆根配以玄麦甘桔汤治疗收效较好；治疗扁桃体炎、慢性咽炎单用山豆根作煎剂含漱疗效显著，或以山豆根配生大黄研细末吹撒患处。

7. 皮肤病 山豆根按 1:5 比例，以食用植物油浸取，外搽可治疗体癣、面癣、手脚癣等，每日 2~3 次，3~10 天有明显的疗效。山豆根按 1:5 比例，以食用醋或 75% 乙醇浸取，外搽可治头皮糠疹、脂溢性皮炎引起的头皮屑，每日 2~3 次，3~15 天有显著的疗效。在实际使用过程中与酮康唑洗剂相比较，山豆根浸取液的治愈率大大优于酮康唑洗剂，而且比酮康唑洗剂更方便、更经济实惠。

【毒副作用】 山豆根水提物毒性较小，小鼠腹腔注射的 LD_{50} 为 15.5g/kg。山豆根总碱在剂量大于 2400mg/kg 时，大鼠心电图呈负性频率作用（心率减慢 25%）及负性传导作用（PR 间期延长 50%），影响心肌复极性（T 波倒置，ST 段下移）。氧化苦参碱小鼠腹腔注射的 LD_{50} 为（572.2±48.8）mg/kg，皮下注射的 LD_{50} 为（952.6±11.6）mg/kg，死因为呼吸抑制。另有报道，服用山豆根中毒的病例，中毒症状多表现为头痛、腹痛、恶心呕吐、四肢厥冷、抽搐、心跳加快等，服药后 30 分钟出现上述症状，严重者可因呼吸衰竭而致死亡。

参 考 文 献

1. 彭百承，等. 时珍国医国药，2011，22（7）：1616.

2. 徐洁，等. 中华中医药学刊，2012，30（11）：2428.

3. 周明眉，等. 时珍国医国药，2012，22（12）：2954.

4. 邹恒伟. 广西农学报，2014，29（3）：43.

5. 彭湘君，等. 湖北农业科学，2012，51（24）：5559.

6. 王君明，等. 中国实验方剂学杂志，2011，17（4）：229.

7. 何晓艳，等. 中南药学，2011，9（7）：525.

8. 张艳，等. 中医药学报，2013，41（5）：96.

北 豆 根

【别名】 北山豆根，野豆根，蝙蝠葛根。

【来源】 为防己科植物蝙蝠葛 *Menispermum dauricum* DC. 的干燥根茎。

【性味】 苦，寒；有小毒。

【功能主治】　清热解毒，祛风止痛。用于咽喉肿痛，热毒泻痢，风湿痹痛。

【主要成分】　根茎含总生物碱约 1% 以上。如蝙蝠葛碱即北豆根碱或山豆根碱（Dauricine）、蝙蝠葛诺林碱（Daurinoline）、蝙蝠葛可林碱（Dauricoline）、蝙蝠葛新诺林碱（Dauricinoline）、青藤碱（Sinomenine）、青藤防己碱（Acutumine）、N - 去甲青藤防己碱（Acutumidine）、蝙蝠葛任碱（Menisperine）、木兰花碱（Magnoflorine）、光千金藤碱（Stepharine）、碎米蕨叶碱（Cheilanthifoline）、光千金藤定碱（Stepholidine）、粉防己碱（Tetrandrine）。尚有 6 种未鉴定的微量生物碱。

【药理作用】

1. 降压作用　山豆根碱静脉注射有显著的降压作用，在 $10^{-6} \sim 10^{-5}$ mg/mL 浓度时，可扩张离体兔耳血管，但浓度更高时（$2 \times 10^{-5} \sim 10^{-4}$ mg/mL），则可引起其收缩，能阻断神经节冲动传导。用青藤碱 20 ~ 50mg/kg 给家兔静注或以 0.1mg/kg 给犬静注，血压可立即下降达 10.66kPa，30 分钟后可恢复。山豆根碱的降压作用，可能是由于其作用于中枢神经系统及对血管平滑肌的扩张作用所致。同时与其对神经节的阻断作用也有关。

2. 抗肿瘤作用　北豆根碱对实体型和腹水型吉田肉瘤以及腹水型肝癌大白鼠有明显的延缓死亡的作用，在治愈的大白鼠血清中发现有抗肿瘤性抗体存在。用美蓝试管法，北豆根碱（2g 生药/mL）对白血病细胞有抑制作用。

3. 抗心律失常作用　北豆根总碱 1 ~ 1.5g/kg 腹腔或肌肉注射，对由乌头碱、洋地黄毒苷、氯仿 - 肾上腺素、KCl 等所诱发的心律失常动物模型均有良好的对抗作用，能有效地逆转由异位心律或传导障碍所致的多种类型的心律失常。蝙蝠葛碱是抗心律失常的主要成分，它可降低心室及心房的收缩性、自律性、兴奋性、延长不应期，并对窦房结有抑制作用。其作用与奎尼丁相似。

4. 抗炎作用　北豆根粗总碱、多酚羟基碱和非酚性总碱对小鼠巴豆油性耳郭水肿及大鼠角叉菜胶性足跖水肿均有明显的抑制作用。粗总碱和多酚羟基碱对大鼠巴豆油性肉芽囊肿的炎性渗出物及囊壁增生也有抑制作用，非酚性总碱则无此作用。粗总碱和多酚羟基碱对 Freund's 完全佐剂诱发大鼠关节炎有明显抑制作用，多酚羟基碱能减少大鼠肾上腺中抗坏血酸的含量。所含青藤碱亦有抗炎作用，以其 60mg/kg 腹腔注射对大鼠甲醛性及蛋白性足肿，无论预先给药或与产生足肿同时给药，均可使实验动物足肿胀程度显著减轻，且迅速消退。

5. 抗菌作用　北豆根对金黄色葡萄球菌、絮状表皮癣菌及白色念珠菌有抑制作用。实验表明，从北豆根中提取的北豆根脂溶性总碱、北豆根多酚羟基碱和蝙蝠葛碱对呼吸道常见致病菌如流感嗜血杆菌等确有抑制作用，尤其对肺炎双球菌效果更明显，稀释至 0.09mg/mL 仍有作用，这三种生物碱对青霉素耐药菌株亦有一定效果。

6. 对大鼠缺血 - 再灌注时大脑损伤的保护作用　北豆根酚性碱对大鼠缺血 - 再灌注所引起的诱发电位的变化有明显的改善，提示其能使大鼠因缺血及缺血再灌注损伤而致的神经传导功能障碍得以改善或逆转。表明其对大鼠缺血 - 再灌注时大脑损伤有一定保护作用。

7. 肌肉松弛作用　山豆根碱有使骨骼肌松弛作用。以蝙蝠葛苏林碱静注 3.6mg/kg，可使 100% 的家兔产生明显的神经肌肉阻滞。其肌松作用与筒箭毒有明显的协同作用，并能为新斯的明和葡萄糖酸钙所拮抗，本品属非极化型的肌松剂。溴化甲基蝙蝠葛双碱（为从蝙蝠葛总碱中分离出的蝙蝠葛双碱甲基化反应所得）具有肌松作用，用于临床麻醉取得较满意的肌松效果。

8. 对血液系统的影响　家兔实验表明，蝙蝠葛碱体内外给药都能明显抑制 ADP、AA 和 Coll 诱导的血小板聚集。在最大聚集率减少的同时，并促进 ADP、AA 诱导的血小板聚集解聚，减慢 Coll 诱导血小板聚集速度。一定浓度的北豆根水提物还可以增加红细胞膜流动性，从而降低血液黏度，改变血液流变学指标。

9. 镇咳祛痰作用　给小鼠腹腔注射蝙蝠葛总碱 20mg/kg，对氨雾和 SO_2 刺激所致咳嗽有显著的镇咳作用。以 8mg/kg 给兔灌胃，可促进酚红从呼吸道排出，因而提示本品有祛痰作用。

10. 免疫增强作用　北豆根能增加吞噬细胞对碳的吞噬率，对网状内皮系统功能有兴奋作用。有实验表明，北豆根总碱25mg/kg、50mg/kg腹腔注射能显著增强模型小鼠单核巨噬细胞吞噬功能、迟发型超敏反应及增加其外周血淋巴细胞ANAE阳性百分率；北豆根总碱25mg/kg腹腔注射能显著提高模型鼠血清溶血素生成能力，初步机理研究提示，北豆根总碱50mg/kg腹腔注射能显著拮抗环磷酰胺对小鼠胸腺DNA含量的抑制作用，北豆根总碱可能通过促进DNA合成而达到增强免疫功能的作用。另有实验表明，北豆根总碱25mg/kg、50mg/kg腹腔注射能显著增强氢化可的松所致免疫功能低下模型小鼠单核巨噬细胞吞噬功能、迟发型超敏反应及血清溶血素的生成；北豆根总碱50 mg/kg腹腔注射能显著增加模型鼠外周血淋巴细胞ANAE阳性百分率，增加脾脏空斑形成细胞溶血能力。提示北豆根总碱对免疫功能低下小鼠有免疫增强作用。

11. 对胃肠道的作用 北豆根碱有抑制胃液分泌作用，对于实验性溃疡的大白鼠，口服给药对溃疡有修复作用。北豆根碱（1:20000浓度）可抑制离体小肠的收缩，对在体兔肠亦有解痉作用。

12. 对神经系统的作用 北豆根碱对中枢神经系统先兴奋后抑制。蝙蝠葛根具有神经节阻断作用，以颌下神经最为敏感，此作用能被抗胆碱酯酶药新斯的明拮抗。青藤碱在小鼠、大猴的试验中均显示有显著的镇静作用。北豆根碱和北豆根苏林碱均是一种神经元钙通道阻滞剂。在豚鼠试验时，北豆根碱呈现一定的局麻作用，ED_{50}为3.05mmol，此作用与奎尼丁相似。

13. 其他作用 北豆根碱可明显抑制血栓形成，同时还具有抑制动脉平滑肌细胞增殖的作用。青藤碱有促组胺作用，可作为组胺释放剂。

【临床应用】

1. 扁桃体炎和咽喉炎 北豆根、鬼针草各1250g，研细粉制成浸膏片，每片0.5g，每次2～4片，1日口服3次。治扁桃体炎16例，咽喉炎4例，除2例因高烧加用退热药外，均未用其他药物，1个疗程（2～5天）均痊愈。

2. 慢性气管炎 用北豆根各种制剂（针、片、煎剂）治疗慢性气管炎，有一定疗效。用北豆根总碱内服治疗本病119例，结果有效16.8%，显效39.5%，好转38.7%。

3. 肝癌 用北豆根各种制剂治疗肝癌19例，多数症状有改善，近半数病例体重增加，肝脏有不同程度缩小或保持稳定。

4. 心律失常 口服北豆根碱，每天900mg，分3次服，症状控制后减量至150～600mg，治疗402例，总有效率为91.5%。

5. 高血压病 口服北豆根碱，每天900～1200mg，分3次服，连服1个月，治疗21例，有效率达71.4%。

【毒副作用】 本品有小毒，使用量过大易引起中毒，长期或大量使用对肝脏有损害，临床应注意。北豆根总碱小鼠腹腔注射的LD_{50}为79.6mg/kg，蝙蝠葛碱为205mg/kg，青藤碱为（285±29）mg/kg。北豆根粗总碱小鼠灌胃的LD_{50}为（2410±260）mg/kg。家兔每天静注总碱10mg/kg，连用15～20天后，血象、肝肾功能未见异常。

参 考 文 献

1. 邢晓娟. 现代医药卫生，2008，24（19）：2983.

2. 曹令红，等. 黑龙江医药，2009，1（22）：68.

3. 徐兵勇，等. 海峡药学，2008，11（20）：1.

4. 王安平，等. 辽宁中医药大学学报，2012，14（2）：194.

5. 仲丽丽，等. 辽宁中医药大学学报，2014，16（6）：85.

6. 王德娟，等. 中医药学报，2008，36（5）：44.

7. 韩华，等. 中医药信息，2014，31（2）：111.

8. 姜峰玉，等. 辽宁中医药杂志，2013，40（12）：2612.

9. 吴美仙，等. 中国现代中药，2007，9（9）：35.

10. 刘蔚，等. 山西医药杂志，2008，37（1）：29.

射 干

【别名】 寸干，乌扇。

【来源】 为鸢尾科植物射干 *Belamcanda chinensis*（L.）DC. 的干燥根茎。

【性味】 苦，寒。

【功能主治】 清热解毒，消痰，利咽。用于热毒痰火郁结，咽喉肿痛，痰涎壅盛，咳嗽气喘。

【主要成分】 含射干苷（Shekanin，即 Tectoridin）、鸢尾苷（Iridin）、芒果苷（Mangiferin）及异射干英等。鸢尾苷苷元为射干甲素（Irigenin）。

【药理作用】

1. 抗炎作用 射干乙醇提取物以 25g/kg 灌胃，能抑制由醋酸所致的大鼠皮肤毛细血管通透性增高、大鼠棉球肉芽肿组织增生的作用。鸢尾苷在试管中有抗透明质酸酶的作用，能抑制大鼠的透明质酸酶性浮肿，还有抑制大鼠腹腔注射氮芥所致的腹水渗出及巴豆油引起的炎性渗出作用。表明本品有显著的抗炎作用。

2. 降血压作用 射干醇溶出物对家兔血压能使之持续下降，脉搏增大，呼吸呈一时性兴奋，频率加快或幅度增大。

3. 抗菌作用 射干乙醇浸液、水煎液及注射液在试管内有抗 $H_{37}RV$ 株结核杆菌、肺炎球菌及甲、乙型链球菌的作用。射干（1:10～1:20）煎剂或浸剂在试管中，对常见的致病性皮肤癣菌有抑制作用。射干对外输泵介导的金黄色葡萄球菌耐药性有抑制作用。

4. 抗病毒作用 在体外用组织培养法，射干或提取物对腺病毒、$ECHO_{11}$ 病毒、疱疹病毒等外感及咽喉疾患中的病毒及其他病毒均有抑制作用。由射干等药组成的润喉宁复方亦能明显抑制流感病毒 FMI 株（HSV–Ⅰ）和腺病毒 A_3 所致的细胞病变及其增殖。

5. 对消化系统的影响 射干具有弱的抗溃疡作用，而利胆作用持久。对刺激大肠性及小肠性腹泻动物模型均具有抗蓖麻油引起的小肠性腹泻的作用，且作用持久。其作用不是通过抑制肠运动而产生，因而推测其抗炎作用可能是射干抗腹泻的机理之一。

6. 抗血栓作用 射干的抗血栓作用较强，10g/kg 能明显延长血栓的形成时间，其活性成分可能是分子量为 10000 含有半乳糖醛酸和鼠李糖的酸性多糖。

7. 清除自由基作用 射干中分离的 4 种异黄酮类成分具有清除 $O_2^- \cdot$、$\cdot OH$ 和 H_2O_2 自由基的能力。采用生物化学发光法测定，结果提示，射干根茎中分离得到的异黄酮成分野鸢尾苷元（Irigenin）、鸢尾苷元（Tectorigenin）、鸢尾苷（Tectoridin）、5,6,7,4'–四羟基–8–甲氧基异黄酮（5,6,7,4'–Tetrahydroxy–8–men–thoxyisoflavone）均具有清除自由基的作用，其中鸢尾苷元对 $O_2^- \cdot$、$\cdot OH$ 和 H_2O_2 自由基清除作用最强。

8. 增强唾液分泌作用 射干乙醇、水提取物或注射液给家兔灌胃 20～100mg/kg，能促进动物唾液分泌作用，注射作用更快。提示此作用主要与鸢尾黄酮苷有关。

9. 利尿作用 射干中的野鸢尾苷及其苷元以 25mg/kg 给家兔皮下注射有显著的利尿作用，并能改善毛细血管的通透性。

10. 其他作用 射干还有雌性激素样的作用；有消除上呼吸道的炎性渗出物及解热、止痛作用。射干具有明显的抗凝血作用和兴奋咽喉黏膜作用。射干有一定抗过敏作用，所含鸢尾黄酮对大鼠因卵清蛋白诱导的被动皮肤过敏的抑制率为 40%。从射干中筛选出的鸢尾醛类三萜类化合物有诱导 HL_{60} 细胞分化活性。其中以 28–去乙酰基–射干醛（28–Deacetylbelamcandal）的活性最强。射干新鲜根茎的正己烷渗滤提取物和经正己烷提取过的原生药再经甲醇提取的乙醚萃取部分均显示对 P_{388} 淋巴细胞具有细胞毒作用。射干可提高免疫抑制小鼠血清中 IgM 的含量有增强小鼠体液免疫的作用。射干苷元、鸢尾苷元有较强的醛糖还原酶抑制作用。射干还具有镇痛及止咳祛痰作用。

【临床应用】

1. 水田皮炎　射干 15g，加水 130mL，煎煮 60 分钟，滤过，加入氯化钠 1.2g，涂洗患部（用时药液温度保持 30℃~40℃）。观察 253 例，均有显著疗效，轻者擦洗 1 次，重者 2 次即可痊愈。

2. 气管炎、咽炎、上感　射干注射液有一定效果。射干配金银花藤、野菊花、维生素 C、扑尔敏、阿司匹林制成感冒 4 号片，用于预防感冒和上感有较好的疗效。用射干麻黄汤治疗喘息性支气管炎 120 例，获得良好效果。

3. 咽喉疾患　射干 15g，水煎服，治疗咽喉肿痛有良效。用射干口服液治疗病毒引起的咽喉疾患 300 多例，总有效率为 91%，治愈及显效率达 72%。

【毒副作用】　本品急性毒性试验，给家兔皮下注射的致死量为 8~10g/kg。

参 考 文 献

1. 张琳，等. 陕西中医学院学报，2014，37（5）：91.
2. 周小虎. 光明中医，2014，29（4）：855.
3. 李国信，等. 实用中医内科杂志，2008，22（2）：3.
4. 李国信，等. 实用中医内科杂志，2008，22（1）：3.
5. 张明发，等. 中国执业药师，2010，7（1）：14.
6. 展锐，等. 甘肃中医，2011，24（1）：78.
7. 刘建英，等. 药学服务与研究，2008，8（5）：358.
8. 张良，等. 天然产物研究与开发，2010，22（4）：728.
9. 李国信，等. 实用中医内科杂志，2008，22（2）：3.
10. 王姣，等. 齐鲁药事，2007，26（3）：168.
11. 李国信，等. 实用中医内科杂志，2008，22（1）：3.

马　勃

【别名】　灰包，马粪包。

【来源】　为灰包科真菌脱皮马勃 *Lasiosphaera fenzlii* Reich.、大马勃 *Calvatia gigantea*（Batsch ex Pers.）Lloyd 或紫色马勃 *Calvatia lilacina*（Mont. et Berk.）Lloyd 的干燥子实体。

【性味】　辛，平。

【功能主治】　清肺利咽，止血。用于风热郁肺咽痛，音哑，咳嗽；外治鼻衄，创伤出血。

【主要成分】　含磷酸钠、马勃素（Gemmatein）、马勃素葡萄糖苷（Gemmateiny glucoside）、麦角甾醇、亮氨酸、酪氨酸、尿素及紫颓马勃酸（Calvatic acid）及类脂质等。

【药理作用】

1. 止血作用　马勃有机械性止血作用，对口腔出血有明显的止血作用，疗效不亚于淀粉海绵或明胶海绵，其缺点是不被组织吸收，故不宜作组织内留存止血或死腔填塞用。对鼻出血亦有止血作用。

2. 抗菌作用　体外实验表明，脱皮马勃煎剂对金黄色葡萄球菌、绿脓杆菌、变形杆菌及肺炎双球菌有一定的抑制作用，对少数致病真菌也有抑制作用。煎剂中含有大量色素，经用活性炭脱色后，抗菌作用大减。另外，紫色马勃的发酵液中提取的马勃酸具有抗菌活性。

3. 抗肿瘤作用　从脱皮马勃的干燥子实体的脂溶性部分首次分得了 6 种化合物，用肝癌细胞 Bel-7402 和神经胶质瘤细胞 C$_6$ 对化合物 Ⅰ、Ⅳ和Ⅴ的抗肿瘤活性进行了初步的筛选，发现化合物Ⅰ在测定浓度范围内呈现出良好剂量依赖性抑制作用。研究发现，马勃多糖有一定的抑瘤作用，并能有效延长艾氏腹水癌（EAC）荷瘤小鼠的生存期。马勃醇沉多糖在 250 μg/mL 时对宫颈癌细胞具有最高抑制率，达到 52.6%；醇溶多糖在 250 μg/mL 时对乳腺细胞的抑制率达到 80.4%。

4. 抗炎、止咳作用　实验表明，脱皮马勃能显著抑制二甲苯所致小鼠耳肿胀，通过机械性刺激致咳实验模型可以看出马勃能不同程度延长豚鼠咳嗽潜伏期，在 45、75 分钟时作用较强。

5. 镇痛作用　马勃水提液能明显减少醋酸所致小鼠扭体次数，并且剂量越大，扭体次数越少，镇痛作用越明显。

6. 促进成纤维细胞增殖　水、乙醇、乙酸乙酯、石油醚等溶剂的 4 种马勃提取物对大鼠成纤维细胞增殖均有促进作用，并呈浓度依赖性，浓度越高促进作用越明显。其中水和乙醇得马勃提取物的增殖作用更为明显。

7. 杀虫作用　黄硬皮马勃子实体的甲醇 – 氯仿浸膏的石油醚萃取部位对 3 龄黏虫具有较强的杀虫活性，对 3 龄黏虫有拒食活性和触杀活性，进一步研究发现其杀虫的有效成分可能为十六烷酸。

【临床应用】

1. 口腔科止血　拔牙时牙槽窝出血，放置马勃絮垫填压即能止血；口腔黏膜因外伤而呈粉碎性撕裂所致的出血，缝合困难者，或牙龈渗血，创面暴露者，以马勃粉撒布，用纱布压迫亦能止血。

2. 鼻衄　将马勃捏成条状，塞入鼻孔内出血处，压紧即可。据 21 例观察，皆获良效。

3. 外伤性创面　对于外伤性出血创面及躯干四肢小范围皮肤浅切伤口，可用干燥马勃撕成 1～3cm 块状（需经高压消毒），按创面大小选择相应的马勃块覆盖在创面上，用消毒纱布包扎后压迫 3～5 分钟。据 191 例观察，有效率达 100%。

4. 褥疮　用马勃治疗褥疮患者，研成细粉高压消毒，生理盐水清洗疮面，取马勃粉涂于纱布上，用胶布固定。据 15 例观察，有效率达 100%。

5. 疖肿、冻疮、毛囊炎　用 1% 或 5% 马勃软膏外涂，治疗疖肿、冻疮、毛囊炎具有良好效果。

6. 荨麻疹　用马勃酒（百部、白鲜皮、马勃、白酒），每日擦 1～2 次，治疗 123 例，全部痊愈。

7. 足癣　用成熟马勃 20g，脱皮制成粉剂撒患处，每日 4 次。治疗足癣 58 例，总有效率 94.8%。

8. 干槽症　用马勃制成马勃明胶海绵，置入清创后的牙槽窝内，治疗干槽症（拔牙后常见的并发症）112 例，有效 108 例，无效 4 例，总有效率达 96.43%。

【毒副作用】　其不良反应极少见，临床上仅有引起过敏者，但过敏反应出现较晚，于服药后 1 小时，始感头晕、胸闷、咽喉痛并有堵塞感，继则全身皮肤潮红，出现块状丘疹、瘙痒等。

参 考 文 献

1. 吴元昌，等 . 当代畜牧，2010，(2)：42 – 44.
2. 姜明华 . 山东中医药大学学报，2014，38（2）：157 – 158.
3. 赵友生，等 . 中国现代应用药学，2012，29（7）：574 – 577.
4. 苏方华，等 . 齐鲁药事，2010，29（10）：586 – 588.
5. 石毅，等 . 中国老年学杂志，2012，32（13）：2762 – 2763.
6. 赵志新 . 河北中医，2011，33（12）：1809.
7. 赵会珍，等 . 微生物学通报，2007，34（2）：367.

胖 大 海

【别名】　通大海，胡大海。

【来源】 为梧桐科植物胖大海 Sterculia lychnophora Hance 的干燥成熟种子。

【性味】 甘，寒。

【功能主治】 清热润肺，利咽解毒，润肠通便。用于肺热声哑，干咳无痰，咽喉干痛，热结便闭，头痛目赤。

【主要成分】 种皮含戊聚糖及黏液质，黏液质属于果胶酸类，主要由半乳糖醛酸、阿拉伯糖、半乳糖乙酸、钙、镁组成。含活性成分胖大海素（苹婆素 Sterculin）。外胚乳含绿色挥发油约 1%，西黄蓍胶黏素（Bassorin）约 59%，收敛性物质约 1.6%。近从胖大海水提取液中分离得到水溶性多糖 PPⅢ，其由半乳糖阿拉伯糖、鼠李糖组成。

【药理作用】

1. 对血管平滑肌作用 胖大海素对血管平滑肌有收缩作用，能改善黏膜炎症，减轻痉挛性疼痛，可用于治疗前列腺炎、尿道炎、子宫及附件炎症以及月经不调等。

2. 泻下作用 胖大海浸出液，对家兔有缓泻作用，因可增加肠内容积（增加容积为琼脂的 8 倍），有机械性刺激，反射性地引起肠管蠕动而致缓泻。将胖大海外层皮、软壳、仁分别水浸提取，对于麻醉犬，无论何种给药方法，皆可明显增加肠蠕动，以仁的作用强，软壳次之，外层较弱，此作用可被阿托品所拮抗；1：40 万的仁的浸出液能使离体兔肠蠕动增加。

3. 降压作用 胖大海仁除去脂肪后的湿浸液或制成 25% 溶液，以 1.25g/kg 给猫灌胃或 25～100mg/kg 给猫、狗肌内注射，均呈降压作用，前者的降压作用可持续 3～5 小时，后者约 30 分钟。其降压原理可能与中枢有关。

4. 抗病毒作用 胖大海浸剂 1：1600，对甲型流感病毒 PR$_8$ 株等有抑制作用。

5. 抗菌作用 胖大海浸出液对大肠杆菌和痢疾杆菌有抑杀作用。

6. 抗炎作用 胖大海腹腔注射对 2% 巴豆油所致耳肿胀有明显的抑制作用，进一步研究表明，其主要抗炎活性成分为多糖，且口服无效，提示其抗炎活性成分不能经肠道吸收。

7. 其他作用 本品可以增加胸腺和脾脏的重量，对特异性免疫功能有一定促进作用。胖大海外皮、软壳、仁的水浸液提取物皆有一定的利尿和镇痛作用，仁最强，三者皆无局部刺激作用。胖大海提取物对营养性肥胖大鼠具有减肥作用，其提取物可抑制脂肪酸合成酶活性，抑制肥胖大鼠摄食量。

【临床应用】

1. 急性扁桃体炎 胖大海 4～8 枚，放入碗内，冲沸水，闷盖半小时左右（天冷须保温），缓缓服下，间隔 4 小时，再按上法服 1 次。治疗 100 例，治愈 68 例，显著好转 21 例，效果不佳 11 例。

2. 慢性咽炎 胖大海 3g，杭菊花、生甘草各 9g，水煎服。常以沸水泡胖大海代茶饮，配蜂蜜治咽炎效果更佳。

3. 菌痢 胖大海 15g，开水 200mL，将胖大海放碗中冲开。如红痢加白糖 15g，白痢加红糖 15g，服汁并食胖大海肉，一般 1～3 剂可愈。

4. 红眼病 每次用胖大海 2 粒，洗净后用清水浸泡，去核搅拌成烂泥状，晚睡时外敷于眼，并用纱布块适当固定，每晚敷 1 次，连敷 3 晚。外治红眼病 30 例，均获良效，有效率达 100%。

5. 便秘 取胖大海 2～3 枚，将其放在茶杯中，用 150mL 的沸水冲泡 15 分钟，待其胀大后少量分次饮服。其有效成分可刺激肠蠕动，从而能起到缓泻的作用，用于治疗因肺热肠燥引起的婴幼儿便秘。

【毒副作用】 本品临床应用未见出现毒副作用。胖大海浸剂给小鼠灌胃的 LD_{50} 为 12.96g/kg。每日给狗灌服 2～3g/kg，连用 10～15 天，能产生严重中毒甚至出现死亡。

参 考 文 献

高丽芳，等. 首都医科大学学报，2011，32（4）：541－543.

锦 灯 笼

【别名】 红灯笼，灯笼果，天泡子，酸浆。

【来源】 为茄科植物酸浆 *Physalis alkekengi* L. var. *franchetii*（Mast.）Makino 的干燥宿萼或带果实的宿萼。

【性味】 苦，寒。

【功能主治】 清热解毒，利咽化痰，利尿通淋。用于咽痛音哑，痰热咳嗽，小便不利，热淋涩痛；外治天疱疹，湿疹。

【主要成分】 果实含枸橼酸、草酸、微量生物碱、维生素 C，并含酸浆红素（Physalien）、隐黄素（Cryptoxanthin）。花萼含 α - 胡萝卜素、酸浆黄质（Physoxanthin）及叶黄素（Lutein）。种子含脂肪油等。

【药理作用】

1. 抗肿瘤作用 锦灯笼提取物总碱对小鼠 S_{180} 瘤细胞 DNA 的合成具有明显的抑制作用（$P < 0.01$），同时对骨髓细胞亦有抑制作用（$P < 0.05$）。提示本品对白血病治疗有一定的效果，可能是通过对白血病细胞 DNA 合成的抑制作用所产生的效应。

2. 对血压的影响 酸浆的脂（醚）溶性成分，初可刺激迷走神经中枢，对心脏搏动有一时性的抑制，血压开始升高，随后则是呈一时性的血压下降。

3. 强心作用 锦灯笼所含脂（醚）溶性及水溶性两类物质，均有增强其对蛙心脏的收缩作用。并能引起微弱的血管收缩及血压上升。

4. 抗菌作用 锦灯笼中提出的油状物或针状结晶性母液，体外实验，对金黄色葡萄球菌、绿脓杆菌等均有抑制作用，锦灯笼煎剂对痢疾杆菌有抑制作用。

5. 对子宫的作用 根中所含的酸浆根素对大鼠离体子宫有收缩作用，其作用比垂体后叶素快而短。果实有催产作用。

6. 抗炎作用 锦灯笼提取物能明显减轻二甲苯致小鼠耳肿胀，明显抑制蛋清致大鼠足肿胀，抑制肉芽肿的形成。

7. 抗氧化作用 考察锦灯笼提取物对 ABTS 自由基的清除能力，结果表明，锦灯笼果实具有较好的体外抗氧化活性。

8. 免疫调节作用 锦灯笼果实多糖、宿萼皂苷等均具有较强的免疫作用。

9. 抗过敏性哮喘作用 实验发现，锦灯笼治疗哮喘疗效尤为显著，采用不同浓度的锦灯笼水提物可明显降低卵清蛋白致敏的哮喘小鼠血液内白细胞总数和嗜酸性粒细胞计数，抑制肺组织内 IL - 5 和 IFN - γ 的表达。

10. 降糖作用 将锦灯笼宿萼糖苷（TSP）给四氧嘧啶诱发的高血糖小鼠灌胃，发现 TSP 的降糖效果与中药复方消渴丸作用相当，且能缓解糖尿病小鼠的高糖症状。

11. 利尿作用 将锦灯笼醇提取物给大鼠灌胃，发现其不同剂量均可增强大鼠肾脏的排尿功能，提示锦灯笼醇提取物具有较好的利尿功效。

12. 促进疮疡愈合作用 有实验证实，锦灯笼外用对大鼠和豚鼠疮疡均有很好的治疗作用，具有促进疮疡愈合功能。锦灯笼油糊大、小剂量可显著增高疮疡豚鼠和疮疡大鼠血清中溶菌酶的含量，显著改善疮疡的症状及病理变化。

【临床应用】

1. 扁桃体炎 本品对扁桃体炎有较好疗效，单用或复方均可。用锦灯笼为主药治疗化脓性扁桃体炎100 例，全部治愈。以锦灯笼为主药治疗小儿急性扁桃腺炎84 例，显效58 例，有效17 例，无效9 例，总有效率为89.3%。

2. 小儿咽部感染 用锦灯笼注射液治疗 120 例，2 天内体温降至正常，炎症消失者有 91 例，占 75.8%；3~5 天临床症状和咽部脓栓消失者有 22 例，占 18.3%。

参 考 文 献

1. 宗颖，等．中国实验方剂学杂志，2014，20（7）：15-18.
2. 武蕾蕾，等．牡丹江医学院学报，2012，33（2）：5-6.
3. 于舒雁，等．中华中医药杂志，2014，29（2）：611-614.
4. 吕春平，等．现代预防医学，2007，34（12）：2213.

地 骨 皮

【别名】 枸杞根皮，狗奶子根皮。

【来源】 为茄科植物枸杞 *Lycium chinense* Mill. 或宁夏枸杞 *Lycium barbarum* L. 的干燥根皮。

【性味】 甘，寒。

【功能主治】 凉血除蒸，清肺降火。用于阴虚潮热，骨蒸盗汗，肺热咳嗽，咯血，衄血，内热消渴。

【主要成分】 主要含甜菜碱（Betaine）、桂皮酸、蜂花酸（Melissic acid）、亚油酸、亚麻酸、卅一酸、β-谷甾醇、柳杉酚（Sugiol）、枸杞酰胺（Lyciumamide）、维生素 B_1、苦柯胺 A（Kukoamine A）、东莨菪内酯（Scopoletin）等。

【药理作用】

1. 解热作用 地骨皮乙醇提取物、水提取物、乙醚提取后的残渣水提物给实验性发热的家兔灌服或注射均有显著解热作用。地骨皮铅盐沉淀物的分离部分也有较强的解热作用，但比氨基比林和奎宁弱，与其他合成解热镇痛药略相当，所含甜菜碱有解热作用。

2. 镇痛作用 地骨皮的 70% 乙醇渗漉提取液（含生药 0.4g/mL），给扭体法、热板法和齿髓致痛法动物实验模型用药，结果地骨皮可明显抑制小鼠扭体反应次数，提高小鼠热致痛及家兔电刺激致痛痛阈值。提示地骨皮对物理性、化学性致痛均有明显的镇痛作用。

3. 降血糖作用 地骨皮煎剂给家兔灌胃，血糖短时间上升，然后持续下降，在 4~5 小时降低最明显，平均降低 14%，维持 4~8 小时，然后恢复正常。地骨皮煎剂口服对实验性糖尿病小鼠胰岛 β 细胞的形态结构损害也有一定减轻作用。地骨皮对小鼠葡萄糖性及肾上腺素性高血糖均有显著降血糖作用。

4. 降血脂作用 给家兔灌服地骨皮浸膏，按每日每千克 10g（生药）连服 3 周，可抑制饲喂胆固醇引起的血清总胆固醇升高，使实验性家兔血清胆固醇下降 36.9%，但对甘油三酯及脂肪肝的作用不大，甜菜碱则有抗脂肪肝作用。

5. 降血压作用 地骨皮酊剂对犬、猫均有稳定持久的降压作用，其降压作用可能与中枢因素及阻断交感神经末梢的作用有关。地骨皮煎剂、浸剂及注射剂（水煎，醇沉，100% 浓度），对犬、猫、兔、大鼠均有中度降压作用，维持时间较短，浸剂好于煎剂。降压期间伴有心率减慢、呼吸增快、心电图 P-R 间期延长、T 波下降。大剂量 0.375g/kg 给麻醉犬注射可使血压骤降到零而导致死亡。

6. 抗菌、抗病毒作用 用纸片法抗菌实验证实，地骨皮煎剂对伤寒杆菌、甲型副伤寒杆菌、弗氏痢疾杆菌等均有抑制作用。但对金黄色葡萄球菌无抑制作用。也有资料记载，地骨皮对葡萄球菌有抑制作用。在胚肾原代单层细胞组织培养上地骨皮煎剂对亚甲型流感（京科 68-1）病毒株有抑制其致细胞病变作用。

7. 免疫作用 用提取的地骨皮多糖物质对大鼠腹腔注射给药，连续 7 天，对环磷酰胺和 ^{60}Co 照射所致的白细胞降低有明显的升高作用。此外，地骨皮能抑制免疫球蛋白 E 的产生。

8. 对子宫作用 地骨皮注射剂（100%）对未孕大鼠和小鼠的离体子宫有明显的兴奋作用，使其收缩增强，其1mL相当于0.054单位脑下垂体后叶素的作用强度。

9. 对成骨样细胞的增殖作用 将地骨皮的水提液、乙醇提取液及其经树脂柱洗脱后的不同提取部位与UMR$_{106}$成骨样细胞共同体外培养，用MTT法检测各部位对细胞的增殖作用，提示地骨皮的不同提取部位对成骨样细胞UMR$_{106}$的增殖有促进作用。同时在日本进行的抑制破骨细胞增殖实验也表明：它们对破骨细胞增殖也有抑制作用；实验采用的都是生药提取物和细胞共同体外培养的方法，推测以上生药含有直接刺激成骨样细胞增殖的成分，也含有对破骨细胞增殖有抑制作用的成分。

10. 抗肺损伤作用 地骨皮水提液能降低肺泡灌洗液（BALF）中炎症细胞的数目，能显著降低肺湿质量/干质量，地骨皮水提液使急性肺损伤小鼠BALF中超氧化物歧化酶（SOD）活性显著升高，丙二醛（MDA）水平降低，并可有效减轻内毒素（LPS）所致急性肺组织损伤的病理学变化。

11. 促进伤口愈合作用 研究发现，地骨皮具有明确的促进小鼠烫伤皮肤创面愈合、抑制皮肤炎症反应的作用。

12. 抗过敏作用 地骨皮因能抑制免疫球蛋白E的产生，故有抗过敏作用。

【临床应用】

1. 糖尿病 地骨皮50g煎水代茶饮，治疗糖尿病16例，1周左右症状基本控制，血糖恢复正常，尿糖转阴，其中8例随访1年以上未复发。

2. 高血压病 单用地骨皮30～60g煎服或加少量白糖或瘦猪肉炖服，用药10～30天，治疗86例，结果显效40例，有效32例，无效14例，总有效率达83.7%。

3. 疟疾 用鲜地骨皮30g，干茶叶3g，水煎于发作前2～3小时服，治疗150例，结果145例控制发作，有效率达96.7%。

4. 淋巴结核 用地骨皮粉9g，黄酒100mL，浸10天，每次10mL，每日3次，连服1～3个月，治疗56例，3个月内治愈55例，治愈率达98.2%。

5. 牙髓炎、牙龈出血等 用棉球蘸60%地骨皮浸液填入痛牙之窝洞内，治疗11例，均能立即止痛，且止痛作用持续数日。治疗牙龈出血、口干或口臭、龈内肿痛，用地骨皮150g，大黄炭90g，水煎2次成600mL，加食醋200mL，每次用40～50mL含漱，每日3～5次，治疗96例，治愈75例，好转18例，无效3例。

6. 手癣 用地骨皮30g，甘草15g，煎水外洗治疗15例，全部治愈。

7. 功能性发热 用地骨皮50g（鲜品100～150g）加水煎汤1000mL代茶饮，每次150～200mL，每日4～6次，疗程7～28天。治疗13例功能性低热病人，12例体温下降至正常，伴随症状消失；1例伴随症状缓解，体温下降。

【毒副作用】 本品毒性较小。地骨皮煎剂给小鼠腹腔注射LD_{50}为（12.83±1.9）g/kg；酊剂给1次或每日1次，连续7日，LD_{50}分别为4.7g/kg和4.1g/kg。煎剂给家兔灌胃80g/kg或腹腔注射60g/kg，仅见其蜷伏不动，3～4小时后恢复。犬灌胃120g/kg或腹腔注射30g/kg，均很快出现呕吐，四肢无力，蜷伏，2～3天后才完全恢复。有报道地骨皮煎液引起心律失常，应引起注意。

参 考 文 献

1. 王东，等. 浙江中医药大学学报，2015，39（6）：478.

2. 彭红兵. 中国药房，2014，25（27）：2513.

3. 杨风琴，等. 宁夏医学杂志，2007，29（9）：787.

4. 张天柱，等. 中国实验方剂学杂志，2014，20（22）：147.

5. 李志勇，等. 中药材，2011，34（8）：1266.

6. 任利军. 中国民间疗法, 2011, 19 (8): 47.

7. 仲英华, 等. 实用中西医结合临床, 2011, 11 (6): 84-85.

8. 李爱芳. 中医临床杂志, 2011, 17 (3): 48.

9. 周浩, 等. 山西中医, 2008, 24 (2): 47.

白　薇

【别名】　龙胆白薇, 老君须, 白马尾。

【来源】　为萝藦科植物白薇 *Cynanchum atratum* Bge. 或蔓生白薇 *Cynanchum versicolor* Beg. 的干燥根和根茎。

【性味】　苦、咸, 寒。

【功能主治】　清热凉血, 利尿通淋, 解毒疗疮。用于温邪伤营发热, 阴虚发热, 骨蒸劳热, 产后血虚发热, 热淋, 血淋, 痈疽肿毒。

【主要成分】　含白薇素（Cynanchol）、挥发油、强心苷、C_{21}甾体皂苷、微量元素等。

【药理作用】

1. 退热作用　白薇水提物 3.4g/kg、4.9g/kg、7.0g/kg 分别腹腔注射, 对 15% 酵母混悬液诱发的大鼠发热均有明显的退热作用, 其醇提取物和醚提取物对大鼠酵母致热后的退热作用不明显。

2. 抗炎作用　白薇水提物按 1.0g/kg、2.0g/kg、4.0g/kg 腹腔注射对巴豆油致炎剂所致小鼠耳郭急性渗出性炎症有非常显著的抗炎作用。

3. 祛痰平喘作用　直立白薇水提物有一定祛痰作用, 蔓生白薇水提物有一定平喘作用。

4. 强心作用　白薇含有强心苷, 有一定强心作用, 白薇挥发油亦能直接加强心肌收缩。

5. 抗肿瘤作用　从蔓生白薇中分离出来的蔓生白薇苷 A 具有良好的抗肿瘤作用。

6. 促进肝血管再生作用　白薇提取物 50g/kg 灌胃给药, 对部分肝左外叶切除后小鼠有明显的促进血管再生作用。其主要机制可能是增加参与血管再生的细胞因子的表达。

7. 抑制黑色素瘤细胞作用　白薇经皮透过液对 B16 黑色素瘤细胞增殖具有抑制作用, 且不同浓度不同提取方法的白薇经皮透过液均对 B16 黑色素瘤细胞的增殖、酪氨酸酶的活性及黑色素的含量具有抑制作用, 其中以 95% 醇提经皮透过液 200mg/L 作用效果为最佳。

8. 抑制糖尿病神经病变　中药复方白薇煎 5.3g/kg 及 21.2g/k, 能改善糖尿病大鼠脊神经传导速度, 降低脊神经致痛通道蛋白的表达, 对糖尿病周围神经病变具有较好的防治作用。

【临床应用】

1. 阴虚潮热　白薇、银柴胡、地骨皮各 30g, 生地黄 15g, 水煎服。

2. 产后血虚发热　白薇、当归各 30g, 人参 15g, 甘草 3g, 共研粗末, 每服 15g, 水煎服。

3. 痹证　运用白薇煎（白薇、泽兰叶、炮穿山甲）合桂枝芍药知母汤或左归丸等方剂, 对手足、腰背、筋骨痛等痹证有显著疗效。

【毒副作用】　本品含有强心苷类成分, 服之过量可产生类似洋地黄中毒症状。白薇提取物小鼠腹腔注射的 LD_{50} 为 26.4g/kg。

参 考 文 献

1. 孟繁伟. 细胞与分子免疫学杂志, 2015, 31 (4): 478.

2. 陈晓璐, 等. 中国实验方剂学杂志, 2014, 20 (12): 193.

3. 郑全喜, 等. 中国实验方剂学杂志, 2014, 20 (14): 145.

4. 高红勤，等. 中国中医药信息杂志，2011，18（9）：85.

5. 袁鹰，等. 药物实践杂志，2007，25（1）：6.

胡 黄 连

【别名】　胡连，假黄连。

【来源】　为玄参科植物胡黄连 *Picrorhiza scrophulariiflora* Pennell 的干燥根茎。

【性味】　苦，寒。

【功能主治】　退虚热，除疳热，清湿热。用于骨蒸潮热，小儿疳热，湿热泻痢，黄疸尿赤，痔疮肿痛。

【主要成分】　含环烯醚萜苷、生物碱、酚酸及其糖苷，少量甾醇等。主要为胡黄连素（Kutkin）、胡黄连醇（Kutkiol）、胡黄连甾醇（Kutkisterol）、D‑甘露醇、香荚兰酸、香荚兰乙酮等。

【药理作用】

1. 保肝利胆作用　胡黄连提取物有利胆作用，胡黄连苷Ⅱ对四氯化碳引起的小鼠肝损伤有保护作用。胡黄连素灌胃，可以剂量依赖性地防止半乳糖胺、氯仿、醋氨酚、硫乙酰胺等所致的大鼠血清及肝生化变化。胡黄连的糖苷提取物给大鼠灌胃可改变硫乙酰胺引起的肝脏和血清中生化指标改变。对由对醋氨酚和乙炔雌二醇诱导的清醒大鼠胆汁郁结及乙酰氨基酚诱导的麻醉豚鼠胆汁郁结均有显著的对抗作用。胡黄连苷Ⅱ（0.5、5mmol/L）对 H_2O_2 造成的人肝细胞急性氧化应激损伤，具有促进下游抗氧化蛋白表达，清除细胞内活性氧，发挥抗氧化损伤、保护肝细胞作用。

2. 对平滑肌的作用　本品所含香荚兰乙酮对家兔回肠及大鼠子宫有收缩作用，对各种痉挛剂引起的豚鼠回肠和小鼠子宫的痉挛有拮抗作用。胡黄连的糖苷部分对异丙肾上腺素长期给药引起的豚鼠支气管扩张的灵敏度降低有保护作用，与异丙肾上腺素合用可显著降低豚鼠对磷酸组织胺引起的支气管收缩效应。

3. 抗炎作用　胡黄连乙醇提取物，以及活性成分胡黄连素、胡黄连苦苷Ⅰ和胡黄连苷具抗炎活性。在佐剂和甲醛诱导的大鼠和小鼠关节炎中，其抗炎活性显著。若给大鼠和小鼠腹腔给药，可显著增加对角叉菜胶诱导水肿的抑制活性。胡黄连素对葡萄糖诱导的大鼠水肿呈现明显的抑制作用。并能抑制乙酸诱导的小鼠血管通透性降低和白细胞移动性降低。

4. 抗哮喘作用　胡黄连提取物 Androsin（10mg/kg，口服）可在豚鼠体内抑制变态原和血小板活化因子（Platelet activating factor，PAF）引起的支气管阻塞，表现为抗哮喘作用。Dorschd 等对乙酰苯酮类化合物进行了抗哮喘作用构效关系的研究，用 PAF 和（或）卵蛋白诱发支气管狭窄，大多数情况下苷元的作用优于相应的葡萄糖苷，并发现在 androsin5 位上加上 1 个甲氧基（3,5‑二甲氧基‑4‑羟基苯乙酮，Aceto‑syrin‑genin）是所研究的 25 种苯乙酮类化合中抗哮喘作用最强的。

5. 抗糖尿病活性　实验观察胡黄连提取物对正常禁食大鼠血糖的影响，结果发现 75mg/kg 剂量组在 2小时时血糖降低最显著（38.58%）。进而观察胡黄连提取物对正常禁食大鼠糖耐量的影响，结果显示，75mg/kg 提取物能最大限度提高糖耐量（$P < 0.001$），用药后 1 小时作用最明显。还观察了胡黄连对四氧嘧啶诱导糖尿病的影响，结果胡黄连提取物服用 2 小时后血糖明显下降，75、150mg/kg 剂量组血糖分别降低 37.4% 和 54.0%。

6. 降血脂作用　胡黄连制剂 Picroliv 是环烯醚萜苷类的稳定混合物，主要含有胡黄连苦苷Ⅰ和胡黄连苷。Khanna 等研究了 Picroliv 对三硝基甲苯和胆固醇诱发的大鼠高血脂的脂质蛋白代谢作用。实验结果显示，对三硝基甲苯诱发的大鼠高脂血症，服用 Picroliv 后，TC、PL、TG、脂蛋白浓度显著降低。对胆固醇引起的高脂血症，Picroliv 可使胆固醇引起的脂质参数 LDL‑TC、DL、TC、aro‑LDL、VLDL‑TC 显著下降。长期服用 Picroliv 能提高正常大鼠血浆 LCAT、PHLA 浓度及肝脏脂解活性。另外，Picroliv 可抑制正常大鼠肝胆固醇的生物合成，刺激受体调节的 251‑LDL 分解代谢。Picroliv 还能通过降低 $[1-^{14}C]$ 醋酸钠在肝脂质总胆固醇、胆固醇洋地黄皂苷化物和 FFA 中的掺入，抑制高血脂大鼠总体肝脂质的生物合成，服用胆固醇的大鼠粪便中胆汁酸减少 32% ~37% ，给予 Picroliv 后，胆酸和脱氧胆酸排泄量增大。

7. 对大鼠胃溃疡的抑制作用 胡黄连的干燥根茎和根在印度阿育吠陀医疗体系中用于治疗消化性溃疡。Anandan 等研究了胡黄连根和根茎的提取物（PK）对盐酸－乙醇诱导的大鼠胃溃疡的拮抗作用。实验结果显示，盐酸－乙醇可损伤大鼠胃黏膜，镜下观察大鼠胃黏膜多处损伤，并有胃溃疡出现。而预先口服 PK 大鼠胃黏膜中的 SOD、CAP、GSH－PX 活性及 GSH、蛋白质和糖蛋白水平均接近正常，胃黏膜损伤较少，且无溃疡出现。

8. 对肿瘤的抑制作用 将实验动物分为 3 组，第 1 组，将 Swiss 小鼠背部皮下注射 20－甲基胆蒽（20－MC）以诱发肉瘤，然后将小鼠分为对照组和 150、750mg/kg 胡黄连提取物组（灌胃，每周 3 次），观察 180 天内肉瘤的发生及小鼠的生存率，结果显示，对照组小鼠 53 天即形成肉瘤，且 149 天全部死亡，提取物 750mg/kg 治疗组直至 120 天也未发现肉瘤形成，180 天高低剂量提取物抑制率分别为 70% 和 60%；第 2 组，小鼠右后肢注射 Dalton's 淋巴腹水瘤细胞（1×10^6）24 小时后分别给予提取物 60、300、1500mg/kg，连续 10 天，结果显示，肿瘤接种 30 天后，胡黄连提取物 60、300、1500mg/kg 分别减小肿瘤体积 15.4%、31.2% 和 50.4%。提示胡黄连提取物的抗癌作用可能与其清除氧自由基的功能有关。

9. 对心脏的保护作用 实验结果提示，注射异丙基肾上腺素（IPL）组的小鼠血清及心肌组织中，胆固醇、脂肪酸、过氧化物酶等含量与正常对照组相比明显升高，HDL 和磷酸酯酶则显著降低。而提前口服胡黄连根及根茎的乙醇提取物（PK）组以上指标均接近正常。提示 PK 可以有效防止 IPL 对心肌造成的侵袭，对心脏有一定的保护作用。

10. 抗脑缺血损伤作用 胡黄连苷Ⅱ 10 ~20mg/kg 腹腔注射，脑缺血损伤 1.5 ~ 2.0 小时的大鼠脑组织中氧自由基含量明显降低，抗氧化酶活性明显升高，保护脑组织免受氧化损伤。

11. 抗抑郁作用 胡黄连苷Ⅱ具有缓解抑郁模型行为学损伤的作用，改善抑郁症状，其抗抑郁作用的机制可能与其调节慢性应激大鼠血浆促肾上腺皮质激素（ACTH）和皮质酮（CORT）的水平有关。

12. 其他作用 胡黄连苷Ⅰ、Ⅱ，香草酸，香荚兰乙酮对酵母多糖引起的 PMN 白细胞的化学变化和自由基的产生有抑制作用。胡黄连素能明显提高毒鹅膏（Amaanita phalloides）提取物对小鼠的生存率。胡黄连水浸剂在试管内对堇色毛癣菌等皮肤真菌有不同程度的抑制作用。胡黄连所含的活性成分 Androsin 对花生四烯酸引起的血小板聚集有明显的抑制作用，可能与抑制凝血恶烷（TX）形成有关。胡黄连苷元 Pocynin 对大鼠两次打击损伤的保护作用中发现，能显著延长大鼠存活时间，可能与其能抑制中性粒细胞在重要脏器（肺、肝）的趋化、黏附，能干预中性粒细胞功能有关。

【临床应用】

1. 小儿盗汗 胡黄连、银柴胡各等份，共为细末，炼蜜为丸，每次服 1 ~3g，每天 2 ~3 次，治疗小儿盗汗、潮热往来有较好疗效。

2. 目赤 用茶调胡黄连粉，涂手足心部位，治疗小儿目赤，有良效。

3. 痈疽疮肿 胡黄连、穿山甲等份为末，以茶或蛋清调涂，治疗痈疽疮肿已溃、未溃者，疗效满意。

4. 痔疮 胡黄连配槐花，研末外敷，治疗痔疮，效果颇佳。

参 考 文 献

1. 何薇，等. 中日友好医院院报，2005，19（4）：233
2. 周美丽，等. 齐鲁药事，2006，25（11）：681.
3. 何希瑞，等. 环球中医药，2012，5（9）：708.
4. 李白雪，等. 中华中医药杂志，2015，30（3）：682.
5. 李晓丹，等. 中国中医药科技，2014，21（1）：33.
6. 王婷婷，等. 中国药理学通报，2015，31（3）：400.
7. 周俊华，等. 医药导报，2011，30（12）：1549.
8. 黄林清，等. 中国药业，2007，16（7）：1.

决 明 子

【别名】 草决明，马蹄决明，狗屎豆，假绿豆。

【来源】 为豆科植物决明 *Cassia obtusifolia* L. 或小决明 *Cassia tora* L. 的干燥成熟种子。

【性味】 甘、苦、咸，微寒。

【功能主治】 清热明目，润肠通便。用于目赤涩痛，羞明多泪，头痛眩晕，目暗不明，大便秘结。

【主要成分】 含大黄酚（Chrysophanol）、大黄素（Emodin）、大黄素甲醚（Physcion）、芦荟大黄素（Aloeemodin）、大黄酸（Rhein）、美决明子素（Obtusifolin）、决明素（Obtusin）、黄决明素（Chrysarobin）、橙黄决明素（Aurantio - obtusin）、去氧大黄酚（Chrysarobin）、新月孢子菌玫瑰色素（Rubrofusarin）、决明松（Torachryson）、决明内酯（Toralactone）、蒽醌葡萄糖苷、蒽醌糖苷等。尚含维生素 A。

【药理作用】

1. 降血压作用 决明子的水浸液、醇 - 水浸液、醇浸液对麻醉犬、猫、兔等均有降压及利尿作用，使自发性遗传性高血压大鼠收缩压和舒张压均明显降低，其作用显著强于利血平，持续时间亦显著长于利血平。但浸剂对麻醉兔降压作用不明显，而用决明子酊降压作用较明显，且持续时间较长，用同量稀醇静脉注射亦可降压。决明子对离体蟾蜍心脏有抑制作用；对心血管有收缩作用（下肢灌注法）。另有实验表明，煎剂每日 2g（生药）/kg 无降压作用。

2. 降血脂作用 实验性高胆固醇家兔给决明子粉每只 10g，用药 3 个月，可抑制血清胆固醇升高和主动脉粥样硬化斑点形成。高胆固醇血症小鼠模型在饲料中加 7% 决明子粉喂饲两个月，模型组及决明子组血清总胆固醇均明显升高，模型组高密度脂蛋白胆固醇/总胆固醇比值明显降低，而决明子组比值则接近正常水平。决明子散对实验性高脂血症大鼠有降低肝甘油三酯、抑制血小板聚集、降低血浆总胆固醇和甘油三酯的作用。近年研究表明，蒽醌糖苷通过缓泻作用增加大鼠粪中胆固醇排出量，说明蒽醌糖苷是发挥作用的主要成分。

3. 对免疫功能的影响 决明子水煎醇沉剂 15g/kg 连续给予小鼠 7 天，可使胸腺萎缩，结构改变显著，但对脾脏及其结构无明显影响，提示决明子对细胞免疫功能有抑制作用；对体液免疫功能无明显影响；而对巨噬细胞吞噬功能有增强作用。

4. 对 cAMP 磷酸二酯酶的影响 决明子热水提取物及所含决明素、橙黄决明素对 cAMP 磷酸二酯酶具有抑制作用。

5. 泻下作用 决明子流浸膏给小鼠灌胃后 3～5 小时泻下作用达到高峰，其泻下成分可能为相当于番泻苷 A 的大黄酚二蒽酮苷。决明子能够有效地改善小鼠结肠运动功能，减少结肠黏膜 AQP3 的表达，对慢传输型便秘治疗具有显著疗效。

6. 抗菌作用 决明子醇提取物对葡萄球菌、白喉杆菌及伤寒、副伤寒、大肠杆菌等均有抑制作用，而水提取物则无效。醇提取物及煎剂对多种皮肤真菌及细菌有抑制作用。所含芦荟大黄素的抑菌有效浓度为 15～16μg/mL，对培养基中的金黄色葡萄球菌的核酸及蛋白质的合成有明显的抑制作用。所含去氧大黄酚对红色发癣菌和须发癣菌的抑菌浓度为 3μg/mL，大小孢子菌为 5μg/mL，石膏样小孢菌和地丝念珠菌为 10μg/mL。所含大黄素对金黄色葡萄球菌、大肠杆菌、绿脓杆菌、费氏痢疾杆菌、甲型链球菌、肺炎球菌、流感杆菌、卡他球菌以及白喉、枯草、副伤寒杆菌等在体内外均有不同程度的抑制作用。所含大黄素甲醚体外有显著的抗菌作用。对沙门菌 TA_{1535} 试验具有致突变现象。

7. 明目作用 用家兔或犬研究了决明子的明目作用，分成给药组与对照组，给药组按 2mL/kg 每天上、下午各灌胃 50% 决明子水煎剂 1 次，对照组以等量蒸馏水灌胃，给药 37 天处死动物，取睫状肌测定乳酸脱氢酶（LDH）活性。结果表明，决明子组 LDH 的活性比对照组显著提高（$P < 0.01$），且相应增加眼组织中三磷酸腺苷（ATP）含量，提示决明子有激活眼组织中 LDH 的功能，从而防治近视，达到明目

的作用。另外，决明子含有的较丰富的微量元素锌和维生素 A 也可能与明目作用有关。

8. 抗血小板聚集作用 决明子中葡萄糖钝叶素，葡萄糖橙黄钝叶决明素葡萄糖苷能强烈地抑制由二磷酸腺苷、花生四烯酸、胶原引起的血小板聚集，而橙钝叶素、甲基钝叶决明素和大黄素作用较弱。

9. 利尿作用 日本学者证实，钝叶决明素、钝叶素、大黄酚、大黄素甲醚对 15 - 羟基前列腺素脱氢酶有弱的抑制作用，因而减缓具有利尿作用的前列腺素的代谢，使利尿作用延长。

10. 减肥作用 6% 浓度的决明子水煎剂能明显抑制营养性肥胖大鼠体重增加，升高机体总抗氧化能力水平，且不影响食欲，无致腹泻作用。动物实验结果表明，新决明内酯可减少大鼠的体重增加率；HepG$_2$ 肝细胞基因表达图谱研究结果显示，新决明内酯能调节 46 个与脂质代谢、蛋白代谢、细胞增生与凋亡等功能有关的基因。

11. 抗氧化作用 采用从决明子中提取的已纯化的水溶性多糖（C$_1$A），通过抵抗 H$_2$O$_2$ 诱导红细胞氧化溶血和抵抗诱导血清过氧化产物丙二醛（MDA）的产生来评价决明子多糖的体外抗氧化能力。结果表明，C$_1$A 对 H$_2$O$_2$ 诱导引起的红细胞溶血有较明显的抑制作用，提示决明子水溶性多糖具有较明显的体外抗氧化能力。

12. 防治糖尿病肾病 实验发现，决明子能明显抑制 NF - kB 活化和大鼠纤维蛋白表达，减少 24 小时尿蛋白排泄，降低血脂及肌酐水平，减轻肾小球肥大、系膜细胞增生和细胞外基质堆积，决明子对糖尿病肾病具有明显的防治作用。

13. 其他作用 决明子含醌的提取物可能影响肌肉线粒体激酶的功能。决明子水混悬剂或有机溶媒提取物可使大鼠血浆肌酸激酶水平轻微上升。所含的萘并吡喃糖苷对半乳糖胺所致的肝损害有明显的保护作用。决明子对前列腺素合成有抑制作用，当浓度为 0.75mg/mL 时，其抑制率达 66.7%。决明子还有抗诱变作用。

【体内过程】 决明子的提取物分段局部注入大鼠结扎的胃、十二指肠等，用高效液相检测，提取物 B 的剩余量为给药的 66%（十二指肠）到 88%（结肠），采用比色法，则所给的药量均可检出，而且在胃肠道的下段部位，被检出的量超过所给的药量。在这些部位，形成的代谢产物不能被高效液相法测到，提取物 B 及其已知的代谢物仅有很少的吸收。决明子提取物静脉注射给药后，用比色法测定，所给药量 100% 无变化，说明其在胃肠道各部位无吸收也未代谢。

【临床应用】

1. 高脂血症 用决明子治疗高胆固醇血症 100 例，82% 2 周后降至正常，98% 6 周后降至正常，平均下降 87.9%，用 75% 草决明糖浆治疗 48 例，降低胆固醇、三酸甘油酯、β - 脂蛋白的有效率分别为95.8%、86.7%、89.5%。

2. 习惯性便秘 决明子水煎与蜂蜜同服治疗习惯性便秘 16 例，治愈 12 例，有效 4 例。决明子配当归、肉苁蓉、郁李仁、杏仁等治疗大便秘结 200 例，总有效率 96%。

3. 急性乳腺炎 决明子水煎服治疗 8 例，均 3 日内治愈。

4. 男性乳房发育症 单味草决明冲服治疗 12 例，均获痊愈。

5. 口腔溃疡 决明子粉适量撒于溃疡面，每日 4 次，或用决明子煎水含漱，治疗口腔溃疡患者，5 ~ 10 天溃疡面全部愈合，且各类型溃疡病程均有不同时间的缩短，临床疼痛症状均有不同程度的减轻，对于肝火旺盛所致的口腔溃疡疗效显著。

【毒副作用】 在大鼠饲料中加入决明子 16% ~ 32%，随着决明子剂量的增加，大鼠的体重亦增加，饲料及饮水量减少。当饲料中加入决明子的量小于 8% 时，可见大鼠睾丸中精子减少，骨髓减轻，骨髓中多色红细胞数量减少，中性白细胞与淋巴细胞比值增加。

参 考 文 献

1. 熊英. 湖北中医杂志, 2015, 37 (1): 18.

2. 张喜. 现代中西医结合杂志, 2014, 23 (35): 3972.

3. 李清媛，等. 中国现代药物应用，2014，8（9）：32.

4. 刘旭，等. 中国老年学杂志，2015，35（8）：2145.

5. 刘月丽，等. 海南医学院学报，2014，20（12）：1617.

6. 崔香玉. 延边大学医学学报，2009，29（4）：244.

7. 李龙，等. 中国中西医结合杂志，2006，（25）：71.

8. 李海燕. 中国中医药现代远程教育，2009，7（7）：76.

9. 李红卫，等. 陕西中医，2009，30（6）：683.

夏 枯 草

【别名】　夏枯球，棒槌草，牛牯草。

【来源】　为唇形科植物夏枯草 Prunella vulgaris L. 的干燥果穗。

【性味】　辛、苦，寒。

【功能主治】　清肝泻火，明目，散结消肿。用于目赤肿痛，目珠夜痛，头痛眩晕，瘰疬，瘿瘤，乳痈，乳癖，乳房胀痛。

【主要成分】　花穗含夏枯草苷（Prunellin），为一种皂苷，其苷元为齐墩果酸（Oleanolic acid），并含游离的乌苏酸（熊果酸，Ursolic acid）、齐墩果酸及花色苷（水解得飞燕草素 Delphinidin）和矢车菊素（Cyanidin）。种子含脂肪油及解脂酶。在红棕、青、黑三种颜色的果穗中均含咖啡酸和没食子酸。挥发油中含 d - 樟脑（d - Camphor）、d - 小茴香酮（d - Fenchone）。尚含水溶性无机盐（其中主要为氯化钾）、各种游离的糖类及维生素 A、C、K、B_1 和水溶性生物碱样物质等。

【药理作用】

1. 降压作用　夏枯草总皂苷 2.5mg/kg，对麻醉大鼠静注后舒张压和收缩压开始有显著的下降。降压作用与总皂苷有关。夏枯草果穗水浸液、乙醇 - 水浸液及乙醇（30%）提取液，对麻醉动物均有降压作用，对肾性高血压有较明显降压作用。本品对在体兔心、离体兔心、离体蟾蜍心，小剂量时兴奋，收缩幅度增大，大量时则抑制，收缩振幅变小，其降压浓度对心脏并不呈现抑制作用，可能略微增强。50% 夏枯草煎剂给蟾蜍下肢血管灌流，有扩张血管作用。用 125～300g 夏枯草的总无机盐溶液给犬实验时，未发现明显的降压作用。切断犬的迷走神经，给夏枯草 1.0～1.5g，发现血压仍有明显的下降。这种降压与迷走神经功能有关。

2. 对血液流变性的影响　给大白鼠皮下注射肾上腺素外加冰浴刺激，造成寒凝气滞的急性血瘀模型，观察夏枯草对模型大鼠的凝血酶原时间（PT）、血浆优球蛋白溶解时间（ELT）及血液流变学的影响。结果表明，夏枯草能明显延长模型大鼠的 PT，缩短 ELT（$P < 0.01$ 或 $P < 0.05$），对血液流变学部分指标有改善作用。据此认为，夏枯草具有抗凝、提高纤溶功能的作用。

3. 抗病毒作用　夏枯草中的多糖成分（Prunellin）具有抗 HSV - 1、HSV - 2（单纯疱疹病毒）的作用，还具有明显抗 HIV - 1（人类免疫缺陷病毒）的作用。研究证实，夏枯草提取物无论体内实验还是体外实验对单纯疱疹病毒性角膜炎均有显著疗效。

4. 抗菌作用　本品果穗煎剂体外实验，对痢疾杆菌、伤寒杆菌、副伤寒杆菌、霍乱弧菌、大肠杆菌、金黄色葡萄球菌、变形杆菌、绿脓杆菌、鼠疫杆菌、结核杆菌、肺炎球菌、百日咳杆菌、白喉杆菌、溶血性链球菌、炭疽杆菌等各种细菌均有抑制作用。对致病性皮肤真菌黄癣菌、小芽孢癣菌等也有抑制作用。其抗菌谱较广。

5. 抗炎作用　动物实验表明，夏枯草水煎醇提取物对巴豆油引起的小鼠耳肿胀及酵母液所致大鼠足肿胀炎症均有一定的抑制作用。

6. 利尿作用　夏枯草有利尿作用，煎剂中含有大量的无机盐及熊果酸是有效成分。所含水溶性无机盐达 3.5%（其中 68% 为氯化钾，23% 为硫酸钾），故其利尿作用有可能与所含无机盐有关。

7. 兴奋平滑肌作用 夏枯草煎剂（1∶50～1∶200）可使家兔离体子宫引起持久而强直的收缩，对离体家兔（1∶25～1∶100）能使肠管蠕动出现节律性增加。

8. 抗肿瘤作用 100% 的夏枯草煎剂或乙醇提取物，对小鼠肉瘤 S-180、子宫颈癌 U-14、人体食道癌 109 及艾氏腹水癌有抑制生长作用。

9. 护肝作用 用三草汤注射液（每毫升含生药夏枯草、白花蛇舌草各 1.6g，甘草 0.2g）皮下注射 19.5g/kg，治疗大鼠四氯化碳肝损伤 6 天，能使谷丙转氨酶升高减低，肝细胞的变性、坏死及肝组织的炎症减轻，使肝糖原、核糖核酸琥珀酸脱氢酶、ATP 酶活性恢复正常，有一定护肝作用。

10. 对免疫功能的影响 本品水煎醇沉液大鼠腹腔注射能使血浆皮质醇增加；肌注 4 天后，肾上腺重量增加，皮质束状带增宽，细胞呈分泌活跃状态，胸腺及脾脏的淋巴组织增殖受抑制，淋巴细胞减少，重量减轻；给小鼠服用 7 天，能使腹腔巨噬细胞吞噬功能增强，血清溶菌酶升高。

11. 降血糖作用 夏枯草的降血糖有效成分为降糖素，50mg/kg 剂量能明显抑制四氧嘧啶引起的小鼠血糖升高，最低有效剂量为 15mg/kg。降糖素的作用强度为 100mg 相当于 22.6 单位胰岛素。

12. 对急性心肌梗死的保护作用 夏枯草总皂苷 40mg/kg 腹腔注射，能使实验性大鼠心肌梗死范围较对照组有显著减少。20mg/kg 腹腔注射对麻醉大鼠冠脉结扎后 4 小时，心肌梗死范围较对照缩小。

13. 其他作用 用三草汤注射液 1mL/kg，给犬静脉滴注，有显著的利胆作用。夏枯草有抗 HIV 活性作用。夏枯草还有镇咳祛痰、抑制眼眶成纤维细胞增生、防止大鼠尿草酸钙结石形成等作用。

【临床应用】

1. 高血压病 夏枯草 120g，草决明 100g，加水 2000mL，浓煎至 1500mL，加白糖 120g。3 天服完，30 日为 1 疗程。治疗 100 例，总有效率为 83%。以本品提取物制成的胶囊（每粒相当于生药 10g），每日 3 次，每次 2 粒。治疗 65 例，有效 40 例，无效 25 例。治疗原发性高血压 102 例，总有效率为 77.5%。

2. 肝炎

（1）急性黄疸型传染性肝炎：夏枯草果穗 60g，大枣 30g（捣成糊状），加水 1500mL，文火煎，浓缩为 300mL，分 3 次服，治疗 75 例，有 62 例达到临床治愈标准。或用三草汤糖浆，每日 2 次，每次 25mL，治疗 72 例，治愈率为 62.5%，总有效率为 100%。

（2）慢性病毒性肝炎：三草糖浆或注射液（配用维生素 B_1、C，60 天为 1 疗程），治疗 100 例，近期治愈 44 例，有效 43 例，无效 13 例，总有效率为 87%。

3. 甲状腺疾病 夏枯草果穗 30g，与鲫鱼同炖，用于甲状腺瘤。治疗 2 例，服用 60 天均愈。夏枯草配首乌藤各 20g，三棱、牡蛎、柴胡、莪术各 10g，沙参、石菖蒲、郁金各 15g，黄药子 9g。辨证加味，用于甲状腺瘤，服药 5～100 剂。治疗 88 例，治愈 34 例，显效 34 例，好转 13 例，无效 7 例，总有效率为 92%。夏枯草治疗亚急性甲状腺炎、甲状腺肿等疗效显著，多采用联合用药，尤其在改善甲状腺肿疼痛、减少肿胀时间方面有明显优势。

4. 肺结核、胸膜炎 夏枯草与红糖煎膏，每日 3 次，每次 15mL，30 日为 1 疗程。治疗 18 例，效果良好。夏葶合剂（夏枯草、葶苈各 30g 内服），治疗 21 例，有效 17 例，有效率为 81%。50% 夏枯草浓缩煎剂，每日 3 次，每次 30～50mL，治疗渗出性胸膜炎 9 例，7 例痊愈出院。

5. 细菌性痢疾 夏枯草煎剂（生药 60g，水煎浓缩），治疗 13 例，1～2 疗程全部治愈。或以干果穗制成 100% 流浸膏，每日 2～3 次，每次 20～30mL，10 天后，均恢复正常。

6. 乳腺病 乳安冲剂：夏枯草、郁金、丹参、当归、川芎、木香、橘核、牛蒡子、山豆根、王不留行、远志、玄参、天门冬、山慈菇、半枝莲、柴胡。上药研碎，取 20g 以水冲服，每日 2 次。治疗 700 例，总有效率为 95%。夏枯草口服液用于治疗乳腺增生效果显著，并且夏枯草胶囊对男性乳腺异常发育症亦有确切疗效，疗效明显优于单纯应用他莫昔芬。

7. 其他 临床报道中，还有将夏枯草用于治疗荨麻疹、痤疮、开角型青光眼、喉炎、淋巴瘤、失眠等疾病者。

【毒副作用】 据报道,夏枯草单用能引起过敏反应。症状表现为:全身皮疹(红斑或小丘疹),瘙痒,或有恶心、呕吐、眩晕、心悸、腹泻等。久服对胃有刺激,使用时应注意。

参 考 文 献

1. 梁健钦,等.中药材,2011,34 (1):99.
2. 孟胜男,等.沈阳药科大学学报,2010,27 (3):236.
3. 李安林,等.食品研究与开发,2011,32 (5):27.
4. 徐华影,等.中药新药与临床药理,2015,26 (3):351.
5. 章圣朋,等.安徽医科大学学报,2012,47 (9):1054.
6. 汪文玉.世界最新医学信息文摘,2015,15 (12):68.
7. 郭英,等.东南大学学报(医学版),2010,29 (1):70.
8. 宋婷,等.安徽中医学院学报,2010,29 (3):47.
9. 李蓓,等.眼科研究,2009,27 (7):577.
10. 李俊.中国临床研究,2011,24 (2):159.
11. 剡建平.中国中西医结合皮肤性病学杂志,2012,11 (3):173.
12. 宋宁,等.新中医,2011,43 (9):83.
13. 郭裕,等.河北中医,2012,34 (3):337.

密 蒙 花

【别名】 蒙花,蒙花珠,鸡骨头花。
【来源】 为马钱科植物密蒙花 *Buddleja officinalis* Maxim. 的干燥花蕾和花序。
【性味】 甘,微寒
【功能主治】 清热泻火,养肝明目,退翳。用于目赤肿痛,多泪羞明,目生翳膜,肝虚目暗,视物昏花。
【主要成分】 含黄酮类、三萜皂苷、环烯醚萜类。其中黄酮类为刺槐苷(Acaciin),水解后分解为刺槐素(Acacetin)及一分子鼠李糖和一分子葡萄糖;三萜皂苷为密蒙皂苷 A、B(Mimengoside A、B);环烯醚萜类为对甲氧基桂皮酰桃叶珊瑚苷、对甲氧基桂皮酰梓醇(p – Methoxylaucubin)、梓苷(Catulposide)、梓醇(Catalpol)、桃叶珊瑚苷(Aucubin)、醉鱼草苷等。

【药理作用】

1. 抗炎作用 刺槐素给小鼠口服 25～100mg,能减轻甲醛性炎症;50～100mg/kg 时还能降低皮肤及小肠血管的通透性及脆性。

2. 解痉作用 刺槐素能对抗氯化钡、组织胺、乙酰胆碱等引起的大鼠离体小肠张力增加,具有一定的解痉作用。在小鼠离体小肠标本上,以乙酰胆碱致痉,刺槐素解痉效力为罂粟碱的 75%。

3. 利胆作用 刺槐素给兔静注(10～25mg/kg)或注入大鼠小肠(40mg/kg),均可使胆汁分泌有短暂、轻度增加,并可松弛胆管平滑肌。

4. 抑菌作用 研究表明,密蒙花提取物及其单体成分对金黄色葡萄球菌和乙型溶血链球菌均有不同程度的抑菌作用。密蒙花总提取物及 MK、II_{33-48}、II_{11-12} 3 个单体的抑菌能力较强。密蒙花单体的 *MIC* 小于其总提取物的 *MIC*。

5. 对肝细胞的作用 药材水粗提取物对体外培养的肝细胞诱发的细胞素有抑制作用,但对四氯化碳所致的肝细胞损伤无保护效果,所含醉鱼草苷为其有效成分之一,其作用与甘草甜素相同。另据报道,其根水提液灌服 80g/kg 对大白鼠的四氯化碳性肝损伤无论从转氨酶高低或肝病理切片检查均无保护效果，反而还可使血清转氨酶升高更多。

6. 免疫调节作用 用外周血 T 淋巴细胞酸性 – α 醋酸萘酶（ANAE）法和免疫器官（脾、胸腺）与小鼠体重的比值两个指标，研究密蒙花对雌性小鼠免疫功能的影响。结果提示，密蒙花煎提液组、密蒙花煎提液加环磷酰胺（CP）组分别与阴性对照组比较，脾脏和胸腺的相对重量均无显著性差异（$P > 0.05$）；密蒙花煎提液组与阴性对照组比较，ANAE 阳性率有显著性差异（$P < 0.01$）；密蒙花煎提液加 CP 组与阴性对照组比较，ANAE 阳性率有增高趋势。提示密蒙花对环磷酰胺造成的小鼠免疫功能受损有一定的拮抗作用。

7. 降血糖作用 密蒙花 70% 甲醇提取物中所含的黄酮类物质（密蒙花苷、木犀草素 – 7 – O – 芦丁糖苷）显示出醛糖还原酶抑制作用，可以有效改善糖尿病患者聚醇代谢通路异常，预防和延缓糖尿病并发症。

8. 其他作用 对兔静注刺槐素能在 25~30 分钟内使尿量略有增加；对四氯化碳性肝炎大鼠能缩短环己巴比妥睡眠时间，对正常大鼠则无影响。密蒙花对在体蛙心有负性肌力作用。密蒙花的 70% 甲醇提取物对未纯化大鼠晶体醛糖还原酶显示高度的抑制作用。密蒙花还可对抗性激素水平失调导致的白兔干眼症。密蒙花方（密蒙花、黄芪、女贞子）具有抑制血管内皮细胞增殖的作用。密蒙花黄酮类化合物中木犀草素和芹菜素还具有抑制癌症的作用。

【临床应用】

1. 眼科疾病 密蒙花 3g，木贼 6g，石决明、菊花各 15g，研末，水煎服。治疗角膜炎、角膜云翳、白内障、青光眼等眼疾，均有良效。

2. 小儿疳积 密蒙花、蝉蜕、木贼草、谷精草、鸡内金各 15g，鸡肝 1 具，红糖适量，将药物研粉，拌在鸡肝上蒸熟，加入红糖食用。

【毒副作用】 密蒙花毒性较小，其主要成分刺槐素对小鼠的 LD_{50} 为 933mg/kg。

参 考 文 献

1. 李海岛，等. 中草药，2008，39（1）：87.
2. 王芬，等. 国际眼科杂志，2011，11（2）：220.
3. 彭清华，等. 中国中西医结合杂志，2012，32（1）：72.
4. 吴正正，等. 中国中医眼科杂志，2012，22（1）：5.
5. 方悦，等. 浙江中西医结合杂志，2013，23（7）：596.
6. 杜惠娟，等. 广西中医药，2011，34（4）：16.
7. 邵毅，等. 中华中医药杂志，2012，21（12）：3243.
8. 姚小磊，等. 中国中医眼科杂志，2007，17（3）：139.

寒 水 石

【别名】 凝水石，白水石，凌水石，水石，冰石。

【来源】 为硫酸盐类石膏族矿物石膏或碳酸盐类方解石族矿物方解石。

【性味】 辛、咸，寒。

【功能主治】 清热降火，利窍，消肿。主治时行热病，壮热烦渴，水肿，尿闭，咽喉肿痛，口舌生疮，痈疽，丹毒，烫伤。

【主要成分】 北寒水石主要成分为硫酸钙（$CaSO_4 \cdot 2H_2O$），尚含有铁、铝等杂质。南寒水石主要成分为碳酸钙（$CaCO_3$），尚含有镁、铁、锰、锌等杂质。

【药理作用】

1. 解热作用　对伤寒－副伤寒甲、乙三联菌苗所致家兔发热，以寒水石为主药的小儿清热导滞冲剂灌胃给药，7.5g/kg 和 15g/kg 两个剂量组家兔体温明显低于模型组。另外，对酵母菌所致大鼠发热，以寒水石为主药的小儿清热导滞冲剂灌胃给药，10g/kg 和 20g/kg 两个剂量组大鼠体温明显低于模型组，表明有解热作用。

2. 对常见致病菌的作用　以寒水石为主药的小儿清热导滞冲剂对金黄色葡萄球菌、表皮葡萄球菌、变型杆菌及肺炎双球菌有较强的抗菌力，而对大肠杆菌、绿脓杆菌、肺炎杆菌、乙型链球菌及志贺杆菌没有抗菌力，其抗菌谱没有四环素广。

3. 抗炎作用　以 2.5% 巴豆油接触小鼠左耳 5 秒，造成耳郭炎症，以对照耳重量为 100%，计算致炎耳炎症增重百分率。30 分钟后以寒水石为主药的小儿清热导滞冲剂灌胃给药，30g/kg 和 15g/kg 两个剂量组炎症增重率均明显减少，也明显低于生理盐水对照组。另外，用 15% 氨水喷大鼠咽喉部每天 1 次，每次喷 3 揿，共 3 天。第 4 天灌胃给药，共 5 天。处死动物后取咽部黏膜及黏膜下组织作病理学检查。4.4g/kg 和 8.8g/kg 两个剂量退热清咽颗粒（以寒水石为主药）组与模型组相比，黏膜增生及角化有明显减轻，上皮下固有层肿胀及炎症细胞浸润有所好转。

4. 止痛作用　给小鼠腹腔注射 0.6% 醋酸（每只 0.2mL），计算 15 分钟内小鼠的扭体次数。在腹腔注射药物前 1 小时，以寒水石为主药的小儿清热导滞冲剂灌胃给药，30g/kg 剂量组扭体次数明显少于生理盐水组。

5. 泻下作用

（1）对小鼠肠推进运动的影响：小鼠禁食 24 小时后，用炭末灌胃（0.3mL/kg，炭末含量 0.1g/mL），灌胃后 25 分钟处死小鼠，测量小肠总长度及炭末在肠内推进距离，计算炭末推进率。以寒水石为主药的小儿清热导滞冲剂灌胃给药，1 天 1 次，连续 3 天。30g/kg 和 15g/kg 两个剂量组小鼠的肠内炭末推进率明显高于生理盐水对照组。

（2）对便秘小鼠通便的作用：将小鼠禁水不禁食，连续 3 天，灌服炭末药液（炭末含量 0.1g/mL）每只 0.5mL，记录小鼠排黑便的潜伏期。同时以寒水石为主药的小儿清热导滞冲剂灌胃给药，1 天 1 次，连续 3 天。30g/kg 和 15g/kg 两个剂量组小鼠排便潜伏期明显短于生理盐水对照组。

【临床应用】

1. 消化性溃疡　以藏药寒水石二十一味散治疗消化性溃疡，每日口服 3 次，每次 5g 白开水引服。连用 8 周，共治疗 70 例，痊愈率 70%，好转率 11.4%，总有效率 94.3%，与对照组比较，有显著性差异。另有报道，运用藏药治疗消化性溃疡。基本处方为：寒水石（奶制）25g，诃子、石榴子各 150g，止泻木子、荜茇、波棱瓜子各 40g，巴夏嘎、豆蔻、渣驯膏、沙棘膏各 80g，芫荽果、藏木香、木香、木瓜、绿戎蒿各 100g，余甘子 130g，牛黄 2g，降香 4g。制成丸，每日 2 次，每次 3 丸，分早晚服，小儿根据年龄酌情减量。共治疗 50 例，治愈 29 例，有效 16 例，无效 5 例，总有效率 90%。

2. 小儿泌尿系结石　以石韦、寒水石、黄芪各 15g，金钱草、鸡内金、海金沙、牛膝各 10g，大黄 6g 为基本方，1 日 1 剂，水煎服，两周为 1 个疗程。共治疗 45 例，痊愈 32 例，有效 11 例，无效 2 例，总有效率为 95.6%。

3. 其他　帕朱胶囊（由寒水石、肉桂、石榴子、胡椒、诃子、红花、豆蔻、荜茇、木香等组成）对中晚期肿瘤病人可改善其细胞免疫及体液免疫功能，减轻患者疼痛。蒙药六味安消散（寒水石、土木香、诃子、山奈、大黄、碱花），用于治疗便秘，可以缩短排便时间，增加排便数量。

参 考 文 献

马青芳 . 民族医药杂志，2012，20（1）：65.

莲 子 心

【别名】 莲心，莲薏，苦薏。

【来源】 为睡莲科植物莲 *Nelumbo nucifera* Gaertn. 成熟种子中的干燥幼叶及胚根。

【性味】 苦，寒。

【功能主治】 清心安神，交通心肾，涩精止血。用于热入心包，神昏谵语，心肾不交，失眠遗精，血热吐血。

【主要成分】 含多种生物碱，主含莲心碱（Liensinine）、异莲心碱（Isoliensinine）、甲基莲心碱（Neferine）、莲心季铵碱（Lotusine，亦称牛角花素）、甲基紫堇杷灵碱（Methyl - corypalline）、荷叶碱（Nuciferine）、前荷叶碱（Pronuciferine）及去甲基乌药碱（Demethylcoclaurine）。此外，从莲心碱母液中分离出一种非晶体性生物碱（Nn-9）。尚含木犀黄酮苷、金丝桃苷和芸香苷等黄酮类成分。

【药理作用】

1. 降压作用 莲子心水煎剂给麻醉猫灌胃，有降低血压作用。用莲子心提取的非晶体性生物碱（Nn-9）对麻醉猫静脉注射 $1 \sim 2mg/kg$，可降低血压约 50%，维持时间 $2 \sim 3$ 小时。对犬的降低血压能持续 30 分钟，对家兔不减压，对猫、犬具有快速的耐受性。实验表明，其降压机制主要是释放组胺，使外周血管扩张，其次与神经因素也有关。莲心碱为叔胺化合物，$10mg/kg$ 静脉注射麻醉犬，有短暂的降压作用，在 $10 \sim 20$ 分钟即可恢复。但化学结构如改变成季铵盐 "O - 甲基 - 莲心碱硫酸甲酯季铵盐" 后则出现强而持久的降压作用，降压机制主要为外周作用。O - 甲基 - 莲心碱溴甲烷季铵盐对肾型高血压犬也有降压效能。甲基莲心碱在较大剂量静注后，对正常血压、醋酸去氧皮质酮盐型高血压和肾性高血压大鼠都有降压效应，同时伴有 $LVSP$、$\pm (dp/dt)_{max}$ 的降低，且降低舒张压的作用明显大于收缩压，对其他各项血流动力学指标则无明显影响，提示甲基莲心碱降低血压与对心脏收缩性能的影响关系不大。进一步研究发现，甲基莲心碱可能没有中枢降压作用，其降压作用并非通过阻断植物神经节所致，可能通过直接扩张血管平滑肌的作用，而产生持久降压的效应。并且其对自发性高血压大鼠也有明显降压作用，灌胃给药降压作用可维持 3 小时以上。异莲心碱静注可剂量依赖一过性轻度降低麻醉大鼠心率、收缩动脉压、平均动脉压、舒张动脉压、左室收缩压、左室压力变化速率，而对左室舒张末压无明显影响。

2. 抗心律失常作用 莲心碱有较好的抗心律失常作用。可显著对抗乌头碱诱发的大鼠及哇巴因诱发的豚鼠心律失常；也能预防肾上腺素所致豚鼠室颤发生；还能对抗心肌缺血复灌所致大鼠心律失常。莲心碱静注能使家兔心率减慢，P - R 间期延长。还可延长离体豚鼠左房功能不应期。研究表明，莲心碱抗心律失常机制可能与阻滞 Na^+、Ca^{2+}、K^+ 的跨膜转运有关。甲基莲心碱能抑制窦房结慢反应细胞的自律性及延缓房室传导，并对心脏房 - 室、希氏束 - 蒲氏纤维 - 心室肌的传导均有显著的抑制作用。静注甲基莲心碱能对抗乌头碱诱发的大鼠心律失常与肾上腺素所致家兔心律失常作用，并能推迟哇巴因所致豚鼠心室纤颤和心脏停搏的出现时间及提高哇巴因用量。对电刺激丘脑下区诱发心律失常，甲基莲心碱具中枢性抗心律失常作用。研究表明，甲基莲心碱对哺乳动物心肌电 - 机械活动的影响与奎尼丁相似，能非特异性地抑制心肌 Na^+、Ca^{2+}、K^+ 跨膜转运，使心肌兴奋性和传导性降低。

3. 对血流动力学的影响 莲心总碱不同剂量对大鼠血流动力学的影响研究表明，给大鼠静脉注射莲心总碱后，动脉收缩压及舒张压、左室收缩压、左室压最大上升及下降速率迅速降低，随剂量由 0.5、1.0 至 1.5mg 加大，下降的幅度增加，持续时间延长。抗心肌缺血实验显示，莲心总碱可缩小心肌梗死范围（$P < 0.05$）。实验还显示，莲心碱对血流动力学的影响较甲基莲心碱强。

4. 抑制血小板聚集作用 甲基莲心碱在体外能抑制多种诱聚剂诱导的家兔、大鼠及人血小板的聚集，其作用机理与阿司匹林不同，有可能与其钙拮抗作用有关。有报道，甲基莲心碱对血浆纤维蛋白原含量、球蛋白溶解时间无明显改变，因而其抗血栓作用主要在于影响大鼠的抗凝系统，而与纤溶系统无关。另有研究发现，甲基莲心碱能明显减少 TXB_2 形成，可能从不同环节影响了 TXB_2 的合成与释放。

5. 抗氧化及清除活性自由基作用　实验表明，甲基莲心碱具有抗氧化自由基作用，能抑制肝细胞脂质过氧化及中性粒细胞受多形核白细胞刺激后释放的氧自由基。甲基莲心碱清除氧阴离子的效应虽小于 SOD，但清除羟自由基的效应则比典型的羟自由基清除剂甘露醇强，说明是以清除为主，而对氧自由基产生过程影响小。其原理可能与甲基莲心碱分子结构上酚羟基易与氧自由基结合而具抗氧化效能有关。有实验认为，莲子心粗多糖也具有显著的抗氧化活性。不同方法提取的莲子心总生物碱均具有抗氧化活性，并且对自由基的清除效率为：回流提取 > 超声提取 > 浸渍提取。

6. 抗心肌缺血作用　莲心总碱有抗心肌缺血作用。其作用机理可能是通过抗脂质过氧化及钙拮抗作用而实现的。甲基莲心碱为一非选择性钙拮抗剂，而钙拮抗剂可扩张血管，减少心肌耗氧，增加心肌供氧，阻止过多 Ca^{2+} 进入心肌产生抗心肌缺血作用。

7. 松弛平滑肌作用　莲心季铵碱可剂量依赖性地松弛 5－HT 诱发的血管收缩反应，美蓝使其松弛血管作用的量效曲线右移。莲心季铵碱还能增加异丙肾上腺素松弛大鼠动脉的作用，并能显著提高血小板内 cAMP 含量，略升 cGMP。说明莲心季铵碱舒张血管、提高血小板环核苷酸作用也可能与磷酸二酯酶抑制有关。异莲心碱使甲氧明所致兔主动脉环和大鼠肛尾肌收缩的量－效曲线平行右移，最大反应不降低，对高 K^+ 所致兔主动脉环收缩也有明显抑制作用。甲基莲心碱可松弛豚鼠离体胆道平滑肌及胆道括约肌，也能对抗哇巴因所致的冠状动脉收缩及内皮素引起的收缩。其作用可能与影响前列腺素及内皮源性舒张因子类物质的代谢有关。莲子心的提取物去甲衡州乌药碱，也具有显著的松弛平滑肌作用。

8. 强心作用　实验表明，莲心季铵碱可剂量依赖性地增加麻醉大鼠的 LVP、$+ dp/dt_{max}$、动脉收缩压，降低 $LVEDP$，有一定的强心作用，但对心率和动脉舒张压却无明显增加。提示莲心季铵碱对血流动力学影响的特征与磷酸二酯酶抑制剂相似。

9. 抑制血管平滑肌增殖作用　莲心碱能逆转内皮素所致 $[^3H]$ TdR 掺入量增多，阻止血管平滑肌细胞由静止期进入 DNA 合成期和有丝分裂期，并能逆转内皮素引起的 c－fos、c－myc、c－sis 原癌基因相关抗原及 mRNA 表达增强，使 p53 抑癌基因相关抗原及 mRNA 表达减弱。

10. 抗癌作用　甲基莲心碱能逆转耐阿霉素人乳腺癌细胞（MCF_7/Adr）的凋亡阻抗性，其作用机制可能与抑制 P－gp 的功能和表达、增加阿霉素在 MCF_7/Adr 细胞内的积累有关。另有研究表明，甲基莲心碱能增强长春新碱诱导人胃癌细胞凋亡，推测其为一种低毒高效的化疗增敏剂。

11. 对血管内皮细胞保护作用　莲心季铵碱、莲心碱、异莲心碱和甲基莲心碱均对 H_2O_2 诱导的内皮细胞损伤有一定的保护作用，其作用机制可能是通过增加 NOS 生成提高血管内皮细胞释放 NO，从而发挥保护内皮的功能。

12. 抗肝纤维化　莲子心醇提物具有抗 CCl_4 诱导的大鼠肝纤维化的作用，抗脂质过氧化反应、抑制肝星状细胞活化增殖可能是其抗肝纤维化的主要机制。

【体内过程】　根据大鼠颈静脉给药（8.54mg/kg）后测得的血药浓度，用 3P87 软件处理后求得的莲心碱的主要药动学参数为：$t_{1/2(\alpha)} = 2.514min$，$t_{1/2(\beta)} = 49.522min$，$AUC = 114.878min \cdot \mu g/mL$，$CL = 0.0743L/(kg \cdot min)$，$V(c) = 0.766L/kg$。

【临床应用】

1. 高血压　莲子心 9g，远志 6g，酸枣仁 12g。水煎服。高血压引起的头晕、心慌也可服用。

2. 失眠　对心烦失眠症，莲子心、酸枣仁（炒）各 12g，夜交藤 15g，茯神 12g，水煎服。

3. 热病神昏心烦　莲子心 6g，黄连 4.5g，芦根 15g。水煎服。

【毒副作用】　莲心总碱给小鼠静脉注射的 LD_{50} 值为（20.0 ± 0.5）mg/kg。给小鼠尾静脉注射莲子心提取物有一定的毒性，溶剂萃取法和树脂吸附法制备的莲子心总碱给小鼠尾静脉注射，LD_{50} 分别为 43.1 mg/kg、49.1 mg/kg；95% 可信限分别为 39.4～47.1 mg/kg，47.5～51.1 mg/kg。树脂吸附法制备的莲子心总碱的安全性稍好。

参 考 文 献

1. 王瑞芳，等. 中草药，2008，39（3）：413.
2. 杨小青，等. 中国医药导报，2015，12（18）：100.
3. 曾建伟，等. 实用中西医结合临床，2014，14（1）：87.
4. 张玉玲，等. 中国生化药物杂志，2015，35（3）：1.
5. 高天娇，等. 中国中西医结合杂志，2014，34（12）：1476.
6. 苏伟，等. 中华中医药杂志，2014，29（8）：2640.
7. 俞远志，等. 浙江大学学报，2008，35（1）：48.

谷 精 草

【别名】 戴星草，文星草，流星草，移星草，珍珠草。

【来源】 为谷精草科植物谷精草 Eriocaulon buergerianum Koern. 干燥带花茎的头状花序。

【性味】 辛、甘、平。

【功能主治】 疏散风热，明目退翳。主治风热目赤，肿痛羞明，眼生翳障，风热头痛。

【主要成分】 本品主要含谷精草素。

【药理作用】

1. 抗菌作用 本品水煎剂对绿脓杆菌、金黄色葡萄球菌、福氏痢疾杆菌、伤寒杆菌均有抑制作用，尤对绿脓杆菌抑制作用最强；对皮肤真菌、铁锈色小孢子菌也有抑制作用。

2. 对血液系统的影响 实验表明，以谷精草为主药的视康冲剂能升高失血性血虚小鼠 Hb 及 RBC，有一定的补血作用。

3. 对白内障的治疗作用 用 H_2O_2 复制大鼠晶状体氧化损伤白内障离体模型，以吡诺克辛钠滴眼液为对照，设祛障灵低剂量组和祛障灵高剂量组。结果与 H_2O_2 组比较，祛障灵组可明显上调 Bcl-2 表达，下调 Bax 表达，Bcl-2/Bax 比率上升。提示中药祛障灵（以谷精草为主）滴眼液能够调控氧化损伤大鼠晶状体上皮细胞凋亡相关基因 Bcl-2 和 Bax 的表达，对白内障有一定治疗作用。

4. 神经损伤保护作用 谷精草乙醇提取物对 6-羟基多巴胺（6-OHDA）在 PC_{12} 细胞和斑马鱼上引起的神经损伤具有保护作用，能够减少 6-OHDA 引起的细胞凋亡，并抑制 6-OHDA 在斑马鱼上引起的多巴胺神经元减少。

5. 抗氧化作用 谷精草黄酮提取液对羟自由基有一定的清除作用，且随黄酮浓度的增加，清除作用增强，抗氧化能力增强。谷精草水提物和醇提物均具有较强的抗氧化活性，在相对低质量浓度下醇提物的抗氧化作用比水提物强。

6. α-葡萄糖苷酶抑制作用 从谷精草 95% 乙醇提取物中分离出的 4 个多酚类化合物具有显著的 α-葡萄糖苷酶抑制活性，可有效防治糖尿病及其并发症。

【临床应用】

1. 鼻渊 用谷精草合剂（谷精草 18g，蔓荆子 15g，白芷 5g，防风、辛夷各 3g，草决明、甘菊花、青葙子、密蒙花、夜明砂各 9g，蝉衣、钩藤、木贼各 6g）加减治疗。本方剂适应证为，鼻流浊涕且量多，头痛鼻塞，嗅觉减退。若鼻内黏膜红赤或淡红肿胀，鼻窦区有叩击痛，鼻涕成脓样，可按原方减去密蒙花、防风、辛夷，加桑叶、白芍各 9g。每日 1 剂，水煎 2 次，共取汁 300mL，分 3 次口服，15 天 1 疗程，连服 3 个疗程。共治疗 118 例，治愈率 62.7%，有效率 33.9%，4 例无效。

2. 目赤肿痛　谷精草、荠菜、紫金牛各 15g。水煎服。选用谷精草 30g 以及一个羊肝，用水炖煮后只喝汤，长此以往能够达到明目效果。

3. 脑风头痛　谷精草（末）、铜绿（研）各 3g，消石 1.5g（研）。上 3 味，捣研和匀，每用取少许，吹入鼻内。或偏头痛，随病左右吹鼻中。谷精草汤治疗 58 例头痛患者，40 例患者临床症状全部消失，13 例明显好转，5 例无效，总有效率 91.4%。

参 考 文 献

1. 王美微，等．中药新药与临床药理，2010，21（4）：341.

2. 袁建梅，等．时珍国医国药，2010，21（4）：894.

3. 黄挺章，等．中国实验方剂学杂志，2015，21（10）：13.

4. 张军，等．中药药理与临床，2013，11（4）：189.

5. 薛英玲，等．临床医药文献杂志，2015，2（16）：3176.

6. 朱海燕，等．天然产物研究与开发，2010，22（1）：60.

青　葙　子

【别名】　草决明，野鸡冠花子，狗尾巴子，牛尾巴花子。

【来源】　为苋科植物青葙 *Celosia argentea* L. 的干燥成熟种子。

【性味】　苦，微寒。

【功能主治】　清肝泻火，明目退翳。主治肝热目赤，目生翳膜，视物昏花，肝火眩晕。

【主要成分】　本品主要含脂肪油、硝酸钾、烟酸、淀粉等。

【药理作用】

1. 扩瞳作用　所含油脂能扩散瞳孔。采用不同浓度的青葙子探讨对瞳孔作用的影响，结果表明，确有扩瞳作用，且以 10% 青葙子液效果最好。

2. 降血糖作用　尾静脉注射四氧嘧啶建立小鼠糖尿病模型，给予青葙子提取物灌胃，1g/kg 或 800mg/kg，连续 3 周，测定血糖、血清中胰岛素含量及饮水量和耗食量，测定小鼠肝、肾、脾和胰腺重量指数。结果青葙子醇提物和水提物均有一定降血糖活性，其中醇提物的正丁醇部分（A－c）和水提物中粗多糖部分（B－b）具有显著降血糖活性，粗多糖部分具有明显促进胰岛素分泌作用，效果优于格列本脲（2mg/kg）。A－c 和 B－b 能使四氧嘧啶引起的糖尿病小鼠肾脏和肝脏的肿胀恢复并接近正常。

3. 保护肝损伤作用　青葙子提取物对 CCl_4 所致小鼠急性肝损伤有显著的保护作用，各剂量组可不同程度地抑制肝脏指数的升高，降低肝损伤小鼠血清中 ALT 和 AST 含量，提高血清 SOD 活性。青葙子苷 A 对大鼠急性出血性坏死性胰腺炎诱导的肝损伤也有显著的保护作用。

4. 其他作用　本品有降压作用，但对肾血管性高血压大鼠的降压作用不明显。干粉能显著缩短家兔血浆再钙化时间。煎液对绿脓杆菌有较强的抑制作用。

【临床应用】

1. 夜盲目翳　青葙子 15g，乌枣 30g，开水冲泡，饭前服。

2. 视物不清　青葙子 6g，夜明砂 60g，蒸鸡肝或猪肝服。

3. 白带，月经过多　青葙子 18g，响铃草 15g，配猪瘦肉炖服。

参 考 文 献

1. 邹达，等．广东药学院学报，2012，28（6）：632.

2. 郭小龙，等．卫生职业教育，2012，30（20）：88.

余 甘 子

【别名】 菴摩勒，余甘，土橄榄，望果，油甘子。

【来源】 为大戟科植物余甘子 *Phyllanthus emblica* L. 的干燥成熟果实。

【性味】 甘、酸、涩，凉。

【功能主治】 清热凉血，消食健胃，生津止咳。用于血热血瘀，消化不良，腹胀，咳嗽，喉痛，口干。

【主要成分】 本品含没食子酸、葡萄糖没食子鞣苷、诃子酸、原诃子酸、余甘子酚等。尚含胡萝卜素、维生素 C、维生素 B_1、维生素 B_2、蛋白质等。种子含亚麻酸、亚油酸、棕榈酸、硬脂酸等。

【药理作用】

1. 抗菌作用 余甘子干燥果实，先以 80% 甲醇提取，再用醚萃取，经酸化后可得到良好的抗菌活性成分，对葡萄球菌、伤寒杆菌、副伤寒杆菌、大肠杆菌及痢疾杆菌均有抑制作用。另有研究表明，余甘子果实浸出液对枯草杆菌、鼠伤寒沙门菌、霍乱弧菌、大肠埃希菌、酵母菌、须发癣菌和红色发癣菌等表现出抑（杀）菌效果。

2. 抗动脉粥样硬化作用 余甘子果汁对高脂血症家兔脂质代谢、实验性颈动脉粥样硬化（AS）斑块形成面积、AS 的级别及斑块内泡沫细胞层数等影响的研究实验发现，余甘子具有调整脂质代谢，保护血管内皮，抑制 AS 形成的作用。有文献报道，余甘子对血管的保护作用与其所含的多酚类抗氧化物质有关。其可减少脂质过氧化物、ox‑LDL 的生成，抑制内皮素表达，从而减少内皮损伤及泡沫细胞形成，降低平滑肌细胞增殖，延缓 AS 的发生发展进程。

3. 降脂作用 现代研究表明，余甘子能有效降低脂代谢紊乱模型大鼠和正常大鼠血中总胆固醇（TC）、体重增加指数，提高血中高密度脂蛋白和胆固醇比值（HDL/TC），并呈明显量效关系。

4. 抗氧化、抗衰老作用 余甘子果实中含有丰富的维生素 C、维生素 E、SOD、鞣质等。SOD 等抗氧化物质能清除超氧自由基，减轻其对机体的损伤，延缓衰老过程。体外实验表明，每克余甘子清除超氧阴离子自由基的活性为 482U。另有研究发现，余甘子对酶性及非酶性体系产生的超氧阴离子和羟基自由基具有明显的清除作用，并发现余甘子能抑制 Fe^{2+} 诱发卵黄 PUFA 过氧化作用，认为这些抗氧化活性与余甘子中存在着以丰富的维生素 C、SOD 为代表的抗氧化系统有关；从余甘子中提取的多糖，分析其清除氧自由基作用，发现其清除羟基自由基、超氧阴离子、LPO 活性的 IC_{50} 分别为 638μg、500μg 和 1.25mg，其活性大小与多糖的用量几乎呈线性关系。

5. 抗癌作用 研究发现，体内及体外，动物及人体给予余甘果汁，均能有效阻断 N‑亚硝基化合物的合成。科研人员还对胃癌高发区人群进行研究，发现余甘果汁及维生素 C 对胃癌高发区人群（包括胃癌患者）体内增强的亚硝化过程有明显阻断作用，还发现余甘果汁的阻断作用较维生素 C 更为明显。许多学者认为，余甘子是目前阻断亚硝化作用最好的天然食物之一。

6. 抗炎作用 对余甘子叶的提取物进行研究，发现其叶中的某些成分对人中性多型核白细胞具有较强的抑制作用，能抑制前列腺素类和白三烯的合成，呈现较强的抗炎作用。

7. 解热镇痛作用 动物实验中还观察到余甘子乙醇和水的提取物能明显降低啤酒酵母诱发的小鼠高热，并且对醋酸所致的小鼠扭体反应有明显的镇痛作用，其作用与其所含的生物碱、丹宁酸、酚类化合物、碳水化合物和氨基酸有关。

8. 保肝作用 研究表明，余甘子水提醇沉物能明显抑制 D‑半乳糖胺所致小鼠肝损伤血清中的谷丙转氨酶（ALT）、谷草转氨酶（AST）、碱性磷酸酶（ALP）升高，说明余甘子能较好地保护肝细胞，防止细胞膜损伤，从而阻止 ALT、AST 和 ALP 逸出细胞外；同时余甘子水提醇沉物能明显提高 D – 半乳糖胺所致肝损伤动物肝糖原含量，显著降低肝脏系数；明显减轻肝细胞变性、坏死以及炎症反应。进一步研究探讨余甘子抗肝损伤的作用机理，发现余甘子水提醇沉物是通过提高 SOD 活性，清除氧自由基，降低丙二醛水平，对 D – 半乳糖所致急性肝损伤发挥保护作用。

9. 降血糖作用　余甘子乙酸乙酯提取物能较好地降低由链脲佐菌素所致的高血糖，并且能抑制小鼠体重的降低，提高脾指数，其降血糖主要成分可能是余甘子含有的黄酮类化合物。

10. 增强免疫作用　余甘子提取物灌胃小鼠能显著增强小鼠免疫功能，增加小鼠血清溶血素含量，明显增强小鼠巨噬细胞吞噬功能，改善迟发型变态反应，促进 T 淋巴细胞增殖，提高 NK 细胞活性。

11. 抗病毒作用　余甘子的醋酸乙酯提取物、甲醇提取物和水提物对于单纯疱疹病毒 1 型的半数抑制浓度分别为 25.28、66.17、100.94μg/mL，对于单纯疱疹病毒 2 型的半数抑制浓度分别为 31.70、180.3、112.1μg/mL。余甘子提取物具有体外抗 1 型和抗 2 型单纯疱疹病毒的作用。

12. 其他作用　醇提物能提高坏死心肌的糖原水平。余甘子提取物还有抗诱变、致畸及降压作用。

【临床应用】

1. 糖尿病高脂血症　治疗组中，12 例服用安摩乐口服液（余甘汁）30mL，每天 3 次；8 例服用相应剂量的安摩乐胶囊 1g，每天 3 次。对照组 20 例均服用维生素 E 100mg，每天 3 次。每周测 TC、TG、HDL 各 1 次。观察期间降糖药物治疗、饮食控制与治疗前相同。治疗 4 周后，治疗组 TC、TG 显著下降，HDL 明显升高（$P < 0.001$），与对照组比较，有显著性差异。

2. 乙型肝炎　临床曾用余甘子单味制剂"余甘冲剂"治疗乙型肝炎 1 个月后，经肝功检查和超声波检测，发现总有效率达 89.9%。用其复方制剂能使长期 ALT 增高和丙种球蛋白异常恢复正常。

3. 其他　研究报道，余甘果汁合剂长于治疗小儿腹泻，尤其适用于小儿病毒性肠炎；余甘冲剂可治疗高血压病和慢性咽炎。余甘子制成的喉片治疗急慢性咽喉炎、咳嗽等，均有较好疗效。

【毒副作用】　在余甘子口服液急性毒性实验中，给予小鼠灌胃浓缩余甘子口服液 16.5、33、66g/kg，观察 14 天，无中毒症状出现，无动物死亡，无法测定其 LD_{50}，测得小鼠对余甘子口服液 1 次灌胃的最大耐受量为 66g/kg，按体重计算，相当于临床推荐用量的 198 倍。长期毒性实验，采用大鼠灌胃余甘子口服液，分成高、中、低（32、16、8g/kg）3 个剂量组（按体重计算，分别为临床用量的 96、48、24 倍），每天灌胃，持续 2 个月，动物未出现中毒反应及死亡，血象常规、血液生化指标和重要脏器病理检查及脏器系数均未发现异常。

参 考 文 献

1. Dhale D A, et al. *SciRes Rep*, 2011, 1 (3): 138.

2. 范源，等. 云南中医学院学报，2011, 34 (2): 67.

3. 杨绍艳，等. 食品研究与开发，2012, 33 (4): 44.

4. 宋琳琳，等. 时珍国医国药，2014, 25 (11): 2580.

5. 俞宏斌，等. 中国现代医生，2012, 50 (4): 9.

6. 曾煦欣，等. 广东医学，2012, (23): 3533.

7. 崔炳权，等. 时珍国医国药，2010, 21 (8): 1920.

8. 瞿畅，等. 时珍国医国药，2010, 21 (4): 784.

9. 章江生，等. 中草药，2014, 45 (24): 3590.

大　血　藤

【别名】　血藤，过山龙，红藤，血通，山红藤。

【来源】 为木通科植物大血藤 Sargentodoxa cuneata（Oliv.）Rehd. et Wils. 的干燥藤茎。

【性味】 苦，平。

【功能主治】 清热解毒，活血，祛风止痛。用于肠痈腹痛，热毒疮疡，经闭，痛经，跌扑肿痛，风湿痹痛。

【主要成分】 本品含大黄素，大黄素甲醚，β-谷甾醇，胡萝卜苷，硬脂酸，毛柳苷，右旋丁香树脂酚二葡萄糖苷，右旋二氢愈创木脂酸，大黄酚，香草酸，原儿茶酸以及对香豆酸-对羟基苯乙醇酯和红藤多糖。

【药理作用】

1. 抑菌作用 用平碟法试验，25%煎剂对金黄色葡萄球菌、乙型链球菌有极敏感的抑菌作用；对大肠杆菌、绿脓杆菌、甲型链球菌、卡他球菌、白色葡萄球菌均有高敏感抑菌作用。采用70%乙醇、60%丙酮及沸水三种溶剂对大血藤叶片进行提取，并以金黄色葡萄球菌为菌株，以平板二倍稀释法统计最低抑菌浓度（MIC），以试管二倍稀释法计算最低杀菌浓度（MBC），以菌落计数法绘制杀菌曲线。结果表明，大血藤叶片三种溶剂的提取物对金黄色葡萄球菌均有明显的抑制作用，其中沸水提取物的抑制效果最明显，其次是60%丙酮提取物，再次是70%乙醇提取物。最低抑菌浓度沸水提取物 MIC_{90} 为25mg/mL，60%丙酮提取物 MIC_{90} 为100mg/mL，70%乙醇提取物 MIC_{90} 为200mg/mL。大血藤叶片沸水提取物随着浓度的降低，对金黄色葡萄球菌的杀菌作用明显下降，MBC 为500mg/mL。另有研究表明，大血藤叶片60%丙酮提取物经石油醚和氯仿萃取后取水相作为试验药液，以枯草芽孢杆菌为实验菌株，以平板二倍稀释法统计MIC，以试管二倍稀释法统计 MBC。结果也证实大血藤叶片有一定的抑菌活性。

2. 抑制炎症细胞增生，调节免疫功能作用 采用苯酚糊剂制作大鼠慢性盆腔炎模型，分成4组给药，生理盐水组、庆大霉素组及中药高、低剂量组。16天后处死动物，观察各组大鼠子宫病理组织学改变，并对胸腺、脾脏称重。结果表明，以大血藤等为主药的复方红藤灌肠剂高、低剂量及庆大霉素均能抑制大鼠子宫慢性炎症细胞的增生，促进组织修复，与生理盐水组比较有显著性差异，中药高、低剂量组均能明显增加大鼠胸腺和脾脏的重量。

3. 改善血液流变性作用 以手术自体移植复制子宫内膜异位症模型，将大鼠随机分组并给予不同药物治疗，观察血液流变学指标的变化，结果以大血藤等为主药的内异康复栓治疗后模型大鼠血液流变学指标均有不同程度的改善，其中全血黏度、纤维蛋白原含量显著降低（$P<0.05$）。

4. 改善微循环作用 在微循环显微系统下观察用药前后微动脉直径、毛细血管开放数和血流速度，每隔5分钟观测1次上述指标的变化。结果空白对照组在滴加去甲肾上腺素后，微动脉口径立刻变小，几乎收缩成线状；随着时间的延长，微动脉口径逐渐扩大，恢复正常；以大血藤等为主药的中药复方制剂胃克星大剂量组在给予去甲肾上腺素后，微动脉口径虽然也变小，但在给药15分钟内收缩的程度比起空白对照组要小得多。胃克星中、高剂量可延缓去甲肾上腺素所引起的毛细血管关闭，在给药5分钟时可见中、高剂量组毛细血管开放率高于空白对照组。胃克星中、高剂量组血流速度在正常时明显高于空白对照组，表明其有显著的改善微循环作用。

5. 对心脏的保护作用 观察心血通注射液对实验性心肌缺血大鼠的心电图、血清肌酸磷酸激酶（CK）和乳酸脱氢酶（LDH）、血浆凝血酶活性的影响，并与相应的药物进行对照。结果表明，以大血藤等为主药的心血通注射液可以改善冠脉循环，减轻缺血造成的心肌细胞损伤，抑制 CK 和 LDH 的溢出，减小实验性心肌缺血的范围；促进纤维蛋白降解，对抗体外血浆凝血功能。

6. 预防术后粘连作用 用20%大血藤提取液和6%右旋糖酐70对74条犬进行腹腔灌注预防腹腔手术后粘连形成和腹腔粘连松解后粘连再形成的实验研究。结果表明，与对照组比较，两者均有显著预防术后腹腔粘连的作用（$P<0.001$），而大血藤的作用较右旋糖酐更强。

7. 镇痛抗炎作用 大血藤水煎液对醋酸所致疼痛小鼠可以延长痛阈潜伏期，减少扭体次数，抑制二甲苯引起的小鼠耳郭肿胀，抑制小鼠肉芽组织增生，有明显的抗炎镇痛作用。

8. 保胎作用 大血藤可以通过影响孕鼠子宫巨噬细胞的数量、分布和亚群，抑制 TNF‑α 的分泌，对抗脂多糖所致的小鼠流产。其免疫抑制作用可能与大血藤影响巨噬细胞的活性，进而影响一些细胞因子的分泌有关。

【临床应用】

1. 灼伤 大血藤、金樱子根各 500g，以水煎成 500mL。对已发生感染的创面可行湿敷，能促使创面清洁，加速愈合。

2. 痛经 红藤、益母草、龙芽草各 9～15g，水煎服。

3. 跌打损伤 大血藤、骨碎补各适量，共捣烂，敷伤处。

4. 盆腔炎 采用大血藤合剂保留灌肠治疗慢性盆腔炎，临床总有效率为 92.75%。大血藤合剂口服联合大血藤汤灌肠治疗慢性盆腔炎临床有效率为 84.9%，且可明显减少复发。

参 考 文 献

1. 孙惠芳，等. 中国野生植物资源，2015，34 (3)：16.
2. 李华，等. 陕西中医，2013，34 (10)：1427.
3. 李莉，等. 中国免疫学杂志，2009，25 (3)：223.
4. 王卫华，等. 中国免疫学杂志，2011，27 (4)：325.
5. 秦文敏. 陕西中医学院学报，2012，35 (2)：29.
6. 许亦韬，等. 海峡药学，2013，25 (3)：155.
7. 宋伟. 中国乡村医药，2010，17 (1)：35.
8. 曹阳，等. 上海中医药杂志，2013，47 (4)：4.
9. 刘道庆，等. 中国实验方剂学杂志，2010，16 (10)：189.
10. 凌家艳，等. 中国中医急症，2013，22 (6)：1036.

青　果

【别名】 橄榄子，忠果，青子，青橄榄，白榄。

【来源】 为橄榄科植物橄榄 *Canarium album* Raeusch. 的干燥成熟果实。

【性味】 甘、酸，平。

【功能主治】 清热解毒，利咽，生津。用于咽喉肿痛，咳嗽痰黏，烦热口渴，鱼蟹中毒。

【主要成分】 本品种子含挥发油及香树脂醇等，种子油中含多种脂肪酸，如亚麻酸、亚油酸、棕榈酸、硬脂酸等。

【药理作用】

1. 调节血脂作用 研究表明，3 个剂量组分别给小鼠灌胃以青果为主要成分的肝宝胶囊 0.5g/mL、1g/mL、2g/mL，21 天后检测血清 TG、TC 和 HDL 水平，发现肝宝胶囊可不同程度地降低正常小鼠血脂水平，统计学处理虽未见显著差异，但浓度和作用强弱确有相关性。提示肝宝胶囊有一定降血脂作用。

2. 抗炎作用 选体重 18～22g 的雄性小白鼠，随机分为空白对照组、青果片小剂量组 (3g/kg)、青果片大剂量组 (6g/kg) 和青果丸组 (6g/kg)。各药均制成混悬液灌胃给药，空白对照组给予等剂量蒸馏水。于给药后半小时向小鼠右足趾皮下注入 1% 角叉菜胶生理盐水混悬剂 0.03mL 致炎，用毛细管放大改良法，测定致炎后不同时间的足肿胀程度，观察到达高峰时间和消退时间，进行组间 t 检验比较。结果表明，青果片和青果丸在高剂量 (6g/kg) 下，均有明显抑制小鼠角叉菜胶性足肿胀的作用，在致炎后 3 小时和 4 小时，二者与空白对照组比较均有极显著性差异（$P < 0.01$）。且青果片较青果丸起效快，维持时

间长。青果片在致炎后 2 小时即有抗炎作用（$P < 0.05$），致炎后 6 小时仍有抗炎作用（$P < 0.01$）。另有实验表明，青果片和青果丸在高剂量（6g/kg）下，均有显著的抑制用混合致炎液（内含 2% 巴豆油，20% 无水乙醇，5% 蒸馏水和 73% 乙醚）致小鼠耳肿胀的作用，P 值分别小于 0.01 和 0.05。

3. 抗菌作用 平皿打孔法体外抑菌试验表明，青果丸与青果片对金黄色葡萄球菌、肺炎克雷伯菌、变形杆菌、肺炎链球菌、大肠杆菌均有抑制作用，其 *MIC* 比值均在 4 倍以上，说明青果片的体外抑菌作用大大强于青果丸。尤其对肺炎链球菌，青果片与青果丸的 *MIC* 值比为 1∶128。

4. 抗病毒作用 研究人员使用 ELISA 技术对 250 种中草药水提物进行抗 HBsAg 的实验研究，发现青果水提液有抗 HBsAg 的作用，为 10 种有效药物之一。

5. 对免疫细胞的影响 研究表明，3 个剂量组分别给小鼠灌胃以青果为主要成分的肝宝胶囊 0.5g/mL、1g/mL、2g/mL，21 天后，用 ^{3}H-TdR 掺入法检测 T、B 淋巴细胞增殖情况。结果表明，肝宝胶囊可对 T、B 淋巴细胞增殖有明显促进作用，且存在量-效依赖关系。提示肝宝胶囊有一定的增强免疫功能作用。另有研究表明，以青果为主药的夏塔热片合用夏塔热软膏，能显著增加小鼠嗜中性粒细胞对葡萄球菌的吞噬百分率（$P < 0.001$）和吞噬指数（$P < 0.001$），明显抑制二硝基氯苯诱发的小鼠迟发型超敏反应（$P < 0.05$ 及 $P < 0.01$）。

6. 对学习、记忆力的影响 研究发现，将点燃大鼠模型给予以青果为主要成分的抗痫增智颗粒灌胃，结果显示模型组学习、记忆能力及 M 受体结合量明显低于正常对照组，抗痫增智颗粒高剂量组上述观察指标明显好于模型组及西药组。提示抗痫增智颗粒可通过提高点燃大鼠模型脑内 M 受体的结合量，提高其学习、记忆能力。

7. 抗氧化作用 青果总黄酮具有清除羟自由基和超氧阴离子的能力及一定的总的还原能力，有明显的体外抗氧化活性。

8. 利咽作用 青果有利咽作用。有研究表明，没食子酸、东莨菪内酯和滨蒿内酯为青果的主要清热利咽成分，其功效可能是三者协同作用的结果。

9. 对酒精肝损伤的保护作用 青果葛根配伍使用对醉酒大鼠肝匀浆中谷草转氨酶（AST）、丙氨酸转氨酶（ALT）和 γ-谷氨酰转肽酶（γ-GT）活力均有不同程度升高作用，对肝脏具有保护作用，拥有良好的解酒功效。

10. 其他作用 青果还具有镇痛作用，青果多酚对体外培养的人宫颈癌 HeLa 细胞有抑制增殖和促进凋亡的作用。

【临床应用】

1. 咽炎 研究表明，用以青果为主要成分的青果片治疗急性咽炎，每次 6 片，每日 2 次。对照组，给予青果丸，每次 2 丸，每日 2 次。每个疗程均为 5 天。结果显示，青果片对急性咽炎症状有明显的疗效。用止嗽青果丸治疗病毒性咽炎 120 例患者，治疗组总有效率 92.2%。

2. 小儿多涎症 用青橄榄 3 枚，猪胰腺 1 条剪碎加水炖，喝汤，每日 1 剂，一般服 2~3 剂涎涎即止。

【毒副作用】 青果总黄酮给小鼠灌胃最大耐受量为 11.46g/kg，相当于成人临床日用量的 115 倍。

参 考 文 献

1. 杨桂林，等. 泸州医学院学报，2012，35（4）：397.

2. 何颖，等. 安徽农业科学，2012，40（5）：2632.

3. 徐富翠，等. 中药药理与临床，2014，30（6）：121.

4. 王恒，等. 中国中药杂志，2010，35（6）：669.

5. 何鸿雁，等. 医学理论与实践，2015，28（12）：1541.

6. 杨桂林，等. 安徽农业科学，2012，40（5）：2674.

7. 向丽，等. 泸州医学院学报，2013，36（4）：343.

8. 贺建英. 包头医学院学报，2013, 29 (6)：78.

金 果 榄

【别名】　金苦榄，金银袋，金榄，金狗胆，金牛胆。

【来源】　为防己科植物青牛胆 Tinospora sagittata（Oliv.）Gagnep. 或金果榄 Tinospora capillipes Gagnep. 的干燥块根。

【性味】　苦，寒。

【功能主治】　清热解毒，利咽，止痛。主治咽喉肿痛，痈疽疔毒，泄泻，痢疾，脘腹疼痛。

【主要成分】　金果榄块根含掌叶防己碱（Palmatine）和咖伦宾（Columbin）、药根碱、非洲防己碱、千金藤碱（Stepharanine）、去氢分离木瓣树胺（Dehydrodiscretamine）、蝙蝠葛碱和木兰花碱，金果榄根茎含非洲防己苦素、巴马亭、金果榄苷（Tinoside）、异非洲防己苦素和药根碱。

【药理作用】

1. 抗炎镇痛作用　对金果榄醇提物抗炎镇痛作用的研究结果显示，金果榄乙醇提取物对小鼠二甲苯致耳肿胀，醋酸致小鼠腹腔毛细血管通透性增加，鸡蛋清致大鼠足肿胀及棉球肉芽增生均有明显的抑制效果，与生理盐水组比较有显著性差异（$P < 0.01$ 或 $P < 0.05$），而该提取物虽能减少醋酸引起的小鼠扭体反应次数，但与生理盐水组比较，无显著性差异（$P > 0.05$），表明金果榄乙醇提取物具有明显的抗炎作用，而镇痛作用不明显。大鼠致痛甩尾法实验表明，心叶青牛胆提取物有镇痛作用。

2. 抑菌作用　本品煎剂对金黄色葡萄球菌、抗酸性分枝杆菌、结核杆菌有较强的抑制作用。对 50 种传统清热解毒药进行抑菌实验，结果显示，金果榄有较广的抗菌效应，对各种菌的抑制强度分别为金黄色葡萄球菌＋＋＋、表皮葡萄球菌＋，八叠球菌＋，洛菲化不动杆菌＋＋。

3. 抗应激作用　心叶青牛胆用石油醚（60℃~80℃）脱脂后再用 95% 乙醇回流提取，提取物干燥后用水配成混悬液，以 100mg/kg 剂量每天灌胃 1 次，于 10 天后进行试验，对照组给予 2.5mg/kg 地西泮。强迫游泳疲劳法实验证明，大鼠游泳疲劳潜伏期延长，持续时间缩短，表明提取物有抗抑郁作用；开阔实验法证明，提取物有增强动物探索行为和情绪反应的作用。实验还表明，该提取物对束缚法所致大鼠肾上腺增生也有抑制作用，且心叶青牛胆提取物对脾脏萎缩有保护作用，对大鼠应激性外周皮质酮升高有显著抑制作用，推测与抑制丘脑-肾上腺-垂体轴活性有关。故表明金果榄可提高动物和人的抗应激能力。

4. 抗溃疡作用　采用拘束应激大鼠溃疡模型，进一步研究心叶青牛胆乙醇提取物的抗溃疡作用，并与苯甲二氮进行比较，结果同对照组（溃疡指数为 83.4±14.6）相比，心叶青牛胆乙醇提取物能明显降低溃疡指数，溃疡指数为 33.6±6.8，并且其活性强于苯甲二氮（溃疡指数为 44.6±8.9），提示心叶青牛胆有明显的抗溃疡作用。另有研究报道，给大鼠灌服无水乙醇造成胃黏膜损伤模型，造模前先灌服以金果榄为主药的金果胃康，观察金果胃康对黏膜损伤的影响，并测定血浆一氧化氮（NO）和内皮素（ET-1）水平。结果发现，经金果胃康处理后，乙醇对大鼠的胃黏膜损伤明显减轻，损伤指数显著降低（$P < 0.01$）；血浆 ET-1 水平降低（$P < 0.01$），NO 水平升高（$P < 0.01$），ET/NO 平衡受到破坏。提示金果胃康颗粒具有保护胃黏膜的作用，其机理可能与影响体内 ET-1、NO 水平，ET-1、NO 平衡失调有关。

5. 抑制癌基因表达作用　用 ^{60}Co 照射建立大鼠胃黏膜上皮异型增生模型，设立空白组、造模组、金果胃康（以金果榄为主药）治疗组和维酶素对照组，用免疫组织化学法检测 p53、c-myc、H-ras、EGFR蛋白表达水平。结果显示，治疗组 p53、c-myc、H-ras、EGFR 蛋白表达率与造模组比较有显著性差异（$P < 0.05$）。提示金果胃康可抑制大鼠胃黏膜 p53、c-myc、H-ras、EGFR 基因蛋白的表达，从而逆转或阻止胃癌的发生。

6. 降血糖作用　波叶青牛胆 Tinospora crispa 提取物可治疗糖尿病，其降糖机理可能是通过调节 β 细胞中的钙离子而实现促胰岛素释放作用。金果榄水或醇提物能降低空腹血糖，增加葡萄糖耐量。

7. 其他作用 本品主含的掌叶防己碱能使动物胸腺萎缩，有抗肾上腺素作用，能兴奋未孕家兔子宫。

【临床应用】

1. 各种感染性炎症 金果榄胶囊临床治疗各种感染性炎症 270 例，其中上呼吸道感染 76 例，急性扁桃腺炎 10 例，咽喉炎 78 例，急性胃肠炎 24 例，肺炎 40 例，气管炎 42 例，治愈 136 例，占 50.4%；有效 120 例，占 44.4%；无效 14 例，占 5.2%；总有效率为 94.8%。

2. 输液性静脉炎 金果榄酒精浸提物外敷治疗输液性静脉炎 78 例，治愈 64 例，占 82.1%；好转 12 例，占 15.4%；无效 2 例，占 2.6%；总有效率为 97.4%。与硫酸镁对照组相比，治愈率和有效率均有显著性差异（$P < 0.01$，$P < 0.05$）。

3. 其他 金果榄对外感发热病人有明显临床疗效。其水煎液对胃溃疡病人可降低溃疡指数，临床常用于治疗胃溃疡。

【毒副作用】 对地苦胆胶囊（金果榄为主药）的急性毒性实验研究结果表明，小鼠口服 LD_{50} 为 22.96～28.15g/kg，中毒表现为嗜睡、肢体麻痹、呼吸抑制而死亡。

参 考 文 献

1. 王刚，等. 时珍国医国药，2009，20（5）：1232.
2. 罗金文. 中国中医急症，2009，18（4）：522.
3. 王永慧，等. 医药导报，2010，29（8）：1005.
4. 杨忠飞，等. 贵州农业科学，2015，43（4）：187.
5. 张国峰，等. 长春中医药大学学报，2008，24（1）：93.
6. 王刚，等. 医药导报，2009，28（1）：4245.

木 蝴 蝶

【别名】 千张纸，大刀树，玉蝴蝶，云故纸。

【来源】 为紫葳科植物木蝴蝶 *Oroxylum indicum*（L.）Vent. 的干燥成熟种子。

【性味】 苦、甘，凉。

【功能主治】 清肺利咽，疏肝和胃。用于肺热咳嗽，喉痹，音哑，肝胃气痛。

【主要成分】 本品含脂肪油、黄芩苷元、木蝴蝶苷、白杨素、特土苷等。

【药理作用】

1. 抗肺炎双球菌作用 采用小鼠接种肺炎双球菌，观察肺脏病变程度。结果给予以木蝴蝶为主药的千龙合剂灌胃的小鼠，与空白对照组小鼠比较，病变明显减轻，有显著性差异（$P < 0.05$），与核酪口服液比较无显著性差异（$P > 0.05$）。提示千龙合剂对肺炎双球菌引起的肺炎有预防与治疗作用。

2. 抗真菌作用 研究报道，在琼脂药物培养基上，木蝴蝶中的黄芩苷元表现出对酵母型真菌具有选择性抑制作用，MIC 在 70～100μg/mL；同时对石膏状小孢子菌的孢子可抑制其生长繁殖的活性，MIC 在 60μg/mL。另外还发现，新型隐球菌也是黄芩苷元最敏感的菌种之一，而隐球菌是艾滋病患者最重要的并发症感染菌之一。

3. 抗病毒作用 研究报道，黄芩苷元可以抑制免疫缺陷病毒逆转录酶（HIV-1RT），在细胞培养中可抑制 HIV-1，为寻找新的低毒性抗 HIV 药物提供了新思路。

4. 抗白内障作用 大鼠每日腹腔注射 50% 和饮用 10% 的半乳糖水溶液 30 天后，可形成白内障模型。使用本品煎剂 4g/kg 灌胃治疗 30 天，可以对实验动物白内障形成过程中的代谢紊乱有阻止、纠正作用。

5. 降血糖作用 木蝴蝶种子 100%、90%、75%、50% 乙醇提取液与阿卡波糖联用均能表现出协同降低餐后 30 分钟、60 分钟血糖的作用，对哺乳动物的 α–葡萄糖苷酶有特异性，对小肠 α–葡萄糖苷酶具有协同抑制作用。

6. 对心肌梗死的保护作用 木蝴蝶总黄酮 2、4、8 mg/g 腹腔注射急性心肌梗死 24 小时的小鼠，可明显降低其血清磷酸肌酸激酶（CPK）、乳酸脱氢酶（LDH）活性及脂质过氧化物（LPO）的含量，提高超氧化物转化酶（SOD）活性，从而能明显降低小鼠心肌耗氧量，保护缺氧心肌，缩小心肌梗死面积，延长小鼠存活时间。

7. 镇咳祛痰作用 引咳、祛痰动物实验发现，木蝴蝶能减少氨水引起的小鼠咳嗽次数并延长潜伏期；木蝴蝶能增加小鼠气管酚红的排泌作用，表现出明显的镇咳、祛痰功效。

8. 抗氧化作用 研究发现，木蝴蝶黄酮具有较强的抗氧化能力，其中 OF–60 对 MCF–7 细胞有明显抑制增殖与诱导凋亡作用。

9. 其他作用 种子、茎皮含黄芩苷元，有抗炎、抗诱变、抗变态反应、利尿、利胆、降胆固醇的作用。种子和茎皮中含白杨素，对人体鼻咽癌细胞有细胞毒活性。研究还发现，木蝴蝶苷 B 可抗恶性淋巴瘤，木蝴蝶提取物可以防治脉络膜新生血管的早期形成。

【临床应用】

1. 咽喉炎 治疗组以木蝴蝶为主，咽干口渴加玄参、天花粉；咽痛加金银花、连翘；咳嗽加苏子、杏仁；恶心、呕吐加姜半夏、竹茹；心烦易怒加合欢皮。1 剂/天。对照组选用乙酰螺旋霉素 0.2g，3 次/天，观察天数均 12 天。根据疗效标准，治疗组 36 例治愈 10 例，好转 19 例，无效 7 例，总有效率 80.6%；对照组 35 例治愈 5 例，好转 15 例，总有效率 57.1%。另有人用中药木蝴蝶汤治疗急性喉炎，有效率达 97.9%。

2. 咽源性咳嗽 木蝴蝶汤：木蝴蝶 5g，杏仁 10g，百部 10g，黄芩 15g，玄参 15g，蝉蜕 5g，生甘草 5g。加减：久咳不愈者加罂粟壳 5g；伴咳痰者加桔梗 6g、浙贝母 15g；咽干痒明显者加麦冬 15g、生地黄 15g；咽痛音哑者加西青果 10g；大便闭结者加生大黄（后下）3~5g；咽喉充血明显者加金银花 10g、连翘 10g、板蓝根 15g；体弱乏力，反复发病者加党参 15g、沙参 15g、白术 15g、防风 10g。1 日 1 剂，水煎 2 次，共取汁 500mL，频饮，一日内服完。不耐苦味者亦可分早晚 2 次饭后服用。服药期间宜清淡饮食，忌海腥辛辣油腻之品。治愈 18 例，有效 22 例，无效 2 例，总有效率 95.2%。最多服药 45 剂，最少服药 5 剂，平均 23 剂。

参 考 文 献

1. 李云贵，等. 广州化工，2013，41（14）：65.

2. 潘勇，等. 右江民族医学院学报，2008，30（4）：550.

3. 郑金华. 中国生化药物杂志，2012，33（6）：843.

翻 白 草

【别名】 鸡腿儿，鸡脚草，老鸦爪，兰溪白头翁。

【来源】 为蔷薇科植物翻白草 *Potentilla discolor* Bge. 的干燥全草。

【性味】 甘、微苦，平。

【功能主治】 清热解毒，止痢，止血。用于湿热泻痢，痈肿疮毒，血热吐衄，便血，崩漏。

【主要成分】 根含可水解鞣质及缩合鞣质，并含黄酮类成分。全草含延胡索酸（Fumaric acid）、没食子酸（Gallic acid）、原儿茶酸（Protocatechuic acid）、槲皮素（Quercetin）、柚皮素（Naringenin）、山奈酚

（Kaempferol）、间苯二酸（m－Phthalic acid）、熊果酸等。

【药理作用】

1. 抗炎镇痛作用　对小鼠进行热板法实验发现，灌胃翻白草乙醇提取物后，小鼠的痛阈明显提高，在对非甾体药敏感的扭体法中，不同剂量的翻白草醇提物均能抑制醋酸引起的扭体反应。在对52种植物的水提物进行前列腺素合成抑制活性实验和PAF（血小板激活因子）诱导的胞外分泌活性实验时发现，翻白草的水提物都表现出良好的活性。实验表明，翻白草水提物具有环氧合酶抑制活性。

2. 抗氧化作用　对包括翻白草在内的12种药用植物的提取物的抗氧化能力进行测试后发现，翻白草有非常强的DPPH、ABTS自由基清除能力，同时对提取物的自由基清除能力（RSA）以及其中的黄酮苷、黄酮醇和多酚类化合物的含量进行测定发现，提取物的自由基清除能力主要与多酚类化合物的含量有关，这说明翻白草中的多酚类化合物是其抗氧化的主要有效成分。

3. 对糖尿病的作用

（1）降血糖作用：翻白草的甲醇提取物可以明显降低小鼠的血糖水平。腹腔注射给药2小时后正常小鼠和四氧嘧啶诱发的糖尿病小鼠的血糖水平都有明显的下降，四氧嘧啶诱发的糖尿病小鼠的血糖水平降低63%。同时，在葡萄糖耐受性实验中也发现，给药后的小鼠对葡萄糖的耐受性有明显的改善。实验表明，翻白草具有明显的降血糖作用。

（2）对肾脏细胞凋亡的影响和抗氧化作用：随机选取以不同剂量的翻白草水煎剂灌胃的2型糖尿病大鼠、以安慰剂灌胃的2型糖尿病大鼠以及正常对照各10只，观察血清丙二醛（MDA）及肾脏匀浆超氧化物歧化酶（SOD）和肾脏细胞凋亡的形态学改变。结果表明，服用翻白草后，2型糖尿病大鼠肾脏细胞凋亡减少，血清MDA含量下降，肾脏匀浆SOD含量增加，而服用安慰剂的糖尿病大鼠上述指标无显著变化。提示翻白草能降低2型糖尿病大鼠肾脏细胞凋亡，增强肾脏细胞的抗氧化能力。

（3）对血管内皮细胞的保护作用：采用四氧嘧啶建立糖尿病大鼠模型，自造模成功后，灌胃给予翻白草水煎液，连续给药4周，采用血管内皮细胞平铺技术制作血管内皮铺片，镜下观察。结果翻白草组大鼠血管内皮细胞胞膜呈柔和锯齿状，边界清晰、连续，胞核椭圆形、居于细胞中央。提示翻白草能有效保护血管内皮细胞。

（4）对胰岛β细胞的保护作用：采用四氧嘧啶建立糖尿病大鼠模型，自造模成功后，灌胃给予翻白草水煎液，连续给药4周，常规取材、固定、切片，采用醛品红法染色，镜下观察。结果翻白草组大鼠胰岛边界清楚，B细胞数量较正常对照组略有减少，但较模型对照组密度高，细胞结构完整，无肿胀坏死现象。提示翻白草能有效保护胰岛β细胞。

（5）对胰岛素降解酶基因表达的影响：随机选取以不同剂量的翻白草水煎剂灌胃的2型糖尿病大鼠、以安慰剂灌胃的2型糖尿病大鼠以及正常对照各10只，用RT－PCR法测定肝细胞胰岛素降解酶基因mRNA的表达。结果服用翻白草后，2型糖尿病大鼠的胰岛素降解酶基因mRNA的表达下降，而服用安慰剂的糖尿病大鼠上述指标无显著变化。提示翻白草能降低2型糖尿病大鼠胰岛素降解酶基因的表达。

（6）对心肌组织一氧化氮合酶的影响：高热量饲料加链脲佐菌素（Streptozotocin, SPZ）尾静脉注射复制2型糖尿病大鼠模型，给翻白草水煎剂灌胃8周后，分别用比色法和硝酸还原酶法检测大鼠心肌组织中一氧化氮合酶（NOS）、一氧化氮（NO）的含量。结果2型糖尿病大鼠模型组心肌组织、NOS活性及NO含量显著低于空白对照组（$P < 0.01$），翻白草治疗组大鼠心肌组织NOS活性、NO含量明显高于2－DM组。提示2－DM大鼠心肌组织中NOS及NO降低，翻白草水煎剂可提高2－DM大鼠心肌组织NOS及NO水平，预防2－DM的血管并发症。

（7）对肝细胞糖代谢影响：翻白草水提液不仅能显著促进胰岛素抵抗原代小鼠肝细胞的葡萄糖代谢（$P < 0.05$），而且还能显著提高正常小鼠肝细胞对葡萄糖的吸收和利用（$P < 0.01$）。实验表明，含有5×10^{-7}mol/L胰岛素的DMEM培养液可成功制备胰岛素抵抗原代小鼠肝细胞模型，固形物含量为0.9mg/mL的翻白草水提液能更好地促进离体肝细胞对葡萄糖的吸收和利用。

4. 抗病毒作用　对100多种植物的甲醇提取物进行抗病毒筛选，发现翻白草的提取物能够完全抑制呼吸合胞体病毒。另有报道，将40名因轮状病毒引起的腹泻的儿童分为两组试验组（给予翻白草提取物）和对照组（给予安慰剂），5天后发现给药的试验组的20名儿童中有8名腹泻停止，而给安慰剂的对照组中只有1名儿童腹泻停止。实验表明，翻白草的提取物能够有效地缩短轮状病毒引发的腹泻的持续时间。

5. 抗菌作用　对翻白草水煎剂的体外抗菌实验表明，翻白草水煎剂对大肠杆菌、志贺痢疾杆菌、金黄色葡萄球菌均有抑制作用。不同的入药部位对同一细菌的抑制能力不同，作用强弱与药液浓度大小有关。所含没食子酸和槲皮素对福氏和志贺痢疾杆菌有较强的抑菌作用。

6. 抗胃溃疡作用　实验表明，翻白草的水提物可明显抑制小鼠由乙醇引起的胃溃疡，有抗胃溃疡作用。

【临床应用】

1. 2型糖尿病　将翻白草洗净后放保温瓶里，用开水约1500mL冲泡，浸泡半小时后分3次服用。30天为1疗程，疗效满意。另有报道，用翻白草治疗2型糖尿病50例，对照组40例。两组患者均适量运动，严格控制饮食。对照组口服二甲双胍治疗，治疗组在此基础上同时给予翻白草30g/d，代茶饮。30天为1疗程，2个疗程后评定疗效。翻白草治疗组与对照组血糖比较有显著性差异（$P < 0.05$），翻白草组效果较好，总有效率达94%。

2. 急性乳腺炎　内服复方翻白草煎剂：翻白草、蒲公英、马齿苋、老鹤草、车前子、萹蓄各30g，瞿麦、白芷、柴胡、牛膝各12g，香附、香薷、板蓝根各9g，每日1剂，水煎服。并局部外敷黄柏泥：将黄柏研为细末，加适量水调成泥状外敷于病变局部，敷药的面积应大于炎症区域3cm，每日换药3次。治疗36例急性乳腺炎，疗效满意，全部患者经3~5天治疗均获愈，体温恢复正常，乳房局部红肿、疼痛、充血、肿块、触痛均消失。

【毒副作用】　翻白草毒性极小，小鼠口服翻白草最大耐受量为400g/kg（体重），相当于临床日用量的960倍。有应用翻白草引起过敏反应的报道，症状表现为：全身奇痒，口唇肿胀，周身出现栗粒状红色皮疹，尤以四肢为多见，同时出现腹胀、腹痛、腹泻。

参 考 文 献

1. 孙琛. 科技风，2015，28（6）：40.
2. 胡建新，等. 中国实验方剂学杂志，2014，20（23）：146.
3. 张齐家，等. 中医药信息，2013，30（1）：15.
4. 刘蕾，等. 中国病原生物学杂志，2014，9（5）：403.
5. 罗学林，等. 中医药导报，2015，21（12）：62.

半 边 莲

【别名】　急解索，蛇利草，细米草，半边菊。

【来源】　为桔梗科植物半边莲 *Lobelia chinensis* Lour. 的干燥全草。

【性味】　辛，平。

【功能主治】　清热解毒，利尿消肿。用于痈肿疔疮，蛇虫咬伤，膨胀水肿，湿热黄疸，湿疹湿疮。

【主要成分】　全草含生物碱，主要为l-山梗菜碱（l-Lobeline），山梗菜酮碱（Lobelanine），山梗菜醇碱（Lobelanidine），异山梗菜酮碱（Isolobelanine，即去甲山梗菜酮碱）。还含黄酮苷，皂苷，氨基酸，多糖等。另有报道，含菊糖（Inulin），对-羟基苯甲酸（p-Hydroxybenzoic acid），延胡索酸（Fumaric acid）和琥珀酸（Succinic acid）。根茎含半边莲果聚糖（Lobelinin）。

【药理作用】

1. 利尿作用 麻醉犬静注半边莲浸剂 0.1g/kg 或半边莲总生物碱 6.6mg/kg，正常大鼠灌服浸剂 1g/kg，以及正常人口服半边莲粉剂或煎剂，均有显著而持久的利尿作用，尿中氯化物的排泄量亦明显增多。另有实验表明，从半边莲中分离出的菊糖给大鼠口服或腹腔注射，则抑制利尿作用。

2. 对神经系统的作用 山梗菜碱对神经系统的作用与烟碱相似，但强度仅及烟碱的 1/5~1/20。对自主神经节、肾上腺髓质、延脑各中枢（尤其是呕吐中枢）、神经肌肉接头，以及颈动脉体的化学感受器都有先兴奋、后抑制的作用。

3. 呼吸兴奋作用 半边莲煎剂和其生物碱制剂静注，对麻醉犬有显著的呼吸兴奋作用，其作用为剂量依赖性，剂量过大时则引起呼吸麻痹而死亡。切除窦神经或摘除颈动脉体后，则可基本消除注射半边莲制剂所致的呼吸兴奋作用。山梗菜碱溶液吸入，有扩张支气管作用，可对抗毛果芸香碱和乙酰胆碱引起的气管收缩。

4. 对心血管系统的作用

（1）对心脏、血压的影响：半边莲浸剂静注，对麻醉犬有显著而持久的降压作用。乙醚提取后的残余液则有降压作用而无利尿作用。另有报道，半边莲煎剂小量静注有短暂的升压作用，较大剂量时则有较持久的降压作用。家兔灌服半边莲煎剂可见耳部血管扩张，但对离体兔耳或蛙后肢血管灌流则呈直接收缩作用。半边莲生物碱对离体兔心和蛙心有兴奋作用，使收缩力加强，振幅增大；高浓度时则出现暂时的兴奋，继之抑制，最后发生传导阻滞和停搏。山梗菜碱肌注，在呼吸兴奋的同时，心率减慢，血压升高。大剂量时则心率加快，血压明显下降，终致心脏麻痹。半边莲水提剂 2g/kg 可以部分拮抗内皮素（12nmol/kg，静注）引起的小白鼠猝死作用，降低死亡率 14%，延长存活时间，并显著抑制内皮素（6μg/kg，静注）引起的大鼠血压升高效应，半边莲对内皮素（10^{-8}mol/L）引起的离体大鼠主动脉环收缩是非内皮依赖的舒张作用。

（2）对血管平滑肌细胞增殖的抑制作用：有实验表明，半边莲生物碱对血管平滑肌细胞增殖有抑制作用。用内皮素 1 刺激大鼠主动脉平滑肌细胞增殖，以细胞计数试剂盒计数细胞个数、氚标胸腺嘧啶脱氧核苷掺入检测 DNA 的合成量、免疫细胞化学技术观察增殖细胞核抗原的表达活性作为细胞增殖的指标，并观察半边莲生物碱的细胞毒性反应。结果内皮素 1（10^{-7}mol/L）可明显促进细胞增殖（与对照组相比，$P<0.01$）；半边莲生物碱和 BQ-123（内皮素 A 受体拮抗剂）均可抑制内皮素 1 所诱导的细胞增殖（与内皮素 1 组相比，$P<0.05$）；半边莲生物碱的抑制作用与浓度存在明显的依赖关系，但对活细胞数目和乳酸脱氢酶释放量均没有影响（$P>0.05$）。提示半边莲生物碱（50~200mg/L）可浓度依赖性地抑制内皮素 1 所诱导的大鼠主动脉平滑肌细胞增殖，且此抑制作用并非是通过细胞毒性作用实现的。说明半边莲生物碱在防治动脉粥样硬化及高血压病等有较好的作用。

5. 利胆作用 犬静注半边莲水煮醇沉制剂 1g（生药）/kg，胆汁流量较给药前增加 2 倍以上，给药 50 分钟后作用达高峰，但胆汁中固形物、胆酸盐和胆红素的浓度都有所降低。

6. 抗蛇毒作用 半边莲煎剂，以及从中分离出的琥珀酸钠、延胡索酸钠、对羟基苯甲酸钠分别于注射蛇毒前半小时口服，或于注射蛇毒同时皮下注射，或用琥珀酸钠、延胡索酸钠和醋酸钠组成复方于注射蛇毒前 0.5~4 小时口服，对于注射最小全致死量眼镜蛇毒的小鼠均有较强的保护作用，保护率 59.1%~93.1%。但若于注射蛇毒后 25 分钟再给药，则无保护作用。

7. 催吐作用 猫和犬肌注山梗菜碱可致吐。按半边莲所含生物碱而言，其催吐作用的剂量-反应曲线与山梗菜碱几乎一致。六甲季铵能对抗半边莲的催吐作用，而阿托品和氯丙嗪则不能防止呕吐反应的发生。其催吐作用机制似既与延脑催吐化学感受区有关，也与周围机制参与有关。去氢山梗菜碱和氢化山梗菜碱可能并非主要催吐成分，但本品不宜作催吐药，因不够安全。

8. 对肿瘤细胞的抑制作用 半边莲生物碱对 U266 细胞有明显的抑制作用，且呈现浓度依赖效应。半边莲黄酮类成分木犀草素（5~10μmol/L）在不同的肿瘤细胞中对抗肿瘤药的增敏作用强度不同，在 HeLa 细胞中增敏作用最显著。半边莲生物碱提取物对胃癌细胞 BG-38 也有一定的抑制作用。

9. 镇痛抗炎作用 半边莲水提取物可明显抑制醋酸所致小鼠扭体反应，使给药小鼠热板痛阈值明显提高，同时半边莲提取物还能抑制二甲苯所致小鼠耳郭肿胀，说明半边莲具有明显的镇痛消炎作用。

10. 其他作用 半边莲煎剂口服有轻泻作用。山梗菜碱对离体兔肠张力和蠕动，小量时有一过性增强作用，随后则呈抑制，大量时则有麻痹作用。山梗菜碱口服时抑制食欲。体外试验，半边莲煎剂对常见致病性真菌有明显的抑制作用。对金黄色葡萄球菌和大肠杆菌亦有抑制作用。腹腔注射，能缩短小鼠断尾的出血时间。

【临床应用】

1. 急性肾小球肾炎 鲜半边莲全草水煎服，3~12岁每日量50~150g，12岁以上每日量100~250g，水煎加白糖适量，不拘时服。全部患者均不使用其他药物。治疗急性肾小球肾炎150例，治愈97例，好转27例，总有效率为82.7%。

2. 毒蛇咬伤 用半边莲15g，鸡冠花蕊30g，米酒适量捣烂过滤，将药汁内服，药渣外敷伤口。

3. 小儿多发性疖肿 半边莲30g，紫花地丁15g，野菊花9g，金银花6g，水煎2次早晚分服，第3次煎汁洗患处。

4. 跌打扭伤肿痛 半边莲500g，清水1500g，煎剩一半过滤，将药渣加水1500mL，再煎成一半，过滤，将两次滤液混合，用慢火浓缩成500g，装瓶备用。用时以药棉放在药液中浸透，取出贴于患处。

5. 黄疸，水肿，小便不利 半边莲30g，白茅根30g。水煎，分2次用白糖调服。

6. 肛门瘙痒 将半边莲复方用纱布包煎后，先熏蒸肛门，药液转温后浸洗患处，能起到良好的治疗效果。

7. 静脉炎 半边莲加醋湿热外敷治疗80例用留置针输注20%甘露醇的患者，静脉炎发生率明显降低，留置针使用时间明显延长；半边莲加醋湿热外敷还能有效预防甘露醇所致静脉炎的发生。

【毒副作用】 半边莲煎剂小鼠静注的 LD_{50} 为 $6.10g \pm 0.26g$（生药）/kg。死前有呼吸兴奋，狂躁不安等现象，继之发生抽搐，一般在5分钟内死亡。浸剂大鼠灌胃的 LD_{50} 为 $75.1g \pm 13.1g$（生药）/kg。大鼠每日腹腔注射浸剂0.1g（生药）/kg、0.3g（生药）/kg和1.0g（生药）/kg，连续3个月，体重、尿沉渣及尿蛋白检查均无异常发现。病理检查，除部分大鼠肾脏有轻度浊肿外，未见显著器质性变化。

参 考 文 献

1. 何珊，等. 海峡药学，2012，24（9）：237.

2. 刘慧敏，等. 山东中医杂志，2014，33（9）：756.

3. 黄礼德，等. 医药导报，2012，31（8）：92.

4. 李建志，等. 中医药信息，2015，32（1）：32.

5. 段亚芬. 湖北中医杂志，2015，37（3）：56.

6. 李秋妍，等. 北方药学，2015，12（8）：99.

7. 龚海峰. 中国实用内科杂志，2014，34：109.

8. 杨金玲. 中国实用医药，2014，9（33）：156.

9. 亓妍婧，等. 中国实用内科杂志，2014，34（2）：26.

10. 粟君，等. 华西师范大学学报（自然科学版），2007，28（4）：311.

山 慈 菇

【别名】 金灯花、山茨菇、毛慈菇、冰球子、算盘七。

【来源】 为兰科植物杜鹃兰 *Cremastra appendiculata*（D. Don）Makino、独蒜兰 *Pleione bulbocodioides*（Franch.）Rolfe 或云南独蒜兰 *Pleione yunnanensis* Rolfe 的干燥假鳞茎。前者习称"毛慈菇"，后者习称

"冰球子"。

【性味】 甘、微辛，凉。

【功能主治】 清热解毒，化痰散结。用于痈肿疔毒，瘰疬痰核，蛇虫咬伤，癥瘕痞块。

【主要成分】 杜鹃兰全草含杜鹃兰素（Cremastosine）Ⅰ、Ⅱ，假鳞茎中还含有原儿茶酸、丁二酸、天麻苷等。

【药理作用】

1. 降压作用 杜鹃兰素Ⅱ犬静注 15μg/kg 可降低血压 5.19kPa（39mmHg），降压作用持续 30 分钟以上。

2. 抑制诱变作用 采用活体小鼠骨髓嗜多染红细胞（PC）微核试验（MNT），观察山慈菇水溶性提取物的诱变作用及对镉（Cd）、环磷酰胺（cp）的抗诱变作用。结果表明，山慈菇可以诱发微核（MN）产生，但其诱变作用不强；山慈菇对 Cd 及 cp 的诱变作用具有明显的抑制效果，并对 Cd 的抑制作用明显强于对 cp 的抑制作用。

3. 对再生障碍性贫血的作用 以环磷酰胺 50mg/kg 皮下注射和甲苯 30mg/L 吸入染毒联合应用于复制小鼠再障模型，分组给予山慈菇复方制剂（主药有山慈菇、生地黄、白术、阿胶等，含生药 1g/mL）25g/kg 35 天，并与生理盐水组对照，检测各组小鼠 Hb、WBC、PLT、RET，并观察骨髓、脾脏的病理形态及耳郭微循环等指标。结果表明，山慈菇复方组有明显促进模型组小鼠外周血细胞回升及增强骨髓造血功能的作用，对模型组小鼠外周微循环也有一定的改善作用，与对照组相比有显著性差异（$P < 0.05$）。提示该方有明显降低环磷酰胺及甲苯对骨髓的毒性，改善外周微循环，刺激骨髓造血细胞的作用，使红系、粒系及巨核细胞系增生，有利于损伤机体功能的恢复。

4. 抗肿瘤作用 山慈菇多糖对 H_{22} 肝癌实体瘤小鼠具有抗肿瘤作用，能增强血清中血清白介素 - 2（IL - 2）、肿瘤坏死因子（TNF - α）活性；减少抗凋亡因子 Bcl - 2 的表达量。山慈菇多糖的低、中、高剂量组抑瘤率分别为 43.74 %、37.57 %、30.76 %，无剂量依赖性。此外，山慈菇对人乳腺癌细胞转移也有一定的抑制作用。

5. 其他作用 山慈菇还具有降血脂以及抑制血管生成活性作用，可降低高血脂大鼠血清 TC、LDL - C 水平。

【临床应用】

1. 肝硬化 复方山慈菇片（每片含山慈菇粉 0.1g，地鳖虫 0.1g，穿山甲 0.9g，蟋蟀 0.6g），每日服药 3 次，每次 5 片。部分病例加服健脾益气之类的汤剂，以 3 个月为 1 疗程。共治疗肝硬化 10 例。结果所有患者经 3 个月的治疗，自觉症状明显改善，食欲增加，齿龈出血基本消失，腹胀及肝区不适也减轻。

2. 食管贲门癌梗阻 治膈散（山慈菇 200g，硼砂 80g，硇砂、三七各 20g，冰片 30g，沉香 50g，共研细末）每日 4 次，每次 10g，10 天为 1 疗程。服完 1 疗程后改每日 2 次，每次 10g，以巩固疗效。共治疗食管贲门癌梗阻 118 例。服药后，吞咽梗阻均有不同程度改善。其中 64 例显效，38 例有效，16 例为无效。

3. 宫颈癌 山慈菇、枯矾各 18g，炙砒 9g，雄黄 12g，蛇床子、硼砂、冰片各 3g，麝香 0.9g，共研细末，用江米粉 9g 制成长 1cm、直径 0.25cm 的钉状制剂，名催脱钉。先以 1:500 新洁尔灭溶液灌洗阴道，对宫颈鳞状上皮细胞非典型增生、原位癌和局部病变不突出的浸润癌，将催脱钉 1~2 枚插入宫颈管；对菜花型病例，用催脱钉插入瘤体，两锭相间 1cm，根据瘤体大小决定用锭数，多者可达 10~20 枚。插锭后用撒有蜈蚣粉的带尾大棉球塞宫颈表面，24 小时后取出，隔日 1 次，每星期 3 次，1 个月为 1 疗程。单以催脱钉治疗 89 例，辅加体外放疗 7 例，结果 96 例中近期治愈 80 例，占 83.3%；未愈 16 例，占 16.7%。对治愈的 63 例，随访 5~9 年未见复发。

【毒副作用】 应用活体小鼠骨髓嗜多染红细胞核试验（MNT）和小鼠精子畸形试验，结果山慈菇诱发的微核率明显高于正常对照组（$P < 0.01$）。提示山慈菇具有致突变性，对体细胞及生殖细胞具诱变损伤作用。

参 考 文 献

1. 徐小娟，等. 食品研究与开发，2015，36（7）：23.
2. 刘琦，等. 中药新药与临床药理，2014，25（4）：389.
3. Jeong Hun Kim, et al. *Mol Vis*，2008，（14）：556.
4. 杨广，等. 中药新药与临床药理，2013，24（3）：230.
5. 高音，等. 世界中西医结合杂志，2011，6（7）：574.
6. 董海玲，等. 中草药，2007，38（11）：1734
7. 刘净，等. 药学学报，2008，43（2）：181.

熊　胆

【来源】　为熊科动物黑熊 *Selenarctos thibetanus* Cuvier 或棕熊 *Ursus arctos* Linnaeus 的干燥胆汁。

【性味】　苦，寒。

【功能主治】　清热解毒，清肝明目，息风止痉。用于惊痫抽搐，肝热目赤，疮痈，痔疮肿痛。

【主要成分】　熊胆主要含有胆汁酸类、胆固醇及胆色素类成分：胆汁酸类成分是熊胆主要的有效成分，如熊去氧胆酸（ursodeoxycholic acid, UDCA，优品含量可达 70% 以上）、鹅去氧胆酸（chenodeoxycholic acid, CDCA，与 UDCA 为差向异构体）、胆酸（cholic acid, CA）、去氧胆酸（DCA），这些胆酸大多与牛磺酸、甘氨酸结合，并形成钠盐或钙盐而存在；天然熊胆和引流熊胆的胆固醇含量一般分别为 0.56% ~ 0.59%、0.57% ~ 0.72%，天然熊胆和引流熊胆的胆红素含量一般分别为 0.369% ~ 0.40%、0.188% ~ 0.253%，有的熊胆尚含胆黄素及胆褐素。此外，熊胆中还含有脂肪酸类、氨基酸类、无机元素类成分。

【药理作用】

1. 抗菌作用　体外试验表明，天然熊胆与引流熊胆对肺炎双球菌、卡他球菌、甲型溶血性链球菌、金黄色葡萄球菌、肺炎克雷伯菌、流感嗜血杆菌、大肠杆菌、短小芽孢杆菌、枯草芽孢杆菌、蜡样芽孢杆菌和绿脓杆菌均有明显抑菌作用。

2. 解热作用　对于 10% 啤酒酵母羧甲基纤维混悬液所致大鼠发热，2.5g/kg 的天然熊胆和引流熊胆灌胃均有显著抑制作用。对于松节油皮下注射所致家兔发热，灌胃天然熊胆或引流熊胆也具有解热作用。

3. 抗炎作用　对于组织胺皮内注射、醋酸溶液腹腔注射所致小鼠皮肤或腹腔毛细血管通透性亢进，或巴豆油所致小鼠耳肿胀，灌胃天然熊胆或引流熊胆 3.5g/kg 均有显著抑制作用。

4. 镇静、抗惊厥作用　小鼠灌胃熊胆 3.0g/kg 后，自主活动明显减少，与水合氯醛有明显的协同作用，对去氧麻黄碱有一定程度的对抗作用；对于戊四氮所致小鼠惊厥，灌胃天然熊胆或引流熊胆 2.5g/kg 能显著延长惊厥潜伏期。对于小鼠电惊厥，天然熊胆腹腔注射 50mg/kg 可显著降低其死亡率。

5. 解痉作用　熊胆在浓度为 200 ~ 300μg/mL 时，可抑制离体兔肠平滑肌的收缩频率和幅度，并可对抗组织胺或乙酰胆碱对离体兔肠管平滑肌的作用。

6. 利胆、保肝作用　熊胆所含胆汁酸有显著利胆作用。雄性大鼠口服熊去氧胆酸 100mg/kg，用胆道插管法可发现胆汁分泌量增加，有明显利胆作用；乌拉坦麻醉大鼠静脉注射熊胆针剂及十二指肠给予熊胆口服剂均为 225mg/kg，发现均能使胆汁分泌明显增加，前者作用持续 50 分钟，后者持续 80 分钟。小鼠腹腔注射引流熊胆 200、400mg/（kg·d），连续 6 天，均能明显对抗 CCl_4 引起的小鼠 ALT 升高，对 CCl_4 所致的肝组织改变有一定保护作用。

7. 对肝脂肪变性的预防作用　动物实验表明，熊胆粉能降低高脂饮食豚鼠胆汁胆固醇浓度，提高胆汁中胆汁酸浓度，缓解肝脂肪变性。提示熊胆粉能有效缓解高脂高热量饮食引起的肝脂肪变性，且无明显的不良反应。

8. 溶解胆石作用 熊胆所含多种胆汁酸，如鹅去氧胆酸、熊去氧胆酸、去氧胆酸等具有抑制胆石形成、溶解胆石作用。熊去氧胆酸可抑制恒河猴和仓鼠肝中甲基戊二酰辅酶 A（HMG - CoA）还原酶活性，因此可降低胆固醇生成速度；体外试管试验，5% 去氧胆酸钠溶液可溶解人体胆红素混合胆石。熊胆能溶解已形成的胆固醇结石，服用熊去氧胆酸后，胆汁酸库为熊去氧胆酸所替代，可占总胆汁酸的 50% 左右，使胆汁中胆固醇饱和度下降，成为胆固醇不饱和胆汁，防止胆固醇沉出，从而促进胆固醇结石重新溶解。

9. 降血糖作用 熊去氧胆酸有明显降低血糖作用，口服熊去氧胆酸 0.4g/（kg·d），连续 5 天，能明显降低四氧嘧啶所升高的家兔血糖水平，并且还可降低糖尿病患者血糖和尿糖水平；单独使用或者与胰岛素合用治疗糖尿病均有效。

10. 抗肿瘤作用 对白血病细胞有分化诱导作用，0.4mg/mL 引流熊胆作用 5 天可使人早幼粒白血病细胞系 HL_{60} 80% 以上细胞分化为具有单核 - 巨噬细胞特征和功能的细胞，并有自发形成集落的能力，同时细胞增殖明显抑制；此作用与熊胆的浓度相关，0.1mg/mL、0.2mg/mL 浓度熊胆对 HL_{60} 影响不大，而 0.6mg/mL 可使细胞增殖受到抑制并大量死亡。对于人组织细胞淋巴瘤细胞系 U - 937 细胞也有分化诱导作用，0.4mg/mL 熊胆作用 6 天，约 60% 以上 U - 937 分化为形态和功能上均成熟的单核 - 巨噬样细胞，但对 U - 937 细胞增殖抑制不明显。

11. 免疫抑制作用 小鼠灌胃引流熊胆 25、250mg/kg，对单核巨噬细胞系吞噬碳素墨水的功能有明显抑制作用，抑制率分别为 43.9% 和 36.0%，表现出免疫抑制作用。

12. 抗衰老作用 动物实验表明，熊胆粉能提高 D - 半乳糖胺致衰小鼠血清中 SOD 活性，减少 MDA 含量，增加胸腺指数，提示熊胆粉可提高机体防御自由基损害的能力，通过改善肠绒毛形态，减缓肠上皮细胞异常的脱落再生以延缓胃肠的衰老。

13. 对心血管系统的作用

（1）对心脏作用：熊胆能增加冠脉流量，用 0.2mg/mL 人工熊胆 Locke 氏灌流大鼠心脏标本，10 分钟左右心脏冠脉流量增加 41.4%，心肌收缩振幅加大 14%。0.1% 的熊胆水溶液可使离体蛙心或蟾蜍心肌紧张性增大，振幅略增大；2.5% 以上溶液可出现抑制或先兴奋后抑制，继而出现舒张期停搏。有实验表明，熊胆可降低心肌收缩力，缩短动作电位时程。离体豚鼠右心室乳头肌标本，熊去氧胆酸 0.55mg/mL 作用 30 分钟，心肌收缩力明显降低，动作电位时程明显缩短，其原因可能是心肌细胞的钙离子内流受阻滞。

（2）舒张血管作用：用大鼠胸主动脉制成血管条标本，以 Tyrode 液灌流，以 NE 或高钾致显著收缩，5～10 分钟后，依次加入 0.01、0.1、0.25、0.5mg/mL 熊胆，每次间隔 10 分钟，均可观察到相似幅度的舒张，且强度随熊胆浓度增加而增加。

（3）降血压作用：熊胆所含的胆酸钙、去氧胆酸钠、鹅去氧胆酸和胆红素有不同程度的降压作用；胆酸钠、去氧胆酸钙对肾上腺素所致血压升高有一定的对抗作用；给自发性高血压大鼠腹腔注射胆酸钙可使其原动脉血压降低，且作用持久。

（4）降血脂作用：引流熊胆粉灌胃 0.6g/（kg·d），连续 15 天，能明显降低血清总胆固醇（TC）和甘油三酯（TG），增加血清高密度脂蛋白胆固醇（HDL - C），降低血清低密度脂蛋白胆固醇（LDL - C），使 HDL - C 与 TC 及 LDL - C 比值增大，还能使主动脉脂质量减少。

（5）抗血栓形成作用：熊胆 150mg/kg 可明显降低大鼠全血黏度，使红细胞聚集指数降低；熊胆 75、150mg/kg 对家兔颈动脉旁路中形成的血栓有抑制作用，且在 150mg/kg 时可抑制 Chander 法形成的体外血栓，使湿血栓长度缩短，湿重、干重减轻。

14. 镇咳、祛痰、平喘作用 熊胆有镇咳作用，对氨雾引咳法所致咳嗽可使咳嗽潜伏期延长及咳嗽次数减少。小鼠氨雾引咳法实验表明，熊胆粉有明显的镇咳作用，腹腔注射 0.19 mg/kg 的熊胆粉可延长咳嗽潜伏期，减少咳嗽次数；大鼠毛细管法祛痰实验提示，胆酸及其钠盐口服有祛痰作用，去氧胆酸口服能使大鼠支气管酚红排泌量增加；离体豚鼠肺灌流实验表明，胆酸钠可直接扩张支气管，并能对抗组胺和毛果芸香碱引起的支气管痉挛；豚鼠药物喷雾致痉挛实验发现，胆酸、胆酸钠、鹅去氧胆酸钠均有一定的平喘效果。

15. 其他作用　胆汁酸有强烈表面活性作用，因而脂酶促进作用很强；牛磺熊去氧胆酸可抑制胰蛋白酶，且剂量增加抑制作用增强。引流熊胆可明显延长常压下小鼠缺氧存活时间，有抗缺氧作用；引流熊胆对小鼠因东莨菪碱、氯霉素、乙醇所致记忆获得、记忆巩固及记忆再现三个阶段障碍，有明显对抗作用。熊胆有健胃、镇痛作用；熊去氧胆酸能促进体内疲劳物质的分解与排泄。

【临床应用】

1. 急、慢性病毒性肝炎　用熊胆胶囊（含熊去氧胆酸，每片0.25g）治疗78例急、慢性病毒性肝炎患者，熊胆胶囊治疗组总胆红素复常率为81%，转氨酶复常率接近80%。治疗过程中均无明显的不良反应。

2. 眼睑带状疱疹　采用熊胆粉联合口服阿昔洛韦片治疗眼睑带状疱疹，取熊胆粉1g，加入生理盐水注射液适量，外涂于眼睑疱疹局部，3次/天，同时口服阿昔洛韦片0.2g，5次/天，对有并发症者给予对症治疗。共治疗36例，均取得良好疗效。

3. 老年性白内障初期　用熊胆丸胶囊治疗老年性白内障初期125例210眼，患者除常规白内障眼药水点眼外，均口服熊胆丸胶囊（熊胆丸选用黑熊或棕熊的干燥胆汁为君药，与大黄、菊花、密蒙花、夜明砂、党参、升麻、山栀子、泽泻、黄连等17种药物，经用现代科学方法提取有效成分制成），1日服3次，每次2粒，连服20天为1个疗程，连续治疗3个疗程，3个疗程结束后再停药1个月。有效率达86.7%。

4. 急性鼻炎、额窦炎　以熊胆眼药水滴鼻，结合中药熏蒸治疗急性鼻炎、额窦炎。每次3~5滴，每日早、中、晚、睡前各1次。共治疗24例，有效率达95.8%。

【毒副作用】　熊胆毒性小。急性毒性试验，小鼠灌胃引流熊胆与天然熊胆 LD_{50} 均大于15g/kg，熊胆对小鼠的 LD_{50} 腹腔注射为1.165g/kg，皮下注射为1.0717g/kg。Ames试验、生殖细胞染色体畸变试验和微核试验，结果熊胆的剂量高达1.0g/kg时，无致突变和畸变作用。临床应用不良反应少，毒副作用轻微，其腥苦可致少数患者呕吐，可改用胶囊剂。鹅去氧胆酸服用量大时，耐受性较差，腹泻发生率高，肝脏毒性大；鹅去氧胆酸每日0.75g，40%患者可致腹泻，但轻微，不影响继续治疗，3%患者有肝脏毒性表现，停药后恢复，肝毒的原因是鹅去氧胆酸在肠微生物作用下转变为石胆酸（一种肝毒物质）。熊去氧胆酸副作用主要是腹泻，但发生率较低，为2%，无明显肝脏毒性，原因可能是熊去氧胆酸不会转变为石胆酸。

参 考 文 献

1. 周超凡，等. 中国中药杂志，2015，40（7）：1252.

2. 陈艳虹，等. 中国新药杂志，2012，21（9）：952.

3. 王硕，等. 长春中医药大学学报，2012，28（2）：202.

4. 延光海，等. 中药药理与临床，2011，27（6）：53.

5. 玉顺子. 时珍国医国药，2007，18（3）：707.

白　蔹

【别名】　白根，猫儿卵，见肿消，地老鼠，野番薯。

【来源】　为葡萄科植物白蔹 *Ampelopsis japonica* (Thunb.) Makino 的干燥块根。

【性味】　苦，微寒。

【功能主治】　清热解毒，消痈散结，敛疮生肌。用于痈疽发背，疔疮，瘰疬，烧烫伤。

【主要成分】　白蔹含有黄酮类、甾醇类、蒽醌类、酚酸类及其糖苷、三萜类、木脂素类等多种成分。黄酮类成分主要为槲皮素；甾醇类成分主要为α-波甾醇、β-谷甾醇、豆甾醇、豆甾醇-β-D葡萄糖苷、5α，8α-过氧化麦角甾-6，22-二烯-3β-醇等；蒽醌类主要为大黄酚、大黄素、大黄素甲醚等；

酚酸类及糖苷主要为 α–生育酚、没食子酸、棕榈酸、酒石酸、龙胆酸、苔藓酸等；三萜类为齐墩果酸、羽扇豆醇；木脂素类为五味子苷。

【药理作用】

1. 抗菌作用 白蔹水浸剂（1:3）在试管内对同心性毛癣菌、奥杜益小芽孢癣菌、腹股沟和红色表皮癣菌等皮肤真菌有不同程度的抑制作用。水煎剂用平板稀释法对金黄色葡萄球菌有抑制作用。用试管打孔法，浓度 >1:40 时，对痢疾杆菌有显著的抑制作用。

2. 抗癌作用 体外实验对人宫颈癌细胞培养系 JTC–26 有抑制作用，抑制率在 90% 以上。白蔹的甲醇提取物及从中分离得到的 momordin 能激活蛋白（AP–1）的活性、抑制肿瘤细胞的增生、诱导白血病 HL–60 细胞凋亡；白蔹的乙醚和乙酸乙酯部位是抗癌的活性部位，能引起 $HepG_2$ 细胞凋亡，对 SP20 骨髓瘤细胞的增殖有显著抑制作用，且乙酸乙酯部位活性最强，从中分离出的没食子酸可能是其抗癌的主要活性成分之一。

3. 对免疫功能的增强作用 用白蔹醇提物 5g/kg、10g/kg、20g/kg 对小鼠进行灌胃，给药 7 天后，分别测定对照组和给药组小鼠外周血淋巴细胞 ANAE 阳性率、脾淋巴细胞增殖能力、腹腔巨噬细胞吞噬功能。结果表明，白蔹醇提物对小鼠外周血淋巴细胞 ANAE 阳性脾淋巴细胞增殖能力、巨噬细胞吞噬功能均有促进作用（$P<0.05$ 或 $P<0.01$），并随剂量增加而作用增强，量效呈正相关。提示白蔹醇提物对小鼠免疫功能有增强作用，具抗感染的免疫活性。

4. 对离体蛙心收缩强度的影响 用任氏液将白蔹水煎剂稀释为 6 种浓度。白蔹煎剂在低浓度（2.5%、1.25%、1%、0.625%）下对离体蛙心收缩强度作用不明显，而在高浓度（10%、5%）下则有较强的抑制作用。

5. 其他作用 白蔹煎剂本身无镇痛作用，但可显著增强黑附片和炙川乌的镇痛作用，拮抗黑附片、炙川乌和炙草乌对离体蛙心的收缩作用。白蔹水煎剂对小鼠触须毛囊生长有明显抑制作用。

【临床应用】

1. 急、慢性菌痢 取白蔹晒干或焙干研末，装入胶囊（每粒药末 0.3g），每次 6 粒，日服 3 次。急性菌痢 3 天为 1 疗程，慢性菌痢 5 天为 1 疗程，均在症状消失后停药，症状未消失者，连用 2 个疗程总结疗效。共治疗菌痢 140 例，结果急性菌痢 116 例，痊愈 106 例，好转 6 例，无效 4 例；慢性菌痢 24 例，痊愈 17 例，好转 5 例，无效 2 例。

2. 烧伤 白蔹 500g（碾成粉末），麻油 100mL，蒸馏水 300mL，搅拌成糊状，经高压消毒备用，配制成"白蔹膏"。早期无休克者清创后立刻涂药；有休克者先抗休克治疗再清创涂药。每日涂药 2~3 次，直至创面无分泌物渗出，长出新鲜上皮为止。"白蔹膏"治疗烧伤效果好，疗程短，300 例全部治愈，治愈率达 100%。

【毒副作用】 白蔹水煎煮，制成 200% 白蔹煎剂（即每毫升药液相当于含生药量 2g），两组动物按每公斤体重分别灌喂 30g、50g 白蔹煎剂，观察 72 小时。灌喂白蔹煎剂的两组小白鼠均未出现死亡现象。其中低剂量组有 3 只鼠出现竖毛，高剂量组大部分小鼠呼吸加快。实验结果表明，白蔹煎剂在上述剂量下无毒性作用；白蔹煎剂具有一定的兴奋作用，且与剂量有一定的依赖关系。

参 考 文 献

1. 陈爱军，等. 中国民族民间医药，2014，23（13）：10.
2. 朱长俊，等. 中国民族民间医药，2011，20（1）：67.
3. 张梦美，等. 湖北中医药大学学报，2012，14（2）：40.
4. 杭佳，等. 中国实验方剂学杂志，2013，19（1）：291.
5. 张寒，等. 中药新药与临床药理，2013，24（3）：239.
6. 李洪娟，等. 食品与药品，2007，9（10）：60.

四 季 青

【别名】 冬青叶，四季青叶，一口血。

【来源】 为冬青科植物冬青 *Ilex chinensis* Sims. 的干燥叶。

【性味】 苦、涩、凉。

【功能主治】 清热解毒，消肿祛瘀。用于肺热咳嗽，咽喉肿痛，痢疾，胁痛，热淋，外治烧烫伤，皮肤溃疡。

【主要成分】 本品含原儿茶酸（Protocatechuic acid）、原儿茶醛（Protocatechuic aldehyde）、马索酸、缩合型鞣质、黄酮类化合物（Flavanoid）、挥发油（Aetherolea）、山柰酚、槲皮素、β-谷甾醇、胡萝卜苷等。

【药理作用】

1. 抗菌作用 四季青相当于生药 0.0125g/mL 的水溶液对绿脓杆菌、大肠杆菌、伤寒杆菌、福氏痢疾杆菌、产碱杆菌、枯草杆菌、金黄色葡萄球菌均有抑制作用。当水溶液稀释至相当于生药 0.0031g/mL 时，对金黄色葡萄球菌仍有抑制作用。四季青制剂，无论口服或肌内注射，在用药后的第 1~2 日，家兔浓缩尿中所含四季青成分均达有效抗菌浓度，表明此药稳定，吸收完全，经过体内代谢后，在尿中仍能发挥治疗作用。

2. 对实验性烫伤作用 四季青鲜用榨汁（相当于鲜药 1.6g/mL），给予大鼠Ⅱ度实验性烫伤创面，每天上、下午各涂抹 1 次，每次 0.2mL，连续用药 25 天。结果涂抹四季青鲜汁的大鼠其烫伤面积愈合率均较模型对照组大，其中大剂量（原鲜汁）用药后 10、15、20 天的愈合率与模型对照组相比差异显著（$P < 0.05$），中剂量（生理盐水 2 倍稀释）用药后 15、20 天愈合率与模型对照组比较差异显著（$P < 0.05$）。提示四季青鲜汁可促进大鼠烫伤皮肤的愈合速度。

3. 对心血管系统的影响 四季青所含成分原儿茶醛 22mg/kg 静脉注射，对猫扩张冠脉作用较强；原儿茶酸 50mg/kg 静脉注射，对猫主要表现在心肌耗氧量降低；而总黄酮苷 10mg/kg、52.5mg/kg 与鞣质 20mg/kg，分别静脉注射对心血管系统影响不大。

4. 抗炎作用 四季青所含原儿茶酸对小鼠甲醛性足肿胀有明显的抑制作用，效果强于水杨酸而接近乙酰水杨酸。对大鼠甲醛性足肿胀也有暂时抑制效果，尿中 17-羟类固醇排出量可暂时增加，且对切除肾上腺的大鼠也同样有效，说明其抗炎作用与肾上腺类固醇激素关系不大。

5. 抗肿瘤作用 四季青及原儿茶酸对小鼠实验性 HF 肉瘤及肉瘤（S_{180}）有轻度抑制作用。

【体内过程】 四季青煎剂口服后易从胃肠道吸收，作用快而完全。原儿茶酸注射液静注后迅速分布于体内各器官组织中，并能透过血脑屏障，含量以肾脏为最高，脑、肝、心等次之，但 2 小时后含量已甚低微。大鼠口服、腹腔注射，家兔口服原儿茶酸后，可以原形、脱羧形成儿茶酚、甲基化形成香草酸（Vanillic acid）从尿中排出。四季青煎剂 1 次大量口服，兔浓缩尿中药物抑菌作用可保持 2 天，证明排泄较慢，其成分静注后，绝大部分均在给药后 4 小时内排出。

【临床应用】

1. 各种感染性疾病 四季青对各种细菌感染引起的疾病均有效，有报道综合分析了各地使用四季青的不同制剂防治感染性疾病的疗效情况，其有效率可达 86.8%。四季青 60g，大青叶 90g，水煎浓缩至 90mL，为成人 1 日量，分 3 次口服。治疗急慢性支气管炎 470 例，有效率 90%。治疗急性肠炎及菌痢，口服四季青糖浆（每次 20~30mL，每日 3 次，或糖衣片每次 4~6 片，每日 3 次），每次加肌注四季青注射液 4mL，每日 2 次。共观察 60 例，痊愈 50 例，好转 4 例，无效 6 例，有效率 90%。

2. 烧伤 鲜四季青叶 1000g，捣碎，加水 3000mL，煎沸 20~30 分钟，使药液呈棕黄色出现拉丝状，经纱布过滤，消毒封存备用。还可制成合剂：四季青叶 500g，大青叶 250g，地榆 250g，切碎加水

3000mL，煎法同上，加冰片3g，消毒后封存备用。治疗方法及疗效：新鲜创面（剪去水泡及痂片）可将四季青叶液直接喷洒（雾化），用喉头喷雾器每20~30分钟喷洒1次，每次量不宜过多，只需薄薄一层，或湿敷于创面上保持潮湿。四季青液具有强烈的收敛作用，喷药后创面渗出液减少，6~8小时可形成一薄膜，1~2天可形成保护痂皮，对创面起保护作用。痂皮可控制体液损耗，减少感染机会，防止创面干裂所致的疼痛，并可节省大量的敷料。8例烫伤病人均在1周内痊愈，未留疤痕。1例深Ⅱ度烧伤儿童喷药液加用抗生素，2周愈合，也未遗留疤痕。

3. 麻风溃疡 以1∶1000新洁尔灭溶液冲洗创面后，用四季青乳剂（每1mL含生药2.4g）涂敷，外加消毒纱布包扎，每日换药1次。一般5~10天后创面清洁，肉芽新鲜，即进行邮票状植皮。经过3个月的治疗随访，共观察84例，完全治愈76例，其中单用四季青7例，四季青乳剂加植皮疗法69例；大部分治愈者3例。

【毒副作用】 四季青煎剂小鼠灌服的 LD_{50} 为233.2g±11.56g（生药）/kg，相当于成人1天量［1.2g（生药）/kg］的94倍，表明该药的急性毒性较小。四季青煎剂每日10g（生药）/kg，给家兔灌服14天后，对家兔肝功能有一定损害，但较轻微，对肾功能无明显影响。四季青［2g（生药）/kg］与四季青素［100mg（原儿茶酸）/mL］均制成注射液，给家兔分别静脉注射，在连续给药1星期后与停药1星期后，分别检查各项生理生化指标，均无统计学上的显著差异。病检对照组与给药组无明显差异。

参 考 文 献

1. 李建志，等. 中医药信息，2015，32（1）：32.
2. 甄汉深，等. 中医药信息，2007，24（6）：18.

赤 芍

【别名】 木芍药，赤芍药，红芍药，草芍药。
【来源】 为毛茛科植物芍药 *Paeonia lactiflora* Pall. 或川赤芍 *Paeonia veitchii* Lynch 的干燥根。
【性味】 苦，微寒。
【功能主治】 清热凉血，散瘀止痛。用于热入营血，温毒发斑，吐血衄血，目赤肿痛，肝郁胁痛，经闭痛经，癥瘕腹痛，跌扑损伤，痈肿疮疡。
【主要成分】 赤芍含有多种成分，主要为萜类及其苷、黄酮类及其苷、鞣质类、挥发油类、酚酸及其苷，还含有多糖类、醇类、酚类、生物碱与微量元素等成分。各种苷类为其主要有效成分，总称为赤芍总苷（total paeony glucosides，TPG），其中单萜及其苷类化合物主要分为蒎烷结构（如芍药苷、氧化芍药苷）、内酯结构（如芍药二酮）的单萜及其苷两类。
【药理作用】

1. 对血液系统的作用

（1）抑制血小板聚集、抗凝和抗血栓作用：药理研究表明，赤芍抑制血小板聚集是通过增加cAMP水平、抑制 TXB_2 合成、影响血小板能量代谢等来实现的。cAMP作为细胞内调节物质代谢的第二信使具有广泛的生理活性，当血小板内cAMP水平升高时，血小板的黏附、聚集、释放功能均会受到抑制。从赤芍中分离得到的赤芍精在体内有抗高脂肪和高胆固醇引起的血小板聚集作用和血栓形成作用，可能是通过增加血小板内的cAMP水平和对抗 TXA_2 样物质来实现抑制血小板聚集的；赤芍总苷可以显著改善机体微循环状态，降低血浆黏度，抑制ADP诱导的血小板聚集，延长凝血酶原时间（*PT*）和活化部分凝血活酶时间（*KPTT*）。赤芍801是仿制赤芍的一个成分并经结构改造的人工合成品，在实验中发现，赤芍801能够抑制 TXB_2 的合成和AA诱导的冠心病患者血小板聚集，且抑制作用随剂量增加而增强，而对ADP诱导的血小板聚集的抑制作用则不明显。但是另有实验却揭示，赤芍提取成分及其两种衍生物（赤芍801和赤芍

802）对 ADP 和胶原诱导的家兔血小板聚集均有抑制作用，抑制作用随药物亲脂性的增加而增强，同时发现这 3 种药物还能不同程度地抑制能量生成。有人对 6 种产地赤芍对大鼠抗凝血及抗 ADP 诱导的血小板聚集作用进行了比较研究，结果表明，6 种产地赤芍在 0.5g（生药）/mL 时，均有非常明显的抗凝血及抗血小板聚集作用。

赤芍水提液能使纤维蛋白原凝固时间比对照组明显延长（$P < 0.01$），赤芍不能直接溶解纤维蛋白，但可通过激活纤溶酶原变成纤溶酶而使已凝固的纤维蛋白发生溶解作用，当有尿激酶存在时赤芍激活纤溶酶原的能力会降低。赤芍注射液在体外能使兔血浆 $KPTT$、PT 和 TT 延长，作用随赤芍浓度的增加而增强，其抗凝血酶的活性相当于 2.0×10^{-3}U 肝素活性/mg，在体内实验中家兔静注赤芍 3g/kg 后，$KPTT$、PT 和 TT 也显著延长，赤芍的抗凝作用不依赖于 AT Ⅲ，可能是对凝血酶发挥即时的直接抑制作用。赤芍总苷按 50、100、200mg/kg 灌胃给药，能显著延长小鼠、大鼠的凝血时间，明显缩短尾静脉注射 ADP - Na 所致的小鼠肺栓塞呼吸喘促时间，提示赤芍总苷通过对凝血系统和血小板功能的影响而产生抗血栓作用。运用肺栓塞、动脉血栓、脑血栓 3 种实验性血栓形成模型，观察黄芪总皂苷（AS）和赤芍总苷（TSP）以各剂量配伍时的作用，用二因素五水平均匀设计法观察到 AS 50mg/kg 和 TSP150mg/kg 配伍时抗动脉血栓形成作用最佳，该剂量下两药配伍对于大鼠脑血栓有相加保护作用，表明 AS 和 TSP 有协同抗血栓形成作用。

（2）对红细胞的作用：用扫描仪研究了不同产地赤芍乙醇提取物对红细胞聚集的影响，用葡聚糖 500 诱导大鼠红细胞在体外悬浮液中聚集，结果当赤芍提取物浓度达到 138g/L 时对红细胞聚集有明显抑制作用。有人观察 63 味调脂中药对血小板聚集和红细胞流变性的影响，结果枳实、赤芍、大黄等 11 味中药抗血小板聚集作用优于或与阿司匹林相当，它们还能抑制红细胞聚集，但对红细胞变形、取向、松弛指数均无影响。又对这 11 味中药进行了重点研究，结果赤芍的抗血小板聚集及抑制红细胞聚集作用均最强。观察赤芍精对冠心病心绞痛患者血液流变学的影响，结果赤芍精治疗组红细胞电泳时间加快，而对照组无此作用，表明赤芍精有使红细胞表面电荷增加的倾向，从而抑制红细胞的聚集。研究赤芍对乙肝黄疸患者红细胞的通透性及渗透脆性的影响，结果表明，赤芍能明显改善其红细胞的通透性，增加红细胞对低渗张力的抗性，有一定稳定红细胞膜结构的作用。

（3）其他作用：提高兔红细胞膜 Ca^{2+}，Mg^{2+} - ATP 酶（Ca^{2+}，Mg^{2+} - ATPase）基础及激活活性。有实验观察赤芍对高脂兔血小板胞质游离（$[Ca^{2+}]i$）、红细胞膜 Ca^{2+}，Mg^{2+} - ATPase 活性及血脂的影响，结果提示赤芍可能通过抑制 Ca^{2+} 内流，促进细胞膜及细胞内脂质的代谢，维持膜蛋白的正常功能，从而提高兔红细胞膜 Ca^{2+}，Mg^{2+} - ATPase 基础及激活活性，降低血小板 $[Ca^{2+}]i$；改善血液流变学指标。

2. 对心血管的作用

（1）抗动脉粥样硬化作用：赤芍是传统的活血化瘀类中药，有较强的抗动脉粥样硬化（AS）作用。观察赤芍和硝苯吡啶对兔实验性 AS 的影响，结果两种药物均使高脂血症引起的 TXA_2/PGI_2 比值改变趋向平衡，降低血浆 LPO、动脉壁脂质、钙和磷脂及主动脉斑块面积，且赤芍作用明显强于硝苯吡啶；进一步研究还发现，赤芍能显著降低血清总胆固醇（TC）、低密度脂蛋白胆固醇（LDL - Ch）、极低密度脂蛋白胆固醇（VLDL - Ch）和甘油三酯（TG）水平，并使 HDL - Ch、HDL_2 - Ch 升高，改善脂蛋白组分比值，表明赤芍具有较强的抗 AS 作用。有人观察了赤芍（RPR）和尼群地平（NT）对雌性大耳白兔 AS 模型（免疫损伤合并高胆固醇喂饲 40 天造成）AS 病灶的消退作用，结果显示 RPR 和 NT 对家兔实验性 AS 病灶有明显的消退作用，能使主动脉 AS 病灶分别减少达 93.7%、82.0%，使冠状动脉 AS 病灶分别减少达 84.2%、90.0%，RPR 具有比 NT 明显的降脂（LDL）、抗脂质过氧化、降解血浆纤维蛋白原及抗平滑肌细胞增殖作用，对主动脉 AS 病灶的消退作用更明显。最近研究显示，赤芍和川芎合用还具有抗氧化及保护血管内皮细胞的功能。对大白鼠的实验结果表明，川芎和赤芍合用或单用均可明显降低血清 TC、TG、LDL，合用还可提高超氧化物歧化酶（SOD）活性和降低丙二醛（MDA）活性，在提高血管内皮细胞抗氧化能力及促进 NO 释放方面产生协同作用。

（2）对心脏的作用：赤芍提取物对烫伤大鼠早期心肌功能的改变具有保护作用，SD 大鼠烫伤 5 分钟后，给予赤芍提取物 1mL/100g（相当于生药 10g/kg）灌胃，观察各项心功能指标，结果表明，赤芍提取物可以在一定程度上缓解或逆转烫伤后大鼠心脏功能的损伤。另据报道，赤芍注射液80g/kg腹腔注射，小白鼠对常压缺氧有显著耐受力，给药30分钟后出现作用，延长动物存活时间69.8%；0.2%赤芍不但使正常搏动的大白鼠心脏冠流量增加28.4%，且对颤动心脏冠流量增加21%，表明赤芍有直接扩张冠脉作用；赤芍（8g/kg）静注明显保护由脑垂体后叶素（0.5IU/kg）引起的急性心肌缺血。赤芍能显著改善油酸所致犬、成人呼吸窘迫综合征（ARDS），研究证实，赤芍注射液能改善ARDS状态下心肌作用能力，提高心输出量，其机制可能是：扩张冠脉血管，增加冠脉血流量，从而增加心肌营养性血流量；保护缺血心肌，提高心肌对缺氧的耐受性；降低肺血管阻力，减轻后负荷。

（3）对微循环的影响：采用烫伤大鼠模型，研究赤芍提取物对烫伤大鼠肠系膜微循环的影响，实验结果表明，赤芍提取物对烫伤大鼠的细动脉的收缩有明显的对抗作用，对烫伤后大鼠肠系膜细动脉血流速度有一定的稳定作用，还可减少烫伤后细静脉的白细胞黏附。此外，赤芍提取物还能减轻微循环内红细胞的聚集。

（4）降低门脉高压：赤芍注射液有降低门脉高压的作用，赤芍注射液（100%）对8条急性实验性门脉高压狗注射后，门脉压均明显下降（40～115mmHg），注射后下降平均差数与注射前有显著性差异（$P<0.01$），持续时间为21～61分钟，与脑垂体后叶素作用相比，两者无显著性差异（$P>0.05$）；注射赤芍注射液后，8条狗中有7条狗动脉压迅速下降（20～50mmHg），但下降平均差数与注射前相比无显著性差异（$P>0.05$），持续时间仅1～3分钟。

3. 对神经系统的作用

（1）保护神经细胞作用　芍药苷保护神经细胞的作用机制可归为以下几个方面：抑制细胞凋亡、活化腺苷A_1受体、阻断钠通道而抑制钠内流、减轻细胞钙超载损伤等。芍药苷及其同分异构体芍药内酯苷均能够改善谷氨酸引起的细胞活性的降低，降低活性氧的积累，调节Bcl-2/Bax的比值，起到一定的神经保护作用，但抑制细胞内的Ca^{2+}的超载和钙/钙调蛋白激酶II表达的并非芍药内酯苷，而是芍药苷。

（2）抗抑郁作用　赤芍总苷抗抑郁的机制可能归为以下几个方面：提高单胺类神经递质的量、调节下丘脑-垂体-肾上腺轴的功能异常、修复受损神经元、抑制单胺氧化酶表达、增强神经保护作用等。芍药内酯苷和芍药苷均能够降低急性应激小鼠中IL-6的量，芍药苷对急性应激小鼠血浆中皮质酮的分泌及脑组织中单胺类神经递质水平具有下调作用，而芍药内酯苷对二者有上调作用；芍药苷可减少氧化应激和上调神经生长因子的表达从而表现出抗抑郁作用。

（3）改善学习记忆能力作用　赤芍总苷可抑制糖基化-氧化应激反应，降低早期和糖基化终产物及脂质过氧化产物浓度，抑制应激醛糖还原酶活性，改善D-gal诱导衰老大鼠学习记忆能力；以芍药苷为主要成分的中药活性部位JD-30能够明显改善β-淀粉样蛋白侧脑室注射小鼠和快速老化模型小鼠学习记忆功能的下降。

4. 对缺血性损伤的保护作用　对赤芍总苷（TPG）治疗缺血性脑血管病作用进行了系统的研究，用组织培养法观察了TPG对6种大鼠神经细胞缺血损伤模型的影响，6种损伤模型分别是糖损伤、缺氧损伤、自由基损伤、咖啡因损伤、一氧化氮损伤及NMDA损伤，形态学检查发现，TPG对大鼠神经细胞具有明显保护作用，结晶紫染色也提示TPG可显著提高损伤模型神经细胞的存活数，说明TPG对6种大鼠神经细胞缺血损伤均有保护作用。进一步研究显示，TPG对PC_{12}细胞超钙损伤具有明显的保护作用，TPG在12.5～200mg/L浓度范围内对KCl和NMDA诱导的钙超载损伤模型中PC_{12}细胞均有明显保护作用。MTT法活细胞测定提示，TPG可提高PC_{12}存活数，减少胞内乳酸脱氢酶渗漏，并减少胞内钙离子浓度。TPG还可降低大鼠缺血再灌注损伤脑组织中MDA含量，提高SOD水平，改善小鼠的主动学习记忆能力及空间分辨能力，显著增加衰老小鼠的主动回避次数，在12.5～200mg/L浓度范围内对氧自由基、葡萄糖、KCl和NMDA所诱导的PC_{12}细胞凋亡有明显抑制作用，TPG减弱及停止神经细胞凋亡这一过程可有效阻止脑缺血时梗死面积的扩大。

5. 对肿瘤的作用　赤芍水提物（A）和70%乙醇提取物（C）对S_{180}实体瘤无明显作用，赤芍A或C与阈下量的环磷酰胺（CP，2.5mg/kg）合用则有明显抑制作用；赤芍A、C对615小鼠白血病无明显作用，但是它们与小剂量 MTX（0.5mg/kg）联合腹腔注射，可显著延长 615 白血病小鼠的生存时间；赤芍A 肌注可明显促进 EAC 和 W_{256} 腹水癌的腹水形成，小鼠存活时间明显缩短；赤芍 A 或 C 腹腔注射均显著增加 Lewis 肺癌的自发性肺转移，对肺转移率无明显影响，但是它们与 CP 合用则减少 Lewis 肺癌的肺转移。赤芍 70% 乙醇提取物减压浓缩，再用正丁醇萃取，提取物减压抽干得 6% 不定形粉末（赤芍 D），赤芍 D1～1.5g/kg 腹腔注射对 S_{180} 实体瘤有明显抑制作用，但对 U_{14}、HCS、S_{37}、EAS 实体瘤均未见明显作用，对 C_{57} BL/6 小鼠的 Lewis 肺癌接种部位肿瘤的生长及肺转移率均无明显影响，但对吞噬细胞的吞噬功能有促进作用，赤芍 A、C、D 均能提高癌细胞内或癌组织中 cAMP 的水平，提示赤芍的抗癌作用可能与其影响肿瘤细胞内 cAMP 的含量有关。

6. 对肝脏的作用　赤芍归肝经，对肝脏也有广泛的药理作用。用显微放射自显技术研究了赤芍对体外培养肝细胞 DNA 合成的作用，结果表明，赤芍浓度在适当的范围内，能促进肝细胞 DNA 合成，但当赤芍浓度过高（3.3mg/L）时促进作用反而减弱。用 D-半乳糖胺造成大鼠急性肝损伤模型，然后分别给予赤芍、丹参注射液，观察大鼠存活率、血中 ALT 及胆红素含量，并测定血浆纤维连接蛋白水平变化，结果表明，赤芍、丹参可刺激大鼠产生血浆纤维连接蛋白，使其在血液中的水平提高，进而促进网状内皮系统的功能，对保护肝细胞具有一定意义。

7. 对肺脏的作用　采用大鼠内毒素急性肺损伤（ALI）模型，研究赤芍对大鼠内毒素性 ALI 保护作用的机制。结果显示，赤芍给药组肺组织损伤程度较内毒素组明显减轻。提示肺组织 iNOS 表达增强和 eNOS 表达降低是内毒素性 ALI 的重要机制，赤芍对内毒素性 ALI 的防治作用可能与抑制肺组织 iNOS 异常高表达和增加 eNOS 表达有关。

8. 抗炎作用　芍药苷是赤芍具有抗炎作用的主要成分，芍药苷可抑制促炎性介质 TNF-α、IL-1β、iNOS、COX-2、5-LOX 的上调，进而抑制 JNK、p38MAPK 的活化，最终对缺血性脑损伤起到一定的保护作用；芍药苷亦可抑制 β-抑制蛋白 2 抗体的表达，同时下调 cAMP-PKA 信号，改善 G 蛋白偶联受体信号转导的过度脱敏，降低炎症因子水平，从而抑制人类成纤维样滑膜的增殖。

9. 抗内毒素作用　体外对内毒素中和的定性定量实验、对内毒素所致家兔发热的影响实验及小鼠死亡保护作用实验等证明，赤芍有抗内毒素作用，赤芍总苷为其有效部位；考察赤芍不同产地及煎煮方法的抗内毒素作用，发现川赤芍醇提取物的抗内毒素作用最强，鞣质类成分也有较强的抗内毒素作用。

10. 其他作用　赤芍具有清除活性氧自由基的作用。实验结果表明，赤芍还具有滋补强壮作用，无论赤芍、白芍、卵叶芍药的乙醇提取物都能延长小鼠游泳时间和小鼠缺氧存活时间，有一定的强壮作用，但对幼年小鼠体重增加无影响，对睾丸、前列腺-贮精囊重量无影响，提示无雄性激素样作用。另据报道，从赤芍中分离得到的芍药苷和 8-Debenzoylpaeoniflorin 能显著地降低链脲霉素处理大鼠的血糖水平，给药后 25 分钟出现最大效应，1mg/kg 的剂量就可对血糖正常大鼠具有明显的降糖作用，芍药苷的降糖活性要高于 8-Debenzoylpaeoniflorin，芍药苷对正常血糖大鼠血液中胰岛素水平没有影响，表明芍药苷是独立于胰岛素而发挥作用，其原因可能是芍药苷增加了血液中葡萄糖的利用度。

【临床应用】

1. 冠心病　用赤芍汤治疗冠心病 125 例，其中慢性冠状动脉供血不足 95 例，陈旧性心肌梗死 8 例，室性早搏 12 例，心房纤颤 5 例，完全性右束支传导阻滞 5 例。患者均服用赤芍汤（草赤芍 1000g，加水 4000mL，在砂锅里煮至 2000mL，然后浓缩至 1000mL，每 1mL 含生药 1g）煎剂，每日 3 次，每次 40mL。5 个星期为 1 疗程，连服 2 个疗程。结果：一般症状多在第 2 个疗程后得到改善。心绞痛 93 例，近期控制 72 例，占 77.4%；近期改善 18 例，占 19.4%；总有效率为 96.8%。心慌气短 112 例，近期控制 83 例，占 74.1%；改善 19 例，占 17.0%；总有效率为 91.1%。

2. 肺源性心脏病　用赤芍治疗肺源性心脏病患者 30 例。服用草芍药浸膏片，每片 0.5g（含生药 5g），每日 6 片，分 3 次服，3 个月为 1 疗程。结果：心电图治疗前有问题的 8 例，治疗后 6 例改善，有肺型 P 波的 9 例，7 例降至正常。血液流变学指标均有显著下降。治疗后肺动脉高压恢复正常。

【毒副作用】　赤芍注射液（水提醇沉）小鼠静脉注射的最大耐受量为 50g/kg，猫的最小致死量 >

186g/kg。赤芍 D 小鼠腹腔注射的 LD_{50} 为 4.6g/kg，赤芍 C 为 2.9g/kg，赤芍 A 为 10.8g/kg。

参 考 文 献

1. 陆小华，等.中草药，2015，46（4）：595.
2. 王琳琳，等.南京中医学院学报，2011，27（6）：552.
3. 孙英莲，等.中草药，2009，40（12）：1961.
4. 王亚珍，等.医学动物防治，2011，27（12）：1095.
5. 王亚珍，等.医学动物防治，2011，27（12）：1112.
6. 王亚珍，等.广东医学，2012，33（3）：318.
7. 魏思思，等.中国实验方剂学杂志，2012，18（12）：151.
8. 罗琳，等.中国现代应用药学，2010，27（4）：285.
9. 张永超，等.环球中医药，2013，6（10）：795.
10. 王修银，等.广州医药，2011，42（6）：41.
11. 周婷，等.中华临床医师杂志，2013，7（5）：2047.

青　蒿

【别名】　香蒿，臭蒿，草蒿子，细叶蒿，黄花蒿。

【来源】　为菊科植物黄花蒿 Artemisia annua L. 的干燥地上部分。

【性味】　苦、辛，寒。

【功能主治】　清虚热，除骨蒸，解暑热，截疟，退黄。用于温邪伤阴，夜热早凉，阴虚发热，骨蒸劳热，暑邪发热，疟疾寒热，湿热黄疸。

【主要成分】　地上部分含萜类：青蒿素（Qinghaosu）、青蒿素Ⅰ（QinghaosuⅠ）、青蒿素Ⅱ（Qing-hao-suⅡ）、青蒿素Ⅲ（QinghaosuⅢ）、青蒿素Ⅳ（QinghaosuⅣ）、青蒿素Ⅴ（QinghaosuⅤ）、青蒿素Ⅵ（QinghaosuⅥ）、青蒿素 B 的异构体青蒿素 C（Arteannuin C）、青蒿素 G（Arteannuin G）、青蒿酸甲酯（Methyl arteannuate）、青蒿醇（Artemisinol）、去甲黄花蒿酸（Norannuic acid）等；黄酮类：猫眼草酚（Chrysosplenol）、蒿黄素（Artemetin）等；香豆精类：东莨菪素（Scopoletin）、香豆精（Coumarin）、蒿属香豆精（Scoparone）等；挥发油：左旋樟脑（Camphor）、β-丁香烯（β-Caryophyllene）、异蒿属酮（Isoartemisia）等；其他：棕榈酸（Palmic acid）、豆甾醇（Stigmasterol）、β-谷甾醇（β-Sitosterol）、石楠藤酰胺乙酸酯（Aurantiamide acetate）等。

【药理作用】

1. 抗疟作用　实验证明，青蒿乙醚提取中性部分和其稀醇浸膏对鼠疟、猴疟和人疟均呈显著的抗疟作用。体内实验表明，青蒿素对疟原虫红细胞内期有杀灭作用，而对红细胞外期和红细胞前期无效。具有快速抑制疟原虫成熟的作用。在众多的青蒿素衍生物中，青蒿素是最早被发现具有抗疟疾作用的活性物质。后来人们对青蒿素化学结构进行了改造，人工合成了二氢青蒿素、蒿甲醚、蒿乙醚和青蒿琥酯等衍生物。这些衍生物保留了原有的过氧桥结构，但稳定性更好，杀伤疟原虫的作用更强，对耐药性的疟疾也有很好的治疗作用。青蒿素及其衍生物——青蒿琥酯和蒿甲醚采用非肠道给药，口服或直肠给药等方式均有效，是所有抗疟药中起效最快的药物，且对人无明显毒性。其抗疟的主要机理如下。

（1）二价铁离子依赖的抗疟疾作用：目前，有关青蒿素类药物的抗疟作用机理仍不清楚，多数人认为，二价铁离子介导了青蒿素衍生物的抗疟作用，该作用与青蒿素的化学结构密切相关。在疟原虫破坏红细胞并吞噬血红蛋白后，疟原虫体内的血红蛋白酶，主要是天冬氨酸蛋白酶、半胱氨酸蛋白酶将吸收的血红蛋白催化降解成游离氨基酸，同时释放出血红素和游离的二价铁离子；二价铁离子再催化青蒿素类物质中的过氧桥裂解，产生大量以青蒿素碳原子为中心的自由基和活性氧（ROS），它们将修饰或抑制疟原虫生长所需要的大分子物质或破坏疟原虫生物膜结构，最终导致疟原虫死亡。

（2）抑制血红素的内化：已知血红素经虫体的解毒机制聚合成不溶于水的、无活性的结晶物质，即疟色素，其储存于虫体食物空泡内。氯喹对血红素具有较强的亲和力，它通过竞争性结合血红素从而拮抗青蒿素的抗疟作用，但青蒿素能抑制血红素的内化，从而阻断疟原虫对铁离子和蛋白质的利用。

（3）与抗炎作用有关：青蒿素可显著抑制诱导性 NO 合酶的合成、促炎细胞因子的释放，其作用可能与其抑制核转录因子 NF－κB 的激活有关，因为已经证实多种倍半萜内酯化合物包括青蒿素类药物是 NO 合酶基因表达的强抑制剂，它们可通过烷化 NF－κB 或阻断抑制性蛋白 IκB 的降解削弱 NF－κB 的活性。

（4）增加细胞内钙离子水平：青蒿素的抗疟疾作用还可能与其抑制疟原虫肌肉内质网膜钙离子依赖的 ATP 酶（SERCA）活性有关。疟原虫 SERCA 与人体的内质网 ATP 酶功能十分相似。正常情况下，这种酶可以通过将钙离子排出细胞外来调节细胞内的钙离子水平。青蒿素抑制 SERCA 活性可使细胞内钙离子水平升高，细胞随之凋亡，给予内质网钙离子抑制剂可以竞争性抑制青蒿素对 SERCA 的作用。而且，即使青蒿素阻断了疟原虫 SERCA 的活性，促使细胞死亡，也并不影响正常细胞的钙排出活动。

2. 抗肿瘤作用　体内和体外实验证实，青蒿素及其衍生物对多种人类和动物肿瘤细胞均具有毒性作用，包括黑色素瘤细胞、肾癌细胞、中枢神经系统肿瘤细胞、肺癌细胞等。而且同一种衍生物对不同类型肿瘤细胞的作用强度不同，具有选择性。在一项体外抗肿瘤实验中发现，青蒿琥酯对肠道肿瘤细胞和白血病细胞的抑制作用较强，而对肺小细胞癌细胞的杀伤作用较弱，其作用强度不到肠肿瘤细胞和白血病肿瘤细胞的 1/20。二氢青蒿素对宫颈癌 HeLa 细胞的抑制作用较强，而青蒿素对 MCF_7 细胞增殖仅有微弱抑制作用。$10\mu mol/L$ 青蒿素引起的 MCF_7 细胞凋亡和直接细胞毒作用与 $1\mu mol/L$ 的青蒿琥酯作用相当。在小鼠肿瘤移植瘤模型中发现，青蒿琥酯能显著抑制人卵巢癌细胞 HO－8910 异种移植肿瘤的生长。在用 $100mg/kg$ 的青蒿琥酯连续治疗 15 天后，小鼠肿瘤生长抑制率达 62%。

其抗肿瘤作用的主要机理是：①诱导肿瘤细胞凋亡；②二价铁离子介导的细胞毒作用；③氧自由基介导的细胞毒作用；④抑制血管生成；⑤增加放化疗敏感性。

3. 抗炎作用　青蒿中所含莨菪亭具有抗炎作用，青蒿水提液对小鼠蛋清性足肿胀、小鼠二甲苯性耳炎、大鼠酵母性足肿胀均有抑制作用。机理研究表明，疟疾患者体内有高水平的促炎细胞因子，TNF－α 和 IL－12 分别在疟疾患者高热和肝损伤的发生中起主要作用。多种倍半萜内酯化合物包括青蒿素类药物均可通过烷化 NF－κB 或阻断抑制性蛋白 IκB 的降解削弱 NF－κB 的活性，提示核转录因子 NF－κB 可能是青蒿素类药物抑制促炎因子释放的主要靶点。

4. 抗内毒素作用　在青蒿素抗内毒素的研究中，发现青蒿琥酯对内毒素（LPS）及合并干扰素刺激小鼠腹腔巨噬细胞 NO 的合成有明显的抑制作用；青蒿琥酯对 LPS 刺激的小鼠腹腔巨噬细胞 RAW264.7 具有相同的保护作用，而且随青蒿琥酯浓度的增加青蒿琥酯对 NO 产生的抑制作用也增强，青蒿琥酯对 LPS 诱导的 TNF－α 产生具有明显的抑制作用，与 LPS 单独应用比较抑制率达 58%；青蒿琥酯可降低 LPS 休克小鼠体内 LPS、TNF－α、P_{450} 浓度，升高超氧化物歧化酶（SOD）活性，降低小鼠死亡率，延长小鼠的平均生存时间，对内毒素休克小鼠肝、肺组织也有一定的保护作用。

5. 抗寄生虫作用　有人报道，青蒿素衍生物蒿甲醚和青蒿琥酯可用于治疗血吸虫病。青蒿素类药物抗血吸虫有以下特点：①对不同属的血吸虫均有杀伤作用，如日本血吸虫、曼氏血吸虫和埃及血吸虫，但作用敏感性不同，对于日本血吸虫，感染后 1~2 周时效果好，而对于曼氏血吸虫需要 2~3 周才能获得最佳效应；②对血吸虫的幼虫作用显著，杀伤率最高可达 70%~80%，但对成虫作用较弱，不到 40%，提示其作用具有阶段性；③对兔、小鼠和仓鼠血吸虫模型均具有很强的治疗作用，临床试验安全性好，蒿甲醚和青蒿琥酯临床使用的推荐剂量分别为 16、6mg/kg；④杀伤血吸虫幼虫的同时，对虫卵引起的损伤具有保护作用；⑤联合使用蒿甲醚和吡喹酮治疗效果更好、更安全，对不同发育阶段的虫体包括成虫和幼虫均有显著作用。研究发现，青蒿素类药物对卡氏肺孢子虫和阴道毛滴虫也有杀伤作用。

6. 抗菌、抗病毒作用　据报道，0.25% 青蒿挥发油对所有皮肤真菌有抑菌作用，1% 有杀菌作用。青蒿水煎液对表皮葡萄球菌、卡他球菌、炭疽杆菌、白喉杆菌有较强的抑菌作用，对金黄色葡萄球菌、绿脓杆菌、痢疾杆菌等也有一定的抑制作用。青蒿乙醇提取物在试管内对钩端螺旋体的抑制浓度为 7.8mg/mL，效力与连翘、黄柏、蚤休相似，而弱于黄连、荔枝草、黄芩与金银花。青蒿素的合成衍生物青蒿琥酯钠对金黄色葡萄球菌、福氏痢疾杆菌、大肠杆菌、卡他球菌、甲型与乙型副伤寒杆菌均有一定的抗菌作用。最低抑菌浓度（MIC）与最低杀菌浓度（MBC）分别为 $12.5 \sim 25mg/mL$ 和 $12.5 \sim 50mg/mL$；对铁锈色小孢子癣菌 MIC 为 0.0625mg/mL；絮状表皮真菌 MIC 为 0.5mg/mL；但对流感病毒 A_3 型和京科 79 - 2 株与冈比亚锥虫未见抑杀作用。青蒿素对流感病毒 A_3 型和京科 79 - 2 株有抗病毒作用。青蒿中的谷甾醇和豆甾醇也有抗病毒作用。

7. 解热作用　采用蒸馏法制备的青蒿注射液，对百日咳、白喉、破伤风三联疫苗致热的家兔有明显的解热作用。而同法制备的青银注射液（青蒿与金银花），对伤寒、副伤寒甲乙三联菌苗致热的家兔，有更为显著的退热效果，其降温迅速而持久，优于柴胡和安痛定注射液，且青蒿与金银花有协同解热作用。亦有研究表明，青蒿提取青蒿素之后的水溶部分临床试用也有解热作用。

8. 抗孕作用　据报道，二氢青蒿素与青蒿琥酯对金黄地鼠与豚鼠胚胎的影响和同类药物对大、小鼠胚胎的影响，既有区别又有相似。其主要区别是在大鼠和小鼠身上药物的作用以引起胚胎的吸收为主，而在豚鼠身上药物的作用则以引起流产为主。其相似点是当药物剂量偏小时侥幸存活下来的胎儿仍能正常生长，基本未见畸形。二氢青蒿素与青蒿琥酯对胚胎有相当高的选择性毒性，较低剂量即可致胚胎死亡而引起流产，对母体子宫及卵巢影响却不明显。因此，二氢青蒿素与青蒿琥酯或青蒿素的其他衍生物有被开发成人工流产药物的可能性。因此，怀孕妇女应尽可能避免用此类药物治疗疟疾。

9. 对免疫系统的影响　青蒿素及其衍生物对免疫系统的影响有很多报道，所得结论并不一致。有人用多种动物模型，多项免疫指标，对青蒿素、青蒿琥酯和蒿甲醚进行较系统的研究，发现青蒿素、青蒿琥酯对体液免疫有抑制作用，蒿甲醚对体液免疫无此作用；三者对特异性细胞免疫功能有增强作用，对非特异性免疫功能具有抑制作用；青蒿素、青蒿琥酯能增强效应阶段 Ts 细胞的活性，Ts 细胞是青蒿素、青蒿琥酯的效应靶细胞，但 Ts 细胞不参与蒿甲醚的体液免疫反应，三者均能使补体 C_3 含量增加，使炎症部位 PGE 的合成量减少。此外，青蒿素、青蒿琥酯和蒿甲醚对免疫功能的影响，与剂量及机体所处状态有密切关系。

10. 抗心率失常作用　据报道，青蒿素 80mg/kg 和 160mg/kg 可明显对抗垂体后叶素降低心律的作用，5 秒时作用最明显，青蒿素（160mg/kg）使心率由对照组的 144/分钟增加至 196/分钟（$P < 0.01$），还发现对照组大鼠给垂体后叶素后，S - T 段发生明显抬高和 T 波高耸。青蒿素中剂量（80mg/kg）和大剂量（160mg/kg）明显对抗垂体后叶素引起的大鼠 S - T 段和 T 波的变化。5 秒时 S - T 段的变化由对照组的 0.27mV 分别降至 0.13mV 和 0.17mV（$P < 0.01$）。所以青蒿素可以明显地对抗大鼠乌头碱、冠状结扎和电刺激所诱发的心率失常，并能改善大鼠垂体后叶引起的 S - T 段变化，对垂体后叶素引起大鼠心率变慢也有改善作用，青蒿素的抗心律失常机制可能和其影响钠通道有关。

11. 抗组织纤维化作用　小鼠硬皮病模型研究证实，蒿甲醚、双氢青蒿素对博莱霉素导致的硬皮病有一定的疗效，可使模型小鼠皮肤厚度减少，胶原含量显著减少，皮肤硬化程度也得到一定的改善；体外实验表明，青蒿素、青蒿琥酯可抑制培养的皮肤瘢痕成纤维细胞的生长；青蒿琥酯可通过抑制成纤维细胞 Id1 的表达进而抑制瘢痕疙瘩成纤维细胞的增殖；青蒿琥酯可降低肺纤维化大鼠 TGF - β1、TNF - α 的表达，明显减轻肺纤维化程度，其治疗肺纤维化作用机制与甲基泼尼松龙类似；而对青蒿琥酯治疗 CCl_4 所致肝损伤模型小鼠的研究认为，青蒿琥酯能够抑制 TIMP - 1 的表达，减弱对 MMP - 1 的抑制，促进胞外基质的降解，从而起到抗肝纤维化的作用。

【临床应用】

1. 疟疾　取青蒿干叶洗净，浸泡 15 分钟煎煮，沸后再煮 3 分钟（煎煮时间过长则疗效降低，只煎煮 1 次），滤取药汁，每日 3 次，连服 3 天为 1 疗程。成人首次量青蒿干叶 100g，以后各次 65g，1 疗程总量为 620g。如系鲜叶用量加倍。小儿用量酌减。治间日疟 58 例，痊愈 36 例，有效 15 例，无效 7 例，总有效率 87.9%。平均退热时间 15.6 小时；平均原虫转阴时间 54.35 小时。近期随访少数病例有复发现象，再用本法治疗仍有效。服药期间少数患者有胃部不适，停药即消失。

2. 登革热　成人每剂用青蒿 25～30g，每日 3 剂，加水煎煮，煎煮时间不得超过 3 分钟，每剂仅 1 次，连服 5～6 天。治疗观察 21 例，全部痊愈。其中 5 天内治愈者占 66.7%，6～7 天内治愈者占 33.3%，平均治愈时间 5.1 天。服药期间，除个别病人有恶心外，未发现其他毒副作用。

3. 慢性气管炎　青蒿油丸（由鲜青蒿加水蒸馏而得的挥发油，每丸含原油 30mg）每日服 3 次，每次 2 丸，10 天为 1 疗程。治慢性迁延期气管炎 302 例，经治 2 个疗程观察，临床控制 43 例，显效 88 例，好转 146 例，无效 25 例，有效率 91.7%。

4. 神经性皮炎　用青蒿油外搽治疗 30 例，痊愈 28 例，无效 2 例（均为播散型神经性皮炎）。在痊愈的 28 例患者中，病史最长者 16 年，短者 3 个月。病史越长、皮损面积越大，疗程也越长。疗程短者 4 天，长者近 3 个月。

5. 癣疾　5% 青蒿油搽剂外用治疗体癣、股癣、手足癣 44 例，结果治愈 34 例，有效 7 例，无效 3 例。有 63.9% 患者涂药后局部有灼热感，一般 1～3 分钟即消失，随即痒感也消失，无需特殊处理。

【毒副作用】

（1）急性毒性：对青蒿素及其衍生物蒿甲醚、青蒿琥酯的急性毒性研究发现，小鼠、大鼠口服青蒿素水混悬液的 LD_{50} 分别为 4228mg/kg、5576mg/kg，肌注青蒿素油混悬液的 LD_{50} 分别为 3840mg/kg、2571mg/kg。小鼠肌注蒿甲醚油剂的 LD_{50} 为 263mg/kg，皮下注射的 LD_{50} 为 （391±60）mg/kg，其混悬液灌胃的 LD_{50} 为 （977±114）mg/kg，青蒿琥酯钠小鼠静注的 LD_{50} 520mg/kg，肌注为 475mg/kg，大鼠皮下注射的 LD_{50} 则为 438mg/kg。

不同种类动物大剂量单次肌注青蒿素的急性症状有：动物懒动、发抖、运动失调、呼吸缓慢、感觉迟钝及翻正反射消失。鸽子、豚鼠、兔、猫及狗可表现出阵挛性和强直性惊厥，死前均有频繁抽搐，先呼吸停止，然后心跳停止。鸽子对青蒿素毒性最敏感，大鼠最耐受。存活动物一般在 10～20 小时后逐渐恢复正常。

（2）亚急性毒性：恒河猴连续 14 天肌注青蒿素油剂，按每天肌注青蒿素 24mg/kg、48mg/kg、96mg/kg、192mg/kg 分为小、中、大、特大剂量组，于停药后 3 天观察，其中 96mg/kg 和 192mg/kg 组引起多种脏器组织的损伤。表现为骨髓红细胞和粒细胞数的减少，成熟发育障碍，巨核细胞增生；心肌细胞变性和灶性坏死（以超显微结构病变为主）；肝脏营养不良性改变；淋巴组织萎缩；注射部位损伤等，其中以骨髓和心肌损伤较为明显。于停药后 35 天，上述病变明显减轻或消失，表明青蒿素的毒副作用是可逆的。每天肌注青蒿素 24mg/kg 和 48mg/kg 为轻微中毒剂量，96mg/kg 为严重中毒剂量，192mg/kg 为致死剂量，致死原因为严重心肌损伤。青蒿琥酯钠静脉注射对犬的亚急性毒性，还可见内脏广泛淤血，甚至出血，尤其是胃肠黏膜溃疡、黏液血变、胃肠功能紊乱等，并可引起视网膜的器质性损伤。停药后各种变化亦可基本恢复正常。

参 考 文 献

1. 张秋红，等. 中国医药导报，2011，8（19）：10.

2. 杨丹，等. 吉林医药学院学报，2014，35（2）：132.

3. 马捷，等. 中国中药杂志，2009，34（2）：204.

4. 农晓琳，等. 广西医科大学学报，2009，26（2）：202.

5. 江川，等. 重庆医科大学学报，2009，34（10）1351.

6. 许光兰，等. 临床医学工程，2009，16（9）：6.

7. 陈津岩，等. 中医药信息，2009，26（5）：129.

8. 温悦，等. 医药导报，2007；26（10）：1193.

银 柴 胡

【别名】 银夏柴胡，银胡，牛肚根，沙参儿，土参。

【来源】 为石竹科植物银柴胡 Stellaria dichotoma L. var. lanceolata Bge. 的干燥根。

【性味】 甘，微寒。

【功能主治】 清虚热，除疳热。用于阴虚发热，骨蒸劳热，小儿疳热。

【主要成分】 银柴胡含有多种成分，主要为甾醇类、环肽类、生物碱类、酚酸类等。甾醇类包括 α – 菠甾醇、α – 菠甾醇葡萄糖苷、豆甾醇、豆甾 – 7 – 烯醇、豆甾 – 7 – 烯醇葡萄糖苷；环肽类包括 DichotominA – E，DichotominsF、G，DichotominH、I，DichotominJ、K 等；生物碱类包括 β – 咔啉类生物碱 DichotominesA、B、C、D 等；酚酸类包括香草酸、二氢阿魏酸、3，4 – 二甲氧基苯丙烯酸等；银柴胡还含有挥发油，包括各种萜类、烷醇类和酯类化合物，主要有 2 – 甲基 – 5 – 异丙烯基 – 2，5 – 己二烯 – 1 – 乙酸酯，二甲基邻苯二甲酸酯，去乙酰基蛇形毒素和 14 – 甲基十五烷酸甲酯等。

【药理作用】

1. 解热作用 对家兔发热的影响研究表明，内生性致热源（Endogenous Pyrogen，EP）是多种传染性和非传染性发热的中介物，而内毒素（Endotoxin，ET）是主要的外源性致热源。本实验分别在 EP 性发热及 ET 性发热模型上，观察平尔热（主要由银柴胡 10g、青蒿 10g、白薇 10g 等组成）的退热作用，探讨其作用机制。实验结果提示，平尔热对内生致热原性发热有明显的抑制作用，作用环节通过影响脑脊液 cAMP 含量。

2. 抗过敏反应 银柴胡根部水提物在小鼠耳被动皮肤过敏反应中显示出抗应变性和抑制体外 RBL – 2H3 细胞内 β – 己糖胺酶释放活性的作用，β – 咔啉类生物碱 dichotomines C 和新木脂素苷 dichotomoside D 是其起作用的主要成分，这些研究表明，银柴胡有抗过敏作用且有明确的物质基础。

3. 抗癌作用 从银柴胡中分离得到的多肽 Di – chotmins H、I、J、K 均对 P – 388 细胞的生长有中度抑制作用，其 IC_{50} 分别为 13.0、22.3、13.0、22.3μg/mL，显示出体外抗肿瘤活性；由银柴胡根中提取的环肽类成分 dichotomin A 也能抑制肿瘤细胞的生长。

【临床应用】

1. 发热 银柴胡 9～15g，丹皮 9～15g，羌活 6g，银花 9g，石膏 12g，知母 9g，黄芩 6g，板蓝根 6g，芦根 9g，生甘草 3g，煎取 100mL，每日 2 剂，分多次温服，2 日后评定疗效。对多种原因引起的发热症的退热疗效（以上为 5 岁小儿用量），治疗期间停用西药。观察 56 例，治愈 39 例，好转 13 例，无效 4 例，总有效率 92.9%。提示退热效果较好。

2. 阴虚发热 用清骨散加减治疗阴虚发热 56 例。清骨散基本方药为银柴胡 15g，胡黄连 9g，秦艽 9g，醋炙鳖甲 12g，地骨皮 12g，青蒿 9g，知母 9g，甘草 6g，当归 6g，丹皮 6g。每日 1 剂，水煎 2 次，分早晚两次服用。每 6 天为 1 个疗程，连续服用 3 个疗程。结果本组治愈 38 例，好转 15 例，无效 3 例，总有效率 94.6%。

参 考 文 献

1. 叶方，等. 医药导报，2012，31（9）：1174.

2. 于静，等. 河北中医药学报，2012，27（3）：43.

3. 杨敏丽，等. 青岛科技大学学报（自然科学版），2007，28（2）：113.

第三章　化痰止咳平喘药

凡能祛痰或消痰，缓解或制止咳嗽、喘息的药物称为化痰止咳平喘药。主要用于痰多咳嗽、痰饮气喘、咯痰不爽，以及与痰饮有关的瘿瘤、瘰疬等病证。相当于现代医学的急慢性支气管炎、肺气肿、支气管扩张、慢性淋巴结炎、单纯性甲状腺肿、癫痫等病症，某些冠心病、高血压、脑血管意外等亦与痰证有关。根据药物的性能及应用，可将化痰止咳平喘药分为以下三类：

温化寒痰药　以温肺祛寒、燥湿化痰为主要作用，适用于寒痰、湿痰所致的咳嗽气喘、痰多稀薄等证候，以及痰湿阻于经络所致的肢节酸痛、阴疽流注等证。本书介绍的温化寒痰药有半夏、天南星、芥子、旋覆花、猪牙皂、白附子、白前、猫爪草。

清化热痰药　以清化热痰为主要作用，适用于痰热郁肺引起的咳喘胸闷、痰液黏稠、咯痰不爽等证，部分药物还用于与痰热有关的癫痫、惊厥、中风以及瘰疬痰核、瘿瘤等病症。本书介绍的清化热痰药有桔梗、川贝母、浙贝母、胆南星、前胡、瓜蒌、枇杷叶、胆汁、海藻、昆布、竹茹、竹沥、天竺黄、黄药子、蛤壳、海浮石、瓦楞子、青礞石、罗汉果。

止咳平喘药　以止咳、平喘为主要作用，适用于咳嗽、喘息证。本书介绍的止咳平喘药有马兜铃、桑白皮、矮地茶、紫苏子、葶苈子、苦杏仁、百部、紫菀、款冬花、洋金花、满山红、华山参、白屈菜、岩白菜、牡荆、白果、银杏叶。

根据现代研究，化痰止咳平喘药主要有以下几个方面的药理作用：

1. 祛痰作用　本类药物中的温化寒痰药和清化热痰药都具有明显的祛痰作用，动物实验表明，这些药物可刺激黏膜，反射性促使呼吸道分泌增加，从而稀释痰液，便于咯出；还有些药物可减轻呼吸道黏液腺的增生肥大，使亢进的分泌功能逐步恢复正常，痰量减少，从而达到祛痰作用。

2. 镇咳作用　实验表明，这类药物不少对动物实验性咳嗽有抑制作用。其镇咳作用机理主要是作用于咳嗽中枢以抑制咳嗽反射，也有少部分为末梢性镇咳，如贝母、紫菀等。

3. 平喘作用　止咳平喘类药大多对由组织胺等喷雾吸入诱发的实验性哮喘有平喘作用，其平喘作用大多是通过抑制过敏反应或舒张支气管平滑肌而实现的，故不少药有解除支气管平滑肌痉挛作用。

此外，本类药物尚有抗微生物、抗寄生虫、抗过敏、抗炎、镇静、抗惊厥、抗肿瘤等作用。

半　夏

【别名】　守田，水玉，地文，老鸦头，地慈菇。

【来源】　为天南星科植物半夏 *Pinellia ternata*（Thunb.）Breit. 的干燥块茎。

【性味】　辛、温；有毒。

【功能主治】　燥湿化痰，降逆止呕，消痞散结。用于湿痰寒痰，咳喘痰多，痰饮眩悸，风痰眩晕，痰厥头痛，呕吐反胃，胸脘痞闷，梅核气；外治痈肿痰核。姜半夏多用于降逆止呕，法半夏多用于燥湿化痰。

【主要成分】　半夏含半夏淀粉（75.74%）、生物碱、半夏蛋白、β-谷甾醇及其葡萄糖苷（β-Sitosterol-D-glucoside）、胡萝卜苷、草酸钙、氨基酸、脂肪酸、无机元素、半夏胰蛋白酶抑制物、胆碱等。其中，氨基酸16种，如天门冬氨酸、苏氨酸、丝氨酸、谷氨酸、甘氨酸、丙氨酸、精氨酸、赖氨酸等；多种脂肪酸，如棕榈酸、硬脂酸、油酸、α-亚麻酸、β-亚麻酸等。无机元素18种，如Al、Fe、Ca、

Mg、K、Na、Ti、Mn、P、Zn等；生物碱类，如左旋盐酸麻黄碱等；挥发油成分65种，如茴香脑等。

【药理作用】

1. 对呼吸系统的作用

(1) 镇咳作用：半夏具有明显的镇咳作用，与可待因相似但作用稍弱，其机理初步认为系生物碱抑制咳嗽中枢所致。动物实验证明，生半夏、姜半夏、明矾半夏的煎剂灌服，对电刺激猫喉上神经或胸腔注入碘液引起的咳嗽具有明显的抑制作用，药后30分钟生效，可维持5小时以上。但镇咳作用比磷酸可待因1mg/kg灌胃的效力略差。另据报道，半夏生品、新老法制品粉末混悬液灌胃，对小鼠氨熏所致的咳嗽有不同程度的抑制作用。半夏醇提液能使氨水引起的小鼠咳嗽次数减少，使枸橼酸所致豚鼠咳嗽的潜伏期延长。

(2) 祛痰作用：生半夏和清半夏的乙醇提取物给小鼠灌胃，用酚红法测得清半夏的乙醇提取物有一定的祛痰作用，而生半夏未见明显的祛痰作用。给家兔口饲半夏可抑制毛果芸香碱所致的唾液分泌，但给犬口饲半夏时，不能使气管黏膜的分泌增加，因此其祛痰作用及机理还存有争议。

(3) 抗矽肺作用：给大鼠气管内注入含石英尘40mg的生理盐水混悬液1mL，以产生矽肺模型，每天或隔天腹腔注射1.5%盐酸提取的姜半夏混悬液或60%酒精提取液1个月，对矽肺的进展有抑制作用，表现在肺干重、湿重较低，全肺胶元蛋白含量较少，病理改变较轻。早给药效果较好，晚给药效果较差，对矽肺组织二氧化矽含量没有明显的作用。

2. 对消化系统的作用

(1) 镇吐与催吐作用：半夏能激活迷走神经传出活动而具有镇吐作用。关于半夏的镇吐作用，国内外文献报道说法不一，多数认为其镇吐作用确切。用洋地黄酊给鸽静脉注射引吐法，证明口服制半夏丸、制半夏或生半夏流浸膏、姜半夏或白矾半夏混悬液、姜半夏或生半夏煎剂3g/kg，每日2~3次，连服2日均有一定的镇吐作用。现代研究表明，半夏能显著升高猫的阿扑吗啡最小催吐量，能抑制犬硫酸铜或阿扑吗啡所引起的催吐，其有效成分为水溶性的葡萄糖醛酸衍生物和水溶性苷。

另有研究表明，生半夏粉末或低温处理的半夏流浸膏灌胃，对动物有催吐作用，其催吐作用与黏膜刺激作用有关。而生半夏粉末加热后或生半夏经矾煮制后其催吐作用消失或大大降低，说明其催吐成分不耐热。

(2) 对胃肠道的影响：有研究表明，半夏可使唾液分泌先增加后降低。半夏水煎醇沉液具有抗大鼠幽门结扎性溃疡、消炎痛性溃疡及应激性溃疡的作用，其抗溃疡作用的药理基础可能是减少胃液分泌，降低胃液游离酸度和总酸度，抑制胃蛋白酶活性，保护胃黏膜，促进胃黏膜的修复等。姜矾半夏和姜煮半夏对大鼠胃液中 PGE_2 的含量和胃蛋白酶活性无明显影响，能显著抑制小鼠胃肠运动；而生半夏能明显促进胃肠运动，还能抑制胃液中 PGE_2 的含量，这与生半夏对胃肠黏膜的刺激有关，姜矾半夏、姜煮半夏却可减缓胃肠运动，对 PGE_2 的含量亦无明显影响。

(3) 对肝胆的影响：动物试验证明，半夏能作用于小鼠肾上腺，使血中皮质酮上升，增强皮质酮对肝脏内酪氨酸转氨酶的诱导作用，从而升高肝脏内酪氨酸转氨酶的活性。另外，半夏对家兔有促进胆汁分泌作用，能显著增强在肠道中的输送能力。

3. 对循环系统的作用

(1) 抗心律失常作用：半夏有较明显的抗心律失常作用，其煎剂对犬室性心动过速和室性早搏有拮抗作用。犬静脉注射半夏浸剂，能使氯化钡性室性早搏迅速消失，有效率97.5%，且未再复发；尚能使肾上腺素性心动过速迅速转为窦性心率，有效率为96%。掌叶半夏的氯仿提取物宁心碱对电刺激诱发的实验性心律失常有显著的对抗作用。以制半夏200%的溶液给大鼠灌胃53g/kg，可预防氯化钡诱发大鼠室性心律失常。

(2) 降血脂作用：半夏还具有显著的降血脂作用，可降低大鼠TC、LDL-C及TC与TG、LDL-C与HDL-C的比值，阻止或延缓高脂血症的形成，并对高脂血症有一定的治疗作用。另从半夏挥发油分离出的茴香脑可促进骨髓中粒细胞成熟，提前向周围血液释放，可用于白细胞减少。

（3）抑制心率和短暂的降压作用：半夏煎剂对离体蛙心和兔心有一定程度的抑制作用，静注对犬、猫和兔、大鼠有一过性降压作用。

4. 抗肿瘤作用 半夏蛋白能凝集人肝癌细胞（QGY7703 - 3，7402）、艾氏腹水癌和腹水型肝癌细胞，而对正常细胞无影响。半夏对鼠皮肤癌和肺癌细胞有抑制作用，半夏稀醇或水提取物对水型肉瘤、肉瘤 - 180、实验性小鼠宫颈癌 - 14、肝癌实体型及 HeLa 细胞、JTC - 26 体外实验均有一定的抑制作用。半夏各炮制品总生物碱对慢性髓性白血病细胞（K_{562}）有抑制作用，能损伤悬浮生长的 K_{562} 细胞形态，抑制其增殖。从半夏中提取的多糖具有较强的网状内皮系统激活活性，能增强网状内皮系统吞噬功能和分泌作用，抑制肿瘤的发生和增殖。据报道，每天给每只小鼠腹腔注射 1% 的掌叶半夏总蛋白生理盐水 0.1mL，对小鼠 S_{180} 瘤株的抑制率为 50.1% ~67.0%，平均为 58.3%。经病理切片观察，试验组和对照组 S_{180} 瘤块细胞在细胞坏死数、核分裂数和细胞变性数 3 个指标上均有显著性差异。这表明掌叶半夏总蛋白对小鼠 S_{180} 癌细胞生长具有明显的抑制作用。

5. 抗早孕作用 现代研究认为，从半夏中分离出的半夏蛋白是半夏中抗早孕有效成分或有效成分之一，半夏蛋白抗早孕的作用部位在子宫内膜，它可引起内源性孕酮下降而造成早孕小鼠流产，并可通过外源性绒毛膜促性腺激素或孕酮逆转其作用。

实验表明，给怀孕 7 天的小白鼠每只皮下注射 250μg 半夏蛋白，造成 50% 的小白鼠流产。有人选用妊娠第 5 天的雌兔，一侧子宫角注入半夏蛋白溶液，另一侧作对照，注入同体积对照液，于妊娠第 11 天在直视下检查胚泡着床数，结果表明，半夏蛋白直接注入子宫角能产生明显的抗着床效应，且所需的剂量很低，剂量与效应之间有一定关系。当半夏蛋白作肌肉注射时，即使剂量很大亦无抗着床作用。给妊娠 6 ~ 7 天的小鼠皮下注射 30mg/kg 半夏蛋白，抗早孕率可达 100%，但对着床中晚期妊娠无明显抑制作用。有人用辣根过氧化物酶标记定位技术对半夏蛋白抗小鼠早孕的作用机制进行了研究，结果显示，小鼠子宫内膜、腺管上皮细胞以及胚胎外胚盘锥体上某些部分细胞团与半夏蛋白有专一性的结合，这些部位很可能是半夏蛋白抗早孕的作用部位。半夏蛋白本身无雌激素活性，能使早孕小鼠的孕酮浓度明显下降，伴有蜕膜坏死；而补充外源性孕酮可逆转其对蜕膜的影响，维持妊娠继续进行，外源性绒毛膜促性腺激素（HCG）可完全拮抗半夏蛋白的抗早孕作用；抗早孕剂量的半夏蛋白并不影响小鼠子宫胞浆孕酮受体含量及其与孕酮结合的亲和力。表明半夏蛋白不是通过影响孕酮与孕酮受体的结合，而是通过使孕酮分泌量下降来干扰孕酮维持早孕的作用。

6. 对中枢神经系统作用 半夏能抑制中枢神经系统，具有一定程度的镇痛、镇静、催眠作用。半夏能显著抑制小鼠的自主运动，延长环己巴比妥诱导的睡眠时间，半夏煎剂腹腔注射能显著增加戊巴比妥钠阈下催眠剂量的催眠率，大剂量时对电惊厥有轻微的对抗趋势。用半夏厚朴汤 4g/kg，连续口饲 6 天，也能抑制大鼠的自发活动。

7. 其他作用

（1）解毒作用：半夏中含葡萄糖醛酸的衍生物，故有一定的解毒作用。

（2）对肾上腺皮质功能的影响：水煎剂灌胃对小鼠肾上腺皮质功能有轻度刺激作用，若持续给药则引起功能抑制。

（3）抗菌作用：生半夏的氯仿和丙酮提取物对白色葡萄球菌、金黄色葡萄球菌有抑制作用。

（4）降低眼内压：以 20% 半夏煎剂 10mL/kg 给家兔灌胃，用药 30 ~ 60 分钟眼内压降低 0.67 ~ 0.79kPa 者占 50%。

【临床应用】

1. 慢性咽炎 以旋覆代赭汤合半夏厚朴汤为基本方早晚各服 1 次，每日 1 剂，6 剂为 1 个疗程，服药期间忌烟、酒、茶等刺激性食物，共治疗 418 例，其中痊愈 294 例（占 70.4%），显效 82 例（占 19.6%），无效 42 例（占 10.0%），有效率为 90.0%。

2. 消化系统疾病 姜半夏制成 1：1 注射液，肌肉注射，每次 2mL，治疗各种呕吐，临床上可代替"爱茂尔"应用，有人认为其镇吐作用比"爱茂尔"强 2 倍多，未发现副作用。以姜半夏为主组方治疗妊娠恶阻 30 例，显效 15 例，好转 13 例，无效 2 例，有效率 93.3%。用半夏泻心汤治贲门痉挛 41 例，痊愈 29 例，显效 8 例。治胃病 50 例，显效 30 例。用半夏泻心汤加党参再辨证加减治疗胃十二指肠溃疡出血 48 例，3 剂止血的有 31 例。半夏泻心汤治急性肠炎 100 例，3 剂后治愈 78 例；用半夏泻心汤加减治疗慢性结肠炎 15 例，痊愈 12 例。

3. 急性乳腺炎　取生半夏 6g，葱白 3 根，共捣烂揉成团（亦可用生半夏捣细和拌饭少许捏成丸），塞于患乳对侧鼻孔，每日 2 次，每次塞半小时。用于急性乳腺炎早期 72 例，多数治疗 2 ~ 3 次见效。

4. 急慢性化脓性中耳炎　生半夏研末溶于米酒或 50% 酒精中（1 份半夏、3 份酒精），浸泡 24 小时以上，取上层澄清液滴耳。用时先用双氧水洗涂外耳道，然后滴入药液数滴，每天 1 ~ 2 次。据 10 例观察，对急性中耳炎效果较好，一般 1 ~ 2 天见效，1 周内可痊愈。

5. 牙痛　生半夏 50g，捣碎置于 90% 酒精 100mL 中，浸泡 1 日后即可使用。用时以棉球蘸药液塞入龋齿洞中或涂擦痛牙周，治疗 100 例，95% 以上患者均有效果。

6. 眩晕　基本方：半夏、天麻各 12g，白术、泽泻、生白芍各 30g，防风 10g，葛根 25g，陈皮、茯苓各 15g，甘草 6g。水煎服，每日 1 剂，分 2 次服，5 剂为 1 个疗程，有较好的疗效。

7. 血管性头痛　以半夏白术天麻汤为主，基本方为姜半夏、天麻各 12g，白术、陈皮、茯苓各 10g，甘草 3g。早晚各 1 次温服，20 天为 1 个疗程。服中药期间，停服其他药物，全部病人均经 1 个疗程治疗，并经半年以上的随访。结果：治疗组痊愈 25 例，有效 7 例，无效 2 例。

8. 急性脑血管病　在脱水、降颅压、支持对症治疗的基础上服用中药加味半夏白术天麻汤，每日 1 剂，水煎服，神昏及吞咽困难者鼻饲，30 天为 1 疗程。治疗 1 个疗程后治愈 3 例，显效 13 例，有效 34 例，无效 4 例。

9. 慢性胆囊炎　半夏泻心汤（半夏 12g，黄芩、党参各 10g，黄连 4g，干姜、炙甘草 6g，大枣 4 枚）1 日 1 剂，水煎服，1 日 2 次口服，有较好的疗效。

【毒副作用】　半夏浸膏小鼠腹腔注射的 LD_{50} 为 325mg（生药）/kg。兔每日每只 0.5g 灌胃，连用 10 天，未见毒性反应。剂量增加时，可致腹泻或死亡。动物实验证明，半夏的炮制方法不同，其毒性亦异，毒性顺序为生半夏＞漂半夏＞姜半夏＞蒸半夏＞白矾半夏。前 4 种豚鼠食用后，可致声嘶或失音。临床报道，有 4 例误食生半夏 0.1 ~ 0.2g、1.4g、1.8g、2.4g 而引起中毒者，症状表现为口腔及咽喉部黏膜烧灼感或麻辣味，胃部不适，恶心及胸前压迫感。4 例中除 1 例因误食量甚少自愈外，其余 3 例均经服生姜而痊愈。

生半夏 9g/kg 灌胃，对妊娠母鼠和胚胎均有非常显著毒性，而相同剂量的制半夏粉与对照组比较无明显差异，但制半夏汤剂 30g/kg 则能引起孕鼠阴道出血，胚胎早期死亡数增加，胎儿体重显著降低，可见炮制不降低半夏的胚胎毒性。姜半夏水煎剂 3 个剂量（9、15、30g/kg）对小鼠骨髓细胞和豚鼠肝细胞的染色体畸变均无作用，半夏不引起小鼠骨髓嗜多染红细胞微核率升高。半夏水溶成分加入醋酸铅后沉淀的物质中，含有引起蛙及小鼠骨骼肌痉挛的物质和使蛙瞳孔散大的物质，滤液中则含有使蛙产生中枢性及箭毒样骨骼肌松弛的物质。生半夏误服微量即可中毒，中毒潜伏期为 10 ~ 60 分钟，所含植物甾醇、生物碱（烟碱等）对中枢及周围神经有抑制作用。因此半夏中毒，主要是神经系统的抑制甚至麻痹。对半夏及其毒针晶（组成主要为草酸钙，还有少量半夏凝集素蛋白及微量糖类成分）刺激性毒性作用的研究发现，半夏凝集素可引起大鼠腹腔渗出液中 PGE₂ 含量显著提高；半夏凝集素可显著加重半夏毒针晶对家兔眼结膜的刺激性，但单独给半夏凝集素则无刺激性；半夏的毒针晶甲醇、乙醇浸泡 24 小时内刺激性逐渐消失；半夏生品在 75% 乙醇溶液润制 2 天后刺激性降低，扫描电镜显示经过甲醇、乙醇处理的毒针晶变得易于断碎，针尖锈蚀；混合蛋白酶液浸泡 3 分钟后的半夏毒针晶刺激性急剧下降，SDS – PAGE 图谱显示蛋白酶液浸泡后的针晶蛋白被酶解；半夏凝集素蛋白强烈的致炎作用机制是其随半夏毒针晶进入机体，激活组织中的驻留巨噬细胞，引起吞噬、促炎细胞因子的释放及中性粒细胞的大量迁移，最终导致强烈的急性炎症反应发生而产生刺激性。

参 考 文 献

1. 龚道峰，等. 长江大学学报（自然版），2015，12（18）：77.
2. 郁红礼，等. 中药材，2010，33（6）：903.
3. 朱法根，等. 中国中药杂志，2012，37（7）：1007.
4. 赵腾斐，等. 中国中药杂志，2013，38（7）：1041.
5. 王新胜，等. 齐鲁药事，2008，27（2）：101.

天 南 星

【别名】　虎掌，南星，天老星，大半夏，蛇头草根。

【来源】　为天南星科植物天南星 *Arisaema erubescens*（Wall.）Schott、异叶天南星 *Arisaema heterophyllum* Bl. 或东北天南星 *Arisaema amurense* Maxim. 的干燥块茎。

【性味】　苦、辛，温；有毒。

【功能主治】　燥湿化痰，祛风止痉，散结消肿。用于顽痰咳嗽，风痰眩晕，中风痰壅，口眼歪斜，半身不遂，癫痫，惊风，破伤风。生用外治痈肿，蛇虫咬伤。

【主要成分】　块茎含三萜皂苷、甘露醇、安息香酸、淀粉、多糖、氨基酸、β-谷甾醇、秋水仙碱、木质素、D-葡萄糖、D-甘露糖、蔗糖，以及39种氨基酸和肽类化合物及微量元素镁、硒、锌、铁、铜等。近年来，从天南星中分离得到：夏佛托苷、异夏佛托苷、芹菜素-6-C-阿拉伯糖-8-C-半乳糖苷、芹菜素-6-C-半乳糖-8-C-阿拉伯糖苷、芹菜素-6,8-二-C-吡喃葡萄糖苷、芹菜素-6,8-二-C-半乳糖苷、没食子酸乙酯、9个二酰基甘油基半乳糖苷类化合物、5个脑苷酯类化合物。含凝集素类：血液凝集素、淋巴凝集素、精液凝集素等11种凝集素，4种单核外源凝集素。天南星的毒性成分为苛辣性毒素。

【药理作用】

1. 祛痰作用　家兔灌胃实验和小鼠酚红排泄法实验表明，天南星水剂及虎掌水剂有祛痰作用。由于本品含有皂苷，对胃黏膜有刺激性，因而在口服时能反射性地增加支气管、气管的分泌液，使痰液变稀而起祛痰作用。天南星的炮制品无祛痰作用。

2. 对中枢神经系统的作用

（1）镇静、镇痛作用：天南星煎剂有明显的镇静、镇痛作用，并能明显延长戊巴比妥钠对小鼠催眠的作用；天南星为主药的复方三生针镇静、镇痛作用明显，镇痛作用小于吗啡，但作用持久，并对戊巴比妥钠的催眠有协同作用；胆南星制品（发酵法、混合蒸馏法）的混悬液灌胃，水浸液腹腔注射，醇提取物腹腔注射小鼠均可增强戊巴比妥钠的催眠作用，混合蒸馏法醇提取物腹腔给药作用较发酵法明显增强。

（2）抗惊厥作用：天南星有一定的抗惊厥作用，并因品种及提取方法的不同而不同。抗士的宁惊厥实验表明，抗惊强度为东北天南星和虎掌南星＞天南星＞异叶天南星＞蟑蟹七。小鼠腹腔注射天南星水浸剂3g/kg，可明显对抗士的宁、五甲烯四氮唑及咖啡因引起的惊厥；腹腔注射天南星煎剂，能提高兔的电惊厥阈，降低戊四氮、咖啡因和士的宁引起的惊厥及士的宁引起的死亡率；小鼠口服一把伞南星60%乙醇提取物10.5g（生药）/kg，能对抗戊四唑惊厥；天南星并能对抗烟碱所致的惊厥死亡，并能部分消除肌肉震颤症状，对抗小鼠肌肉注射破伤风毒素所致的惊厥，可推迟动物死亡时间。

3. 抗心律失常作用　大鼠口服天南星和一把伞南星的60%乙醇提取物，对乌头碱诱发的心律失常有明显的拮抗作用，可延缓心律失常出现的时间和缩短心律失常的持续时间；天南星中生物碱3,6-二异丙基-2,5-二酮哌嗪对犬离体的心房和乳头肌收缩力及窦房节频率均有抑制作用，其作用随剂量的增强而增强，并能拮抗异丙肾上腺素对心脏的作用，其拮抗作用与普萘洛尔相似，但对冠状动脉血流量及阻力无明显影响。

4. 对血液系统的作用　天南星中分离得到的多种外源性凝集素能凝集兔子的红血球。从东北天南星中分离得到的凝集素能提高因急性失血而导致贫血兔子的恢复能力。

5. 抗肿瘤作用　从鲜天南星中提取的 D – 甘露醇有抑瘤活性作用。鲜天南星水提取液经醇沉淀后浓缩制剂，体外对 HeLa 细胞有抑制作用，对小鼠实验性肿瘤，包括肉瘤 S_{180}、HCA 实体瘤、鳞状上皮型子宫颈癌都有明显抗癌作用。天南星为主药的复方三生针对小鼠 Lewis 肺癌、肝癌、艾氏腹水癌等多种移植性肿瘤有抑制作用，对体外培养人胃癌、肺癌及肝癌细胞有杀伤和抑制作用。β – 谷甾醇对肉瘤 S_{180} 有明显的抑制作用。

6. 抗菌作用　天南星块茎的醇提物对金黄色葡萄球菌、藤黄微球菌、蜡样芽孢杆菌、短小芽孢杆菌、大肠埃希菌、鸡大肠杆菌、猪大肠杆菌等的敏感性实验研究证实，其对革兰阴性菌和革兰阳性菌都有明显的抑制作用，抑菌谱广；以大肠埃希菌为对象研究醇提物的抑菌机制和有效成分，发现天南星醇提物的抑菌作用主要发生在对数生长期，机理与抑制细胞的分裂有关，而抑菌活性成分可能为皂苷类物质。

7. 杀灭钉螺作用　天南星植物全株均有较强的灭螺作用，灭螺效果为块茎 > 叶 > 茎；0.1% 的块茎水浸液处理 3 天、5 天后，钉螺的死亡率分别为 88.4%、100%，作用机制与其造成钉螺过氧化损伤而降低其代谢及解毒功能有关；天南星水浸液与链霉菌配伍有协同灭螺作用，是单一成分同等浓度灭螺效果的 4～5 倍；对不同溶剂提取物的灭螺效果研究发现，正丁醇提取物的灭螺作用最强，但具体成分还有待研究。

8. 其他作用　天南星为主药的复方三生针对组织水肿、炎性渗出及毛细血管通透性增高均有抑制作用，并可通过提高垂体 – 肾上腺系统功能而间接发挥抗炎作用。从虎掌南星中提得的两种生物碱均具有抗自由基、脂质过氧化和膜 ATP 酶活性的作用。

【临床应用】

1. 癫痫　用癫宁片（天南星、水牛角各 9g，冰片 0.15g）治疗癫痫 195 例，显效率 31.8%，总有效率 54.9%。

2. 子宫颈癌　用天南星 15～45g，煎汤内服；针剂每日或隔日 4mL（含生药 20g），注入宫颈及宫房组织，治疗子宫颈癌 82 例，显效 46 例，有效 16 例，总有效率为 75.6%，平均疗程为 3～4 月。

3. 腮腺炎　取生天南星研粉浸于食醋中，5 天后外敷患处，每天 3～4 次。治疗 6 例，当天即退热，症状减轻，平均 3～4 天肿胀逐渐消退。

4. 神经性皮炎　用天南星适量，研粉加入煤油调成糊状，涂擦患处，每日 1～2 次。

5. 内耳性眩晕病　生天南星汤：生天南星、半夏各 12g，茯苓、泽泻、桂枝、猪苓各 20g，白术 15g，每日 1 剂，水煎服。治疗内耳性眩晕 5 例，均获痊愈。全部患者治愈后随访 1 年半至 2 年，均无复发。

6. 冠心病　生南星、生半夏水泛为丸，每服 3.5g，1 日 3 次，治疗 50 例冠心病，其中稳定性劳累性心绞痛 31 例，心律失常 16 例，陈旧性心肌梗死 3 例。结果：心绞痛显效率 38.7%，总有效率 71%，心电图改善率 30.8%。

【毒副作用】　本品毒性较大，50% 醇提物小鼠腹腔注射 LD_{50} 为（3.0 ± 1.0）g/kg；灌服的 LD_{50} 为（167.3 ± 6.5）g/kg。天南星水浸液小鼠腹腔注射的 LD_{50} 为 13.5g/kg。天南星醇浸膏给小鼠皮下注射后，可使动物因惊厥而死亡。5 种天南星 20% 混悬剂，对兔眼角膜均有局部刺激作用。误食有强烈刺激作用，口腔黏膜糜烂，咽喉干燥，并有灼烧热、口舌麻木、声音嘶哑、张口困难，严重者窒息死亡。

参 考 文 献

1. 柯文山，等. 生态毒理学报，2006，1（3）：283.

2. 柯文山，等. 中国血吸虫病防治杂志，2007，19（1）：69.

3. 柯文山，等. 中国媒介生物学及控制杂志，2008，19（2）：130.

芥　子

【别名】　蜀芥，胡芥，芥菜子，苦芥子，青菜子。

【来源】　为十字花科植物白芥 Sinapis alba L. 或芥 Brassica juncea（L.）Czern. et Coss. 的干燥成熟种子。前者习称"白芥子"，后者习称"黄芥子"。

【性味】　辛，温。

【功能主治】　温肺豁痰利气，散结通络止痛。用于寒痰咳嗽，胸胁胀痛，痰滞经络，关节麻木、疼痛，痰湿流注，阴疽肿毒。

【主要成分】　含白芥子苷（Sinalbin，$C_{30}H_{42}N_2S_2O_{15}$）、芥子酶（Myrocin）、芥子碱（Sinapine）、胡萝卜苷（Daucosterol）、脂肪油、蛋白质及黏液质等。每100g芥子中还含有 Ca 410mg，P 613mg，Fe 20.9mg，β-胡萝卜素630mg，硫胺素0.4mg，核黄素3.1mg，烟酸7.3mg，维生素 C 0.96mg。白芥子苷经过芥子酶的水解生成硫代异氰酸对羟苄酯（p-Hydroxy-benzy-Lisothiocynate，异硫氰酸苄酯）及酸性硫酸芥子碱和葡萄糖。酸性硫酸芥子碱经碱水解生成芥子酸（Sinapic acid，$C_{11}H_{12}O_6$）和胆碱。

【药理作用】

1. 刺激作用　白芥子中的主要成分白芥子苷本身无刺激作用，但它遇水后经芥子酶的作用生成挥发油，其主要成分为硫代异氰酸对羟苄酯，为黄色油状物，挥发性较小，具有辣味，为强力的皮肤发红剂、催吐剂及调味剂，并有起泡作用。通常将芥子粉除去脂肪油后制成芥子硬膏使用，用作抗刺激剂。芥子粉使唾液分泌及淀粉酶活性增加；小量可刺激胃黏膜增加胃液及胰液的分泌，大量可迅速引起呕吐。

2. 抑菌作用　国内报道，观察到各种中药水溶剂在试管内对皮肤真菌的抑制作用，发现白芥子的水溶剂（1∶3）在试管内对堇色毛癣菌、许兰黄癣菌等皮肤真菌有不同程度的抑制作用。芥子中异硫氰酸苄酯具有广谱抗菌作用，对酵母菌、20种真菌及数十种其他菌株均有抗菌作用。黄芥子苷水解产生的苷元有杀菌作用。

3. 辐射保护和抗衰老作用　近年来，发现白芥子具有辐射保护作用。通过果蝇伴性隐性致死突变实验，发现芥子碱具有辐射保护作用，其机理是芥子碱能够修复由辐射引起的致死突变，并通过进一步的实验发现，芥子碱能有效清除活性氧自由基，在 X 射线照射下，小牛胸腺 DNA 的碱基损伤及链断裂随着剂量升高而增加，其损伤主要集中于链断裂，产生的活性氧可以引起 DNA 损伤，而 H_2O_2 仅造成少量伤害，当在含有 H_2O_2 的体系中加入微量的 Cu^{2+}、Fe^{2+} 时损伤急剧增加，这是由反应产生的·OH 所致，Cu^{2+} 的致损伤效果明显高于 Fe^{2+}。·OH 清除剂芥子碱具有很强的抗辐射及抗氧化作用，且对 DNA 无伤害，从而显示出其抗衰老的作用。以芥子碱溶液于辐照前24小时和辐照后30天内饲喂经 X 射线全身辐照的小鼠，剂量为5.8Gy，剂量率1.15Gy/min。小鼠外周血象指标的观察结果表明，芥子碱能够显著缓解辐照后小鼠外周血中血小板和白细胞的减少。辐照后饲喂芥子碱能够显著促进外周血中血小板水平的恢复。芥子碱对辐照后血红蛋白的变化没有显著影响。

有报道，用脉冲辐解方法研究芥子酸（HCA）快速清除 NO_2 的机理。测得 NO_2 从 HCA 抽氢反应的动力学常数为 $(7.2 \sim 7.4) \times 10^8 dm^3/(moL \cdot S)$ 量级，并发现在弱酸性条件下 HCA 也能有效消除 HNO_2。这也证实了白芥子中某些成分的抗衰老作用，如复方白芥子膏就具有抗衰老作用。

4. 抗雄激素作用　有研究发现，核黄素 I 及其结构类似物核黄单磷酸等表现出抑制 5α-还原酶的活性。白芥子中含有大量的不饱和脂肪酸和较为丰富的核黄素，预示其可能具有兼体 5α-还原酶抑制活性。动物实验证明，白芥子的醇提取物具有显著的抗雄激素活性，能显著抑制由外源激素引起的前列腺增生，也提示白芥子中可能含有抗雄激素样物质。有研究检验了80种草药的醇提取物对毛发再生的作用，发现在敷药后第13天，白芥子等18种草药提取物呈现出明显的促进活性（G. A > 5.0）。

5. 镇咳、祛痰、平喘作用　研究表明，炒白芥子醇提取物有明显的镇咳作用，白芥子水提取物有显著的祛痰作用，炒白芥子石油醚提取物可对抗4%氯化乙酰胆碱诱导的豚鼠哮喘；研究表明，复方白芥子散能显著松弛豚鼠气管平滑肌，延长哮喘潜伏期，减少小鼠咳嗽次数。白芥子涂方巴布剂抗豚鼠哮喘的效应实验表明，与传统剂型相比，巴布剂具有较好的预防和控制实验性哮喘发作，减轻其发作程度的效果；炒制后白芥子镇咳作用增强，这与炒制增加白芥子中有明显镇咳作用的对羟基苯乙腈的含量有关，证实对羟基苯乙腈为白芥子镇咳药效成分。

6. 抗炎镇痛作用　白芥子80%乙醇提取物能明显抑制二甲苯致小鼠耳肿胀，对小鼠毛细血管通透性增加有非常显著的抑制作用，能显著延长热板法及扭体法小鼠痛反应时间，减少扭体次数，提示白芥子具有较强的抗炎镇痛作用；对白芥子不同提取部位的抗炎镇痛作用的研究显示，白芥子不同提取部位灌胃给药均有一定的抗炎镇痛作用，而水提取部位比乙酸乙酯提取部位的作用效果要好。

7. 抗肿瘤作用　研究发现，白芥子挥发油能显著抑制肿瘤生长，延长 H_{22} 荷瘤小鼠生存期，抑制作用呈良好的剂量相关性，但高剂量组毒副作用明显，其机制可能与上调 Bax 的表达、下调 Bcl-2 的表达，进而诱导细胞凋亡有关。

8. 抑制前列腺增生作用　白芥子乙醇提取物能显著抑制由丙酸睾酮诱发的小鼠前列腺增生，明显降低小鼠血清酸性磷酸酶活力，具有抗雄激素样活性；对其活性成分进行研究发现，白芥子所含的白芥子苷、β-谷甾醇具有抗雄激素和抗炎活性，是抑制前列腺增生的活性成分。

9. 其他作用　芥子粉可使心脏体积和心率减小。豚鼠饲以芥属植物可使甲状腺摄取 ^{131}I 的作用受抑制，且血清中 SCN^- 升高，但并未发现食物中 SCN^- 的含量与 ^{131}I 摄取的抑制有何关系。也有报告，给动物长期喂饲芥属植物可使其甲状腺肿大，此可能由于分泌了过多的促甲状腺激素所致。家兔静脉注射芥子生理盐水浸出液，血压先有轻度上升，然后下降，呼吸增快。

【临床应用】

1. 神经痛、风湿痛、胸膜炎及扭伤　利用其抗刺激作用治疗神经痛、风湿痛、胸膜炎及扭伤等。使用前先用微温水湿润，以加强芥子酶的作用（沸水则抑制芥子酶的作用），应用时间不超过15～30分钟，皮肤敏感者只能应用5～10分钟。白芥子（或黄芥子）100g研末，用烧酒或黄酒调成糊状，包敷患处，干了就换，以局部发泡为度，治疗2例膝部肿痛，均有效。

2. 慢性气管炎　用10%或20%白芥子注射液0.5～1mL，行穴位注射，每日1次，7～10天为1疗程，治疗149例，其中单纯型70例，临床治愈10例，显效19例，好转24例，无效17例，总有效率75.7%；喘息型79例，临床治愈11例，显效29例，好转27例，无效12例，总有效率84.8%。

3. 咳喘　白芥子、细辛、甘遂、延胡索等份粉碎成细末备用。先将上述药粉敷于肺俞、心俞、膈俞、膏肓、定喘、大椎，每个穴位敷药量0.3～0.5g，再用麝香壮骨膏盖贴以固定，3～4小时后除去，间隔7～10天后再敷贴1次，4次为1个疗程，通常要求连续治疗3个疗程以巩固疗效。治疗107例喘咳病人，显效51例，有效49例，无效7例，总有效率为93.5%。

4. 乳腺炎　取本品5粒，配半夏半粒，王不留行15粒，生姜少许，捣烂，用两层纱布包成椭圆形，塞入患乳对侧鼻孔，每日1次，每次2～3小时，3～5日内可愈，双侧患病则双鼻孔交替塞药。

5. 膝关节滑囊炎　白芥子、白芷、地鳖虫、川牛膝、甘草各10g，薏苡仁、茯苓、益母草各30g，苍术、当归各15g。每日1剂，水煎2次，早晚分服，药渣外敷膝关节周围。治疗外伤引起的膝关节滑囊炎，半月后膝关节肿胀全消，疼痛亦止。

6. 渗出性胸膜炎　白芥子、葶苈子、海藻各15g，茯苓12g，柴胡、黄芩、半夏、白芷、陈皮、浙贝母、杏仁、穿山甲、皂角刺、昆布各10g。每日1剂，水煎服。服药30剂后胸痛消除，低热退，深呼吸无不适，饮邪已消散，疗效满意。

7. 癣、疥疮　将白芥子300g炒至深黄色，配冰片10g，用70%乙醇500mL浸泡2天，再加陈醋500mL浸泡3天，静置2天后，取上清液900mL。①治癣：用药液浸泡或温敷患部，每日2次，每次30分钟，手足癣糜烂型用30%药液，水泡型用50%药液，鳞屑角化型及体癣用70%药液，治疗316例，治愈率91.5%。②治疗疥疮：患者先用肥皂洗澡，自头部以下用40%药液遍搽全身5次，有丘疹水泡部位用

70%药液泡20分钟，每日1次，连续2天，隔2天再搽浸1次。治疗185例，除皮肤过敏及未坚持治疗的15例外，其余170例全部治愈。

【毒副作用】　异硫氰酸苄酯对小鼠、豚鼠、大鼠腹腔注射的LD_{50}分别为76~107、68、72mg/kg；而灌服的LD_{50}分别为134、81、128mg/kg。芥子油或芥子硬膏用于皮肤，如时间过长或浓度过高，可引起发泡甚至化脓，即使停药，愈合也较慢，因芥子油已被吸入皮肤，停药后仍发挥作用所致。芥子油对黏膜刺激性很强，15%溶液滴入兔眼很快引起明显的结膜水肿。大量内服能引起呕吐，更大量则引起强烈的胃肠道刺激。

参 考 文 献

1. 王茵萍，等．南京中医药大学学报，2007，23（4）：247.
2. 冯宝民，等．中国药理学通报，2010，26（9）：1173.
3. 李小莉，等．现代中药研究与实践，2007，21（6）：28.
4. 万军梅，等．亚太传统医药，2014，10（5）：39.
5. 刘明，等．贵阳中医学院学报，2008，30（2）：15.
6. 王茵萍，等．南京中医药大学学报，2007，23（4）：247.

旋 覆 花

【别名】　金沸花，山菊花，金菊花，小黄花。

【来源】　为菊科植物旋覆花 *Inula japonica* Thunb. 或欧亚旋覆花 *Inula britannica* L. 的干燥头状花序。

【性味】　苦、辛、咸，微温。

【功能主治】　降气，消痰，行水，止呕。用于风寒咳嗽，痰饮蓄结，胸膈痞满，喘咳痰多，呕吐噫气，心下痞硬。

【主要成分】　主要有黄酮类、倍半萜内酯类和萜类化合物。如含槲皮素（Quercetin）、异槲皮素（Isoquercetin）、咖啡酸（Caffeic acid）、绿原酸（Chlorogenic acid）、菊糖及蒲公英甾醇（即旋覆花甾醇 A，Taraxasterol，Inus－terol A）、旋覆花固醇、生物碱、挥发油等。

【药理作用】

1: 对呼吸系统的作用

（1）平喘作用：旋覆花黄酮对组织胺引起的豚鼠支气管痉挛性哮喘有明显的拮抗作用，对组织胺引起的豚鼠离体支气管痉挛亦有对抗作用，但较氨茶碱的作用慢而弱。

（2）镇咳作用：以小鼠二氧化硫引咳法进行镇咳试验，分别给小鼠腹腔内注射三种旋覆花水煎剂，结果旋覆花在剂量为1.5g/kg与1.0g/kg时均有显著镇咳作用，水朝阳旋覆花在剂量为1.5g/kg时呈现显著镇咳作用，而湖北旋覆花则未见明显镇咳作用。另有研究，给小鼠腹腔注射旋覆花煎剂150%浓度0.1mL，于注射后1小时有显著镇咳作用，但祛痰作用不明显。

（3）祛痰作用：小鼠禁食8~12小时后，称重分组，给药组分别灌胃旋覆花、水朝阳旋覆花和湖北旋覆花水煎剂，剂量为20g/kg与15g/kg，阳性对照组灌胃1g/mL的远志水煎剂。半小时后，腹腔注射0.5%的酚红溶液，测定酚红排泌量。结果旋覆花与水朝阳旋覆花无增强小鼠气管排泌酚红作用，湖北旋覆花在剂量为15g/kg时有显著的促进小鼠气管排泌酚红作用。而旋覆花煎剂腹腔注射给药，虽剂量较灌胃给药缩小10余倍，仍显示较强的祛痰作用。

2. 对循环系统的作用　旋覆花中槲皮素磷酸酯钾20mg/kg静脉注射，能增加猫的冠脉流量，对血压、心率及心肌耗氧量均无显著影响。小鼠腹腔注射槲皮素磷酸酯钾200mg/kg能显著增加心肌营养性血流，但对小鼠心肌耐缺氧时间无明显影响。

3. 对消化系统的作用 旋覆花中的绿原酸和咖啡酸口服，可增加人胃中盐酸的分泌量。绿原酸还能显著增加大鼠、小鼠小肠的蠕动，提高平滑肌张力，增进大鼠的胆汁分泌。以旋覆花为主药的顺导冲剂灌胃能抑制大鼠胃溃疡的形成，减少胃液和胃酸分泌，降低胃液酸度，有较好的抗溃疡作用。

4. 抗炎作用 对经左耳涂擦巴豆油混悬剂 0.05mL 诱发炎症模型小鼠分别腹腔注射旋覆花、水朝阳旋覆花和湖北旋覆花水煎剂。结果表明，3 种旋覆花水煎剂都有明显的抗炎作用。有人研究了旋覆花地上部分抗炎作用的药效物质基础，发现从本品地上部分分离出的 Ilicic acid、Inuviscolide 对 TPA 引起的小鼠急性耳肿胀有明显的抑制作用，抑制率分别为 90% 和 72%，但是对 AA 引起的小鼠急性耳肿胀均无作用，另外，Ilicic acid 对角叉菜胶致小鼠足肿胀有明显抑制作用。

5. 抗病原微生物作用

（1）抑菌作用：旋覆花中的绿原酸及咖啡酸有较广的抑菌作用。其煎剂平板纸片法，或脂溶性、醚溶性部分对金黄色葡萄球菌、肺炎双球菌、乙型溶血性链球菌、绿脓杆菌、结核杆菌、大肠杆菌、炭疽杆菌、白喉杆菌、福氏痢疾杆菌、白色葡萄球菌等均有抑菌作用。

（2）抑制真菌作用：有研究发现，旋覆花中的 Isoalanto lactone 对致病真菌 *Aspergillus flavus*、*A. niger*、*Geotrichum candidum*、*Candida tropicalis* 和 *C. albicams* 的 *MIC* 分别为 50、50、25、25 和 25μg/mL。从叶中得到的 Tayunin 抑制 *Microsporum canis*、*Trichophyton rubrum* 的 *MIC* 分别为 10、50μg/mL。另有研究发现，Isoalloa lantolacton 在 50μg/mL 时能完全抑制 *Helminthosporium* 的放射性生长。

6. 细胞毒活性 从旋覆花属得到的许多倍半萜类化合物具有良好的细胞毒活性，例如 Ivali 对 P_{388}、KB-3、KB-V_1 等肿瘤细胞有显著的细胞毒活性，其 ED_{50} 分别为 0.14、1.8、1.3μg/mL。从花中分离得到的化合物 4α，6α-Dihydroxyeudesman-8β-12-olid、Ergolide、8-epi-Helenalin、Bigelovin 对人癌细胞系具有广泛的细胞毒活性，其中 8-epi-Helenalin 的作用最强，其对癌细胞系 MCF_7、HCT-15 和 Malme-3M 的 ED_{50} 分别为 9.1、8.7、8.3μg/ml。另外，化合物 1,6-O，O-Diacetylbritannilacton、Eupatolide 和 Inulasalsolin 能有效抑制 P_{388} 细胞的生长，ED_{50} 分别为 0.1、0.5、2.5μg/mL。

7. 其他作用

（1）利尿作用：旋覆花稀醇浸出物有微弱的利尿作用。

（2）中枢兴奋作用：旋覆花所含绿原酸口服或腹腔注射，可提高大鼠中枢神经系统的兴奋性，与咖啡因作用相似。

（3）抗寄生虫作用：旋覆花提取物有杀灭阴道毛滴虫、溶组织阿米巴原虫的作用。

（4）抗氧化作用：有研究显示，本品有抗超氧阴离子作用，既可抑制黄嘌呤氧化酶的活性而减少 $O_2^- \cdot$ 的产生，又能直接清除 $O_2^- \cdot$。

【临床应用】

1. 呕吐、呃逆 用旋覆代赭汤治疗呕吐、呃逆 50 例，34 例痊愈，14 例症状减轻，2 例无效，总有效率达 96%。

2. 梅核气 以旋覆代赭汤加酸枣仁、柏子仁治疗梅核气 45 例，10~20 剂后治愈 34 例，基本痊愈 8 例。

3. 慢性气管炎 旋覆花、黄芪、地龙、百部制成浸膏片，每次 6 片，每日 3 次，治疗 254 例，结果临床控制 90 例，显效 86 例，好转 73 例，无效 5 例，总有效率达 98%。

4. 咯血 用旋覆代赭汤化裁治愈 5 例成人支气管扩张合并咯血和 2 例肺结核合并咯血，效果较好。

【毒副作用】 本品服用过量，部分病人出现发热、恶心、皮肤丘疹、瘙痒等症状。150% 煎剂腹腔注射对小鼠 LD_{50} 为 22.5g/kg。

参 考 文 献

1. 朱虹，等. 中国中药杂志，2014，39（1）：83.

2. 左明晏，等. 湖北中医杂志，2008，30（1）：49.

猪 牙 皂

【别名】　小牙皂，猪牙皂角，皂角，眉皂，牙皂。

【来源】　为豆科植物皂荚 *Gleditsia sinensis* Lam. 的干燥不育果实。

【性味】　辛、咸，温；有小毒。

【功能主治】　祛痰开窍，散结消肿。用于中风口噤，昏迷不醒，癫痫痰盛，关窍不通，喉痹痰阻，顽痰喘咳，咳痰不爽，大便燥结；外治痈肿。

【主要成分】　皂苷、纤维素、半纤维素、木质素、果胶等是其主要化学成分。皂苷含量大致在 17% ~ 20%。主要活性成分是三萜皂苷（Gleditsaponin），水解生成皂荚苷元（Gledigenin）。尚含鞣质、聚糖、豆甾醇、谷甾醇等。

【药理作用】

1. 对循环系统的作用　研究发现，皂荚皂苷对结扎大鼠和犬左冠状动脉造成的急性心肌缺血有显著的防治作用。皂荚皂苷 3 个剂量组都能不同程度增加大鼠和犬的冠状动脉血流量，减轻心肌缺血程度，缩小心肌梗死面积，降低血清中 AST、CK、LDH 活性，并能增加血清中 SOD 活性及降低血清中 MDA 含量。

2. 抗肿瘤作用　猪牙皂总浸膏采用乙醚沉淀法分离为脂溶物和皂苷物两部分，前者分离得到氯仿提取物、正丁醇提取物及提取后的水溶物。抗 S_{180} 实验结果表明，皂苷物和正丁醇提取物具有较高的抑瘤率，其最高抑瘤率分别为 44.62% 和 41.75%，其他各样品均未见明显抑瘤效果。提示皂苷物和正丁醇提取物为其抗癌有效部位。猪牙皂具有明显的细胞毒作用，能够抑制乳腺癌细胞 MCF - 7、MDA - MB231，肝癌细胞 HepG$_2$ 和食道癌细胞 SLMT - 1 等多种肿瘤细胞的增殖并诱导其凋亡，其作用机制与猪牙皂作为血管生成抑制剂，能够抑制核糖核酸的表达，抑制肿瘤细胞周围血管内皮的合成及血管的再生，促进癌细胞迅速凋亡有关。

3. 抗过敏性鼻炎作用　猪牙皂正丁醇部分（NBGS；100，200mg/kg）对以卵白蛋白致敏小鼠或大鼠灌胃给药，可明显减少小鼠的擦鼻次数，降低鼻黏膜对组胺的敏感性和血清一氧化氮水平，抑制大鼠鼻腔嗜酸性粒细胞渗出，但对单核细胞和嗜中性粒细胞渗出无明显影响。NBGS 抑制过敏性鼻炎，其作用可能与降低鼻黏膜的高反应性及嗜酸性粒细胞浸润有关。

4. 抗微生物作用　猪牙皂在试管内对大肠杆菌、伤寒副伤寒杆菌、宋内痢疾杆菌、变形杆菌、绿脓杆菌、霍乱弧菌等病菌均有抑制作用。近有报道，猪牙皂与皂荚各自的萃取物抑菌作用不完全一致，两种皂角对白色葡萄球菌、乙型链球菌均有抑制作用，但皂荚对链球菌有抑菌作用，猪牙皂对金黄色葡萄球菌、绿脓杆菌有抑菌作用。在试管内猪牙皂对堇色毛癣菌等皮肤致病性真菌有抑制作用。

5. 抗寄生虫作用　猪牙皂中所含皂苷成能使阴道滴虫胞浆膜变薄，胞浆爆出，致使虫体溃灭。此外，猪牙皂在体外有杀死丝虫幼虫的作用。

6. 祛痰作用　猪牙皂荚果中所含皂苷能刺激胃黏膜而反射性地促进呼吸道黏液分泌，产生祛痰作用。用直接测定猫呼吸道分泌量的方法证明，皂角煎剂 1g（生药）/kg 灌胃具有显著的祛痰作用，但强度不及桔梗。本品祛痰作用以给药后第 1 小时为最强，而在以后的 6 小时中，作用反而减弱。

7. 抗过敏作用　猪牙皂 70% 乙醇提取物灌胃给药，可明显抑制 compound 48/80 所致小鼠全身过敏性休克、大鼠被动皮肤过敏反应、组胺或 5 - 羟色胺所致大鼠皮肤毛细血管通透性升高，而细胞实验发现，其可抑制 compound 48/80 所致的大鼠腹腔肥大细胞脱颗粒和释放组胺。猪牙皂总皂苷灌胃给药，可明显减轻 2，4，6 - 三硝基氯苯所致小鼠迟发型耳郭肿胀，抑制刀豆素 A 引起的小鼠脾细胞的增殖和 IL - 2 产生，抑制脂多糖所致小鼠腹腔巨噬细胞产生 IL - 1β 和 NO。

8. 抗炎作用　猪牙皂 70% 乙醇提取物对角叉菜胶所致的大鼠足跖肿胀、巴豆油所致小鼠耳郭肿胀、醋酸所致小鼠腹腔毛细血管通透性升高等均具有显著的抑制作用，细胞实验证实，猪牙皂能抑制由 compound48/80 诱导肥大细胞释放组胺。猪牙皂总皂苷能明显缓解 II 型胶原所致的小鼠关节炎病情，推迟发病时间，降低发病率，减少关节部位的炎细胞浸润，改善病灶区滑膜异常增生以及骨质糜烂，同时降低血清中 II 型胶原抗体的水平，抑制 II 型胶原引起的小鼠耳郭迟发型超敏反应。

【临床应用】

1. 冠心病　由猪牙皂、白芷等药制成贴膏。每次 2 张，分别贴于心前区痛处及心俞穴，24 小时换药 1 次。结果治疗组与常规治疗对照组在心绞痛疗效、心电图疗效、降高血压疗效等方面，均有显著性差异，治疗组心绞痛缓解天数一般为 1～3 天。

2. 小儿支气管炎　以牙皂、冬虫夏草为主药制成膏药，贴于膻中穴，3 天一换，9 天为 1 疗程，使用 1～3 疗程，结果 202 例近期临床控制 183 例，总有效率达 90.6%。

3. 急性肠梗阻　猪牙皂 60g，捣开，放文火上烧烟，熏肛门约 10～15 分钟，即有肠鸣声。治疗 10 例，痊愈 9 例。

【毒副作用】　本品有小毒，毒性成分为皂苷，有溶血作用，家兔静注 40～47mg/kg 可致死亡。中毒后出现急性溶血性贫血，并可能影响中枢神经系统，多因呼吸中枢麻痹及红细胞溶解破坏，引起内窒息及肾功能障碍而死亡。

参 考 文 献

1. 高峥贞，等. 中国野生植物资源，2008，27（1）：1.
2. Tang W K，等. International Journal of Molecular Medicine，2007，19（6）：953.

桔　　梗

【别名】　苦梗，铃铛花，白药，梗草。

【来源】　为桔梗科植物桔梗 *Platycodon grandiflorum*（Jacq.）A. DC. 的干燥根。

【性味】　苦、辛，平。

【功能主治】　宣肺，利咽，祛痰，排脓。用于咳嗽痰多，胸闷不畅，咽痛音哑，肺痈吐脓。

【主要成分】　主要含有五环三萜的多糖苷，其他尚含有多聚糖、甾体及其糖苷、脂肪油、脂肪酸等。三萜皂苷是其主要的药理活性成分。桔梗皂苷的种类非常多，包括桔梗皂苷 A、B、C、D、D_2、D_3（PA、PB、PC、PD、PD_2、PD_3）和远志皂苷（Polygalacin）D、D_2 等。桔梗根中含有大量的桔梗聚糖和菊糖，已鉴定结构的多聚糖是 GF_2～GF_9。另含有 16 种以上的氨基酸，其中有 8 种必需氨基酸，包括 γ - 氨基丁酸。含油 0.92%，且不饱和化合物含量较高。脂肪中亚油酸、软脂酸的含量较大，此外，还含有亚麻酸和硬脂酸、油酸、棕榈酸等。另含有 17 种以上无机元素，包括 Cu、Zn、Ni、Mn、Cr、Sr、Fe 等 8 种必需微量元素，其中 Cu、Zn、Mn 含量均较高。桔梗中尚含有维生素。

【药理作用】

1. 对呼吸系统的作用

（1）祛痰作用：现代研究表明，黏蛋白是支气管的分泌物，也是衡量药物祛痰效果的指标之一。桔梗皂苷 D（PD）、桔梗皂苷 D_3（PD_3）在体内、外均能增加大鼠和仓鼠呼吸道黏蛋白的释放。在体外实验中，PD 和 PD_3 浓度为 200mg/L 时，SD 大鼠气管上皮细胞（RTSE 细胞）黏蛋白的分泌分别增加 252.7%、370.2%，而阳性药黏蛋白促分泌素 ATP 则增加 243%；对金黄仓鼠气管上皮细胞（HTSE 细胞）实验的结果与 RTSE 类似，并呈剂量相关。在体内实验中，20mg/L PD_3 对大鼠黏蛋白释放的增加作用比浓度均为 200mg/L 的 ATP 和氨溴索的作用更强。实验表明，PD_3 的毒性较低。

（2）镇咳作用：桔梗煎剂 200%，小鼠氨气法实验，有止咳的效果。用桔梗水提取物 750mg/kg 腹腔注射，机械性刺激豚鼠气管黏膜，能使镇咳效果达到 60%，同样方法用粗制桔梗皂苷注射，而镇咳的

ED_{50} 为 6.4mg/kg，其数值分别相当于 LD_{50} 的 5/9 和 1/4。镇咳作用不太强。有人测算了紫花桔梗皂苷与白花桔梗皂苷给予小鼠 45 分钟后的镇咳 ED_{50} 值。结果表明，两者均有显著的镇咳作用。另有人研究野生桔梗与栽培桔梗对小鼠的止咳作用，证明野生桔梗和栽培品均有止咳作用，并且两者之间无显著性差异。

（3）平喘作用：桔梗单用无明显平喘作用，但配伍成复方则有明显平喘作用，以本品配礞石、杏仁等药组成的化痰丸对组织胺、乙酰胆碱、氯化钡引起的离体气管平滑肌收缩有明显的抑制作用。由桔梗等 14 味药组成的咳喘鼻闻安亦有显著的止咳平喘作用。鱼腥桔梗合剂对乙酰胆碱、组织胺混合液喷雾造成的豚鼠哮喘具有较明显的对抗作用（$P < 0.05$）。

2. 免疫调节作用

（1）对非特异性免疫应答的影响：桔梗水提物可显著刺激小鼠腹腔巨噬细胞增生，抑制细胞增殖，剂量依赖性地促进一氧化氮（NO）、肿瘤坏死因子 – α（TNF – α）的产生，同时对白介素（IL）– 1β 和 IL – 6 也有升高作用。逆转录多聚酶链反应（RT – PCR）证明，NO 和 TNF – α 产生的增加分别与 iNOsmRNA 及 TNF – AmRNA 的升高有关。瞬时表达分析表明，其作用机制可能是通过 NF – JB 的反式激活，上调 iNOs 和 TNF – α 的表达来实现。PD、PD₃ 可抑制 RAW_{264.7} 细胞株释放 NO，升高该细胞株中 TNF – α 的分泌和 TNF – αmRNA 的表达。与之相反，桔梗多糖能诱导鼠巨噬细胞株 RAW_{264.7} 中 NO 的产生和 iNOsmRNA 表达，通过 TLR4/NF – κB 信号通路产生作用，其具体的分子机制与其活化有丝分裂原活化蛋白激酶（CMAPKs）和激活蛋白 – 1（AP – 1）有关。桔梗多糖也可诱导 TNF – α 的释放。

（2）对特异性免疫应答的影响：桔梗多糖有免疫增强作用，能显著提高多克隆抗体 IgM 的产生和 B 细胞的增殖，用胸腺依赖性抗原绵羊红细胞（sRBCs）免疫后，小鼠腹腔给予桔梗多糖能提高 B 细胞中 IgM 抗体的产生。然而，桔梗多糖并不影响 T 细胞的增殖、Th₁ 细胞的 IL – 2 表达或 Th₂ 细胞的 IL – 4 表达。

3. 抗炎作用　桔梗粗皂苷有抗炎作用，大鼠灌服桔梗粗皂苷对角叉菜胶性脚肿、棉球肉芽肿及醋酸性肿胀均有显著的抗炎效果。还可抑制大鼠佐剂性关节炎，降低过敏反应小鼠的毛细血管通透性。现代研究表明，桔梗皂苷对各种炎症模型均有较强的抗炎作用，这主要与其抑制前列腺素 E_2（PGE_2）通路、NO 分泌有关。桔梗皂苷 D 浓度为 10mmol/L 和 30mmol/L 时，能抑制大鼠促癌物 12 – O – 十四烷酰佛波醇 – 13 – 乙酯（TPA）诱导的腹腔巨噬细胞产生。桔梗水提物对脂多糖（LPS）诱导的人肺腺癌细胞（A_{549}）中 NF – κBρ65 转位有抑制作用，也能降低 NF – κB 抑制因子 I – κBα 的表达。同时，A_{549} 中 TNF – α、iNOS、环氧合酶 2（COX – 2）的基因表达也受到抑制。因此，桔梗对急性肺炎的治疗作用可能是通过调节 NF – κB 活性和炎症相关基因的表达实现的。

4. 对消化系统的作用

（1）*抑制胃酸分泌及抗溃疡作用*：桔梗粗皂苷有抑制胃液分泌和抗消化性溃疡的作用。对结扎幽门的大鼠，十二指肠给予桔梗皂苷，可使胃液分泌减少，胃蛋白酶的活性部分受到抑制。其对实验性溃疡的抑制作用与阿托品的效果相似。剂量加大后，可完全抑制胃液分泌及溃疡的发生。大鼠连续服用桔梗粗皂苷也可减少醋酸性溃疡的发生。桔梗的甲醇冷浸物，也有抗溃疡作用。

（2）*保肝作用*：桔梗对多种药物性肝损伤模型都有治疗作用。桔梗水提能抑制四氯化碳诱导的肝毒性，其机制可能与阻断肝药酶对四氯化碳的生物激活以及清除氧自由基有关；而其减轻四氯化碳诱导的肝纤维化进程主要作用机制为抑制肝部炎症和激活肝星状细胞；同时，其皂苷提取物对过氧化叔丁醇造成的肝毒性有保护作用，这与其清除氧自由基和保护细胞免受氧化应激反应有关。另外，桔梗水提物能保护对乙酰氨基酚引起的肝损伤，这与其阻断肝药酶对对乙酰氨基酚的生物激活密切相关。

（3）*促进腺体分泌作用*：大鼠灌胃桔梗皂苷 D10 ~ 100mg/kg，可刺激胰外分泌腺的分泌，其机理是桔梗皂苷 D 促进了十二指肠内胃肠激素，尤其是胆囊收缩素（CCK）的分泌。

5. 对循环系统的作用

（1）*对血脂的影响*：桔梗皂苷能增加胆酸分泌，降低大鼠肝脏中的胆固醇含量，增加类固醇的排出。高脂血症大鼠食用含 5% 和 10% 桔梗粉的饲料 3 周，能显著降低血清和肝脏脂肪浓度，尤其是 5% 的配比，与模型组比较，可显著降低血清和肝脏中总胆固醇和甘油三酯的浓度，每天给予桔梗可降低低密度脂蛋白

（LDL）和升高高密度脂蛋白（HDL）的浓度。另外，桔梗组的动脉硬化指标也较模型组低。

（2）抗肥胖作用：通过桔梗皂苷类成分抑制胰脂肪酶活性，从而抑制对食物脂肪的吸收。研究表明，桔梗总皂苷可使胰脂肪酶的活性抑制在 41.7% 水平上；PD、PA、PC 可使其活性抑制分别在 34.8%、3.3%、5.2% 水平上。而桔梗多糖（PG）对胰脂肪酶活性无抑制作用，也不能抑制高脂肪饲料引起的小鼠肥胖和脂肪肝。

（3）降压作用：桔梗粗皂苷有降低血压、减慢心率、抑制呼吸作用，其降压作用不能被阿托品及 α、β 阻断剂所拮抗。

6. 对中枢神经系统的作用　桔梗皂苷 D 腹腔内、脑室内和鞘内注射对小鼠甩尾、扭体和福尔马林实验有剂量依赖性的抗伤害性感受作用，这种效应与脊髓上的 γ - GABA、N - 甲基 - D - 天冬氨酸（NMDA）和 non - NMDA 受体有关。桔梗皂苷 D 作用于神经中枢，与去甲肾上腺素和 5 - 羟色胺下行通路有关，而与阿片通路无关。

7. 镇静、镇痛、解热作用　桔梗粗皂苷给动物口饲，有较强的解热和镇痛作用。对伤寒菌苗致热小鼠，以 50~100mg/kg 灌胃，能减少小鼠自发活动，有明显的解热作用，且可维持 3~4 小时。对小鼠压尾法及乙酸腹腔注射引起的扭体反应均有抑制效果，能提高动物的痛阈值，其作用强度和镇痛效应相当于阿司匹林和氨基比林，且能延长环己巴比妥钠的睡眠时间。通过小鼠的爬梯、穿穴、转棒和斜面运动实验证明，桔梗皂苷粗制品具有镇静、镇痛等中枢抑制作用。

8. 降血糖作用　桔梗水或醇提取物给家兔灌服 200mg/kg 可使血糖下降。对四氧嘧啶引起的糖尿病家兔降血糖作用更明显，降低的肝糖原在用药后亦可恢复，并能抑制食物性血糖上升。水提取物的降血糖曲线与服甲磺丁脲 25~50mg/kg 相似。醇提取物较水提取物的作用强。现代研究表明，食用桔梗可明显降低肥胖非胰岛素依赖型糖尿病肥胖大鼠（Zucker 大鼠）血浆胆固醇和空腹血浆胰岛素水平；同时，在口服葡萄糖耐量试验中可降低餐后血糖。虽无统计学差异，但与空白 Zucker 大鼠比较，每日给予桔梗的 Zucker 大鼠葡萄糖转运蛋白 4 的蛋白水平有上升的趋势。因此，桔梗有望用于预防和改善由某些疾病引起高胰岛素状态所致的代谢紊乱。

9. 抗癌、抗氧化作用　桔梗石油醚部分对人类癌细胞（HT - 29、HRT - 18 和 HepG$_2$）具有显著的细胞毒性，可能与提取物中具有强烈紫外吸收的聚乙炔类化合物有关。桔梗的石油醚提取物在硫氰酸铁（FTC）和硫代巴比妥酸（TBA）试验中显示出显著的抗氧化作用，可能与提取物中的酚类化合物有关。现代研究显示，桔梗石油醚部分具有抑制脂质过氧化，清除强氧化剂 1 - 二苯基 - 2 - 苦肼基自由基（DPPH）、超氧化物和 NO 自由基的抗氧化作用，而后者的作用强度与二丁基羟基甲苯（BHT）和丁基羟基甲氧苯（BHA）相当。

10. 抗菌作用　桔梗水浸液和煎剂用试管稀释法，1∶10 浓度在体外对絮状表皮癣菌有抑制作用。以煎剂 4.50% 平板小沟法，对金黄色葡萄球菌、伤寒杆菌、福氏痢疾杆菌、绿脓杆菌及大肠杆菌均有抑制作用。

11. 溶血作用　桔梗皂苷有局部刺激和相当强的溶血作用，溶血指数为 887。故只能口服，不能作注射剂用，口服使皂苷在消化道中水解破坏而无溶血作用。但大剂量口服时，皂苷刺激胃黏膜，可引起恶心、呕吐。

12. 其他作用　桔梗粗皂苷对双侧颈静脉结扎造成充血性水肿的大鼠，有抗水肿和利尿作用。桔梗提取物尚有抗过敏作用。另外，桔梗和当归等配合，不仅对面部色素斑有较好疗效，而且可单独用于皮肤的增白。研究证明，桔梗总皂苷和桔梗皂苷 D 抑制酪氨酸酶活性的作用较强。

【临床应用】

1. 外感咳嗽　桔梗、薄荷、甘草、生姜各 6g，杏仁、荆芥、牛蒡子各 9g，水煎服。对咳嗽痰多者，可配枇杷叶、杏仁、甘草等。常用于外感咳嗽的方剂有银翘散、杏苏散、止咳散等。制剂复方桔梗片 0.5 克/片，每次服 1~3 片，每日 3 次，饭后服，治疗咳嗽也有较好效果。

2. 咽喉肿痛（扁桃体炎、咽喉炎）　桔梗 6g，薄荷、牛蒡子各 9g，生甘草 6g，水煎服。或桔梗、玄参、麦冬、山豆根各9g，甘草6g，水煎服，或单用桔梗煎服，治疗咽痛音哑有显著效果。

3. 肺脓肿　桔梗、贝母各9g，巴豆霜3g。共研末，每次1~1.5g，温开水吞服。如服药后引起腹泻不止，可吃冷粥或饮冷水一杯即止。也可配鱼腥草，方为鱼腥草桔梗汤；配薏苡仁、瓜蒌仁，方为桔梗汤。上方尚可治疗大叶性肺炎。

4. 猩红热　以10%桔梗煎剂内服，对猩红热有退热、消除咽喉炎和咽峡炎的治疗效果。配合口含橄榄，更能促进咽部炎症消退。

5. 口疮　以桔梗为主，配伍鸡内金、乳香、没药，加冰片少许，研粉涂于患处，每日2~3次，一般2~3日可愈。

【毒副作用】　桔梗皂苷粗品有较强的溶血作用。大剂量口服时，因皂苷刺激黏膜，可反射性兴奋呕吐中枢引起恶心呕吐。以1%的桔梗皂苷生理盐水溶液给小鼠足趾皮下注射，可引起坏疽。本品给小鼠灌服 LD_{50} 为13.41g/kg；腹腔注射 LD_{50} 为1.07g/kg。给小鼠皮下注射，最小致死量为770mg/kg。桔梗高剂量组能诱导 TK 基因突变率超过对照2倍以上，达到6倍多，加代谢活化系统与不加代谢活化系统结果相近，均为阳性，小鼠淋巴瘤细胞 TK 基因突变试验所检测突变谱较宽；从点突变到染色体畸变，通常大集落与小范围突变有关，小集落与染色体水平大范围突变有关，小集落比例升高，提示桔梗可能有大范围突变作用。

参 考 文 献

1. 梁仲远，等. 中国药房，2011，22（35）：3291.
2. 于维颖，等. 中医药学报，2012，40（3）38.
3. 孙荏苒，等. 中药药理与临床，2010，26（4）：27.
4. 贾林，等. 食品与机械，2012，28（3）：112.
5. 吴敬涛，等. 济南大学学报，2010，24（1）：68.
6. 辛丹丹，等. 内蒙古师范大学学报，2012，11（41）：649.
7. 陈美娟，等. 中药药理与临床，2010，26（1）：52.
8. 吴葆华，等. 中国药学杂志，2013，48（3）：354.
9. 陆文总，等. 西北药学杂志，2013，28（1）：43.
10. 郭丽，等. 中国中药杂志，2007，32（3）：181.

川 贝 母

【别名】　川贝，贝母，炉贝，青贝，松贝。

【来源】　为百合科植物川贝母 *Fritillaria cirrhosa* D. Don、暗紫贝母 *Fritillaria unibracteata* Hsiao et K. C. Hsia、甘肃贝母 *Fritillaria przewalskii* Maxim.、梭砂贝母 *Fritillaria delavayi* Franch.、太白贝母 *Fritillaria taipaiensis* P. Y. Li 或瓦布贝母 *Fritillaria unibracteata* Hsiso et K. C. Hsia var. *wabuensis*（S. Y. Tang et S. C. Yue）Z. D. Liu, S. Wang et S. C. Chen 的干燥鳞茎。

【性味】　苦、甘，微寒。

【功能主治】　清热润肺，化痰止咳。用于肺热燥咳，干咳少痰，阴虚劳嗽，痰中带血，瘰疬，乳痈，肺痈。

【主要成分】　主含生物碱：主要成分为异甾体类生物碱。包括川贝碱（Fritimine）、西贝素（Sipeimine）、青贝碱（Chinpeimine）、白炉贝素（Beilupeimine）、炉贝碱（Fritiminine）、松贝碱（Sonpeimine）、岷贝碱（Minpeimine）、新贝甲素（Singpeinine A）、代拉文（Delavine）、贝母辛（Peimissine）、华贝辛（Siechuansine）和华贝亭（Siechuantine）。还含琼贝酮（Chuanbeinone）、代拉文酮（Delafrinone）、代拉夫

林（Delafrine）、西贝素－β－氮氧化物（Imperialine－β－N－oxide）等。含无机元素 Ca、Mg、K、Fe、Co、Ni、Mn、Ba、Ti、Al、Zn、Cr、Sr 等。尚含川贝母皂苷。

【药理作用】

1. 对呼吸系统的作用

（1）祛痰作用：对 11 种商品川贝母的乙醇提取物部分、总生物碱部分和总皂苷部分祛痰药理作用进行筛选，显示总皂苷部分具有明显的祛痰作用。另一项研究表明，以家种及野生川贝流浸膏、川贝母生物碱、川贝母皂苷－Ⅰ至Ⅳ号给小鼠灌胃，均有不同程度的祛痰效果，尤以生物碱及皂苷Ⅲ的作用较明显。有人采用大鼠毛细管法比较了皖贝、川贝、浙贝的祛痰作用，结果三者均有非常明显的祛痰作用，但作用强度浙贝＞皖贝＞川贝。

（2）镇咳作用：研究表明，给小鼠口服贝母总生物碱及非生物碱部分均有镇咳作用。现代研究表明，对 11 种商品川贝母的乙醇提取物部分、总生物碱部分和总皂苷部分镇咳作用进行筛选，显示贝母总碱部分具有显著的镇咳作用。另一项研究是以豚鼠枸橼酸引咳法，表明贝酮碱 3mg/kg 时同样具有镇咳作用，1小时起效，作用持续时间超过 4 小时，镇咳强度超过可待因，用量仅为可待因的 1/10。皖贝与川贝镇咳强度相近且明显优于浙贝。

（3）平喘作用：对引种栽培瓦布贝母、浓密贝母以及商品"松贝"的代表种——长腺贝母的醇提物对过敏性哮喘豚鼠呼吸动力学影响的研究显示，与模型组比较，栽培瓦布贝母醇提物 40mg/kg 剂量组能抑制抗原攻击引起的致敏豚鼠肺动态顺应性（Cdyn）的降低，3 种贝母醇提物各 10、20、40mg/kg 剂量组均能较明显抑制致敏豚鼠抗原攻击后气道阻力（RL）的增高，但是对抗原攻击所致呼吸频率的变化无明显影响，提示 3 种贝母可以缓解反复接触过敏原所引起的过敏性哮喘症状，发挥平喘的作用，栽培品种与野生品种平喘作用并无差异。

（4）对气管平滑肌作用：一项针对湖北贝母（湖贝）、川贝、浙贝醇提物松弛豚鼠离体气管平滑肌作用的研究表明：湖贝和川贝有明显松弛作用，与阿托品比较无显著性差异（$P > 0.05$），而浙贝松弛作用较差，与阿托品比较有显著性差异（$P < 0.05$）。

2. 对循环系统的作用　给猫静注川贝碱 4.2mg/kg 可产生持久性血压下降并伴有短暂的呼吸抑制。西川贝碱对麻醉犬亦有降压作用，主要是由于外周血管扩张，对心电图无明显影响。贝母碱及贝母碱宁极少量时可使血压上升。大量生物碱可致周围血管扩张，血压下降。

3. 对消化系统的作用　湖贝醇提物对乙酰胆碱所致豚鼠离体回肠收缩有明显松弛作用，其作用比川贝、浙贝略强，湖贝和鄂贝总碱也具有此作用，川贝的主要成分西贝素亦有此作用。西贝素对离体豚鼠回肠、兔十二指肠、大鼠子宫及在体犬小肠均有明显的松弛作用，这种作用不被新斯的明和氯化钡所对抗，其解痉作用类似罂粟碱。川贝散治疗婴幼儿消化不良效果甚佳，其止泻作用胜于止咳作用，川贝散能止泻，证明贝母不仅能松弛动物肠道平滑肌，解除痉挛，减慢胃肠蠕动，对人的肠道也有同样的作用。

4. 对中枢神经系统的作用

（1）抑制作用：大量川贝碱能麻痹动物的中枢神经系统，抑制呼吸运动。

（2）抗乙酰胆碱活性：西贝素有抗乙酰胆碱活性，通过研究西贝素及其衍生物的抗乙酰胆碱的构效关系，发现西贝素的丙酰化物具有比西贝素更强的抗乙酰胆碱活性；同时还考察了 5 种帝旺贝母中生物碱单体的抗乙酰胆碱活性，结果表明，其中的 Ebeinone 在 1μg/mL 时有抗乙酰胆碱活性，而其他化合物则无活性。

（3）其他作用：①对小鼠自主活动的作用：实验表明，Peimine 和 Peiminine 能显著减少小鼠自发活动。②对乙酸所致疼痛的影响：实验表明，Peimine、Peiminine、鄂贝总碱、紫花鄂贝总碱均具有明显镇痛作用。③对戊巴比妥睡眠时间的协同作用：实验表明，Peimine、Peiminine、鄂贝总碱、紫花鄂贝总碱均能延长戊巴比妥所致的睡眠时间。④对小鼠耐常压缺氧的影响：湖贝、川贝、鄂贝醇提物均能明显提高小鼠耐受常压缺氧的能力，从而降低组织对氧的需要，这对哮喘患者是有利的。

5. 其他作用　贝母碱也能使豚鼠离体子宫张力增加，抑制离体兔肠，并可扩大瞳孔。兔以川贝碱静注 7.5mg/kg，可使血糖升高并维持 2 小时以上。川贝水浸剂（1∶25）在试管内还对星形奴卡菌有抑制作用；川贝醇提物浓度达 2mg 时对金黄色葡萄球菌和大肠埃希菌都有明显抑菌作用。

【临床应用】

1. 急慢性支气管炎及上呼吸道感染所致咳嗽 用川贝片（每片 0.5g）每次 4 片，每日 3 次，连服 1～5 日。共治疗 67 例，其中 31 例用野生川贝母片，36 例用家种川贝母片，均有止咳祛痰作用，特别是对上呼吸道感染经控制后仍咳嗽且吐痰不利者疗效较好。

2. 肺结核咳嗽 表现有虚劳烦热或咳嗽痰多，或痰中带血、胸脘满闷、食欲减退者，用川贝有化痰解郁作用。现多用于肺结核，可根据病证具体加减应用。

3. 其他 用川贝配连翘、栀子、银花等可治咽喉肿痛；也有用蛇胆川贝末治疗百日咳，以川贝母治子宫颈癌及十二指肠溃疡的治验报道。

【毒副作用】 川贝母碱小鼠静注的 MLD 为 40mg/kg，兔为 12～15mg/kg。

参 考 文 献

1. 颜晓燕，等. 中国药房，2011，22（31）：2963.
2. 赵高琼，等. 中药与临床，2012，3（6）：59.
3. 颜晓燕，等. 中国中药杂志，2009，34（20）：2655.

浙 贝 母

【别名】 浙贝，大贝，象贝，元宝贝。

【来源】 为百合科植物浙贝母 *Fritillaria thunbergii* Miq. 的干燥鳞茎。

【性味】 苦，寒。

【功能主治】 清热化痰止咳，解毒散结消痈。用于风热咳嗽，痰火咳嗽，肺痈，乳痈，瘰疬，疮毒。

【主要成分】 从浙贝母中共分得 10 来种生物碱，包括贝母甲素（Peimine）、贝母乙素（Peiminine）、贝母辛（Peimissine）、Isopeiminine、贝母甲素、乙素的氮氧化物、浙贝宁（Zhebinine）、浙贝素（Zhebeiresinol）、丁香脂素（Syringaresinol）、2,5 - 二甲基苯酯（2,5 - Dimethoxy - 1,4 - benzoqnimone）以及有 $\Delta^{5(6)}$ 结构的西藜芦碱类生物碱，3 种茄碱类生物碱等。尚含胆碱、脂肪酸、β - 谷甾醇及大量淀粉。

【药理作用】

1. 对呼吸系统的作用

（1）祛痰作用：以小鼠酚红法观察到浙贝母有祛痰作用，且效力亦略强于川贝母。对 11 种商品贝母的乙醇提取物部分、总生物碱部分和总皂苷部分祛痰药理作用进行筛选，显示总皂苷部分具有明显的祛痰作用。有研究采用大鼠毛细管法比较了皖贝、川贝、浙贝的祛痰作用，结果三者均有非常明显的祛痰作用，但作用强度浙贝 > 皖贝 > 川贝。

（2）镇咳作用：以氨水致咳法、豚鼠机械刺激致咳法、电刺激猫喉头神经致咳法进行研究，表明贝母生物碱具有镇咳作用。浙贝母碱和去氢浙贝母碱 4mg/kg 皮下注射或灌胃给药，对氢氧化铵引咳小鼠、机械刺激致咳豚鼠和电刺激喉上神经致咳猫均有镇咳作用；4mg/kg 皮下注射对二氧化硫致咳豚鼠无明显镇咳作用。浙贝母碱 3mg/kg 腹腔注射对二氧化硫致咳小鼠有镇咳作用。浙贝母水煎剂 0.8g（生药）/kg 和 1.25g（生药）/kg 对碘溶液注入猫肋膜腔内所致咳嗽无镇咳作用。

（3）对气管平滑肌作用：浙贝母碱能松弛支气管平滑肌，有一定平喘作用。贝母甲素和贝母乙素对支气管平滑肌有明显的松弛作用，贝母甲素的作用类似阿托品，贝母乙素能直接兴奋支气管平滑肌。给猫和家兔离体肺灌流低浓度浙贝母碱，能使支气管平滑肌松弛，但高浓度时则使之收缩。一项研究湖北贝母（湖贝）、川贝、浙贝醇提物松弛豚鼠离体气管平滑肌的作用结果表明：湖贝和川贝有明显松弛作用，与阿托品比较无显著性差异（$P > 0.05$），而浙贝松弛作用较差，与阿托品比较有显著性差异（$P < 0.05$）。

2. 对循环系统的作用　浙贝母生物碱对离体兔心、蛙心有抑制作用。浙贝母甲、乙素以 1∶5000 ～ 1∶1000浓度对蛙心灌流，可使心率减慢并产生房室完全阻断。给麻醉猫静注 10mg/kg，有降低血压的作用。贝母碱苷比浙贝母碱具有较强的降压作用。开胸犬冠状动脉注射2mg 能增加冠脉流量。给家兔静注 5mg/kg，呈现中等程度血压升高。

贝母水溶性成分中分离出的腺苷和胸苷，对血小板活化因子（PAF）诱导的血小板聚集有抑制作用，腺苷为抑制聚集的主要成分。浙贝有降低全血黏度、明显抑制红细胞聚集和提高红细胞变形能力等作用。在高切变率时，浙贝有轻度增加全血黏度的作用。有实验研究了 4 种贝母生物碱（FH_1、FH_2、FH_3、FH_4）对离体豚鼠及大鼠心肌、兔胸主动脉条和蟾蜍坐骨神经干生理效应的影响。结果：在左心房，FH_1、FH_4 剂量依赖性地增强心肌收缩力，在右心房则减慢心率。FH_2 正性肌力作用微弱，FH_3 却表现为负性肌力作用。在离体血管上，FH_1、FH_2、FH_3、FH_4 均可明显对抗甲氧胺引起的血管收缩作用。有研究表明，浙贝母中所含的 4 种脂肪酸均有抑制血管紧张素转化酶的作用。

3. 对消化系统的作用　去氢浙贝母碱（乙素）能短暂抑制犬的唾液分泌，浙贝对乙酰胆碱（ACh）所致豚鼠离体回肠收缩有明显松弛作用，其作用比湖贝乙醇提物略弱。浙贝母碱可使家兔离体小肠收缩加强。

4. 对中枢神经系统的作用　实验表明，Peimine 和 Peiminine 能显著减少小鼠自发活动。将浙贝母甲素或浙贝母乙素给小鼠皮下注射，能抑制小鼠的自主活动。在扭体实验中，给小鼠皮下注射，可提高痛阈值。用本品给动物灌服，Peimine、Peiminine 和总碱均能延长戊巴比妥钠引起的睡眠时间。

5. 抗肿瘤作用　通过 2 种肿瘤病理模型考察了鄂贝总碱、Peiminine、Peimine 等对小鼠的抗肿瘤活性，提示鄂贝总碱在 10mg/kg×8d 时具显著抗肿瘤活性，活性与氟尿嘧啶（FU）相当；生物碱单体亦都具有抗肿瘤活性，其中 Peiminine、Peimine 在 10mg/kg×8d 时也具有与 FU 相当的抗肿瘤活性，毒性较大。

6. 抗菌作用　贝母的主要成分 Peimine、Peiminine 有一定的抗菌活性，但作用不强。现代研究表明，浙贝有效成分贝母甲素的盐酸盐在一定浓度下，对耐药金黄色葡萄球菌具有较强的逆转作用，主要通过抑制细菌细胞膜上的主动外排泵来发挥作用。

7. 对子宫兴奋作用　低浓度的浙贝母碱可使家兔离体子宫收缩加强，张力增加，甚至致痉。已孕子宫比未孕子宫敏感。用阿托品阻断乙酰胆碱对子宫收缩后，浙贝母碱仍有兴奋子宫的作用。但在双苄胺的基础上，再应用浙贝母碱不出现子宫兴奋作用，故认为此作用与兴奋肾上腺素受体有关。

8. 扩瞳作用　浙贝母甲、乙素均有扩瞳效应。用1%盐酸去氢浙贝碱液滴眼，可使猫、鸽、兔和犬的瞳孔散大，对光反射消失。对猫、狗的扩瞳作用短而弱；对家兔、鸽子均较阿托品或后马托品作用强而持久。

9. 其他作用　浙贝母碱在体外具有逆转白血病细胞多药耐药活性，其作用机制可能与增加耐药细胞内抗癌药物浓度，抑制耐药细胞 P–gp 蛋白表达有关。给兔静注 5mg/kg，可出现中度的血糖升高。狗静注 0.6～3mg/kg 可使涎液分泌明显抑制，但作用短暂，5 分钟后即恢复。

【临床应用】

1. 百日咳　①黑皮三叶青30g，百部、浙贝母各35g。共研细末，分 10 包，每日 2 次，每次 1 包，温开水冲服，10 包服完为 1 疗程。治疗46 例，痊愈40 例，有效 3 例，无效 3 例，总有效率为93.5%。②取浙贝母粉 2.5g 置入鸡蛋中，炖熟服用。每日 1 次，连服数天。治疗58 例，有效率86.2%。

2. 前列腺肥大　浙贝母、苦参、党参各25g，水煎分 2 次服，每日 1 剂。治疗27 例，痊愈11 例，有效13 例，无效 3 例，总有效率为88.9%。

3. 咳嗽　复方枇杷止咳液：枇杷叶 400g，浙贝母 150g，川贝母 100g，三蛇胆汁 10g，杏仁水 30mL，非那根 1g，单糖浆 650mL，加蒸馏水制成 1000mL。每日 3 次，每次 10～20mL。治疗 500 余例，有平喘、镇咳、祛痰疗效，总有效率为88%。

【毒副作用】　浙贝母甲和乙素静脉注射，对家兔最小致死量为 10～12mg/kg，对猫为 8～10mg/kg。中毒表现为呼吸抑制，瞳孔散大，震颤，惊厥，便溺。致死原因为呼吸衰竭，亦可能与形成变性血红蛋白有关。浙贝母甲素、浙贝碱苷对小鼠静脉注射的 LD_{50} 分别为 7mg/kg、73mg/kg。

参 考 文 献

1. 曹跃芬, 等. 浙江理工大学学报, 2012, 29 (1): 129.
2. 薛燕, 等. 中国中药杂志, 2007, 32 (16): 1628.

胆 南 星

【别名】　胆星, 陈胆南。

【来源】　为制天南星的细粉与牛、羊或猪胆汁经加工而成, 或为生天南星细粉与牛、羊或猪胆汁经发酵加工而成。

【性味】　苦、微辛, 凉。

【功能主治】　清热化痰, 息风定惊。用于痰热咳嗽, 咯痰黄稠, 中风痰迷, 癫狂惊痫。

【主要成分】　除含天南星的成分外, 还含总胆酸、胆红素等。天南星含有三萜皂苷、安息香酸 (Benzo acid)、淀粉、D - 甘露醇等。另外, 还含有氨基酸、β - 谷甾醇和钙、磷、铝、锌等21种无机元素。

【药理作用】

1. 抗惊厥作用　胆南星浸剂能对抗戊四氮的致惊厥作用, 可用于治疗癫痫小发作。

2. 祛痰作用　胆南星有较明显的祛痰作用, 这可能是由于其所含皂苷刺激胃黏膜而反射性引起气管和支气管分泌增多。

3. 镇静作用　浸剂给家兔和大鼠腹腔注射后, 可使自发活动减少, 翻正反射迟钝, 并显著延长戊巴比妥钠的睡眠时间。

4. 抑制胃癌细胞的增殖　在裸鼠 MKN - 45 胃腺癌模型体内实验中, 消痰散结方 (半夏、胆南星等组成) 组抑瘤率大于30%, 其瘤重明显低于空白对照组 ($P < 0.05$); 与化疗组比较, 无统计学差异 ($P > 0.05$)。进一步研究表明, 消痰散结方抑制胃癌细胞增殖的机理可能是抑制 CDK_4 的表达而影响了细胞周期的完成。

【临床应用】

1. 小儿痰迷不醒, 口流涎沫, 手足拘挛　胆南星45g, 犀角、羚羊角各30g, 生龙齿20g, 白芥子15g, 辰砂3g, 陈米汤为丸, 金箔为衣。临用以一丸擦胸背并敷脐。

2. 痰涎喘急症　胆南星、天竺黄各9g, 雄黄、朱砂各1.5g, 牛黄、麝香各1g, 共研末, 以甘草水为丸, 如梧桐子大, 每服2丸, 淡姜汤稍凉送服。

参 考 文 献

1. 黎量, 等. 中药与临床, 2015, 6 (3): 7.
2. 杨伟鹏, 等. 中国实验方剂学杂志, 2009, 15 (12): 33.
3. 赫炎, 等. 中国中药杂志, 2007, 32 (16): 1634.

前 胡

【别名】　鸡脚前胡, 山独活, 野当归, 鸭脚板。

【来源】　为伞形科植物白花前胡 *Peucedanum praeruptorum* Dunn 或紫花前胡 *Peucedanum decursivum* Maxim. 的干燥根。

【性味】　苦、辛, 微寒。

【功能主治】　散风清热，降气化痰。用于风热咳嗽痰多，痰热喘满，咳痰黄稠。

【主要成分】　香豆素类化合物是前胡的主要代表成分和主要生理活性成分，此外还含有挥发油、色原酮、黄酮、聚炔、木脂素、简单苯丙素衍生物等。香豆素类有：前胡甲素（Praeruptorin A），前胡乙素（Praeruptorin B），前胡丙素（Praeruptorin C，Pra－C），前胡 E 素（Praeruptorin E），Peucedauocoumarin Ⅰ，Peucedanocoumarin Ⅱ，Peucedauocoumarin Ⅲ，Pteiyxin，praeroxide T，Ammijin，Isorutarin，Rutarin，Apterin，Skiermin，SoopoLia，Apiosylshimmin，Nodakimin 等。其中有新的香豆素化合物 14 种。最近从白花前胡根里又发现了一种新的香豆素化合物 3′（R）－Isobutyryloxy－4′（R）aeetoxy－3′4′－Dihydroseselin。

【药理作用】

1. 对心、脑血管的作用

（1）抗心脑缺血、抗心衰：前胡甲素作为一种钙阻滞剂和钾通道开放剂，具有心肌保护作用。在大鼠急性缺血再灌注（MIR）同时静脉注射前胡甲素能抑制血清 IL－6 水平，降低心肌凋亡刺激蛋白 Fas 提高 Bcl－2/Bax 的比率，强度与硝苯地平接近。对 MIR 大鼠心肌超微结构的影响进行观察，静脉注射白花前胡及前胡甲素的 MIR 大鼠心肌纤维排列较整齐，线粒体丰富，虽见轻度肿胀，但包膜完整，形态规则，染色质较均匀，也提示其对心肌细胞有保护作用。此外，白花前胡及前胡甲素能明显提高 MIR 大鼠与急性心肌梗死猫血清中 SOD 活性，减少 LPO，降低 LDH、AST、CK 及同工酶（CK－MB）的水平；白花前胡作用强于前胡甲素。研究显示，白花前胡与前胡甲素十二指肠给药能抗麻醉开胸猫急性心肌梗死的作用，表现为增加冠脉流量，降低左室舒张末压、心率、心肌耗氧量等。灌服白花前胡提取物还能降低心衰大鼠的心脏系数、血压及血清 IL－6 水平，与剂量呈相关性。研究观察到白花前胡提取物能有效改善该模型大鼠的心室重构过程中左心室壁肥厚，上调 Bcl－2/Bax 表达，改善其失衡状态。前胡丙素（Pra－C）对高血压伴左心室肥厚所致左室顺应性损害有改善作用，可使左室舒张末期压（LVEDP）下降，心脏收缩功能改善，心脏供血增加等。在预防与逆转左室肥厚的同时，降低左室胶原含量，改善左室 Na$^+$、K$^+$－ATP 酶、Ca^{2+}－ATP 酶的活性，有利于防止高血压心肌重构及其并发症。采用线断法阻断大鼠大脑中动脉，造成脑梗死模型后，给予白花前胡水醇提取物后，可明显降低模型大鼠血清中的 IL－6、IL－8 水平。研究发现，白花前胡提取物能明显抑制上述模型大鼠脑织中 Caspase－3 蛋白表达。

（2）扩张血管、降低血压：以离体兔心灌流、在体麻醉猫心插管和放射性同位素^{86}铷测定心肌营养血流量等实验证明，白花前胡的水醇提取物能降低冠状动脉阻力，增加冠状窦血流量，减少心肌耗氧量，降低心肌收缩力，并有降压作用。白花前胡丙素、E 素均能抑制高钾所引起的动脉收缩。直接测定麻醉狗冠脉左旋支、椎动脉、股动脉阻力，静注白花前胡丙素和 E 素，都能使血管阻力降低，伞形花内酯也有降压作用。研究还发现，前胡甲、乙、丙及 E 素均具有扩血管作用，以前胡丙素（Pra－C）作用最强。灌服一次 Pra－C 即能使正常大鼠、肾型高血压大鼠、自发型高血压大鼠及肾型高血压犬的血压下降，连续给药效应强而持久，无耐药性。Pra－C 还能明显降低麻醉犬椎动脉、冠脉、下肢血管阻力，以降低椎动脉阻力作用最强。Pra－C 在降压时还可防止主动脉肥厚。体外实验也显示，Pra－C 可防止细胞肥厚，阻滞平滑肌细胞内钙升高和对 KCl 和去甲肾上腺素反应的正常化，NO 含量与正常细胞接近，对肾型高血压大鼠缺氧肥厚的主动脉血管平滑肌 NO 生成也有促进作用。

白花前胡提取物在较高浓度时（50mg/kg）还能有效抑制野百合碱诱导的肺动脉高压大鼠肺动脉压升高及肺血管对 5－羟色胺的收缩反应，减轻肺组织损伤程度。临床口服白花前胡提取物可使缺氧性肺动脉高压患者血浆内皮素－1 水平下降，从而降低肺动脉高压。研究也发现，白花前胡提取物能显著降低不同切变率下的全血黏度，并对麻醉大鼠肺循环有明显改善作用。研究还发现，白花前胡能改善野百合碱诱导肺动脉高压大鼠红细胞的病理性聚集，降低肺循环各切变率下的表观及还原黏度，从而改善肺微循环，有效防止肺动脉高压形成。

（3）抗血小板凝集的作用：在 ADP 诱导的人血小板聚集实验中，紫花前胡的多种香豆素成分有抑制血小板聚集作用，其中 3 个香豆素能抑制血小板的一次聚集，2 个香豆素能抑制血小板的 2 次聚集；有一个香豆素却能增强一次聚集作用。已知一次聚集系由 ADP 和胶原引起，二次聚集有一次聚集时释放的各种介质参与，而钙内流又可促进各种介质的释放，因此，紫花前胡的抗血小板聚集作用亦与其钙拮抗作用有关。最近研究还表明，前胡甲素对血小板聚集也有明显的抑制作用，是 PAF 类血小板聚集抑制剂。

（4）抗心率失常作用：白花前胡浸膏预防性及治疗性给药能预防和对抗 $BaCl_2$ 所诱发的大鼠室性心动过速的发生，使心律失常的持续时间缩短，使结扎左冠脉所引发的大鼠频繁室早、二联律、室速、室颤转变为偶发室早、室速，使室性心律失常的发作程度和持续时间逐渐减少。利用倒置显微镜和细胞内标准电极法研究 Pra – C 对心肌细胞影响实验发现，Pra – C 使培养的心肌细胞收缩速度下降，收缩频率下降，并降低 APD_{50} 和 APD_{90}，且当其高浓度时使 APA 降低，说明 Pra – C 能抑制钙内流。

2. 祛痰作用　用麻醉猫收集呼吸道分泌物法，灌服紫花前胡煎剂 1g/kg，能显著增加呼吸道的黏液分泌，且作用持续时间较长，显示有祛痰作用。

3. 抗溃疡作用　紫花前胡的水提物或甲醇提取物能显著抑制小鼠水浸应激性胃溃疡的发生，经对甲醇提取物进一步分离，其乙醚和正丁醇部位，还发现有促进应激性胃溃疡的作用。

4. 解痉作用　紫花前胡甲醇提取物能通过非竞争性抑制，松弛乙酰胆碱和组织胺引起的豚鼠小肠痉挛。其中所含的一种吡喃香豆素前胡甲素抑制作用最强，也能缓解平滑肌的自发性紧张。由于平滑肌的收缩需要钙离子与细胞内的收缩蛋白相结合，而前胡甲素能抑制钙离子的内流，从而起到抑制作用，这可能是其解痉的作用原理。利用大鼠子宫平滑肌钙反转现象的试验表明，紫花前胡香豆素类中的多数成分都有钙拮抗作用，也均有解痉作用。

5. 抗炎作用　给小鼠喂饲前胡水提取物或甲醇提取物，对小鼠腹腔毛细血管通透性增强有明显的抑制作用。

6. 抗过敏作用　以刀豆素（ConA）刺激大鼠腹腔肥大细胞释放组织胺和血管紧张素的实验证明，紫花前胡素（香豆素类）类成分和紫花前胡次素均能抑制变态反应介质的释放，有抗过敏作用。其机理除了它们作用在 IgE 受体以外，钙拮抗作用是它们抗过敏的主要作用原理之一。

7. 其他作用　前胡煎剂在鸡胚中能抑制流感病毒的增殖；前胡能抑制酪氨酸酶，降低黑色素的生成；紫花前胡甲醇提取物能延长巴比妥的睡眠时间，有镇静作用；伞形花内酯还能抑制鼻咽癌 KB 细胞的生长，并可治布氏杆菌病。前胡苷元尚有抗菌及抗真菌作用。白花前胡中的香豆素类（TCP）成分对羟自由基和超氧阴离子自由基有较强的清除作用，能抑制脂质过氧化反应，活性与剂量呈正相关。白花前胡甲素能改善慢性温和不可预知应激（CUMS）诱导的大鼠抑郁行为。紫花前胡苷能够显著抑制过敏性哮喘鼠气道炎性反应和气道高反应，其机制与抑制 P65 的核转位及磷酸化、抑制 NF – KB P65 的 DNA 结合力有关，提示紫花前胡苷具有抗哮喘作用。

【临床应用】

1. 感冒，上呼吸道感染　用二前汤（以前胡为主药）水煎服治疗风热感冒，咳嗽痰多。以前胡配杏仁、紫苏、半夏、生姜等治疗风寒感冒，咳嗽痰多有良效。

2. 支气管炎继发感染症　症见痰黄黏稠、气急喘满可用前胡散内服治疗。

3. 小儿腹泻　用前胡配麻黄水煎服治疗 131 例，结果症状消失的有 126 例。

【毒副作用】　前胡的毒性较低。白花前胡水醇提取液的 LD_{50} 为（111.17 ± 7.49）g/kg。对小鼠的急性毒性实验证实，白花前胡甲醇提取物灌胃毒性较小，LD_{50} 为 3887.0mg/kg；腹腔注射毒性较大，LD_{50} 为 577.28mg/kg，值得临床用药时注意。

参 考 文 献

1. 李刚，等. 中国药理学通报，2009，10（25）：295.

2. 奚群英，等. 心脏杂志，2008，20（5）：513.

3. 王金桂，等. 江苏医药，2015，41（2）：138.

4. 于晓顿，等. 实用临床医药杂志，2008，12（3）：38.

5. 汪文杰，等. 重庆医学，2012，41（14）：1392.

6. 刘元，等. 时珍国医国药，2009，20（5）：1049.

7. 王德才，等. 医药导报，2008，27（8）：899.

8. 王晓媚，等. 中药材，2014，37（12）：2259.

9. 熊友谊，等. 基础医学与临床，2014，34（5）：690.

瓜 蒌

【别名】 天瓜，地楼，野苦瓜，天圆子。

【来源】 为葫芦科植物栝楼 *Trichosanthes kirilowii* Maxim. 或双边栝楼 *Trichosanthes rosthornii* Harms 的干燥成熟果实。

【性味】 甘、微苦，寒。

【功能主治】 清热涤痰，宽胸散结，润燥滑肠。用于肺热咳嗽，痰浊黄稠，胸痹心痛，结胸痞满，乳痈，肺痈，肠痈，大便秘结。

【主要成分】 瓜蒌主含油脂类：其中种子含量达26%，包括栝楼酸、1－栝楼酸－2－亚麻酸－3－棕榈酸甘油酯、L－（－）－α－棕榈酸甘油酯、1－栝楼酸－2,3－二亚麻甘油酯等。挥发油类：果皮含有棕榈酸、月桂酸和肉豆蔻酸等15种长链脂肪酸。氨基酸及微量元素：果皮含7种必需氨基酸和10种非必需氨基酸；果皮含有钾、钙、镁、铁、锌、铜、锰、钠、钴、镍、锶等元素。甾醇类和三萜类：果皮和种子均含有菠菜甾醇；果皮中含有2,4－二氢－10α－葫芦二烯醇；种子含有栝楼仁二醇、异栝楼仁二醇、豆甾－7烯－3β－醇、豆甾－7,22－二烯－3β－醇、豆甾－7,22－二烯－3－O－β－D－葡萄糖苷；种子还含有 Karounidiol、3－苯甲酸酯、5－去氢 Karounidiol 等三萜化合物。生物碱：干燥的果皮含有栝楼酯碱（Trichosanatine）。其他成分：瓜蒌子中含有香草醛结晶和11－甲氧基－去甲－洋芫荽；果皮及种子中含有蜡酸、木蜡酸、蒙坦尼酸、蜂蜜酸、香草酸、苜蓿素；果实还含有半乳糖酸 γ－内酯和半乳糖。

【药理作用】

1. 对循环系统的作用 豚鼠离体心脏灌流实验表明，瓜蒌能扩张冠状动脉，增加冠脉流量，较大剂量时能抑制心脏，降低心肌收缩力，减慢心率。瓜蒌的50%心率抑制剂量（ID_{50}）为（8.91±1.45）mg/mL。对正常小白鼠分别腹腔注射不同剂量的实验药物，进行耐缺氧试验，结果表明，瓜蒌能延长小白鼠常压缺氧生存时间，提高动物耐缺氧能力，对垂体后叶素引起的大白鼠急性心肌缺血有保护作用。瓜蒌皮提取液腹腔注射4.0g/kg能明显延长常压缺氧、组织缺氧、特异性心肌缺氧小鼠的存活时间，延长率分别为145%、27.9%、110.7%，使减压缺氧小鼠的存活率达85%。体外试验结果表明，瓜蒌注射液125～250mg/mL能明显抑制二磷酸腺苷（ADP）或乙酰乙酸（AA）诱导的家兔血小板聚集性和血栓素 A_2（TXA_2）合成释放反应。

瓜蒌仁中含有的栝楼酸对 AA、ADP 及肾上腺素刺激的人血小板聚集有浓度依赖性抑制作用，栝楼酸经脂肪酸酶水解，而呈现生物活性，使血小板前列腺素类代谢发生变化，抑制血小板环氧合酶活性，减少 TXA_2 产生而发挥抗血小板聚集作用。其抑制效价和亚麻酸大致相同。动物实验显示，瓜蒌有降低日本大耳兔血清总胆固醇的作用。瓜蒌还有降血脂作用。

2. 抗癌作用 20%全瓜蒌煎剂在体外对腹水癌细胞有很强的抑制作用，醇醚的提取物均有效，以60%醇提取物作用最好。并证明瓜蒌皮、瓜蒌仁均有效，而瓜蒌皮比瓜蒌仁好，故文献记载常用全瓜蒌是有一定科学依据的。在体内对肉瘤的生长也有一定抑制作用。煎剂体外对子宫颈癌细胞也有直接抑制作用。有研究表明，10%莪术瓜蒌汤高剂量血清组对 PGLH7 细胞的增殖可能具有明显的抑制作用，并存在一定的量效关系，有随时间延长而作用愈明显的趋势。

3. 抗缺氧作用 给小鼠腹腔注射瓜蒌注射液，能明显地增强小鼠对常压和低压缺氧的耐受力，对预先注射异丙肾上腺素的小鼠，也能明显地增强抗缺氧作用，使在低压缺氧下的存活率增加。但是不能延长司可巴比妥钠使小鼠睡眠的时间，对中枢神经无抑制作用，表明对心脏有选择性的抗缺氧作用。本品还可明显延缓因缺氧而引起的眼球结膜微循环障碍的发生时间。

4. 祛痰作用　动物实验表明，瓜蒌中分离得到的氨基酸具有良好的祛痰效果。其所含天门冬氨酸能促进骨髓 T 淋巴细胞前体转化为成熟的 T 淋巴细胞，促进细胞免疫，有利于减轻炎症，减少分泌物，其半胱氨酸能裂解痰液黏蛋白，使痰液黏度下降而易于咳出，蛋氨酸可变为半胱氨酸及胱氨酸，起协同作用。

5. 抗菌作用　瓜蒌的煎剂或浸剂经体外实验证明，对许多革兰染色阳性和阴性致病菌如大肠杆菌、宋内痢疾杆菌、变形杆菌、伤寒及副伤寒杆菌、绿脓杆菌、霍乱弧菌等均有抑制作用。对某些皮肤真菌也有抑制作用。

6. 对消化系统的作用　瓜蒌醇提物能明显降低大鼠胃酸分泌和胃酸浓度，对结扎幽门引起的溃疡有抑制作用，剂量 100、500、1000mg/kg 的抑制率分别为 44.4%、68.2%、84.2%。同剂量使水浸压法诱发的大鼠胃损伤分别减轻 16.5%、51.0% 和 66.0%。剂量 500、1000mg/kg 对 5 - 羟色胺诱发的胃黏膜损伤抑制率分别为 59.1% 和 63.6%，对盐酸乙醇液诱发的胃黏膜损伤抑制率为 80.9% 和 94.9%。瓜蒌提取物对乙酰胆碱引起的小鼠回肠收缩有明显的松弛作用。瓜蒌含有较强烈的致泻物质，有泻下作用。瓜蒌皮有弱泻下作用，瓜蒌仁所含的脂肪油有较强的泻下作用，瓜蒌霜则作用较缓和。

7. 对血糖的作用　瓜蒌水提物可使血糖先上升后下降，最后复原；对肝糖原、肌糖原无影响。对饥饿家兔的升血糖作用较正常家兔为大，且肝糖原量未见有大的变化。瓜蒌的水提液给兔灌胃可使血糖升高，而对肝和肌糖原没有明显影响。

8. 抗氧化作用　瓜蒌提取物可以提高百草枯和 H_2O_2 诱导后果蝇的生存率，延长果蝇寿命，缓解由老化及百草枯诱导的肠道干细胞和成肠细胞数量过多的现象，表现出缓解氧化应激损伤的作用。

【临床应用】

1. 冠心病心绞痛　临床报告，应用瓜蒌片治疗 160 例，对症状的总有效率达 78.9%，治疗时间愈长，有效率愈高；对 133 例进行心电图随访，心电图改善总有效率为 55.3%，其中对慢性冠脉供血不足者，心电图改善有效率可达 66.3%，部分病人还有降血胆固醇效应。应用注射液肌注、静滴或静注，经 397 例观察，也得到类似的结果，其静滴及静注的疗效较肌注高。原有高血压的患者，约半数有不同程度的血压降低。

2. 肋间神经痛　瓜蒌皮 15g，柴胡 5g，薤白、丝瓜络各 12g，郁金、枳壳各 9g，水煎服。

3. 胃溃疡　将成熟鲜瓜蒌去子洗净，每日 2 个水煎服，治疗胃溃疡，一般 20～30 天即可治愈。

4. 肿瘤　用全瓜蒌 180g 和生薏仁 100g，适当配伍加减，水煎服，长期服用，治疗胸腔肿瘤 2 例，均取得较好疗效。

5. 其他作用　瓜蒌散可治疗带状疱疹，瓜蒌散加味治疗乳腺囊性增生，效果良好；瓜蒌配伍其他中药可治疗老年性便秘、小儿病毒性心肌炎等。

【毒副作用】　瓜蒌注射液的毒性很小，小鼠腹腔注射和静注的 LD_{50} 分别相当于生药（363±33）g/kg 和（306±22）g/kg；每日静注相当于生药 3g/kg，连用 21 天，除个别犬有食欲减少，部分犬有肝细胞局部轻度浊肿外，未见其他异常。临床应用瓜蒌片，除少数病例有胃部不适及轻度腹泻，个别病例有月经过多外，未见其他反应。针剂静滴有 1.7% 患者出现血压降低、腹痛、头晕、畏寒等不良反应，肌注者无不良反应。

参 考 文 献

1. 周艳芬，等. 时珍国医国药，2011，22（9）：2119.

2. 周洋，等. 中草药，2014，45（15）：2194.

3. 郭法杰. 中医药临床杂志，2007，19（4）：419.

枇　杷　叶

【别名】　去忧扇，无忧扇。

【来源】　为蔷薇科植物枇杷 *Eriobotrya japonica*（Thunb.）Lindl. 的干燥叶。

【性味】　苦，微寒。

【功能主治】　清肺止咳，降逆止呕。用于肺热咳嗽，气逆喘急，胃热呕逆，烦热口渴。

【主要成分】　枇杷叶主要有效成分为三萜酸类，有 10 多种，以乌苏烷型和齐墩果烷型五环三萜类为多。例如，乌索酸（又名熊果酸、乌苏酸）占三萜酸成分的 47.8%。还含挥发油：主要成分为橙花叔醇和金合欢醇，还有醇藦烯、莰烯、樟脑、月桂烯、对聚伞花素、芳樟醇及其氧化物等。倍半萜类：主要是倍半萜和单环倍半萜，如 4 种紫罗兰酮苷。黄酮类化合物：苷元主要为山柰酚、槲皮素，糖苷由 1～3 单糖组成，常见的为葡萄糖、鼠李糖、半乳糖、阿拉伯糖，连接位置多为 3 位。此外，还发现有乙酰化黄酮苷存在。多酚类：含有多种，母核为黄酮、黄烷 - 3 - 醇，主要包括 Chorogenicacid、（ - ）Epicatechin、Procyanidin B - 2、Cinchonain Ia、Procyanidinoligomer 等。有机酸类：酒石酸、绿原酸、柠檬酸和苹果酸等。其他：如枇杷苷 I、苦杏仁苷（α - 羟腈苷）等。

【药理作用】

1. 对呼吸系统的影响

（1）镇咳、祛痰作用：苦杏仁苷为 α - 羟腈苷，经胃酸或苦杏仁酶作用分解为氢氰酸和苯甲醛，吸收后抑制细胞色素氧化酶，抑制颈总动脉体的氧化代谢而反射性地使呼吸加深，对呼吸中枢呈镇静作用，使呼吸运动趋于安静而达到镇咳平喘的作用。枇杷叶煎剂及其乙酸乙酯提取部分有平喘、祛痰作用。枇杷膏 2.5、7.5g/kg 能明显减少枸橼酸引起的豚鼠咳嗽次数，6.6、13.2g/kg 能明显减少辣椒素引起的小鼠咳嗽次数，ED_{50}（95% 可信限）分别为 2.64（1.12～6.19）g/kg 和 11.40（5.76～22.58）g/kg。枇杷膏 6.6 和 13.2g/kg 还能明显增加小鼠气道酚红排泄量，ED_{50}（95% 可信限）为 7.70（4.62～12.83）g/kg，0.11×10^{-4}～2×10^{-4} g/L，呈剂量相关性反应。

枇杷叶水煮液对浓氨水致咳小鼠有明显的止咳、祛痰作用。成熟的枇杷叶比未成熟的枇杷叶止咳、祛痰效果要明显，枇杷叶止咳、祛痰作用灌胃要比腹腔注射效果好。研究证实，乌苏酸和总三萜酸还对枸橼酸喷雾引起的豚鼠咳嗽有明显的止咳作用。咖啡酸亦有镇咳祛痰作用。皂苷具有引起支气管黏膜分泌的作用，内服有祛痰效果。现代研究发现，枇杷叶乙醇提取物的二氯甲烷、乙酸乙酯部位对鼠耳肿胀法所致炎症和二氧化硫刺激法所致小鼠咳嗽具有较好的对抗作用。CH_2Cl_2 部位对枸橼酸喷雾所致的豚鼠咳嗽也具有明显的止咳效果。进一步实验表明，CH_2Cl_2 部位中的枇杷苷（Eriobotroside I），乙酸乙酯部位中的熊果酸和总三萜酸是枇杷叶中主要的抗炎和止咳作用成分。

（2）对支气管的作用：用枇杷叶三萜酸（TAL50、150、450mg/kg）灌胃给药，可显著降低慢性支气管炎（CB）大鼠支气管肺泡灌洗液（BALF）中白细胞总数以及中性粒细胞和肺泡巨噬细胞比例的上升；可使 CB 大鼠支气管黏膜炎症浸润程度明显减轻；可使支气管内分泌物明显减少，支气管黏膜上皮细胞脱落明显减轻，可抑制支气管黏膜上皮细胞增生，使支气管内径、通气量增大。并可显著降低 CB 大鼠肺组织匀浆中升高的 TNF - α、IL - 8，同时使下降的 IL - 10 恢复至正常水平，并对 CB 大鼠气道黏膜上皮细胞 NF - αB、ICAM - 1 的过度表达具有一定的抑制作用。显示 TAL 对慢性支气管炎症有一定的改善作用，其对 CB 的治疗作用可能与其平衡细胞因子产生、调节机体免疫功能有关。

（3）抑制肺纤维化：枇杷叶三萜酸（TAL）能抑制体外培养的人胚肺成纤维细胞（HFL - I）的增殖，同时也能使活化后 HFL - I 中的 α - SMA 生成减少，结缔组织生长因子（CTGF）、胶原和 p - ERK1/2 表达降低，提示枇杷叶具有一定的抗肺纤维化的作用。气管内一次性滴注盐酸平阳霉素复制大鼠肺纤维化模型，TAL 灌胃给药，肺组织病理学切片检查结果显示，TAL 能明显改善模型大鼠肺脏组织结构，减轻肺纤维化增生程度，同时可显著降低模型组大鼠肺脏指数和肺组织中的 HYP 含量，提高大鼠血清中 SOD 含量，降低肺匀浆和血清中 MDA 含量，提示 TAL 对大鼠肺纤维化有一定的防治作用，其机制可能与抗脂质过氧化有关。研究证实，TAL 防治肺纤维化的作用机制与调节肺内 iNOS、eNOS 活性及抑制过量 NO 的生成亦有一定的关系。

2. 抗炎作用　从枇杷叶中分离得到的乌苏酸、2α - 羟基齐墩果酸和总三萜酸对二甲苯引起的小鼠耳肿胀显示很强的抗炎活性。用枇杷叶提取物（50、150、450mg/kg）灌胃给药可不同程度地减轻弗氏完全佐剂诱导佐剂性关节炎（AA）大鼠原发性及继发性足肿胀程度，降低多发性关节炎积分等主要指标；体外给药（10^{-6}、10^{-5}、10^{-4}mol/L）可增强 AA 大鼠低下的 ConA 和 LPS 诱导的脾淋巴细胞增殖反应，提高 AA 大鼠脾淋巴细胞分泌 IL - 2 的水平，同时抑制 AA 大鼠腹腔巨噬细胞 IL - 1 的过高产生。提示枇杷叶提取物对大鼠 AA 具有较好的预防和治疗作用，可能与其促进 AA 大鼠脾淋巴细胞增殖及纠正 AA 大鼠脾淋巴细胞和腹腔巨噬细胞异常的分泌功能有关。

3. 降血糖作用　枇杷叶的乙醇提取物对正常家兔有明显但短期的降糖作用，而对四氧嘧啶糖尿病家兔的降糖作用不明显。现代研究证实，枇杷叶中的三萜酸类成分 2α - 羟基乌苏酸、3β，6α，19α - 三羟基乌苏酸对糖尿病小鼠有降血糖作用，而且能降低正常家兔的血糖水平。认为其作用机理是刺激了 Langerhan's Bcells，随之释放大量的胰岛素而起到降血糖的作用。

4. 抗病毒作用　研究表明，枇杷叶中的 2α，19α - 二羟基 - 3 - O - 乌苏酸具有抗 HIV 活性，从中提取的三萜酸类成分对 EBV - EA 病毒也显示抑制活性。

5. 抗菌作用　体外试验表明，枇杷叶水煎剂、乙酸乙酯提取液及乙醇提取液对金黄色葡萄球菌、白色葡萄球菌、溶血性链球菌、肺炎球菌、卡他球菌等有抑制作用。齐墩果酸对金黄色葡萄球菌、溶血性链球菌、大肠杆菌、弗氏痢疾杆菌、伤寒杆菌、猪霍乱沙门菌等有不同程度的抑菌作用。

6. 抗肿瘤作用　枇杷叶中的多酚类对人类口腔肿瘤具有细胞毒性作用。腹腔注射枇杷叶中提取的熊果酸 10、20mg/（kg·d），能明显延长荷瘤 S_{180} 小鼠的生存期，由对照组的 13.2 天延长至 20.0 天和 28.7 天。腹腔注射 5、10、20mg/（kg·d），能使瘤重由对照组的 5.52g 分别降至 3.01g、2.25g 和 1.78g，肿瘤抑制率分别为 45.5%、59.2% 和 67.8%。当熊果酸浓度为 5、10μmol/L 时，S_{180} 细胞数显著减少，这表明瘤重的减轻是由于熊果酸对 S_{180} 细胞毒性作用所致。

7. 对消化系统的作用　枇杷叶中的绿原酸有显著增加胃肠道蠕动和促进胃液分泌，并有利胆作用。

8. 美容作用　现代发现，枇杷叶甲醇提取物有延缓皮肤衰老的作用，并认为起主要作用的是三萜和酚酸类化合物。实验证明，甲醇提取物在人类皮肤成纤维细胞中，在一定的剂量下（浓度 69%、2.5mg/mL 和浓度 83%、10mg/mL），可以刺激葡萄糖胺聚糖的分泌。

9. 抗氧化作用　枇杷叶的多酚类成分均有一定的抗氧化作用，对羟基自由基有一定的清除作用；枇杷叶的黄酮类成分质量浓度在 0.05~4.00g/L 时具有较强的体外抗氧化作用，并能减少小鼠肝线粒体及肝匀浆 MDA 的生成，抑制 H_2O_2 诱导的小鼠红细胞溶血，腹腔注射枇杷叶黄酮对小鼠体内肝组织 MDA 生成的抑制作用显著，提示枇杷叶黄酮具有较强的体内外抗氧化作用。

10. 其他作用　所含苦杏仁苷有一定的镇痛作用。熊果酸有镇静、解热作用。所含樟脑为局部引赤药，有局部刺激及强心作用，常用于冻疮的治疗。

【临床应用】

1. 慢性气管炎　枇杷叶90g，茄梗150g，加水煎成2000mL，加单糖浆240mL，日服3次，每次10mL。治疗167例，近期控制42例，显效60例，好转35例，无效30例。

2. 久咳音哑、痰中带血　枇杷叶冲剂，每次10g（相当于生药36g），每日2次内服，效果较好。

3. 小儿急性肾小球肾炎　采用枇杷叶煎治疗小儿急性肾小球肾炎80例，早期配合西药抗生素常规治疗1周，与单纯西药抗生素常规治疗50例对照组对照，痊愈率治疗组为67.5%，对照组为14%，总有效率治疗组为92.5%，对照组为46%，有显著性差异。

4. 紫癜　鲜枇杷叶50g（刷去毛）或干枇杷叶30g，水煎，酌加单晶糖少许，服药1~2个疗程后，38

例紫癜痊愈 13 例，占 34.2%；显效 19 例，占 50.0%；有效 3 例，占 7.9%；无效 3 例，占 7.9%；总有效率为 92.1%。

【毒副作用】　本品毒性低，以 100mg/kg 连续给药 6 次，大白鼠健康状况与对照组比较无明显差异。小鼠皮下注射或口服混悬液 2g/kg，大鼠 1.0g/kg，连续观察 5 天未见中毒及死亡发生，健康状况良好。

参 考 文 献

1. 杨雅茹，等. 中国药理学通报，2011，27（3）：341.
2. 黄艳，等. 中国药理学通报，2011，27（5）：642.
3. 贤景春，等. 食品科技，2013，38（11）：209.
4. 许丽璇，等. 西北农业学报，2013，22（3）：23.
5. 何英姿. 广西工学院学报，2007，18（2）：81.

胆　　汁

【别名】　苦胆汁。

【来源】　为猪科动物猪 *Sus scrofa domesticus* Brisson，牛科动物牛 *Bos taurus domesticus* Gmelin 及羊 *Capra hircus* L.，雉科动物鸡 *Gallus gallus domesticus* Brisson 等的胆汁。

【性味】　苦，寒。

【功能主治】　清热解毒，利湿，止咳，通便。用于急、慢性气管炎，小儿肺炎，百日咳，小儿惊风，抽搐，烦热，目赤，黄疸，破溃型淋巴结结核，肠炎，痢疾，便秘。

【主要成分】　主要含胆汁酸、胆红素（Billirubin）、胆绿素（Biliverdin）、卵磷脂、胆固醇、牛磺酸、甘氨酸等。胆汁酸水解释放出的胆酸类有胆酸（Cholic acid）、去氧胆酸、猪去氧胆酸、鹅去氧胆酸等。胆汁酸与 Na^+、K^+ 结合的通称胆盐。

【药理作用】

1. 对消化系统的作用

（1）促进吸收：胆酸盐对脂类的消化吸收有重要的促进作用，能乳化脂肪，活化脂肪酶，并促进脂溶性维生素的吸收。胆酸盐通过抑制胆碱酯酶，对胃肠道有兴奋作用。

（2）解痉作用：采用 Trendelenbery 改良法，在麻醉后家兔的肠管内注入 5% 鸡胆汁溶液 0.1mL，描记肠管蠕动曲线，记录给药前后肠管收缩幅度和收缩频率。结果表明，鸡胆汁对家兔在体肠管的收缩幅度有显著的抑制作用，抑制率达 39.91%，但对收缩频率无显著影响。对离体肠管收缩幅度的抑制率达 62.49%，对收缩频率亦无显著影响。

（3）利胆作用：人工合成的去氢胆酸有明显的利胆作用。有研究以生理盐水作对照，测定给予 5% 鸡胆汁溶液后大鼠胆汁的分泌量，同时与 10% 去氢胆酸溶液比较。结果显示，鸡胆汁组给药后 30 分钟胆汁分泌量增加 28.99%，60 分钟后增加 29.16%，90 分钟后增加 28.20%，120 分钟后增加 29.83%；去氢胆酸组大鼠胆汁分泌增加率分别为 34.87%、59.89%、38.52%、38.77%。可见鸡胆汁对大鼠胆汁的分泌有促进作用，作用强度与去氢胆酸相近。

2. 镇咳平喘作用　胆汁可抑制咳嗽中枢的兴奋，静注胆酸钠有镇咳作用。猪胆粉灌胃也有止咳作用。鹅去氧胆酸钠有平喘作用。胆酸灌胃，对豚鼠有某些平喘作用。胆汁灌胃能缓解豚鼠组织胺引起的支气管痉挛。胆盐有较明显的镇咳作用。对豚鼠支气管平滑肌有明显的松弛作用，并能对抗毛果芸香碱的气管收缩作用。有研究将小白鼠 18 只，随机分成 3 组，腹腔注射给药（各种动物胆汁），给药后 20 分钟，将小鼠放入钟罩内用 4×10^{-2} 氨水熏 1 分钟，立即取出小鼠用烧杯扣住，记录小鼠离开氨水后 3 分钟内的咳嗽次数。结果显示胆汁有显著镇咳作用（$P < 0.05$）。且兔胆的镇咳作用强于熊胆，但无显

著性差异（$P > 0.05$）。

3. 对循环系统的作用

（1）降压：鸡胆汁具有降血压作用。鸡去氧胆酸有轻微的降压作用，主要降低高血压病患者的血压。胆汁可降低大鼠正常血压及由麻黄碱引起的大鼠高血压，继而使血压维持在正常范围。爬杆实验结果表明，按 0.2g/kg 和 0.5g/kg 的剂量连续口服 10 天鸡胆汁，小鼠爬杆时间明显延长。大鼠口服胆酸钙亦有降压作用。有研究将家兔 20 只，随机分成兔胆组和熊胆组。采用 25% 乌拉坦麻醉，按直接测压法，进行气管、颈动脉、股静脉插管测定血压。结果，两种胆汁均有降压作用，起效快，持续 2~3 分钟，兔胆使血压平均下降（22.2±7.15）mmHg，自身对照 $P < 0.01$，熊胆使血压平均下降（20.0±10.91）mmHg，自身对照 $P < 0.01$，两组间比较无显著性差异（$P > 0.05$）。胆汁对离体蛙心有抑制作用。

（2）调血脂：鸡胆汁还具有调血脂作用。实验表明，鸡胆汁可降低大鼠血清中总胆固醇（TC）和甘油三酯（TG）的含量。

（3）抗心肌缺血：将家兔 30 只，随机分为对照组和给药组。给药组分别由耳缘静脉缓慢注射兔胆和熊胆药液，对照组注射等容量的生理盐水，2 分钟后，由耳缘静脉匀速注射垂体后叶素注射液 2u/kg，20 秒注完。记录家兔正常心电图和注射垂体后叶素后 1~30 秒、30~60 秒的心电图，观察 ST 段和 T 波的变化。结果，注射垂体后叶素后 1~30 秒内，ST 段抬高，兔胆组、熊胆组与对照组比较均有非常显著差异（$P < 0.01$），两种胆汁之间无显著性差异。T 波增高，兔胆组与对照组比较有非常显著差异（$P < 0.01$），熊胆组与对照组比较，与兔胆组比较均有显著性差异。因此，兔胆、熊胆均能对抗垂体后叶素引起的急性心肌缺血，且兔胆作用强于熊胆。

4. 抗菌作用　胆汁对多种革兰阳性和阴性菌有抑制作用，对百日咳杆菌、结核杆菌、肺炎双球菌、卡他球菌等有明显抑制作用。去氧胆酸对金黄色葡萄球菌、链球菌有明显抑制作用。

5. 抗炎作用　猪胆粉灌胃，对大鼠的甲醛性关节炎有一定的抗炎作用，可提高抗炎能力。鸡胆汁能显著地抑制小鼠皮肤毛细血管的通透性以及二甲苯所致耳部炎症，对大鼠角叉菜胶、甲醛致炎后不同时间的足肿胀和小鼠棉球肉芽组织增生也有显著的抑制作用。给小鼠按 0.5g/kg 和 0.2g/kg 剂量灌服鸡胆汁和蒸馏水，通过测定埃文斯蓝对小鼠背部皮肤的蓝染作用，评价鸡胆汁对皮肤毛细血管通透性的影响，结果显示，鸡胆汁能显著地抑制小鼠皮肤毛细血管的通透性。

6. 免疫抑制作用　实验表明，鸡胆汁对小鼠血清溶菌酶的活性有极显著的抑制作用。鸡胆汁可显著降低小鼠单核巨噬细胞的吞噬功能。鸡胆汁口服给药对小鼠 B 淋巴细胞功能有显著的抑制作用。鸡胆汁的免疫抑制作用与氢化可的松相似。实验研究证明，鸡胆汁按 0.5g/kg 剂量口服给药，对小鼠的溶菌酶活力、单核巨噬细胞系统的吞噬功能、DNCB 所致的迟发型过敏反应以及 B 淋巴细胞功能均有明显的抑制作用。

7. 镇痛作用　采用小鼠足跖电刺激法和小鼠热板法，鸡胆汁给药 0.5g/kg，腹腔注射或口服。结果显示，对足跖电刺激法，其痛阈分别提高 399.31% 和 200%；热板法，其痛阈提高分别为 88.03% 和 54.60%。表明鸡胆汁能显著地抑制小鼠的疼痛反应。

8. 抗惊厥作用　对小白鼠腔腹注射给药，30 分钟后，均皮下注射 $0.08×10^{-2}$ 回苏灵 0.1mL/10g，观察各鼠是否有惊厥反应，记录惊厥出现时间（以竖尾为指标）。结果，兔胆组与对照组比较有高度显著性差异（$P < 0.01$），熊胆组与对照组比较有显著差异，二者均有抗惊厥作用，且兔胆抗惊厥作用强度与熊胆相似。

9. 解热作用　鸡胆汁对伤寒-副伤寒菌和蛋白胨所致大鼠体温升高有显著的抑制作用。对经尾静脉注射伤寒-副伤寒菌的大鼠，腹腔注射给予鸡胆汁 0.5g/kg，并以蒸馏水作为对照，于给药后不同时间测定大鼠的直肠温度。鸡胆汁抑制大鼠体温作用与对照组比较有显著性差异。同法对经肌内注射蛋白胨的大鼠进行研究，结果也显示鸡胆汁有抑制大鼠体温的作用。鸡胆汁还可以降低大鼠的正常体温。对正常体温的大鼠，腹腔注射给予鸡胆汁 0.5g/kg，并以蒸馏水作为对照，测定给药前后不同时间的体温。结果表明，给予鸡胆汁后大鼠体温显著下降。

10. 其他作用 胆酸还有抗过敏性休克的作用。胆汁灌肠有驱蛔作用。

【临床应用】

1. 预防白喉 取新鲜胆汁，加等量砂糖，蒸 30 ~ 60 分钟，每天服 2 次，每次服 1 ~ 3mL，连服 4 天，可预防白喉。

2. 急性胃肠炎、痢疾 用新猪胆汁 100mL，加入绿豆粉 500g 混合搅拌，制成药丸。成人每次 6 ~ 9g，日服 3 ~ 4 次。治疗急性胃肠炎 31 例，治愈 28 例，好转 1 例，无效 2 例；细菌性痢疾 26 例，治愈 24 例，好转 2 例；慢性肠炎 4 例，治愈 2 例，好转 1 例，无效 1 例。

3. 急性传染性肝炎 将鲜猪胆汁烘干研粉，装胶囊，治疗黄疸型肝炎 10 例，消化道症状均有不同程度的改善。

4. 慢性气管炎 鲜猪胆汁加热浓缩，烘干研细粉，装入胶囊，每次 0.5g，日服 3 次，治疗慢性气管炎 143 例，近期控制 13 例，显效 35 例。有人试用胆汁治疗支气管炎，总有效率达 86%，显效 48%。

5. 实质性结膜干燥症 新鲜猪胆汁过滤后用 0.9% 的 NaCl 注射液稀释成 10% 浓度，高压消毒后装瓶，点眼，每次每眼 1 滴，每日 3 次；同时予新鲜猪胆汁，饭前冲服，每次 6g，每日 3 次。7 天为 1 疗程，连服 2 个疗程，治疗实质性结膜干燥症 35 例，总有效率达 85.7%。

【毒副作用】 小鼠口服鹅去氧胆酸钠 LD_{50} 为（1.005 ± 0.083）g/kg，猪去氧胆酸钠为（1.991 ± 0.232）g/kg，胆酸为 1.52g/kg，去氧胆酸为 1.06g/kg。给动脉注射胆汁酸 3 ~ 5mg/kg，可使血压急剧下降，而且有溶血作用。临床应用亦应注意控制剂量。

参 考 文 献

1. 赵丽. 河北中医，2010，32（6）：900.
2. 张保国，等. 中成药，2014，36（2）：376.
3. 白万富，等. 中华中医药杂志，2008，23（2）：149.

海 藻

【别名】 海带花，淡海藻，灯笼藻，羊栖菜。

【来源】 为马尾藻科植物海蒿子 *Sargassum pallidum*（Turn.）C. Ag. 或羊栖菜 *Sargassum fusiforme*（Harv.）Setch. 的干燥藻体。前者习称"大叶海藻"，后者习称"小叶海藻"。

【性味】 苦、咸，寒。

【功能主治】 消痰软坚散结，利水消肿。用于瘿瘤，瘰疬，睾丸肿痛，痰饮水肿。

【主要成分】 羊栖菜：含有丰富的蛋白质、多糖和矿物质。蛋白质的含量高达 15.69%，总氨基酸的含量为 13.16%，且含有人体所需的 15 种重要氨基酸，包括 8 种必需氨基酸。含人体所需的各种微量元素。碘含量为 0.032%，远低于海带和昆布。钙含量 12.8mg/g，铁含量 222μg/g，锌含量 59.5μg/g。多糖：主要以褐藻酸（Aalginic acid）、褐藻糖胶（Fucoidan）、褐藻多糖硫酸酯（Fucosecontaining sulfated polysacchrides）和褐藻淀粉（Laminaran）的形式存在。近年的研究表明，羊栖菜的生物活性主要与其所含的多糖有关。膳食纤维：总量为 49.2%，其中可溶性占 32.9%，不溶性占 16.3%。其他成分：甘露醇、岩藻甾醇（Fucosterol）和大褐马尾藻甾醇（SaringosteroL）。海蒿子：含褐藻酸（Alginic acid）19.0%，粗蛋白 9.69%，甘露醇 9.07%，钾 5.99%，碘 0.017%。另含马尾藻多糖（Sargassan）、抗坏血酸（34.2mg/100g）及多肽等。

【药理作用】

1. 抗甲状腺肿作用 海藻所含碘化物可预防和纠正缺碘引起的地方性甲状腺功能不足。并能暂时抑制甲状腺功能亢进和基础代谢率增高，从而减轻症状，可使病态的组织崩溃和溶解。豚鼠口服海藻 30 天内，精神、毛色和粪便形状如常，不影响体重增长与求偶发情，血清三碘甲状腺原氨酸（T_3）升高，而 T_4 升高不明显，促甲状腺激素（TSH）几无变化。有不同程度降低甲状腺微粒体抗体（TMA）和甲状腺球蛋白抗体（TGA）作用。

2. 对血液系统的作用

（1）抗凝血作用：海藻中所含抗凝血物质有抗凝血作用，虽经加热亦不被破坏，抗凝血作用与肝素、水蛭相似。羊栖菜中的硫酸酯多糖粗品有相当高的抗凝血活性。将多糖粗品用离子交换色谱、乙醇分级沉淀和凝胶色谱分级纯化后，得到 2 种有抗凝血活性纯的褐藻糖胶。也有相反的研究报道，即羊栖菜的水提物不具有抗凝血活性，相反却有促进凝血的作用。有人推测之所以出现这样的结果，可能是由于羊栖菜中其他杂质的存在，影响了硫酸酯多糖的抗凝血活性。有研究证明，海藻中的藻胶酸本身并无抗凝血作用，经磺酸化处理后才具有抗凝血作用。

（2）降低血黏度：海藻提取物藻酸双酯钠（PSS）是一种新的肝素类药物，具有肝素样的生理活性，但无肝素类的毒副作用，有强的分散乳化性能，降低血黏度，使红细胞稀释或起解聚作用。PSS 具有抗凝血，降低血黏度及改善微循环的作用，是治疗高黏滞血症较为理想的药物。

（3）调血脂作用：羊栖菜多糖表现出显著的抗高血压和降低血胆固醇的效果，可使高密度脂蛋白（HDL）的血清水平提高 46%。藻胶酸与等分子的苯丙胺制成的合剂可作为食欲抑制剂，能减轻肥胖而不致失眠。有研究表明，以海藻、广昆布为主药组成昆藻调脂胶囊，能显著降低实验大鼠血清 TC、TG、LDL 含量，升高 HDL 含量。

3. 降压作用 海藻 0.75g/kg 对麻醉犬、兔注射，有较持久而明显的降压作用。水剂作用比乙醇浸剂强。海藻中的藻胶酸钠用较大剂量也能使动物血压暂时下降。对离体兔心脏有短暂的兴奋作用。

4. 抗病原微生物作用 褐藻糖胶对脊髓灰质炎病毒Ⅲ型、柯萨奇 B3 和 A16 型病毒、腺病毒Ⅲ型、埃可Ⅵ型病毒有明显的抑制作用。海藻水浸剂及醇提取物对流感病毒有抑制作用。海带多糖具有抗 HIV 的作用。海藻水浸剂及醇提取物在体外，对人型结核杆菌及某些真菌有抗菌作用。海藻浸膏 2g/kg 对感染血吸虫尾蚴的家兔有保护作用。海藻的热水提取物对 A 型肉毒素中毒小鼠均有一定的治疗效果。

5. 调节免疫及抗肿瘤作用 羊栖菜中的 SFPPR 及 SFPPRR 两种多糖样品均有抗肿瘤作用。其中 SFPPR 对小鼠 S_{180} 和 FAC 都有作用，抑瘤率分别为 48.8%、38.5%，而 SFPPRR 抑瘤率分别为 28.8%、12%，低于前者。海蒿子的粗提物对子宫瘤 U_{14}、内瘤 S_{180} 及淋巴Ⅰ号腹水型（LI）的动物模型，有一定抑制作用。海蒿子提取的多糖 DEⅠ和 DEⅡ对白血病细胞株（P_{388}）具有抑制活性。羊栖菜多糖（SFPS）对 HL_{60} 细胞具有显著生长抑制作用，并呈量效和时效关系；药物浓度为 300mg/L 和 500mg/L 作用 HL_{60} 细胞后，观察到典型的细胞凋亡形态学特征；DNA 凝胶电泳呈现梯状条带；DNA 直方图出现亚 G_1 峰。在一定浓度范围内，SFPS 诱导细胞凋亡的作用呈现浓度和时间依赖性，同时 G_2/M 期细胞比例增多。SFPS 的抗肿瘤作用可能与诱导细胞凋亡和 G_2/M 期细胞阻滞有关。

羊栖菜多糖 SFPS 不仅对荷瘤小鼠红细胞膜上 C_{36} 受体有直接作用，还能调节血清中红细胞免疫抑制因子和免疫促进因子的含量和活性，故对红细胞免疫具有促进作用。研究发现，SFPS 能降低小鼠红细胞膜过氧化脂质（LPO）含量，抑制红细胞膜蛋白与收缩蛋白交联高聚物（HMP）的形成，并能增加红细胞膜封闭区及唾液的含量，增强红细胞超氧化物歧化酶（SOD）、过氧化氢酶（CAT）等的活性，故能提高小鼠红细胞的免疫功能。羊栖菜多糖对体液免疫（抗 SRBG 抗体形成，ConA 诱导脾细胞转化试验）无明显作用，而对细胞免疫的某些方面（诱导胸腺细胞转化试验，杀伤细胞试验）则有加强作用。现代研究还表明，羊栖菜的热水提取物有显著的免疫调节活性，对内毒素不致敏小鼠脾脏细胞的增殖有促进作用。而且，多糖部分的活性比非多糖部分高得多。多糖部分对脾脏细胞增殖的促进作用与 B 细胞的数量有关，而与 T 细胞的数量无关。

6. 降血糖作用 现代研究表明，羊栖菜提取物及羊栖菜多糖对正常小鼠的血糖水平均无明显影响，亦不能增强正常小鼠的负荷糖耐量，但是对四氧嘧啶引起的糖尿病有明显的防治作用。说明羊栖菜的降血糖作用不是通过刺激胰岛素分泌来实现的，可能是羊栖菜提取物减弱了四氧嘧啶对胰岛 β 细胞的损伤或

改善受损伤的 β 细胞的功能所致。

7. 抗氧化作用 羊栖菜多糖能降低高血脂模型大鼠血中丙二醛（MDA）含量，增强超氧化物歧化酶（SOD）和谷胱甘肽过氧化物酶（GSH–Px）的活性，对羟自由基（·OH）有一定的清除作用，从羊栖菜中提取得到的褐藻多酚（SFP）对·OH 和超氧离子（O_2^-·）也有较强的清除能力。

8. 其他作用 羊栖菜中的膳食纤维能阻抗人体对食品添加剂、农药以及合成洗涤剂等有害物质的吸收。对口服碱土金属放射性同位素^{226}Ra、^{140}Ba、^{90}Sr 均有保护作用，能促进自机体排出。褐藻酸能降低重金属 Sr 在体内的吸收和积累，并且 L–古洛糖醛酸的量越大，其阻吸作用越大。藻胶酸与硅酸镁、氢氧化铝等制成抗酸剂，可减轻沙石感或收敛性，还可用于消除药剂的不良气味。藻胶酸钠还可作为维生素 C 水溶液及酸性食物的稳定剂。

褐藻酸还可用来配制亲水胶体作代用血浆，适用于不同血型，在血管内停留时间比生理盐水长数倍，受试者大多不会发生战栗现象，对肝脏亦无障碍征象。如将此胶体混入青霉素水剂中使用，则可延长青霉素在血中的停留时间。藻胶酸钠制成敷料，有止血作用。褐藻胶可以制成人造纤维，其纤维在血液中呈可溶性，故有望制成外科用的缝线。此种缝线在手术后会逐渐溶解于血液并自行消失，不需要再作拆线处理。本品尚有退乳作用。羊栖菜水提物及其复方食品对机体的生长发育有一定的促进作用。

【临床应用】

1. 甲状腺肿 用海藻、昆布等量研粉，水泛为丸，每日 2 次，每次 3g，40 天为 1 疗程，有良效。用海藻玉壶汤治疗也有较好疗效。

2. 减少血液透析次数 海藻 200g，生大黄、红花、黄芪、党参、蒲公英各 30g。提取配制成混悬液，高压灭菌。每日 4 次，每次 250mL，在肠道保留 1~2 小时或 3~4 小时。治疗 35 例，效果较好，可显著地减少血液透析次数，缩短病程。

3. 乳腺增生 海藻、昆布、瓜蒌皮、花粉各 20g，陈皮、王不留行、园参各 15g，青皮、穿山甲、漏芦各 10g，水煎服。治疗 30 例，痊愈 24 例，有效 4 例，无效 2 例，总有效率为 93.3%。

4. 高黏滞血症 藻酸双酯钠 150mg 与 10% 葡萄糖 500mL 静脉滴注。每日 1 次，15 天为 1 疗程。治疗 47 例，总有效率为 93.6%。

5. 肿瘤 由抗癌药 5–Fu 和海藻、昆布、黄芪、苦参等组成的海嘧啶抗癌作用比组方中的化疗药 5–Fu 单用时要强，同时海嘧啶的毒副作用也远远低于 5–Fu。海嘧啶中由于海藻多糖的加入，使 5–Fu 的免疫抑制作用大幅度减轻。治疗各种肿瘤总有效率为 57.5%（对肝癌好转率为 57.5%，肺癌好转率为 54.8%）。

【毒副作用】 海藻多糖硫酸酯小鼠腹腔注射 LD_{50} 为（689.80 ± 80.93）mg/kg。藻胶酸钠对小鼠腹腔注射 0.5~1.0g/kg，48 小时后死亡率为 30%~82%，大鼠则无死亡。对猫静脉注射或腹腔注射，能引起心内血栓或伤害脑、肾、肝等器官。

参 考 文 献

1. 于竹芹，等. 中国海洋药物杂志，2011，30（1）：45.
2. 张胜帮，等. 食品科学，2009，30（18）：192.
3. 杨小青，等. 海洋科学，2013，37（4）：47.
4. 陈金星，等. 基础医学与临床，2008，28（2）：153.
5. 陈慧玲，等. 现代实用医学，2008，20（3）：168.

昆 布

【别名】 海带，纶布。

【来源】 为海带科植物海带 *Laminaria japonica* Aresch. 或翅藻科植物昆布 *Ecklonia kurome* Okam. 的干燥叶状体。

【性味】 咸，寒。

【功能主治】 消痰软坚散结，利水消肿。用于瘿瘤，瘰疬，睾丸肿痛，痰饮水肿。

【主要成分】 海带：藻胶素（Algin）、海带聚糖（Laminarin）、昆布素（Laminariose）、藻胶酸（Alginic acid，32%）、褐藻糖（岩藻多糖，Fucoidin）及其硫酸酯、昆布氨酸（Laminine）、谷氨酸、天冬氨酸、脯氨酸、蛋氨酸、组氨酸和半胱氨酸、胡萝卜素、硫胺素、核黄素、尼克酸、抗坏血酸、棕榈酸、油酸、亚油酸、十八碳四烯酸等。尚含有甘露醇半乳聚糖、1-古罗糖醛酸等。无机元素：每100g海带生药材中含碘0.34g，另外还含有钙、铁、钠、钾、镁和铝等元素。

昆布：主要含有特征的二苯骈二氧化合物（Dibeizo-pdioxine）、昆布醇的二聚体、昆布醇（Eckol）、呋喃昆布醇A（Phlorofuroeckol A）、岩藻多聚糖硫酸酯（Fucan sulfate）及昆布岩藻多聚糖硫酸酯B-Ⅰ、B-Ⅱ、C-Ⅰ、C-Ⅱ等。

【药理作用】

1. 对甲状腺的作用 昆布内含有丰富的碘，在临床上主要用于防治碘缺乏病，治疗缺碘性甲状腺肿。可纠正因缺碘引起的甲状腺功能不足，同时可以暂时抑制甲状腺功能亢进患者的基础代谢率，使其减轻症状。但过度食用也会引起单纯性甲状腺肿或碘源性甲状腺功能亢进。

2. 对循环系统的作用

（1）降血压作用：降血压成分可能主要是昆布氨酸（Laminine）和牛磺酸。对22例高血压病患者服用海带后降压效果进行观察，结果显示，海带能温和、有效地降低高血压病患者的收缩压和舒张压。昆布氨酸单枸橼酸盐对麻醉兔静脉注射，可使血压短暂下降，能抑制心跳振幅，但不影响心跳频率，对离体兔心有轻度兴奋作用。海带根粉煎剂也有降低犬血压的作用。

（2）调血脂作用：昆布除含食物纤维外，尚含有不被人体消化道吸收的多糖如褐藻酸、藻酸及硫酸多糖，能增加肠蠕动，促使大便排泄，将食糜中的脂肪带出体外，能降脂、降低胆固醇，而没有降脂药物的副作用。褐藻淀粉硫酸酯对脂类积聚、结缔组织增生、实验性动脉粥样硬化等均有抑制作用。研究认为，其组分褐藻胶、海带淀粉和褐藻糖胶都是重要的功能因子。研究发现，海带岩藻糖胶经口服能有效降低小鼠的胆固醇血清TC水平，最佳剂量为150mg/kg，在给药后4小时左右作用明显，同时150 mg/kg剂量也能较好地防止高胆固醇血症的形成，因而有降脂、维护心血管正常功能的作用。昆布糖硫酸钠还可清除血脂，增加脂蛋白之能力，与肝素相似，能改善脂蛋白的分布情况，但无显著的抗血凝作用。

3. 抗肿瘤作用 海藻类具有抗癌活性，可能是选择性地减少杀灭可产生致癌物的细菌。昆布含相当量的食物纤维，对肠内产生或停滞的种种有害物质有排除作用。能减少便秘，预防结肠癌。昆布的热水提取物对于体外的鼻咽癌KB细胞培养有明显的细胞毒作用。现代研究表明，昆布多糖是一种$\beta-1,3$葡聚糖的聚合物，可以通过激活巨噬细胞，产生细胞毒性作用，抑制肿瘤细胞增殖而杀死肿瘤细胞；另外也可以通过抑制肿瘤血管生成而抑制肿瘤生长，也可以直接抑制肿瘤细胞生长。昆布多糖硫酸酯（Laminarin sulphate，LAMS）可使BxPC-3细胞增殖抑制，细胞Bcl-2基因蛋白质表达下降，Bax基因蛋白表达增加。另有研究用鸡胚绒毛尿囊膜（CAM）测定法观察LAMS在抗肿瘤血管生成中的作用时发现，将含10μgLAMS的小丸植入鸡胚，可以抑制80%的鸡胚的CAM形成，提示LAMS具有明显的血管抑制活性。另外，LAMS增加癌细胞对化疗药物的敏感性，LAMS使肝癌细胞Bcl-2基因蛋白表达下降，并使肝癌细胞对5-Fu、MTX、MMC、ADM、CTX的敏感性增加，有效时间延长。

4. 对机体免疫功能的影响 现代研究发现，海带多糖具有免疫调节功能。给小鼠灌胃褐藻淀粉15天后，测小鼠巨噬细胞的吞噬指数、足肿胀度、溶血空斑等3项指标，1、2g/kg剂量组3项指标均高于对照组，0.5g/kg组与对照组无显著差异。从细胞免疫、体液免疫、非特异性免疫等三个方面研究了海带多糖的免疫功能，结果显示海带多糖能明显增强巨噬细胞吞噬功能，且随剂量的增加其功能有增强趋势。研究发现，昆布多糖具有明显的增强体液免疫和细胞免疫的作用。昆布多糖可使小鼠免疫器官增重，并可使免疫抑制剂处理的外周血白细胞数下降恢复正常。昆布多糖还能显著增加正常小鼠及免疫抑制剂处理小鼠血清溶血素的含量，并可增加小鼠外周血液 T 淋巴细胞数，增强腹腔巨噬细胞的吞噬功能，提高小鼠静脉注射炭粒廓清速率。说明昆布多糖具有明显的增强体液免疫功能，并能提高外周血细胞的数量。

5. 降血糖作用 将海带酶解除杂，乙醇沉淀得得粗多糖，粗多糖溶液用氯化钙除海藻酸，经季铵盐和乙醇多次分级沉淀得得岩藻半乳糖硫酸酯（FGS）。FGS 经离子交换、凝胶层析等处理得电泳纯品 F_4。实验表明，短期口服 FGS 对正常小鼠和糖尿病鼠降糖作用不太明显，但长期口服给药，FGS 和粗多糖均有较强的降糖作用。FGS 较粗多糖见效更快，作用更强，当灌胃 F_4 健康小鼠和糖尿病小鼠 30mg/kg 剂量时，1 次给药即有快速而明显的降糖作用。实验进一步说明，随着纯度增高，多糖降糖作用增强。急性毒性试验显示，不论是口服还是注射（30mg/kg）都是安全的。海带多糖也能明显降低四氧嘧啶造成糖尿病模型小鼠血糖和尿素氮，其血糖降低率分别为 34.96%、20.70%、26.82%；增加糖尿病小鼠的血清钙和血清胰岛素含量，对四氧嘧啶所致的胰岛损伤有明显的恢复作用。由此得出，海带多糖不仅能够降低糖尿病小鼠的血糖，参与糖代谢，而且能调节糖尿病小鼠的蛋白质代谢，缓解糖尿病病情。

6. 抗辐射作用 褐藻酸能阻止 ^{90}Sr 在动物肠道吸收，并能使其迅速排出体外。以不同 M/G 比值的褐藻酸钠投喂已口服 ^{90}Sr 的动物作饲养实验，发现褐藻酸钠能有效地抑制 ^{90}Sr 在消化道的吸收。人体实验表明，褐藻胶能使患者 ^{90}Sr 的吸收降低 24 倍。有研究证实，褐藻胶还能很好地阻吸放射性碘素。其他研究揭示，海藻酸钠对放射性元素 ^{133}Ra、^{133}Sn、^{109}Cd、^{54}Mn 等也具有阻吸和排除作用，却不影响人体对 Na、K 和 Ca 等的吸收。也有研究以褐藻酸钠腹腔注射小鼠，结果表明褐藻酸钠对 $^{60}Co-\gamma$ 射线照射损伤有一定保护作用，能降低小鼠死亡率，延长存活时间，并证实褐藻酸钠对环磷酰胺引起的白细胞减少有对抗作用。

7. 抗凝血作用 昆布中含有的岩藻聚糖和岩藻多糖都具有抗凝血作用。从昆布中分离纯化的 4 种岩藻聚糖（C–Ⅰ~C–Ⅳ）有很高的抗凝活性。其中 C–Ⅰ有相当于肝素约 81% 的抗凝活性，C–Ⅱ则高达 85%。对 C–Ⅱ的抗凝活性做深入研究，发现 C–Ⅱ在血浆和纯化系统中能显著抑制凝血酶的产生，血浆中的抑制效果比纯化系统中的效果更明显。在血浆中 C–Ⅱ能很好地抑制 Xa 因子的产生。进一步研究表明，一方面 C–Ⅱ结合到前凝血酶被蛋白水解酶 Xa 水解的位点附近，从而阻止前凝血酶被 Xa 因子活化，但 C–Ⅱ并没有抑制 Xa 因子的酰胺水解活性；另一方而，C–Ⅱ抑制凝血酶原酶（Va）的形成，但这种抑制作用很微弱。C–Ⅱ还可能轻微地影响凝血酶原激活物的形成和活化或Ⅶ因子的活化。同时 C–Ⅱ还能激活肝素功能因子Ⅱ（HCⅡ）抑制凝血酶。总之，C–Ⅱ并不是通过抗凝血酶Ⅲ（ATⅢ）起作用的。

对岩藻聚糖中硫酸盐浓度及分子质量对凝血活性影响的研究，发现分子质量越高，硫酸盐浓度越高，抗凝血活性越高。有研究者认为，岩藻聚糖的抗凝活性精确地说是与 2 号位硫酸盐和 2、3 号位双硫酸盐的浓度有关。岩藻多糖也有抗凝血功能，但对其凝血机理存在不同的看法。有研究发现，岩藻多糖 F_2 是在 ATⅢ存在的情况下加强了对Ⅱa 因子的抑制。另一项研究却发现，岩藻多糖是通过 HCⅡ而不是 ATⅢ发挥抗凝血酶作用的。昆布多糖在体内外均具有抗凝血作用，其抗凝活性每 1mg 相当肝素 7 单位。

8. 抗病毒和抗菌作用 海带提取物对 10 种与食物有关的革兰阳性和阴性细菌均有抑制作用。海带提取物对单纯疱疹病毒–1（HSV–1）也有抑制作用。由海带中提取的褐藻糖胶体外抗病毒作用的研究结果表明，褐藻糖胶（FCD）对脊髓灰质炎病毒Ⅲ型、柯萨奇 B3 和 A16 型病毒、腺病毒Ⅲ型、埃可Ⅵ型病毒有明显的抑制作用，表现为显著抑制细胞病变的发生，使组织培养细胞得到保护。昆布浸出液对皮肤癣菌有明显的抑制作用。

9. 抗肺纤维化的作用 从昆布多糖中提取分离、经硫酸化修饰得到的多糖类药物 J201，具有与肝素相似的分子骨架。向 Wistar 大鼠气管内灌注博莱霉素（BLM）诱导肺纤维化，治疗 1、2 组分别每日给予 J201 25、50mg/kg 灌胃。发现治疗 2 组肺泡炎程度及Ⅰ型胶原、转化生长因子 1β（TGF–1β）、血小板源性生长因子–β（PDGF–β）蛋白表达水平均显著低于纤维化模型组。可见昆布提取物 J201 能减轻 BLM 诱导的大鼠肺纤维化，其效果与剂量有关。

10. 其他作用 海带昆布流浸膏对感染血吸虫尾蚴的家兔有保护作用。海带根粗提物对豚鼠有平喘作用，对大鼠、猫的咳嗽有一定的镇咳作用。昆布多糖可减轻肾间质纤维化的发生和发展；可刺激骨巨噬细胞造血因子的表达，使其增高，从而促进髓系多向性造血祖细胞（CFU – Mix）、红系祖细胞（CFU – E）、粒 – 单系造血祖细胞（CFU – GM）的增殖分化；对哮喘小鼠也有一定的治疗作用。

【临床应用】

1. 甲状腺肿　海带 10～30g，水煎连渣服，防治缺碘引起的地方性甲状腺肿有较好效果。

2. 白内障　用昆布眼药水点眼，治疗 100 例白内障患者，视力改善占 62.3%，若视力在 0.1 以上且早期用药，效果更好。

3. 高血压　海带生粉内服，每日 6～12g，分 3 次服，有较好疗效。

4. 慢性气管炎　海带根糖浆，每次 15mL，日服 3 次，饭后服。

5. 便秘　昆布 60g，温水浸泡，加水煮熟，取出拌少许葱、姜末、盐、醋等调料后食用，一次吃完，每天 1 次，治疗便秘 35 例，痊愈 8 例，有效 24 例，无效 3 例。

【毒副作用】　海带多糖小鼠腹腔注射 LD_{50} 为（158.5±67.0）mg/kg。

参 考 文 献

1. 张翠，等. 中国海洋药物杂志，2012，31（4）：34.

2. 林荣军，等. 中国海洋药物杂志，2009，28（5）：17.

3. 朱立俏，等. 食品与药品，2006，8（3）：9.

4. 曾祥丽，等. 中医药通报，2007，6（4）：63.

马 兜 铃

【别名】　兜铃，马铃果，臭铃铛，臭葫芦，蛇参果。

【来源】　为马兜铃科植物北马兜铃 Aristolochia contorta Bge. 或马兜铃 Aristolochia debilis Sieb. et Zucc. 的干燥成熟果实。

【性味】　苦，微寒。

【功能主治】　清肺降气，止咳平喘，清肠消痔。用于肺热喘咳，痰中带血，肠热痔血，痔疮肿痛。

【主要成分】　含马兜铃碱（Aristolochine）、木蓝碱（Magnoflorine）、马兜铃酸（Aristolochic acid）、马兜铃次酸（Aristolochinic acid）、马兜铃内酰胺以及尿囊素（Allantion）等。北马兜铃根含马兜铃酮、7 – 甲氧基马兜铃酸 A、7 – 羟基马兜铃酸 A、马兜铃酸 C、马兜铃内酰胺 – N – 六碳糖苷。现代研究表明，蜜制品中马兜铃酸 A 的含量较生品下降 51%～55%。

【药理作用】

1. 镇痛作用　北马兜铃醇提物按 5g/kg、10g/kg 给小鼠灌胃，每天 1 次，连续 3 天，能明显减少小鼠醋酸刺激所致的扭体反应次数，提高小鼠热板法和辐射热照射法痛阈。末次给药 1 小时后腹腔注射戊巴比妥钠 30mg/kg，小鼠入睡率比对照组明显升高。提示北马兜铃与戊巴比妥钠有协同作用。此外，北马兜铃茎叶也有止痛作用。小鼠冰醋酸扭体法实验表明：青木香（马兜铃的根）、北马兜铃根煎剂，均具有明显的镇痛作用。

2. 抗炎作用　一定浓度的青木香、北马兜铃煎剂灌胃。能显著抑制二甲苯所致的小白鼠耳肿胀，抗炎作用随剂量增加而增强。

3. 抗病原微生物作用　马兜铃酸在体外对多种细菌、真菌和酵母菌有抑制作用。从北马兜铃根中提取的马兜铃内酰胺，采用圆盘扩散和稀释法，发现其有明显的抗革兰阳性细菌活性。皮下注射 $50\mu g/kg$ 马兜铃酸对金黄色葡萄球菌感染的小鼠有一定作用。体外实验表明，马兜铃水浸剂（1∶4）在试管内对许兰黄癣菌、奥杜盎小芽孢癣菌、羊毛状小芽孢癣菌等常见皮肤真菌有一定抑制作用。鲜北马兜铃果实及叶在试管内对金黄色葡萄球菌有抑制作用，加热后抗菌作用减低或丧失，对绿脓杆菌无作用。马兜铃煎剂对绿脓杆菌无效，但对史氏痢疾杆菌有抑制作用。

4. 对呼吸系统的作用

（1）祛痰作用：麻醉家兔呼吸道黏液分泌法祛痰研究表明，口服马兜铃煎剂有微弱的祛痰作用，但效果不及紫菀和天南星。

（2）对支气管平滑肌的作用：离体豚鼠支气管肺灌流实验证明，10% 马兜铃浸剂可使其舒张，并能对抗毛果芸香碱、氯化乙酰胆碱及磷酸组织胺所致的支气管痉挛，但不能对抗氯化钡引起的痉挛。

5. 抗肿瘤作用　研究发现，马兜铃属植物对小白鼠腹水瘤有抑制作用。马兜铃酸腹腔注射，可抑制大、小鼠移植性肉瘤（W_{256}、S_{37}、S_{180}）和肝癌（HEPA）的生长，对 HeLa 细胞也有抑制作用。将小白鼠 S_{37} 细胞与一定浓度的马兜铃酸一起保温 3 小时后，可完全抑制细胞生长。小白鼠移植 S_{37} 细胞用马兜铃酸 1.25 ~ 5.0mg/（kg·d），皮下注射 5 天，能明显延长其生存期。多次腹腔注射马兜铃酸可抑制大鼠腹水癌生长。对小鼠肉瘤 - 37、肉瘤 - AK 的生长也有一定抑制作用。但对小鼠肉瘤 - 18、大鼠肉瘤 - 45 等无效。另有报道，马兜铃酸有促进肿瘤生长作用。

6. 增强吞噬细胞的活性　研究发现，只用 1/100 中毒剂量的马兜铃酸，就能使吞噬细胞活性增强。对冷血动物（鲤鱼和蛇）腹腔注射马兜铃酸（$1:15^5$）1.5 ~ 2.0mL 能兴奋白细胞的吞噬作用。豚鼠注射 500 ~ 1000μg 氯氢素或 0.1 ~ 1.0mg/kg 氢泼尼松所引起的吞噬细胞的活性下降，注射马兜铃酸 0.8 ~ 1.0mL（$1:10^5$）能恢复正常，但当氢泼尼松的剂量大于 2.5mg/kg 时则无效。马兜铃酸亦能使因注射 2 ~ 15mg 环磷酰胺而抑制的吞噬细胞功能恢复正常，但对由环磷酰胺引起的白细胞下降无效。临床实验证实，马兜铃酸片剂能提高肿瘤病人巨噬细胞的活性。但有研究表明，对小白鼠皮下注射 0.1mg/kg、0.05mg/kg 的马兜铃酸，未发现明显兴奋巨噬细胞吞噬功能的作用。

7. 升白细胞作用　研究显示，分别用马兜铃素 3mg/（kg·d）、4mg/（kg·d）灌胃 6 天，对环磷酰胺和 ^{60}Co 照射的动物低白模型均有明显的升白作用。但当白细胞计数正常后继续服药只能保持正常水平而不会继续升高。马兜铃素升白细胞活性比维生素 B_4 高 9 倍。

8. 对血压的影响　马兜铃中不同成分对血压的影响不同。青木香煎剂及从马兜铃果实中提取的木兰碱对狗、猫等动物均有明显降压作用。木兰碱静注 2mg/kg，能使麻醉猫血压明显降低，对舒张压的作用尤为明显。马兜铃酸静注 1 ~ 10mg/kg，能使麻醉猫血压升高，对离体兔耳及肾血管有一定收缩作用。

9. 对平滑肌的作用　马兜铃碱对动物肠管和子宫末梢血管呈强大的收缩作用，并且不受阿托品的影响，这可能是对平滑肌直接兴奋作用的结果。马兜铃酸对在体或离体肠以及子宫平滑肌亦有收缩作用。木兰碱对横纹肌有箭毒样作用和神经节阻断作用。

10. 促进造血功能　马兜铃酸能使正常小鼠骨髓干细胞的数量增加，促进骨髓细胞分裂；能保护 ^{60}Co 对骨髓干细胞的放射性损伤。

11. 其他作用　从印度马兜铃果实中分离得到的倍半萜类成分，对实验动物有 100% 的避孕作用。

【体内过程】　马兜铃酸口服的生物利用度较低，静注后，分布广，以肾、脾最高，心、脑、肝次之，肺、肌肉最低。能通过血脑屏障，排泄和代谢较快。

【临床应用】

1. 慢性气管炎　马兜铃合剂（马兜铃、甘草）治疗慢性气管炎 94 例，有一定疗效，有较好的平喘、消炎作用。

2. 高血压　每日用马兜铃 15g，加水 500mL 煎至 250mL，分 3 次饭后服，37 例患者服药 15 ~ 25 日后，有效率达 57%。

【毒副作用】　马兜铃酸 A 对家兔、山羊、大鼠、小鼠和人体均有毒性作用，特别是对啮齿类动物有严重的肾毒性和致癌作用。药代动力学研究提示，马兜铃酸在人体内有蓄积；给雄性小鼠静脉注射马兜铃酸，可降低肾小球的滤过能力，增加血尿和肌酐酸，损害肾脏浓缩尿能力，引起肾衰竭。青木香中分离出的芳香物质可使蛙中枢麻痹，对小白鼠、家兔则引起间歇性痉挛。小量可引起家兔急性出血性肾炎。青木香挥发油，可导致部分小白鼠惊厥死亡。采用原位末端标记法，发现大鼠在服用马兜铃煎剂4周时肾小管及间质损伤，凋亡细胞增多；8周时病理表现较轻，肾功能恢复正常，凋亡细胞相对减少。

马兜铃酸中毒死亡的组织病理学特征主要为胃贲门浅表性溃疡，肾小管坏死和器官萎缩。马兜铃酸对家兔、大鼠和小鼠除肾中毒反应外，还具有胃肠道和肝脏的毒性反应及较强的致突变性和致癌性；人体试验中，个别患者食用马兜铃（果）后，有恶心、胃不适或轻度腹泻。高剂量（静脉注射2mg/kg）试验癌症患者，出现肾毒性。但静脉注射马兜铃酸治疗癌症时，患者无肝脏毒性反应。以猪肾小管上皮细胞系LLC-PK$_1$作为实验观察对象，采用Annexin-v-Flous染色，琼脂糖凝胶电泳及流式细胞仪分析等方法，表明较高浓度的马兜铃酸（0.02~0.08g/L）24小时内可诱导LLC-PK$_1$发生凋亡且凋亡细胞比例随马兜铃酸A浓度增高而增高，但少有坏死产生。由于过度的肾小管上皮细胞凋亡可导致上皮细胞丧失和肾小管萎缩，这与马兜铃酸所致的快速进展性间质纤维化中显著的肾小管萎缩相一致。从马兜铃属植物中提取的马兜铃酸的主要组分马兜铃酸A的解毒代谢产物马兜铃内酰胺，在细胞色素P$_{450}$和过氧化物酶的激化下，与DNA形成加成物。马兜铃酸-DNA加成物的形成，使DNA的双链结构受损，进而影响DNA的生物化学功能，出现肾损害。马兜铃和蜜马兜铃对小鼠的LD_{50}分别为34.0、62.6g/kg，提示马兜铃蜜炙后其毒性降低。马兜铃酸（AA）和马兜铃内酰胺腹腔注射给药，在第5天时大鼠即出现β$_2$-微球蛋白排泄量增加，血生化中血浆离子浓度异常，肾脏水通道蛋白1（AQP1）的表达受到抑制，提示马兜铃酸和马兜铃内酰胺均能导致肾毒性，且马兜铃内酰胺的作用强于马兜铃酸。马兜铃水提液对斑马鱼胚胎有着较强的致畸作用和心脏毒性，呈时间和浓度依赖性。体外细胞实验发现，大剂量马兜铃酸可知肾小管上皮细胞坏死，中小剂量则是诱导其凋亡（与氧化应激损伤有关），而骨形成蛋白-7（BMP-7）可通过抑制caspase-3的活性减轻马兜铃酸诱导的肾小管上皮细胞的凋亡。

参 考 文 献

1. 杨标，等．江西中医药，2013，44（11）：51．
2. 张良，等．中药新药与临床药理，2011，22（4）：359．
3. 朱淑珍，等．中国野生植物资源，2013，32（6）：10．
4. 余晓霞，等．广东医学，2011，32（7）：821．
5. 季文萱，等．山东医药，2011，51（25）：98．
6. 陈孟兰，等．时珍国医国药，2007，18（3）：702．

桑　白　皮

【别名】　桑皮，桑根白皮，桑根皮。

【来源】　为桑科植物桑 *Morus alba* L. 的干燥根皮。

【性味】　甘，寒。

【功能主治】　泻肺平喘，利水消肿。用于肺热喘咳，水肿胀满尿少，面目肌肤浮肿。

【主要成分】　主要为Diels-Alder型加合物、黄酮类、芪类化合物、香豆素类化合物。Diels-Alder型加合物有：桑皮酮I、J、Q、R、V（kuvanon I、J、Q、R、V），桑白皮素F、H（albanin F、H），桑酮醇E（kuwanol E），桑呋喃E、I、K、M、O、Q、S、T（mulberrofuran E、I、K、M、O、Q、S、T），桑根酮E、G、P（sanggenon E、G、P）等。黄酮类有：桑素（mulberrin），桑色烯（mulberrochromene），环桑素（cyclomulberrin），环桑色烯（cyclomulbenochromene），桑根皮素（morusin），环桑根皮素（cyclo-morusin），桑白皮素（moracenin）C、D，桑根酮（sanggenon）A、B、C、D、F、H、I、J、K、L、M、N、O、P等。芪类化合物有：白藜芦醇（resveratrol），氧化白藜芦醇（oxyresveratrol），桑皮苷A（mulber-rosideA），桑酮Y、Z（kuwanonY、Z），桑皮苷C、F（mulberrosideC、F）等。香豆素类化合物有：5,7-

二羟基香豆素、伞形花内脂、东莨菪素、东莨菪内酯等。此外还有含 N 糖类，如 1 - 脱氧野尻素等；甾体及萜类，如 α - 香树脂醇，七叶灵，3β,13α,14β,17α - 7,24 - 二烯 - 3 - 乙酰羊毛甾醇等；木脂素类，如 Liriodendrin - A、B 等。

【药理作用】

1. 降压及舒张血管作用　研究表明，无论是静脉注射、灌胃还是十二指肠给药，桑白皮的水、乙醇、正丁醇或乙醚提取物对正常大鼠、兔、犬及其高血压动物均有不同程度的降压作用。桑白皮的醇提取液 5 ~6mg/kg，对麻醉兔、犬十二指肠给药可使动物血压明显而持久地下降。而对实验性肾性高血压动物 20g/kg 口服，亦能产生明显的降压作用。切断两侧迷走神经或于第 5 ~6 颈椎部位切断脊髓，其降压作用不变。桑白皮乙醚、热水或温甲醇提取液，对兔皮下注射 1g（生药）/kg 时，可使血压下降 2 ~3.3kPa。从桑白皮中提得的一种物质［熔点（分解）为 144℃］，给家兔静注 10mg/kg，血压立即显著下降，切断颈迷走神经或颈椎，此作用仍存在，故推断提取物可能是乙酰胆碱样物质。桑白皮提取物能抑制离体蛙心、兴奋兔离体肠管，其降低血压作用可被阿托品对抗。提示此种降压机制，可能是抑制了血管运动中枢而出现的，降压同时对肾血流量似有增加。研究后被确认的桑白皮降压成分很多，有桑白皮素 A、B、C（Moracenin A、B、C），桑根酮 C、D，桑酮 G、H，桑呋喃 C、F、G 等。

体外实验发现，桑白皮非丙酮提取物能显著对抗去甲肾上腺素增加离体豚鼠肠系膜毛细血管交叉数目，改善血流状态和血流速度；该提取物对离体大鼠主动脉和门静脉环呈浓度依赖性对抗苯肾上腺素的缩血管作用，且在预先加入优降糖或普萘洛尔时对苯肾上腺素引起主动脉环的收缩仍有舒张作用，但当主动脉去内皮后，其舒张作用消失。以桑白皮非丙酮提取物灌胃能显著降低大鼠血浆 NO 水平，但却可通过提高主动脉一氧化氮合成酶（NOS）和原生型一氧化氮合成酶（cNOS）活性（不影响 iNOS 活性）而升高主动脉 NO 水平，提示其舒张血管作用与提高 cNOS 活性，从而促进血管内皮 NO 合成有关。桑白皮非丙酮提取物是其碱性提取物经丙酮萃取后的不溶物，不属黄酮类物质。

2. 利尿作用　研究发现，桑白皮煎剂 2g/kg 给家兔口服，或桑白皮水提取液及正丁醇提取物 300 ~500mg/kg 给大鼠口服或腹腔注射，均有显著的利尿作用，使尿量及尿中的氯化物在 6 小时内排出量均显著增加。将桑白皮水煎剂以 52g（生药）/kg 对兔灌胃，6 小时后兔的总尿量显著增加，增加率为 42.9%。桑白皮 60% 乙醇提取物的利尿作用最强，进一步分离后确认其乙酸乙酯萃取物是桑白皮利尿活性部位。《中华人民共和国药典》所载桑白皮需除去粗皮，但不除粗皮的桑白皮也有同等强度的利尿作用。另一实验表明，桑白皮水煎剂在小剂量 0.3 ~3g（生药）/kg 灌胃时剂量依赖性地增加兔和大鼠尿量，且蜜炙桑白皮提取物的利尿作用弱于桑白皮生品。现代研究利用兔利尿整体实验，在初步确定桑白皮水煎剂利尿作用的基础上，用不同溶剂提取分离得到的提取物经药理筛选，证实桑白皮水煎剂的 60% 乙醇提取物的乙酸乙酯萃取物（SBP - 4 - 1）为利尿的有效部位，是以香豆素类为主的化合物。

3. 镇静、镇痛作用　桑白皮石油醚、乙醚、乙酸乙酯等脂溶性溶媒的提取物给小鼠静注，能减少小鼠的自发活动，并有抗惊厥作用。桑白皮水或正丁醇提取物 50mg/kg 以上小鼠腹腔注射，可使动物自发活动减少，触觉及痛觉反应降低，瞳孔散大，并能轻度抑制小鼠电休克的发生。将桑白皮 75% 乙醇提取物以 15g（生药）/kg 对小鼠灌胃，结果表明，其能明显延长小鼠热痛刺激甩尾反应潜伏期，但不能明显减少乙酸引起的小鼠扭体反应次数。然而，将桑白皮水提物以 2g（生药）/kg 对小鼠灌胃则能明显抑制乙酸引起的小鼠扭体反应。研究表明，桑根素（Morusin）为桑白皮镇痛作用的有效成分。

4. 抗炎和免疫调控作用　将桑白皮 75% 乙醇提取物以 5、15g 生药/kg 对小鼠灌胃，结果表明，其能明显抑制二甲苯致小鼠耳肿胀，4 小时的平均抑制率分别为 24.9% 和 32.4%；能明显抑制角叉菜胶致小鼠足肿胀，4 小时的平均抑制率分别为 14.5% 和 16.6%；也能明显对抗乙酸提高小鼠腹腔毛细血管通透性，抑制率分别为 30.8% 和 40.0%。桑白皮甲醇提取物对组胺、5 - 羟色胺、缓激肽和透明质酸等诱发的皮肤水肿既有抑制作用又能抑制炎症引起的蛋白渗出及白细胞游走，对植入棉球诱发的肉芽肿、甲醛及佐剂性关节炎也有明显抑制作用。现代研究证实，抗炎有效成分为桑根素，桑皮酮 C（Kuwanon C），桑根酮 B、D（Sanggenon B、D）及氧白藜芦醇（Oxyresveratrol）。作用机理是通过抑制环氧化酶和脂氧化酶活性及抑制诱生型一氧化氮合成酶（iNOS）的表达产生抗炎和免疫调控作用。此外，桑根素抑制超氧化物阴离子生成、清除自由基的作用可能也参与了桑白皮的抗炎和免疫调控，而桑白皮多糖则通过增加淋巴细胞增殖和减少 B 细胞的抗体生成产生免疫调控作用。

5. 抗菌作用　桑白皮煎剂对金黄色葡萄球菌有较强的抑制作用；对伤寒杆菌及福氏痢疾杆菌也有轻度的抑制作用。桑皮呋喃 A 对金黄色葡萄球菌、分歧杆菌均有较强的抑菌活性。环桑皮素也有抗真菌作用。

6. 抑制血小板聚集作用　桑根素、氧二氢桑根素（Oxydihydromorusin）及桑酮 C 能抑制大鼠血小板环氧化酶合成血栓素 B_2 和 12 - 羟 - 5,8,10 - 十七碳三烯酸（HHT），也抑制 12 - 脂氧化酶合成 12 - 羟 - 5，8,10,14 - 二十碳四烯酸（12 - HETE），与它们抑制炎症组织中环氧化酶和脂氧化酶相一致。通过改变花生四烯酸的代谢，影响血小板的聚集。桑根素还可浓度依赖性地（20 ~ 100μmol/L）显著抑制花生四烯酸、胶原和血小板活化因子诱导兔血小板聚集，在较高浓度（100μmol/L）时也抑制凝血酶诱导兔血小板聚集。桑酮 C 对这 4 种诱导剂也有对抗作用，但活性较桑根素低。将桑白皮 75% 乙醇提取物以 3g（生药）/kg 和 10g（生药）/kg 对大鼠灌胃，发现该提取物并不延长电刺激颈动脉血栓形成时间和凝血酶原时间，但可轻度延长凝血时间和部分凝血活酶时间。

7. 对呼吸系统的作用　桑白皮水煎剂的氯仿萃取物对氨水致小鼠咳嗽有镇咳作用，能明显延长小鼠咳嗽出现的潜伏期，减少 2 分钟内的咳嗽次数，而其石油醚萃取物和水提取物则无镇咳作用，氯仿萃取的弱碱性提取物是桑白皮镇咳作用的有效部位，且将该有效部位以大剂量 33.3g（生药）/kg 灌胃时还可明显增加小鼠气管酚红排出量，显示出祛痰作用。进一步研究发现，桑白皮丙酮提取物有明显镇咳和祛痰作用，而桑白皮非丙酮提取物仅增加气管酚红排出量（即有祛痰作用）而无镇咳作用。最近有人报道，炮制过的蜜炙桑白皮水提物对二氧化硫引起小鼠咳嗽的抑制作用明显强于生桑白皮。与其镇咳作用相比，桑白皮丙酮提取物需以高剂量 3.5g（生药）/kg 腹腔注射时才能明显对抗乙酰胆碱所致豚鼠痉挛性哮喘。丙酮提取物是通过提高气管一氧化氮（NO）含量、松弛支气管平滑肌而产生平喘作用，而桑白皮非丙酮提取物无平喘作用。桑白皮生品和蜜炙水提物，分别以 3g（生药）/kg 灌胃，对组胺引起豚鼠哮喘均有明显的保护作用，能抑制组胺引起豚鼠离体气管条收缩，其中桑白皮的蜜炙水提物的作用强于其生品。

桑白皮水煎液和 95% 乙醇提取物（SBP1）在离体气管实验中呈乙酰胆碱样作用，而 60% 乙醇提取物（SBP4）有气管平滑肌松弛作用。对 SBP4 用不同溶剂萃取进行进一步的平喘试验，在确定 SPB4 的乙酸乙酯萃取物（SBP - 4 - 1）为平喘有效部位后，再经分离，进行离体气管平滑肌作用筛选，分离物中以 SBP - 4 - 1 经薄层制备分离物（SBP1）作用最为显著，它既有直接松弛气管平滑肌作用，又有抑制乙酰胆碱及过敏原引起气管痉挛作用；并进一步将 SBP1 分离、筛选，得到 SBP - I - 1 - 1 为平喘的有效成分，结构鉴定为东莨菪内酯，东莨菪内酯（6 - 甲氧基 - 7 - 羟基 - 香豆素）被认为是桑白皮的平喘有效成分。桑白皮 60% 乙醇提取液的丙酮萃取物通过剂量依赖性对抗白三烯 D_4（LTD_4）引起豚鼠气管水肿（减少气管组织重量和依文思蓝渗出量），以及 LTD_4 和组胺引起豚鼠气管痉挛性收缩而产生平喘作用。离体实验发现，该萃取物对 LTD_4 引起的气管平滑肌痉挛性收缩有竞争性拮抗作用，并且不为普萘洛尔、格列苯脲所阻断，与选择性白三烯受体拮抗剂普仑司特相似。但是，该萃取物由于对组胺、氨甲酰胆碱和抗原引起气管平滑肌痉挛也有明显对抗作用，其又显示出与普仑司特不同的作用特点。

8. 对消化系统的作用　在麻醉大鼠十二指肠内注射桑白皮 75% 乙醇提取物，3g（生药）/kg 和 10g（生药）/kg 剂量都不明显影响大鼠的胆汁分泌。将桑白皮 75% 乙醇提取物分别以 5g（生药）/kg 和 15g（生药）/kg 对小鼠灌胃，发现可明显抑制小鼠吲哚美辛 - 乙醇性溃疡和水浸应激性溃疡形成，但对盐酸性溃疡形成的抑制不明显。以上述剂量灌胃，桑白皮 75% 乙醇提取物不明显影响小鼠墨汁胃肠推进运动和番泻叶所致小鼠大肠性腹泻，但明显抑制蓖麻油所致小鼠小肠性腹泻，且止泻作用达 8 小时以上，4 小时腹泻次数减少率分别为 65.2% 和 79.3%。

9. 降血糖作用　复方桑白皮浓缩液高（30g/kg）、中（15g/kg）剂量组对四氧嘧啶所致小鼠糖尿病有明显降糖作用，对葡萄糖性高血糖也有一定降糖作用。桑白皮 75% 乙醇提取液能明显抑制猪小肠蔗糖酶活性，从而使葡萄糖生成减少，而阻碍肠道内壁细胞对葡萄糖吸收的机制也可产生降血糖作用。将桑白皮水提物的醇沉部位以 200mg/kg 对小鼠腹腔注射，非禁食链脲佐菌素性糖尿病小鼠 6 小时的血糖水平下降 $(60.5 \pm 19.1)\%$，禁食链脲佐菌素性糖尿病小鼠 6 小时的血糖水平下降 $(77.3 \pm 15.8)\%$。一种被称为桑糖苷元 A（Moran A）的糖蛋白可能是桑白皮降血糖活性成分，因为 Moran A 能明显降低正常和四氧嘧啶致糖尿病小鼠的血糖水平。研究证实，从桑白皮分离出的桑糖苷元 A（Moran A）和脱二氧亚胺基葡萄糖醇是一葡萄糖苷酶的抑制剂，它能通过降低碳水化合物的消化和葡萄糖的吸收来降低食后高血糖，可用于治疗糖尿病及其并发症。实验证实，Moran A 对四氧嘧啶诱发的高血糖小鼠有剂量依赖性降血糖效果，若以高血糖组的相对血糖水平为 100%，分别给予 3、10、30mg/kg 的 Moran A，7 小时后血糖水平分别降为 61%、38%、34%，24 小时后分别为 77%、66%、49%。

10. 其他作用　桑白皮热水提取物体外实验，对人子宫颈癌 JTC－26 株的抑制率为 70% 左右，具有诱生干扰素作用。桑白皮能兴奋离体兔子宫，轻度促进兔耳下腺的分泌。并能抑制磷酸二酯酶，有导泻作用。

【临床应用】

1. 流行性急性结膜炎　以桑白皮、桑叶为主药，辨证加减组方，水煎取汁，乘热熏眼，凉时服用，每日 1 剂。治疗 50 例，1 剂治愈 12 例，2 剂治愈 36 例，3 剂治愈 1 例，治愈率为 98%，总有效率为 100%。

2. 上呼吸道感染　解热清肺糖浆：由桑白皮、前胡、鱼腥草、紫菀、土牛膝、甘草、枳壳、紫苏叶等制成。治疗 312 例，总有效率为 94.9%。

3. 食道癌、胃癌　桑白皮苦酒（醋）煎服治食道癌及胃癌，部分患者的症状缓解并好转。

4. 痤疮　桑白皮、夏枯草、生牡蛎、金银花、丹参、石膏各 30g，枇杷叶、黄菊花、连翘、黄芩、赤芍、山楂各 20g，栀子、桔梗、酒大黄、甘草各 15g，随证加减，水煎服。外治法：面部中药蒸气浴并加用面膜、倒膜，每周 1 次，4 次为 1 疗程。痊愈率为 45.8%。

【毒副作用】　桑白皮经石油醚、乙醇等有机溶剂反复处理，所得黄色粉末，对小鼠静脉注射的 LD_{50} 为 32.7mg/kg。醇提取物大剂量 1 次给药或小剂量长期给药，对实验动物无明显不良影响。其毒性小，应用较安全。腹腔注射给药，经 BLiss 法计算，桑白皮除粗皮前后测得的 LD_{50} 有显著性差异（$P <$ 0.05）。腹腔注射给药 1 小时左右，小鼠安静少动，眼睑下垂，呼吸缓慢，第 2～3 日发生死亡，死亡原因系呼吸抑制。

参 考 文 献

1. 景王慧，等. 世界中医药，2014，9（1）：109.

2. 郑晓珂，等. 世界科学技术－中医药现代化，2014，16（9）：1946.

3. 俸婷婷，等. 时珍国医国药，2013，24（11）：2580.

4. 隋在云，等. 中国实验方剂学杂志，2015，21（7）：95.

5. 张天柱，等. 时珍国医国药，2015，26（3）：577.

6. 张静，等. 中药新药与临床药理，2014，25（2）：159.

7. 郑晓珂，等. 世界科学技术－中医药现代化，2014，16（9）：1957.

矮 地 茶

【别名】　矮山茶，千年茶，破血珠，紫金牛，平地木。

【来源】　为紫金牛科植物紫金牛 *Ardisia japonica*（Thunb.）Blume 的干燥全草。

【性味】　辛、微苦，平。

【功能主治】　化痰止咳，清利湿热，活血化瘀。用于新久咳嗽，喘满痰多，湿热黄疸，经闭瘀阻，风湿痹痛，跌打损伤。

【主要成分】 三萜皂苷：主要为五环三萜类齐墩果烷型衍生物 Aidisinoside 1、Aidisinoside 2、Aidisinoside 3 和 Aidisinoside 4；苯醌类：紫金牛醌（Ardisiaguinone）；苯酚类：紫金牛酚Ⅰ（ArdisinoLⅠ）、紫金牛酚Ⅱ（ArdisinoLⅡ）、2 - 甲基腰果酚；香豆精类：主要含矮地茶素（岩白菜素，Bergenin）、异岩白菜素和三甲氧基异岩白菜素；黄酮类：槲皮素（Quercetin）；其他：全株都含挥发油（0.1% ~ 0.2%）和鞣质。从该植物挥发油中分离出 103 种成分。

【药理作用】

1. 对呼吸系统作用 矮地茶药效成分主要为矮地茶素（Bergenin）。所含挥发油有平喘作用，所含苯醌能抑制哮喘和炎症，所含黄酮苷动物实验显示有增加气管分泌作用和促进气管纤毛排痰作用。实验表明，矮地茶煎剂及矮地茶素灌胃或腹腔注射有明显的镇咳作用。镇咳部位可能在中枢。矮地茶素镇咳作用强度按剂量计算相当于可待因的 1/4 ~ 1/7，但不抑制呼吸，亦无成瘾性。矮地茶煎剂对小鼠灌胃有明显祛痰作用，其作用强度与桔梗相当。腹腔注射祛痰效果更强。其作用机理主要是矮地茶中的黄酮苷能使气管分泌量增加，纤毛运动加快，加速气管排痰功能。另外，矮地茶的黄酮成分肌注及腹腔注射有平喘作用，但灌胃则无此作用。研究表明，矮地茶煎剂组、半夏组对二氧化硫引咳 2 分钟内小白鼠咳嗽次数与对照组（生理盐水）相比具有显著性差异（$P < 0.01$），矮地茶对二氧化硫的引咳具有明显镇咳作用。矮地茶煎剂组、半夏组对二氧化硫致咳的潜伏期的影响，与对照组（生理盐水）相比具有显著性差异（$P < 0.05$）。表明矮地茶具有延长咳嗽潜伏期的作用。

2. 抗病原微生物作用 紫金牛酚Ⅰ和紫金牛酚Ⅱ都具有较强的抑制结核杆菌生长的作用，紫金牛酚Ⅰ和紫金牛酚Ⅱ的抑菌效价分别为 $12.5\mu g/mL$ 和 $25 ~ 50\mu g/mL$。矮地茶黄酮苷对流感嗜血杆菌、肺炎双球菌、金黄色葡萄球菌也有抑菌作用。其水煎剂对接种流感病毒的鸡胚有一定抑制作用。从植物药中筛选抗获得性免疫缺陷病毒（HIV）药物实验，发现紫金牛地上部分的甲醇提取物表现出中度的抗 HIV 活性。其中三萜皂苷成分对 HIV 的复制没有抑制作用，但矮地茶素（Bergenin）和异岩白菜素具有良好的抗 HIV 作用，其中异岩白菜素效果更为显著。研究还发现，在三羟基苯甲酰的 C_3、C_1 和 C_5 位有取代基团能增强抗 HIV 效果。矮地茶水提取物有较好的抗乙肝病毒作用。

3. 抗肿瘤作用 国内外进行的多项抗肿瘤实验，结果显示，紫金牛中的三萜皂苷有较强的抗肿瘤活性。

4. 抗炎镇痛作用 矮地茶水提取物和醇提取物小鼠灌胃实验均显示良好的抗炎镇痛作用，且对疼痛抑制率随剂量的增大而增强。

【临床应用】

1. 肺结核 用矮地茶全草乙醇提取部分的水不溶物，对 201 例肺结核病人进行治疗，总有效率为 81.6%。

2. 慢性气管炎 矮地茶及矮地茶素对慢性气管炎具有良好的治疗效果，治疗 10 天的有效率为 70% ~ 80%。

【毒副作用】 小鼠腹腔注射矮地茶素的 *MLD* 为 10g/kg。临床应用，个别病人可出现腹部不适、口渴、头晕、恶心等症状，症状均较轻微、短暂，继续服药大多数自行缓解。

参 考 文 献

1. 陈晓文. 贵州农业科学，2009，37（11）：79.

2. 刘伟林，等. 时珍国医国药，2009，20（12）：3002.

3. 曾祥法. 中华中医药学刊，2008，26（1）：112.

4. 陈少锋. 中国民族民间医药，2008，（11）：3.

紫 苏 子

【别名】 苏子，黑苏子，家苏子。

【来源】 为唇形科植物紫苏 Perilla frutescens（L.）Britt. 的干燥成熟果实。

【性味】 辛，温。

【功能主治】 降气化痰，止咳平喘，润肠通便。用于痰壅气逆，咳嗽气喘，肠燥便秘。

【主要成分】 种子含大量脂肪油（含量 30% ~ 50%），主要为不饱和脂肪酸，其中以多烯不饱和脂肪酸 - α - 亚麻酸（十八碳三烯酸，A - LNA）为主。此外，种子含 18 种氨基酸和 27 种微量元素，总氨基酸的含量 18.7%，其中必需氨基酸的含量占 8.0%。还含有生物碱、糖与黄酮（芹菜素、木犀草素等）及其它们的苷类、植物甾醇、三萜类、谷维素、β - 胡萝卜素、抗过敏的多元酚、维生素 B_1、维生素 B_2、维生素 E 等多种化学成分。

【药理作用】

1. 促进学习记忆能力作用 紫苏子中的脂肪油提取物具有促进小鼠学习记忆能力的作用。研究显示，从紫苏子提取的脂肪油，可减少小鼠跳台错误次数，能明显提高小鼠水迷路测验的正确百分率，缩短到达终点时间。提示紫苏子脂肪油能促进小鼠脑内核酸及蛋白质的合成，调节小鼠脑内单胺类神经递质水平。动物实验也证明，如果在食物中加入富含 α - 亚麻酸的饲料进行子鼠二代培养，可提高子代小鼠的学习记忆能力，使子代小鼠视网膜中的 DHA 增加，视网膜反射能力增强。提示紫苏子促进学习记忆能力作用可能是与其富含 α - 亚麻酸有关。

现代研究表明，炒紫苏子醇提取物也具有较强的益智作用。对 15 个月龄的老年大鼠用炒紫苏子醇提物 268mg/kg、134mg/kg、67mg/kg 灌胃 21 天后，再用 Y - 迷宫和跳台法对大鼠的学习记忆能力进行测定，结果显示，炒紫苏子醇提物 3 个剂量组智力明显优于老年模型对照组（$P < 0.01$，$P < 0.01$，$P < 0.05$），智力与脑复康对照组接近，不同剂量组间有明显的剂量效应关系。

2. 抑制血小板聚集作用 紫苏子在体外 0.1g/mL 对 ADP 和胶原诱导的血小板聚集皆有明显的抑制作用。本品对家兔肌注，对 ADP 诱导的血小板聚集有显著抑制作用。对胶原诱导的聚集也有一定的抑制效果，但差异尚不显著。本品家兔肌注使凝血酶原时间稍有缩短外，对凝血酶时间和白陶土部分凝血活酶时间均无明显影响。

3. 降血脂作用 紫苏子的脂肪油提取物具有明显的降血脂作用。研究发现，大豆肽和紫苏子油制成的制剂降脂肽可以显著降低高血脂模型大鼠血清中 TC 及 TG 浓度，明显升高 HDL - C 水平，停止灌胃 1 周后，仍可使血清中 TG 维持在较低水平。另外紫苏子油对大鼠脂代谢紊乱有预防作用，对兔实验性高脂血症有改善作用。最近研究发现，炒紫苏子粉对高脂血症模型大鼠也有降血脂作用。用 0.8g/kg、4.2g/kg、25.0g/kg 剂量的炒紫苏子粉连续喂饲大鼠 30 天，结果显示紫苏子能明显降低 TC 和 TG 含量，但对 HDL - C 的水平无显著影响。紫苏子降血脂的作用机制可能是紫苏子富含 α - 亚麻酸（十八碳三烯酸），其是 ω - 3 长链多烯长饱和脂肪酸二十碳五烯酸（EPA）和二十二碳六烯酸（DHA）的前体物质。在体内酶的作用下，α - 亚麻酸转变为 EPA 和 DHA，后者通过抑制 TC 合成酶的限速酶羟甲基戊二酸单酰辅酶 A 还原酶的活性而减少体内 TC 的合成，同时 ω - 3 脂肪酸能刺激 TC 代谢为胆酸和中性固醇而从粪便排出，从而降低血脂。炒紫苏子醇提取物连续灌胃 3 周，能显著降低高血脂小鼠 TC、TG 及 LDL - C 水平，有较强的降血脂作用。

4. 抗衰老作用 紫苏油可明显降低脑及肝中过氧化产物（MDA）含量，对脑的作用优于肝。还可显著提高红细胞中过氧化物歧化酶（SOD）活力。因此，认为紫苏油具有很好的抗衰老作用。研究显示，炒紫苏子水提物也具有较强的抗氧化作用。炒紫苏子水提物 26.9mg/mL、13.4mg/mL、6.7mg/mL 剂量组能显著清除·OH、O_2^-·和降低 MDA 水平（$P < 0.01$），并明显优于维生素 C 阳性对照组。炒紫苏子醇提取物还有对小鼠抗应激的作用。紫苏子醇提物 269mg/kg、134mg/kg、67mg/kg 三个剂量组、十全大补阳性对照组和溶媒 15 月龄小鼠及 25 日龄小鼠阴性对照组的各组小鼠连续灌胃 21 次后，进行耐脑缺氧实验、抗疲劳实验、常压耐缺氧实验和耐高温实验，结果和溶媒 15 月龄小鼠阴性对照组相比，炒紫苏子 269mg/kg 剂量组可显著提高耐脑缺氧能力、抗疲劳能力、常压耐缺氧能力和耐高温能力（$P < 0.01$ 或 $P < 0.05$）；和溶媒 15 月龄小鼠阴性对照组比较，炒紫苏子 134mg/kg 剂量组可显著提高耐脑缺氧能力、常压耐缺氧能力和耐高温能力（$P < 0.01$ 或 $P < 0.05$）。炒紫苏子醇提取物能显著提高小鼠抗不良应激的能力。其作用机制可能与紫苏子中的抗氧化物质多元酚及所含的 α-亚麻酸有关。炒紫苏子中多元酚类成分酚羟基能还原自由基，从而起到抗自由基作用。

5. 抗炎、抗过敏作用 在对紫苏子油组（富含亚麻酸）和红花油组（富含亚油酸）饲养的小鼠对抗原诱发的过敏性休克的死亡率的保护作用研究中，发现紫苏子油组比红花油组死亡率明显降低。紫苏子之所以具有抗过敏作用，是因为其所含有的 α-亚麻酸在体内代谢过程中，通过竞争酶系统，能抑制亚油酸向花生四烯酸（AA）转化，降低体内 AA 水平。同时 α-亚麻酸转化的 EPA 和 DHA，可直接抑制 AA 致敏物质二十碳物质的代谢。现代研究认为，紫苏子抗过敏的有效部位（多元酚类）是乙醇提取物的乙酸乙酯可溶部分，其有效成分是以木犀草素为代表的 4 种酚类化合物。研究认为，木犀草素是紫苏抗炎抗过敏的主要成分，在分离出的木犀草素、迷迭香酸和咖啡酸中，只有木犀草素表现出体内抑制 TNF-α 产生，抑制耳肿胀和变态反应性水肿作用，其作用机制是通过抑制 5-脂氧酶和 12-脂氧酶，而抑制白三烯（LT）B_4、C_4、D_4、E_4 的产生。另外，研究认为，紫苏水煎液抗过敏作用成分主要是迷迭香酸，其小鼠 PCA 抑制率为 41%，而且比曲尼司特效果好。

最新的研究认为，炒紫苏子醇提取物的有效成分木犀草素具有较强的 LTB_4 产生抑制作用，并且其作用是通过抑制 5-脂氧酶活性而产生的。实验表明，12.8、25.6 和 51.2mg/L 炒紫苏子醇提取物及木犀草素能够明显抑制胸腔多形核粒细胞悬液 LTB_4 释放（P 值均 < 0.01），抑制率分别达到 75.06%、79.04%、81.26%、81.43%；炒紫苏子醇提取物对 5-脂氧酶活性具有明显的抑制作用，其 IC_{50} 为 79.73mg/L。研究还表明，炒紫苏子醇提取物具有明显的肥大细胞脱颗粒及组胺释放等抗过敏作用。该研究显示，炒紫苏子醇提取物 320、640、1280μg/mL 各剂量和木犀草素均能明显降低 IgE 所致的 I 型过敏反应肥大细胞脱颗粒百分率，也明显降低其组胺释放，并表现出明显的剂量依赖关系。

6. 对免疫功能影响 有人将昆明种小鼠 60 只随机分为炒紫苏子醇提物高、中、低剂量组，阴性对照组及十全大补阳性对照组 5 组。按体重 20mL/kg 连续灌胃 16 天，测定白细胞介素-2（IL-2）、γ-干扰素（IFN-γ）、溶菌酶、溶血素水平和 T 淋巴细胞转化率。结果，炒紫苏子醇提物高、中、低剂量组测定结果与阴性对照组比较，各组 T 淋巴细胞转化能力显著增强（$P < 0.01$，$P < 0.01$，$P < 0.01$），溶血素水平显著提高（$P < 0.01$，$P < 0.05$，$P < 0.05$）；炒紫苏子醇提物高、中剂量组 IL-2 水平显著提高（$P < 0.01$，$P < 0.01$），γ-干扰素水平显著提高（$P < 0.01$，$P < 0.05$），溶菌酶含量显著提高（$P < 0.05$，$P < 0.05$），而低剂量组提高不显著。提示炒紫苏子醇提物对小鼠细胞免疫功能、体液免疫功能和非特异性免疫功能具有增强作用，且与刺激 IL-2 和 IFN-γ 产生和释放有关，并有明显的量效关系。

7. 止咳、平喘、化痰作用 紫苏子提取的脂肪油有明显的止咳和平喘作用。小鼠腹腔注射 5g/kg 紫苏子油后，对喷雾组织胺和乙酰胆碱所致的支气管哮喘，能明显延长出现喘息性抽搐的潜伏期，与对照组比较有显著性差异（$P < 0.01$），其作用与 0.05g/kg 氨茶碱相似。小鼠灌服 5g/kg 和 2.5g/kg 紫苏子油后，咳嗽潜伏期显著延长，咳嗽次数显著减少，与对照组比较均有显著性差异（$P < 0.01$），其作用与 0.01g/kg 咳必清相似。用浓氨水喷雾法、毛细玻璃管法、喷雾致喘法对紫苏子及其炮制品的梯度溶媒提取物进行镇咳、祛痰、平喘的对比研究显示，紫苏子水提物、醇提物和醚提物均有程度不等的镇咳作用；紫苏子和炒紫苏子水提物的小剂量组均有良好的祛痰作用；对 4% 氯化乙酰胆碱诱导的豚鼠哮喘未发现其有平喘作用；但对用 2% 氯化乙酰胆碱和 0.1% 磷酸组胺的等量混合液诱喘的哮喘模型，炒紫苏子水提物和醚提

物小剂量都显示出显著的平喘效果。证明紫苏子具有一定的镇咳、祛痰和平喘作用，其镇咳成分较分散；平喘成分的水溶性大；存在于炒紫苏子中的平喘成分其极性较分散，既存在于极性大的部分也存在于极性小的部分。

8. 对化学性肝损伤的保护作用　以 4.2、8.3、25.0g/kg 剂量的炒紫苏子粉灌胃给予小鼠 30 天，并以 CCl_4 造成急性肝损伤模型。结果显示，紫苏子各个剂量组均使组织形态学上的肝细胞变性、坏死得到明显的改善和恢复，对小鼠肝损伤病理组织学影响的量化评分低于模型对照组，具有显著性差异（$P < 0.05$，$P < 0.01$）；25.0g/kg 剂量组的 AST 明显降低，与模型对照组比较有显著性差异（$P < 0.05$），表明紫苏子对 CCl_4 所致小鼠化学性肝损伤有辅助保护作用。紫苏子对 CCl_4 所致化学性肝损伤小鼠的肝脏组织保护作用的机制可能与其有效成分的抗自由基损伤和抑制脂质过氧化反应有关。

9. 对血液流变学影响　紫苏不同部位（苏叶、苏子、苏梗）提取物都能显著降低低切时（10/s）的全血黏度、红细胞聚集指数和红细胞电泳指数（$P < 0.05$），并能极显著降低低切时的全血还原黏度（$P < 0.01$）；苏叶、苏梗提取物能显著降低红细胞变形指数（$P < 0.05$），而苏子提取物对红细胞变形指数无显著影响；苏子、苏梗提取物能显著降低血浆黏度（$P < 0.05$），而苏叶提取物则不能降低血浆黏度。紫苏不同部位提取物对中切和高切时（60/s，120/s）的全血黏度和全血还原黏度、红细胞压积、红细胞刚性指数、纤维蛋白原含量无显著影响。

10. 其他作用　紫苏子中提取的紫苏子油具有抑制结肠癌、肾脏肿瘤的作用；苏子油能降低乳腺癌的发生率，其作用机制可能是因为抑制了 PhIP - DNA 的形成使癌细胞增殖减少。紫苏子种皮具有防止油脂及其他食用物品氧化的作用。苏子油能呈剂量依赖性地降低对甲氧西林敏感的金黄色葡萄球菌和甲氧西林耐药金黄色葡萄球菌产生的 α - 毒素、肠毒素 A 和 B，并能中和中毒性休克综合征毒素 1（TSST - 1）。

【临床应用】

1. 支气管哮喘　苏前合剂：由苏子、前胡各 10g，马兜铃、川贝母、地龙、甘草各 6g，白蒺藜、白鲜皮各 15g，苦参 3g 组成。随证加减，治疗 114 例，症状控制 20 例，显效 28 例，好转 53 例，无效 13 例，总有效率为 88.6%。

2. 婴幼儿咳喘　炒苏子、炙麻黄、光杏仁、炒黄芩、粉甘草、炙桑白皮、鹅管石、广地龙、制半夏、炙款冬花、炙紫菀、银杏。风寒闭肺型去黄芩加炙甘草；风湿闭肺型去半夏、鹅管石、黄芩、桑白皮，加生石膏；痰热闭肺型去紫菀、款冬花，加生石膏、橘红。共治疗 30 例，痊愈 21 例，好转 8 例，无效 1 例，总有效率为 96.7%。

3. 慢性咽炎　黄氏三子养亲汤（炒紫苏子 20g，白芥子、莱菔子、黄芪各 15g）水煎分 3 次服，每日 1 剂，10 天 1 疗程，治疗 3 个疗程。治疗 42 例，治愈 16 例，有效 19 例，无效 7 例，总有效率为 83.33%。

【毒副作用】　紫苏酮小鼠灌胃 LD_{50} 为 78.9mg/kg。

参 考 文 献

1. 董敏，等. 国际检验医学杂志，2008，29（6）：564.

2. 杜秀婷，等. 时珍国医国药，2015，26（10）：2311.

3. 黄楦槟，等. 光明中医，2015，30（9）：2039.

4. 何煜峰. 福建中医药，2010，41（3）：15.

5. 蔡莉莉，等. 中国中医急症，2008，17（1）：17.

6. 李中华，等. 中国民康医学，2010，22（24）：3144.

7. 金鸿斌. 中医学报，2013，28（178）：339.

葶苈子

【别名】　丁历，大室，大适，羊辣罐，拉拉罐。

【来源】　为十字花科植物独行菜 Lepidium apetalum Willd. 或播娘蒿 Descurainia sophia（L.）Webb. ex Prantl. 的干燥成熟种子。前者习称"北葶苈子"，后者习称"南葶苈子"。

【性味】　辛、苦，大寒。

【功能主治】　泻肺平喘，行水消肿。用于痰涎壅肺，喘咳痰多，胸胁胀满，不得平卧，胸腹水肿，小便不利。

【主要成分】　南葶苈子：强心苷类：毒毛旋花子配基、伊夫单苷、葶苈苷、伊夫双苷、糖芥苷。异硫氰酸类：异硫氰酸苄酯、异硫氰酸烯丙酯、异硫氰酸丁烯酯、2 - 苯乙基异硫氰酸酯、4 - 甲硫丁基异硫氰酸酯。脂肪油类：肉豆蔻酸、棕榈酸、硬脂酸、花生酸、十六碳烯酸、油酸、亚油酸、亚麻油酸、二十碳烯酸、二十碳二烯酸、二十碳三烯酸、芥酸和二十二碳二烯酸。其他成分：环硫丁烷衍生物：1 - Cyano - 3,4 - epithiobutance、丁烯腈、二烯丙基二硫化物、3 - Phenylpropionitrile、5 - Methylthiopentanitrile。近年分离出：β谷甾醇、胡萝卜苷、3,5 - 二甲氧基 - 4 - 羟基苯甲醛、芥子酸、芥子碱硫酸氢盐、山奈酚、槲皮素、槲皮素 - 7 - O - β - D - 吡喃葡萄糖基（1→6） - β - D - 吡喃葡萄糖苷、4 - 戊烯酰胺、5 - 羟甲基糠醛、槲皮素 - 3 - O - β - D - 吡喃葡糖基 - 7 - O - β - 龙胆双糖苷、山奈酚 - 3 - O - β - D - 吡喃葡糖基 - 7 - O - β - 龙胆双糖苷、异鼠李素 - 3 - O - β - D - 吡喃葡糖基 - 7 - O - β - 龙胆双糖苷、槲皮素 - 7 - O - β - 龙胆双糖苷、山奈酚 - 7 - O - β - 龙胆双糖苷、异鼠李素 - 7 - O - β - 龙胆双糖苷、槲皮素 - 3,7 - 二 - O - β - D - 吡喃葡糖苷、山奈酚 - 3,7 - 二 - O - β - D - 吡喃葡糖苷、异鼠李素 - 3,7 - 二 - O - β - D - 吡喃葡糖苷、山奈酚 - 3 - O - β - D - 吡喃葡糖基 - 7 - O - β - D - ［2 - 芥子酰基 - β - D - 吡喃葡糖基（1→6）］ - 吡喃葡糖苷、芥子酸乙酯、4 - 甲氧基芥子酸。

北葶苈子：主要含有异硫氰酸苄酯、白芥子苷、芥子苷（黑芥子苷）、糖类、强心苷类（伊夫单苷）。挥发油：苯甲醛、苄硫醇、十一烷烃、苯乙腈、5 - 甲硫甲基戊腈、苯丙腈、1 - 苯甲基 - 1 - 吡咯、苯乙醛、苯氧甲基苯、2,4 - 二叔丁基苯酚、4 - 甲氧基 - 6 - （2 - 丙烯基） - 1,6 - 苯并间二氧杂环戊烯、6,10,14 - 三甲基 - 2 - 十五酮、邻苯二甲酸二丁酯、二苯甲基二硫醚、9,12,15 - 十五碳三烯酸乙酯、二苯甲基三硫醚。脂肪油：壬二酸二甲酯、癸二酸二甲酯、十一烷二酸二甲酯、9,10 - 二羟基十八烷酸甲酯、10 - 羟基十六烷酸甲酯、棕榈酸甲酯、油酸甲酯、硬脂酸甲酯、11 - 二十碳烯酸甲酯、二十烷酸甲酯（花生酸甲酯）。

【药理作用】

1. 对循环系统作用

（1）强心作用：静脉注射葶苈子水提取物 0.2mg/kg（含生药 2g/mL），能增加犬的左心室心肌收缩力和泵血功能，并能增加冠脉流量，与静脉注射异丙肾上腺素 10μg/kg 的作用相似，但葶苈子的水提物对心率、动静脉氧分压差及动静脉氧溶解度无明显影响。说明葶苈子的水提取物具有显著强心和增加冠脉流量的作用且不增加心肌耗氧量。对北葶苈子乙醇粗提取物分别提取得到氯仿提取物和正丁醇提取物，氯仿提取物 0.025mg/mL［9mg（生药）/mL］和 0.075mg/mL 可分别使离体蟾蜍心收缩幅度增加（71 ± 35）% 和（155 ± 57）%。氯仿提取物 5、10mg/kg 静脉注射可明显改善麻醉兔心脏的射血机能，增加血输出量。正丁醇提取物对麻醉兔仅具有加快呼吸的作用。以葶苈子为主药的复方葶苈子胶囊，能显著降低兔肺动脉高压，增加在体兔心肌收缩振幅，即具有增强心肌收缩力作用。葶苈子水提取液具有抑制小鼠和大鼠心肌肥大、心室重构的作用。其作用机制可能是通过抑制心肌醛固酮合成相关基因 $CYP_{11}B_1$、$CYP_{11}B_2$ mRNA 表达水平，降低转化生长因子 $β_1$ 的合成而抑制心室重构的发生。

葶苈苷为其有效成分之一，在心电图上表现有强心苷的特点，能使在体猫心收缩振幅较正常增强 2 ~

3倍，心率减慢，最后使心跳停止于收缩期。除直接作用于心脏外，尚有中枢作用。对离体猫心的冠状血管，低浓度无影响，高浓度则使之收缩。对急性冠状血管紊乱（结扎冠脉左降支）的兔，可使心收缩增加，心肌摄氧量增加，对心律失常及心电图的改变均呈现治疗作用，对实验性心肌梗死的疗效较毒毛旋花子苷 K 为优。糖芥苷也有强心作用，1g 相当于 10074 猫单位或 66200 蛙单位，胃肠给药的生物活性较静脉给药低 9 ~ 12 倍，4 天的蓄积量为 8%，能改善垂体后叶素及凝血酶引起的冠脉循环紊乱及心肌代谢过程，能使大鼠尿量增加 1.3 ~ 1.5 倍，在试管内能抑制阳离子转运所需的 ATP 酶。现代研究也发现，葶苈子中的黄白糖芥苷（Helveticoside）对 MCT 所致肺动脉高压大鼠血流动力学有影响。黄白糖芥苷可以显著降低野百合碱所致的大鼠右心室收缩压与舒张压以及肺动脉平均压。认为葶苈子对肺动脉高压的降压效果可能主要是黄白糖芥苷的作用。

（2）调血脂作用：南葶苈子提取物具有调血脂作用。选用 SD 系健康雄性大鼠喂以高脂饲料，建立高脂血症模型，同时每天每公斤体重分别灌胃 2.5、5mL 的南葶苈子醇提取物和 5、10mL 的南葶苈子油，并用调血脂药烟酸（400mg）作为阳性对照。结果与不用药的高脂对照组比较：南葶苈子醇提取物和南葶苈子油的调血脂作用和阳性对照烟酸相近，能显著降低高脂血症大鼠的 TC、TG、LDL - C、HDL_3 - C 水平及 LDL - C/HDL - C 比值，显著升高 HDL - C、HDL_2 - C 水平及 HDL - C/TC 比值。

2. 抗菌作用　葶苈子中的苄基芥子油（异硫氰酸苄酯）具有广谱抗菌作用，在体外对酵母菌、20 种真菌及数十种其他菌株菌有抗菌作用。对革兰阴性或阳性细菌的有效抑菌浓度为 $1 : 1.0 \times 10^6 \sim 3.0 \times 10^6$。小鼠、豚鼠、大鼠腹腔注射的 LD_{50} 分别为 76 ~ 107、68 ~ 72mg/kg，口服的 LD_{50} 则分别为 134、81、128 mg/kg。白芥子的水浸液在试管内对堇色毛癣菌、许兰黄癣菌等有不同程度的抗真菌作用，此作用可能与白芥子苷的酶解产物——白芥子油有关。黑芥子苷的酶解产物芥子油——异硫氰酸烯丙酯也具有杀菌作用。

3. 抗肿瘤作用　葶苈子对人鼻咽癌细胞和子宫颈癌细胞株有极强的抑制作用，剂量在 $20\mu g/mL$ 时便显示很高的抗癌活性。葶苈子对艾氏腹水癌小鼠的癌细胞有明显的抑制作用，且几乎无毒副作用。研究还显示，以人参、葶苈子、郁金为主药的中药复方益气平悬饮也能明显提高肿瘤浸润淋巴细胞（TIL）杀伤自体肿瘤细胞（ATC）的活性。葶苈子与环磷酰胺合用对荷瘤小鼠有显著改善作用，可对抗环磷酰胺对肺的损伤和对机体的免疫抑制作用，降低环磷酰胺肝损伤作用；与顺铂合用可对抗顺铂对肺的损伤。

4. 对呼吸系统作用　以葶苈子为主药的复方葶苈子胶囊对氨雾刺激引起的小鼠咳嗽反应有明显止咳作用，增强小鼠气管排泌酚红的作用，且随剂量增大而增强。芥子苷为其止咳有效成分，有人对其炮制前后含量进行了研究，结果表明：葶苈子炒后芥子苷含量较生品明显升高；且芥子苷本身无刺激性，而其酶解产物芥子油具有辛辣味和刺激性，炒后能破坏酶以防在体外酶解生成芥子油，因而减少了刺激性。有研究证实，β - 谷甾醇也具有镇咳祛痰、舒张支气管平滑肌、缓解支气管痉挛的作用。

5. 免疫调节作用　葶苈子醇沉组分能够促进体外淋巴细胞的增殖，保护免疫功能低下小鼠的器官，增强免疫功能低下小鼠的非特异性免疫和特异性免疫，具有免疫促进作用。

6. 利尿作用　葶苈子水提取液能显著增加充血性心力衰竭大鼠排尿量，其作用机制可能与抑制肾小管对 Na^+、Cl^- 和水的排出有关。

7. 其他作用　葶苈苷对猫有镇静作用。南葶苈子对胰蛋白酶有较强的抑制作用。

【临床应用】

1. 风湿性心脏病心力衰竭　每日用葶苈子 12 ~ 15g，大枣 10 ~ 12 枚，水煎服，随证加减，治疗 25 例，可使临床症状和心力衰竭很快缓解或消失，使病人转危为安。

2. 哮喘　以降气平喘汤（葶苈子、炙麻黄、半夏、杏仁、苏子等）治疗支气管哮喘 98 例，以麻杏射甘桑葶汤（麻黄、杏仁、射干、甘草、桑白皮、葶苈子等）治疗小儿哮喘发作 150 例，均收到满意疗效。

3. 胸膜炎　用葶苈子 15 ~ 20g，大枣 15 ~ 20g，随证加减，治疗渗出性胸膜炎 15 例，均于 3 周内痊愈。

4. 肺炎　以葶苈子为主药的清肺口服液治疗小儿病毒性肺炎 60 例，显效率及有效率分别为 86.7% 和 96.7%。以"KT"制剂（葶苈子、生石膏、大果草梅等）治疗小儿急性肺炎 300 例，痊愈 296 例，与对照组 300 例（按小儿急性肺炎西医常规治疗）比较，在退热天数、咳嗽、气喘、肺部啰音消失、住院天数等方面均优于对照组。

5. 自发性气胸 以葶苈子、生大黄、苏子、枳实随证加减，治疗单纯性自发性气胸 16 例，配合西医常规治疗，2 周内全部治愈。

6. 肺水肿 以葶苈子、大黄、大枣、车前子随证加减，治疗中毒性肺水肿，给药后尿量明显增加，大便通畅，病情有不同程度的改善，症状基本消失。以加味葶苈大枣汤治疗流行性出血热少尿期合并急性肺水肿 57 例，服药后一般 2.5 小时至 3 天内大小便次多量增，肺水肿征象迅速改善。

7. 咽炎 单味生葶苈子，每日早晚温开水送服，15 岁以下和 50 岁以上者每次 6g，16 岁～49 岁者每次 10g，治疗急性咽炎 24 例，疗效确切。

8. 青光眼、高眼压症 葶苈子 10g 单用或加入应证方剂中治疗青光眼高眼压症 5 例，收到满意疗效。

【**毒副作用**】 葶苈子毒性主要以强心苷毒性为主，半数致死量为 2.125g/kg 生药量。葶苈子对眼、鼻黏膜有刺激性，可以引起眼眶及前额胀痛，角膜发泡，视力减弱。临床曾报道 1 例患者因服用单味葶苈而致休克。症状初起可见胸闷憋气，恶心，呕吐，瘙痒，烦躁不安，颈项胸腹满布皮疹，继则面汗自出，呼吸困难，心音低钝，血压下降等。

参 考 文 献

1. 郭娟，等. 中草药，2007，10（38）：1519.
2. 郭娟，等. 中药材，2008，31（11）：1691.
3. 范春兰，等. 中国民族民间医药，2009，22：8.
4. 马梅芳，等. 中华中医药学刊，2014，32（1）：157.
5. 马梅芳，等. 中华中医药学刊，2014，32（2）：385.
6. 郑晓珂，等. 世界科学技术 – 中医药现代化，2015，12（3）：507.
7. 周喜丹，等. 中国中药杂志，2014，39（24）：4699.
8. 张晓丹，等. 中国现代应用药学，2010，27（3）：210.
9. 蒋建明. 长春中医药大学学报，2011，27（4）：612.
10. 徐士伟. 浙江中医杂志，2013，48（11）：790.
11. 瞿星光. 中国中医急症，2011，20（7）：1062.
12. 王进. 中国中医药现代远程教育，2008；6（1）：39.
13. 王妍，等. 长春中医药大学学报，2008，24（1）：39.

苦 杏 仁

【**别名**】 北杏仁，杏核仁，杏仁，木落子，杏梅仁。

【**来源**】 为蔷薇科植物山杏 *Prunus armeniaca* L. var. *ansu* Maxim.、西伯利亚杏 *Prunus sibirica* L.、东北杏 *Prunus mandshurica*（Maxim.）Koehne 或杏 *Prunus armeniaca* L. 的干燥成熟种子。

【**性味**】 苦，微温；有小毒。

【**功能主治**】 降气止咳平喘，润肠通便。用于咳嗽气喘，胸满痰多，肠燥便秘。

【**主要成分**】 含苦杏仁苷（Amygdalin）、脂肪油（杏仁油）、蛋白质和各种氨基酸。此外，尚含苦杏仁酶（Emulsin）、苦杏仁苷酶（Amygdalase）及樱苷酶（Prunase）。种仁还含胆甾醇（Cholesterin）、雌性酮及 α – 雌性二醇。苦杏仁苷水解后生成苯甲酸和氢氰酸。

【**药理作用**】

1. 对呼吸系统作用 苦杏仁具有缓解支气管平滑肌痉挛的作用。苦杏仁含有苦杏仁苷及苦杏仁酶，苦杏仁苷含量约 3.0%。苦杏仁苷具有镇咳平喘祛痰作用。作用机理为苦杏仁苷能被苦杏仁酶水解，所产生的氢氰酸和苯甲醛对呼吸中枢有抑制作用，能使呼吸加深，咳嗽减轻，痰易咳出。也可能是由于低浓度的氢氰酸抑制颈动脉体和主动脉体的氧化代谢，致反射呼吸加深，使痰易于排出。苦杏仁苷可有效缓解博来素诱导的大鼠肺纤维化形成，其作用机制可能是通过抑制 I、II 胶原的形成。

2. 抗炎、镇痛作用　小鼠热板法和醋酸扭体法实验表明，苦杏仁苷有镇痛作用且无耐受性。身体依赖性实验表明，苦杏仁苷是不同于吗啡的镇痛剂。小鼠给予苦杏仁苷后无竖尾反应及烯丙吗啡诱发的跳跃反应。苦杏仁脱脂水提取物能明显抑制醋酸所致小鼠扭体反应和大鼠棉球肉芽肿的形成。苦杏仁苷口服有抗炎作用，静注则无活性，对二甲苯及巴豆油所致炎症无抗炎活性。

3. 对免疫功能的影响　通过给小鼠肌肉注射不同剂量的苦杏仁苷后，分离其脾细胞进行 NK 活性测定，实验表明，每只 3mg、5mg 剂量组能明显促进小鼠 NK 细胞的活性。同时取其脾脏制成脾细胞悬液，进行 T 淋巴细胞转化实验，观察到苦杏仁苷虽不能直接刺激小鼠体内脾细胞的增殖，却能促进 PHA 刺激 T 淋巴细胞的转化增殖，每只 1.5mg 和每只 3mg 与对照组比较有显著性差异。

研究表明，苦杏仁苷高剂量组可极显著降低大鼠胃蛋白酶活性，抑制佐剂性关节炎原发病变的足肿胀度，减轻继发病变的肿胀率，提高小鼠的廓清指数和吞噬指数（$P < 0.01$）；苦杏仁苷中剂量组可显著降低大鼠胃蛋白酶活性，提高小鼠廓清指数（$P < 0.05$），极显著降低佐剂性关节炎原发和继发病变的肿胀度、肿胀率（$P < 0.01$）；各剂量组的苦杏仁苷对大鼠胃液酸度无明显影响作用（$P > 0.05$）。显示苦杏仁苷能抑制佐剂性炎症，增强巨噬细胞的吞噬功能，具有调节免疫功能的作用。苦杏仁苷（每只每日 3mg）对其吞噬功能也有非常明显的促进作用，同一剂量，同一实验动物，以 Ag - NOR 法又显示出苦杏仁苷对肝枯否细胞 γ - DNA 活化有非常明显的促进作用。苦杏仁苷有促进人血 T 淋巴细胞 PCC 增殖的作用，可缩短细胞分裂周期，对辐射损伤应急生物剂量估算有重要的应用价值。

4. 抗肿瘤作用　苦杏仁所含的苦杏仁苷及其水解生成的氢氰酸和苯甲醛对癌细胞呈现协同性杀伤作用。另外苦杏仁能帮助体内胰蛋白酶消化癌细胞的透明样黏蛋白被膜，使体内白细胞更易接近癌细胞，并吞噬癌细胞。苦杏仁热水提取物粗制剂对人子宫颈癌 JTC - 26 株的抑制率为 50% ~ 70%，给小鼠自由摄食苦杏仁，可抑制艾氏腹水癌的生长，并使生存期延长。给小鼠口服或腹腔注射苦杏仁提取物，对 S_{180}、肝癌实体瘤的抑制率达 60% 以上，苦杏仁苷还能显著延长接种 W_{256} 肉瘤大鼠的生存时间。苦杏仁苷也可用于晚期癌症患者，可缓解疼痛并能抑制癌性胸水。

有人以小鼠细胞 SCE 和微核率为指标评价杏仁对抗肿瘤药环磷酰胺和遗传毒物 3 - 甲基胆蒽诱变性的抑制效应，发现中药杏仁无致突变性，对上述两种强诱变剂均有抑制作用。结果表明，杏仁对突变具有一定的防护作用。利用苦杏仁苷在水解后对 HT_{1376} 膀胱癌细胞的细胞毒作用，把它作为前体药，在有膀胱癌相关单克隆抗体结合葡萄糖苷酶的复合体存在的条件下，与 HT_{1376} 共孵育，可以提高苦杏仁苷的细胞毒性和特异性，预示抗体靶向酶解前体药物疗法比非靶向治疗更有效，并且在杀死癌细胞的同时不会出现化疗后的系统毒性。

5. 对人肾成纤维细胞的影响　苦杏仁苷在预防及逆转肾间质纤维化中起重要作用。采用 ELISA 法、四甲基偶氮唑蓝（MTT）法、流式细胞仪、免疫组织化学法检测苦杏仁苷对人肾成纤维细胞（KFB）分泌的 I 型胶原酶活性，人 KFB 增殖、凋亡，I 型胶原表达的影响。结果显示，苦杏仁苷在最佳浓度范围和作用时间内能够提高人胎 KFB 分泌的 I 型胶原酶活性，抑制人胎 KFB 增殖和 I 型胶原的表达，促进人胎 KFB 凋亡。苦杏仁苷对肾脏成纤维细胞增殖有抑制作用，并呈一定剂量依赖性，以 100mg/L 苦杏仁苷抑制作用最强。

6. 抗肝纤维化作用　苦杏仁苷在治疗兔血吸虫病性肝纤维化和四氯化碳致大鼠肝纤维化时都显示出明显的疗效，其作用机理与增加肝血流量，提高胶原酶活性，促进 I、III 和 IV 型胶原的降解，以及通过影响 IV 型胶原和板层素的代谢干扰血窦毛细血管化的形成有关。并进一步用 [^{3}H] 胸腺嘧啶核苷掺入法和 [^{3}H] 脯氨酸掺入法研究苦杏仁苷对体外培养的大鼠肝贮脂细胞增殖和产生胶原的影响，结果表明，苦杏仁苷可抑制活化的贮脂细胞增殖，以 10^8 mol/L 浓度最明显，抑制率达 25%，培养液和细胞内胶原产生的抑制率分别为 24.2% 和 26.8%，此结果在一定程度上反映了苦杏仁苷抗肝纤维化的细胞生物学机理。苦杏仁苷对大鼠肝星状细胞 HSC－6 增殖和凋亡有调控作用。其作用机制可能是通过诱导或上调凋亡基因 Bax 的过度表达，使细胞提前进入凋亡程序阶段，最终使活化的 HSC－T6 发生细胞凋亡，从而起到抗肝纤维化的作用。

7. 对消化系统的作用　苦杏仁苷在经酶作用分解形成氢氰酸的同时，也产生苯甲醛，后者可抑制胃蛋白酶的活性，从而影响消化功能。杏仁水溶性部分的胃蛋白酶水解产物以 500mg/kg 的剂量对四氯化碳处理的大鼠给药，发现它能抑制 AST、ALT 水平和羟脯氨酸含量的升高，并能抑制优球蛋白溶解时间的延长。在病理学上，杏仁水溶性部分的胃蛋白酶水解产物能抑制鼠肝结缔组织的增生，但不能抑制 D－半乳糖胺引起的鼠 AST、ALT 水平升高。杏仁脂肪油在肠内还起润滑性通便作用。

近年来研究发现，苦杏仁苷具有较好的抗溃疡、防治胃炎及慢性萎缩性胃炎的作用。苦杏仁苷能够抑制小鼠束缚－冷冻应激性胃溃疡，促进大鼠醋酸烧灼溃疡愈合，减少幽门结扎所致胃溃疡的溃疡面积，降低胃蛋白酶活性。另一项研究采用牛胆汁与甘油混合液灌服大鼠 10 周造成慢性胃炎模型、2% 水杨酸钠溶液灌服大鼠 8 周造成慢性萎缩性胃炎模型，并于两模型造模同时给予苦杏仁苷作为预防给药。实验结束后摘取全胃，做病理切片检查，同时收集胃液，测定胃游离酸浓度及胃蛋白酶活力。结果显示，苦杏仁苷组与模型对照组比较，病理形态学有改善，炎细胞浸润程度减轻，腺体排列紧密，并可抑制胃蛋白酶活力。

8. 抗微生物、寄生虫作用　苦杏仁油体外实验对蛔虫、蚯蚓、蛲虫、钩虫等有杀死作用，并能抑制伤寒、副伤寒杆菌。临床应用亦表明，其对蛔虫、蛲虫、钩虫均有作用。

9. 美容作用　苦杏仁中所含的脂肪油可使皮肤角质层软化，润燥护肤，有保护神经末梢血管和组织器官的作用，并可抑杀细菌。此外，被酶水解所生成的氢氰酸能够抑制体内的活性酶酪氨酸酶，消除色素沉着、雀斑、黑斑等。

10. 抗风湿关节炎作用　苦杏仁苷对 II 型胶原诱导的大鼠关节炎有治疗作用，其作用机制是通过抑制 TNF－α、sICAM－1 水平表达。苦杏仁水煎液对佐剂性关节炎大鼠有治疗作用。

11. 抗动脉粥样硬化作用　苦杏仁苷可降低载脂蛋白 E 基因敲除小鼠血清中 TC、TG 和 LDL－C，其作用机制可能是通过诱导人叉头型基因 P3 阳性的调节性 T 细胞，增强巨噬细胞的吞噬作用，进而促进板块部位细胞的凋亡以减少斑块面积和斑块覆盖率，提高有效管腔面积，同时能抑制代偿性管腔增大。

12. 其他作用　杏仁煎剂给猫静注可产生明显持久的降压作用。本品尚能扩张冠状动脉，增加冠脉血流量。苦杏仁苷可特异性地抑制链脲佐菌素所致血糖升高，作用强度与血液中苦杏仁苷浓度有关。苦杏仁苷还具有抗凝血作用。苦杏仁苷能在一定程度上延长肾移植大鼠的存活时间。一定浓度的苦杏仁苷对 IL－1β 诱导的大鼠椎间盘软骨终板细胞退变起抑制作用。

【临床应用】

1. 慢性支气管炎　取带皮苦杏仁与等量冰糖研碎混合，制成杏仁糖。早晚各服 9g，10 天为 1 疗程。治疗 124 例，基本痊愈 23 例，显效 66 例，好转 31 例，无效 4 例，总有效率为 96.8%。

2. 蛲虫病　连皮杏仁 30 粒，研泥，加入沸水中浸泡，文火煎成浓液，用药棉浸湿后塞入肛门内，次晨取出，治 50 余例，80% 取得满意疗效。

3. 癌性胸水　苦杏仁苷（胶囊口服，每日 1~3 次，每次 0.2~0.6g）治疗晚期癌症病人取得一定疗效，对控制癌性胸水有显著效果。治疗 5 例，胸水消退 1 例，部分消退 2 例，控制 2 例，同时症状缓解。

4. 小儿外感咳嗽　用杏金汤（杏仁、金佛草、苏子、半夏、焦楂曲、枳壳各 10g）水煎服，治疗 198 例，痊愈 24 例，显效 56 例，有效 102 例，无效 16 例，总有效率 91.9%。

5. 老年糜烂性胃炎　口服苦杏仁苷 0.5g，1 次/日，治疗老年糜烂性胃炎患者 60 例，总有效率为 84.32%。

【毒副作用】　大剂量口服易产生中毒。中毒机理主要是苦杏仁苷经胃酸或所含苦杏仁酶的作用分解为氢氰酸和苯甲醛。氢氰酸很容易与线粒体中的细胞色素氧化酶的三价铁起反应，形成细胞色素氧化酶一氰复合物，从而使细胞的呼吸受到抑制，使组织窒息，导致死亡。

杏仁苷的 LD_{50}：小鼠静注为 25g/kg，大鼠静注为 25g/kg，腹腔注射为 8g/kg。小鼠口服为 0.6g/kg。MTD 小鼠、兔、犬静注和肌注均为 3g/kg；口服均为 0.075g/kg。人口服苦杏仁 55 枚（约 60g）可致死。

参 考 文 献

1. 杜海科，等．军医进修学院学报，2009，30（5）：712.
2. 郑巧玲，等．环境与职业医学，2009，26（6）：572.
3. 郭君其，等．中国组织工程研究与临床康复，2008，12（18）：3575.
4. 赵昉，等．新中医，2012，44（1）：111.
5. 郭君其，等．中国中西医结合肾病杂志，2008，9（1）：22.
6. 罗德梅，等．中国中医药信息，2015，22（7）：75.
7. 安华伟，等．现代中西医结合杂志，2010，19（19）：2353.
8. 吕建珍，等．现代药物与临床，2012，27（5）：530.
9. 牛凯，等．中国药理学通报，2013，29（12）：1725.
10. 李雪静．当代临床医刊，2015，5：1684.
11. 魏晓阳．上海中医药杂志，2012，46（3）：45.
12. 李金好．新中医，2009，41（6）：39.
13. 卢明芳，等．检验医学与临床，2015，12（19）：2868.

百　　部

【别名】　百条根，百步，百布，山百根，嗽药。

【来源】　为百部科植物直立百部 Stemona sessilifolia（Miq.）Miq.、蔓生百部 Stemona japonica（Bl.）Miq. 或对叶百部 Stemona tuberosa Lour. 的干燥块根。

【性味】　甘、苦，微温。

【功能主治】　润肺下气止咳，杀虫灭虱。用于新久咳嗽，肺痨咳嗽，顿咳；外用于头虱，体虱，蛲虫病，阴痒。

【主要成分】　主要含近 60 种生物碱，分为几种类型。斯替宁碱型：包括对叶百部碱、对叶百部碱 B、对叶百部碱 C、对叶百部醇碱、双脱氢对叶百部碱、异脱氢对叶百部碱、双去氢对叶百部碱 B、双去氢对叶百部碱 C、新对叶百部碱、双去氢新对叶百部碱、N－氧－对叶百部碱、氧化对叶百部碱。原百部碱型：包括原百部碱、双去氢新百部碱、百部碱、新百部碱、异原百部碱。对叶百部螺碱型：包括百部定碱、对叶百部螺碱、对叶百部新碱、异对叶百部新碱。蔓生百部碱型：包括蔓生百部碱、异蔓生百部碱、蔓生百部酰胺、异蔓生百部酰胺、原百部新碱、异丽江百部碱、氧化丽江百部碱、脱氢百部碱。细花百部碱型：包括细花百部碱、双去氢细花百部碱和细花百部次碱等。

此外尚含糖类、脂类、蛋白质，以及乙酸、甲酸、苹果酸、琥珀酸、草酸等。对叶百部还含 3,5－二羟基－4－甲基联苯、3,5－二羟基－2′－甲氧基－4－甲基联苯和 3－羟基－2′,5－二甲氧基－2－甲基联苯。直立百部根还含有 Stemospironine、StilbosteminB、StilbosteminD、4′－Methylpinosylvin、芝麻素、28－羟基－正二十八烷酸－3′－甘油单酯、26－羟基－正二十六烷酸－3′－甘油单酯。

【药理作用】

1. 对呼吸系统作用

（1）镇咳作用：百部生物碱能降低动物呼吸中枢的兴奋性，抑制咳嗽反射，而产生镇咳作用。采用机械刺激引起豚鼠咳嗽的方法进行研究，结果显示百部碱具有镇咳作用。动物体内试验研究表明，新对叶百部碱和新斯替宁碱具有显著的镇咳作用。其中对叶百部碱镇咳的半数有效量（ED_{50}）为 26.2mg。

（2）松弛支气管平滑肌：100%百部生物碱提取液 0.2mL 对组胺所致的离体豚鼠支气管平滑肌痉挛有松弛作用，其作用缓和而持久；同时也能降低动物呼吸中枢的兴奋性，抑制咳嗽反射。作用强度与氨茶碱相当，但较缓和而持久。

（3）改善肺部气道重塑：百部浓煎剂能减轻和改善慢性阻塞性肺疾病（COPD）模型大鼠的肺部气道重塑，延缓肺功能恶化，其作用机制可能是通过抑制炎症介质的释放来实现的。

2. 抗菌作用　百部煎剂及对叶百部酒精浸剂体外实验，对多种致病菌如念珠菌、肺炎球菌、乙型溶血性链球菌、脑膜炎球菌、金黄色葡萄球菌、白色葡萄球菌与痢疾杆菌、伤寒杆菌、副伤寒杆菌、大肠杆菌、变形杆菌、白喉杆菌、肺炎杆菌、鼠疫杆菌、炭疽杆菌、枯草杆菌以及霍乱弧菌、人型结核杆菌等都有不同程度的抑制作用。实验表明，其水浸液对许兰毛癣菌、堇色毛癣菌、奥杜盎小芽孢菌、羊毛样小芽孢菌有一定抑制作用。蔓生百部水浸液（1:3）在体外对某些致病真菌有一定的抑制作用。百部的醇浸剂（1:80）10 分钟内可将 H_{37}RV 人型结核菌杀死。百部碱对水霉菌菌丝生长有抑制作用。

3. 抗病毒作用　16%百部煎剂用半体内法证明，能使亚洲甲型流感病毒对小鼠的致病力下降 90%，每只 0.2mL 灌胃或 0.5mL 腹腔注射对感染流感病毒的小鼠有明显的治疗效果和一定的预防作用。用鸡胚培养的新城病毒试验表明，百部能延长培养新城病毒的鸡胚的寿命至 36 小时。

4. 抗寄生虫和杀虫作用　百部具有较好的抗寄生虫作用，50%百部浸液体外 20 小时内可杀死鼠蛲虫，5% ~50%醇浸液及水浸液对头虱、体虱、阴虱及动物虱均有一定的杀灭作用，其醇浸液较水浸液的灭虫作用强。百部对头虱的杀灭作用最强，能杀死虱卵，其 70%乙醇提取液（100:20）治疗头虱的效力较 DDT、除虫菊强。百部浸剂或 50%煎剂对疥癣也有一定疗效，亦常用于驱除肠道钩虫、蛲虫及阴道滴虫。百部粉浸液对臭虫、蝇蛆、蛀虫、孑孓、地老虎等 10 余种害虫也有杀灭作用。百部、除虫菊制成的酊剂可作为较好的杀虫剂用于中药储藏。另外，异原百部碱和新百部碱均具有一定的杀虫作用。百部碱对草原革蜱、日本血蜱、青海血蜱成虫的 LD_{50} 在 37.22 ~60.29μg/虫。施用 0.5%百部碱醇溶液后，青海血蜱与日本血蜱若虫 24 小时死亡率为 100%；成虫 48 小时死亡率为 100%；草原草蜱、血红扇头蜱、麻点璃眼蜱的若虫 48 小时死亡率为 100%，成虫 72 小时死亡率为 100%。对 24 小时死亡率进行了 χ^2 检验，结果表明，5 种硬蜱的若虫与若虫间、成虫与成虫间，24 小时死亡率存在显著差异。百部碱对 5 种硬蜱若虫的 LD_{50} 比较小，在 0.76 ~1.47μg/虫，对成虫的 LD_{50} 比较大，在 37.22 ~60.29μg/虫。由此可见，百部碱对硬蜱若虫的毒力较成虫强。

百部碱还能够杀灭小蠊。百部对敏感品系德国小蠊 2、4、6 龄期若虫和成虫的 LD_{50} 分别为 0.0045、1.08、10.83、46.9μg/虫，对抗溴氰菊酯和氯菊酯的德国小蠊成虫的 LD_{50} 为 48.22μg/虫。0.4%百部碱水溶液用量为 1.5mL/m^3，在 18℃、25℃、28℃时，对敏感品系德国小蠊 2 期若虫 24 小时杀灭率分别为 33.3%、41%、49%。χ^2 检验：$P > 0.05$。0.4%百部碱水溶液用量为 2mL/m^3 时，对抗性品系德国小蠊 2 ~7 龄期若虫 72 小时的杀灭率为 83.3%，对成虫 72 小时杀灭率为 11.1%；用量为 3mL/m^3 时，对抗性若虫 48 小时杀虫率为 100%，对成虫 72 小时杀灭率为 61.1%；用量为 4mL/m^3 时，对抗性若虫 48 小时杀灭率为 100%，对抗性成虫 72 小时杀灭率为 82.1%。进一步研究发现，施用百部碱后，羧酸酯酶和碱性磷酸酯酶的活性逐步下降，至第 3 小时降到最低，然后逐步回升，第 6 小时羧酸酯酶活性升高到接近对照组水平，碱性磷酸酯酶活性升高到对照组水平。乙酰胆碱酯酶和酸性磷酸酯酶的活性基本上无变化。百部酊萃取液作用 3 小时蠕形螨开始死亡，6 小时全部致死，对蠕形螨有直接杀害作用。对豚鼠实验结果显示，百部酊萃取液无过敏反应。研究还发现，百部根石油醚提取物对朱砂叶螨有致死作用。此外，百部对弓形虫体的增殖也有抑制作用。

5. 其他作用　百部有一定的中枢镇静、镇痛作用。此外，从对叶百部中分离得到的 3,5 - 二羟基 - 4 - 甲基联苯 10μg/mL 对 P_{388} 瘤株及肝癌细胞株具有抑制作用，抑制率分别达 99.7% 和 83.6%。

【临床应用】

1. 百日咳　百部 250g 制成糖浆 800mL，小儿每次 3 ~5mL，4 小时 1 次，或每次 10 ~15mL，1 日 3 次，连服 1 周。治疗 100 余例，有效率在 85% 以上，对痉咳期效果特别显著。

2. 肺结核 用百部、丹参、黄芩 [1.8：0.9：0.9（g）] 制成片剂内服，用于对抗结核药已有耐药性的慢性开放性肺结核154例，均有一定的疗效；用百部注射液配异烟肼治疗110例，有效率达83.6%。

3. 慢性气管炎 用50%百部糖浆治疗近千例，有效率达58%。也有人用百部煎剂治疗110例，有效率83.7%，其中对单纯型效果较好。

4. 蛲虫病 小儿每次百部50g，加水浓煎成30mL（成人用量加倍），于夜间11时左右作保留灌肠，10~12天为1疗程，治疗133例，治愈者占62%。亦有用人55%乙醇浸液（3∶1）擦肛门周围皱襞，每晚1次，治疗蛲虫病亦有效果。

5. 酒糟鼻 将百部30g，20%~70%酒精100mL置于500mL扩口磨口瓶内，混匀，浸泡1~2周，即可取百部的醇浸液备用。用时，用棉签蘸取百部醇浸液搽鼻，15天为1疗程。治疗21例患者，3~6个疗程后，19例患者痊愈，2例患者有效。

【毒副作用】 据报道，服用百部不良反应总发生率为20%~30%，主要表现为口、鼻、咽发干，胸部灼热感，头晕，胸闷，气急，偶有腹痛、腹泻等。服用量过大可引起呼吸中枢麻痹，临床应用应注意。

参 考 文 献

1. 刘涛峰，等. 安徽中医药学报，2012，31（4）：72.
2. 佘俊萍，等. 热带病与寄生虫学，2008，6（2）：72.
3. 王文平，等. 农学学报，2013，3（03）：14.
4. 汪晓娟，等. 安徽农学通报，2012，18（23）：38.
5. 荆振宇，等. 中国兽医科学，2011，41（02）：216.
6. 宋素玲，等. 中国社区医师，2010，12（35）：147.
7. 林云祥. 中医外治杂志，2010，19（3）：21.
8. 彭红华. 中国实验方剂学杂志，2013，19（12）：318.

紫 菀

【别名】 小辫儿，辫子紫菀，还魂草，夜牵牛，子元。

【来源】 为菊科植物紫菀 *Aster tataricus* L. f. 的干燥根和根茎。

【性味】 辛，苦，温。

【功能主治】 润肺下气，消痰止咳。用于痰多喘咳，新久咳嗽，劳嗽咳血。

【主要成分】 所含三萜及三萜皂苷为其主要特征性成分。萜类及其皂苷：单萜皂苷 Shionoside A、B、C；三萜类成分：羊毛脂烷型有表紫菀酮、紫菀酮及 Astertarone A、B，木栓烷型有木栓酮、Friedel - 3 - ene 和表木栓醇；齐墩果烷型有 β - 香树脂、蒲公英赛醇及 Astersaponins A、B、C、D、E、F、G 和 Astersaponins Ha、Hb、Hc、Hd，Foetidissimoside A；乌苏烷型有 Ψ - 蒲公英醇。肽类：共18个，1个二肽 Aurantiamide acetate；10个环肽 Asterin 及 Astin A、B、C、D、E、F、G、H、I，其中 Asterin 和 Astin C 的结构式相同；7个寡肽，Astin J 及 Asternin A、B、C、D、E、F，其中 Astin J 和 Asternin D 的结构式相同。香豆素类：东莨菪素。蒽醌类：大黄素、大黄酚、大黄素甲醚。黄酮类：槲皮素、山柰酚、3 - 甲氧基山柰酚。有机酸类：苯甲酸、对羟基苯甲酸、咖啡酸、阿魏酸二十六烷酯。酚类：3 - O - 阿魏酰基奎尼酸甲酯、（＋）- 异落叶松脂素 - 9 - β - D - 吡喃葡萄糖苷。植物甾醇类：豆甾醇、β - 谷甾醇、胡萝卜苷、菠菜甾酮。酰胺类：N - （N - 苯甲酰基 - L - 苯丙氨酰基）- O - 乙酰基 - L - 苯丙氨醇，与二肽 Aurantiamide acetate 结构一样。

【药理作用】

1. 对呼吸系统的作用

（1）镇咳祛痰作用：紫菀根的醇提物经分离获得一种无色针状结晶体，对小鼠实验性咳嗽具有镇咳作用。紫菀酮给小鼠腹腔注射，能显著抑制氨雾所致的咳嗽发作。紫菀水煎剂具有祛痰作用，但无明显镇咳作用，紫菀水煎醇沉液具有祛痰镇咳作用。有文献提及紫菀所含的紫菀酮、紫菀皂苷等成分可能与其祛痰作用有关；紫菀水煎剂 10、20g/kg，石油醚提取液及乙醇提取乙酸乙酯萃取部位 1g/kg 都能明显增加小鼠呼吸道酚红的排泄，正丁醇及母液则无明显影响，提示其祛痰有效部位为石油醚和乙酸乙酯部分，而水煎剂对小鼠氨水致咳仅呈一定的抑制趋势；从紫菀中分得的紫菀酮、表木栓醇以 300mg/kg 剂量给予小鼠，分别表现出明显的祛痰镇咳作用。紫菀提取物紫菀酮、紫菀皂苷、紫菀醇及丁基 - D - 核酮糖苷等均有祛痰作用。甲醇及苯提取物也有祛痰作用。提示本品祛痰作用可能与其所含皂苷有关。有报道，紫菀经蜜炙后止咳效果提高，说明紫菀与蜂蜜能产生协同作用，从而为临床用药提供了实验依据。

（2）平喘作用：紫菀对组织胺和乙酰胆碱引起的豚鼠气管收缩有显著的抑制作用（$P < 0.01$），当紫菀质量浓度为 8.23g/L 时，对组胺引起的豚鼠气管收缩有明显抑制作用；另外，研究还发现，紫菀与甘草配伍时可显著提高其止咳平喘功效，这将为紫菀的合理配伍用药提供有价值的参考。

2. 抗菌、抗病毒作用 体外实验表明，紫菀煎剂对大肠杆菌、宋内痢疾杆菌、变形杆菌、伤寒杆菌、副伤寒杆菌、绿脓杆菌、霍乱弧菌等 7 种革兰氏阴性肠内致病菌及某些致病性真菌有不同程度的抑制作用。另有文献报道，紫菀 1∶100 浓度时，对牛型结核杆菌有抑制作用；1∶50 浓度时，对人型结核菌有抑制作用。对常见的致病性皮肤真菌也有一定的抑制作用。紫菀水煎剂对流感病毒在鸡胚尿囊中有明显的抑制其生长作用。

3. 抗肿瘤作用 紫菀中所含表无羁萜醇成分对实验性小鼠艾氏腹水癌有抗癌细胞的作用。有研究表明，紫菀水提取物的抗肿瘤活性有选择性，对荷 S_{180} 小鼠肿瘤增殖有较好的抑制的作用。紫菀水提取物 2.50g/(kg·d) 和 5.00g/(kg·d) 对荷 S_{180} 小鼠抑瘤率分别为 18.94%、57.71%，有量效依存关系；提取物对荷 HepA 肿瘤小鼠抑制作用不明显（$P > 0.05$）。有研究将紫菀中的环五肽成分 Astin A、B、C 分别以剂量 0.5、0.5、5.0mg/(kg·d) 对小鼠连续给药 5 天，其对肉瘤 180 细胞增长抑制率分别为 40%、26%、45%；而 Astins D ~ J 以剂量 10.0mg/(kg·d) 对小鼠给药，也没有表现出对肿瘤细胞的抑制作用；推测 Astin A、B、C 的抗肿瘤活性可能与其结构中的 Z - 1,2 - 二氯脯氨酸残基有关，而没有抗肿瘤活性的 Astins D ~ J 也恰恰没有上述残基。这将为紫菀中环肽成分的构效关系研究提供一定的参考。

4. 抗氧化作用 紫菀中的槲皮素和山柰酚有显著的抗氧化活性，在 1g/L 的剂量下，对细胞溶血抑制率分别约为 86.3% 和 84.5%，对脂质过氧化物的抑制率分别约为 91.0% 和 91.4%，对超氧化自由基产生的抑制率分别约为 98.6% 和 97.3%；东莨菪素和大黄素也有一定的抗氧化活性，仅对超氧化自由基的产生抑制显著，1g/L 剂量下的抑制率约为 99.1% 和 94.2%；而二肽 Aurantiamide acetate 具有阻断超氧化自由基和羟基增加的作用。

5. 利尿通便作用 紫菀能调节神经递质含量，具有一定的通利作用。3g/kg 紫菀能提高炭末推进率，增加小鼠的排尿量；1.5g/kg 紫菀能减少 NE 含量，增强乙酰胆碱酯酶活力；3g/kg、2.25g/kg 紫菀可提高小鼠脑组织中 5 - HT 含量。紫菀所含的槲皮素（黄色素）有利尿作用。还有报道，紫菀皂苷成分的利尿作用很强。

6. 其他作用 据研究，紫菀中所含皂苷成分的溶血作用很强，不宜作注射剂使用。从紫菀根中分离出的酰胺类化合物 N - （N - 苯甲酰基 - L - 苯丙氨酰基） - O - 乙酰基 - L - 苯丙氨醇（结构式同二肽 Aurantiamide acetate 一样），经初步的药理筛选发现该化合物具有钙拮抗活性。紫菀的花和根茎部位的提取物都具有较强的抗氧化作用。紫菀酮能够抑制去泛素酶 2 的活性。

【临床应用】

1. 急性支气管炎 紫菀、百部、僵蚕各 15g，枳壳、蝉衣、前胡、杏仁、款冬花各 9g，桔梗、甘草各 6g。水煎服，治疗 160 例，痊愈 158 例，无效 2 例，治愈率为 98.8%。治愈时间为 3 ~ 7 天。

2. 百日咳 紫菀、百部、葶苈子、杏仁、前胡、川贝母、橘红各 10g，陈胆星、天竺黄各 9g，蜈蚣 5g。随证加减，发热加桑叶、连翘各 10g，呕吐加竹茹 10g，鼻眼黏结膜出血加柏叶 10g，面目浮肿加车前子 10g。水煎服，每日 1 剂，少量多次温服。治疗 48 例，显效 27 例，有效 15 例，无效 6 例，总有效率为 87.5%。

【毒副作用】 紫菀皂苷具有很强的溶血作用，粗制品不宜静脉注射。紫菀挥发油有毒性。紫菀的毒性部位 Fr2，其 LD_{50} 为 0.052g/kg，单次给药小剂量对小鼠肝脏有轻微损伤，大剂量可引起小鼠较为严重的急性肝损伤并致死。紫菀水提液 LD_{50} 为 31.61g 生药/kg，95% 可信限为 30.04～33.26g 生药/kg。紫菀 80% 乙醇提取液的 LD_{50} 为 19.19 生药/kg，95% 可信限为 17.17～21.44 生药/kg。

参 考 文 献

1. 贾志新，等. 中药药理与临床，2012，28（1）：109.
2. 王蕾，等. 时珍国医国药，2010，21（10）：2526.
3. 刘芳，等. 现代中药研究与实践，2013，27（6）：38.
4. 张应彭，等. 时珍国医国药，2011，22（11）：2799.
5. 谢文娟，等. 上海交通大学学报，2014，34（11）：1565.
6. 张建伟，等. 中国临床药理与治疗学，2007，12（4）：405.

款 冬 花

【别名】 冬花，款冬，艾冬花，钻冻。
【来源】 为菊科植物款冬 *Tussilago farfara* L. 的干燥花蕾。
【性味】 辛、微苦，温。
【功能主治】 润肺下气，止咳化痰。用于新久咳嗽，喘咳痰多，劳嗽咳血。
【主要成分】 花蕾主要含款冬二醇（Faradiol）、芸香苷（Rutin）、金丝桃苷（Hyperin）、蒲公英黄色素（Taraxanthin）、款冬酮（Tussilagone，亦称款冬花酮、款冬花素）、款冬素（Tussilagin，亦称款冬花碱）、甲基丁酸款冬素酯、千里碱（Senecionine）、香芹酚、十六烷酸甲酯、亚油酸甲酯、苯甲醇、苯乙醇、β-谷甾醇、阿魏酸、咖啡酸等。尚含有鞣质、蜡类等。近年来，又分离出山奈素-3-O-芸香糖苷、槲皮素-3-O-芸香糖苷、槲皮素-3-O-半乳糖苷、尿嘧啶核苷、新款冬花内酯（Neotussilagolacton）、7β-千里酰氧 Oplopa-3（14）Z，8（10）-二烯-2-酮、7β-当归酰氧 Oplopa-3（14）Z，8（10）-二烯-2-酮、7β-（4-甲基千里酰氧）Plopa-3（14）E，8（10）-二烯-2-酮、1α-当归酰氧-7β-（4-甲基千里酰氧）Oplopa-3（14）Z，8（10）-二烯-2-酮和1α，7β-二（4-甲基千里酰氧）Oplopa-3（14）Z，8（10）-二烯-2-酮等。

【药理作用】

1. 对呼吸系统的作用 实验表明，灌服 1.6g/kg 款冬花煎剂对碘液引咳的麻醉猫有明显镇咳作用和弱的祛痰作用。款冬花煎剂灌胃，对犬有明显镇咳作用。其乙酸乙酯提取物有祛痰作用，乙醇提取物有镇咳作用。其醚提取物对兔呼吸作用类似尼可刹米，可对抗吗啡引起的呼吸抑制。对组织胺引起的支气管痉挛有解痉作用。近年来有人将款冬花的栽培品与野生品进行了比较，分别灌服 2.5、5.0g/kg 两个剂量的款冬花栽培品和野生品煎液 4 天，两者都对氨水引起的小鼠咳嗽有明显抑制作用，都能明显地增加小鼠气管酚红排泌量，非常明显地延长引起半数小鼠咳嗽所需的氨水雾化时间（EDT_{50}），R 值大于 150%（$P < 0.01$），且栽培品款冬花作用强于等量野生品款冬花。

2. 对心血管系统的作用 静脉注射款冬花醇提物 0.4～1g/kg、醚提物 0.15g/kg 均可使麻醉猫血压升高，呼吸兴奋。从款冬花中分离得到的款冬酮（Tussilagone）、款冬花素（Farfaratin）具有升高血压和兴奋呼吸的作用。研究表明，静脉注射款冬酮对麻醉犬（0.02~0.3mg/kg）、猫（0.02~0.5mg/kg）和大鼠（0.4~4mg/kg）有强大的、与剂量相关的即刻升压作用，但无快速耐受现象，并有较强大的呼吸兴奋作用。有研究认为，款冬酮兴奋呼吸作用部位在中枢，升压作用部位在外周；其升压作用是促进儿茶酚胺类递质释放与直接收缩血管平滑肌的综合结果。对清醒犬和失血性休克犬血流动力学研究表明，款冬酮能显著提高外周阻力，其作用强于多巴胺。对清醒犬心脏无明显的变力作用，其升压作用是比较单纯的收缩血管的结果。对因失血性休克而收缩功能降低的犬心脏有明显的正性肌力作用，而且其增加心输出量的作用比多巴胺显著。与多巴胺比较，款冬酮对失血性休克犬不仅升压作用强，维持时间长，并使心肌力量 - 速度向量环的形态恢复到接近正常。款冬酮对犬的冠状动脉和肾动脉血流量无明显影响，提示其不具有β受体和多巴胺受体兴奋作用。款冬酮减慢犬心率，即使在休克状态下款冬酮增加心肌收缩力时仍明显减慢心率，也提示款冬酮无β受体兴奋作用，其减慢心率很可能与升压引起的反射有关。

3. 抑制血小板聚集作用 从款冬花中分离得到的款冬花素Ⅰ、Ⅱ、Ⅲ，在血小板活化因子所引起的血小板聚集实验中均有抑制作用。款冬花素Ⅰ在钙通道阻滞剂受体结合实验中也有阻断活性作用。款冬花中的款冬素（Tussilagin）是一种倍半萜结构，既能阻滞血小板活化因子，也能阻滞钙通道阻滞药与膜受体结合，表现出拮抗血小板活化因子受体和阻滞钙通道作用。款冬素在 150mmol/L NaCl 存在时，阻滞 ^3H - 血小板活化因子与兔血小板膜受体结合的 IC_{50} 为 $4\mu mol/L$，在无 NaCl 或 10mmol/L $MgCl_2$ 存在时，浓度 - 抑制曲线右移，IC_{50} 为 $16\mu mol/L$。款冬素在 20、$40\mu mol/L$ 时，可使血小板活化因子诱导兔血小板聚集的 ED_{50} 从 0.12nmol/L 分别提高到 1.5、2.7nmol/L，表现出较强的抗血小板聚集作用。分别给大鼠灌服款冬花75%醇提液 3、10g/kg，共 3 天，轻度延长电刺激颈动脉的血栓形成时间，不明显影响大鼠凝血时间、凝血酶原时间和部分凝血活酶时间。现代研究发现，款冬素、款冬花素和款冬酮的化学结构和相对构型相同，应为同一化合物。款冬素又是钙通道二氢吡啶受体竞争性拮抗药，也部分阻滞钙通道上苯烷胺受体和苯硫氮草酮受体，能拮抗 Ca^{2+} 收缩离体大鼠主动脉条，在 $10\mu mol/L$ 时松弛率为 60%；而款冬酮（60mg/L）对离体兔主动脉条却有收缩作用，其作用不被酚妥拉明或维拉帕米阻断，但在无 Ca^{2+} 溶液中显著减弱。似乎两者不是同一化合物，或许为某种形式的同分异构体。

4. 对消化系统的作用 款冬花醚提取物对胃肠平滑肌呈抑制作用，可对抗氯化钡引起的肠管收缩。给小鼠灌服 5、15g/kg 款冬花75%醇提液，非常显著地对抗蓖麻油引起的小鼠腹泻，抗腹泻作用持续 8 小时以上，4 小时的腹泻次数分别减少61.2%和76.1%。也能对抗番泻叶引起的小鼠腹泻，但抗腹泻作用仅维持 2 小时。将款冬花75%醇提液（3、10g/kg）从十二指肠给予麻醉大鼠，可产生弱小的但持久的促进胆汁分泌作用。给小鼠灌服 5、15g/kg 款冬花75%醇提液，能显著对抗水浸应激性溃疡形成，抑制率分别为 62.9%、79.5%；显著对抗盐酸性溃疡形成，抑制率分别为 32.8%、70.0%；仅在 15g/kg 时显著对抗吲哚美辛 - 乙醇性溃疡形成，抑制率为 57.9%。款冬花75%醇提液并不抑制小鼠墨汁胃肠推进运动，因此推测抗炎是款冬花抗腹泻的作用机制。

5. 抗肿瘤作用 款冬二醇及其异构体山金车二醇对肿瘤促进剂 TPA 活化 EB 病毒早期抗原有抑制作用。山金车二醇对各种人癌细胞系有广泛的细胞毒活性，抑制50%癌细胞生长的最低浓度为 $6\mu mol/L$。款冬二醇在小鼠 2nmol/只剂量时显著抑制 TPA 促进 7,12 - 二甲苯［α］蒽启动的皮肤肿瘤形成。款冬花多糖可抑制人非小细胞肺癌 A_{549} 的生长，且增殖抑制效应具有剂量依赖性，并可诱导肿瘤细胞凋亡。

6. 抗炎、镇痛作用 分别给小鼠灌服 5、15g/kg 款冬花75%醇提液共 3 天，能显著抑制二甲苯致小鼠耳肿胀，15g/kg组 4 小时的耳肿胀厚度平均抑制率为29.5%，也显著抑制角叉菜胶致小鼠足肿胀，15g/kg组 4 小时的足肿胀厚度平均抑制率为11.9%，但对乙酸提高小鼠腹腔毛细血管通透性的抑制作用并不明显。小鼠扭体法和热痛刺激甩尾法实验，发现上述剂量的款冬花镇痛作用较弱。

分别给大鼠灌服款冬素 50、100mg/kg 可明显对抗血小板活化因子或角叉菜胶引起的足肿胀，但不能明显对抗血小板活化因子引起的皮肤毛细血管通透性增高，膜受体结合试验表明，其抗炎机制可能与阻滞血小板活化因子受体和钙通道受体有关。款冬二醇（Faradiol）及其异构体山金车二醇（Arnidiol）也是其抗炎活性成分，能对抗 12 - O - 十四酰佛波醇 - 13 - 乙酸酯（TPA）和巴豆油引起的小鼠耳肿胀，抗炎活性与吲哚美辛相当。款冬花甲醇提取物能强烈对抗脂多糖刺激巨噬细胞合成 NO，经分离提纯获得一活性成分为 1α，5α - 二乙酰氧基 - 8 - 当归酰氧基 - 3β，4β - 环氧 - 红没药烷 - 7（14），10 - 二烯 - 2 - 酮。在脂多糖活化巨噬细胞培养系统中，该化合物剂量依赖性地抑制 NO 合成，IC_{50} 为 8.9μmol/L。进一步研究发现，该化合物并不是可诱导的 NO 合成酶抑制剂，而是可诱导的 NO 合成酶表达抑制剂。

7. 对子宫平滑肌的作用 款冬花醚提取物对在位和离体子宫，小剂量时兴奋，大剂量时则呈抑制，或兴奋后继之抑制。

8. 对中枢神经系统的作用 款冬花醚提取物用于蛙、蟾蜍、小白鼠、大白鼠、豚鼠及家兔等动物，均可引起狂躁不安，呼吸兴奋，肌肉紧张、颤动、阵挛，最后惊厥死亡。惊厥系由于中枢神经过度兴奋所引起的。

9. 对亚硝化反应的抑制作用 15mg 款冬花水提物和酶提物对亚硝酸钠的清除率分别为 45.51% 和 55.69%，对亚硝胺合成的阻断率分别为 47.31% 和 58.39%；款冬花提取物对亚硝酸钠的清除率和对亚硝胺合成的阻断率与其浓度呈正相关，且比维生素 C 的清除力和阻断力强。

10. 其他作用 款冬花制剂静注，于血压升高的同时，可见瞳孔散大，泪腺和气管腺分泌增加，四肢肌肉紧张。款冬花提取物能明显抑制豚鼠回肠收缩运动；款冬花提取物款冬酮有较强的抗过敏作用。款冬花挥发油能改善肺纤维化大鼠肺功能及肺组织细胞外基质的代谢。款冬花多糖有抗氧化作用，且款冬花硒化多糖对 O_2^-·，·OH^- 和 DPPH 自由基清除能力明显提高。

【临床应用】

1. 哮喘 将款冬花制成醇浸膏，每次 5mL（相当于生药 6g），日服 3 次。观察 36 例，其中支气管哮喘 21 例，哮喘性支气管炎合并肺气肿者 15 例。结果显效 8 例，好转 19 例，无效 9 例。

2. 慢性气管炎 取款冬花和地龙加工制成复方款冬花注射液，每次肌注 2mL，连续用药 10 天。治疗 68 例，痊愈 8 例，显效 32 例，好转 24 例，无效 4 例。

3. 慢性骨髓炎 款冬花适量嚼成糊状，涂于消毒纱布上敷于患处。10 日为 1 疗程。治疗慢性骨髓炎 51 例，痊愈 35 例，有效 12 例，无效 4 例。

4. 大人咳嗽及小儿吼咳 款冬花 9g，冰糖 9g，开水冲泡，时服之，效果较佳。

【毒副作用】 款冬花煎剂小鼠灌服的 LD_{50} 为 124g/kg，醇提取物小鼠灌服的 LD_{50} 为 112g/kg，醚提取物小鼠腹腔注射的 LD_{50} 为 43g/kg。款冬花总生物碱、克氏千里光碱体内体外实验均显示有明显的肝脏毒性。

参 考 文 献

1. 罗强，等. 河北北方学院学报，2013，29（4）：63.

2. 王金凤，等. 中国现代应用药学，2010，27（9）：781.

3. 张燕，等. 时珍国医国药，2008，19（8）：1810.

4. 陈雪园，等. 中华中医药学刊，2013，31（4）：866.

5. 赵强，等. 贵州农业科学，2012，40（9）：61.

6. 滕云，等. 中国临床研究，2012，25（7）：632.

7. 赵逍，等. 食品工业科技，2013，34（13）：227.

8. 刘可越，等. 复旦学报，2009，48（1）：125.

9. 李艳芳，等. 中国新药杂志，2015，24（13）：1517.

10. 刘彩红，等. 中国医院药学杂志，2010，30（19）：1628.

11. 回连强，等. 中国实验方剂学杂志，2012，18（4）：238.

洋　金　花

【别名】　山茄花，羊惊花，风茄花，醉仙桃。

【来源】　为茄科植物白花曼陀罗 *Datura metel* L. 的干燥花。

【性味】　辛，温；有毒。

【功能主治】　平喘止咳，解痉定痛。用于哮喘咳嗽，脘腹冷痛，风湿痹痛，小儿慢惊；外科麻醉。

【主要成分】　洋金花含总生物碱 0.12% ~ 0.82%，主要为东莨菪碱（Scopolamine，含量为 0.11% ~ 0.47%）、莨菪碱（Hyoscyamine，含量为 0.01% ~ 0.37%）、阿托品（Atropine）和山莨菪碱（Anisodamine）等。洋金花中含有 15 种无机元素，含量较高的为 Fe、Mg、Cu、Zn、Ca、Mn。近年来又发现如下新化学成分：去甲基莨菪碱、对羟基苯甲酸甲酯（Methyl – p – hydroxybenzoate）和苯甲醇 – O – β – D – 葡萄糖基 –（1→2）– O – β – D – 葡萄糖苷［Benzoicalcohol – O – β – D – glucopyranosyl –（1→2）– O – β – D – glucopyranoside］等。

【药理作用】

1. 对呼吸系统的作用　一般认为洋金花主要成分东莨菪碱和阿托品能兴奋呼吸中枢，使呼吸加快，通气量增加。如过量则发生呼吸抑制，死于呼吸中枢麻痹。近期研究表明，东莨菪碱在特定剂量时对呼吸中枢有抑制作用。更多研究显示，东莨菪碱在一定的剂量范围内有很好的呼吸中枢兴奋作用和恢复血压的作用。研究认为，东莨菪碱不仅能阻断 M 乙酰胆碱受体，亦能阻断 N 乙酰胆碱受体。其作用在肺部能解除血管痉挛，改善微循环，使四肢血管扩张，压力减低，使滞瘀肺脏内的血液转移到四肢及其他部位，起到"内放血"作用。同时小剂量洋金花注射液可完全拮抗乙酰胆碱引起的离体豚鼠平滑肌的收缩作用，组织胺所致者则大剂量方可显效。洋金花对实验性气管炎大鼠的气管黏液腺有抑制作用，杯状细胞显著减少，此作用与切断单侧迷走神经的作用相似。洋金花还能够增强机体抗氧化能力，抑制过剩自由基引发的脂质过氧化反应。静脉注射油酸造成家兔 ARDS 模型，随后以 0.05mg/kg 体重东莨菪碱加入生理盐水 100mL 中维持，速度为 17mL/min，持续 1 小时后，可使动物模型 PaO_2 及 SaO_2 下降程度减轻，使血浆中 ET – 1 上升程度减轻，显示东莨菪碱对 ARDS 家兔模型有良好的治疗效果。

2. 对中枢神经系统的作用

（1）麻醉及中枢抑制作用：给家兔脑室内注射有效成分东莨菪碱动物翻正反射及听觉消失，疼痛反应迟钝，呈现浅麻醉状态。临床观察，单用洋金花制剂（总碱、东莨菪碱）达到的麻醉深度，相当于乙醚麻醉的三期一级，增加剂量也不易再增加深度，有时反可引起肢体活动、肌肉紧张等副作用。研究发现，洋金花制剂与氯丙嗪皆对中枢神经系统有抑制作用，但是各自单用只是表现镇静、痛觉减少或消失，一般维持 1 小时左右。只有两者配合应用起协同作用才能使动物进入麻醉状态，且只能达到浅麻醉，一般可维持 2 ~ 4 小时。洋金花制剂配合氯丙嗪麻醉对心率有较明显影响，使心率加快，肠蠕动减弱，唾液等消化液分泌抑制，苏醒较缓慢。提前给动物注射心得安有防止心率增加作用。足量注射水杨酸毒扁豆碱可加快动物苏醒，克服其他的副作用。研究认为，东莨菪碱的中枢抑制作用，主要是对大脑皮层和皮层下某些部位呈抑制作用，如使意识消失，产生麻醉，并认为这与其阻滞大脑皮层和脑干网质结构 M 乙酰胆碱受体有关，也可能与其在中枢神经系统对抗去甲肾上腺素的作用有关。

（2）镇痛作用：研究证实，洋金花具有很明显的镇痛作用，且在连续应用 6 天后未见耐受性。连续多次应用吗啡后，其镇痛作用出现明显耐受。洋金花能明显阻止吗啡镇痛作用耐受性的发展，使同一剂量的吗啡仍然具有显著的镇痛作用。本实验用洋金花剂量无论单用或与吗啡合用对小鼠的自发活动没有明显影响，这可能与种属差异有关。实验中曾观察到阿片受体拮抗剂纳洛酮对洋金花的镇痛作用无影响，但能取消吗啡的镇痛作用。吗啡与洋金花合用时，纳洛酮虽使镇痛作用有轻度减弱，但远未降至单用洋金花镇痛作用的水平。

一般认为，东莨菪碱不影响痛阈，但近期药理实验和临床观察表明，其通过抗肾上腺素能作用，产生镇痛和加强杜冷丁的镇痛作用。亦有实验表明，东莨菪碱能使大鼠的痛阈提高 42% ~ 80%。有人认为"痛"多由血管痉挛，供血不足，微循环障碍所致，洋金花能消除血管痉挛，改善微循环而发挥镇痛作用。

（3）抗癫痫作用：实验研究发现，洋金花可延长美解眠诱发大鼠惊厥的潜伏期，降低大鼠死亡率，并且对海马神经元起保护作用。采取腹腔注射美解眠制备大鼠癫痫模型，通过洋金花原生粉及卡马西平灌胃给药，记录美解眠诱发大鼠出现 Ⅰ ~ Ⅱ 级惊厥行为的潜伏期及动物死亡数，并对给药 20 天后的大鼠脑组织切片进行观察。实验表明：卡马西平、洋金花均可延长美解眠诱发惊厥的潜伏期，降低大鼠死亡率，保护海马神经元。但卡马西平延长惊厥潜伏期要略强于洋金花；而洋金花对海马神经元的保护作用要强于卡马西平。

3. 对循环系统的作用

（1）抑制心脏及抗心律失常：东莨菪碱能解除迷走神经对心脏的抑制，加快心率。阿托品有类似作用，而且更强。正常兔和麻醉犬注射阿托品或东莨菪碱，可拮抗肾上腺素或去甲肾上腺素诱发的心律失常，但不能拮抗其引起的心率加快，静注洋金花总碱或东莨菪碱后，部分病例可见心电图 S - T 段压低，T 波平坦，个别可见 T 波倒置，这可能与较长时间的心率加快，心脏负荷加大有关，但均能恢复正常。

（2）抗休克：洋金花总碱用于创伤性休克的小鼠，能显著地延长其存活时间，能使去甲肾上腺素或创伤性休克所引起的微循环停滞的血液重新流动起来。对失血性休克兔肾脏亦有保护作用。洋金花抗休克的机理是由于改善微循环，纠正组织细胞缺氧所发生的一系列代谢障碍，对休克状态下的机体能呈现血压回升、脉压增大、尿量增多等抗休克效应。

（3）对血液流变学的影响：洋金花栓剂治疗肺心病人 50 例，治疗后患者的全血黏度、血浆黏度、压积均有显著下降（$P < 0.05$ 或 $P < 0.001$），血沉均显著加速（$P < 0.05$）。

4. 增强或调整机体免疫能力　对支气管哮喘和慢性支气管炎患者，能使大部分患者免疫球蛋白 A（IgA）、溶菌酶有不同程度的增加，痰液中吞噬细胞增多，吞噬功能增强，血中嗜酸性粒细胞下降。故洋金花能提高机体非特异性免疫力，调整机体的应激机能，从而加强机体抗病能力。

5. 抗氧化作用　洋金花总生物碱对家犬肠缺血再灌注模型的研究结果表明，洋金花总生物碱能提高内源性 SOD 活力；抑制体内脂质过氧化物的生成，使血液和肠组织 MDA 含量显著降低，亦使肠组织损伤减轻。提示洋金花总生物碱具有明显的抗氧化作用。

6. 其他作用　洋金花有散瞳作用，青光眼病人禁用；能抑制多种腺体分泌，抑制唾液腺则口干；抑制汗腺，散热困难，则可致体温升高。还能松弛多种平滑肌，降低胃肠道的蠕动和张力；使膀胱迫尿肌松弛，尿道括约肌收缩而引起尿潴留。近年的研究还发现，其有抑制血栓素合成，降低全血黏度与血脂，对抗 5 - 羟色胺和组织胺等作用。洋金花治疗银屑病有效部位具有较强的抗炎、抗皮肤瘙痒及抗过敏等作用。洋金花总碱对转化生长因子 - β1 诱导发生上皮细胞间质化的人肺腺癌细胞 A_{549} EMT 形态改变无明显影响，但能一定程度上逆转 A_{549} 细胞 EMT 过程中特征性标记物 CK - 19 及 α - SMA 的表达，使上皮标志物 CK - 19 表达增多，间质细胞标志物 α - SMA 表达减少，且在作用 72 小时时的高浓度药物组最为明显，并呈浓度依赖性和时间依赖性。

【临床应用】

1. 麻醉　早在 12 世纪的《扁鹊心书》中，已有用山茄花（即洋金花）、火麻仁共为末，服后即昏睡的记载。1970 年，我国经大量的科学实验和反复研究，应用中药进行全身麻醉获得成功。开始以洋金花为主药配合氯丙嗪、杜冷丁等作静脉复合麻醉，目前已以其活性成分氢溴酸东莨菪碱替代，这种复合麻醉适用于各种年龄及临床各科的大中型手术；还可用于口腔颌面外科骨关节手术，小儿科手术，妇产科手术等。并成功地用于体外循环心内直视手术、严重心律失常、颅脑手术等，有的还应用于震伤和战伤救护手术的麻醉。据不完全统计，全国使用中药麻醉已有几十万病例。一般认为中药麻醉剂具有效果确实，适应证广泛，安全，携带方便，易于保存等优点。麻醉方法除以洋金花总碱 0.08 ~ 0.1mg/kg 或氢溴酸东莨菪碱 0.06 ~ 0.1mg/kg 静滴外，还有口服、灌肠、肌注、穴位注射（耳穴、鼻穴）及耳根注射等给药途径。

2. 精神病 洋金花总碱或 0.5% 氢溴酸东莨菪碱注射治疗 48 例精神病患者，显效 22 例，对兴奋、躁狂病人疗效较好，可减少氯丙嗪的用量，还可减少副作用和意外并发症。用洋金花针剂治疗精神分裂症 85 例，治愈 34 例，显效 15 例，进步 11 例，无效 25 例。测定了 30 例精神分裂症患者治疗前后体液中的环核苷酸含量，发现治疗后 AMP 含量显著降低，cAMP 含量无明显改变。

3. 血栓闭塞性脉管炎 以肌注或静注东莨菪碱或洋金花总碱合并应用氯丙嗪麻醉治疗脉管炎第三期患者 10 例，均获得止痛效果，并随着使用次数增多，疼痛的程度也逐渐减轻或消除。

4. 慢性支气管炎 洋金花注射液治疗慢性支气管炎 900 余例，获得较好疗效，临床控制率在 70% 以上，但副作用较大，特别是精神副作用的发生率达 55%。又以洋金花的各种制剂（洋金花注射液、洋金花酒、洋金花口服片、洋金花烟、洋金花肛门栓）治疗慢性支气管炎 600 余例，将洋金花的用量保持在 0.01mg/kg，则精神副作用可显著下降，临床控制率在 50% ~ 60%。

5. 银屑病 以洋金花总碱注射液 0.15 ~ 0.4mg，伍以乙酰丙嗪 20mg 加入 40mL 生理盐水中静脉推注，治疗银屑病 242 例，痊愈 139 例，基本治愈 24 例，显效 31 例，好转 16 例，无效 32 例。另用洋金花总碱注射液治疗 100 例，痊愈 40 例，基本治愈 16 例，显效 17 例，好转 12 例，无效 15 例。

6. 急性软组织损伤 洋金花酒治疗急性软组织损伤 125 例，1 个疗程痊愈 25 例（20.0%），2 个疗程痊愈 65 例（52.0%），3 个疗程痊愈 21 例（16.8%），4 个疗程痊愈 14 例（11.2%），治愈率 100.0%，无明显副作用。

7. 哮喘 25% 洋金花合剂雾化吸入每次 10mL，每日 2 次，2 周为 1 个疗程，治疗支气管哮喘 30 例，效果较 12.5% 和 50% 的佳。

【毒副作用】 洋金花全株有毒，其所含生物碱为其毒性成分。毒性实验表明，洋金花注射液小鼠静注 LD_{50} 为 8.2mg/kg，洋金花总碱犬静注的 MLD 约为 75 ~ 80mg/kg，东莨菪碱对成人的 MLD 约为 100mg，幼儿约为 10mg。临床应用常见口干、散瞳、心动过速、皮肤潮红等副作用，用量过大会出现烦躁、谵妄、幻听、幻视、惊厥，严重者嗜睡、昏迷，最后死于呼吸中枢抑制或麻痹、呼吸和循环衰竭。洋金花叶醉茄内酯组具有免疫抑制作用。洋金花叶醉茄内酯组分 LD_{50} 为 6.1594g/kg，95% 可信区间为 5.44 ~ 7.00g/kg。

参 考 文 献

1. 王真，等. 中西医结合杂志，2015，35（11）：1340.

2. 张红星，等. 湖北中医杂志，2010，32（2）：29.

3. 林斌，等. 中华中医药学刊，2012，30（4）：791.

4. 杨炳友，等. 中医药信息，2013，30（5）：52.

5. 丁称生. 亚太传统医药，2014，10（17）：103.

6. 叶焰. 福建中医药，2008，39（2）：7.

7. 王育明. 时珍国医国药，2013，24（7）：1625.

8. 孙超，等. 中国医药指南，2013，11（26）：48.

9. 孙申田，等. 中医杂志，2010，51（5）：412.

10. 王秋红，等. 中国实验方剂学杂志，2008，14（2）：49.

满 山 红

【别名】 东北满山红，迎山红，映山红，山崩子。

【来源】 为杜鹃花科植物兴安杜鹃 *Rhododendron dauricum* L. 的干燥叶。

【性味】 辛、苦，寒。

【功能主治】　止咳祛痰。用于咳嗽气喘痰多。

【主要成分】　含杜鹃酮（Germacrone）、丁香烯（CaryophyiLene）、芹子烷、γ‐蛇床烯、杜鹃素（Farrerol）、金丝花桃苷（Hyperin）、萹蓄苷（广寄生苷，Avieularin）、杜鹃花醇苷（Matteucinin）、杜鹃黄素（Azaleatin）等。叶经水解含有杨梅素（杨梅黄素，Myricetin）、槲皮素、二氢槲皮素、棉花素、香草酸、对羟基苯甲酸、没食子酸、氢醌、杜鹃醇（Rhododendrol）、白桦酯醇（Betulin）及三萜类化合物。此外含有微量樛木毒素（Andromedotoxin）。近年来发现还含有1,8‐桉叶素（Eucalyptol）、香橙烯[（+）‐Aromadendrene]、广藿香烷（Patchoulnne）、檀香醇（Santalol）、3,7,11‐三甲基‐2,6,10‐三烯‐二十碳醇‐1、4‐[4‐苯基‐1‐呱嗪]‐1‐[4‐氟苯基]‐丁酮、齐墩果酸、杜鹃毒素、伞形花内酯、东莨菪素（Scopoletin）、杜松樟脑和8‐去甲基杜鹃素。

【药理作用】

1. 对呼吸系统的作用

（1）镇咳作用：满山红叶的水、乙醇、乙酸乙酯、氯仿等提取的各种制剂及母液、结晶和挥发油口服或腹腔注射，对小鼠、豚鼠、猫均有明显的镇咳作用。挥发油中的杜鹃酮、烯烃部分及黄酮中的金丝桃苷、异金丝桃苷均有镇咳作用，以杜鹃酮镇咳作用为最强。杜鹃酮给小鼠口服 160mg/kg（相当于 1/5 LD_{50}），镇咳作用与口服可待因 60mg/kg（相当 1/10 LD_{50}）相当，其止咳作用部位主要在脑干，并非局限于抑制咳嗽中枢。满山红浸膏32g/kg灌胃（1g浸膏相当于生药2g）对用氨雾法或二氧化硫法致咳小鼠均有镇咳作用。满山红总黄酮（0.064g/kg）对致咳小鼠具有镇咳作用，但接近1/5 LD_{50} 的剂量对小鼠的镇咳作用不明显，且毒性作用加大。

（2）祛痰作用：满山红叶的水浸物、乙醇浸物及挥发油部分口服或腹腔注射均有显著的祛痰作用。本品中的杜鹃素具有较好的祛痰作用。杜鹃素腹腔注射 100～200mg/kg，或小鼠、豚鼠酚红法灌胃 200～1000mg/kg，均有稳定的祛痰作用，作用随剂量增加而加强，其祛痰作用主要是促进呼吸道的痰液排泄。满山红乙醇提取物以 4g/kg 给家兔灌胃，1～2 小时后，有显著祛痰作用。满山红浸膏 32g/kg 灌胃亦有祛痰作用。

（3）平喘作用：满山红叶的水浸出物及挥发油部分，能防治组胺对豚鼠所致的支气管痉挛。给家兔静注满山红90%乙醇提取物 100～200mg/kg，可明显对抗乙酰胆碱所致的支气管痉挛。以 32g/kg 满山红浸膏制剂腹腔注射，对磷酸组织胺引喘豚鼠有缓解支气管痉挛作用。满山红总黄酮（0.038g/kg）对致喘豚鼠具有平喘作用，而满山红总黄酮接近1/3 LD_{50} 的剂量对豚鼠的平喘作用不明显，且毒性作用加大。满山红挥发油还具有明显的降低采用超声雾化吸入1%卵清蛋白致敏模型小鼠的肺组胺浓度的作用。

（4）对呼吸功能的影响：杜鹃素能促进家兔气管黏液‐纤毛运动，即有促进呼吸道机械清除异物的能力。体外实验，杜鹃素能抑制大鼠气管、肺组织呼吸，使耗氧量降低，主要作用于吡啶核苷酸的酶体系。

2. 对循环系统的作用

（1）降压作用：满山红（1：1）1～2mL/kg 给麻醉猫、犬、家兔静注，能使血压立即降至最低水平，然后回升至正常，接着又逐渐下降，约维持90分钟，反复给药无快速耐受性。水提取物亦有短期轻度的降压作用。

（2）对心脏的作用：满山红乙醇提取液对离体、在体蛙心及在体兔心、猫心、犬心均可使心肌收缩振幅增强，心率减慢。大剂量则引起心率减慢，收缩振幅减弱，最后出现房室传导阻滞，心室纤颤，停止于舒张期。满山红水提取物能够浓度依赖性舒张大鼠主动脉，其作用机制可能是抑制细胞内钙离子浓度升高，促使电压敏感型 K^+ 通道和 Ca^{2+} 激活的钾离子通道开放引起 K^+ 外流，满山红水提取物同时也作用于血管内皮细胞，促进 NO 的释放。

3. 对中枢神经系统的作用

（1）镇痛作用：满山红总黄酮（TFR）（50、100、200mg/kg，灌胃3天），以小鼠扭体法、小鼠福尔马林实验、小鼠温浴法及小鼠热板法镇痛实验，结果 TFR（100、200mg/kg）可明显抑制小鼠扭体反应数及小鼠福尔马林实验Ⅱ相反应，100mg/kg 可延长小鼠热水缩尾时间，200mg/kg 可延长小鼠热板舔足反应潜伏期。脑室内注射 TFR（5、10mg/kg）可明显抑制小鼠扭体反应数。TFR 具有明显的镇痛作用，且其镇痛机制至少有部分中枢参与。

（2）兴奋交感神经中枢作用：从电生理实验中看出，给大鼠静脉注射满山红制剂后，颈交感神经（传出）冲动比给药前明显增多，显示该药具有兴奋交感神经中枢的作用。

4. 抗微生物的作用　满山红叶煎剂或乙醇提取液对白色葡萄球菌、金黄色葡萄球菌、甲型链球菌、绿脓杆菌等均有抑制作用。其黄酮苷类化合物对白色葡萄球菌、金黄色葡萄球菌有抑制作用。

【体内过程】　杜鹃素大鼠口服后 1 小时，能从肝脏测得少量药物，脂肪、脑、血液中仅含痕量。静注，药物在各组织中的分布以肺最高，然后是脑、肝、肾、脾、心、脂肪等依次递减，血液中最少。口服后 5 天，大部分杜鹃素在体内被转化，少量未变药物由尿中排出，肝脏是转化的主要器官。

5. 其他作用　满山红制成滴丸毒性较低，止咳和祛痰作用显著，还有抗炎作用。分别以 70、140、280mg/kg 的满山红滴丸灌胃，能够显著缩短小鼠咳嗽潜伏期，减少咳嗽次数，增加痰液的排出。分别以 28、56、112mg/kg 给豚鼠灌胃，能够显著缩短豚鼠咳嗽潜伏期，减少咳嗽次数。

【临床应用】

1. 慢性气管炎　每日服相当于生药 50～100g 的满山红水溶性粗提物，部分病例加用挥发油，每日 0.5～1mL，10 天为 1 疗程。治疗 596 例，近期控制 48 例，显效 166 例，好转 299 例，无效 83 例，总有效率为 86.1%。有人用干叶研粉制成 1:1 酊剂，每次 10～20mL，日 2 次内服，治疗 1000 余人，近期有效率达 80%，以镇咳、祛痰效果较显著。

2. 指疗、肿毒　满山红鲜嫩叶适量，捣乱为团，敷患处。每日换药 1 次，有较好疗效。

【毒副作用】　满山红中有毒成分为梫木毒素。临床使用满山红制剂，相当多的病人出现毒性和副反应，如头晕、出汗、心悸，甚至出现肝功能异常等。①梫木毒素：小鼠静注，LD_{50} 为 0.345mg/kg；腹腔注射，LD_{50} 为（1.03±0.14）mg/kg；口服 LD_{50} 为（4.50±1.05）mg/kg。具有降压和减慢心率作用，中毒时明显抑制呼吸而死亡。②杜鹃素：小鼠口服，LD_{50} 为（1500±23）mg/kg；腹腔注射，LD_{50} 为（200±10）mg/kg。中毒症状为小鼠趾部和尾部皮肤发红，外周血管扩张，瞳孔散大，平衡失调，向一侧连续转弯打滚，尿失禁。③杜鹃酮：小鼠口服，LD_{50} 为 970mg/kg。中毒症状为竖毛、镇静、肌肉松弛，甚至瘫痪、呼吸抑制、发绀、抽搐。

参 考 文 献

1. 王晓燕，等. 东北林业大学学报，2009，37（8）：64.

2. 赵承孝，等. 中国医院药学杂志，2008，973.

3. 赵承孝，等. 中国药物与临床，2010，10（7）：756.

4. 周媛媛，等. 时珍国医国药，2007，18（10）：2461.

华 山 参

【别名】　热参，白毛参，秦参。

【来源】　为茄科植物漏斗泡囊草 *Physochlaina infundibularis* Kuang 的干燥根。

【性味】　甘，微苦，温；有毒。

【功能主治】　温肺祛痰，平喘止咳，安神镇惊。用于寒痰喘咳，惊悸失眠。

【主要成分】　华山参根中有效成分为生物碱，其中脂溶性生物碱主要有东莨菪素（莨菪亭，东莨菪内酯）、莨菪碱（Hyoscymine）、东莨菪碱（Scopolamine）、天仙子碱及山莨菪碱（Anisoclamine）等；水溶性生物碱以胆碱为主。此外，还有微量红古豆碱、氨基酸、多糖类、还原糖、甾醇类等，无机元素钙、镁、铁、锌、磷、锰、铜和锶等。近年从华山参根中分离出六种成分：一种为香豆素类苷，为蚕豆素

（Fabiatrin）；其他五种为莨菪烷类生物碱，分别为异东莨菪醇（Scopoline）、阿托品（Atropine）、消旋山莨菪碱（di - Anisoclamine）、东莨菪碱和脱水东莨菪碱（Aposcopolamine）。挥发油中的主要成分为：3 - 甲氧基 - 4 - 丙氧基苯甲醛、7 - 羟基 - 6 - 甲氧基香豆素（即东莨菪内酯 Scopoletin）、2,3 - 丁二醇、2 - 硝基苯甲酸、十三酸、1 - 十三碳烯、3,4 - 二甲氧基甲苯、1 - 十七碳炔和 3 - 呋喃甲醇。

【药理作用】

1. 对中枢神经系统的作用　大鼠灌服煎剂 2g/kg，使其防御性条件反射潜伏期延长，而腹腔注射 2g/kg 时，除此作用外，大部分动物阳性条件反射破坏，并有部分动物分化抑制解除，表明药物在体内浓度较高时，大脑皮质的内抑制有减弱现象。腹腔注射 2～4g/kg 能显著降低大小白鼠和家兔的自主活动，但不降低小鼠的被动活动；犬口服 2～5g/kg，亦有明显镇静作用，但对外界刺激如声音、触觉仍有反应。腹腔注射 4g/kg，能协同硫贲妥钠及水合氯醛对小鼠的催眠、麻醉作用，对抗苯丙胺、咖啡因对小鼠的兴奋作用，但对小鼠的肌张力、平衡协调运动无影响，提示上述作用并非肌肉松弛、平衡协调运动障碍所致，可能是中枢神经系统抑制的结果。即使腹腔注射 10g/kg（约 1/4 半数致死量），仍不能对抗苯丙胺对小鼠的毒性作用，也不能对抗士的宁、戊四氮对小鼠引起的惊厥，不能对抗去水吗啡对犬引起的呕吐。水或醇提液皮下注射 2～7mg/kg 对小鼠也有明显镇静作用。

2. 平喘祛痰作用　华山参煎剂 100mg/kg 灌服，对组胺喷雾引喘的豚鼠有明显的平喘作用，华山参粉末对豚鼠亦有平喘作用。氯仿或乙醚提取之生物碱，有较明显的祛痰平喘作用。临床研究表明，华山参制剂能使支气管哮喘患者肌体敏感度降低，气道通畅，使肺功能明显改善。有人用华山参滴丸治疗支气管哮喘，患者在治疗后血 IgE 明显降低（$P < 0.001$），症状明显好转，体征消失或减轻。此结果说明，华山参滴丸有类似 β 受体兴奋和抗胆碱能药的作用，能降低肌体敏感性，抑制组织胺等介质的释放，使平滑肌松弛而平喘。支气管哮喘肺功能变化的主要病理生理特征是可逆性气道阻力增高，呼气相对更为明显。在哮喘发作时有关呼气流速的全部指标均显著下降，服用华山参滴丸后，上述各项指标均有明显提高（P 均 <0.05 或 <0.01）。

3. 降压作用　动物实验表明，服华山参初期可见血压微降，以后又微升，然后再持续下降，对心脏也有一定的抑制作用。

4. 其他作用　水或醇提液均能解除毛果芸香碱引起的离体兔肠的痉挛，也有对抗其所引起的家兔流涎的作用（有阿托品类相似的副交感神经末梢效应器的阻断作用），能使已孕在体兔子宫自动节律性收缩减少和减弱。滴眼时有与东莨菪碱相似的扩大家兔瞳孔作用。

【临床应用】

1. 体虚寒咳、痰喘　华山参配麦冬、甘草、冰糖煎服。

2. 虚寒泄泻、失眠　华山参配桂圆肉、冰糖煎服。

3. 慢性支气管炎　以华山参提取物制成气雾剂，对 57 例慢性支气管炎患者有效率达 91.2%。

【毒副作用】　华山参经奶制后毒性下降，但药效依然保持良好，可提高安全性。小鼠腹腔注射煎剂的 LD_{50} 为 43mg/kg。具有阿托品的毒副作用。临床报道，1 例女性患者误服华山参 20g，30 分钟后出现头晕、眼花、恶心呕吐、口干、心悸、面红、烦躁、乱语、瞳孔散大、皮肤干燥有灼热感等症状。

参 考 文 献

云彩麟，等. 中国民族医药杂志，2008，3（3）：57.

白　屈　菜

【别名】　山黄连，土黄连，牛金花，八步紧。

【来源】　为罂粟科植物白屈菜 *Chelidonium majus* L. 的干燥全草。

【性味】　苦，凉；有毒。

【功能主治】　解痉止痛，止咳平喘。用于胃脘挛痛，咳嗽气喘，百日咳。

【主要成分】　主要含生物碱类，包括苯并菲啶型：①六氢苯并菲啶：白屈菜碱、白屈菜明碱、白屈菜定碱、α及β-高白屈菜碱、氧化白屈菜碱、甲氧基白屈菜碱；②二氢苯并菲啶：二氢白屈菜红碱、二氢血根碱、二氢白屈菜玉红碱、二氢白屈菜黄碱、去甲氧基-9,10-二羟基血根碱、6-甲氧基二氢白屈菜红碱、6-甲氧基二氢血根碱、去甲氧基二氢氧化血根碱、氧化血根碱；③苯并菲啶季胺碱：白屈菜红碱、血根碱、白屈菜玉红碱、白屈菜黄碱；④二聚二氢苯并菲啶：白屈菜默碱、白屈菜红默碱、血根默碱、丽春花碱定。原托品型：原鸦片碱、α-别隐品碱、β-别隐品碱、隐品碱。原小檗碱型：小檗碱、四氢小檗碱、斯库来碱、蝙蝠葛碱、黄连碱、四氢黄连碱、伽伦明、紫堇沙明碱、北美黄连碱、斯氏紫堇碱、金罂粟碱。阿朴菲型：木兰花碱、紫堇定、异紫堇定。非生物碱类，包括白屈菜酸、白屈菜醇、苹果酸、柠檬酸、琥珀酸、甲胺、酪胺、胆碱、二十六烷醇、皂苷、黄酮苷、强心苷、羽扇豆醇乙酯、挥发油、维生素等。

【药理作用】

1. 对神经系统的作用　白屈菜碱能抑制中枢神经，对神经末梢作用较强。别隐品碱和原鸦片碱对心脏有抑制作用，可减慢心率，抗心律失常。血根碱和别隐品碱有局麻作用。白屈菜及白屈菜碱均具有类似吗啡的镇痛作用，能明显提高痛觉阈，镇痛作用可持续4~48小时。对感觉神经末梢有麻痹作用，对离体神经肌肉标本可见电刺激的反应波延长。白屈菜提取物对中枢有较弱的镇静及催眠作用。研究发现，白屈菜碱、四氢黄连碱及原鸦片碱具有镇静和催眠作用。白屈菜注射液能显著抑制小鼠自发性活动，与戊巴比妥钠有协同作用。

有人对白屈菜碱的镇痛作用及可能的作用机制进行了初步的探讨。采用小鼠扭体法、热板法和福尔马林实验，结果显示白屈菜碱可明显减少腹腔注射酒石酸锑钾引起小鼠扭体反应次数；提高热板法致小鼠疼痛反应的阈值；减少小鼠足底部皮下注射福尔马林引起疼痛反应的积分，均呈现良好的剂量依赖关系。研究表明，白屈菜碱有显著的镇痛作用，其主要抑制福尔马林引起疼痛反应的晚期相积分，只在大剂量时对早期相有一定的抑制作用，提示其镇痛作用主要是外周性的。其镇痛作用不被吗啡受体拮抗剂纳洛酮所拮抗，提示其镇痛机制不同于吗啡，其镇痛作用不是由吗啡受体介导的。

2. 抗肿瘤作用　白屈菜有抑癌活性，能延缓恶性肿瘤生长。白屈菜甲醇提取物对小鼠肉瘤180和小鼠艾氏癌有明显抑癌作用。白屈菜碱和原阿片碱对小鼠肉瘤180和小鼠艾氏癌也有抑癌作用。对亚硝基胍诱发的Wistar大鼠骨癌有很好的阻断作用。白屈菜对食管癌细胞有杀伤作用。现代研究发现，白屈菜中有效成分白屈菜碱、原鸦片碱、黄连碱及白屈菜默碱都具有细胞毒活性。白屈菜红碱和血根碱虽没有细胞毒活性，但也有抗肿瘤活性。白屈菜红碱可以下调乳腺癌耐药细胞系MCF-7^{Taxol}细胞中MDR1转录水平，抑制P糖蛋白磷酸化水平，降低P糖蛋白的含量，时间越长，效果越明显。白屈菜红碱能有效地诱导胃癌BGC$_{823}$细胞凋亡，并且其诱导的凋亡具有周期依赖性。小檗碱、黄连碱对艾氏腹水癌及实体淋巴肉瘤有抑制作用。在体内，白屈菜碱对L$_{1210}$、P$_{388}$白血病及Walker癌肉瘤有中等程度的抑制作用；在体外，白屈菜碱-N-氧化物比白屈菜碱本身有更强的细胞毒活性。据研究，用硫代磷酰胺与白屈菜生物碱合成，可得到活性高的抗肿瘤物质。从白屈菜中分离得到的新物质Ukrain对恶性肿瘤细胞也有很强的杀伤力。

3. 对呼吸系统的作用　豚鼠实验表明，白屈菜可防止过敏性休克或组织胺休克的发生，并有止咳作用。白屈菜水煎剂腹腔注射，可增加小鼠支气管排出酚红的作用，有抗组织胺性支气管痉挛作用和镇咳作用。白屈菜总生物碱能显著提高电刺激猫的喉上神经引咳实验中猫的致咳阈电压，与空白对照组比较，差异具极显著性（$P<0.01$），并持续3小时以上。推测白屈菜总生物碱的止咳作用可能是中枢性的。白屈菜碱并有抗副交感神经和抗组织胺活性。白屈菜总生物碱可明显延长磷酸组织胺-氯化乙酰胆碱、卵蛋白引喘诱发喘息模型豚鼠引喘潜伏期（$P<0.05$），减少抽搐跌倒动物数；明显增加肺支气管的灌流量（$P<0.05$）；松弛离体完整气管平滑肌，并可抑制组织胺收缩气管平滑肌效应。

4. 抗炎作用　血根碱皮下注射，具有抑制大鼠角叉菜胶致足肿胀的作用。

5. 抗菌、抗病毒作用 白屈菜总碱有抗微生物作用，在体外可抑制革兰阳性菌、结核杆菌及真菌等。原鸦片碱、血根碱及白屈菜红碱对抑制炭疽杆菌、葡萄球菌特别有效。白屈菜红碱和血根碱能抑制革兰阳性菌和白假丝酵母菌。白屈菜对卡他球菌、白色葡萄球菌、甲型溶血性链球菌、金黄色葡萄球菌、大肠杆菌、结核杆菌、百日咳杆菌等有抑制作用，对部分真菌亦有抑制作用。白屈菜提取物白屈菜红碱有明显的抗变形链球菌作用，提示可能具有较强的防龋作用。白屈菜在体内、体外都能抑制流感病毒。白屈菜提取物对五型、十二型腺病毒及单纯性疱疹病毒有明显抑制作用，在酸性环境下作用更强。对病毒性脑炎、病毒性心肌炎也有治疗作用。

6. 对平滑肌的作用 白屈菜碱、原鸦片碱能抑制各种平滑肌，对胃肠道、支气管及泌尿系统的平滑肌痉挛有明显的解痉作用。白屈菜注射液对平滑肌有松弛作用，同时具有明显的缓解平滑肌痉挛作用，对抗原、组织胺、拟胆碱药（如毛果芸香碱）及氯化钡引起的平滑肌痉挛均有明显的对抗作用。白屈菜提取物和白屈菜碱可增加小鼠的小肠张力而降低大肠张力；抑制豚鼠离体妊娠子宫的自发性收缩。

7. 对心血管系统的作用 白屈菜碱可兴奋心脏，升高血压，扩张冠脉。能轻微而持久地降低动脉压而不影响呼吸。β – 高白屈菜碱可引起动物短暂的血压下降，减慢心率，在大剂量时麻痹血管运动中枢。现代研究发现，白屈菜红碱可抑制硝酸甘油对大鼠在体缺血再灌注（I/R）心肌延迟保护的作用。有人研究不同浓度白屈菜红碱对不同浓度葡萄糖培养的乳鼠心肌细胞肥大的作用，发现白屈菜红碱可逆转葡萄糖诱导的乳鼠心肌细胞肥大，对高糖环境中的心肌细胞具有保护作用。

8. 利胆作用 白屈菜总提取物、酚性成分及生物碱均能促进胆汁分泌，增加胆汁流量，降低胆酸含量，有明显的利胆作用。白屈菜总提取物是通过增加胆酸非依赖性胆汁流量而产生利胆作用。

9. 其他作用 白屈菜水煎剂有增强小鼠白细胞吞噬功能的作用。白屈菜碱可增加尿的排泄而潴留钙钠离子；能阻止或延缓过敏性休克的出现。白屈菜的提取液具有明显的杀虫效果，不同浓度的白屈菜提取液都有一定的杀虫作用。白屈菜乙醇提取物能对由四氯化碳引起的血浆 ALAT、ASAT 和 LDH 的升高提供有效保护，其中 ALAT 是标记酶。对四氯化碳诱发的碱性磷酸酶活性保护较低。

【临床应用】

1. 慢性气管炎 白屈菜 20g，配茯苓 10g，款冬花、黄精各 5g，制成片剂，每片 0.5g，每日 3 次，每次 4 片，10 天 1 疗程，治疗 881 例，总有效率 95.3%，显效率 65.1%。

2. 细菌性痢疾 白屈菜 25g，翻白草 50g，水煎煮 2 次，滤液浓缩为 150mL。每次 50mL，每日 3 次，7 天为 1 程。治疗 350 例，治愈 337 例，无效 13 例。

3. 痛症 以白屈菜为主制成的复方白屈菜全碱注射液用于治疗各种疼痛症 1500 余例，镇痛有效率在 95% 以上，显效率在 75% 左右。

4. 百日咳 100% 白屈菜糖浆，6 岁以上儿童每服 20～30mL，6 岁以下酌减，每日 3 次，治疗百日咳若干例，总有效率达 94.5%。

【毒副作用】 白屈菜水煎剂腹腔注射小鼠的 LD_{50} 为 $(9.5 \pm 1)g/kg$。原阿片碱盐酸盐小鼠静注的 LD_{50} 为 35.9mg/kg；隐品碱盐酸盐豚鼠皮下注射的 MLD 为 190mg/kg。血根碱小鼠静注的 LD_{50} 为 19.4mg/kg。本品临床大剂量应用有头晕、头痛、出冷汗、恶心、深睡、血压降低等反应。

参 考 文 献

1. 韦祖巧，等. 中草药，2009，40（Z）：38.

2. 曹喆，等. 中国医学科学院学报，2011，33（1）：45.

3. 张文斌，等. 药学学报，2009，44（2）：115.

4. 韩国军，等. 白城师范学院学报，2012，26（3）：17.

岩 白 菜

【别名】 岩壁菜，石白菜，岩七，红岩七，亮叶子。

【来源】 为虎耳草科植物岩白菜 Bergenia purpurascens（Hook. f. et Thoms.）Engl. 的干燥根茎。

【性味】 苦、涩，平。

【功能主治】 收敛止泻，止血止咳，舒筋活络。用于腹泻，痢疾，食欲不振，内外伤出血，肺结核咳嗽，气管炎咳嗽，风湿疼痛，跌打损伤。

【主要成分】 多元酚类：岩白菜素（Bergenin）、熊果酚苷（Arbutin）以及它们的没食子酰化物。没食子酰类化合物包括单没食子酰化物及双没食子酰化物。岩白菜素存在于植物的根、茎、叶、花各器官中，通常根茎中含量最高，而熊果酚苷在植物叶中的含量较高。黄酮类有：山柰酚、槲皮素及其单、双糖苷。醌类化合物：有 7 种，以蒽醌类为主。其他成分：氨基酸有 13 种，包括异亮氨酸、亮氨酸、蛋氨酸、苯丙氨酸、苏氨酸和色氨酸；甾醇类：β - 谷甾醇和胡萝卜苷；有机酸：Protoeatechuic acid 和 Phydroxy-benzoic acid；尚有 Arotenoids、维生素 A、维生素 B 等亲脂性成分及维生素 P 样物质、cAMP 磷酸二酯酶抑制剂和微量元素 17 种（Al、Fe、Cu、Zn、Cr、Co、Ni、Sr、Ti、V、Ba、Be、Nb、Y、La、Th 等）。新发现的化合物 Paashaanolactone 为 4（4′ - α - D - Glucopyranosyloxy - 1′ - benzoyloxy） - 6 - methyl - tetrahydro-pyran - 2 - one。

【药理作用】

1. 对呼吸系统的作用

（1）镇咳作用：岩白菜对小鼠有一定的镇咳作用，根茎 300mg/kg 的作用与磷酸可待因 60mg/kg 相等。岩白菜中所含的岩白菜素也有镇咳作用。岩白菜素对电刺激猫喉上神经所引起的咳嗽及氨水喷雾引起的小鼠咳嗽有明显的止咳作用。它的止咳作用强度按剂量计算相当于可待因的 1/7 ~ 1/4，连续给药 23 天也无耐受性。推测其止咳作用部位在中枢，可能在中脑。岩白菜素对大鼠硫喷妥钠睡眠时间无减少作用，对狗麻醉状态所需戊巴比妥钠剂量无减少作用，对小鼠无明显止痛作用，大剂量对动物也无催眠作用，中毒剂量对狗也无抑制呼吸作用，对尼可刹米引起的呼吸兴奋也无明显对抗，故此药对咳嗽中枢的抑制是选择性的。

（2）对气管 - 肺组织呼吸的影响：岩白菜素作用于含硫氢基基团的酶系统，因而降低了组织呼吸，但作用不强。

（3）促进病变组织恢复：用二氧化硫熏气法使大鼠产生慢性气管炎的病理变化，然后给岩白菜素 80mg/（kg·d）一次灌胃，1 天为 1 个疗程，结果表明，治疗组大鼠气管的杯状细胞减少，炎细胞浸润减轻，肺气肿和肺萎缩程度也减轻。

2. 抗菌作用 根茎水煎剂和乙醇提取物（主要含缩合鞣质和岩白菜素）对大肠杆菌及伤寒、副伤寒杆菌无抗菌作用；对四种痢疾杆菌（福氏痢疾菌、志贺痢疾杆菌、宋内痢疾杆菌、鲍氏痢疾杆菌）有不同程度的抑菌作用；其中对福氏痢疾杆菌的抑制作用最强。岩白菜浸剂在试管中 1∶320 ~ 480 浓度能抑制痢疾杆菌。多项研究结果表明：岩白菜素的抗菌活性只表现在对真菌菌丝的伸长和次级菌丝生长的抑制，而对细菌的生长并无作用，从而说明岩白菜素只具备抗真菌的活性。

3. 抗炎作用 岩白菜素对蛋清所致的小鼠皮肤毛细血管通透性增高有显著的拮抗作用。对小鼠耳郭由巴豆油混合致炎液诱发的炎症有抑制作用，并可以抑制肉芽肿增生，与 0.9% 氯化钠溶液组有显著差异。岩白菜所含的熊果酚苷有抗炎作用。

4. 抗 HIV 病毒作用 研究发现，岩白菜素和异岩白菜素有良好的抗 HIV 病毒作用，其中以异岩白菜素的效果较明显。研究还发现，在三羟基苯甲酰 C_1、C_3、C_5 有取代基时能增强抗 HIV 病毒的效果。

5. 免疫增强作用 采用常规免疫药理学实验方法，岩白菜素灌胃 125、250、375mg/（kg·d）×

（7～8）天，发现可提高小鼠血清溶血素含量；增强 SRBC 诱发的小鼠迟发型超敏反应；提高血清溶菌酶含量和全血白细胞的吞噬功能；体内给药体外测定法，提高［^{3}H］－TdR 掺入 PHA 与 LPS 诱导的 T、B 淋巴细胞转化；提高小鼠脾细胞产生白细胞介素 2。尚可逆转环磷酰胺对血清溶血素形成的抑制。结果提示岩白菜可提高免疫功能。

6. 对消化系统的作用

（1）对消化道溃疡的作用：岩白菜素对实验性大鼠消化道溃疡有抑制作用，与临床用岩白菜素治疗胃溃疡、十二指肠溃疡和慢性胃炎的作用一致。岩白菜所含鞣质有收敛作用，故临床常用其治疗消化道非感染性炎症。

（2）护肝作用：岩白菜素可改善由四氯化碳所致的小鼠肝损伤，岩白菜素可以减少损伤小鼠肝的谷丙转氨酶和山梨醇脱氢酶的释放，同时还可以降低谷胱甘肽还原酶，提高谷胱甘肽的含量，很显然，岩白菜素是通过调节谷胱甘肽和抑制自由基的释放来达到护肝作用的。

7. 抗脂质过氧化作用　动物实验结果显示，岩白菜素能有效地抑制小鼠缺血后脑组织发生的脂质过氧化反应，对黄嘌呤－黄嘌呤氧化酶体系产生的超氧阴离子自由基也有明显的清除作用。

8. 抗高尿酸血症的作用　岩白菜素对氧嗪酸钾盐诱导产生高尿酸血症的小鼠肾脏尿酸排泄作用及逆转尿酸转运体的过度表达有促进作用，从而体现抗高尿酸血症的作用。

9. 糖尿病的防治作用　有人用链脲霉素－烟酰胺诱导大鼠糖尿病，在 0、7 和 14 天时分别测试大鼠空腹血糖、血脂、抗氧化物酶和肝糖原水平，并在 14 天后对大鼠胰脏组织进行病理学研究，结果表明，每个剂量水平，大鼠的血脂含量都有所下降，其中用 10mg/kg 岩白菜素灌喂的糖尿病大鼠血糖水平明显下降。胰脏组织病理学研究表明，岩白菜素对胰脏的 β 细胞有再生作用。因此，岩白菜素可通过降低脂质过氧化和血清脂质水平、提高 SOD 和过氧化氢酶活性，从而发挥预防继发性糖尿病的功效。

10. 其他作用　岩白菜水提取物给大鼠长期服用，可增加毛细血管抵抗力。岩白菜所含鞣质有收敛作用。近年来的研究表明，岩白菜素通过抑制 IL－β 和 TNF－α 的产生，具有一定的止痛及控制炎性疼痛的潜力。

【临床应用】

1. 细菌性痢疾、非菌痢性肠道感染及急性菌痢等症　岩白菜制成片剂，每次口服 1.5～3g，日服 3 次，均具较好的疗效。有报道，单用岩白菜可治疗腹泻。

2. 慢性气管炎　岩白菜、三颗针适量煎剂，治疗 36 例中重度慢性气管炎，均获得较好的近期疗效。止咳、祛痰、啰音之消失和预防感染疗效显著，止喘效果较差。

3. 肺结核　用岩白菜素 30～60mg/mL 水溶液内服，治疗肺结核 100 例，症状改善率 80.3%，痰菌阴转率 82%，X 线胸片病灶有效率 72%，空洞有效率 67%，血沉恢复率 68.1%。40% 病人体重增加 3kg 以上。

【毒副作用】　岩白菜水煎剂及乙醇提取物（缩合鞣质）以小鼠实验，口服相当于人用量（9g 计算）的 65 倍，于 72 小时出现死亡，故认为本品对小鼠有一定毒性作用。高剂量组（20g/kg）小鼠给药后 10 分钟内即出现竖尾、痉挛、打嗝，持续约 10 分钟，以后活动减少，安静，翻正反射逐渐消失，多数小鼠于给药后 24 小时内死亡。经解剖发现，部分死亡小鼠胃肠胀气，多数为肝脏和肺部发生变化，提示该药可能在肺部的分布浓度较大。

参 考 文 献

1. 田慑若，等. 食品研究与开发，2014，35（5）：128.

2. 周宏星，等. 安徽医科大学学报，2014，49（1）：63.

3. 董成梅，等. 昆明医学院学报，2012，（1）：152.

牡　荆

【别名】　午时草，土柴胡，蚊子柴，土常山。

【来源】　为马鞭科植物牡荆 Vitex negundo L. var. *cannabifolia* （Sieb. et Zucc.） Hand. - Mazz. 的新鲜叶。

【性味】　微苦，辛，平。

【功能主治】　祛痰，止咳，平喘。用于咳嗽痰多。

【主要成分】　牡荆叶含挥发油 0.1%，其中主要成分为 β - 丁香烯 （β - Caryophyllene），含量达 44.94%；其次为香桧烯 （Sabinene），含量 10.09%；还含 α - 侧柏烯 （α - Thujene）、α - 及 β - 蒎烯 （Pinene）、樟烯 （Camphene）、月桂烯 （Myrcene）、α - 水芹烯 （α - Phellandrene）、对聚伞花素 （p - Cymene）、柠檬烯 （Limolene）、1,8 - 桉叶素 （1,8 - CineoLe）、α - 及 γ - 松油烯 （Terpinene）、异松油烯 （Terpinolene）、芳樟醇 （Linalool）、4 - 松油烯醇 （Terpinen - 4 - ol）、α - 松油醇 （α - Terpineol）、乙酸龙脑酯 （Bornyll acetate）、乙酸橙花醇酯 （Neryl acetate）、β - 及 δ - 榄香烯 （Elemene）、乙酸松油醇酯 （Terpinyl acetate）、咕吧烯 （Copaene）、β - 波旁烯 （Pbourbonene）、葎草烯 （Humulene）、γ - 衣兰油烯 （γ - Muurolene）、β - 荜澄茄油烯 （β - Cubebene）、佛术烯 （Eremophilene）、β - 甜没药烯 （β - Bisabolene）、δ - 荜澄茄烯 （δ - Cadinene）、菖蒲烯 （Calamenene）、丁香烯氧化物 （Caryophyllene oxide） 和β - 桉叶醇 （β - Eudesmol） 等。

叶还含有黄酮类成分：牡荆素 （Vitexin）、牡荆素 - 2″ - O - 槐糖苷 （Vitexin - 2″ - O - sophoroside）、牡荆素 - 2″ - O - 葡萄糖苷 （Vitexin - 2″ - O - glueoside）、5,6,7,8,3′,4′,5′ - 七甲氧基黄酮 （5,6,7,8,3′, 4′,5′ - Heptamethoxyflavone） 和 5 - O - 去甲基川陈皮素 （5 - O - Desmethylnobiletin）。此外，还含有二萜内酯和牡荆内酯 （Vitexilactone） 等。

【药理作用】

1. 对呼吸系统的作用

（1）祛痰作用：小鼠酚红法实验表明，牡荆叶油灌胃，1.04g/kg 和 1.73g/kg，或牡荆子油 0.8g/kg 和 3.2g/kg，以及牡荆根的乙醚提取物及牡荆叶油柱层石油醚洗脱物均有明显祛痰作用，但以后者的作用最强，作用强度随剂量增加而增强。其祛痰作用主要是通过迷走神经发挥的。小鼠灌服或腹腔注射牡荆煎剂，其肺部洗出液，含有大量供试液，表明牡荆可由肺排出因而引起祛痰作用。牡荆能使酸性黏多糖纤维裂解，痰黏度降低亦起祛痰作用。本品黄酮苷为祛痰有效成分。

（2）镇咳作用：小鼠氨喷雾引咳法，灌胃牡荆叶油 1.04g/kg，有明显镇咳作用，0.52g/kg 时作用较差，0.358g/kg 时无效。牡荆黄酮苷静注，能抑制电刺激麻醉猫喉上神经引起的咳嗽，与剂量成正比，故推测镇咳作用与咳嗽中枢有关。

（3）平喘作用：豚鼠组胺喷雾法，灌胃牡荆油乳剂 1.0g/kg，能显著延长组胺引起抽搐倒伏的潜伏期，并减少动物的抽搐数，说明有一定的平喘作用。牡荆根和子的煎剂、木脂素及黄酮苷，均能对抗乙酰胆碱或组胺引起的支气管痉挛而起平喘作用。

2. 降血压作用　兔十二指肠插管给予牡荆叶油乳剂 100mg/kg 后，3 ~ 6 分钟血压开始下降约 1.3kPa。给药后 1 小时血压下降至最低，血压平均下降为原水平的 31%，持续时间 2 小时，以后逐渐恢复。另外，猫股静脉给牡荆叶油的石油醚洗脱物 5 ~ 10mg/kg，于给药后 1 ~ 4 分钟开始出现降压作用，维持约 20 ~ 60 分钟。随着剂量增加，其降压作用及持续时间相应加强加长。在切断两侧迷走神经后，牡荆叶油仍有降压作用，表明牡荆叶油降压作用与胆碱能神经无直接作用。

3. 镇静、催眠作用　小鼠口服牡荆叶油半小时后，能显著延长戊巴比妥钠的催眠时间，增加其阈下剂量的催眠动物数，说明牡剂叶油具有一定的镇静、催眠作用。

4. 对免疫功能的影响　牡荆叶油乳剂口服能使幼鼠胸腺明显萎缩，大剂量牡荆叶油能抑制小鼠网状内皮系统对炭粒的吞噬能力。也有实验证实，牡荆挥发油有提高小鼠腹腔巨噬细胞吞噬活力的倾向。临床上慢性支气管炎病人服用牡荆叶油胶丸后巨噬细胞吞噬百分数、吞噬指数均较服药前有显著的升高，表明牡荆油有调节免疫球蛋白的作用。牡荆挥发油 0.35mL/（kg·d），共 6 日，能增强小鼠腹腔巨噬细胞对鸡红细胞吞噬活力的倾向。牡荆叶挥发油主要成分 β-丁香烯有增强血清 IgG 水平，增强体液免疫的作用。

5. 抗肿瘤作用　以牡荆叶油为原料提取倍半萜烯，用于对小鼠肉瘤（S_{180}）、肝癌（H_{22}）肿瘤的抑制试验。经初步的药效学试验，灌胃对小鼠肉瘤（S_{180}）、肝癌（H_{22}）有一定抑制作用，呈现出量效关系。如果剂量增加到 0.30g/kg，抑制率可望超过 40%。

6. 抗菌作用　牡荆茎叶水煎剂，在体外对金黄色葡萄球菌、炭疽杆菌、大肠杆菌、乙型链球菌、白喉杆菌、伤寒杆菌、绿脓杆菌和痢疾杆菌均有不同程度的抑制作用。

7. 保护心肌细胞的作用　有研究表明，牡荆素可显著减少大鼠离体心脏缺血再灌注诱导的心肌细胞凋亡，其抗凋亡作用可能是牡荆素保护心肌的重要机制之一。牡荆素通过上调 Bcl-2 蛋白表达，下调 Bax 蛋白表达，稳定线粒体膜，阻止心肌细胞凋亡的发生，减轻心肌细胞损伤，从而对心肌细胞起保护作用。

8. 抗氧化作用　有人通过大鼠肝匀浆的脂质过氧化实验，确认了牡荆黄酮具有较强地抗氧化作用，能够较好地抑制脂质过氧化的发生，并且在黄酮含量 0~0.2008mg/mL 范围内具有较好的量效关系。

9. 抗病毒作用　黄酮类化合物牡荆苷可以减少在曼陀罗和苋色藜宿主中感染烟草花叶病毒（TMV）的病灶数，同样也能减少在全身性感染的烟草植物中的病毒浓度。这种效应仅产生在感染的早期阶段，提示牡荆苷对烟草花叶病毒的感染早期具有防御作用。

10. 抗抑郁作用　新近研究发现，牡荆苷具有抗抑郁样作用，其机制是通过增加突触间隙中儿茶酚胺的水平，以及通过血清素激活的 5-羟色胺受体（5-HT），去甲肾上腺素能受体 α_2 和多巴胺能 D_1、D_2、D_3 受体的相互作用，进而发挥其抗抑郁作用。

11. 其他作用　牡荆叶挥发油对离体回肠有明显抗组胺作用，对离体气管抗组胺作用较弱。牡荆叶油乳剂（1/8 LD_{50}）灌服，能使幼鼠胸腺萎缩，说明有增强肾上腺皮质功能作用。

【临床应用】

1. 慢性气管炎　牡荆叶和子的挥发油乳剂或丸剂，每日 3 次，每次相当于 17mg 挥发油量，10 日为 1 疗程。治疗 1000 例慢性气管炎，有效率在 90% 左右，显效率达 60% 左右。停药 10 个月后，其治愈和稳定率为 46.4%，说明有一定的远期疗效。

2. 小儿咳喘　牡荆子或叶 45g，水煎成 100mL，每日 3 次，每次 10mL 口服，治疗小儿咳喘（迁延性支气管炎和上呼吸道感染所致的咳喘）58 例，有效率达 89.6%。

3. 其他　本品还可用于流感、感冒（干品 12~18g 或鲜叶 30~60g 水煎服）、肠炎、痢疾（种子研粉，每次 1.5~3.0g 或鲜叶 30~60g 水煎服）。其叶煎水外洗可治皮炎、湿疹、脚癣。

【毒副作用】　牡荆叶油小鼠口服 LD_{50} 为（8.7±0.4）mL/kg。挥发油乳剂小鼠腹腔注射 LD_{50} 为（0.34±0.04）g/kg，口服 LD_{50} 为（5.2±0.75）g/kg。小鼠口服牡荆叶油每日 1/10 LD_{50} 量，连续 14 日，动物全部存活，体重增长如常，未见任何毒性反应与组织病变。

参 考 文 献

1. 李曼曼，等. 世界科学技术-中医药现代化，2015，17（3）：578.

2. 李曼曼，等. 中草药，2015，46（12）：1723.

3. 罗娅军，等. 分析测试学报，2011，30（9）：1044.

4. 董六一，等. 中成药，2011，33（6）：1042.

5. 黄琼，等. 食品科技，2010，35（3）：188.

6. 程伟贤，等. 天然产物研究与开发，2007，19（2）：244.

白　附　子

【别名】　禹白附、野半夏、白附、犁头尖、麻芋子。

【来源】　为天南星科植物独角莲 *Typhonium giganteum* Engl. 的干燥块茎。

【性味】　辛，温；有毒。

【功能主治】　祛风痰，定惊搐，解毒散结，止痛。用于中风痰壅，口眼㖞斜，语言謇涩，惊风癫痫，破伤风，痰厥头痛，偏正头痛，瘰疬痰核，毒蛇咬伤。

【主要成分】　块茎中含琥珀酸、棕榈酸、油酸、亚油酸、亚麻酯、棕榈酸甘油酯、胆碱、尿嘧啶、缬氨酸、酪氨酸、谷氨酸、亮氨酸、β－谷甾醇、胡萝卜苷、dl－肌醇（dl－Inositol）、糖蛋白凝集素（TGL）、天师酸（Tianshic acid）、桂皮酸、β－谷甾醇－3－O－葡萄糖苷（β－Sitosterol－3－O－gluco-side）、黏液质（Mucilage，mucus）和蔗糖。

【药理作用】

1. 对呼吸系统的作用　给小鼠腹腔注射生白附子或制白附子提取物 40、60g/kg，对小鼠酚红法均有显著祛痰作用。β－谷甾醇有镇咳祛痰作用，但无平喘作用。

2. 镇静、抗惊厥、抗破伤风作用　禹白附 15、30、40（生）和 24（制）g/kg 腹腔注射可协同小鼠巴比妥阈下睡眠时间。关白附醇提 9g/kg 腹腔给药能协同小鼠巴比妥睡眠时间。禹白附给小鼠腹腔注射能对抗士的宁及戊四唑所致小鼠惊厥。禹白附还有抗破伤风作用，小鼠静注破伤风毒素后，立即腹腔注射0.5%禹白附蛋白或肌肉注射禹白附温浸剂、水提液、醇提液或腹腔注射水提液 0.2mL，5 天，结果均能对抗破伤风毒素，使动物存活率显著增加。

3. 血球凝集作用　白附子凝集素能凝集兔的红细胞，但对人的红细胞则不凝集。同时对猪外周血淋巴细胞转化和分裂有激发作用，而对人淋巴细胞转化则无作用，表明人的红细胞表面及淋巴细胞表面没有专一结合的受体式大分子糖，存在专属性。白附子凝集素能凝集牛、羊精子且能凝集人的精子。

4. 抗炎作用　给大鼠腹腔注射白附子粉混悬液 4.5g/kg，每日 2 次，共 5~6 次，能显著降低大鼠蛋清性关节炎和大鼠酵母性关节炎的肿胀度；腹腔注射白附子粉混悬液 9g/kg，每日 2 次，7 天，或煎剂 20g/kg，每日 2 次，7 天，能显著降低小鼠棉球肉芽肿重量。

5. 抗结核杆菌作用　用白附子（独角莲）注射剂（4∶1）治疗感染人型结核杆菌 $H_{37}RV$ 的豚鼠有一定的治疗作用。在病变百分数、各脏器病变及脏器中结核杆菌定量培养等方面其疗效仅次于链霉素，并且随剂量加大作用增强。

6. 抗肿瘤作用　白附子用 95% 乙醇回流提取，柱层析分为样品Ⅰ及Ⅱ。以皮下接种 S_{180} 腹水肉瘤细胞为实验肿瘤模型，观察给药后 10 天的肿瘤生长百分数及脾淋巴细胞转化率。结果显示，荷瘤组与（荷瘤＋样品Ⅰ）组、（荷瘤＋样品Ⅱ）组相比，（荷瘤＋样品Ⅱ）组明显抑制肿瘤生长，提示样品Ⅱ具有明显的抑瘤作用，而样品Ⅰ无明显的抑瘤作用。荷瘤小鼠的脾淋巴细胞对有丝分裂原（ConA）刺激的反应性降低（$P<0.01$），给予样品Ⅱ后可明显升高荷瘤小鼠脾淋巴细胞转化能力（$P<0.01$），但仍未达到正常小鼠的水平（$P<0.01$）。由此可见，样品Ⅱ具有部分修复荷瘤小鼠免疫功能的作用，但作用不明显，提示样品Ⅱ可能通过非免疫调节途径而达到抑瘤作用。近年来，有研究表明，白附子也可能是通过调节免疫功能，调节肿瘤细胞生命周期，抑制肿瘤血管的生成，调节凋亡信号传导途径，抗氧化作用等机制来抗肿瘤。

【临床应用】

1. 偏头痛　小白附子 30g（另包，先煎 1 小时），桂枝 12g，羌活、藁本、杭芍、天麻（另包，研末药汤冲服）各 15g，川芎、白芷各 20g，水煎服。治疗偏头痛 34 例，治愈 12 例（35.3%），有效 19 例

（55.9%），无效 3 例（8.8%）。

2. 坐骨神经痛　自拟桂枝白附子汤：桂枝、制川乌、乌药、乳香、没药各 10g，白附子、全蝎各 3g，怀牛膝 20g，独活 15g，丹参 30g，甘草 6g。随症加减：冬秋季节重用桂枝，春夏季节减少桂枝剂量；腰痛者加川续断、桑寄生；湿重者加苍术、泽泻；外感风寒者加麻黄；气血亏损者加当归、川芎、党参。每日 1 剂，水煎服，分 3 次服，饭前 1 小时服用。结果 50 例患者中，治愈 43 例，占 86%；好转 4 例，占 8%；无效 3 例，占 6%；总有效率为 94%。

【毒副作用】　有报道，一 40 岁女患者，因自行煎服制白附子 2 碗（约 20g 白附子），分两次服下，20 分钟后出现口舌及四肢麻木、头晕、心慌、言语不清、恶心、呕吐数次后意识丧失。

参 考 文 献

1. 郭姗姗，等．中国肿瘤，2013，22（6）：453.
2. 游维丽．中国医药指南，2012，10（29）：275
3. 黄映．山东中医杂志，2010，29（9）：644
4. 奚燕萍．中国老年保健医学，2009，7（4）：102.

白　前

【别名】　水杨柳，石蓝，江杨柳，消结草，水竹消。

【来源】　为萝藦科植物柳叶白前 *Cynanchum stauntonii*（Decne.）Schltr. et Lévl. 或芫花叶白前 *Cynanchum glaucescens*（Decne.）Hand. – Mazz. 的干燥根茎和根。

【性味】　辛、苦，微温。

【功能主治】　降气，消痰，止咳。用于肺气壅实，咳嗽痰多，胸满喘急。

【主要成分】　柳叶白前根茎中含有华北白前醇（Hancockinol）、β – 谷甾醇和 $C_{24} \sim C_{30}$ 高级脂肪酸。芫花叶白前根中含有白前皂苷（Glaucoside）A、B、C、D、E、F、G、H、I、J，并含有白前皂苷元（Glaucogenin）A、B、C、D，白前皂苷元 C – 单 – D – 黄花夹竹桃糖苷（Glaucogenin C – mono – D – thevetoside）及白前二糖（Glaucobiose）。

【药理作用】

1. 对呼吸系统的作用

（1）镇咳和祛痰作用：研究发现，柳叶白前和芫花叶白前的药理作用相似。两者醇提物及醚提物灌胃给药对浓氨水诱发的小鼠咳嗽均有明显的镇咳作用，芫花叶白前水提物也有镇咳作用。两者醇提物、水提物及柳叶白前醚提物均有祛痰作用。

（2）平喘作用：柳叶白前和芫花叶白前水提物灌胃给药均有明显的平喘作用。

2. 抗炎、镇痛作用　柳叶白前醇提物和醚提物腹腔注射给药时对巴豆油致炎剂引起的小鼠耳肿胀有明显的抗炎作用。采用常规的炎症和疼痛模型以及电刺激麻醉动物颈动脉的体内血栓形成模型，给小鼠灌胃白前醇提物 5g/kg 和 15g/kg，能显著延长热痛刺激甩尾反应的潜伏期，减少由乙酸引起的扭体反应的次数，抑制二甲苯引起的耳肿胀、角叉菜胶引起的足肿胀。

3. 对消化系统的作用　柳叶白前 75% 醇提物 5g/kg 和 15g/kg 灌胃能显著地抑制小鼠水浸应激性溃疡、盐酸性溃疡及吲哚美辛 – 乙醇性胃溃疡的形成，能显著地减少蓖麻油及番泻叶引起的小鼠腹泻次数及发生率，使麻醉大鼠的胆汁分泌量有短暂的增加，但对小鼠胃肠推进运动无明显影响。

4. 抗血栓形成作用　白前醇提物能显著延长大鼠体内血栓形成时间和凝血时间。因此，白前具有抗血栓形成作用。

5. 诱导白血病细胞分化的作用 白前甲醇提取的乙酸乙酯萃取物，以硅胶色谱分离法等分离得到的闭联孕烷化合物，能诱导 50% 以上的分化于巨噬细胞的、小鼠骨髓性白血病的 M_1 细胞，使之具备吞噬功能。

【临床应用】

呼吸系统感染 小儿清肺止咳合剂（处方：金银花、蒲公英各 120g，白前、前胡、麻黄、炒苦杏仁、郁金、橘红各 60g，生石膏 150g，丹参 90g，辅料适量，共制成 10000mL）口服，患儿 6 个月以内 1 次 10mL，1 日 3 次；7 个月至 2 岁 1 次 15mL，1 日 3 次；2 岁以上，1 次 20～30mL，1 日 3 次。部分患儿有轻度腹泻，停药后自止。有效率达 92.7%。

【毒副作用】 两种白前水提物灌胃给药对小鼠无明显毒性，最大耐受量达 120g/kg，未见小鼠有毒性反应；而水提物腹腔注射给药时，芫花叶白前毒性较小，柳叶白前毒性较大。

参 考 文 献

1. 田效民，等. 中国实验方剂学杂志，2013，19（5）：113.
2. 余舒乐，等. 中国药科大学学报，2015，46（4）：427.
3. 张太. 实用中医内科杂志，2014，28（7）：57.

猫 爪 草

【别名】 小毛茛，三散草。

【来源】 为毛茛科植物小毛茛 *Ranunculus ternatus* Thunb. 的干燥块根。

【性味】 甘、辛，温。

【功能主治】 化痰散结，解毒消肿。用于瘰疬痰核，疔疮肿毒，蛇虫咬伤。

【主要成分】 全草含原白头翁素（Protoanemonin）。块根：含挥发性成分 67 种，15 种脂肪酸和有机酸（其中不饱和脂肪酸占 58.19%），15 种氨基酸，微量元素 Zn、Fe、Mn、Cu、Cr、Co、Sr（其中以 Fe、Mn、Zn 的含量为高），糖 16%，油 1.2%，以及少量植物碱。脂肪酸及其酯包括棕榈酸乙酯（Ethyl palmitate）、肉豆蔻酸（Myristic acid）、棕榈酸（Palmic acid）、肉豆蔻酸十八烷基酯（Myristic acid octadecyll ester）、甘烷酸（Eicosanoic acid）和软脂酸（Fatty acid）。甾醇类包括菜油甾醇（Campesterol）、豆甾醇（Stigmasterol）和 β-谷甾醇。内酯包括小毛茛内酯 [Ternatoide，即 γ-酮 δ-戊内酯（γ-Keto-δ-valerolactone）]。黄酮类包括罗波斯塔黄酮-4′-甲醚（C）、榧双黄酮、罗汉松双黄酮 A、去甲银杏双黄酮、异银杏双黄酮、穗花杉双黄酮。苷类包括苯甲醇-β-D-葡萄糖苷、胡萝卜苷等。新发现的化学成分包括邻苯二甲酸正丁酯、β-单棕榈酸甘油酯、β-单硬脂酸甘油酯、5-羟甲基糠醛、5-羟甲基糠酸、7-O-甲基圣草酚、对羟基苯甲酸甲酯、3-[（4-O-D-葡萄糖基）-苯基]-2-丙烯酸、3-[（3-羟基）-（4-O-D-葡萄糖基）-苯基]-2-丙烯酸、尿苷、3,4-二羟基苯醛、RTG-Ⅲ（多糖-蛋白复合物）。

【药理作用】

1. 抗微生物作用 猫爪草水提液对金黄色葡萄球菌、白色葡萄球菌、痢疾杆菌等均有抑制作用，且可抑制耐药性结核杆菌，能抗约氏鼠疟原虫，降低原虫感染率。猫爪草的煎剂、生药粉末及醇提液在试管内对人型结核菌 $H_{37}RV$ 均有不同程度的抑制作用，其抑菌浓度分别为 1：10、1：10、1：1000，且抑菌作用较异烟肼稍强。将猫爪草、青蒿水浸液过滤后以 1：200 浓度制成改良罗氏中药培养基和对照培养基，经灭菌后分别接种结核菌混悬液，放置于 37℃ 恒温箱中培养，结果对照培养基中结核菌生长良好，而中药培养基无结核菌生长。抑菌作用较异烟肼稍强。

采用反转录聚合酶链反应半定量（QC－RT－PCR）方法及 PCR 方法，对猫爪草有效成分小毛茛内酯（Tem）进行了抗结核菌分子免疫学机理的研究，结果表明，Tem 可能诱导周围血管 GLS 基因高水平表达，杀灭胞内致病菌 MTB，并呈剂量依赖性，对耐药的与未治疗的肺结核患者诱导水平无显著差异。进一步研究表明，Tem 可能通过促进 GLS mRNA 的表达，增强机体细胞毒性 T 淋巴细胞（CTL）杀菌能力，从而达到抗结核休眠菌的作用。另外，还可能通过减少结核休眠菌 16kDa 小热休克蛋白（16kDaSHSP）基因的表达，在激活休眠菌的同时促进 GLS mRNA 高水平表达，增强机体 CTL 杀菌能力，达到抗耐药菌的作用。

2. 保护性抑制作用　系统药理动物实验表明，猫爪草对动物中枢神经系统、心脏、呼吸系统及肠壁具有不同程度的抑制作用，并使血压一时性下降，对血管却无扩张作用。

3. 抗肿瘤作用　猫爪草皂苷及多糖对肉瘤 S_{180}、艾氏腹水瘤 EAC 及人乳腺癌细胞株 MCF_{27} 三种肿瘤细胞株的生长和集落形成均有不同程度的抑制，皂苷给药量与抑瘤率和集落形成明显地呈正相关关系，而多糖有一最佳浓度。猫爪草皂苷还具有明显抑制人结肠癌 LoVo 细胞增殖和诱导凋亡作用，其作用机制可能为下调 Bcl－2、Bcl－2/Bax，增加 Bax、Caspase－3 蛋白的表达，增加细胞内 Ca^{2+} 浓度，降低细胞线粒体膜电位。猫爪草提取物不仅对小鼠 S_{180}、S_{37}、Ec 等癌株有抑制作用，而且对肿瘤坏死因子（TNF）具有较强的诱生作用，在被筛选的 36 种中药中，猫爪草（70% 的乙醇浸膏）诱生 TNF 作用最强。研究发现从猫爪草中分离出来的 RTG－Ⅲ能够增强免疫细胞对肿瘤细胞 HL_{60} 的抑制作用。

4. 镇咳、祛痰作用　猫爪草所含的黄酮苷对动物有镇咳、祛痰作用。

5. 抗炎作用　复方猫爪草水提物对二甲苯所致小鼠耳肿胀，对醋酸引起的小鼠腹腔毛细血管通透性增加，对蛋清所致大鼠足肿胀均有明显的抑制作用。提示复方猫爪草水提物的抗急性炎症作用显著，可能是通过抑制毛细血管的扩张，降低通透性，使渗出液减少以达到抗炎作用。进一步研究发现，猫爪草所含的黄酮苷对动物有消炎作用。

6. 抗结核作用　适当浓度的猫爪草醇提物可增强 MDR－TB 感染小鼠的细胞免疫功能，为临床治疗结核病提供实验依据。结核病的发生与人体 Th_1/Th_2 细胞应答平衡有关，猫爪草醇提物对 Th_1/Th_2 细胞应答平衡均具有一定的调整作用，明显增强了 MDR－TB 感染小鼠的细胞免疫应答，对治疗结核病起到关键作用。猫爪草醇提物通过促进 GLSmRNA 的表达，增强机体细胞毒性 T 淋巴细胞（CTL）杀菌能力，从而达到抗结核休眠菌的作用。

7. 免疫调节作用　猫爪草多糖（PRT）是猫爪草调节免疫的主要活性成分，可明显改善环磷酰胺致免疫抑制小鼠免疫功能。PRT 能增强小鼠胸腺细胞、脾脏淋巴细胞和腹腔巨噬细胞增殖能力，且对巨噬细胞有一最佳作用浓度；PRT 能增强巨噬细胞的吞噬功能，并呈剂量－效应关系，猫爪草皂苷灌胃给药可明显升高磁性小鼠脾指数和淋巴细胞转化率，增加 NK 细胞活性，从而提高正常小鼠免疫调节功能。

8. 抗氧化及护肝作用　猫爪草多糖具有一定的还原能力、较强的清除羟自由基和超氧阴离子的能力；对四氯化碳所致小鼠急性化学性肝损伤有保护作用，其机制可能与 RTP 抗氧化作用有关。

【临床应用】

1. 颈淋巴结核　猫爪草 10g，蜈蚣 1 条，研末混合为 1 次量，每日 1 次，早晨空腹服，儿童减半，温开水送下。治疗 210 例，均获痊愈。平均疗程为 30～40 日，最长 90 日，最短 20 日。

2. 咽喉炎　①口服猫爪草合剂（以猫爪草为主制成 1：1 猫爪草液，内含 1% 薄荷液和 1% 氯化钠），每日 50mL，局部使用为喷喉、拭喉、含服三种方法。治疗 234 例，结果口服加喷喉组 78 例，有效率为89.7%；口服加拭喉组 115 例，有效率为 85.2%；口服加含服组 41 例，有效率为 65.9%。②猫爪草 5g，麦冬 10g，用白开水浸泡 15 分钟左右代茶饮，每日 1 剂，10 天为 1 疗程，治疗 34 例，结果总有效率为94.1%。

3. 肺结核　给予常规治疗肺结核方案的基础上，加用猫爪草胶囊（每粒 0.53g，相当于猫爪草原生药3.1g）4 粒口服，3 次/天，连续服用 6 天，隔 3 天再服，6 个月为满疗程。观察 60 例患者，结果痊愈 55例，有效 60 例，有效率 100%。

参 考 文 献

1. 熊英，等. 中草药，2008，39（10）：1449.
2. 熊英，等. 中国中药杂志，2008，33（8）：909.
3. 周清安，等. 辽宁中医药大学学报，2009，11（4）：190.
4. 陆军，等. 中国医院药学杂志，2011，31（20）：1673.
5. 吕小华，等. 中国中药杂志，2010，35（14）：1862.
6. 韩红霞，等. 检验医学与临床，2010，7（9）：769.
7. 尹春萍，等. 中国医院药学杂志，2008，28（2）：93.
8. 王玲，等. 现代中西医结合杂志，2015，24（18）：1949.
9. 邓平荟. 中国性科学. 2008，17（2）：31.

竹 茹

【别名】 竹皮，青竹茹，淡竹茹，竹二青。

【来源】 为禾本科植物青秆竹 *Bambusa tuldoides* Munro、大头典竹 *Sinocalamus beecheyanus* （Munro） McClure var. *pubescens* P. F. Li 或淡竹 *Phyllostachys nigra* （Lodd.） Munro var. *henonis* （Mitf.） Stapf ex Rendle 的茎秆的干燥中间层。

【性味】 甘，微寒。

【功能主治】 清热化痰，除烦，止呕。用于痰热咳嗽，胆火挟痰，惊悸不宁，心烦失眠，中风痰迷，舌强不语，胃热呕吐，妊娠恶阻，胎动不安。

【主要成分】 青秆竹和大头典竹含多糖、氨基酸、酚性物质、树脂类及黄酮类成分。淡竹：秆含环腺苷磷酸酶（cAMP）的抑制成分：2,5 – 二甲氧基对苯醌（2,5 – Dimethoxy – p – benzoquinone）、对羟基苯甲酸（p – Hydroxybenzaldehyde）、丁香醛（Syringaldehyde）、松柏醇酯醛（Coniferylaldehyde）等，还含有香荚兰酸（Vanillic acid）、阿魏酸（Ferulic acid）和对香豆酸（p – Coumaric acid）。

【药理作用】

抗菌作用 竹茹粉体外平皿划线法实验表明，对白色葡萄球菌、枯草杆菌、大肠杆菌及伤寒杆菌等均有较强的抑制作用。

【临床应用】

1. 妊娠与产后呕吐 橘皮竹茹汤加味：竹茹、陈皮、菊花各10g，党参、枇杷叶各12g，甘草5g，石决明（先下）15g，大枣6个，生姜4片。3剂，水煎服，日1剂，效果明显。

2. 糖尿病胃轻瘫 采用橘皮竹茹汤加减治疗，药用：竹茹、橘皮各12g，大枣5枚，生姜9g，甘草6g，人参3g。加减：胁肋胀满，嗳气频频，舌红苔黄，脉弦者减人参，加郁金、黄芩、柴胡各12g；头晕目眩，大便不爽，舌淡脉沉者减竹茹，加枳实、半夏各12g，瓜蒌30g；体倦懒言，喜温喜按，舌淡苔白，脉沉细者减竹茹，加黄芪、白术各12g，升麻9g，每日1剂，水煎2次，取汁400mL，分2次饭前30分钟口服。治疗42例，显效21例，有效18例，无效3例，总有效率92.9%。

3. 心律失常 选择痰湿内结型心律失常患者20例给予橘皮竹茹汤加减之方剂，配合抗心律失常药物治疗。橘皮竹茹汤加减：橘皮20g，竹茹、石菖蒲、瓜蒌各30g，厚朴、白术各15g，甘草10g。水煎服，每日1剂，2次分服，每次150mL，连续服用2周。治愈13例，好转7例，全部患者无不良反应及肝功能、肾功能异常。

4. 反流性食管炎 自拟川楝竹茹三七汤：竹茹10g，川楝子10g，黄芩10g，黄连10g，煅瓦楞子10g，三七8g，甘草6g。日1剂，水煎取汁200 mL，分早晚2次口服。观察65例患者，痊愈38例，好转22例，总有效率92.31%。

参 考 文 献

1. 李惠玲. 中国民间疗法, 2014, 22 (3): 41.
2. 唐友明. 江西中医药, 2011, 42 (340): 26.

竹 沥

【别名】 竹汁, 淡竹沥, 竹油。

【来源】 为新鲜的淡竹 *Phyllostachys nigra* (Lodd.) Munro var. *henonis* (Mitf.) Stapf ex Rendle 和青杆竹 *Bambusa tuldoides* Munro 等竹竿经火烤沥出的液汁。

【性味】 甘, 寒。

【功能主治】 清热豁痰, 定惊利窍。治中风痰迷, 肺热痰壅, 惊风, 癫痫, 壮热烦渴, 子痫, 破伤风。

【主要成分】 竹沥含铜、铁、锌、锰、硒、钴 (Co)、锗 (Ge) 和镍 (Ni)、钼、碘、钒 (V)、铬、氟、硅、锡等微量元素。鲜竹沥含天门冬氨酸、谷氨酸、丝氨酸、异亮氨酸、亮氨酸、丙氨酸、苏氨酸、甘氨酸、缬氨酸、蛋氨酸、赖氨酸、酪氨酸、胱氨酸、组氨酸、精氨酸、脯氨酸及苯丙氨酸等17种氨基酸。此外, 鲜竹沥尚含愈创木酚、甲酚、苯酚、甲酸、乙酸、苯甲酸、水杨酸、葡萄糖、果糖和蔗糖等。其中, 淡竹沥中主要成分为紫丁香醇, 环丙甲醇, 去甲绵马酚, 5 - 叔丁基焦酚; 水竹沥中主要成分为紫丁香醇, 环丙甲醇, 去甲绵马酚, 5 - 叔 - 丁基焦酚, 4 - 羟基 - 3 - 甲氧基苯丙酮, 2, 3 - 二氢香豆酮; 斑竹沥中主要成分为紫丁香醇, 1, 2, 4 - 三甲氧基苯, 5 - 叔丁基焦, 2, 3 - 二氢香豆酮, 去甲绵马酚; 丛竹沥中主要成分为紫丁香醇, 戊醛, 1, 2, 3 - 三甲氧基苯, 5 - 叔 - 丁基焦酚, 5 - 羟甲基糠醛, 去甲绵马酚。

【药理作用】

1. 对呼吸系统的作用 竹沥在临床上常用于镇咳、祛痰。对刚竹属七种竹沥进行的镇咳、祛痰动物实验表明, 除毛竹外, 其余6种均有祛痰、镇咳作用, 毛竹仅有镇咳之效。鲜竹沥灌胃能明显延长氨水刺激小鼠的半数有效致咳喷雾时间 (EDT_{50}), 并对小鼠有明显的祛痰作用。复方鲜竹沥液能增加小鼠气管酚红排泌量和大鼠的排痰量, 表明其具有祛痰作用; 能明显延长由 SO_2 所致小鼠咳嗽潜伏期, 减少2分钟内的咳嗽次数, 表明其具有镇咳作用。

现代研究发现, 福建建瓯产竹沥 10.63g/(kg·d) 和 21.26g/(kg·d) 灌胃给药, 对小鼠气管酚红排泌均有极显著的促进作用 ($P < 0.01$); 以相同剂量给药, 每天1次, 连续9天, 对氨水引发的小鼠咳嗽也有明显的抑制作用, 且高低剂量组显示出一定的量效关系。慈竹沥也能对抗氨水引起小鼠咳嗽的反应 (镇咳强度值 R > 150), 能增加腹腔注射5%酚红溶液后的小鼠气管段酚红的分泌 ($P < 0.001$), 能延长豚鼠发生Ⅳ级哮喘反应的潜伏期 ($P < 0.05$), 具有明显的镇咳、祛痰、平喘作用, 优于对照组淡竹沥, 且达到临床用药量的30倍都无毒副反应发生。

有人研究认为, 竹沥的止咳主要成分为氨基酸。该研究采用竹沥分离出的含氨基酸部分进行镇咳实验, 结果表明氨基酸部分有镇咳作用。

2. 抗菌作用 研究表明, 竹沥具有显著的抗深部菌感染作用, 对新生隐球菌、烟曲霉菌、白色念珠菌均有明显的抑菌作用, 其 *MIC* 分别为 26.9μg/mL、53.8μg/mL、26.9μg/mL。

3. 抗惊厥作用 用青竹沥、淡竹沥给小鼠灌胃, 与灌生理盐水的空白对照组比较, 对小鼠咖啡因致惊厥有明显的抑制作用。

4. 其他作用 动物实验表明, 鲜竹沥有促进小鼠小肠推进作用, 能明显抑制大鼠琼脂肉芽肿形成, 并能显著抑制由二甲苯引起的小鼠耳肿胀度, 表明其具有抗炎作用。

【临床应用】

1. 病毒性脑炎昏迷　在阿糖胞苷、阿昔洛韦、肾上腺皮质激素、免疫球蛋白等西医治疗方法基础上重用鲜竹沥灭菌液 500mL，通过胃管频频灌服直至治疗结束，昏迷患者清醒所需天数少于对照组，存活率高，两组按 GCS 标准第 7 天具有显著差异，两组之间第 3 天及第 7 天血氧饱和度具有显著性差异。

2. 咳嗽　以竹沥治疗各种原因引起的咳嗽患者 125 例，显效 49 例，有效 63 例。

3. 氯氮平引起的流涎　口服竹沥，每日 2～3 次，每次 10～30mL，10 日为 1 疗程，治疗抗精神病药物氯氮平所致流涎，观察 144 例，其中 6 例于服药 2 日后流涎消失，服药 2～3 天见效者 74 例，3～5 日见效者 45 例。流涎消失率达 69.3%，总有效率达 86.8%。用药过程中，未见不良反应。

参 考 文 献

1. 金晓飞，等. 西部中医药，2014，27（5）：15.

2. 宋丽明. 浙江中医杂志，2012，47（9）：578.

3. 赵庆. 长春中医药大学学报，2009，25（5）：743.

4. 彭壹姿，等. 中成药，2007，29（5）：734.

天 竺 黄

【别名】　竹黄，竹糖，竹膏。

【来源】　为禾本科植物青皮竹 *Bambusa textilis* McClure 或华思劳竹 *Schizostachyum chinense* Rendle 等秆内的分泌液干燥后的块状物。

【性味】　甘，寒。

【功能主治】　清热豁痰，凉心定惊。用于热病神昏，中风痰迷，小儿痰热惊痫、抽搐、夜啼。

【主要成分】　含二氧化硅（SiO_2）、微量胆碱（Cloine）、甜菜碱（Bamine）、氰苷、核酸酶（Nucleate）、解朊酶、尿素酶（脲酶，Urease）、糖化酶、氧化铝［三氧化二铝（Al_2O_3）］、氢氧化钾、氧化铁、氧化钙。据薄层色谱分析，青皮竹的伤流液和其所产生的竹黄都含有类似的多种氨基酸和有机酸，并都含有 1～2 种生物碱。

【药理作用】

对急性脑水肿作用　在颅内注射 50% 明矾致大鼠急性脑水肿模型的基础上，随机分为两组，实验组给予四黄口服液（由黄芩、黄连、大黄、天竺黄等组成，含生药 1.125g/mL）灌胃治疗，模型对照组给予等量生理盐水。观察两组大鼠的神经症状、运动缺陷及脑组织含水量。结果显示四黄口服液组能加快消除颅高压症状和恢复神经功能，并减少脑组织含水量，疗效均明显优于模型对照组（$P < 0.001$，$P < 0.05$）。

【临床应用】

1. 湿疹　天竺黄、蝉蜕、杭菊、丹皮各 10g，香薷 12g，防风 8g，生地黄 20g，黄芪、金银花、玄参各 15g，水牛角丝 20g，石决明 10g，陈皮 7g，水煎服，服药 7 剂后基本痊愈。

2. 小儿高热惊厥　给予防惊散（天麻、银花、炒栀子、天竺黄、蚕砂、全蝎、薄荷、荆芥穗、钩藤、胆南星、橘红、麻黄、桃仁、甘草、生石膏、飞朱砂、轻粉等，共研细末）口服，小于 1 岁，每次 3g，1～3 岁，每次 5g，大于 3 岁，每次 7g，均每日 3 次，1 疗程 5 日。治疗小儿高热惊厥有效。

【毒副作用】　甜菜碱（Bamine）小鼠皮下注射 LD_{50} 为 18.74g/kg。

参 考 文 献

1. 邹映珍，等. 上海护理，2009，9（2）：51.

2. 刘元献，等. 广东医学，2010，31（14）：1877.

黄 药 子

【别名】 金钱吊蛋，黄金山药，黄狗头，木药子。

【来源】 为薯蓣科植物黄独 *Dioscorea bulbifera* L. 的干燥块茎。

【性味】 苦，寒；有小毒。

【功能主治】 解毒消肿，化痰散结，凉血止血。用于甲状腺肿大，淋巴结结核，咽喉肿痛，吐血，咯血，百日咳，癌肿；外用治疮疖。

【主要成分】 块茎含黄药子素（Diosbulbin）A、B、C、D、E、F、G、H，8－表黄药子素 E 乙酸酯（8－Epidiosbulbin E acetate）、薯蓣皂苷元（Diosgenin）、D－山梨糖醇（D－Sorbitol）、2,4,5,6－四羟基菲（2,4,5,6－Tetrahydroxyphenanthrene））、4,6－二羟基－2－O－（4′－羟丁基）苯乙酮 [4,6－Dihydroxy－2－O－（4′－Hydroxybtltyll）acetophenone]、二氢薯蓣碱（Dihydrodioscorine）、黄独乙素、β－扶桑甾醇、β－谷甾醇、(S) 5 乙基－8,8－二甲基壬醛、2,3－Dihydroxyicosanoic 酸、香草酸、异香草酸、琥珀酸、多糖、蔗糖、还原糖、淀粉、皂苷、鞣质、微量元素等成分。

【药理作用】

1. 抗甲状腺肿作用 黄药子对缺碘所致大鼠甲状腺肿及其他原因不明的甲状腺肿、硫氰酸钾所致轻度甲状腺肿有治疗作用。但对硫脲类抗甲状腺药所致甲状腺肿无效。实验大鼠以缺碘饲料或抗甲状腺药物（硫脲嘧啶、硫氰酸钾）造成实验性甲状腺肿，黄药子以 2%～5% 的量混入饲料中喂饲，结果表明，对缺碘饲料所致甲状腺肿有治疗作用，但对硫脲嘧啶（以 0.005% 水溶液为饮料）所造成的甲状腺肿无影响，对硫氰酸钾（以 0.1% 水溶液为饮料）所致轻度甲状腺肿有效。

2. 抗菌、抗病毒作用 黄药子水煎剂对常见致病性真菌有不同程度的抑制作用。黄药子乙醇浸膏对单纯疱疹病毒有较强对抗作用，在 0.017～0.034mg/mL 时不仅能抑灭病毒，而且还能抑制 DNA 病毒的转录，灭活 RNA 病毒后的细胞或药物对照细胞仍旧能够继续分裂传代，说明黄药子无毒而有效。黄药子的水浸剂对各种类型的病毒却无抑制作用。

3. 抗肿瘤作用 黄独的乙醇提取物（浸膏）在 50mg/kg 和 100mg/kg 剂量下对小鼠肝癌 H_{22} 的抑瘤率分别为 19.5% 和 36.3%，对小鼠肉瘤 S_{180} 的抑瘤率分别为 24.3% 和 31.6%。用黄独乙醇浸膏治疗小鼠腹水瘤（EAC），能够明显延长小鼠的生存天数，当剂量为 100mg/kg 时，可使小鼠的生命延长率达到 74.1%。黄药子素 A、B、C 以及薯蓣皂苷等均具有抗肿瘤作用，尤其对甲状腺肿瘤有独特的疗效。黄独油对子宫颈癌（U_{14}）、小鼠白血病 615 均有一定的抑制作用。黄独乙素和 β－扶桑甾醇对胃癌细胞株的增殖均有不同程度的抑制作用。

4. 对心脏的作用 黄药子有直接抑制心肌的作用。黄药子水煎剂或醇浸物皮下注射或静脉注射，可使在体蛙心收缩力减弱，心率减慢，心室及心房扩张，处于舒张而收缩不全状态。用药量过大可使心跳停止。

5. 抗炎作用 黄独甲醇总提取物对二甲苯所致的小鼠耳部炎症、蛋清和角叉菜胶所致的大鼠足肿胀和大鼠棉球肉芽肿有明显的抑制作用，且抗炎效果存在着一定的量效关系。黄药子素 B 为抗炎的活性成分之一。

6. 抗氧化作用 黄药子醇提物具有较强的体外抗氧化活性，具有显著的清除 DPPH 自由基和羟基自由基能力和较强的抗脂质过氧化能力，具有一定的还原能力，其抗氧化能力也较强。黄药子醇提物较强的自由基清除能力可能是其中多种黄酮和酚酸协同作用的结果。

7. 其他作用 黄药子流浸膏给小鼠腹腔注射有止血作用。黄药子水煎剂或醇浸物对兔离体肠平滑肌有抑制作用；对兔及豚鼠离体未孕子宫有兴奋作用。黄药子多糖还有降低小鼠血糖作用。

【临床应用】

1. 甲状腺疾病 用黄药子配伍夏枯草、昆布、玄参、生牡蛎等药治疗亚急性甲状腺炎 140 例，发现使用黄药子的患者治愈率达到 92.1%，明显高于未使用黄药子的患者（P < 0.05）；以黄药子消瘿汤治疗结节性甲状腺肿、甲状腺瘤、甲状腺囊肿 346 例，治愈 344 例，无效 2 例，对其中 152 例随访 6～7 年，均未发现复发。

2. 各种增生、囊肿、肿瘤 用黄药子配伍治疗肝郁痰凝性慢性乳腺增生，与丙酸睾丸酮作对比，总有效率达 96%，对照组为 70%，两组疗效有明显差异。而以黄药子为主药的消囊汤内服、外用治疗卵巢囊肿 100 例，痊愈 73 例，好转 19 例，无效 8 例，总有效率达 92%，其中妊娠 43 例。用黄药子配伍活血化瘀药治疗晚期气滞血瘀型食道癌，效果显著。以黄药子与黄芪、西洋参、山慈菇等药制成酒剂，治疗食管癌及其他消化系统癌症 28 例，用药后 18 例自觉症状基本好转，其余明显好转。黄药子配伍的消恶性淋巴瘤方治疗癌症 38 例，存活 1 年以内 29 例，存活 1～2 年 4 例，存活 2～5 年 1 例，存活 5～10 年 2 例，10 年以上 2 例。而以黄芪消瘤丸（含黄药子）治疗子宫肌瘤 50 例，总有效率达到 94%。

3. 肛窦炎 黄药子配伍苦参、白薇、白英、赤芍、鸭胆子等灌肠治疗肛窦炎 30 例，痊愈 24 例，显效 4 例，有效 2 例，总有效率在 93% 以上。

4. 慢性盆腔炎 以黄药子配伍银花、香附、赤芍、黄芩、浙贝、川芎、半枝莲、败酱草等灌肠治疗慢性盆腔炎 100 例，痊愈 80 例，好转 20 例，总有效率 100%。

5. 各种真菌、病毒引起的皮肤疾病 黄药子、香附、木贼各 500g，龙葵 250g，红花 100g，制成酒剂外用治疗扁平疣 94 例，痊愈 60 例，显效 18 例，有效 12 例，无效 4 例；治疗跖疣 25 例，痊愈 15 例，显效 8 例，无效 2 例。

6. 癌性疼痛 黄药子、冰片、蜈蚣、川乌、马钱子、五倍子等药研末，醋调外敷治疗癌性疼痛 156 例，总有率 96.2%，优于杜冷丁的有效率（94.1%），其完全缓解率、药效持续时间也显著高于杜冷丁（P < 0.05）。

【毒副作用】 小鼠腹腔给药 LD_{50} 为 25.49g/kg，口服给药 LD_{50} 为 79.98g/kg。黄药子的毒性主要表现为能引起肝肾损伤，且损害的程度和剂量与给药时间有关。对肝脏的损伤在短时间内即表现出来，组织形态学改变为脂肪样变，嗜酸样变性，小灶性坏死，片状小灶性坏死灶，或片状坏死。对肾脏损害需较长时间才能表现出来，组织形态学改变为肾血管扩张充血，肾小管上皮细胞肿胀，肾小囊内可见到红细胞。从犬的慢性毒性试验中可见到两犬的食欲减退程度和给药时间密切相关。其食欲减退，厌油腻，恶心，呕吐和肝功能不正常与临床病人所表现的症状一致。实验中发现黄药子长期喂养正常小鼠，结果甲状腺重量增加，滤泡直径大，滤泡腔内充满浓厚的胶质，滤泡上皮呈扁平状，核深染。黄药子造成的甲状腺肿与高碘所致的甲状腺肿极为相似，均属弥漫性胶质性甲状腺肿。此外，有实验报道，青蛙腹壁静脉注射 20% 黄药子酊剂数分钟后，肝脏有棕黄色斑状的变化，个别蛙的全部肝脏呈现发硬的棕黄色斑。

参 考 文 献

1. 邱军强，等. 中医药学报，2013，41（5）：14.
2. 李春峰，等. 中成药，2014，36（2）：389.
3. 刘新，等. 中药材，2010，33（10）：1613.
4. 黄伟花. 临床合理用药，2009，2（2）：43.
5. 杜丽霞，等. 辽宁中医药大学学报，2007，9（3）：71.

蛤　壳

【别名】 花蛤，白利壳，蛤蜊皮，紫蛤壳，海蛤壳。

【来源】　为帘蛤科动物文蛤 *Meretrix meretrix* Linnaeus 或青蛤 *Cyclina sinensis* Gmelin 的贝壳。

【性味】　苦，咸，寒。

【功能主治】　清热化痰，软坚散结，制酸止痛；外用收湿敛疮。用于痰火咳嗽，胸胁痛，痰中带血，瘰疬瘿瘤，胃痛吞酸。

【主要成分】　含碳酸钙、甲壳质（Chitin）等。青蛤生品含碳酸钙 96.0%，煅品含 99.9%；文蛤生品含 96.5%，煅品含 99.0%。文蛤除含钙外，尚含钠、铝、铁、锶、镁、钡、钴、铬、铜、锌、磷。用 X 线荧光光谱仪对文蛤壳与青蛤壳的珍珠层进行多种元素检测，在所测的 17 种元素中，含量高的为钙，而碘与镁未能检出。

【药理作用】

1. 抗衰老作用　杂色蛤提取液可显著降低小鼠体内 LPO，提高 SOD，明显降低小鼠皮肤、尾腱中结合型羟脯氨酸，有一定的抗衰老作用。

2. 抗炎作用　蛤壳与昆布、牡蛎、海藻组方可明显抑制大鼠肉芽组织增生、大鼠足肿胀；明显抑制小鼠因冰醋酸所致急性腹膜炎及二甲苯引起的小鼠耳郭毛细血管通透性增加，有类似氢化可的松的作用；对大鼠炎性区域的白细胞游走聚集也有显著的抑制作用。

【临床应用】

1. 霉菌性阴道炎　蛤粉 20g，冰片、雄黄各 5g，研末，菜油调成糊状。用棉签蘸药涂阴道壁上，每日 1 次。治疗 34 例，用药后外阴瘙痒减轻或自觉症状消失，继而阴道黏膜红肿全退，溃疡愈合，白带检查找不到白色念珠菌丝。

2. 银屑病　煅蛤粉、煅石膏各 30g，青黛 12g，黄柏末、轻粉各 15g，共研极细末，每用适量，用香油、茶水各半调成糊状，均匀涂于皮损部位，外裹塑料布，每日 2 次。治疗 51 例，结果临床治愈 42 例，好转 7 例，无效 2 例。

3. 带状疱疹　蛤粉、红升丹、冰片、煅石膏，按 4∶3∶10∶7 比例共研极细末，装瓶密封备用。使用时根据皮损面积大小，取适量，香油调成糊状，涂于患处，外用无菌敷料、胶布敷盖固定，隔日更换 1 次，治疗 94 例，结果全部治愈。其中敷药 1 次治愈者 16 例。

4. 脑梗死　在保证脑梗死的常规治疗的前提下，用海蛤壳、穿山甲、川乌头各 100g，同研为末，每次取 30g，用葱汁和成半寸大小的药饼，贴双足心，用纱布固定，再将双脚浸热水中，陪护患者待身麻周身汗出，马上去除药饼，治疗时要避风，每半月敷 1 次。两个月为 1 个疗程。观察 30 例患者，基本痊愈 6 例，显效 20 例，有效 3 例，无效 1 例，愈显效为 86.7%。

参 考 文 献

米丽娜，等. 中医杂志，2009，50（9）：814.

海 浮 石

【别名】　浮石，浮海石，浮水石。

【来源】　为胞孔科动物脊突苔虫 *Costazia aculeata* Canu et Bassler、瘤苔虫 *Costazia costazii* Audouin 的骨骼或火山喷出的岩浆凝固形成的多孔状石块。

【性味】　咸，寒。

【功能主治】　清肺化痰，软坚散结。用于肺热咳嗽，痰稠色黄，咯血，支气管炎，淋巴结结核。

【主要成分】　海浮石主要含二氧化硅（Silicon dioxide）、三氧化二铝，并含有钙、钠、铁、镁、锌、钛、磷等多种无机元素及其盐。

【药理作用】　海浮石有促进支气管分泌物排出的作用，还可促进尿液的形成及排泄。小海石是市售海浮石的一种。其主要化学成分是碳酸钙，含量为81%～82%，还含有一定量的镁及少量的钠、硅、铁等。实验结果表明，小海石具有明显的镇咳作用，效果与蛇胆川贝末的镇咳作用相似。海浮石对小鼠骨髓细胞染色体无致畸变作用。海浮石无致突变作用。

【临床应用】

1. 胸部进伤 海浮石研细末，每次10g，每日3次，温开水送服，2天1个疗程。25例中，一个疗程治愈者17人，2个疗程治愈者6人，3个疗程治愈者2人。

2. 急性腰扭伤 取海浮石60g研细微炒，用黄酒或白酒冲服，每次10g，每日3次，连服6次。治疗36例病人中，临床痊愈32例（占94.5%），好转4例（占5.5%），总有效率100%。

3. 泌尿系结石 浮海石研细末，每次3g，每日3次，甘草10g煎汤送下，治疗泌尿系结石有一定疗效。

参 考 文 献

1. 赵学红，等. 河北中医，2007，29（3）：255.
2. 孙洪然. 中国医药指南，2012，10（23）：408.

瓦 楞 子

【别名】 蚶子壳，瓦垄子，花砚壳，瓦屋子。

【来源】 为蚶科动物毛蚶 *Arca subcrenata* Lischke、泥蚶 *Arca granosa* Linnaeus 或魁蚶 *Arca inflata* Reeve 的贝壳。

【性味】 咸，平。

【功能主治】 消痰化瘀，软坚散结，制酸止痛。用于顽痰积结，黏稠难咯，瘿瘤，瘰疬，癥瘕痞块，胃痛泛酸。

【主要成分】 贝壳含大量碳酸钙、少量磷酸钙、硅酸盐及镁、铁等无机元素，还含有机质等。煅品与生品的含砷量相比约下降40.7%～96.3%，但钙盐含量显著升高。毛蚶含蛋白质（60%）、糖（12.6%）、氨基酸、微量元素（其中铁含量较高）。

【药理作用】

1. 对消化系统的作用

（1）抗消化性溃疡作用：瓦楞子含大量碳酸钙和少量磷酸钙，能中和胃酸，可对抗消化性溃疡；同时，瓦楞子中的黏质胶可在胃、十二指肠黏膜表面形成薄的保护层并促进肉芽生长，加快溃疡面愈合；临床试验表明，瓦楞子冲剂有抑制幽门螺旋杆菌的作用，对消炎痛性黏膜损伤也有保护作用。

（2）护肝作用：小鼠灌胃毛蚶水解液（HA）10g/kg、20g/kg，对四氯化碳、硫代乙酰胺（TAA）和强的松龙引起的血清谷丙转氨酶（SGPT）活性升高均有明显的降低作用（$P < 0.01$），结果表明，HA 对小鼠实验性肝损伤具有显著的保护作用。

2. 降血糖作用 实验显示，毛蚶水解液灌胃10g/kg、20g/kg，能显著降低实验性糖尿病小鼠的血糖水平（$P < 0.01$）。

3. 降血脂作用 实验显示，毛蚶水解液灌胃10g/kg、20g/kg，能显著降低食物性高脂血症鹌鹑的血清甘油三酯（$P < 0.01$）和血清胆固醇水平（$P < 0.05$）。

4. 其他作用 小鼠灌胃毛蚶水解液（HA）10g/kg、20g/kg，还能缩短戊巴比妥钠诱导的正常小鼠和四氯化碳肝损伤小鼠的睡眠时间（$P < 0.05$）。

【临床应用】

1. 冻疮 将瓦楞子洗净，干燥，研末，120目过筛，擦冻伤处，治疗68例，轻症者2日内痊愈，溃烂流脓者3～6日痊愈，有效率100%。

2. 小面积烧伤　瓦楞子膏有止痛、抗感染、促进创面上皮生长的作用，治疗小面积烧伤总有效率可达98%以上。

【毒副作用】　临床有多例报道，瓦楞子可引起过敏反应。

参 考 文 献

刘永萍．时珍国医国药，2013，24（6）：1455.

青　礞　石

【别名】　礞石，金礞石，烂石。

【来源】　为变质岩类黑云母片岩或绿泥石化云母碳酸盐片岩的石块或碎粒。

【性味】　甘、咸，平。

【功能主治】　坠痰下气，平肝镇惊。用于顽痰胶结，咳逆喘急，癫痫发狂，烦躁胸闷，惊风抽搐。

【主要成分】　主含钾、镁、铝的硅酸盐［$K(Mg,Fe)_2(AlSi_5O_{10})(OH,F)_2$］，有时也含钒。青礞石与金礞石中均含有一些有害元素，如铅、铬、钡、锶、锰等，经高温煅制后有不同程度减少。

【药理作用】

1. 泻下作用　青礞石含少量的镁离子，有泻下作用。

2. 抗炎作用　青礞石能有效降低慢性阻塞性肺疾病急性加重期痰热证模型大鼠血清及肺组织中炎症因子的水平。

【临床应用】

1. 顽固性高血压　对眩晕、痰瘀湿热上扰、蒙蔽清窍的顽固高血压治以豁痰化瘀，清热息风，兼补肝肾，在补肾方基础上加服礞石滚痰丸6g，每日2次，连服2周。治1例，血压降至132/94mmHg。礞石滚痰丸继服1周，每日1次，北京降压0号1粒，日1次，随访1年，头晕未发，血压控制满意。

2. 外伤性癫痫　治1例，用礞石滚痰丸9g，日2次，再加枳实、竹茹、陈皮、半夏等中药服用。药后癫痫未发作，言语较前清晰，唯大便次数多且稀，甚感乏力，原方加生黄芪30g，太子参15g，礞石滚痰丸改为6g，日2次，继服2周，诸症大减，以原法续治40余天，仅有1次头晕，眼蒙黑，未发作癫痫，记忆力恢复，言语流利，改礞石滚痰丸为6g，1周3次，共治4月余，癫痫未发，随访1年未复发。

3. 更年期综合征　治1例，丹参、合欢皮各30g，玫瑰花10g，煎汤送服礞石滚痰丸6g，日2次，5天大便爽，睡眠质量有所提高，继用原法，汤药方加陈皮、茯神、白术，再服1周后，改为单用礞石滚痰丸6g，日1次，1周后停服，随访半年，已停经，睡眠纳食均好。

4. 食管、贲门癌梗阻　取青礞石、鼠妇各等量，研细末，每次1~2g，每日4~6次，放舌根部含服。共观察48例，明显缓解37例，部分缓解6例，无效5例。

5. 消化性溃疡　以礞石滚痰汤［由煅青礞石、大黄、黄芩、乌贼骨、沉香（冲服）组成］治疗消化性溃疡40例，治愈17例，显效11例，好转10例，无效2例，总有效率为95%。

参 考 文 献

1. 王瑞，等．中药材，2015，38（10）：2148.

2. 刘圣金，等．中国中医药信息杂志，2010，17（10）：109.

白　果

【别名】　银杏，灵眼，鸭脚子，佛指甲。

【来源】　为银杏科植物银杏 *Ginkgo biloba* L. 的干燥成熟种子。

【性味】　甘、苦、涩，平；有毒。

【功能主治】　敛肺定喘，止带缩尿。用于痰多喘咳，带下白浊，遗尿尿频。

【主要成分】　种子含有毒成分，称为银杏毒素（Ginkgotoxin），即 4 - O - 甲基吡哆醇（4 - O - Methylpyridoxine）。还含 6 - （8 - 十五碳烯基）- 2,4 - 二羟基苯甲酸 [6 - （Pentadec - 8 - enyl）- 2,4 - dihydroxybenzoic acid]、6 - 十三烷基 - 2,4 - 二羟基苯甲酸（6 - Tridecyl - 2,4 - dihydroxybenzoic acid）、腰果酸（Anacardic acid），以及钾、磷、镁、钙、锌、铜等 25 种元素。种仁含蛋白质、脂肪、碳水化合物、糖等。肉质外种皮含白果酸（Ginkgolic acid）、氢化白果亚酸（Hydroginkgolinic acid）、白果酚（Ginkgol）、银杏二酚（白果二酚，Bilobol）、白果醇（Ginnol）、银杏黄素（Ginkgetin）、异银杏黄素（Isoginkgetin）和黄酮类化合物。

【药理作用】

1. 对呼吸系统的作用　白果的乙醇提取物给小鼠腹腔注射，可使呼吸道酚红排泌增加，似有祛痰作用。灌胃给药，对小鼠氨雾所致咳嗽，镇咳作用不明显。对离体豚鼠气管平滑肌表现微弱的松弛作用。对二氧化硫所致大鼠实验性气管炎，用复方银杏喷雾剂进行治疗，与对照组比，能使气管分泌机能改善，杯状细胞减少，黏液分泌减少，炎症病变减轻。现代研究发现，白果注射液对致敏性小鼠血清中白介素 - 4（IL - 4）、白介素 - 5（IL - 5）有明显下降作用，提示白果可以通过降低过敏反应血清中 IL - 4、IL - 5 的水平和对 II 型辅助性 T 淋巴细胞（TH_2）的作用而起平喘作用。

2. 对循环系统的作用　白果外种皮水提物静脉注射，能显著降低麻醉犬血压及左室压力。可使大鼠离体心脏灌流模型主动脉输出量逐渐减少，冠脉流量则增加。腹腔注射能显著提高小鼠常压耐缺氧能力，降低 Isop 引起的心肌耗氧量增加。白果二酚 500mg/kg，对蛙心无影响，对兔有短暂的降压作用，能使毛细血管的通透性增加（因白果二酚能使组织胺释放，引起毛细血管通透性增加），导致水肿，此作用可为扑尔敏所对抗。银杏毒素对离体蛙心先兴奋而后抑制，乃至停跳。小剂量使血管收缩，大剂量则扩张。白果内酯可以快速降低大鼠血压，使大鼠心率减慢。

3. 抗过敏作用　白果外种皮水溶性成分能阻止过敏介质的释放及直接拮抗过敏介质引起的豚鼠回肠平滑肌的收缩。研究显示，白果酸能抑制小鼠的被动性皮肤过敏反应（PCA）和大鼠颅骨骨膜肥大细胞的脱颗粒释放作用，并能直接对抗抗原诱发的致敏豚鼠回肠平滑肌的收缩和肺灌流量的减少，也能拮抗过敏介质组胺、慢反应物质（SRS - A）对豚鼠回肠的收缩，其抗过敏作用与地塞米松相似，而且在免疫抑制中也有类似之处，与现有的抗过敏药物皮质激素、色甘酸钠相比较，具有毒性较小的优点。

4. 抗衰老作用　外种皮水溶性成分灌胃能阻抑小鼠脾脏组织老年色素颗粒形成，并使已形成的色素颗粒变得分散，数量减少，有一定的抗衰老作用。佛指白果能清除 DPPH 自由基、超氧阴离子自由基、ABTS 自由基，在质量浓度为 400μg/mL 时达到较高水平。白果总黄酮具有较好的抗衰老作用。

5. 抗菌作用　白果肉、白果汁、白果酚，尤其是白果酸具有抗菌作用。用试管稀释法，1:40 万浓度能抑制结核杆菌，不受加热的影响，但血清能使其对结核杆菌的抑制作用大为减弱，浓度需 1:1000 才有效。白果提取物对感染人型结核菌的豚鼠虽有一定的治疗作用，但有一定的毒性反应，且无临床治疗价值。白果对葡萄球菌、链球菌、白喉杆菌、炭疽杆菌、枯草杆菌、大肠杆菌、伤寒杆菌等也有不同程度的抑制作用。白果水浸液对常见致病性真菌有不同程度的抑制作用。白果酸对 20 多种真菌有抑制作用，对深部实验真菌也有明显抑制作用。0.1% 的白果酸抑制真菌有效率为 92%，而 0.5% 的克霉唑抑制真菌的有效率仅为 68%。

6. 抗寄生虫作用 白果内酯在体外对卡氏肺孢子虫有明显的抑制作用，白果内酯150μmol/L、100μmol/L对卡氏肺孢子虫的抑制作用与喷他脒相当。

7. 抗炎作用 白果外种皮水溶性成分对非特异性免疫、体液免疫和细胞免疫功能均有抑制作用。白果酸20～40mg/kg能显著抑制二甲苯所致的小鼠耳肿胀、角叉菜胶所致大鼠足肿胀以及醋酸所致小鼠腹腔毛细血管通透性增高，对大鼠棉球肉芽组织增生和完全福氏佐剂所致大鼠足肿胀亦有明显的抑制作用，与阳性对照组地塞米松相似，对炎症早期的毛细血管渗透性增高、炎性渗出和水肿有很好的抑制作用，对慢性炎症和免疫性炎症同样有效。

8. 抗肿瘤作用 白果酸性成分中的十七碳烯链水杨酸和白果黄素（Bilobetin）均有很强的抑制EB病毒的活性，故推测其对鼻咽癌有一定防治作用。对致癌启动因子有很强的抑制效果。酚酸性成分对小鼠肉瘤 S_{180} 表现出显著的抗肿瘤活性。

9. 其他作用 白果提取物对大鼠实验性脑缺血有一定的治疗作用，可增加存活率，减轻缺血症状。银杏二酚对离体兔肠有麻痹作用，对离体子宫有收缩作用。白果乙醇提取物有明显的促进实验动物毛发生长的作用。白果水提物能抑制六磷酸葡萄糖脱氢酶、苹果酸脱氢酶、柠檬酸脱氢酶。白果肉有收敛作用。

【临床应用】

1. 肺结核 白果浸入生菜油中100天后，每日3次，每次1粒，温开水送下，连服1～3个月，初步观察1000多例，结果病人症状减轻者占70%～80%。

2. 美尼尔综合征 白果仁30g，有恶心、呕吐者加入干姜6g，共研细末，分4等份，每日早晚饭后各服一份。

3. 酒刺 将去外壳之白果仁切平，在洗净患处频搓，边搓边削去用过部分，一般每次用1～2粒即可，治疗116例，一般用药7～14次，酒刺即可消失。

4. 遗尿 白果煨熟后去芯，去皮，每晚服1次，10日为1个疗程。结果治疗20例，1个疗程后治愈4例，1个半疗程后治愈15例，3个疗程后治愈1例，服药期间未见副作用发生。

【毒副作用】 种子有毒，以绿色胚为最毒，有毒成分为白果酸、白果酚、银杏毒素、氰苷等，种仁中的中性成分给小鼠皮下注射460mg/kg，半小时后出现惊厥，延髓麻痹，随即呼吸、心跳停止而死亡。外种皮提取物给小鼠腹腔注射的 LD_{50} 为（5.02±0.31）g/kg。白果所含有机毒素能溶于水，遇热能减少毒性，故白果生食容易中毒。口服先致胃肠道刺激症状，毒素吸收后作用于中枢神经系统，先兴奋后抑制。

参 考 文 献

1. 李树立，等. 中国老年学杂志，2015，25（12）：3252.
2. 孟凡瑞，等. 辽宁大学学报（自然科学版），2014，41（3）：286.
3. 檀艳红. 首都医药，2007，13（2）：51.
4. 刘勇林，等. 中国实用医药，2007，2（36）：81.

罗 汉 果

【别名】 汉拉果，假苦瓜。

【来源】 为葫芦科植物罗汉果 *Siraitia grosvenorii*（Swingk）C. Jeffrey ex A. M. Lu et Z. Y. zhang 的干燥果实。

【性味】 甘，凉。

【功能主治】 清热润肺，利咽开音，滑肠通便。用于肺热燥咳，咽痛失音，肠燥便秘。

【主要成分】 果含非糖甜味成分，主要为三萜苷类罗汉果苷（Mogroside）Ⅴ、Ⅵ，罗汉果苷Ⅴ的甜度是蔗糖的256～344倍，罗汉果苷Ⅵ的甜度为蔗糖的126倍；其次是 D-甘露醇（D-Mannitol）。还含大量葡萄糖和果糖。另外含蛋白质、维生素 C 及锰、铁、镍、锌、钼、硒、锡、碘等 26 种无机元素。种仁含油脂 41.07%，其脂肪酸有：亚油酸（Linoleic acid）、油酸（Oleic acid）、棕榈酸（Palmitic acid）、硬脂酸（Stearic acid）、棕榈油酸（PalmitoLeic acid）、肉豆蔻酸（Myaristic acid）、月桂酸（Lauric acid）和癸酸（Decanoic acid）。

【药理作用】

1. 镇咳祛痰作用　用罗汉果水提物 25g/kg 灌胃，可延长由浓氨水喷雾诱发的半数小鼠咳嗽喷雾的时间（EDT_{50}），能延长由二氧化硫引起的小鼠咳嗽潜伏期，能减少 2 分钟内的小鼠咳嗽次数。用罗汉果水提物 25g/kg 灌胃，还可增加小鼠气管酚红排泌量（$P < 0.05$）；能增加大鼠气管排痰量，大鼠罗汉果水提物 25g/kg 灌胃前后 2 小时的气管痰液排出量有显著差异，给药后排痰量明显多于给药前排痰量。提示罗汉果果实水提物具有镇咳祛痰作用。

罗汉果提取物罗汉果甜苷（Mogrosides，Mog，罗汉果的甜味成分）也能明显延长由氨水喷雾引起的半数小鼠咳嗽喷雾时间，增加小鼠气管酚红的分泌量，促进青蛙食管黏液的移动速度。表明 Mog 具有明显的镇咳祛痰作用，其作用随剂量增加而增强，呈剂量依赖关系。本药可加强食管纤毛细胞的运动，促进黏液排出，表明 Mog 具有明显的祛痰作用。上述结果提示，Mog 是罗汉果镇咳祛痰作用的有效成分。

2. 对消化系统的作用

（1）促进排便及双向调节肠的运动功能：罗汉果水提物可增加正常小鼠或禁水所致燥结型便秘小鼠的排便粒数及排稀便动物数。罗汉果水提物 1×10^{-2}g/mL、5×10^{-2}g/mL 对肾上腺引起的家兔离体回肠松弛有拮抗作用，可使离体兔肠由松弛恢复自主活动，另一方面，罗汉果水提物剂量 1×10^{-2}g/mL、5×10^{-2}g/mL 对乙酰胆碱或氯化钡诱发的家兔或小鼠离体回肠的痉挛收缩均有拮抗作用。上述结果表明，罗汉果水提物具有促进正常小鼠或便秘小鼠排便及双向调节肠运动功能的作用。

（2）护肝作用：罗汉果水提物可增强正常大鼠的细胞免疫及体液免疫功能，增强小鼠低下的非特异性免疫功能。灌胃罗汉果水提物 25g/kg，可拮抗由氢化可的松引起的小鼠单核细胞吞噬功能的下降（$P < 0.05$），能降低由四氯化碳或硫代乙酰胺所致的血清谷丙转氨酶升高，与对照组比较，$P < 0.01$。进一步研究认为，罗汉果的保肝有效成分可能是水、乙醇均可溶解的成分。

3. 抗菌作用　罗汉果叶对金黄色葡萄球菌、白色葡萄球菌、卡他球菌等有较强的抑制作用。采用实验室比浊法，观察罗汉果浸出液对变形链球菌（变链菌）的生长、玻棒黏附及产酸的影响，结果表明，罗汉果浸液可抑制变链菌的生长、产酸及黏附能力，提示罗汉果浸液能抑制变链菌的致龋作用。

4. 抗炎、镇痛作用　罗汉果对小鼠棉球肉芽肿形成、二甲苯所致耳郭水肿、角叉菜胶所致足肿胀均有明显的抑制作用。醋酸扭体法实验表明，罗汉果有明显的镇痛作用。

5. 抗氧化作用　研究表明，罗汉果水提取物能降低 DPPH 自由基的活性，清除次黄嘌呤 - 黄嘌呤氧化系统中的 $O_2^- \cdot$ 以及芬顿反应中产生的 $\cdot OH$，并能抑制 Fe（Ⅱ）的活性。在体外实验，罗汉果水提物能减少小鼠皮质匀浆的脂质过氧化且呈剂量 - 效应关系。

6. 抗癌作用　罗汉果中葫芦烷类甘味糖苷罗汉果苷 Ⅴ（Mogroside Ⅴ）具有抗癌作用。在研究罗汉果苷 Ⅴ 对 TPA 促癌具有抑制作用的同时，以 NOR - 1 诱发细胞形态变化为指标，体外研究其对成人肝脏正常培养细胞株的抗诱癌的可能性。以 DMBA 为起始剂，TPA 为促癌剂，进行小鼠皮肤二阶段致癌实验。表明罗汉果苷 Ⅴ 的延缓致癌作用与甜叶菊普相同或较之更强，显示有抗促癌作用。进一步对罗汉果皂苷提取物的抑癌活性进行系统研究，发现各皂苷成分（如罗汉果皂苷 Ⅴ、11 - 氧 - 罗汉果皂苷 Ⅴ、赛门苷 Ⅰ）对 TPA 诱导的 Epstein - Barr 病毒早期抗原均有不同程度的抑制作用。

7. 降血脂作用　罗汉果浓缩汁及罗汉果甜苷有降血脂功能，能降低血清总胆固醇，降低甘油三酯，升高高密度脂蛋白胆固醇等。

8. 降血糖作用　罗汉果提取物能够显著降低负荷过量的葡萄糖、阿波罗糖和淀粉等糖源的小鼠血糖含量，但小鼠的胰岛素含量升高，α - 葡萄糖苷酶含量则下降。

9. 其他作用　罗汉果粗提取物给小鼠口服有轻度镇静作用。大剂量罗汉果对麻醉犬有轻度降压作用，心电图可见 T 波高耸。

【临床应用】

1. 急慢性支气管炎、咽喉炎、哮喘、百日咳、急性扁桃体炎等　罗汉果 15g，百合 9g，加水煎服，对老年久咳有一定的疗效；罗汉果、百部、天冬、杏仁、桑皮各 15g，水煎服，治疗气管炎有效；罗汉果 15g，百合 12g，侧柏 6g，陈皮 3g，麻黄 3g，加水煎服，为治疗小儿百日咳的常用有效方药；罗汉果 2 个去壳，蒸 15 分钟，连汤服，每日 3 次，对肺结核咳嗽有效；罗汉果 2 个，取果肉、种子（打碎），水煎服，每日睡前 1 次，对 121 例慢性咽喉炎患者，总有效率为 97.5%。

2. 老年性便秘　罗汉果 2 个，打碎，加适量水煎，等凉后慢慢咽服，每日上下午各 1 次，治疗老年性便秘有效。

【毒副作用】　罗汉果冻干提取物小鼠口服的 LD_{50} 超过 10g/kg。

参 考 文 献

1. 邹健，等. 食品科技，2015，40（3）：225.
2. 韦荣昌，等. 湖北农业科学，2013，52（23）：5669.

银 杏 叶

【别名】　飞蛾叶。

【来源】　为银杏科植物银杏 *Cinkgo biloba* L. 的干燥叶。

【性味】　甘、苦、涩，平。

【功能主治】　活血化瘀，通络止痛，敛肺平喘，化浊降脂。用于瘀血阻络，胸痹心痛，中风偏瘫，肺虚咳喘，高脂血症。

【主要成分】①黄酮苷类：山柰酚 – 3 – O – 葡萄糖苷、槲皮素 – 3 – O – 葡萄苷、异鼠李素 – 3 – O – 葡萄糖苷、山柰酚 – 7 – O – 葡萄糖苷、槲皮素 – 3 – O – 鼠李糖苷、3′ – O – 甲基杨梅槲皮素 – 3 – O – 葡萄糖苷、洋芹素 – 7 – 葡萄糖苷、木犀草素 – 3 – O – 葡萄糖苷、山柰酚 – 3 – 鼠李糖、山柰酚 – 3 – O – 芸香糖苷、槲皮素 – 3 – O – 芸香糖苷、异鼠李素 – 3 – O – 芸香糖苷、3′ – O – 甲基杨梅槲皮素 – 3 – O – 芸香糖苷、丁香 – 3 – O – 芸香糖苷、杨梅槲皮素 – 3 – O – 芸香糖苷、槲皮素 – 3 – 鼠李糖 – 2 – 葡萄糖苷、山柰酚 – 3 – 鼠李糖 – 2 – 葡萄糖苷、山柰酚 – 3 – 葡萄糖 – 2,6 – 二鼠李糖苷、槲皮素 – 3 – 葡萄糖 – 2,6 – 二鼠李糖苷、异鼠李素 – 3 – 葡萄糖 – 2,6 – 二鼠李糖苷。②桂皮酸酯黄酮苷类：桂素 – 3 – 鼠李糖 – 2 – （6 – 对羟基反式桂皮酰）– 葡萄糖苷、山柰酚 – 3 – 鼠李糖 – 2 – （6 – 对羟基反式桂皮酰）– 葡萄糖苷、槲皮素 – 3 – 鼠李糖 – 2 – （6 – 对羟基反式桂皮酰）– 葡萄糖 – 7 – 葡萄糖苷、槲皮素 – 3 – 鼠李糖 – 2 – （6 – 对葡萄糖氧基 – 反式桂皮酰）– 葡萄糖苷、山柰酚 – 3 – 鼠李糖 – 2 – （6 – 对葡萄糖氧基 – 反式桂皮酰）– 葡萄糖苷。③黄酮苷元：山柰酚、槲皮素、异鼠李素、木犀草素（3′,4′,5′,7 – 四羟基黄酮）、三粒小麦黄酮（3′,4′,5′,5,7 – 五羟基黄酮）、杨梅槲皮素（3,4,5,3′,4′,5′ – 六羟基黄酮）、洋芹素（5,7,4′ – 三羟基黄酮）。④双黄酮类：穗花杉双黄酮、银杏双黄酮（银杏素）、异银杏双黄酮（异银杏素）、去甲银杏双黄酮、金钱松双黄酮、5′ – 甲氧基去甲银杏双黄酮。⑤儿茶素类：儿茶素、表儿茶素、没食子酸儿茶素、表没食子儿茶素等。⑥其他黄酮类：原花青素和原翠雀素。⑦银杏内酯类：二萜类化合物银杏内酯 A、B、C、J，倍半萜内酯，白果内酯。⑧有机酸类：3 – 甲氧基 – 4 – 羟基苯甲酸、亚油酸（十八碳二烯 – 9,12 – 酸）、棕榈酸（十六烷酸）、莽草酸及 6 – 羟基犬尿哇啉酸（6 – HKA）等。⑨酚酸、烷基酚及烷基酚酸类：原儿茶酸、p – 羟基苯酸、香草酸、咖啡酸、p – 香豆酸、阿魏酸、绿原酸、6 – 羟基犬尿酸、白果酸、氢化白果酸、白果酚。⑩聚异戊烯醇：类酯化合物，属多烯醇类，分子中异戊烯基单元数为 14 ~ 22。⑪其他成分：银杏叶多糖（GF_1、GF_2、GF_3），蛋白质，还原糖，维生素 C、E，氨基酸（17 种），无机元素（钙、磷、硼、硒等 25 种元素），白果醇，廿八烷醇，廿九烷，廿九烷 – 10 – 酮等。

【药理作用】

1. 对循环系统的作用

（1）对心血管的作用：白果叶提取物能扩张离体和在体动物心脏冠脉血管，增加冠脉血流量，增加心肌营养血流。豚鼠动脉内注射白果叶提取的黄酮可舒张后肢血管。槲皮素、山柰酚及异鼠李素三个化合物具有扩张血管和缓解痉挛作用。白果叶总黄酮能抑制血清中血管紧张素转换酶（ACE）活性，从而抑制小动脉收缩，扩张血管，增加血流量。

（2）抗心肌缺血作用：银杏叶提取物对心肌缺血引起的心律失常有保护作用，明显减轻心电图异常，能维持血清和心肌组织的 SOD 接近正常水平，有明显抗心肌缺血和缩小心肌梗死范围的作用。银杏叶提取物还能阻止静注丁哌卡因引起的雄鼠心肌衰退，抑制缺氧引起的人和猪冠状动脉收缩，能消除血小板激活因子（PAF）引起狗的心率不齐，还能抑制离体豚鼠心脏过敏引起的心功能失调。银杏叶提取物对大鼠和豚鼠离体心脏能减少心肌缺血再灌注引起的室颤和缺血引起的心肌电生理紊乱；对大鼠离体心脏可改善缺血再灌注损伤引起的心脏收缩功能障碍，减少心肌损伤引起的 LDH 漏出；增强大鼠由于短时间缺血造成的心肌缺血预适应性的心肌保护作用。

（3）降脂作用：银杏叶提取物能明显降低大鼠 TG 含量，降低高脂饲料兔主动脉中过酯化胆固醇含量。给大鼠腹腔注射银杏叶黄酮每日 5mL/kg，40 天后，血清甘油三酯含量明显降低。给接受正常和过多胆固醇食物的兔子，口服银杏叶提取物（每天 20mg/kg）1 个月后，接受致动脉粥样硬化食物兔子的血浆和主动脉中过酯化胆固醇含量大大降低，但游离胆固醇水平未变。

（4）其他作用：银杏叶提取物能阻止静注内毒素引起的增加肠系膜的微血管直径。在犬的内毒素模型上，银杏叶提取物能抑制血液动力性改变；在羊肺模型上，银杏叶提取物能抑制内毒素引起的淋巴流动紊乱而致的高血压和肺水肿。

2. 对血小板的抑制作用 白果叶的多种提出物均能抑制血小板活化因子（PAF）。银杏叶提取物或银杏萜内酯能抑制 PAF 和环氧化酶或脂氧化酶。银杏萜内酯是具有高度专属性的 PAF 受体阻断剂，对 Adr 和 ADP 引起的聚集无影响。

3. 对血液流变性的影响 银杏叶提取物可抑制红细胞聚集，增加血流速度；对病理性血流指数异常者可使收缩压降低，红细胞脆性和血小板聚集显著减少，红细胞寿命显著延长。

4. 对中枢神经系统的作用

（1）对脑神经的影响：银杏叶提取物能显著扩张麻醉猫、狗的脑血管，增加脑血流量，降低脑血管阻力。银杏叶提取物能大大改善由两侧颈动脉结扎和再循环引起的沙土鼠脑行为失调，阻止局部缺血和再充血而致沙土鼠脑损伤；增强狗多病灶脑局部缺血后的早期神经元恢复，减少沙土鼠脑海马中因局部缺血后的神经元损伤；极大地减少杂种狗局部缺血脑中 ATP、AMP、肌酸和磷酸肌酸的损失。显示银杏叶提取物能有助于中风的临床治疗。

（2）抗忧郁作用：银杏萜内酯具有抗忧郁作用，其抗忧郁作用与中枢单胺能神经系统有关。研究发现，银杏叶制剂能降低大鼠大脑皮质层中由于 Isop 刺激引起的 AC 的活性增高。银杏内酯和银杏叶提取物均能升高大鼠纹状体 DA 含量，升高 DA 与二羟苯乙酸和高香草酸（HVA）比值，降低边缘系统 HVA 含量，提示对大鼠纹状体和边缘系统 DA 代谢有一定抑制作用。银杏内酯还可降低大鼠海马回 5 – 羟吲哚乙酸含量，缩短强迫游泳所致小鼠行为绝望的不动时间，提示其具有抗忧郁作用。

（3）促进记忆作用：银杏叶提取物可以使病人反应意识加快，改善记忆。银杏叶的水及醇提取物均能改善 NaNO$_2$ 造成的小鼠记忆损害，对正常成年小鼠亦有促进记忆作用。银杏叶提取物通过抑制 PAF 的作用而影响内分泌系统及影响免疫系统与中枢神经系统的相互作用，能够促进大脑循环代谢，改善记忆功能。

5. 对消化系统的作用

（1）对胃肠道平滑肌的作用：银杏叶的乙醇提取物与黄酮苷类对豚鼠离体肠管有解痉作用，能对抗组胺、Ach、$BaCl_2$ 所致的痉挛，其作用强度与罂粟碱相似，但较持久。双黄酮具有对抗缓激肽、兴奋豚鼠回肠的作用。

（2）抗溃疡作用：银杏叶提取物能显著改善 PAF 和内毒素所致鼠胃、肠溃疡，并能部分抑制乙醇对胃的损伤。

（3）对肝硬变的作用：结扎胆管而致肝硬化的老鼠，与安慰剂对照，静注银杏叶提取物能大大降低肝门静脉压，同时降低心脏指数及门静脉分支的血液流量，并能提高系统血管耐受性，显示银杏叶提取物对肝硬变有潜在治疗作用。

（4）对胰腺炎的作用：能阻断蛙皮缩胆囊肽（雨蛙素）引起的鼠急性胰腺炎胰腺中氧自由基的形成，银杏萜内酯 B 在治疗急性胰腺炎中可能发挥作用。

6. 对气管平滑肌的作用　银杏叶的乙醇提取物对气管平滑肌具有直接松弛作用，且能解除组胺和乙酰胆碱（Ach）对豚鼠离体气管的致痉作用，制止豚鼠组胺性哮喘发作。静注银杏叶提取物可抑制 PAF 和卵清白蛋白诱导的鼠支气管收缩和高反应性，阻止抗原引起的支气管收缩，但对消炎痛引起的支气管高反应无作用。银杏黄酮对气管也具有扩张作用。雾化银杏叶提取物的吸入不仅抑制支气管收缩，而且抑制了PAF 所致的血白细胞和嗜酸性细胞减少，银杏叶提取物在抑制和治疗支气管高反应性中有重大意义。

7. 抗衰老作用　银杏叶水提物可显著降低大鼠血清中 LPO 的含量，减少 LPO 对生物体组织细胞的损害，明显表现出抗氧化活性。银杏叶中黄酮类化合物银杏双黄酮、异银杏双黄酮、银杏素及槲皮素，是一种很强的抗氧化剂，为捕捉剂和 $O_2^- \cdot$ 清除剂，可明显降低大鼠脂质过氧化，提高血清 SOD 活性，特别是槲皮素具有更强的抑制脂质过氧化活性。用大鼠做实验，发现水提银杏叶总黄酮（0.95mg/mL）有较明显的降低脂质过氧化作用，酸提银杏叶总黄酮（1.9mg/mL）有提高血清铜锌 SOD 活性和降低血黏度的作用，同时 SGPT 活力降低。

8. 在移植排斥及其他免疫反应中的作用　银杏叶提取物或白果苦内酯类能抑制血小板活化因子和环氧合酶，可用于抗炎。研究发现，银杏叶提取物可以延长移植皮肤、异位心脏异种移植、正位肝异种移植的存活时间。银杏叶提取物能抑制人体对 KC_{526} 目标细胞的自然杀伤细胞活性，也能阻抑干扰素引起的自然杀伤细胞活性。

9. 抗肿瘤作用　银杏叶绿叶粗提物即脂溶性部分能抑制 EB 病毒，甲醇提取物十七碳烯水杨酸、氯仿提取物白果黄素（Bilobetin）均有很强的抑制活性。银杏总黄酮能增加荷瘤小鼠胸腺重量，能提高 SOD 活性水平，调动机体内在的抗肿瘤能力，抑制致癌物的致癌作用。槲皮素与杨梅黄素也能抑制致癌物的发生。

10. 抗菌作用　银杏叶水煎液对金黄色葡萄球菌、痢疾杆菌及绿脓杆菌有抑制作用。

【临床应用】

1. 冠心病心绞痛　银杏叶注射液 10mL 加入 5% 葡萄糖注射液 250mL 中静滴，每天 1 次，14 天为 1 个疗程，观察用药期间心绞痛发作情况，对比用药前后静息心电图、血液流变学指标，治疗组 36 例不稳定心绞痛，结果总有效率91.7%。全血黏度、血浆黏度、全血还原黏度、血小板聚集率均显著降低。银杏叶口服液每次 10mL（含总黄酮苷 0.6mg/mL）口服，1 天 3 次，4 周为 1 疗程。治疗冠心病病人 30 例，结果银杏叶口服液能抑制冠心病病人低密度脂蛋白的氧化，降低血清 MDA，提高维生素 C 水平，有利于冠状动脉疾病的防治。

2. 急性脑梗死　应用银杏叶注射液 10mL + 5% 葡萄糖 250mL 静滴，1 天 1 次，连续 14 天为 1 个疗程，治疗 46 例急性脑梗死，结果治愈 14 例，显著进步 20 例，进步 5 例，无变化 6 例，恶化 1 例，总有效率84.8%，与对照组比较有显著性差异（$P < 0.05$）。

3. 单纯性糖尿病视网膜病变　银杏叶制剂与阿司匹林联合治疗单纯性糖尿病视网膜病变，将 56 例糖尿病视网膜病变的病人分为 2 组，在基础治疗相同的情况下，治疗组 32 例给予银杏叶制剂（舒血宁），每次 2 片，每日 3 次，同时口服阿司匹林 0.1g，每日 1 次，3 个月为 1 个疗程，观察治疗前后眼底变化及血胰岛素、血脂、血液流变学指标的变化，结果治疗组总有效率达 88%，治疗后血糖、胰岛素、血脂、血液流变学指标有明显的改善（$P < 0.01$）。

4. 慢性气管炎 银杏叶口服液，每支 10mL，日服 2 次，每次 1 支，连续 30 天为 1 疗程，治疗 58 例，显效 28 例，有效 26 例，无效 4 例，总有效率为 93.1%。

5. 小儿秋季腹泻 银杏叶干品 100g，加水 2000mL，煎 20 分钟，待水温降至 35℃，浸泡患者双足 20 分钟，每日 2 次，一般 1～3 日痊愈，治疗 57 例，痊愈 53 例，有效 3 例，无效 1 例，治愈率达 98.2%。

6. 重度老年痴呆 银杏叶片能有效地改善血管性痴呆患者的认知功能、社会活动及日常生活能力，且毒副作用小，安全性高，服用方便，疗效确切，可以长期服用。

参 考 文 献

1. 刘花，等. 湖北科技学院学报（医学版），2015，29（3）：259.

2. 齐惠珍，等. 河北中医，2013，35（12）：1899.

3. 周金彩，等. 中外健康文摘，2007，4（6）：34.

第四章　芳香化湿药

　　凡是气味芳香，具有化湿运脾作用的药物，称为芳香化湿药。芳香化湿药具有疏畅气机、宣化湿浊、健脾醒胃等功效，主要用于湿阻中焦证。此外，湿温、暑湿等证，也可选用。芳香化湿药辛香温燥，多入脾、胃、肺、大肠经。

　　湿性重浊黏滞，脾恶湿而喜燥，湿浊内阻中焦，则脾胃运化失常。脾为湿困，可出现脘腹痞满、呕吐泛酸、大便溏薄、食少体倦、口甘多涎、舌苔白腻等证。从现代医学角度看，湿阻中焦证与消化系统疾病如急慢性胃肠炎、痢疾、胃肠过敏、溃疡病、胃无力或胃下垂、胃肠神经官能症、消化不良等疾病相似。本章介绍的芳香化湿药有广藿香、佩兰、豆蔻、砂仁、石菖蒲、苍术、草豆蔻、草果。

　　芳香化湿药的主要药理作用如下。

　　1. 调整胃肠运动功能　芳香化湿药均含有挥发油，具有健胃祛风作用，故有刺激或调整胃肠运动功能的作用。佩兰、白豆蔻能提高肠道紧张度，砂仁有促进肠管推进运动作用。另一方面，对乙酰胆碱、氯化钡等引起的动物离体肠肌痉挛，厚朴、苍术、砂仁等则有程度不等的解痉作用。芳香化湿药对肠胃运动的不同影响，与机体的机能状态有关，如苍术煎剂既能对抗乙酰胆碱所致小肠痉挛，又能对抗肾上腺素所致平滑肌松弛。此外，药物作用的不同与剂量也有一定关系，如厚朴煎剂对小鼠和豚鼠离体肠管，在小剂量下表现为兴奋，而大剂量则为抑制。

　　2. 促进消化液分泌　厚朴、广藿香、白豆蔻、草果等均含有挥发油，通过刺激嗅觉、味觉感受器，或温和地刺激局部黏膜，反射性地增加消化腺分泌。

　　3. 抗溃疡　苍术、厚朴、砂仁等芳香化湿药，具有较强的抗溃疡作用。其主要作用环节包括：①增强胃黏膜保护作用：从苍术中提取的氨基己糖具有促进胃黏膜修复作用。关苍术提取物还能增加氨基己糖在胃液黏膜中的含量。砂仁能促进胃黏膜细胞释放前列腺素，保护胃黏膜免遭许多外源性因素的损伤。②抑制胃酸分泌过多：厚朴酚能明显对抗四肽胃泌素及氨甲酰胆碱所致胃酸分泌增多，茅苍术所含 β - 桉叶醇有抗 H_2 受体作用，能抑制胃酸分泌，并对抗皮质激素对胃酸分泌的刺激作用。

　　4. 抗病原微生物　芳香化湿药具有不同程度的抗病原微生物作用。体外实验研究表明，厚朴酚、苍术提取物、广藿香酮对金黄色葡萄球菌、溶血性链球菌、肺炎球菌、百日咳杆菌、大肠杆菌、枯草杆菌、变形杆菌、痢疾杆菌、绿脓杆菌等具有抑制或杀灭作用。其中尤以厚朴抗菌力强，抗菌谱广。苍术对黄曲霉菌及其他致病性真菌，藿香的乙醚及乙醇浸出液对白色念珠菌、许兰黄癣菌、趾间及足跖毛癣菌等多种致病性真菌有抑制作用。厚朴、苍术、广藿香、砂仁、白豆蔻对腮腺炎病毒、流感病毒等有抑制作用。

　　综上所述，与芳香化湿药疏畅气机、宣化湿浊、健脾醒胃等功效相关的药理作用为调整胃肠运动功能、促进消化液分泌、抗溃疡、抗病原微生物等。主要有效成分是所含挥发油。

　　本类药的药理作用与所含挥发性成分有关，因此入药不宜久煎。

苍　术

　　【别名】　赤术，仙术，茅苍术，北苍术。

　　【来源】　为菊科植物茅苍术 *Atractylodes lancea*（Thunb.）DC. 或北苍术 *Atractylodes chinensis*（DC.）Koidz. 的干燥根茎。

　　【性味】　辛、苦，温。

【功能主治】　燥湿健脾，祛风散寒，明目。用于湿阻中焦，脘腹胀满，泄泻，水肿，脚气痿躄，风湿痹痛，风寒感冒，夜盲，眼目昏涩。

【主要成分】　茅苍术根茎挥发油含量约 5% ~ 9%，北苍术根茎含挥发油 1.5%，挥发油的主要成分为苍术醇（Atractylol），为 β - 桉叶醇（β - Eudesmol）和茅术醇（Hinesol）的混合物。此外，还含有苍术酮（Atractylodon）、苍术素（Atractylodin）等。

【药理作用】

1. 对胃肠运动机能的影响　通过对苍术的有效成分 β - 桉叶醇、茅术醇 + β - 桉叶醇混合物对小鼠胃肠运动机能的影响研究，结果表明 β - 桉叶醇对胃肠运动机能有双向调节作用，即在胃肠运动功能正常或低下时，它能促进胃肠蠕动，又在脾虚泄泻或胃肠功能呈现亢进时，它则显示出明显的抑制作用。以上结果，均与文献报道的 β - 桉叶醇的作用一致。提示：β - 桉叶醇、茅术醇 + β - 桉叶醇混合物可能是苍术健脾燥湿作用的有效活性成分，同时间接显示茅术醇也是苍术健脾作用的有效成分。苍术煎剂、苍术醇提物在一定剂量范围内能明显缓解乙酰胆碱所致家兔离体小肠痉挛，而对肾上腺素所致小肠运动抑制则有一定的对抗作用。苍术醇提物还能对抗乙酰胆碱、氯化钡所致大鼠离体胃平滑肌痉挛，而对正常大鼠胃平滑肌则有轻度兴奋作用。苍术丙酮提取物、β - 桉叶醇及茅术醇对氨甲酰胆碱、Ca^{2+} 及电刺激所致大鼠在体小肠收缩加强，均有明显对抗作用。苍术丙酮提取物对小鼠炭末推进运动则有明显促进作用。对番泻叶煎剂所造"脾虚泄泻"模型大鼠的小肠推进运动亢进，苍术煎剂有明显对抗作用。苍术提取物可抑制脾虚证大鼠胃黏膜损害，保护和修复损伤的黏膜组织，并改善脾虚证大鼠的免疫功能。

2. 抗溃疡作用　苍术有较强的抗溃疡作用。实验发现，茅苍术及北苍术对幽门结扎型溃疡、幽门结扎 - 阿司匹林溃疡、应激性溃疡有较强的抑制作用，两种苍术均能显著抑制溃疡动物的胃液量、总酸度、总消化能力及胃黏膜损害。研究认为，苍术抗溃疡作用机理主要有两个方面：①抑制胃酸分泌：北苍术挥发油中的苍术醇能抑制甾体激素的释放，减轻甾体激素对胃酸分泌的刺激，茅苍术所含 β - 桉叶醇有抗 H_2 受体作用，能抑制胃酸分泌，并有对抗皮质激素对胃酸分泌的刺激作用。②增强胃黏膜保护作用：北苍术可使胃黏膜组织血流量增加，从苍术中提取的氨基己糖有促进胃黏膜修复作用，关苍术（A. japonica）还能明显增加氨基己糖在胃液和黏膜中的含量，从而增强胃黏膜保护作用。

3. 保肝、抗毒作用　苍术及 β - 桉叶醇、茅术醇、苍术酮对 CCl_4 及 D - 氨基半乳糖诱发的培养鼠肝细胞损害均有显著的预防作用。茅苍术、苍术酮、β - 桉油醇、苍术醇对四氯化碳诱发的一级培养鼠显示明显的抗毒作用；对体外 D - 氨基半乳糖引发的肝细胞毒性有明显的保护作用，50% 甲醇提取液 3000mg/kg、苍术酮 50mg/kg 口服能抑制四氯化碳引起小白鼠血清 GOT、GPT、LDH 的上升，肝脏病理切片可见苍术酮治疗组小白鼠肝组织脂肪浸润减轻，坏死和肿胀区较四氯化碳组小。苍术酮、β - 桉油醇、茅术醇是苍术保肝、抗毒的有效成分。此外，苍术煎剂对小鼠肝脏蛋白质合成有明显促进作用。

4. 抑菌作用　苍术提取物具有消除耐药福氏痢疾杆菌 R 质粒的作用，能降低细菌耐药性的产生。用 95% 乙醇浸泡苍术 10 小时，取出苍术，放在准备消毒的手术室地面上，点燃，直到苍术化为灰为止，消毒后比消毒前空气中菌落数明显减少。苍术对结核杆菌、金黄色葡萄球菌、大肠杆菌、枯草杆菌和绿脓杆菌有明显灭菌作用。茅苍术中果聚糖酸对白色酵母菌感染的小鼠有明显的预防作用，可以延长小鼠存活时间。

5. 促进胆汁分泌作用　苍术对胆汁的分泌有促进作用，苍术的乙酸乙酯提取物 500mg/kg、苍术素 100mg/kg 十二指肠给药，与对照组相比，胆汁分泌量增加，苍术素是苍术促进胆汁分泌的有效成分。

6. 对子宫平滑肌的作用　北苍术对未孕大鼠子宫平滑肌有显著的抑制作用，能减少收缩波频率、振幅、持续时间以及面积（振幅×持续时间），且呈明显的正相剂量效应，该作用可被消炎痛所阻断，说明北苍术是通过作用前列腺素合成酶而对大鼠子宫平滑肌起作用。

7. 抗氧化作用　茅苍术提取物及其含药血清可使 H_2O_2 损伤大鼠心肌血清的细胞数目增多，LDH 释放量和 MDA 水平均有不同程度的降低，SOD 活性升高，凋亡细胞数目减少。

8. 其他作用

（1）对血糖的影响：苍术煎剂灌胃给药或醇浸剂皮下给药，可使正常家兔血糖水平升高，但对四氧嘧啶性糖尿病家兔则有降血糖作用。苍术水提物灌胃可使链脲菌素诱发的大鼠高血糖水平降低。有研究认为，苍术有效成分和腺嘌呤核苷酸在同一线粒体上起竞争性抑制作用，从而抑制细胞内氧化磷酸化作用，干扰能量的转移过程。

（2）抗缺氧作用：对氰化钾所致小鼠缺氧模型，苍术丙酮提取物 750mg/kg 灌胃，能明显延长小鼠的存活时间，并降低小鼠相对死亡率。苍术抗缺氧的主要活性成分为 β - 桉叶醇。

（3）中枢抑制作用：茅苍术、北苍术、β - 桉叶醇、茅术醇对小鼠有镇静作用，能抑制小鼠自发活动。茅苍术提取物和挥发油，小剂量使脊髓反射亢进，较大剂量则呈抑制作用，终致呼吸麻痹而死亡。茅苍术和北苍术的提取物能增强巴比妥睡眠作用，其药理活性成分主要是 β - 桉叶醇和茅术醇。

（4）抗肿瘤作用：苍术挥发油、茅术醇、β - 桉叶醇 100mg/mL 在体外对食管癌细胞有抑制作用，其中茅术醇作用较强。

（5）促进骨骼钙化：苍术中含有与钙磷吸收有关的维生素 D，其挥发油具有促进骨骼钙化作用。北苍术挥发油对患佝偻病的白洛克雏鸡，能在一定程度上改善症状。

（6）对心血管系统的影响：苍术对蟾蜍心脏有轻度抑制作用，对蟾蜍后肢血管有轻度扩张作用。苍术浸膏小剂量静脉注射，可使家兔血压轻度上升，大剂量则使血压下降。

【临床应用】

1. 小儿腹泻　苍术、胡黄连粉 9～10g，以糯米酒糟捣泥，与药粉共捏作圆饼状，外敷于患儿脐部神阙穴，外用塑料薄膜覆盖，绷带固定，每日敷贴 1～2 次，每次 4～6 小时，有较好疗效。

2. 佝偻病　用苍术挥发油微囊（每粒含北苍术挥发油 0.33mL）治疗 2～3 岁儿童佝偻病，每次 2 粒，每日 3 次，初期病例连用 1 周，急性期病例连用 2 周，停药 1 个月后复查。用苍术糖浆（每 10mL 含苍术 9g，鸡蛋皮粉 1g）治疗小儿佝偻病，每次 5mL，每日 2 次，连续 15 天，有较好疗效。

3. 水痘、腮腺炎、猩红热、感冒和气管炎等　在居住环境点燃苍术艾叶消毒香（每 45m³ 点香一盘），有一定预防和治疗效果。

4. 其他　用苍术挥发油注射液肌注治疗皮肤瘙痒症、多形性渗出性红斑、急慢性荨麻疹等皮肤病，苍术注射液肌注治疗窦性心动过速，单用苍术或与猪肝、羊肝合用治疗夜盲症，均有一定疗效。复方苍术片有预防晕车的作用。

【不良反应】　将苍术艾叶消毒香用于 500 余个幼托单位，用香 10 万余盘，使用人次在 40 万以上，未见任何严重不良反应，仅个别成人闻后有轻度不适和头晕感觉。

参 考 文 献

1. 刘芬，等 . 南方医科大学学报，2015，35（3）：343.

2. 刘菊燕，等 . 中成药，2015，37（7）：1585.

3. 郭伟强，等 . 生物技术，2013，23（1）：73.

4. 袁宪梅 . 中国民间疗法，2008，16（8）：55.

5. 于丽华，等 . 时珍国医国药，2007，18（10）：2468.

广　藿　香

【别名】　藿香，枝香。

【来源】　为唇形科植物广藿香 *Pogostemon cablin*（Blanco）Benth. 的干燥地上部分。

【性味】　辛，微温。

【功能主治】　芳香化浊，和中止呕，发表解暑。用于湿浊中阻，脘痞呕吐，暑湿表证，湿温初起，发热倦怠，胸闷不舒，寒湿闭暑，腹痛吐泻，鼻渊头痛。

【主要成分】 广藿香主要含挥发油（约1.5%），油中主要成分是广藿香醇（Patchouli alcohol，约占52%~57%）和广藿香酮（Pogostone）。其他成分有α-愈创木烯、δ-愈创木烯、α-广藿香烯、丁香烯、苯甲醛、丁香油酚、桂皮醛、广藿香吡啶等。此外，尚含有多种倍半萜及黄酮类成分。

【药理作用】

1. 抗病原微生物作用 体外实验表明，藿香具有较强的抗菌作用。广藿香酮可抑制金黄色葡萄球菌、肺炎双球菌、溶血性链球菌、大肠杆菌、痢疾杆菌、绿脓杆菌。广藿香的水提物对金黄色葡萄球菌、枯草杆菌、绿脓杆菌、肠炎球菌、产气杆菌均有抑制作用，其中对金黄色葡萄球菌的作用比较明显，但对大肠杆菌没有作用。藿香煎剂、水浸出液、醚浸出液、醇浸液对许兰黄癣菌、趾间及足跖毛癣菌等多种致病性真菌有抑制作用。广藿香水蒸气蒸馏提取精油，得到5种主要成分广藿香醇（31.47%）、α-愈创木烯（19.78%）、δ-愈创木烯（17.47%）、α-广藿香烯（7.51%）、丁香烯（3.41%）。对5种致病真菌、6种条件致病真菌和5种细菌的体外抗菌实验表明，该精油具有一定的抗菌能力，其最低抑菌浓度（MIC）为0.2~1.0mL/L。说明广藿香精油具有一定的抑制真菌和细菌的作用。广藿香黄酮类物质有抗病毒作用，可抑制消化道、上呼吸道鼻病毒生长繁殖。藿香煎剂对钩端螺旋体有低浓度抑制高浓度杀灭作用。广藿香所含的桂皮醛亦有较强的抗真菌活性，万分之一浓度即可抑制霉菌生长。含有广藿香的香菊感冒冲剂对鸡胚接种病毒 N_1N_1 株及 Poliv、VSV 病毒接种于 Hep-2、Wish 细胞致 CPE 有抑制作用。

2. 调节消化道功能和对胃肠平滑肌解痉作用 广藿香含有钙拮抗活性成分，有实验表明，广藿香的沸水提取物能对抗钾离子引起的豚鼠直肠条（Taeniacolistrips）挛缩和钙离子所致的大鼠主动脉条收缩，并证实广藿香醇是钙拮抗作用的主要活性成分，其 pA_2 和 IC_{50} 为5.95和4.7，钙拮抗活性是 Verapamil 的1/150。对以广藿香油为主要成分的藿香正气水进行的药理研究表明，广藿香对豚鼠离体十二指肠自动收缩及对组胺、Ach、氯化铵所致的回肠收缩均有良好的抑制作用，也能对抗垂体后叶素引起的子宫平滑肌收缩。广藿香水提物、挥发油以及去油其他部分均能不同程度地刺激胃肠分泌，提高胃蛋白酶活性，解除胃肠痉挛。对小鼠的胃排空功能、小鼠肠推进运动、大鼠胃分泌功能（胃酸总酸度、总酸排出量、胃蛋白酶活力）、小鼠血清淀粉酶活力均有促进作用；对乙酰胆碱、氯化钡所致离体兔肠痉挛和番泻叶引起的腹泻有抑制和减少作用，对冰醋酸引起的内脏绞痛有解除作用。

3. 抗炎作用 广藿香叶挥发油能明显降低大鼠角叉菜胶性炎症模型组织和血清中的 PGE_2 和 MDA 的含量，能降低角叉菜胶致大鼠足肿炎症模型血清中 NO 的含量。

4. 解热作用 广藿香油对发热家兔的体温升高有明显的抑制作用，广藿香油可明显抑制血清中TNF-α和下丘脑中 cAMP 含量的升高，有降低血清中 IL-1β 和下丘脑中 PGE_2 含量升高的趋势。

5. 其他作用 从藿香中分离得到的二萜类成分，具有细胞毒活性。二萜类成分衍生化后的产物也具有类似活性。这些化合物在体外能非特异性地作用于多种人癌细胞株。广藿香挥发油具有明显止咳、化痰作用。

【临床应用】

1. 急慢性胃肠炎 消化不良，肠伤寒，胃肠过敏，呈现湿浊中阻证候者，常用藿香正气散治疗。

2. 念珠菌阴道炎 藿香6份，葫芦茶、矮地茶各2份，煎3次，浓缩成浸膏再干燥研粉。每次用0.5g装入胶囊，塞于阴道，于午休及睡前各1次；或将药用冷水调成糊状，浸带线棉球，睡前塞于阴道，次晨取出，每日1次。15次为1疗程。治疗30例，痊愈23例，好转3例，无效4例。

3. 无黄疸型肝炎（湿困型） 藿香、苍术、制香附、郁金各10g，板蓝根、蒲公英各15g，厚朴、陈皮各6g，水煎服。

4. 糖尿病胃轻瘫 藿香正气软胶囊（由广藿香油、紫苏叶油、厚朴、苍术、白芷、半夏、大腹皮、陈皮、茯苓组成），每粒0.5g，每次2粒，每天3次，口服，1疗程4周，结果30例中治愈19例，好转11例，有效率100%。

5. 功能性消化不良 选用藿香正气胶囊治疗功能性消化不良52例，均为系门诊就诊官兵，男性，18~24岁，平均20.5岁。服用藿香正气软胶囊，每次3粒，1天2次，连服4周为1疗程，严重患者用

4～6周。结果显效 39 例，有效 9 例，无效 4 例。

【不良反应】 极少数人服用藿香正气水后出现过敏性药疹，甚至过敏性休克。

参 考 文 献

1. 齐珊珊，等. 中国实用医药，2015，10（2）：249.
2. 王蓬勃，等. 时珍国医国药，2014，25（3）：592.
3. 周彦希，等. 中国病理生理杂志，2014，30（10）：1883.
4. 王彩芹. 河北中医，2012，34（4）：586.
5. 刘尧，等. 时珍国医国药，2007，18（8）：1920.

佩　兰

【别名】 香佩兰，大泽兰。

【来源】 为菊科植物佩兰 *Eupatorium fortunei* Turcz. 的干燥地上部分。

【性味】 辛，平。

【功能主治】 芳香化湿，醒脾开胃，发表解暑。用于湿浊中阻，脘痞呕恶，口中甜腻，口臭，多涎，暑湿表证，湿温初起，发热倦怠，胸闷不舒。

【主要成分】 全草含挥发油 1.5%～2%，油中含对－聚伞花素、橙花醇乙酯和 5－甲基麝香草醚。叶含香豆精（Coumarin）、邻－香豆酸（o－Coumaric acid）及麝香草氢醌（Thymohydroquinone）。尚含冰片烯、反式－丁香烯、α－芹烯等。

【药理作用】

1. 抗病原微生物作用 佩兰水煎剂对白喉杆菌、金黄色葡萄球菌、八叠球菌、变形杆菌、伤寒杆菌具有抑制作用。水蒸气蒸馏法得到佩兰油，与紫苏油、黑种草子油、荷叶油的混合物对于金黄色葡萄球菌、大肠杆菌、黏质沙雷菌、白色念珠菌、黑曲霉等多种菌有较强的抑制和杀灭作用，是天然的杀菌剂。佩兰挥发油对流感病毒有抑制作用，其中对聚伞花素和橙花醇乙酯对流感病毒的抑制作用更为明确。

2. 抗炎作用 佩兰挥发油对巴豆油引起的小鼠耳郭炎症有明显的抑制作用，其作用强度随剂量增加而增强。

3. 对泌尿生殖系统的影响 佩兰水煎服，有促进子宫复归、增加乳汁分泌等作用。口服佩兰尚能引起小鼠动情周期的暂停，且排卵受到抑制。

4. 对大鼠胃肌条运动的作用 实验表明，佩兰能增高胃底、胃体肌条的张力，增高胃底肌条张力的作用可分别被阿托品和六烃季胺阻断，而增高胃体肌条张力的作用只被六烃季胺阻断。佩兰增强胃底张力性活动分别由胆碱能 M、N 受体介导，其增强胃体张力性活动则由胆碱能 N 受体介导。

5. 祛痰作用 小鼠酚红试验证明，佩兰总挥发油及对－伞花烃具有明显的祛痰作用。

6. 抗肿瘤作用 佩兰中的双稠吡咯啶类总生物碱对体外培养的 HeLa 细胞具有 50% 的抑制率，能够显著杀伤 HeLa 细胞。腹腔注射佩兰总生物碱可以显著延长腹水型 S 180 肉瘤小鼠的生存期限。

7. 其他作用 佩兰挥发油对人的唾液淀粉酶活性有增强作用。所含挥发油有祛风健胃、祛痰作用。

【临床应用】

1. 中暑 佩兰、半夏各 9g，藿香、厚朴各 6g，荷叶 15g，水煎服。

2. 蛇咬伤 鲜佩兰捣烂，外敷伤口。

3. 美尼尔综合征 用佩兰和白果水煎服，治疗美尼尔综合征 48 例，结果总有效率为 97.9%。

4. 轮状病毒性肠炎 佩兰、藿香、苍术、法半夏、厚朴、车前子、生姜各 6g，白术、茯苓各 10g，苡仁 15g，炒川连、甘草各 3g，水煎服，治疗轮状病毒性肠炎 74 例，结果总有效率 90.5%。

【毒副作用】　佩兰所含挥发油能引起慢性中毒，侵害肝组织，并引起糖尿病，故糖尿病、肝脏病患者慎用。

参 考 文 献

1. 吕文纲，等. 中国中医药科技，2015，22（3）：349.
2. 魏道智，等. 时珍国医国药，2007，18（7）：1782.

豆　蔻

【别名】　白豆蔻，壳蔻，白蔻。

【来源】　为姜科植物白豆蔻 *Amomum kravanh* Pierre ex Gagnep. 或爪哇白豆蔻 *Amomum compactum* Soland ex Maton 的干燥成熟果实。

【性味】　辛，温。

【功能主治】　化湿行气，温中止呕，开胃消食。用于湿浊中阻，不思饮食，湿温初起，胸闷不饥，寒湿呕逆，胸腹胀痛，食积不消。

【主要成分】　主要含挥发油，挥发油中主要有1,8-桉叶油素（1,8-Cineole）、d-龙脑（d-Borneol）、d-樟脑（d-Camphor）、葎草烯（Humulene）、α-及β-松油烯（α-，β-Terpinene）、α-及β-蒎烯（α-，β-Pinene）、石竹烯（Caryophyllene）、月桂烯（Myrcene）、香桧烯（Sabinene）、莰烯（Camphene）、柠檬烯（Limonen）、α-松油醇（α-Terpineol）、α-萜品烯醇等。尚含蛋白质、淀粉。

【药理作用】

1. 抑菌作用　豆蔻壳煎剂体外对痢疾杆菌有抑菌作用。α-松油醇体外对 *Bacillcus thuringiensis*（苏芸金杆菌）有抑菌作用。

2. 平喘作用　α-萜品烯醇、α-松油醇等对豚鼠均有平喘作用。

3. 健胃止呕作用　本品为芳香性祛风健胃药，能促进胃液分泌，增强肠管蠕动，制止肠内异常发酵，驱除胃肠积气，并有止呕作用。

4. 抗氧化作用　白豆蔻精油具有良好的抗氧化效果，且印度产白豆蔻精油抗氧化性略强于中国产白豆蔻精油。

5. 其他作用　豆蔻煎剂对豚鼠离体肠管低浓度呈兴奋，高浓度呈抑制。其挥发油能增强小剂量链霉素的抗实验性豚鼠结核作用。

【临床应用】

1. 急性胃炎　常以豆蔻配藿香、陈皮、生姜等同用，水煎服。

2. 湿温病（如肠伤寒）　初起时可用豆蔻配生苡仁、杏仁、厚朴、通草等同用，水煎服。

3. 小儿胃寒吐乳　可配砂仁、甘草同用，水煎服。

4. 妇产科腹部术后肠功能恢复　白豆蔻研细末，加水150mL，每日2次，服至饮食正常为止。

5. 口臭　白豆蔻煎汤或泡茶饮，或每次口中嚼豆蔻仁1~2粒，汁咽下。

【毒副作用】　挥发油中的α-萜品烯醇小鼠灌胃的 LD_{50} 为12.08mL/kg。

参 考 文 献

1. 冯雪，等. 食品工业科技，2012，33（2）：137.
2. 宁在兰. 家庭医学，2012，25（5）：53.

草　豆　蔻

【别名】　豆蔻，大草蔻，偶子。

【来源】　为姜科植物草豆蔻 *Alpinia katsumadai* Hayata 的干燥近成熟种子。

【性味】　辛，温。

【功能与主治】　燥湿行气，温中止呕。用于寒湿内阻，脘腹胀满冷痛，嗳气呕逆，不思饮食。

【主要成分】　种子含黄酮类化合物：槲皮素、山柰酚、鼠李柠檬素、山姜素、小豆蔻查耳酮、生松黄烷酮、乔松素、豆蔻明；二苯基庚酮类化合物：反，反 - 1,7 - 二苯基 - 4,6 - 庚二烯 - 3 - 酮及草豆蔻素 A、B。种子尚含挥发油及微量元素铜、铁、锰等。根茎中含有二氢 - 5,6 - 去氢卡瓦胡椒素和 5,6 - 去氢卡瓦胡椒素。

【药理作用】

1. 抗菌作用　草豆蔻中二苯基庚酮类化合物反，反 - 1,7 - 二苯基 - 4,6 - 庚二烯 - 3 - 酮、二氢黄酮类化合物乔松素和山姜素及查尔酮类化合物豆蔻明是草豆蔻抑制幽门螺旋杆菌的活性成分，而草豆蔻具有对幽门螺旋杆菌的抑菌活性，也是其治疗胃部疾病的主要药理学基础之一。这 4 个化合物也是草豆蔻抑制金黄色葡萄球菌、表皮葡萄球菌、大肠杆菌等细菌的活性成分。

2. 抗氧化活性　草豆蔻种子用 70% 甲醇 80℃ 提取 3 小时所得草豆蔻提取物清除 DPPH 自由基的活性较强，IC_{50} 为 1.6μg/mL；并可提高中国仓鼠肺纤维细胞的存活力，抑制 H_2O_2 诱导其凋亡；草豆蔻具有显著的抗氧化活性。

3. 止吐作用　草豆蔻有一定的止吐作用。云南草豆蔻的干燥种子依次用正己烷、氯仿、甲醇和水提取，其中氯仿提取物用硅胶柱分离和 HPLC 精制，得到 2 种具有止吐活性的二苯基庚酮类成分，即草豆蔻素 A、B。其中草豆蔻素 A 具有（5R）- 反 - 1,7 - 二苯基 - 5 羟基 - 6 庚烯 - 3 - 酮和正高宁二者结合的特性；草豆蔻素 B 结构近于 A，均有止吐作用。另有人从草豆蔻的氯仿及甲醇提取物中分离得到暂称为 SOUZKU - 3、4、5、6、7 的 5 种镇吐活性成分，可使干呕次数减少。

4. 抗炎作用　草豆蔻挥发油能够降低小鼠毛细血管通透性，并抑制二甲苯致小鼠耳肿胀，减轻大鼠肉芽肿。

5. 抗肿瘤作用　草豆蔻中总黄酮对人胃癌细胞株 SGC - 7901 有较强抑制作用，IC_{50} 为 3.48μg/mL；对人肝癌细胞株 HepG$_2$、人慢性粒细胞白血病细胞株 K_{562} 和人肝癌细胞株 SMMC - 7721 也有一定的抑制作用，IC_{50} 分别为 32.30μg/mL、29.21μg/mL 和 16.38μg/mL。

6. 其他作用　10% 草豆蔻浸出液对三通巴甫洛夫小狗胃的总酸排出量无明显影响，但可使胃蛋白酶的活力显著升高。

【临床应用】

1. 脾胃虚弱，不思饮食，呕吐满闷，心腹痛　草豆蔻 10g，生姜 2g，甘草 5g。水煎服。

2. 大肠虚冷腹痛，不思饮食　草豆蔻 45g，白术、高良姜各 0.9g，陈皮、厚朴各 0.3g，粉碎，每次服 6g。

【毒副作用】　草豆蔻挥发油对小鼠经口服及腹腔注射的急性毒性症状主要有：行动迟缓、异步态、心率加快、呼吸急促、连续性抽搐。小鼠口服给药的 LD_{50} 为 237.5g/（kg·d），95% 可信限为 277.9 - 203.4g/（kg·d），腹腔给药的 LD_{50} 为 157.9g/（kg·d），95% 可信限为 176.9 - 140.9g/（kg·d）。

参 考 文 献

1. 叶丽香，等. 海峡药学，2012，24（6）：263.

2. 申德堰，等. 中国药业，2012，21（17）：20.

3. 陈永顺，等. 中国药师，2011，14（12）：1740.

砂　仁

【别名】　春砂仁，缩砂仁。

【来源】　为姜科植物阳春砂 *Amomum villosum* Lour.、绿壳砂 *Amomum villosum* Lour. var. *xanthioides* T. L. Wu et Senjen 或海南砂 *Amomum longiligulare* T. L. Wu 的干燥成熟果实。

【性味】　辛，温。

【功能主治】　化湿开胃，温脾止泻，理气安胎。用于湿浊中阻，脘痞不饥，脾胃虚寒，呕吐泄泻，妊娠恶阻，胎动不安。

【主要成分】　主含挥发油。油中主要有右旋樟脑（d－Camphor）、d－龙脑（d－Borneol）、乙酸龙脑酯（Bornyl acetate）、芳樟醇（Linalool）、橙花叔醇（Nerolidol）等。阳春砂仁还含有皂苷。

【药理作用】

1. 对消化系统的作用　砂仁有芳香健胃作用，可促进胃肠的机能，促进消化液的分泌，排除消化管内的积气。这些功能主要是挥发油的刺激作用产生的。动物实验表明，口饲本品能抑制大鼠胃酸分泌及小鼠水浸应激性溃疡的发生，促进小鼠胃肠输送功能。在体外，本品则能抑制胃酶消化蛋白，本品与胃黏液结合后能对抗盐酸、胆汁和蛋白酶的消化作用。有人发现，砂仁促进胃排空及肠道传输的作用均非常显著，其促胃肠动力作用与西沙必利具有一定的可比性。并初步阐明砂仁的促胃肠动力机制是大鼠灌服砂仁水提取液后，胃肠动力显著增强，血浆、胃窦及空肠组织中胃动素（MTL）、P 物质（SP）含量明显增加，但血管活性肠肽（VIP）的含量无明显改变。提示砂仁的促胃肠动力作用可能与血液及胃肠道 MTL、SP 含量的增加有关，VIP 可能未参与砂仁的促胃肠动力作用。砂仁挥发油中主要成分乙酸龙脑酯有显著的抑制番泻叶所致小鼠腹泻、冰醋酸所致小鼠疼痛和离体家兔小肠平滑肌运动的作用，对小鼠胃排空无明显影响。说明乙酸龙脑酯对实验动物消化道的作用部位可能在小肠，其止泻、镇痛作用可能是通过抑制小肠平滑肌运动产生的，而且乙酸龙脑酯对家兔离体小肠内压作用呈明显的量效关系。砂仁叶油对离体回肠及正常运动和痉挛状态都具有明显抑制作用，能预防大鼠幽门结扎性溃疡的形成，但对胃酸和胃液的分泌无影响。砂仁可扩张血管，改善微循环，增加胃黏膜血流量，使胃黏膜组织代谢得以加强，从而为胃黏膜损伤的修复与正常功能的发挥创造条件，还有促进胃液分泌作用。应用砂仁水提液后随其促胃肠动力效应的减弱，血浆及胃肠道 SP 的含量升高也随之呈下降趋势。砂仁还可能通过促进 SP 的释放来提高胃肠道的兴奋性，增强胃肠运动。

2. 对平滑肌的作用　砂仁水煎剂低浓度（0.25% ~0.75%）对豚鼠离体肠管呈兴奋作用，而高浓度（1% ~1.25%）时则呈抑制作用。所含樟脑能完全解除氨甲酰胆碱对离体兔肠痉挛作用，亦可防止烟碱的痉挛作用。

3. 抗炎作用　研究砂仁75%醇提物对小鼠二甲苯性耳肿、角叉菜胶性足肿胀和醋酸性腹腔毛细血管通透性三种小鼠炎症模型的影响后发现，分别有强度、中度和弱的抗炎作用。砂仁对番泻叶刺激大肠性腹泻有效，对蓖麻油刺激小肠性腹泻无效，可能与其在小肠中迅速被吸收后又浓集到大肠，或在肠内细菌作用下产生活性代谢物有关。引起腹泻的最直接原因是肠腔积液和肠推进运动亢进两个方面。刺激性腹泻是通过刺激合成和释放炎性介质引起肠腔积液而形成。砂仁对正常肠活动无影响，但其有明显的抗炎作用。因而推断其抗腹泻机理主要表现在抗炎上。有人对集中导致腹泻的不同肠道杆菌作了体外抑菌和杀菌实验，证明砂仁能抑制结肠类耶尔森菌和摩根变形杆菌的生长繁殖，对福氏痢疾杆菌和肠毒型大肠杆菌无抑制作用。砂仁挥发油的主要成分乙酸龙脑酯具有较显著的镇痛抗炎作用。

4. 利胆作用　砂仁醇提物具有持久的利胆作用，胆汁分泌量呈剂量依赖性特征。砂仁75%醇提物的剂量分别为 3g/kg 和 10g/kg 时，麻醉大鼠 3 小时胆汁分泌增加率分别是为 18.5% 和 26.2%，有弱度到中度的利胆作用。

5. 镇痛作用　对小鼠腹腔注射 0.7% 乙酸 10mL/kg 5 分钟后，开始计数 10 分钟内的扭体反应次数，计算抑制百分率。发现砂仁水浸液的剂量 5g/kg 和 15g/kg 时均有中度镇痛作用。观察中药对热痛刺激小鼠甩尾反应潜伏期的影响，以给药后与给药前痛阈之差值进行组间 t 检验，以痛阈变化率（药后甩尾潜伏期/药前甩尾潜伏期）计算痛阈提高率，发现砂仁水浸液的剂量为 5g/kg 和 15g/kg 时均分别有弱度和中度镇痛作用。

6. 对免疫系统作用　砂仁复方制剂香砂六君子汤可使脾胃气虚患者外周血淋巴细胞的异常功能恢复到健康人的水平，具有纠正患者 T、B 细胞比例失常，把紊乱的免疫功能恢复到正常状态的功效。利用免疫方法制作动物模型，观察中药组方对实验性溃疡性结肠炎的免疫指标的影响，结果表明，该方能有效抑制异常增高的体液免疫（IgG）而提高功能低下的细胞免疫，纠正比例失调的 CD4/CD8 水平，疗效明显高于柳氮磺胺嘧啶。

7. 对血小板聚集功能的影响　砂仁可扩张血管，改善微循环。健康雄性家兔，以 0.6g/kg 和 1.12g/kg 砂仁水煎液灌胃，在不同间隔时间颈动脉取血，以枸橼酸钠抗凝，以 ADP 为致聚剂在血小板聚集仪上测定血小板聚集率（%）。结果表明，砂仁能明显抑制血小板聚集。

8. 对神经系统的影响　砂仁中的主要成分樟脑 1∶25000 能完全解除氨甲酰胆酸对离体兔肠的痉挛作用；给予小鼠 100mg/kg 的樟脑，能加强槟榔所致的震颤；50mg/kg 能防止烟碱的痉挛作用。

9. 抗氧化作用　用抗氧化作用的抗氧化剂维生素 C 为对照品，观察 8 味常见的姜科和豆科中药对亚油酸自动空气氧化的抑制作用，结果中药砂仁醇提物显示出较好的抗氧化性能。

10. 止泻作用　阳春砂挥发油和海南砂挥发油能显著减少番泻叶性小鼠腹泻的次数。砂仁挥发油中的乙酸龙脑酯也有抗番泻叶性腹泻的作用。

11. 其他作用　本品能抑制小鼠抗体生成细胞及大鼠抗体生成。本品所含樟脑有兴奋中枢神经系统作用，还有一定的抗真菌和局部麻醉作用。脱肛犬喂服本品，4 次即可痊愈，尤其对久泻不止引起的脱肛更佳。盐炙砂仁对水负荷小鼠的缩尿作用较为显著。

【临床应用】

1. 胃炎及十二指肠球部溃疡　砂仁、沉香各等份研细末，混匀装胶囊，每粒 0.3g，每次 4 粒，每日 2~3 次，饭前服，7 日为 1 疗程。

2. 胃腹胀痛，食积不化　砂仁 4.5g，木香 3g，枳实 6g，白术 9g，水煎服。

3. 呃逆　砂仁 2g，放入口中慢嚼，随唾液吞下，每天嚼 3 次，治疗 11 例，全部有效，最快者 2 次即可见效。

【毒副作用】　砂仁种子主含樟脑，中毒剂量则引起惊厥，大剂量口服有刺激作用。皂苷水溶液大多能破坏红细胞，有溶血作用。口服一般无明显毒副作用。

参 考 文 献

1. 徐开宇，等. 中国中医药现代远程教育，2014，12（15）：100.

2. 张明发，等. 抗感染药学，2013，10（1）：8.

3. 马洁，等. 中药材，2007，30（12）：1489.

草　果

【别名】　草果仁，草果子，老蔻。

【来源】　为姜科植物草果 *Amomum tsao - ko* Crevost et Lemaire 的干燥成熟果实。

【性味】　辛，温。

【功能与主治】　燥湿温中，截疟除痰。用于寒湿内阻，脘腹胀满，痞满呕吐，疟疾寒热，瘟疫发热。

【主要成分】　果实含挥发油，油中的主要成分为α-蒎烯、β-蒎烯、1,8-桉叶素、ρ-聚伞花烃、芳樟醇、香叶醇等。另含微量元素锌、铜、铁、锰、钴。种子挥发油含21种成分，主要为1,8-桉叶素、2-癸烯醛、橙花醛等。

【药理作用】

1. 对胃肠道平滑肌影响　生草果、炒草果、姜草果100%煎剂1mL均能使离体家兔十二指肠自发活动的紧张性升高，振幅加大，但有时不显著，剂量加大或减小未有明显变化。三种炮制品煎剂均可拮抗肾上腺素对回肠活动的抑制作用。对乙酰胆碱引起的肠管收缩，生草果、炒草果表现为紧张性下降，振幅逐渐加大，但未能恢复至原来水平，而姜草果在给药后出现瞬时的紧张性加强，随后减弱，振幅加大。

2. 镇痛作用　给小鼠腹腔注射10%草果不同炮制品水煎液，均可显著减少由醋酸引起的扭体次数。草果不同炮制品水煎液均具有明显的镇痛作用，将小鼠腹腔注射10%的草果水煎液（包括生品、炒品及姜制品）10分钟后腹腔注射0.5%的醋酸，3种水煎液也能明显减少小鼠扭体次数。

3. 抗胃溃疡作用　草果提取物混悬液2.0g/kg剂量对消炎痛、利血平引起的胃溃疡有明显的抑制作用。

4. 抗乙肝病毒作用　采用HBV-DNA斑点杂交技术对170种中草药进行体外抑制HBV的实验研究，结果表明，中药草果对纯化的HBV-DNA有不同程度的抑制作用。1000种中草药水提取液（每种含生药250g/50L）与HBsAg（8个血凝单位）接触4小时后，共筛选出28种高效药物（8倍抑制），草果为其中一种，表明草果水提液有明显的抑制HBsAg的作用。

5. 抗菌作用　草果挥发油对桔青霉、黑曲霉、产黄青霉、黑根霉、黄绿青霉、黄曲霉6种霉菌有明显抑菌作用。且它的最低抑菌浓度（MIC）和最低杀菌浓度（MFC）几乎相等。

6. 抗肿瘤作用　草果挥发油对8种人癌细胞均表现出较强的细胞毒性，尤其以对HepG$_2$肝癌细胞最为敏感，同时还具有肿瘤细胞选择性（对正常细胞系毒性较低）。

7. 其他作用　草果中所含的α-、β-蒎烯具有镇咳祛痰作用，香叶醇有抗菌和抗真菌作用。以草果为主药的草果知母汤有改善癫痫发作及大鼠认知障碍的作用。草果还有抗诱变作用和抗氧化作用。

【临床应用】

1. 乙型肝炎　草果40g（去壳取仁，用生姜汁加清水拌抄），人中黄50g，地骨皮60g，水煎服，日1剂，亦可研末服用，每次10g，每日1次。治疗乙型肝炎94例，痊愈59例，好转29例，无效6例，总有效率93.6%。HBsAg阴转率62.7%。

2. 急性结膜炎　草果20g，生姜30g，盐10g，加入白酒500mL浸2周，取药液点于眼睑结膜及结膜穹隆处，每天7~8次，一般3~5天充血消失，7天可愈。

3. 腹部手术后腹胀　35例患者口服草果汤剂，30分钟内出现肛门排气、腹胀缓解者29例，占82.9%，1小时内出现肛门排气腹胀缓解者5例，占14.3%，2小时排气腹胀缓解者1例，占2.8%。对42例剖宫产术后腹胀产妇用草果治疗，有效率高达97.6%，草果对产后腹胀促进胃肠排气有明显作用。35例妇科腹部手术后腹胀患者应用草果3枚加水250mL，浸泡10分钟后用水煎至100~150mL，去渣取汁顿服，总有效率达100%。临床观察表明，口服草果汤剂方法简单有效，未见任何不良反应及副作用，值得临床推广应用。

4. 妊高征伴腹水引起的腹胀　采用草果盐水治疗妊高征伴腹水引起的腹胀，治疗59例，治愈51例，治愈率86.4%，有效5例，有效率8.5%，失败3例。草果盐水的最大优点是对胎儿无任何影响，尤其适用于妊高征腹胀者，可重复作用，无不良反应。

参 考 文 献

1. 张琪，等．时珍国医国药，2014，25（4）：931.

2. 代敏，等．中药与临床，2011，2（4）：55.

3. 贺娟，等．中国中西医结合杂志，2007，27（9）：819.

石　菖　蒲

【别名】　菖蒲，水剑草，石蜈蚣。

【来源】　为天南星科植物石菖蒲 Acorus tatarinowii Schott 的干燥根茎。

【性味】　辛，苦，温。

【功能主治】　开窍豁痰，醒神益智，化湿开胃。用于神昏癫痫，健忘失眠，耳鸣耳聋，脘痞不饥，噤口下痢。

【主要成分】　根茎含挥发油 0.5% ~ 0.92%。油中含细辛醚（Asarone）86%。南京产的根茎含挥发油 0.58% ~ 2.049%，油中主要含 β - 细辛醚（β - Asarone，顺式，63.2% ~ 81.2%），其次为 α - 细辛醚（8.8% ~ 13.7%）、石竹烯（Caryophyllene）、α - 葎草烯（α - Humulene）、菖蒲醚（Sekishone）、菖蒲烯、樟脑等。还含有氨基酸、有机酸和糖类。

【药理作用】

1. 对消化系统的作用　石菖蒲煎剂内服能促进消化液分泌，抑制胃肠异常发酵，并能缓解肠道平滑肌痉挛。其挥发油、α - 细辛醚、β - 细辛醚都能缓解乙酰胆碱、组织胺或 5 - 羟色胺所致豚鼠离体回肠痉挛，细辛醚对氯化钡引起的离体肠管兴奋，也有对抗作用。

2. 对中枢神经系统的作用　石菖蒲水煎剂、去油水煎剂、β - 细辛醚、α - 细辛醚对小鼠有镇静作用，能减少自发活动，加强戊巴比妥的催眠作用。挥发油尚能对抗麻黄碱的中枢兴奋作用，解除独居小鼠的攻击行为，并降低体温。其水煎剂及去油水煎剂能对抗戊四氮引起的小鼠惊厥。α - 细辛醚对电惊厥有抑制作用。

3. 对呼吸系统的作用　α -、β - 细辛醚对正常离体豚鼠气管平滑肌及致痉剂（组织胺、乙酰胆碱、5 - 羟色胺）所致平滑肌收缩均有松弛作用，能增加豚鼠离体肺灌流量，对豚鼠药物性哮喘有保护作用，其作用原理与兴奋 β_2 - 受体与胆碱能受体有关。其挥发油及细辛醚有显著的祛痰、镇咳作用。

4. 对心血管的作用　石菖蒲挥发油能明显抑制蟾蜍离体心脏的收缩，并能直接扩张蟾蜍血管；对乌头碱诱发的大鼠和肾上腺素及氯化钡诱发的家兔心律失常有对抗作用。β - 细辛醚能扩张豚鼠冠状血管，增加冠脉血流量。

5. 抗血栓形成作用　用离体兔血在旋转环内模拟体内血流状态进行血凝实验，石菖蒲能抑制血小板聚集，抑制血小板血栓、纤维蛋白血栓的形成。

6. 增强免疫功能　肺结核 Ⅲ、Ⅴ 型复发且经抗痨药治疗，效果不佳者，其免疫蛋白（Ig）G、A、M，补体 C_3，玫瑰花结形成率，淋巴细胞转化率均较正常人为低，用石菖蒲治疗 1 个月后，上述指标均有显著上升（$P < 0.01$）。表明其有增强免疫功能的作用。

7. 抗菌、杀虫作用　100% 石菖蒲煎剂对金黄色葡萄球菌、甲型链球菌、白色葡萄球菌、卡他双球菌、结核杆菌及白色念珠菌、絮状表皮癣菌等多种致病菌有不同程度的抑制作用。1:2 石菖蒲煎剂在体外有麻痹和杀死猪蛔虫的作用，有效率达 70%。石菖蒲挥发油对表皮葡萄球菌、A 群链球菌以及福氏志贺菌有抑菌作用。

8. 促进学习记忆的作用　石菖蒲水提醇沉液（0.1g/10g，0.2g/10g）灌服能明显促进正常小鼠记忆的作用，对东莨菪碱、亚硝酸钠、乙醇造成的记忆障碍式再现缺失，均有明显改善作用。

9. 镇静、抗惊厥作用　通过测试灌胃大鼠的脑电图，表明石菖蒲挥发油和水提取液均有良好的镇静作用，石菖蒲提取液对士的宁和谷氨酸钠引起的惊厥小鼠有拮抗作用，与对照组比较，使小鼠惊厥次数减少，持续时间明显缩短，小鼠死亡率下降，除去挥发油的水提取液亦有很强的作用。采用超临界 CO_2 萃取法提出的石菖蒲总挥发油，分别进行大鼠戊四唑（PTZ）、最大电休克（MES）和急性惊厥模型和 PTZ 慢性点燃模型试验，石菖蒲挥发油 50mg/mL 能显著延长 PTZ 急性惊厥潜伏期，降低 MES 惊厥发作率，并降低 PTZ 慢性点燃大鼠的发作级别，由此可见，总挥发油有良好的抗癫痫作用。石菖蒲挥发油 35mg/mL

给海人藻酸（KA）建立的癫痫大鼠腹腔注射后，大鼠脑内海马的 GABA 含量明显升高，谷氨酸显著降低，石菖蒲可通过调节癫痫大鼠脑内的兴奋性氨基酸与抑制性氨基酸的平衡而达到抗癫痫作用。石菖蒲水溶性部分 10g/kg 可降低 PTZ 和 MES 急性模型的发作率，与丙戊酸钠比较无显著性差异，并可降低 PTZ 慢性点燃大鼠的发作级别（$P < 0.01$），但药效的发挥只在某一范围内或某单一剂量，可见石菖蒲的挥发油和水溶性部分均有抗癫痫作用。

10. 脑保护、益智作用　石菖蒲挥发油可有效抑制脑缺血再灌注后 GLU、ASP、GABA 含量的异常升高，从而减轻它们在脑缺血再灌注时对神经元的损害而保护脑组织。不同部位的石菖蒲提取物灌胃给药，均可降低小鼠脑组织中兴奋氨基酸的含量。石菖蒲挥发油及其主要成分 β - 细辛醚均能增强大鼠脑皮质神经细胞 Bel - x 基因的表达，而抑制大鼠神经细胞的凋亡。石菖蒲配合冰片能减轻神经细胞缺血、缺氧损伤的作用，使神经细胞支配面积和神经元数高于对照组。石菖蒲水提醇沉液可促使 $AlCl_3$ 所导致的痴呆大鼠学习记忆改善，通过迷宫时间缩短，使海马 CA_3 区突触后膜致密性物质增厚，神经元细胞器的病理性改变有一定程度的恢复。

11. 对肿瘤细胞的作用　α -、β - 细辛醚对人宫颈细胞 Heal 株，人肺转移癌 p6 和人胃癌 SGD - 7901 株均有杀抑能力，20% 石菖蒲煎剂在体外能杀死小鼠腹水癌细胞，对正常唾液无影响。

12. 抗炎作用　石菖蒲微波水提液对二甲苯致小鼠耳郭肿胀及角叉菜胶致小鼠足趾肿胀具有一定的抑制作用。

13. 其他作用　石菖蒲有解痉平喘作用，所含 α - 细辛脑 40μg/mL 能完全对抗乙酰胆碱引起的鼠气管和肠道平滑肌收缩。α - 细辛脑还能对抗垂体后叶素的宫缩作用。

【临床应用】

1. 癫痫　用 33% 石菖蒲煎剂每次 10mL，1 日 3 次，治癫痫大发作 60 例，结果显效 17 例，有效 28 例，总有效率为 75%。癫痫持续状态 18 例，用 α - 细辛醚肌注或静滴，结果全部有效。另有人用 α - 细辛醚治疗 90 例，有效率 83.3%。

2. 癌症　用石菖蒲的复方煎剂，治疗颅脑肿瘤 213 例，结果 5 年存活率 29.6%，3 年存活率 34.7%，1 年存活率 71.2%；用菖蒲复方煎剂加中药抗癌液 3 号治疗食道癌 35 例，结果显效 7 例，有效 17 例，无效 11 例。

3. 肺性脑病及脑炎等昏迷　石菖蒲注射液（每支 2mL，含挥发油 10mg，β - 细辛醚占 82%），治疗肺性脑病昏迷 279 例，显效 128 例，好转 81 例，无效 37 例，死亡 33 例。

4. 气管炎、支气管哮喘　口服菖蒲挥发油片剂或胶囊剂，每日 120 ~ 240mg。治疗支气管哮喘 54 例，平喘有效率达 81.5%。用 α - 细辛醚 8mg 加葡萄糖注射液静注，治哮喘发作期病人 104 例，有效率 81.7%。用 α - 细辛醚片每次 60mg（2 片），1 日 3 次，用药 30 天。治慢性支气管炎 105 例，有效率 97.2%。

5. 耳聋　单用石菖蒲 12g 水煎服，用于肾虚不纳、气虚窍闭致耳聋有效。

【毒副作用】　石菖蒲挥发油对小白鼠急性中毒主要症状是抽搐，动物死于强直性惊厥，主要作用是兴奋脊髓，LD_{50} 腹腔注射为 0.23 ± 0.023mL/kg，皮下注射为 0.157mL/kg，1/6 ~ 1/3LD_{50} 的剂量有镇静及降低体温作用。石菖蒲水煎剂小鼠腹腔注射的 LD_{50} 为 53 ± 2.5g/kg，α - 细辛脑大鼠灌胃的 LD_{50} 为 926mg/kg。报道用含 β - 细辛醚的挥发油以 100 万分之 500 ~ 1000 混入饲料，喂大鼠 59 周，可见十二指肠部位发生肿瘤。有实验证实，α - 细辛脑为诱变阳性物质，能引起鼠伤寒沙门菌突变种 TA_{100} 和 TA_{98} 的致突变作用。

参 考 文 献

1. 郑韵芳，等. 海峡药学，2015，27（10）：260.

2. 周小杰，等. 甘肃中医学院学报，2015，32（1）：1.

3. 付新，等. 药物与人，2014，27（6）：45.

4. 董玉，等. 北京中医药大学学报，2007，30（1）：61.

第五章 理 气 药

凡具有疏通气机、消除气滞功效的药物，称为理气药，又称行气药。行气药大多辛温芳香，具有行气理脾、疏肝解郁、降气平喘等作用。主要用于气滞证，包括脾胃气滞所致的脘腹胀闷、痞满疼痛、恶心呕吐、嗳气、便秘或泻而不畅等证；肝气郁滞所致的胁肋胀痛、脘闷吞酸、抑郁不乐、月经不调等证；肺气壅滞之胸闷疼痛、咳嗽、气喘等证。相当于现代医学的消化系统疾病，如溃疡病、胃炎、肠炎、痢疾、肠痉挛、肠梗阻、肝胆疾病、胰腺炎；妇科疾病，如痛经、月经不调等；呼吸系统疾病，如支气管炎、支气管哮喘等；其他如心绞痛、睾丸或副睾炎症、乳腺纤维增生等。本书介绍的理气药有枳实、枳壳、陈皮、青皮、佛手、厚朴、木香、香附、乌药、大腹皮、薤白、甘松、九里香、九香虫、玫瑰花、沉香、檀香、荔枝核、香橼、刀豆、川楝子。

本类药物主要药理作用是对消化功能的调节，有的能兴奋肠道平滑肌，使其收缩加强，紧张性增加，从而有利于胃肠积气的排除、消除或缓解痞满、胀痛等症状；或促进胃肠消化液的分泌，改善消化吸收功能，起到健脾开胃作用；有的则通过调节胆汁的分泌排泄，改善消化功能，起到疏肝和胃作用；有的则抑制胃肠道蠕动，缓解其痉挛而止痛。这些均与本类药的行气和胃、疏肝解郁作用有关。其次，有的能抑制过敏介质的释放，缓解支气管平滑肌痉挛，而显示降气平喘作用；有的能促进气管分泌功能，使痰液稀释而易于排出，起到理气化痰作用。

此外，部分药物尚有抑制中枢，抑制子宫平滑肌及强心、减慢心率、抗血栓等作用。

枳 实

【别名】 鹅眼枳实。

【来源】 为芸香科植物酸橙 *Citrus aurantium* L. 及其栽培变种或甜橙 *Citrus sinensis* Osbeck 的干燥幼果。

【性味】 苦、辛、酸、微寒。

【功能主治】 破气消积，化痰散痞。用于积滞内停，痞满胀痛，泻痢后重，大便不通，痰滞气阻，胸痹，结胸，脏器下垂。

【主要分成】 主要为生物碱（N-甲基酪胺）、挥发油（柠檬烯、芳樟醇、异松香烯等）及黄酮类（橙皮苷、新橙皮苷和柚皮苷橘蜜黄素等）成分。近年又从枳实中分离出对羟福林（辛费林，Synephrine）、柠檬苦素（黄柏内酯）及柠檬苦素酸单内酯。有机酸类成分主要为柠檬酸和苹果酸。并含根皮酸-β-D 葡萄糖苷、糖类、维生素、钙、磷、铁等。

【药理作用】

1. 对心血管系统的作用

（1）强心作用：枳实煎剂或酊剂静注对动物（蟾蜍、蛙、豚鼠）离体心脏有强心作用。枳实水浸液静注对菌苗所致血压下降的休克猫也有强心作用。枳实、N-甲基酪胺、对羟福林均能显著增强心肌收缩力，其中以 N-甲基酪胺作用最强。其强心作用是由于其能兴奋心脏 α 和 β 受体。

（2）升血压作用：枳实注射液给麻醉狗静注，有与去甲肾上腺素类似的升压作用，且持续时间更长。升压作用的主要成分是对羟福林和 N-甲基酪胺，升压作用是由于它们能直接兴奋 α 受体所致。

（3）改善微循环、抗休克作用：枳实注射液能改善末梢微循环，对犬、猫实验性急性心肌梗死所致的休克有明显的改善作用。

2. 对胃肠平滑肌的作用　枳实煎剂微量亦能明显降低肠平滑肌的活动，小量对肠平滑肌有抑制作用，此作用可被乙酰胆碱拮抗。枳实能缓解乙酰胆碱或氯化钡所致小肠痉挛。对有胃瘘、肠瘘的犬灌服100%枳实水浸液则有兴奋作用，使胃肠收缩节律增加。枳实对炭末在大白鼠小肠中的推进无明显影响，对在大肠中的推进则有促进作用。枳实黄酮苷对大鼠离体肠平滑肌的收缩呈抑制作用，其挥发油对大鼠离体肠平滑肌的收缩有先兴奋后抑制作用。

3. 对子宫的作用　枳实煎剂对兔子宫平滑肌，无论离体或在体，无论已孕或未孕，均呈兴奋作用，使子宫的收缩节律性增加，但对小鼠的已孕或未孕离体子宫呈现抑制或没有反应。

4. 利尿作用　给犬静注枳实注射液和 N－甲基酪胺都有明显增加尿量的作用，同时血压与肾血管阻力明显提高。其利尿作用可能是通过抑制肾小管重吸收等而产生的。

5. 抗炎作用　枳实提取物（黄酮类）能抑制巴豆油、二甲苯外涂小鼠耳郭所致的炎性肿胀；给小鼠皮下注射，能抑制醋酸所致腹腔毛细血管通透性增加；给大鼠腹腔注射能抑制蛋清性关节炎；所含柑橘苷、新橙皮苷对角叉菜胶所致足跖浮肿有抑制作用。

6. 对免疫功能的影响　枳实提取物皮下注射后，可提高腹腔巨噬细胞对鸡红细胞的吞噬力；给幼鼠腹腔注射，可使胸腺、脾重量显著减轻。1/1600 枳实液在体外对 PHA 诱导的小淋巴细胞转化有抑制作用。

7. 对变态反应的影响　枳实水煎液对鸡蛋白致敏的大白鼠的离体肠管因加入特异性抗原引起的挛缩有抑制作用。用致敏豚鼠的肺和回肠与药液孵育，以 Magnus 法测定过敏介质的释放和抗组织胺作用，枳实的水提或醇提液均能抑制过敏介质的释放。枳实对动物被动皮肤过敏（PCA）及肥大细胞组织胺的释放有抑制作用，显示出较强的抗过敏活性。

8. 镇静、镇痛、解热作用　用枳实的醋酸乙酯提取物给小鼠腹腔注射，能使动物安静少动，并能增强戊巴比妥钠的催眠作用，抑制腹腔注射醋酸所致疼痛反应。枳实水提物（黄酮类）亦能提高痛阈。枳实的挥发油能够显著减少醋酸引起小鼠扭体反应的次数，表现出一定的镇痛作用。其醋酸乙酯提取物给家兔灌胃后对静注伤寒混合菌所致发热有退热效果。其挥发油能明显减少醋酸引起的小鼠扭体反应次数及小鼠自发活动次数。表明本品有镇静、镇痛、解热作用。

9. 对血液流变学的影响　枳实对健康大鼠及血癌模型大鼠均具有明显的抗血小板聚集及抑制红细胞聚集的作用，其作用优于阿司匹林，并呈明显的量效关系。枳实还有抑制血栓形成作用。枳实活血化瘀作用可能是通过对血小板聚集、红细胞聚集的抑制作用达到的。

10. 抗菌作用　枳实提取物可抑制鼠伤寒沙门杆菌和单核球增多性李斯特菌生长。枳实挥发油对枯草芽孢杆菌 ATCC6633、肺炎克雷伯菌、鼠伤寒沙门菌、绿脓杆菌、荧光假单胞菌、金黄色葡萄球菌、大肠杆菌等都具有很好的抑制作用。

11. 其他作用　枳实能使胆囊收缩，奥狄括约肌张力增加。枳实提取物能有效清除羟自由基、超氧阴离子自由基、DPPH 自由基，抑制脂质过氧化作用。枳实中黄酮类化合物不仅能缓解铬的金属螯合作用引起的氧化应激导致的肺部功能障碍，还可抑制非小细胞肺癌的生长。

【临床应用】

1. 胃下垂　枳实18～36g，水煎分3次服，有较好疗效。枳实配当归、升麻、益母草、甘草，水煎服，治疗53例，痊愈48例，显效2例，有效1例，无效2例。用川枳实、蓖麻仁等量制成10%的溶液内服，亦有较好效果。

2. 休克　用枳实注射液治疗感染中毒性、心源性、过敏性、药物中毒性休克等，均有较好的疗效。其特点为升压快，不影响心率，尿量增加，肢体温暖，全身微循环很快改善，安全范围大，无明显毒副作用。

3. 心衰　枳实注射液有强心、利尿作用，对20例心衰患者静注40g，对心衰有较好疗效。

4. 萎缩性胃炎　枳实消痞丸（枳实、厚朴、党参、茯苓、麦芽等）随证加减，治疗萎缩性胃炎80例，结果显效52例，占65.0%；好转25例，占31.3%；无效3例，占3.7%；总有效率96.3%。

5. 消化不良　枳实消痞汤（党参15g，白术6g，白茯苓6g，炙甘草6g，炒麦芽15g，法半夏9g，厚朴

12g，枳实 12g，黄连 6g，干姜 3g）治疗 50 例消化不良，显效 22 例，有效 20 例，好转 4 例，无效 4 例，总有效率为 92.0%。

【毒副作用】 枳实毒性较小。小鼠腹腔注射的 LD_{50} 为 (71.8 ± 6.5) g/kg，麻醉犬于 30 分钟内静注累计剂量 21g/kg，未见严重反应。

参 考 文 献

1. 张霄潇，等. 中国中药杂志，2015，40（2）：185.
2. 叶晶莹，等. 海峡药学，2015，27（3）：43.
3. 许爱华，等. 光明中医，2009，24（7）：1365.
4. 王红勋. 中国卫生标准管理，2014，5（16）：39.
5. 焦士蓉，等. 中药材，2008，31（1）：113.

枳 壳

【别名】 江枳壳，川枳壳。

【来源】 为芸香科植物酸橙 *Citrus aurantium* L. 及其栽培变种的干燥未成熟果实。

【性味】 苦、辛、酸，微寒。

【功能主治】 理气宽中，行滞消胀。用于胸胁气滞，胀满疼痛，食积不化，痰饮内停；脏器下垂。

【主要成分】 含挥发油、黄酮类和生物碱成分。挥发油中主要含柠檬烯、芳樟醇等。黄酮类成分有橙皮苷、新橙皮苷（Neohesperidin）、柚皮苷（Naringin）、5 - 邻 - 去甲基川陈皮素（5 - O - Desmethyl nobiletin）、野漆树苷（Rhoifolin）、忍冬苷（Lonicerin）等。生物碱中主要含辛弗林（Synephrine）和 N - 甲基酪胺（N - Methyltyramine）等。

【药理作用】

1. 对小肠推进功能的作用 枳壳 100% 的水煎剂能增强绵羊小肠的位相收缩，加强小肠的排空作用。枳壳水煎剂的各种浓度（12.5%、25%、50%、75%、100%）对离体兔肠均有抑制效应，并呈现量效关系。枳壳水煎剂对正常小鼠胃排空功能无明显影响，但能加快正常小鼠的小肠推进功能。枳壳和其所含的挥发油有明显的促进在体小鼠胃肠推进作用，增加推进率。

2. 对子宫的作用 枳壳水煎剂对未孕或已孕离体或在体家兔子宫，均呈显著兴奋作用，使子宫收缩有力，紧张度增加。枳壳酊剂、流浸膏对兔在体或离体子宫也有兴奋作用，但对小鼠离体子宫则呈抑制作用。

3. 对心血管及泌尿系统的作用 枳壳水煎剂对离体蟾蜍心脏，在低浓度时使其收缩增强，高浓度时收缩减弱；水煎剂及乙醇提取液对兔、狗静脉注射时，可以使血压显著升高、肾容积减小，对麻醉狗血压升高、肾容积减小的同时，具有暂时的抑制排尿作用。

4. 对平滑肌的作用 枳壳水煎液对鸡蛋清致敏大白鼠的离体肠管因加入特异性抗原引起的挛缩有抑制作用。可对抗 5 - 羟色胺引起的大鼠离体子宫平滑肌的收缩，显示出一定的抗过敏活性。

5. 抗溃疡作用 枳壳能预防 Wistar 大鼠幽门结扎性溃疡形成，显著减少胃液分泌，降低胃蛋白酶活性。

6. 抗肿瘤作用 枳壳所含川陈皮素具有抗肿瘤细胞转移作用，并且可抑制基质金属蛋白酶表达，破坏微管蛋白动态平衡体系，抑制微管蛋白聚合。

7. 其他作用 枳壳通过增强肠蠕动、松弛奥狄括约肌对家犬产生利胆排石作用。枳壳水煎液能显著促进大鼠胆汁流量，有一定利胆作用。枳壳还能通过对肾小管重吸收的抑制作用，间接地增大尿量而发挥利尿作用。

【临床应用】

1. 子宫脱垂 用枳壳单独水煎服或配伍益母草、黄芪、升麻水煎服有效。有人用升提汤（枳壳、茺蔚子各15g）水煎服，治疗轻度子宫脱垂924例，服药1月，显效率65.2%，有效率18.7%，无效率16.1%。

2. 术后腹胀气 排气汤（枳壳、厚朴、茴香各15g，木香、莱菔子、大黄各10g）煎成200mL，取100mL保留灌肠。治疗344例，一般6～10小时即可排气，效果显著。

3. 冠心病心绞痛 枳壳煮散合丹参饮加减治疗冠心病心绞痛56例，结果显效19例，改善33例，无效4例，总有效率92.9%。

4. 胃下垂 重用单味枳壳200g煎服，治疗胃下垂31例，总有效率100%。

5. 颈椎病 取枳壳10g代茶泡服，10天为1疗程，治疗17例均有显效。一般服药后半小时即能减轻症状。

参 考 文 献

1. 陈希华，等. 今日药学，2015，25（3）：229.
2. 管政，等. 中国食物与营养，2014，20（3）：65.
3. 章斌，等. 医药导报，2013，32（11）：1462.

陈　皮

【别名】　橘皮。

【来源】　为芸香科植物橘 *Citrus reticulata* Blanco 及其栽培变种的干燥成熟果皮。

【性味】　苦、辛，温。

【功能主治】　理气健脾，燥湿化痰。用于胸脘胀满，食少吐泻，咳嗽痰多。

【主要成分】　陈皮主含挥发油，含量为1.198%～3.187%，油中主要成分有α-侧柏烯（α-Thujene）、α-蒎烯（α-Pinene）、β-蒎烯、β-月桂烯（B-Myrcne）、辛醛（Octanal）、柠檬烯、松油醇-4（Terpineol-4）、香茅醇（Citronellol）、香芹酚、辛醇等。含橙皮苷（Hesperidin）、新橙皮苷（Neohesperidin）、甲基橙皮苷、柑橘素（Tangeretin）等。尚含麝香草酸和β-谷甾醇（β-Sitosterol）、对羟福林（Synephrine）、川陈皮素（Nobiletin）、二氢川陈皮素（Citromitin）、柚皮苷、柚皮芸香苷、3,5,6,7,8,3′,4′-七甲氧基黄酮、蜜橘黄素和红橘素等。

【药理作用】

1. 对消化系统的作用

（1）对胃肠平滑肌的作用：陈皮煎剂及甲基陈皮苷能抑制离体小肠运动。静注对在体胃肠运动亦表现抑制效果，作用虽比肾上腺素弱，但较持久。此作用可被乙酰胆碱所对抗。对毛果芸香碱或氯化钡引起的肠管痉挛性收缩，陈皮也有拮抗作用，橙皮苷对离体肠肌的作用是双向的，先有短暂的兴奋作用，然后表现为抑制。

（2）抗胃溃疡作用：皮下注射甲基橙皮苷对结扎幽门引起的大白鼠胃溃疡不仅有明显的抑制胃溃疡效果，而且能抑制胃液分泌。与维生素C及维生素K_4合用抗胃溃疡作用显著增强。但口服剂量增至500～1000mg/kg，连续3天，对实验性胃溃疡无效，给予维生素C和维生素K合用后方显一定效果。

（3）保肝作用：陈皮的甲醇提取物对α-萘基异硫氰酸酯（ANIT）引起的大鼠肝损害有保护作用。陈皮不仅能够抑制ANIT引起的血清中胆红素浓度的增加，还能抑制作为肝实质损害参数的肝内酶的释放。

（4）利胆作用：给麻醉大鼠皮下注射甲基橙皮苷100mg/kg或500mg/kg，可增加胆汁及胆汁内固体物质的排泄量。合用维生素C和维生素K_4，可增强利胆效果。柠檬烯对胆固醇结石有理想的溶石作用。陈皮具有舒张胆囊的作用。

2. 祛痰、平喘作用 陈皮所含挥发油有刺激性祛痰作用，主要有效成分为柠檬烯。鲜品煎剂用于兔气管灌流，灌注液流速稍加快似对支气管有扩张作用。醇提取物 0.02g（生药）/mL 浓度，可完全对抗组织胺所致的豚鼠离体支气管痉挛性收缩。临床初步观察也表明，对支气管哮喘有一定疗效。川陈皮素在豚鼠离体气管试验和给麻醉猫静注时都有支气管扩张作用，强度略逊于氨茶碱。但肌注、灌肠或灌胃则无效。

3. 抗炎、抗过敏作用 橙皮苷与甲基橙皮苷均有维生素 P 样作用。小鼠腹腔注射橙皮苷 175～250 mg/kg，有对抗蝮蛇毒素或溶血卵磷脂增加血管通透性的作用。每只小鼠腹腔注射橙皮苷 10mg 亦能对抗组织胺所致的血管通透性增加。橙皮苷对大鼠巴豆油性肉芽囊肿的炎症反应也有抑制作用，使囊内渗出液明显减少。磷酰橙皮苷尚有抑制透明质酸酶的作用。橙皮苷每日 20～25mg/kg 给兔口服，无论是预服 7 天或实验前后各服 7 天，对氯乙烷造成的耳部冻伤均有减轻症状的效果。川陈皮素能显著对抗蛋清致敏的豚鼠离体回肠和支气管的过敏性收缩。陈皮水提物和挥发油可显著抑制致敏家兔肺组织释放 SRA－A，且对 SRA－A 所致豚鼠离体回肠收缩有阻断作用。

4. 对心血管系统的作用 以陈皮中微量元素硒 9.5×10⁻⁴ mol/L 给豚鼠灌流，可使心脏动作电位幅度、动作电位时程明显延长，可拮抗 F—灌流引起的心肌细胞膜电位降低、兴奋性降低、复极时间缩短等生理异常现象。以陈皮注射剂对家猫静脉给药后，可以显著增加其心输出量和心脏收缩幅度，增加脉压差，升高左心室内压及其最大上升速率，减少左室舒张末期压，增加每搏心排出量，提高心脏指数、心搏指数、左室动作指数，并可短暂地增加心肌耗氧量和总外周血管阻力，使血压显著升高，维持升压 4 分钟，心率在给药 20 秒内明显减小，2 分钟后则显著增加，并在约 10 分钟后恢复正常血压，从而达到抗休克、抗惊厥、回阳救逆效果。

5. 降血脂和防治动脉粥样硬化作用 磷酰橙皮苷对实验性高血脂兔有降低血清胆固醇作用。并能明显地减轻和改善其主动脉粥样硬化病变，能延长大鼠因血栓或动脉粥样硬化症存活时间。橙皮苷对分别饲以"致血管栓塞"及"致动脉粥样硬化"饮食大鼠，能延长其存活时间。橘红果胶喂饲家兔，可显著减少高脂饲料造模的主动脉粥样硬化斑块面积，显著降低主动脉弓粥样硬化斑块的最大厚度及主动脉弓内膜与中膜厚度之比，并能显著减轻肝细胞脂变程度。

6. 对子宫的作用 煎剂对小鼠离体子宫有抑制作用，高浓度则使之呈完全松弛状态。但煎剂静注，对麻醉兔在位子宫则使之先呈强直性收缩，经 15 分钟后恢复正常，对处于静止状态的子宫，反应也非常敏感。甲基橙皮苷 5×10⁻³ 浓度可完全抑制大鼠离体子宫运动，并对乙酰胆碱所致子宫肌痉挛有对抗作用。对 5－羟色胺引起的大鼠离体子宫平滑肌的收缩有抑制作用。

7. 抗菌、抗病毒作用 药基法证实，25% 浓度的陈皮浸液对红色毛癣菌、石膏样毛癣菌、羊毛状小孢子菌、絮状表皮癣菌均具有显著抑制作用，但对白色念珠菌无抑制作用；通过临床观察发现，25% 陈皮酊、25% 陈皮软膏与 2% 达克宁霜对真菌感染类疾病的痊愈率及总有效率相比，无显著性差异（P>0.05）。用陈皮苷预先处理的 HeLa 细胞，能预防流感病毒的感染。陈皮苷的抗病毒活性能被透明质酸酶所消除。

8. 对免疫功能的影响 陈皮注射液（水煮醇沉法制备）对豚鼠血清溶菌酶含量、血清血凝抗体滴度、心血 T 淋巴细胞 E 玫瑰花环形成率均有显著的增强作用，但对 T 淋巴细胞转化率有明显抑制作用。

9. 抗氧化作用 橙皮苷对羟自由基（·OH）有明显清除作用，能抑制脂质过氧化产物丙二醛（MDA）的生成，具有显著的抗脂质过氧化作用。有研究表明，甜橙皮提取物（内含橙皮苷 7.29%）具有清除 O₂⁻·作用以及阻抑由 O₂⁻·诱导的脂质过氧化作用。

10. 抗肿瘤作用 与空白对照组相比，陈皮提取物对小鼠移植性肉瘤和肝瘤具有明显的抑制作用（P<0.05）；对艾氏腹水癌的延长生命作用无显著性差异（P>0.05）；对癌细胞增殖周期 S 期细胞作用不大，但能使 G₂~M 期细胞减少，使 G₀~G₁ 期细胞增多，同时具有促使癌细胞凋亡的作用。

11. 避孕作用 陈皮中苷类成分能抑制精细胞的透明质酸酶活性，使精子在与卵细胞结合时不能水解卵泡上的透明质酸，阻止其进入卵细胞而达到避孕的目的。

12. 抗肺纤维化及抗肺炎作用 陈皮挥发油对博来霉素诱导的肺纤维化具有干预作用，陈皮精油还可提高肺炎小白鼠存活率，对小白鼠肺炎具有恢复治疗作用。

13. 其他作用 用陈皮散剂给小鼠和兔灌胃，有缩短出血时间和凝血时间的作用，焙成炭药的散剂缩短凝血时间的作用较生药有所增强。据报道，含有氧化产物的橙皮苷，有升高兔血糖的作用，其60mg/kg和0.05mg/kg的肾上腺素效力相当，但纯品无效。橙皮苷还能增加肾上腺素对小鼠的毒性作用，这可能与橙皮苷抑制儿茶酚氧位甲基转移酶（COMT），从而与减少肾上腺素破坏有关。陈皮水煎液能使离体唾液内淀粉酶活性增高。此外，橙皮苷和橙皮苷甲基查耳酮均可降低野生大鼠实验性龋齿的发生率。陈皮提取物能杀死蚊子、苍蝇等，其有效成分右旋柠檬烯对蚊子有显著的触杀和熏杀作用，其麝香草酚对蚊子有一定驱避作用。陈皮有抑制皮脂分泌效果，可使20%～30%皮脂细胞的功能丧失，使皮脂分泌受到抑制。另有报道，陈皮乙醇提取物中的蜜橘黄素和红橘素可抑制人黑素瘤细胞生成黑色素。

【体内过程】 给每只大鼠皮下注射橙皮苷100mg后，尿液分析表明，不含游离橙皮苷，给药24小时后尿中已测不出橙皮苷及其生物转化产物的硫酸或葡萄糖醛酸结合体，折算24小时内经尿排泄总量仅为给药量的26%，说明其排泄较快，且大部分可能在体内完全代谢。并证明，橙皮苷在大鼠与兔体内主要转化成间位羟苯丙酸（m-Hydroxyphenyl propionic acid），而在人体内主要转化为3-羟基-4-甲氧基-苯基羟丙酸（3-Hydroxy-4-methoxy phenylhydrocrylic acid）。口服后未吸收的部分，可被肠道菌丛所分解。

【临床应用】

1. 百日咳 口服蛇胆陈皮末，同时肌注维生素C及维丁胶性钙注射液。6天为1疗程。治疗60例，痊愈56例，显效2例，进步2例。

2. 休克 先用10%葡萄糖注射液250mL稀释陈皮提取物（主要成分为对羟福林），20～30mL缓慢静滴。治疗休克112例，结果显效60例，有效48例，无效4例，总有效率为96.4%。亦有人用本品加入葡萄糖注射液中稀释后静滴，抢救休克22例，17例显效，5例有效。

3. 胆结石 用复方橘皮油乳剂经T管或肝胆引流管每次注药30～35mL，10天为1疗程，治疗17例，结果治愈12例，好转5例，平均治疗19.9天。

4. 溃疡性结肠炎 用陈皮15g，干荷叶10g，砂仁2g，制成散剂，每日2剂，早晚各服1剂。治疗溃疡性结肠炎30例，结果治愈17例，显效6例，好转4例，无效3例，总有效率90%。

5. 急性乳腺炎 陈皮70g，每天1剂，15天为1疗程，水煎服。治疗45例，痊愈38例，显效6例，无效1例，总有效率97.8%。

【毒副作用】 橘皮提取物小鼠口服的LD_{50}为（9.05±0.56）g/kg，腹腔注射的LD_{50}为（2.72±0.2）g/kg。川陈皮素口服小鼠的LD_{50}为（0.78±0.09）g/kg，纯品甲基橙皮苷小鼠静注的LD_{50}为850mg/kg。

参 考 文 献

1. 张海丽. 黑龙江医药，2014，27（2）：306.
2. 李晓芳，等. 江西中医药，2014，45（3）：76.
3. 宋保兰. 实用中医内科杂志，2014，28（8）：132.
4. 吴惠君，等. 实用中医内科杂志，2013，27（17）：91.
5. 李庆耀，等. 中成药，2008，30（2）：246.

青 皮

【别名】 青橘皮，青柑皮。

【来源】 为芸香科植物橘 *Citrus reticulata* Blanco 及其栽培变种的干燥幼果或未成熟果实的果皮。

【性味】 苦、辛，温。

【功能主治】 疏肝破气，消积化滞。用于胸胁胀痛，疝气疼痛，乳癖，乳痈，食积气滞，脘腹胀痛。

【主要成分】 含挥发油类成分，如右旋柠檬烯（d - Limonen, 53.3%）、对伞花烃（16.9%）、芳樟醇（6.4%）、α - 蒎烯（2%）、β - 蒎烯（1.91%）、α - 萜品烯醇（1.1%）、月桂烯（1%）、柠檬醛（0.2%）；黄酮类：橙皮苷、新橙皮苷（Neohesperidin）、柑橘素（Tangeretin, 5,6,7,8,4′ - Pentamethoxy-flavone）、二氢川陈皮素（Citromtin, 5,6,7,8,3′,4′ - Hexamethoxy flavanone）和 5 - 去甲二氢川陈皮素（5 - O - Desmethyl - citromitin）。还含对羟福林（Synephrine）、左旋对羟福林乙酸盐（1 - Synephrine acetate）、氨基酸等。

【药理作用】

1. 健胃、解痉作用 本品所含挥发油对胃肠道有温和的刺激作用，能促进消化液的分泌和排除肠内积气。青皮及醋制青皮水煎液对离体大鼠十二指肠自发活动呈明显抑制作用，其中醋制四花青皮水煎剂对离体大鼠十二指肠自发活动呈明显抑制作用，表现为振幅减弱，紧张性下降。根据观察，青皮舒张平滑肌的作用比陈皮更强。如先用阿托品使肠管紧张度降低，青皮能使肠管进一步舒张。本品对氯化钡所引起的家兔离体肠管的痉挛性收缩也有拮抗作用，综合以上结果，这种作用可能是直接抑制肠管平滑肌所致。此外，青皮注射液还有降低离体豚鼠胃、胆囊及小鼠子宫的紧张性收缩，并使膀胱平滑肌兴奋。对氨甲酰胆碱引起的胆囊收缩有显著的解痉作用。能对抗脑垂体后叶素引起的小鼠子宫紧张性收缩。传统用本品治疗疝气痛、胃脘痛、食积腹痛等与本品的解痉作用有直接的关系。另外本品对组胺引起的豚鼠离体肠和水杨酸毒扁豆碱引起的家兔在体肠紧张性收缩亦有显著的抑制作用。

2. 祛痰、平喘作用 本品挥发油中所含的柠檬烯有祛痰作用。给麻醉猫静注从青皮中提取的对羟福林草酸盐 1mg/kg，可完全对抗组织胺所引起的支气管收缩，对豚鼠气管亦有较强的松弛作用，能对抗组胺收缩气管的作用。

3. 升压作用 血管内给药对多种实验性休克有抗休克作用。给猫、兔及大白鼠静滴青皮注射液均有显著的升高血压作用。实验表明，青皮结晶 I（对羟福林）为其升压的主要有效成分。青皮提取液主要作用于 α - 肾上腺素能受体，为一种 α - 肾上腺素能受体兴奋药，连续给药可产生快速耐受性。其他给药途径则升压作用不明显。1g（生药）/kg 青皮注射液的升压性质与强度，大致与 10mg/kg 去甲肾上腺素相似，但维持时间较长。对兔组胺性休克、兔和豚鼠马血清过敏性休克虽无治疗效果，但预先给药也有一定的保护作用。用乙酸乙酯提得的成分，15mg/kg 静注亦有类似注射剂的升压效果。预先给予六烃季铵、利血平或心得宁不影响其升压作用，但可被妥拉苏林或酚苄明所阻断，表明其为一种 α - 受体兴奋药。

4. 对心肌的作用 青皮注射液对在体蟾蜍心肌的兴奋性、收缩性、传导性和自律性均有明显的正性作用，而对羟福林则无。提示青皮注射液中可能另有对心肌起兴奋作用的物质。

5. 抗休克作用 青皮抗休克主要成分为 synephrine，但有学者认为，青皮中可能存在除新福林外对心脏有兴奋作用的物质。青皮的抗休克作用在临床试验中也被证实。

6. 其他作用 青皮水煎剂对正常大鼠有较强的利胆作用，可促进胆汁分泌，提高胆汁流量，同时对肝细胞功能有保护作用。青皮提取液有促进纤维蛋白溶解、抗血栓形成作用。橘皮黄酮类化合物对各种癌细胞系有明显的抗癌活性，能减少体外红细胞聚积和沉降。

【临床应用】

1. 肠痉挛、胆绞痛 本品与枳壳、厚朴、青木香配伍水煎服，对促进腹部手术后患者恢复肠蠕动有较好疗效。

2. 休克 应用青皮注射液静滴治疗出血热休克 30 例，升压效果显著而稳定。青皮注射液静注治疗感染性休克、心源性休克、神经源性休克 22 例也有显著疗效。

3. 胆囊炎合并慢性胃炎 以青皮为主，配以陈皮、柴胡、茯苓、白芍、香附、枳实等加减治疗结石性胆囊炎活动期合并慢性胃炎 45 例，结果缓解 15 例，显效 17 例，有效 6 例，无效 7 例，总有效率

84.4%。

4. 阵发性室上性心动过速　用青皮注射液加入葡萄糖注射液中作静脉缓注，即刻出现转律，治疗效果显著。其作用特点是转律时间短，血压恢复快，无明显毒副作用。对应激症候群、冠心病、高血压等器质性心脏疾患所致的阵发性室上性心动过速均能奏效。

5. 乳腺增生　可单用本品煎服治疗气郁所致的乳房胀痛或结块，有较好疗效。采用自拟方增生消散液（以青皮为主药）治疗 200 例乳腺增生病患者，结果总有效率为 91.5%。

参 考 文 献

高顺平，等. 包头医学院学报，2014，30（1）：139.

佛　手

【别名】　佛手柑，佛手香橼，五指柑。
【来源】　为芸香科植物佛手 *Citrus medica* L. var. *sarcodactylis* Swingle 的干燥果实。
【性味】　辛、苦、酸，温。
【功能主治】　疏肝理气，和胃止痛，燥湿化痰。用于肝胃气滞，胸胁胀痛，胃脘痞满，食少呕吐，咳嗽痰多。
【主要成分】　佛手果皮外部含挥发油，内部含香豆精类化合物。广佛手挥发油中主要含柠檬烯、γ－松油烯、邻苯丙基苯甲烷、γ－松油烯、蒎烯和 β－月桂烯等。黄酮类成分有香叶木苷、橙皮苷、3,5,6－三羟基－$4'$，7－二甲氧基黄酮、3,5,6－三羟基－$3',4'$，7－三甲氧基黄酮、3,5,8－三羟基－7,$4'$－二甲氧基黄酮等。香豆素类成分主要有：6,7－二甲氧基香豆素、5,7－二甲氧基香豆素（柠檬油素）、7－羟基－6－甲氧基香豆素（莨菪亭）、7－羟基香豆素（伞形花内酯）、7－羟基－5－甲氧基香豆素、香豆酸、柠檬苦素、香柑内酯等。多糖及其他成分：4 种水溶性多糖及 β－谷甾醇、诺米林、对羟基苯烯酸、佛手甾醇苷、棕榈酸、琥珀酸、$\triangle^{5,22}$－豆甾烯醇、胡萝卜苷等及 2 个新环肽：环（－甘氨酸－天冬氨酸－亮氨酸－苏氨酸－缬氨酸－酪氨酸－苯丙氨酸－）、环（－甘氨酸－亮氨酸－脯氨酸－色氨酸－亮氨酸－异亮氨酸－丙氨酸－丙氨酸－）等。还含有微量的香叶木苷（地奥明）、橙皮苷。

【药理作用】

1. 平喘、祛痰作用　佛手煎剂能对抗组织胺引起的豚鼠离体气管收缩，5,7－二甲氧基香豆素有类似作用。并在蛋清致敏的豚鼠回肠和离体气管实验中显示有一定的抗过敏活性。麻醉猫肺溢流实验静注柠檬内酯 5～10mg/kg 有一定抗组织胺活性，灌肠及肌注则无效。给豚鼠静注佛手甾醇苷可降低静注组织胺引起的豚鼠死亡率。临床观察发现，本品有一定的祛痰作用。对芸香科 11 种理气药初筛，发现佛手的平喘效果较好，临床初步观察也有一定疗效。

2. 对胃、肠平滑肌的作用　本品醇提物对大鼠、兔离体肠管有明显抑制作用，静注给药对麻醉猫、兔在体肠管亦有同样的抑制作用。对乙酰胆碱引起的兔十二指肠痉挛有显著解痉作用，而对氯化钡引起的痉挛则不能完全对抗。醇提物 2.25g/kg 能迅速缓解氨甲酰胆碱所致的麻醉猫胃肠和胆囊的张力增加。其抑制平滑肌成分并非挥发油。

3. 中枢抑制作用　小鼠腹腔注射醇提物 20g/kg，自发活动明显减少并可维持 2 小时。还可显著延长小鼠戊巴比妥钠睡眠时间，并能延长士的宁惊厥的致死时间和戊四氮或咖啡因引起的惊厥发生时间与致死时间，且能降低其死亡率。

4. 对心血管系统的作用　佛手醇提物具有扩张冠状血管，增加冠脉血流量的作用，高浓度时抑制心肌收缩，减慢心律，降低血压，延长小鼠缺氧存活时间，保护实验性心肌缺血。佛手甾醇苷有 β－受体阻滞剂的作用，能阻断异丙肾上腺素对心脏的正性肌力、正性频率和舒张血管的作用。对大鼠因垂体后叶素引起的心肌缺血有保护作用，并使豚鼠因结扎冠状动脉引起的心电图变化有所改善，对氯仿－肾上腺素引起的心律失常也有预防作用。

5. 抗炎、抗病毒作用 在加入小泡性口炎病毒前，将小鼠纤维细胞放于$200\mu g/mL$的橙皮苷中预先孵化，可保护细胞不受病毒侵害约24小时。用橙皮苷预先处理HeLa细胞，能预防流感病毒的感染。橙皮苷的抗病毒活性能被透明质酸酶所消除。本品所含的地奥明具有维生素P样作用，能降低兔毛细血管的通透性，还能增强豚鼠毛细血管的抵抗力，减少肾上腺中维生素的排出。地奥明还有抗炎作用，对角叉菜胶引起的大鼠足肿胀有消肿作用。腹腔注射的ED_{50}为100mg/kg。

6. 对皮肤毛发的作用 金华佛手水提液涂抹于小鼠脱毛皮肤部位，能显著提高小鼠皮肤中SOD活性，增加皮肤中胶原蛋白的含量，明显减少脂质过氧化产物丙二醛的含量，促进毛发生长。

7. 抗氧化作用 川佛手精油具有一定的抗氧化活性，对DPPH和ABTS自由基清除能力较强。

8. 其他作用 本品还有促进消化液的分泌作用。其挥发油有局部刺激作用，内服能促进肠蠕动，促进大肠内气体排出，增进泻下药的泻下作用。以佛手配伍八月札、广木香等有提高血清TNF细胞和脾脏NK细胞活性，而显示抗肿瘤作用，还能抑制荷瘤小鼠血小板聚集性的增高，抑制小鼠Lewis肺癌的局部肺转移。另外，本品所含的香柑内酯对皮肤有光学活性，作用仅次于8－甲氧基补骨脂素。本品有杀灭钉螺作用，有一定对抗肝素的抗凝血作用和止血作用，对兔有一过性降血压作用。本品所含橙皮苷对豚鼠因缺乏维生素而致的眼睛球结膜血管内血细胞凝聚及毛细血管抵抗力降低有改善作用，能刺激缺乏维生素豚鼠的生长速度；有预防冻伤和抑制大鼠眼晶状体醛还原酶的作用。佛手甾醇苷给小鼠腹腔注射，可降低乙醇腹腔注射引起的小鼠昏睡和死亡数，故对乙醇中毒有保护作用。佛手还具有一定的增强体质、促进学习和增强免疫机能的作用。

【临床应用】

1. 肝癌 用佛手，配以柴胡、川芎、制香附、吴茱萸、枸杞子、何首乌、桑寄生、淫羊藿等，辨证加减，水煎服。治疗原发性肝癌54例，精神改善占76%，食欲改善占68%，黄疸改善占53.8%，腹水改善占71%，出血改善占73.3%，肝区疼痛改善占72.5%，肝肿大改善占41%，蛋白比例改善占53.3%。具有促进肝癌患者免疫功能的作用，并能延长患者的生存期。

2. 人流术后阴道出血 用佛手散合失笑散加味治疗人流术后阴道出血100例，每日1剂，水煎服，结果有效率为94%。

3. 功能性消化不良 自拟佛手散（佛手、苏罗子、八月札各9g，吴茱萸、厚朴、枳壳、陈皮、玫瑰花各4.5g，黄连、绿萼梅、木香、砂仁各3g），先用少量冷水浸泡诸药1小时以上，煎沸要求不超过15分钟。每日1剂，温服，1周为1疗程。治疗功能性消化不良65例，结果治愈36例，占55.4%；显效12例，占18.5%；好转15例，占23.1%；无效2例，占3.1%。治疗时间最短者2周，最长者12周，平均4～5周。

4. 病毒性心肌炎 口服佛手养心汤（佛手、当归各45～60g，黄芪30g，玄参、麦冬、酸枣仁各10g，黄精、连翘、川芎、生龙骨、生牡蛎各15g，丹参12g，甘草5g），每日1剂，分2次煎服，1个月为1疗程，可连续服用1～3个疗程。治疗病毒性心肌炎52例，总有效率为92.5%。

5. 慢性胃炎 自拟佛手汤（佛手20g，半夏10g，陈皮10g，白术10g，党参20g，云苓30g，黄连3g，砂仁5g，元胡15g，川楝子12g），每日1剂，分2～3次饭前温服，1个月为1个疗程。治疗慢性胃炎120例，结果治愈102例，显效16例，无效2例，总有效率为98.3%。

【毒副作用】 佛手所含柠檬油素小鼠口服的LD_{50}为3.95g/kg；地奥明小鼠口服的LD_{50}为10g/kg，腹腔注射的LD_{50}为4g/kg。

参 考 文 献

1. 严玮. 实用中医药杂志, 2015, 31 (8): 788.

2. 倪亦文, 等. 护理研究, 2007, 21 (7): 1841.

厚　朴

【别名】　川朴，赤朴，烈朴。

【来源】　为木兰科植物厚朴 *Magnolia officinalis* Rehd. et Wils. 或凹叶厚朴 *Magnolia officinalis* Rehd. et Wils. var. *biloba* Rehd. et Wils. 的干燥干皮、根皮及枝皮。

【性味】　苦、辛，温。

【功能主治】　燥湿消痰，下气除满。用于湿滞伤中，脘痞吐泻，食积气滞，腹胀便秘，痰饮喘咳。

【主要成分】　含挥发油约1%，油中主要含桉叶醇（Machilol）。另含厚朴酚（Magnolol）、异厚朴酚（Isomagnolol）、四氢厚朴酚（Tetrahydromagnolol）及少量的木兰箭毒碱（Magnocurarine）等厚朴生物碱及皂苷。

【药理作用】

1. 肌肉松弛作用　厚朴的水提物有显著的箭毒样作用，它的醇提取物可使握力降低，对由士的宁、印防己毒素等药物诱发的痉挛有强烈的抑制作用。能解除氯化钡、毛果芸香碱引起的肠痉挛，对组织胺引起的豚鼠离体支气管平滑肌收缩有抑制作用。从厚朴分离出的水溶性生物碱——厚朴碱（亦称木兰箭毒碱）对横纹肌有松弛作用，能阻滞冲动在运动终板的传递，故呈神经 - 肌肉阻滞作用。静注使兔垂头剂量为 13.8mg/kg，用相同剂量反复给兔静注，其肌松作用并不减弱。实验证明，厚朴碱属于非极化型的肌松剂。

2. 兴奋平滑肌作用　厚朴煎剂对兔离体肠管及支气管和豚鼠支气管平滑肌均呈兴奋作用。对小鼠离体肠管厚朴煎剂浓度在 1∶166 时呈现兴奋作用。

3. 对消化系统的作用　厚朴 5% 乙醇提取物对黏膜溃疡呈显著抑制作用。厚朴酚对 Shay's 幽门结扎、水浸应激性胃溃疡、组胺所致十二指肠痉挛均有抑制作用；另有报道，厚朴乙醇提取物 5g/kg、15g/kg 均能明显抑制盐酸酸型溃疡，明显对抗番泻叶性小鼠腹泻，3g/kg、10g/kg 均明显增加大鼠胆汁流量。实验表明，厚朴对消化系统功能有明显促进作用。

4. 抗菌作用　厚朴有较强的抗菌作用，其煎剂的抗菌谱较广，且抗菌性质稳定，不易受热、酸、碱的破坏。对金黄色葡萄球菌、肺炎双球菌、痢疾杆菌、伤寒杆菌、副伤寒杆菌、大肠杆菌、绿脓杆菌、霍乱弧菌、变形杆菌、百日咳杆菌、枯草杆菌、溶血性链球杆菌、炭疽杆菌等均有较强的抑制作用，对常见致病性皮肤真菌也有抑制作用。值得注意的是厚朴有抗致龋菌的作用，因此有作为抗龋齿药开发应用的可能。

5. 降压作用　厚朴碱低于肌松剂量时注射给药即有明显的降压作用，这一作用不能被抗组胺药所对抗，说明并非由于组织胺释放引起，静脉注射者降压时程约维持 10 ~ 15 分钟，肌肉注射者可维持 1 小时以上。厚朴花的酊剂水溶物给麻醉猫、兔静注或肌注都有降压作用，并使心率加快。

6. 对神经系统的作用　通过对急性吗啡依赖及吗啡自然戒断大鼠模型腹腔注射和厚朴酚与厚朴酚，结果发现：①和厚朴酚与厚朴酚可明显抑制吗啡戒断反应，二者效应相当，并呈量效关系；②和厚朴酚和厚朴酚可明显抑制吗啡戒断反应，这一抑制效应与脑内 β - EP 的增加有关。这种效应，对吗啡依赖大鼠和厚朴酚与厚朴酚作用相当（$P > 0.05$），对正常大鼠和厚朴酚作用强于厚朴酚（$P < 0.05$）。

7. 抗变态反应作用　柴朴汤（含柴胡、厚朴等）水提物对氯化钡所致的小鼠接触性皮炎在诱发前及诱发后 16 小时口饲 2 次，有明显抑制作用。对柴朴汤中各单味药进行类似的抗变态反应实验，结果以厚朴的抑制作用最强，表明厚朴有一定的抗变态反应作用。

8. 抗肿瘤作用　厚朴酚对背部皮下移植及右后足跖移植均有抑制肿瘤增殖的作用，新生血管数也明显减少。厚朴酚对细胞增殖、诱导细胞凋亡的体外研究发现，添加厚朴酚时可抑制肿瘤细胞增殖、诱导细胞凋亡，并伴有半胱天冬酶（Caspase）活性增强，从而提示厚朴酚诱导肿瘤细胞凋亡是 Caspase 依赖性途径。体内和体外研究结果表明，厚朴酚诱导肿瘤细胞凋亡的直接作用以及阻碍血管生成的间接作用共同抑制了肿瘤细胞的增殖。另有报道，日本厚朴乙醇提取物能显著抑制肿瘤细胞侵袭，作用呈浓度依赖性，但不影响肿瘤细胞的生长，未显示细胞毒性作用。浓度为 $100\mu m/mL$ 时显著抑制人纤维肉瘤（HT-1080）细胞趋向性结合的能动性，不影响肿瘤细胞对基底膜的黏附作用。

9. 镇痛、抗炎作用 厚朴乙醇提取物 $5g/kg$、$15g/kg$ 均有明显镇痛作用，均能明显减少乙酸引起的小鼠腹腔毛细血管通透性升高，并明显抑制二甲苯引起的小鼠耳肿及角叉菜胶引起的小鼠足肿胀，表明厚朴有明显的抗炎镇痛作用。

10. 抗氧化及护肝作用 厚朴酚与和厚朴酚是通过抑制叔丁基氢过氧化物诱导的氧化应激，如减少细胞内 ROS 生成，防止半乳糖胺的缺失并进而保护细胞内抗氧化防御系统以及抑制脂质过氧化等发挥肝细胞保护作用的。和厚朴酚对小鼠肝脏线粒体的脂质过氧化具有强烈的抗氧化作用。另有报道，用乙酸乙酯提取的厚朴抗氧化剂对猪油、鱼油等油脂具有较强的抗氧化活性，且得率较高；没食子酸辛酯（OG）、没食酯酸十二酯（DG）对厚朴抗氧化作用具有较强的协同增效作用。

11. 抗病毒作用 对于持续病毒应答（SVR）细胞，和厚朴酚在 10 和 $15\mu g/mL$ 的浓度下，对其抑制率分别达到 60% 和 85%。而在人淋巴细胞中，其抗 HIV 活性的 EC_{50} 为 $3.3\mu mol/L$，具有非常强的抗病毒效果。

12. 心肌保护作用 厚朴酚可明显抑制心室纤维颤动和死亡的发生，抑制缺血和再灌注诱导的心室心律失常，并减少缺血再灌注损伤引起的梗死范围。

13. 其他作用 厚朴及其挥发油味苦，能刺激味觉，反射性地引起唾液、胃液分泌，使胃肠蠕动加快，有健胃助消化的作用。本品在体外有增强纤维蛋白溶解的作用；对前列腺素 E_2 的合成有抑制作用；对离体心脏有抑制作用。另有报道，厚朴具有抗血栓及抗凝血作用。厚朴乙醇提取物对 AD（阿尔茨海默病）具有预防及延缓病情的作用。

【临床应用】

1. 阿米巴痢疾 厚朴煎剂每次 10mL（相当于生药 6g），每日 2 次内服，治阿米巴痢疾 46 例，用药 3~9 天后，治愈 43 例，进步 2 例，1 例无效。

2. 术后腹胀 对针刺麻醉下行全子宫切除的病例，术前服用厚朴粉 5~10g，与不用药组比较，有显著抑制鼓胀的效果。

3. 肠梗阻 用厚朴三物汤（厚朴 35g，枳实 30g，生大黄 20g）加减水煎服，主治 130 例，临床治愈 98 例，显效 13 例，无效 19 例，总有效率 85.4%。

4. 肝癌腹胀 采用厚朴生姜半夏甘草人参汤加减，伴腹水者加大腹皮 20g，肝区疼痛者加延胡索 10g。连服 9 剂。治疗肝癌腹胀 73 例，结果治愈 61 例，好转 6 例，无效 6 例，总有效率 91.8%。

5. 梅核气 用半夏厚朴汤（制厚朴、法半夏、干紫苏、白茯苓、生姜，水煎服）治疗梅核气 126 例，结果治愈 43 例，好转 56 例，未愈 27 例。

6. 胃轻瘫综合征 半夏厚朴汤加减治疗 38 例，结果总有效率 100%。

【毒副作用】 厚朴煎剂给小鼠一次灌胃 60g/kg，观察 3 天，未见死亡。厚朴煎剂小鼠腹腔注射的 LD_{50} 为（6.12 ± 0.038）g/kg，给猫静脉注射的 MLD 为（4.25 ± 1.25）g/kg，在一般肌松剂量下对实验性动物心电图无影响，大剂量可引起呼吸抑制而死亡。厚朴所含毒性成分主要为木兰箭毒碱，给小鼠腹腔注射的 LD_{50} 为 45.55mg/kg。木兰箭毒碱在胃肠内吸收很慢，吸收后即由肾脏排泄，血中浓度较低，故口服毒性较小。

参 考 文 献

1. 殷帅文，等. 贵州农业科学，2007，35（6）：133.

2. 张淑洁，等. 中药材，2013，36（5）：838.

3. 杨熙东. 中国社区医师（医学专业），2011，13（26）：151.

木　香

【别名】　青木香，广木香，云木香。

【来源】　为菊科植物木香 *Aucklandia lappa* Decne. 的干燥根。

【性味】　辛、苦，温。

【功能主治】　行气止痛，健脾消食。用于胸胁、脘腹胀痛，泻痢后重，食积不消，不思饮食。

【主要成分】　含挥发油 0.3% ~ 3%，其中主要成分为单紫杉烯、α – 紫罗兰酮、β – 芹子烯凤毛菊内酯、木香烯内酯、土木香内酯、木香酸、木香醇、α – 木香烃、β – 木香烃、木香内酯、荜澄茄烯、水芹烯、脱氢木香内酯、三氢脱氢木香内酯等。此外，尚含豆甾醇、白桦脂醇、树脂、菊糖及木香碱等。

【药理作用】

1. 对呼吸系统的作用　木香的水提液、醇提液、挥发油及总生物碱能对抗组织胺与乙酰胆碱对气管与支气管的致痉作用。挥发油中的内酯成分以及去内酯挥发油均能对抗组织胺、乙酰胆碱与氯化钡引起的支气管收缩作用。可延长致喘潜伏期，降低死亡率。其扩张支气管平滑肌作用特点类似罂粟碱，认为系直接作用于平滑肌所致。有研究认为，其扩张支气管作用与抑制迷走神经中枢有关。静注对麻醉犬呼吸有一定抑制作用，可减慢频率，降低幅度。其中以挥发油作用较强，挥发油所含各内酯成分对呼吸无明显影响。

2. 对胃肠道作用　木香水提取液、挥发油和总生物碱对大鼠离体小肠有轻度兴奋作用，对乙酰胆碱、组织胺与氯化钡所致的肠痉挛有对抗作用。云木香碱对家兔与小猫的离体小肠有明显抑制作用，较大剂量时，可使肠停止运动。总生物碱又有对抗乙酰胆碱与组织胺引起的离体豚鼠回肠痉挛的作用。对肠运动的影响类似罂粟碱，有直接松弛作用。

3. 对心血管的作用　低浓度的挥发油及从挥发油中分离出的各内酯均能不同程度地抑制动物离体心脏的活动。小剂量水提液和醇提液能兴奋蛙心与犬心，大剂量则有抑制作用。去内酯挥发油、总内酯、12 – 甲氧基二氢木香内酯有较明显的血管扩张作用。小剂量总生物碱可扩张离体兔耳血管，大剂量反而引起收缩作用。给麻醉犬静注其水提液、醇提液、去内酯挥发油、总内酯等均有不同程度的降压作用。云木香碱或总生物碱静注对麻醉猫有轻度降压作用。

4. 抑制血小板聚集作用　实验表明，木香在一定浓度范围内对家兔血小板聚集有明显抑制作用，对已聚集的血小板有显著促解聚功能，作用强度与药物剂量成正比。木香的挥发油无效，其有效成分在水溶部分。此外，木香的抑制血小板聚集作用比黄芪强 2.1 倍，二者配伍后，其抑制血小板聚集和解聚功能均比各单味药的效应强，表明有协同作用。

5. 抗菌作用　水煎剂在试管内对副伤寒杆菌有轻微抑制作用，对痢疾杆菌、绿脓杆菌、葡萄球菌、链球菌则无抑制作用，对许兰黄癣菌及其蒙古变种等 10 种真菌有抑制作用。挥发油 1：3000 浓度能抑制链球菌、金黄色和白色葡萄球菌的生长，对大肠杆菌与白喉杆菌作用微弱。

6. 降血糖作用　云木香乙醇提取物（156.5 ± 4.35）mg/kg 在给小鼠口服给药第 3 天，血糖开始下降，第 7 天降到最低。在同一实验中，肝糖含量显示双相变化，最初同对照值相比，有上升趋势，随后持续下降。但这种作用并不是由于增加胰岛素的分泌作用所致，而是对葡萄糖代谢不同分泌腺作用的结果。

7. 抗肿瘤作用　本品配佛手、八月札组成复方，对小鼠肿瘤（S_{180}、Lewis 肺癌）生长有抑制作用，并能抑制小鼠 Lewis 肺癌转移。是通过改善荷瘤机体的高凝状态和提高荷瘤机体的免疫功能而达到抗肿瘤效应的。

8. 抗消化性溃疡作用　木香煎剂给带有海氏小胃的犬灌胃后，观察小胃排酸量，并用放免法测定血中胃泌素和生长抑素浓度，结果表明，木香对胃酸及血清胃泌素浓度无任何影响，但能促进生长抑素的分泌，可能有益于消化性溃疡的治疗。

9. 促进胆囊收缩作用 木香煎剂口服可使健康人胆囊体积较空腹胆囊体积缩小31.9%，其发生机理可能是由于木香能使血中的胆囊收缩素或胃动素水平增高。

10. 抗炎作用 木香醇提物能抑制角叉菜胶、弗氏佐剂引起的大鼠足跖肿胀和炎性细胞的积累，木香醇提物具有抗炎作用。

【临床应用】

1. 手术后麻痹性肠梗阻 用生木香内服治疗手术后麻痹性肠梗阻32例，结果全部治愈，腹部膨胀、疼痛及呕吐消失，肠鸣音恢复。

2. 胃痛 木香、荜茇、高良姜、鸡内金各25g，佛手柑15g，肉桂8g，海螵蛸150g，共研细末，每服3～6g，每日2～3次，有较好疗效。

3. 小儿秋季腹泻 将苦参、木香以6∶1比例共研细末，加药汁成饼状，外敷脐部，治疗小儿秋季腹泻43例，总有效率达95.3%。

4. 顽固性呃逆 以木香顺气散（由木香、青皮、枳壳等组成）治疗顽固性呃逆23例，痊愈14例，好转7例，无效2例。

【毒副作用】 大鼠腹腔注射的急性LD_{50}总内酯为300mg/kg，二氢木香内酯为200mg/kg。对其总生物碱静注的最大耐受量，小鼠为100mg/kg，大鼠为90mg/kg。若服用量较大可致腹部不适、眩晕、头痛与嗜睡。长期服用，无蓄积性。

参 考 文 献

1. 魏华，等. 中草药，2012，45（3）：613.

2. 田梦，等. 中兽医医药杂志，2014，33（4）：5.

3. 张兰胜，等. 大理学院学报，2007，6（12）：9.

香 附

【别名】 莎草子。

【来源】 为沙草科植物莎草 *Cyperus rotundus* L. 的干燥根茎。

【性味】 辛、微苦、微甘，平。

【功能主治】 疏肝解郁，理气宽中，调经止痛。主治肝郁气滞，胸胁胀痛，疝气疼痛，乳房胀痛，脾胃气滞，脘腹痞闷，胀满疼痛，月经不调，经闭痛经。

【主要成分】 含挥发油，油中主要成分为α-香附酮，β-香附酮，α-香附醇，β-香附醇，香附烯Ⅰ，香附烯Ⅱ，香附醇酮，柠檬烯等。此外，尚含三萜类、黄酮类及生物碱等。

【药理作用】

1. 抑制子宫作用及对月经不调的治疗作用 用5%香附流浸膏对豚鼠、家兔、猫、狗等动物离体子宫不论有孕或未孕，均有抑制作用，使子宫平滑肌松弛，收缩力减弱，肌张力降低。香附能抑制前列腺素E_2的合成，其中α-香附酮为花生四烯酸的拮抗物质。一般认为月经不调和痛经是由$PGE_2\alpha$的过度分泌引起的，而香附对其有抑制作用，故有人认为此即香附治疗月经不调的药理学基础。

2. 雌激素样作用 对去卵巢大鼠实验，香附挥发油有雌激素样作用，皮下注射或阴道内给药，可出现阴道上皮细胞完全角质化。在挥发油成分中，以香附烯Ⅰ的作用最强。

3. 镇痛、镇静、解热作用 热板法实验表明，香附乙醇提取物可显著提高小鼠痛阈，显示镇痛作用。用其所含三萜类化合物给小鼠灌胃，镇痛效果与30mg/kg的乙酰水杨酸相当，注射给药效果更强。香附醇提物腹腔注射可使小鼠自发活动减少，活动迟缓，可消除大鼠的条件性回避反射，显示出镇静作用。香附醇提物对酵母菌引起的大鼠发热有解热作用。

4. 抗菌、抗炎作用 香附油对金黄色葡萄球菌有抑制作用，对宋内痢疾杆菌亦有效，有效成分为香附烯Ⅰ及香附烯Ⅱ。香附提取物对某些真菌有抑制作用。香附醇提取物腹腔注射对角叉菜胶引起的大鼠足肿胀和甲醛性关节炎有明显的抑制作用。其抗炎有效成分为三萜类物质。

5. 对心血管系统作用 香附水提醇沉物在较低浓度时对离体蛙心及在体蛙、兔及猫心脏都具有强心和减慢心率作用；高浓度皮下注射，可使蛙心心跳停止于收缩期。其总生物碱、苷类、黄酮类的水溶液也均有强心作用，同时使血压降低。香附乙醇提取物给麻醉犬静注，可使血压缓慢下降，不影响肾上腺素和乙酰胆碱对血压的作用，但能部分阻断组胺的作用。

6. 对消化系统的作用 体外实验表明，低浓度的香附挥发油可抑制离体家兔肠管的收缩。

7. 利胆保肝作用 香附水煎剂给麻醉大鼠十二指肠给药 30g/kg，可明显增加胆汁流量，平均 30 分钟增加 32%，最高可达 45%。香附水煎剂 30g/kg 灌胃，每日 1 次，连续 3 天，对四氯化碳所致肝损伤大鼠的胆汁分泌有明显的促进作用，并可降低四氯化碳所致 SGPT 升高。

8. 抗抑郁作用 香附提取物及其水提对"行为绝望"动物模型有较明显的抗抑郁作用。

9. 降血糖作用 香附根茎乙醇提取物可降低四氧嘧啶糖尿病模型小鼠的血糖水平。

10. 抗氧化作用 从香附中提取的黄酮具有较强的抗氧化活性，而且自由基的清除率与浓度呈明显的量效关系。

11. 其他作用 香附水提液对小鼠肉瘤腹水型肿瘤细胞生长有较强的抑制作用。香附乙醇提取物对组氨喷雾所致豚鼠支气管痉挛有保护作用。

【临床应用】

1. 痛经 以香附、当归为主组成止痛散，水煎服，治疗原发性痛经 56 例，治愈 35 例，好转 19 例，无效 2 例，总有效率 96.4%。

2. 慢性胃炎、消化性溃疡 香附、苏梗为主，水煎服，治疗慢性胃炎 122 例，治愈 98 例，好转 19 例，无效 5 例，总有效率 95.9%。

3. 扁平疣 用复方香附酊外涂，取香附、苍耳子、大青叶各 500g，木贼 250g，分别研成粗末，浸泡于 70% 乙醇中约 10 天，滤过后涂患处，每日早晚各 1 次，治疗扁平疣 60 例，治愈 48 例，好转 8 例，无效 4 例，总有效率为 93.3%。

4. 早期乳汁淤积 香附外敷治疗乳汁淤积 28 例，治愈 19 例，有效 8 例，无效 1 例，总有效率为 96.42%。

【毒副作用】 本品无毒。其挥发油小鼠腹腔注射的 LD_{50} 为（0.297±0.019）mL/kg。

参 考 文 献

1. 黄凯玲，等. 右江民族医学院学报，2014，36（3）：491.
2. 陶邦元. 临床医药实践杂志，2008，17（3）：761.

乌 药

【别名】 台乌药。

【来源】 为樟科植物乌药 *Lindera aggergata*（Sims）Kosterm. 的干燥块根。

【性味】 辛，温。

【功能主治】 行气止痛，温肾散寒。用于寒凝气滞，胸腹胀痛，气逆喘急，膀胱虚冷，遗尿尿频，疝气疼痛，经寒腹痛。

【主要成分】 含挥发油 0.1%~0.2%。油中含有癸酸（Decanoic acid）、油酸（Oleic acid）、乌药烯

醇（Lindeneol）、乌药烯（钓樟稀，Lindenene）、乌药内酯（Linderalactone）、异乌药内酯（Isolinderalactone）、羟基香樟内酯（Hydroxylinderst renolide）、去氢香樟内酯（Dehydrolindest renolide）、β-谷甾醇（β-Sitosterol）、氧化乌药烯（即乌药醚，Linderoxide）、异呋喃乌药烯（Isofuraonogermacrane）、新乌药内酯（Neolinderalactone）等。此外，尚含乌药醇（Linderol）、乌药酸（Linderic acid）、新木姜子碱（Laurolitsine）、山奈酚（Kameofero）等。

【药理作用】

1. 对消化系统的影响 乌药可通过作用迷走神经，使麻醉犬在位肠肌蠕动加速，收缩加强。乌药煎剂能使胃电图幅值、频率明显增高，并能增加消化液的分泌。

2. 止血作用 乌药能明显缩短家兔血浆再钙化时间，促进血凝。对兔、羊、犬股动脉部分切开及部分脾切除所致出血有良好的止血作用。

3. 保肝作用 乌药正己烷提取物可预防四氯化碳引起的血清谷草转氨酶（GOT）和谷丙转氨酶（GPT）的升高。钓樟烯对四氯化碳所致血清转氨酶活性升高有抑制作用，可有效地抑制乙硫氨酸对血清转氨酶活性的增加及血清GOT水平的升高。并可保护肝脏免受脂肪浸润。乌药醇提取物还可提高急性酒精中毒性肝组织的SOD活性，增加抗氧化能力，并可降低肝细胞炎症因子，可能对酒精性肝损伤具有保护作用。

4. 抗菌作用 乌药对金黄色葡萄球菌、甲型溶血性链球菌、伤寒杆菌、变形杆菌、绿脓杆菌、大肠杆菌等均有抑制作用。鲜乌药叶煎剂对金黄色葡萄球菌、炭疽杆菌、乙型溶血性链球菌、白喉杆菌、大肠杆菌、绿脓杆菌、痢疾杆菌等也有抑制作用。

5. 对心血管系统作用 给予去甲乌药碱 10^{-8}g/mL 时即能加强蟾蜍离体心脏的收缩力，麻醉犬由静脉滴注 $1\sim4\mu g/kg$，可使血压下降，心率加快，冠脉血流量明显增加，血管阻力降低。乌药挥发油口服有兴奋心肌、加速血液循环、升高血压作用。

6. 对佐剂关节炎的作用 对佐剂关节炎模型大鼠进行乌药乙醇提取物灌胃，结果发现乌药乙醇提取物 TARL（总生物碱）能显著抑制 ConA 引起的小鼠脾淋巴细胞增殖，LPS 所致小鼠腹腔巨噬细胞释放 NO 和IL-1，提示 TARL（总生物碱）的抗关节炎作用与抑制 T 细胞和巨噬细胞的异常活化有关。

7. 抗疲劳作用 乌药具有延长小鼠负重游泳时间和降低运动后小鼠血清尿素含量的作用，具有增加小鼠肝糖原水平的作用。

8. 其他作用 乌药长期喂大鼠，可使其体重增加。本品对小鼠肉瘤 S_{180} 有抑制作用。挥发油口服有兴奋大脑皮质、促进呼吸作用，局部涂用挥发油可使局部血管扩张，缓解肌肉痉挛性疼痛。乌药、醋制乌药的水提液和醇提液具有镇痛作用；乌药提取物具有较强的抗氧化活性。

【临床应用】

1. 小儿疳积 乌药、鸡内金、五谷虫各等份，加入青黛5%，共研细末，每晨空腹服用，每次3~9g，连服 10 日，疗效满意。

2. 流行性出血热多尿期 乌药10g，熟地黄、山药各30g，益智仁、桑螵蛸各15g，每日1剂，水煎服。治疗 35 例，24 小时尿量为 4000~7500mL，持续 1~10 天。

3. 慢性浅表性胃炎 天台乌药散（乌药10g，木香10g，小茴香9g，高良姜15g，槟榔15g，川楝子15g，青皮6g）随症加减，水煎服，治疗慢性浅表性胃炎65 例，结果痊愈 12 例，好转 42 例，无效 11 例。

4. 溃疡性结肠炎 65 例溃疡性结肠炎患者给予加味乌药汤（乌药、香附、全当归、炙甘草、木香、人参、干姜等）随症加减，水煎服，痊愈 36 例，显效 19 例，进步 9 例，无效 1 例。

参 考 文 献

1. 谭明明，等. 安徽医科大学学报，2015，50（12）：1773.

2. 李珊，等. 中国现代应用药学，2015，32（11）：1306.

3. 晏润纬，等. 武汉大学学报（理学版），2011，57（3）：265.

4. 陈方亮，海峡药学，2011，23（12）：44.

大 腹 皮

【别名】 槟榔皮，大腹毛，大腹绒。

【来源】 为棕榈科植物槟榔 *Areca catechu* L. 的干燥果皮。

【性味】 辛，微温。

【功能主治】 行气宽中，行水消肿。用于湿阻气滞，脘腹胀闷，大便不爽，水肿胀满，脚气浮肿，小便不利。

【主要成分】 含多量的鞣质、儿茶素（Catechin）和槟榔碱（Arecoline）。

【药理作用】

1. 对免疫功能的影响 大腹皮水煎剂 25g/kg 灌胃对小鼠血清溶菌酶含量有增高趋势，但对脾指数、胸腺指数、外周血 T 细胞等均无影响。采用单向免疫电泳、交叉免疫电泳和 TCH_{50} 测定，结果表明，大腹皮除去鞣酸的水提液有较强的抗补体活性。

2. 抗凝作用 0.01～0.04g/mL 的大腹皮水提取液能显著延长凝血酶所致人血纤维蛋白的凝聚时间，并有促进纤维蛋白溶解的作用。

3. 兴奋胃肠道作用 药理实验表明，大腹皮有兴奋胃肠道的作用，大腹皮煎液可使静止运动变为位相收缩运动，对胃窦、十二指肠、空肠、回肠及结肠均可增强全胃肠道动力。

【临床应用】

1. 治脚气，脘腹胀满 大腹皮 30g，槟榔 30g，木香 15g，木通 60g，郁李仁 30g，桑白皮 60g，牵牛子（炒）60g，共为细粉，用葱姜汁送服。

2. 全身浮肿 大腹皮 12g，陈皮、姜各 4.5g，茯苓 15g，桑白皮 9g，水煎服。

【毒副作用】 口服大腹皮煎剂可引起过敏反应，出现腹痛、腹泻、全身皮肤发热、荨麻疹以及过敏性休克等。

参 考 文 献

1. 陈其城，等. 时珍国医国药，2015，26（6）：1366.
2. 韩腾飞，等. 安徽农业科学，2011，39（14）：8382.

薤 白

【别名】 小根蒜，野葱。

【来源】 为百合科植物小根蒜 *Allium macrostemon* Bge. 或薤 *Allium chinensis* G. Don 的干燥鳞茎。

【性味】 辛、苦，温。

【功能主治】 通阳散结，行气导滞。用于胸痹心痛，脘腹痞满胀痛，泻痢后重。

【主要成分】 含挥发油。油中含硫化物如甲基烯丙基三硫化物（Methyl allyl trisulfide）、二甲基三硫（M_2S_3）、甲基正丙基三硫、乙烯基二甲硫、甲基烯丙基二硫、二正丙基二硫和二烯丙基二硫化物等；薤白中的皂苷有薤白苷 A、B、C、D、E、F、G、H、I、J、K、L。薤白中含氮化合物包括腺苷、胸苷、2，3，4，9，-四氢-1-甲基-1H-吡啶骈［3,4-b］吲哚-3-羟酸、2,3,4,9-四氢-1H-吡啶骈［3,4-b］吲哚-3-羧酸和丁香苷等。此外，还从薤白中分离得到前列腺素 PGA_1 和 PGB_1。

【药理作用】

1. 抗动脉粥样硬化作用 薤白有抗动物实验性动脉粥样硬化作用。用薤白提取物饲喂家兔能明显抑制主动脉和冠状动脉的斑块形成，并能降低血脂及过氧化脂质，增加 $PGE_1\alpha$ 和 cAMP 量，扩张血管，使动脉平滑肌细胞增生受到抑制，控制动脉血管壁胆固醇凝积，从而达到预防动脉粥样硬化作用。

2. 抑制血小板聚集作用 薤白有抗血小板聚集作用，能促进纤维蛋白溶解，对二次凝聚的血小板有明显的解离作用。长梗薤白（*Allium nerinifolium*）亦有抑制血小板聚集及释放反应的作用。薤白的抑制血小板聚集作用是其抗血栓和抗动脉粥样硬化作用的重要机制之一。

3. 抗菌作用 薤白水煎剂对痢疾杆菌、金黄色葡萄球菌有抑制作用。3 倍水煎剂，用试管稀释法1∶4 浓度对金黄色葡萄球菌、肺炎球菌有抑制作用，1∶16 时对八叠球菌有抑制作用。采用平板打孔法对 5 种致病菌进行药物敏感性实验，结果发现金黄色葡萄球菌、变形杆菌对薤白中度敏感，绿脓杆菌、霉菌对薤白轻度敏感，大肠杆菌耐药。

4. 抗氧化作用 研究发现，薤白的 5 种不同提取物中，只有原汁能显著提高过量氧应急态大鼠的血清超氧化物歧化酶（SOD）活性，从而抑制血清过氧化脂质的形成，低、中剂量的作用均强于高剂量组。薤白的复方及单味薤白煎剂对 Fenton 反应产生的羟自由基（·OH）有清除作用。血清发光应用于薤白的抗氧化研究，结果显示薤白鲜汁与抗氧化剂谷胱甘肽相似，使血清抗坏血酸自由基浓度降低，类同于羟自由基清除剂甘露醇，能改变血清发光特征，从而进一步证明了薤白的抗氧化作用。

5. 止咳祛痰、解痉平喘作用 薤白能够舒张血管平滑肌，延长止喘时间，改善喘息症状与哮鸣声。对小鼠的止咳祛痰实验表明，薤白的复方具有明显的止咳祛痰作用，止咳强度略强于阳性药物蛇胆川贝液组，而其祛痰作用基本相似。用复方薤白雾化剂对豚鼠进行的平喘实验表明，薤白能明显延长豚鼠的引喘期（$P < 0.05$），说明薤白有解痉平喘作用。

6. 对肺部的影响 动物实验大鼠常压缺氧性肺动脉高压时血浆中一氧化氮（NO）水平降低、血小板激活因子（PAF）的含量升高，薤白能明显升高 NO 和降低 PAF 的含量（$P < 0.01$），使大鼠肺小动脉管壁增厚，管腔狭窄程度显著减轻。薤白复合煎剂能明显减轻平阳霉素所致的大鼠肺泡炎及纤维化程度，抑制大鼠支气管肺泡盥洗液（BALF）中层粘连蛋白（LN）、Ⅲ型前胶原（PCⅢ）含量的增高。

7. 镇痛和耐缺氧作用 动物药理实验表明，50% 的乙醇温浸薤白后制成的浸膏有镇痛作用。薤白生品和炒品水煎剂也均有较强的镇痛作用，且能延长对常压缺氧、$NaNO_2$ 中毒组织缺氧及异丙肾上腺素增加耗氧条件下小鼠的耐缺氧时间，但两者之间无显著性差异。

8. 增强免疫力 薤白能提高小鼠免疫力，是通过增强巨噬细胞分泌 1L - 1、1L - 2、TNF 等细胞因子的活性和 NK 细胞的细胞毒作用，从而增强机体免疫功能。

9. 抗肿瘤作用 薤白通过与 N - 亚硝基化合物进行反应，对亚硝酸盐有一定的清除作用。试验证明，薤白挥发油能够明显抑制体外培养的肿瘤细胞生长，对 S_{180} 和 H_{22} 瘤细胞有明显的细胞毒作用，同时可诱导人胃癌细胞凋亡。薤白总皂苷能抑制人宫颈癌 HeLa 细胞增殖和诱导凋亡作用。

10. 肝药酶抑制作用 薤白水提物能明显降低小鼠 Cyt - P450 含量，对肝药酶有明显抑制作用。

【临床应用】

1. 支气管炎及支气管哮喘 薤白研粉，每服 3g，每日 3 次，温水送服，治支气管炎，效果较好。用薤白 20 ~ 30g 水煎服，治疗支气管哮喘有效。用瓜蒌薤白半夏汤加味治疗支气管哮喘 60 例，治疗结果痊愈 18 例（30.0%），有效 41 例（68.3%），无效 1 例（1.7%），总有效率 98.3%。

2. 不稳定型心绞痛 用加味瓜蒌薤白桂枝汤（瓜蒌 15g，薤白、菖蒲、半夏各 12g，郁金、乳香各 10g，降香 6g，丹参、黄芪各 20g），每天 1 剂，复煎，早晚各服 1 次，治疗不稳定型心绞痛 40 例，结果显效 23 例，有效 14 例，无效 3 例。

3. 痢疾 薤白、黄柏各 9g，木香 6g，水煎服。或用薤白 15g，加粳米适量煮粥食。

4. 胸痹 瓜蒌薤白半夏汤，每剂加水 1000mL，煎取 600mL，每日 1 剂分早中晚温服。治疗胸痹 46 例，治愈 38 例，好转 6 例，无效 2 例，总有效率 95.6%。服药最短 2 个疗程，最长 3 个疗程。

5. 小儿病毒性心肌炎 用加味瓜蒌薤白桂枝汤组成的瓜蒌薤白温心口服液治疗小儿病毒性心肌炎 58 例，结果痊愈 17 例，显效 24 例，有效 15 例，无效 2 例，总有效率为 96.6%。

【毒副作用】 小白鼠灌胃给药，薤白及其复方的口服半数致死量均大于各自临床常用量的 100 倍，毒性很低。测得小鼠腹腔注射的半数致死量薤白为（70.12 ± 3.49）g/kg，复方为（48.72 ± 1.79）g/kg，毒性顺序为复方大于薤白。腹腔注射的中毒症状相似，均见活动减少、四肢乏力、软瘫、抽搐。另有报道，薤白服用过多对胃黏膜有刺激，溃疡患者不宜常用。平时胃气虚寒者，服本品后往往发生嗳气，不宜多用。

参 考 文 献

1. 盛华刚. 药学研究, 2013, 32 (1): 42.
2. 苏丽梅, 等. 今日药学, 2009, 19 (1): 28.
3. 程书彪, 等. 中草药, 2013, 44 (9): 1078.
4. 傅正良, 等. 河北中医, 2008, 30 (6): 641.
5. 张占军, 等. 食品研究与开发, 2015, 36 (5): 107.
6. 关峰, 等. 植物生理学报, 2014, 50 (4): 382.
7. 许捷思, 等. 科技信息 (科学教研), 2007, (33): 372.

甘 松

【别名】 香松，香甘松。

【来源】 为败酱科植物甘松 *Nardostachys jatamansi* DC. 的干燥根及根茎。

【性味】 辛、甘，温。

【功能主治】 理气止痛，开郁醒脾；外用祛湿消肿。用于脘腹胀满，食欲不振，呕吐；外治牙痛，脚气肿毒。

【主要成分】 甘松的根和根茎含挥发油 1% 以上。油中含多种倍半萜类，如马兜铃烯 - 1（10）- 2 酮 [1（10）- Aristolen - 2 - one]、甘松酮（Nardostachone）、土青木香酮（Debilon）、9 - 马兜铃烯（9 - Aristolene）、1（10）- 马兜铃烯 [1（10）- Aristolene]、1,2,9,10 - 四去氢马兜铃烷（1,2,9,10 - Tetradehydroaristolane）、马兜铃烯 - 9 - 醇 - 1（9 - Aristolen - 1α - ol）、缬草酮（Valeranone）、甘松新酮（Nardosinone）、广藿香醇（Palchouh alcohol）、异甘松香酮（Isonardosinone）、甘松醇 A（Narchinol A）、去氧甘松醇（Desoxonarchinol - A）、Nardosinondiol、β - 橄榄醇（β - Maaliol）、β - 橄榄烯（β - maaliene）、α - 广藿香烯（α - Patchoulen）、β - 广藿香烯、Nar - donoxide、Gansongone、1（10）- Aristolene - 9β - ol、KanshoneA、KanshoneB、KanshoneC、KanshoneD、KanshoneE、Nardofuran、甘松香醇（Nardostachnol）、白菖烯醇（Calarenol）、马兜铃酮（Aristolone）等。三萜类主要是 β - 谷甾醇（β - Sitosterol）和齐墩果酸（Aristolone）。匙叶甘松的根含呋喃香豆精类化合物甘松素（Jatamansin）、甘松醇（Jatamansinol）、山水芹素（Oroselol）、倍半萜化合物榄醇（Elemol）、β - 桉叶酸（β - Eudesmol）、甘松酮、缬草酮、菖蒲烯（Calarene）、菖蒲醇（Calarenol）等。尚含甘松奥醇（Nardol）、α - 及 β - 蒎烯、正廿六烷醇、β - 谷甾醇。

【药理作用】

1. 中枢镇静作用 甘松对蛙、兔有与缬草相似的镇静作用，而毒性较后者为强。甘松中有镇静作用的主要是白菖烯。匙叶甘松之挥发性物质亦有相似的镇静作用，并具有一定的安定作用；其有机溶媒提取物对小鼠、大鼠、猫口服或腹腔注射，有镇静、升压作用。缬草酮在拮抗最大电休克方面的作用强于大仑丁及匙叶甘松挥发油，但对五甲烯四氮唑性惊厥则并无保护作用。

2. 抗心律不齐作用 缬草酮有抗心律不齐的作用，且为一较安全药物。对异位性室性节律（冠状动脉二期结扎术后的不麻醉犬）的抑制强于奎尼丁及甘松挥发油；而在损伤性心房扑动及乌头碱性心房颤动方面的抑制，则与奎尼丁相同。从匙叶甘松中提出的挥发油在多种心脏标本上，延长反拗期，减慢传导方面的作用弱于奎尼丁；对小鼠急性静脉注射的毒性，也较奎尼丁为小。对洋地黄引起的室性心律不齐无保护作用。

3. 对平滑肌的作用　在给豚鼠喷射组织胺的前后，应用匙叶甘松可使支气管扩张。醇提取物在离体平滑肌器官上（小肠、大肠、子宫、支气管）具有拮抗组织胺、5-羟色胺及乙酰胆碱的痉挛作用；还能拮抗氯化钡引起的痉挛，故对平滑肌可能有直接作用。临床上用治哮喘、咳嗽、腹泻、腹痛等可能与此作用有关。

4. 抗心肌缺血、缺氧作用　给家兔静脉注射甘松制剂，可使心率明显减慢，提高冠脉血流量，增加心输出量，降低心肌耗氧量。并对静脉注射垂体后叶素所致的实验性急性心肌缺血有显著的保护作用。缬草酮具有提高耐缺氧能力的作用。腹腔注射甘松制剂可显著增强小鼠常压耐缺氧能力。

5. 抗溃疡作用　据报道，甘松提取物有抗溃疡作用，能抗菌消炎，舒张平滑肌而理气止痛，扩张毛细血管，改善微循环，促使溃疡愈合。

6. 抑菌作用　甘松精油对金黄色葡萄球菌、枯草芽孢杆菌、酿酒酵母、木霉、大肠杆菌均有抑制作用。研究证明，甘松对金黄色葡萄球菌的抗性最强，其次是枯草芽孢杆菌和酿酒酵母。另报道，甘松提取物在1∶80浓度时会对结核杆菌有抑制作用。其分离出的甘松过氧化物和异甘松过氧化物对恶性疟原虫有抗疟活性。

7. 抗抑郁作用　通过甘松对动物行为绝望的影响，发现甘松新酮具有一定的抗抑郁活性。进一步研究发现，甘松新酮对原代培养的神经细胞具有一定的增殖作用，对中枢神经系统具有神经保护作用。

8. 其他作用　匙叶甘松挥发油有驱风及解痉作用，对皮肤黏膜无局部刺激性。甘松还有抑制胃肠道、抑制子宫的作用。另有报道，甘松还有调节血压、抗惊厥及细胞毒活性的抗癌作用。

【临床应用】

1. 胃脘胀痛，食欲不振　甘松、香附、乌药、陈皮各6g，肉桂3g，麦芽15g，水煎服。

2. 神经性胃痛　甘松、香附、沉香各6g，水煎服。

3. 脚气　甘松、荷叶心、藁本各等份，煎汤外洗。

4. 高脂血症　复方甘松汤（甘松、青皮、香附、党参、山楂、制首乌、鸡血藤、生甘草），治疗高脂血症38例，痊愈26例，显效5例，有效5例，无效2例。总有效率94.2%。

【毒副作用】　气虚血热者忌服。挥发油小鼠静脉注射的毒性较奎尼丁低。乙醇提取物大剂量有毒，1.5~3.75g/kg可致死。

参 考 文 献

1. 卢靖，等. 食品工业，2014，35（4）：91.

2. 武娇娇，等. 中国实验方剂学杂志，2012，18（7）：205.

3. 何跃，等. 实用医院临床杂志，2011，8（1）：27.

4. 万新，国外医药·植物药分册，2007，22（1）：1.

5. 张旭，等. 中药材，2007，30（1）：38.

九 里 香

【别名】　千里香，满山香，五里香。

【来源】　为芸香科植物九里香 *Murraya exotica* L. 和千里香 *Murraya paniculata*（L.）Jack 的干燥叶和带叶嫩枝。

【性味】　辛、微苦，温；有小毒。

【功能主治】 行气止痛，活血散瘀。用于胃痛，风湿痹痛；外治牙痛，跌扑肿痛，虫蛇咬伤。

【主要成分】 茎、叶含黄酮化合物 $3',4',5,5',7,8$ – 六甲氧基黄酮、$3,3',4',5,5',7,8$ – 七甲氧基黄酮、$3',4',5,5',7$ – 五甲基黄酮等。又含多种香豆素成分：九里香内酯（Hainanmurpanin）、九里香甲素（Isomexoticin）、九里香乙素（Murpanidin）、九里香丙素（Murpanicin）、九里香丁素（Murragatin）、九里香戊素（Murralogin）及 $5,7$ – 二甲氧基 – 8 – （$3'$ – 甲基 – $2'$ – 酮基丁基）香豆素等。还含多种游离氨基酸。茎皮含迈月橘素。叶含挥发油 0.25%，油中主含左旋荜澄茄烯（Cadinene）、邻 – 氨基苯甲酸甲酯、甜没药烯（Bisabolene）、β – 丁香烯、丁香油酚（Eugenol）、香茅醇（Citonellol）、3 – 蒈烯（3 – Carene）、甲基水杨酸酯等。又从油中分离出 26 个止咳、止痛、驱蚊的化合物，其中含量较高的有乙酸香叶酯、香叶醛、香叶醇、橙花醛等。根含九里香碱 A 及 B、月橘烯碱、多糖等。

【药理作用】

1. 松弛平滑肌作用 本品石油醚提取的结晶性成分，可松弛大鼠离体小肠平滑肌，对组胺引起的收缩有拮抗作用，对氯化钡所致平滑肌痉挛亦有解痉作用，但对乙酰胆碱引起的痉挛无阻断作用。

2. 局麻作用 九里香注射液、茎叶煎剂及酒浸剂有较好的局部麻醉作用。以 12.5% 浓度煎剂作浸润麻醉，效果良好，唯局部刺激性较大。

3. 抗菌作用 九里香乙醇浸液对金黄色葡萄球菌和溶血性链球菌有抑制作用。

4. 抗早孕作用 九里香有抗早孕作用，给妊娠 7～8 天小鼠分别腹腔注射不同剂量的九里香根茎、皮、枝、叶和木质部煎剂，均有明显的抗早孕作用，以皮煎剂最好，抗早孕率 80% 以上。其抗早孕作用以腹腔注射最好，皮下注射效果较差，口服则无效。此外，九里香皮煎剂 3.6×10^{-4} mg/kg，对未孕小鼠离体子宫有明显兴奋作用；15×10^{-4} mg/kg 对妊娠 5～6 天的小鼠离体子宫亦有明显的兴奋作用。加入药液后子宫立即呈现强烈收缩，并在紧张性收缩基础上进行节律性收缩。给妊娠小鼠腹腔注射九里香蛋白多糖 2.08mg/kg，抗早孕率达 72%～80%。初步用于临床中期妊娠引产，完全成功率达 87.5%。从茎皮中分离到的糖蛋白成分给 12～16 天的孕兔腹腔注射 10mg/kg，或羊膜腔内注射 3mg，3～5 天后获得明显的终止妊娠的效果，同时给予黄体酮 1mg/kg，连续 6 天，不能对抗其抗孕作用。给妊娠 1～3 天小鼠口服或皮下注射月橘烯碱 2mg/kg 或 4mg/kg，每天 1 次，连续 3 天，有明显的抗着床作用。

5. 免疫增强及抗炎作用 九里香多糖给小鼠腹腔注射 2.08mg/kg，能增强小鼠腹腔巨噬细胞的吞噬功能，亦能增加致敏动物血清中溶血素含量，可对抗环磷酰胺引起的白细胞减少。对二甲苯所致小鼠耳部炎症有对抗作用。九里香通过抑制 mRNA 和蛋白的表达，表现出抑制软骨细胞凋亡，而达到对骨关节炎的治疗。

6. 抗氧化作用 九里香所含挥发油具有清理自由基，增强超氧化物歧化酶（SOD）的活性，表现出较强的抗氧化作用。

7. 其他作用 九里香多糖对大鼠新鲜红细胞有明显促进凝集作用；家兔静脉注射九里香蛋白多糖 18mg/kg，有抗凝血作用，使凝血时间延长 1.76 分钟。九里香所含香豆素类成分有抗大鼠甲状腺功能的作用。给大鼠喂九里香叶能降低血糖。

【临床应用】

1. 局麻和表面麻醉 九里香注射液作局麻行大小手术 100 例，初步观察效果稳定，注射后约 10～20 分钟即产生麻醉作用，无不良反应，术中和术后血压、脉搏、呼吸皆平稳，缺点是对局部刺激较大，腹部手术时腹肌较紧张，对深部手术仍较困难。用九里香制成表面麻醉剂，涂于咽喉部黏膜表面，作扁桃体挤切术 108 例，效果良好，涂药后数分钟即出现麻醉作用。

2. 乙型脑炎 用九里香、金盏银盘，高热加大青叶水煎服，配合西药治疗 128 例，全部治愈，退热时间 2～6 天，住院时间 3～54 天，平均 8 天。

3. 湿疮、牙痛、蛇伤等 可将叶捣烂外敷或浓煎洗患处。

【毒副作用】 九里香皮煎剂给小鼠腹腔注射的 LD_{50} 为 14.14g/kg；挥发油中所含的丁香酚大鼠口服的 LD_{50} 为 1.93g/mg，香叶醇为 4.8g/mg；九里香蛋白多糖小鼠腹腔注射的 LD_{50} 为（462 ± 56.7）mg/kg。小鼠腹腔注射 10～20g/kg 九里香枝的水提物，出现呼吸困难、后肢无力，最后抽搐死亡。

参 考 文 献

1. 郭培，等. 现代药物与临床，2015，30（9）：1172.
2. 吴龙火，等. 中国实验方剂学杂志，2013，19（4）：338.

九 香 虫

【别名】 黑兜虫，打屁虫，酒香虫。

【来源】 为蝽科昆虫九香虫 *Aspongopus chinensis* Dallas 的干燥体。

【性味】 咸，温。

【功能主治】 理气止痛，温中助阳。用于胃寒胀痛，肝胃气痛，肾虚阳痿，腰膝酸痛。

【主要成分】 含九香虫油（脂肪），油中主要含硬脂酸、棕榈酸、油酸，其臭气来源于醛或酮，此外含蛋白质、甲壳质等。

【药理作用】

1. 抗菌作用 九香虫对金黄色葡萄球菌、大肠杆菌、伤寒杆菌、甲型副伤寒杆菌及福氏痢疾杆菌均具有较强的抗菌作用。

2. 抗癌作用 本品是昆虫类抗癌药，对食道癌、胃癌、肝癌及结肠癌具有一定的抑制作用。临床上配合其他药物治疗消化道肿瘤有一定效果。

3. 抗凝血作用 实验研究证明，九香虫水煎液对 ADP 诱导的家兔血小板聚集有抑制作用，其作用呈现量效关系。九香虫水煎醇浸浓缩液（1：0.5）在体外对纤维蛋白有较强的纤溶作用，其活性显著高于丹参、大黄，推测其有一定抗凝血作用。

4. 其他作用 以九香虫、广木香为主药组成的止痛灵有明显的镇痛作用；以九香虫、蛤蚧、人参等组成的保健口服液"东方魔液"，能提高人血液中血红蛋白水平，显著提高人的性机能。

【临床应用】

1. 血管瘤 用九香虫外涂治疗血管瘤 4 例，结果全部治愈。

2. 胸肋骨骨折 九香虫 15g，冬瓜子 30g，川续断、白芍各 12g，苏子、苏梗、桃仁、杏仁、陈皮、生大黄（后下）各 10g，生甘草 3g，水煎服。配合外敷消瘀膏、桂冰散等，治疗胸肋骨骨折 32 例，取得较好疗效。

3. 男性不育 以九香虫配淫羊藿、熟地黄、草薢、菟丝子、枸杞子、车前子、穿山甲、桂枝为基本方，加减治疗男性不育 65 例，结果治愈 35 例，有效 21 例，无效 9 例，总有效率 86.2%。治疗时间最短 46 天，最长 130 天。

4. 胃部痉挛性疼痛 以九香虫为主药，自制疏肝和胃散治疗肝郁气滞、脾虚瘀血之胃脘痛，有较好疗效。另有报道，以九香虫和广木香为主要药物组成的"止痛灵"处方，经临床验证，具有很强的胃肠道解痉止痛作用。

5. 腰肌劳损 九香虫、陈皮各 7g，研成细末，1 日 2 次，用温开水或酒送服，连服 7 剂，治疗急慢性腰肌劳损 7 例，获得良好效果。另有报道，用九香虫 45g，浸泡于 500g 白酒中，7 天后服用，每服 20mL，日服 2 次，早晚空腹服，治疗腰痛。

参 考 文 献

1. 郭玉红，等. 时珍国医国药，2015，26（3）：692.

2. 于声，等. 广西师范大学学报，2015，33（1）：104.

3. 张莎，等. 北京中医药，2014，33（3）：182.

4. 范钦，等. 安徽农业科学，2011，39（13）：7828.

5. 高源，等. 现代中药研究与实践，2010，24（3）：34.

6. 张颖，等. 亚太传统医药，2009，5（9）：44.

玫　瑰　花

【别名】　徘徊花，刺玫花。

【来源】　为蔷薇科植物玫瑰 *Rosa rugosa* Thunb. 的干燥花蕾。

【性味】　甘、微苦，温。

【功能主治】　行气解郁，和血，止痛。用于肝胃气痛，食少呕恶，月经不调，跌扑伤痛。

【主要成分】　花含槲皮苷、鞣质、没食子酸、花色苷、β-胡萝卜素，并含0.03%挥发油。挥发油中主要成分为香茅醇（Citroneilol）、橙花醇（Nerol）、丁香油酚（Eugenol）、苯乙醇。挥发油中还含有壬醇、苯甲醇、芳樟醇（Linalool）、乙酸苯乙酯、1-对-盖烯（1-p-Menthene）。花瓣、萼片、雄蕊、花药和花粉成分均不甚相同，花瓣主含萜类和芳香（族）醇类，而萼片主要含倍半萜类化合物。

【药理作用】

1. 利胆作用　玫瑰花有利胆作用。大鼠总胆管瘘管法实验表明，玫瑰花油有增加胆汁分泌的作用。

2. 抗氧化作用　用玫瑰花的水提液给适当月龄的SAM（近交系衰老模型）大鼠灌胃，发现红细胞溶血抑制率有不同程度的提高，超氧化物歧化酶的活性也有逐渐升高的趋势。

3. 对心血管系统的作用　玫瑰花具有营养心肌、增加心肌血流量、降低血黏度和血小板聚集率等作用，其抗心肌缺血、缩小心肌梗死范围，作用强度与硝苯吡啶相似。玫瑰舒心口服液（由玫瑰花、柴胡、枳壳、川芎、白芍等组成），家兔实验表明，能改善心肌缺血，缩小心肌梗死范围。

4. 解毒作用　小鼠实验表明，玫瑰花水煎剂能解除口服锑剂的毒性。但仅以吐酒石（酒石酸锑钾）口服法为限，且吐酒石的抗血吸虫作用亦随毒性解除而消失，据推测，此可能为玫瑰花改变了吐酒石的结构所致。

5. 对肠系膜微循环的影响　玫瑰花总提取物局部应用可增加微动脉的血流速度，扩张微动脉，对微静脉作用不明显，而增加血流速度的作用较为明显。滴加肾上腺素可导致小鼠的肠系膜微循环障碍，局部滴加玫瑰花总提取物后，可加快微循环障碍的恢复。玫瑰花总提取物的上述作用与丹参注射液相似但较弱。

6. 对主动脉平滑肌的影响　玫瑰花水煎剂无论酸性还是中性均可使去甲肾上腺素预收缩主动脉条产生明显的舒张作用，说明其水煎液中含有直接扩张血管的有效成分，并非其中所含酸性物质影响所致；玫瑰花水煎剂可引起血管平滑肌舒张，此作用不依赖于外在神经与体液因素，可能与内皮细胞释放的NO有关。

7. 抗炎作用　玫瑰花具有抗炎作用。动物实验结果表明，玫瑰花能显著改善铜绿假单胞菌感染的小鼠肺部中性粒细胞浸润，降低细胞炎症因子的水平。

8. 其他作用　研究发现，玫瑰花提取物具有降血糖、抗抑郁、抗疲劳、抗病毒及抗菌等作用。玫瑰花所含儿茶精类物质用于放射病的综合治疗，有明显抗肿瘤作用。

【临床应用】

1. 心绞痛　玫瑰舒心口服液（由玫瑰花、柴胡、枳壳、川芎、白芍等药组成），每1mL含生药1.25g，温服，每次10mL，每日3次。1个月为1疗程。治疗气滞血瘀型冠心病心绞痛100例，对照组服用复方丹参片，每次3片，日服3次。结果治疗组显效64例，改善34例，无效2例，总有效率98%，疗效优于对照组。

2. 冠心病、高血压、心律失常等心血管疾病 用玫瑰花口服液治疗心血管疾病 44 例，结果临床治愈 16 人，占 36.4%；显效 20 人，占 45.5%；有效 7 人，占 15.9%；无效 1 人，占 2.2%。总有效率 97.8%。

参 考 文 献

1. 马依努尔·拜克力，等. 中国药理学通报，2015，31（3）：441.
2. 韩彦琪，等. 中草药，2014，45（19）：2797.
3. 贾佼佼，等. 中医学报，2014，29（9）：1337.
4. 徐春生，等. 中国医药指南，2012，10（15）：82.
5. 李明，等. 卫生职业教育，2007，25（8）：146.

沉 香

【别名】 蜜香，沉水香。

【来源】 为瑞香科植物白木香 *Aquilaria sinensis*（Lour.）Gilg 含有树脂的木材。

【性味】 辛、苦，微温。

【功能主治】 行气止痛，温中止呕，纳气平喘。用于胸腹胀闷疼痛，胃寒呕吐呃逆，肾虚气逆喘急。

【主要成分】 主要含挥发油（倍半萜化合物），还有 2 -（2 - 苯乙基）色酮类、三萜类及其他成分。挥发油主要成分有：白木香酸（Baimuxinie acid）、白木香醛醇（Baimuxinal）、沉香螺旋醇（Agarosp irol）、沉香螺旋醛（Oxoagarosp irol）、去氢白木香醇、异白木香醇（Isobaimuxinol）、苄基丙酮（Benxylacatone）、对甲氧基苄基丙酮、茴香酸（Anisic acid）和 β - 沉香呋喃（β - Agarofuran）。2 -（2 - 苯乙基）色酮类主要有：2 -（2 - 苯乙基）色酮、6 - 羟基 2 -（2 - 苯乙基）色酮、6 - 甲氧基 2 -（2 - 苯乙基）色酮等。三萜类主要有羰基何帕酮。

【药理作用】

1. 解痉作用 沉香的水煎液 1.0×10^{-2} g/mL 对离体豚鼠回肠的自主收缩有抑制作用，并能对抗组胺、乙酰胆碱引起的痉挛性收缩。200% 水煎醇沉液 0.2mL 给小鼠腹腔内注射，能使新斯的明引起的小鼠肠推进运动减慢，呈现肠平滑肌解痉作用，此作用可能为沉香对胃肠平滑肌的直接作用。

2. 止喘作用 沉香醇提取物 1.0×10^{-4} g/mL 浓度，能促进离体豚鼠气管抗组胺作用，而发挥止喘效果。

3. 镇痛、镇静、抗焦虑作用 沉香提取物能使环己巴比妥引起的鼠睡眠时间延长，其所含白木香酸成分对小鼠具有麻醉作用。此外，对小鼠实验结果显示，沉香具有良好的镇痛及抗焦虑作用。

4. 降压作用 水煎剂 1.8g/kg 给麻醉猫静注，血压下降 3.2 ~ 3.6kPa，4 ~ 11 分钟后恢复正常，且不能阻断乙酰胆碱的降压作用。

5. 抗菌作用 国产沉香煎剂对人体结核杆菌、伤寒杆菌、福氏痢疾杆菌均有不同程度的抑菌作用。

6. 其他作用 沉香螺旋醇能减少由脱氧麻黄碱和阿普吗啡诱导的自发性运动，增加大脑内的高香草酸含量，而单胺及其他代谢物的含量不发生改变。沉香所含的圆柚酮、苍术醇具有不同程度的抗胃溃疡作用。此外，沉香还具有抗过敏及抗炎作用。

【临床应用】

1. 术后呃逆 沉香粉 3g 用纸卷成香烟状，点燃后吸入，治疗术后呃逆 65 例，显效 38 例，有效 25 例，无效 2 例，总有效 96.9%。

2. 胃痛 用沉香止痛散（由沉香、金银花、鸡内金、当归、浙贝母、茯苓、大腹皮、香附等组成）治疗胃痛 103 例，结果症状全部消失 80 例，显效 23 例，有效率为 100%。

3. 尿道综合征 沉香4g，石韦15g，滑石15g（包煎），当归10g，白芍10g，陈皮10g，冬葵子10g，浙贝母10g，苦参10g，柴胡10g，百合30g，王不留行10g，金钱草30g，甘草5g，每日1剂水煎服，15天为1疗程。治疗尿道综合征56例，显效（排尿困难，尿频症状基本消失）16例，好转（排尿困难、尿频症状明显改善）35例，无效（排尿困难、尿频症状稍有改善或无明显好转，或仅腹胀等其他症状减轻者）5例，总有效率91.1%。

4. 风湿性心脏病 用藏药三十五味沉香散（由沉香、香樟、白沉香、白檀香、紫檀香、红花等组成）治疗风湿性心脏病100例，显效56例，好转41例，无效3例，总有效率为97%。

5. 功能性消化不良 沉香化气胶囊，每次3粒，每日2次，3天为1疗程，治疗功能性消化不良40例，痊愈27.5%，显效42.5%，有效22.5%，无效7.5%，总有效率92.5%。

6. 肛瘘术后癃闭 用沉香四磨汤（乌药、槟榔各12g，沉香、川楝子、甘草各6g，木香9g，车前子、泽泻各10g，灯芯草3扎，水煎服，1剂/天）治疗20例肛瘘术后癃闭，结果治愈（用药1剂后能自主排尿，无需导尿）18例，其余2例服药3剂后即可自主排尿。

7. 反流性食管炎 自拟沉香汤（沉香、柴胡、党参、白芍、厚朴、茯苓、苏梗、浙贝母各10g，黄连6g，丹参9g，三七粉3g，白及、乌贼骨、蒲公英各15g），治疗反流性食管炎128例，治疗组总有效率为95.31%。

参 考 文 献

1. 安娜贝拉，等. 中国野生植物资源，2014，33（2）：1.
2. 曹红霞，等. 中国临床研究，2013，26（10）：1116.
3. 李红念，等. 中国药房，2011，22（35）：3349.
4. 田燕泽，等. 中央民族大学学报，2010，19（1）：77.
5. 冷玉杰，等. 辽宁中医药大学学报，2007，（3）：103.
6. 梅全喜，等. 时珍国医国药，2007，18（8）：2049.

檀　香

【别名】 白檀香，真檀香，檀香木。

【来源】 为檀香科植物檀香 *Santalum album* L. 树干的干燥心材。

【性味】 辛，温。

【功能主治】 行气温中，开胃止痛。用于寒凝气滞，胸膈不舒，胸痹心痛，脘腹疼痛，呕吐食少。

【主要成分】 主要含挥发油。檀香挥发油主要成分为倍半萜类化合物 α-檀香醇与 β-檀香醇，约占90%以上。此外，还含 α-檀香烯、β-檀香烯、α-檀香醛、β-檀香醛、α-芳姜黄烯、三环檀香醛、反式柠檬烯、甜没药烯醇-A、甜没药烯醇-C、甜没药烯醇-D、甜没药烯醇-E、9（10）-顺，α-反式香柠烯醇、二氢-α-沉香呋喃、二氢-β-沉香呋喃、4,11-环氧-顺式-桉叶烷、朱栾萜烯等。

【药理作用】

1. 对中枢神经的作用 檀香中的 α-檀香醇与 β-檀香醇具有与氯丙嗪类似的神经药理活性，对小鼠中枢具有镇静作用。

2. 对平滑肌的作用 檀香的水提液对小鼠肠道平滑肌有推进作用。

3. 对血糖的影响 丹参檀香浸膏以250mg/kg给糖尿病大鼠灌服，结果发现该浸膏对血糖无明显影响，对血清果糖胺和红细胞山梨醇含量有明显降低作用。

4. 其他作用 α-檀香醇和 β-檀香醇有较强的抗菌作用，曾作尿道消毒剂使用，治疗白浊等症。

【临床应用】

1. 冠心病心绞痛 用红花檀香茶（红花 6g，白檀香 2g，用沸水冲泡），治疗冠心病心绞痛 32 例，显效 15 例，占 46.9%；有效 11 例，占 34.4%；无效 6 例，占 18.8%；有效率为 81.2%。另用檀香 1.6g，细辛 0.55g，良姜 1.6g，荜茇 3.2g（此为 5 粒量），提取挥发油，加冰片 0.85g，制成滴丸，心绞痛发作时滴入药物，含服。用于冠心病心绞痛发作 161 例次，显效 51 例次（31.7%），有效 47 例次（29.2%），无效 63 例次（39.1%），总有效率为 60.9%。

2. 胃痛 以丹参饮（丹参、檀香、砂仁）加味治疗各种胃痛有明显疗效。

3. 风湿性关节炎 由白檀香、紫檀香、驴血等 25 味藏药组成的驴血丸，治疗风湿性关节炎 120 例，总有效率为 96.7%。

4. 心律失常 檀香饮（由生黄芪、檀香、桃仁、炙甘草、桂枝、西党参组成）随症加减，治疗心律失常 47 例，显效 27 例，有效 15 例，无效 5 例，总有效率为 89.4%。

5. 高脂血症 檀香、丹参、砂仁、首乌各适量，随证加减，水煎服，每日 1 剂，1 个月为 1 疗程。治疗 30 例，治疗前后胆固醇、甘油三酯和 β - 脂蛋白三项指标的检查结果经统计学处理均有显著性差异。说明此药具有较好的降血脂作用。

参 考 文 献

1. 刘红艳，等. 中国实验方剂学杂志，2012，18（17）：175.
2. 黄娟娟，等. 食品工业科技，2012，33（9）：132.
3. 李萍，等. 内蒙古中医药，2010，29（11）：142.
4. 黄娟娟，等. 食品科技，2011，36（11）：179.
5. 秦明芳，等. 基因组学与应用生物学，2010，29（5）：962.

荔 枝 核

【别名】 荔核，荔仁，大荔核。

【来源】 为无患子科植物荔枝 *Litchi chinensis* Sonn. 的干燥成熟种子。

【性味】 甘，微苦，温。

【功能主治】 行气散结，祛寒止痛。用于寒疝腹痛，睾丸肿痛。

【主要成分】 含有硬脂酸、β - 谷甾醇、豆甾醇、（24R）- 5A - 豆甾烷 - 3,6 - 二酮、豆甾烷 - 22 - 烯 - 3,6 - 二酮、3 - 羰基甘遂烷 - 7,24 - 二烯 - 21 - 酸、胡萝卜苷、豆甾醇 - β - D - 葡萄糖苷、1H - Imidazole - 4 - carboxylic acid，2,3 - dihydro - 2 - oxo，methyl ester、乔松素 - 7 - 新橙皮苷、D - 1 - O - 甲基 - 肌 - 肌醇、半乳糖醇、α - 亚甲基环丙基甘氨酸、肌 - 肌醇等。

【药理作用】

1. 降血糖作用 灌胃荔枝核干浸膏 1.3 ~ 2.6mg/kg，1 日 1 次，用 20 天能明显降低四氧嘧啶（ALX）糖尿病（DM）大鼠血糖，用 30 天降糖作用进一步加强。其机制是提高了机体及周围组织对葡萄糖的利用率。荔枝核所含的 α - 亚甲基环丙基甘氨酸给饥饿 22 小时的小鼠皮下注射 230 ~ 400mg/kg，能使血糖从正常的 3.976 ~ 7.280mmol/L 降至 1.96 ~ 4.2mmol/L，肝糖原含量亦显著下降。另有报道，荔枝核有效部位群通过抑制胰组织内质网应激关键基因 GRP78 及 CHOP 的 mRNA 表达，而改善糖脂代谢、提高胰岛素敏感性、改善胰岛素抵抗。

2. 调节血脂作用 给动物喂服荔枝仁油与高脂肪混合饲料，发现荔枝仁油中含有的不饱和脂肪酸能对抗高脂肪饲料引起的高脂血症，可能作用机制是荔枝仁油能降低血清中的甘油三酯和总胆固醇，并且提高 HDL - C 的含量和 HDL - C/TC 比值。

3. 抗氧化作用 荔枝核水提液能对抗四氧嘧啶所致的自由基损伤，提高抗氧化酶 SOD 活性。

4. 对乙肝病毒的抑制作用　研究发现，荔枝核水提取物对 HBsAg 有高效抑制作用，荔枝水提物（100mg/mL）能完全抑制乙肝病毒复制。

5. 护肝作用　腹腔注射荔枝核皂苷混合物能增强四氯化碳肝损伤模型小鼠肝脏蛋白质和 RNA 的合成，表明其有一定的护肝作用。此外，有报道，荔枝核总黄酮对肝纤维化模型大鼠肝细胞损伤具有一定改善作用，其机制可能与上调 Bcl－2、下调 Bax 表达有关。

6. 抗病毒作用　研究发现，荔枝核所含的黄酮类化合物在 Hep－2 细胞中对呼吸道合胞病毒有抑制作用。另有报道，荔枝核中的黄酮类化合物在体外还具有抗流感病毒作用。

7. 抑制乳腺增生作用　小鼠实验证明，荔枝核皂苷可有效抑制乳腺组织增生，通过降低乳腺增生模型大鼠乳头直径及高度、血清 E_2 含量及增生乳腺组织 ER、PR 的表达，升高血清 P 含量。

8. 抑制肿瘤作用　研究发现，荔枝核水提物和荔枝核颗粒剂在体内、外均能抑制小鼠 S_{180}、EAC 细胞生长。荔枝核水提取物对鼻咽癌 CNE－2Z 细胞增殖具有明显的抑制作用，在质量浓度 100μg/mL 时抑制率可达到 98.54%。此外，有报道，荔枝核提取物具有抑制乳腺癌 MCF－7 的作用。

9. 其他作用　荔枝核提取物具有一定的抑菌、延缓及减轻肾小球硬化作用。

【临床应用】

1. 糖尿病　用荔枝核浸膏片（丽仁降糖片）30g（生药）/d～60g（生药）/d，连服 3 个月，治疗非胰岛素依赖型糖尿病人 45 例，有效 36 例。同时检测治疗前后血浆胰岛素水平，未见明显改变。

2. 前列腺痛　荔枝核 8g，田七 3g，捣碎后代茶饮，治疗前列腺痛 127 例，结果发现疼痛完全消失 37 例，疼痛明显减轻 43 例，稍缓解 21 例，26 例无改善或加重。

3. 慢性乙型肝炎　荔枝核颗粒 1 包/次，1 天 3 次，12 周为 1 个疗程。治疗慢性乙型肝炎 48 例，治疗 4 周后患者在肝功能方面均有改善，在肝纤维化指标方面，治疗后均有不同程度的改善。24 周后血脂也有较明显的下降。

参 考 文 献

1. 周学东，等. 中国药房，2015，26（22）：3099.
2. 林妮，等. 中药材，2015，38（4）：798.
3. 李常青，等. 中药材，2015，38（7）：1466.
4. 陈锐，等. 时珍国医国药，2015，26（9）：2077.
5. 张菊艳，等. 广东药学院学报，2014，30（6）：1.
6. 葛如意，等. 广东药学院学报，2012，28（6）：693.
7. 杨艳，等. 武汉大学学报，2014，35（1）：41.
8. 李娟，等. 中国临床药理学与治疗学，2012，17（10）：1098.
9. 陈剑梅，等. 今日药学，2011，21（11）：710.
10. 肖柳英，等. 中国药房，2007，18（18）：1366.

香　　橼

【别名】　香圆，枸橼。

【来源】　为芸香科植物枸橼 *Citrus medica* L. 或香圆 *Citrus wilsonii* Tanaka 的干燥成熟果实。

【性味】　辛、苦、酸，温。

【功能主治】　疏肝解郁，宽中，化痰。用于肝胃气滞，胸胁胀痛，脘腹痞满，呕吐噫气，痰多咳嗽。

【主要成分】　枸橼果皮中含挥发油，主要成分有右旋柠檬烯、水芹烯（Phellandrene）、枸橼醛（Citrad）、乙酸香叶酯、乙酸芳樟酯（Linalylacetate）。还含橙皮苷、枸橼苷、果胶、水苏碱、苦叶质圣草酚葡萄糖苷（Eriodictyol – glueoside）等。果实含柠檬酸、苹果酸、琥珀酸。种子含黄柏酮、柠檬苦素。近年又从果实中分离得到柠檬油素、β – 谷甾醇、胡萝卜苷、棕榈酸和一个新的三萜苦味素、枸橼苦素（Citrusin）。香圆果实中含挥发油，主要成分为香叶醛、柠檬烯等。幼果中含生物碱辛弗林（Synephine）、N – 甲基酪胺（N – methyltyramine）等。

【药理作用】

1. 抗炎作用 香橼具有抗炎作用。其所含有橙皮苷对豚鼠因缺乏维生素 C 而致的眼睛球结膜内细胞凝聚及毛细血管抵抗力降低有改善作用。能刺激缺乏维生素 C 的豚鼠的生长速度，增加豚鼠肾上腺、脾及白细胞中维生素 C 的含量。

2. 抗病毒作用 香橼有抗病毒作用。将小鼠纤维细胞放于 200μg/mL 的橙皮苷中预先孵化处理，橙皮苷能保护细胞不受水疱性口炎病毒侵害约 24 小时。预先处理 HeLa 细胞能预防流感病毒的感染。但其抗病毒的活性可被透明质酸酶所消除。

3. 其他作用 香橼中的橙皮苷有预防冻伤和抑制大鼠晶状体的醛还原酶作用。黄柏酮有增强离体兔肠张力和振幅的作用。香橼与栓塞饲料或与致粥样硬化饲料共同喂养大鼠，均可延长大鼠存活时间。

【临床应用】

1. 浅表性胃炎 香橼、附子、吴茱萸各 10g，神曲 20g，随证加减。共煎 2 次，混匀早晚 2 次服。治疗 280 例，治愈好转率为 95%。

2. 咳嗽 香橼（去核），薄切作细片，以白酒置砂罐内煮熟烂，加蜜拌匀，每晚服，治疗咳嗽有效。

3. 寻常型银屑病 自拟香橼汤（香橼、枳壳、柴胡、旱莲草、女贞子、太子参、白术、枸杞子各 10g，丹皮 20g，甘草 5g，金银花 30g，赤芍、连翘各 15g），治疗银屑病 30 例，基本痊愈 11 例，显效 9 例，有效 6 例，无效 4 例，总有效率 86.67%。

参 考 文 献

1. 汪文星，等. 湖北中医杂志，2012，34（1）：41.
2. 杨维平，等. 中国中医药现代远程教育，2010，8（8）：46.

刀 豆

【别名】 刀豆子，老刀豆。

【来源】 为豆科植物刀豆 *Canavalia gladiata*（Jacq.）DC. 的干燥成熟种子。

【性味】 甘，温。

【功能主治】 温中，下气，止呃。用于虚寒呃逆呕吐。

【主要成分】 成熟种子含尿素酶（Urease），血球凝集素（Hemogglutinin），刀豆氨酸（Canavanine），D – α – Amino – n – butyric acid，精氨酸酶（Arginase），伴刀豆球蛋白 A（Concanavalin A），水苏糖（Stachyose），亚精胺（Spermidine），精胺（Srermine），腐胺（Putrescine），刀豆蛋白，刀豆素等。还有没食子酸、没食子酸甲酯、1,6 – 二没食子酰基 – β – D – 吡喃葡萄糖苷、β – 谷甾醇、羽扇豆醇、δ – 生育酚。

【药理作用】

1. 对心血管系统的影响 伴刀豆球蛋白 A 与核糖、腺嘌呤协同有促进缺血后心功能不全恢复的作用。用雄性 Wistar 大鼠进行离体心脏灌注，30 分钟全心缺血和 30 分钟再灌注导致心肌收缩力显著下降，细胞内钙含量升高，肌酸激酶漏出，用核糖（1mmol/L）和腺嘌呤（1mmol/L）进行再灌注，上述各项指标均无改善。用伴刀豆球蛋白 A（40mg/L）进行再灌注，细胞内钙负荷减轻，肌酸激酶漏出减少同时心肌收缩力增加，但 ATP 含量无改善。用核糖、腺嘌呤和伴刀豆球蛋白 A 联合进行再灌注，不但心肌收缩力显著升高，细胞内钙负荷减轻，肌酸激酶漏出减少，而且高能磷酸化合物含量显著恢复。实验表明，ATP 前体不能在短时间内使急性缺血后心功能不全恢复，但在伴刀豆球蛋白 A 的协同作用下，能快速地恢复心肌收缩力和 ATP 含量。

2. 对红细胞膜的作用 实验表明，加入刀豆蛋白 A $100\mu g/mL$ 后，可明显地抑制 SiO_2 的致溶血作用，其溶血率在给刀豆蛋白 A 各组均呈降低，尤以 SiO_2 高剂量组降低更明显。冷冻断裂实验，可见刀豆蛋白 A 明显地抑制 SiO_2 引起的膜内颗粒分布的改变，其膜内形态与单纯给刀豆蛋白 A 组相似。

3. 对免疫功能的影响 刀豆素 A 能诱导脾抑制性白细胞生成。有人研究了刀豆素 A 在体外诱导小鼠脾脏抑制性细胞的最适剂量，发现约 $0.78\mu g/mL$ 或 $50\mu g/mL$ 的浓度对大多数小鼠能诱导出以抑制性功能为主的白细胞，这些细胞能抑制正常淋巴细胞对促有丝分裂原的增生反应。此外，有报道，刀豆素 A 能诱导免疫性肝损伤，其主要是诱导肝细胞凋亡，与 Fas/Fasl 信号通路激活有直接关系，且研究显示，刀豆素 A 在诱导免疫性肝损伤中存在性别差异，雌鼠损伤明显高于雄鼠。

从刀豆中提取一种有毒蛋白（CNTX），给大鼠腹腔注射，显示其能诱导中性及单核细胞的游走，作用强度呈剂量依赖关系。进一步研究发现，CNTX 能诱导中性白细胞进入胸膜腔和咽鼓管囊腔。此作用可被地塞米松所抑制，但不被 Arachdonic 酸代谢产物和 PAF 所拮抗。体外实验发现，CNTX 可诱导巨噬细胞释放趋化因子，地塞米松可阻断这一现象，但在体内却不影响由趋化因子诱导的中性白细胞聚集。

4. 致突变作用 刀豆球蛋白作为一种促细胞分裂凝集素，可迅速地诱导小鼠腹水肝癌细胞膜糖蛋白分子发生构象改变或物理的重排。

5. 对肿瘤生长的影响 将刀豆球蛋白 A 注入接种可移植性肿瘤的小鼠腹腔内，作实验性治疗，以观察小鼠肿瘤的生长情况和对寿命的影响。结果发现，刀豆球蛋白 A 对 L_{1210} 和 S_{180} 实体瘤具有明显抑制作用。另有实验发现，小鼠在局部注射 S_{180} 肉瘤细胞的同时，注射刀豆球蛋白 A $5.00\mu g$ 或 $10.00\mu g$ 皆可抑制 S_{180} 肉瘤细胞生长。此外，有实验表明：①刀豆球蛋白与环磷胺交替使用，对小鼠 S_{180} 肉瘤有明显抑制作用，但各自单独使用无效。②单独应用刀豆球蛋白 $100\mu g$，在肿瘤处多次注射，可促进肿瘤生长，与试验组比较有显著性差别。还有报道，左旋刀豆氨酸可影响人胰腺癌细胞株 MIAPaCa – 2 的生长。50% 的抑制浓度为 $2mg/mL$。刀豆素 A 通过上调 BNIP3 的表达诱导人乳腺癌细胞发生自噬性死亡。刀豆蛋白 A 联合淋巴细胞可显著改变卵巢癌细胞 $SKOV_3$ 细胞形态，降低细胞活力，促进细胞凋亡。

6. 致炎作用 CNTX 可诱导大鼠剂量依赖的足肿胀，大鼠足跖注射 CNTX 引起肿胀，通常可分作两个阶段。第一阶段即注射后 0～2 小时，足部肿胀但无炎细胞渗出；第二阶段即注射后 3 小时注射部位浸润，足部肿胀进一步增加。注射量在 50～100mg 时，水肿 6 小时后水肿达到高峰；48 小时内消退。当注射量为 200～300mg 时，水肿持续超过 48 小时。药理研究认为，CNTX 诱导的水肿是一种多因子参与过程，组织、血清素、PAF 和 PGF 都参与了炎症水肿的第一个阶段；脂质氧化酶及白介素似乎是第二个阶段的主要因子，同时还有炎细胞向炎症部位的游出、浸润。

7. 其他作用

（1）促进胰岛分泌胰岛素：此作用呈剂量和时间依赖关系。当机体缺糖及低温状态下易发生作用。CNTX 的刺激作用不是由于对胰岛有毒性引起的，而是胰岛接受 CNTX 后产生的一种胰岛刺激因子所致。还有实验表明，磷酸酶抑制剂阿的平引起的胰岛素释放也是由 CNTX 或葡萄糖所诱导的，CNTX 可能通过类似葡萄糖的作用通路而对胰岛发挥作用。

（2）诱导血清素的释放：CNTX 可诱导血小板及大鼠脑释放血清素。类似于促胰岛释放胰岛素，具有剂量依赖性，并被脂氧化酶抑制剂所抑制。实验表明，CNTX 诱导的分泌过程是由脂氧化酶所介导的细胞外途径。因而 CNTX 可用于研究脂氧化酶介导过程，可用作生物试剂。

（3）对动物生长的影响：给生长中的鸡加喂未成熟的刀豆种子（主要成分为左旋刀豆素），用量为 $300g/kg$ 食物，与正常组比较发现，鸡的摄食量减少，生长速度降低大约 25%（$P < 0.05$）。另有实验，给鸡喂饲刀豆素硫酸盐 $473mmol/kg$ 体重，连续 11 天，再给予含刀豆素硫酸盐 946mmol 的谷物，这两种情况动物血浆组氨酸、赖氨酸浓度较安慰剂组降低，但血浆精氨酸浓度未受影响。游离的刀豆素可使肾脏精氨酸酶活性显著降低（$P < 0.05$）。这些资料表明，刀豆种子内刀豆素虽不是主要的抗营养因子，但确实有

妨碍鸡生长的作用。

【临床应用】

1. 流行性乙型脑炎 使用刀豆中所含的植物血凝素（PHA）和聚肌胞治疗流行性乙型脑炎30例，治愈率为96.7%。

2. 落枕 刀豆壳15g，羌活、防风各9g，1剂/日，水煎服。治疗落枕63例，痊愈61例，其中服药1剂痊愈6人，服药2剂痊愈41人，服药3剂痊愈14人，无效2例。

3. 气滞呃逆，胸闷不舒 刀豆切片，炒干研粉，每服6~9g，温开水送服。

4. 肾虚腰痛 刀豆子1对，小茴香6g，吴茱萸3g，破故纸3g，青盐6g，打成粉，蒸猪腰子吃。

参 考 文 献

1. 陈弘磊，等. 浙江中西医结合杂志，2014，24（10）：865.

2. 温韬，等. 实用肝脏病杂志，2015，18（3）：278.

3. 胥琴，等. 中华肿瘤防治杂志，2014，21（14）：1068.

4. 戴绘娟，等. 肝脏，2014，19（4）：287.

5. 罗裕旋，等. 国际检验医学杂志，2012，33（10）：1153.

6. 陈婧宜，等. 安徽农业科学，2008，36（1）：80

7. 刘巧丽，等. 中国免疫学杂志，2008，24（10）：876.

8. 曾震军，等. 上海中医药大学学报，2013，27（6）：59.

9. 李宁，等. 沈阳药科大学学报，2007，24（11）：676.

川 楝 子

【别名】 金铃子，苦楝子。

【来源】 为楝科植物川楝 *Melia toosendan* Sieb. et Zucc. 的干燥成熟果实。

【性味】 苦，寒；有小毒。

【功能主治】 舒肝泄热，行气止痛，杀虫。用于肝郁化火，胸胁、脘腹胀痛，疝气疼痛，虫积腹痛。

【主要成分】 含挥发油、川楝素、楝树碱、山奈醇等。挥发油中主要成分有己酸（19.63%）、龙脑（1.16%）、异龙脑（2.32%）、棕榈酸（6.44%）、棕榈酸乙酯（4.61%）、亚麻酸（2.93%）、油酸（2.72%）、亚麻酸乙酯（6.45%）、亚油烯酸乙酯（4.28%）、印楝定等。

【药理作用】

1. 对神经肌肉接头传递的阻断作用 川楝素对小鼠神经肌肉接头传递有阻断作用，其作用部位在突触前神经末梢，作用方式是抑制刺激神经诱发的乙酰胆碱释放，川楝素不影响冲动在神经纤维的传导、肌膜的静息电位和对乙酰胆碱的敏感性，而以选择抑制Ach从运动神经末梢的释放阻遏神经肌肉传递。

2. 对呼吸中枢的抑制作用 大剂量川楝素（每只动物2mg静脉或肌肉注射）可引起呼吸衰竭。中枢兴奋药尼可刹米对川楝素引起的呼吸抑制有轻微的对抗作用，川楝素对清醒家兔皮层自发电活动未见明显影响。

3. 抗肉毒素作用 川楝素能显著延长肉毒素中毒小鼠对间接刺激收缩反应的麻痹时间，与川楝素本身的麻痹时间相近，未见相互协同增强阻遏的现象。

4. 对心血管的作用 川楝素可以使离体蛙心收缩节律异常，持续1小时之后可以自动恢复。静脉注射川楝素对家兔心血管系统无明显影响；川楝素可能同时抑制心肌的延迟整流K^+电流，其正性肌力作用是继发于APD的延长及ISI的失活减慢。

5. 对消化系统的作用 川楝素能使在位和离体兔肠肌肌张力、收缩力增加，在较高浓度时使肠肌呈痉挛性收缩，此作用不被阿托品阻断，而被苯海拉明对抗，提示川楝素对肠肌有组胺样或/和组胺释放作用。川楝子能提高胃液的 pH 值，能抑制胃液对蛋白质的消化，故其对胃溃疡有治疗作用。超声波检查显示，健康人口服川楝子煎剂后有松弛奥狄括约肌，收缩胆囊，促进胆汁排泄作用。

6. 驱虫作用　川楝素是川楝子驱蛔的有效成分，低浓度（1∶5000～9000）川楝素对整条猪蛔虫及其节段（头部及中部）有明显的兴奋作用，表现为自发活动增强，间歇地出现异常的剧烈收缩，运动规律破坏（活动增强与减弱相交替），持续 10～24 小时，最后渐转入痉挛性收缩；较高浓度（1∶1000 以上）的川楝素对猪蛔虫特别是头部的神经节有麻痹作用，此麻痹作用可能是虫体长期受药物抑制作用后而间歇性痉挛收缩的结果。此外，还发现，水蛭虫在 50%、25% 浓度苦楝药液中，12 小时全部呈现死亡状，10%、5%、1% 各浓度则 24 小时尚未全部死亡。醇提物治疗小白鼠实验性曼氏血吸虫病，以 10μg/mL 腹腔注射 0.2mL，疗程 30 天，从动物体内存活虫数及孵化试验等方面证实，有一定的驱虫疗效。

7. 抗菌抗炎作用　川楝子的水溶剂，用体外法，1∶10 对堇色毛癣菌、奥杜盎小芽孢菌有抑制作用。1∶10 对白色念珠菌有抑制作用。经测定，苦楝皮的水浸剂（1∶4），在试管内对堇色毛癣菌、同心性毛癣菌、许兰黄癣菌、奥杜盎小芽孢癣菌、铁锈色小芽孢癣菌、羊毛状小芽孢癣菌、红色表皮癣菌等皮肤真菌均有不同程度的抑制作用。此外，本品对金黄色葡萄球菌有抑制作用。从苦楝子油中分离出的印楝定有明显的抗关节炎药理活性，且有明显抗组胺作用。

8. 抗病毒作用　川楝子水提物能减少 Tacaribe 病毒在小鼠肾、肝、脑等部位的扩散；显著降低感染小鼠的循环干扰素浓度，处理的小鼠在感染后第 6 天，干扰素含量为对照组的 1/8。说明川楝部分纯化的叶提取物能抑制新生小鼠 Tacaribe 病毒的生长。此外，有报道，川楝子提取物在体外有明显的抗 HSV－1 感染作用，且主要是通过直接灭活 HSV－1 而发挥作用。

9. 抗癌作用　HeLa 细胞单纯培养法筛选表明，川楝子有抑制癌细胞作用。川楝子对人体宫颈癌 JTC－26 有明显抑制作用，抑制率在 90% 以上。

10. 其他作用　川楝子对 RANKL 诱导的破骨细胞具有抑制活性，抑制率 > 95%。川楝子能够通过抑制黑素细胞内 PKC 活性来抑制色素沉着。川楝子总黄酮和总多糖具有较强的抗氧化能力。

【临床应用】

1. 胃病　用金铃子散（川楝子、玄胡）治疗胃痛 15 例，均痊愈。用川楝子、山楂、元胡各 6g，砂仁 1.5g，佛手 3g，黄连 5g，维生素 C 0.3g，制成片剂，1 日分 3 次服，治疗肝胃不和型慢性萎缩性胃炎 21 例，结果显效 10 例，好转 9 例，无效 2 例。用理气止痛口服液（川楝子、柴胡、枳壳、白芍、甘草），治疗急性胃痛 571 例，结果显效 272 例，有效 225 例，无效 74 例，总有效率 87%。

2. 乳痈　用川楝子 20g，水煎服，治疗乳痈 30 例，结果痊愈 27 例，好转 2 例，无效 1 例，总有效率为 96.7%。

3. 阴道炎及蛲虫　川楝子水煎液坐浴 30 分钟，每日 2 次，治疗阴道炎及蛲虫 60 例，痊愈 59 例，总有效率为 98.3%。

4. 胆道蛔虫　以川楝子、乌梅、川椒、黄连、生大黄烘干混合研为末，制成胶囊剂，治疗胆道蛔虫 102 例，均痊愈。

5. 头癣、秃疮　川楝子去核取肉，研末，调猪油或凡士林外涂局部，治疗头癣、秃疮，有良好的效果。共观察 4000 例，总有效率在 90% 以上。

【毒副作用】　急性毒性实验表明，川楝素小鼠灌胃的 LD_{50} 为 277～1146mg/kg，大鼠灌胃的 LD_{50} 为 120.67mg/kg，犬的最大中毒量为 7.5～10mg/kg，最小致死量为 30～32mg/kg；猫最小中毒量为 2mg/kg，最小致死量为 3～4mg/kg。比较川楝素与山道年对肝脏的毒性实验，表明大剂量川楝素对犬（15mg/kg）和猴（10mg/kg）的肝脏有一定损害。

有研究表明，川楝素对小鼠灌胃的 LD_{50} 是（479.6±63.43）mg/kg。小鼠中毒死亡，显得慢而持久；临死前，呼吸微弱，匍匐不动，双目紧闭。川楝素 10mg/kg 剂量能引起部分狗呕吐。在饱和水溶液及 1% 乙醇溶液内山道年组猪蛔虫自发活动能很快停止，川楝素组则较慢但静止后不易恢复，亦不死亡，似为麻痹作用。灌胃大剂量川楝素，可引起动物急性中毒死亡。死亡原因系血管通透性增加，内脏出血，血压下降而形成急性微循环衰竭。

参 考 文 献

1. 李振华，等. 中国实验方剂学杂志，2015，21（1）：219.
2. 向晓雪，等. 中药材，2013，36（5）：767.
3. 时等，等. 中国临床药理学与治疗学，2012，17（3）：357.
4. Nakajima H，et al. Arch Dermatol Res，2011，303（4）：263.
5. 唐大轩，等. 时珍国医国药，2011，22（10）：2387.
6. 赖志才，等. 中药新药与临床药理，2010，21（1）：7.
7. 陈兵，等. 中国中医药现代远程教育，2010，8（12）：259.
8. 周英，等. 中药材，2009，32（9）：1433.
9. 程蕾，等. 中药材，2007，30（10）：1276.

第六章 消 食 药

　　凡以消食化积为主要功效的药物，称消食药。消食药具有消食导滞、促进消化的功效，此外还具有健脾益胃的作用。适用于食滞中阻引起的脘腹胀满，不思饮食，嗳气吞酸，恶心呕吐，大便失调，舌质淡红，脉弦滑，以及脾胃虚弱等证。消食药多味甘性平，归脾、胃二经。饮食不节，贪食过饱或恣食生冷，损伤中阳，影响脾之健运、胃之和降，致食滞中阻，大致包括在现代医学的胃神经官能症、胃下垂、消化不良、胃功能紊乱等疾病中。本章介绍的消食药有山楂、莱菔子、麦芽、神曲、鸡内金、阿魏、隔山消、鸡矢藤等。消食药的主要药理作用如下。

　　1. 助消化作用　消食药通过所含消化酶、维生素产生助消化作用，也能通过促进胃液的分泌，提高消化能力。山楂、神曲含有脂肪酶，有利于脂肪的消化。麦芽、谷芽中淀粉酶活性较高，能促进碳水化合物的消化。山楂含山楂酸、柠檬酸等多种有机酸，能提高胃蛋白酶活性，促进蛋白质的消化。神曲为酵母制剂，除含多种消化酶外，尚含多量酵母菌、B族维生素等，可增进食欲，促进消化。山楂、麦芽、神曲等富含维生素，可提高食欲、促进消化。鸡内金能促进胃液和胃酸的分泌，胃液分泌量较正常提高30% ~ 37%，总酸增加25% ~75%。山楂也有明显的促进胃液和胃酸分泌的作用。

　　2. 调节胃肠运动　消食药对胃肠运动有不同的影响。鸡内金、莱菔子对胃肠运动有促进作用，鸡内金能增强运动，促进胃排空。莱菔子能加强兔离体回肠的节律性收缩。消食药增强胃肠运动有利于消除胃肠积气，改善胀满症状。山楂能对抗乙酰胆碱、钡离子引起的家兔离体十二指肠痉挛性收缩，又能促进大鼠松弛状态的胃平滑肌收缩活动，显示对胃肠活动的调节作用。

　　综上所述，与消食药消食化滞、促进消化功效相关的药理作用为助消化、调节胃肠运动等作用。

山 楂

　　【别名】　酸楂，山里红。

　　【来源】　为蔷薇科植物山里红 *Crataegus pinnatifida* Bge. var. *major* N. E. Br. 或山楂 *Crataegus pinnatifida* Bge. 的干燥成熟果实。

　　【性味】　酸、甘，微温。

　　【功能主治】　消食健胃，行气散瘀。用于肉食积滞，胃脘胀满，泻痢腹痛，瘀血经闭，产后瘀阻，心腹刺痛，胸痹心痛，疝气疼痛，高脂血症。

　　【主要成分】　山楂的主要化学成分为黄酮类化合物及有机酸。黄酮类化合物主要有金丝桃苷（Hyperoside）、3′,4′,5,7 – 四羟基黄酮 – 7 – 葡萄苷和芦丁（Rutin）、黄酮聚合物等。有机酸主要有柠檬酸（Citric acid）、山楂酸（Maslinic acid）、熊果酸（Ursoli acid）等。另外尚含有磷脂、维生素 C、核黄素等。

　　【药理作用】

　　1. 助消化作用　山楂含大量柠檬酸、山楂酸、熊果酸等多种有机酸，口服后能增加胃液酸度，提高胃蛋白酶活性，促进蛋白质的消化。山楂味酸，还能促进胃液的分泌。山楂中含脂肪酶，能促进脂肪的消化。山楂对胃肠运动功能具有一定调节作用，能增强大鼠松弛状态胃平滑肌的收缩，而对乙酰胆碱及钡离子引起兔、鼠离体胃肠平滑肌收缩具有明显抑制作用。炮制影响山楂助消化作用，炒山楂酸味减弱，可缓和对胃的刺激性。

2. 对心血管系统的作用

（1）抗心肌缺血作用：山楂流浸膏对垂体后叶素、异丙肾上腺素所致急性心肌缺血均有保护作用。山楂聚合黄酮对实验性兔急性心肌缺血有保护作用，对结扎冠状动脉前降支的 S－T 段降低程度及 S－T 段异常抬高数和病理性 Q 波出现数均有着明显的抑制作用。山楂聚合黄酮能缩小兔实验性心肌梗死范围。山楂浸膏及总黄酮苷给犬静脉注射，可使冠脉血量增加达 37.5%。山楂黄酮、水解产物或浸膏能增加小鼠心肌对放射性铷（^{86}Rb）的摄取能力，增加小鼠心肌营养性血流量，其中以山楂水解产物作用最强。山楂在增加冠脉血流量的同时，还能降低心肌耗氧量，提高氧利用率。根据体内外的研究可知，山楂提取物的药理作用可浓度相关性地增强心肌收缩力，不影响心脏自动节律，缩短房室传导时间，可浓度相关性地延长有效不应期，能增加冠脉流量，对局部缺血心脏有保护作用。

（2）抗心律失常作用：山楂黄酮能对抗乌头碱引起的家兔心律失常。山楂抗心律失常作用类似Ⅲ型抗心律失常药物，即能延长动作电位时程和有效不应期，山楂提取物能够延长离体灌流心脏的不应期，并能延长豚鼠乳突肌动作电位时程。

（3）强心作用：山楂提取物对离体和在体蟾蜍心脏有强心作用，作用维持时间较长。山楂中黄酮类化合物 $3',4',5,7$－四羟基黄酮－7－葡萄苷和芦丁，具有正性肌力作用。近几年来，国外学者，尤其是德国学者，对山楂提取物的正性肌力作用进行了深入的药理学研究和初步的临床试验。实验表明，山楂提取物的正性肌力作用与其抗心律失常作用相关，并证实山楂提取物有明显的心脏保护作用。山楂黄酮类化合物对心肌 Na^+、K^+－ATP 酶无抑制作用，但能抑制磷酸二酯酶的活性，推测其正性肌力作用与抑制磷酸二酯酶活性有关。

（4）降压作用：山楂乙醇浸出物静脉给药，能使麻醉兔血压缓慢下降，作用持续 3 小时。山楂总黄酮静脉注射能使猫血压下降，维持 5～10 分钟。其总提取物对小鼠、兔、猫亦有较为明显的中枢性降压作用。山楂降压作用也与其扩张外周血管作用有关。

（5）调节脂质代谢作用：山楂及山楂黄酮能显著抑制喂高脂高胆固醇饲料大鼠血清总胆固醇（TC）、低密度脂蛋白－胆固醇（LDL－C）和载脂蛋白 B（ApoB）的浓度，显著升高高密度脂蛋白－胆固醇（HDL－C）浓度，但对甘油三酯（TG）影响不大。动物实验表明，山楂总黄酮无明显降血脂作用，但可降低 TC－HDL－C/HDL－C，这说明山楂对大鼠血脂和血脂蛋白胆固醇具有良好调理作用，可用于防治动脉粥样硬化性疾病。研究表明，山楂中的熊果酸和金丝桃苷具有明显的降低胆固醇、调节血脂和提高血清 SOD 活性的药效作用，这些作用对于治疗高脂血症、预防血管内皮损伤、阻止血管粥样硬化的形成都有重要的意义。

（6）抑制血小板聚集作用：山楂叶中提取的有效成分总黄酮对血小板、红细胞电泳均有增速作用，有利于改善血流动力学，提高红细胞及血小板表面电荷，增加细胞之间的斥力，加快它们在血中的流速，促进轴流，减少边流和聚集黏附。对动脉血管内皮损伤所致的血栓形成具有明显的抑制作用，其机制可能与血管内皮细胞损伤有关。

3. 促进免疫功能作用 山楂制剂给小鼠灌胃或皮下注射，对小鼠胸腺及脾脏重量、血清溶菌酶含量均有增加作用，并能提高血清血凝抗体滴度、T 淋巴细胞转化率及 T 淋巴细胞酸性 α－醋酸萘酯酶（ANAE）阳性细胞百分率，说明山楂对小鼠非特异性免疫、体液免疫及细胞免疫均有促进作用。红细胞具有免疫黏附功能，在清除循环免疫复合物（CIC）及致病原中占有重要地位，因其表面具有 C_3b、C_4b 受体，能黏附免疫复合物（IC），并将其转运至肝脾由巨噬细胞吞噬。实验表明，山楂煎剂对小鼠红细胞免疫黏附功能有促进作用。

4. 抗癌作用 山楂的丙酮提取液可抑制致癌剂黄曲霉素诱导的致突变作用。山楂提取液还能够抑制灌服亚硝酸钠溶液和甲基苄胺溶液所诱导的大鼠胃前胃乳头状瘤。实验表明，山楂可阻断 N－亚硝胺的合成，山楂提取物对体内合成苄基亚硝胺及其诱癌有阻断作用。另外，山楂提取物对人胚肺 2BS 细胞及诱癌细胞有抑制作用。山楂果总黄酮对正常细胞的生长无明显影响，但对肿瘤细胞的生长却有显著抑制作用。共聚焦实验显示，山楂果总黄酮使肿瘤细胞 DNA 含量明显降低，表明山楂果总黄酮是通过抑制肿瘤细胞

DNA 的生物合成，从而阻止瘤细胞的分裂繁殖。共聚焦实验表明，山楂果总黄酮使肿瘤细胞内 Ca^{2+} 浓度明显升高，山楂果总黄酮在体外对 Hep－2 细胞的抑制作用可能是通过钙超载，进而导致细胞凋亡。

5. 抗氧化作用　山楂及山楂黄酮能显著降低血清和肝脏中丙二醛（MDA）含量，增强红细胞和肝脏超氧化物歧化酶（SOD）的活性，同时增强全血谷胱甘肽过氧化酶（GSH－Px）活性，有较强的抗氧化作用。

6. 抗菌作用　山楂对志贺痢疾杆菌、福氏痢疾杆菌、宋内痢疾杆菌、变形杆菌、大肠杆菌等有较强的抑菌作用，山楂榨取的原液（pH 值为 5）对金黄色葡萄球菌和大肠杆菌有一定的杀菌作用。

7. 保护人血管内皮细胞作用　研究发现，山楂总黄酮对氧化型低密度脂蛋白（OX－LDL）诱导的人内皮细胞损伤具有显著的拮抗作用；对 OX－LDL 促内皮细胞对单核细胞（MC－EC）黏附作用有显著的抑制性。研究还发现，血管内皮细胞参与了动脉粥样硬化（AS）的发生和发展，血管内皮损伤是导致内皮细胞功能障碍的主要原因。

8. 降血糖作用　研究发现，山楂叶总黄酮对四氧嘧啶引起的糖尿病小鼠有明显的治疗作用，能显著地降低糖尿病小鼠血糖水平，尤其具有降低果糖胺和山梨醇水平的作用。对高脂饲料喂食所致肥胖的大鼠，用山楂水煎剂灌服，发现大鼠空腹血清胰岛素和 MDA 水平明显降低，表明山楂水煎剂对高脂饮食大鼠具有调节糖代谢、改善胰岛素抵抗及增强机体抗脂质过氧化作用的功效。

9. 其他作用　有报道，山楂提取物对环磷酰胺致小鼠精子畸变有抑制作用。另有研究发现，野山楂根在体外能改善弱精子症患者精子运动功能，可能对弱精症有一定的治疗功效；并且野山楂根能够拮抗雷公藤多苷对雄性大鼠的生殖损伤作用，提高不育症模型雄鼠的生育力。以山楂制成的口服液可提高 CS_2 染毒兔对 CS_2 的耐受力，对视网膜具有一定程度的保护作用．

【临床应用】

1. 消化不良　用于食滞中阻及脾胃虚弱引起的各种病证，尤其适用于肉食积滞。单用山楂，或用大山楂丸、保和丸等均可。

2. 冠心病、心绞痛　山楂、山楂制剂及其有效成分黄酮类化合物制剂，用于治疗冠心病、心绞痛，能减轻心绞痛的临床症状。

3. 高脂血症、动脉粥样硬化　山楂煎剂、粗粉及山楂制成的食品均可用于治疗高脂血症。另外，用新鲜山楂切片晾干后，取 5～15g 泡水当茶饮，每日数次，服 3 个月以上，治疗高脂血症，结果对高胆固醇血症患者，显效 11 例，有效 9 例，无效 3 例，对高甘油三酯血症患者，显效 5 例，有效 4 例，无效 3 例。另用山楂祛脂汤（方药组成：山楂 20g，鸡血藤 15g，地龙 10g，丹参 10g，当归 10g，茯苓 15g，白术 10g，熟地黄 10g，首乌 10g，桑寄生 10g，泽泻 10g，甘草 5g），按药典要求制成煎剂装瓶备用，每次口服 50mL，每日 2 次，治疗老年高脂血症疗效显著。

4. 冻疮　取山楂切厚片，放于炉火烧烤或炒至焦黑，取出研末待用。治疗时嘱患者先用温水浸泡患部（水温宜在 40℃ 以下），然后将山楂炭末撒于患部后反复涂擦 10 余次。如患部已有水泡或溃破者，则将药末均匀撒于局部。每日治疗 2～3 次。治疗冻疮 78 例，结果痊愈 71 例，显效 5 例，好转 2 例，总有效率 100%。

5. 慢性盆腔炎　自拟山楂活血汤［蒲公英 15g，败酱草 15g，山楂 30g，川楝子 10g，延胡索 15g，香附 10g，生蒲黄 10g，五灵脂 6g，三棱 9g，莪术 12g，三七末 3g（冲服），当归 15g，杜仲 15g］，每日 1 剂，水煎 2 次，分 3 次温服。并将药渣布包热敷下腹 30 分钟。1 个月为 1 个疗程。经期药量减半。观察 85 例，痊愈 49 例，显效 31 例，无效 5 例。

6. 细菌性痢疾　用焦山楂 120g，水煎服，每日 1 剂，治疗菌痢 24 例，治愈 23 例，好转 1 例，总有效率 100%。

【毒副作用】　有胃切除患者食用山楂致肠梗阻及胃结石的报道。

参 考 文 献

1. 于蓓蓓，等．中南药学，2015，13（7）：745.

2. 楼陆军，等. 中国药业，2014，23（3）：92.

3. 朱彦陈，等. 江西中医药，2014，45（384）：67.

4. 詹铮铮，等. 湖北中医杂志，2012，34（12）：77.

5. 李建华，等. 中国药物滥用防治杂志，2011，17（6）：334.

6. 宋玉超，等. 现代药物与临床，2011，26（1）：27.

7. 吴士杰，等. 药物评价研究，2010，33（4）：317.

8. 王春雷，等. 海峡药学，2010，22（3）：75.

9. 郭琦丽，等. 中国药业，2007，16（22）：60.

莱 菔 子

【别名】 萝卜子。

【来源】 为十字花科植物萝卜 *Raphanus sativus* L. 的干燥成熟种子。

【性味】 辛、甘，平。

【功能主治】 消食除胀，降气化痰。用于饮食停滞，脘腹胀痛，大便秘结，积滞泻痢，痰壅喘咳。

【主要成分】 莱菔子含有芥子碱（Sinapine）及芥子碱硫酸氢盐和脂肪油。另含莱菔子素（Raphanin）、β-谷甾醇等。

【药理作用】

1. 对消化功能的影响 莱菔子有收缩离体胃、十二指肠平滑肌作用，加入 M 受体阻滞剂阿托品后，莱菔子对十二指肠平滑肌的收缩作用消失，但加入 α、β 受体阻滞剂对莱菔子的作用无影响。提示莱菔子促进家兔十二指肠平滑肌收缩作用可能与兴奋 M 受体有关。

2. 镇咳、祛痰、平喘作用 莱菔子具有镇咳、祛痰、平喘作用，炒莱菔子水提醇沉液对小鼠吸入浓氨水引起的咳嗽有明显镇咳作用；对小鼠酚红排泌试验有增强作用；对豚鼠离体气管有松弛作用。实验表明，莱菔子的提取物 β-谷甾醇有一定的镇咳、祛痰作用。

3. 抗菌、抗病毒作用 莱菔子水浸剂不同程度地抑制同心性毛癣菌等多种皮肤真菌。莱菔子素对葡萄球菌和大肠杆菌等具有显著抑制作用，莱菔子抗菌的有效成分为莱菔子素，莱菔子于体外有强烈抗菌活性，于 1mg/mL 浓度时即能抑制多种革兰阳性和革兰阴性细菌的生长。后又从莱菔子中分离出一种油，称"Sulforaphen"，1% 浓度可对抗链球菌、化脓球菌、肺炎球菌、大肠杆菌的生长。莱菔子水浸剂能抑制常见致病性皮肤真菌的生长。其水浸液（1:3）在试管内对同心性毛癣菌等 6 种皮肤真菌有不同程度的抑制作用。抑真菌有效成分为莱菔子素，在 250mg/mL 浓度时，就能抑制某些真菌的生长，还能灭活病毒，对 DNA 病毒尤为敏感。

4. 降压作用 莱菔子提取液静脉注射能明显降低家兔缺氧性肺动脉高压和体动脉压，随着剂量加大，降压作用时间延长。莱菔子注射液的降压作用起效迅速，但降压作用维持时间短，血压回升较快。

5. 抗癌作用 现代研究证明，莱菔子含植物抗生素莱菔子素等多种化学物质。莱菔子素能够对食管癌、结肠癌、乳腺癌等表现出良好的抗癌活性，具有较强的抗癌作用。

6. 降血脂作用 实验观察莱菔子水溶性生物碱对 ApoE 基因敲除小鼠具有降脂作用，且其降脂作用随着用药剂量的增加而增强。临床上运用莱菔子或配伍他药治疗高脂血症患者，也取得了满意疗效。

7. 防心肌重构作用 研究发现，莱菔子水溶性生物碱用于治疗自发性高血压大鼠，不仅具有明显的降压作用，同时还能降低心脏左室重量指数，抑制大鼠心肌细胞肥大，并使心脏小动脉管腔变大，管壁变薄，壁厚/腔径及管壁面积/腔径比值均明显减小，说明莱菔子能够逆转左室肥厚及心血管重构，具有良好的保护靶器官作用。

8. 抗肾上腺素的作用 实验表明，莱菔子有拮抗去甲肾上腺素能神经递质的作用，炒品效力明显强于生品，因炒莱菔子可使膀胱逼尿肌收缩，膀胱括约肌舒张，从而改善排尿功能，对动力性尿路梗塞效果好，对前列腺增生引起的机械性尿路梗塞也有一定效果

【临床应用】

1. 便秘、腹胀　炒莱菔子可治疗便秘。莱菔子用于减轻妇科病人术后腹胀有效。用炒莱菔子末治疗小儿便秘，每获良效。以莱菔子30g为主，加肉苁蓉、当归、石斛、太子参各15～30g，水煎服，治疗顽固性便秘30余例，取效颇佳。治习惯性便秘较顽固者加用炒莱菔子30～50g，奏效快捷。情志不和，肝脾之气不舒，气机郁滞，传导失职，糟粕内停所致便秘，症见大便秘结，不欲饮食，嗳气频作，胁腹痞满，脉弦，用炒莱菔子为主组方，取效迅速。另取炒莱菔子80g，加水300mL浸泡4小时，急火煎20分钟，每日1剂，每早空腹微温服下。治疗便秘患者68例，结果痊愈32例，显效18例，有效13例，无效5例。服药见效最短时间6小时，最长者3天。

2. 高血压　莱菔子浸膏片用于治疗Ⅱ期原发性高血压有一定疗效。以莱菔子为主药组成复方，治疗50例高血压患者，显效28例，有效17例，无效5例，总有效率90%，尤其对Ⅰ、Ⅱ期高血压患者疗效更佳。另以莱菔子15g、决明子15g，泡水代茶饮，治疗原发性高血压病人60余例，均获良好疗效。用莱菔子治疗单纯性高血压、高血压合并冠心病、内分泌失调所致高血压、消化系统或呼吸系统疾病伴有高血压者均获良效。有人用三子降压汤（莱菔子、车前子、决明子等）祛浊降脂，利尿降压，作用显著。用莱菔子治疗高血压70例，显效31例，有效29例，无效10例，总有效率85.7%。莱菔子煎剂治疗40例原发性高血压病人，获良效。

3. 湿疹　莱菔子研末外用直接作用于患处，可收良效。有人曾以炒莱菔子外用治疗湿疹24例，全部治愈。

4. 老年性高脂血症　莱菔子炒至爆壳，研细末内服，可用于治疗老年性高脂血症。

5. 黄褐斑　用炒莱菔子研粉冲服治疗黄褐斑83例，治愈28例，显效42例，好转13例，总有效率100%。

6. 婴幼儿泄泻　以莱菔子散治疗婴幼儿泄泻175例，治愈率93.1%，显效率6.3%，总有效率99.4%。

7. 痰喘　单用莱菔子末冲服或配苏子、白芥子、橘红、蝉蜕水煎服，治疗各种咳嗽气喘，痰多胸闷，食欲不振等有殊效。

8. 癃闭　用莱菔子水煎内服治疗癃闭3例，皆痊愈。

9. 偏头痛　用莱菔子等组成复方水煎服，奏奇效。以莱菔子为主组成复方，水煎服，治头风获良效。

10. 癫狂　生莱菔子50g，冷开水灌服治疗癫狂1例，痊愈。

11. 急性水肿性胰腺炎　用以炒莱菔子为主药的中药复方水煎服，配合静脉滴注氨苄青霉素6g、庆大霉素16万单位、甲氰咪胍0.8～1.2g、山莨菪碱10mg，并补液以维持水、电解质平衡。治疗21例，治愈18例，好转3例。

参 考 文 献

1. 葛亚如，等. 中国中医药现代远程教育，2015，13（12）：152.

2. 马东. 中国社区医师，2014，30（20）：5.

3. 沈亚芬，等. 中国中医药科技，2011，18（3）：271.

4. 张国侠，等. 中国老年学杂志，2010，3（30）：844.

5. 刘蕊，等. 现代中医药，2010，30（2）：59.

6. 石艳婷，等. 山东大学学报，2009，47（1）：34.

7. 李炳根，等. 长春中医药大学学报，2007，26（3）：8.

8. 李海龙，等. 中国中西医结合消化杂志，2008，16（4）：215.

9. 陈素美，等. 时珍国医国药，2007，18（12）：3117.

10. 段礼新，等. 解放军药学学报，2007，23（3）：204.

麦　芽

【别名】　大麦毛、大麦芽。

【来源】　为禾本科植物大麦 *Hordeum vulgare* L. 成熟果实经发芽干燥的炮制加工品。

【性味】　甘，平。

【功能主治】　行气消食，健脾开胃，回乳消胀。用于食积不消，脘腹胀痛，脾虚食少，乳汁郁积，乳房胀痛，妇女断乳，肝郁胁痛，肝胃气痛。生麦芽健脾和胃，疏肝行气。用于脾虚食少，乳汁郁积。炒麦芽行气消食回乳，用于食积不消，妇女断乳。焦麦芽消食化滞。用于食积不消，脘腹胀痛。

【主要成分】　含淀粉酶（Amylase）、转化糖酶（Invertase）、酯酶（Esterase）、氧化酶（Oxidase）、催化酶（Catalyticase）等。还含蛋白质、氨基酸、卵磷脂、维生素 B、维生素 D、维生素 E、脂肪、糊精、麦芽醇、麦芽糖、葡萄糖、大麦芽碱（Hordenine）、大麦碱 A 和 B（HordatineA、B）、腺嘌呤、胆碱等。

【药理作用】

1. 助消化作用　麦芽所含淀粉酶可将淀粉分解为麦芽糖和糊精。麦芽煎剂对胃酸及胃蛋白酶的分泌似有轻度促进作用。所含维生素 B 亦能促进消化，增进食欲。

2. 催乳作用　麦芽给产后母鼠服 10 天，可使子鼠体重增长加快，母鼠血清催乳素水平增高，乳腺腺泡扩张及乳汁充盈程度提高。

3. 降糖作用　麦芽浸剂口服可使家兔与正常人血糖降低。麦芽渣水提醇沉液给兔注射可使血糖明显降低，多在 7 小时后才恢复。

4. 降脂作用　据报道，麦芽能降低血清胆固醇及甘油三酯含量，也能抑制高脂食物诱导的肝组织胆固醇、甘油三酯及过氧化脂质含量的增加。

5. 清除自由基作用　麦芽醇能减少膜脂质过氧化反应，是一个良好的自由基清除剂。尿酸具有抗氧化作用，其水平可随着人年龄的增加而增高，而兔在注射了麦芽醇后，尿酸含量显著下降，对照组则无明显改变，证明麦芽醇充分发挥了清除自由基的功能而削弱了尿酸抗氧化作用的发挥，反馈地使其生成有所减少，这也与有关报道相符。研究还发现，麦芽醇不能使 SOD 活力增高，可能是因为麦芽醇本身就是个很好的自由基清除剂，它的作用抑制了 SOD 能力的发挥，详细机制还有待进一步研究。另有研究显示，麦芽醇具有减轻脂质过氧化反应，清除过氧化氢（H_2O_2）对红细胞的氧化作用，并且在体内也具有抗氧化抗衰老的作用。

6. 对糖尿病糖脂等代谢的影响　麦芽糖注射液用于 2 型糖尿病患者，在提供能量与补充水分的同时未导致胰岛素分泌增加及血中酮体的升高，并可降低血中游离脂肪酸的浓度。虽然开始治疗，短期内血糖水平有小幅度的上升，但仅为一过性且不引起其他代谢紊乱的后续反应，所以在监测血糖的同时可安全用于 2 型糖尿病患者。

7. 对大鼠脑缺血再灌注损伤的作用　麦芽醇可明显降低缺血再灌注大鼠脑组织含水量，脑组织 Na^+、Ca^{2+}、EAA 及 MDA 含量，说明麦芽醇有抑制大鼠脑缺血再灌注损伤作用，其机制可能与其抑制脑组织内 Ca^{2+} 及 EAA 含量，抑制脂质过氧化作用有关。

8. 对性激素水平的影响　研究发现，青壮年雌性小鼠（月龄 5～6 月）经麻醉背部后双侧切口切除卵巢，结扎输卵管去势，对雌性小鼠的各种模型给予中药麦芽及其复方药物治疗，发现小鼠血中促卵泡激素、雌二醇水平增高，孕酮水平下降，说明单味麦芽、麦芽复方均可刺激生殖性腺轴而提高性腺激素水平。也发现，麦芽可能通过影响雄性小鼠性腺轴而影响其性激素水平。另报道，"四味冲剂"（含麦芽、鸡血藤、山楂、通草等）有对抗雌激素增重乳腺及子宫的作用，即有调节雌激素平衡的作用。

9. 其他作用　大麦芽碱能增强豚鼠子宫的紧张性和运动，且随剂量的增加而增强；可对抗新斯的明所致的猫支气管痉挛，但对正常猫的作用很小；还对放射线有防护作用。大麦碱 A 和 B 还有抗真菌作用。麦芽还可抗结肠炎，有去极化肌肉松弛作用。此外，麦芽提取物能通过降低高泌乳素血症大鼠脑垂体 PRL 的表达，而有效治疗高泌乳素血症及抑制乳腺组织的增生。

【临床应用】

1. 退奶　炒麦芽水煎服应用 8 例，效果显著。用麦芽回乳，用量在正常范围以内（30～60g），常用量每人每日 50g。用法：患者多在断奶之日起服用麦芽煎剂，作茶饮或早、中、晚各服一次。此间仍然出现乳房胀痛，大多患者服药 2～3 天后，乳房胀痛有所缓解，然后乳房胀痛症状逐渐消失，乳汁不再分泌。临床观察哺乳期妇女回乳者 20 例，效果显著。

2. 婴幼儿腹泻　麦芽炒焦，配高粱、鸡内金、红糖，水煎服，治疗 60 例，治愈 42 例，好转 13 例。

3. 浅部真菌感染　生麦芽加 75% 乙醇浸泡外用，治疗 80 例，总有效率 86.2%。

4. 急慢性肝炎　麦芽细根干燥后磨粉制成糖浆，治疗 161 例，有效率为 67.1%。

5. 流涎　麦芽 60～120g，石膏 30～60g，水煎服，连用 1～2 月，治疗抗精神病药氯氮平所致流涎 110 例，有效率达 63.6%。

【毒副作用】　曾有人报告用二行大麦（*Hordeum dislichon*）作饲料时，常引起牲畜中毒。经研究，此麦芽细根中含一种毒素 Maltoxine，后知为 p－羟－β－苯乙基三甲铵盐基（Candicine），其作用原理与十烃季铵相似，属一种快速的去极化型肌肉松弛剂，既有去极化作用，又能降低肌肉对乙酰胆碱的敏感性，能降低肌膜及整个肌纤维的正常静止电位，在某些组织上还可表现出烟碱样作用。

参 考 文 献

1. 朱梦军，等. 医药导报，2015，34（8）：1036.
2. 夏雷，等. 医学研究杂志，2014，43（1）：47.
3. 胡敦全，等. 广东药学院学报，2012，28（5）：545.
4. 刘东宁. 湖北科技学院学报（医学版），2012，26（6）：475.
5. 郑红斌，等. 中华中医药杂志，2011，26（12）：2945.
6. 陈蓉，等. 中国药房，2008，19（27）：2087.
7. 王晓飞，等. 中成药，2007，29（11）：1677.

神　曲

【别名】　六神曲，六曲。

【来源】　为辣蓼、青蒿、杏仁等药加入面粉或麸皮混合后，经发酵制成的曲剂。

【性味】　甘、辛，温

【功能主治】　消食化积，健脾和胃。主治饮食停滞，消化不良，脘腹胀满，食欲不振，呕吐泻痢。

【主要成分】　神曲为酵母制剂，含酵母菌、淀粉酶、维生素 B 复合体、麦角甾醇、蛋白质、脂肪、挥发油等。

【药理作用】

1. 增进食欲作用　神曲中所含的消化酶有增进食欲的作用。神曲含多量酵母菌和 B 族维生素，干酵母菌中也含多种 B 族维生素，故本品具有 B 族维生素样作用，可增进食欲，维持正常消化机能等。

2. 增强胃肠推进功能　在对小鼠进行的药理实验中发现，炒品、炒焦品能较好地促进胃的分泌功能，增强胃肠的推进功能。

3. 抗胃溃疡作用 以神曲为主的神曲胃痛片可明显抑制应激性、幽门结扎性、利血平性胃溃疡的形成，且可促进灼伤性胃溃疡的愈合，对胃酸酸度和胃蛋白酶活性有明显抑制作用，有明显的抗实验性胃溃疡作用。

4. 调节肠道菌群作用 研究发现，神曲具有较强的抑菌、杀菌活性。神曲对人体肠道菌群有调整作用，可以增加 IBS 患者肠道有益菌群数量，减少需氧菌数量，并能够改善临床症状，达到较理想的疗效。另外，神曲水煎剂对脾虚小鼠也具有肠道菌群调整及促进损伤肠组织恢复的作用。神曲及其复方制剂对双歧杆菌、类杆菌水平的升高具有明显促进作用，可以降低肠杆菌、肠球菌的数量。可见神曲及其复方制剂可以显著改善肠道菌群失调状态。其调整菌群失调的主要机制可能是双歧杆菌的生长促进物质，促进双歧杆菌等有益于机体的厌氧菌的生长。实验还表明，神曲及其复方制剂在疾病后期能抑制 NO 的合成，可提高 SOD、XOD 和 NO 水平，降低 MDA 浓度，具有肠组织保护作用，减少自由基对机体损伤的能力。

5. 其他作用 实验研究发现，神曲可增强家兔离体回肠平滑肌的收缩和小鼠小肠推进作用。

【临床应用】

1. 婴儿腹泻 炒神曲 3~6g，加温开水调成糊状，加适量红糖（以甜度可口为度），3 次/天，喂服。治疗婴儿腹泻 58 例，结果治愈率达 94.8%。用病毒唑加制神曲（神曲 0.5~1 块/天，研末，和盐少许，炒制）治疗婴幼儿秋冬季腹泻，经临床应用取得良好效果。

2. 白内障 神曲 120g，磁石 90g（火煅醋淬），夜明砂 60g，为 1 剂，水煎服，治疗白内障有效。

3. 其他 神曲能软坚散结，重用神曲组成治疗瘿结的处方，治疗青春期乳腺增生病，子宫肌瘤，肝肿大，甲状腺结节，腱鞘囊肿等，均取得明显效果，且能防止其他软坚散结药物对脾胃的过度伤伐，有利于药物的运化吸收。

参 考 文 献

刘峰，等. 中医临床研究，2014，6（8）：56.

鸡 内 金

【别名】 鸡黄皮，鸡合子，鸡中金。

【来源】 为雉科动物家鸡 *Gallus gallus domesticus* Brisson 的干燥沙囊内壁。

【性味】 甘，平。

【功能主治】 健胃消食，涩精止遗，通淋化石。用于食积不消，呕吐泻痢，小儿疳积，遗尿，遗精，石淋涩痛，胆胀胁痛。

【主要成分】 本品主含胃泌素、角蛋白、微量胃蛋白酶、淀粉酶、多种维生素。出生 4~8 个月的小鸡鸡内金还含有胆汁三烯和胆绿素的黄色衍生物，并含赖氨酸、组氨酸等 18 种氨基酸及铝、钙、铬、钴等微量元素。

【药理作用】

1. 对人体胃功能的影响 健康人口服炙鸡内金粉末 5g，45~60 分钟后胃液的分泌量、酸度和消化能力均增高。此外，还可见胃运动期延长，蠕动波增强，胃排空速率加快。上述作用认为是鸡内金被消化吸收通过体液因素兴奋胃肠的神经肌肉机制所致。生品、清炒品、砂烫品、醋炒品和烘品分别以 15% 的混悬液给小鼠按 0.2mL/10g 剂量灌胃，60 分钟后，各组游离酸、胃蛋白酶均显著提高，其中烘品组和砂烫品组总酸度也明显提高，与生品组比较，烘品组和砂烫品组游离酸、胃蛋白酶含量的升高更加显著，其他两种与生品比较也有增加，但不显著。各炮制品灌胃 60 分钟组与灌胃 30 分钟组比较，游离酸显著提高，其中烘品组和砂烫品组的胃蛋白酶和总酸度也有显著提高。上述各炮制品分别以15%的混悬液或100%煎液按0.2mL/10g剂量灌服，小鼠胃肠推动功能虽有增强趋势，但不显著。提示鸡内金的消食作用并不是药物在胃内的局部作用或直接刺激胃肠运动引起的。但是也有动物实验显示，鸡内金对小鼠胃肠运动呈抑制作用，对胃液、胆汁分泌无明显影响，对胰液分泌有促进作用，体外实验能增强胃蛋白酶、胰脂肪酶活性。

2. 加速放射性锶的排泄　鸡内金水煎剂对加速排除放射性锶有一定作用。其酸提取物效果较煎剂好，尿中排出的锶比对照组高2~3倍。从鸡内金中提得的氯化铵为促进锶排泄的有效成分之一。

3. 对糖尿病高脂血症的影响　研究发现，鸡内金多糖通过降低糖尿病高脂血症大鼠总胆固醇（TC）、甘油三酯（TG）、低密度脂蛋白胆固醇（LDL－C）水平和空腹血糖浓度，升高高密度脂蛋白胆固醇（HDL－C），而有效降低糖尿病高脂血症大鼠血糖和血脂水平，并能改善其细胞免疫功能。另有报道，鸡内金多糖能有效预防实验性高脂血症大鼠脂代谢紊乱，提高机体脂代谢能力，改善血液流变学指标异常，降低其氧化应激水平。

4. 对乳腺增生症的影响　大鼠实验研究发现，生鸡内金对大鼠乳腺增生有明显的缓解作用，乳房外形缩小，小叶和腺泡的数量减少，直径减小，上皮细胞增生亦减轻。研究结果从形态观察上充分表明，生鸡内金在治疗乳腺增生病症上的作用。

【临床应用】

1. 婴幼儿腹泻　炙鸡内金、枯矾各等份，共研极细末制成金矾散，每包1g。婴儿年龄3~6个月者每次1包，6~12个月者服1.5包，12~24个月者服2包，24个月以上酌情增量，均日服3次，用淡盐糖水或温开水送服。治疗100例，绝大多数在6天内获愈，少数在8天内获愈。另有人用炙鸡内金12g，白术20g，炒黄，研末过筛；苹果1只，连皮放在瓦片上用武火煨烂后，去皮核，取果肉50g捣烂，与上二药混合成糊状，装入罐备服。每次15g，每日4次，开水冲服。共治疗45例，痊愈25例，有效14例，无效6例。一般服药2天后即见好转。

2. 扁平疣　生鸡内金100g，黑龙江白米醋100mL，装广口瓶内，浸泡30小时后即得"金醋消疣液"。治疗时，用镊子夹消毒棉球蘸药液，涂擦患处，每日3次，10天为一疗程。共治疗126例，痊愈80例，好转20例，无效26例。

3. 胆囊结石　自制鸡内金胶囊治疗42例胆囊结石患者，结石排净率64.28%，总有效率为90.5%。

4. 其他　醋制鸡内金有固精止遗尿作用，可治疗遗尿症；另砂炒可起化坚消石作用，治疗泌尿系结石。

参 考 文 献

1. 尹国朝，等. 中国疗养医学，2014，23（11）：1005.

2. 蒋长兴，等. 中国实验方剂学杂志，2012，18（20）：255.

3. 蒋长兴，等. 中药药理与临床，2012，28（5）.

4. 罗江波，等. 江西中医药，2008，39（312）：72.

5. 李飞艳，等. 中国中药杂志，2008，33（19）：2282.

阿　　魏

【别名】　熏渠，哈昔泥，五彩魏。

【来源】　为伞形科植物新疆阿魏 *Ferula sinkiangensis* K. M. Shen 或阜康阿魏 *Ferula fukanensis* K. M. Shen 的树脂。

【性味】　辛、苦，温。

【功能主治】　消积，化癥，散痞，杀虫。用于肉食积滞，瘀血癥瘕，腹中痞块，虫积腹痛。

【主要成分】　含挥发油（20.74%），主要成分为（R）-仲丁基1-丙烯基二硫醚、1（1-甲硫基丙基）1-丙烯基二硫醚、仲丁基3-甲硫基烯丙基二硫醚、二甲基三硫醚、仲丁基甲基二硫醚、仲丁基甲基三硫醚、二仲丁基二硫醚、二仲丁基三硫醚、二仲丁基四硫醚等多种硫醚化合物。还含有香豆精类化合物、阿魏酸酯阿魏酸、伞形酮等。

【药理作用】

1. 对子宫作用　阿魏混悬液对未孕小鼠和家兔离体子宫的自发性收缩有明显抑制作用，在一定范围内增加阿魏剂量其抑制作用随之增强。对垂体后叶素、麦角新碱引起的子宫痉挛性收缩有拮抗作用，但对孕兔离体子宫则表现兴奋作用。

2. 终止妊娠及抗生育作用　阿魏的脂溶性成分有终止妊娠作用，其中石油醚-乙酸乙酯的洗脱物活性较强。阿魏两种脂溶性成分180mg/kg灌胃，每日2次，连续3天，对小鼠妊娠早期（7天）终止率为100%，对妊娠中期（11天）终止率分别为92%和93%。对抗雌性小鼠生育能力进行深入研究，发现阿魏能够显著降低雌鼠的生育能力。

3. 抗过敏、抗炎和免疫抑制作用　阿魏挥发油水乳剂具有抗过敏、抗炎和免疫抑制作用，能抑制腹腔巨噬细胞的吞噬功能，对抗抗原、组胺及慢反应物质引起的豚鼠支气管哮喘。阿魏水乳剂可使大鼠腹腔巨噬细胞内、小鼠血浆、脾脏及豚鼠气管平滑肌内 cAMP 含量增加，并降低大鼠腹腔巨噬细胞内和气管平滑肌内 cGMP 含量，使 cAMP/cGMP 的比值升高，提示阿魏对免疫机制和抗过敏介质的作用是通过对机体环核苷酸的代谢实现的。阿魏挥发油水乳剂 10mg/kg 对大鼠角叉菜胶和完全福氏佐剂所致足肿胀有明显的抑制作用，能明显抑制组胺或5-羟色胺（5-HT）引起的血管通透性增加。它还能明显抑制绵羊红细胞（SRBC）致敏的小鼠迟发性超敏反应（KTH），降低由植物血凝素（PHA）诱导的淋巴细胞转化反应，使[³H]-TdR 的掺入量显著减少。

4. 对心脏的作用　新疆阿魏水煎剂及水-醇提取液能降低离体蛙心的心跳振幅，增加心率。

5. 对雌性激素受体作用　阿魏中的倍半萜酯 Ferutinin 和 Tenuferidine 是低毒副作用的激素活性成分，药理实验发现其具有使雌性激素受体（ERα，ERβ）兴奋和拮抗的双重功能。

6. 对胃肠道作用　有研究报道，新疆阿魏对小鼠应激性胃溃疡和乙酰水杨酸致药物性胃溃疡均有明显防治作用，并抑制离体兔肠肌的自发蠕动。阿魏水煎剂及水浸剂能抑制小肠平滑肌的运动。

7. 抑菌杀虫作用　试验研究证明，阿魏提取物具有较高的抑菌性。阿魏提取物固体抑菌活性较好，抑菌效果表现出高效性和广谱性，且随着浓度的增加其抑菌活性增加。有研究报道，阿魏倍半萜类对小鼠体内不同发育阶段的日本血吸虫均有杀灭作用。

8. 抗氧化及对肝脏的保护作用　研究发现，阿魏能抑制肝微粒体自发和多种自由基发生系统所致的脂质过氧化，而且能拮抗脂质过氧化所致的膜流动性降低，提高 SOD 活性，从而保护肝细胞。

9. 其他作用　阿魏中的一些香豆素有抗 HIV 活性以及阻止细胞浆的释放功能，有些还具有抗癌细胞扩散的活性等。

【临床应用】

1. 癥瘕痞块　阿魏可化癥消痞，治疗气血瘀滞日久所致的癥瘕痞块，既可内服，亦可外用，临床上常与鳖甲、川芎、当归、大黄等活血破瘀药相伍。

2. 积滞，腹胀腹痛　阿魏能消积化食，尤能消除内积，治疗肉食积滞引起的胸腹胀满疼痛，常与山楂、神曲等消食化积药同用。

3. 其他　阿魏与丹砂为丸，用人参汤服下治疗疟疾；阿魏配黄连、木香等燥湿清热之品治疗痢疾，均有较好疗效。

参 考 文 献

1. 林君容，等. 海峡医药，2014，26（5）：1.

2. 赵保胜，等. 中国实验方剂学杂志，2011，17（17）：279.

3. 韩红英，等. 农垦医学，2010，32（3）：257.

4. 杨俊荣，等. 中国中药杂志，2007，32（22）：2382.

隔　山　消

【别名】　隔山牛皮消，隔山撬，白首乌，白何首乌，山瓜蒌。

【来源】　为萝藦科植物隔山消 *Cynanchum wilfordii*（Maxim.）Hemsl. 的干燥块根。

【性味】　甘、微苦，温。

【功能主治】　补肝肾，强筋骨，健脾胃，解毒。主治肝肾两虚，头昏眼花，失眠健忘，须发早白，阳痿，遗精，腰膝酸软；脾虚不运，脘腹胀满，食欲不振，泄泻，产后乳少，疮毒。

【主要成分】　从根中分离得到隔山消苷（Wilfoside）C_3N、C_1N、C_2N、C_3G、C_1G、D_1N、K_1N、M_1N、F_1N、W_1N、W_3N、G_1G，尚含有孕烷糖苷、甾体生物碱等。

【药理作用】

1. 增强长春碱对多药抗药细胞株 KB－V_1 的细胞毒性　隔山消根提取物可显著增强长春碱对多药抗药细胞株 KB－V_1 的细胞毒性，而不能增强药物敏感细胞株 KB－3－1 的毒性。

2. 逆转多药抗药性作用　隔山消根的甲醇提取物可显著逆转多药抗药性，并在生物检定导向下分离出 4 个已知的孕烷糖苷（1～4），它们都具有 Kekker－Killiani 和 Liebermann－Bruchard 阳性反应，表明具有 2－脱氧糖的甾类糖苷结构。它们可能是隔山消逆转多药抗药性作用的有效成分。

3. 抑制醛氧化酶的活性及脂质过氧化作用　有报道，隔山消的生物碱粗组分对醛氧化酶的活性以及脂质过氧化具有明显的抑制作用。隔山消生物碱粗组分中分离出一种甾体生物碱，可明显抑制大鼠肝组织中脂质过氧化物的形成，抑制肝醛氧化酶的活性，并有剂量依赖性。

4. 降低大鼠胃窦 NO 含量和升高大鼠血清 GAS 和 MTL 水平　隔山消有降低大鼠胃窦 NO 含量和升高大鼠血清 GAS 和 MTL 水平的作用，这种作用可能是其治疗功能性消化不良的机制之一。采用夹尾刺激法制造 FD（功能性消化不良）模型，以多潘立酮作为对照，用不同剂量的隔山消进行治疗后，检测各组大鼠胃窦 NO 和血清 AchE 含量。结果表明，0.88g/kg 隔山消能使造模大鼠胃窦 NO 含量明显降低，血清中 AchE 活性升高。说明隔山消治疗 FD 的机制可能与其降低大鼠胃窦 NO 含量有关。

5. 对小鼠学习记忆障碍的影响　隔山消可提高 Ach 含量，对于药物所致的空间学习记忆障碍有一定的作用。实验表明，隔山消对戊巴比妥钠所致的小鼠学习记忆障碍的改善可能与影响中枢胆碱能系统功能有一定关系。

6. 抑龋作用　隔山消水提物有再矿化作用，从而抑制釉质龋。

7. 促进小肠运动　隔山消乙酸乙酯提取物具有明显促进小肠运动作用。研究发现，其不仅能促进小肠运动，且对阿托品抑制的小鼠小肠运动也具有明显的推动作用，这可能与 M 胆碱受体有关。

8. 抗肿瘤作用　C_{21} 甾体苷是隔山消主要活性成分，具有广泛的抗肿瘤作用。研究发现，白首乌甾体总苷对人大肠癌细胞（Hce－8693）、人前列腺癌细胞（PC_3）、人宫颈癌细胞（HeLa）、人肺癌细胞（PAA）4 种实体瘤细胞均有较强的细胞毒作用，并呈明显的浓度依赖性。白首乌苷对小鼠黑色素瘤细胞（B－16）、人白血病细胞（K_{562}）也有较强的体外细胞毒作用，能使细胞密度明显降低，细胞皱缩，部分悬浮，细胞碎片增多。

9. 抗菌作用　对小鼠实验研究发现，隔山消对金黄色葡萄球菌、白色葡萄球菌、铜绿假单胞菌、伤寒沙门菌、甲型副伤寒沙门菌、乙型副伤寒沙门菌、大肠埃希菌、痢疾志贺菌等细菌均有不同程度的抑菌作用，其中对金黄色葡萄球菌、白色葡萄球菌、伤寒沙门菌和痢疾志贺菌抑菌作用较强。

【临床应用】

1. 脘腹胀满 隔山消、山当归、马兰,水煎服。

2. 小儿脾胃虚弱、消化不良、食积、腹泻 隔山消、糯米草、鸡屎藤各等份,研末,每用9g,加米粉18g,蒸熟食。

3. 脾胃虚弱,产后乳汁稀少 隔山消15g,土党参15g,当归15g,无花果15g,生花生60g,猪蹄1只,炖服。

参 考 文 献

1. 耿玲,等.大理学院学报,2015,14(4):5.
2. 李艳,等.现代中西医结合杂志,2015,24(2):213.
3. 张娴文,等.中成药,2009,31(6):940.
4. 洪小凤,等.中成药,2011,33(6):1052.
5. 蓝海,等.口腔医学,2007,27(10):525.

鸡 矢 藤

【别名】 鸡屎藤,鸡脚藤,白毛藤。

【来源】 为茜草科植物鸡矢藤 *Paederia scandens*(Lour.)Merr. 的干燥地上部分。

【性味】 甘、微苦,平。

【功能主治】 祛风除湿,消食化积,解毒消肿,活血止痛。主治风湿痹痛,食积腹胀,小儿疳积,腹泻,痢疾,中暑,黄疸,肝炎,肝脾肿大,咳嗽,瘰疬,肠痈,无名肿毒,脚湿肿烂,烫火伤,湿疹,皮炎,跌打损伤,蛇咬蝎螫。

【化学成分】 全株含环烯醚萜苷类:鸡矢藤苷、鸡矢藤次苷、鸡矢藤苷酸、车叶草苷、去乙酰车叶草苷。还含矢车菊素糖苷、矮牵牛素糖苷、飞燕草素、锦葵花素、芍药花素、蹄纹天竺素、β 及 γ - 谷甾醇、表无羁萜醇、摁贝素与一饱和羰基化合物和生物碱类。叶中含熊果酚苷、挥发油、C_{10} 表叶绿素和脱镁叶绿素。

【药理作用】

1. 镇静、抗惊厥作用 鸡矢藤总生物碱腹腔注射能抑制小鼠自发性活动,延长戊巴比妥钠睡眠时间,有一定的镇静作用。鲜鸡矢藤水蒸馏浓缩液腹腔注射对戊四唑诱发的小鼠惊厥有较强的保护作用,显著提高小鼠的存活率。进一步的研究表明,鸡矢藤总挥发油经过精馏后获得的主要成分二甲基二硫化物对家兔膈神经电位发放具有兴奋 - 抑制双向效应,并且随剂量增加,抑制效应加强,对蟾蜍外周神经干兴奋传导呈明显阻滞效应,对心率和脑电活动也有明显抑制作用。能明显易化青霉素所致大鼠大脑皮层癫痫放电,爆发性高波幅尖波连续发放型癫痫放电频率增加,持续性多棘波型癫痫放电振幅增加,阵发性多棘波型癫痫放电异常放电指数增多。部分动物用药后出现呼吸抑制、心率减慢、心电图波形改变以及一过性脑波等电位现象,提示二甲基二硫化物具有明显的中枢抑制神经毒性作用。同时研究认为,二甲基二硫化物对大脑皮层癫痫放电的易化作用可以导致动物产生惊厥,因此,鸡矢藤对抗戊四唑致动物惊厥作用可能是一种阻滞外周神经干的肌肉松弛现象,而非中枢抗惊厥作用。

2. 抗炎、镇痛作用 研究发现,鸡矢藤水煎液显著抑制二甲苯所致小鼠耳郭肿胀和角叉菜胶所引起大鼠足部肿胀。另有研究发现,鸡矢藤提取物环烯醚萜总苷、鸡矢藤苷酸甲酯、二硫二甲酯等均具有明显的镇痛作用。热板法实验表明,小鼠腹腔注射鸡矢藤叶或根注射液 50~150g/kg 后,痛阈提高 1.5~2.8倍,比吗啡起效较慢而维持较久,鲜鸡矢藤水蒸馏浓缩液腹腔注射,对电刺激小鼠也获得相同的效果。将鸡矢藤用于剖宫产术后切口镇痛,虽然镇痛作用机理尚未十分清楚,但类似吗啡、杜冷丁的作用在临床观察中较为确切，在体内的协同作用产生良好的镇痛效果，而无不良反应，长期应用几乎无依赖性和耐药性，与传统的吗啡、阿片类药物比较，鸡矢藤在推荐剂量内不会引起有临床意义的呼吸抑制，对心血管平滑肌等也不会产生不良反应，对剖宫产术后产妇恢复有一定的积极作用，有助于早期翻身和下床活动，促进胃肠功能恢复，提前进食，增加蛋白质和多种维生素的摄取。因而，鸡矢藤是一种值得推广的良好的术后镇痛药物。

3. 抗菌作用　0.5g/mL 鸡矢藤煎剂对体外金黄色葡萄球菌和福氏痢疾杆菌有抑制作用，浸膏对金黄色葡萄球菌及肺炎链球菌也有抑菌作用。但另有报道，1g/mL 的煎剂对金黄色葡萄球菌、绿脓杆菌、宋内痢疾杆菌、伤寒杆菌及大肠杆菌均无抑制作用。体内抗菌试验表明，小鼠腹腔注射 5g/mL 鲜鸡矢藤注射液，每日 0.5mL，对腹腔感染大肠杆菌、福氏痢疾杆菌均有保护作用。

4. 对平滑肌作用　鸡矢藤总生物碱能抑制肠肌收缩，并能拮抗乙酰胆碱所致的肠肌挛缩。鸡矢藤注射液有抗组织胺所致的肠肌挛缩作用，但对氯化钡引起的肠肌挛缩无效。

5. 降糖作用　研究发现，鸡矢藤提取物通过提高糖尿病小鼠的糖耐量，促进胰岛素释放，增加其胰岛素敏感指数，并改善胰腺组织的形态结构，使糖尿病小鼠空腹血糖下降。

6. 其他作用　鸡矢藤注射液和乙醚提取物对蟾蜍坐骨神经腓肠肌标本，均有传导阻滞的局麻作用。另有报道，鸡矢藤具有明显的抗风湿、抗痛风作用。鸡矢藤提取物可显著降低酵母膏致高尿酸血症小鼠的血清尿酸水平，其机制可能与抑制黄嘌呤氧化酶活性有关。此外，鸡矢藤还具有一定的保肝作用，鸡矢藤挥发油对 $HepG_{2.2.15}$ 细胞 HBsAg、HBeAg 分泌有较好抑制作用。

【临床应用】

1. 痛症　取鲜鸡矢藤注射液治疗胃痛，胆、肾绞痛，各种外伤、骨折、手术后疼痛，神经痛等 531 例，疼痛消失 328 例，减轻 191 例，无效 12 例，有效率 97.7%。鸡矢藤有较强的镇痛作用和消食化积、抑菌等作用，肝病病人用此药后肝区疼痛、腹胀纳差等症状明显改善，其主观感觉良好。

2. 软组织损伤　取鸡矢藤鲜叶捣烂贴敷患处（压痛点）皮肤上，成为约 3～5mm 厚的药层，然后点燃艾条施行回旋灸，烘熏至温热深透患部深处，持续约 3～5 分钟后，去掉被烘干的药层，重新更换上湿药，又如上法继续旋灸，一般更换湿药 2～3 次即可，每日灸治 1 次，直至痊愈为止。治疗各种急慢性体表软组织扭挫伤、劳损患者 41 例，除 1 例肌腱炎经灸治 6 次无明显效果外，其余病例灸治 1～6 次全部治愈。

3. 慢性骨髓炎　鸡矢藤 30g，红孩儿 15g，加蔗糖为引制成鸡红汤内服，每日煎服 2～3 次。有脓者用鸡荞粉（鸡矢藤为主）外敷疮口，每日 1 次；有死骨者用樟蛸散外敷疮口，每日 1 次；有窦道或瘘管者，加用红升丹药线插窦道及瘘管中。治疗 198 例，结果痊愈 63 例（31.8%），显效 87 例（43.9%），有效 31 例（15.7%），无效 17 例（8.6%）。临床治愈时间最短 58 天，最长 370 天，平均 90 天。

4. 电光性结膜炎　用鸡矢藤蒸馏液 2000mL（每 1mL 含生药 5g），加入黄连素 2g，梅片 1g，氯化钠适量，配制成等渗液，调节 pH 为 7～7.4，制成复方鸡屎藤眼药水。每眼点 2～3 滴，频频滴眼。治疗 100 例，眼痛、羞明等症状均于当日消失，检查结膜充血明显减轻以至消失，治疗过程中未见任何不良反应。

5. 老年肝外胆管结石　口服鸡矢藤排石颗粒（鸡矢藤 60g、葛根、金钱草、茵陈各 30g、延胡索 20g、赤芍、白芍各 20g、芒硝 15g、柴胡、枳壳、青皮各 12g、甘草 10g）治疗 30 例肝外胆管结石，痊愈 12 例，显效 10 例，有效 7 例，无效 1 例，总有效率为 96.7%。

6. 慢性胆囊炎　复方鸡矢藤胶囊治疗慢性胆囊炎 40 例，结果总有效率为 90%。

参 考 文 献

1. 王绍军，等. 中药药理与临床，2015，31（4）：147.

2. 高克立，等. 甘肃医药，2013，32（9）：649.

3. 王昶，等. 中医临床研究，2012，4（9）：21.

4. 王永昌，等. 中药材，2012，35（7）：1129.

5. 熊中奎，等. 中国现代医生，2012，50（20）：27.

6. 王鑫杰，等. 世界临床药物，2012, 33（5）：303.

7. 金辉，等. 安徽医科大学学报，2011, 46（10）：1026.

8. 朱宁，等. 时珍国医国药，2010, 21（11）：2754.

9. 刘梅，等. 中药药理与临床，2008, 24（6）：43.

10. 颜海燕，等. 中药药理与临床，2007, 23（5）：115.

第七章 泻 下 药

凡能通利大便的药物称为泻下药。其主要作用是通利大便，排除胃肠积滞，或清导实热，攻逐水饮。适用于大便不通，肠胃积滞，或实热内结，或寒积、水饮停蓄等里实证。相当于现代医学中各种原因引起的便秘，胸腹腔积液，心肾性水肿，各种急腹症如急性阑尾炎、急性胰腺炎、急性肠梗阻、急性胆道感染及胆结石等病症。泻下药根据其特性及应用范围的不同，又分为以下三类。

攻下药：具有较强的泻下作用，适用于宿食停积、大便燥结所引起的里实证。其性味大多苦寒，又有清热泻火作用，故除用于便秘外，对某些实热证，高热不退、谵语发狂，或火热上炎、上部充血、头痛、目赤、咽喉肿痛、牙龈肿痛及火热炽盛所致上部出血（如衄血、吐血、咯血）等症也可应用。本书介绍的攻下药有大黄、芒硝、番泻叶、芦荟。

润下药：多为植物种子或种仁，富含油脂，具有润燥滑肠的作用，故能缓下通便。适用于年老津枯，产后血亏，病后津液未复及亡血患者的肠燥津枯便秘。本书介绍的润下药有火麻仁、郁李仁、蓖麻子。

峻下逐水药：作用猛烈，能引起剧烈腹泻，其中有的药物还兼有利尿作用，从而能使大量水分从大小便排出。适用于水肿、胸腹积水及痰饮结聚，喘满壅实等证。本书介绍的峻下逐水药有甘遂、京大戟、红大戟、芫花、牵牛子、商陆、千金子、巴豆。

泻下药主要有以下几个方面的药理作用：

1. 泻下作用 本类药物皆有明显的泻下作用，按其泻下作用机理主要有以下三个方面：①容积性泻药：像芒硝主含硫酸钠及少量硫酸镁，在肠腔内不能吸收，发挥高渗作用，保持大量水分，膨胀肠腔，增加肠蠕动而排便；②刺激性泻药：如大黄、番泻叶中的蒽醌类成分，巴豆中的树脂，牵牛子中的苷类，芫花、大戟中的萜类等成分能刺激肠黏膜，增强肠蠕动而促进排便；③润滑性泻药：含大量脂肪油的药物能软化粪便、润滑肠道而起到滑肠通便作用。

2. 利尿作用 峻下药在泻下同时，均有较强的利尿作用，对于实证水肿、胸腹积水有一定治疗意义。

3. 抗感染作用 泻下药中不少药物有较强的抗菌、抗病毒、抗炎作用，从而使其在临床应用中发挥较好的抗感染作用。

此外，本类药尚有利胆、抗肿瘤、增强免疫、降血脂及驱肠虫等作用。

大 黄

【别名】 锦纹，川军，将军。

【来源】 为蓼科植物掌叶大黄 *Rheum palmatum* L.、唐古特大黄 *Rheum tanguticum* Maxim. ex Balf. 或药用大黄 *Rheum officinale* Baill. 的干燥根和根茎。

【性味】 苦，寒。

【功能主治】 泻下攻积，清热泻火，凉血解毒，逐瘀通经，利湿退黄。用于实热积滞便秘，积滞腹痛，泻痢不爽，湿热黄疸，血热吐衄，目赤，咽肿，肠痈腹痛，痈肿疔疮，瘀血经闭，跌打损伤，外治水火烫伤；上消化道出血。

【主要成分】 主含蒽醌衍生物，总量约3%~5%，以两种形式存在，大部分与葡萄糖结合成蒽苷，少部分以游离的苷元存在。苷元为大黄酸（Rhein）、大黄酚（Chrysophanol）、大黄素（Emodin）、土大黄素（Chrysaron）、芦荟大黄素（Aloe‐emodin）和大黄素甲醚（Physcion）。结合状态的蒽苷是泻下的有效成分，主要有蒽醌苷和双蒽酮苷。双蒽酮苷中有番泻苷 A、B、C、D、E、F（Sennoside A、B、C、D、E、F），其泻下作用比蒽醌苷强，但含量少，在贮藏过程中蒽酮逐渐氧化为蒽醌，贮存 3 年以上的大黄，很难检出蒽酮成分。大黄中还含有多糖，鞣质（如 d-儿茶素，没食子酸），β-谷甾醇，胡萝卜苷。另含多种微量元素。

【药理作用】

1. 对消化系统的影响

（1）泻下作用：大黄泻下功效确切，一般在服药后 6～10 小时排出稀便。临床常用其复方。大黄致泻的主要有效成分是结合型蒽苷，其中以番泻苷 A 泻下作用最强。其致泻作用部位在大肠。离体肠管电活动和收缩活动实验证实，大黄对整个结肠的电活动均有明显的兴奋作用，使峰电频率明显增加，幅度明显增高，肛缩活动增强，而对空肠几乎没有影响。目前认为其作用机理是大黄口服后，通过小肠时，结合状态的蒽苷大部分未经吸收直接抵达大肠，在肠内细菌酶作用下，水解成游离的苷元，苷元刺激肠黏膜和肠壁肌层神经丛，促进肠蠕动而致泻。部分苷元还原成作用较强的蒽酮或蒽酚，兴奋肠平滑肌上的 M 受体，使肠蠕动增加。实验证明，大黄兴奋结肠的作用可被阿托品阻断。此外，苷元能阻断 Na^+ 从肠腔转运至细胞内，使肠腔内渗透压增高，保留大量水分，使肠内容物容积扩大，机械性刺激肠壁，增强肠蠕动而致泻。大黄阻止 Na^+ 进入细胞，初步认为与苷元抑制细胞膜 Na^+，K^+-ATP 酶有关。部分蒽苷自小肠吸收，在体内还原成蒽酮，经血流或胆汁运输至大肠而发挥泻下作用。苷元是刺激肠黏膜引起泻下作用的主要成分，但其在通过消化道时易被破坏而失效，蒽苷中的葡萄糖能保护苷元，使其在胃肠不被水解和破坏，因此结合状态的蒽苷才能发挥泻下作用。如番泻苷 A 在脱去糖核后，致泻活性下降 2/3。大黄经炮制或久煎后，所含蒽苷易被水解成苷元，使泻下作用减弱。临床用药攻下时用生品就是这个道理。实验证明，生大黄煎煮 10～15 分钟蒽苷溶出率最高，泻下作用最强；煮煎时间过短，蒽苷溶出不完全，时间过长，蒽苷被水解，破坏较多，泻下作用较弱。有研究表明，长期服用大黄，能导致肌间丛神经及肌间丛 Cajal 间质细胞变性，引起结肠肌电慢波频率减慢，导致所谓"泻剂结肠"。动物实验表明，大黄口服 10～12 周可导致大鼠结肠壁 NO 含量增高，肌间丛一氧化氮合酶阳性神经元增多，"泻剂结肠"的发生可能与此有关。

另外，大黄挥发油对离体家兔十二指肠、回肠及整体小鼠小肠的正常运动均有明显抑制作用，且能对抗乙酰胆碱（Ach）、氯化钡（$BaCl_2$）、磷酸组织胺（Hist）引起的痉挛性收缩，每毫升含 0.2mg 大黄挥发油的水溶液能完全阻断 $100\mu g/mL\ BaCl_2$ 的致痉作用。

因大黄致泻部位在大肠，不影响小肠对营养物质的吸收，故有大黄"除邪而不伤正气"的说法。但也有实验提示，大黄对小肠电活动有兴奋作用。大黄因含鞣质较多，小剂量或久煎后不仅不引起泻下，且呈现收敛止泻作用，停药后也常表现有继发性便秘。

（2）利胆、护肝作用：大黄历来是治疗黄疸之要药。大黄能促进胆汁分泌，改善胆小管内胆汁淤积，增加胆汁中胆汁酸、胆红素含量。利胆作用与大黄能疏通肝内毛细胆管，促进胆囊收缩，并使奥狄括约肌舒张有关。临床研究还表明，大黄能降低黄疸指数。生大黄利胆作用比熟大黄强、出现时间早，煎煮时后下比久煎作用强。

对四氯化碳所致急性大鼠肝损伤，大黄注射液可使其血清谷丙转氨酶活性明显下降，肝细胞肿胀、变性、坏死程度明显减轻。大黄亦能减轻兔四氯化碳中毒性肝炎损害作用。大黄通过抑制肝线粒体呼吸链电子传递和复合体 I、II 及对琥珀酸脱氢酶和氧化酶的抑制，使肝细胞糖原及 RNA 含量增加，促进肝血循环，使肝细胞恢复和再生。另有报道，用生大黄治疗病毒性肝炎引起的顽固性高胆红素血症取得了较好疗效，且副作用小。对茵陈蒿汤保肝作用研究表明，大黄与栀子、大黄与茵陈比例分别为 1:3 和 1:4 时，对 cAMP 磷酸二酯酶抑制剂作用最强。

（3）抗急性胰腺炎作用：大黄能抑制胰酶的分泌，特别是对与急性胰腺炎发病直接相关的酶类，如胰蛋白酶，胰弹性蛋白酶，胰糜蛋白酶，胰激肽释放酶及胰脂肪酶均有明显的抑制作用，并使胰淀粉酶活性降低。此作用可减弱胰酶对胰腺细胞的自我消化作用。实验观察表明，用药后大黄能促进急重型胰腺炎动物模型纤维化明显减轻，腺细胞病理损伤恢复，酶反应恢复正常。临床实验也证明，大黄能阻止糜蛋白或酒精诱发的急性水肿型和出血坏死型胰腺炎的发生与发展。

（4）胃肠黏膜保护作用：大黄能促进胃黏膜 PGS 生成，增强胃黏膜屏障功能。大黄鞣质对实验性胃溃疡大鼠可减少胃液分泌，降低胃酸。还可拮抗缺氧所致肠黏膜对内毒素屏障作用的损伤，并促进肠道内毒素排出，具有通腑泻毒作用。另报道，大黄对急性应激性胃肠黏膜溃疡具有预防作用。

2. 对血液系统的影响

（1）止血作用：药理实验及临床应用均表明，大黄有显著的止血作用，其止血特点是：①止血速度快，平均止血时间为 2～4 天。②止血作用可靠，止血有效率达 95%；在某些出血性疾病，临床证实其止血显效率高于西药复方（安络血、止血敏、凝血酸和镁铝合剂）。③止血时，其他症状如腹胀、纳差、瘀热等症状消失快。其作用机理是：大黄可促进循环血小板聚集，使血小板聚集型明显增加；并使血小板数和纤维蛋白原含量增加，促进血液凝固，使凝血时间缩短；大黄还能使受损伤的局部血管收缩，促使毛细血管致密，改善脆性。使血管抵抗力增加，从而有助于止血。大黄对小肠运动有抑制作用，可减少出血部位的机械损伤，有利于血小板在血管破溃处凝集，此作用有利于制止肠出血。

大黄止血的有效成分是 d-儿茶素和没食子酸。此两种成分能促进血小板黏附和聚集功能，有利于血栓形成。两者皆可降低抗凝血酶Ⅲ（AT-Ⅲ）的活性，已知 AT-Ⅲ 是活性最强的生理性抗凝物质，其活性降低，可促进血凝。没食子酸还能提高 α_2-巨球蛋白（α_2-MG）含量，竞争性地抑制纤溶酶的活性或抑制纤溶酶原活化素的活性，使纤溶酶的活力降低，增强血凝作用而止血。

（2）活血作用：大黄可提高血浆渗透压，使组织水分向血管内转移，以补充因大失血而丢失的血容量，降低红细胞压积和血液黏度，有利于解除微循环障碍。大黄提高血浆渗透压作用认为与其抑制细胞膜 Na^+,K^+-ATP 酶有关。大黄的血液稀释作用正是其活血化瘀的药理基础。对肾上腺素致怒及寒冷造成大鼠血瘀模型，酒制大黄可显著降低血小板黏附与聚集。有些研究发现，大黄对微循环具有双向调节作用，并认为此双向调节作用正是大黄发挥止血和活血作用的药理学基础。

（3）降血脂作用：给家兔和小鼠喂饲高胆固醇饮食诱发高脂血症，口服大黄可使血清和肝脏 TC、TG、LDL、VLDL、过氧化脂质明显降低，HDL/TG 比值升高。有效成分为蒽醌类、儿茶素等化合物。有人认为此种作用是由于大黄泻下作用影响肠道对胆固醇的吸收所致。实验表明，大黄醇提物有抗鹌鹑动脉粥样硬化（AS）和降血脂作用，同时对肝脏胆固醇水平有明显下降作用，对肝胆细胞脂肪变性也有显著减轻作用。说明大黄醇提物有较好的降血脂作用。

（4）对血氮质代谢的影响：实验表明，大黄对实验性高氮质血症动物确能使血中尿素氮和肌酐明显降低，其作用机理可能与下述因素有关：①大黄使肠道吸收氨基酸减少，此与大黄的泻下作用有关。②血中氨基酸合成蛋白质增加。③大黄抑制体蛋白，特别是肌蛋白的分解。上述因素均使合成尿素和肌酐的原料短缺，而致尿素等含氮废物合成减少。④大黄能促进尿素和肌酐排出体外，故血中尿素、肌酐明显下降。⑤降低胍类毒素的蓄积。大黄的这一作用是其治疗氮质血症和尿毒症的药理学基础。

3. 抗感染作用　临床用大黄治疗多种感染性疾病取得了满意的疗效，其作用机理也是多方面的。

（1）抗病原微生物作用：体外实验表明，大黄对厌氧菌、葡萄球菌、淋病双球菌、链球菌和白喉、炭疽、伤寒、痢疾杆菌等均有抑制作用，以金黄色葡萄球菌最敏感，最低抑菌浓度为 1.56mg/mL。大黄提取液对寄生于皮肤的毛癣菌、黄癣菌等也有抗菌作用。此外大黄对某些真菌、病毒、阿米巴原虫、阴道滴虫和血吸虫等也有一定的抑制作用。抑菌的有效成分是游离的苷元，芦荟大黄素、大黄素、大黄酸作用较强。实验表明，芦荟大黄素、大黄素、大黄酸、大黄酚对幽门螺杆菌也有较强抑制作用。抑菌机理目前认为是通过抑制细胞生物氧化酶系而抑制菌体糖代谢、氧化脱氢，同时也抑制菌体酸和蛋白质的生物合成。大黄在体内有辅助病毒诱生干扰素的作用，对流感病毒、肝炎病毒、伪狂犬病毒均有灭活作用，对 HIV-RT 病毒有抑制作用，强于 AIDS 首选药 AZTTP。大黄提取液进行体外抗单纯疱疹病毒（HSV）的研究结果表明：大黄对 HSV-1 和 HSV-2 的有效抑制浓度分别为 50μg/mL 和 20μg/mL，相当于无环鸟苷的有效抑制浓度（50μg/mL）。大黄素在光照下对 HSV-1 显示灭活效应。衍生物对人巨细胞病毒也有抑制作用。

（2）解热作用：大黄生品、制品煎剂在 10g/kg 剂量下，对鲜酵母致热大鼠给药后 1 小时即有明显解热作用，并可维持 3 小时以上。大黄能使感染所致发热患者和发热动物体温显著下降。且解热作用出现时间比泻下作用早。感染发热家兔体温下降同时，第三脑室灌流液中 PGE 和 cAMP 水平显著降低，而对正常不发热家兔 cAMP 水平没有影响，认为大黄对体温中枢调节介质 cAMP 有影响。其解热作用与降低中枢神经系统中 PGE 等活性物质有关。

（3）抗炎作用：大黄素 30～60mg/kg 灌胃可明显抑制角叉菜胶引起小鼠足肿胀，60～100mg/kg 抑制角叉菜胶引起大鼠足肿胀，90～150mg/kg 能抑制醋酸引起小鼠腹腔毛细血管通透性增高。20～40mg/kg 腹腔注射能抑制角叉菜胶大鼠急性胸膜炎的渗出和白细胞游走。目前认为大黄抗炎作用机理与抑制花生四烯酸代谢有关，通过抑制环氧化酶，使 PGE 合成减少，并抑制白三烯 B_4。大黄对切除双侧肾上腺的大鼠仍有抗炎作用，且抗炎同时不降低肾上腺维生素 C 的含量，此说明大黄的抗炎作用机理不是通过兴奋垂体－肾上腺皮质系统而实现的，大黄本身也不具有皮质激素样作用。

（4）对机体免疫功能的影响：大黄不同成分对免疫功能产生不同影响。大黄蒽醌衍生物对机体免疫功能呈明显抑制作用，表现有：免疫器官——胸腺和脾脏重量减轻，溶血素含量降低，巨噬细胞吞噬功能受抑制，炭粒廓清指数降低，白细胞数量减少，淋巴细胞转化受抑制，二硝基氯苯（DNCB）所致迟发型过敏反应降低。小鼠用大黄水提物灌胃，结果发现 IL－1、IL－2 明显下降，免疫作用抑制。但大黄多糖的作用则相反，可明显提高机体的免疫功能。增加巨噬细胞吞噬功能，促进溶血素的生成；增加脾脏淋巴细胞转化率及白细胞介素 2（IL－2）的生成。大黄可提高感染模型动物的免疫功能，并在体内有诱生干扰素作用。用脂多糖刺激大鼠腹腔巨噬细胞作为过度炎症体外模型，大黄素对 TNF－α 和 Ca^{2+} 具有双向调节作用。

4. 抗肿瘤作用　药理研究发现，大黄游离蒽醌衍生物和糖类有抗癌作用，大黄素和大黄酸对体外培养宫颈癌细胞、小鼠黑色素瘤细胞、乳腺癌细胞、腹水癌癌细胞均有抑制作用。大黄多糖对肉瘤 S_{180} 有明显抑制作用。大黄素浓度 10μg/mL，可使人肺癌 A_{549} 细胞的最大生长密度减少，分裂指数降低，氚标法胸腺嘧啶核苷的掺入量明显减少，细胞的 DNA 含量明显降低。并发现此药可使 G_1 和 S 期细胞相对增加，G_2＋M 期和异倍体细胞相对减少，组方图的峰值左旋，出现在较低通道上。表明大黄素对人体肺癌 A_{549} 细胞的分裂有明显的抑制作用。蒽醌类衍生物可通过抑制癌细胞的呼吸和物质代谢，抑制 DNA、RNA 的生物合成达到抗癌作用。大黄还有独特的逆转癌细胞"多药耐药性（MDR）"作用，通过对癌细胞氧化、脱氢及酵解作用，逆转 MDR。能部分逆转人乳腺癌细胞对阿霉素抗药性，与 5－Fu、顺铂等西药有协同增效作用。近年研究发现，大黄除对以上癌细胞具有抑制作用外，对前列腺癌细胞亦有较好的抗肿瘤作用。

5. 改善肾功能作用　大黄能降低病鼠 24 小时尿蛋白含量，升高血清白蛋白使之恢复正常，说明大黄能抑制病变大鼠肾脏的炎症。给实验性肾功能不全大鼠大黄提取液，可见体重增加，肾重量增加受明显抑制，2,8－二羟基腺嘌呤在肾的蓄积减少，甲基鸟嘌呤消失，低钙高磷血症改善，尿中尿素和肌酐明显增加，提示肾小球滤过率有改善。从磷排出增加、钙排出减少、氨基酸显著降低推断近曲小管氨基酸转运异常得到恢复。大黄对于利用 5/6 切除术建立的慢性肾功能不全动物模型的实验动物氮质血症有改善作用，能抑制残余肾单位的代偿性肥大，降低残余肾的高代谢状态，纠正其脂代谢紊乱，减少蛋白尿。另外，还有实验表明，大黄还能明显改善电灼伤所致大白鼠慢性肾衰的功能，其疗效与地塞米松相当，说明大黄对肾衰有肯定的治疗作用。研究进一步证实，大黄中蒽醌类还对肾脏系膜细胞 DNA、RNA 合成有影响，降低细胞高代谢状态，避免残存肾单位因负荷状态遭受新的损伤并导致肾功能进一步恶化，从而减少肾硬化，延缓肾衰竭。也有人认为，大黄酸可对抗高糖环境中 HMCs 增殖，能逆转 GF－1 诱导近端肾小管上皮细胞肥大，抑制 TNF－1 刺激细胞外基质合成，这可能是改善糖尿病肾病的作用机制之一。

6. 利尿作用　大黄酸、大黄素有明显的利尿作用，服药后 2～4 小时尿量增加达到高峰，同时 Na^+、K^+ 的排出量也达到高峰。芦荟大黄素和大黄酚作用较弱。作用机理是由于大黄酸、大黄素对肾髓质 Na^+，K^+－ATP 酶有抑制作用。肾小管内 Na^+ 的重吸收多属主动转运，需要通过 Na^+，K^+－ATP 酶分解 ATP 提供能量，当此酶受到抑制时，能量来源不足，Na^+ 重吸收减少，Na^+ 携带水分排出而利尿。当远曲小管

Na^+增多时，促进Na^+-K^+交换，K^+排出也随之增多。

7. 对心脏功能的作用　动物实验表明，大黄能使心脏 MAP（单相动作电位）振幅提高，上升速率增快，心脏收缩力明显增强，其强心作用可能与抑制细胞膜上的Na^+,K^+-ATP 酶有关。大黄醇能使猫心率减慢和 MAP 的延长，有抗心律失常的作用。大黄素能改善 SD 大鼠离体心脏缺血后左室功能，提高动脉血流，缩小心肌梗死面积，对心肌缺血有保护作用。

8. 抗氧化作用　大黄是一种有效的、多功能的活性氧、自由基清除剂，能清除$O_2^- \cdot$、H_2O_2 和其他活性氧，抑制脂质过氧化，是一种有效的抗氧化剂。其抗氧化作用是其延缓衰老功能的药理学基础。大黄水提物能增强血中 SOD、谷胱甘肽过氧化物酶活性，降低过氧化脂质含量，增强自然衰老小鼠学习记忆能力。炮制可以降低大黄的抗氧化能力。

9. 其他作用　大黄能延长巴比妥类药物睡眠时间，大黄素 42mg/kg 可延长 18.7%，芦荟大黄素 40mg/kg 可延长 64.3%，大黄酸作用最强，47mg/kg 可延长 87.7%。大黄有促肠道蛋白分泌及减轻肠道形态学改变作用，从而降低烧伤死亡率。大黄中的原花青素多聚体 V 是治疗精神疾病的有效成分。

【体内过程】　大黄主要成分蒽醌衍生物，口服易吸收，给药后 2~3 小时血药浓度达高峰。主要分布于肝、肾组织，其次是脑和肺。主要在肝脏转化，经氧化反应使非极性基团如大黄酚、大黄素甲醚中的 $3-CH_3$ 基团相继氧化成极性基团（$3-CH_2OH \rightarrow 3-CHO \rightarrow 3-COOH$）。氧化代谢产物药理活性增强，代谢产物和原形最终与葡萄糖醛酸结合，活性降低，水溶性增高，便于自尿中排出。排出的主要器官是肾和肠，部分通过胆汁排入肠腔。

【临床应用】

1. 急性肠炎、菌痢　应用单味大黄醇提片治疗急性肠炎 54 例，平均 1.5 天治愈。急性菌痢 110 例，大便恢复正常平均时间为 3.4 天，细菌转阴时间为 8.4 天，总有效率为 95%。

2. 溃疡病急性穿孔　单味大黄末 5g，加沸水至 100~200mL，待水温降到 40℃时，保留灌肠，每日 2 次，共治疗 13 例，治愈 11 例，占 85%，中转手术 2 例，占 15%。

3. 肠梗阻　生大黄 15g，糯米 50g，蜂蜜 10g，调成糊状，成人 1 次顿服，儿童或顿服或分服，治疗单纯性不完全性肠梗阻 30 例，均获痊愈。

4. 小儿化脓性扁桃体炎　取生大黄，用开水 150~250mL 浸泡，待水温凉时饮用，服药后 2 小时，将原药再浸泡一次服用。生大黄用量：2~4 岁每天 6g，5 岁以上每天 9g。结果显效 54 例（67.5%），有效 14 例（17.5%），无效 12 例（15.0%）。

5. 湿热型重症黄疸型肝炎　门冬氨酸钾 30~40mL 加入 18% 葡萄糖注射液 500mL 中静脉滴注，每日 1 次。生大黄 2~4g，用沸水约 100~200mL 浸泡 20 分钟，顿服，每日 1~2 次。联合治疗湿热型重症黄疸型肝炎 28 例，总有效率 96.4%。

6. 上消化道出血　大黄粉口服，每次 3g，每日 3~4 次，治疗上消化道出血，或大黄片剂、汤剂内服，治疗 1000 余例，平均止血时间 2 天左右，止血有效率 95% 以上。

7. 尿毒症　常用大剂量单味大黄，也可采用复方水煎服或灌肠。能减轻症状，延长寿命，降低血和尿中肌酐和尿素氮水平，有较好的疗效。

【毒副作用】　大黄毒性低，但生大黄尤其是鲜大黄服用过量可引起恶心、呕吐、头昏、腹痛、黄疸等。有报道，大鼠连续服用 3~9 个月引起甲状腺瘤及肝组织退行性变化，长期用药应注意。

参 考 文 献

1. 何紫阳，等.陕西中医，2015，36（4）：503.

2. 张慧林，等.光明中医，2015，30（5）：1119.

3. 张晓红，等.中国现代医生，2015，53（15）：11.

4. 赵一俊，等.医学研究杂志，2013，42（1）：17.

5. 李广峰.中国医药指南，2013，11（16）：317.

6. 唐铭坚，等. 中国热带医学，2012，12（7）：886.

7. 魏从师，等. 中医临床研究，2011，3（16）：47.

8. 傅兴圣，等. 中国新药杂志，2011，20（16）：1534.

9. 庄江能，等. 西南军医，2009，11（5）：931.

10. 张向红，等. 中国药业，2009，18（21）：76.

芒　硝

【别名】　盆消。

【来源】　为硫酸盐类矿物芒硝簇芒硝，经加工精制而成的结晶体。

【性味】　咸、苦，寒。

【功能主治】　泻下通便，润燥软坚，清火消肿。用于实热积滞，腹满胀痛，大便燥结，肠痈肿痛；外治乳痈，痔疮肿痛。

【主要成分】　主要含含水硫酸钠（$Na_2SO_4 \cdot 10H_2O$，96%～98%），尚含少量氯化钠、氯化镁、硫酸镁、硫酸钙等。

【药理作用】

1. 泻下作用　对小鼠实验研究发现，芒硝具有显著增强肠推进功能。芒硝中的硫酸根（SO_4^{2-}）离子不易被肠黏膜吸收，服后在肠内形成高渗的盐溶液，由于渗透压作用，阻止肠内水的吸收，并促使肠壁细胞水分的分泌，使内容量增加，肠腔膨胀，引起机械性刺激肠黏膜，反射地增强肠蠕动而导泻。此外，芒硝本身对肠黏膜也有直接的化学性刺激作用，使其蠕动增加。芒硝泻下速度与饮水量多少有关，饮水量多，则泻下作用快，一般于服药后 4～6 小时排便。无肠绞痛等副作用。

2. 利胆作用　少量多次口服芒硝，可刺激小肠壶腹部，反射性地引起胆囊收缩，胆囊括约肌松弛，利于胆汁排出。

3. 抗炎镇痛作用　研究发现，芒硝外敷能显著改善静脉炎病理变化，对急性炎症有较好的抑制作用，对兔耳静脉炎有明显的治疗作用。实验性阑尾炎和阑尾穿孔的家兔，腹部外敷大黄、芒硝、大蒜加适量食醋的糊剂，局部有皮肤发红、发热、起水泡等刺激症状产生，对阑尾及脾脏的网状内皮系统有明显刺激作用，使其增生现象与吞噬能力有所增强，调动了机体本身免疫功能，使阑尾炎症状明显减轻。另有报道，通过醋酸扭体法、压痛法实验证明，芒硝具有显著镇痛作用。用 10%～25% 硫酸钠溶液外敷创面，可加快淋巴循环，有消肿止痛作用。

4. 利尿作用　4.3% 无菌硫酸钠静脉注射，有利尿作用。

5. 抗肿瘤作用　玄明粉可使致癌剂促癌和诱癌率明显下降，可能与酸化肠内环境，减少脱氧胆酸含量，抑制细胞 DNA 合成，降低对致癌物的敏感性有关。

【临床应用】

1. 多种感染　用芒硝、冰片（10:1）研末外敷，或单用芒硝外敷，注意淋水保湿，治疗急性乳腺炎、丹毒、疮肿、蜂窝组织炎、淋巴管炎、静脉炎等多种感染效果较好。

2. 大骨节病　芒硝内服，每日 2 次，成人每次 2～4g。治疗 117 例，服药 1 个月后关节疼痛显著减轻或基本消失者 46 例，关节功能障碍显著改善者 2 例，关节疼痛及功能障碍均显著好转者 39 例，疼痛消失，功能障碍改善且劳动能力显著提高者 16 例，无变化 5 例，另有 9 例服药后出现疼痛加剧现象。

3. 急性阑尾炎　芒硝、大黄各 60g，大蒜 12 瓣，捣烂外敷（敷药前先用食醋涂患处），1～2 小时后取下，清水洗净，再用醋调大黄末敷患处 12 小时，有效率为 96.2%。

4. 脑水肿　因急性传染病、脑瘤所致者 12 例，用大承气汤加味水煎取汁，用胃管喂药，配合西医治疗，11 例有效，1 例无效，平均 5.7 天奏效。

5. 退乳　皮硝200g，纱布包裹，置于两侧乳房上，经30分钟取下，如一次未见效可继续敷1~2次。用于153例，2天后退乳者占85%。

6. 痔疮肿痛　芒硝30~50g，加开水适量，置盆中熏洗，每日1~2次。观察病例105例，7天内疼痛均消失。

7. 急性期湿疹　给予芒硝外敷，治疗87例急性期湿疹患者，治愈44例，显效20例，有效15例，无效8例，总有效率90.8%。

【毒副作用】　芒硝煎剂小鼠腹腔注射的 LD_{50} 为6.73g/kg，死亡小鼠解剖后见肾缺血。

参 考 文 献

1. 黄晓玲. 现代诊断与治疗，2015，26（3）：693.

2. 江丽萍. 中国中医药科技，2013，20（2）：191.

3. 李敏，等. 中药药理与临床，2012，28（5）：55.

4. 刘绍龑，等. 中华中医药杂志，2012，27（2）：312.

5. 章灵君，等. 中国中医药科技，2012，19（3）：195.

6. 刘彦，等. 湖北中医杂志，2009，31（8）：1136.

7. 周永学，等. 陕西中医学院学报，2007，30（1）：54.

番 泻 叶

【别名】　泻叶，泡竹叶。

【来源】　为豆科植物狭叶番泻 *Cassia angustifolia* Vahl 或尖叶番泻 *Cassia acutifolia* Delile 的干燥小叶。

【性味】　甘、苦，寒。

【功能主治】　泻热行滞，通便，利水。用于热结积滞，便秘腹痛，水肿胀满。

【主要成分】　狭叶番泻叶主要含番泻叶苷A、B、C、D（Sennoside A、B、C、D），以A、B为主，尚含芦荟大黄素双蒽酮苷（Aloeemodin dianthrone glucoside）、大黄酸葡萄糖苷（Rhein monoglucoside）、芦荟大黄素葡萄糖苷（Aloeemodin monoglucoside）及少量大黄酸（Rhein）、芦荟大黄素（Aloeemodin）等。此外，尚含山奈素及番泻叶山奈苷（Kaempferin）。

尖叶番泻叶含番泻叶苷A、B、C，芦荟大黄素-8-葡萄糖苷（Aloeemodin-8-monoglucoside），大黄酸-8-葡萄糖苷（Rhein-8-monoglucoside），大黄酸-1-葡萄糖苷（Rhein-1-monoglucoside）及芦荟大黄素、大黄酸、大黄酸异鼠李素（Isorhamnetin）、山奈素、植物甾醇及其苷类等。

【药理作用】

1. 致泻作用　番泻叶中所含蒽醌类衍生物，有很强的刺激性，其药效成分主要是双蒽酮苷类如番泻叶苷A，泻下作用及刺激性较其他蒽醌类的泻下药更强。由于刺激性强，促使肠蠕动，而引起腹痛，服后约3小时泻下数次。因作用强烈，多用于急性便秘，如外科手术前后常采用。番泻苷A、B，经胃、小肠吸收后，在肝脏分解，其分解产物兴奋骨盆神经节而收缩大肠，导致泻下。而游离蒽醌可能经消化道氧化，故其泻下作用较弱。而结合型的苷类则有保护作用，到达大肠经细菌或酶分解成苷元，刺激大肠，增加张力和蠕动，减少水分吸收而引起致泻。但是长期灌服番泻叶则能导致大鼠结肠慢波频率减慢，形成"泻剂结肠"，与肌间神经丛及 Cajal 间质细胞变性有关。

2. 抗菌作用　番泻叶水浸剂对大肠杆菌、变形杆菌、痢疾杆菌、甲型链球菌和白色念珠菌有明显抑制作用，水浸剂（1:4）对奥杜益小芽孢癣菌、星形奴卡菌等皮肤真菌有效。番泻叶中某些羟基蒽醌类成分具一定的抑菌作用。倒卵叶番泻叶的醇提取物对多种细菌，如葡萄球菌、白喉杆菌、伤寒杆菌、副伤寒杆菌及大肠杆菌有抑菌作用，其水提取物仅对伤寒杆菌有效。

3. 止血作用 番泻叶粉口服可增加血小板和纤维蛋白原数量，缩短凝血时间、复钙时间、凝血活酶时间与血块收缩时间，有助于止血。番泻叶中的晶纤维和草酸钙簇晶则有局部止血作用。30%番泻叶水浸液在胃镜下喷洒于出血病灶，有即刻止血作用。对急性出血病人口服番泻叶粉1g后即作胃镜观察，发现番泻叶粉均匀布满在出血病灶表面（包括癌性出血病灶）而起到良好止血作用。可能是番泻叶具有促进内凝血与抗纤溶作用。以番泻叶的总蒽醌苷与等体积生理盐水给小鼠腹腔内注射，以断尾毛细血管法测定，表明番泻叶苷具有明显止血作用。

4. 肌肉松弛作用 番泻叶有箭毒样作用，能在运动神经末梢和骨骼肌接头处阻断乙酰胆碱，从而使肌肉松弛。番泻叶中某些羟基蒽醌类有一定解痉作用，能松弛胆管。

5. 其他作用 耳叶番泻叶的种子有降低犬空腹血糖的作用，全株还含有强心苷，具有强心作用。10%番泻叶煎剂对盐酸和吲哚美辛引起的大鼠胃黏膜损伤有保护作用。国产番泻叶有雌性激素样促进子宫增生和骨质钙化的作用。

【临床应用】

1. 顽固性便秘 番泻叶2~3g，逐渐加量至5g，加开水100~150mL浸泡顿服，1天1剂，观察51例，显效率90.2%，优于果导片组。

2. 胆道蛔虫 番泻叶10~20g，冲入开水100mL，10~30分钟后去渣，1次服完，并用维生素 K_3 16~24mg肌注，同时服左旋咪唑150mg驱虫。治愈率76%。明显优于对照组（$P<0.05$）。

3. 上消化道溃疡出血 番泻叶散：由番泻叶3g，白及、乌贼骨各9g组成。上药共研末为散，每日1剂，分3次冷开水冲服，3~10天为1疗程。治疗69例，痊愈58例，有效7例，无效4例，总有效率为94.2%。

4. 阻塞性肠梗阻 3%~5%的番泻叶煎液400~600mL与液状石蜡100~200mL制成混合液，成人每次200~400mL，分次注入，小儿酌减。治疗20例，10~20分钟后即可排便。

5. 清洁肠道 番泻叶6~12g，加开水100~200mL，于X光造影前12小时服用，观察1077例病例，清洁肠道效果满意。

6. 急性肾小球肾炎 给予番泻叶制剂（番泻叶、黄芪、茯苓皮、丹参各10g，大黄3g，茅根15g，赤小豆30g），治疗19例急性肾炎儿童，治愈13例，显效5例，无效1例，总有效率94.7%。

【毒副作用】 番泻叶苷小鼠口服的 LD_{50} 为1.414g/kg，折合生药为36.34g/kg。此剂量大于临床治疗量的300倍以上。番泻叶冲服15分钟有效，长时间煎煮可能使其成分比例和结构发生改变，易对延髓升压和降压中枢产生影响，使血压骤然恶性升降。番泻叶还能引起过敏反应，上消化道出血，癫痫样发作，尿潴留，神经中毒等不良反应，临床应用时应注意。

参 考 文 献

1. 杨建平，等. 药物与人，2014，27（315）：22.
2. 牛新峰，等. 实用心脑血管病杂志，2013，21（8）：124.
3. 张娜，等. 天津药学，2012，24（5）：77.
4. 魏贤坤. 临床合理用药，2011，4（3B）：88.
5. 米丽，等. 西南军医，2009，11（4）：727.
6. 何文斐，等. 温州医学院学报，2008，38（1）：61.

芦 荟

【别名】 讷会，象胆，奴荟。

【来源】 为百合科植物库拉索芦荟 *Aloe barbadensis* Miller、好望角芦荟 *Aloe ferox* Miller 或其他同属近

缘植物叶的汁液浓缩干燥物。

【性味】　苦，寒。

【功能主治】　泻下通便，清肝泻火，杀虫疗疳。用于热结便秘，惊痫抽搐，小儿疳积；外治癣疮。

【主要成分】　干燥的芦荟汁液主要有效成分为芦荟大黄素（Aloeemodin）、芦荟苷，高特那芦荟素（Homonataloin）、β-芦荟苷（β-Barbaloin）、芦荟苦素（Aloesin）等。新鲜芦荟提取物含钙、硅、铝、铁、锌等无机元素及有机酸、蛋白质、氨基酸、糖类、维生素和酶（羧基肽酶、缓激肽酶等）。

【药理作用】

1. 泻下作用　本品少量能健胃，增进食欲；大量则引起泻下作用。人、大鼠服芦荟较易出现泻下作用。各种芦荟属植物皆含蒽醌类衍生物，尤其是芦荟大黄苷；这些蒽醌苷要在肠管中放出大黄素等才能发挥刺激性泻下作用。在所有大黄素类泻药中，芦荟的刺激性最强，其作用伴有显著腹痛和盆腔充血，严重时可引起肾炎。给犬（2~5g）、猫（0.2~1.0g）口服可致泻，对离体小肠无促进蠕动作用。其泻下的主要作用部位在大肠。国产斑纹芦荟的混悬液（400mg/mL）给雄鼠灌胃，其泻下作用和进口芦荟相似。此外，给犬注射芦荟提取物，适当剂量可增加小肠液的分泌，并增加脂肪酶的活性，有时也能增加二肽酶的活性，剂量过高反有抑制作用。

2. 促进伤口愈合作用　10%水浸液能促进小鼠人工创伤的愈合，应用于家兔人工结膜水肿可以缩短治愈日期。库拉索芦荟对由烧伤、冻伤、电损伤、远侧动力拍打和动脉药物滥用引起的进行性皮肤局部缺血具有治疗作用，可使动脉内药物滥用组织坏死逆转，这种治疗是通过主动抑制局部的血栓烷 A_2（TXA_2，为进行性损伤介质）的产生而起作用。芦荟不仅可作为 TXA_2 的抑制剂，且能维持血管内皮及周围组织的自身平衡。另有研究，应用1%芦荟治疗实验性家兔Ⅲ度烧伤，平均结痂及愈合时间优于磺胺嘧啶。芦荟有促进上皮细胞生长作用，网状植皮后外用芦荟，创面愈合较对照组明显加快。近年发现，芦荟中多聚糖醛酸酯具有促进肉芽生长的作用。实验研究结果显示，芦荟凝胶通过调控大鼠皮肤基质金属蛋白酶和金属蛋白酶抑制剂水平加速糖尿病大鼠伤口愈合。可见其凝胶剂应用于皮肤创伤与烧伤，能加速伤口收缩，中和抗菌药物对纤维母细胞和角质细胞的毒性。大黄素及其衍生物对烧伤还有止痛作用。

3. 抗癌作用　近年研究发现，芦荟的多种成分均能不同程度地抑制肿瘤生长及促进肿瘤细胞凋亡。醇提物对 Heps、Ese、S_{180} 及 B_{16}黑色素瘤等转移性肿瘤均有效。芦荟素腹腔注射50mg/kg，每天1次，7~10天，对 Ese 抑制率42.9%，对 S_{180} 抑制率52.3%。灌胃50mg/kg，对 Heps 的抑制率45.0%。芦荟浸出液、芦荟凝胶对小鼠 S_{180}、艾氏腹水癌（EAC）有抑制作用。芦荟凝胶能增强 EAC 小鼠 TNF 含量。每天给芦荟素 A 100mg/kg，对甲基胆蒽诱发纤维瘤和小鼠 P-338 白血病有抑制作用并延长生存期，其机理与增强杀伤细胞 NK 活性，保护 T 淋巴细胞有关。木立芦荟鲜叶的榨取液对 S_{180} 小鼠可显著提高血 IL-2 含量。芦荟的乙酰化甘露聚糖对 S_{180} 小鼠能刺激巨噬细胞产生 IL-1、TNF，导致肿瘤细胞被免疫细胞浸润而坏死。其抗肿瘤机制是通过提高免疫实现的。芦荟大黄素通过抑制肿瘤细胞蛋白质合成需要的肽链延长因子 eEF1A-2 和肽转移酶的活性，抑制肿瘤细胞增殖。芦荟大黄素对神经外胚层肿瘤有选择性毒性作用。

4. 抗菌、抗病毒作用　芦荟的水浸剂（1:2）在试管内对腹股沟表皮癣菌、红色表皮癣菌、星形奴卡菌等皮肤真菌有不同程度的抑制作用，其醇浸液对人型结核杆菌在体外也有抑制作用。芦荟叶汁对大肠杆菌、链球菌及沙门杆菌也有抗菌活性，同时还能清除细菌感染释放的有毒代谢物及内毒素。芦荟多糖能抗单细胞培养的麻疹、疱疹和 HIV 病毒，还能增强被 HIV-1 病毒感染的人类红细胞生存力，减少病毒负载。芦荟多糖用于接种柯萨奇病毒的小鼠，也有抗病毒作用。芦荟大黄素能抑制幽门螺旋杆菌生长。

5. 降血糖、降血脂作用　有报道，从芦荟叶的表层分离到的粉末（A 粉末）和从叶肉质层分离到的粉末（B 粉末）对自发糖尿病和正常小鼠均呈现降糖作用，B 粉末腹腔注射或口服均能降血糖，并维持低浓度大约24小时，对链脲菌素引起糖尿病小鼠，投入 A 粉末，能明显降低血糖，并减少胰岛素 β 细胞的变性或坏死，表明芦荟是通过直接降血糖和激活 β 细胞分泌胰岛素来减轻糖尿病的病情。还能增强糖尿病大鼠和正常大鼠的葡萄糖耐受性，作用缓和持久。芦荟浸液有一定的抑制高胆固醇血症、对抗动脉粥样硬化作用。鹿角、芦荟等复方对三硝基甲苯诱发的高血脂猴的血清有降脂活性。芦荟中含有的 SOD、各种维生素、胡萝卜素、半胱氨酸等均为超氧化物自由基的清除剂，能消除因脂质过氧化带来血液和血管的损伤。

6. 抗炎、镇痛作用 芦荟素 A 给大鼠腹腔注射 50mg/kg，对角叉菜胶诱发的大鼠足跖水肿有抑制作用，对巴豆油致炎也有抑制作用。芦荟的抗炎活性成分为羧基肽酶和缓激肽酶；给有炎症的雌性 ICR 小鼠静脉注射羧基肽酶制剂后呈现明显的镇痛作用，并能抑制腹部血管的通透性，给雌性大鼠静注时，对大鼠后爪也显示抗热烫伤作用。缓激肽酶有降解缓激肽活性，与血管紧张素共同发挥抗炎作用。

7. 对免疫系统的作用 芦荟具有免疫刺激作用，能增强小鼠对单核细胞增多性李司忒菌感染的抵抗能力。芦荟对网状内皮系统的吞噬细胞有刺激作用。芦荟素 A 对仓鼠肾细胞的 DNA 合成有刺激作用，能激活大鼠腹腔巨噬细胞以抑制 PGE_2 的产生。腹腔注射芦荟素 A 的大鼠腹腔巨噬细胞较未经药物处理的更易黏着和扩散，使细胞内 β 葡萄糖苷酸酶活性增高。从芦荟中提出的一种混合物 Aa-50 对吞噬细胞和人体中性白细胞有刺激作用，芦荟多糖可显著提高小鼠腹腔巨噬细胞的吞噬能力，能增强免疫功能。芦荟凝胶能提高环磷酰胺引起免疫低下小鼠的胸腺、脾脏重量和吞噬细胞的吞噬功能，增加 NK 细胞活性，提高 IL-2 水平。

8. 抗胃溃疡作用 有研究发现，大芦荟提取物中分子量为 5000~50000 范围内的组分含有能抑制幽门结扎引起大鼠溃疡形成和乙酸引起的大鼠溃疡的有效成分。进一步研究发现，分子量大于 5000 组分对幽门结扎及乙酸引起的大鼠胃溃疡有抗溃疡作用，芦荟多糖对水应激性溃疡、消炎痛及乙醇引起的溃疡有明显的抑制作用，可在溃疡处形成保护膜，有利于溃疡愈合。芦荟素 A 按 10mg/kg 静脉给药时，能抑制幽门结扎大鼠胃液分泌和胃蛋白酶活性，并呈现剂量依赖关系，对 Shay 溃疡和消炎痛诱导的胃损伤具有显著的抑制作用，还能明显地抑制幽门结扎大鼠水浸应激性胃损伤。实验表明，芦荟多糖也可抑制小鼠水浸应激性和消炎痛所致胃溃疡及乙醇引起的胃黏膜损伤。

9. 保肝作用 芦荟注射液、芦荟总苷及总苷中分离的结晶 Ⅲ 对动物实验性肝损伤具有保护作用，对四氯化碳、硫代酰胺所致小鼠肝损伤及氨基半乳糖胺造成的大鼠肝损伤所引起的 SGPT 升高均有明显的对抗作用，作用强度接近于联苯双酯。另有报道，芦荟对酒精性肝损伤具有保护作用，对四氯化碳引起的肝细胞损害也有不同程度的保护作用。

10. 抗辐射作用 芦荟提取物可抗小鼠辐射损伤，提高存活率，预防给药，对照射小鼠的造血组织有明显保护作用。芦荟多糖具有抗紫外线引起免疫抑制和减少 IL-10 分泌作用，调节机体对不良环境的刺激。芦荟糖蛋白可治愈因 X 射线造成的内脏损伤。芦荟凝胶对接受放疗患者有保护皮肤作用。芦荟含有的多聚糖、氨基酸等都是天然保湿和营养成分，具有滋养美颜和抗紫外线功能。

11. 其他作用 本品可降低马钱子碱、双香豆素、毒毛旋花子苷的毒性；从翠叶芦荟中提得一种甘露糖（命名为 Carrsyn），不仅有助于皮肤和胃肠溃疡的愈合，而且在用它治疗艾滋病患者中发现可提高 T_4 和 T_8 淋巴细胞比例及增加 T_4 淋巴细胞的绝对数，改善艾滋病患者的临床症状和机遇性感染。芦荟中的多糖 Aloeferon 对成纤维细胞的生长有促进作用，10~25mg/kg 给予小鼠，对箭毒和阿托品的毒性有对抗作用。芦荟凝胶可减轻豚鼠过敏性哮喘症状。另有报道，芦荟外用可显著减少小鼠出血时间，明显降低家兔抗凝血浆复钙时间。由此说明，芦荟从内源性凝血系统方面影响止血状态，具有较好的止血功能。芦荟对肾上腺皮质有某些兴奋作用，能降低大鼠肾上腺内维生素 C 的含量。

【临床应用】

1. 出血 外用于拔牙、鼻衄、血友病、外伤、血小板减少、软组织损伤、直肠小溃疡、直肠镜活检扎破肠壁、白血病口角溃疡、肛裂、痔疮、下肢溃疡等引起的出血，用撒敷法和填塞法治疗 156 例，均一次止血；用滴鼻法治疗 45 例，1 日血止者 37 例，2 日 8 例，有效率 100%。

2. 烧伤 用复方芦荟霜（芦荟粉 10g，维生素 C 5g，维生素 E 1g）治疗各类烧伤创面 108 例，可使坏死组织脱落，肿胀消退迅速，创面疼痛明显减轻，且无 1 例创面感染。

3. 萎缩性鼻炎 先以 2% 地卡因湿透棉片，贴于注射部位 5~10 分钟后，用 20% 芦荟浸出液注射于两侧的下鼻甲前端黏膜下，每侧注射药液 2mL，再用棉球轻压注射部位以防出血，4 次为 1 疗程，治疗 48 例，均于用药 1~2 次后症状减轻。

4. 痤疮   取新鲜芦荟叶肉的液汁直接涂于疮疤部位，并稍敷贴，每日早中晚各一次，7 天为 1 疗程。治疗 26 例患者，显效 22 例。

5. 化疗性静脉炎   红景天粉末加新鲜芦荟胶汁捣烂，外敷。对 40 例患者临床观察，其优于传统用 50% 硫酸镁湿敷的效果。

6. 褥疮   将芦荟处理后贴于创面，治疗 31 例褥疮患者，褥疮共 52 处，痊愈 36 处，显效 9 处，好转 5 处，无效 2 处，总有效率 96.2%。

参 考 文 献

1. 张扬，等. 中国老年学杂志，2015，35（2）：428.

2. 赵芯芝，等. 亚太传统医药，2015，11（6）：45.

3. 阎涛，等. 河南中医，2014，34（9）：1680.

4. 林忠，等. 重庆医学，2014，43（19）：2500.

5. 张洁宏，等. 应用预防医学，2013，19（4）：245.

6. 黎霞，等. 右江医学，2013，41（1）：93.

7. 张淑娜，等. 上海中医药杂志，2011，45（3）：78.

8. 邢文娟，等. 陕西医学杂志，2009，38（5）：535.

9. 李天乐. 中国现代医学杂志，2007，17（23）：2881.

火 麻 仁

【别名】   大麻仁，麻仁。

【来源】   为桑科植物大麻 Cannabis sativa L. 的干燥成熟果实。

【性味】   甘，平。

【功能主治】   润肠通便。用于血虚津亏，肠燥便秘。

【主要成分】   含脂肪油（约 30%）、甾体化合物、木脂酰胺、酚酸性化合物大麻酸类及少量生物碱等。脂肪油中含脂肪酸及其甲酯，主要为棕榈酸、油酸、亚油酸、亚麻酸、硬脂酸、花生酸、棕榈酸甲酯、油酸甲酯、硬脂酸甲酯；尚含有菜油甾醇、豆甾醇、β-谷甾醇及大麻酰胺甲、乙、丙、丁和大麻酚类化合物大麻酚（Cannabinnol）、大麻二酚（Cannabidil）、Δ^9-四氢大麻酚、大麻葛酚等。黄酮苷主要为大麻黄酮甲、乙。大麻中还含有氨基酸、维生素、植物酸钙镁、胆碱、胡芦巴碱等。

【药理作用】

1. 对消化道作用   本品能刺激肠黏膜，使分泌增多，蠕动加快，减少大肠吸收水分，有泻下作用。能明显提高小鼠小肠和大肠中炭末推动百分率，促进大肠和小肠的运动。对家兔在体肠的运动振幅有所加强。有报道，火麻仁醇提物能抑制小鼠胃肠推进运动和番泻叶引起大肠性腹泻，显示火麻仁对便秘和腹泻有双向调节作用。醇提物 5、15g/kg 灌胃，能抑制小鼠水浸应激性溃疡、盐酸性溃疡和吲哚美辛-乙醇性溃疡形成，醇提物 10g/kg 十二指肠给药，能促进大鼠胆汁分泌。

2. 降压作用   麻醉猫十二指肠给予火麻仁酊剂，30 分钟后血压下降，降压同时心率无明显变化。给正常大鼠灌胃火麻仁酊，也可显著降压。

3. 降血脂作用   火麻仁可明显阻止实验性大鼠血清胆固醇升高。服药期间动物无腹泻等消化道症状，且可使动物体重增加。火麻仁油可使高脂血症鹌鹑血 HDL-C 升高，TC、TG、LDL-ch 降低，AL 指数下降，全面调节脂质代谢而有抗动脉粥样硬化作用。

4. 抗衰老作用   火麻仁油具有一定的延缓衰老作用。火麻仁水提液灌胃给予 D-半乳糖致衰老小鼠，可降低脑组织中 NO 及脂质代谢产物 MDA 的水平，明显增加小鼠胸腺厚度、胸腺皮质细胞数，改善小鼠学习记忆能力，提示抗衰老机制与提高免疫及抗氧化作用有关。

5. 抗生育作用 大麻仁可降低血清睾酮水平，并能减少精液中精子的密度，有一定抗生育作用。

6. 对中枢系统的作用 本品具有镇痛、降低动物自发活动、抗惊厥、降低动物体温及影响动物辨别性逃避反应。大麻仁提取物100/kg腹腔注射可增强和延长镇痛作用和镇痛时间，可增强和延长环己巴妥钠的催眠作用和入睡时间，并能抑制电刺激足底引起的小鼠激怒行为；500mg/kg腹腔注射可增强皮下注射苯丙胺的中枢兴奋作用；500mg/kg腹腔注射能引起小鼠僵住症状，效应与氟哌啶醇相似。

7. 其他作用 大麻仁的石油醚提取物，能引起妊娠安全期雌性大鼠体重降低，阻碍生长，并使四肢畸形。大麻仁中所含的胡芦巴碱可用于治疗宫颈癌，对白血病 P$_{388}$ 及小鼠肝癌、胃癌肿瘤细胞也有抑制作用。采用提纯的火麻仁蛋白喂养小鼠，能提高小鼠肝糖原的含量，有助于提高机体耐力和运动能力，抵抗疲劳。火麻仁蛋白还能够显著提高小鼠的细胞免疫、体液免疫功能。提示火麻仁蛋白可能具有对免疫系统的调节作用。

【临床应用】

1. 便秘 用麻子仁丸治疗老人体虚、产后便秘，有较好疗效，服法是每日2次，每次1丸。亦有人用麻子仁丸防止术后大便干燥，有效率达95.8%。

2. 口歪眼斜 火麻仁30g，血竭12g，麝香2g，捣烂成泥，摊于棉布上，先用毫针刺患者下关穴，起针后立即将药敷于耳前面神经分布区。7天换药1次。100例患者经2~3次治疗后，痊愈86例，好转14例。

3. 慢性咽炎 火麻仁50g，加水300mL，浸泡1小时，文火煎取1500mL，再加水1500mL，煮沸后20分钟取汁，两次煎液相兑，早晚分服，每天1剂。

【毒副作用】 本品含有毒蕈碱和胆碱等，如大量服用（60~120g）可致中毒，表现为恶心，呕吐，腹泻，麻木，失去方向感，抽搐及昏迷，瞳孔散大，血压下降等。

参 考 文 献

1. 蔡霈，等. 中南药学，2010，8（3）：169.
2. 金美子. 中外健康文摘，2012，9（44）：393.
3. 禤雪梅. 现代医药卫生，2013，29（21）：3225.
4. 李永进，等. 卫生研究，2008，37（2）：178.
5. 贺海波，等. 中国民族民间医学，2010，（15）：56.
6. 任汉阳. 世界中西医结合杂志，2007，2（2）：79.

郁 李 仁

【别名】 郁李子，李仁。

【来源】 为蔷薇科植物欧李 *Prunus humilis* Bge.、郁李 *Prunus japonica* Thunb. 或长柄扁桃 *Prunus pedunculata* Maxim. 的干燥成熟种子。

【性味】 辛、苦、甘，平。

【功能主治】 润燥滑肠，下气利水。用于津枯肠燥，食积气滞，腹胀便秘，水肿，脚气，小便不利。

【主要成分】 含苦杏仁苷（Amygdalin）、脂肪油（约58.3%~74.2%）、挥发性有机酸、纤维素、淀粉、油酸、皂苷、植物甾醇、维生素 B$_1$ 等。还检测出郁李仁苷，并分离出2种蛋白质成分 IR‑A 和 IR‑B。

【药理作用】

1. 泻下作用 郁李仁富含脂肪油，内服后在肠道内分解产生脂肪酸，刺激肠壁，增加肠的分泌与蠕动，减少肠对水分的吸收，而致缓泻，故能润肠通便。研究表明，郁李仁所含的郁李仁苷对实验动物有强烈的泻下作用，其泻下作用机制类似番泻苷，属大肠性泻剂。亦有实验证明，郁李仁水提物及其脂肪油给小鼠灌胃有极显著的促进小肠运动作用。水煎剂能明显增加燥结便秘小鼠排便次数，缩短排便时间。

2. 抗炎、镇痛作用　从郁李仁中提取的蛋白质成分 IR – A 和 IR – B 静脉给药有抗炎和镇痛作用。对角叉菜胶性足肿胀，IR – A 的抑制作用 ED_{50} 为 14.8mg/kg，IR – B 为 0.7mg/kg。此外，小鼠扭体法表明，IR – A 和 IR – B 在 5mg/kg 静脉注射时具有明显的镇痛作用。

3. 对呼吸系统的作用　郁李仁所含的皂苷能增强支气管黏膜的分泌作用，内服有祛痰效果。有机酸有镇咳祛痰作用。所含的苦杏仁苷在体内可产生微量的氢氰酸，对呼吸中枢呈镇静作用（小剂量口服），使呼吸趋于安静而达到镇咳平喘作用，大剂量则易引起中毒。

4. 降压作用　郁李仁有一定扩张血管作用，其酊剂有明显的降血压作用。

5. 其他作用　郁李仁尚有促进细胞代谢，增强同化作用，预防含氮残留物在血液中积聚，促进离体兔肠平滑肌松弛及抗惊厥作用。还有一定的利尿作用。

【临床应用】

1. 大便秘结　郁李仁、火麻仁、柏子仁各 12g，桃仁 9g，水煎服。

2. 水肿、小便不利　郁李仁、陈皮、茯苓、白术各 30g，甘遂 15g，共研细粉，每服 6g，每日 2~3 次。

参 考 文 献

元艺兰. 现代医药卫生，2013，23（13）：1987.

蓖 麻 子

【别名】　蓖麻仁。

【来源】　为大戟科植物蓖麻 *Ricinus communis* L. 的干燥成熟种子。

【性味】　甘、辛，平；有毒。

【功能主治】　消肿拔毒，泻下通滞。用于痈疽肿毒，喉痹，瘰疬，大便燥结。

【主要成分】　种子含脂肪油（蓖麻油）40%~50%，油饼含蓖麻碱（Ricinine）、蓖麻毒素（蓖麻毒蛋白 Ricin）。尚含解脂酶（Lipase）等。蓖麻油的主要组成为顺蓖麻酸（Ricinoleic acid）、棕榈酸、硬脂酸、亚油酸、亚麻酸、二羟基硬脂酸、三蓖麻酸脂、二蓖麻酸脂及非蓖麻酸脂。尚含钙、铁、硅等无机元素。

【药理作用】

1. 抗癌作用　蓖麻种子油对小鼠 S_{180} 实体瘤具有较强的抑制作用，在较高剂量时抑瘤率可达 58%。对 ARS 腹水癌的抑制作用亦十分强烈。有 64% 的小鼠腹水癌被完全治愈，生命延长率大于 136%（$P < 0.001$）。蓖麻毒蛋白对小鼠艾氏腹水癌、腹水肝癌、宫颈癌 U_{14}、肉瘤 S_{180} 及 L_{1210} 白血病、Lweis 肺癌等动物移植性肿瘤均有一定治疗作用。一次腹腔注射蓖麻毒蛋白 250μg/kg，48 小时后可使接种的癌细胞减少 90%；96 小时后几乎所有的癌细胞形态发生改变：细胞膨胀，核出现空泡及有丝分裂停止，胞浆暗染，周围亦出现不规则空泡等。蓖麻毒蛋白主要是通过抑制蛋白质合成杀死癌细胞。还有报道，对肝癌细胞可激活有丝分裂原激活蛋白激酶而诱导癌细胞凋亡。体外试验，将可以识别靶细胞表面相应抗原的单克隆抗体与蓖麻毒蛋白连接组成免疫毒素，能专一杀伤靶细胞，可以用作肿瘤导向治疗。对 T 细胞白血病和淋巴瘤治疗有较好疗效。但本品有一定毒性，将其包封于脂质体中时，可使毒性明显下降。

2. 抗病毒作用　国外研究显示，单克隆抗体（MoAb）结合蓖麻毒蛋白亚单位能杀死 99% 以上潜伏人类免疫缺陷症病毒（HIV）的细胞。发现重组的 CD4（AIDS 病毒受体蛋白）与蓖麻毒蛋白 A 链（ricinA）偶联可杀伤由人 AIDS 病毒感染的人细胞。

3. 兴奋中枢神经的作用　蓖麻子中的蓖麻碱具有中枢神经兴奋作用，低剂量具有一定的改善记忆效果，较大剂量时致惊厥。可用作制备动物癫痫模型工具药，也有可能成为改善记忆的药物。

4. 致泻作用 蓖麻油本身无致泻作用，但内服后，在十二指肠内经脂肪酶的作用分解成蓖麻油酸及甘油，蓖麻油酸在肠内皂化成蓖麻油酸钠，刺激小肠使蠕动增强引起下泻而通便。一般在服药 2～6 小时后即排出半流质稀粪便，但排便后又出现短期便秘。蓖麻油的导泻作用不伴有肠绞痛，为一相当安全的泻药，若加其致泻作用并不增强。

5. 对免疫系统的影响 蓖麻毒蛋白具有很强的抗原性，以各种途径进入人体或各种哺乳动物体内可产生抗体和过敏反应，还可以使体内非特异抗体升高。由于蓖麻毒蛋白能产生细胞毒作用，对小鼠的体液免疫功能有明显的抑制作用。蓖麻血凝素还能够沉淀免疫球蛋白，完全沉淀 IgM，但仅沉淀 IgG 10%，只与 IgG_3 发生沉淀反应，不与 IgG_1 反应。有研究表明，用抗人全血 T 细胞单克隆抗体 $SOKT_1$ 与蓖麻蛋白 A 链（RTA）交联构成的免疫毒素 $SOKT_1$–RTA 在体外能有效地灭活人 T 细胞，而对造血前体细胞无严重影响。

6. 致热作用 蓖麻子中所含蓖麻毒素对多种实验动物都有升温作用，升温高而持久。如给大鼠皮下注射蓖麻毒素 20mg/kg，3.5 小时后，体温升高持续时间超过 6 小时。注射 6 小时后，以阿司匹林 125～500mg/kg 灌胃，即有明显解热作用。这种致热作用是因为致热成分本身是一个很强的热原物质，因而这种升温作用可作为研究解热药的工具。

7. 其他作用 蓖麻子中的蓖麻毒素（凝集素）在体外可与血球起凝集作用，大鼠腹腔注射可使血球比容增高，能引起盆腔器官轻度充血。研究表明，蓖麻子中的蓖麻毒蛋白对南方根结线虫具有较高的杀灭率。

【临床应用】

1. 面部神经麻痹 蓖麻子（去壳）捣成糊状，敷于患侧下颌关节及口角部（亦可病左敷右，病右敷左），厚约 3mm，用纱布固定，注意勿入口中。每日换药 1 次，治疗 3 例，全部治愈。

2. 子宫脱垂 用蓖麻子等药研粉外敷关元穴治疗 356 例子宫脱垂，治愈 277 例，治愈率 77.8%，好转 68 例，无效 11 例，总有效率 96.9%。

3. 鹅口疮 蓖麻子、吴茱萸、大黄、制南星共研细末，蛋清调糊敷涌泉穴，胶布固定，每晚敷 1 次，治疗 34 例，痊愈 19 例，好转 12 例，无效 3 例，总有效率为 91.2%。

4. 引产 鸡蛋 2 个，加蓖麻油 30～50mL，加少许食盐炒熟，足月妊娠妇女空腹服用。也可取蓖麻子 15 粒，去皮捣，分两等份，敷双足涌泉穴上，观察 110 例待产妇，有效率达 98%。

5. 其他 蓖麻子 1 粒，放火上烘烤，待其出油时按压于患处，胶布固定，可用于治疗鸡眼。取蓖麻子数粒，去壳取仁，加少许盐，一起捣烂如泥，敷在患部，可治疗阴疽。

【毒副作用】 蓖麻子中含有蓖麻碱、蓖麻毒蛋白、血细胞凝集素和变应原类毒素等多种毒素，其中毒性最大的是蓖麻碱及蓖麻毒蛋白。小鼠灌服生蓖麻子的 LD_{50} 为 4557mg/kg。蓖麻毒蛋白小鼠静脉注射的 LD_{50} 为 6～12μg/kg，腹腔注射的 LD_{50} 为 16～36.27μg/kg。蓖麻毒素 7～30mg 或蓖麻碱 0.16g 服后，即可使成人中毒死亡。儿童口服生蓖麻子 2～7 粒，即可引起中毒，甚至死亡，成人服 20 粒可致死。蓖麻毒性成分，经加热处理后可以破坏。本品外用无明显毒性。蓖麻毒蛋白引起大鼠急性中毒，主要是对肝、肾的损害，使碳水化合物代谢紊乱。蓖麻毒还有凝集红细胞和溶血、麻痹运动中枢和呼吸中枢的作用。蓖麻毒素中毒潜伏期长，多在食后 18～24 小时发病，短则 3 小时，长则 96 小时才发病。中毒后可见多系统损害，首先是消化系统，感觉咽喉灼热，恶心，呕吐，腹痛，腹泻，重者吐泻剧烈、频繁、便水、便黏液或血性便，甚至脱水、酸中毒。神经系统出现头痛剧烈、发热、痉挛、身体麻木、嗜睡。可出现黄疸、尿少、血尿、白细胞减少、凝血，最后血压下降、休克、呼吸停止而死亡。

参 考 文 献

1. 赵建新，等. 中国预防医学杂志，2007，8（3）：307.
2. 陈光明，等. 临床军医杂志，2014，42（10）：1094.

3. 刘洪强. 中国民间疗法，2012，20（5）：21.

4. 金汝城. 中国医药生物技术，2008，3（4）：293.

5. 尹文芹. Journal of External Therapy of TCM，2005，14（2）：56.

6. 李大奇，等. 中国民间疗法，2014，22（4）：35.

7. 杨光义. 中国药师，2011，14（4）：553.

甘　遂

【别名】　甘泽，猫儿眼。

【来源】　为大戟科植物甘遂 *Euphorbia kansui* T. N. Liou ex T. P. Wang 的干燥块根。

【性味】　苦，寒；有毒。

【功能主治】　泻水逐饮，消肿散结。用于水肿胀满，胸腹积水，痰饮积聚，气逆喘咳，二便不利，痈肿疮毒。

【主要成分】　含甘遂醇（Tirucallol）、γ-大戟醇（γ-Euphorbol）、大戟二烯醇（Euphadienol）、α-大戟醇、大戟酮（Euphorbon）、20-去氧巨大戟萜醇（20-Deoxyingenol）、巨大戟萜醇（Ingenol）、13-氧化巨大戟萜醇（13-Oxyingenol）、甘遂萜酯A、甘遂萜酯B及甘遂大戟萜酯A、B、C、D（Kaneuiphorin-nA、B、C、D），7-羟基-6-甲氧基香豆素等。尚含维生素、柠檬酸、棕榈酸、鞣酸、草酸、鞣质、树脂、葡萄糖、蔗糖、淀粉等。

【药理作用】

1. 对消化系统的作用　甘遂粉给犬灌服，可引起胃肠剧烈收缩，其泻下活性成分对肠黏膜有强烈刺激作用，引起炎症性充血及肠蠕动增加，造成峻泻。小鼠服生甘遂或炙甘遂乙醇浸膏 10～15g（生药）/kg 后，约半数发生明显泄泻。生甘遂泻下作用强，毒性也大，致18.9%的动物死亡；甘遂炙后泻下及毒性均减弱，亦无死亡发生。给急性出血坏死性胰腺炎模型大鼠经胃灌入甘遂粉末 200mg/kg，可减少内毒素吸收进入血液，使腹腔中内毒素自肠道排出，有阻碍内毒素、细菌易位作用，减少肠腔游离细胞总数。

2. 利尿作用　甘遂水煎剂对大鼠不引起利尿作用，但临床观察肾性水肿病人服用甘遂或采用甘遂敷穴位治疗小便不利，均可见通利小便效果，唯对健康人无明显利尿作用。

3. 抗生育作用　甘遂是妊娠禁忌药，抗生育作用研究发现，妊娠豚鼠腹腔内注射 10～13mg/kg，有肯定的引产效果。近年来甘遂应用于临床妊娠中期引产取得较好效果，其机理是甘遂注入羊膜腔后，可同时被羊膜、胎儿所吸收，亦可进入胎儿和母体循环。胎儿可由药物中毒致死。随着药物对胎盘、蜕膜组织的作用，引起病理、超微结构及组织化学变化等，促成内生性前列腺素合成与释放增多，诱发子宫收缩引起流产。另有人认为，甘遂终止妊娠的首要机制可能是对滋养细胞的选择性损害。对甘遂中引产有效成分的研究发现，从甘遂中提取得到的巨大戟二萜醇对非洲蟾蜍胚胎期的细胞分裂有明显的抑制作用。

4. 抗病毒作用　甘遂提取物中二萜类成分可通过提高机体的细胞免疫来实现体内抗病毒活性。其抗病毒机制可能是甘遂二萜成分中 C-13、C-20 有长链酰基的 Ingenol 衍生物，提高机体的细胞免疫而发挥显著的体内抗病毒活性。另外，甘遂中的巨大戟二萜醇酯类成分，对其进行结构修饰得到一系列化合物，有很强的抑制人类免疫缺陷病毒（HIV）增殖的作用。

5. 抗菌作用　甘遂能显著降低肠腔内毒素含量、减少肠腔游离细菌总数、吸收腹腔中的内毒素，通过肠道排出而发挥细菌作用。

6. 抗肿瘤作用　研究表明，甘遂浸膏对肺鳞癌、未分化癌及恶性黑色素瘤有杀伤作用，肿瘤细胞多呈急性坏死。甘遂大戟萜酯A及甘遂大戟萜酯B，在剂量 0.1mg/kg、0.5mg/kg 下都有很强的抗白血病活性（P-388）。甘遂大戟萜酯A同时对某些人体癌细胞有选择性细胞毒作用，包括白血病（HL-60TB）、肺癌（H-322）、结肠癌（SW-620）、黑色素瘤（SK-MEL-5）和肾脏癌细胞（A-498）等。大戟二烯醇能显著抑制 12 – O – 十四（烷）酰大戟二萜醇 – 13 – 乙酸酯（TPA）诱导的小鼠皮肤致癌作用。从甘遂中提取得到的甲酯和衍生物可导致人胃癌细胞株（SGC – 7901）生长抑制和凋亡。甘遂大戟萜酯 A、B 有抗白血病作用。

7. 其他作用 甘遂萜酯 A、B 有镇痛作用；甘遂小剂量可使离体蛙心收缩力增强，不改变其频率；大剂量则产生抑制作用。

【临床应用】

1. 结核性胸膜炎 有胸水者，用芫花、甘遂、大戟等份为末，装入胶囊，每日服 3g，以大枣 10 ~ 15 枚煎汤，清晨送服。隔日服 1 次，5 ~ 6 次为 1 疗程。治疗 51 例，胸水 11 天改善者 96%，20 天完全消失者 88.2%。本法副作用少，偶见恶心、呕吐、腹痛。

2. 产后尿潴留 生甘遂研末，酒调成糊，填平脐部，纱布固定。观察 80 例足月生产后尿潴留患者，半小时后自行排出小便者 57 例，占 71%。

3. 粘连性肠梗阻 甘遂混悬液（甘遂 1.5g 研粉，纯净水 100mL）经胃管给药，半小时后以温热生理盐水 500mL 灌肠，194 例患者中有 116 例缓解，有效达 59.8%。

4. 百日咳 甘遂、大戟各 4g，加面粉 20g 为散，根据年龄不同每次服 0.5 ~ 2.0g，每日 3 次，治疗 50 例，结果痊愈 40 例，显效 9 例，无效 1 例，显效率 98%，一般 10 ~ 15 天收效。

【毒副作用】 甘遂萜酯 A 小鼠灌胃的 LD_{50} 为 30mg/kg。小鼠腹腔注射甘遂 50% 乙醇浸出液（蒸去乙醇）的 LD_{50} 为（18.459 ± 0.369）g/kg。生甘遂水煎液小鼠腹腔注射的 LD_{50} 为（6.55 ± 1.97）g/kg。100% 醋制甘遂小鼠腹腔注射的 LD_{50} 为（10.09 ± 1.56）g/kg。如将甘遂与甘草以 1 : 0.5、1 : 1、1 : 3 及 1 : 5 混合制成浸出液则其 LD_{50} 分别为 9.967、0.669、0.209、0.132g/kg，可见两者配伍时甘遂的毒性大大增加，而且配伍的甘草愈多，毒性也愈大。如将甘遂与甘草分别酒浸，仅在给药时以 1 : 3 混合，则其毒性比共浸者为小，但仍比单用甘遂时大。

参 考 文 献

1. 邱韵萦. 现代诊断与治疗，2014，25（22）：5107.
2. 修彦凤，等. 上海中医药杂志，2008，42（4）：79.
3. 何军明，等. 新中医，2011，43（2）：41.
4. Wang Yu – Bo, et al. Chin J Nat Med，2007，5（3）：182.

京 大 戟

【别名】 龙虎草，膨胀草，大戟。

【来源】 为大戟科植物大戟 *Euphorbia pekinensis* Rupr. 的干燥根。

【性味】 苦，寒；有毒。

【功能主治】 泻水逐饮，消肿散结。用于水肿胀满，胸腹积水，痰饮积聚，气逆喘咳，痈肿疮毒，二便不利，瘰疬痰核。

【主要成分】 根含大戟苷（Euphornin），生物碱，大戟色素体（Euphornin）A、B、C 及树胶、树脂、有机酸、鞣质、多糖，并分离到大戟酸和三萜醇。

【药理作用】

1. 泻下作用 本品服后能刺激肠管，引起肠蠕动增强，减少内容物在肠内的停留时间及对水分的吸收而产生泻下作用。其乙醇抽提物和热水抽提物均可使实验动物产生泻下作用。京大戟泻下作用比红大戟强。

2. 抗菌作用 东北大戟（*Euphorbia* sp.）对金黄色葡萄球菌及绿脓杆菌有抑制作用，加热或放置时间过久及除去鞣质后，抗菌作用消失或减弱。

3. 对心血管的作用   京大戟提取物能引起末梢血管扩张，并能拮抗肾上腺素的升压作用，且具有抑制心脏的作用。

4. 杀虫作用   大戟水煎液加0.1%中性肥皂，对蚜虫、青虫、小麦吸浆虫、黏虫杀伤率在90%以上。

5. 利尿作用   大戟的煎剂或醇浸液，可对大鼠实验性腹水产生明显的利尿作用。但也有实验表明，大戟根的乙醇提取物能引起肾容积明显缩小，无论剂量大小，均无显著的利尿作用。

6. 其他作用   大戟根皮的乙醇提取物可兴奋妊娠离体子宫。京大戟还有抗癌、抗白血病作用。

【临床应用】

1. 急慢性肾炎水肿   去粗皮的京大戟根盐炙，研末装胶囊，每粒重0.3g，每日服2次，每次1~2粒，共治60例，均有显著的消肿作用。

2. 肝硬化腹水或晚期血吸虫腹水   京大戟鲜根晒干磨粉，以小火熔成咖啡色，装胶囊（每粒0.3g），每次0.6~0.9g，隔日服1次，治疗20例，显效9例，好转9例，无效2例。有人用此胶囊每次服13~16粒，每3~7天服1次，治疗536例，好转484例，无效52例，总有效率90.3%。

3. 结核性胸膜炎   大戟、甘遂、芫花各等份研末，大枣15枚，煎汤300mL，晨起空腹先服150mL，5分钟后用剩余枣汤送服4g药末。治疗胸膜炎94例，胸水全部吸收。

【毒副作用】   大戟对人及家禽有强烈的毒性及刺激性，接触皮肤引起皮炎，口服可引起口腔黏膜及咽部肿胀、疼痛，剧烈呕吐及腹痛、腹泻，严重者脱水、电解质紊乱、虚脱、肾功不良，甚至发生肾功能衰竭。生京大戟小鼠灌胃的 LD_{50} 为157.53g/kg，70%的醋制后为197.49g/kg。

参 考 文 献

1. 顾佳敏，等. 长春中医药大学学报，2012，28，（3）：550.
2. 徐静，等. 中国热带医学，2007，7（1）：106.

红 大 戟

【别名】   红芽大戟，紫大戟，大戟。

【来源】   为茜草科植物红大戟 *Knoxia valerianoides* Thorel et Pitard 的干燥块根。

【性味】   苦，寒；有小毒。

【功能主治】   泻水逐饮，消肿散结。用于水肿胀满，胸腹积水，痰饮积聚，气逆咳喘，二便不利，痈肿疮毒，瘰疬痰核。

【主要成分】   含大戟素甲、乙、丙，根含游离蒽醌类化合物0.56%和结合性蒽醌类化合物0.25%。从醇提物中分离得到虎刺醛（Damnacanthal）、甲基异茜草素（Rubiadin）、3 – 羟基巴戟醌（3 – Hydroxy-morindone）、红大戟素（Knoxiadin）。还分离出丁香酸（Syringic acid）黄酮醇苷成分及1,3 – 二羟基 – 2 – 乙氧甲基蒽醌。

【药理作用】

1. 抗菌作用   实验表明，红大戟对金黄色葡萄球菌和绿脓杆菌有较强的抑制作用。另外，在体外抑菌实验筛选红大戟抗结核活性部位的一项实验中，采用水、甲醇、乙酸乙酯、氯仿、石油醚5种溶剂提取红大戟成分，5种提取物对结核杆菌均有不同程度的抑制作用。

2. 泻下作用   蒽醌类化合物能刺激肠平滑肌，增加肠蠕动，产生泻下作用，其泻下作用较京大戟为弱。有研究表明，其泻下作用有效成分为1,3 – 二羟基 – 2 – 乙氧甲基蒽醌。

3. 利尿作用   本品煎剂有一定的利尿作用。水煎剂饲喂小鼠80g/kg，2~3小时后尿量明显增加。

【临床应用】

1. 慢性咽炎   红大戟3g，放入口中含服，每日2次。共治54例，痊愈24例，显效21例，有效6例，无效3例。

2. 躁狂型精神分裂症　新鲜红大戟全草500g，洗净用铁锅煎煮，取汁300mL，顿服，得吐下后，狂势衰减不显著者，第2日续用，剂量减半煎服。狂势得挫后，用糜粥调养。治疗12例均获痊愈，随访1~10年，未见复发。

【毒副作用】　水提物对小鼠表皮细胞的ODC有早期诱导作用，并呈一定量效关系。

参 考 文 献

秦海宏，等．山东医药，2013，53（10）：77．

芫　花

【别名】　败花，赤芫，药鱼草，头痛花，闷头花。

【来源】　为瑞香科植物芫花 *Daphne genkwa* Sieb. et Zucc. 的干燥花蕾。

【性味】　苦，辛，温；有毒。

【功能主治】　泻水逐饮，祛痰止咳，解毒杀虫。用于水肿胀满，胸腹积水，痰饮积聚，气逆喘咳，二便不利；外治疥癣秃疮，冻疮。

【主要成分】　含芫花素（Genkwanin）、芹菜素（Apigenin）、3′-羟基芫花素（3′-Hydroxygenkwanin）、芫根苷（Yuankanin）、椴苷（Tiliroside）、木犀草素（Luteolin）、芫花瑞香宁（Genkwadaphnin）、芫花酯甲（芫花萜，Yuanhuacine）、芫花酯乙（Yuanhuadine）、芫花酯丙（Yuanhuafine）、芫花酯丁（Yuanhuatine）、芫花酯戊（Yuanhuapine）。挥发油中含有棕榈酸、油酸、亚油酸等。尚含谷甾醇、苯甲酸及刺激性有毒油状物等。

【药理作用】

1. 对中枢神经系统的作用　煎剂灌胃对小鼠电刺激致痛有一定的镇痛作用。乙醇提取物腹腔注射对小鼠热板致痛、酒石酸锑钾致痛、电击致痛均有明显镇痛作用，其镇痛作用可被纳洛酮所阻断。乙醇提取物腹腔注射对小鼠还有明显的镇静作用及明显的对抗士的宁和咖啡因所致惊厥的作用。芫花还能明显增强异戊巴比妥钠对犬的麻醉作用。芫花有明显的镇痛、镇静及抗惊厥作用。

2. 抗生育作用　芫花萜与雌二醇合用，对大鼠离体子宫有协同作用，对子宫颈的作用弱于子宫体，且与雌二醇无协同作用。兔宫颈注射芫花萜可引起强烈宫缩。犬静脉注射芫花素也有相同作用。孕猴宫腔内给药也能引起流产。局部给药作用加强，静脉注射反应慢或不明显。致流产原因可能系药物注入后引起炎症细胞浸润及药物对局部组织的直接作用，或可能是内源性前列腺素的分泌释放增多，致子宫平滑肌收缩增强，而达到引产的目的。实验证明，引产孕妇羊水中随着前列腺素含量增加，伴有产程开始，刺激子宫平滑肌收缩引起流产。在引产中观察到绒促性素、雌二醇、雌三醇均下降，提示药物对胎盘组织有一定损害，孕激素水平下降，有利于宫缩发动，可能是引起流产的辅因。另一研究表明，芫花萜对鼠胚胎DNA合成有一定抑制作用。

3. 镇咳、祛痰作用　醋制芫花与苯制芫花的醇水提取物或羟基芫花素对小鼠氨雾引咳均有止咳作用；小鼠呼吸道酚红排泄法实验表明，本品还有一定的祛痰作用，其祛痰机理可能与减轻炎症后痰液黏滞度降低有关。

4. 对胃肠道的作用　炙芫花在高浓度时对离体兔肠有兴奋作用。生芫花与醋制芫花的水煎剂、水浸剂、醇浸剂均可兴奋兔离体回肠，使肠蠕动增加，张力提高，但加大剂量则呈抑制作用。生芫花与醋制芫花醇浸剂对兔能轻度致泻，对犬除轻度致泻外，尚有致吐作用，对小鼠无此作用。芫花油状物可使大鼠离体十二指肠呈强直收缩，对兔十二指肠则先兴奋后抑制，醋制与苯制芫花均有类似作用。芫花生品与醋炙品灌服对大鼠肠蠕动有轻度兴奋作用，使肠蠕动加快，醋炙品作用较生品强。芫花水煎剂可增高离体胆囊肌条张力，加快收缩频率，酚妥拉明、苯海拉明、消炎痛可部分阻断这一作用。

5. 利尿作用 大鼠灌服芫花煎剂 10g（生药）/kg 可引起尿量及排钠量增加，增加剂量至 20g/kg 时，尿量、排钠量及排钾量均增加，在 5g/kg 以下时无效。给麻醉犬静脉注射煎剂亦观察到利尿现象。煎剂及醇浸剂对腹腔注射氯化钠液形成腹水大鼠均有利尿作用。芫花 1g/mL 水提取液剂量依赖性增高豚鼠离体膀胱逼尿肌肌条的张力，提高收缩波平均振幅，异搏定可部分阻断此作用。

6. 抗白血病作用 芫花瑞香宁和芫花酯甲均可抑制白血病 P-388 癌细胞核酸与蛋白质的合成，前者作用于 DNA 聚合酶与嘌呤合成中的磷酸核糖氨基转移酶、肌苷酸脱氢酶及二氢叶酸还原酶，后者作用于延伸步骤中阻抑与干扰肽基转移酶的反应。

7. 对黄嘌呤氧化酶（XO）的抑制作用 芫花素、芹菜素、3′-羟基芫花素、木犀草素对 XO 有抑制作用，芹菜素和木犀草素的抑制作用最强。这些黄酮类化合物对单胺氧化酶未表现出强的抑制活性。

8. 抗菌作用 1∶50 浓度醋制及苯制芫花醇水提取液体外对肺炎球菌、溶血性链球菌、流感杆菌均有抑制作用。500% 全草煎剂对金黄色葡萄球菌、痢疾杆菌、伤寒杆菌、绿脓杆菌和大肠杆菌有抑制作用。芫花水浸液对许兰黄癣菌、奥杜盎小芽孢菌、星形奴卡菌等皮肤真菌均有不同程度的抑制作用。芫花素无抗菌作用。咖啡酸正二十二烷酯为芫花的抗炎有效成分之一。

9. 杀虫、抗寄生虫作用 有研究发现，芫花酯甲具有杀线虫及驱肠虫的作用。此外，有研究对芫花分离出的化合物进行活性测试，证明 β-谷甾醇是芫花中具有强拒食作用的成分。

10. 心血管系统作用 芫花叶提取液给予麻醉猫静脉注射，可产生短暂而明显的降压作用。芫花总黄酮静脉注射对乌头碱引起的大鼠心律失常有明显对抗作用，对氯化钡引起的心律失常有预防作用。

11. 其他作用 静脉注射对犬有降低血压作用，并增进呼吸；还能抑制离体蛙心。芫花甲醇提取物对 cAMP 磷酸二氢酶有抑制活性。芫花所含芹菜素对平滑肌有轻度解痉作用，并有一定抗溃疡作用。

【临床应用】

1. 引产 芫花萜试用 1256 例，一次成功率为 97%。芫花注射液用于中、晚期引产 3288 例，成功率达 99.3%，平均引产时间为 29 小时 33 分钟。

2. 慢性支气管炎 用醋制芫花和苯制芫花有一定疗效，总有效率达 91.3%。用芫花黄酮片治疗 615 例，也有较好疗效。

3. 肝炎 芫花水浸膏片治疗急性肝炎 20 例，慢性肝炎 12 例，药物性肝炎 8 例，有使血清 ALT 活性趋于正常、血清谷丙转氨酶下降及自觉症状改善的作用。芫花黄酮片治疗传染性肝炎 10 例，9 例血清 ALT 活性有明显下降。

4. 头癣 用鲜芫花制成液体外搽治疗 15 例，全部治愈。

5. 冻疮 芫花、红花的 75% 浸泡液外搽患处，治疗 433 例，多在 2~3 天治愈。

【毒副作用】 芫花煎剂大鼠腹腔注射的 LD_{50} 为 9.25g/kg，死前有惊厥现象，多死于呼吸衰竭。醋制与苯制芫花醇水提取液小鼠灌胃的 LD_{50} 为（8.48±1.18）g/kg 与（14.05±2.03）g/kg。芫花与醋制芫花的醇浸液小鼠腹腔注射的 LD_{50} 分别为 1.0g/kg 与 7.07g/kg，而其水浸液的 LD_{50} 分别为 8.30g/kg 与 17.78 g/kg。生芫花与醋制芫花大鼠灌胃的 LD_{50} 分别为 15.12g/kg 与 30.44g/kg。说明醋制能降低生芫花的毒性。芫花萜乳剂与醇剂小鼠腹腔注射的 LD_{50} 分别为 1.8g/kg 与 1.9g/kg。芫花萜乳剂给猴腹腔注射每日 20~100μg/kg，连续 10 天，可见主要脏器有明显病变，因 DIC 而死亡。宫腔注射、皮下注射、静脉注射芫花萜可致动物发热，肾上腺皮质激素对发热有明显的预防和治疗作用，阿司匹林也可防止发热反应。至于与甘草同用，毒性增加（即"相反"）问题，报告不完全一致。对大鼠，两者同用有"相反"作用，而家兔口服其合煎剂并无"相反"现象。此与剂量有关，在很大剂量时有增强毒性的作用，剂量减少则"相反"现象不显著。两药共浸的毒性比分浸显著增高，两者合用似不适宜。肌肉注射芫花萜醇液有严重的局部刺激反应。芫花萜无致突变作用。水提物对小鼠表皮细胞的 ODC 有早期诱导作用，并呈一定量效关系。临床服药后可出现一些神经系统和消化系统症状。芫花萜中期引产，少数病例出现发热、寒战或宫腔撕裂。

参 考 文 献

1. 和蕾, 等. 第二军医大学学报, 2008, 29 (10): 1226.
2. 李玲芝, 等. 沈阳药科大学学报, 2007, 24 (9): 591.
3. 李逢菊, 等. 临床与医疗, 2010, 15: 389.
4. 李玲芝, 等. 沈阳药科大学学报, 2007, 24 (9): 587.

牵 牛 子

【别名】 黑丑, 白丑, 二丑。

【来源】 为旋花科植物裂叶牵牛 *Pharbitis nil* (L.) Choisy 或圆叶牵牛 *Pharbitis purpurea* (L.) Voigt 的干燥成熟种子。

【性味】 苦, 寒; 有毒。

【功能主治】 泻水通便, 消痰涤饮, 杀虫攻积。用于水肿胀满, 二便不通, 痰饮积聚; 气逆喘咳, 虫积腹痛。

【主要成分】 主要含树脂苷类化合物牵牛子苷 (Pharbitin), 还含麦角醇 (Lysergol)、裸麦角碱 (Chanoclavine)、田麦角碱 (Agroclarine)、麦角新碱 (Ergonorine) 等生物碱及脂肪油、氨基酸、微量元素、蛋白质、多种糖类和色素。未成熟种子含多种赤霉素 (Gibberellin)。还分离出大黄素甲醚、大黄素、大黄酚、肉桂酸、阿魏酸、绿原酸等成分。

【药理作用】

1. 泻下作用 牵牛子有泻下作用, 其主要有效成分为牵牛子苷。实验表明, 牵牛子苷在肠内遇胆汁和肠液分解出牵牛子素, 能刺激肠黏膜, 使肠道分泌增多, 蠕动增加而产生泻下作用。一般服药后 3 小时即致泻下, 量大则泻出水样便。有实验表明, 牵牛子的水醇浸剂对小鼠有泻下作用, 但经煎煮后即失去泻下作用。黑丑与白丑的泻下作用相同。

2. 利尿作用 本品经由肾脏排泄, 能增加肾的活动, 加速菊糖在肾脏中之排泄, 使尿量增加, 有一定利尿作用, 但大量服用可刺激肾脏, 使肾脏充血, 产生血尿。

3. 驱虫作用 体外实验表明, 牵牛子煎剂对蛔虫、绦虫有一定杀灭作用。

4. 兴奋子宫作用 牵牛子提取物对小鼠离体子宫有兴奋作用, 可能与促进前列腺素释放有关。本品含 0.2% 树脂, 对家兔离体肠管及子宫有兴奋作用。

5. 抑菌作用 以链格孢菌和灰霉菌为供试菌种, 用生长速率法分别对牵牛子乙醇提取物进行室内抑菌活性测试。结果提取物浓度为 0.02g/mL 时对灰霉菌抑菌率在 70.00% 以上, 对链格孢菌菌丝生长的抑制率达 50.00% 以上。

6. 抗肿瘤作用 研究表明, 牵牛子酒提取物对体外培养的 Lewis 肺癌细胞呈剂量依赖性促进细胞凋亡, 可阻止细胞生长和迁移。有研究证明, 牵牛子对二乙基亚硝胺 (NDEA) 诱发大鼠肝癌有抑制作用。牵牛子作用的机制可能是通过它的各种有效成分对抗 NDEA 对肝细胞的损伤, 改变肝癌变进程, 促进癌细胞凋亡等。牵牛子虽然能抑制癌细胞过快生长, 但是不能阻止 NDEA 诱导大鼠肝癌的发生, 也不能使 NDEA 大鼠肝癌发生逆转。牵牛子能否用于临床手术后癌症患者预防肿瘤的复发, 有待进一步研究。

7. 其他作用 牵牛子还有激活腺苷酸环化酶的作用。牵牛子粗提物对东莨菪碱致小鼠记忆障碍有明显改善作用, 可能与激活钙调神经磷酸酶有关。

【临床应用】

1. 顽固性便秘 将牵牛子文火炒约 5 分钟, 研成粉, 每晚临睡前半小时温开水送服 2~3g, 疗程 1 个月。治疗 25 例患者, 痊愈 8 例, 显效 9 例, 好转 7 例, 总有效率 96%。

2. 癫痫　黑白二丑各等份炼蜜为丸内服，治疗癫痫115例，总有效率56.7%，疗效稳定。用牵牛子、石菖蒲、枯矾、龙骨、地龙各适量研细末，装胶囊内服，共治586例，治愈354例，有效211例，无效21例，总有效率96.4%。

3. 腹水症　黑白二丑各30g，黄豆120g。先将二丑炒后研末，取黄豆加水煮开，加入二丑末，熬至黄豆烂熟时取出，分早、晚2次服。另取五皮饮水煎代茶饮。治疗22例，治愈12例，显效4例，好转3例，无效3例，有效率86.4%。

4. 小儿夜啼　牵牛子10g，丁香2g，冰片少许，共研末，开水调泥敷脐治疗，效果满意。有人用黑牵牛子7粒研末，温水调成饼状，于睡前敷脐，治疗20例，均当夜见效。

【毒副作用】　本品有毒，用量过大可引起中毒。大量服用对肾脏有刺激性，使肾脏充血，发生血尿；并可影响脑神经，尤以舌下神经受损为重，舌之运动麻痹而致语言障碍，重者可致昏迷，临床应用时应注意。小鼠皮下注射牵牛子苷的LD_{50}为37.5mg/kg。

参 考 文 献

1. 张晶. 中外医疗，2009（4）：172.
2. 侯明. 中国误诊学杂志，2008，8（18）：4508.
3. 李佳桓，等. 中国中药杂志，2014，39（5）：883.
4. 吴荣敏，等. 医药导报，2015，34（4）：466.
5. 陈立娜，等. 林产化学与工业，2007，27（6）：105.

商　陆

【别名】　花商陆，见肿消，山萝卜。

【来源】　为商陆科植物商陆 *Phytolacca acinosa* Roxb. 或垂序商陆 *Phytolacca americana* L. 的干燥根。

【性味】　苦，寒；有毒。

【功能主治】　逐水消肿，通利二便；外用解毒散结。用于水肿胀满，二便不通；外治痈肿疮毒。

【主要成分】　商陆中分离出商陆酸（Elculentic acid）、商陆苷、2-羟基商陆酸及商陆多糖-Ⅰ（PAP-Ⅰ）、商陆多糖-Ⅱ（PAP-Ⅱ）。还含有氨基酸、微量元素和γ-氨基丁酸（降压成分）、α-菠菜甾醇等。垂序商陆分离得到商陆毒素（Phytolaccatoxin）、商陆皂苷元（Phytolaccagenin）、商陆酸及加利果酸、组胺、有丝分裂原、美商陆抗病毒蛋白等。

【药理作用】

1. 抗炎作用　商陆皂苷甲对多种急慢性炎症模型有明显抑制作用。5～20mg/kg腹腔注射能明显抑制乙酸提高小鼠腹腔毛细血管通透性作用，也能显著抑制二甲苯引起小鼠耳肿胀。5～30mg/kg腹腔注射对大鼠足跖注射角叉菜胶所致肿胀有显著的抑制作用，持续5小时以上。每日5mg/kg腹腔注射，连用7天，显示很强的抑制肉芽增生作用，且显著减轻胸腺重量，但对肾上腺重量无明显影响。该品对摘除肾上腺的大鼠足跖注射角叉菜胶仍有明显抑制作用，提示其抗炎作用不通过垂体-肾上腺皮质系统。商陆多糖中2-羟基商陆酸对大鼠足肿胀的消炎作用与氢化可的松相似。

2. 抗肿瘤作用　实验表明，中国商陆皂苷含有多种淋巴因子（混合淋巴因子，MLF），对人的SPC-3（人肺癌细胞株）、HeLa细胞（人宫颈癌细胞株）、SMMC-7721（人肝癌细胞株）、Jurkat及Molt-4细胞（人T淋巴细胞白血病细胞株）等均有不同程度的细胞毒作用，但对人的正常细胞（WISH细胞株）无毒化作用。动物实验表明，对S_{180}、S_{70}瘤细胞有一定抑制作用。商陆有丝分裂原可抑制骨髓细胞DNA合成。美商陆病毒蛋白可与单克隆抗体连接制备导向药物，预防白血病细胞体内生长。

3. 增强免疫功能作用　商陆多糖Ⅰ能促进小鼠腹腔巨噬细胞功能，表现为吞噬百分率和吞噬指数均明显增高，说明其能提高非特异性免疫功能。还能通过激活腹腔巨噬细胞，诱生肿瘤坏死因子，增强 T 淋巴细胞增殖功能，诱导小鼠脾细胞分泌白细胞介素 2（IL-2）。商陆多糖Ⅱ体外有促进小鼠脾淋巴细胞增殖和保护造血功能。商陆皂苷在体外对正常外伤脾细胞和病人脾细胞能促进诱生干扰素，其中商陆皂苷辛具有较高诱生干扰素效价，还能诱导小鼠处于 TNF 启动状态，经诱导释放 TNF。商陆皂苷甲对系膜增生性肾炎小鼠有抑制 IL-1、IL-6、TNF-α 产生作用。商陆水煎剂对肾病综合征患者 CD8 细胞体外生长有利，能纠正 T 淋巴细胞亚群比例失调。商陆有丝分裂原对淋巴细胞 DNA 和 RNA 合成有促进作用，能增加小鼠脾培养液的 DNA 合成，增强免疫功能。

4. 对代谢的影响　商陆总皂苷给小鼠灌服，使 ^{3}H-TdR 掺入率明显增高，延长动物耐寒时间，增加体重，减少死亡率，表明商陆总皂苷能保证核苷酸正常代谢，使 DNA 正常生物合成。

5. 镇咳、平喘、祛痰作用　商陆提取物粗生物碱 2.0g/kg 给小鼠口服，有明显的镇咳作用。其制剂及其皂苷元的镇咳作用较生物碱弱。商陆煎剂、酊剂、提取物及皂苷元，经临床验证，平喘效果较差或无，但能延长豚鼠哮喘发作潜伏期。用量 8g/kg（接近中毒致死量）时则有一定平喘作用。商陆浸剂、酊剂、煎剂以及提取物加利果酸及商陆皂苷元等对实验性动物均有显著的祛痰作用。其中以煎剂作用最强，酊剂次之，水浸剂最差。小量煎剂直接注入气管内，祛痰作用最强。其祛痰有效成分是商陆酸及商陆甲酯。

6. 利尿作用　4g/kg 商陆煎剂给小鼠灌胃，有显著利尿作用。取本品提取物灌注蟾蜍肾，使肾小球毛细血管扩张，血循环加速，明显增加尿量排出。同法给药蛙肾或蹼，可使毛细血管扩张，血流量增加，尿量亦相应增加。本品利尿机理除与其所含钾盐有关外，可能与血管扩张作用也有关系。据文献记载，商陆小剂量可兴奋血管运动中枢，使肾区的血管运动增强进而利尿，大剂量则反引起尿量减少。

9. 抗菌、抗病毒作用　商陆煎剂、酊剂对肺炎双球菌、弗氏痢疾杆菌、宋内痢疾杆菌有显著抑制作用；对志贺痢疾杆菌、流感杆菌也有抑制作用。商陆乙醇提取液在试管内能抑制结核杆菌（H_{37}RV 菌株）的生长。1:4 商陆水煎剂在体外对许兰黄癣菌、奥杜盎小芽孢癣菌等致病皮肤真菌有一定的抑制作用。商陆所含精油对羊毛样小芽孢菌有抑制作用。商陆蛋白质具有抗单纯疱疹病毒（Ⅱ）作用，还可抑制丙型肝炎病毒的复制和表达。商陆中含有一种糖蛋白（Glycoprotein）成分，有抗烟花叶病病毒和柯萨奇病毒作用。也可抑制哺乳动物脊髓灰质炎病毒的复制。其作用机制主要表现为核糖体失活作用，通过识别真核生物核糖体 28SrRNA 和原核生物 23SrRNA，并特异水解特定部位的糖苷键，释放腺嘌呤碱基，而使核糖体失活。

10. 抗生育作用　商陆总皂苷 4g/L 浓度可终止兔精液中全部精子活性，2.6g/L 即可终止人精液中全部精子活性。商陆醇提取液对早孕人绒毛膜性腺激素的分泌有明显抑制，可起到中止妊娠的作用。小鼠灌胃商陆和醋制商陆水煎剂，在剂量达 50g/kg 时，小鼠骨髓微核率明显增高，具有遗传毒性。

11. 抗胃溃疡作用　商陆皂苷剂量为 180mg/kg 时，对大鼠幽门结扎型、醋酸型和小鼠利血平型胃溃疡有抑制作用。

12. 其他作用　商陆 100% 煎剂有一定的抗辐射作用。所含的 γ-氨基丁酸有降压活性。垂序商陆还有催吐、致泻作用，其提取液还具有血球凝集素、白血球凝集素及有丝分裂素的作用。商陆皂苷对杀灭钉螺有良好作用。商陆水煎剂治疗阿霉素肾病大鼠可明显提高大鼠血清白蛋白，降低蛋白尿，保护肾功能。

【临床应用】

1. 慢性支气管炎　以单味商陆制成蜜丸、糖浆等剂型应用，每次服蜜丸 1 颗（9g）或糖浆 20mL，每日 3 次，10 日为 1 疗程。共治疗 682 例，近控显效率达 57.0%，总有效率达 89.7%。

2. 乳腺增生症　内服商陆片剂，每次 6 片（每片含生药 0.5g），每日 3 次，治愈率 37.2%，总有效率 94.9%。

3. 银屑病　内服商陆片，每次 3g，1 日 3 次，连服 1~2 个月，对银屑病的治愈率达 30%，总有效率达 80%。

4. 精神分裂症　鲜商陆榨汁，开始每次 10mL，渐增至 40mL，6~7 次为 1 疗程，治疗难治的精神分裂症 52 例，治愈 11 例，显效 25 例，有效 11 例，无效 5 例，总有效率达 90.4%。

5. 血小板减少性紫癜　鲜商陆根粉，拌红糖，每次 9g，日 1 次内服，治疗妊娠后期血小板减少性紫癜，服药 3 次紫癜明显减少，齿龈停止，未见新出血点发生。

【毒副作用】　商陆毒性较大，商陆皂苷是主要毒性成分。大剂量能刺激胃肠道蠕动而引起腹泻，导致中枢神经麻痹，呼吸和运动障碍，言语不清，躁动，四肢肌肉抽搐，昏迷，心肌抑制，引起心搏受阻，血压下降，出现心肌麻痹而死亡。中毒轻者，有发热、心动过速、呼吸频数、血压升高、恶心、呕吐、头痛、眩晕、剧泻等症状。商陆经煎煮或蒸煮 30 分钟以上，其毒性大为降低。醋制后毒性仅为生品的1/3。给小鼠灌服商陆根水浸剂、煎剂及酊剂，测得 LD_{50} 分别为 26、28、46.5g/kg；腹腔注射分别为 1.05、1.3 及 5.3g/kg。

参 考 文 献

1. 李一飞，等. 中国实验方剂学杂志，2011，17（13）：249.
2. 朱永俊，等. 新乡医学院学报，2009，2：121.
3. 谢妮，等. 岭南急诊医学杂志，2007，12（2）：116.

千 金 子

【别名】　续随子。

【来源】　为大戟科植物续随子 *Euphorbia lathyris* L. 的干燥成熟种子。

【性味】　辛，温；有毒。

【功能主治】　泻水逐饮，破血消癥；外用疗癣蚀疣。用于二便不通，水肿，痰饮，积滞胀满，血瘀经闭；外治顽癣，赘疣。

【主要成分】　种子含脂肪油 40%～50%。挥发油中含油酸（Oleic acid）、棕榈酸（Palmitic acid）、亚油酸（Linoleic acid）、豆甾醇（Stigmasterol）、谷甾醇、千金子甾醇（Euphobiasteroid）及巨大戟二萜醇（Ingenol）等。种子中尚含白瑞香素（Daphnetin）、千金子素（Euphorbetin）、秦皮甲素（Aesculin）、秦皮乙素（Aesculetin）、环氧千金藤醇等。

【药理作用】

1. 致泻作用　种子含脂肪油，新鲜时无色、无味，但可很快变恶臭而有强辛辣味，对胃肠有刺激，可产生峻泻，作用强度为蓖麻油的 3 倍，致泻成分为千金子甾醇。山羊食此植物后，在其乳汁中含有此种毒性物质。

2. 抗肿瘤作用　据初步筛选试验（美蓝法、瓦伯呼吸仪），鲜草对急性淋巴细胞型及粒细胞型、慢性粒细胞型、急性单核细胞型白血病白细胞均有抑制作用。进一步分离得到活性单体后，药理实验表明，巨大戟二萜醇 3‐O‐十六烷酸酯对肉瘤 S_{180} 小鼠具有抗肿瘤活性。甲醇提取物体外对人红白血病细胞、单核细胞性白血病细胞、急性淋巴细胞性白血病细胞和 HeLa 细胞、肝癌细胞均有抑制效应，对白血病的作用强于其他肿瘤。小鼠灌胃甲醇提取物，每天 1 次，每次 0.2mL，对 S_{180}、EAC 也有抑瘤活性，而且不降低白细胞数和胸腺、脾脏指数。提示千金子甲醇提取物中含有抗肿瘤主要成分。采用千金子主要有效单体成分千金二萜烷型化合物千金子甾醇，诱导白血病细胞 HL_{60} 细胞的凋亡，千金子甾醇作用后，HL_{60} 细胞 Bcl‐2 mRNA 表达降低，Bax mRNA 表达升高，同时 Caspase‐9 和 Caspase‐3 mRNA 表达及蛋白活性显著增强，且呈明显的剂量依赖性，提示千金子甾醇可能通过调节 Bcl‐2/Bax 蛋白表达，激活 Caspase‐9，并进一步激活下游效应因子 Caspase‐3，从而引起 HL_{60} 细胞凋亡。

3. 抗炎作用　给大鼠腹腔注射秦皮甲素 10mg/kg，对角叉菜胶性、右旋糖酐性、5‐羟色胺性及组胺性"关节炎"均有抑制作用；对大鼠肉芽肿的形成、紫外线照射豚鼠背部形成的红斑反应、组胺引起的毛细血管通透性增高均有抑制作用。

4. 镇痛作用　千金子所含的瑞香素有镇痛、镇静作用，临床用于外科手术麻醉。

5. 利尿作用　秦皮甲素、秦皮乙素动物实验具有增加尿量和促进尿酸从组织中排出的效应，与中医逐水消肿作用一致。

【临床应用】

1. 晚期血吸虫病腹水　取新鲜千金子去壳捣泥装胶囊，视腹围大小决定用量，每次 6～9g，早晨空腹服，5 天服药 1 次，服药后 30 分钟出现头晕、恶心或呕吐，继而出现肠鸣腹泻，随之腹水渐退，腹围缩小。治疗 21 例，逐水效果显著，但服药后腹泻者达 100%，呕吐者占 45% 左右。改用肠溶胶囊，呕吐反应减少。

2. 毒蛇咬伤　千金子 20～30 粒（儿童酌减），捣烂，米泔水调服，同时伤口处做必要处理。共治疗 160 例，效果十分显著。一般服 1 次即可，重者可每日 1 次，连服 3 天。

【毒副作用】　千金子有毒，临床多服或误服可引起中毒。中毒剂量为 9～15g。千金子所含有毒成分为千金子甾醇、殷金醇棕榈酸酯等，对胃肠道有强烈刺激作用，对中枢神经系统也有毒性。也有报道，千金子醚提物、醇提物、水提物煮沸 2 小时以上取灌胃的最大容积对昆明小白鼠连续灌胃 7 天，未出现死亡。此外，有报道，环氧千金藤醇有致癌作用，故临床应用时应注意。

参 考 文 献

王杰伟，等 . 中华肿瘤防治杂志，2014，21（23）：1870.

巴　豆

【别名】　巴果，巴仁，毒鱼子。

【来源】　为大戟科植物巴豆 *Croton tiglium* L. 的干燥成熟果实。种仁去油，为巴豆霜。

【性味】　辛，热；有大毒。

【功能主治】　峻下冷积，逐水退肿，豁痰利咽；外用蚀疮。用于寒积便秘，乳食停滞，下腹水肿，二便不通，喉风，喉痹；外用蚀疮，用于恶疮疥癣、疣痣。

【主要成分】　巴豆种仁含巴豆油 34%～57%，其中巴豆酸的甘油酯为其特异性成分。油中还含巴豆树脂（Crotonresin），系巴豆醇（Phorbol）与甲酸、丁酸及巴豆油酸（Crotonic acid）结合而成的酯。从油中分离得到 11 种辅致癌物质（Cocarcinogen），为巴豆辅致癌物质 A_1～A_4（A 组）和巴豆辅致癌物质 B_1～B_7（B 组）。种仁尚含巴豆毒素（Crotin）、巴豆苷（Crotonoside）及一种类似蓖麻碱（Ricinine）的生物碱。

【药理作用】

1. 对消化道的作用　巴豆油口服，能产生口腔、咽及胃部灼热感，并有催吐作用。10% 巴豆油 1.5mL/kg 经胃管注入狗胃内致呕吐，切除双膈上迷走神经后胃肠电活动消失，呕吐率为之前的 31%，提示迷走神经在其中起重要作用。巴豆水解液、巴豆油或巴豆霜小鼠灌胃，可促进炭末的肠推进。巴豆霜有促进肠套叠的还纳作用。离体家兔回肠试验，可显著增加回肠的收缩幅度。巴豆油到肠内水解后释放出巴豆酸，刺激肠黏膜，可导致炎症反应，于 30 分钟至 3 小时内产生剧烈腹泻、腹痛和里急后重。巴豆油还能促进胆汁和胰液的分泌。实验报道，巴豆油由第 1 日每只 0.25mg 增至第 10 日每只 2mg 给小鼠灌胃，可诱导小肠组织中蛋白异常表达，从而增强胃肠运动。

2. 对免疫功能的影响　巴豆霜灌胃，可明显减少小鼠炭末廓清率、胸腺重量，抑制巨噬细胞的吞噬功能。

3. 抗病原微生物作用　巴豆煎剂对金黄色葡萄球菌、流感杆菌、白喉杆菌、绿脓杆菌均有一定抗菌作用。琼脂绝对浓度法显示，巴豆油在 1：40 稀释浓度下只对金黄色葡萄球菌有抗菌活性。巴豆油制剂能降低感染流行性乙型脑炎病毒小鼠死亡率，并延长存活时间。巴豆油在体外实验条件下具有抗结核分枝杆菌标准菌株和耐多药 RFP 和 INH 菌株的作用，且不会使结核分枝杆菌株产生耐药性。巴豆浸出液能杀灭血吸虫的中间寄主钉螺和姜片虫的中间寄主扁卷螺。此外，对田螺、鱼虾、蚯蚓等亦有毒杀作用。巴豆酒浸后的水煎液对实验性鼠疟有抑制作用。

4. 抗肿瘤作用　巴豆提取物对小鼠肉瘤 S_{180} 实体型和 S_{180} 腹水型、小鼠宫颈癌 U_{14} 实体型和 U_{14} 腹水型以及艾氏腹水癌皆有明显抑制作用。巴豆油乳剂作大鼠移植性皮肤癌内注射，能引起瘤体退化，并延缓皮肤癌的发展。巴豆油试管内有杀癌细胞作用，巴豆醇二酯对小鼠淋巴细胞性白血病 P－388 有一定的抑制作用。巴豆水提液 4mg/mL 或 0.5～8g/L 范围内处理白血病 HL_{60} 细胞，可使细胞向正常方向分化。用巴豆生物碱处理人胃癌 SGC－7901 细胞，能有效逆转胃蛋白酶原活性，部分抑制肿瘤标志酶 β－葡萄糖醛酸酶的表达，并能明显降低有促进细胞转化和抑制细胞凋亡的突变型 p53 蛋白的表达，对胃癌细胞 SGC－7901 表型有逆转作用。巴豆生物碱可以通过时间依赖性和剂量依赖性方式，促使卵巢癌细胞 HO－8910 G2／M 期阻滞和抑制细胞有丝分裂，从而诱导人 HO－8910 细胞凋亡。

5. 促肿瘤发生作用　巴豆油、巴豆树脂、巴豆醇酯类均有弱的致肿瘤活性，且能促进某些化学致癌剂的致癌作用。巴豆油每次 0.1mL，每周 3 次，连续 4 周接种于小鼠宫颈部，对接种人巨细胞病毒诱发宫颈癌的作用有促进效果。大鼠腹腔注射巴豆油 18mg/kg，1 周 2 次，肝 α_1 抑制因子 3 水平下降，然后部分回升，并能诱导癌基因 ODC 和 c－fosRNA 增加。巴豆提取物体外 20～40mg/L 使正常人肠上皮细胞株生长缓慢或死亡，长期使用 4～40mg/L，连续 6 周，可诱导细胞增殖加快，异倍体 DNA 含量增加，促使细胞恶性转化。100% 水提液灌胃孕鼠，1g/kg、5g/kg、10g/kg 剂量均可诱发胚胎鼠肝内嗜多染红细胞的微核率，成年小鼠剂量在 10g/kg 时才诱发骨髓嗜多染红细胞的微核率。提示其可以通过胎盘屏障，致遗传物质损伤作用对胎鼠更明显。

6. 对蛋白质合成的影响　巴豆毒素能影响延长因子 1 和 2 与核蛋白体的相互作用，抑制氨酰基位上新肽的形成，阻碍移位反应，从而抑制蛋白质的合成。巴豆油注射给药可引起大白鼠血清甲种巨胎蛋白增加。

7. 对循环和呼吸系统的作用　巴豆油能通过对化学感受器的作用，反射性升高血压。巴豆油乳剂给兔静注能引起呼吸商轻度增加，血中二氧化碳浓度稍有降低。若皮下注射可加快呼吸频率，降低呼吸交换量。

8. 对血液的作用　巴豆毒素能溶解兔、刺猬、猪、蛇、鸡的红细胞。对牛、羊、猪、蛙红细胞有凝集作用。巴豆油中的活性成分 PMA（Phorbol myristate acetate）作用于血小板，可使血小板环磷鸟苷（cGMP）浓度增加，是一种有效的血小板凝集剂。

9. 镇痛、抗炎作用　大鼠试验，极小量巴豆油口服、皮下注射或腹腔注射，均表现镇痛作用，痛阈提高。其镇痛机理可能与巴豆油的局部刺激作用有关。小鼠灌胃巴豆霜，可明显降低耳肿胀、毛细血管通透性、白细胞游走（大鼠）及对热疼痛反应，显示其有一定的抗炎作用。

10. 其他作用　巴豆水提物、甲醇提取物可抑制 HIV－1 传染性及其诱导的 MT－4 细胞病理学改变。巴豆油对小鼠耳及家兔声带有明显致炎作用。皮下注射巴豆油可引起肾上腺皮质激素分泌增加。对皮肤黏膜具有刺激作用，引起发红，可发展为脓疱，甚至坏死。

【临床应用】

1. 骨髓炎、骨结核　巴豆仁 60g（纱布包好），与猪脚一对炖至烂熟，浓缩至 800mL，去巴豆仁和骨，不加盐，1 日分 2 次空腹服，如未愈，每隔 1 周再服 1 剂。治疗骨髓炎 11 例，痊愈 8 例，好转 2 例，无效 1 例；治骨结核 8 例，痊愈 5 例，好转 2 例，无效 1 例。

2. 胃癌　用巴豆制剂治疗中晚期胃癌 115 例，缓解率为 34%，稳定率为 43.5%，总有效率为 77.5%，能明显提高胃癌患者的存活率。

3. 胆绞痛和胆道蛔虫症　巴豆仁切碎装胶囊内，每次服 100mg，小儿酌减，每 3～4 小时用药 1 次，至腹泻为度，每 24 小时不超过 400mg。治疗胆绞痛 100 例，胆道蛔虫 55 例，均获满意效果。

各 论 第七章 泻 下 药 417

4. 疟疾　巴豆霜每日 0.5g，内服治疗 21 例，有效。

5. 小儿脾疳　去壳巴豆 1 粒，大枣 1 枚，将巴豆籽 3/4 嵌于枣内，1/4 露出枣外，外敷于足三里穴，胶布固定，待局部有烧灼感即可去掉。3 天 1 次，一般治疗 2～3 次。治疗 32 例患儿，痊愈 26 例，占 81.3%，1 例无效。

【毒副作用】　巴豆有大毒，人服巴豆油 1 滴即出现中毒，20 滴可致死。巴豆油主要含有毒性球蛋白，能溶解红血球，使局部细胞坏死，内服使消化道腐蚀出血，并损坏肾脏。外用过量能引起急性皮炎。小鼠灌胃 10% 巴豆霜的 LD_{50} 为 1535mg/kg，40% 巴豆霜的 LD_{50} 为 540mg/kg，巴豆油的 LD_{50} 为 506mg/kg。巴豆毒素兔皮下注射的 LD_{50} 为 50～80mg/kg。巴豆油酸大鼠口服的 LD_{50} 为 18mg/kg；豚鼠皮下注射的 LD_{50} 为 600mg/kg。巴豆油及巴豆霜的大剂量组动物在给药后立即出现活动减少，约半小时出现死亡。个别动物死前痉跳。较小剂量组动物出现倦怠，毛蓬松，腹泻，未死者可恢复正常。

参 考 文 献

1. 金锋，等. 中国现代中药，2013，15（5）：374.
2. 宋红春，等. 辽宁中医杂志，2014，41（4）：825.

第八章 温 里 药

凡能温里祛寒，用以治疗里寒证的药物，称为温里药，又称祛寒药。温里药药性温热，具有温中祛寒及益火助阳等作用，适用于里寒证，包括寒邪内侵，阳气受困，而见呕逆泻利、脘腹冷痛、食欲不佳等脏寒证和心肾阳虚，阴寒内生而见汗出恶寒、口鼻气冷、厥逆脉微等亡阳证。相当于现代医学的消化道疾病，如胃神经官能症、慢性胃炎、溃疡病、胃肠功能紊乱、慢性肠炎，心血管疾病如心衰、休克、缓慢性心律失常以及神经性头痛和风湿性、类风湿性关节炎，腰肌劳损，不育症等病证。本书介绍的温里药有附子、干姜、肉桂、小茴香、花椒、胡椒、荜茇、荜澄茄、高良姜、吴茱萸、丁香、八角茴香、红豆蔻、山柰、大蒜。温里药主要药理作用如下：

1. 对消化系统的作用 主要是健胃作用，能促进胃液分泌增加，胃酶活性增加，胃肠蠕动增强，有助于提高食欲和促进消化吸收，排出胃肠积气。部分药物尚有镇吐作用。

2. 对心血管系统的作用 附子、干姜等温里药有明显的强心、扩张血管、改善循环、抗缺氧、抗休克作用。这些作用是其治疗心阳衰微及亡阳证的药理学基础。

3. 对神经系统的作用 温里药能散寒止痛，故大部分药物皆有明显的镇痛作用。部分药物还有局部及黏膜麻醉、镇静、抗惊厥作用，其散寒功效也与神经系统功能有关，交感神经功能兴奋使产热增加，故能温里祛寒。

附 子

【别名】 附片，白附片，黑顺片。

【来源】 为毛茛科植物乌头 *Aconitum carmichaeli* Debx. 的子根加工品。

【性味】 辛、甘，大热；有毒。

【功能主治】 回阳救逆，补火助阳，散寒止痛。用于亡阳虚脱，肢冷脉微，心阳不足，胸痹心痛，虚寒吐泻，脘腹冷痛，肾阳虚衰，阳痿宫冷，阴寒水肿，阳虚外感，寒湿痹痛。

【主要成分】 含多种生物碱，其中以乌头碱（Aconitine）、中乌头碱（Mesaconitine）、次乌头碱（Hypaconitine）等为主，还分离出具有药理活性的消旋去甲基乌药碱、氯化甲基多巴胺、去甲猪毛菜碱等。乌头碱水解后变为苯甲酰乌头胺，继续水解则生成乌头原碱，其毒性为乌头碱的 1/2000。

【药理作用】

1. 对心血管系统的作用

（1）强心作用：口服附子粗制剂后动物血清有明显增强心肌收缩力和加快心肌收缩速度的作用，给药 2 小时后血清作用达高峰。从附子水溶性成分中分离到一种尿嘧啶，对蟾蜍离体心脏 5μmol/L 有明显加强心肌收缩作用，且不影响心率。熟附片煎剂对离体心脏、在体心脏及戊巴比妥钠所致的衰竭心脏均有明显的强心作用，剂量加大可出现心律不齐。生附子因含有大量乌头碱，对心脏呈现明显毒性。经长时间煎煮后，乌头碱水解为乌头原碱，毒性大减，而强心成分虽经煎煮依然存在。从附子中提得的去甲乌药碱是附子的主要强心成分之一，将其稀释至 10^{-9}g/kg 浓度时，仍然表现强心作用。去甲乌药碱对离体心脏、在体心脏亦有强心作用，能增强心肌收缩力，加快心率，使心输出量增加。亦能使培养的心肌细胞搏动频率及振幅增加。目前研究认为，去甲乌药碱是 β 受体部分激动剂，其强心作用与兴奋 β 受体有关。氯化甲基多巴胺和去甲猪毛菜碱也有强心作用。

（2）抗心律失常作用：附子对异搏定所致小鼠缓慢型心律失常有明显防治作用，能改善房室传导，加快心率，恢复窦性心律。减少异搏定中毒引起的动物死亡率。并对用甲醛所致家兔窦房结功能低下症有一定的治疗作用，使窦房结与房室结功能趋于正常，可提高心率，恢复窦性心律。附子正丁醇提取物、乙醇提取物及水提物对氯仿致小鼠室颤有预防作用，水提取物作用最明显。有效成分主要是消旋去甲乌药碱。

（3）对血管和血压的作用：附子注射液静脉注射后使麻醉犬心输出量、冠状动脉、脑及股动脉血流量明显增加，血管阻力降低，有明显扩张血管作用。生附子有一过性降压作用，用同样剂量的制附子有一过性升压作用，此升压作用可被六烃季胺部分对抗，被酚妥拉明完全拮抗，其作用部位可能是 α - 受体和神经节。对戊巴比妥钠所致心衰猫的血压下降有升压作用，使心率加快，心收缩功能改善。附子中含有降压和升压成分，降压的有效成分主要是消旋去甲乌药碱，升压的主要有效成分是氯化甲基多巴胺。

（4）对心肌的保护作用：附子注射液能对抗垂体后叶素所致的大鼠急性心肌缺血，对麻醉犬急性心肌缺血损伤的范围和程度有明显的缩小和减轻作用。单味附子对垂体后叶素所致家兔心肌缺血有明显改善作用，能提高心肌血流量。附子水煎剂能对抗大鼠在冰水应激状态下因儿茶酚胺分泌增加导致血小板聚集引起的心肌损伤，对心肌有保护作用。

（5）抗休克作用：附子及其复方制剂对失血性休克，内毒素性休克，心源性休克及肠系膜上动脉夹闭性休克等能提高休克动物的平均动脉压，延长其存活时间和存活率，有显著保护作用。此外，对纯缺氧性休克、血管栓塞性休克等亦有明显的保护作用，可不同程度地提高其平均动脉压，延长休克动物存活时间。尿嘧啶类化合物有抗失血性休克作用，作用机理为增强心肌收缩力，提高心输出量与平均动脉压，提高休克大鼠存活率。

2. 对神经系统的作用

（1）镇静、镇痛作用：大鼠灌服附子水煎剂，能减少腹腔注射酒石酸锑钾或乙酸引起的扭体反应次数，延长小鼠对热痛反应潜伏期。生附子能延长环己巴比妥的睡眠时间，抑制小鼠自发活动。生附子及乌头碱能抑制压迫大鼠尾部引起的疼痛和腹腔注射醋酸引起的小鼠扭体反应，具有显著的镇痛作用。研究发现，附子乌头碱能有效增强末梢神经和脑干部的下行抑制系统，使传导痛感的神经末梢物质减少而使疼痛减轻。

（2）局麻作用：附子、乌头和乌头碱能刺激局部皮肤，使皮肤黏膜的感觉神经末梢呈兴奋现象，产生瘙痒与灼热感，继而麻醉，丧失知觉。乌头碱对神经肌肉接头活动和神经干复合电位能阻遏兴奋在神经末梢的传导，高浓度也可使神经干完全丧失兴奋和传导冲动的能力。

（3）抗寒冷、缺氧能力：附子煎剂在寒冷环境下能抑制小鸡及大鼠的体温下降，甚至使降低的体温升高，延长生存时间，减少死亡率。附子能显著提高小鼠对缺氧的耐受力，此作用与其扩张心、脑血管，改善心、脑循环有关。

3. 抗炎作用 附子煎剂对大鼠甲醛性、蛋清性、组胺性、角叉菜胶性踝关节肿胀有明显抑制作用。附子的甲醇提取物对醋酸所致小鼠血管通透性增加有抑制作用。附子热水提取物能抑制佐剂诱导的关节炎，对佐剂诱导的关节炎大鼠骨变性有抑制作用。乌头碱类（乌头碱、中乌头碱及次乌头碱）在低剂量下能抑制醋酸所致小鼠血管通透性增加和组胺所致大鼠血管通透性增加，抑制大鼠、小鼠角叉菜胶性足跖肿胀，也能抑制受精鸡胚浆膜囊上的肉芽形成。附子不含生物碱的水提液也有明显的抗炎作用。附子可使动物肾上腺内维生素 C 和胆固醇含量减少，尿排泄 17 - 酮类固醇增加，血中嗜酸性粒细胞降低，碱性磷脂酶和肝糖原增加。进一步研究发现，腹腔注射乌头碱，可使大鼠下丘脑促肾上腺皮质激素含量增高，说明附子是通过下丘脑 - 垂体 - 肾上腺皮质系统发挥抗炎作用。但在动物切除肾上腺后，附子仍有明显抗炎作用，所以附子的抗炎作用可能不是单一途经，还可能具有皮质激素样作用。

4. 对免疫系统作用 附子注射液对特异性体液免疫和细胞免疫有促进作用，刺激小鼠脾淋巴细胞分泌 IL - 2，可使小鼠血清抗体（IgM 和 IgG）滴度及脾脏抗体形成细胞数明显增加；并可使玫瑰花结形成细胞数及兔 T 淋巴细胞转化率明显增加。乌头碱能明显提高阳虚模型小鼠巨噬细胞 Ia 抗原表达水平，增强机体免疫应答反应。附子酸性多糖可提高正常小鼠和免疫功能低下小鼠脾脏和胸腺指数，促进抗体生成，提高淋巴细胞转化能力，增强自然杀伤细胞活性，具有明显的免疫调节作用。实验报道，热性中药（附子干姜汤）可使大鼠 C3b 受体免疫黏附功能上升，免疫复合物减少，对 TNF 有下降趋势。

5. 抗肿瘤作用　附子粗多糖灌胃对 S_{180} 荷瘤小鼠抑瘤作用强，附子酸性多糖腹腔注射对 H_{22} 荷瘤小鼠疗效最好。两者通过诱导肿瘤细胞凋亡和上调抑癌基因的表达等途径抗肿瘤。附子多糖作用后的人早幼粒白血病细胞分叶核与杆状核细胞及晚幼粒细胞增多，NBT 还原能力增强，细胞内 MPO 增加，细胞膜分化抗原 CD11b 上升而 CD33 下降，提示诱导 HL_{60} 细胞向粒细胞方向分化。通过附子多糖诱导肝癌患者树突状细胞分化成熟的实验研究，提示适当浓度附子多糖能够在体外有效诱导肝癌患者外周血单核细胞分化为树突状细胞并表达成熟表型，从而作为第二信号活化 T 淋巴细胞，激发肿瘤免疫。此外有研究，通过附子多糖对 H_{22} 和 S_{180} 荷瘤小鼠抗肿瘤作用研究，发现附子多糖可以延长荷瘤小鼠的存活时间，提高淋巴细胞转化率和 NK 细胞活性，上调抑癌基因 p53 和 Fas 的表达，提高肿瘤细胞凋亡率。表明，附子多糖增强机体的细胞免疫功能，诱导肿瘤细胞凋亡和上调抑癌基因的表达是其抑瘤作用的主要环节。

6. 对血小板及血凝的影响　在体外，附子、四逆汤均能促使人或兔血浆凝结，增强血小板对二磷酸腺苷（ADP）诱导的聚集反应；附子还可使人或兔血浆凝血酶凝结时间明显减短，给兔静注亦有同样作用。在体外，附子可增强人血小板对肾上腺素的聚集反应，促使兔血小板对肾上腺素发生聚集反应。给兔静脉注射附子液后血小板数明显下降，聚集型血小板比例增加，扩张型和树枝型血小板致密颗粒消失。中医用含附子的方剂（如黄土汤）治疗虚寒性出血，可能与其促进血小板聚集及血凝有关。参附汤则能抑制 ADP 诱导的兔血小板聚集反应。

7. 对阴虚、阳虚样模型的作用　附子肉桂水提物对动物甲状腺机能亢进（甲亢）、"氢考 I 型（皮质醇过多）"模型（阴虚样模型）引起 β - 受体数增加及环磷酸腺苷（cAMP）系统对异丙肾上腺素的反应性升高均有促进作用。对小鼠甲状腺机能减退模型（阳虚样模型）M - 受体增多及受体后环磷酸鸟苷（cGMP）系统反应性增强均有抑制作用，使之趋向正常。由于阴虚时交感神经受体 - cAMP 系统功能偏亢，阳虚时副交感神经 - M 受体 - cAMP 系统功能偏亢，可见附子肉桂会使阴虚证进一步恶化，使阳虚证得以改善。另外，附子可使脑中去甲肾上腺素和多巴胺含量增高，5 - HT 含量降低，改善虚寒证时内分泌和交感神经功能低下状态，提示附子还可通过调节中枢神经递质来使机体恢复平衡状态。

8. 抗过敏作用　去甲基乌药碱为 β - 受体部分激动剂，对豚鼠离体完整气管及 5 - 羟色胺所致小鼠肺支气管痉挛皆有松弛作用，皮下注射或喷雾给药对组织胺所致豚鼠哮喘有平喘作用，静注亦能抑制组织胺所致呼吸道阻力增加。乌头碱、草乌总生物碱能拮抗组织胺或乙酰胆碱引起的豚鼠回肠收缩。

9. 抗过氧化作用　去甲基乌药碱有较强的清除超氧自由基的能力，并抑制鼠肝匀浆脂质的过氧化。对超氧自由基诱导的透明质酸和牛关节液中氨基多糖的解聚有保护作用。附子可提高机体抗自由基能力，减少脂质过氧化，从而保护细胞膜的完整和功能，起到延缓衰老作用。

10. 其他作用　附子煎剂能显著兴奋离体空肠自发收缩活动，且随浓度增大而增强；对小鼠胃排空有抑制作用。乌头碱有抑制排尿作用，抑制嘌呤利尿而不抑制盐类利尿作用。乌头多糖可通过增加葡萄糖利用而产生降糖作用。附子多糖能显著抑制高胆固醇血症大鼠血清中总胆固醇和低密度脂蛋白胆固醇水平，抑制肝脏羟甲基戊二酰辅酶 A 的表达，促进肝脏 LDL - R 和 CYP7α - 1 的表达。

【临床应用】

1. 心力衰竭、休克　用不含乌头碱的附子注射液肌注，每次 2mL，每日 3 ~ 4 次，治疗冠心病、风湿性心脏病、肾炎、心源性休克等伴有心力衰竭者，有较好疗效。用参附注射液（含人参、附子等）静脉滴注治疗各种原因所致休克病例 46 例，40 例恢复正常，有效率 87.0%。

2. 心律失常　用附子注射液加入葡萄糖注射液中静滴治疗病态窦房结综合征 16 例，症状绝大部分改善，心率增加。用附子 I 号静滴治疗缓慢性心律失常 68 例，有较好疗效。附子合剂水煎服治疗病态窦房结综合征、心肌炎、窦性心动过缓共 40 例，用药 1 月，显效 34 例，改善 6 例。

3. 胃下垂　熟附片 12g，炒白术 10g，焦艾叶 9g，小茴香 5g，水煎服，连服 50 天，治疗 32 例，有效

24 例，无效 8 例。

4. 遗尿症 生姜 30g，附子 6g，补骨脂 12g，合捣为泥，填脐治疗下元虚寒的遗尿患儿 25 例，痊愈 20 例，显效 3 例，无效 2 例。

5. 头痛 用盐附散（制附子 360g，食盐 30g，分别研末，各分成 6 包）（附子用量太大，会引起中毒反应——编者注），每次各服 1 包，每日 2 次，饭后冲服，治阳虚头痛 36 例，痊愈 27 例，显效 9 例。

6. 小儿泄泻 熟附子、干姜、甘草、黄连，水煎服，治疗 70 例，结果治愈 58 例，有效 8 例，无效 4 例。

【毒副作用】 附子及所含乌头碱均有毒性。生附子小鼠口服、静脉注射的 LD_{50} 分别为 5.49g/kg 和 0.498g/kg。熟附片煎剂小鼠口服、静脉注射的 LD_{50} 分别为 17.42g/kg 和 3.52g/kg。乌头碱小鼠腹腔注射的 LD_{50} 为 0.38mg/kg，静脉注射的 LD_{50} 为 0.27mg/kg。消旋去甲乌药碱小鼠口服、腹腔注射、静脉注射的 LD_{50} 分别为 3.35g/kg、300mg/kg、58.9mg/kg。人口服乌头碱 0.2mg 即致中毒。中毒症状为恶心、呕吐、腹痛、腹泻、头昏眼花、口舌四肢及全身发麻、畏寒，继之瞳孔散大、视物模糊、呼吸困难、手足抽搐、躁动、大小便失禁、室性期外收缩、室性心动过速、室性纤维颤动等，严重者导致死亡。故临床应用附子时应先炮制后使用，并应控制用量。

参 考 文 献

1. 吴克红，等. 中国实验方剂学杂志，2014，20（2）：212.
2. 李晓宇，等. 中国药物警戒，2014，11（10）：586.
3. 熊海霞，等. 中医药现代化，2013，15（9）：1949.

干 姜

【别名】 干生姜。

【来源】 为姜科植物姜 *Zingiber officinale* Rosc. 的干燥根茎。

【性味】 辛，热。

【功能主治】 温中散寒，回阳通脉，温肺化饮。用于脘腹冷痛，呕吐泄泻，肢冷脉微，痰饮喘咳。

【主要成分】 含挥发油 2%～3.5%，油中主要含姜烯（Zingiberene）、姜醇（Zingiberol）、β-倍半水芹烯（β-Sesquiphellandrene）、莰烯（Camphene）、α-姜黄烯（α-Curcumene）、γ-衣兰油烯（γ-Munrolene）、1,8-桉叶素（1,8-Cineole）、龙脑（Borneol）等。还含辛辣的姜辣醇（姜酚，Gingerol）、6-姜醇、姜烯酚（Shogaol）、姜酮（Zingerone）等。尚含二氢姜酚、六氢姜黄素及多种氨基酸等。

【药理作用】

1. 对中枢神经系统的作用 干姜浸剂对小鼠自发运动具有抑制的倾向，能延长环己巴比妥的睡眠时间，但未见降低体温作用。干姜浸剂与半夏浸剂同用时，亦能显著抑制小鼠的自发运动，并显著延长环己巴妥睡眠时间，对中枢作用较单用半夏或干姜浸剂强。可见两者具有协同作用。干姜的多种有效成分可诱发实验动物自发运动抑制，加强镇静催眠作用，对抗中枢兴奋药的作用。姜烯酮、姜酚都能明显抑制小鼠自发性运动。干姜的醚提物和水提物都有明显的镇痛作用，具有对中枢神经系统的抑制作用。

2. 抗炎作用 干姜的醚提物和水提物可显著抑制醋酸引起的小鼠扭体反应，延长热刺激痛反应潜伏期，抑制二甲苯引起小鼠耳肿胀和角叉菜胶大鼠足肿胀，都有明显的抗炎作用。干姜浸剂和姜烯酮灌胃对角叉菜胶引起大鼠足肿胀无明显影响，姜烯酮增加 1 倍剂量则呈现明显的抗炎作用。其作用强度较消炎痛 5mg/kg 的作用弱。姜烯酚、姜酚能抑制小鼠醋酸扭体反应及酵母致发热反应。有人报道，6-姜醇的消炎、镇痛、解热作用是通过影响花生四烯酸所致。干姜及其挥发油成分可使幼年小鼠胸腺明显萎缩，使大鼠肾上腺中维生素 C 含量显著降低。这些作用与可的松相似。

3. 对心血管系统的作用　干姜醇提取液能直接兴奋心脏，对血管运动中枢有兴奋作用。干姜浸剂及干姜浸剂与半夏浸剂合用时，均可使离体心脏自主运动增强。给大鼠静脉注射干姜浸剂 25g/kg，可见一过性升压作用及继之降压作用，并能增强心房自主活动。干姜提取物可提高心衰兔左心室舒张功能，降低心室前负荷，使心肌耗氧量减少，改善冠脉循环。

在人血浆中加入一定浓度的干姜后，可明显抑制去甲肾上腺素对血小板的聚集作用，当干姜浓度为 2mg/mL 时，可达 100% 抑制。干姜水提物 10g/kg、20g/kg 及干姜挥发油 0.75g/kg、1.5g/kg 灌胃对大鼠实验性血栓形成有明显预防作用。对阈浓度 ADP、胶原诱导的家兔血小板聚集有明显抑制作用，并存在量效关系。干姜水提物能延长白陶土部分凝血活酶时间，干姜挥发油还能显著减少血小板标记花生四烯酸生成 TXB_2 及 PGS 的量，强烈抑制血小板聚集，减少大鼠主动脉中 6 - 酮 PGF 的形成和大鼠肺匀浆中 TXB_2 和 6 - 酮 - PGF_1、PGF_2 的形成。

4. 对消化系统的影响　干姜水煎液给大鼠灌服，对应激性溃疡、幽门结扎性溃疡均有明显抑制作用。干姜石油醚提取物能对抗水浸应激性、吲哚美辛加乙醇性、盐酸性和结扎幽门性胃溃疡形成。干姜浸剂对 Ach、组胺、$BaCl_2$ 致豚鼠离体回肠痉挛有抑制作用。醚提物能对抗蓖麻油引起腹泻，水提物能对抗番泻叶引起的腹泻。

从干姜醇提取物分得的姜酚，可使鼠离体回肠明显收缩，并呈一定量效关系。10^{-5} mol/L 东莨菪碱、异丙嗪可抑制此效应。10^{-3} g/mL 的干姜挥发油能非竞争性拮抗乙酰胆碱、组织胺致豚鼠离体回肠收缩的效应。提示干姜醇提取物复杂药理作用由姜酚和挥发油相互协调完成，与胆碱能受体及组胺受体有关。

淋巴腔注射干姜浸剂可抑制末梢性催吐药硫酸铜诱发的蛙呕吐，灌服给药也能抑制硫酸铜引起狗呕吐。姜酮及姜烯酮混合物为镇吐有效成分。口含干姜能促进唾液分泌和唾液淀粉酶活性，给犬空腹给药，能增加胃酸和胃液分泌，有促进消化作用。

5. 抗缺氧作用　干姜醚提取物灌胃能减慢整体小鼠的耗氧速度，延长常压下密闭缺氧和 KCN 中毒型缺氧模型小鼠的存活时间，也能延长断头小鼠的张口动作持续时间。对 $NaNO_2$ 中毒小鼠存活时间仅有延长倾向。干姜的水提物对上述缺氧模型均无作用，对受寒小鼠存活时间无影响。

6. 抗氧化作用　干姜醚提取物可抑制家兔脑组织的脂质过氧化物 MDA 的生成，并能提高脑组织中 SOD 和 Na^+，K^+ - ATP 酶的活性，清除体内自由基，并能保护自由基造成的神经细胞膜脂质过氧化损伤。

7. 利胆作用　干姜醇提物（9g/kg 和 18g/kg）经口或十二指肠给药，均能明显增加胆汁分泌，维持时间 3~4 小时。口服作用更强。

8. 抗癌作用　研究发现，6 - 姜酚对人脊髓细胞性白血病有抑制作用。对比了 6 - 姜酚在正常模式和低氧低糖模式两种情况下对于人肝癌细胞株 HepG - 2 细胞的杀伤和化疗增敏作用。结果表明，6 - 姜酚作用于 HepG - 2 细胞后，细胞生长受到明显抑制，且抑制率随浓度的升高而升高，抑制率具有浓度依赖性。其机制可能是 6 - 姜酚通过下调 birc - 5mRNA 的表达，降低 Survivin 蛋白抑制肿瘤细胞的凋亡的能力对 HepG - 2 细胞产生杀伤和化疗增敏作用，在低氧低糖环境中这种作用表现得更为明显。

9. 其他作用　干姜有促进肾上腺皮质功能的作用。干姜浸剂能抑制血管通透性，与半夏浸剂同用有利尿作用。干姜乙醇提取物 100ppm 浓度使波多黎哥螺有 20% 的死亡率。姜辣素和姜烯酮有显著的灭螺活性和抗血吸虫作用。干姜醇提物对肺炎链球菌、溶血性链球菌、金黄色葡萄球菌、绿脓杆菌、痢疾杆菌有抑制作用。干姜有护肝作用，干姜的特征成分 6 - 和 8 - 姜烯酚（1,2）具有抗过敏活性。炮姜与姜水溶性浸出物能明显缩短小白鼠的出血时间，姜炭还同时能缩短小白鼠的凝血时间。

【临床应用】

1. 消化性溃疡　干姜配桂枝、白芍、砂仁、三七、黄芩，每日 1 剂，水煎分 2 次服，治疗本病幽门螺旋杆菌阳性者，总有效率达 94.1%。干姜配人参、黄芩、连翘，水煎服，治疗 77 例，痊愈 54 例，显效 13 例，好转 6 例，无效 4 例。

2. 婴幼儿腹泻　干姜、肉桂、丁香分别研末过筛，等量混合均匀，密封备用。用时将药粉填于脐内，外覆盖胶布。治疗 90 例，4 日内治愈 89 例，治愈率达 98.9%。

【毒副作用】 小鼠灌胃干姜水煎液的 LD_{50} 在 250g/kg 以上，小鼠灌胃干姜醚提物的 LD_{50} 为（16.3 ± 2.0）mL/kg，灌胃干姜浸剂的 LD_{50} 为 33.5g/kg，毒性很弱。

参 考 文 献

1. 孙凤娇，等. 中国野生植物资源，2015，34（3）：35，36.

2. 郭琪，等. 实用药物与临床，2015，18，（3）：271.

3. 沈云辉，等. 时珍国医国药，2008，19，（5）：1065.

4. 周洪雷，等. 中医药学报，2001，29（4）：33.

肉 桂

【别名】 牡桂，紫桂，大桂，辣桂，桂皮。

【来源】 为樟科植物肉桂 *Cinnamomum cassia* Presl 的干燥树皮。

【性味】 辛、甘，大热。

【功能主治】 补火助阳，引火归原，散寒止痛，温经通脉。用于阳痿宫冷，腰膝冷痛，肾虚作喘，虚阳上浮，眩晕目赤，心腹冷痛，虚寒吐泻，寒疝腹痛，痛经经闭。

【主要成分】 含挥发油，主要是桂皮醛（肉桂醛，Cinnamaldehyde，约 75%～95%）、桂皮酸（Cinnamic acid）、肉桂醇、肉桂二萜、乙酸桂皮酯（Cinnamyl aceate）、乙酸苯丙酯、苯甲醛。尚含鞣质、黏液、碳水化合物。后又分离出桂皮苷（Cinnamoside）、阿拉伯木聚糖（桂皮多糖，Cinnaman）、N -（3′, 4′,5′-三甲氧基肉桂酰）邻氨基苯甲酸。

【药理作用】

1. 对中枢神经系统的作用

（1）镇静、镇痛作用：肉桂挥发油中的桂皮醛对小鼠有明显的镇静作用，表现为自发活动减少，对抗甲基苯丙胺所致的过多活动及转棒试验所致的运动失调，延长环己巴比妥的麻醉时间等。可延缓士的宁引起的强直性惊厥及死亡时间，可减少烟碱引起的强直性惊厥及死亡发生率，对戊四氮引起的惊厥则无效。小鼠压尾刺激及腹腔醋酸刺激的方法证明，桂皮醛有镇痛作用。

（2）降温作用：肉桂水煎剂、桂皮醛、桂皮酸钠对小鼠正常体温及用伤寒副伤寒混合疫苗引起的人工发热均有降温作用。对发热家兔有解热作用。

（3）对中枢神经递质的影响：可的松所致阳虚大鼠下丘脑的去甲肾上腺素下降及肾上腺素升高，用肉桂后能恢复正常。肉桂使可的松阳虚大鼠及正常大鼠下丘脑多巴胺（DA）升高，3,4-二羟基苯乙酸（DOPAC）下降，并使正常大鼠下丘脑 5-羟色胺（5-HT）升高，对阳虚及正常大鼠均表现为 DA/DOPAC 比值及 5-吲哚乙酸（5-HIAA）升高的共同特点，提示肉桂似有抑制下丘脑单胺氧化酶活性的作用。

2. 对血液和心血管系统的作用

（1）抗心肌缺血作用：桂皮醛能增加离体豚鼠心脏的心肌收缩力和心率，增加冠脉流量，与促进交感神经末梢释放儿茶酚胺有关。煎剂对垂体后叶素所致豚鼠离体心脏冠脉流量减少有对抗作用。大鼠灌胃水提物 10g/kg 或肉桂油 8mL/kg，每日 1 次，连续 7 天，均可对抗异丙肾上腺素引起的心功能及血流动力学改变，水提物强于肉桂油，能促进心肌及胸部侧支循环开放，改善心肌血液供应。

（2）对血管和血压的作用：给肾上腺再生性高血压大鼠灌服水煎剂 1.8g/kg，每天 1 次，共 3 周，能明显降低血压和改善主动脉内膜的高血压性损害，使尿醛固酮水平下降到正常。给麻醉犬静脉注射肉桂水煎液 2g/kg，1～2 分钟时血压无明显变化，冠状静脉窦和脑血流量分别增加 35.1% 和 33.5%，血管阻力分别下降 28.3% 和 14.3%；3～5 分钟时血压明显下降，血流量稍有减少，血管阻力下降；15 分钟时血流量和血压均恢复；给药后心率稍有减慢，心电图其他指标无明显改变。肉桂水煎液和肉桂水溶甲醇提取部分可使麻醉犬血压明显下降，外周血管阻力下降。动脉注射给药则对血压无明显影响，但外周血管阻力仍明显下降。说明药物对外周血管有直接扩张作用；静脉注射给药时外周血管阻力的恢复比血压恢复快。

（3）抗血栓和抗凝血作用：肉桂水煎液体外和体内对 ADP 诱导的大鼠血小板聚集均有抑制作用。在体外，肉桂 70% 甲醇提取物与桂皮醛有抗血小板凝集、抗凝血酶作用。对内毒素造成的大鼠实验性血栓症，肉桂 70% 甲醇提取物能抑制肝中血栓形成，使血小板及血纤维蛋白原量减少，血纤维蛋白分解产物的量增加。

3. 抗过敏作用　肉桂中所含的 N－（3′,4′,5′－三甲氧基肉桂酰）邻氨基苯甲酸可显著抑制同系大鼠被动皮肤过敏反应及反向皮肤过敏反应，对 SRBC 诱导的小鼠迟发型过敏反应有明显的抑制作用，对大鼠皮内注射组胺及 5－羟色胺引起的毛细血管通透性增加均有显著的拮抗作用。

4. 对消化系统的作用

（1）抗溃疡作用：肉桂水提物对寒冷或水浸应激所致大鼠、小鼠溃疡均有强抑制作用。水提物能选择性阻滞组胺 H_2 受体，对胃液分泌有很强的抑制作用，还通过增加胃黏膜的血流量，改善微循环，从而抑制大鼠 5－HT 溃疡。醚提物能显著抑制消炎痛加乙醇型小鼠胃溃疡的发生率。肉桂还能减少结扎幽门大鼠的胃液分泌量，促进胃黏膜血流，抑制胃黏膜电位降低，对黏膜细胞也有保护作用。

（2）对肝胆的作用：肉桂水提物和醚提物十二指肠给药，能明显增加大鼠胆汁分泌，但不能防止 CCl_4 诱发肝损害所致 GPT 和 GOT 升高。桂皮油有轻度促胆汁分泌作用。

（3）对肠的作用：桂皮水煎剂对离体兔空肠活动有兴奋作用，使其收缩振幅明显增大。小鼠灌服肉桂水提物和醚提物，都能抑制蓖麻油引起的小肠性腹泻，作用持续 6 小时以上，水提物还能抑制番泻叶引起的大肠性腹泻，显示温中止泻的功效。肉桂油还能解除胃肠平滑肌痉挛，缓解疼痛。

5. 升白细胞及抗辐射作用　给犬皮下注射桂皮酸钠 0.35mg，连续 5 天，可使外周血白细胞升高 150%～200%。以 $^{60}C_0$ γ 射线的致死量照射小鼠及犬后，给小鼠腹腔注射桂皮酸钠 0.35mg，犬于照射 6 小时及第 1、2、5、6 天分别皮下注射桂皮酸钠每千克体重 6.44mg，结果小鼠及犬的存活率均提高，并可见在辐射损伤的极期时，尚能提高外周白细胞及血小板数。

6. 抗菌、杀虫作用　桂皮油杀菌力强，对革兰阳性菌的抑菌力强于阴性菌。桂皮醛也有较强的杀灭真菌和抑制霉菌生长作用。桂皮煎剂及乙醇或乙醚浸出液对红色毛癣菌、白色念珠菌等皮肤真菌有明显抑制作用。肉桂醇提物在 0.5～1.0mg/mL 浓度时强烈抑制突变链球菌细胞黏附在玻璃表面，显示预防龋齿作用。水提物和甲醇提取物都能杀死高度耐药的犬弓蛔虫幼虫。

7. 对内分泌系统作用　肉桂水提物可抑制阳虚小鼠的胸腺萎缩和肾上腺中胆固醇升高；能提高雄性大鼠血浆睾酮并降低血浆三碘甲状腺原胺酸水平，但不影响血浆皮质酮水平。离体细胞实验发现，肉桂还能使胰岛素活性增强 3 倍以上。

8. 抗肿瘤作用　肉桂醛能完全抑制小鼠 SV_{40} 病毒引起的肿瘤。对小鼠 Ehrlich 肿瘤生长有明显抑制作用，并诱导肿瘤坏死因子生成。肉桂醇和肉桂醛对小鼠黑色素瘤中提取出的胺酸酶也有很强的抑制作用。实验报道，肉桂醛对体外培养的人黑色素瘤、乳腺癌、食管癌、宫颈癌、肾癌、肝细胞瘤有直接细胞毒作用，可抑制肿瘤细胞生长。还能对抗 S_{180} 实体瘤，并有效保护荷瘤小鼠胸腺和脾脏，升高白细胞数，促进 T 淋巴细胞转化和 NK 细胞杀伤活性，提示可通过调节机体免疫力来达到控制和杀灭肿瘤细胞的作用。

9. 对呼吸系统作用　肉桂对组胺参与的哮喘模型具有一定的平喘作用，由此推测肉桂平喘作用机制很可能是通过抑制过敏介质的释放来发挥效应的。肉桂的祛痰作用可能是通过增强小鼠呼吸道分泌功能实现的。但发挥上述作用的有效成分及机制尚待进一步深入研究。

10. 其他作用　肉桂中分离的肉桂二萜有抗补体、抗过敏作用，肉桂鞣质 D1、D2 有抗炎活性，肉桂多糖 Cinnaman AX 能增强网状内皮系统功能和抗补体活性。Cinncassiol A、C1 给大鼠口服可防止肾炎所致的尿中蛋白含量增加。桂皮醛可引起蛙足蹼血管扩张及家兔的白细胞增加。桂皮对 TA_{98} 和 TA_{100} 加与不加 S－9 均呈阳性反应，提示可能含有移码突变型及碱基对置换型诱变物。肉桂醛有抑制晶状体醛糖还原酶的活性。

【临床应用】

1. 支气管哮喘 肉桂粉 1g，加无水乙醇 10mL 静置 10 小时后取上清液，加 2% 普鲁卡因注入两侧肺俞穴，治疗 21 例，19 例可控制发作，1 例症状减轻，1 例无效。

2. 小儿泄泻 肉桂、丁香、木香研末置纱袋敷于脐部，治疗 66 例，痊愈 56 例。

3. 冻疮 用含山莨菪碱、肉桂、樟脑等的山桂膏外搽治疗 1804 例，随访 812 例全部治愈。用桂枝汤随证加减水煎服治疗 43 例，均获痊愈。

4. 腰痛、颈椎病 口服肉桂粉，每次 5g，每日 2 次，连服 3 周，治疗肾阳虚型腰痛 102 例（包括风湿性脊椎炎 35 例、类风湿性脊椎炎 5 例、腰肌劳损 55 例、原因不明 7 例），治愈 47 例，显效 39 例，有效 14 例，无效 2 例。桂枝加葛根汤随证加减治疗颈椎病 48 例，基本治愈 19 例，有效 25 例，无效 4 例。

【毒副作用】 肉桂煎剂小鼠静脉注射的 LD_{50} 为 (18.48 ± 1.80) g/kg，腹腔注射 LD_{50} 为 (46 ± 4.3) g/kg。小鼠灌胃 8% 醚提物的 LD_{50} 为 (8.24 ± 0.5) mL/kg、水提物的 LD_{50} 为 120g/kg，桂皮醛对小鼠静脉注射、腹腔注射、灌胃的 LD_{50} 分别为 132mg/kg、610mg/kg、2225mg/kg。小剂量桂皮醛使动物运动抑制，大剂量则引起强烈痉挛，运动失调，呼吸急迫，最终麻痹而死。临床报道，2 例服用肉桂过量引起中毒，以眼皮浮肿下垂、尿少等为主要中毒症状。

参 考 文 献

1. 陆婷. 江苏大学学报，2013，7，23（4）：367.
2. 侯仙明，等. 时珍国医国药，2009，20，（4）：832.
3. 梁晓艳，等. 现代医药卫生，2013，29（10）：1502.
4. 刘卓锋，等. 当代医药论丛，2015，13（4）：24.
5. 方琴. 中药新药与临床药理，2007，18（3）：249.

小 茴 香

【别名】 茴香，茴香，谷茴香。

【来源】 为伞形科植物茴香 *Foeniculum vulgare* Mill. 的干燥成熟果实。

【性味】 辛，温。

【功能主治】 散寒止痛，理气和胃。用于寒疝腹痛，睾丸偏坠，痛经，少腹冷痛，脘腹胀痛，食少吐泻。

【主要成分】 含挥发油 3%~6%，主要为反式茴香脑（trans-Anethole）、柠檬烯（Limonene）、葑酮（Fenchone）、爱草脑（Estragole）及少量茴香脑（Anethole）、茴香醛（Anisaldehyde）。含脂肪油 18%，有岩芹酸（Petroselinic acid）、油酸、棕榈酸等。还含有谷甾醇（Sitosterol）、豆甾醇、6,7-二羟基香豆素、谷氨酸、天门冬氨酸等。

【药理作用】

1. 对消化系统的作用

（1）对胃肠机能的调节作用：实验表明，小茴香对活体家兔肠的蠕动有促进作用，对离体肠管有收缩作用。茴香脑 0.02mg/mL 的浓度，有同样的收缩作用，浓度增高反而出现弛缓作用。茴香脑在对肠管平滑肌的影响上，直接作用是兴奋性减弱。对小鼠离体肠管的影响，在反应初期，茴香油显示肠管收缩作用及蠕动亢进作用，以后，表现为弛缓，即镇痉作用，其效率为罂粟碱的 25%，茴香脑为 28%，茴香酮为 3%。有人观察了包括茴香油在内的 11 种植物 22 种精油对豚鼠气管及回肠平滑肌的影响，结果表明，茴香油作用于回肠纵形肌肌束，能增强收缩。另外，亦证实小茴香的丙酮浸出物在鹌鹑离体直肠上呈收缩反应，其作用成分是茴香脑，而且，收缩反应呈组胺样。对家兔在戊巴比妥抑制胃运动的状态下，应用配伍小茴香的复方（200mg/kg，口服），给药后15分钟，胃肠运动低下显示恢复倾向，25～35分钟后，出现有意义的恢复结果。小茴香单味口服给药（24mg/kg）也有同样效果。尤其是给药后25～30分钟，与胃肠运动减弱的对照组比较，证实恢复效果有统计学意义。

（2）抗溃疡作用：小茴香600mg/kg十二指肠或口服给药，在胃液分泌试验中有38.9%的抑制效果，Shay溃疡试验抑制率34.9%，应激溃疡试验抑制率是33.8%。有人也观察了小茴香末的抗溃疡作用（阿司匹林溃疡、应激溃疡），但没有得到有意义的结果。小茴香末（100mg/kg，口服）对大鼠应激性溃疡的抑制效果为20.7%，与对照组比较无统计学意义。同等量十二指肠内给药，对阿司匹林溃疡无效。

（3）促胆汁分泌作用：小茴香有利胆作用，其作用表现为伴随着胆汁固体成分增加促进胆汁分泌。用配伍小茴香复方的有机溶剂浸出物，发现有同样的利胆作用。

（4）对肝的影响：有人研究了用包括小茴香在内的各种精油成分处理的大鼠肝的再生度，结果对部分肝摘除的大鼠，茴香油治疗10天，组织的再生度增加，肝重量与对照组比较增加。小茴香混悬液灌胃大鼠，0.5g/kg，1次/天，能抑制肝脏内的脂质过氧化，保护肝细胞，有促进胶原降解而逆转肝纤维化作用，与秋水仙碱预防组比较无显著性差异。

2. 对中枢神经的作用　茴香油、茴香脑对青蛙都有中枢麻痹作用，蛙心肌开始稍有兴奋，接着引起麻痹，神经肌肉呈箭毒样麻痹，肌肉自身的兴奋性减弱。给小鼠灌胃10g/kg、20g/kg，能明显抑制酒石酸锑钾所致小鼠扭体反应，并显著延长热板法测定的痛觉反应时间，表明其有一定的镇痛作用。

3. 对气管的作用　把各种精油成分对豚鼠气管平滑肌的松弛作用与儿茶酚胺、磷酸二酯酶阻滞剂比较，发现茴香油有松弛作用。将茴香油溶于12%的乙醇，灌胃给予用乌拉坦麻醉的豚鼠时，发现气管内液体分泌增多。且切断胃神经后不产生影响，所以其作用不是通过胃的反射作用而致。

4. 性激素样作用　小茴香在国外被认为能促进乳汁分泌，并有促进月经的作用，但是至今很少有实验证实。最近，有人观察了小茴香的丙酮浸出物对雌雄大鼠的作用，首先测定了给药15天雄性大鼠内脏器官的总蛋白质，结果在睾丸、输精管减少，精囊及前列腺呈有意义的增加，并且这些器官的酸性、碱性磷酸酶活性全部降低。对于雌性大鼠，用该浸出物给药10天，出现阴道内角化及性周期促进作用。此外，乳腺、输卵管、子宫内膜、子宫肌层重量增加，说明小茴香有己二烯雌酚样作用。

5. 抑菌作用　茴香醚是小茴香的主要抑菌成分。对存在于水果的各种致病细菌进行采样，通过采用滤纸片扩散法和进行对倍稀释法，用小茴香的蒸馏提取物的有效抑菌成分（精油）进行抑菌筛选研究，结果表明，小茴香具有良好的抑菌效果。小茴香籽挥发油的抑菌实验结果表明，小茴香挥发油对大肠杆菌、金黄色葡萄球菌、枯草芽孢杆菌、变形杆菌菌种的生长有抑制作用。

6. 抗氧化作用　研究证实，小茴香种子提取物对$O_2^- \cdot$、$OH \cdot$ 和 H_2O_2 等多种活性氧或自由基有不同程度的清除作用。给小鼠喂食小茴香种子后实验组的染色体畸变率明显降低，表明小茴香可以有效地抑制突变，具有较强的抗氧化作用，有清除或减少自由基的作用

7. 其他作用　由小茴香提取的植物聚多糖有抗肿瘤作用。此作用与提高免疫有关。茴香油对真菌、结核菌、金黄色葡萄球菌等有杀菌作用。静脉注射小茴香叶的冻干沸水提取物，能使戊巴比妥麻醉大鼠出现明显的剂量相关性动脉血压降低，但不影响心率及呼吸频率。而非沸水提取物仅呈现出轻微的降血压作用。沸水提取物所出现的降压作用，不能被肾上腺素能、毒蕈碱、5－羟色胺等受体阻滞。但组胺拮抗药可在相关剂量下阻滞这种降压作用。茴香醚有升白细胞作用。

【临床应用】

1. 痛经　经前3日及经期服用小茴香散（小茴香10g，生姜10g），每日1剂分2次服，连服3～5剂，连续服用3～6个月经周期。45%的患者1～2个月经周期治愈，30%患者2～3个周期治愈，14.9%患者经3个以上周期治愈，总有效率为89.9%。

2. 嵌闭性小肠疝　小茴香15～25g，开水冲汤，乘热顿服，治疗嵌闭2小时至5日的患者26例，治愈22例。

3. 胃寒痛 小茴香、干姜、木香各10g，甘草6g，水煎服。

4. 早、中期血吸虫病 小茴香研成细粉，制成水丸；亦可将小茴香部分用乙醇渗漉，部分研成细粉，制成浸膏片。每日服3次，每次服用相当于生药4.5～13.5g的药丸或药片，儿童酌减，饭后温开水送下。15～20日为1个疗程。有一定疗效。部分病人服药后有胃肠道反应，但能自行消失。孕妇忌服。

5. 小儿重症肺炎并发症 小茴香250g，炒至40℃～50℃，布包，摩腹部，每次30分钟，1～2小时1次，治疗14例，治愈10例（71.4%），死亡4例（28.6%）。

6. 十二指肠溃疡 炒小茴香30g，何首乌（生熟均可）60g，猪肚1个，先将猪肚洗净，再将小茴香、何首乌用纱布装好扎口，加水适量，三物同煮，以猪肚烂为度。取出纱布药袋，将猪肚连汤分九份，每日服3次，1次服1份，3天服完，12个猪肚为1疗程。

【毒副作用】 有人对小茴香果实乙醇提取物对小鼠的急性毒性（24小时）和慢性毒性（90天）研究后发现，急性毒性实验中给予乙醇提取物0.5g/kg、1.0g/kg、3.0g/kg，慢性毒性剂量为100mg/kg，血液学、精液学、体重、主要脏器重量，急性毒性和慢性毒性各药组均未发生明显改变。

参 考 文 献

1. 王婷，等. 中医学报，2015，30（6）：857.
2. 海热尼沙·黑提甫. 当代医学论丛，2014，12（6）：129.
3. 高莉，等. 中国民族医药杂志，2007（12）：67.

花　椒

【别名】 大椒，秦椒，蜀椒，川椒。

【来源】 为芸香科植物青椒 *Zanthoxylum schinifolium* Sieb. et Zucc. 或花椒 *Zanthoxylum bungeanum* Maxim. 的干燥成熟果皮。

【性味】 辛，温。

【功能主治】 温中止痛，杀虫止痒。用于脘腹冷痛，呕吐泄泻，虫积腹痛；外治湿疹，阴痒。

【主要成分】 含挥发油0.7%～9.0%，有柠檬烯（Limonene）、1,8-桉叶素（1,8-Cineol）、松油烯-4-醇、胡椒酮、月桂烯（Myrcene）、α-及β-蒎烯、爱草脑、芳樟醇、牻牛儿醇（Geraniol）、香茅醇、枯茅醇等。果皮中含香草木宁（Kokusaginine）、茵芋碱（Skimmianine）、合帕洛平（Haplopine）、青椒碱（Schinifoline）、花椒宁碱（Fagaronine）等生物碱。尚含脱肠草素（Herniarin）、香柑内酯（Bergapten）、伞形花内酯（Umbelliferone）、α-山椒素、花椒毒素及甾醇、不饱和脂肪酸、二十九烷等。

【药理作用】

1. 对心血管系统的作用 给兔静脉注射可发生迅速而显著的降压作用。茵芋碱有麻黄碱样作用，但强度较弱，可升高麻醉猫血压，加强肾上腺素对血压的作用，扩张冠状血管。水提物和醚提物对大鼠冰水应激状态下儿茶酚胺分泌增加引起的心肌损伤有一定保护作用，减少心肌内酶及能量的消耗，使心肌细胞膜结合酶的异常变化得到一定恢复。水和醇提物对培养的小鼠胚胎心肌细胞自发性搏动明显增强。花椒毒素具有解除冠状动脉疼挛作用。花椒麻素可改善高脂膳食大鼠的脂质代谢紊乱，尤其是对胆固醇的降低效果较为明显，提示其作用机制可能与胆固醇分解、合成以及胆汁酸肝肠循环相关基因的mRNA表达有关。

2. 对消化系统的影响 水煎剂在低浓度时兴奋离体兔空肠的自发活动，高浓度时抑制；可对抗阿托品对离体小肠的抑制作用，也能对抗烟碱、毒扁豆碱、乙酰胆碱、组胺、氯化钡、酚妥拉明的兴奋肠管作用。给大鼠灌服后，能抑制胃肠运动（食糜的通过速度减慢），对大肠运动则影响不大；接近致死量时则有泻下作用。花椒水提物有显著抗小鼠水浸应激性溃疡、吲哚美辛加乙醇引起的溃疡、大鼠结扎幽门性溃疡形成的作用；醚提物有抑制小鼠水浸应激性溃疡的倾向，可显著抑制大鼠盐酸性溃疡的形成。醚提物可对抗蓖麻油所致小鼠腹泻，作用快而持久；水提物则短而弱。水提物可对抗番泻叶所致小鼠腹泻，作用慢但持久；而醚提物则不对抗番泻叶性腹泻。水提物能对抗四氯化碳所致大鼠血清 GPT 升高，且呈剂量依赖性，但对血清 GOT 的升高无对抗作用，十二指肠给药无利胆作用。

3. 抗病原微生物及杀虫作用　100% 花椒煎剂对甲型和乙型链球菌、葡萄球菌、肺炎球菌、炭疽杆菌、枯草杆菌、霍乱弧菌、变形杆菌、副伤寒杆菌、痢疾杆菌、绿脓杆菌均有抑制作用。挥发油对细菌以及多种皮肤癣菌和深部真菌均有一定的抑菌作用，其中对羊毛样小孢子菌和红色毛癣菌最敏感。挥发油中的香茅醇、枯茅醇对黄曲霉菌、杂色霉菌有较强抑制作用，还能抑制毒素产生。花椒中的 α-山椒素对蛔虫有致命的毒性。挥发油在任氏液中能使猪蛔虫严重中毒。牻牛儿醇对豚鼠蛔虫有驱虫作用。花椒及其氯仿提取物对疥螨具有较强的触杀和短暂麻醉作用，杀螨率与药物浓度及触杀时间正相关；花椒氯仿提取物对兔疥疮疗效显著。花椒煎剂还可体外杀灭阴道毛滴虫。

4. 对凝血功能的影响　花椒水提物和醚提物对大鼠血栓形成有明显的抑制作用，能延长实验性血栓形成的时间；并有一定的抗凝血作用，水提物作用强于醚提物。其机理与水提物对 ADP 和胶原诱导血小板聚集均有明显的抑制作用有关。有实验报道，香柑内酯可减少小鼠的出血时间和出血量，缩短凝血时间。对大鼠颈动脉和股动脉切口出血有止血作用，止血率为 88% 和 92%。

5. 镇痛、镇静作用　花椒水提物和醚提物对乙酸引起的小鼠扭体反应有明显的抑制作用，醚提物作用强于水提物，且呈剂量依赖性，醚提物还能延长热痛反应潜伏期。牻牛儿醇小剂量能抑制大鼠的自发活动。

6. 抗癌作用　花椒宁碱对人白血病有极强作用，也对 K_{562} 细胞显示活性，能够抑制 80% 以上的细胞生长。有报道，从花椒中提取出一种生物碱，对 L_{1210}、P_{338} 有很高的活性，可以延长 P_{338} 小鼠生命达265%，一些白血病小鼠用本品治愈。花椒挥发油对嗜铬细胞瘤细胞在体外有杀伤作用，在不同浓度作用下，瘤细胞出现不同的损伤状态。花椒挥发油可抑制 H_{22} 肝癌细胞增殖并激发细胞凋亡。高浓度（4~16 mg/mL）花椒挥发油对人肺癌 A_{549} 细胞株、Caski 肿瘤细胞有杀伤作用，低浓度（1mg/mL）花椒挥发油具有诱导肿瘤细胞凋亡的作用。

7. 抗炎作用　花椒水提物和醚提物均能对抗醋酸增高小鼠腹腔毛细血管通透性以及抑制二甲苯性小鼠耳肿胀和角叉菜胶性大鼠足肿胀的作用。

8. 局麻作用　花椒稀醇液有局部麻醉作用，在家兔角膜之表面麻醉，效力较地卡因稍弱；在豚鼠之浸润麻醉中，效力强于普鲁卡因。20% 挥发油有类似 5% 普鲁卡因的局麻作用。

9. 对免疫机能的影响　挥发油能显著提高小鼠溶菌酶含量，增强其腹腔 MΦ 吞噬能力，并使腹腔 MΦ 形成 EA 和 Yc 花环的能力大大增加，从而发挥免疫调节作用。

10. 其他作用　花椒醚提物可延长小鼠断头呼吸动作时间和氰化钾中毒存活时间。茵芋碱小量灌服，对大鼠有轻度利尿作用，但大量可抑制尿排泄。有加强肾上腺素对子宫的作用，加强猫或兔的在体子宫收缩，抑制小肠收缩；提高横纹肌张力，加强脊髓反射兴奋性。花椒中香豆素有抑制乙肝病毒复制功能。花椒油可抑制平滑肌收缩，有一定平喘作用。樗叶花椒树皮精油有较强的抗氧化作用。

【临床应用】

1. 血吸虫病　服花椒粉成人每天 5g，分 3 次服，20~25 天为 1 疗程。治疗早、中期血吸虫病 132 例，有一定的疗效。

2. 蛲虫病　花椒配百部、苦参、明矾水煎液保留灌肠，治疗 50 例，一般 2~4 次治愈。有人单用花椒煎水灌肠，每日 1 次，连用 3~4 次，治疗 108 例，临床症状均消失，粪检查卵皆阴性。

3. 老年性慢性支气管炎　椒目油配半边莲、鬼箭羽口服，治疗 320 例，总有效率 96.3%。

4. 支气管哮喘　口服椒目油治疗哮喘急性发作 172 例，总有效率 78.5%。治疗一般哮喘 786 例，总有效率 84.4%。

5. 蛔虫病　用麻油将花椒煎至焦黄色，口服麻椒油，治疗蛔虫性肠梗阻 22 例，全部有效。花椒加醋、糖煮沸后去花椒顿服，治疗胆道蛔虫病 106 例，有效率 90.6%。

6. 外阴瘙痒症　用花椒、蒲公英、艾叶水煎液外洗局部，治疗 106 例，总有效率 98.1%。

7. 鸡眼　花椒、大蒜、葱白捣烂如泥，敷患处，治疗 158 例 192 个鸡眼，全部治愈。

8. 止痛　50% 花椒注射液，肌肉或穴位注射，每次 2mL。共治疗 266 例，其中腹痛（溃疡、痉挛、胆绞痛）246 例，肝区痛 4 例，腰痛 3 例，其他（头痛、心绞痛）13 例，完全缓解者 186 例，部分缓解者 68 例，无效 12 例，总有效率达 95.5%。

9. 疥疮　用花椒氯仿提取物外搽治疗 55 例，用药 5 次，治愈率为 74.5%。

【毒副作用】　醚提物、水提物灌服小鼠的 LD_{50} 分别为（32.9 ± 2.9）mL/kg、（52 ± 5）g/kg。牻牛儿醇大鼠灌服的 LD_{50} 为 4.8g/kg，兔静脉注射则为 50mg/kg，动物死亡均由于呼吸麻痹，死后解剖，呼吸道有牻牛儿醇特有的香气，且有多量血性渗出液，肺和支气管有许多出血斑，因此死亡原因乃由于呼吸极度困难所致。茵芋碱小鼠的 LD_{50} 为 150 ~ 250mg/kg，皮下注射 600mg/kg 以上出现中枢抑制和共济失调。致突变研究显示，花椒对 TA_{98} 和 TA_{100} 均呈阳性反应，对 TA_{100} 作用较弱。

参 考 文 献

1. 梁辉，等. 华西药学杂志，2014，29（1）：92.

2. 游玉明，等. 营养学报，2015，37（3）：291.

3. 任永权，等. 天然产物研究与开发，2014，26：1410.

4. 赵晓侠. 长春大学学报，2008，18（1）：108.

胡　椒

【别名】　古月，黑胡椒，白胡椒。

【来源】　为胡椒科植物胡椒 *Piper nigrum* L. 干燥近成熟或成熟的果实。

【性味】　辛，热。

【功能主治】　温中散寒，下气，消痰。用于胃寒呕吐，腹痛泄泻，食欲不振，癫痫痰多。

【主要成分】　果实含挥发油，主要成分为胡椒醛（Piperonal）、二氢香芹醇（Dihydrocarveol）、氧化石竹烯、隐品酮（Cryptone）、反 - 松香芹醇等。还含有胡椒碱（Piperine）、胡椒林碱（Piperyline）、胡椒新碱（Piperanine）、胡椒油碱（Piperolein）、胡椒酰胺（Piperamide）等生物碱和脂多糖、酚类化合物及微量元素。

【药理作用】

1. 抗惊厥作用　胡椒碱对多种实验性癫痫动物模型均有对抗作用，腹腔注射对戊四唑大鼠惊厥、大鼠电惊厥和听源性惊厥有明显对抗作用；对小鼠最大电休克发作、戊四唑惊厥和小鼠脑内注射海人藻酸形成颞叶性癫痫对抗作用较强，但对士的宁引起的强直性惊厥，3 - 巯基丙酸、荷包牡丹碱和兴奋性氨基酸引起阵挛性惊厥无明显对抗作用。其机制与促进脑内 5 - HT 合成有关。胡椒碱的衍生物 3,4 - 二氯苯丙烯酰异丁胺腹腔注射对大鼠和小鼠的最大电休克惊厥、大鼠声源性发作惊厥、硫酸锌和戊四唑大鼠惊厥以及铁锈引起的家兔慢性实验性癫痫模型也有较强的对抗作用。

2. 抗抑郁作用　腹腔注射 3,4 - 二氯苯丙烯酰异丁胺，可明显缩短小鼠及大鼠强迫游泳不动时间；灌胃或腹腔注射，均可明显缩短小鼠悬尾不动时间。连续腹腔注射 2 周可明显缩短电刺激小鼠角膜引起的最长持续不动状态时间，并可改善利血平引起的小鼠体温下降。

3. 镇静作用　胡椒碱腹腔注射能明显抑制小鼠的自主活动，并能协同硫喷妥钠的中枢抑制作用。延长戊巴比妥钠诱导小鼠睡眠时间，显著延长家兔深睡眠时间，并使深睡眠发生次数增加。3,4 - 二氯苯丙烯酰异丁胺腹腔注射对小鼠条件回避反应有抑制作用，转轮法证明其有明显的镇静作用，并能增强硫喷妥钠的中枢抑制作用。

4. 镇痛、抗炎作用　白胡椒水煎液灌胃对酒石酸锑钾和热板刺激所致小鼠疼痛均有明显抑制作用。腹腔注射 3,4 – 二氯苯丙烯酰异丁胺有弱的镇痛作用，并能加强吗啡的镇痛效力。胡椒碱对大鼠多种急性和慢性炎症模型如角叉菜胶致大鼠足肿胀、棉球肉芽肿及巴豆油肉芽肿有抑制作用。

5. 对平滑肌的作用　胡椒煎剂灌胃对小鼠胃排空有明显抑制作用。对家兔离体空肠自发性收缩活动有抑制倾向。橙黄色胡椒醇沉浸膏有收缩子宫、兴奋离体肠管的作用。

6. 保肝作用　胡椒碱的橄榄油混悬液腹腔注射，能减轻 CCl_4 及叔丁基过氧化氢腹腔注射引起的 MDA 形成增加，显著降低血清中 GPT 和碱式磷酸酶水平。黑胡椒能诱导谷胱甘肽 – S – 转移酶、细胞色素 B5、P450 的提高，调节肝脏的解毒功能。

7. 抗癌作用　黑胡椒提取物口服能显著延长艾氏腹水瘤小鼠存活时间。实验证明，黑胡椒对于 1,2 – 二甲基肼所引起的结肠癌有抑制作用，抗癌前体化合物是荜澄茄素。口服胡椒碱可以明显降低苯并芘诱导的肺癌小鼠体内脂质过氧化水平与核苷酸的含量以及多胺合成，其抑制作用机制是保护蛋白的损伤以及抑制细胞增殖。在黑色素瘤细胞模型上，胡椒碱可有效抑制 ATF – 2、NF – kappab 以及致炎细胞因子的基因表达。

8. 抗氧化作用　胡椒碱可抑制肠黏膜上致癌物质诱导的过氧化产物，增加谷胱甘肽（GSH）和 Na^+，K^+ – ATP 酶的活性。体外试验表明，胡椒碱在低浓度时是自由基清除剂，但在高浓度时能使羟基增加，当其 *MIC* 值为 1.82mmol/L 时，是一种作用很强的超氧化物清除剂。在 PCl_2 细胞模型上，胡椒碱能明显降低 MPP 诱导的核损伤、线粒体膜通透性改变、活性氧形成以及 GSH 的耗竭，且其作用有剂量依赖性。

9. 其他作用　抗癫灵是将胡椒碱结构简化而合成的一种抗癫痫药，腹腔注射对氯仿引起的心律失常有对抗作用。对家兔血压和心电图无影响。每日饲喂胡椒的大鼠可见胆汁流量增多而胆汁浓度下降。胡椒的水、醇提取物有杀绦虫作用，胡椒酰胺对犬弓蛔虫有杀虫作用。正常人口含胡椒 0.1g，能引起血压上升。

【临床应用】

1. 疟疾　胡椒 10～15 粒研末，置胶布中央，贴在大椎穴上，7 日为 1 疗程，治疗疟疾 6 例，1 例无效，5 例痊愈。

2. 胃痛　胡椒 10 粒，大枣 3 枚，杏仁 5 个，混合捣碎，温水冲服，成人每日 1 剂，体弱者或儿童酌减，治疗 20 例，效果满意。

3. 室上性心动过速　取市售胡椒粉 0.1g，用塑料管吹入鼻腔内，左右交替，待鼻腔刺激感明显，连续打喷嚏数次，结束治疗。46 例患者，91.3% 可诱发连续打喷嚏，23.9% 中止室上性心动过速发作。

4. 冻疮　取胡椒粉、雄黄粉各等量，拌匀，撒在胶布上，贴于患处，隔日 1 次，3 次为 1 疗程。治疗 14 例，疗效满意。

5. 牙痛　胡椒 2g，大青叶 2g，共研细末，取 0.5g 置于干棉球中，另取 95% 乙醇约 10mL，水浴加热至沸点，以镊子夹住棉球入其中，片刻取出，待棉球降温至 60℃ 左右，令患者用牙咬住，可很快止痛。

6. 小儿腹泻　用胡椒粉少许填脐，外贴胶布，24 小时换药 1 次，连用 2～3 次，治疗 209 例，1～2 天大便复常 139 例，明显减少者 31 例。

【毒副作用】　胡椒碱给大鼠腹腔注射的 LD_{50} 为（348.6 ± 49.65）mg/kg。长期过量服用可引起胃肠刺激，故宜饭后服药。胃及十二指肠溃疡者慎用。小鼠及埃及蟾蜍喂服胡椒提取物，每次 2mg，每周 3 次，连用 3～5 个月可明显提高肿瘤发生率。

参 考 文 献

1. 刘红，等．中国调味品，2008，(10)：35.

2. 刘屏，等．中国药物应用与监测，2007，(3)：7.

荜 茇

【来源】 为胡椒科植物荜茇 *Piper longum* L. 的干燥近成熟或成熟果穗。

【性味】 辛，热。

【功能主治】 温中散寒，下气止痛。用于脘腹冷痛，呕吐，泄泻，寒凝气滞，胸痹心痛，头痛，牙痛。

【主要成分】 果实含胡椒碱（Piperine）、N－异丁基类乙烯〔反2,反4〕酰胺、四氢胡椒酸、棕榈酸、荜茇酰胺等；木脂素类：芝麻素（Sesamine）、细辛脂素（Asarinin）、雨石蒜木脂素（Pluviatilol）、发氏玉兰素（Fargesin）；还含有挥发油和脂肪油。

【药理作用】

1. 对消化系统的作用 荜茇乙醇提取物灌胃，能显著抑制消炎痛、无水乙醇、阿司匹林等所致大鼠胃溃疡。对小鼠结扎幽门型胃溃疡、胃酸总酸度均有显著的抑制作用。有报道，挥发油乳剂对应激性、消炎痛、利血平、无水乙醇致大鼠胃溃疡也有显著抑制作用。荜茇还具有防止寒冷应激型大鼠胃黏膜损伤，降低胃溃疡发生率的作用。

2. 降血脂作用 荜茇油非皂化物灌胃，能显著降低内源性或胆固醇或猪油饲料诱发的外源性胆固醇血症小鼠血清总胆固醇（TC）、低密度和极低密度胆固醇含量及肝脏胆固醇含量；能显著抑制 Triton 诱发的小鼠血清胆固醇含量升高；提高腹腔注射蛋黄乳剂的小鼠血清卵磷脂胆固醇酸基转移酶（LCAT）活性。胡椒酸甲酯灌胃能显著提高大鼠血清 LCAT 的活性，有效地抑制 Triton－WR－1339 诱发的小鼠血清 TC 水平的提高。实验表明，荜茇油不皂化物明显抑制高胆固醇饮食诱发的小鼠胆囊结石的形成，可能通过降低肝脏 APN mRNA 水平及胆囊胆汁胆固醇饱和指数发挥作用。

3. 对心血管系统的作用 小鼠腹腔注射荜茇乙醇提取液，在 4.4～11.1g/kg 的剂量时，心肌对^{86}Rb 的摄取能力随浓度增加而降低，当药量增至 17.8g/kg 时，摄取率反增加，效应相当于 β－受体激动剂，增加冠脉流量，改善心肌代谢。荜茇挥发油耳静脉给药能显著对抗由垂体后叶素引起的家兔 T 波变化和心率减慢。其挥发油能增强小鼠耐缺氧力，延长夹闭颈总动脉所致死亡时间，拮抗垂体后叶素所致心肌缺血。

4. 对中枢神经系统的作用 荜茇叶石油醚和乙酸乙酯提取物对戊巴比妥钠引起睡眠时间有明显延长作用。对大鼠条件回避反应有明显抑制作用；荜茇叶乙酸乙酯和水提物对大鼠电休克惊厥有加剧作用。胡椒碱腹腔注射对小鼠自主活动有明显抑制作用，能明显协同硫喷妥钠的麻醉作用。能对抗戊四唑对大鼠的惊厥作用，明显对抗大鼠电惊厥，对大鼠听源性惊厥发作有明显的对抗作用。

5. 抗病原微生物作用 荜茇中提出的精油对白色及金黄色葡萄球菌、枯草杆菌、大肠杆菌、痢疾杆菌、链球菌、沙门菌等均有抑制作用。芝麻素对结核杆菌、流感病毒等有抑制作用。有报道，荜茇水提取物和乙醇提取物显示 100% 抗肠鞭毛虫活性。

6. 抗血小板凝聚作用 研究表明，荜茇酰胺具有抗血小板凝聚作用，荜茇酰胺处理家兔血小板聚集的实验显示，荜茇酰胺作为一种前列腺 TP 受体拮抗剂能抑制血小板聚集，具有改善血栓周围血液循环不良以及一些平滑肌收缩类疾病的功能。荜茇酰胺抑制凝血素 A2 拮抗剂 U46619 诱导的血小板凝聚作用，显示出浓度依赖性。

7. 其他作用 荜茇酰胺对兔和大鼠回肠可抑制张力和收缩力。荜茇明碱 0.1mg/kg 可使狗血压下降。胡椒碱对家蝇的神经及肌肉组织有破坏作用。大鼠腹腔注射胡椒碱可明显降低直肠温度。荜茇的石油醚提取物，在大鼠妊娠第 1～7 天灌服有显著抗植入作用。荜茇酰胺能依赖于细胞内的 ROS 和 p38 信号通路激活，诱导激活自噬功能以及非凋亡细胞死亡。

【临床应用】

牙痛 荜茇 5g，高良姜 3g，川椒 25g，生川乌、草乌各 0.5g，洋金花 0.2g。加 70% 酒精 100mL，浸泡 7 天后加入樟脑 2g，密封备用。用时可将干棉球蘸取药液抹齿周围，并咬住棉球，吐出口中唾液。治疗各种牙痛 200 例，多数治疗 1 次，1 分钟内止痛。荜茇 10g，生草乌 4g，甘松 10g，白芷 10g，冰片 3g，细辛 5g，鹅不食草 6g，研细末，用时取 0.3g 搐鼻。治疗牙痛 114 例，显效 84 例，有效 21 例，有效率为 92.1%。

【毒副作用】　小鼠灌胃给荜茇油非皂化物的 LD_{50} 为（49.73±46.78）mg/kg。荜茇挥发油给小鼠腹腔注射的 LD_{50} 为（9.5±0.74）mg/kg；胡椒碱对大鼠腹腔注射的 LD_{50} 为（348.6±49.65）mg/kg；荜茇油非皂化物给小鼠灌胃 9 个月，实验前后经血常规、肝肾功能及心、肝、肺、肾的组织学镜检，未见异常，小鼠活动、毛发及粪便正常。

参 考 文 献

安国顺，等. 中国中西医结合外科杂志，2008，14（3）：235.

荜 澄 茄

【别名】　澄茄子，毕茄，山姜子，野胡椒。

【来源】　为樟科植物山鸡椒 Litsea cubeba（Lour.）Pers. 的干燥成熟果实。

【性味】　辛，温。

【功能主治】　温中散寒，行气止痛。用于胃寒呕逆，脘腹冷痛，寒疝腹痛，寒湿郁滞，小便浑浊。

【主要成分】　果实含挥发油 2%~6%，油中主要成分为柠檬醛（Citral），约 70%~90%，其次为柠檬烯（Limonene）、香茅醛（Citronellal）、莰烯（Camphene）、甲基庚烯酮（Methylheptenone）、α-蒎烯（α-Pinene）、芳樟醇（Linalool）、异薄荷醇（Isomenthol）、山鸡椒醇（Cubebaol）等。种子含油 36.4%~52.2%。脂肪油的不皂化物中含谷甾醇。尚含有生物碱。

【药理作用】

1. 抗心律失常作用　山鸡椒果实油能降低四氯化碳所致小鼠心室颤动发生率，且能使氯化钡所致大鼠的双向性心动过速转为正常窦性心律。给动物灌服柠檬醛能显著缩短氯化钡诱发大鼠心律失常持续时间，延长乌头碱诱发大鼠心律失常出现的潜伏期，减少氯化钡引起大鼠室颤率和死亡率，提高兔对地高辛的中毒致死量，但不能提高电刺激致兔室颤的阈值。山鸡椒油还能增加小鼠心肌循环的血流量，其抗心律失常的机理可能与山鸡椒油降低血中游离脂肪酸、扩张冠脉血管、增加心脏灌流等作用有关。

2. 抗心肌缺血作用　山鸡椒果实油能减轻实验性心肌缺血损伤，降低心肌缺血性，缩短有效不应期，促进异位节律的发生。给兔灌服荜澄茄挥发油能降低高位双重结扎左前降支造成的急性心肌缺血 ST 段抬高，减少病理性 Q 波出现数目和心肌梗死百分率，降低血游离酸水平。给麻醉犬静注该挥发油，可显著降低心肌耗氧量和动脉压。静注或灌肠柠檬醛，能明显降低小鼠整体耗氧量，也能改善异丙肾上腺素和垂体后叶素所致的动物心肌缺血性心电图。能显著增加离体兔心的冠脉流量，舒张离体猪冠脉及对抗肾上腺素和高 K^+ 收缩冠脉，也能抑制去甲肾上腺素所致冠脉条依细胞内钙性收缩和依细胞外钙性收缩。山鸡椒有扩张冠状血管、增加脑血容量、增加脑血管弹性及降低脑血管阻力的作用。

3. 抗血小板凝集及抗血栓作用　大鼠口服本品水提物，可明显延长血浆凝血酶原时间（PT），挥发油使凝血酶原消耗时间明显延长。体外实验表明，水提物可明显抑制 ADP 诱导的血小板聚集，使聚集率明显降低，并呈剂量依赖关系。柠檬醛能抑制血小板聚集时产生的 TXA_2 样物质的释放。山鸡椒油对血栓形成具有明显抑制作用。给大鼠口服山鸡椒水提物可明显延缓实验性体内血栓形成。

4. 平喘作用　本品挥发油对组织胺加乙酰胆碱所致的喘息有保护作用，对豚鼠离体气管平滑肌不论是正常或因乙酰胆碱、组织胺所致痉挛均有松弛作用。平喘机理为对支气管平滑肌的直接松弛作用。

5. 祛痰镇咳作用　给小鼠腹腔注射本品挥发油，能明显延长初咳潜伏期。给小鼠灌服、腹腔注射和气雾吸入均可产生祛痰作用。

6. 抗过敏作用 荜澄茄果实油呈明显抗过敏作用，同时对 SRS－A 所致豚鼠肠段收缩亦有明显的阻断和对抗作用，表明荜澄茄果实油的平喘机理除支气管扩张作用外，可能还作用于过敏介质形成和释放的某些环节，并有对抗过敏介质的药理效应。

7. 抗病原微生物作用 本品挥发油对金黄色葡萄球菌、大肠杆菌、伤寒杆菌和痢疾杆菌有较高的抑菌活性。柠檬醛对致病性真菌有明显的抑制作用。荜澄茄果实油乳化液对白色念珠菌、热带念珠菌、副克柔念珠菌、新型隐球菌、皮炎着色真菌、疣状着色真菌、孢子丝菌、石膏样小孢子丝菌和石膏样毛癣菌等9 种真菌有抑菌效果。

8. 抗虫作用 5% 荜澄茄水浸液可杀灭淡色库蚊，其油剂或酊剂涂于皮肤可避蚊。用剃去毛的小鼠作为蚊子的血餐，发现柠檬醛空间浓度在 0.013 ～ 0.25 $\mu g/cm^3$（不影响蚊子生存）时显著降低白纹伊蚊的寻求宿主能力，抑制蚊子嗜血行为的取向和激活阶段。对日本血吸虫体外实验有抑制作用，但体内实验无效。12.5 mg/L 浓度的柠檬醛能杀死异尖线幼虫。荜澄茄油和柠檬醛在体外有明显抗阴道滴虫的作用。

9. 对消化系统的作用 水煎剂对兔离体空肠呈浓度依赖性抑制作用，并能对抗烟碱、扁豆碱等药物兴奋离体肠管作用。挥发油能抑制离体回肠的过敏性收缩和慢反应物质引起的收缩。给小鼠灌服本品水煎剂可强烈抑制胃肠推进运动，并能对抗酚妥拉明对胃肠推动运动的促进作用。小鼠灌服水提取物、醚提取物可抗蓖麻油或番泻叶所致腹泻。本品水提取物、醚提取物口服，对大鼠盐酸性胃溃疡有对抗作用，还可对抗小鼠水浸应激性胃溃疡。十二指肠给药可明显增加麻醉大鼠胆汁流量。

10. 其他作用 本品能显著延迟痛觉反应时间。扭体和热板法实验还证明有镇痛作用。用荜澄茄挥发油给小鼠灌服能使小鼠安静，自由活动减少，增加戊巴比妥钠所致睡眠时间。本品水提物能延长断头小鼠张口动作持续时间和 KCN、$NaNO_2$ 中毒小鼠存活时间。荜澄茄对多种动物发热模型具有良好的解热作用。

【临床应用】

1. 阿米巴痢疾 将荜澄茄连皮研细，装入胶囊，每次 1g，隔 2 小时服 1 次，每日 4 次。治疗 60 例，其中 42 例治后复查大便，结果 38 例未再发现阿米巴原虫，症状消失，4 例无效。未复查大便的 18 例中，治后 16 例症状消失，2 例无效。

2. 预防暑热发痧 荜澄茄 5g，水煎服，每日 3 次，有一定预防作用。

3. 慢性支气管炎及支气管哮喘 荜澄茄油单用或复方口服，治疗 1344 例，有效率为 80% ~85%。

【毒副作用】 荜澄茄油小鼠灌胃的 LD_{50} 为 1.309mL/kg，腹腔注射的 LD_{50} 为（0.384±0.092）mL/kg。荜澄茄及提取物对皮肤具有可逆性类似炎症的刺激反应。

参 考 文 献

1. 胡竟一，等. 中药药理与临床，2012，28（2）：121.
2. 张明发，等. 上海医药，2011，32（10）：497.

高 良 姜

【别名】 小良姜，良姜。

【来源】 为姜科植物高良姜 *Alpinia officinarum* Hance 的干燥根茎。

【性味】 辛，热。

【功能主治】 温胃止呕，散寒止痛。用于脘腹冷痛，胃寒呕吐，嗳气吞酸。

【主要成分】 主含挥发油，油中主要成分为 1,8－桉叶素（1,8－Cineole），还有 β－蒎烯（β－Pinene）、莰烯（Camphene）、α－松油醇（α－Terpineol）、丁香油酚、高良姜酚（Galangol）、桂皮酸甲酯（Methylcinnamate）等。尚含二苯基庚烷类化合物及黄酮类化合物山奈素（Kaempferol）、槲皮素、高良姜素（Galangin）及丰富的微量元素。

【药理作用】

1. 对消化系统的作用　高良姜水提物和醇提物对硫酸铜致家鸽呕吐能明显延长呕吐潜伏期和减少呕吐次数，且醇提物强于水提物。水提物和醚提物能显著对抗小鼠水浸应激性溃疡和大鼠盐酸损伤性溃疡；水提物在 2.0g/kg 时对酒精引起小鼠胃损伤面积可减少 84%。水提物和醚提物都能显著对抗蓖麻油引起的腹泻，水提取物对小鼠胃肠推进有明显抑制，还对番泻叶引起的腹泻有效。两种提取物对麻醉大鼠均有明显利胆作用，醚提物作用较强。水提物有协同转氨酶升高作用。有研究表明，高良姜水煎剂低浓度对豚鼠离体肠管有兴奋作用，高浓度又呈抑制作用。高良姜对 Ach 所致离体兔肠管痉挛有明显的非竞争性拮抗作用，主要作用成分为高良姜素。

2. 镇痛、抗炎作用　在热板法、甲醛致痛和乙酸扭体实验中，高良姜均有明显镇痛作用。在二甲苯致小鼠耳肿胀、乙酸提高小鼠腹腔毛细血管通透性和角叉菜胶致大鼠足肿胀试验中，水提物均有明显抑制作用。高良姜氯仿提取物二苯基庚烷类和倍半萜羟杜松烯是镇痛抗炎主要成分，可抑制前列腺素合成酶系和磷脂酶 A_2 活性，阻碍花生四烯酸代谢为 PG。高良姜有明显的抗炎作用。

3. 增强耐缺氧能力　高良姜醚提取物、水提取物给小鼠灌服，均能延长断头小鼠张口动作持续时间和 KCN 中毒小鼠的存活时间，但不影响 $NaNO_2$ 中毒小鼠存活时间。醚提取物还能延长常压密闭缺氧小鼠的存活时间，减慢机体耗氧速度，水提物不能延长常压密闭缺氧小鼠的存活时间，但能提高小鼠在低氧条件下的氧利用能力。

4. 抗血栓形成及抗凝作用　高良姜水提物和醚提物对血栓形成及凝血功能均有抑制作用。实验性体内血管模型实验结果表明，两种提取物对大鼠血栓形成有明显抑制效应，并具有一定的抗凝作用，主要参与抑制内源性凝血系统，改善血流状态。水提物对试管内 ADP 和胶原诱导兔血小板聚集有明显抑制作用。

5. 抗癌作用　甲醇提取物对促癌物质 TPA 诱发小鼠耳部水肿抑制率可达 70%，对 DMBA－TPA 二阶段致癌过程有抑制作用。在蛋白激酶 C 抑制剂存在下，高良姜能协同抑制人低分化鼻咽癌细胞的生长，高良姜本身不影响 CNE－2Z 细胞生长。另外，高良姜乙醇提取物对乳腺癌细胞株 MCF－7、肝癌细胞株 HepG－2、胃癌细胞株 BGC－823、胃癌细胞株 SG－7901 的增殖也有显著抑制作用。

6. 降血糖作用　正常家兔口服高良姜粉末 3g/kg 能明显降低血糖，口服甲醇提取液和水提取液 4g/kg，8 小时后降糖作用更明显。但对四氧嘧啶诱导的糖尿病家兔无效。

7. 促渗透作用　高良姜提取物能有效增加人结肠癌细胞渗透性，并降低上皮细胞电阻。高良姜醇提物对 5－Fu 透皮吸收有一定促进作用。1% 和 3% 高良姜油能使 5－Fu 渗透分别提高 110.2 倍和 108.3 倍，2% 桉叶素也能提高 67.5 倍，促渗作用极强。

8. 抗菌作用　高良姜煎剂对炭疽杆菌、溶血性链球菌、白喉杆菌及假白喉杆菌、肺炎双球菌、葡萄球菌（金黄色、柠檬、白色）、枯草杆菌等有抗菌作用，对人型结核杆菌有一定抑制作用。高良姜醇提物对白色念珠菌、威克海姆原藻、啤酒酵母有很强抑制作用，还可抑制引起龋齿的链球菌活性。

9. 抗氧化作用　高良姜提取物对自由基生成抑制率达 96.99%，能减轻 H_2O_2 对 V79－4 细胞繁殖的抑制作用，用高良姜提取液处理过的细胞比未处理细胞成活率提高 48%。实验报道，对异丙肾上腺素所致大鼠心肌缺血，水提物能保护缺氧心肌的自由基清除体系活性，降低过氧化脂质含量。高良姜通过清除自由基，抗氧化作用能显著降低急性酒精性肝损伤小鼠血清 ALT、AST 水平。

10. 其他作用　高良姜水提物能增加小鼠腹膜腔渗出细胞数目，促进脾脏细胞生长，并通过促进淋巴细胞有丝分裂而提高免疫力。高良姜素能有效降低甲基亚硝基脲对小鼠肺细胞染色体的致畸作用，高良姜提取物能抑制 7,12－二甲基苯并蒽引起小鼠细胞畸变作用，抑制率 57.1%。高良姜水提取物及乙醇提取物均能提高亚硝酸钠致记忆巩固障碍小鼠的学习记忆能力。高良姜水提物和乙醇提取物均能降低急性脑缺血后小鼠脑组织内的含水量，防治脑水肿。

【临床应用】

1. 鼻炎　高良姜制成酊剂，在临床上用作驱风剂，用吸入的方法，可治疗卡他性鼻炎。

2. 胃寒疼痛 高良姜 60g，香附 60g，研末水泛为丸，每次服 3g。用于暖胃散寒，止痛止呕，反酸性胃炎等。亦可与肉桂、小茴香、延胡索配用。

3. 胸胁胀痛 高良姜 25g，厚朴 10g，当归、桂心各 15g，水煎服。用于心腹绞痛，两胁胀满，烦闷不忍。

【毒副作用】 高良姜因刺激性太大，体虚者不宜单用，与党参、白术同用，能缓和其刺激性。

参 考 文 献

1. 魏晴，等. 时珍国医国药，2015，26（7）：1622.
2. 刘新霞，等. 中成药，2010，32（7）：1107.
3. 赵燕燕，等. 中国实验方剂学杂志，2011，17（1）：143.
4. 周园，等. 北方药学，2012，9（7）：31.

吴 茱 萸

【别名】 吴萸，左力，臭辣子。

【来源】 为芸香科植物吴茱萸 *Euodia rutaecarpa*（Juss.） Benth.、石虎 *Euodia rutaecarpa*（Juss.） Benth. var. *officinalis*（Dode） Huang 或疏毛吴茱萸 *Euodia rutaecarpa*（Juss.） Benth. var. *bodinieri*（Dode） Huang 的干燥将近成熟果实。

【性味】 辛、苦，热；有小毒。

【功能主治】 散寒，止痛，降逆止呕，助阳止泻。用于厥阴头痛，寒疝腹痛，寒湿脚气，经行腹痛，脘腹胀痛，呕吐吞酸，五更泄泻。

【主要成分】 主要含吴茱萸碱（Evodiamine）、吴茱萸次碱（Rutaecarpine）、羟基吴茱萸碱（Hydroxyevodiarnine）、吴茱萸卡品碱（Evocarpine）、去甲基乌药碱、N, N—二甲基—5—甲氧基色胺、对羟福林、环磷酸鸟苷等多种生物碱和柠檬苦素、吴茱萸苦素、吴茱萸内酯（Evodine）等苦味素类。尚含有吴茱萸烯（Evodene）等挥发性成分及氨基酸、脂肪酸、微量元素和甾体。后又分离出吴茱萸新碱、异香草醛、槲皮素、尿嘧啶、枸橼酸等成分。

【药理作用】

1. 对消化系统的作用

（1）止呕作用：口服吴茱萸有止呕作用，与生姜同服能增强止呕作用。吴茱萸与大枣、生姜、党参组成的吴茱萸汤能显著减少硫酸铜引起的鸽呕吐频率。

（2）对胃条运动的影响：5×10^{-3} g/mL 吴茱萸水煎剂能抑制大鼠胃肠的自发活动，洗去药液后，活动可恢复，还能对抗乙酰胆碱和氯化钡引起的胃条痉挛性收缩，对肾上腺素引起的胃条运动无拮抗作用。然而口服 10g/kg 和 20g/kg 吴茱萸水煎剂并不影响小白鼠的胃排空。吴茱萸所含的吴茱萸苦素有健胃功效，其所含挥发油则具芳香健胃作用。

（3）抗溃疡作用：口服 2g/kg 吴茱萸的甲醇提取物，具有抗大鼠水浸应激性溃疡的作用，抑制率达 66.6%。吴茱萸水煎剂还具有抗盐酸性胃溃疡和消炎痛加乙醇性胃溃疡作用，对水浸应激性和幽门结扎性胃溃疡有抑制形成的倾向。另有研究表明，吴茱萸汤可减少大鼠胃液分泌量，并可降低胃酸酸度，非常明显地提高胃残留率。

（4）对小肠的调节作用：吴茱萸对离体兔小肠具有双向调节作用，低浓度（4×10^{-4} g/mL）时兴奋，高浓度（1.2×10^{-2} g/mL）时抑制自发收缩活动，既能对抗烟碱、毒扁豆碱、乙酰胆碱、组胺、氯化钡、酚妥拉明、利血平对离体小肠的兴奋作用，又能拮抗六烃季胺、阿托品和肾上腺素对离体兔小肠的抑制作用，但不能拮抗苯海拉明、罂粟碱、异搏定、美散痛等对离体兔小肠的抑制作用。说明吴茱萸兴奋肠管作用与胆碱能神经和 M—胆碱受体无关，而其抑制作用可能与肾上腺素能神经和 α—受体关系不太大，可能

与直接兴奋 β - 受体有关。国外已有人从吴茱萸中分离提取得到几种拟交感成分去甲乌药碱和对羟福林（Synepnrine）及环磷酸鸟苷（cGMP）、芸香胺（Rutamine）和 5 - 羟色胺受体激动成分去氢吴茱萸碱（dehyclroevodiamine）等。吴茱萸对肠管的双向作用可能与其具有上述的复杂成分有关。

（5）止泻作用：灌服吴茱萸煎剂 10g/kg 和 20g/kg，都能减少蓖麻油引起的小鼠腹泻次数，且随着剂量增大作用持续时间延长，但作用产生缓慢。对番泻叶、大黄引起的小鼠腹泻也有明显止泻效果。吴茱萸能减慢正常小鼠胃肠推进运动，也能拮抗吗啡或阿托品对小鼠的胃肠推进运动的抑制，提示对肠管有双向调节作用。

2. 对心血管的作用　本品水提醇沉液使蟾蜍心肌收缩力增强，心排出量增大，剂量越大越明显。吴茱萸碱对离体大鼠心房有正性肌力和正性频率作用，它的强心作用是直接将膜电位依赖性 Ca^{2+} 电流激活，不通过 β 受体。强心作用的主要成分是消旋去甲乌药碱和脱氢肾上腺素。吴茱萸汤（吴茱萸：木瓜 = 6：1）和吴茱萸煎剂对猫急性心肌缺血有减轻趋势，对心肌梗死有保护作用，汤剂比单味药作用稍强。

吴茱萸煎剂注射，对狗具有升压作用，并可维持（368 ± 63）秒，恢复后有轻度下降，维持（565 ± 95）秒。吴茱萸煎剂、冲剂或蒸馏液静注或灌胃对犬都有显著降压作用，降压时间长达 3 小时以上，不影响心率，肌注作用甚弱。当与甘草配伍时，则降压作用消失。吴茱萸碱和吴茱萸次碱对 KCl 和 NE 引起大鼠主动脉血管收缩有显著抑制作用，口服升高皮肤血流量。去氢吴茱萸碱降压时减慢心率，降低舒张压，有扩张血管作用。降压作用可被聚磷酸盐完全消除，提示与前列腺素合成有关。去甲乌药碱则增加心率和降低外周阻力，这些作用可被普萘洛尔阻断，说明与兴奋 β 受体有关。提示吴茱萸的降压作用是通过多种活性成分、多机制来完成。国外有报道，吴茱萸碱、吴茱萸次碱、去氢吴茱萸碱的扩血管作用是内皮依赖性 Ca^{2+} - NO - cGMP 途径或降低平滑肌细胞内 Ca^{2+}。去氢吴茱萸碱舒张血管作用与 NO - cGMP 系统、α1 阻滞、钙通道阻滞、钾离子通道活性等有关。也有报道认为，吴茱萸中含有血管紧张素 II 受体拮抗剂。另有报告，给麻醉猫静注 0.03 ~ 0.24g/kg 吴茱萸醇水提取物产生剂量依赖性升压效应和提高膈膜的收缩力，但四乙胺不能拮抗。给清醒大鼠腹腔注射也引起升压，两侧肾切除及用酚妥拉明或心得安都能显著降低其升压作用，利血平不改变其升压作用。吴茱萸醇水提取物通过兴奋 α - 和 β - 受体产生上述心血管作用，对羟福林为其升压活性成分。

3. 对血循环的影响　经口给予 50mg/kg、200mg/kg 及 500mg/kg 吴茱萸 70% 甲醇提取物，可增加大鼠背部皮肤血流量，使其直肠温度上升，并可增加正常大鼠腹主动脉和腔静脉血流量，对水浸应激造成的血流量减少和温度下降有恢复作用。吴茱萸水提醇沉液制成灭菌注射液，从兔耳缘静脉注射，结果 5 分钟后微动、静脉口径减小，再过 5 分钟，微血管口径扩张，30 ~ 40 分钟时，还能显著降低红细胞聚集程度。

4. 抗血栓形成作用　吴茱萸能抑制血小板聚集，抑制血小板血栓及纤维蛋白血栓形成，抑制血栓增长速度和长度。0.1g/mL 吴茱萸醇提取液能抑制离体兔血小板聚集和纤维蛋白血栓形成。吴茱萸水煎液能延长白陶土部分凝血活酶时间及 V 因子时间。能使大鼠在冰水应激状态下内源性儿茶酚胺分泌增加所致的血小板聚集受到抑制，对心肌损伤有一定的保护作用。并能使心肌细胞膜结合酶的异常变化得到一定的恢复。

5. 镇痛、抗炎作用　吴茱萸煎剂能显著抑制小鼠酒石酸锑钾扭体活动次数，亦能延长热板法刺激的痛反应潜伏期。静注吴茱萸的 10% 乙醇提取物，可使兔温升高，也可提高电刺激兔齿髓引起的口边肌群挛缩的阈值，表明其有镇痛作用。其作用强度与氨基比林相当。本品所含的吴茱萸内酯、吴茱萸碱、吴茱萸次碱、异吴茱萸碱有相似的镇痛作用。吴茱萸碱对小鼠抗伤害感受的前期舔爪行为的持续时间无影响，后期则有显著抑制。吴茱萸碱能有效抑制醋酸诱导的腹膜血管普通透性增加，角叉菜胶肿胀、5 - 羟色胺和缓激肽诱导的肿胀及醋酸诱导的耳肿胀。在小鼠离体回肠试验中，吴茱萸碱表现出对感觉神经特异的钝化作用，可见，吴茱萸碱是通过使感觉神经钝化而发挥止痛作用的。

6. 对子宫平滑肌的作用　吴茱萸中的拟交感成分对羟福林有松弛离体子宫作用。除去拟交感成分的残存液则兴奋大鼠子宫，并可对抗对羟福林的松弛作用。其兴奋子宫成分为去氢吴茱萸碱、吴茱萸次碱和芸香胺。去氢吴茱萸碱兴奋子宫作用不被阿托品阻断，但能被二甲基麦角新碱阻断，提示其可能为 5 - 羟色胺受体激动剂。去氢吴茱萸碱也能增强乙酰胆碱、5-羟色胺、催产素、前列腺素 F 2α 和氯化钡的收缩子宫作用，聚磷酸盐（Polyphoretin phosphate，前列腺素拮抗剂）、消炎痛和阿的平等能阻断其收缩子宫的作用，因此还可能是通过刺激前列腺素合成产生收缩作用。

7. 抗肿瘤作用　吴茱萸碱抗肿瘤谱较广，能诱导多种肿瘤细胞凋亡，但不同肿瘤细胞诱导凋亡机制不同。对人宫颈癌 HeLa 细胞可将细胞周期阻滞在 G_2/M 期发生大量凋亡，但一旦撤除药物，HeLa 细胞又恢复正常蛋白质合成能力，RNA 继续增殖。吴茱萸碱通过提高人类急性白血病 CCRF-CEM 细胞中聚合型微管蛋白水平而阻止有丝分裂及引起细胞凋亡。3mmol/L 吴茱萸碱能完全抑制 HGF 引起的结肠癌 26-L_5、黑色素瘤 B_{16}-F_{10} 和 Lewis 肿瘤细胞侵袭和迁移，是一种无细胞毒作用的抗转移药物。研究发现，吴茱萸碱生物活性与 N-14 位甲基和 C-13 位的氢原子有关。

8. 保肝作用　吴茱萸 5g/kg 和 10g/kg 都能对抗四氯化碳对肝脏的毒害作用及升高 GPT 作用，但5g/kg 不能对抗四氯化碳升高 GOT 的作用。

9. 抑制 5-羟色胺及其受体　本品所含对羟福林有抗 5-羟色胺作用。吴茱萸对 5-羟色胺受体有抑制作用。对此受体的抑制可望用来治疗抑郁、偏头痛等。此作用可能与其疏肝止痛功效有某些关联。

10. 其他作用　所含对羟福林能利尿，使脂质代谢亢进，血糖上升。吴茱萸水提物能诱生干扰素。其煎剂、浸剂对绿脓杆菌、金黄色葡萄球菌、霍乱弧菌、多种真菌有抑制作用，其醇提物在体外对猪蛔虫有抑制作用。吴茱萸碱有抗缺氧作用；在体外还能明显抑制睾酮的分泌和释放；对豚鼠离体支气管平滑肌是强收缩剂，并与剂量相关；对动物具有减肥作用，通过促进热量散失增加能量消耗，抑制内脏周围脂肪堆积和体重增加。

【临床应用】

1. 小儿腹泻　吴茱萸 12g 研末，取未熟的热饭适量与药粉混合成饼，待温度适中，敷于脐部及周围，用纱布绷带固定。治疗 35 例，有效率为 97.1%，其中外敷一次痊愈者 27 例。另有人用吴茱萸配灶心土敷脐治疗小儿迁延性腹泻 105 例，结果痊愈 79 例，好转 26 例。用吴茱萸等药敷脐治疗 55 例，总有效率 94.5%。

2. 小儿腹胀、肠粘连、肠梗阻　吴茱萸 30g，置 90g 白酒内浸泡 4～6 小时后，过滤，取少许浸泡液滴于小儿脐部，用手掌按摩脐部 5～10 分钟，每日 2～3 次。结果治疗 158 例，总有效率 95% 以上。吴茱萸炒热，纱布包裹热敷腹部，治疗 100 例肠粘连，痊愈 76 例，有效 18 例，无效 6 例。

3. 口腔溃疡、口疮　吴茱萸 3g，研粉，用陈醋调和，敷贴双侧涌泉穴。治疗口腔溃疡 110 例，结果痊愈 103 例，好转 4 例，无效 3 例。吴茱萸、丁香等份为末，每次取 2～3g 敷于双足涌泉穴，12 小时换药 1 次，3 天为 1 疗程。治疗 50 例，1 个疗程痊愈 34 例，2 个疗程痊愈 14 例，无效 2 例。

4. 呃逆　吴茱萸 20g，苍耳子 20g，肉桂 5g，研末，每次取 10g 用醋调和外敷双足涌泉穴，结果治疗 12 例呃逆，大部分治疗 3 天即可痊愈。另用吴茱萸、三七等量，烘干，研粉，每次 6g，每日 3 次，以淡盐汤送服，治疗神经性呃逆 23 例，有效率 86.9%；对照组 27 例，用半夏厚朴汤，有效率为 66.7%。

5. 流行性腮腺炎　吴茱萸 10g，胡黄连、胆南星、生大黄各 5g，研末，醋调敷，治疗流行性腮腺炎 13 例，用药 9 日，治愈率达 100%。另用上药敷贴加口服药（口服方：夏枯草、草河车、蒲公英、紫花地丁、玄参、赤芍、大青叶、僵蚕各 10g，随证加减）。治疗 62 例，其中单纯性腮腺肿 13 例，用药 6 日痊愈率 100%；合并颌下腺肿大在 2cm×2cm 以上者 49 例，服药 20 日治愈 48 例。

6. 高血压　生吴茱萸 60g，研粗末，米醋、鸡蛋清调糊，每晚睡前贴敷双侧涌泉穴。内服药：大黄、青木香各 10g，黄芩 15g，川牛膝 30g，煎服。结果 20 例高血压，用药后平均 3.3 天收缩压降至 18.0kPa 以下，舒张压降至 12.0kPa 以下。另用吴茱萸、川芎各等份，研末，每次取 5～10g，先将神阙穴消毒后，将药粉纳入，用麝香止痛膏固定，3 日换药 1 次，1 个月为 1 疗程。治疗高血压 84 例，3 个疗程后显效 42 例，有效 36 例，无效 6 例，总有效率 92.9%。

7. 药物性肝损害　吴茱萸、茵陈各 15g，金银花、白芍、陈皮各 12g，随证加减，治疗 60 例，结果总有效率 100%。对照组 40 例，服益肝灵、肝泰乐总有效率 75%。

8. 浅表性胃炎 吴茱萸、附子、香橼各 10g，神曲 20g，随证加减，水煎 2 次，混匀，分早晚两次服。治疗 280 例，结果好转率 95%。

9. 慢性前列腺炎 吴茱萸 60g 研末，调糊外贴中极、会阴两穴，治疗 46 例，疗效满意。

10. 黄水疮、湿疹、神经性皮炎 吴茱萸、硫黄各等量，同置一碗中，倒入酒精适量，点燃，不时搅拌，待烧至焦黑，研为细末，用凡士林调成软膏，外搽患处。或将吴茱萸、乌贼骨、硫黄等共研细末，配成湿疹散，治疗湿疹 1100 余例，有效率达 95% 以上。用含 10% 吴茱萸糊膏涂抹后，再用艾熏 10 分钟，治疗神经性皮炎 14 例，1 疗程一般 4~6 次，结果治愈 4 例，显著进步 4 例，好转 3 例。

参 考 文 献

杨志欣，等. 中华中医药学刊，2011，29（11）：2416.

丁　香

【别名】　雄丁香，公丁香。

【来源】　为桃金娘科植物丁香 *Eugenia caryophyllata* Thunb. 的干燥花蕾。

【性味】　辛，温。

【功能主治】　温中降逆，补肾助阳。用于脾胃虚寒，呃逆呕吐，食少吐泻，心腹冷痛，肾虚阳痿。

【主要成分】　花蕾含挥发油，油中主含丁香酚（Eugenol）、丁香烯（Caryophyllene）、乙酸丁香酚（Acetyleugenol）。其他微量成分有庚酮 - 2（Methyl - n - amyl - Ketone）、水杨酸甲醛、α - 丁香烯、衣兰烯（Ylangene）、胡椒酚（Chavicol）及丁香子酚、丁香子酚乙酸酯。花中含有齐墩果酸、山柰酚、鼠李素及苯并吡酮类化合物番樱桃素（Eugenin）、番樱桃素亭（Eugenitin）、异番樱桃素亭（Isoeugenitin）、异番樱桃酚（Isoeugenitol）。

【药理作用】

1. 抗病原微生物作用　丁香水煎剂及粉末对溶血性链球菌不仅有较强的抗菌作用，而且其抗菌作用不受加热的影响。丁香制剂对金黄色葡萄球菌、白色葡萄球菌、伤寒和副伤寒杆菌、白喉杆菌、炭疽杆菌、痢疾杆菌、变形杆菌、大肠杆菌、霍乱弧菌、结核杆菌、绿脓杆菌、沙门菌等均有抑制作用。丁香酚有抗真菌活性，对石膏毛癣菌、白色念珠菌有较强破坏作用，可见菌外形改变和菌细胞破坏。对皮肤癣菌 *MIC* 平均值为 61.25mg/L，对酵母样菌及深部真菌 *MIC* 平均值为 202.5mg/L，说明丁香酚对皮肤癣菌的抑制作用强于其他病原真菌。丁香提取物对疱疹病毒有明显抑制作用。水煎剂还能明显抑制人巨细胞病毒增殖。

2. 健胃作用　丁香为芳香健胃药，可缓解腹部气胀，增强消化能力，减轻恶心呕吐。据研究，丁香浸出液有刺激胃酸和胃蛋白酶分泌、增加胃酸及胃蛋白酶活性的作用，故可促进消化，有利于消除脘中冷痛、宿食不消等胃寒证，其刺激胃液分泌的作用可被静脉注射阿托品所阻抑，推测丁香刺激胃液分泌的作用似与胆碱能神经参与有关。5% 丁香酚乳亦可使胃黏膜分泌显著增加，而酸度不增强，丁香油的作用稍逊，连续应用则可使黏液耗竭，仅分泌非黏液性的渗出物。

3. 止泻作用　实验表明，丁香醚提取物按 0.3mL/kg 剂量给药，可明显抑制蓖麻油引起的小鼠腹泻，水提物 20g/kg 灌肠可明显抑制番泻叶引起的腹泻。而醚提物及水提物对小鼠胃肠推进运动均未发生明显的影响。提示丁香对正常功能的肠活动无影响，对功能失调的肠活动有调整作用；其止泻成分不同，分别存在于醚、水部分。

4. 抗溃疡作用　有人研究了丁香水提物及醚提物对四种胃溃疡模型的抗溃疡作用，结果除对幽门结扎性溃疡无影响之外，对水浸应激性溃疡、消炎痛加乙醇诱发的溃疡、盐酸引起胃黏膜损伤等溃疡模型均具有较好的保护作用。提示丁香对胃黏膜损伤的保护不仅可能有神经、体液的因素，还有通过影响胃黏膜前列腺素系统而发挥所谓细胞保护作用的可能性。

5. 驱虫作用 丁香水或醇提取液在体外对猪蛔虫有麻痹或杀死作用，感染蛔虫的狗口服丁香油0.5～1.0g/kg 有驱虫作用，但一次服用并不能将蛔虫全部驱除。丁香油较煎剂的效果为优。

6. 止痛作用 丁香油（少量滴入）可消毒龋齿腔，破坏其神经，从而减轻牙痛。丁香醚提物及水提物可显著延长小鼠痛觉反应潜伏期，亦能减少小鼠因化学刺激引起的扭体反应次数。有报道，其水煎剂亦具有相同效果。丁香的镇痛作用在缓解功能紊乱的胃肠活动中可加强治疗胃脘冷痛的效应。

7. 抗炎作用 丁香醚提物和水提物都能对抗乙酸提高小鼠腹腔毛细血管通透性，抑制二甲苯性小鼠耳肿胀和角叉菜胶性大鼠足肿胀。其水提物抗炎作用强于醚提物。提示丁香的抗炎作用可能是其"温经止痛""温经止泻"的药理学基础。

8. 抗氧化作用 丁香对 Fenton 反应产生的 $\cdot OH$ 自由基、黄嘌呤/黄嘌呤氧化酶体系产生的 $O_2^- \cdot$ 自由基有很好的清除作用，对大鼠肝匀浆脂质过氧化也有很强的抑制作用。在麻蝇寿命试验中，丁香浓度为0.055% 时对麻蝇有延寿作用，2.5% 和 5.0% 则缩短麻蝇寿命。清除氧自由基活性丁香酚、丁香油均高于 $\cdot OH$ 特异性清除剂甘露醇，以丁香酚效果最好，对核黄素－甲硫氨酸光照还原生成的 $O_2^- \cdot$ 亦有明显清除作用。

9. 抗血栓和抗凝血作用 丁香水提物、丁香油灌胃给药，对电刺激大鼠动脉血管致实验性体内血栓形成有明显延长作用。丁香水提物 20g/kg 灌胃对大鼠血浆凝血酶原时间、白陶土部分凝血酶时间、V因子均有延长作用。丁香酚和丁香酚乙酸酯对花生四烯酸、肾上腺素和胶原蛋白诱导血小板聚集有强烈抑制作用。

10. 解热作用 丁香酚皮下注射对细菌性内毒素 ET 致家兔发热有解热作用，丁香酚主要通过抑制弓状核中 PGE_2 和 cMAP 含量，影响视前区－下丘脑前部神经元的放电活动实现降温作用。

11. 抗癌作用 从关东丁香茎皮中提取的橄榄苦苷和 3,4－二羟基苯乙醇 8－O－β－D－吡喃葡糖苷，细胞试验证明具有体外抗癌活性。另有研究表明，丁香酚等苯丙醇类清除 NO 自由基的活性较好，提示其对 NO 诱导的肿瘤有抑制作用。

12. 降血糖作用 实验报道，丁香苦苷可降低遗传性肥胖 T2DM 小鼠血糖和糖耐量。关东丁香叶提取物可通过多种环节和途径，改善 STZ 诱导Ⅰ型糖尿病模型大鼠症状，纠正糖、脂代谢紊乱，提高抗氧化能力，减轻胰岛细胞病理损伤，提高胰岛 β 细胞的分泌指数和功能指数等，从而发挥降血糖作用。

13. 其他作用 静注丁香油酚可使家兔产生麻醉、血压下降、呼吸抑制，并有明显的抗惊厥作用；但皮下注射则不产生麻醉作用。丁香尚可引起子宫收缩。另外，丁香乙醚提取物能延长亚硝酸钠中毒小鼠的存活时间，缩短受寒小鼠存活时间。丁香油尚有舒张支气管平滑肌的作用。丁香油可促进 5－Fu 的透皮吸收。丁香酚对人的大脑皮层、中枢神经有兴奋作用，有利于调节情绪，提神养性，促进健康。

【临床应用】

1. 呃逆 丁香配伍柿蒂、郁金、旋覆花、半夏、陈皮、代赭石等，水煎服，每日 1 剂，治疗呃逆 32 例，均获得良好效果。

2. 灰指甲 丁香、大黄、土槿皮、丹参，用 80% 乙醇浸泡，过滤，滤液加冰醋酸制成酊剂，外搽患处，治疗灰指甲，效果满意。

3. 腹泻 本品单用治疗腹泻有一定疗效。有人用丁香研末服，每次 1g，治疗腹泻 1 例，获得满意疗效。

4. 皮肤霉菌病 用 1:10 丁香煎剂外涂，每日 1～3 次。治疗数种皮肤霉菌病 31 例，8 例临床痊愈，10 例显效，8 例有效，5 例无效，有效率 83.9%。

【毒副作用】 丁香油大量（5g/kg）给犬静脉滴注，可发生呕吐而死亡（胃肠黏膜溃疡、出血，肝肾瘀血及脓肿，部分肝细胞坏死）。丁香油酚大鼠灌胃的 LD_{50} 为 1.93g/kg，犬用丁香煎剂 10g/kg、20g/kg 灌胃，部分动物发生呕吐、腹泻，无死亡；小鼠口服丁香油的 LD_{50} 为 1.6g/kg，犬按 5g/kg 口服丁香油的花生油溶液，发生吐泻后死亡，尸检发现胃底、幽门部黏膜红肿，并有溃疡及出血点，十二指肠部亦有类似现象。大鼠口服丁香油的 LD_{50} 为 19.3g/kg，中毒症状为后肢麻痹、尿失禁，兼有血尿发生，尸检发现上消化道有出血状态，少数黏膜发生溃疡，诸内脏、腹膜、肠系膜明显充血。有报道，丁香油及丁香油酚可引起过敏，并致关节痛。

参 考 文 献

1. 刘云华，等. 黑龙江生态工程职业学院学报，2012，25（4）：36.
2. 李美谦，等. 现代预防医学，2015，42（3）：494.
3. 吴卓，等. 辽宁医学院学报，2015，36（4）：6.
4. 臧亚茹. 承德医学院学报，2007，24（1）：71.

八 角 茴 香

【别名】 舶茴香，大茴，八角，大料。

【来源】 为木兰科植物八角茴香 Illicium verum Hook. f. 的干燥成熟果实。

【性味】 辛，温。

【功能主治】 温阳散寒，理气止痛。用于寒疝腹痛，肾虚腰痛，胃寒呕吐，脘腹冷痛。

【主要成分】 果实含挥发油（5%~8%）、脂肪油（22%）及蛋白质、树脂、微量元素等。挥发油主成分为反式茴香脑（Trans‐anethole），约占 85.5%，还有茴香醛（Anisaldehyde）、桉树脑（Cineole）、草蒿脑（Eslragole）、茴香酮（Anisylacetone）、茴香酸（Anisic acid）、柠檬烯、水芹烯、黄樟素、甲基胡椒酚（Methylcharicol）等。

【药理作用】

1. 抑菌作用 水煎剂对人型结核杆菌有抑菌作用。乙醇提取物对金黄色葡萄球菌、白喉杆菌、肺炎球菌的抑菌作用与青霉素钾盐 20U/mL 相似；对枯草杆菌、大肠杆菌、霍乱弧菌及伤寒、副伤寒、痢疾杆菌的抑制作用与硫酸链霉素 50U/mL 相似；对真菌的抑制作用大于 1% 的苯甲酸及水杨酸。挥发油对常见致病念珠菌均较敏感，同氟康唑联用有协同增效作用。

2. 性激素样作用 其所含的茴香醚有雌激素样作用，其活性为 50 小鼠单位或 100 大鼠单位。

3. 升白细胞作用 茴香醚和甲基胡椒酚均有升高白细胞的作用。正常狗灌胃茴香醚 200 毫克/只，或肌肉注射 300 毫克/只，正常家兔和猴肌肉注射 100 毫克/只，给药后 24 小时即出现升白现象。灌胃或肌肉注射均能防治环磷酰胺所致白细胞减少症，与烷化剂同服可减低其毒性，提高存活率，使白细胞下降慢，恢复快。

4. 抗病毒作用 八角茴香油可作用于不同的阿昔洛韦敏感性和阿昔洛韦耐药性的单纯疱疹病毒 1 型（HSV‐1）株，有一定抑制作用。从八角茴香的根里分离出来的化合物具有抗艾滋病病毒活性。

5. 镇痛作用 八角茴香中提取出的莽草酸也能减少小鼠扭体的次数，明显延长痛阈潜伏期，对小鼠具有明显的镇痛作用。从八角茴香中分离出来的倍半萜类化合物可对抑制醋酸引起的扭体作用和尾巴压力疼痛，具有镇痛作用。

6. 抗氧化作用 八角茴香提取物具有 DPPH 自由基清除能力，随着浓度的增加，提取物对 DPPH 自由基的清除能力逐渐增强，但对 DPPH 自由基的清除率低于 BHT 。

7. 其他作用 八角茴香甲醇提取物对 LPS/D‐半乳糖胺诱导的脓毒症有预防作用。挥发油中的茴香醚具有刺激作用，能促进肠胃蠕动，可缓解腹部疼痛。对呼吸道分泌细胞具有刺激作用而促进分泌，可用于祛痰。甲基胡椒酚还有解痉和镇静作用。

【临床应用】

1. 胃寒呕吐 八角茴香、生姜、丁香等份，水煎服。

2. 疝气腹痛 八角茴香、杏仁、葱白等份，水煎服。

【毒副作用】 茴香脑小鼠灌胃 LD_{50} 为 4g/kg，腹腔注射 LD_{50} 为 1.5g/kg。反式茴香脑腹腔注射的 LD_{50} 小鼠为 1.41g/kg，大鼠为 2.67g/kg；顺式茴香脑腹腔注射的 LD_{50} 小鼠为 0.095g/kg，大鼠为 0.07g/kg。水煎剂 25g/kg 给小鼠灌胃，观察 7 天，无死亡。八角茴香含少量黄樟醚，对大鼠和犬可诱发肝癌。

参 考 文 献

1. 黄丽贞，等. 辽宁中医药大学学报，2015，17（2）：85.

2. 缪晓平，等. 中国调味品，2010，35（8）：58.

3. 李伟，等. 中国调味品，2008，33（1）：24.

红 豆 蔻

【别名】 红蔻，良姜子。

【来源】 为姜科植物大高良姜 *Alpinia galanga* Willd. 的干燥成熟果实。

【性味】 辛，温。

【功能主治】 散寒燥湿，醒脾消食。用于脘腹冷痛，食积胀满，呕吐泄泻，饮酒过多。

【主要成分】 果实含 1′-乙酰氧基胡椒酚乙酯（1′-Acetoxychavicolacetate）、1′-乙酰氧基丁香酚乙酯（1′-Acetoxyμgenolacetate）。挥发油中含 Δ^3-蒈烯（Δ^3-Carene）、6-甲基庚烯-5-酮-2、1,8-桉叶素（1,8-Cineole）、芳樟醇氧化物（Linalool oxide）、芳樟醇、壬醛（n-Nonanal）、正丁酸反式己烯-2-酯（trans-2-Hexenyl-n-butyrate）、萜品烯-4-醇等 33 种成分。尚含萜类 Galanal A、Galanal B、Galanol actone 等。

【药理作用】

1. 抗溃疡作用 1′-乙酰氧基胡椒酚乙酯、1′-乙酰氧基丁香酚乙酯腹腔注射有明显的抗大鼠胃溃疡作用，抑制率分别为 20% ~77% 和 36% ~100%。

2. 抗真菌作用 1′-乙酰氧基胡椒酚乙酯对须发癣菌、絮状表皮癣菌、黑曲霉菌等 7 种皮肤真菌有明显活性。挥发油对革兰阳性菌、酵母菌和几种皮肤真菌有强抗菌性，萜品烯-4-醇作用最强。

3. 抗癌活性 1′-乙酰氧基胡椒酚乙酯、1′-乙酰氧基丁香酚乙酯腹腔注射，对小鼠腹水型肉瘤 S_{180} 有很强的抗癌活性，后者的毒性比前者低。估计其作用机制与亲核攻击有关。

4. 对平滑肌的作用 有报道 1′-乙酰氧基烯丙基苯酚乙酸盐对高浓度 KCl、5-HT 所致离体豚鼠回肠和血管收缩有抑制作用，但对组胺引起的气管收缩抑制作用较弱。

5. 其他作用 红豆蔻根茎对正常的和四氧嘧啶诱导的糖尿病家兔具有降血糖作用。红豆蔻挥发油、水煎液、去挥发油水提液中的成分对胃实寒证大鼠胃黏膜有不同程度的保护作用。

【临床应用】

1. 腹痛体冷，呕沫，不欲食 服用红豆蔻丸（红豆蔻、桂心、白术、当归、人参、附子、白豆蔻、干姜、陈橘皮、川椒等），以生姜汤送下。

2. 风寒牙痛 红豆蔻研末，取少许搐鼻中，并擦痛牙上。

3. 胃脘痛 红豆蔻、香附、生姜各 9g，每日 1 剂，水煎，分 2 次服。

参 考 文 献

1. Akhtar M S，等. 国外医药：植物药分册，2004，19（3）：116.

2. 柳俊辉，等. 中国实验方剂学杂志，2013，19（5）：225.

3. 黄燕琼，等. 中国实验方剂学杂志，2014，20（5）：161.

山　奈

【别名】　三奈子，沙姜。

【来源】　为姜科植物山奈 *Kaempferia galanga* L. 的干燥根茎。

【性味】　辛，温。

【功能主治】　行气温中，消食，止痛。用于胸膈胀满，脘腹冷痛，饮食不消。

【主要成分】　根茎含挥发油，内有对 - 甲氧基桂皮酸乙酯、桂皮酸乙酯、对 - 甲氧基苏合香烯（p - Methoxystyrene）、龙脑（Borneol）、莰烯（Camphene）、蒈烯 - 3（Carene - 3）等。尚含黄酮类山奈酚（Kaempferol）、山奈素（Kaempferide）及蛋白质、淀粉、黏液质等。

【药理作用】

1. 抑菌消炎作用　山奈根煎剂在试管内对许兰毛癣菌及其蒙古变种、共心性毛癣菌、蓝色毛癣菌等 10 种常见致病真菌均有不同程度的抑制作用。山奈酚对实验动物有消炎作用及维生素 P 样活性，其效力与槲皮苷相似，而较山奈苷为差。此外，山奈酚能够抑制肥大细胞介导的炎症反应，其原因是抑制 NF - κB 信号通路相关蛋白的活化，抑制相关炎症介质的释放，进而发挥其抗过敏炎症反应的药理作用。

2. 免疫功能增强作用　用小鼠实验，分为生理盐水组、山奈酚组。结果山奈酚组可使正常小鼠的炭粒廓清速率较生理盐水组增加33%，对正常小鼠溶血素的产生可能也有一定作用，并可使环磷酰胺所致免疫功能低下小鼠的溶血素水平恢复正常。对绵羊红细胞致敏的正常小鼠迟发性过敏（DTH）反应有极显著的增强作用，并能使环磷酰胺引起免疫功能低下的 DTH 反应恢复正常。

3. 抗癌作用　反式对 - 甲氧基桂皮酸乙酯有细胞毒活性，能明显抑制人宫颈癌 HeLa 细胞集落形成。山奈挥发油可抑制裸鼠原位移植人胃癌细胞的增殖，诱导肿瘤细胞凋亡，并有可能通过抗血管生成而起到抑制转移的作用，与 5 - Fu 合用有协同增效作用。山奈酚可抑制人前列腺癌 PC - 3 细胞增殖，降低增殖细胞核抗原（PCNA）及血管细胞黏附分子 1（VCAM - 1）的表达水平，诱导 PC - 3 细胞阻滞于 S 期及 G_2/M 期，但山奈酚对 PC - 3 细胞凋亡无影响。

4. 杀虫作用　山奈热水提取物可杀灭犬犬弓蛔虫。

【临床应用】

1. 心腹冷痛　山奈、丁香、当归、甘草等份，为末，醋糊丸，梧桐子大。每服 30 丸，酒下。

2. 感冒食滞、胸腹胀满、腹痛泄泻　山奈 15g，山苍子 6g，南五味子根 10g，乌药 4.5g，陈茶叶 3g，研末，每次 15g，开水泡或煎数沸后取汁服。

参 考 文 献

1. 周运江，等. 药学学报，2015，50（6）：702.

2. 仇炜，等. 中国药理学通报，2011，27（4）：553.

大　蒜

【别名】　胡蒜，独头蒜。

【来源】　为百合科植物大蒜 *Allium sativum* L. 的鳞茎。

【性味】　辛，温。

【功能主治】 解毒消肿，杀虫，止痢。用于痈肿疮疡，疥癣，肺痨，顿咳，泄泻，痢疾。

【主要成分】 大蒜含挥发油（主要为含硫化合物）、氨基酸、蛋白质、酶类、糖类、脂肪等。挥发油主要有效成分大蒜素（Allicin）性质不稳定，易转化为二烯丙基一硫化合物（DAS）、二烯丙基二硫化合物（DADS）、二烯丙基三硫化合物（DATS，大蒜新素）。氨基酸有蒜氨酸（SACS）、S-烯丙基半胱氨酸（SAC）、S-丙烯丙基巯基半胱氨酸（SAMC）。尚含 γ-谷氨酰酞、大蒜制菌素（Allistatin）和大蒜配糖体（Glucorninol）、硒、锗及维生素 A、维生素 B、维生素 C 等。

【药理作用】

1. 抗病原微生物作用 大蒜被称为"天然广谱抗生素"，大蒜辣素、大蒜汁、大蒜浸出液有很强的杀菌力，对葡萄球菌、脑膜炎双球菌、肺炎双球菌、链球菌、白喉杆菌、绿脓杆菌、痢疾杆菌、百日咳杆菌、伤寒杆菌、炭疽杆菌、结核杆菌、幽门螺旋杆菌、霍乱弧菌等多种球菌、杆菌均有抑菌和杀菌效果，而且不易产生耐药性。纸片法显示 $2\mu L$ 大蒜油对金黄色葡萄球菌、腐生葡萄球菌、肺炎球菌、军团杆菌、大肠埃希菌、福氏痢疾杆菌、铜绿假单胞菌、奇异变形杆菌、伤寒沙门杆菌、EL-Tor 型霍乱弧菌均有较强抑制作用，并且对新型隐球菌、青霉菌、裴氏着色真菌、申克孢子丝菌的最小抑菌浓度（MIC）和最小杀菌浓度（MBC）相同，均为 $6.25\mu g/mL$，对白色念珠菌和熏油曲霉菌的 MIC 为 $6.25\mu g/mL$，MBC 为 $100\mu g/mL$，对总状毛霉菌的 MIC 为 $50\mu g/mL$。大蒜制剂对青霉素、链霉素、氯霉素、金霉素耐药的细菌仍敏感，对深部或浅表真菌均有抑制作用。大蒜油抑制霉菌的最低有效浓度大致与二性霉素 B 相当。其抑菌原理是这些蒜辣素食后进入人体时，能与细菌的胱氨酸反应生成结晶状沉淀，有力地破坏细菌所必需的硫氨基中的 SH 基，危及细菌的代谢，从而破坏细菌的繁殖和生长。大蒜对病毒、阿米巴原虫、阴道滴虫、蛲虫等均有抑制杀灭作用。大蒜 G0889 对人类免疫缺陷病毒 1 型（HIV-1）50% 抑制浓度（EC_{50}）为 0.19%，最高保护率达 94.76%，治疗指数（TI）为 5，对单纯疱疹病毒（HSV-1、HSV-2）、腺病毒（ADA3、ADA7）、柯萨奇病毒（COXB5、COXB6）的治疗指数达 8-19。大蒜素在 $2.5\sim7.5\mu g/mL$ 时可抑制肠道病毒（BV3、ECHO11）的活性。大蒜素对巨细胞病毒、柯萨奇病毒、疱疹病毒、流感病毒等有抑制效应。大蒜浸液对阿米巴原虫、阴道滴虫等有抑杀作用。鲜大蒜汁、大蒜提取液分别在 $0.39mg/mL$ 和 $3.12mg/mL$ 对幽门螺旋杆菌有明显抑制作用。

2. 抗肿瘤作用 大蒜对胃癌、结肠癌、乳腺癌、肺癌、肝癌等肿瘤细胞增生均有抑制作用，其作用与硫化物有关。DAS、DADS、DATS 在 $100\mu mol/L$ 浓度时能明显抑制肿瘤细胞增生，诱导肿瘤细胞凋亡，对正常细胞无此作用。饲以新鲜大蒜的雌小鼠，可完全抑制乳腺瘤之发生。天然蒜油对肝癌腹水型及实体型均有显著延长小鼠生命的作用。腹腔或瘤体内注射 $50\sim100mg/kg$，对动物多种实体肉瘤均有显著抑制作用。腹腔注射大蒜浸出液，对小鼠艾氏腹水癌有一定效果，大蒜粗提物对大鼠腹水瘤的癌细胞具有抗有丝分裂作用。体外用 DATS 处理的 BGC_{823} 胃癌细胞，可直接损伤瘤细胞染色体结构，诱导 G_1/S 期阻滞和细胞凋亡。对鼻咽鳞癌、鳞状上皮癌、肺小细胞未分化癌均获疗效。SACS 能抑制人体对含硫基化合物竞争性结合亚硝酸盐，阻断亚硝胺合成，有防治消化道癌症的作用。生大蒜和大蒜素对人体胃癌细胞均有明显的杀伤作用。体外实验证明，大蒜液的抗癌作用可能主要是由于间接或直接损伤癌细胞的遗传物质的载体——染色体结构，由于染色体的退行性改变从而导致癌细胞核的退行性改变，最终引起癌细胞死亡。大蒜也有抑制蔬菜腌制中产生的致癌源亚硝胺的作用。腹腔注射大蒜素 $25mg/(kg\cdot d)$ 和 $40mg/(kg\cdot d)$，连续 5 天，对小鼠 S_{180} 抑制率分别为 32.18%、58.52%；大蒜素组小鼠 NK 活性为 51.32%，对照组为 44.22%，差异不明显，表明大蒜素可有效抑制 S_{180} 的生长。$10\mu g/mL$ 大蒜素与 $25\mu g/mL$ EGF（表皮生长因子）共育 12 小时后，大蒜素有明显抑制 EGF 刺激人肝癌细胞 EGFR（表皮生长因子受体）表达的作用。体外实验表明，大蒜素 $0.015\mu g/mL$，5 天，对外源性结肠癌细胞突变有显著抑制作用。在荷胃癌 SGC-7901 裸鼠模型上，分别于荷瘤后第 7、14 天，用 $20g/L$ 的大蒜素 $0.1mL$ 和 PBC $0.1mL$ 对瘤体进行局部治疗，每 2 日 1 次，共治疗 6 天，结果表明大蒜素可抑制胃癌细胞生长。研究表明，大蒜油对肿瘤细胞的抑制是通过影响 p53、p21 的表达水平实现的。大蒜油在 $20\sim50\mu g/mL$ 时作用 6 小时后，可诱导人早幼粒白血病 HL_{60} 细胞表现出典型细胞凋亡特征。大蒜油 $100mg/kg$ 腹腔注射，1 日 1 次，连续 3 天，可使小鼠腹水型宫颈癌细胞及其 DNA 聚合酶 α 活性降低，表明大蒜油可通过阻滞癌细胞 DNA 的合成和复制以抑制癌细胞的增殖。

3. 保护心脑血管作用

（1）抗血小板聚集作用：蒜烯能抑制由 AA、ADP 和肾上腺素、胶原、腺苷、钙离子导入剂 A_{23187} 诱导血小板聚集，认为此作用与改变 AA 代谢有关。有报道，烯丙基三硫化合物有良好抗血小板聚集作用，$CH_3SO_2CH_2SSPh$ 是活性结构单位。甲烯丙基三硫化合物（ATMS）能抑制 PGE_2 的生成，从而抗血小板聚集。

（2）降血脂作用：大蒜精油对喂饲胆固醇（0.5g/kg）所致家兔胆固醇血症和高甘油三酯血症血脂的降低以及维持 α/β 脂蛋白正常水平有明显作用。对高胆固醇饲养大鼠给予 SACS 能有效逆转高血脂、动脉粥样硬化。大蒜抑制动脉粥样硬化发展的主要成分为蒜油，给大鼠服用水溶性提取物，可降低蛋白和脂质水平。

（3）降血压作用：大蒜乙醇提取物可降低自发高血压大鼠的血压。高血压犬服大蒜制剂后血压明显下降，接近正常。静注大剂量新鲜蒜汁，对麻醉猫可引起轻微而短暂的降压作用。降压作用主要是因其具有拟胆碱样作用，而对血管平滑肌的影响十分微小。大蒜加工品 Alitid 具有减慢心率，增强心收缩力和扩张末梢血管的作用。大蒜酒精提取物溶于氯仿的部分对离体蛙心有轻度兴奋作用，对麻醉猫有轻度升压作用。

（4）缺血再灌注损伤：大蒜素通过清除氧自由基、抑制钙超载、抗炎及改善微循环变化等作用对缺血再灌注损伤具有一定的保护作用。

4. 清除自由基与抗氧化作用　硒元素是谷胱甘肽过氧化酶主要成分，抗氧化能力比维生素 E 高 500 倍，对细胞膜有保护作用。大蒜及水溶性提取物含硒蛋白和含硒多糖，对羟自由基（·OH）和超氧阴离子自由基（O_2^-·）有较强清除能力，还可阻止体内过氧化反应及产生自由基。陈蒜提取物浓度为 0.15%，抑制脂质过氧化率为 30.7%。SACS 有显著抗氧化活性，优于人参，是良好的羟自由基清道夫。SAC 可保护肺动脉内皮细胞由 H_2O_2 引起损伤，抑制 LDH 释放，抑制脂质过氧化物生成。SAC、SAMC 均显示对自由基的清除作用。大蒜素对 CCl_4 诱发大鼠肝损伤引起 GPT 和 MDA 升高有抑制作用，与其抗氧化活性抑制脂质过氧化物对膜结构损伤有关。

5. 对代谢的影响　25g 大蒜汁喂饲家兔做葡萄糖耐量试验，测得大蒜组的最大血糖下降百分率为（12.4 ± 1.2）%，蒸馏水组则为（1.8 ± 0.5）%，提示大蒜对控制血糖有明显效果。给四氧嘧啶所致糖尿病大鼠口服 SACS，对糖尿病的改善程度相当于格列苯脲和胰岛素。SACS 能显著增加小鼠体液中肾上腺素和去甲肾上腺素含量，间接产生对糖代谢和胰岛素的拮抗作用。

6. 对免疫作用的影响　大蒜可提高试验动物的非特异性免疫能力和细胞免疫功能。大蒜注射液能升高患者淋巴母细胞转化率及玫瑰结反应，表明其有促进机体免疫功能作用。大蒜素能明显调节机体的细胞免疫功能，该药理作用可能与大蒜素能够上调细胞内 Toll 受体 4（TLR - 4）、髓样分化因子 88（MyD - 88）的表达水平密切相关。

7. 对消化系统作用　能促进胃液分泌，促进对维生素 B 族的吸收，增进食欲，并可护肝。大蒜素对亚硝酸钠所致小鼠肝损伤有防护作用；大蒜素 10mg/kg 灌胃 14 天，每日 1 次，能明显逆转四氧嘧啶糖尿病小鼠肝抗氧化功能，NO 和肝糖原含量显著降低。

8. 镇咳作用　大蒜油对小鼠因吸浓氨水引起的咳嗽有明显的抑制作用，能明显延长咳嗽潜伏期，减少咳嗽次数。

9. 其他作用　大蒜素对人及大鼠、田鼠的精子具有抑灭作用，浓度在 0.75% 时，20 秒内抑灭精子。乙醇提取物可兴奋子宫，并能加强雌二醇对子宫的兴奋作用。改善慢性铅中毒症状。大蒜中提取的有机硫化物能促进小鼠海马神经元功能，SAC 能提升有学习效应的轴索分支神经的功能。1994 年法国研究报告称，大蒜浸膏似能延缓老年性痴呆鼠的大脑退化，维持鼠脑中 5 - 羟色胺的正常运作，而 5 - 羟色胺系统功能失常，会导致沮丧、忧郁等症状出现。大蒜植物杀菌素可促进家兔与大鼠感染性创伤的肉芽形成及上皮增生，使化脓消除，创面由灰白色逐渐转变为玫瑰红色。大蒜能使感染性创伤家兔 RNA 与 DNA 的含量增加。

【体内过程】^{35}S 标记大蒜素对小鼠静注，10 分钟后可分布到各脏器达到最高浓度，30 分钟后排出体外；口服吸收率也高。4 小时后达最高浓度，24 小时后排出体外。主要分布在肠、肺、肝、心、脑等脏器及血液、脂肪中。大部分从小便排出，小部分从呼吸道或大便排出。体内不易蓄积。

【临床应用】

1. 百日咳　去皮大蒜 60g，切碎，加冷开水 300mL，浸 10 小时，滤取浸液，加适量白糖溶解后备用。5 岁以上每次 15mL，5 岁以下减半，每 2 小时服 1 次。治疗 201 例，治愈 170 例，占 84.6%，咳嗽减轻者 20 例，占 10.0%，总有效率 94.6%。

2. 阿米巴痢疾　每日口服紫皮大蒜 1 头，连服 7 天；另用 10% 大蒜液 70～100mL 灌肠，每日 1 次，共 6 次。治疗 100 例，治愈率为 88%，平均 2 天大便转阴。

3. 斑秃　红皮大蒜汁 3 份，甘油 2 份（重症为 3∶1），搅匀后外擦患处，每日 2～4 次，并内服补气养血药。治疗 856 例，17～46 天治愈，效果较好。

4. 高脂血症　大蒜油胶丸，每次 2～3 丸，每日 3 次口服（1 日总量为 0.12g，相当于生药 50g），30 天为 1 疗程。治疗 274 例，降脂疗效确切，并具有升高高密度脂蛋白胆固醇、降低血浆纤维蛋白原含量等作用。

5. 急性肾炎　紫皮大蒜 250g 去皮，成熟西瓜 1 个（3～4kg），在西瓜上开一个三角形口，将去皮大蒜塞入瓜内，复盖瓜皮。然后削掉西瓜硬皮，将瓜蒸熟后，1 日分次食完。硬皮煎汤作茶。治 21 例，痊愈 14 例，好转 5 例，无效 2 例，总有效率为 90.5%。

6. 流脑、乙脑　用 10% 大蒜蒸馏液（加 0.5% 普鲁卡因稀释）肌注，治疗普通型流脑 84 例，全部治愈。每天服大蒜 5g 以预防流脑，观察 1775 例，服药 4 天后带菌阳性率由 15% 下降到 1.3%，每天服 10g，4 天后全部带菌者均转阴。大蒜液静滴治疗乙脑也有较好疗效。

7. 霉菌感染　10% 大蒜注射液加入葡萄糖水中静滴，或以 10% 大蒜糖浆口服治疗各种霉菌感染 20 例，显效 14 例，有效 5 例，无效 1 例。以大蒜液（大蒜剥皮，用沸水浸泡 1～2 小时）100mL，每日 3 次，饭后服，用药 1 周，复查痰无霉菌生长者继续口服 1 周以巩固疗效。

8. 肺念珠菌病　用 10% 大蒜液 20mL，雾化吸入，每日 2 次，连续用药至症状消失。

9. 小儿真菌肺炎　对 1 岁小儿，每日用生大蒜 6～9g，捣碎后用沸水 60mL 浸泡 1 小时，分数次口服。其他年龄酌情增减。同时配以支持疗法。治疗 28 例，7～18 日后均痊愈。

10. 深部真菌感染　大蒜素注射液 60mg/d，稀释至 500mL 5% 葡萄糖或 0.9% 氯化钠注射液中，缓缓滴注，疗程 7～14 天。深部真菌感染 23 例，治疗痊愈 13 例，显效 4 例，进步 3 例，无效 3 例，痊愈率 56.5%，有效率 73.9%。

11. 浸润性肺结核　大蒜 15g，去皮后放入锅内蒸至不辣为度，1 日内分次吃完，同时配用异烟肼每日 300mg，两个月为 1 疗程。中毒症状明显者加服抗痨汤（生地黄、玄参、北沙参、板蓝根、侧柏叶、夏枯草）。治疗 19 例化疗无效者，显效 74%，有效 21%，无效 5%；其中伴空洞 12 例，闭合 6 例，缩小 5 例，无效 1 例。

【毒副作用】　大蒜油小鼠口服、腹腔注射、静注的 LD_{50} 分别为 600mg/kg、120mg/kg、70mg/kg，大鼠口服的 LD_{50} 为 65.3mg/kg。本品毒性甚低，但局部刺激性较强，肾脏病人慎用。过多摄入大蒜可引起红细胞溶解而出现贫血，大蒜注射液长期同一部位静脉注射可导致静脉炎。

参 考 文 献

1. 小达瓦. 西藏大学学报，2007，22（3）：118.

2. 李慧，等. 卫生研究，2012，41（1）：88.

3. 管军，等．中国中西医结合杂志，2004，24（6）：505.

4. 陈佳敏，等．中国现代应用药学，2015，32（3）：261.

5. 侯均，等．时珍国医国药，2006，17（5）：823.

6. 蒋校文，等．北京口腔医学，2013，21（3）：162.

第九章 开 窍 药

凡以通关开窍、苏醒神志为主要功效的药物，称为开窍药。开窍药多具辛香走窜之性，主要用于热陷心包或痰浊阻蔽清窍所致的神昏证及惊痫、中风等病出现卒然昏厥之证。多见于现代医学中枢神经系统的多种疾病，如急性感染性疾病，特别是颅内感染所致之高热惊厥、神昏谵语、癫痫、急性缺血性或出血性脑血管意外以及冠心病心绞痛、心肌梗死等病症。开窍药大多性温，味辛，芳香，善于走窜，皆入心经。本书介绍的开窍药有麝香、冰片、苏合香、蟾酥。

开窍药主要有以下药理作用：

1. 对中枢神经系统的作用 麝香、冰片等开窍药能兴奋中枢神经系统而有开窍醒神效果，有些药物还能促进大鼠颈上神经节雪旺细胞的分裂和生长，有助于恢复中枢神经系统功能。

2. 对心血管的作用 麝香、冰片、苏合香等有扩张冠脉血管，增加冠脉血流量，改善心肌缺血，降低心肌耗氧量等作用，对心绞痛有缓解作用。

此外，部分开窍药尚有抗炎、抗感染、解热等作用。

麝 香

【别名】 当门子。

【来源】 为鹿科动物林麝 *Moschus berezovskii* Flerov、马麝 *Moschus sifanicus* Przewalski 或原麝 *Moschus moschiferus* Linnaeus 成熟雄体香囊中的干燥分泌物。

【性味】 辛，温。

【功能主治】 开窍醒神，活血通经，消肿止痛。用于热病神昏，中风痰厥，气郁暴厥，中恶昏迷，经闭，癥瘕，难产死胎，胸痹心痛，心腹暴痛，跌扑伤痛，痹痛麻木，痈肿瘰疬，咽喉肿痛。

【主要成分】 含麝香酮（Muscone）约 0.5% ~ 2%，是麝香中的主要活性物质和香气成分，现已能人工合成。大环化合物类还有麝香醇（Muscol），降麝香酮（Normuscone）和麝香吡啶（Muscopyridine）等 15 种化合物。从其水溶性提取物中分离得到 Musclide – A$_1$。尚含雄甾烷衍生物、蛋白质、氨基酸、肽类和胆固醇、碳酸钙、磷酸钙等。

【药理作用】

1. 对中枢神经系统的作用

（1）对神经系统的作用：天然麝香酮和人工麝香酮均能直接作用于神经系统而发挥作用，这种作用为双向性，即小剂量兴奋，大剂量抑制。小鼠腹腔注射麝香 25mg/kg、50mg/kg、100mg/kg，人工麝香酮、天然麝香酮 0.02 ~ 0.05mg/kg 或天然麝香 2mg 均能缩短环己巴比妥钠或戊巴比妥引起的睡眠时间。与上述结果相反，人工麝香酮及天然麝香酮 100 ~ 500mg/kg 和天然麝香 1g 则反使戊巴比妥钠引起的小鼠睡眠时间延长。缩短或延长睡眠的效果均以人工麝香酮为最弱。近有实验表明，给清醒兔静脉或侧脑室注射麝香，先引起行为躁动的皮层脑电短时去同步，后则见波幅增高，前额区出现高压复合波群，波幅高而维持时间长，而兔却安静，清醒警戒而毫无困倦和睡眠表现，也不引起惊痫和抽搐，这种脑电与行为的分离现象机制虽不明，但却与中医既用麝香"镇静安神"，又用其"醒脑"颇为相符。麝香与一般中枢兴奋药不同。5 ~ 100mg/kg 麝香腹腔注射，可抑制正常小鼠的自发活动，并呈量效关系。小鼠灌胃人工麝香亦能明显抑制由戊四唑引起的惊厥。小鼠腹腔注射麝香 25mg/kg，能降低中枢兴奋药苯丙胺中毒小鼠的死亡率，而50mg/kg、100mg/kg则增加苯丙胺中毒小鼠的死亡率。麝香对中枢神经系统兴奋或抑制调节作用的发挥可能与机体的机能状态和药物剂量有关，也可能受动物种属、药品制剂的影响，确切的作用还有待进一步研究。

（2）对脑电图及行为的影响：对于戊巴比妥钠麻醉的兔，静注和侧脑室注入麝香也可迅速引起脑电改变，继之使动物苏醒，表明麝香能直接作用于大脑皮层而有唤醒作用。

（3）耐缺氧作用：麝香具有提高中枢耐缺氧能力、抗脑组织损伤作用。小鼠腹腔注射麝香注射液，能明显延长在常压缺氧环境中的存活时间。脑电图和心电图同步记录显示，腹腔注射麝香注射液80mg/kg，能显著延长大鼠急性呼吸停止后脑电图的存在时间，表明麝香能提高中枢耐缺氧能力，对缺氧性脑损伤有保护作用。

（4）抗痴呆及对脑损伤的保护作用：采用大鼠可逆性大脑中动脉梗死模型，通过脑梗死区脑组织含水量、脑梗死体积的测定，神经细胞组织病理学的观察，证实麝香对大鼠实验性脑缺血神经元损伤具有保护作用。有人采用D-半乳糖腹腔注射造成小鼠拟痴呆模型，观察麝香酮对小鼠学习记忆的影响。结果表明：麝香酮可明显拮抗痴呆小鼠的学习记忆功能减退（水迷宫法），并可升高其血清SOD活力，降低脑组织中升高的MDA含量，抑制MAO活力。麝香酮可以改善实验动物的大脑缺血与缺氧，使单胺类递质的分解减少，延缓痴呆造成的大脑神经递质紊乱，改善中枢神经系统的功能，从而具有一定的抗痴呆作用。另有实验表明，麝香对冷冻所致大鼠实验性脑水肿有保护作用，经对脑组织含水量测定和脑细胞超微结构观察，发现麝香能减轻脑水肿程度。麝香注射液对大鼠大脑中动脉梗死/再灌流引起的神经元损伤也有明显保护作用，能抑制脑组织损伤，减轻脑水肿，促进神经功能恢复。另观察表明中风初期，以麝香为主药的急救药对几种低或无氧性脑损伤和缺血性脑组织障碍也有保护作用。小鼠给药后进行KCN诱发昏睡、生存时间、断头后呼吸时间及颈动脉结扎后生存时间等实验，结果显示，麝香对脑缺血引起的脑损伤有保护作用，其醒脑开窍作用可能与改善大脑血流作用有关。

2. 对心血管系统的作用

（1）对心脏的作用：麝香有明显的强心作用，能使动物心脏收缩振幅增加，心肌功能亢进，但对心率一般无影响。根据实验报道，麝香酮虽无强心作用，而麝香的水溶性提取物Musclide具有强心作用，进一步从麝香中分离到的Musclide-A_1，有比Musclide和麝香更强的强心作用，Musclide-A_1和Musclide均能激活豚鼠心肌中蛋白激酶C。麝香对由于血栓引起的缺血性心脏障碍有预防和治疗作用。

用10mg/mL麝香生理盐水混悬液，以30mg剂量，亦使离体蛙心心肌收缩增强一倍，而对心率无影响。离体兔心给药0.3~0.5mg剂量，可使心肌收缩振幅增加50%。

（2）对冠脉血流量的影响：麝香对实验动物冠状动脉血流量的影响，往往因实验条件不同而异，有的实验结果使冠脉流量增加，有的则未见增加，麝香酮的实验，亦未获得一致的结果。有人报道，用丙二醇、羊毛脂或聚乙烯醇配成各种浓度的乳剂，均未能见到豚鼠离体心脏冠脉流量增加。但用麝香酮3mg/kg的剂量静注可使犬的冠脉流量增加34.8%~56.1%，流量增加达半小时之久。

（3）对血压和血管的影响：1%麝香酊0.02mg/kg，可使血压上升及呼吸次数增加。人工麝香酮及天然麝香酮0.06~6μg/kg静注，对犬血压和呼吸无明显影响，但对猫有升压作用，同时其呼吸频率及振幅也有增加，这一作用以人工麝香酮为弱。猫静注麝香1mg/kg，能使血压下降，心率增快，呼吸次数及深度增加。麝香注射液静脉注射对正常犬和冠状动脉前降支结扎的犬血压均无明显降低作用。麝香对猪离体冠状动脉和兔胸大动脉上平滑肌无直接作用。

3. 对血液系统的作用　麝香具有抗血小板聚集作用。对细菌内毒素诱发的弥漫性血管内凝血，麝香甲醇提取物有抑制血小板减少、血小板聚集及抗凝血酶的作用。麝香酮能溶解家兔的红血球，用麝香酮处理后的血小板凝集率明显下降，并与药物浓度有关，一次腹腔注射麝香酮100mg/kg能明显降低ADP诱导的血小板聚集率，麝香酮能影响血小板收缩蛋白功能，使血浆凝块不能正常收缩，明显缩短家兔血凝时间。2mg/kg的麝香对缺血性心脏障碍大鼠血小板数的减少有显著的抑制作用，可使纤维蛋白原液的凝固时间延长，有抗凝血酶作用，并有弱的血小板凝集抑制作用。正常大鼠静注麝香水剂0.59mg/kg，能使血浆 cAMP 含量增加，以给药后 15 分钟为最明显，作用可维持 2 小时。

4. 雄性激素样作用 麝香酮及麝香所含多种雄甾烷衍生物均可使去势大鼠前列腺和精囊腺重量增加，提示具有雄性激素样活性。小鼠肾酯酶的诱导实验也表明，其所含的睾丸酮中间代谢产物具有颇类似于睾丸酮的激素样效果。

5. 抗炎作用 实验表明，麝香对炎症病理发展过程的血管通透性增加期、白细胞游走期和肉芽形成期三个阶段都有影响。麝香水浸出物对小鼠毛细血管通透性增加有明显的抑制作用，其强度为芦丁的 3 倍或水杨酸的 40 倍。麝香、蟾酥及牛黄三种药物合用时，有明显的协同作用。麝香总水剂腹腔注射、麝香 -65 与麝香 -51 静注对小鼠巴豆油引起的耳部炎症的抗炎作用为氢化可的松的 6 倍。麝香一号静脉给药对巴豆油所致小鼠耳部炎症有明显抑制作用，IC_{50} 为 0.64mg/kg，其作用为氢化可的松的 36 倍。体外试验表明，麝香能抑制豚鼠白细胞游走，其作用强度为水杨酸的 10 倍，氢化可的松的 20 倍。另有报道，从麝香分离出分子量约为 1000 的多肽，对豚鼠白细胞游走的抑制强度约为氢化可的松的 40 倍。大鼠甲醛 - 滤纸片法实验表明，麝香混悬液对炎症晚期形成的肉芽肿抑制作用较弱，仅为醋酸可的松的 1/10。但对大鼠巴豆油性肉芽肿，麝香乳剂每只 1~2mg 皮下注射有明显的抑制作用。

麝香的抗炎成分为多肽类物质，该成分经胰蛋白酶水解后会失去活性。切除垂体后，麝香的抗炎作用还存在；切除肾上腺后，麝香的抗炎作用消失。说明本品的抗炎作用与肾上腺有关，与垂体无关。同时麝香又可降低大鼠肾上腺内维生素 C 的含量，提高外周血中皮质酮的含量，也提示麝香的抗炎与增强肾上腺皮质功能有关。麝香还能通过抑制环氧化酶和脂氧化酶的活性，抑制前列腺素的合成，减少白三烯 B_4 等致炎物的产生。此外，麝香所含水溶性精蛋白能明显抑制中性白细胞生成血小板活化因子及溶酶体释放，这些也可能涉及其抗炎作用的机理。麝香水溶物中分离出的有效成分麝香 - I 的抗炎实验研究表明，麝香 - I 可明显减少中性白细胞 PAF 的生成，抑制对乙酰转移酶活性，降低细胞内钙水平。麝香 - I 可抑制中性白细胞 PAF 的生成及乙酰辅酶 A 依赖的乙酰转移酶活性，可能是麝香抗炎的机理之一。另一实验表明，麝香 - I 可使中性白细胞超氧阴离子生成量增加，使葡萄糖苷酸酶和溶菌酶释放量降低。所以抑制溶酶体的释放可能也是麝香抗炎作用的机制之一。

6. 抗早孕和抗着床作用 天然麝香对妊娠大鼠、家兔或流产后豚鼠的离体子宫有明显的兴奋作用。可促使子宫收缩力逐渐增强，节律增快，对妊娠后期家兔的子宫作用更为明显。人工合成麝香酮有类似的效应，小鼠每日皮下注射麝香酮 20mg 可致抗着床和抗早孕作用，且孕期越延长，抗孕作用越强。麝香酮阴道给药后在子宫和卵巢中的分布量比其他途径给药有显著增加，并且孕鼠比未孕鼠更明显。表明麝香酮对妊娠子宫作用更显著，同时表明阴道给药为抗早孕的最佳给药途径。

7. 抗肿瘤作用 体外实验表明，麝香、人工或天然麝香酮，对某些动物瘤细胞如艾氏腹水癌、肉瘤 S_{180} 细胞等有杀灭作用，并能抑制其细胞呼吸。采用体内埋藏法观察麝香对接种乳腺癌实体瘤的 BALB/C 小鼠影响，观察动物的生存期，肿瘤增长情况，并测定 NK 活性、血 IR - 2P 及淋巴细胞转化率（T - TR）等免疫检测指标。实验结果表明：麝香用于治疗肿瘤不仅有延长生命、缩小肿瘤的作用，而且还能提高机体的免疫功能。TS - 814 为合成化合物单体，系天然麝香的抗肿瘤有效成分。以麝香 207（$C_{12}H_{17}NO_2$）作为中药抗肿瘤制剂的主要成分，既起着选择性抑制肿瘤细胞的作用，又能起到引药透达全身，穿透病所的促渗透作用。

8. 对免疫调节的作用 麝香水溶性蛋白对体液免疫和细胞免疫有增强作用。实验证明，麝香肽 SX15 和 SX32 能促进活化的淋巴细胞因子刺激后的巨噬细胞表面 CD80 上调，同时也能够上调 IL - 10 分泌，与避免过度免疫应答可能有关。

9. 其他作用 麝香 200mg/kg 灌胃，对大鼠乙酸性慢性胃溃疡的愈合有明显促进作用。麝香能抑制幽门结扎大鼠的溃疡形成，并能抑制胃液分泌，但麝香酮和尿囊素无此作用。此外麝香还有抗蛇毒、抗组胺、抗菌、解热、舒张支气管等作用。

【体内过程】 小鼠灌胃和静脉注射，^3H - 麝香酮均能迅速透过血脑屏障，进入中枢。小鼠麝香酮单次灌胃吸收相的 $T_{1/2}$ 为 12.6 分钟，单次静脉注射分布相的 $T_{1/2}$ 为 1.4 分钟。^3H - 麝香酮在体内吸收快，分布广，能迅速分布到有关组织。大鼠口服麝香酮后在体内的时间－血浆浓度过程为二室模型，吸收相的 $T_{1/2}$ 为 0.42 小时，消除相的 $T_{1/2}$ 为 1.53 小时。大鼠、兔、犬之间的药代动力学过程存在一定的种属差异。药物主要从肝、肾消除，肺也可能为排除途径之一。

【临床应用】

1. 冠心病　人工麝香含片（每片相当于麝香 4.5mg）治疗冠心病心绞痛 119 例。病人心绞痛发作或有发作先兆时，口含（少数病人吞服）1~2 片。用药后大部分患者在 5~10 分钟见效。对憋气的症状改善较好，缓解心绞痛的作用较硝酸甘油弱而缓慢。用人工麝香片口服共治疗 410 例心绞痛患者，对因冠脉机能不全及供血不足造成的气短和胸闷疗效较好，气雾剂较片剂为佳，能更好地减少疼痛次数。

2. 血管性头痛　治疗偏头痛及一般血管性头痛 25 例，一般为预防发作，少数在有先兆时含用，个别于病重时加用人工麝香酮注射液 1mg，每日 1~2 次，结果显效 4 例，好转 16 例，总有效率为 80%。

3. 肿瘤　应用麝香埋藏法或注射液注射，试治食管、胃、肝、结肠及直肠等消化道肿瘤，能改善症状，对早期及中期患者有一定近期疗效。

4. 避孕　对人流术后或月经干净后的 200 位妇女，在其石门穴位和臂部肌注麝香注射液（每毫升含生药 25mg）2mL、芫花注射液（每毫升含生药 2.5g）1mL 混合液 1 次。结果显效（1 次注药后 >3 年未受孕）66 例，有效（1 次注药后 >1 年未受孕）100 例，无效 34 例，避孕总有效率 83%。

5. 支气管哮喘　麝香 1~1.5g，研细末，紫皮蒜 10~15 头（视年龄、体型增减），捣成蒜泥；农历五月初五中午 12 点整，在患者第 7 颈椎至第 12 胸椎棘突宽 2.5~3.3cm 的脊背中线长方形区域内清洁皮肤后先撒敷麝香，再将蒜泥覆于麝香上，60~75 分钟后，清洗局部，涂以硼酸软膏，再覆以塑料薄膜，并以胶布固定。结果 184 例中，观察不满 2 年者共 72 例，近期控制 35 例，显效 23 例，好转 10 例，无效 4 例，近期总有效率 94.4%；随访 2 年以上 112 例，其中痊愈 46 例，显效 42 例，好转 19 例，无效 5 例，远期总有效率为 95.5%。

6. 白癜风　以 0.4% 麝香注射液作病灶区皮下分点注射，剂量依病区大小而定，每周 1 次，3 个月为 1 疗程，一般用 2~3 疗程，观察 78 例，总有效率 83.3%。

【毒副作用】　麝香水剂小鼠腹腔注射的 LD_{50} 为 331.1mg/kg。另有实验证明，麝香水提取物静脉注射小鼠的 LD_{50} 为 6g/kg；麝香酮小鼠静脉注射 LD_{50} 为 152~172mg/kg，腹腔注射为 270~290mg/kg。较大剂量麝香酮可使小鼠四肢伏倒、震颤、闭目、呼吸抑制而死亡。大鼠灌服麝香 60mg/kg，家兔灌服 62mg/kg，连续 15 日，或大鼠灌服麝香混悬液 2g/kg，连续 16 日，体重、血液、肝、肾均未见异常改变。大鼠腹腔注射 27.78mg/kg，体重、各脏器和血象均无变化，剂量加大 1 倍，可见肝、脾增大，边缘厚钝，病理组织切片未见异常。犬肌肉注射人工麝香酮注射液 400~800mg/kg，连续 14 日，结果所有动物食欲增加，行为自如，肝、肾功能和血象等均未发现异常。可见麝香和麝香酮毒性都很小。

参 考 文 献

1. 何玲玲. 中国医药导报，2010，7（29）：22.

2. 韩琳，等. 药学实践杂志，2014，32（3）：209.

3. 张壮，等. 中国中西医结合急救杂志，2007，14（6）：340.

4. 夏鑫华，等. 中国实验方剂学杂志，2009，15（2）：42.

5. 孙蓉，等. 中药新药与临床药理，2009，20（3）：197.

6. 曹芳芳，等. 心肺血管病杂志，2011，30（3）：241.

7. 刘志强，等. 中国煤炭工业医学杂志，2011，14（6）：875.

8. 张奇志，等. 中西医结合心脑血管病杂志，2008，6（5）：546.

9. 李海涛，等. 中国临床药理学与治疗学，2009，14（9）：1004.

10. 王志文，等. 时珍国医国药，2007，18（3）：584.

11. 章忱，等. 药学实践杂志，2007，25（5）：295.

12. 梁淑香，等. 现代中西医结合杂志，2011，20（2）：174.
13. 黄继升，等. 针灸临床杂志，2010，26（10）：13.

冰 片

【别名】 梅花冰片，龙脑香，脑子，梅片。

【来源】 天然冰片，为樟科植物樟 *Gnnamomum camphora*（L.）Presl 的新鲜枝、叶经提取加工制成。机制冰片（合成龙脑），为樟脑、松节油等用化学方法合成的加工制成品。

【性味】 辛、苦，微寒。

【功能主治】 开窍醒神，清热止痛。用于热病神昏、惊厥，中风痰厥，气郁暴厥，中恶昏迷，胸痹心痛，目赤，口疮，咽喉肿痛，耳道流脓。

【主要成分】 龙脑冰片中主要含有右旋龙脑（d - Borneol）；艾片主要含左旋龙脑（l - Borneol）；合成冰片含龙脑和异龙脑（Isoborneol），尚含少量桉树脂、左旋樟脑。

【药理作用】

1. 抗心肌缺血作用 离体豚鼠心脏灌流实验，冰片使冠脉流量明显增加。冰片对急性心肌梗死的麻醉犬能使冠状窦血流量增加，心率减慢，心肌耗氧量降低。龙脑和异龙脑能使小鼠心肌^{86}Rb 摄取率明显提高，说明能使心肌营养性血流量增加。冠心苏合丸可使实验性心肌梗死犬的冠窦血流量明显增加，明显降低心肌耗氧量。拆方研究表明，仅苏合香及冰片具有上述作用，其他药无效。此二药制成的苏冰滴丸具有显著的抗心肌缺血作用。此外，以冰片为主药之一的复方丹参片、速效救心丸、苏心丸等也均有良好的抗心肌缺血作用。另有研究表明，单味冰片对急性心肌梗死的麻醉犬产生与冠心苏合丸类似的作用，能使冠状窦血流量回升，减慢心率，降低心肌氧耗量。提示冰片有利于冠脉痉挛的防治，并可减轻缺血引起的心肌损伤。另有实验表明，由冰片和苏合香组成的苏冰滴丸对小鼠游泳所致的心肌缺血性亚微结构改变及垂体后叶素所致之心肌缺血损伤均有明显保护作用，苏冰滴丸还能直接对抗去甲肾上腺素或肾上腺素所致家兔离体主动脉条的收缩。

2. 促进神经胶质细胞生长作用 大鼠颈上神经节体外培养实验发现，以冰片、麝香为主要成分的牛黄醒脑注射液 2 号能明显促进该细胞的分裂和生长。单用冰片也有类似的效果，最佳浓度为 0.04%。

3. 改善血脑屏障通透性 冰片能提高磺胺嘧啶、庆大霉素等药物在大鼠脑内的浓度。家兔、大鼠灌服冰片后，能增强伊文思蓝对脑组织的着色；大鼠灌服冰片制剂后能明显提高庆大霉素在脑内的浓度，还能提高血清中庆大霉素的浓度。有研究表明，冰片有促进磺胺嘧啶在脑中分布的作用，可能与其延长分布半衰期有关。冰片对顺铂（DDP）透过血脑屏障具有促进作用。用 CT 动态扫描监测，兔灌服冰片后能增强水溶性造影剂泛影葡胺在脑内的 CT 值。均提示冰片有改善（提高）血脑屏障通透性的作用。有研究认为，冰片诱导的血脑屏障（BBB）开放与脑炎、脑外伤的病理性开放有质的区别，其开放为生理性开放，冰片对脑及 BBB 有一定的保护作用，其促血脑屏障开放不会引起脑的病理性损害。也有人认为，冰片提高血脑屏障通透性的作用，可能是冰片对血脑屏障结构的轻度损伤。但其结论还有待进一步研究。

4. 促进药物吸收作用

（1）提高某些药物体内生物利用度及血药浓度：有人研究冰片对四甲基吡嗪（TMP）（中药川芎的主要有效成分）药物动力学的影响。将大鼠分为单用 TMP 和合用冰片、TMP 两组，给药后不同时间点的血药浓度用气相色谱法测定，表明冰片能促进 TMP 的吸收，从而提高其血药浓度。另有实验将家兔分为单用川芎组和伍用冰片组，并用 GC - MSD 法测定川芎嗪血药浓度，证明冰片可促进川芎嗪的吸收。有研究表明，大鼠服用冰片后能明显提高利福平的血药浓度，显著增加药时曲线下（*AUC*）面积，可能是冰片能促进利福平在小肠的吸收所致。冰片与尼群地平合用后可促进后者在胃肠道的吸收。

（2）促透皮吸收作用：冰片可以促进皮质激素（曲安缩松、曲安奈德）、双氯灭痛、甲硝唑、氟脲嘧啶、水杨酸、川芎嗪等药的透皮吸收。研究发现，冰片的促进作用主要在角质层，可能是由于冰片改变脂质分子的排列和增加其流动性所致。另外，冰片还能增加完整皮肤及其去角质层皮肤的贮库效应。以上研究表明，冰片是一种有效的透皮促进剂，可见冰片在皮肤科有广阔的应用前景。

（3）其他促透作用：冰片能提高病毒一号滴眼液在眼部的生物利用度，促进病毒一号滴眼液中秦皮甲素滴眼液透过角膜进入前房，具有促渗作用，而且对其清除无明显影响。另外的一项研究应用兔角膜上皮细胞培养，并采用电子自旋共振方法测量细胞膜膜磷脂分子排列的有序性参数。实验结果提示，冰片可以使兔角膜上皮细胞的细胞膜的磷脂双分子层运动更加有序，角膜上皮细胞的通透性增强。其促透机理主要是由于冰片能改善角膜上皮细胞的通透性。冰片的上述作用可能是其广泛应用于眼科外用药的机理之一。

另有研究表明，冰片可以促进川芎嗪的鼻腔吸收，冰片浓度在 1.0g/L 时，川芎嗪的吸收速率最高。研究发现，一定浓度的冰片（0.12%）能显著促进胰岛素透过口腔黏膜的吸收。

5. 对中枢神经系统的作用　有研究表明，龙脑、异龙脑均能延长小鼠耐缺氧的时间，龙脑、异龙脑能显著延长戊巴比妥引起的小鼠睡眠时间，与戊巴比妥产生协同作用，异龙脑的这一作用尤为显著。这可能与异龙脑的脂溶性较大有关。另有实验表明，冰片等芳香开窍药能缩短戊巴比妥钠持续睡眠时间，表现出醒脑和兴奋作用，以冰片的作用为强。冰片还能延长苯巴比妥钠入睡时间。冰片可以对抗苦味素兴奋中枢神经的作用，延长惊厥法潜伏期，减少惊厥死亡率，起镇静抗惊厥作用，能延长小鼠耐缺氧存活时间。可见冰片对中枢神经兴奋性有双向调节作用，既能"镇静安神"，又有醒脑作用。

用大鼠脑挫裂伤模型，并采用免疫组化杂色技术，研究冰片对大鼠脑微血管内皮上 ICAM - 1 表达量的影响，结果表明，冰片不能诱导正常大鼠脑微血管内皮上 ICAM - 1 表达，却能显著减少脑外伤时微血管内皮上 ICAM - 1 表达，进而减少或消除脑损伤时白细胞与内皮细胞的黏附，从而有利于脑外伤时脑水肿的恢复，对脑有一定保护作用。

研究表明，由麝香、冰片两味中药组成的药物对全脑缺血再灌注损伤大鼠有明显保护作用，该芳香开窍中药组药物能够对抗缺血再灌注大鼠缺血造成的脑水肿，降低 MDA 含量，提高脑组织 SOD 的活性，发挥抗自由基损伤的作用。但遗憾的是，这个实验并未具体研究单味冰片对全脑缺血再灌注损伤的作用。

应用鼠颈上神经节体外培养方法，研究"牛黄醒脑注射液 2 号"主要成分——麝香和冰片哪种药物能够促进雪旺细胞生长。实验表明：麝香和冰片都具有促进雪旺细胞的分裂和生长作用。冰片的最终浓度为每 100mL 培养液中含有 0.04g，为促进雪旺细胞生长的最佳浓度。

6. 抗菌、抗炎、镇痛作用　研究证实，龙脑、异龙脑和合成冰片对金黄色葡萄球菌、乙型溶血性链球菌等均具有抗菌作用，为接触抑菌剂。三者抗菌作用一致，在较低浓度时有抑菌作用，高浓度时有杀菌作用，接触时间延长，抗菌效果越强。冰片对粉小孢子菌、黑曲霉菌等真菌也有抑制或杀灭作用。通过透射电镜对冰片作用后的黑曲霉菌观察，其细胞壁变厚，模糊不清，细胞内的部分细胞器被破坏。

采用无菌性炎症模型研究，发现龙脑、异龙脑能显著抑制蛋清所致大鼠足肿胀，异龙脑对巴豆油耳肿胀有抑制作用，提示它们对液体的渗出和组织水肿等炎症过程有抑制作用。冰片可能具有拮抗 PGE 和抑制炎性介质释放的作用。

有人将豚鼠用激光造成烧伤动物模型，分别使用冰片、京万红、生理盐水，结果发现冰片组动物痛阈值较对照组和京万红组分别高 6.24 和 2.78 倍。血管反应、水肿及炎症反应均较其他两组为轻。提示冰片有良好的抗炎及镇痛效果。

7. 抗生育作用　冰片对妊娠中期、晚期有显著终止妊娠的作用。小鼠腹腔注射冰片乳剂 1/8 LD_{50}（LD_{50} = 907mg/kg）量 1 次，结果对早期妊娠无明显影响，对中期和晚期妊娠均引起明显流产。小鼠中期妊娠终止率达 100%，晚期妊娠的终止率达 91%。

8. 其他作用　应用于局部对感觉神经的刺激很轻，而有某些止痛及温和的防腐作用；可用于神经痛或消炎。对大鼠腹腔注射剂量为 4g/kg 的龙脑会使其死亡，但注射抗坏血酸、葡萄糖醛酸钠、葡萄糖以及葡萄糖醛酸内酯等四种药物却可起到有效拮抗作用。尿液中葡萄糖醛酸的含量比以往提高了不少。实验前使用剂量为 4g/kg 的冰片对大鼠灌胃，可显著增加其血液中四甲基吡嗪的浓度，扩大曲线下范围。该现象的出现应离不开冰片可以加快胃肠道对四甲基吡嗪吸收速度的影响。

【体内过程】 冰片为小分子脂溶性单萜类物质，在胃肠道吸收迅速。大鼠灌服冰片后，21 分钟即达最高血药浓度。小鼠灌服 ^3H – 冰片后，30 分钟即达最高血药浓度。本品吸收后主要分布于心肌、肺、脾等血流丰富的组织，易透过血脑屏障，在中枢神经有较高的浓度，其药代动力学呈二室开放模型，一次口服后消除相半衰期 $T_{1/2}$ 为 5.3 小时。冰片消除途径有不同观点，曾有报道，其在体内主要与葡萄糖醛酸结合后排出体外。最近有报道，冰片主要以原形从尿液及粪便排出，还可通过呼吸道和其他途径排出。本品外敷可被皮下组织吸收。有资料报道，大鼠外敷，^3H – 冰片的透皮吸收约为总外敷量的 5%。

【临床应用】

1. 小儿蛲虫病 冰片与麻油调糊涂肛门，观察 50 例，49 例未再发现蛲虫。

2. 肌注硬结 用冰片酒精液外擦局部 50 例，消散硬结的总有效率为 100%。

3. 痔疮 用大黄、黄柏、冰片制成的冰黄汤，熏蒸肛门或坐浴，治疗 53 例，均有满意疗效。

4. 冠心病心绞痛 可单用本品，但以配入复方疗效为佳。用单味冰片治疗心绞痛 173 例，有效率 64.6%；用冠心苏合丸治疗冠心病及风湿性心瓣膜病引起的心绞痛 118 例，有效率达 91.5%；苏冰滴丸对心绞痛的缓解率为 83.4%，显效率为 35.2%，心电图改善率 31.5%，服药 2~3 分钟即见效。

5. 细菌性角膜溃疡 用冰片末加胆汁制成 2% 冰胆滴眼液，治疗 50 例 70 只眼，68 眼治愈。

6. 止痛 50% 冰片醇溶液涂于皮肤表面疼痛部位，治疗癌症疼痛 50 例，总有效率 92%，对肺癌及乳腺癌的止痛效果较好。应用冰片治疗激光切割痔疮术后创面的止痛 21 例，疗效显著。

7. 带状疱疹 用冰片酊外治 30 例，全部治愈。

8. 不同程度烧伤 采用中药冰片溶液对局部烧伤创面进行早期持续湿敷，使局部疼痛消失，红肿减轻，同时给予全身抗炎及对症支持治疗，通过临床实践证明：冰片湿敷对不同程度烧伤组织的病理前期，能控制和减轻烧伤组织的继续损伤及创面的扩展，治愈率达 100%，无感染发生，效果满意。

【毒副作用】 大鼠试验，葡萄糖醛酸内酯或葡萄糖醛酸钠能对龙脑的毒性有所拮抗，葡萄糖醛酸在尿中的排泄亦增加。实验结果表明，大鼠口服冰片 LD_{50} 为 2000mg/kg。有报道，龙脑、异龙脑和合成品给小鼠口服的 LD_{50} 分别为 2879、2269、2507mg/kg。可见龙脑毒性较小，异龙脑毒性较大，合成冰片介于其间。但天然冰片和合成冰片的长期毒理学及其特殊毒理未见报道。研究发现，天然冰片和合成冰片 Ames 实验结果均为阴性，提示两种冰片均无明显致突变作用；天然冰片与合成冰片的哺乳动物培养细胞（CHL）染色体畸变实验结果均为阴性，均无 DNA 损伤作用。

参 考 文 献

1. 奚卉. 安徽医学，2009，30（6）：696.

2. 高晨，等. 中国临床药理学杂志，2009，25（2）：134.

3. 赵庭鉴，等. 中国临床新医学，2015，8（8）：728.

4. 史卫忠，等. 中国医院药学杂志，2008，28（22）：1933.

5. 刘亚敏，等. 广州中医药大学学报，2007，24（6）：498.

6. 刘亚敏，等. 北京中医药，2009，28（6）：459.

7. 姚洪武，等. 成都中医药大学学报，2011，34（4）：62.

8. 王刚，等. 中药药理与临床，2012，28（1）：65.

9. 倪彩霞，等. 时珍国医国药，2011，22（11）：2639.

10. 周庄，等. 福建中医药，2011，42（3）：51.

11. 袁志塱，等. 中药材，2009，32（8）：1295.

12. 杨珍. 现代医药卫生，2010，26（16）：2505.

苏 合 香

【别名】　帝膏，苏合油，苏合香油，帝油流。

【来源】　为金缕梅科植物苏合香树 *Liquidambar orientalis* Mill. 的树干渗出香树脂经加工精制而成。

【性味】　辛，温。

【功能主治】　开窍，辟秽，止痛。用于中风痰厥，猝然昏倒，胸痹心痛，胸腹冷痛，惊痫。

【主要成分】　含树脂约36%，水分约14%~21%，其余为油状液体。树脂含苏合香树脂醇（Storesinol）、齐墩果酮酸（Oleanonic acid）和3-表-齐墩果酸（3-Epioleanolic acid）。油状液体中含苯乙酸（Phenylacetic acid）、桂皮酸乙酯（Ethylcinnamate）、桂皮酸桂皮酯（Cinnamyl cinnamate）、桂皮酸苯丙酯（Phenylpropyl cinnamate）、香荚兰醛（Vanilin）及桂皮酸（Cinnamic acid）。

【药理作用】

1. 抗血小板聚集作用　实验证明，苏合香 1mg/mL 能显著抑制体外血栓形成。大剂量苏合香（2mg/mL）可显著提高血小板内 cAMP 含量（$P<0.001$）。体内试验表明，家兔灌胃给药苏合香 100mg/kg 能明显延长复钙时间、凝血酶原时间和白陶土部分凝血活酶时间，降低血浆纤维蛋白含量，促进纤溶酶活性。体外实验证明，苏合香混悬液可使兔血栓形成长度缩短和重量（湿重和干重）减轻，亦有类似抗血小板聚集作用。苏合香抗血小板聚集的主要成分是顺式桂皮酸。家兔、大鼠体外实验表明，苏合香酯、桂皮酸对胶原和 ADP 诱导的血小板聚集有明显的抑制作用。桂皮酸为主要有效成分，桂皮酸顺式和反式的作用无明显差别。体内实验，桂皮酸（每只20mg）给大鼠腹腔注射亦可明显对抗由胶原或 ADP 引起的血小板聚集。作用机制是通过提高血小板内 cAMP 含量，抑制血栓合成酶，使 TXA_2 合成减少。

2. 对心血管的作用　苏合香能扩张冠脉，增加冠脉血流量，降低心肌耗氧量，减慢心率。古方苏合香丸及其改良制剂冠心苏合丸、苏冰滴丸都有明显的抗心绞痛作用，小鼠耐缺氧实验证明，冠心苏合丸（苏合香、冰片、青木香、檀香、乳香、朱砂）对缺氧有明显的保护作用。对心肌缺血的狗，能使已减少的冠状窦血流量恢复或部分恢复，作用出现缓慢、温和而持久。并能减少心梗动物（结扎犬左冠状动脉前降支）的动静脉血氧量。这些制剂中起作用的是苏合香和冰片。对于非心肌梗死犬的冠脉血流量无明显影响，但可减心率，降低心肌耗氧量。由苏合香与冰片组成的苏冰滴丸具有显著的抗心肌缺血作用，对于游泳应激及垂体后叶素所致小鼠心肌缺血性超微结构改变有明显的保护作用。并能对抗垂体后叶素所致心肌营养性血容量的降低。对抗去甲肾上腺素所致的主动脉收缩。

3. 抗菌、抗炎作用　苏合香有较弱的抗菌作用，可用于各种呼吸道感染，还有温和的刺激作用，用于局部可缓解炎症，如湿疹和瘙痒，并能促进溃疡与创伤的愈合。

4. 其他作用　苏合香可引起皮层、海马和下丘脑区域血脑屏障的开放。

【临床应用】

1. 冠心病心绞痛　用冠心苏合丸治疗冠心病及风湿性心瓣膜病引起的心绞痛 118 例，有效率达91.5%。一般于服药后 2~3 分钟奏效。苏冰滴丸对心绞痛的缓解率为83.4%，显效率为35.2%，心电图改善率31.5%，服药 2~3 分钟即见效。苏心丸对心绞痛症状有效率68.3%，心电图有效率52.5%，最快于半分钟内即起效，平均持续8.4小时。

2. 胆道蛔虫　用苏合香丸每日 2~3 次，每次 1 丸温水送服，并可配合肌注爱茂尔 2mL，必要时抗感染及纠正水及电解质平衡，治疗胆道蛔虫9例，有效率89%。

3. 痛证　采用苏合丸并随证加减治疗血卟啉病（腹痛、胁痛）、阴缩、巅顶头痛等属气滞血瘀者，每每立竿见影，疗效显著。

4. 皮肤疾患　与橄榄油混合后外用，可治疗疥疮。苏合香有温和的刺激作用，用于局部可缓解炎症，如湿疹和瘙痒，并能促进溃疡与创伤的愈合，即使服较大剂量亦不产生蛋白尿。

5. 类风湿性关节炎 中医依据心主血脉理论从心论治，运用苏合香治疗类风湿关节炎，取其疏通心脉之作用，可以减少激素用量，缩短病程，常可取得满意疗效。

6. 其他 苏合香有祛痰作用，并有较弱的抗菌作用，可用于各种呼吸道感染。用苏合香丸治疗颌下腺结石症，使涎腺得通，结石随之排出。苏合香丸治疗一些疑难杂症如双眼挤动症、小儿喘息症、呃逆症等，也能获得满意疗效。用冠心苏合香丸治银屑病、胃痛、胃扭转等有效。

参 考 文 献

1. 张宏伟，等. 中药药理与临床，2006，22（3，4）：114.
2. 周敏，等. 天津中医药，2015，32（8）：496.
3. 代聚平. 中国现代药物应用，2013，7（20）：167.
4. 茆润和. 北方药学，2013，10（8）：19.
5. 丁洁，等. 中国医院药学杂志，2015，35（4）：279.
6. 张小钦. 中国民间疗法，2012，20（12）：30.
7. 孙玉涛，等. 现代中医药，2012，32（1）：14.

蟾 酥

【别名】 蟾蜍眉脂，蛤蟆酥，蛤蟆浆。

【来源】 为蟾蜍科动物中华大蟾蜍 *Bufo bufo gargarizans* Cantor 或黑眶蟾蜍 *Bufo melanostictus* Schneider 的干燥分泌物。

【性味】 辛，温；有毒。

【功能主治】 解毒，止痛，开窍醒神。用于痈疽疔疮，咽喉肿痛，中暑神昏，痧胀腹痛吐泻。

【主要成分】 蟾蜍所含成分复杂，命名各异，主要有蟾毒内酯苷类，如蟾酥毒素（Bufotoxins）水解后得蟾毒配基（Bufogenins）、脂蟾毒配基（Resibufogenin）、华蟾毒配基（华蟾蜍次素 Cinobufagin）、羟基华蟾毒配基（华蟾素 Cinobufotalin）、蟾毒灵（Bufalin）、远华蟾毒配基（Tenocinobufagin）等。还含有吲哚衍生物蟾酥碱（蟾蜍色胺）、蟾蜍甲碱和5-羟色胺、肾上腺素、β-谷甾醇、胆固醇等。

【药理作用】

1. 对心血管系统作用

（1）强心作用：研究表明，蟾酥小剂量可加强离体蟾酥心脏的收缩力，大剂量则使麻醉猫、犬、兔、蛙心搏变慢，继之心律不齐，房室传导阻滞，最后心脏停于收缩期。蟾酥的主要强心成分是苷，即蟾蜍毒素，具有洋地黄样强心作用，能明显增强动物离体心脏的收缩力，但无蓄积作用。其强心成分最强的是远华蟾毒配基，其次是蟾毒灵，蟾毒灵增强心肌收缩力的最低浓度是 0.01μmol/L，并且在一定浓度范围内呈剂量依赖性，普萘洛尔 10μmol/L 未能完全阻断其正性肌力作用。有实验表明，蟾毒配基加强心肌收缩力属强心苷样作用，即抑制心肌细胞膜上的 Na^+，K^+-ATP 酶所致。由兔耳缘静脉注射脂蟾毒配基 0.3mg/kg 后，兔心率明显下降，3 分钟后降到最低，其后逐渐升高，约 25 分钟后基本恢复正常。15 分钟内脂蟾毒配基对兔的心肌收缩力明显增加，20 分钟后心肌收缩力恢复，30 分钟后恢复至正常。

（2）对心肌缺血的保护作用：蟾酥对血栓性冠状血管狭窄引起的心肌梗死等缺血性心肌循环障碍，能增加心肌营养性血流量，改善微循环，增加心肌供氧。

（3）对血管的作用：蟾酥强心甾体对血管平滑肌与心脏一样具有收缩力增强的作用，伴随着强心作用而引起血压上升，检查肠系膜血管的血液流动情况，结果这部分血管阻力增加和血流量减少。

（4）对血压的作用：正常人静脉注射蟾蜍灵 0.25～0.5mg，升高收缩压而不影响舒张压，说明主要由于心脏兴奋所致。动物实验研究证明，蟾毒配基的升压作用与肾上腺素相似，也可被 α-受体阻断剂阻断。蟾蜍色胺能引起肾上腺素释放，并使动物对肾上腺素的敏感性增加。

（5）对心肌电生理的影响：在灌流离体犬心脏实验中，证实脂蟾毒配基可降低犬和羊蒲肯野纤维的膜反应性能，减慢兴奋的传导，即证实具有抗心律失常类药物的某些电生理特性。脂蟾毒配基可以诱发犬蒲肯野纤维和人心房肌纤维的延时性后去极化和振荡后电位，提示在一定的条件下，脂蟾毒配基可能引起心脏异位节律，即可诱发心律失常。用豚鼠和兔子作类似实验，也得到了相同的结果。小剂量蟾毒灵能加强离体豚鼠心房肌收缩力，大剂量则易出现心律失常。

2. 促进造血功能 对^{60}钴照射损伤的小鼠骨髓造血细胞功能，蟾酥注射液有促进其增殖和分化作用，使骨髓多能干细胞、粒系祖细胞、红系祖细胞的产量明显上升。其他实验亦证实，蟾酥水溶液、油溶液或蟾皮提取液均有防治放射病、促进外周白细胞回升的作用，给正常犬注射蟾酥液也可提高外周血细胞数量。用华蟾素液给小鼠腹腔注射，可使白细胞增加并拮抗环磷酰胺引起的白细胞减少。

3. 止痛、麻醉作用 小鼠和兔等动物药理实验表明，蟾酥能提高痛阈，说明蟾酥有镇痛作用。在侧脑室或静脉注射蟾力苏，对大脑皮层有显著兴奋作用，可对抗戊巴比妥的中枢抑制作用。蟾毒灵可诱发惊厥。蟾毒色胺有类似麦角酰二乙胺的致幻作用，其致幻作用的发生和消失均较麦司卡林快，并且还能延长水合氯醛的睡眠时间。蟾酥的醇提物有表面麻醉作用，其中以蟾毒灵最强，较麦司卡林大 30 ~ 60 倍，较普鲁卡因强 300 ~ 600 倍，且麻醉时间长，用药后无中枢中毒症状。其氯仿、乙醇提取物及其干粉对狗牙髓浸润麻醉效力为利多卡因的 4、13、12 倍，蟾毒封药 1 小时可造成牙髓神经纤维超微结构改变，推测其快速无痛切髓的作用机理可能为神经毒性，牙髓神经快速麻痹可能是其神经毒性的早期表现。50% 的蟾酥局麻作用强于 0.5% 和 1% 的普鲁卡因，提示其麻醉作用机制可能是通过阻碍神经纤维动作电位的形成而达到神经阻滞作用。

4. 呼吸兴奋作用 对麻醉兔静脉注射蟾酥液（0.05mg/kg），可引起麻醉兔的呼吸兴奋，对猫也能兴奋呼吸。其作用比尼可刹米、戊四氮、洛贝林等还强，并能拮抗吗啡的呼吸抑制。呼吸兴奋作用的次序为：蟾毒灵 > 脂蟾毒配基 = 华蟾毒精 = 华蟾毒素（Cinobufotaline）> 蟾酥毒素。

5. 抗炎、抗菌作用 对甲醛滤纸球引起的大鼠皮下肉芽肿，蟾酥有较强的抑制作用。蟾酥及其多种成分能抑制醋酸刺激所致血管通透性增强。对局部感染甲型溶血性链球菌、金黄色葡萄球菌的家兔，肌注蟾酥耳后腺新鲜分泌物加工制成的注射液或蟾酥水溶性总成分注射液均能阻止病灶扩散，使周围红肿消退。用肺心病合并感染患者的痰分离培养实验（纸片法），证明蟾酥总苷注射液对变形杆菌、绿脓杆菌、四联球菌、白色葡萄球菌及卡他球菌有抑制作用。

6. 抗肿瘤与抗辐射作用 蟾毒内酯类物质对小鼠肉瘤 S_{180}、子宫颈癌 14、腹水型肝癌等均有抑制作用。在机体能抑制人的颚上下颌未分化癌、间皮癌、胃癌、脾肉瘤、肝癌等肿瘤细胞的呼吸。延长患精原细胞瘤、腹水癌和肝癌小鼠的生长期。试管中对白血病细胞有抑制作用。正常犬经不同剂量的蟾酥注射后，外周白细胞亦可升高。犬肌注蟾酥水剂 0.25mg/kg，小鼠腹腔注射 1：2 蟾蜍皮液 0.4mL 或小鼠腹腔注射 2% 蟾酥油溶液，对 ^{60}Co 所致急性放射病有明显防治作用，使动物存活率显著提高，存活时间延长。

7. 对横纹肌、平滑肌的作用 蟾毒配基对横纹肌有兴奋作用。蟾毒灵低浓度（10^{-4}）对大鼠横膈肌突触前乙酰胆碱的释放有促进作用，高浓度则先促进后抑制，并能部分拮抗 Mg^{2+} 的神经肌肉接头阻断作用，对胆碱酯酶则无抑制。蟾蜍特尼定和脂蟾毒配基均能使蛙腹直肌收缩，但毒扁豆碱却不能增强其作用，后者的收缩有膜电位的改变，与细胞外液的钙离子浓度呈逆行关系，对钾离子引起的收缩有增强，无钾离子则不收缩。蟾毒内酯对肠管平滑肌及气管平滑肌都有作用，开始时引起收缩，然后转为松弛。对组织胺和乙酰胆碱引起的收缩有拮抗作用，对子宫和输尿管有兴奋作用。

8. 镇咳、祛痰、平喘作用 蟾酥水提液对小鼠二氧化硫所致的咳嗽有镇咳作用。其作用大于蛤蟆散，小于吗啡。蟾酥煎剂镇咳作用显著，但祛痰效果差。皮下注射蟾蜍色胺，对 5 - 羟色胺喷雾引起的豚鼠气管痉挛有明显保护作用，但对组织胺、乙酰胆碱引起者无效。

9. 免疫增强作用 动物实验证明，蟾酥制剂具有提高小鼠脾脏溶血空斑形成细胞（PFC）活性率，促进巨噬细胞吞噬功能以及增高血清溶菌酶浓度的作用。对细胞免疫、巨噬细胞活力、玫瑰花结形成率、淋巴细胞转化率均有不同程度提高。蟾酥水溶性总成分的单体分离及其免疫药理学和分子生物学研究表明，有增强网状内皮系统吞噬功能，提高机体非特异性免疫功能的作用。蟾酥具有类似免疫或提高免疫功能的作用，可能在于整个机体功能的调节，有研究表明，蟾酥抗结核的机制似与通过细胞免疫调节有关，但血清免疫球蛋白 G 及 M 含量变化无明显的规律性。蟾酥制剂能激活小鼠腹腔游走巨噬细胞，提高其吞噬能力。

10. 其他作用　蟾酥有利尿作用，有抑制汗腺、唾液腺分泌，抑制由肾上腺素引起的甲状腺腺苷酸环化酶的活化作用，有胰岛素样促进糖原生成、抑制乳酸产生及对抗去甲肾上腺素的脂肪分解等作用。蟾酥有抑制血小板聚集和抑制血栓形成作用。本品尚有局麻作用。

【体内过程】　蟾酥口服易吸收，作用发生及消失均快，无蓄积作用。给小鼠尾静脉注射 ^{3}H 标记的脂蟾毒配基，测定不同时间各组织的放射性强度，发现以肝、肠浓度较高，其次为胃、心、肾、脑、肌肉。血浆半衰期短，仅 7.5 分钟。整体动物放射自显影表明，胆囊、小肠上部内容物放射性最高，说明经胆汁排除较多。24 小时内尿量排除较少（占注入量的 4.4% 与 1.93%），而经粪排出较多（占注入量的 43.32% 与 28.8%）。另有报道，^{131}I 标记的蟾酥总苷注射液用相同方法测得的小鼠各组织含量以心脏最高，其次为脾、脑、肺、肝、肾。主要从肾排出，注射后 8 小时肾中含量最高，24 小时几乎全部排出。蟾酥在体内的代谢还不太清楚。

【临床应用】

1. 肿瘤　①肝癌，用华蟾素肌注或静滴，治疗 69 例，显效 2 例，有效 34 例，无效 33 例，总有效率 52.2%；②皮肤癌：用 10% 或 20% 蟾酥软膏涂擦在肿瘤上，治疗 40 例，19 例癌肿消失，有效率为 47.5%，5 年治愈率 22.5%；③乳腺癌：用华蟾素注射液肌注，2 个月为 1 疗程，治疗晚期乳腺癌 23 例，治愈 1 例，显效 6 例，有效 11 例，无效 5 例，总有效率 78.3%；④肺癌、鼻咽癌：用蟾酥麻油注射液配合化疗，治疗 48 例，16 例肿瘤消失，客观有效 41 例，有效率 85.4%；⑤白血病：用蟾酥酒治疗 32 例，完全缓解 8 例，基本缓解 24 例，对急淋效佳，慢粒次之。选择不能化疗的中晚期癌症患者分为华蟾素治疗组（75 例）和非华蟾素治疗组（65 例），癌症疼痛缓解程度显示，华蟾素治疗组疼痛缓解率为 79.2%，非华蟾素治疗组疼痛缓解率为 34.9%，两组间有显著性差异。华蟾素治疗组的生活质量明显高于非华蟾素治疗组。

2. 乙型肝炎以及乙型肝炎病毒携带者　以华蟾素注射液治疗慢性乙型肝炎，治疗组应用华蟾素 20mL 加入葡萄糖液中静滴，30 天为 1 个疗程，连用 2 个疗程。结果治疗组 HBsAg、HBeAg、抗 HBc、乙型肝炎病毒（HBV）－ DNA 的阴转率分别为 10.2%、39.1%、21.3%、36.1%，明显高于对照组的 3.1%、17.8%、10.5%、12.5%。治疗组与对照组的乏力、纳差、肝区不适或疼痛主证等消失时间相比有显著性差异（$P < 0.01$）。通过治疗前后患者的症状、体征、实验室检查等多项指标观察并进行综合评定，治疗组总有效率为 76.3%，对照组总有效率为 60.4%，两组有显著性差异（$P < 0.05$），说明治疗组总疗效优于对照组。

3. 呼吸道感染　予 50 例急性呼吸道感染患儿蟾酥注射液 0.2mL/kg 按 1mL 加入 50g/L 葡萄糖液 30mL 中静脉滴注，1 次/天，10 天为 1 个疗程。治疗期间不加入其他抗感染及祛痰药。结果治愈 40 例，症状改善 6 例。蟾酥注射治疗小儿呼吸道感染的总有效率较同类药物高，对呼吸道感染的主要症状、体征等均有较好疗效。有人以蟾酥注射液治疗上呼吸道感染，随机分为治疗组和对照组，治疗组 68 例，每次给予蟾酥注射液 2mL 肌肉注射，2 次/天，对照组 65 例给予利巴韦林 10mg 同样处理，其他治疗措施两组相同。对两组各项临床指标进行对比观察，结果治疗组退热、止咳及喷嚏、流涕、鼻塞消失时间明显短于对照组。治疗组未见明显不良反应发生。

4. 尖锐湿疣　对 372 例尖锐湿疣患者在祛除疣体后，基底部按注射药物不同随机分为华蟾素组、5－Fu 组、生物因子组及对照组，各组分别皮内注射相应药物，对照组不注射药物。观察 3 个月以上。结果尖锐湿疣一次性治愈率分别为 76.66%、60.76%、71.96%、50.70%。2 个月后复发率分别为 5.55%、

20.53%、15.91%、32.39%。经卡方检验，一次性治愈率华蟾素组与生物因子组、5-Fu组相接近，与对照组相比有显著性差异（$P < 0.05$）；复发率华蟾素组均低于各组，结果表明，尖锐湿疣祛除疣体后，基底部注射华蟾素可以提高一次治愈率及降低复发率。

5. 慢性阻塞性肺病　以华蟾素雾化吸入治疗慢性阻塞性肺病患者42例，随机分为华蟾素治疗组和二丙酸倍路米松治疗组（以下简称华蟾素组和激素组），其中华蟾素组27例，激素组15例。结果表明，慢性阻塞性肺病患者吸入华蟾素可抑制气道炎症，改善肺功能，治疗效果优于吸入糖皮质激素。

6. 神经性皮炎　用梅花针在皮损处捶打后涂以蟾酥液，每日2次，不用其他药物。共治98例，痊愈78例，好转18例，无效2例。

7. 急性咽炎　复方蟾酥丸（蟾酥2g，白矾、雄黄各60g，黄连25g）2~3丸，每日3次。结果治疗159例，痊愈94例，有效44例。

8. 顽固性呃逆　华蟾素2~4mL肌肉注射，每日2~3次，治疗顽固性呃逆25例，16例注射2天后呃逆消失，6例注射3天后消失，3例注射4天显著减轻，有效率100%。另有人观察40例，用药后呃逆全部消失。

9. 痔疮　运用蟾酥肿痛消熏洗治疗炎性外痔105例，治愈80例，好转22例，未愈3例。有效率97.1%。

【毒副作用】　治疗量及注射速度适宜时，毒性较低，但速度太快，剂量偏大，则出现头昏不适，胸闷不安，口唇和四肢发麻，或上腹不适，恶心，呕吐。严重者可出现心悸，心慌，心律失常。心电图可见房室传导阻滞、S-T段下降、T波变形等洋地黄所致典型改变。有的出现呼吸急促，精神迟钝，眼及口腔分泌物增多，或抽搐，惊厥，昏迷而死。阿托品有一定解毒作用。解救方法基本同洋地黄中毒。另外，有内服蟾蜍引起剥脱性皮炎的报道。蟾酥有子宫收缩的作用，故孕妇禁用。

参 考 文 献

1. 吴盛海，等. 中华中医药学刊，2010，28（9）：1883.

2. 马宏跃，等. 中药药理与临床，2009，25（4）：47.

3. 初京波，等. 山西中医，2012，28（7）：54.

4. 张飞春，等. 河北中医，2012，34（2）：188.

5. 毕琳琳，等. 现代生物医学进展，2012，12（16）：3185.

6. 滕晓弘，等. 中国医药指南（学术版），2008，6（1）：57.

7. 朱学明，等. 湖北中医杂志，2009，31（10）：10.

8. 殷子斐，等. 中医药导报，2012，18（4）：78.

9. 郭维霄，等. 中国农学通报，2011，27（14）：45.

10. 姜峰，等. 中国药理学与毒理学杂志，2008，22（1）：63.

11. 肖悦，等. 中药材，2014，37（2）：199.

12. 闫兵，等. 中国实验方剂学杂志，2011，17（6）：293.

13. 李燕. 河北中医，2009，31（3）：367.

14. 李敬双，等. 中国农学通报，2011，27（17）：45.

15. 叶爱琴，等. 时珍国医国药，2007，18（3）：673.

16. 黄敏，等. 中国误诊学杂志，2010，10（9）：2079.

第十章 平 肝 药

凡具有平肝息风或平肝潜阳作用的药物，称为平肝药。本类药物主要适用于肝风内动，惊痫抽搐或肝阳上亢、头晕目眩等证。肝风内动主要表现为肢体麻木、震颤、抽搐、口眼㖞斜、半身不遂等症，肝阳上亢则表现为头痛、眩晕、烦躁易怒、耳鸣耳聋、咽干口燥、失眠健忘、舌红少津、脉弦有力等症。多见于现代医学的高血压，脑血管意外及其后遗症，癫痫，神经官能症，美尼尔综合征，破伤风，以及乙脑、流脑等急性传染病之高热惊厥等疾病。平肝药按其主要功效及应用不同，又可分为以下二类。

平肝息风药：以平熄肝风、止痉挛为主要作用，又叫息风止痉药。适用于温热病热盛风动和惊风、癫痫、中风、破伤风等见有痉挛之症者。本书介绍的平肝息风药有羚羊角、地龙、钩藤、天麻、僵蚕、全蝎、蜈蚣。

平肝潜阳药：以平抑肝阳为主要作用，主要适用于肝阳上亢所致的眩晕、头痛等症。本书介绍的平肝潜阳药有石决明、赭石、珍珠母、白芍、牡蛎、罗布麻叶、蒺藜、牛黄。

平肝药主要有以下药理作用：

1. 镇静、抗惊厥作用 平肝药均有明显的镇静和抗惊厥作用，能减少动物自主活动，增强戊巴比妥、硫喷妥钠、水合氯醛的中枢抑制作用，对各种不同的致惊厥剂有一定的对抗作用。

2. 降压作用 平肝药大多有不同程度的降血压作用，虽各药降压原理不一样，但对于阴虚阳亢、虚风内动之高血压皆有较好疗效。

羚 羊 角

【别名】 盘羊角。

【来源】 为牛科动物赛加羚羊 *Saiga tatarica* Linnaeus 的角。

【性味】 咸，寒。

【功能主治】 平肝息风，清肝明目，散血解毒。用于肝风内动，惊痫抽搐，妊娠子痫，高热痉厥，癫痫发狂，头痛眩晕，目赤翳障，温毒发斑，痈肿疮毒。

【主要成分】 含角朊（Kerathin）、磷酸钙及不溶性无机盐，经酸或碱水解后都含有基本相同的 16～18 种氨基酸。水解液中除游离氨基酸外，还证明有多肽物质。水解后测出的氨基酸有：异亮氨酸、亮氨酸、苯丙氨酸、酪氨酸、丙氨酸、甘氨酸等；微量元素有锌、铁、铜、锰、钙、镁。

【药理作用】

1. 解热作用 羚羊角煎剂灌胃对疫苗发热有解热作用，用药后 2 小时体温开始下降，6 小时后逐渐恢复正常。羚羊角注射液、水煎液耳静脉给药对疫苗发热家兔有明显降温作用。对胶原病、结核病及肿瘤退热差，而对呼吸道、扁桃体炎等细菌感染退热效果较好。

2. 镇静与抗惊厥作用 羚羊角注射液、口服液、水煎液均能延长小鼠睡眠时间。小鼠分别腹腔注射羚羊角醇提取液、水煎液和水解液，均能延长硫喷妥钠的睡眠时间，水解液给小白鼠腹腔注射有对抗戊四氮作用，能不同程度地延长惊厥发生时间和生存时间。羚羊角煎剂能显著降低小鼠咖啡因惊厥率，增高恢复率。小鼠腹腔注射羚羊角注射液，则可对抗士的宁所致惊厥作用。藏羚羊角水提取液具有一定的中枢抑制和抗惊厥作用，能明显抑制小鼠自发活动。另有研究表明，以羚羊角为主药的复方羚羊角胶囊对偏头痛模型动物脑内 5 - 羟色胺、5 - 羟吲哚乙酸的过度降低有调节作用；对偏头痛模型动物血浆前列腺素 E_2 的含量有升高作用。另有实验表明，自拟羚羊角方（由羚羊角、天麻、白蒺藜等组成）对震颤大鼠小发作有明显的抑制作用。

3. 对循环系统的作用　羚羊角煎剂静注，能使麻醉猫及犬血压下降。给清醒大鼠应用羚羊角制剂 1g/kg 也呈现明显的降压作用。小剂量煎剂和醇提取液能使离体蟾蜍心脏收缩加强，中等剂量可致心传导阻滞，大剂量则引起心率减慢、振幅减小，最后心跳停止。

4. 镇痛作用　用热板法和扭体法进行镇痛实验，结果 4g/kg 羚羊角塞水溶性蛋白质成分具有明显的镇痛作用，将其对小鼠腹腔注射后 20～30 分钟出现显著的镇痛作用。亦有研究表明，藏羚羊角提取液有一定镇痛作用。

5. 对平滑肌的作用　羚羊角水煎液对离体家兔十二指肠有兴奋作用，在 1∶12.5 浓度时呈现张力上升；对离体豚鼠回肠有兴奋作用，1∶100 浓度时可见到张力上升，收缩强度随剂量加大而增强；对己烯雌酚处理的子宫、动情周期子宫及妊娠子宫，呈明显兴奋作用。

6. 抗癫痫作用　各剂量羚羊角方剂均能明显抑制震颤大鼠每次电癫痫小发作平均时间及 15 分钟内癫痫小发作总持续时间，具有明显抗癫痫小发作作用，且抗癫痫作用随给药量的增加而增强，提示羚羊角方剂可用于治疗癫痫。

7. 抗炎作用　小鼠灌胃给予以羚羊角为主要成分的解热抗炎冲剂，发现可显著抑制二甲苯所致小鼠耳壳肿胀，并且对蛋清所致大鼠足肿胀也有明显抑制作用。Wistar 大鼠以羚羊清肺丸药粉灌胃后去除脊柱右背侧毛，皮内注射磷酸组织胺，舌静脉注射依文蓝，15 分钟后断头处死，拨开背部皮肤测定皮内着色面积，并切碎皮肤浸泡离心，取上清液测定吸光度，结果服用羚羊清肺丸大鼠皮内斑面积及皮内蓝斑色素浸出液吸光度均有减小，提示其具有抗炎作用。

8. 其他作用　体外实验表明，羚羊角注射液对金黄色葡萄球菌、绿脓杆菌、流感杆菌、乙型链球菌等多种革兰阳性和阴性菌及流感病毒均有抑制作用。用复方羚羊角注射液进行体外免疫试验，发现具有促进免疫功能。羚羊角外皮浸出液能增加动物对缺氧的耐受能力。羚羊角提取液对实验动物有降压作用，能增强动物耐缺氧能力。

【临床应用】

1. 上呼吸道感染及肺炎　用羚羊角注射液肌注，每次 2～4mL（每支 2mL，含生药 20mg），每日 2～3次，有较好退热作用。

2. 小儿惊厥、小儿夜啼　羚角钩藤汤（羚羊角 2～3g，钩藤 6～9g，桑叶 3～6g，菊花 6～9g，生地黄6～9g，白芍 6～9g，浙贝母 6～9g，竹茹 6～9g，茯苓 6～9g，甘草 1.5～3g）剂量根据年龄及病情的情而定，每日 1 剂，连服 7 天，并嘱若患儿下次有发热症状时仍服用此方。治疗小儿惊厥发作 25 例，临床痊愈 7 例，好转 16 例，无效 2 例，总有效率达 92%。另有研究表明，羚羊角 1～2g，水煎服，或用 1g 磨汁服，治疗小儿夜啼，效果显著。

3. 高血压病　羚羊角散，每天 0.6g，2 次/日，温开水送服。治疗 30 例，显效 15 例，有效 12 例，无效 3 例，总有效率 90%。

4. 血管性头痛　羚羊吹鼻散（羚羊角 1g，川芎 3g，藜芦 1g，共为极细末，贮存密封），以工具盛药吹入鼻内，左头痛吹右，右头痛吹左，全头痛吹双鼻孔，每日 1～2 次，共治疗 56 例，均以突发头痛伴同侧偏盲或彩光、火星、交感或恶心呕吐、便秘等症，脑血流图异常为主要临床表现。年龄 10～62 岁，病程 7 天～30 年。经治疗后 51 例头痛消失，脑血流图恢复正常，且 3 年内不复发。5 例不同程度头痛消失，但有复发。

5. 哮喘持续状态　羚羊角丝 10～15g，煎煮 10 分钟左右即可取汁服用，每次煎汁 50mL，可连续煎煮5～10 次，每 20 分钟即可服 1 次，最多喝 10 次，治疗 3 例患者，均在 6～8 小时内缓解，效果明显。

6. 小儿疱疹性口炎　羚羊角粉（其粉剂经过水磨精制而成）外敷患处，粉末极细，能均匀地吸附在溃疡表面，并起到局部的收敛愈合和止痛作用，同时部分粉末通过唾液进入体内而起到平肝息风、安神的作用。此药使用方法简便，一般使用 2～3 天愈合，较其他涂敷药物的疗程缩短一半以上，备受患者的欢迎。

7. 小儿病毒性肺炎 羚羊角注射液（羚羊角、板蓝根、大青叶复合制剂），小于 3 岁，每次 2mL，2 次/天，肌注；大于 3 岁，每次 3mL，2 次/天，肌注。治疗 50 例，治愈 39 例（78.0%），好转 7 例（14.0%），无效 4 例（8.0%），总有效率 92.0%。

【毒副作用】 按每日 2g/kg 给予小鼠 7 天，体重增长缓慢，而饮食、排便、自由活动等方面无明显改变，毒性很低。

参 考 文 献

1. 卢焜兴，等. 中药药理与临床，2007，23（3）：56.
2. 王和生. 内蒙古中医药，2008，（22）：18.
3. 陈宁，等. 中药药理与临床，2010，26（2）：64.
4. 石磊，等. 南京中医药大学学报，2009，25（5）：364.
5. 李战，等. 中医儿科杂志，2011，7（5）：12.
6. 干磊. 中医药临床杂志，2005，17（4）：372.
7. 方晓江，等. 中华中医药杂志，2010，25（6）：936.
8. 赖盼建，等. 中药药理与临床，2015，31（2）：196.
9. 李景，等. 世界中西医结合杂志，2007，2（4）：203.
10. 樊永平，等. 云南中医学院学报，2007，30（4）：41.

地 龙

【别名】 蚯蚓，土龙。

【来源】 为钜蚓科动物参环毛蚓 *Pheretima aspergillum*（E. Perrier）、通俗环毛蚓 *Pheretima vulgaris* Chen、威廉环毛蚓 *Pheretima guillelmi*（Michaelsen）或栉盲环毛蚓 *Pheretima pectinifera* Michaelsen 的干燥体。

【性味】 咸，寒。

【功能主治】 清热定惊，通络，平喘，利尿。用于高热神昏，惊痫抽搐，关节痹痛，肢体麻木，半身不遂，肺热喘咳，水肿尿少。

【主要成分】 含蚯蚓解热素（Lumbrofebrine）、蚯蚓素（Lumbritin）、蚯蚓毒素（Terrestrolumbrilysin）、次黄嘌呤（Hypoxanthine）、黄嘌呤、腺嘌呤、鸟嘌呤、胆碱、胍、琥珀酸、氨基酸类。尚含有脂肪、磷脂胆甾醇等。最近还分离出一种蚓激酶。

【药理作用】

1. 降压作用 广地龙酊剂、干粉混悬液、煎剂对麻醉犬、大鼠、猫及慢性肾性高血压大白鼠均表现出缓慢而持久的降压作用，对麻醉猫、犬静脉注射地龙液后降压作用有急速耐受现象，但口服及临床应用则无。其降压原理可能是由于直接作用于脊髓以上的中枢神经系统或通过某些内感受器反射性地影响中枢，引起部分内脏血管扩张，导致血压下降。从地龙中分离出的降压成分地龙 B_1（地龙提取物）有类似作用。蚯蚓解热素亦可使兔血压缓慢下降，若静注则可产生休克样血压下降。

2. 平喘、止咳作用 从地龙中提得一种含氮的有效成分，对白鼠及家兔灌注具有显著的舒张支气管作用，并能拮抗组织胺及毛果芸香碱对支气管的收缩作用；静脉注射于豚鼠，50% 的动物可耐受致死量的组织胺。近年制备的注射液对豚鼠肺灌流实验，亦显示有支气管松弛作用，对组织胺喷雾所致豚鼠哮喘有保护作用，能对抗组织胺对豚鼠离体肠管的收缩作用。地龙所含的琥珀酸、多种氨基酸亦有平喘作用。有研究者采用小鼠氨水引咳法、豚鼠枸橼酸引咳法及电刺激豚鼠引咳法进行实验，结果发现五味地龙汤水煎液对氨水所致小鼠咳嗽及枸橼酸所致豚鼠咳嗽均有显著的止咳作用（$P < 0.01$）；对电刺激豚鼠所致咳

嗽也有显著的抑制作用（$P < 0.01$）。

3. 解热、镇痛、抗炎作用　蚯蚓水浸剂及蚯蚓解热碱对大肠杆菌毒素、温热刺激引起的人工发热家兔，均有良好的解热作用；与氨基比林并用，能加速和延长作用的持续时间。但对二硝基酚引起的发热则无影响。其解热原理是首先作用于体温调节中枢，继发性地使散热增加，同时体内产热也增加，但前者超过后者，因而体温下降。另有研究观察地龙醇提物对致炎动物肿胀程度和血管通透性的变化，以及对醋酸致痛作用的反应性和热板法舔足潜伏期，在连续 3 天灌胃给药后，药物可明显抑制致炎动物局部肿胀程度，降低血管通透性，作用维持时间约 4 小时，大剂量显示有明显的镇痛效果。

4. 镇静、抗惊厥作用　地龙热浸液、醇提液对小鼠及兔均表现出镇静作用，地龙对戊四氮及咖啡因引起的惊厥有拮抗作用，对兔、小鼠的电惊厥也能对抗，如与海州常山合用，对抗咖啡因引起的惊厥有协同作用，但不能对抗士的宁引起的惊厥。地龙所含的琥珀酸已证实有中枢抑制和抗惊厥作用。地龙的抗惊厥作用部位在脊髓以上的中枢神经。

5. 抗血栓形成作用　地龙有明显的抑制血小板聚集、抗凝、降低血液黏度、抑制血栓形成、溶解血栓作用。其中所含的蚓激酶有防止血栓形成和溶解血栓的作用，可激活纤溶酶原，使纤维蛋白溶解，延长凝血时间，是地龙中抗血栓形成作用的主要成分。

6. 对心脏的作用　地龙注射液静注对氯仿 - 肾上腺素、乌头碱、氯化钡、哇巴因造成的四种心律失常动物模型，有明显的抗心律失常作用，并有抑制心脏传导的作用。地龙对在体蛙心有正性肌力作用。

7. 改善微循环作用　地龙胶囊大、小剂量组均使小鼠微血管细静脉、细动脉管径增大，与注射生理盐水比较具有显著性差异（$P < 0.01$）；能提高血流速度，其中以大剂量组较明显（$P < 0.001$）；血液流态有显著的改善；毛细血管交叉网开放数目增加。表明地龙胶囊对微循环障碍可发挥积极的治疗作用。

8. 抗癌作用　蚯蚓提取物连续灌胃 7 天后，发现正常小鼠脾脏抗体形成细胞由 1.117 ± 0.035 增至 1.291 ± 0.103（OD 值），荷瘤小鼠由原来的 1.045 ± 0.062 增至 1.343 ± 0.173，提示蚯蚓提取物能调节 B 细胞的增殖和分化，使特异性抗体形成和分泌增加。地龙提取物（912）与血卟啉 - 激光（HPQ - Laser）对癌细胞具有协同杀伤作用。进一步研究表明，912 对 HPD - Loser 杀伤癌细胞的增效作用至少部分是通过增加活性氧实现的。有研究者用透析法分离地龙提取物，并观察对 MGC 胃癌细胞 ^{3}H - TDR 掺入的影响。结果显示，该提取物可抑制胃癌细胞 ^{3}H - TDR 掺入。另有研究表明，蚯蚓提取物对多种癌细胞具有不同程度的抑制作用。用生物技术分析，蚯蚓体内抗癌组分的分子量在 10 万以上。

9. 抑菌作用　采用打孔法及试管稀释法观察鲜地龙提取物对绿脓杆菌、大肠杆菌、肺炎双球菌、伤寒杆菌、白色葡萄球菌、乙型链球菌的作用，发现地龙对以上细菌具有一定的抑制作用，其有效成分可能为酶类、蛋白等生物活性物质。

10. 免疫增强作用　巨噬细胞是一种主要的免疫细胞。有研究者给小鼠腹腔注射不同浓度的地龙提取液后，用巨噬细胞的活化率来评价地龙的免疫作用。结果表明，地龙具有明显的促进巨噬细胞活化的作用，药物作用强度依次为 50g/L > 100g/L > 200g/L，其中前两个浓度与对照组有显著性差异。实验发现，地龙能显著地促进巨噬细胞吞噬中性红染料，促进巨噬细胞 Fc 受体的活化。

11. 加速创面愈合作用　在创伤情况下，伤口局部生长因子的有效浓度偏低，局部给予外源性生长因子有利于损伤组织的修复。地龙能通过刺激机体产生生长因子，并提供营养物质促进这些组织的生长。动物伤口模型实验表明，地龙可促进肉芽组织中肌纤维母细胞增生，使合成功能活跃，分泌较多伤口收缩的重要物质——肌动蛋白，有利于伤口收缩，促进伤口愈合，电镜观察发现，地龙组肉芽组织中的细胞生长旺盛。

12. 抗肝纤维化作用　从地龙中提取的活性成分（主要是蚯蚓纤维酶和蚯蚓胶原酶）可以降低实验性大鼠肝纤维化模型肝纤维化的程度，降低血中透明质酸和层粘连蛋白水平，降低肝细胞的损伤程度；同时，大鼠肝组织 α - 平滑肌肌动蛋白（α - SMA）及转化生长因子 - β（TGF - β）、TIMP - 1 蛋白表达显著降低，MMP - 13 蛋白表达显著提高，抗肝纤维化机理可能与此有关。

13. 影响生殖功能　地龙对生殖功能的影响具有双重性。动物实验表明，阴道内给予适当浓度的蚯蚓提取物或其制剂能迅速使精子制动、包围、粘连、聚集精子，破坏精子结构，显示该药对精子有综合杀灭作用，其有效成分为蚯蚓总碱。地龙水煎液灌胃可降低雄性小鼠的睾丸指数、储精囊指数，对雄性性腺功能有显著影响；对雌性能降低怀孕率，升高畸胎率，但对卵巢指数影响不明显。也有实验结果显示，地龙提取物（含纤溶酶成分）对大鼠胎仔的生长、发育有显著的促进作用。曾有资料介绍蚯蚓有壮阳作用。有研究者采用蚯蚓制剂治疗男性不育 30 例，发现该制剂能明显改善遗精症状，明显提高精子浓度、活动率及存活率。

14. 收缩子宫平滑肌作用　有研究运用 BL-420 生物信号系统记录离体大鼠子宫平滑肌条的活动，观察不同剂量地龙水煎剂对子宫平滑肌自发活动的影响。结果发现，地龙水煎剂有明显的兴奋作用，可增加收缩波持续时间，增加收缩张力及子宫活动力，并呈量效关系；地龙水煎剂的这一作用可被异搏定（L 型电压依从性 Ca^{2+} 通道阻断剂）完全阻断（$P<0.01$）。表明地龙水煎液在体外可增强子宫平滑肌收缩的作用可能是通过 L 型钙通道而发挥作用的。

15. 对中枢神经系统的影响　动物实验研究表明，地龙既可对抗因咖啡因引起的实验性小鼠惊厥的作用，同时又具有较好的解热、退热、镇痛作用，其主要作用途径是刺激体温调节中枢和脊髓。

16. 抗氧化作用　蚯蚓抗氧化提取物在体外自由基体系中具有较强的清除自由基作用，且以 10 倍稀释该提取物，可降低体内脂质过氧化水平，能够提高抗氧化酶的活性；另有实验结果表明，蚯蚓冻干粉能够降低血清中超氧化物歧化酶（SOD）活力和丙二醛（MDA）含量，能够清除体外邻苯三酚反应系统产生超氧阴离子和抑制过氧化氢反应体系产生羟基自由基，故表明蚯蚓冻干粉具有抗氧化活性。

17. 对神经细胞的作用　在体动物实验和离体细胞实验发现，参环毛蚓的水溶性提取物通过提高 PC_{12} 中的 GAP-43 和突触蛋白 I 的表达，能明显促进 NGF 诱导的神经突增生。另外，也发现地龙提取物能明显促进神经修复和再生。

18. 肾脏保护作用　地龙（品种不明）能显著减少糖尿病肾病模型大鼠 24 小时尿微量白蛋白，降低肾脏Ⅳ型胶原蛋白的表达，纠正细胞外基质积聚，减轻肾小球硬化及肾小管损伤的程度，改善糖尿病肾病大鼠肾脏的病理改变。这证明地龙可以起到保护糖尿病肾脏的作用，其机制与减少细胞外基质Ⅳ型胶原的沉积有关。

19. 其他作用　地龙对多种动物的红细胞有一定溶解作用。另有研究发现，地龙煎出液具有抑制小鼠血管紧张素转换酶（ACE）活性的作用。

【临床应用】

1. 慢性气管炎及支气管哮喘　应用地龙注射液、复方地龙注射液及口服地龙粉，治疗无严重并发症的支气管哮喘及哮喘性支气管炎，据 52 例的观察，显效者 25 例（48.1%）；另据 101 例统计，控制不发者 44 例，显效 17 例，共占 60.4%。

2. 高血压　用 40% 地龙酊内服，治疗原发性高血压，每次 10mL，每日 3 次，有较好疗效。用地龙半提纯品"地龙 B_1 液"每次 2mL（含生药 2g），每日 3 次，肌注，治疗原发性高血压，其降压有效率在 90%。用臭梧桐地龙合剂片，每次 5 片（含生药 2.5g），每日 3 次，4~6 周为 1 疗程，共治 300 例，总有效率为 81.3%，对Ⅰ、Ⅱ期者效果较佳。

3. 癫痫病　鲜地龙 50g，洗净，纱布包，先煎 1 小时，再入半夏 12g，郁金 30g，大黄 10g。治疗 12 例，均好转。用 50% 地龙注射液肌注，治疗癫痫大发作 21 例，一般用药 3~5 次就能控制发作。

4. 血栓性疾病　龙心（地龙酶）胶囊口服，治疗血栓性疾病有较好疗效。用涤栓散（广地龙 30g，蜈蚣 1 条，白芷 9g，研末），每次 6g，每日 3 次内服，治疗偏瘫 40 例，基本治愈 15 例，显效 19 例，进步 5 例，无效 1 例，总有效率 97.5%。

5. 水火烫伤　用地龙糖膏（1 份地龙与 2 份白糖慢慢溶化成糊状）外搽患处，治疗轻度（Ⅰ度和浅Ⅱ度）烫烧伤有较好疗效，用药 1~3 天即可结痂痊愈。

6. 急性乳腺炎　在临床上应用地龙治疗急性乳腺炎，需内服和外用同时进行。具体方法是：单味干地龙 30g，加水适量，浸泡 20 分钟后，武火沸后文火煎煮 20 分钟取汁，凉后顿服，每日 1 次；再取活地龙适量，洗净与适量白糖共捣烂，摊在纱布上，贴于乳房肿痛部位，每日更换 2～3 次。治疗 136 例，痊愈 116 例，占 85.3%，最快 1 天治愈，最慢 6 天，平均 3.5 天；好转 11 例，占 8.1%；无效 9 例，占 6.6%，均是治疗 6 天无好转，改用其他方法治疗者。有效率为 93.4%。

7. 腮腺炎 治疗 33 例腮腺炎患者，采用自拟红醋地龙方：红醋适量，鲜活地龙 1～2 条（幼、成地龙均可），将地龙浸泡于红醋中，15～20 分钟后将地龙取出（取出的地龙以不能蠕动为佳），放于纱块上，敷贴于局部肿痛处，用胶布固定。1 次/天，忌食硬、酸、辛辣食物。33 例均用红醋地龙方外敷，一般疼痛在 12 小时左右即可缓解或消失，24 小时即可痊愈；若 24 小时后肿块未完全消失，即可加敷药 1 次，最长时间 48 小时痊愈。33 例腮腺炎患者全部治愈，疗程最短 1 天，最长 3 天，无复发。

8. 带状疱疹 治疗 21 例带状疱疹患者。方 1 取新鲜地龙数条洗净放置碗内，加适量的白砂糖，待蚯蚓呈稀水状后用棉签蘸涂患处，4～6 次/天。方 2 干地龙适量烘干研末过 60 目筛后加云南白药 1/3 量调匀装瓶备用。局部有糜烂渗出，感染者多采用方 2，感染重者配以抗生素治疗，7 天为 1 疗程。4 天内治愈 6 例（28.6%），7 天内 13 例（61.9%），好转 2 例。1 周内治愈率 90.5%，治愈时间长和好转者均为面积大症状重合并感染者，好转者为疱疹消失，留有局部疼痛感。

9. 急性前列腺炎 治疗 32 例急性前列腺炎患者，采用如下方法：活地龙 50g 洗净装碗，加入 30g 白糖，30 分钟后将渗出的地龙液一次服完，每日 1 次，一般服用 2～5 次。治愈 22 例，占 68.7%；好转 8 例，占 25%；无效 2 例，占 6.3%。总有效率为 93.7%。

【毒副作用】 早年日本报道，蚯蚓毒素及蚯蚓解热碱均有毒性。广地龙注射液用相当于人剂量的 450～720 倍注射于小白鼠及豚鼠尾静脉或腹腔，均无死亡。小白鼠腹腔注射的 LD_{50} 为 95～115g/kg。广地龙热浸剂小白鼠静注的 LD_{50} 为 38.5g/kg。

参 考 文 献

1. 李承德，等. 中国药房，2008，19（24）：1850.

2. 李承德，等. 中医药临床杂志，2008，20（5）：458.

3. 李承德，等. 中国医药导报，2008，5（21）：11.

4. 李承德，等. 中国实用医药，2008，3（22）：1.

5. 李承德，等. 中华中医药杂志，2008，23（5）：450.

6. 刘以民，等. 中国中医药科技，2007，14（1）：21.

7. 王文英，等. 中国医院药学杂志，2008，28（14）：1168.

8. 褚裹萍，等. 中国中药杂志，2006，31（3）：236.

9. 宋雯舒，等. 亚太传统医药，2015，11（6）：1.

10. 朱智强，等. 时珍国医国药，2014，25（10）：2379.

11. 周明眉，等. 中国中药杂志，2008，33（19）：2249.

12. 周园，等. 中药材，2010，33（7）：1146.

13. 杨明. 中国医药导刊，2010，12（7）：1267.

14. 杨美玲，等. 中国热带医学，2015，15（5）：552.

15. 郭建，等. 中华中医药杂志，2009，24（5）：670.

钩　藤

【别名】 双钩藤。

【来源】 为茜草科植物钩藤 Uncaria rhynchophylla （Miq.） Miq. ex Havil.、大叶钩藤 Uncaria macrophylla Wall.、毛钩藤 Uncaria hirsuta Havil.、华钩藤 Uncaria sinensis （Oliv.） Havil. 或无柄果钩藤 Uncaria sessilifructus Roxb. 的干燥带钩茎枝。

【性味】 甘，凉。

【功能主治】 息风定惊，清热平肝。用于肝风内动，惊痫抽搐，高热惊厥，感冒夹惊，小儿惊啼，妊娠子痫，头痛眩晕。

【主要成分】 主含生物碱，主要有钩藤碱（Rhynchophylline）、异钩藤碱（Isorhynchophylline）、去氢钩藤碱、异去氢钩藤碱、柯楠因（Corynantheine）、二氢柯楠因碱、毛钩藤碱、硬毛帽柱木碱等。尚含有酚性成分如儿茶素、表儿茶素等。

【药理作用】

1. 降压作用 本品煎剂、乙醇提取物、总碱和钩藤碱灌胃、静注或腹腔注射，对麻醉动物或模型高血压动物均有降压作用。在急性降压实验中，血压先降，随之快速回升，后又持久下降，约维持 3~4 小时。在慢性降压实验中，血压呈温和而持久地下降。降压机理是抑制血管运动中枢，间接和直接扩张外周血管，阻滞交感神经及神经节，并能抑制神经末梢介质的释放。研究表明，钩藤碱是降压的主要成分。

另有研究报道，在大鼠肠系膜血管床和尾动脉节段，钩藤碱和异钩藤碱呈剂量依赖性地抑制高 K^+ 和去甲肾上腺素（NA）所致灌流压的升高。二药在肠系膜血管床的作用强度大致相同，但在大鼠尾动脉，钩藤碱对高 K^+ 所致灌流压升高的抑制作用较异钩藤碱弱，对 NA 作用的抑制也有同样的趋势，钩藤碱和异钩藤碱还能对抗血管紧张素 II 所致升压作用。说明钩藤碱和异钩藤碱可直接扩张小血管，且对多种激动剂所致血管收缩有效，但钩藤碱对某些血管可能不如异钩藤碱敏感。

2. 逆转心肌重构作用 钩藤水煎液能逆转自发性高血压大鼠因高血压引起的左室肥厚这一不良心肌重构，钩藤治疗组大鼠的左室重/体重比明显低于对照组，已肥大的左室明显缩小，透射电镜下的超微结构基本恢复正常，同时心肌组织中原癌基因 C-fos 表达也明显受到抑制，由此推测钩藤此作用的机制可能与抑制原癌基因 C-fos 的表达有关。

另有研究表明，天麻钩藤饮能通过降低肾血管性高血压大鼠左心室重量指数水平和 I、III 型胶原的含量来干预心肌纤维化。

3. 抗心律失常作用 有研究确定异钩藤碱为减慢大鼠心率及抑制左室压最大变化速率和心肌收缩的有效成分，其缩短速率等指标的有效血药浓度为（1.27 ± 0.07 ~ 2.36 ± 0.44）mg/L；血浆异钩藤碱浓度在 0.73 ~ 3.68mg/L 范围内呈剂量依赖性地减慢兔心率，延长窦房结传导时间、窦房结恢复时间、心房 - 希氏束间期、希氏束 - 心室间期以及心电图的 P-R 间期，其中对心率和房室传导的抑制作用明显，这说明异钩藤碱除减慢心率外，还可抑制房室及希氏束向蒲氏纤维的传导。

钩藤碱还能提高豚鼠的心肌兴奋性，延长其功能性不应期，抑制正阶梯现象；抑制去甲肾上腺素诱发的兔主动脉线 I、II 相收缩；减慢小鼠氧消耗速度。这说明钩藤碱具有许多钙拮抗剂的共同特点，因而能表现出抗心律失常的活性。

有研究者运用微电极技术研究硬毛帽柱木碱和二氢柯楠因碱对兔窦房结和豚鼠右心室及左心房膜电位的作用，发现两者浓度依赖性地降低动作电位的最大上升速率，并延长其持续时间。这表明两者通过抑制多离子通道对心肌动作电位有直接作用，此机理可用以解释两者的抗心律失常作用。

4. 镇静、抗惊厥作用 钩藤煎剂或醇提物对小鼠有镇静作用，能抑制小鼠的自主活动，剂量越大，抑制作用越明显，并能对抗咖啡因的兴奋作用。钩藤煎剂能使大鼠大脑皮层兴奋性降低，使冲动综合能力减弱，部分阳性条件反射消失。钩藤醇浸剂有一定抗戊四氮惊厥作用，可预防豚鼠实验性癫痫发作，其注射液亦有抗电惊厥作用。

5. 镇痛作用 天麻钩藤饮对醋酸所致小鼠扭体反应均具有一定的抑制作用，并呈相应的量效关系。该药的最低起效剂量为口服 0.42g/kg，相当于临床等效剂量的效应消退半衰期为 0.51 小时，效应维持时间为 4.30 小时，体存血药浓度达峰时间为 0.94 小时。

6. 抗癫痫作用 研究发现，1g/mL 的钩藤醇提液能使毛果芸香碱致痫大鼠的离体海马脑片 CA₁ 区锥体细胞诱发群锋电位的幅度平均降低 27% ~64%，平均 8.71 分钟恢复（n = 14，$P < 0.01$），提示钩藤对

中枢神经系统的突触传递过程有明显的抑制效应，因而具有抗癫痫作用。另有研究表明，腹腔注射 1g/mL 的钩藤醇提液能使毛果芸香碱致痫家兔癫痫发作次数及发作持续时间显著减少，发作间隔时间显著延长（$P < 0.05$）。

7. 保护脑缺血作用　钩藤的甲醇提取物给大鼠腹腔注射 100 ~ 1000mg/kg，能有效地保护暂时性前脑缺血（10 分钟）对海马 CA_1 区神经元所造成的损伤，缺血后 24 小时，钩藤组的大鼠海马区环氧合酶 - 2 的生成明显受到抑制；缺血后第 7 天用尼斯尔染色法测定 CA_1 区神经元密度，结果与对照组比较，钩藤组大鼠的神经元细胞受保护程度大于 70%。

钩藤碱对大鼠脑缺血 - 再灌注损伤也有保护作用。建立的大鼠脑缺血 - 再灌注损伤模型中，皮层和海马一氧化氮合酶（NOS）阳性细胞数与对照组相比显著增多。若缺血前 30 分钟给大鼠腹腔注射钩藤碱 12.5mg/kg 或 25mg/kg 可显著抑制 NOS 阳性细胞数增多，其作用与 NOS 拮抗剂 N - 亚硝基 - L - 精氨酸甲酯（L - NAME）10mg/kg 的作用相似。由于脑内 NO 的生成增多与脑缺血 - 再灌注损伤密切相关，钩藤碱能降低脑内 NOS 的活性，减少 NO 的生成，因而能保护脑缺血所造成的损伤。另有研究表明，钩藤碱 10mg/kg、15mg/kg 能明显提高颈总动脉不完全结扎小鼠 2 小时生存率，显著延长小鼠断头后张口喘气的时间；增加缺血 - 再灌注大鼠大脑组织中的超氧化物歧化酶、乳酸脱氢酶的活性，降低自由基丙二醛和一氧化氮的含量。这提示钩藤碱对脑缺血 - 再灌注损伤有保护作用，其机制与抑制自由基产生或增加自由基消除有关。

8. 对神经细胞的作用　在体外培养大鼠小脑颗粒细胞实验中，钩藤水提液能对抗谷氨酸诱发的神经细胞死亡，此保护作用呈量效关系，浓度为 10^{-5} ~ 10^{-4} g/mL 的钩藤组较单用谷氨酸组有显著性差异；同时，此钩藤水提液也能剂量依赖性地阻碍谷氨酸引起的 Ca^{2+} 内流，提示它是通过阻碍 Ca^{2+} 内流而对谷氨酸诱发的神经细胞死亡起保护作用。进一步研究表明，钩藤中的氧化吲哚碱如异钩藤碱、异柯诺辛因碱、钩藤碱，吲哚碱如硬毛帽柱木碱、硬毛帽柱木因碱以及部分酚性成分如儿茶素、表儿茶素、ProcyanidinB - 1、ProcyanidinB - 2 是起到此保护作用的有效成分。

另有研究发现，钩藤碱在 5μmol/L ~ 50μmol/L 的浓度下能显著抑制多巴胺所致的 NT_2 细胞乳酸脱氢酶的漏出，明显提高以 P - S 试剂转化为指标的生存率（$P < 0.05$）；在分化的 NT_2 细胞神经元中，钩藤碱能使多巴胺诱导的转染 Bcl - 2 基因神经元和未转染 Bcl - 2 基因神经元的凋亡率均明显减少，显示出其对抗多巴胺诱导的 NT_2 细胞损伤的作用。对小鼠中枢 5 - 羟色胺神经元系统，钩藤中分离出的缝籽嗪甲醚有复合的 $5 - HT_{1A}$ 受体激动剂和 $5 - HT_{2A/2C}$ 受体拮抗剂的作用，通过阻滞 $5 - HT_{2A}$ 受体和部分兴奋 $5 - HT_{1A}$ 受体抑制小鼠头部的颤搐反应。

9. 对血液系统的作用　钩藤提取物与大鼠的离体红细胞悬浮液共同孵育，能保护红细胞膜对抗自由基诱发剂 2,2′- 偶氮二（2 - 脒基丙烷）二盐酸盐（AAPH）引起的溶血，表现出它对红细胞的保护作用。

钩藤碱有明显的抗血小板聚集和抗血栓形成的作用。大鼠静脉注射钩藤碱 10 ~ 20mg/kg，可抑制花生四烯酸（AA）、胶原及腺苷二磷酸钠盐（ADP）诱导的血小板聚集；钩藤碱还能显著降低小鼠静脉注射 ADP 或胶原加肾上腺素所致肺血栓形成的死亡率；10 ~ 20mg/kg 静脉注射可抑制实验性静脉血栓及脑血栓的形成。

10. 抗癌作用　钩藤总碱可逆转 KBV200 细胞（口腔上皮癌细胞 KB 的多药耐药细胞）对长春新碱的耐药性。从钩藤的氯仿提取物中分得的 8 种化合物钩藤酸 A、B、C、D、E 以及 3β - 羟基 - 27 - p - （Z）- 香豆酰氧齐墩果 - 12 - 烯 - 28 - 酸、3β - 羟基 - 27 - p - （E）- 香豆酰氧熊果 - 12 - 烯 - 28 - 酸、3β - 羟基 - 27 - p - （Z）- 香豆酰氧熊果 - 12 - 烯 - 28 - 酸对磷脂酶 Cγ1 均具抑制作用，且呈剂量相关，IC_{50} 为 9.5 ~ 44.6μmol/L；它们均可抑制磷脂酶 Cγ1 过分表达的肿瘤细胞 HCT - 15（结肠癌）、MCF_7（乳腺癌）、A_{549}（肺癌）和 HT - 1197（膀胱癌）的增殖，IC_{50} 为 0.5 ~ 6.5μmol/L。上述 8 种化合物有望开发成新的抗癌药。

从大叶钩藤中分得的乌索酸对体外培养的 U2OS 骨肉瘤细胞的增殖以及小鼠实体瘤 S_{180} 肉瘤均有较强的抑制作用，显示其在体外和体内的抗肿瘤活性。

11. 对肺部的作用 利用膜片钳单通道记录法研究钩藤碱（Rhy）对大鼠肺动脉平滑肌细胞钙激活钾通道（Kca）的影响，发现 Rhy15、30、45、60μmol/L 可使 Kca 的开放概率由加药前的 0.085 ± 0.005 分别增加到 0.176 ± 0.011、0.315 ± 0.009、0.485 ± 0.016 和 0.761 ± 0.012（$n = 7$，$P < 0.01$），说明 Rhy 有增加肺动脉平滑肌细胞 Kca 开放作用。

12. 对免疫功能的影响 研究发现，钩藤颗粒剂（剂量为 20g/kg）对 2,4 - 二硝基氟苯（DNFB）所致迟发型过敏反应有影响：肿胀度为（6.172 ± 2.210）mg，与生理盐水组（11.011 ± 4.306）mg 相比有极显著差异（$P < 0.01$）；炭廓清除率、脾脏、胸腺重量与生理盐水组比较均有明显的降低。实验结果表明，钩藤颗粒剂对 IV 型变态反应、吞噬免疫功能及免疫器官等均有抑制作用。

13. 解痉作用 钩藤能舒张肠、支气管及子宫平滑肌，对抗组织胺引起的收缩，但对抗乙酰胆碱的作用较弱，不能对抗烟碱和 5 - 羟色胺引起的痉挛。

14. 对中枢神经系统的作用 钩藤碱对中枢神经系统的突触传递过程有明显的抑制效应，具有抗癫痫和神经保护作用。

15. 抗病毒作用 毛钩藤碱及其类似化合物都可以抑制 H3N2 流感病毒一个亚型的增长，毛钩藤碱的 EC_{50} 为 0.4 ~ 0.57μg/mL，其活性比临床上使用的抗病毒药物利巴韦林强 10 ~ 20 倍。

16. 抗炎作用 钩藤碱和异钩藤碱对小鼠 N9 号小胶质细胞表现出抗炎作用，二者可有效地抑制炎性细胞因子释放脂多糖激活的小胶质细胞及下属的小胶质细胞激活的抑制作用，浓度依赖性地抑制 LPS 诱导的炎症细胞因子的产生。

17. 其他作用 ①钩藤碱对催产素和高 K^+ 去极化后 Ca^{2+} 引起的大鼠离体子宫收缩有抑制作用，并能抑制蛙及小鼠的呼吸，缩小瞳孔。②钩藤总碱能抑制组织胺引起的豚鼠哮喘。③钩藤散浸膏对各模型小鼠的记忆障碍皆有明显的改善作用，说明钩藤散浸膏有一定的益智作用。④钩藤总碱有明显的神经传导阻滞、浸润麻醉和椎管内麻醉作用，而钩藤碱则无。钩藤总碱神经阻滞作用强，起效快，维持时间（90 ± 15）分钟。⑤另有研究报道，钩藤茶口服液在体外对甲型副伤寒杆菌、福氏痢疾杆菌、鲍氏痢疾杆菌具有一定的抑制作用。

【临床应用】

1. 高血压病 钩藤总碱片每次 20 ~ 40mg，成人 1 日 3 次口服。治疗高血压病 245 例，降压总有效率 77.2%，显效率 38.2%。对阴虚阳亢型高血压疗效尤佳。钩藤 20g，加热水（80℃）浸泡数分钟后浴脚，每次 30 ~ 40 分钟，每晚睡前 1 次，10 天为 1 疗程。治疗 50 例，显效 27 例，有效 14 例，无效 9 例，总有效率达 82%。

2. 高脂血症 将 90 例高脂血症病人随机分为两组，治疗组 50 例服用加味天麻钩藤饮冲剂（原方加夜交藤、枸杞子、半夏、白术、郁金），每次 1 袋，每日服 2 次；对照组 40 例服用脉通胶丸。治疗组总有效率 90%，对照组总有效率 70%。

3. 出血性脑卒中 治疗 64 例患者，以天麻钩藤饮化裁为基本方，处方：天麻 10g，钩藤 30g，石决明 30g，山栀 6g，黄芩 6g，桑寄生 15g，夜交藤 10g，牛膝 15g，三七粉 6g，大黄 10g。每剂药水煎 2 次，先用微火煎石决明 15 分钟再下诸药，煎 15 分钟，然后下钩藤煎沸 5 分钟，滤出药液冲服三七粉，药渣再放适量水复煎沸 15 分钟，混合后每隔 6 小时服用。痊愈 32 例，显效 28 例，无效 4 例，总有效率 93.8% 以上。

4. 血管神经性头痛 基本方药为天麻 15g，钩藤 30g，菊花 15g（另包，后下），石决明 30g（先煎 30min），全蝎 5 ~ 10g（另冲服），蜈蚣 1 ~ 2 条，僵蚕 15g，地龙 15g，川芎 12g。胸脘满闷、呕恶加二陈汤；头晕、乏力加当归 15g，黄芪 30g；厌食、纳差加砂仁 12g，神曲 30g；口干、口苦、心烦加栀子、黄芩各 12g。每日 1 剂，水煎分 3 次服。10 天为 1 疗程，连续服用 3 个疗程。结果 125 例中，临床治愈 83 例，显效 36 例，未愈 6 例，有效率 95.2%。

5. 面神经麻痹 采用芍药钩藤木耳汤加味治疗面神经麻痹 56 例，并与西药治疗相对照，结果治愈 42 例，显效 6 例，好转 6 例，无效 2 例，治愈率为 75%，有效率为 96.4%，而对照组治愈率为 27.1%，有效率为 70.8%，其效果明显高于对照组。

6. 三叉神经痛 采用钩藤等中药配合西药治疗三叉神经痛 36 例，总有效率达 91.7%。

7. 哮喘 钩藤每次 30～60g，每日 2 次水煎服或用钩藤碱 20 毫克/次，1 日 3 次。治疗 20 例，3 日内控制发作者 15 例，有效 4 例。用钩藤冲剂治疗支气管哮喘 15 例，慢性喘息型支气管炎 12 例，总有效 26 例，总有效率 96.3%。

8. 小儿夜啼 钩藤、薄荷各 3g，蝉蜕 1g，水煎服。治疗 18 例，3 天内治愈 17 例，治愈率达 94.4%。

【毒副作用】 钩藤毒性很低，小鼠腹腔注射的 LD_{50} 钩藤煎剂为（29.0±0.8）g/kg，钩藤总碱为（144.2±3.1）mg/kg，钩藤碱为 162.3mg/kg。口服总碱 LD_{50} 为（514.6±29.1）mg/kg。钩藤煎剂 5g/kg 给家兔灌胃，每日 2 次，连续 10 天，未见毒性反应。

参 考 文 献

1. 史衍杰，等. 中国民康医学，2008，20（24）：2886.

2. 谭元生，等. 中国中医急症，2012，21（1）：52.

3. 徐惠波，等. 中国中医药科技，2008，15（3）：182.

4. 宋雪云. 中国实验方剂学杂志，2012，18（11）：216.

5. 张丽心，等. 中药药理与临床，2010，26（5）：39.

6. 田丽娜，等. 中草药，2014，45（15）：2210.

7. 马博，等. 中国医药导报，2011，8（7）：12.

8. 周继胡，等. 长春中医药大学学报，2013，29（6）：1117.

9. 闫瑞，等. 山东中医药大学学报，2014，38（3）：257.

10. 唐庆，等. 中国实验方剂学杂志，2012，18（17）：241.

11. 方显明，等. 广西中医药大学学报，2014，17（4）：1.

12. 黄华，等. 中国病理生理杂志，2015，31（8）：1365.

13. 李丹，等. 现代中医药，2012，32（2）：73.

14. 任贵华，等. 现代医药卫生，2010，26（5）：643.

15. 黄月芳，等. 浙江中医杂志，2013，48（12）：908.

天　麻

【别名】 明天麻，赤箭，定风草。

【来源】 为兰科植物天麻 *Gastrodia elata* Bl. 的干燥块茎。

【性味】 甘，平。

【功能主治】 息风止痉，平抑肝阳。用于小儿惊风，癫痫抽搐，破伤风，头痛眩晕，手足不遂，肢体麻木，风湿痹痛。

【主要成分】 含天麻素（对羟甲基苯 - β - D - 葡萄吡喃糖苷，Gastrodin）、天麻苷元（对羟基苯甲醇，Gastrodigenin）、香荚兰醇（Vanillyl alchol）、香荚兰醛（Vanillin）、苷类、结晶性中性物质及微量生物碱、多糖等。

【药理作用】

1. 镇静作用 小鼠腹腔注射天麻水剂、香荚兰醇、香荚兰醛等，均能使小鼠自发活动明显减少，且能显著延长戊巴比妥钠或环己烯巴比妥钠引起的小鼠睡眠时间，还能对抗咖啡因的兴奋作用。天麻注射液可使大鼠大脑皮层的 DNA 含量减少，其他脑区的 DNA 含量降低。初步认为天麻的镇静作用可能与降低脑内的 DNA 含量有关。与戊巴比妥钠、水合氯醛、硫喷妥钠有协同作用。

2. 抗惊厥作用　用截肢术、机械刺激综合法造成豚鼠实验性癫痫，分组观察天麻对该模型治疗前后中枢各脑区儿茶酚胺含量的变化，结果表明，豚鼠癫痫发作时间脑、脑干内去甲肾上腺素和毛状核中多巴胺含量下降。治疗后使上述部位的去甲肾上腺素和多巴胺含量升高。提示，天麻对豚鼠实验性癫痫的治疗机理与调节中枢不同部位儿茶酚胺的代谢有关。天麻注射液能显著提高戊四唑的半数致惊量，使小鼠对惊厥阈电压的耐受力显著增加。天麻素、天麻苷元亦可对抗戊四氮所致惊厥，使惊厥潜伏期延长，死亡率降低或提高其半数惊厥量。

由天麻、僵蚕、地龙、菖蒲、全蝎组成的复方中药对遗传性震颤大鼠癫痫小发作的作用研究表明：复方中药对震颤大鼠癫痫小发作的平均单次持续时间和 15 分钟内癫痫小发作的总持续时间具有明显的抑制作用（$P < 0.01$），在给药 6 天后分别降到给药前水平的 68%~78% 及 43%~77%。

3. 对神经细胞损伤的保护作用　有研究者取天麻素对新生大鼠大脑皮层进行体外神经细胞培养，用谷氨酸建立离体的神经元损害模型，观察天麻素对兴奋性氨基酸神经毒性的影响。结果提示：天麻素可拮抗兴奋性氨基酸神经毒性，具有对谷氨酸对培养皮层神经细胞损伤的保护作用；并检测到天麻素对体外培养神经细胞的缺血再灌注损伤有保护作用。另有研究者通过 MMC 中毒性心肌操作的细胞病例模型观测到合成天麻素对心肌细胞中毒性损伤的保护作用，并推测药理作用与天麻素促进心肌细胞能量代谢、增强抗损伤的作用有关。

研究表明，天麻及其制剂对缺血性脑损伤的保护作用，可能与以下因素有关：①调节兴奋性氨基酸的释放、摄取及受体活性，抑制 Ca^{2+} 超载等对抗兴奋性氨基酸的毒性；②增加超氧化物歧化酶（SOD）的生成以清除多余的氧自由基，降低脂质过氧化物（LPO）生成，进而保护细胞膜；③上调神经元 Bcl-2 的表达和下调 Bax 的表达而调控神经元的凋亡过程；④保护脑组织 $Na^+,K^+-ATPase$ 和 $Ca^{2+}-ATPase$ 活性，从而改善能量代谢；⑤使胶质细胞增生。

4. 对心血管系统的作用　天麻注射液能够减少实验性家兔急性心肌缺氧模型冠脉左室支结扎后心前区心电图检测的病理性 Q 波数目，降低血清脂质过氧化产物丙二醛水平，缩小心肌梗死的面积。天麻静脉注射时降低家兔后肢和头部的血管阻力；离体兔耳灌流可明显增加灌流量和对抗肾上腺素引起之流量减少；并增加脑血流量和离体豚鼠心脏的冠脉流量。大鼠十二指肠给药和腹腔注射显示降压和减慢心率的作用。静脉注射可明显防止大鼠垂体后叶素所致的心肌缺血心电图变化；对小鼠的常压或常压加异丙基肾上腺素时的缺氧，可明显延长死亡时间，并降低在低缺氧时的死亡率。对家兔及血管神经性头痛患者，天麻能降低脑血流图波幅，使已扩张的脑血管收缩，调整脑血管功能。

5. 增强耐力、智力及抗衰老作用　给小鼠注射天麻后，血内微量元素有不同程度的升高，谷胱甘肽过氧化物酶（GSH-Px）的活力明显升高。游泳耐力实验中，天麻有明显的耐疲劳作用，能缩短果蝇幼虫的发育时间，延长成虫的寿命。研究表明，天麻由于含有多种微量元素，通过提高 SOD 和 GSH-Px 的活性起到抗氧化作用，并能抑制胶联剂的合成，增强机体免疫功能，起到延缓衰老的作用。给老龄大鼠连续口服 3 个月天麻，从跳台试验观察各组鼠学习记忆过程，同时测定血清脂质过氧化物的含量，发现天麻可明显改善老龄大鼠的学习记忆功能，降低血清脂质过氧化物的含量。

6. 抗炎、镇痛作用　天麻能抑制醋酸所致小鼠腹腔毛细血管通透性增加和 5-HT、PGE_2 所致大鼠皮肤毛细血管通透性增加，并能明显抑制多种炎症的肿胀，如对琼脂性、角叉菜胶性、5-HT 性大鼠足肿胀及二甲苯所致耳部炎症也有抑制作用。但不能抑制大鼠巴豆油性肉芽囊肿。多次用药对肾上腺重量无明显影响，但可明显提高脾脏的重量。天麻具有明显的镇痛作用。皮下注射天麻制剂 5g/kg 能明显对抗小鼠腹腔注射醋酸引起的扭体反应。小鼠热板法实验也表明，天麻制剂有提高痛阈作用，而且野生天麻止痛持续时间久。

7. 增强免疫功能作用　用天麻注射液给小鼠腹腔注射，能使腹腔巨噬细胞吞噬功能增强，溶菌酶含量增加，迟发超敏反应增强，抗原结合细胞及抗体生成细胞增强。天麻多糖具有增加小鼠胸腺重量、提高小鼠腹腔巨噬细胞吞噬功能、增强小鼠移植物抗宿主反应的作用，说明天麻具有增强机体非特异性免疫及增强机体细胞免疫的药理作用。

8. 抑菌作用 天麻多糖对大肠杆菌、根霉、金黄色葡萄球菌有明显抑制作用，对肠炎沙门菌和枯草芽孢杆菌也有一定抑制作用。

9. 抗缺血再灌注损伤作用 经 0.2g/kg 和 0.4g/kg 天麻素预处理能减少心肌缺血再灌注损伤模型大鼠体内炎性因子 TNF-α 和 IL-6 的释放，从而抑制炎性因子引起的中性粒细胞迁移浸润，以减轻炎症损伤的恶性循环，保护心肌细胞。同时，天麻素能够增加缺血再灌注损伤心肌组织中的 SERA，对肌浆网 Ca^{2+} 的摄取增多，减小胞内钙超载，对心肌细胞起到一定程度的保护作用，故能减轻大鼠心肌缺血再灌注损伤。

10. 防治阿尔茨海默病作用 天麻素能明显减轻 Aβ（1-42）神经毒性，提高过氧化氢酶（CAT）和 SOD 的含量及活性，上调核因子 E_2 相关因子 2（Nrf_2）的基因表达和细胞外信号调节激酶 1 和 2（ERK1/2）的磷酸化，而 ERK1/2 通路可能参与天麻素对 Aβ（1-42）原代培养的大鼠海马神经元氧化作用的保护。这些结果表明，天麻可能是重要的用于 AD 和其他与氧化应激相关疾病治疗药物。

11. 保肝作用 天麻素能够抑制活性氧对 HL_{7702} 细胞的氧化损伤。不同浓度的天麻素（5~20mol/L）能提高叔丁基过氧化氢作用的人肝细胞 HL_{7702} 的生存率，且呈时间-剂量依赖性，确定其最佳作用时间为 24 小时，最佳作用浓度为 10mol/L。

12. 其他作用 天麻给小鼠口服或腹腔注射，有促病毒诱生干扰素作用，对新城鸡瘟病毒有直接抑制作用。天麻能使小鼠皮肤温度升高。天麻素能够使兔原位小肠张力和收缩力增强。香荚兰醇有促进胆汁分泌的作用。天麻还有兴奋呼吸中枢的作用，所含琥珀酸（丁二酸）具有镇咳祛痰的作用。实验表明，天麻对血小板聚积的抑制效果较好，长期用药对花生四烯酸诱发的急性肺血栓致死的防护效果更好，且停药后作用仍可持续。

【体内过程】 天麻素、天麻苷元血药浓度初期下降很快，后期缓慢，表现为二室开放型，自中央室向周边室的分布相当迅速，消除也快。故为保证有效的治疗浓度，应反复给药。不同动物的血浆 $t_{1/2}$ 及完全清除等参数有很大差别，说明天麻素的药物动力学存在明显的种族差异性。

【临床应用】

1. 神经衰弱、眩晕 用天麻注射液或密环菌制剂治疗神经衰弱、眩晕综合征等，有效率达 80%~90%。用合成天麻素治疗神经衰弱 161 例，有效率达 90%；治神经衰弱综合征 99 例，有效率 85.9%，一般用药 1 周见效。用天麻素注射液治疗梅尼埃病、药毒性眩晕、椎底动脉供血不足所致眩晕等，总有效率达 95.5%。

2. 高血压顽固性头痛 治疗组内服天麻钩藤羚羊角汤［天麻 10g，钩藤 15g，羚羊角 1g（磨汁兑），菊花、蔓荆子、牛膝、杜仲、桑寄生、丹参各 10g］，每日 1 剂，水煎分两次服。对照组采用芬必得、大亚芬克、必理通等止痛药任选 1 种口服，并口服安定、西比灵镇静和扩张脑血管，一般采用常规剂量。两组均以 7 天为 1 个疗程，且均采用降压药治疗。治疗 68 例，显效 42 例，有效 21 例，无效 5 例，总有效率为 92.6%，与对照组总有效率（80.9%）相比，有统计学差异。

3. 脑血管意外 应用天麻钩藤饮加减治疗高血压性脑出血 64 例，神昏者加石菖蒲、郁金；高热或抽搐者加羚羊角；喉中痰鸣者加竹茹、胆南星；言语謇涩者加炙远志、木蝴蝶；大便不通者加生大黄，并与西药常规处理作比较，结果治疗 2 周后病死率治疗组为 4.7%，对照组为 23.1%，总有效率分别为治疗组 87.5%，对照组 68.5%，均有显著性差异（$P < 0.05$）。4 周后治疗组总有效率为 92.2%，与对照组（72.9%）比较，有显著性差异（$P < 0.05$）。

4. 面神经麻痹 以天麻钩藤饮加减（原方去石决明、杜仲、牛膝、茯神，加全蝎、川芎、白芍、地龙）配合针灸治疗面神经麻痹 36 例，结果治愈率 97.2%，总有效率 100%。

5. 强迫症 用天麻钩藤饮加减结合心理疗法治疗强迫症 22 例，基本方为天麻钩藤饮去杜仲、牛膝、桑寄生、茯神、益母草，加白芍、甘草、合欢花，兼有心肝火盛者加生地黄、龙胆草，兼有心脾两虚者加黄芪、当归，兼有心肾不交者加用黄连、阿胶，结果总有效率 100%。

6. 疼痛　20% 天麻针剂，每次 2～4mL，每日 1～3 次，肌肉注射，治疗坐骨神经痛及眶上神经痛等疼痛为主的各种疾病 110 例，有一定疗效。

7. 癫痫　用香荚兰素治疗 291 例，其中单用 184 例，用其他抗癫痫药治疗无效加用本品者 107 例，总有效率 72.7%，在单用组中对癫痫小发作有效率为 86.1%，对癫痫大发作有效率为 75%。

8. 破伤风　用天麻注射液治疗轻度破伤风 34 例，有一定的镇静作用，用药后 15～120 分钟显效，病人安静，抽搐次数减少。

9. 前庭神经炎　用天麻素注射液治疗前庭神经元炎 52 例，治疗组患者静脉注射天麻素注射液，对照组患者口服眩晕停进行治疗，比较两组患者的疗效。结果两组患者症状改善时间、症状与体征消失时间、疗效均有显著性差异（$P < 0.05$）。

【毒副作用】　天麻毒性甚低。天麻浸膏小鼠腹腔注射的 LD_{50} 为 51.4～61.48g/kg。天麻及密环菌水剂小鼠腹腔注射的 LD_{50} 为（36±1.7）g/kg 及（35±0.8）g/kg。

参 考 文 献

1. 李丹，等. 现代中医药，2012，32（2）：73.

2. 王本国，等. 中国康复理论与实践，2009，15（3）：203.

3. 刘振华，等. 中国医院药学杂志，2008，28（7）：514.

4. 陈东丽，等. 中国实验方剂学杂志，2011，17（3）：148.

5. 付蕾，等. 中国中药杂志，2008，33（9）：1049.

6. 聂晶，等. 重庆医学，2012，41（18）：1841.

7. 唐庆，等. 中国实验方剂学杂志，2012，18（17）：241.

8. 邹宁，等. 时珍国医国药，2011，22（4）：807.

9. 谢学渊，等. 解放军药学学报，2010，（3）：206.

10. 李艳，等. 昆明医科大学学报，2015，36（1）：28-31.

11. 黄月芳，等. 浙江中医杂志，2013，48（12）：908.

12. 宓伟. 滨州医学院学报，2010，33（4）：272.

13. 鞠桂香. 中国药业，2008，17（1）：64.

14. 陶云海. 中国中药杂志，2008，23（1）：108.

僵　蚕

【别名】　白僵蚕，僵虫。

【来源】　为蚕蛾科昆虫家蚕 *Bombxy mori* Linnaeus 4～5 龄的幼虫感染（或人工接种）白僵菌 *Beauveria bassiana*（Bals.）Vuill. 而致死的干燥体。

【性味】　咸、辛，平。

【功能主治】　息风止痉，祛风止痛，化痰散结。用于肝风夹痰，惊痫抽搐，小儿急惊，破伤风，中风口㖞，风热头痛，目赤咽痛，风疹瘙痒，发颐痄腮。

【主要成分】　僵蚕体表的白粉及僵蛹含草酸铵，虫体及僵蛹含蛋白质、脂肪，僵蛹尚含多肽、蜕皮激素。白僵菌含有白僵菌黄色素（Bassianins）、甾体 11-α-羟基化酶系等。白僵蚕中含有 18 种微量元素，其中 Fe、Zn、Cu、Mn、Cr、Ni 等 6 种为人体必需的微量元素；还含有 17 种氨基酸，其中氨基酸的含量以甘氨酸（Gly）为最高（16.01%），丙氨酸（Ala）、丝氨酸（Ser）及酪氨酸（Jyr）的含量亦较高。从其乙醇提取物中分离得到了 7 个化合物，运用波谱和化学方法鉴定了它们的结构，分别为：麦角甾-6，22-二烯-3β，5α，8α-三醇（Ergos-6,22-dien-3β，5α，8α-triol）、棕榈酸（Palmitic acid）、赤藓酸（Mesoerythritol）、甘露醇（d - Mannitol）、尿嘧啶（Uracil）、β - 谷甾醇（β - Sitosterol）、胡萝卜苷（Daucosterol）。

【药理作用】

1. 抗惊厥作用　僵蚕 10% 水煎剂 20mL/kg，小鼠灌胃能对抗士的宁所引起的惊厥。僵蚕与蝉蜕等组成的合剂（五虎追风散）能降低士的宁、戊四氮、可卡因、烟碱等引起的小鼠惊厥的死亡率。僵蛹的抗惊厥作用与僵蚕一致，其抗惊厥有效成分为草酸铵。

另有研究报道，僵蚕对震颤大鼠脑皮层电图的振幅改善为优，频率改善较次；并对癫痫大鼠脑内 γ - 氨基丁酸（GABA）、谷氨酸（GLU）含量的变化有良好的调节作用，具有抗癫痫的作用。

2. 镇静、催眠作用　研究表明，僵蚕水提醇沉提取物能抑制小鼠自主活动，且这一抑制作用比酸枣仁强。僵蚕组水提醇沉提取物对小鼠自主活动与地西泮组比较无显著性差异。提示僵蚕水提醇沉提取物具有明显的镇静作用。另外，僵蚕醇水浸出液给小鼠、家兔灌服或注射均有催眠作用。小鼠口服 0.5g/20g，皮注 0.25g/20g，约与皮注苯巴比妥钠 50mg/kg 的催眠效力相等。

3. 抗肿瘤作用　僵蚕醇提物对小鼠艾氏腹水癌实体型、肉瘤 S_{180} 有抑制作用。用僵蚕 50% 水煎液，每日每只小鼠灌胃 0.2mL 或 30% 水煎液每日每只皮下注射 0.18mL，对小鼠 S_{180} 抑制率为 71.4%，效果明显。僵蚕体外可抑制肝癌细胞呼吸，僵蛹对小鼠肉瘤 S_{180} 亦有抑制作用。

4. 抗血栓形成作用　用 Beyers 制作静脉血栓动物模型进行观察，静脉注射僵蚕液后，模型动物的血栓重量明显减轻（$P < 0.01$），纤溶酶原含量、纤维蛋白原含量、优球蛋白溶解时间明显减少（$P < 0.05$），同时激活部分凝血活酶时间（$KPTT$）、凝血酶原时间（PT）、凝血酶时间（TT）均有明显延长（$P < 0.01$）。说明僵蚕具有促纤溶活性，对凝血酶 - 纤维蛋白原反应的直接抑制作用为防止血栓形成的主要因素。

5. 降血糖作用　僵蚕粉及其醇溶部分、僵蛹、蜕皮激素对家兔四氧嘧啶实验性糖尿病有治疗作用，以僵蚕粉效果最好，给药后可使胰岛细胞增多。

6. 对免疫系统作用　僵蛹多肽对刀豆素 A 诱导的 T 淋巴细胞的增殖在体外呈促进作用，并与白细胞介素 - 2 有协同促进作用；在体内则呈抑制作用。由僵蚕 10 份与当归 6 份组成的抗排异 1 号对小鼠异体皮瓣移植后的排异反应有显著抑制作用。

7. 抗菌作用　僵蚕对金黄色葡萄球菌、大肠杆菌、绿脓杆菌有轻度抑制作用。

8. 对红细胞的作用　僵蚕液对内毒素所致全血溶血具有明显的对抗作用，血浆游离血红蛋白（PHb）含量明显低于内毒素组，提示僵蚕对红细胞膜具有明显的保护作用。

9. 对生殖系统的作用　研究表明：僵蚕能显著降低雌性小鼠卵巢、子宫重量，且小鼠妊娠率显著降低，高剂量组作用尤为明显。僵蚕高、低剂量组均能显著增加雄性小鼠睾丸、贮精囊的重量，且高剂量组作用较低剂量组显著。

10. 对微循环的影响　取体重 25 ~ 35g 小鼠 66 只，雌雄均有，随机分成三组，即低剂量（5g/kg）组、高剂量（10g/kg）组、对照组，连续灌胃给药 15 天，于末次给药后 30 分钟，观察血管开放数及血管直径并比较。结果给药组血管开放数显著增加（$P < 0.01$），且高剂量组的作用强于低剂量组（$P < 0.05$）。此外，与对照组相比，高剂量还具有增大血管直径的作用（$P < 0.05$），表明僵蚕具有促进微循环作用。

11. 神经营养和保护作用　僵蚕提取物能对抗兴奋性氨基酸诱导的神经毒性，从而保护海马神经元，降低脑缺血及其他神经损害导致的神经损伤。僵蚕可能对人脑有保护作用。

【临床应用】

1. 癫痫　僵蛹片每次 0.9 ~ 1.5g，每日 3 次内服，治疗 100 例，经 2 月 ~ 2 年观察，治愈 26 例，进步 51 例，无效 23 例。用白石丸（主含白僵蚕）治疗 15 例，用药 3 个月，显效 10 例，有效 3 例，无效 2 例。

另有报道，以僵蚕粉穴位埋藏并用抗癫药物（AED）治疗癫痫 36 例，经 1 ~ 2 年随访发作控制 25 例，占 69.4%，发作减少 7 例，占 19.4%，无效 4 例，占 11.1%。单纯用药不能控制发作的，使用僵蚕穴位埋藏后，大部分患者可以控制发作。

2. 糖尿病 用白僵蚕治疗 27 例，症状缓解 24 例，尿糖转阴 9 例。用僵蚕片治疗 35 例，每次 3～4g，每日 3 次，疗程 2 个月，有效率 71.4%。

3. 流行性腮腺炎 用僵蛹片内服治疗 51 例，7 天为 1 疗程，有效 43 例，一般用药 1～2 天退热，2～3 天消肿。

4. 偏瘫、面瘫 运用活血祛风汤（由僵蚕、丹参、白附子、鸡血藤、桃仁、地龙等组成）治疗偏瘫 50 例，总有效率 94%。应用面瘫丸（由僵蚕、白附子、钩藤、蝉蜕、防风、川芎、制马钱子等组成）治疗面瘫，治愈率 50%，总有效率 93%。

5. 破伤风 僵蚕为治疗破伤风的传统用药，近有报道用祛风解痉汤（由僵蚕、蝉蜕、全蝎、胆南星、防风等组成）保留灌肠，配合西药综合疗法，随机对照治疗破伤风 29 例，治愈率明显优于对照组（$P < 0.05$）。

6. 过敏性鼻炎、慢性咽炎 天灵冲剂（由僵蚕、黄芪、地黄、淫羊藿、党参、川芎、当归、首乌、麦冬、五味子、细辛等组成）治疗过敏性鼻炎，总有效率 96.6%，1 个月复发率 16%，1 年复发率 35%，2 年复发率 40%。

7. 痔疮 应用全虫僵蚕胶囊（全蝎 20g，僵蚕 20g，烘干研细，制成胶囊，每粒含药粉 0.35g，每服 4 粒，每日 2 次，7 天为 1 个疗程）治疗痔疮 15 例，显效率 93.3%。

8. 甲状腺瘤 药用僵蚕、夏枯草、海藻、玄参、牡蛎、浙贝母、三棱、莪术、黄药子、炮山甲、白芥子、当归、香附等水煎服，对 115 例甲状腺瘤进行治疗，平均服 45.7 剂，痊愈 98 例，显效 13 例，无效 4 例。

9. 小儿高热惊厥 采用胆制僵蚕治疗高热惊厥 44 例，惊厥发作一次者 30 例，2 次者 10 例，3 次者 4 例，结果效果良好。

【毒副作用】 僵蚕中毒主要表现为中毒性脑病及变态反应性脑病症状，其主要表现为锥体外系症状，如四肢震颤、走路不稳、抽搐、昏迷、甚至死亡。91% 的中毒患者出现头痛、头昏、头晕，92.3% 的中毒患者出现走路不稳，1.2% 的中毒患者出现抽搐，2% 的中毒患者出现昏迷，部分患者检验可出现白细胞升高，昏迷患者脑脊液蛋白定性（± ～ ＋＋），少数患者心肌酶轻度升高，心电图 ST 段压低，T 波低平，肝肾功能正常。另有报道，僵蚕的不良反应有过敏、腹胀，有出血倾向和肝昏迷患者应慎用。

参 考 文 献

1. 宋信平，等. 中国煤炭工业医学杂志，2009，12（1）：76.

2. 郭晓恒，等. 中国实验方剂学杂志，2013，19（17）：248.

3. 郭晓恒，等. 中国医药工业杂志，2014，45（5）：431.

4. 汪慧惠，等. 四川中医，2014，32（2）：69.

5. 项林平，等. 西北农林科技大学学报（自然科学版），2010，38（3）：150.

6. 彭延古，等. 中药药理与临床，2007，23（1）：27.

7. 许光明，等. 中西医结合心脑血管病杂志，2007，5（9）：837.

8. 彭延古，等. 中国中西医结合急救杂志，2007，14（2）：80.

9. 宋春丽，等. 中国民间疗法，2011，19（6）：27.

10. 王有广，等. 中医杂志，2009，（10）：917.

11. 王祥麒，等. 中医学报，2012，27（5）：531.

全 蝎

【别名】 虿尾虫，全虫。

【来源】 为钳蝎科动物东亚钳蝎 *Buthus martensii* Karsch 的干燥体。

【性味】 辛，平；有毒。

【功能主治】 息风镇痉，通络止痛，攻毒散结。用于肝风内动，痉挛抽搐，小儿惊风，中风口㖞，半身不遂，破伤风，风湿顽痹，偏正头痛，疮疡，瘰疬。

【主要成分】 含蝎毒（Katsutoxin），是一类多肽，分为昆虫毒素和哺乳动物毒素，已分离纯化出多种哺乳动物神经毒素，其中有马氏钳蝎神经毒素Ⅰ、Ⅱ（NeurotoxinⅠ、Ⅱ）。还含胆甾醇、棕榈酸、硬脂酸铵盐、软脂酸、三甲胺、甜菜碱、牛磺酸、卵磷脂及多种无机元素。

【药理作用】

1. 对中枢神经系统的作用

（1）抗惊厥作用：小鼠灌服止痉散（全蝎和蜈蚣干粉等量配成）每天 1g，连服 1、3、9 天后对五甲烯四氮唑、士的宁、烟碱引起的惊厥均有对抗作用，对抗士的宁惊厥的效果最为显著，烟碱次之，五甲烯四氮唑更差，可卡因无效。蝎毒及其成分抗癫痫肽（Anti - epilepsy peptide，AEP）均有对抗咖啡因、美解眠、士的宁所致小鼠惊厥的作用，对三种惊厥模型的作用强度依次为咖啡因惊厥 > 美解眠惊厥 > 士的宁惊厥，蝎毒的抗惊厥作用较 AEP 弱。

（2）抗癫痫作用：蝎毒和 AEP 均有对抗头孢菌素、马桑内酯诱发癫痫的作用。对抗马桑内酯所致癫痫的作用较强，可使癫痫发作潜伏期明显延长，发作程度明显减轻，发作持续时间显著缩短，死亡率明显降低。采用红藻氨酸制造癫痫模型，结果显示以全蝎为主药的愈痫灵汤剂组、颗粒剂组可延长 SD 大鼠癫痫发作潜伏时间（$P < 0.05$），减少抖动次数（$P < 0.05$）。进一步的研究显示，愈痫灵颗粒可降低致痫大鼠海马神经元钙调蛋白（CaM）mRNA 的表达，升高钙调蛋白依赖性蛋白激酶Ⅱ$_\alpha$（CaMKⅡ$_\alpha$）mRNA 的表达。表明通过调控 Ca^{2+} 信号转导途径中的某些靶位点，影响 Ca^{2+} – CaM – CaMKⅡ$_\alpha$ 信息链是愈痫灵颗粒抗癫痫的重要途径之一。

（3）对麻醉兔 ECOG 的影响：蝎毒和 AEP 对 ECOG 主频率的振幅均无明显影响，但对 $50\mu V$ 以上高振幅放电有抑制作用，脑室注射 AEP 作用尤其显著。

（4）对脑神经细胞的作用：蝎毒对大鼠脑神经细胞线粒体结构和功能具有显著影响，从蝎毒中初步分离出的毒素（SVc）能抑制线粒体细胞色素氧化酶和琥珀酸脱氢酶的活力，降低呼吸控制率、氧化磷酸化效率和耗氧速率（QO_2），增加线粒体膜的流动性。蝎毒多肽 SV_2 与线粒体短时间作用，明显抑制线粒体的 QO_2，所需浓度为 SVc 的 1/10 左右，若与线粒体长时间作用，则有延缓线粒体老化的效应，减慢线粒体因放置而导致的耗氧速率降低的速度。SVc 和 SV_2 对大鼠脑神经细胞线粒体作用的大小不与加入的浓度成正比，仅在某一特定的浓度区域呈现最强的作用。

（5）镇痛、镇静作用：用大鼠热辐射甩尾及小鼠醋酸扭体法测定，蝎身和蝎尾制剂灌胃或静脉注射均有明显的镇痛作用，蝎身的 ED_{50} 为 0.65g/kg，而蝎尾为 0.128g/kg。本品还有一定的镇静作用。给予大鼠中脑导水管周围灰质内微量注射蝎毒和吗啡，以热辐射为指标，观察比较二者中枢镇痛作用效果，结果表明蝎毒有很强的中枢镇痛作用，作用强于吗啡 4 倍以上。

（6）其他作用：蝎毒能显著改变肌纤维动作电位的波形，降低肌细胞的静息膜电位，蝎毒有钠通道阻滞作用。

2. 对心血管系统的作用 静脉注射全蝎浸剂及煎剂均可使兔、犬血压一时性下降（少数可见暂时上升），但很快恢复，继而出现逐渐持久的血压下降，维持 1～3 小时以上。灌胃或肌肉注射给药仍有显著持久的降压作用，重复用药不出现快速耐受现象。降压原理为抑制血管运动中枢、扩张血管、直接抑制心脏以及对抗肾上腺素的升压作用，对清醒动物有明显镇静作用，但并不使动物入眠，也可能与降压有关。从全蝎中分离出的蝎酸钠盐（Katsu acid - Na）给麻醉兔静脉注射产生暂时性血压下降，但对离体蛙心呈兴奋作用，对蛙后肢及离体兔耳血管则呈收缩作用。蝎毒能使麻醉兔左心室内压及 dp/dt 升高、心率稍减慢；心得安能对抗该作用。抗癫痫肽（AEP）能引起心律不齐。蝎毒能引起兔主动脉条明显收缩，作用强度约为去甲肾上腺素的 1/5，在蝎毒作用的基础上，妥拉苏林使收缩曲线升高，心得安使曲线降低。AEP

使兔主动脉条轻微松弛。用光电容积法实验，蝎毒和 AEP 都能使小鼠末梢血管收缩。另有研究表明，活蝎的头、四肢，蝎毒提取物和全蝎均对心脏收缩力有抑制性影响，其中蝎毒与全蝎不仅抑制心收缩力，且对心率具有较强的抑制作用，而蝎尾提取液则对收缩力有兴奋性影响。

3. 抗肿瘤作用 以蝎毒提取液 0.2mL（相当于生药 0.04 克/只）隔天皮下给药，连续 5 天后，在用药第 11 天和停药第 8 天时，对细胞肉瘤（SRS）实体瘤的抑制率为 38.8% 和 55.5%；对 MA－737 乳腺癌，每天给药，共 12 次后，抑制率为 51.8%，停药 8 天时为 30.4%。对 SRS 腹水型带瘤子鼠的生存率较对照组延长 12.5%～20.7%。对带瘤小鼠的肿瘤生长有明显抑制作用。全蝎 530 号粗提物使体外培养的 HeLa 细胞全部死亡脱壁。使 LA－795 肺腺癌带瘤小鼠生存时间延长 29.2%。东亚钳蝎尾灌胃，预防给药组 S_{180} 肉瘤抑制率为 45.0%，治疗给药组 S_{180} 肉瘤抑制率为 47.6%，表明其兼有预防和治疗作用。另有报道，应用肌氨酸乙酯盐酸盐和亚硝酸钠灌胃建立小鼠前胃癌及癌前病变模型；自蟾蜍皮、全蝎、蜂房的混合水溶液，灌胃剂量为 1g/kg 体重，实验第 56 天取小鼠前胃癌用 10% 的福尔马林固定，进行石蜡包埋切片、HE 及免疫组化染色。结果发现，蟾皮、全蝎、蜂房对小鼠前胃癌及癌前病变具有阻断作用，并与对 VEGF 表达的调控可能相关。

研究发现，马氏钳蝎蝎毒（SVC）能明显延长艾氏腹水癌（EAC）小鼠生存期，与空白对照组相比具有显著差异，且实验过程中，小鼠一般状态良好，活泼，无竖毛等毒性反应的表现。体外研究表明，SVC 对 EAC 细胞有明显的细胞毒作用，而对宫颈癌细胞作用不明显。将 SVC 纯化和初步分析后，分为蝎毒组分Ⅰ、Ⅱ和Ⅲ（SVCⅠ、SVCⅡ和 SVCⅢ）三个成分，分别观察它们对癌细胞的作用，发现 SVCⅡ和 SVCⅢ对人食管癌细胞株 Eca－109、直肠癌细胞株 C_{1184} 及人喉癌细胞具有杀伤及生长抑制作用，而 SVCⅠ却无此作用。进一步从蝎毒中分离得到蝎毒抗癌多肽（APBMV），认为它是存在于蝎毒中的有效抗癌成分，并且发现 APBMV 对人早幼粒白血病细胞株 HL_{60}、人肝细胞癌细胞株 MGC－803、人低分化鼻咽上皮癌细胞株 CNE－2Z、人胃癌细胞株 MGC－803 有明显的细胞毒性和生长抑制作用。

4. 对凝血功能的影响 全蝎提取液能明显减轻大鼠下腔静脉血栓形成的重量，同时 *KPTT* 和 *PT* 均明显延长，AT－Ⅲ活性和纤溶酶原含量明显降低。提示有明显的抗静脉血栓作用。

5. 对免疫功能的影响 全蝎和蝎身煎剂 2g/kg 连续灌胃给药 6 天，可使小鼠网状内皮系统对炭粒的廓清作用明显降低，全蝎与蝎身的作用之间无显著性差异。用全蝎煎剂 2g/kg 连续灌胃给药 7 天，可使小鼠血清半数溶血值明显降低。全蝎对小鼠灌胃给药的 LD_{50} 大于 10g/kg。另有实验表明，全蝎粉对小鼠免疫功能有较好的促进作用，可促进巨噬细胞吞噬功能，促进溶血素、溶血空斑形成，促进淋巴细胞转化。

6. 抗炎作用 全蝎乙醇提取物 1.5g/kg、0.8g/kg 灌胃给药，具有抗大鼠足跖肿、肉芽肿作用。实验以氢化可的松为对照，结果全蝎有明显降低大鼠足肿胀厚度和肉芽肿重量，显示出一定的抗炎作用。

7. 杀灭猪囊尾蚴的作用 采用 15% 新鲜猪胆汁常水溶液作为培养基，加入全蝎（Scorpion）乙醇提取物（26mg/mL，相当于 4g 生药量），对猪囊尾蚴进行体外培养实验。结果全蝎乙醇提取物具有显著杀灭猪囊尾蚴的作用。对全蝎乙醇提取物体外培养 4 小时、6 小时、8 小时后的猪囊尾蚴的组织学观察表明，猪囊尾蚴在接触药液 4 小时后，有明显的病理改变，并随着与药液接触时间的延长而加重。光镜显示，全蝎乙醇提取物体外能破坏猪囊尾蚴皮层微毛和头颈节片而达到杀灭作用。

8. 对动物破伤风的作用 以蝎子汤（全蝎 15g，赤芍 12.5g，大黄 10g，甘草 7.5g，制成 200mL 煎剂）1%～10% 与破伤风杆菌混合 60～90 分钟无抑菌作用，但混入培养基进行培养，有一定的抑制作用。对破伤风毒素无中和或破坏作用。无论灌服或皮下注射蝎子汤，对豚鼠或小鼠试验性破伤风均无治疗或预防效果。

9. 对肾功能的影响 全蝎注射液用常规乙醇法提取，灭菌分装，以 1.0g/kg 给原位性肾炎大鼠腹腔注射，每日 1 次共 3 周，结果尿蛋白含量较模型组明显减少，血清白细胞介素（IL－1）性比模型组显著下降；并可扩张肾毛细血管，减轻肾脏病理变化。

【体内过程】 用放射性同位素标记的蝎毒给雌性大白鼠，发现在处死的鼠体肾脏中放射活性最高，而在脑中放射活性最低。前者说明蝎毒在鼠体内排泄非常快，因为注射 15 分钟后所排出的尿也发现具很高的放射性；后者则说明蝎毒不易透过血脑屏障。肺和心脏也有较高的放射性，可能蝎毒的最初作用部位是这些器官，而后随着分布又向各个组织扩散。

【临床应用】

1. 百日咳　有报道，全蝎炒焦为末与熟鸡蛋同食，治疗百日咳74例，全部治愈。

2. 类风湿性关节炎　以全蝎液治疗54例，治愈率29.7%，好转率66.6%，有效率96.3%。

3. 癫痫　全蝎、蜈蚣研末以蜂蜜制丸，治疗8例皆有效。用鸡蛋、全蝎制丸，治疗数十例皆有效。

4. 面神经疾患　治疗阵挛性面肌痉挛36例，西医组采用卡马西平0.1g，每日3次。治疗组采用药物为中药全蝎、蜈蚣1:1混合洗净，微火焙焦研末为散药，1次口服1g，1日3次。均10日为1疗程，不配合其他治疗。两组均治疗两个疗程后统计疗效。结果：全蝎蜈蚣散治疗组总有效率94.4%，西医组总有效率64.3%，两组有显著性差异（$P < 0.05$）。用50%复方牵正注射液（含全蝎）穴位注射，治疗面神经麻痹418例，痊愈率达90%。用牵续汤（含全蝎）治疗78例，痊愈53例，显效17例，有效5例。

5. 偏头痛　偏头痛56例，给予中药全蝎止痛汤治疗，总有效率为96.4%。另有人以自拟全蝎钩藤汤为主治疗血管性头痛30例，结果痊愈22例，有效7例，无效1例；另有报道用钩蝎散治疗26例皆有效，1年后随访18例，17例未复发。

6. 破伤风　服止痉散（含全蝎）配合适当西药对症治疗150例，痊愈137例。

7. 烧伤　活蝎浸泡于食用油12小时以上，以油涂于患处治疗18例，均很快止痛，并在短期内结痂而愈。

8. 坐骨神经痛　蜈蚣6条约20g，全蝎20g，白花蛇舌草2g，制川乌20g，制草乌20g，全部装入瓶内，用60℃白酒1000mL密闭浸泡1周后即可服用。每次15~20mL，每日2次，尽量于饭前饮用。感冒发热期间及高血压患者禁服，胃溃疡患者慎用，15天为1个疗程。结果30例中，治愈23例，占76.7%；好转5例，占16.7%；无效2例，占6.6%。总有效率为93.4%。一般1~2个疗程即可好转，多数3~4个疗程痊愈。另有报道，用蛇蝎散治疗52例，治愈42例，好转6例。

9. 淋巴结疾病　复方全蝎散：全蝎、蜈蚣、水蛭各100g，粉碎后，瓶装备用。成人每服3g（小儿酌减），1日3次，温开水吞服，装入胶囊内吞服更好，10日为1个疗程，以愈为度。可连服3~6个疗程，服药期间忌辛辣之物与饮酒，禁止性生活。连服6个疗程后判定疗效。30例痊愈18例，显效9例，无效3例，有效率为90%。痊愈及显效者，随访5年均未复发。另有报道，治疗幼儿急性颌下淋巴结炎86例。将蝎尾、冰片按3:1的比例混合，共为细末，用医用凡士林调匀成膏，装瓶密封。使用时，将药膏直接均匀地涂布于肿大的淋巴结处，胶布覆盖固定。3天换药1次。局部已破损、溃烂者禁用。86例均以全蝎外用治愈，无一例施行手术治疗。

10. 皮肤病　全蝎10g，黄柏30g，土霉素10片，共研细末，用香油调成糊状后敷患处，渗出液较多时，可直接将药粉撒患处，保持皮损区清洁干燥，30例患者全部治愈，有效率100%，最短1天，最长7天，平均5天，未见任何毒副作用。将129例带状疱疹后遗神经痛病人分为治疗组和对照组。治疗组给予全蝎粉2g，早晚各服1次治疗。对照组给予消炎痛25mg，维生素 B_1 20mg，3次/天，口服；肌注维生素 B_{12} 500μg，1次/天。两组均在30天后评定效果。治疗组治愈率71%，总有效率94%。对照组治愈率48%，总有效率76%。治疗组疗效明显优于对照组（$P < 0.01$），有显著性差异。将全蝎用香油文火煎炸后黄酒送服，治疗银屑病63例，治愈38例，显效10例，有效9例。

11. 恶性肿瘤　活全蝎1只，青瓦焙干后研成细末，将蝎粉撒在开水冲成的蛋花上，趁热喝下，3次/天，饭前服用，治疗晚期癌症疼痛，总有效率为95%。用粗制蝎毒治疗晚期肝癌、肺癌、鼻咽癌和胃癌患者，生存期较对照组有所延长。全蝎制剂虎蝎冬凌散可治疗食管髓质型鳞癌，蝎毒注射液可治疗膀胱、食道、结肠、肝等多种晚期癌症。还有重用全蝎治肝脏血管瘤，用全蝎、蜈蚣治疗恶性肿瘤取得满意效果的报道。对于中晚期癌症患者，虚者居多，中医在应用全蝎治疗各种癌症的同时，辅以益气养血或健脾补肾之品，采取攻补兼施多向调节之法，收效甚佳。另外，全蝎与其他中药组方，还可用于多种头颈部肿瘤的治疗。

12. 其他　全蝎与其他中药配伍使用，治疗眼科疾病，如视神经萎缩、近视眼、视疲劳等。还有报道，全蝎用于治疗顽固性呃逆16例，随访1年均未见复发。

【毒副作用】 小鼠口服给药蝎身制剂的 LD_{50} 为 6.148g/kg，蝎尾制剂的 LD_{50} 为 0.884g/kg。蝎毒粗毒小鼠腹腔注射的 LD_{50} 为 2.4mg/kg，蝎毒中哺乳动物神经毒素 I、II 小鼠腹腔注射的 LD_{50} 分别为 0.48mg/kg、0.63mg/kg。蝎毒主要是使呼吸麻痹，对兔、小鼠、蛙的最小致死量分别为 0.07mg/kg、0.5mg/kg、0.7mg/kg。兔中毒症状为四肢强直性痉挛，流涎，呼吸停止，并且血压上升；蛙则见四肢纤维性挛缩；小鼠则继兴奋状态后四肢及呼吸麻痹。蝎毒无溶血及凝血作用。对离体蛙心有抑制作用，对蛙后肢血管有收缩作用，对离体兔肠及蛙膀胱均为兴奋作用。小鼠灌服、皮下注射或静脉注射蝎子汤 0.1～1 毫升/只，豚鼠灌服或皮下注射蝎子汤 0.2～5 毫升/只，均未见明显中毒症状。人体被蝎蜇伤后，主要表现为皮肤局部灼痛，红肿麻木，严重者可出现水疱或出血等局部表现。口服中毒后，临床表现为头痛、头昏、血压升高、心悸、心慌、出汗、尿少、肠胃出血、全身不适，严重时患者血压突然下降、呼吸困难、发绀、昏迷，最后多因呼吸中枢麻痹而死亡。还可出现过敏反应：如周身不适，奇痒难忍，搔后皮肤起红色团块。临床曾有服过量全蝎煎剂致新生儿呼吸抑制的报告。

参考文献

1. 王新风，等. 中国中药杂志，2009，34（17）：2223.
2. 喻良，等. 中风与神经疾病杂志，2009，26（5）：519.
3. 梁益，等. 中国药房，2012，23（43）：4033.
4. 梁益，等. 实用医院临床杂志，2012，9（2）：52.
5. 朱天民，等. 中国中医基础医学杂志，2007，13（10）：764.
6. 孔成诚，等. 中国医药科学，2012，2（4）：39.
7. 蔡秀巧. 中华中医药学刊，2009，27（12）：2656.
8. 王晶娟，等. 中国实验方剂学杂志，2010，16（12）：112.
9. 陈林江，等. 中国中医急症，2009，18（11）：1872.
10. 章红燕，等. 中国药业，2013，22（1）：95.
11. 李洋，等. 长春中医药大学学报，2012，28（1）：171.
12. 朱宏，等. 中华中医药学刊，2014，32（12）：3039.
13. 林晓慧，等. 湖南中医杂志，2014，30（12）：139.
14. 刘端勇，等. 中国实验方剂学杂志，2011，17（13）：133.
15. 李永浩，等. 中药新药与临床药理，2015，26（3）：311.
16. 刘端勇，等. 中药药理与临床，2012，28（4）：73.
17. 方毅，等. 中国中医药信息杂志，2013，20（1）：88.
18. 李秀霞. 中医药临床杂志，2011，23（10）：863.
19. 张婧延，等. 光明中医，2013，28（4）：836.
20. 孙晓芬，等. 中国现代应用药学，2014，31（3）：372.

蜈 蚣

【别名】 百脚，百足虫。

【来源】 为蜈蚣科动物少棘巨蜈蚣 Scolopendra subspinipes mutilans L. Koch 的干燥体。

【性味】 辛，温；有毒。

【功能主治】 息风镇痉，通络止痛，攻毒散结。用于肝风内动，痉挛抽搐，小儿惊风，中风口㖞，半身不遂，破伤风，风湿顽痹，偏正头痛，疮疡，瘰疬，蛇虫咬伤。

【主要成分】 含有似蜂毒样的两种有毒成分，即组织胺（Histamine）样物质及溶血蛋白质。尚含有多种氨基酸（如精氨酸、赖氨酸等碱性氨基酸，另外还含有较多的丙氨酸和亮氨酸）、蚁酸、脂肪油、胆甾醇等。

【药理作用】

1. 对心血管系统的作用

（1）对心肌收缩力的影响：蜈蚣水溶性去蛋白提取液，浓度为 $8.3 \times 10^{-6} \sim 6.7 \times 10^{-5} g/mL$ 时，对豚鼠离体心脏有明显的强心作用，大剂量则使心肌收缩力减弱。研究表明，蜈蚣粗毒 $50\mu g$ 能引起正收缩效应，对离体蛙、豚鼠、兔、鼠的心脏能引起收缩幅度减小直至心搏停止。用粗毒灌流蛙心脏时观察到在心跳降低之前能引起短暂地加快，且阿托品能抵制这种作用，说明蜈蚣毒对心脏活力的影响可能是由于乙酰胆碱的存在或能导致心脏神经组织乙酰胆碱的释放。

（2）抗动脉粥样硬化作用：采用经典喂养法复制家兔动脉粥样硬化（AS）的模型，喂高脂饲料，同时灌胃蜈蚣水提物（2.5g/kg、5g/kg）连续 12 周。结果蜈蚣可升高血清一氧化氮（NO）、超氧化物歧化酶（SOD）水平，降低内皮素（ET）、丙二醛（MDA）水平，并通过调节 NO/ET 的平衡，从而抑制 VEGF 的表达，抑制平滑肌细胞分裂、增殖。提示蜈蚣具有保护血管内皮细胞，防治内皮细胞增生的作用。同时，两个剂量的蜈蚣给药组均可明显降低胆固醇水平，降低血黏度，作用随剂量增大而增强。提示蜈蚣通过调节脂代谢，降低全血黏度，防止 AS 的形成。

（3）保护心肌缺血作用：有报道，采用脑垂体后叶素造成小鼠心肌缺血性损伤模型。将健康小鼠分为四组，分别是空白组、模型组、蜈蚣小剂量组（2.5g/kg）、蜈蚣大剂量组（5.0g/kg）。缺血 20 分钟后取血观察，结果显示蜈蚣治疗后乳酸脱氢酶（LDH）降低，心肌组织一氧化氮（NO）、一氧化氮合酶（iNOS）明显升高。提示其有保护心肌缺血作用，此作用可能与蜈蚣保护血管内皮细胞功能有关。

（4）降压作用：据临床报道，10% 蜈蚣酊剂对高血压有一定的降压作用。蜈蚣提取物给麻醉犬静脉注射 $2.5 \sim 10mg/kg$，有降压作用，其降压作用与 α－、β－、M－受体无关，但可被苯海拉明阻滞。给蟾蜍下肢血管灌流时，有直接扩张血管作用。另有报道，$20\mu g/kg$ 的巨蜈蚣毒液能引起猫血压下降后上升的双相反应。

（5）对微循环的影响：研究发现蜈蚣水提物可使小鼠微血管开放数显著增加，微血管口径增大，并延长凝血时间，使红细胞数减少，血红蛋白含量、红细胞压积降低，显示蜈蚣能改善微循环，降低血黏度。

2. 延缓衰老作用　蜈蚣水提取物可显著增强大鼠血中红细胞内超氧化物歧化酶（SOD）的活力和血中谷胱甘肽过氧化物酶（GSH－Px）的活性，降低丙二醛的含量，并对肝及脑组织中的脂褐质有明显的清除作用，说明蜈蚣有延缓衰老的作用，此作用可能与其增强 GSH－Px 活性、抑制脂质过氧化作用有关，还可能与增强 SOD 活力使体内有毒的 O_2^- 得以清除，阻止其引起自由基连锁反应有关。此外，蜈蚣还可使大鼠的免疫器官脾脏及胸腺重量明显增加，说明其有显著增强免疫功能作用。此作用也是蜈蚣延缓衰老的重要标志之一。

3. 对神经系统的作用

（1）抗惊厥作用：蜈蚣、蜈蚣粉剂饲喂小鼠每日 1.0 克/只，连用 3 日，对纯烟碱、硝酸士的宁、戊四氮所致惊厥均有不同程度的对抗作用。首次给药抗惊厥作用不甚明显，对可卡因引起的惊厥无效。蜈蚣蝉蜕注射液也可抗戊四氮引起的惊厥，蜈蚣以同剂量用于抗惊厥，其作用较全蝎强。

（2）抗癫痫作用：震颤大鼠脑海马和皮质部位安插电极，连续记录灌胃给药前及给药后不同时间的脑电图。结果显示，由蜈蚣、僵蚕、钩藤、制南星组成的复方中药明显抑制了震颤大鼠平均每次癫痫小发作的持续时间（$P < 0.01$），在给药 6 天及停药 1、2、3、4 天后分别降到给药前水平的（71 ± 9）%、（47 ± 9）%、（52 ± 11）%、（59 ± 15）% 及（68 ± 18）%，且在停药 1 天后的作用显著强于丙戊酸钠（$P < 0.01$）。提示该复方中药具有明显的对抗震颤大鼠癫痫小发作的作用。

4. 对血液系统的影响　研究表明，蜈蚣毒具有较强的直接溶血作用。蜈蚣毒还具有诱导血小板聚集的作用，而且对诱导剂 ADP 和 Ristocetin 不敏感的兔血小板仍具诱导活性，提示蜈蚣毒中存在血小板聚集诱导组分或血小板活化成分，并且其诱导途径可能与 ADP 和 Ristocetin 不同。除此之外，对粗毒的研究还表明，它们没有类凝血酶、PLA_2 和出血活性。

5. 抗肿瘤作用 蜈蚣、水蛭对小鼠肝癌瘤体的抑制率为 26%，对网状内皮细胞的机能有增强作用，但常用对肝脏有损害。蜈蚣水蛭注射液能使小鼠的精原细胞发生坏死、消失，对肿瘤细胞产生抑制作用。动物实验显示，对小鼠子宫颈癌 14、肉瘤 S_{180}、艾氏腹水癌、大鼠瓦克癌 256 均有抑制作用。乙醇提取物，在体外亦能抑制人的子宫颈癌、肝癌、肺癌的癌细胞。另有研究表明，将蜈蚣油性提取液加入至肝癌细胞株中一起培养，结果发现蜈蚣油性提取液对肝癌细胞增殖抑制率为 (82.2 ± 8)%，碘化油对对照组抑制率为 (53.4 ± 3)%，两者有统计学差异 ($P < 0.05$)。提示蜈蚣油性提取成分对肝癌细胞增殖有较强抑制作用。还有研究发现，蜈蚣提取物 HB 在体外对喉癌 Hep-2 细胞的生长有明显的抑制作用，其机制与降低细胞内 DNA 含量以及细胞内钙超载有关。

6. 抗炎作用 蜈蚣水提物对小鼠腹腔毛细血管通透性增加和二甲苯性耳郭炎症均有明显的抑制作用。蜈蚣首、尾、身对巴豆油所致小鼠耳部炎症亦有同样的抑制作用。蜈蚣水提取物皮下、腹腔注射对大鼠佐剂性关节炎、烫伤性炎症及小鼠静注巴豆油引起的耳部炎症均有抑制作用。本品的作用机理是直接对抗组织胺或 5-羟色胺引起的大鼠关节肿；通过垂体-肾上腺皮质产生效应及抑制小鼠免疫溶血反应。另有研究表明，以蜈蚣为主药的蜈蚣全蝎止痛散对小鼠棉球肉芽肿增生有明显抑制作用，提示蜈蚣有抑制慢性炎症的作用。

7. 抗菌作用 蜈蚣对结核杆菌有抑制和杀灭作用，并能促进人体的新陈代谢。在试管内 1:2 的蜈蚣水浸液对奥杜盎小芽孢癣菌、堇色毛癣菌、许兰黄癣菌、腹股沟表皮癣菌、红色表皮癣菌、紧密着色芽生菌等致病性皮肤真菌均有不同程度的抑制作用。

8. 镇痛作用 蜈蚣水提物给小鼠灌胃，能明显降低醋酸所致扭体次数，显著提高热板致痛的小鼠痛阈，有明显镇痛作用。另有研究表明，以蜈蚣为主药的蜈蚣全蝎止痛散对冰醋酸所致小鼠扭体反应有明显的镇痛作用。

9. 对消化功能的影响 蜈蚣水提物能显著增加胃液量、总酸分泌量、胃液酸度和胃蛋白酶总活力，提高大鼠胰液的分泌量、胰蛋白分泌量，降低胰淀粉酶活力，同时对小鼠肠推进运动有明显促进作用。蜈蚣毒尚能引起不被氢化麦角碱和心得安拮抗的兔回肠抑制作用，提示这种作用乃是通过肾上腺能机制以外的方式所发挥的。

10. 对免疫功能的影响 中药蜈蚣能显著增强小鼠吞噬细胞的吞噬活性 ($P < 0.001$)，对吞噬细胞 Fc 受体有显著增强作用，对机体特异性细胞免疫影响不明显 ($P > 0.05$)。提示该药具有改善免疫功能的作用。此外，蜈蚣还可使大鼠的免疫器官脾脏及胸腺重量明显增加，说明其有显著增强免疫功能作用。

11. 对生殖系统的影响 孕鼠 161 只随机分组，在孕期第 7~11 天给实验组分别以 500mg/(kg·d) 及 1000mg/(kg·d) 的中药蜈蚣煎剂灌胃，至孕期 18 天记录各组孕鼠和胎鼠的发育情况。结果两个剂量组致畸作用明显，死胎、吸收胎比例升高；大剂量蜈蚣组胎鼠和孕鼠的体重均下降，堕胎作用显著，与对照组比较，均有显著性差异 ($P < 0.01$)。

【临床应用】

1. 癫痫病 愈痫丸：由蜈蚣、全蝎、牛黄等组成。治疗 176 例，痊愈 153 例，有效 14 例，无效 9 例，总有效率为 94.9%。

2. 化脓性中耳炎 取完整蜈蚣若干，文火焙焦研末，按比例放入香油中，搅拌后静置，取上清液滴耳。每日 1 次，每次 3~5 滴。治疗 82 例，治愈 64 例，显效 5 例，好转 11 例，无效 2 例，总有效率为 97.6%。对控制耳痛、耳流脓效果最好。

3. 不安腿综合征 蜈蚣 2 条，全蝎 4g，共研细末，装入胶囊，为 1 日量，分 2 次内服。治疗 5 例，均痊愈。

4. 带状疱疹 疱净灵：取蜈蚣 6 条（火焙），雄黄 15g，冰片 2g，苯佐卡因 3g，苦参 20g（红肿热痛者去苦参加蚤休、蛇莓等），共研末过 60 目筛。用时以油调成糊状，涂于患部。每日 3~4 次。治疗 104 例，均在 9 天内治愈，平均为 4.05 天。对隐翅虫皮炎、接触性皮炎、脓疱疮亦有效。另有报道，以蜈蚣为主加减内服治疗带状疱疹75例，结果75例全部治愈。

5. 化脓性指头炎　取蜈蚣一条，熏干，研末后用适量猪胆汁（或鱼胆汁）调成糊状，患指常规消毒后均匀敷涂，用无菌纱布包扎，间隔24～36小时换药1次。结果42例全部治愈，未出现不良反应。

6. 脑血栓及其后遗症　全蝎蜈蚣汤加减内服，15天为1个疗程，连服2～3个疗程。治疗腔隙性脑梗死52例，结果痊愈19例，占37%，显效13例，占25%，有效9例，占17%，无效11例，占21%，有效率79%。有人用蜈蚣1条，地龙12g，赤芍6g，焙干研末过筛，每包6g，3次/天，每次1包，温开水送服，30天为1疗程，治疗脑血栓后遗症50例，结果治愈31例，好转16例，总有效率为94%。

7. 阵挛性面肌痉挛　西医组采用卡马西平0.1g，每日3次。治疗组采用药物为中药全蝎、蜈蚣1∶1混合洗净，微火焙焦研末为散药，1次口服1g，1日3次。均10日为1疗程，不配合其他治疗。两组均治疗两个疗程后统计疗效。结果：治疗组36例，两疗程内治愈30例，4例明显好转，无效2例，有效达94.4%；西医组28例，治愈14例，4例明显好转，无效10例，有效率64.3%。经Ridit检验分析处理，两组总有效率有显著性差异（$P < 0.05$），治疗组疗效优于西医组。

8. 口腔黏膜溃疡　蜈蚣油制作方法：将整体蜈蚣1条烘干研碎后加入10mL香油，装入棕色瓶中备用。在首次涂药前先用2%双氧水棉签及生理盐水棉签将溃疡表面之淡黄色的纤维膜擦去，吸干创面水分后，用棉签蘸蜈蚣油涂在口腔黏膜溃疡的表面。结果治疗116例，治愈71例，有效29例，无效16例，总有效率达86.2%。

9. 骨质增生症　采用四龙汤治疗85例患者。方剂组成：蜈蚣2条，地龙干15g，乌梢蛇10g，水蛭10g。日服1剂，1剂2煎。临床治愈41例，有效38例，无效6例，总有效率为92.9%。

10. 外伤性鼓膜穿孔　治疗组采用蜈蚣油外用治疗本病43例，并设常规药物治疗对照组对照。结果：治疗组总有效率为95%，对照组为40%。两组间比较$P < 0.05$，有显著性差异。

11. 偏头痛　用全蝎蜈蚣散治疗偏头痛60例，近期治愈34例（占56.7%），显效23例（占38.3%），无效3例（占5%），总有效率95%，治疗中未发现明显副作用。

【毒副作用】　蜈蚣所含二种类似蜂毒的有毒成分即组织胺样物质及溶血蛋白质，可引起过敏反应及溶血反应。大量蜈蚣能使心肌麻痹，并能抑制呼吸中枢。人的中毒量为15～30g。小鼠灌胃的LD_{50}（95%可信限）为7.67（6.29～9.37）g/kg。

参 考 文 献

1. 牛丽颖，等. 时珍国医国药，2008，19（5）：1176.

2. 王硕，等. 中国实验方剂学杂志，2011，17（13）：156.

3. 周永芹，等. 中药材，2011，34（6）：859.

4. 刘细平，等. 中国普通外科杂志，2010，19（2）：164.

5. 姜建伟，等. 海峡药学，2012，24（9）：28.

6. 任文华，等. 中药材，2007，30（1）：10.

7. 任文华，等. 中药材，2007，30（12）：1491.

8. 韩莉，等. 时珍国医国药，2007，18（9）：2109.

9. 赵延达，等. 实用中医药杂志，2014，30（1）：57.

10. 范翠玉，等. 四川中医，2010，28（10）：103.

11. 杨平. 宁夏医学杂志，2012，34（10）：1012.

12. 金英，等. 承德医学院学报，2009，26（1）：93.

13. 刘梅林. 福建中医药，2009，40（6）：35.

14. 赵志国，等. 北京中医药大学学报，2008，31（2）：106.

石 决 明

【别名】 千里光，海决明，鲍鱼壳，九孔石决明。

【来源】 为鲍科动物杂色鲍 *Haliotis diversicolor* Reeve、皱纹盘鲍 *Haliotis discus hannai* Ino、羊鲍 *Haliotis ovina* Gmelin、澳洲鲍 *Haliotis ruber*（Leach）、耳鲍 *Haliotis asinina* Linnaeus 或白鲍 *Haliotis laevigata*（Donovan）的贝壳。

【性味】 咸，寒。

【功能主治】 平肝潜阳，清肝明目。用于头痛眩晕，目赤翳障，视物昏花，青盲雀目。

【主要成分】 主含碳酸钙、胆壳素、壳角质（$C_{30}H_{45}O_{11}N_9$）和多种氨基酸。

【药理作用】

1. 抗菌作用 杯碟法抗菌实验表明，其提取液对金黄色葡萄球菌、大肠杆菌、绿脓杆菌有较强的抑菌效力。

2. 保肝作用 给小鼠灌服其贝壳内层水解液，对四氯化碳所致的急性肝损伤具有保护作用，给药组谷丙转氨酶较对照组明显下降。病理切片观察对照组肝细胞有明显坏死灶，而给药组肝细胞几乎无变性。

3. 保护脑损伤作用 以石决明为主药的脑溢安颗粒能有效地维持急性脑出血患者血清 IL－6（Interleukin－6）含量的恒定表达，有保护脑损伤作用。

4. 抗凝血作用 石决明酸性提取液对家兔体内、体外凝血时间的影响实验表明，均具有显著的抗凝血作用。

5. 抗急性损伤作用 应用石决明治疗局部皮肤破损，发现其能有效地促进止血，改善创面血运，消除局部炎症，显著促进肉芽组织生长，无任何副作用。

6. 其他作用 其贝壳提取液能提高小鼠常压下的耐缺氧能力，还可使离体小鼠肺的灌流量增加，扩张气管、支气管的平滑肌（扩张率17%）。小鼠灌胃或腹腔注射其水煎醇提液1周，测定脾脏细胞特异玫瑰花结数目，表明其具有免疫抑制作用。石决明中所含碳酸钙有中和胃酸、防治胃溃疡的作用。有研究表明，石决明提取物具有强而持久的降压作用，具有一定的抑制血管紧张素转化酶活性作用。此外，石决明除含有可能具有抗氧化活性的蛋白成分外，还存在可以清除1，1－二苯基－2－三硝基苯肼自由基（DPPH·）的其他高活性物质，且石决明能减轻晶状体的氧化损伤，从而延缓白内障的进展，有保护晶状体的作用，故石决明多用于眼科疾病。

【临床应用】

1. 皮肤病 石决明与磁石、赭石、珍珠母、牡蛎、生石膏等同属重镇药物，临床常根据不同病证加入这些药物，治疗急性湿疹、扁平疣、痤疮、鸡爪风等皮肤病，疗效显著。①皮肤瘙痒症。采用含石决明的复方（石决明、赭石、磁石、珍珠母、石膏、当归、苦参等），水煎服，每日1剂，连服36剂，结果全部治愈，随访未复发。②扁平疣。采用含石决明的复方（石决明、代赭石、磁石、珍珠母、赤芍、王不留行、连翘等），水煎服，每日1剂，连服15剂，结果扁平疣全部消失。③人工荨麻疹。采用含有石决明的复方（石决明、代赭石、龙骨、牡蛎、生地黄、桃仁、红花等），水煎服，日服1剂，共服21剂，结果顽疾痊愈。④痤疮。采用含有石决明的复方（石决明、代赭石、磁石、珍珠母、石膏、黄芩、大黄等），水煎服，每日1剂，共服17剂，结果痤疮全消，顽症治愈。

2. 冠心病、心力衰竭 采用含有石决明的复方治疗冠心病（伴高血压）46例，每日1剂，1个月为1疗程，对心绞痛总有效率为91.3%，心电图总有效率为69.6%。另有报道，采用自拟丹蝎通络汤加减（方中主含石决明）治疗瘀阻夹风型心力衰竭18例，并用西药常规治疗对照，两组均以28天为1疗程，连服2个疗程后评价疗效。结果：治疗组总有效率86%，对照组总有效率72%，两组间有显著性差异（$P<0.05$）。

3. 慢性支气管炎、咳嗽 采用中西医结合法分三期（近控期、巩固期、调整期）治疗支气管炎，在调整期应用主含石决明的益气固本胶囊配合治疗。结果：2000 例中，近期疗效，临床控制及显效 1842 例，好转 158 例；远期疗效，半年至 3 年随访，临床控制 1264 例，显效 64 例，好转 472 例。

4. 脑梗死、脑动脉硬化、脑血栓　采用含石决明的复方（石决明、天麻、钩藤、地龙等）治疗脑梗死 16 例，每日 1 剂，连续服用 1 个月。同时，设西药对照组使用蝮蛇抗栓酶、复方丹参注射液。结果：治疗组 16 例中，治愈 11 例，好转 4 例，无效 1 例。与西药对照组相比有显著性差异（$P < 0.05$），疗效优于对照组。有人用天麻钩藤饮化裁（处方中重用石决明）治疗脑动脉硬化症 100 例，结果痊愈 53 例，好转 46 例，无效 1 例，有效率达 99%。临床还有报道，采用含石决明的复方治疗脑血栓 35 例，每日服 1 剂，服药 20～100 天，结果治愈 14 例，显效 13 例，好转 7 例。

5. 内耳眩晕症、神经衰弱　采用主含石决明的菖蒲泽泻汤治疗 50 例内耳眩晕症。结果：治愈 42 例（症状全部消失），好转 6 例（临床症状基本消失），总有效率 96%。临床报道，采用中西医结合法治疗神经衰弱 108 例，设单纯西药组 97 例，服用舒乐安定、谷维素、脑复康；治疗组在服用上述西药基础上，服用主含石决明的复方联合治疗。结果：治疗组治愈 41 例，有效 58 例，无效 9 例；对照组治愈 16 例，有效 39 例，无效 42 例，两组相比有显著性差异（$P < 0.05$）。

6. 头痛、偏头痛、三叉神经痛　广东省名老中医邓锦生采用清肝潜阳为主的复方治疗偏头痛，处方中重用石决明，每日 1 剂，连服 10～20 天可治愈，不易复发。另有研究者采用天麻钩藤饮加减（主含石决明）治疗肝阳上亢型头痛，效果甚佳。临床还有应用主含石决明的复方（生石决明、菊花、钩藤、石膏、地龙、天麻、细辛）治疗 1 例三叉神经痛患者，结果 2 剂痛减，7 剂而愈。

7. 泌尿系炎症　本品配旱莲草、桃胶等应用，对泌尿系炎症有一定效果。

8. 眼科疾病　115 例病毒性角膜炎患者用石决明散加减法进行治疗，有效 104 例，无效 11 例，总有效率 90.43%。石决明散加减亦有治疗青光眼睫状体炎综合征、丝状角膜炎、流行性角结膜炎及角膜翳的报道。

参 考 文 献

1. 马爱翠，等. 中国海洋大学学报（自然科学版），2012，42（7）：135.
2. 姜威，等. 吉林中医药，2015，35（3）：272.
3. 祁磊，等. 国际眼科杂志，2011，11（12）：2085.
4. 王志力，等. 中国医药导报，2011，8（35）：5.
5. 秦虹，等. 中国中医眼科杂志，2012，22（3）：198.
6. 申德昂. 中国社区医师：医学专业，2013，15（1）：214.
7. 阙冬梅. 河北中医，2009，31（4）：595.
8. 鄢小维，等. 陕西中医，2010，31（11）：1490.
9. 粟少初. 山东中医杂志，2010，29（8）：568.
10. 史健，等. 中国医疗前沿，2012，7（8）：51.
11. 崔丽金，等. 医学研究杂志，2014，43（3）：22.
12. 徐国兴，等. 国际眼科杂志，2009，9（12）：2389.
13. 刘爽，等. 北方药学，2011，8（11）：21.

赭　石

【别名】　代赭石，赤赭石。

【来源】　为氧化物类矿物刚玉族赤铁矿。

【性味】　苦，寒。

【功能主治】　平肝潜阳，重镇降逆，凉血止血。用于眩晕耳鸣，呕吐，噫气，呃逆，喘息，吐血，衄血，崩漏下血。

【主要成分】 主含三氧化二铁（Fe_2O_3）。其中含铁70%，含氧30%。有时含有杂质钛（钛赤铁矿）、镁、铝、硅、铜、锌、锰、钙、镍、钴、砷和水分。

【药理作用】

1. 对消化系统的作用 赭石内服后能收敛胃肠壁，保护黏膜面，有一定抗溃疡作用。麻醉兔注射赭石溶液，可使肠蠕动亢进，对离体豚鼠小肠也有明显兴奋作用。

2. 补血作用 赭石内服吸收入血，能促进血细胞及血红蛋白的新生，有一定补血作用。对缺铁性贫血有一定治疗作用，此作用与其所含大量铁离子有关。

3. 对心血管系统作用 赭石对离体蛙心在大剂量时呈抑制作用，但对麻醉兔的血压无明显影响。

4. 镇静、抗惊厥作用 动物实验表明，赭石对中枢神经系统有一定镇静作用。

（1）镇静作用：生、煅赭石均能降低戊巴比妥钠阈剂量，煅赭石优于生赭石。表明赭石有镇静作用。

（2）抗惊厥作用：煅赭石能显著对抗戊四氮诱发小鼠的惊厥作用，延长抽搐潜伏期时间，减少惊厥动物数。有抗惊厥作用。

5. 抗炎作用 小鼠30只，雌雄不拘，随机分为3组，每组10只，各组给药途径、剂量、时间同上。测小鼠右后足爪容积。于足跖皮下注射0.01mL 10%角叉菜胶致炎，测经不同时间以后鼠足爪容积，以容积差为肿胀度，结果生、煅赭石能显著抑制小鼠足肿胀度，且生赭石优于煅赭石。

6. 对出血、凝血时间的影响 生、煅赭石均能显著缩短凝血时间（$P<0.001$），且煅赭石优于生赭石（$P<0.01$）。生、煅赭石均能缩短剪尾小鼠出血时间（$P<0.05$），两者比较无统计学意义（$P>0.05$）。二者止血时间缩短百分率也无明显差异。

【临床应用】

1. 上消化道出血 赭石、五倍子、芡实，水煎服，1日1剂。治疗上消化道出血症244例，有效243例，无效1例，总有效率达99.6%。另有报道，采用自拟赭石黄芍汤加减治疗上消化道出血68例，结果显效12例（占17.6%），有效48例（占70.6%），无效8例（占11.8%），总有效率为88.2%。

2. 顽固性便秘 赭石、芦荟各等量研细末，加适量面粉、白酒打糊为丸，每次服6g，1日2次，温开水送服。治疗顽固性便秘500例，效果满意。

3. 癫痫 赭石末50g（儿童30g），每日1剂，水煎服，1个月为1疗程。治疗癫痫6例，治愈4例，好转2例。有人用赭石、赤石脂、杏仁、巴豆霜等药研末，制成癫痫丸内服，治疗癫痫324例，治愈247例，好转59例，无效18例，总有效率达94.4%。

4. 食道癌 赭石250g，桃仁120g，水蛭60g，共研细末，加鸦胆子60g，捣烂混匀，每次10g，每日3次，掺入藕粉内冲服，治疗食道癌有一定疗效。

5. 吐衄 赭石末煎汤送服大黄末3g，肉桂末3g，1日1剂，早晚分服。治疗经行吐衄（倒经）37例，治愈率达100%。

6. 内耳眩晕症 赭石45g，法半夏、车前草、夏枯草各18g，水煎服，每日1剂。治疗86例，有效率95.3%。另有临床观察报道，以赭石为主药的基本方随症加减治疗梅尼埃病45例，临床治愈28例（占62.2%），显效13例（占28.9%），无效4例（占8.9%），总有效率为91.1%。

7. 胃食管反流性疾病 46例胃食管反流病患者均服用以赭石为主药的石皮饮，结果26例有效，14例好转，6例无效，总有效率为86.9%。选旋覆代赭石汤和左金丸为基本方治疗42例胆汁反流性胃炎，结果痊愈23例（占54.8%），有效16例（占38.1%），无效3例（占7.1%），总有效率92.9%。

8. 术后呃逆 对20例患者采用旋覆代赭石汤加减（旋覆花、赭石、党参、生姜、甘草、半夏、大枣）治疗，结果均治愈。

9. 慢性干咳 治疗组126例患者采用旋覆代赭石汤为基本方，对照组60例患者口服阿莫西林胶囊，两组疗程均为1个月，结果治疗组总有效率为94.4%，与对照组总有效率83.3%相比，有统计学差异（$P<0.05$）。

10. 其他 赭石降逆汤可治疗慢性阻塞性肺疾病。对 48 例美尼尔病患者应用旋覆花代赭石汤加减治疗，结果治愈 29 例，显效 15 例，总有效率 91.7%。

【毒副作用】 赭石中含有十万分之一的砷盐，长期服用可致慢性砷中毒。动物实验，小鼠每天灌服 2g，到第 7 天时 100% 死亡。死前动作迟钝，肌肉无力及间发性痉挛，最后共济失调或瘫痪，呼吸缓慢而死亡。家兔每日服 5g，多在第 12 天死亡，个别到第 14 天死亡，中毒症状与小鼠相似，死后解剖见肺及肠黏膜充血，肝表面有部分坏死。

参 考 文 献

1. 陈勇华，等. 广西中医药，2015，38（2）：30.
2. 王永艳，等. 河北中医，2009，31（5）：701.
3. 李连钰. 中国实用医药，2010，5（30）：144.
4. 安伟华，等. 四川中医，2013，31（1）：80.
5. 刘丹，等. 中药新药与临床药理，2009，20（2）：131.
6. 杨恂. 中国中医基础医学杂志，2008，（1）：51.

珍 珠 母

【别名】 珠牡，珠母，明珠母。

【来源】 为蚌科动物三角帆蚌 *Hyriopsis cumingii*（Lea）、褶纹冠蚌 *Cristaria plicata*（Leach）或珍珠贝科动物马氏珍珠贝 *Pteria martensii*（Dunker）的贝壳。

【性味】 咸，寒。

【功能主治】 平肝潜阳，安神定惊，明目退翳。用于头痛眩晕，惊悸失眠，目赤翳障，视物昏花。

【主要成分】 主含碳酸钙、氯化钙及少量镁、铁、硅酸盐、硫酸盐、磷酸盐等。尚含有磷酸乙醇胺、半乳糖基神经酰胺（Ceramide）、羟基脂肪酸、蜗壳肮（Conchiolin）及多种氨基酸等。

【药理作用】

1. 明目作用 珍珠层粉眼药水可以显著地延迟大鼠半乳糖白内障的形成。注射液对半乳糖生理盐水眼球后注射所致豚鼠双目晶体产生的环状混浊有一定对抗作用。

2. 保肝作用 珍珠层粉注射液对小鼠四氯化碳性肝损伤有保护作用，可使肝细胞损害减轻，肝功能恢复加快。

3. 抗溃疡作用 去钙珍珠层粉灌胃或腹腔注射能显著促进大鼠乙酸法胃溃疡的愈合，降低溃疡的粘连面积；能减少幽门结扎大鼠胃液排出量，降低胃液的酸度，从而显著减少总酸排出量，具有抑制胃液分泌的作用。并对大鼠应激性胃溃疡有明显抑制作用。其抗溃疡效果比甲氰咪胍、生胃酮、碳酸钙效果显著。

4. 对中枢神经系统的作用 珍珠层粉灌胃可明显减少小鼠的自主活动，明显延长戊四氮所致小鼠惊厥潜伏期，但对惊厥死亡率无影响，对戊巴比妥钠的中枢抑制有明显的协同作用，可使小鼠睡眠时间延长。

5. 抗脑缺血、缺氧作用 珍珠母可降低大鼠缺血后脑组织内单核细胞趋化蛋白（MCP-1）的含量，可能是其治疗脑缺血的重要机制之一。水煎液灌胃能明显延长常压缺氧小鼠的平均存活时间。

6. 抗过敏作用 珍珠层粉的盐酸或硫酸水解产物可抑制组织胺引起的豚鼠离体肠管的收缩，防止组织胺引起的豚鼠过敏性休克死亡。对豚鼠离体肠管、子宫的过敏性收缩有抑制倾向。

7. 抗氧化作用 冠心病患者服用珍珠层粉 1 月可使血清过氧化脂质有显著下降，表明其有一定抗衰老作用。另有研究，利用化学发光分析等方法，对马氏珍珠贝的贝壳提取液进行体内外抗氧自由基实验，结果马氏珍珠贝的贝壳提取液具有清除 $O_2 \cdot$ 和 H_2O_2 的能力，体外可抑制鼠肝匀浆丙二醛的生成，人体内能显著提高 SOD 和 GSH-Px 的活性。提示马氏珍珠贝的贝壳提取液具有清除活性氧的能力和提高体内抗活性氧酶活性的作用，对延缓衰老有一定作用。

8. 其他作用 珍珠层粉硫酸水解产物能使蟾蜍离体心脏跳动幅度增大，对家兔耳郭血管及血压无明显影响。珍珠贝壳粉对小鼠肉瘤 S_{180} 也有抑制作用。珍珠母及其炮制品还有一定的抗抑郁作用。

【临床应用】

1. 心血管疾病 珍珠层粉剂，每日 3 次，每次 0.3～0.6g，用于治疗高血压及动脉硬化症 11 例，痊愈 8 例，显效 2 例，好转 1 例。另有临床报道，采用珍珠母汤（自拟方）治疗原发性高血压 75 例，对照组用复方降压片治疗 50 例，10 天为 1 疗程，共用 3 个疗程。治疗组总有效率 96% 与对照组总有效率 68% 相比，有统计学差异。

2. 小儿智能发育不全 用本品片剂 1～2 片（含生药 0.25～0.5g），每日 3 次，服 2 月～1 年，治疗 175 例，有效率为 80%。

3. 病毒性肝炎 珍珠层粉注射液，佐以适量维生素，其治疗急慢性肝炎 368 例，用药 1～2 月，治愈率为 73.1%，总有效率为 95.9%。

4. 白内障 珍珠层粉滴眼液，每天滴 3 次，14 天为 1 疗程，对初期白内障有明显疗效。有人用本品片剂内服，外敷 20% 珍珠粉眼膏，治疗白内障 355 例 581 只眼，有效率 74.7%。

5. 齿龈病致牙龈出血 珍珠层粉，点敷，治疗 50 例，全部痊愈。

6. 失眠 以珍珠母为主药组成的汤剂每天 1 剂，水煎 3 次，头 2 煎共取汁 300mL，晚饭前及睡前 1 小时分服，第 3 煎取 1000mL，睡前泡足 15～30 分钟。1 月为 1 疗程，服药期间停服其他药物。结果治疗 58 例患者，治愈 25 例，显效 17 例，有效 11 例，无效 5 例，总有效率为 91.4%。

7. 黄褐斑 口服珍珠母祛斑合剂（由珍珠母、浙贝母、赤芍、夏枯草、茵陈、红花、白芍、丝瓜络、鸡血藤、六月雪、菊花、青葙子、僵蚕、茯苓、甘草组成，水煎剂，500mL 装），每次 50mL，1 日 2 次，温服。对照组给维生素 C 片 200mg，1 日 3 次，维生素 E 丸 100mg，1 日 1 次，口服。两组均以 2 个月为 1 个疗程，疗程结束后判定疗效及不良反应。治疗组 110 例总有效率 62.7%，对照组 55 例，总有效率 47.3%，二组相比，有统计学差异。

【毒副作用】 珍珠母毒性很低。小鼠腹腔注射珍珠母注射液 450mg/kg，无不良反应。珍珠层粉给大鼠灌胃的 $LD_{50} > 21.5g/kg$，经皮肤给药的 $LD_{50} > 31.6g/kg$。

参 考 文 献

1. 李俊华，等. 中医正骨，2009，21（6）：7.
2. 李影，等. 吉林中医药，2014，34（4）：388.
3. 刘侗，等. 吉林中医药，2014，34（2）：172.
4. 刘冬，等. 吉林中医药，2014，34（1）：61.
5. 田旭. 实用中医内科杂志，2011，25（10）：82.
6. 陈韫炜. 广州中医药大学学报，2007，24（2）：113.

白 芍

【别名】 白芍药，金芍药。

【来源】 为毛茛科植物芍药 *Paeonia lactiflora* Pall. 的干燥根。

【性味】 苦、酸，微寒。

【功能主治】 养血调经，敛阴止汗，柔肝止痛，平抑肝阳。用于月经不调，自汗，盗汗，胁痛，腹痛，四肢挛痛，头痛眩晕，血虚萎黄。

【主要成分】 含有芍药苷（Paeoniforin）、牡丹酚、芍药花苷、羟基芍药苷、芍药内酯苷、芍药酮、

苯甲酸。还含有 1,2,3,4,6 - 黄倍酰单宁、倍单宁、以及没食子鞣质、没食子酸、没食子酸乙酯、d - 儿
茶素、Pedunculagin、1 - O - Galoydunculagin 和 Eugeniin 等成分。此外尚含有挥发油、脂肪油、树脂、鞣
质、糖、淀粉、蛋白质、β - 谷甾醇、三萜类成分以及金属元素 Mn、Fe、Cu、Cd 和 17 种氨基酸等。

【药理作用】

1. 抗炎作用　白芍总苷（TGP）每天 50mg/kg 静脉给药 11 天，对大鼠多发性关节炎有明显的防治作
用。TGP 可下调胶原性关节炎大鼠关节滑膜组织中 Bcl - 2 表达，上调 Bax 表达及降低 Bcl - 2/Bax 的比值，
这可能是其治疗胶原性关节炎的机制之一。白芍苷对角叉菜胶、右旋糖酐引起的大鼠脚踝浮肿有抑制作
用。白芍、甘草水煎剂对巴豆油致小鼠耳肿胀、醋酸所致小鼠腹腔炎症及毛细血管通透性均有明显抑制作
用。在对 29 例类风湿性关节炎（RA）患者进行的 TGP 开放性临床试验，结果表明，大剂量 TGP（1.2 ~
1.8 克/天）服用 8 周，对患者有明显疗效。该药不仅可改善临床症状与体征，还可降低血球沉降率与类
风湿因子滴度。而且对 RA 患者的异常免疫功能，如外周血单核细胞产生 IL - 1 水平、外周血淋巴细胞的
致分裂素反应与产生 IL - 2 水平以及 IL - 2 受体密度、抑制性 T 细胞的数目等均有机能依赖性恢复作用。
花生四烯酸 5 - 脂氧酶代谢物（LTB_4）是一个迄今已知活性极强的白细胞趋化剂和聚集剂，亦是重要的致
炎介质。为进一步研究 TGP 的作用机制，采用已建立的测定大鼠腹腔巨噬细胞产生的 LTB_4 的反相 HPLC
法，并初步探讨了 TGP 对 LTB_4 产生的影响，结果表明，在给药浓度 100mg/L 下对大鼠巨噬细胞产生
LTB_4 的抑制作用与相同剂量的非甾体抗炎药（NSAID）氟灭酸相当，作用则较缓慢。在 0.001 ~ 1000mg/L
浓度范围内可剂量依赖性地抑制 LTB_4 的产生，其 IC_{50} 为 0.66mg/L。提示该药的抗炎/免疫调节作用可能
与其影响 LTB_4 的产生有关。

2. 免疫调节作用　白芍能增强单核巨噬细胞系统的吞噬功能，在角叉菜胶致肝巨噬细胞受损后，白
芍仍能恢复其对炭粒的摄取。牡丹酚和白芍总苷均有促进巨噬细胞吞噬功能的作用。白芍对正常小鼠外周
血 ANAE 阳性淋巴细胞的百分率没有影响，但可拮抗环磷酰胺对此类细胞的抑制作用，使之回升并恢复至
正常水平而表现其免疫调整作用，提示白芍具有调整 T 细胞免疫功能的作用，使处于低下状态的细胞免疫
功能恢复正常水平。在研究 TGP 双向调节免疫作用机能时发现，一氧化氮（NO）合成酶抑制剂 L - NA 可
消除高浓度 TGP 负向调节小鼠脾细胞的刀豆蛋白 A（ConA）增殖反应，而吲哚美辛仅有部分拮抗作用，提
示高浓度 TGP 主要通过促进腹腔巨噬细胞（MΦ）产生 NO 而发挥负调节作用。相反，高浓度 TGP 对 LPS
刺激 MΦ 分泌 IL - 1 与 TNF - α 以及 B 细胞增殖反应的负调节作用，均与其促进 MΦ 产生大量 PGE_2 有关。
TGP 对环磷酰胺升高或降低的细胞或体液免疫模型呈现机能性调节作用，可能与其调节不同免疫机能状态
小鼠 Th/Ts 细胞比值有关。实验中 TGP 对体外大鼠腹腔巨噬细胞化学发光、H_2O_2 释放和 IL - 1 生成以及
脾淋巴细胞的 ConA 增殖反应与 IL - 2 生成，均有浓度依赖性双向调节作用。用体外诱导不同 T 调节细胞
的实验模型和单克隆抗体检测技术，分析了 TGP 的双向调节作用与 T 调节细胞的关系，发现 TGP 可促进
体外刀豆素 A 时间依赖性地诱生 $L_3T_4^+$ 细胞和 Lyt - 2$^+$（Ts/C）细胞，并分别拮抗环孢霉素 A 抑制 Th 细
胞诱生和左旋咪唑抑制 Ts 细胞诱生的作用。提示 TGP 促进不同淋巴细胞亚群诱生有明显的机能依赖性特
征。实验提示，TGP 对小鼠脾淋巴细胞 ConA 增殖反应和体外抗体诱生呈现浓度依赖性双向调节作用，可
能与其浓度依赖性改变 $L_3T_4^+$/Lyt - 2$^+$ 细胞比值有关。低浓度 TGP 促进 ConA 增殖反应和 Th 细胞诱生可能
是经激活巨噬细胞而实现的。应用体内体外诱导特异性与非特异性 T 调节细胞的诱导，亦可增加非特异性
T 调节细胞的诱导。提示这可能是发挥免疫调节作用的基础。研究发现，TGP 对正常大鼠的下丘脑 - 垂
体 - 肾上腺轴（HPAA）呈现小剂量（12.5 ~ 50.0mg/kg）兴奋（血浆皮质酮含量升高）和大剂量
（100 ~ 200mg/kg）抑制（血浆皮质酮含量降低）的剂量依赖性调节作用。其次，TGP 可兴奋轻度应
激（20℃水游泳）大鼠的 HPAA 和抑制重度应激（4℃水游泳或 24 小时束缚）大鼠的 HPAA，使过
高的血浆皮质酮、促肾上腺皮质激素和 β - 内啡肽含量降低，提示 TGP 对应激大鼠 HPAA 呈现轴机
能依赖性的调节作用。另有报道，白芍总苷具有改善并增强癌周淋巴结淋巴细胞酶活性的作用，这
也可能是其发挥免疫调节作用机理之一。体外细胞培养的实验表明，2mg/mL 的 TGP 可通过抑制 c -
fos 的表达、降低成纤维样细胞（FLS）增殖能力等不同途径发挥对类风湿关节炎（RA）滑膜细胞的

免疫调节作用。

3. 镇静、镇痛、抗惊厥作用 白芍注射液、芍药苷均有镇静、镇痛作用。给动物脑室注入少量芍药苷，可使之出现明显的睡眠状态。给小鼠腹腔注射白芍提取物芍药苷 1g/kg，能减少动物的自发活动，延长戊巴比妥睡眠时间，抑制因腹腔注射醋酸引起的小鼠扭体反应和对抗戊四唑所致惊厥。白芍总苷有显著的镇痛作用，并可加强吗啡、可乐定的镇痛效果，纳洛酮不影响白芍总苷的镇痛作用，提示其镇痛原理不是兴奋阿片受体。另有研究显示，白芍不同炮制品均可增加小鼠痛阈值，抑制醋酸所致扭体反应，其中酒白芍、醋白芍的作用更为显著。芍药浸膏能抑制士的宁引起的惊厥。芍药苷对离体骨骼肌无作用，故推论其抗惊厥作用是中枢性的。实验结果表明，TGP 20～80mg/（kg·d），腹腔注射和灌胃 3 天，呈剂量依赖性对抗小鼠的最大电休克（MES）。TGP 60～100mg/（kg·d），腹腔注射能对抗士的宁引起的小鼠和大鼠的惊厥。TGP 40～80mg/（kg·d），腹腔注射对小鼠的戊四氮最小阈发作（MET）无影响。TGP 40～80mg/（kg·d），腹腔注射对小鼠 MES 的作用高峰时间在 0.5～1.5 小时。

4. 抗病毒作用 干扰素（IFN）存在广谱抗病毒活性，白芍总苷给药浓度 10mg/L 以下，在试管内无直接诱生 IFN 的作用。但是可促进鸡新城疫Ⅰ系病毒冻干疫苗诱生 α-IFN。其最适浓度为 10mg/L 时，可促进 ConA 诱生 γ-IFN，当 ConA 为亚适剂量时，最适浓度为 0.1～10mg/L。这均可提高 IFN 的效价 1～2 倍。而且 TGP 在 250mg/L 时能使水泡性口炎病毒效价下降 2.22 对数值。另有报道，白芍水煎剂可促进 NPV 诱生 α-IFN，其最适浓度为 1g/L。该水煎剂促进亚适剂量 ConA 诱生 γ-IFN 的最适浓度为 5～10g/L，促进最适剂量 ConA 诱生 γ-IFN 的最适浓度为 2.5～10g/L，亦可提高 IFN 的效价 1～2 倍。两项研究比较说明，TGP 促进 IFN 诱生作用方面，其效果好于水煎剂，尤其是具有强的促 γ-IFN 诱生的活性，而对 VSV 的抗病毒作用，白芍煎剂活性大于 TGP，因此，白芍水煎剂中可能含有除 TGP 以外的抗病毒活性成分。

5. 对胃肠道作用 白芍对肠管过度兴奋的自发收缩和氯化钡引起的收缩有抑制作用，对乙酰胆碱引起的收缩则无效。白芍在动物模型中对胃肠道电运动有明显的抑制作用。甘草、白芍水提合剂（0.21g）对在体兔肠管平滑肌运动有明显的抑制作用，两者合用较其单用效果好，并且降频率作用较降幅作用强。给药后 20～25 分钟降低兔肠管收缩频率分别为正常对照组的 64.71% 和 70.59%，并强于阳性对照组阿托品（0.25mg）。芍药苷对豚鼠、大鼠的离体肠管和在体胃运动以及大鼠子宫平滑肌均有抑制作用，并能拮抗催产素引起的收缩。与甘草的甲醇提取物 FM100 具有协同作用。芍药苷对由于紧张刺激而诱发的大鼠消化道溃疡有明显抑制作用。

6. 护肝作用 一次大剂量灌胃异硫氰酸苯酯诱发大鼠血中胆红素（SB）和血清谷丙转氨酶（SGPT）急剧升高，胆汁流量减少，发现用复方白芍能明显降低 SGPT 和 SB，并可使肝小叶中央静脉扩张充血，肝索排列恢复正常，肝细胞轻度颗粒变性，未见肝细胞脂肪及嗜酸性变。有研究表明，白芍总苷能对抗四氯化碳引起的小鼠血浆或血清谷丙转氨酶和血浆乳酸脱氢酶升高，还能清除自由基、提高抗氧化酶活性，显示白芍总苷对四氯化碳所致的肝病理组织改变有一定保护作用。

7. 对心血管系统作用 白芍注射液能扩张离体心脏冠状血管，对抗垂体后叶素引起的大鼠和家兔急性心肌缺血，作动脉注射时使外周血管阻力下降，血流量增加。芍药苷对冠状血管及外周血管亦有扩张作用，并引起血压下降。有研究表明，白芍提取物芍药苷在试管内对 ADP 诱导的大鼠血小板聚集有抑制作用。体外实验也显示，芍药总苷对家兔和小鼠的血小板有抑制作用。用结扎麻醉开胸犬左冠状动脉前降支（LAD）制备急性心肌梗死模型，结果表明 TGP 各剂量组（2.0、4.0、8.0mg/kg）与模型组比较，心肌缺血程度减轻，心肌缺血范围和心肌梗死面积缩小，血清中磷酸肌酸激酶（CPK）和乳酸脱氢酶（LDH）的活性降低，游离脂肪酸（FFA）和过氧化脂质（LPO）含量降低，超氧化物歧化酶（SOD）和谷胱甘肽过氧化物酶（GSH-Px）活性提高（$P < 0.05$）。提示 TGP 对实验性缺血心肌具有保护作用。

8. 保护肾脏作用 用右旋糖酐（Dextran）作为抗原，诱发小鼠 IgA 肾炎，同时用白芍提取物进行实验性治疗。结果显示，小鼠注射抗原后，出现蛋白尿，血清尿素氮（BUN）出现异常，用白芍提取物治疗后，可抑制小鼠体重减轻，并能显著降低尿蛋白的含量（$P < 0.01$），白芍提取物 10g/kg 组还能明显降低

血液中 BUN 的含量 ($P < 0.05$)。提示白芍提取物对小鼠 IgA 肾炎有一定治疗作用。另有研究报道，给大鼠腹腔注射同种肾脏免疫复合物，复制大鼠主动型 Heymann 肾炎模型，造模同时分别给予相应的药物。结果发现白芍总苷 (0.3g/kg) 可以降低肾炎大鼠血清肌酐、尿素氮和尿蛋白，提高血清总蛋白含量。提示白芍总苷有对抗 Heymann 肾炎大鼠的高氮质血症、蛋白尿、低蛋白血症作用。

9. 抗细胞增殖作用　TGP (1.0～5.0g/L) 能抑制人肝癌细胞株 HepG₂ 细胞生长，且呈浓度依赖性；TGP (1.5、2.5g/L) 分别作用 72 小时后，HepG₂ 细胞出现体积缩小，荧光染色增强，胞核或胞质中可见致密浓染的块状或颗粒状黄绿色荧光染色；TGP (1.0、1.5g/L) 药物作用 72 小时后，流式细胞仪可检测到细胞凋亡现象，并发现显著的 S 期阻滞。表明 TGP 在体外能够抑制人肝癌细胞 HepG₂ 的增殖，并能诱导细胞凋亡。

10. 其他作用　白芍尚有如下作用：①抗氧化作用：白芍提取物 TGP 具有抗氧化和细胞膜稳定作用，对自由基可能有清除作用，此作用可能参与 TGP 保护佐剂性关节炎大鼠关节损伤和保护脑缺血再灌注损伤的机制。②解热作用：芍药苷对人工发热小鼠有解热作用，对小鼠正常体温有降低作用。③抗菌作用：白芍对大肠杆菌、绿脓杆菌、草绿色链球菌、痢疾杆菌、葡萄球菌及致病性真菌均有一定的抑制作用。④抗缺氧作用：白芍总苷可延长小鼠常压缺氧存活时间，降低小鼠整体氧耗量，降低小白鼠氰化钾中毒性缺氧的死亡率。另有研究显示，白芍总苷能延长夹闭小鼠气管致心电消失的时间，且呈剂量依赖性。有研究者给予小鼠白芍总苷 20mg/kg，可使小鼠整体耗氧量和心肌耗氧量的变化明显低于生理盐水组和异丙肾上腺素组 ($P < 0.01$)，白芍总苷作用强度稍弱于阿替洛尔。研究还发现，TGP (20mg/kg) 能明显改善大鼠的脑电活动，可降低脑钙、钠、水含量。提示 TGP 对脑缺血具有保护作用。⑤强壮作用：白芍醇提取物能延长小鼠游泳时间及小鼠缺氧存活时间，有一定强壮作用。⑥增强记忆作用：白芍总苷对东莨菪碱引起的小鼠学习和记忆获得不良有改善作用。⑦调节钙浓度：白芍总苷 (TGP) 有促进胞外钙内流作用，较高浓度 (20～40mg/L) TGP 可促进胞内钙外排，从而降低细胞内 Ca^{2+} 浓度，此作用与其增强大鼠红细胞膜上 Ca^{2+}，$Mg^{2+} - ATP$ 酶和 Na^+，$K^+ - ATP$ 酶活性有关。⑧调血脂作用：TGP 能调节高脂血症豚鼠血清脂质和丙二醛 (MDA) 的含量，降低其总胆固醇与高密度脂蛋白胆固醇比值，高剂量的 TGP (60mg/kg) 能升高血清高密度脂蛋白胆固醇的含量。⑨抗变态反应：以白芍为主药的养血止痒片可明显抑制 2,4 - 二硝基氟苯 (DNFB) 引起的小鼠Ⅳ型变态反应，是其治疗湿疹的机制之一。⑩抗抑郁作用：选择小鼠强迫游泳、悬尾应激及利血平所致眼睑下垂小鼠抑郁模型，发现以白芍为主药的白芍解郁颗粒可以对抗小鼠因强迫悬尾及强迫游泳造成的抑郁症状，并可对抗因利血平所致小鼠眼睑下垂和体温下降。

【临床应用】

1. 脘腹痛　芍甘注射液 (芍药 4g，甘草 1g，制成 2mL) 每次 4mL，肌注。治疗胃脘痛、腹痛，属虚痛者 120 例，有效率达 84.2%，属实痛者 51 例，有效率为 51%。

2. 哮喘　每次用白芍 20g，甘草 10g，研末，煮沸 5 分钟，内服。治疗支气管哮喘 35 例，服药 2 小时内显效 8 例，有效 23 例，无效 4 例。

3. 面部肌肉痉挛　白芍 100g，甘草、知母、葛根、蝉蜕各 15g，随证加减，水煎服。治疗 11 例，均痊愈。

4. 癫痫　白芍、龙齿、甘草各 30g，水煎服。治疗 43 例，服药 2～3 个月，5 年以上未发病者 21 例，1～5 年未发病者 19 例，1 年内有复发者 3 例。

5. 月经不调、过多，上环、取环、流产后阴道出血及产后恶露不尽　用当归芍药散治疗 437 例，治愈及好转率 91.3%，无效率 8.7%，一般 1～3 剂可见效。

6. 颈椎病　用自拟白芍葛根地龙汤 (白芍 30g，甘草 6g，葛根 25g，麻黄 3g，桂枝 6g，地龙 12g，淫羊藿 9g，煎汁 300mL，每日 1 剂，分 2 次服，5 剂为 1 个疗程，可连服 5～8 疗程) 治疗 150 例各种类型的颈椎病患者，总有效率为 95.3%。

7. 膝关节、骨关节炎　治疗组采用白芍总苷胶囊治疗，0.6g 口服，每日 2 次。对照组以萘丁美酮治疗，1.0g 口服，每晚 1 次。结果治疗组 30 例中，有效 26 例，有效率为 86.7%，疗效优于对照组

（60.0%）。

8. 类风湿性关节炎 选择早期活动性类风湿性关节炎患者 48 例，病程 4～10 个月，均给予 TGP 0.6g，1 日 3 次，共 12 周，前 3 周合用 1 种有效非甾体抗炎药。结果显效 11 例，有效 18 例，改善 9 例，无效 10 例，总有效率 79.2%。

9. 系统性红斑狼疮 采用随机双盲安慰剂对照的研究方法，将 70 例活动期系统性红斑狼疮（SLE）患者随机分为两组各 35 例，分别接受 TGP（1.8g/d）和安慰剂治疗，疗程 3 个月，比较两组受试者狼疮活动指数（SLEDAI）、有效率、糖皮质激素用量及不良反应。结果 TGP 组 SLEDAI 较对照组明显降低，且 TGP 组的糖皮质激素用量较治疗前明显减少。TGP 组的总有效率为 73%，安慰剂组的总有效率为 35%，TGP 组显著高于安慰剂组。

10. 干燥综合征 选择干燥综合征患者 56 例，给予 TGP600mg，3 次/天，口服，连续观察 9 个月（36 周），并于服药前、服药后每 12 周检测血沉（ESR）、免疫球蛋白等指标评价病情程度，结果治疗 12 周时有效率为 21.4%（12/56），显效率为 5.4%（3/56），治疗 24 周时有效率为 55.4%（31/56），显效率为 14.3%（8/56），治疗 36 周时有效率为 58.9%（33/56），显效率为 21.4%（12/56）。

11. 恶性肿瘤 有报道称，白芍配合化疗药物用于治疗非小细胞肺癌、原发性肝癌等的治疗，优于单纯化疗，并能提高患者生存质量，改善患者细胞免疫功能，升高外周血象。

参 考 文 献

1. 方芳，等. 中国药理学通报，2008，24（3）：369.
2. 秦亚东，等. 中国临床药理学与治疗学，2015，50（8）：854.
3. 李莲. 湖北职业技术学院学报，2010，13（1）：105.
4. 路景涛，等. 中国药理学通报，2008，24（5）：588.
5. 张玲非，等. 中国药理学通报，2011，27（10）：1462.
6. 徐娟，等. 成都医学院学报，2014，9（6）：679.
7. 欧阳勇. 数理医药学杂志，2008，21（5）：600.
8. 沈晓东，等. 中国现代药物应用，2009，3（24）：197.
9. 唐菲，等. 湖南中医药大学学报，2012，32（2）：5.
10. 林跃虹，等. 实用临床医药杂志，2008，12（7）：22.
11. 王双，等. 四川动物，2015，34（5）：748.
12. 陈益山，等. 中国兽医杂志，2010，46（8）：20.
13. 李辉，等. 中国医院药学杂志，2011，31（4）：283.
14. 刘国玲，等. 现代预防医学，2012，39（20）：5348.
15. 谢长江，等. 新医学，2012，43（8）：576.
16. 孙萍萍，等. 中国现代应用药学，2015，32（5）：538.
17. 马丽，等. 中国实验方剂学杂志，2010，16（17）：244.
18. 刘华杰. 中国老年学杂志，2015，35（14）：3988.
19. 秦亚东，等. 牡丹江医学院学报，2015，36（4）：10.
20. 刘烨，等. 山东中医杂志，2014，33（12）：1014.

牡 蛎

【别名】 左顾牡蛎，牡蛎蛤，牡蛤。

【来源】 为牡蛎科动物长牡蛎 *Ostrea gigas* Thunberg、大连湾牡蛎 *Ostrea talienwhanensis* Crosse 或近江

牡蛎 *Ostrea rivularis* Gould 的贝壳。

【性味】 咸，微寒。

【功能主治】 重镇安神，潜阳补阴，软坚散结。用于惊悸失眠，眩晕耳鸣，瘰疬痰核，癥瘕痞块。煅牡蛎收敛固涩，制酸止痛。用于自汗盗汗，遗精崩带，胃痛吞酸。

【主要成分】 主含碳酸钙，约占90%以上。尚含镁、铁、锌、牛磺酸、磷酸盐、硅酸盐、硫酸盐、盐酸盐等。煅烧后碳酸盐分解产生氧化钙等。还含少量的蛋白质和色素。牡蛎软体的化学成分有丰富的糖原、蛋白质、多种氨基酸、维生素和微量元素。含8~10种人体必需的微量元素和6种人体必需的常量元素，并含有银元素。

【药理作用】

1. 增强免疫功能

（1）对白介素-2活性的影响：有人观察牡蛎提取物对 PBMCs 激活的影响发现，在含有牡蛎提取物而缺乏 IL-2 的血清中培养 PBMCs，免疫细胞不能被激活。然而，在经牡蛎提取物和 IL-2 处理1周的正常受试对象的 PBMCs 培养物中，T 细胞增殖明显高于仅用 IL-2 而无牡蛎提取物处理的控制组，并且在有牡蛎提取物存在的条件下，PBMCs 培养3~7天就能达到最大活性，提示牡蛎提取物对 IL-2 活性发挥具有积极的促进作用，其机制可能与其诱导 IL-2 活化与 IL-2 受体 α 链（CD25）的增加有关。

（2）对 T 细胞的影响：采用大黄煎剂制造免疫功能低下动物模型，然后分别给予动物模型牡蛎醇提取物和牡蛎水提取物，观察牡蛎提取物对免疫低下小鼠免疫功能的影响。结果表明，牡蛎醇提取物可使小鼠外周血 T 细胞总数（ANAE）显著升高，而牡蛎水提取物可使外周血淋巴细胞受丝裂原（PHA）刺激后的转化率（LT）显著升高。另外，巨噬细胞是机体非特异性免疫系统的重要组成部分，而血液中抗体生成量的增加是体液免疫功能提高的表现。通过对巨噬细胞功能和血清抗体（IgM）生成量进行测定，发现在给予牡蛎水提取物后，巨噬细胞功能和血清抗体水平均明显升高，说明牡蛎提取物具有提高免疫功能低下小鼠非特异性免疫功能和体液免疫功能的作用。

（3）对杀伤细胞（NK）的影响：研究发现，牡蛎提取物连续喂饲小鼠15天（10~30mg/d），小鼠外周血 NK 细胞活性明显增强，白细胞、T 细胞和亚群（Th，T 辅助细胞）百分比、丝裂原 ConA（激活 T 细胞）和丝裂原 LPS（激活 B 细胞）诱发的淋巴细胞增值水平也显著增加，并且对环磷酰胺所诱发的免疫功能低下牡蛎提取物有恢复和缓解作用，使已降低的总 T、Th、Th/Ts（T 抑制细胞）以及淋巴细胞增殖完全恢复到正常水平，T 细胞通过 Th 和 Ts 细胞对免疫功能实施正向及负向调节，因此，Th/Ts 之比在很大程度上反映了机体免疫功能所处的状态。表明牡蛎提取物有增强正常小鼠免疫功能和拮抗环磷酰胺引起的免疫功能低下的作用。牡蛎提取物还能提高血清溶血素的含量，增加溶血素空斑细胞形成，增强脾细胞产生抗体等的免疫效应。亦有实验证明，牡蛎水提物能明显促进小鼠脾脏 T 淋巴细胞转化功能及 NK 细胞活性。而 T 淋巴细胞及 NK 细胞是机体细胞免疫系统的重要组成部分。由此可见，牡蛎水提物具有提高机体细胞免疫功能的作用。

2. 抗疲劳作用 采用小鼠负重游泳实验，以血尿素氮和血乳酸浓度为指标，观察牡蛎提取物的抗疲劳作用。结果牡蛎提取物能有效地降低小鼠游泳后血尿素氮和血乳酸水平，提高血乳酸恢复速率，同时能显著延长小鼠负重游泳时间，提示牡蛎提取物具有抗疲劳作用。牡蛎提取物抗疲劳的机制，目前认为可能与牡蛎所含的牛磺酸、锌有关，通过提高支链氨基酸比例，提高骨骼肌蛋白质合成等发挥抗疲劳作用。牛磺酸能够显著提高支链氨基酸的浓度，相对减少芳香氨基酸进入大脑中的机会，从而延长运动性疲劳的出现或降低疲劳程度。牡蛎含有丰富的牛磺酸、锌，牡蛎的抗疲劳作用，可能是牛磺酸、锌等有效成分共同作用的结果。

3. 对肝脏的保护作用 有人研究了牡蛎对大剂量四氯化碳（CCl_4）致小鼠急性肝损伤作用，结果表明，牡蛎可明显抑制 CCl_4 引起小鼠血清谷丙转氨酶（SGPT）、谷草转氨酶（SGOT）升高，肝糖原含量降低，肝脂质过氧化物（LPO）过量产生，并能使组织形态学上的肝细胞变性、坏死得到明显的减少和改善，肝细胞再生活跃，炎细胞浸润也减少。表明牡蛎提取物对肝脏有较好的保护作用。有报道，牡蛎提取物能显著降低高脂饮食和酒精造模大鼠血清和肝组织内脂质含量，动物体重和血清转氨酶水平亦明显下降。病理学观察发现，肝细胞脂肪变性程度显著改善，伴随的肝细胞坏死和炎症细胞浸润亦明显减少。体外实验发现，牛磺酸通过加速或对肝细胞极低密度脂蛋白分泌的保护作用，防止高脂血清诱发的原代培养肝细胞脂肪变。因此，认为牡蛎提取物具有促进肝脏脂质代谢，减少造模大鼠肠道对高脂饮食中甘油三酯和胆固醇的吸收，从而防止高脂血症和肝脂肪变性的发生。有研究表明，药物对 NO 生成的抑制与其保肝作用相关，而研究结果显示，牡蛎水提取液能够拮抗 LPS 诱导的 MΦ 一氧化氮生成量增加。因而提示抑制NO 生成，可能是牡蛎水提取液药理作用机制之一。

4. 放射增敏作用 将鲜活牡蛎肉提取物和牡蛎肉干粉水溶液以 1/100 ~ 1/800 比例加到人鼻咽癌细胞株培养液内培养 15 ~ 16 小时。细胞接受 2Gyγ 射线照射，继续培养 56 ~ 72 小时，观察细胞克隆形成率。结果发现，在排除了药物细胞素作用后（1/100 ~ 1/200），2 种牡蛎制剂均有明显的强化 γ 射线杀灭癌细胞的效应，放射增敏率达 34.5% ~ 52.6%，而放射前给药基本无增敏作用。提示牡蛎提取物的增敏机制可能是阻断癌细胞被放射线损伤后 DNA 自身的修复功能，使射线造成的 DNA 损伤不可逆转。

5. 抗肿瘤作用

（1）提高免疫功能发挥抗肿瘤作用：牡蛎提取物具有增强宿主免疫功能、抑制肿瘤细胞生长的作用。实验以每天 0.2mL（20mg）剂量的牡蛎提取物，连续 10 天喂饲 HAC（接种小鼠肝癌细胞株）的 Balb/c小鼠，发现宿主因荷瘤而下降的免疫指标，包括总 T 细胞数、T 辅助细胞（Th）和 T 抑制细胞（Ts）百分比、丝裂原诱发的淋巴细胞转化强度和 NK 细胞的杀伤活性均明显回升，瘤重亦较对照组明显减轻，宿主成活期延长。用牡蛎提取物喂饲长有人结肠癌的裸鼠 15 天后，发现肿瘤体积明显减少，为对照组的44.6%，荷瘤动物的肿瘤生长速度较对照组也明显减慢，表明牡蛎提取物不仅提高荷瘤小鼠的免疫功能，还能抑制小鼠肝癌和裸鼠体内人结肠癌的生长。提示牡蛎提取物可能增强宿主免疫功能，特别是其中天然杀伤细胞活性，通过免疫系统抑制肿瘤细胞生长。

（2）抑制癌细胞生长：增殖快、恶性程度高的低分化人肺腺癌细胞株（A$_{549}$），具有典型的肿瘤细胞的形态特征。以新鲜牡蛎为材料，经酸抽提和分子筛凝胶层析，获得牡蛎低分子活性物质，凝胶电泳（SDS - PAGE）分析鉴定该组分主要由 8 种蛋白质组成。应用该物质处理人肺腺癌 A$_{549}$ 细胞。结果显示，经 0.1mg/mL 牡蛎低分子活性物质处理的人肺腺癌 A$_{549}$ 细胞，细胞生长抑制率达 62.2%，细胞分裂指数下降 28.95%，光镜观察显示经牡蛎低分子活性物质处理的细胞形态发生明显改变，细胞体积增大，趋于铺展状态，多核细胞和癌巨细胞少见，呈现出与正常上皮细胞相似的形态变化，这充分表明牡蛎低分子活性物质能有效地改变肺腺癌细胞的形态特征，抑制肺癌细胞的增殖。还有报道，牡蛎天然活性肽 BPO - 1 能有效抑制人胃腺癌 BGC - 823 细胞增殖活动，BGC - 823 细胞是一种增值能力旺盛的低分化人胃腺癌细胞株，与细胞增殖活动密切相关的酶活性较高，经 BPO - 1 处理后 BGC - 823 细胞生长受到抑制，分裂指数下降，细胞周期检测出现凋亡峰，细胞形态观察出现了明显的固缩等现象。光镜观察显示，经 BPO - 1 处理后的 BGC - 823 细胞失去原有的恶性表型，其机制可能与其诱导凋亡有关。

（3）抗氧化作用：美国国立癌症中心、法国巴黎大学药学院、美国迈阿密大学医学院关于牡蛎提取物的共同研究结果表明，牡蛎提取物能使细胞内有防癌和防老化功能的谷胱甘肽（GSH）增殖达 2 倍，并能减轻具有强力抗癌活性的抗癌药物阿霉素（ADM）对心脏的副作用。在试管里培养的人体细胞 HL$_{60}$ 中加入牡蛎提取物，细胞中的 GSH 持续增大达 2 倍（提高到 190%）。通过 EPR 评价了牡蛎提取物的清除自由基作用，也估计了其保护胃黏膜细胞免受氢过氧化物诱发的损伤作用。EPR 研究表明，一定浓度的牡蛎提取物能直接清除超氧离子和羟基。当细胞在 Hanks 缓冲液中与氢过氧化物作用 4 小时后，用改良的 MTT试验测定大鼠胃黏膜细胞（RGM - 1）活性。在处理前 1 小时给予 100 ~ 1000μg/mL 的牡蛎提取物溶液，该溶液与羟基有高度反应性，结果并没有扭转氢过氧化物诱发损害，表明牡蛎中的清除羟基活性成分包括牛磺酸等，不能穿透细胞膜。相比较而言，给予牡蛎提取物进行 24 小时前处理则明显扭转了由氢过氧化物引起的细胞活力降低现象，显示牡蛎提取物溶液可能激活了氢过氧化物的内在清除机制。

体外和动物实验已经证明了牡蛎提取物的抗氧化性质。在实验里，7 位年龄在 25 ~ 37 岁的健康男性志愿者每天口服 3×2 粒牡蛎提取物胶囊，共服 8 天。在第 0、1、4、8 和 15 天及实验结束后的第 8 天取血，测定血清的抗氧化性。发现给予牡蛎提取物处理后，显著提高了血清对用自由基处理的红细胞释放血色素和乳酸脱氢酶（LDH）的缓冲能力，即血清大大减轻了用自由基处理的红细胞中血色素和 LDH 的释放。8 天后自由基的氧化作用则降低了 90% 以上。而且在这些个体中降低的谷胱甘肽水平也有了明显的提高。牡蛎提取物之所以对癌症有抑制作用，研究认为与其含有大量谷氨酸、半胱氨酸和牛磺酸等有效氨基酸成分有关，它们系 GSH 的前体，能在生物体内促进 GSH 和谷胱甘肽－S－转移酶（GST）的生物合成。牛磺酸也是硫原子的重要原料，硫原子是重要的抗氧化剂，具有清除自由基和活性氧的功能。

6. 对心血管的保护作用　通过高脂食饵建立鹌鹑动脉粥样硬化模型，观察牡蛎提取物对血清脂质、载脂蛋白、血浆超氧化物歧化酶（SOD）和脂质过氧化物丙二醛的影响，并对主动脉、冠状动脉和肝脏进行肉眼和光镜组织学检查。结果发现，牡蛎提取物 10g/kg 胃内连续给药 8 周后，鹌鹑主动脉、冠状动脉内膜动脉粥样硬化斑块形成的程度明显减轻，于动脉粥样硬化造型 4 周时测定血清总胆固醇、甘油三酯、低密度脂蛋白胆固醇（LDL－C）和载脂蛋白 B 分别为（17147±0178）、（1116±0135）、（10194±3117）mmol/L 和（2147±0178）g/L，均较模型组明显减少，于动脉粥样硬化造型 8 周后血清 TC、TG、LDL－C 和 ApoB 水平仍明显低于模型组，心肌及主动脉壁中的 TC 和 TG 含量显著降低，血清中 SOD 则明显升高。表明牡蛎提取物具有调血脂、抗动脉粥样硬化作用。其作用机制可能是牡蛎提取物通过降低异常升高的血脂、减少氧化性低密度脂蛋白（ox－LDL）的生成，减轻其对动脉内膜的损伤，阻止泡沫细胞形成及血管平滑肌细胞（VSMC）增殖，从而抑制动脉粥样硬化斑块的形成。另外，可能与牡蛎提取物中含有丰富的不饱和脂肪酸（EPA 和 DHA）及牛磺酸有关。作用机制为牡蛎提取物可使动物的超氧化物歧化酶升高，提高它可提高机体清除氧自由基的能力，具有一定抗氧化的作用，可减轻脂质过氧化物对动脉壁的直接损伤，保护了内皮细胞的完整性，在一定程度上抑制了 AS 的发生及减轻病变的程度。亦有研究表明，牡蛎提取物能减少过氧化玉米油处理的大鼠血清 FFA、LPO、TG 及肝胆固醇的水平。上述研究结果提示，牡蛎提取物能抑制高脂血症，并对心血管系统有保护作用，其机制可能与牡蛎提取物中有丰富的牛磺酸等有关。

7. 对 Mg 缺乏小鼠音源性癫痫发作的保护作用　音源性癫痫表现为体重减轻，虚脱，立毛，上睑下垂和运动缺陷，通过确定频率和振幅的声音刺激可诱发 Mg 缺乏的 DBA/2 小鼠音源性癫痫发作，当标准膳食条件恢复后，这些症状依然存在。然而，当连续 10 天在膳食中加入 25% 的牡蛎提取物后，癫痫的症状则全部消失，加入从牡蛎提取物中分离的低分子成分，也出现类似的效果。这种保护作用可能是由于 Mg 和牡蛎中丰富的牛磺酸之间形成螯合物，增加了 Mg 的吸收。

8. 抗菌、抗病毒作用　一些研究发现，牡蛎提取物有抗菌作用，对脊髓灰质炎病毒和流感病毒有抑制作用。牡蛎提取物（中性多糖类）能增强动物对肺炎杆菌感染的抵抗力，牡蛎的酸性提取物在活体中对脊髓灰质炎病毒有抑制作用，能使感染的鼠死亡率降低。

9. 降糖作用　国外资料表明，牡蛎中所含牛磺酸可提高 β 细胞对胰岛素的敏感性，锌离子浓度增高可以提高胰岛素原的转化率，而糖原具有保肝功能，可以直接被机体吸收利用而减轻胰腺负担，因而对糖尿病有益。实验用牡蛎提取物对四氧嘧啶引起的高血糖大鼠进行治疗，血糖下降较明显，同时胰岛素也有明显升高，因此可以认为牡蛎提取物对治疗糖尿病具有一定的疗效。通过动物实验及临床观察，可以认为，牡蛎中的活性成分对刺激胰岛素分泌，减轻胰腺负担，降低血糖、尿糖，改善临床症状具有较明显的效果。而预先给予小鼠牡蛎提取物灌胃 4 周，可阻止四氧嘧啶所致小鼠血糖升高，表明牡蛎提取物对四氧嘧啶诱发小鼠血糖升高有一定的保护作用，从另一角度提示，牡蛎提取物可延缓实验性糖尿病动物胰岛的病理性损害。本研究结果显示，牡蛎提取物可提高正常小鼠胸腺指数、脾脏指数，提示牡蛎提取物可调节高血糖小鼠免疫功能，这对保护胰岛的功能具有重要意义。实验表明，经四氧嘧啶处理后的小鼠，血糖和 TNF－α 水平增加，胰岛素水平降低，表明小鼠存在明显的糖代谢紊乱，并发生了糖尿病。而预先给予牡蛎提取物处理的小鼠，其血糖、TNF－α 升高的幅度较模型组低，胰岛素降低的幅度则明显轻于模型组。病理结果也显示，经牡蛎提取物处理的小鼠胰岛炎症损伤程度较模型组轻。结果提示，牡蛎提取物可保护胰岛 β 细胞对抗有害物质的损伤，并可使胰岛素分泌保持一定水平，有效地防止血糖的升高和 TNF－α 的过量分泌，从而降低 TNF‐α 的损害作用。

10. 抗溃疡作用 煅牡蛎具有明显抗实验性胃溃疡的活性，白牡片（白及、牡蛎）对豚鼠应激性溃疡、胃炎的发生有显著的保护作用；对大白鼠幽门结扎性溃疡的发生也有防治作用，并降低游离酸及总酸的分泌。牡蛎所含碳酸钙有抗酸作用，口服后能直接中和胃酸，减少胃酸对溃疡面的腐蚀、消化作用。

11. 增强消化力作用 以牡蛎、苍术、陈皮、党参等组成的牡儿饮口服液能增强大白鼠胃蛋白酶活性，加大剂量趋势更加明显，而对胃液分泌量和总酸度无明显影响，有一定增强消化力作用。

12. 延缓衰老作用 用牡蛎水提液灌胃观察对去卵巢大鼠脑衰老的影响。结果显示：牡蛎水提液能够延缓去卵巢大鼠脑衰老。试验用 4 月龄的雌性大鼠行双侧卵巢摘除术后，给予牡蛎水提液灌胃 3 个月，测定大鼠脑形态计量学和生化指标。结果发现，牡蛎水提液能使大鼠的纹状皮质分子层厚度增加，分子层厚度和皮层总厚度的比值下降，海马 CA2 区单位面积大锥体细胞数增多，超氧化物歧化酶（SOD）活性增强，而丙二醛（MDA）含量下降，从而起到延缓衰老的作用。

13. 其他作用 牡蛎所含 Ca^{2+} 被吸收后能抑制神经肌肉的兴奋性，有利于治疗肝阳上亢，阴虚动风证。还能降低毛细血管通透性。从牡蛎中提取的牡蛎多糖具有降血脂、抗凝血、抗血栓、促进机体免疫功能和抗白细胞下降等作用。此外，牡蛎肉提取物可以有效防治泼尼松引起的骨代谢紊乱，可提高大鼠骨钙、骨磷、骨锌、骨铁含量，使血钙降低恢复正常。

【临床应用】

1. 过敏性紫癜 用牡蛎90g煎成600mL，分两次服，每日 1 剂。治疗 30 例，结果治愈 26 例，未愈 4 例，平均治愈时间 7.93 天。

2. 扁平疣 用牡蛎、马齿苋、板蓝根、威灵仙、生薏仁各30g，僵蚕、蜂房各10g，栀子 10g，水煎取药汁一半用于擦洗患处，另一半口服，每日 2 次。结果 1 个疗程治愈90%，显效10%。

3. 其他 本品尚可用于高血压、中风、神经官能症、精神病、发热性疾病，尤其是对急性传染病后期肝阳上亢、阴虚阳亢，或阴虚动风证，癫狂证，淋巴结炎，淋巴结结核，甲状腺病等的治疗，效果较好。

参 考 文 献

1. 华岩，等. 中国康复医学杂志，2014，29（6）：571.

2. 江长优，等. 中成药，2013，35（5）：1062.

3. 刘学良，等. 辽宁中医药大学学报，2009，11（1）：170.

4. 冰娜，等. 时珍国医国药，2010，21（11）：2816.

5. 桑希生，等. 中医药信息，2007，24（5）：68.

6. 李萌，等. 河北医学，2008，14（2）：127.

7. 李萌，等. 中国海洋药物，2008，27（2）：50.

8. 华岩，等. 中国老年学杂志，2012，32（19）：4206.

9. 姚婷，等. 江西中医药大学学报，2015，27（2）：97.

10. 王春波，等. 海洋与湖沼，2010，41（1）：33.

11. 杨勇进，等. 世界华人消化杂志，2011，19（2）：177.

12. 徐强，等. 中国中医基础医学杂志，2008，14（2）：104.

罗 布 麻 叶

【别名】 吉吉麻，野麻。

【来源】 为夹竹桃科植物罗布麻 *Apocynum venetum* L. 的干燥叶。

【性味】 甘、苦，凉。

【功能主治】 平肝安神，清热利水。用于肝阳眩晕，心悸失眠，浮肿尿少。

【主要成分】 叶含芸香苷（Rutin）、儿茶素（Catechin）、蒽醌、谷氨酸、丙氨酸、缬氨酸、氯化钾、多糖等，还含槲皮素（罗布麻乙素 Quercetin）和异槲皮苷（罗布麻甲素 Isoquercitrin）。根含强心苷类：罗布麻苷 A、B、C、D。苷 A 为西麻苷（Cymarin），苷 B 为毒毛旋花子苷，苷 C 为 K - 毒毛旋花子次苷 - β。

【药理作用】

1. 降压作用 犬和猫静注罗布麻叶煎剂，血压明显下降，可降为正常水平的 69.4%。罗布麻浸膏大鼠口服或腹腔注射，对肾性高血压大鼠呈现明显持久的降压作用。一定剂量罗布麻茶经灌胃给予，在对大鼠的心率及体重生理状况无明显影响的状态下能够显著降低高血压大鼠的血压。有人探讨了罗布麻叶提取物（LLE）对自发性高血压大鼠（SHR）和 Wistar 系正常大鼠（WKY）血压的影响。①LLE 对 SHR 的降压作用：给予 LLE 第 5 周，2.5%、5% 组血压显著降低，第 6 周各组血压均显著降低，故认为 LLE 对血压升高有抑制作用，该作用稳定，并且呈剂量依赖性。给予 LLE 混合饲料 7 周后停药 2 周，在此期间可有持续的降压作用，未见停药后的反弹现象。②LLE 对 WKY 的降压作用：正常饲料组与 LLE 组实验前血压约为 12.0kPa，第 6 周约为 16.0kPa，随着增龄而见血压轻度升高，但未见 LLE 对血压的影响。结论：LLE 仅作用于自主神经紊乱引起的血压升高，对稳定的血压无影响。另有人探讨了罗布麻叶提取物（LLE）对交感神经系或副交感神经系药物所致血压反应的影响。结果显示，给予 LLE 后约 10 分钟开始出现降压作用，最大降压作用的时间为给药后 30 ~ 40 分钟，出现平缓降压曲线。30 ~ 300mg/kg 的最大降压值从 1.20kPa 增至 2.80kPa，但大剂量（1000mg/kg）未见降压作用增强。从降压曲线来看，各种剂量均呈缓慢降压作用，较给予 LLE 前降压作用显著，但对心率无影响。对去甲肾上腺素（Nad）和血管紧张素Ⅰ升压及乙酰胆碱（Ach）降压作用均无明显影响。表明不是基于对交感神经系的抑制而降压。并且，LLE 对血管紧张素Ⅰ向血管紧张素Ⅱ代谢后的升压作用无影响，因而认为 LLE 的降压作用不是基于对血管紧张素转化酶的抑制作用。有人探讨了罗布麻叶提取物（LLE）的血管扩张作用及其作用机制，认为 LLE 具有内皮依赖性血管松弛作用，该作用呈浓度依赖性。其作用机制是，在大鼠肠系膜动脉，低浓度时介导 K^+ 通道的 EDHF，高浓度时则通过 EDHF 及 NO 产生血管松弛作用。

2. 对血液系统的影响 罗布麻提取物给药对凝血酶及 ADT 诱导的大鼠、人体血小板聚集性，豚鼠体内给药对 APP 诱导的血小板聚集性均有抑制作用，随着浓度增加而增强。

3. 降血脂与抗动脉粥样硬化作用 罗布麻水浸膏对 Triton 所致的大鼠高脂血症血清 TG 值有显著降低作用，而对饲喂高脂饲料所诱发的小鼠高胆固醇血症血清 TC 值未见显著差异。罗布麻乙醇提取物亦有降血脂作用。罗布麻茶可以呈剂量依赖性抑制高脂血症实验动物血清中 TC、TG、LDL - C 的升高及血清 HDL - C 的降低，起到调节血脂代谢、防止 AS 形成的作用。有人研究了罗布麻叶水提取物对由高胆固醇饮食引起的大鼠高胆固醇血症的治疗作用。结果高胆固醇血症大鼠经罗布麻处理后，血清中 TC、LDL - C 浓度和动脉硬化指数，以及肝脏中 TC 浓度均明显降低，血清中的 HDL - C 浓度增加。结果还提示，经烘烤 2 次后的罗布麻叶水提取物对降低胆固醇浓度，防止动脉硬化形成作用更明显、更强。从罗布麻提取物处理的大鼠血浆中分离出来的低密度脂蛋白，其被 $CuSO_4$ 氧化的过氧化作用受到抑制；在无 Cu^{2+} 的条件下罗布麻提取物仍呈抑制过氧化作用，提示罗布麻具有防止低密度脂蛋白氧化的作用。同时罗布麻提取物能显著降低血浆与肝脏的硫代巴比妥酸反应物。上述结果表明，罗布麻提取物可能有抗动脉粥样硬化作用。在巨噬细胞培养系统中，罗布麻提取物组的 MDA、总胆固醇和胆固醇酯的水平显著低于对照组。形态学数据表明，罗布麻提取物可抑制掺入氧化 LDL 所致的泡沫细胞的形成，表明罗布麻可抑制氧化 LDL 参与的动脉粥样硬化进程。

4. 抗菌作用 罗布麻水提取液对流感嗜酸杆菌、金黄色葡萄球菌、卡他球菌、肺炎双球菌等有抑制作用。在活化多重耐药痢疾杆菌 D_{15} 菌株的 R 质粒中，加入罗布麻浸液，再与受体大肠杆菌 1485 相互作用，观察细菌生长情况，并设空白对照实验。结果罗布麻浸液加入后，受体大肠杆菌 1485 在含有抗生素平皿上不生长。不加罗布麻浸液的受体大肠杆菌 1485 在含有抗生素平皿上生长。表明罗布麻浸液对 R 质粒有一定的消除和抑制作用。

5. 对呼吸系统的影响 罗麻布有良好的祛痰作用，能促进痰液分泌和气管纤毛运动。

6. 对中枢神经系统的影响 罗布麻叶浸膏有一定镇静、镇痛作用。罗布麻叶乙醚提取物中极性偏大的部分以及水浸膏醚提取物中极性偏小的部分，均有镇静作用物质存在。β-毒毛旋花子K在治疗剂量下还有镇静作用，并能延长其他催眠药物（如水合氯醛、异戊巴比妥等）的作用。而进一步研究发现，罗布麻叶浸膏可使脑内5-HT及DA含量升高，其水溶性成分可使5-HT、5-HIAA及DA含量升高，而NE含量降低，醇溶性成分作用更为明显。提示罗布麻叶浸膏可能含有兴奋中枢5-HT神经元功能及抑制中枢肾上腺素神经元功能的化学物质，这些化学物质为水溶性及醇溶性。脑神经细胞膜脂质流动性测定结果提示，罗布麻浸膏水溶性部分可使膜流动性增加。

7. 免疫功能增强作用 罗布麻叶多糖腹腔注射可拮抗环磷酰胺引起的小鼠脾脏及胸腺萎缩，给兔腹腔注射能使免疫球蛋白6增加，给小鼠皮下注射可增强腹腔巨噬细胞吞噬功能。

8. 抗衰老作用 罗布麻可减少实验动物肝内褐色素及脂质过氧化物，提高谷胱甘肽过氧化物酶等的抗氧化酶活性，增强免疫功能，延长动物生存期，并有一定的改善小鼠记忆力和抗疲劳能力。罗布麻浸膏片仅能改善少数衰老症状及远视力，在降低血清过氧化脂质，升高发锌，提高男性血浆睾丸酮方面有一定作用。罗布麻乙醇提取物可延长果蝇寿命，促进动物免疫功能，降低血清过氧化脂质水平，减少人工白内障的生成。体外实验有明显的抗自由基作用。罗布麻茶可明显延长果蝇寿命，提高老龄鼠SOD活力，降低细胞膜脂质过氧化代谢产物MDA的含量。说明罗布麻茶对超氧化自由基的产生、红细胞脂质过氧化均有抑制作用，并有清除超氧化自由基的作用，保护细胞膜免受损伤和酶、蛋白质等免受氧化，从而达到延缓衰老的效果。

9. 抗致突变作用 罗布麻叶干浸膏500~2000mg/kg给小白鼠灌胃，对小白鼠骨髓多染红细胞无致微核作用；在250~1000mg/kg剂量范围内有对抗环磷酰胺致微核作用，且该对抗作用有剂量效应关系。

10. 抗氧化作用 罗布麻提取物对黄嘌呤-黄嘌呤氧化酶系统、H_2O_2及UV照射三种方法引起的细胞膜脂质过氧化产物丙二醛（MDA）的生成增加均有抑制作用，且有一定的剂量依赖关系。罗布麻醇提物对自由基引起的细胞膜脂质过氧化损伤有保护作用。体外实验证明其有抗自由基作用。

11. 脑缺血再灌注损伤保护作用 将雄性Wistar大鼠随机分为假手术组、模型组、罗布麻提取物（AVE）高、低剂量组和阳性对照组（银杏叶胶囊），口服给药5天后，采用改良的Longa法，建立大鼠局灶性脑缺血再灌注损伤模型。再灌注24小时后对大鼠神经功能障碍进行评分，测量其脑梗死面积、脑含水量。结果与模型组相比，AVE两个剂量组可以减轻神经症状，缩小缺血面积，并且可以减轻脑水肿。与阳性对照组对比，各指标无显著性差异。证明罗布麻提取物对局灶性脑缺血再灌注模型大鼠具有保护作用。

12. 保肝作用 罗布麻叶水提取物对四氯化碳或D-半乳糖胺或脂多糖所致的小鼠肝损伤有保护作用；其中黄酮醇苷的IC_{50}较低，而儿茶素类的IC_{50}较高，但被苯丙酮基取代后，活性又增强，因此认为黄酮醇苷是罗布麻叶起肝保护作用的主要有效成分，而且具有一定的构效关系。

13. 抗抑郁作用 采用强迫游泳实验，发现罗布麻叶大孔吸附树脂的醇洗脱部位有确切的抗抑郁作用，但在高剂量组无显著作用。

14. 抗糖尿病血管病变作用 糖尿病的血管病变（diabetic angiopathy，DA）特别是糖尿病大血管病变是糖尿病人致残、致死的主要原因。非酶糖化是DA发病的重要机制：葡萄糖和长期存在的结构蛋白的自发反应形成不可逆的糖化终产物（AGEs），AGEs具有高度交叉偶联性，不易被胶原酶降解，其聚积后可引起血管壁细胞和细胞外基质成分的改变，从而导致糖尿病血管重建。此外，糖基化破坏了基底膜的静电屏障和分子屏障，可导致糖尿病肾病尿蛋白增多。罗布麻可显著抑制AGEs的形成，尤其黄烷类成分此作用显著，因此罗布麻叶有望在糖尿病的血管病变上起到治疗作用。

15. 其他作用 罗布麻有一定的利尿作用，利尿同时尿钠、尿钾排出量相应增加。

【临床应用】

1. 高血压病 每日用罗布麻叶3~6g，开水泡代茶饮，或早晚定时煎服，共治疗169例，有效率达

88.7%。

2. 高脂血症　罗布麻叶冲剂或胶囊剂内服，治疗胆固醇、甘油三酯偏高者 83 例，服药 3 个月，显效 46 例，有效 17 例。

3. 感冒　用罗布麻叶开水泡服或水煎服，预防和治疗感冒有效，观察 120 例，有效率达 89.2%。

4. 颅脑损伤后遗头痛　采用中药复方罗布麻汤治疗颅脑损伤后遗头痛 42 例，有效率达 97.6%。

【毒副作用】　本品毒性很小，长期毒性试验未见有明显毒性反应。大鼠亚急性试验证明，罗布麻叶无毒，临床应用主要不良反应有恶心、腹泻、肠鸣、口干、口苦、食欲减退、心动过缓、期前收缩、过敏性休克、血小板减少性紫癜。个别患者可有气喘或肝痛。实验表明，罗布麻叶煎剂小鼠腹腔注射，其 LD_{50} 为 10.6g/kg，口服为 66.9g/kg。

参 考 文 献

1. 杨利，等. 食品科技，2009，40（10）：181.
2. 付剑江，等. 中国实验方剂学杂志，2013，19（7）：159.
3. 唐敏，等. 食品科技，2013，38（11）：71.
4. 李芝，等. 中草药，2012，43（3）：540.
5. 郑梅竹，等. 基因组学与应用生物学，2011，30（2）：184.
6. 郑梅竹，等. 时珍国医国药，2012，23（11）：2697.
7. 屈小玲，等. 微循环学杂志，2015，25（2）：15.

蒺 藜

【别名】　刺蒺藜，白蒺藜，硬蒺藜，蒺藜子。

【来源】　为蒺藜科植物蒺藜 *Tribulus terrestris* L. 的干燥成熟果实。

【性味】　辛、苦，微温；有小毒。

【功能主治】　平肝解郁，活血祛风，明目，止痒。用于头痛眩晕，胸胁胀痛，乳闭乳痈，目赤翳障，风疹瘙痒。

【主要成分】　蒺藜主要含有皂苷类、黄酮类、生物碱、多糖类等成分。其他尚含甾醇类、氨基酸类、萜类、脂肪酸、无机盐（硝酸钾）等成分。

【药理作用】

1. 抗衰老作用　抗衰老实验研究表明，蒺藜总皂苷能抑制 D－半乳糖所致的亚急性衰老模型小鼠的体重减轻、脾脏及胸腺萎缩，并降低其胆固醇及血糖水平；采用大鼠进行抗疲劳实验，结果表明，蒺藜总皂苷能延长大鼠的游泳时间，呈现抗疲劳作用；另外还发现，蒺藜总皂苷能减少老年小鼠皮内色素颗粒的沉着，改善其聚集程度，而人参皂苷对上述指标的作用均不如蒺藜总皂苷明显。给 D－半乳糖所致的亚急性衰老模型小鼠以蒺藜总皂苷灌胃，6 周后以跳台法和水迷路法测试，发现给药组小鼠记忆功能显著增强。提示蒺藜总皂苷对机体衰老过程中某些退化性变化有一定的抑制作用，呈现抗衰老作用。临床实验研究表明，蒺藜总皂苷（心脑舒通）能增加氧自由基消除剂 Cat（过氧化氢酶）的含量，降低过氧化脂质（LPO）的含量，具有抗氧自由基、保护细胞膜的作用；能显著升高记忆商（*MQ*），延长动脉脉搏传播间期（Δ*RP*），缩短射血前期（*PEP*），具有改善心脑功能和血管弹性，保护机体细胞而延缓衰老的作用；另外蒺藜总皂苷能够增强机体自然杀伤细胞活性，从而提高机体的抗感染和抗肿瘤能力，对防治老年人免疫功能低下有一定意义。

2. 强壮作用　动物实验表明，给小鼠喂食蒺藜总皂苷，发现其能增强小鼠在高温、低温和缺氧环境下的耐受能力，延长小鼠游泳时间；能降低大鼠肾上腺内维生素 C 含量，而切除肾上腺后则此作用不再重现。腹腔注射蒺藜总皂苷可抑制注射大剂量氢化可的松所致小鼠"耗竭"现象，又能使处于应激状态的大鼠肾上腺内维生素 C 的降低得以缓解，这显示出蒺藜总皂苷"双向调节"的作用，可保护肾上腺皮质功能免于衰竭，这可能是实现强壮的途径之一。这种强壮作用与人参相似。

3. 对心脑血管系统的作用

（1）对缺氧再给氧、缺血再灌注心肌的保护作用：药理及临床研究结果表明，蒺藜皂苷能够改善心功能、缩小心肌梗死面积；对陈旧性心肌梗死伴左室功能异常者亦能减轻其胸闷、气促和心悸等症状，增加左室收缩功能和排血量，该作用可能与提高机体内源性抗氧化能力、降低脂质的氧化有关。蒺藜总皂苷对缺氧再给氧、缺血再灌注心肌保护作用的现代药理实验表明：①蒺皂苷通过上调 Bcl-2 蛋白表达，下调 Bax 蛋白表达，降低细胞内钙超载，减少线粒体 PTP 的开放，降低线粒体内膜通透性，从而稳定线粒体跨膜电位，保护线粒体功能，抑制细胞凋亡。②实验显示，蒺藜皂苷对结扎大鼠左冠状动脉前降支引起的急性心肌缺血损伤具有保护作用，保护作用通过升高 SOD，清除自由基的能力增强及 LDH 的释出减少进而抑制心肌细胞凋亡。③蒺藜皂苷（GSTT）对氰化钠（NaCN）诱导大鼠乳鼠心肌细胞缺氧时心肌细胞内蛋白激酶 C 含量的影响实验，提示 GSTT 可能通过激活 PKC 以保护受损心肌细胞。④蒺藜总皂苷（GSTT）对大鼠心肌缺血再灌注损伤（MI/R）的影响实验也证明，GSTT 对 MI/R 有保护作用，可改善 MI/R 心肌病理改变，缩小心肌梗死面积，其机制与减轻氧自由基损伤、稳定心肌细胞膜结构有关。⑤蒺藜总皂苷对缺血再灌注损伤心肌炎症因子 $ICAM_{21}$ 表达及中性粒细胞浸润的影响实验表明，GSTT 对 MI/R 炎症损害有保护作用，可降低心肌髓过氧化物酶（MPO）活性，减轻中性粒细胞浸润。⑥蒺藜总皂苷（GSTT）对模拟缺血再灌注心肌细胞核因子-κB（NF-κB）核移位及其调控下游基因 $TNF-\alpha$、$IL-1\beta$ 蛋白表达的影响实验表明，GSTT 对模拟缺血再灌注损伤心肌细胞有保护作用，可减轻炎症损伤，减少炎性因子 $TNF-\alpha$、$IL-1\beta$ 的释放。

（2）扩冠、改善冠脉循环作用：实验表明，蒺藜总皂苷能够缓解心绞痛的症状、延长心绞痛的发作间期、减少心绞痛的发作次数，具有扩冠、改善冠脉循环作用。

（3）降低血液黏稠性作用：蒺藜总皂苷具有改善红细胞变形，解聚红细胞聚集性，抑制血小板聚集功能，以及降低纤维蛋白原的作用，从而改善脑动脉血液循环和供血不足，对脑动脉硬化症和脑血栓形成的后遗症有较好的疗效。

（4）抗血栓形成作用：蒺藜总皂苷对动脉血栓、静脉血栓、脑血栓均呈现出不同程度抑制作用或趋势，具有抗血栓形成作用。蒺藜总皂苷通过抑制血小板聚集，降低高血压水平，降低血液黏度，抑制血栓形成，发挥抗脑缺血的作用；通过保护心肌细胞膜，清除氧自由基，保护线粒体酶，减少细胞因子的释放，发挥抗心肌缺血的作用。有研究表明，蒺藜总皂苷对心脑缺血有很好的保护作用，可能与其抑制脑缺血时血栓素（TXA_2）的升高有关。药理和临床研究表明，蒺藜总皂苷可能是通过抑制钙依赖性的磷酸二酯酶，而使 cGMP、cAMP 含量增加，从而达到防治脑血管疾病的作用。

（5）抗动脉粥样硬化作用：蒺藜总皂苷对 AS 发展过程中始动机制有拮抗作用，这是其抗 AS 的又一作用机制。蒺藜总皂苷对动脉粥样硬化家兔内皮素（ET）、血浆一氧化氮（NO）水平和一氧化氮合酶（NOS）的影响实验表明，蒺藜总皂苷可降低血脂和血浆 ET-1 水平，提高血清 NO 及动脉壁组织 NOS 的表达，具有抗动脉粥样硬化作用。GSTT（蒺藜皂苷）对高脂血症家兔血脂及动脉血管重构的影响实验结果显示，GSTT 能有效地降低家兔血清 TC 和 TG，说明 GSTT 具有一定降脂作用。GSTT 可能通过调节血脂代谢紊乱，从而减轻其对动脉内膜的毒性和损害作用，抑制新生内膜增殖，调控血管重构过程，形成有利于机体的血管重构结构，从而发挥其抗动脉粥样硬化的作用。

（6）其他作用：蒺藜总皂苷能减慢心率，降低血压，增加脑血流量，降低脑血管阻力，降低内皮素含量，减少脑梗死面积。蒺藜皂苷一方面可以通过扩张冠状动脉，改善缺血区的供血供氧，维持心脏作功；另一方面通过阻滞钙通道减少细胞内钙离子浓度，使心肌收缩力下降，在减少心肌耗能的同时，避免钙超载引起的细胞凋亡而起到保护心脏作用。

4. 对性功能的影响 国内外学者研究发现，蒺藜总皂苷对性功能的影响主要表现在：①能促进精子产生，增加性欲，促进雌性大鼠发情，提高生殖能力，且无毒性和致畸性。②具有促性腺激素的作用，其作用机制可能是先刺激下丘脑释放促性腺素释放因子，后者再通过垂体前叶实现其作用。③对精子形成的影响。藜芦总皂苷能有效地增加小鼠精原细胞、精细胞及精子细胞的数量，且能使参与精子形成的塞托利细胞（Sertoli）浓度有所增加。④对精子生存能力的影响。实验显示，用药组动物精子的失活时间比对照组延长67%，并且对动物的性欲缺乏及反应迟缓有不同程度的改善。临床研究也发现，藜芦总皂苷能增加精子数及活力，增强卵巢的功能，该结论与动物实验结果一致。在临床上可用于治疗性感缺乏症及不孕症，并可预防更年期综合征。国外学者经临床研究发现，从藜芦中分离得到的单体成分——原薯蓣皂苷具有增强性欲，提高性功能的作用。其作用机理可能为：原薯蓣皂苷在体内通过代谢，转化成脱氢表雄酮而起作用。然而，藜芦总皂苷中具有性强壮作用的活性成分是否仅为原薯蓣皂苷，还有待于进一步的研究。

5. 抑癌作用 藜芦醇提物中的藜芦总皂苷可显著抑制人 Bcap – 37（乳腺髓样癌）细胞的增殖。随着药物浓度的上升及作用时间的延长，抑制作用增强，即呈现明显的量效依赖关系。经藜芦总皂苷作用后，细胞形态学表现为细胞变圆、皱缩、核固缩、浓聚，此作用可能与其属螺甾醇型结构皂苷有一定的构效关系。藜芦皂苷（GSTT）在体外能抑制肝癌细胞 BEL – 7402 细胞、肾癌细胞（786 – 0）的增殖并能诱导细胞凋亡，其诱导凋亡作用的途径之一是下调 Bcl – 2 蛋白表达。

6. 降血糖作用 以不同剂量藜芦水煎剂给正常小鼠灌胃，发现其能显著降低正常小鼠及四氧嘧啶糖尿病小鼠的血糖、血清及胰腺组织过氧化脂质含量，提高四氧嘧啶糖尿病小鼠血清胰岛素水平，改善糖尿病小鼠的糖耐量。还能显著降低糖尿病小鼠血清甘油三酯水平，提高血清 SOD 活力，同时对血清胆固醇含量也有一定的降低趋势。其降血糖作用，呈现一定的量效关系。在研究中发现，藜芦水煎剂中的皂苷是降血糖的活性物质，其降糖机理与促进肝糖原的合成，保护、促进胰岛细胞分泌胰岛素有关。有实验表明，GSTT 抑制大鼠餐后血糖水平的升高，是由其对小肠 α – 葡萄糖苷酶的抑制作用实现的。

7. 对视网膜神经细胞的保护作用 通过对脑源性神经营养因子和碱性成纤维生长因子的比较，探讨白藜芦醇苷对体外混合培养的鼠视网膜神经节细胞存活的影响，发现白藜芦醇苷具有类似神经营养因子的作用，能够促进混合培养的鼠视网膜神经细胞的存活。这一发现将使藜芦开发成为保护视力、治疗青光眼的一种新药成为可能。

8. 降血脂作用 在动物及临床实验中，藜芦皂苷均显示出调节血脂的作用。可降低血清甘油三酯、低密度脂蛋白胆固醇，提高 HDL/LDL 的比值，升高卵磷脂/胆固醇的比值，并能阻止脂质在动脉、心脏、肝脏的沉着。

9. 对酪氨酸酶及黑色素作用 黑色素在表皮细胞的沉积可形成面部雀斑、老年斑，影响容貌。酪氨酸酶是黑色素形成的关键酶，通过抑制酪氨酸酶的活性可抑制黑色素的形成。初步研究显示，50% 的藜芦乙醇提取物可抑制酪氨酸酶的活性，这显示藜芦在化妆品的开发方面具有潜在的价值。实验研究表明，高浓度（相当于成人 1g/d）刺藜芦水提物可以提高小鼠毛囊黑素细胞刺激素的表达水平，引起 α – 黑素细胞刺激素（α – MSH）在毛囊黑素细胞内聚集。推测 α – MSH 能够直接激活其受体 MC – 1R，使黑素细胞内酪氨酸酶的表达增加、活性增强，并优先刺激优黑素的合成来调节皮肤色素增加，而且 α – MSH 还通过影响黑素细胞的树突形成、增殖和迁移来调控皮肤的色素增加过程。随着对刺藜芦调控毛囊黑素细胞中的 α – MSH 机理更进一步的了解，有望为解决临床上色素代谢障碍性疾病的治疗提供一种新的思路。

10. 抗炎作用 藜芦水提物能明显抑制 2,4,6 – 三硝基氯苯（PC）及 2,4 – 二硝基氯苯（DNCB）所致的接触性皮炎和绵羊红细胞（SRBC）所致的足肿胀反应；对 PC 所致迟发型变态反应（PC – DTH）的效应期无影响；对环磷酰胺（CY）前处理而增强的 PC – DTH，致敏后给药藜芦有明显的抑制作用，而致敏前给药则无效；但对未用 CY 处理的小鼠，致敏前给予藜芦也能抑制 PC – DTH。此外，藜芦对二甲苯以及巴豆油引起的小鼠耳壳炎症反应均无影响。提示藜芦水提物对迟发型变态反应的抑制作用主要是通过对抑制诱导期中的效应细胞的分化与形成而达到的。

11. 利尿作用 藜芦的提取物有一定的利尿作用，这种作用可能与藜芦所含钾盐及生物碱有关，临床上对腹水及水肿病人有效。

12. 解痉作用 蒺藜生物碱及水溶部分均能抑制大鼠小肠的运动，对抗离体肠管及蛙腹直肌因乙酰胆碱所引起的收缩作用。蒺藜皂苷能够显著降低离体绵羊输尿管平滑肌和离体兔结肠平滑肌的蠕动，并且呈明显的剂量依赖关系，提示蒺藜总皂苷具有抑制平滑肌痉挛的作用，可能有助于治疗一些平滑肌痉挛和结肠绞痛等疾病。

13. 对中枢系统的保护作用 蒺藜皂苷可降低缺氧 – 复氧诱导细胞凋亡的发生，引起细胞内钙离子浓度增高，从而抑制细胞凋亡的发生，其机制与维持线粒体膜电位的稳定，抑制 caspase 酶活性，降低 Bax 蛋白表达有关。蒺藜皂苷对阿尔茨海默病动物模型神经细胞也具有较好的改善作用。

14. 抗菌作用 有学者研究蒺藜提取物对 11 种致病性和非致病性微生物如金黄色葡萄球菌、枯草芽孢杆菌、蜡状芽孢杆菌、白喉棒状杆菌等作用时发现，所有的蒺藜提取物均能抑制一种或多种的测试微生物，其抗菌作用的差别可能与蒺藜的不同产地、使用的不同菌株和不同的分析方法有关，抗菌作用可能与蒺藜提取物皂苷成分有关。从蒺藜提取出的生物碱也显示出抗菌特性。

15. 其他作用 蒺藜总皂苷还能够增强人体细胞免疫功能。蒺藜内服可使慢性支气管炎病人痰液内嗜中性白细胞数下降，纤毛柱状上皮细胞明显减少并呈好转趋向，并有抗菌、抗过敏及治白癜风作用。蒺藜皂苷有祛痰的作用。

【临床应用】

1. 冠心病、心绞痛 用蒺藜皂苷治疗 406 例，改善心电图总有效率 52.7%，缓解心绞痛症状的总有效率为 82%。

2. 秋季腹泻 用蒺藜煎水外洗下肢，治疗 60 例，每天早晚各洗 1 次，并与抗生素治疗组对照，结果蒺藜外洗组在退热、止泻、腹胀消失时间方面均优于抗生素组。

3. 疖肿 蒺藜去刺后磨粉，加红糖，用醋调成糊，外敷治疗乳腺炎、疖肿、痈共 31 例，其中 30 例取得满意效果，一般在 3～7 天痊愈。

【毒副作用】 蒺藜含硝酸钾，内服后在体内被分解为还原产物亚硝酸钾，可引起高铁红蛋白而产生窒息。有报道，蒺藜中所含的生物碱能造成羊四肢麻痹，很可能是生物碱经过长时间在中枢神经系统与色胺有关的神经元中积累，并不可逆地与某一神经基因 DNA 序列相互作用所致。

参 考 文 献

1. 周志勇. 中国实验方剂学杂志，2013，19（9）：249.
2. 李小莉. 山东农业大学学报（自然科学版），2015，46（2）：317.
3. 李金泽，等. 吉林医药学院学报，2012，33（3）：138.
4. 赵保胜，等. 中国临床药理学与治疗学，2014，19（9）：1006.
5. 翟凤国，等. 医药导报，2015，34（9）：1131.
6. 朱辛为，等. 中国公共卫生，2012，28（5）：636.
7. 张素军，等. 实用药物与临床，2012，15（1）：1.
8. 朱辛为，等. 吉林医药学院学报，2010，31（2）：99.
9. 杜旭升，等. 陕西医学杂志，2015，44（6）：660.
10. 张慧，等. 中国医院药学杂志，2015，35（14）：1267.
11. 程小平，等. 长春中医药大学学报，2008，24（1）：34.

牛 黄

【别名】 丑宝，西黄。

【来源】 为牛科动物牛 *Bos taurus domesticus* Gmelin 的干燥胆结石。由牛胆粉、胆酸、猪去氧胆酸、牛磺酸、胆红素、胆固醇、微量元素等加工制成的称人工牛黄,用作天然牛黄的代用品。

【性味】　甘,凉。

【功能主治】　清心,豁痰,开窍,凉肝,息风,解毒。用于热病神昏,中风痰迷,惊痫抽搐,癫痫发狂,咽喉肿痛,口舌生疮,痈肿疔疮。

【主要成分】　天然牛黄的主要化学成分是胆酸、去氧胆酸、胆红素、牛磺酸、胆固醇、麦角固醇、卵磷脂、钙盐、维生素 D、氨基酸以及多种微量元素等,其中胆红素含量高达 40% 以上。牛黄中还含有 2 种平滑肌收缩物质（SMC - S$_2$、SMC - F 二种酸性肽类成分）。

【药理作用】

1. 对中枢神经系统的作用

（1）镇静作用:对中枢兴奋药有拮抗作用,对中枢抑制药有协同作用。牛黄能对抗由咖啡因、樟脑和印防己毒素等引起的小鼠中枢兴奋症状,并可增强水合氯醛、乌拉坦、吗啡或巴比妥钠的镇静作用。其所含的牛磺酸具有中枢抑制作用,可减少小鼠的自主活动和踏轮活动,增强阈下剂量戊巴比妥钠对小鼠的催眠作用。

（2）抗惊厥与抗癫痫作用:牛黄具有抑制樟脑、咖啡因、印防己毒素等所致的小鼠惊厥作用,但对士的宁及戊四氮惊厥无效。牛磺酸能明显延长小鼠士的宁引起惊厥的潜伏时间。牛磺酸对戊四氮、毒毛旋花苷 G、荷包牡丹碱、印防己毒素、一氧化氮、氧化铝、4 - 氨基吡啶、青霉素、高压氧、缺氧、低钙、听源性、L - 犬尿氨酸和光诱发等多种因素所致的惊厥亦有抑制作用。但对氨基脲惊厥反而有易化作用。人工牛黄能延长惊厥发作的潜伏期,减少发作次数,减轻神经元丢失和保护 GAD 免疫反应阳性细胞。

（3）解热作用:牛黄对正常大鼠体温无降低作用,但可抑制 2,4 - 二硝基苯酚对大鼠引起的发热,降低酵母所致发热大鼠体温。动物试验提示,牛磺酸在下丘脑可能作为介质而调节体温。较大剂量牛磺酸的降温作用可能是由于扩散到与体温调节有关的其他脑区,且其含有的去氧胆酸亦有解热作用,关于其解热作用机理,曾有一些推测,如认为牛磺酸可能是一种发热反应的抑制性介质等。

（4）镇痛作用:小鼠口服牛黄,无明显镇痛作用。但口服或注射牛磺酸,均有显著的镇痛作用。

（5）抗脑损伤保护脑血管作用:牛黄能显著改善缺血再灌注 24 小时、72 小时两个时间段大鼠神经功能缺损症状。在缺血再灌注 24 小时,牛黄可以明显促进神经生长因子的表达。体外培育牛黄可明显延长缺氧小鼠存活时间,减轻脑组织的病理损伤,此作用可能与体外培育牛黄提高降低脑组织丙二醛含量,提高超氧化物歧化酶活性,增强机体清除自由基能力以及减轻脂质过氧化对脑组织的损伤密切相关。

2. 对心血管系统的作用　牛黄及胆酸对离体蛙、豚鼠和家兔心脏均表现强心作用,而去氧胆酸、牛磺胆酸钠、牛磺去氧胆酸钠及胆绿素则呈现心脏抑制作用。牛磺酸能对抗肾上腺素、地高辛和洋地黄诱发的心律失常,可显著拮抗大鼠的应激性心律失常及心肌收缩、舒张功能的降低,保护心肌组织免受应激损伤。离体兔耳灌流实验证明,牛黄有扩张血管作用。牛黄及胆酸对豚鼠冠状血管有收缩作用,其中胆酸作用较弱。牛黄口服对自发性高血压大鼠及肾性高血压大鼠,均可产生显著而持久的降压作用。去氧胆酸、胆红素、牛磺酸、SMS 等也有不同程度的降压作用。其中牛磺酸更能降低原发性高血压大鼠的血压,延缓高血压的发展。但去氧胆酸钙对正常大鼠无明显降压作用。牛黄及其所含成分降压作用环节有所不同,分别与扩张血管,抗肾上腺素作用有关,也可能是中枢性降压作用。

3. 对呼吸系统的作用　牛黄、胆酸、去氧胆酸钠等有一定镇咳祛痰平喘作用。动物实验证明,牛黄有兴奋呼吸的作用。牛黄可使小鼠支气管酚红的分泌量增加,并对氨雾刺激引起的小鼠咳嗽有明显抑制作用。且牛黄中的胆酸钠可抑制电刺激麻醉猫喉上神经引起的反射性咳嗽,并具有扩张支气管的作用,能够拮抗由组胺和毛果芸香碱所致的支气管收缩。

4. 对消化系统的作用

（1）对胃肠道运动及肠道平滑肌的作用:牛黄具有刺激肠蠕动和通便作用。其所含的胆酸、去氧胆酸对离体豚鼠回、结肠,小剂量刺激蠕动,大剂量痉挛。牛黄还具有解痉作用,实验发现,牛黄能对抗 Ach 及 Bac - 12 所引起的大鼠离体回肠的兴奋作用。可见牛黄对肠平滑肌的作用是其所含各成分的综合作用。但就其总体表现而言，主要呈现抑制平滑肌痉挛的解痉作用。

（2）利胆及对实验性肝损伤的保护作用：牛黄水溶液可松弛大鼠胆道括约肌，促进胆汁排泄。实验表明，牛黄中的平滑肌收缩成分（SMC）使胆囊平滑肌与胆道口括约肌收缩，从而抑制胆汁的排泄，但大多数胆酸尤其是脱氧胆酸均能松弛胆道括约肌，因而具有利胆作用。这两类拮抗物质在机体内形成胆汁排泄的机能协调系统。牛磺酸对四氯化碳所致的小鼠肝损伤有保护作用，并抑制由此引起的丙氨酸转氨酶升高。病理切片显示，牛磺酸对肝细胞有明显的保护作用，提示牛磺酸能够促进肝细胞康复，预防脂肪肝。

5. 抗炎及对免疫系统功能的影响 牛黄不仅对炎症的各个阶段均有显著的抑制作用，而且其水溶液灌胃100mg/kg，可提高小鼠腹腔巨噬细胞吞噬功能，腹腔注射或肌肉注射亦能得到同样效果。能减轻二甲苯致小鼠耳肿胀及蛋清致大鼠足肿胀，且能降低醋酸所致小鼠腹腔毛细血管通透性增加，抑制多形核细胞游走。对大鼠甲醛滤纸性肉芽组织增生及小鼠棉球肉芽肿均有较强的抑制作用。人工培植牛黄灌胃给药能显著降低大鼠角叉菜胶性炎症渗出物中丙二醛（MDA）含量，降低胸膜炎模型大鼠胸积液中一氧化氮（NO）含量，显著增强超氧化物歧化酶（SOD）的活力。

6. 抗病原微生物作用 研究表明，小鼠皮下感染乙脑病毒素从不同时间测定脑内毒素，天然牛黄均具有抑制作用。天然牛黄中的鹅脱氧胆酸钠、胆酸钠、脱氧胆酸钠对金黄色葡萄球菌、链球菌、四叠球菌等亦有抑制作用。牛胆汁、脱氧胆酸钠、甘氨胆酸钠能抑制百日咳杆菌生长；胆酸钠、牛黄胆酸钠及鹅脱氧胆酸钠对百日咳杆菌均有不同程度的抗菌作用，结合胆汁酸对结核杆菌有抑制作用。对四联球菌、金黄色葡萄球菌、奈氏双球菌、链球菌等，鹅脱氧胆酸、猪脱氧胆酸及脱氧胆酸均有相似的抑制作用。

7. 抗氧化作用 实验结果表明，以牛黄为主药的3个中药制剂可清除活性氧发挥其拮抗正己烷导致的组织氧化应激损伤，对正己烷诱发的氧化损伤毒性具有一定的保护作用。牛黄可能通过抑制脂质过氧化，清除自由基和GSH发生联合抗氧化作用。培植牛黄具有明显的抗肝匀浆脂质过氧化作用。同时，培植牛黄对超氧阴离子自由基和羟自由基具有显著的清除能力。因此，抗脂质氧化，清除活性氧自由基是培植牛黄重要药理作用之一。

8. 抗衰老作用 实验结果表明，人工培植牛黄（ICCB）能显著提高脑、心、肝组织及血清中SOD、GSH–PX、GSH活性，提高总抗氧化能力。明显降低脂质过氧化产物丙二醛（MDA）含量。表明ICCB有提高机体阻断、清除自由基，减少脂质过氧化对细胞的损害，保护细胞的完整性而发挥抗衰老作用。对MAO、MDA、脂褐素活性有抑制作用，提示ICCB有一定的抗衰老作用。

9. 抗肿瘤作用 大量的实验研究证实，天然牛黄抗肿瘤的机理大致从诱导肿瘤细胞凋亡和抗氧化清除活性氧及自由基等方面发挥作用。

【体内过程】 牛黄所含的牛磺酸口服吸收不规则，肌肉注射吸收良好。家兔静脉注射体内的药动学过程属二室模型。

【临床应用】

1. 高热惊厥 常用牛黄制剂有醒脑静注射液、牛黄醒脑注射剂、安宫牛黄丸、牛黄清心丸等，治疗小儿高热惊厥、急性感染性疾病高热惊厥及乙型脑炎、肝性脑病、肺性脑病昏迷惊厥等，疗效显著。牛黄制剂也用于中风昏迷。

2. 急性呼吸道感染 牛黄制剂常用于治疗流感、上呼吸道感染及肺炎等。

3. 其他感染 含牛黄制剂临床广泛用于急性咽炎、扁桃体炎、牙周炎、痈疽疔毒等。

4. 中风 安宫牛黄丸［牛黄、郁金、犀角（用代用品）、麝香、珍珠、栀子等］每次半丸，温开水溶化鼻饲，每日2次，3~5天为1疗程，疗效显著。

5. 流行性乙型脑炎 口服安宫牛黄丸，2~4岁，每次1/4丸，每日2次；4~10岁，每次1/2丸，每日2次；11岁以上，每次1丸，每日2次。5天1疗程。共治疗78例，痊愈率88.5%，总有效率97.5%。

6. 溃疡性结肠炎 四神丸每次1丸，犀黄丸1次3g，1天2次，7天1疗程，治疗51例，治愈率为74.5%。

7. 霉菌性阴道炎 10%洁身纯溶液200mL冲洗阴道后，牛黄解毒片2片置于阴道深处，每日1次，

10天1疗程。停药2~3天后，于下一月经周期干净2~3天继续给予巩固性治疗1疗程，并随访3个月经周期。治疗112例，总有效率87.5%。

8. 非化脓性肋软骨炎　犀黄丸每次3~6g口服，每日1次，治疗26例，7天后，痊愈18例，显效5例，有效3例。

9. 带状疱疹　牛黄解毒片4~6片研末，加食醋少许调成糊状。皮肤患处75%酒精消毒，再涂药厚约0.2cm，每日换药1次，同时口服牛黄解毒片3片，每日3次，肌肉注射聚肌胞2mL。治疗15例，用药2~3天，病变不再发展，水疱枯缩，疼痛显著缓解或消失；12例于第1天水疱干枯，结痂痊愈，3例7天后治愈。

【毒副作用】　天然牛黄小鼠灌胃LD_{50}超过15g/kg，腹腔注射LD_{50}为（675.8±152.1）mg/kg。小鼠口服胆酸、去氧胆酸的LD_{50}分别为1.52g/kg和1.06g/kg。常用牛黄制剂牛黄解毒片、牛黄解毒丸、牛黄上清丸等均有一些不良反应，如过敏反应、消化道出血、血小板减少等，使用时应注意。

参 考 文 献

1. 刘远新，等. 中华中医药杂志，2011，26（3）：473.

2. 黄鹥，等. 河北医药，2013，35（15）：2247.

3. 高允生，等. 中国医院药学杂志，2010，30（10）：846.

4. 田彦玲，等. 河北医药，2009，31（23）：3184.

5. 田彦玲，等. 河北中医，2010，32（3）：430.

6. 吴志远，等. 中草药，2012，43（10）：2013.

7. 赵艳红，等. 军事医学科学院院刊，2007，（2）：895.

第十一章 安 神 药

凡具有镇静安神功效的药物，称为安神药。主要用于心血虚或心气虚或心火盛以及其他原因所致的心神不宁、心悸怔忡、失眠多梦、惊风、癫痫、癫狂等症。相当于现代医学中的神经性失眠、神经衰弱、神经官能症、癫痫、精神病等疾病。本书介绍的安神药有酸枣仁、柏子仁、灵芝、远志、合欢皮、珍珠、朱砂、磁石、龙骨、琥珀、首乌藤。

安神药主要有以下药理作用：

1. 镇静催眠作用 酸枣仁、远志等安神药皆有显著的镇静催眠作用，能使动物自发活动减小，明显延长戊巴比妥钠引起的小鼠睡眠时间。

2. 抗惊厥作用 酸枣仁、远志等安神药能对抗戊四唑或士的宁所致的惊厥，有明显的抗惊厥作用。

此外，本类药物尚有降温、降压、镇痛等作用。

酸 枣 仁

【别名】 枣仁，枣仁核。

【来源】 为鼠李科植物酸枣 *Ziziphus jujuba* Mill. var. *spinosa*（Bunge）Hu ex H. F. Chou 的干燥成熟种子。

【性味】 甘、酸，平。

【功能主治】 养心补肝，宁心安神，敛汗，生津。用于虚烦不眠，惊悸多梦，体虚多汗，津伤口渴。

【主要成分】 含酸枣仁皂苷 A（Jujuboside A）和酸枣仁皂苷 B（Jujuboside B）；皂苷 B 水解得酸枣仁皂苷元（Jujubogenin），皂苷元经硫酸水解得红子木内酯（Edeilinlactone）。另含两种三萜化合物桦皮酸（Betulinic acid）、桦皮醇（Betulin）及二种甾醇。尚含脂肪油、蛋白质、维生素 C 及微量具强烈刺激性的挥发油。

【药理作用】

1. 对中枢神经系统的影响

（1）镇静催眠作用：酸枣仁的各种剂量及给药方法对多种实验动物如大鼠、小鼠、兔、猫、犬、豚鼠等均有明显的镇静、催眠作用。能抑制中枢神经系统，使动物安静，自发活动减少，其镇静、催眠作用稳定，有效成分为皂苷。给小鼠腹腔注射酸枣仁液 0.5mL/20g，有显著的镇静、催眠作用。水煎剂给小鼠腹腔注射 5～20mL/kg，可抑制苯甲酸钠咖啡因引起的兴奋，使动物镇静，有的呈昏睡状态。给小鼠口服酸枣仁煎剂或腹腔注射，均能产生显著镇静和嗜睡作用，且不受时间和兴奋药物的干扰。能延长硫喷妥钠对动物的睡眠时间，增强巴比妥类药物对实验性动物的催眠麻醉效果，抑制小鼠的被动运动，显著减少动物防御性运动条件反射次数。

（2）镇痛、抗惊厥作用：热板法表明，酸枣仁能提高小鼠痛阈。5g/kg 给小鼠腹腔注射，有镇痛作用。酸枣仁有抗惊厥作用，能对抗戊四氮、士的宁所致小鼠惊厥，给猫腹腔注射煎剂 3g/kg，能对抗吗啡所致的狂躁。但对兔的咖啡因惊厥和电惊厥无保护效果。

（3）抗焦虑、抗抑郁作用：酸枣仁汤 7.5g/（kg·d）能升高高架十字迷宫（EPM）焦虑模型大鼠血清 NO 水平，明显改善经高架探究后大鼠血清 IL-1β、TNF-α 水平的降低。提示酸枣仁汤抗焦虑作用可能与影响血中 NO 浓度，调节 IL-1β、TNF-α 水平等细胞因子水平有关。进一步研究表明，酸枣仁汤还能明显提高 EPM 焦虑大鼠脑组织 GABA$_A$ 受体 mRNA 表达水平，推测它也可能通过增加脑组织 GABA$_A$ 受体

量来提高 $GABA_A$ 的功能，发挥其抗焦虑作用。另有报道，对慢性应激抑郁模型大鼠应用酸枣仁处理，发现酸枣仁有抗抑郁作用，可减少前额叶 5－羟色胺和多巴胺含量，推测酸枣仁可能是通过减少前额叶5－羟色胺和多巴胺含量而发挥抗抑郁作用的。

（4）增强记忆功能：采用跳台法及复杂水迷宫法观察酸枣仁水煎剂对记忆获得障碍、记忆再现障碍小鼠及正常小鼠学习记忆能力的影响，发现酸枣仁可缩短正常小鼠在复杂水迷宫内由起点抵达终点的时间，减少错误次数，延长记忆获得障碍及记忆再现障碍模型小鼠的首次错误出现时间，并减少错误发生率。因此酸枣仁可显著改善小鼠学习记忆能力。另有研究表明，酸枣仁合剂有加强隔离大鼠记忆保持作用，此作用可能与该合剂消除大鼠焦虑及对抗血浆和脑内 β－内啡肽含量减少有关。

2. 对心血管系统的影响

（1）降血脂及抗血小板聚集作用：酸枣仁油或浸膏口服 53 天，可明显降低日本种雄性鹌鹑高脂模型的 TC、LDL 和 TG，肝脂肪变性亦明显减轻。酸枣仁脂肪油提取物还可使高脂血症大鼠血清 TC、TG、LDL 含量均明显降低，提示其具有调节血脂作用。用酸枣仁油灌胃可明显抑制大鼠血小板的聚集反应，而酸枣仁浸膏则无明显影响。另有研究表明，酸枣仁总皂苷能显著降低全血高切、低切血液黏度及纤维蛋白原含量，并能降低血小板黏附率及体外血栓指数。提示酸枣仁总皂苷可改善高黏大鼠的血液流变性，具有良好的活血化瘀作用。

（2）降压作用：以炒酸枣仁在术前或术后次日给大鼠口服，对两肾包膜法形成的高血压模型有显著抑制作用，多种动物静注酸枣仁醇提取物也能迅速使血压下降，尤以正丁醇提取物的作用更为显著。其煎剂给麻醉犬静脉注射有很强而持续的降压作用，并通过实验说明其降压作用与心脏功能改变无关，其降压作用可能由中枢引起。

（3）抗缺氧及抗心肌缺血作用：对减压缺氧致小鼠死亡，酸枣仁煎剂能显著提高其存活率。酸枣仁总皂苷对常压下缺氧和药物引起的缺氧均能显著延长动物存活时间。酸枣仁浸膏及醇溶或不溶的部位均能明显延缓小鼠缺氧闭塞窒息死亡时间。抗缺氧作用可能与降低脑组织氧耗量有关。酸枣仁醇提物无论腹腔注射或静注，均能对抗垂体后叶素所致大鼠实验性心肌缺血的心电图改变。酸枣仁叶还能改善心肌缺血，提高心肌的耐缺氧能力。预防性给予酸枣仁总皂苷可显著缩小冠状动脉左前降支（LAD）结扎所致大鼠心肌梗死面积，具有保护心肌的作用。还有研究者把酸枣仁总皂苷加入到大鼠心肌细胞的培养液中，发现其 33g/mL 能明显减少缺氧缺糖、氯丙嗪和丝裂霉素 C 所致心肌细胞释放乳酸脱氢酶。表明酸枣仁总皂苷对上述损伤有保护作用。

（4）抗心律失常作用：醇提物静脉注射对氯化钡引起大鼠心律失常有明显的治疗作用，能使双性心动过速为主的心律失常在数分钟内转为窦性节律。酸枣仁醇提物对乌头碱及酸枣仁水提物对乌头碱、三氯甲烷、氯化钡诱发的心律失常亦均有明显的对抗和防治作用。

（5）抑制血管平滑肌细胞增殖：研究发现，酸枣仁皂苷 A（180～580mg/L）具有抑制血管平滑肌细胞增殖、RNA 合成及 sis 基因表达的作用。提示酸枣仁皂苷 A 抗动脉粥样硬化作用可能与其抑制血管平滑肌细胞过度增殖有关。

3. 增强免疫功能及抗炎作用 酸枣仁提取物 5g/kg 口服，连续 20 天，能明显提高小鼠淋巴细胞转化值，小鼠抗体溶血素生成也明显高于对照组，能明显增强小鼠的单核巨噬细胞的吞噬功能，可明显增加小鼠的迟发型超敏反应，并能拮抗环磷酰胺引起的小鼠迟发型超敏反应的抑制。有报道，酸枣仁每天口服 0.1g/kg，共给药 16 天，能增强小鼠的体液免疫和细胞免疫功能，并且对放射性损害小鼠有一定的保护作用。另有研究表明，酸枣仁水提取液具有明显的抗炎作用，能抑制小鼠腹腔、背部皮肤及耳郭毛细血管通透性，对大鼠后足蛋清性肿胀及大鼠腋下植入纸片产生的肉芽肿均有抑制作用。酸枣仁乙醇提取物可显著增强小鼠单核巨噬细胞的吞噬功能，以及小鼠的迟发型超敏反应。

4. 对烧烫伤的作用 实验证明，酸枣仁煎剂、乙醇提取液 5g/kg 腹腔注射，或与五味子合用，能提高烫伤小鼠的存活率，可延长存活时间，减轻小鼠烫伤局部的水肿；并能推迟大鼠烧伤性休克的发生，延长其存活时间。酸枣仁对大鼠因凝固汽油烧伤造成的烫伤性休克亦有上述同样的作用。

5. 抗氧化、抗衰老作用 小鼠注射内毒素引起长期高热能使小鼠超氧化物歧化酶（SOD）含量明显下降，用酸枣仁液连续6天口服给药，再注射内毒素，血及肝组织内 SOD 含量未见降低，表明酸枣仁对发热小鼠 SOD 降低有保护作用。酸枣仁总苷能降低肝匀浆 MDA 含量，提高 SOD 活性，具有抗肝匀浆脂质过氧化作用。研究发现，酸枣仁脂肪油可增强 SOD、CAT 活力，降低 MDA 含量，减少脂质过氧化损伤。以酸枣仁为主药的复方老子饮能显著增加家兔血清 SOD 含量，降低细胞脂质过氧化水平，表明酸枣仁有一定的抗氧化、抗衰老作用。

6. 抗辐射作用 在肿瘤病人的放疗中，酸枣仁有一定的抗辐射作用，能减少其不良反应，对放射线引起的白细胞降低有明显的保护作用，能提高机体对放射治疗和化疗的耐受性。

7. 其他作用 ①酸枣仁总皂苷能减少血脑组织含水量及 MDA 含量，使脑组织的活性增高，乳酸含量下降，减轻缺血性脑损伤。②酸枣仁具有抗肿瘤作用，酸枣仁油以 1.40mL/kg 和 0.35mL/kg 剂量灌胃能明显延长艾氏腹水癌小鼠的生存天数，生命延长率大于50%。③小剂量酸枣仁（2.5g/kg）对小鼠应激性溃疡有明显抑制作用。④酸枣仁对猫口服或给大鼠腹腔注射均有明显降温作用。⑤对子宫有兴奋作用。

【临床应用】

1. 梦遗 以炒酸枣仁30g，茯苓15g，知母、黄柏各9g，川芎、炙甘草各6g为基本方，心火亢盛加黄连、栀子；肝郁气结加柴胡、香附；肾阴亏虚加山茱萸、龟甲；下焦湿热加滑石、木通。水煎服。每晚1剂，10日为1疗程。治疗28例，总有效率为100%。

2. 失眠 酸枣仁汤：炒酸枣仁15g，知母、茯苓各9g，川芎、甘草各6g。水煎2次，睡前分服。亦可应用复方酸枣仁安神液、复方酸枣仁胶囊治疗，效果较好。

3. 更年期综合征 将96例患者随机分为两组，治疗组48例，应用酸枣仁汤加减治疗，药物组成：酸枣仁30g，柏子仁、麦冬、牛膝各15g，地骨皮、生地黄、白芍、知母各12g，黄柏、丹皮各10g，五味子6g。每日1剂，加水600mL，煎至200mL，水煎2次，分2次服。对照组用更年康片治疗，每次4片，每天3次，温水送服。两组均以2个月为1疗程，治疗期间停用其他药物。观察临床疗效并检测血清 E_2、FSH、LH 水平。结果治疗组有较好疗效，总有效率为93.8%，与对照组（89.6%）比较有显著性差异（$P<0.05$），且酸枣仁汤加减能升调血清 E_2 水平，治疗前后比较，有显著性差异（$P<0.05$）。

4. 心悸 治疗室性早搏以酸枣仁汤加味为基本方：枣仁30g，茯苓、川芎、丹皮、半夏、炙甘草各15g，知母10g，元胡30g，麦冬40g。水煎服，每剂煎2次，每日服1~2剂（2~4次），获效后维持剂量为每日1剂。2周为1疗程。结果显效46例，有效29例，无效9例，总有效率为89.3%。还有人治疗30例心血管神经症患者，均于治疗前1周停用治疗心悸相关药物，给予甘麦大枣汤合酸枣仁汤加减治疗，总有效率为83.3%。

5. 美尼尔病 酸枣仁90g，泽泻30g，焦白术15g，茯苓、女贞子、川芎、五味子、怀牛膝各9g，每日1剂，水煎分2次服，服药期间忌盐。结果55例患者临床治愈33例，占60%；显效20例，占36.4%；有效2例，占3.6%。总有效率100%。

6. 神经衰弱 将238例患者随机分组，治疗组128例服用酸枣仁软胶囊（每粒含酸枣仁油等有效成分0.5g），每次口服2粒，每日3次。对照组110例服用心神宁片，每次口服6片，每日3次。两组均治疗2周为1个疗程。结果治疗组治愈率为18.8%，显效率为48.4%，有效率为96.9%。对照组分别为5.5%、33.6%、94.5%，两组痊愈率及显效率有显著性差异（$P<0.05$ 或 $P<0.01$），提示酸枣仁软胶囊治疗神经衰弱疗效确切。

7. 焦虑症 将195例广泛性焦虑症患者随机分为研究组（加味酸枣仁合剂治疗）98例和对照组（阿普唑仑治疗）97例。加味酸枣仁合剂：酸枣仁250g，知母、川芎、五味子各150g，茯苓200g，甘草100g，制成加味酸枣仁合剂，每次30mL，口服，1日3次。对照组给予阿普唑仑0.4mg，口服，1日3次。疗程均为6周。结果两组疗效相似，无统计学差异。加味酸枣仁合剂的不良反应以胃肠道症状为主，阿普唑仑的不良反应以嗜睡为主。提示加味酸枣仁合剂用于治疗广泛性焦虑症安全有效。

8. 早泄 酸枣仁汤加味：酸枣仁30g，知母12g，川芎、黄柏各10g，茯苓、枸杞子、熟地黄各15g。

1 日 1 剂，水煎，分 2 次服，20 天为 1 疗程。治疗 1 疗程后，63 例总有效率为 84.1%。

9. 阻塞性睡眠呼吸暂停低通气综合征　酸枣仁汤加味：酸枣仁 20g，川芎 10g，茯苓 15g，知母、甘草、陈皮、半夏各 10g。每日 1 剂，水煎分 3 次服。生脉胶囊 2 粒（0.33g/粒），每日 3 次。1 个月为 1 个疗程。结果全部 34 例患者对药物均能很好耐受，其症状均有明显改善。

【毒副作用】　酸枣仁煎剂给小鼠腹腔注射的 LD_{50} 为（14.33 ± 2.015）g/kg，超大剂量可有毒性反应。对大鼠慢性毒性很低。本品煎剂 150g/kg 给小鼠灌胃无毒性反应。

参 考 文 献

1. 胡明亚. Clinical Journal of Chinese Medicine, 2012, 19 (4): 20.
2. 吴璟, 等. 宁夏医学院学报, 2007, 29 (1): 19.
3. 赵连红, 等. 天津药学, 2007, 19 (1): 4.

柏 子 仁

【别名】　柏实，柏子，柏仁，侧柏子。

【来源】　为柏科植物侧柏 *Platycladus orientalis* (L.) Franco 的干燥成熟种仁。

【性味】　甘，平。

【功能主治】　养心安神，润肠通便，止汗。用于阴血不足，虚烦失眠，心悸怔忡，肠燥便秘，阴虚盗汗。

【主要成分】　含脂肪油约 14%，并含少量挥发油、皂苷。挥发油中 90% 为萜类碳氢化合物，此外还含烯烃、二烯碳氢化合物及醇、醛、酮、酯。并含氯化物、维生素 A、蛋白质和木脂素等。

【药理作用】

1. 对学习记忆的影响　柏子仁水及乙醇提取物对跳台实验中东莨菪碱所致的记忆存储障碍有改善作用，能明显改善跳台实验中电惊厥休克所致的记忆巩固障碍，改善乙醇或扁桃体损伤诱导的记忆获得障碍。但对正常小鼠在被动和条件回避实验中的学习能力没有影响，未能改善记忆保持，对皮质、海马和下丘脑中的胆碱乙酰基转移酶的活性未见有作用，对扁桃体损伤引起的显微病理改变未见影响。

2. 镇静作用　柏子仁霜、生柏子仁给小鼠腹腔注射，与阈下剂量的异戊巴比妥钠有显著的协同作用。柏子仁乙醇提取物灌胃有明显镇静作用。

3. 对睡眠的影响　实验研究柏子仁单方注射液对睡眠模型猫的影响。采用多导睡眠图描记方法，以脑电图（EEG）、肌电图（EMG）、眼动电流图（EDG）不同变化为睡眠分期的区分指标。结果表明，腹腔注射柏子仁单方注射液后，睡眠时间在注射药物后第 2 个小时段即延长，并缓慢增加，第 6 个小时段增加达最大，之后缓慢降低。对于猫，与对照实验组相比，慢波睡眠期延长（$P < 0.001$），其中慢波睡眠浅睡期延长（$P < 0.05$），慢波睡眠深睡期明显延长（$P < 0.001$）；异相睡眠期变化无统计学意义。结果提示：柏子仁醇提取的有效成分可有助于猫的入睡，并使深睡时间明显延长，对体力恢复作用很显著。

4. 泻下作用　柏子仁含有多量的脂肪油，有缓和的泻下作用。

5. 补虚损作用　柏子仁内含大量植物脂肪和少量挥发油，有补虚损作用，可增强体质。

【临床应用】

1. 便秘　柏子仁、火麻仁各等量，捣烂如泥，每次 9g，温开水送服。治疗老年体虚便秘效果理想。

2. 脱发　柏子仁、当归各等量，共研细末，炼蜜为丸，每丸 9g，每日 3 次，每次饭后服 1 丸，有一定疗效。

参 考 文 献

1. 何丹丹, 等. 科技致富向导, 2014 (17): 204.

2. 王喜习，等 . 中药材，2007，30（2）：244.

灵 芝

【别名】 灵芝草，菌灵芝，木灵芝。

【来源】 为多孔菌科真菌紫芝 *Ganoderma sinense* Zhao，Xu et Zhang 或赤芝 *Ganoderma lucidum*（Leyss. ex Fr.）Karst. 的干燥子实体。

【性味】 甘，平。

【功能主治】 补气安神，止咳平喘。主用于心神不宁，失眠心悸，肺虚咳喘，虚劳短气，不思饮食。

【主要成分】 灵芝（赤芝）含麦角固醇、真菌溶菌酶（Fungal lysozyme）及酸性蛋白酶；在水提取液中含有水溶性蛋白质、氨基酸、多肽及糖类等。紫芝含麦角固醇、有机酸、氨基葡萄糖、多糖类等。

【药理作用】

1. 对中枢神经系统的作用 酊剂及恒温渗漉液给小鼠腹腔注射，对中枢神经系统有较明显的抑制作用，表现为自发活动减少，肌肉轻度松弛。对于戊四氮、士的宁及因电击引起的小鼠的惊厥，有对抗作用。小鼠腹腔注射灵芝液后能显著增强戊巴比妥钠的作用。对单侧腹根切断后的大鼠喂饲不同剂量的灵芝孢子（萌动激活赤灵芝孢子），计算受损运动神经元存活率，提示，腹根切断后高剂量组存活的运动神经元 NT－3 和 NOS 的表达都高于对照组。结果表明，灵芝孢子促进大鼠脊髓前角受损伤的运动神经元存活，其存活率与用药剂量有关；灵芝孢子促进大鼠脊髓存活运动神经元表达 NT－3 和 NOS。有实验表明，灵芝孢子粉对实验性糖尿病大鼠脑组织功能具有保护作用，能阻断线粒体 Cyt－C 的释放，阻断线粒体钙超载，从而保护脑细胞的代偿功能。另有报道，灵芝孢子粉能有效降低癫痫大鼠模型的皮质和海马区兴奋性氨基酸受体 $NMDAR_1$ 的含量，使神经元兴奋性减弱，抑制癫痫的发作，从而减轻癫痫发作给神经系统带来的损伤，以达到抗癫痫作用。提示灵芝孢子粉可能具有减轻癫痫性发作、保护神经元的作用。孢子粉脱脂后的醇提物可拮抗烟碱引起的小鼠强直性惊厥。

2. 对循环系统的作用 麻醉兔腹腔注射赤芝恒温渗漉液 6g/kg，血压缓慢下降，1～2 小时仍不能恢复，静脉注射 3g/kg，血压急剧下降，而后很快回升到原水平以上，呈现先降后升的双向作用。灵芝对离体蟾蜍心脏，以及在体兔心脏有明显的强心作用，加强心脏收缩，增加心输出量，而心率则变化不大。进一步实验观察到，赤芝液、菌丝体、醇提取液、灵芝 *Ganoderma* sp 的发酵液以及野生紫芝的酊剂等，均能显著增加小鼠摄取 ^{86}Rb 的能力，表明它们均能增加心肌营养性血流量，改善心肌微循环，因而增加心脏功能。赤灵芝煎剂对鹅膏毒菌所致兔心肌损伤有保护作用。模型组动物在给予鹅膏毒菌提取液 5 天后存活率为 60%，其他组为 100%；模型组兔在鹅膏毒菌提取液灌胃后 2 天，心肌各项酶活性 AST、LDH、α－HBDH、CK、CK－MB 显著高于正常对照组，第 5 天进一步增高，2 个剂量的灵芝煎剂能降低各项酶活性，呈剂量依赖倾向。结果表明，灵芝煎剂能明显提高鹅膏毒菌中毒兔的存活率，灵芝减轻鹅膏毒菌所致心肌损伤是其解毒机制之一。

3. 对呼吸系统的作用 赤芝醇提液与发酵液具有祛痰作用。小鼠腹腔注射赤芝水提取液、乙醇提取液或恒温渗漉液 15g/kg 均能抑制氨雾所致的小鼠咳嗽反应，提高刺激豚鼠喉上神经的致咳阈值，显镇咳作用，并有一定的平喘作用。但另有报道，灵芝制剂无平喘作用。

4. 保肝与解毒作用 小鼠口服赤芝酊 10g/kg，连续 8 天，能减轻四氯化碳所致中毒性肝炎的病理损害。紫芝和赤芝的酒精提取物对于 CCl_4 引起的 SGPT 升高及肝脏甘油三酯的蓄积作用均有明显降低作用，并能减轻乙硫氨酸引起的脂肪肝，减少小鼠因大剂量洋地黄苷和消炎痛中毒所致的死亡，提高小鼠肝脏代谢戊巴比妥钠的能力，促进部分肝脏切除小鼠的肝脏再生。而发酵培养的薄树芝菌丝体的乙醇和醚提取物等亦有类似的保肝解毒作用。

5. 免疫功能增强作用 灵芝水煎剂给荷瘤小鼠灌胃 20 天，实体肿瘤明显比对照组轻（$P<0.05$），小

鼠腹腔巨噬细胞对 Hca $- F_{25}$/CL $- 16A$ 细胞的杀伤力较对照组强（$P < 0.01$）。表明灵芝水煎剂可能具有增加细胞免疫功能从而抑制肿瘤生长的作用。灵芝制剂（以灵芝、茯苓等制成的胶囊）对 Balb/c 小鼠能明显提高血清特异性抗体凝集效价，显著促进腹腔巨噬细胞在细胞内毒素诱导下产生肿瘤坏死因子。此外，对小鼠 S_{180} 肉瘤具有较强的抑制作用，与环磷酰胺合用能提高其抑瘤率。临床上具有明显的强化作用，多数病人用后体质增强，精力充沛。灵芝多糖部分（主要含小分子多糖和氨基酸）能显著增强小鼠腹腔巨噬细胞吞噬鸡红细胞的能力。吞噬百分数和吞噬指数均较对照组显著提高，表明灵芝多糖能提高机体非特异性免疫功能。灵芝孢子粉灌胃给药，能增强小鼠腹腔单核－巨噬细胞系统与自然杀伤（NK）细胞的功能，具有免疫调节作用。另有实验表明，给小鼠腹腔注射灵芝孢子粉水提物，可明显抑制细胞免疫介导的迟发型皮肤过敏反应。

6. 抗肿瘤作用　灌胃灵芝孢子粉 5g/kg 和 1g/kg 14 天后，可明显抑制昆明种小鼠移植性 S_{180} 肉瘤的生长，抑制率分别为 54.80% 和 46.5%（$P < 0.05$），而低剂量（0.2g/kg）则无抑制作用。腹腔注射灵芝孢子粉 30 天，可明显抑制 BALB/c 小鼠 HAC 肝癌的生长，抑瘤率为 40.1%。体外实验表明，灵芝孢子的醇提物（1g/L）对一些体外培养的肿瘤细胞系（如人宫颈癌 HeLa 细胞、人肝癌细胞 $HepG_2$、人白血病细胞 HL_{60} 等）有直接的细胞毒作用。提示灵芝孢子粉抗肿瘤的作用机制可能为：抑制肿瘤细胞生长周期、诱导肿瘤细胞凋亡和分化、抑制肿瘤细胞的侵袭和转移、抑制肿瘤血管新生以及增强机体抗肿瘤免疫力。

7. 抗辐射作用　小鼠经致死量 ^{60}Co 照射后所致急性放射病实验表明，如在照射前灌胃给予灵芝子实体制剂 20 日，照射后继续给药 2 周，能显著降低小鼠的死亡率；但在照射后，再由腹腔注射给药，虽对 ^{60}Co 的致死作用无影响，但可使动物的平均存活时间显著延长，表明对放射损伤有一定防护作用。

8. 降血糖、降血脂作用　灵芝孢子粉醇提取物的水溶部分（Ⅰ）可降低四氧嘧啶所致糖尿病小鼠升高的血糖，改善糖尿病小鼠的葡萄糖耐量，减少糖尿病小鼠的饮水量。另外也发现Ⅰ可拮抗正常小鼠因腹腔注射葡萄糖或肾上腺素引起的血糖升高，但对正常小鼠的降血糖作用不明显。灵芝孢子粉乙醇提取物的水溶部分（G1se）（相当于生药 6.250mg/kg）对链脲佐菌素（STZ）所致的糖尿病大鼠有明显的降低血糖作用，增强耐糖效应，给药组大鼠血糖值从第 3 天后持续下降，胰岛素水平增高而生长激素、皮质醇维持较正常水平。对高脂膳食的大鼠灌胃不同剂量的灵芝多糖，能明显降低 TC、TG 和 LDL 的浓度（$P < 0.01$），同时，能明显提高血液 GSH－PX 和 SOD 酶活性（$P < 0.01$），降低血液 MDA 的浓度（$P < 0.05$）。提示，灵芝多糖能调节大鼠高脂血症的脂代谢，增强抗脂质过氧化的作用。

9. 抗艾滋病毒的作用　灵芝孢子甲醇提取物的氯仿可溶部分对 HIV－1 蛋白酶有显著的抑制作用，100mg/L 时抑制率为 47%。

10. 抑制胃溃疡的形成　用无水酒精灌胃法制备小鼠急性胃溃疡动物模型，观察破壁灵芝孢子粉对小鼠溃疡发生率、溃疡指数及胃黏膜形态的影响，结果显示，破壁孢子粉组溃疡发生率为 30%，与对照组的 35.83% ± 10.25% 比较有统计学差异（$P < 0.01$），对照组胃组织切片可见大部分区域黏膜上皮细胞大量脱落，胃底腺结构紊乱，黏膜下层增厚，黏膜层及黏膜下层微血管明显扩张。破壁灵芝孢子粉组胃组织切片可见大部分区域结构清晰、无血管扩张和上皮细胞脱落。提示灵芝孢子粉对酒精性急性胃溃疡的形成具有一定的抑制作用。

11. 提高机体抗缺氧能力　经皮下注射给予昆明种小鼠赤芝孢子粉醇提干浸膏配制的注射液（肌生注射液）后 20 分钟，观察肌生注射液对正常小鼠或异丙肾上腺素处理小鼠耐缺氧能力的影响。结果显示，肌生注射液可明显延长正常小鼠在缺氧状态下平均生存时间，肌生注射液低剂量组（相当于生药量 10g/kg）和高剂量组（相当于生药量 20g/kg）小鼠的平均生存时间为（71.2 ± 8.2）分钟和（163.5 ± 26.1）分钟，与对照组的（46.9 ± 4.8）分钟相比，差异均有统计学意义（$P < 0.05$ 和 $P < 0.01$）。而对异丙肾上腺素处理的小鼠在缺氧状态下的平均生存时间无明显影响。进一步的研究表明，肌生注射液可明显增加脑组织对 ^{86} 铷（^{86}Rb）的摄取，而对心脏摄取 ^{86}Rb 无明显影响。提示，肌生注射液提高机体对缺氧的耐受力可能与增加脑组织血流量有关。

12. 清除自由基的作用　赤灵芝制剂可降低沙土鼠脑内及血清内脂质过氧化产物 MDA 的含量。灵芝孢子粉水提取物可降低 2,4 – 二氧苯氧乙酸引起的小鼠血清丙二醛（MDA）升高，抑制小鼠肌肉匀浆的自发性脂质过氧化，使 MDA 生成量减少；抑制产生超氧阴离子和羟自由基的 Fe^{2+}/半胱胺酸系统所致的肌浆脂质过氧化，并使黄嘌呤氧化酶/黄嘌呤系统中超氧阴离子的生成减少。说明灵芝孢子粉中的某些成分可能有捕获超氧阴离子的作用。此外，该提取物还可明显提高正常小鼠肝组织中过氧化氢酶的活性，加速活性氧自由基反应中生成的过氧化氢的水解。但灵芝孢子粉对超氧化物歧化酶（SOD）及谷胱甘肽过氧化物酶（GSH – Px）的活性无明显影响。

13. 抑菌作用　抑菌实验表明，灵芝对肺炎球菌、甲型链球菌、白色葡萄球菌、流感杆菌均有抑制作用。

14. 其他作用　①灵芝多糖可有效抑制动脉粥样硬化病理进程。②灵芝多糖能有效保护血管内皮细胞。③灵芝有明显的抗衰老作用。

【临床应用】

1. 冠心病及高脂血症　经临床大量实验，证明各种灵芝的多种制剂及发酵制剂对冠心病及高脂血症具有较好的疗效。由于临床方案、制剂和剂量等以及有关研究方法也有不同，因而各家报道不一，对冠心病高脂血症的显效率为 20% ～48%，总有效率为 56% ～86%。病员的心电图缺血性改变的显效率为 7.6%，总有效率为 42% ~94%，经治疗后，使患者的心悸、气紧、心前区痛及水肿等症状，亦有不同程度的改善。

2. 慢性支气管炎　灵芝制剂对咳、喘、痰三种症状均有效，全国各地曾用灵芝糖浆、灵芝片等治疗 2000 余例患者，其总有效率为 60% ~91.6%，一般在服药 2 周后感觉胸部舒畅，咳喘减轻。

3. 支气管哮喘　小儿患者每日肌肉注射灵芝注射液 1 ~2mL（每毫升含 0.5 ~1g 生药），连续注射 1 个月左右。治疗 27 例，显效 9 例，有效 14 例，无效 4 例。

4. 白细胞减少症　人工培养的灵芝菌丝治疗白细胞减少症 60 例，近期疗效 81.7%，白细胞总数有大幅度提高。

5. 克山病　灵芝制剂治疗 100 例潜在性、慢性克山病，3 个月有效率为 90.0%，孢子糖浆对慢性克山病的疗效（92.2%）高于潜在性（84.6%）；而子实体对潜在性的疗效（92%）高于慢性（80.0%）。

【毒副作用】　小鼠腹腔注射赤芝恒温渗漉液 LD_{50} 为（38.3 ±1.04）g/kg。小鼠腹腔注射赤芝乙醇提取液 30g/kg 后无死亡。给予小鼠口服灵芝孢子粉，半数致死量 LD_{50} >10g/kg，属无毒级。鼠伤寒沙门菌/哺乳动物微粒体酶试验、骨髓微核试验及小鼠精子畸变试验表明，该样品无致突变和致畸变作用。30 天喂养试验结果表明，对小鼠最大无毒作用剂量大于 3g/(kg·d)。给大鼠每日灌胃灵芝孢子粉 2.5g/kg 或 1.25g/kg（约为临床用量的 50 或 25 倍），共 60 天，对大鼠一般状况、血液学、血液生化学、尿液及组织病理学指标均无明显影响。皮下注射肌生浸膏产生镇静催眠的有效剂量为 1g/kg。急性毒性试验时，皮下注射肌生浸膏 15g/kg 仅可引起部分动物入睡而不引起死亡，但当剂量增至 20g/kg 时，所试小鼠翻正反射全部消失，并于 40 小时内全部死亡。上述实验结果表明，在药效剂量范围内，灵芝孢子粉或其提取物的安全性较大。

参 考 文 献

1. 张旺信，等. 泰山医学院学报，2010，31（1）：15.

2. 邹美圣，等. 现代中西医结合杂志，2012，21（13）：1388.

3. 吴锋，等. 中国药理学通报，2012，28（7）：947.

4. 左永昌，等. 第四军医大学学报，2007，28（4）：354.

5. 李建军，等. 中药材，2007，30（1）：71.

远　志

【别名】　苦远志，小草，细草。

【来源】 为远志科植物远志 *Polygala tenuifolia* Willd. 或卵叶远志 *Polygala sibirica* L. 的干燥根。

【性味】 苦、辛、温。

【功能主治】 安神益智，交通心肾，祛痰，消肿。用于心肾不交引起的失眠多梦、健忘惊悸、神志恍惚，咳痰不爽，疮疡肿毒，乳房肿痛。

【主要成分】 含远志皂苷（Onjisaponins）A、B、C、D、E、F 和 G，水解后可分得两种皂苷元结晶：远志皂苷元 A 和 B。另含远志糖醇（Polygalitol）、N－乙酰－D－氨基葡萄糖（N－Acetyl－D－glucosamin）、四氢非洲防己胺、远志碱（Tenuidine）、多种齐墩果酸、低聚糖苷、葡萄糖、果糖、脂肪油、树脂等。

【药理作用】

1. 对中枢神经系统的作用 远志根皮、远志全根和根部木心可促使巴比妥钠阈下催眠剂量的小鼠入睡。远志根甲醇提取物、远志皂苷 F 可显著延长小鼠环己烯巴比妥钠和氯丙嗪的睡眠时间。对小鼠五甲烯四氮唑所致惊厥有对抗作用，以远志全根最强，根皮次之，木心无效。大鼠灌服远志提取物后条件反应和非条件反应次数均增多。从远志中提取的一种多巴胺受体活性化合物——四氢非洲防己胺在体外可抑制 $^3H－SCH_{2390}$ 和 $^3H－$ 螺哌隆与大鼠纹状体膜的结合，还能抑制 $^3H－$ 哌唑嗪和大鼠脑皮质细胞膜的结合，但不能改变 $^3H－QNB$ 及 $^3H－Muscimol$ 对膜的结合，对 $^3H－SCH_{2390}$ 和 $^3H－$ 螺哌隆与膜结合的抑制作用是通过竞争性与非竞争性混合机制实现的。用远志配伍大青叶、白花蛇舌草等组成复方能明显抑制醋酸所致小鼠扭体反应。远志醇提物可以改善小鼠的抑郁状态行为，具有抗抑郁作用，其作用机理可能与阻断单胺类神经递质的重摄取有关。远志醇提物 YZ－50 能抑制大鼠神经细胞的凋亡，明显降低慢性应激大鼠血清中促肾上腺皮质激素和皮质酮激素水平，从而改善抑郁症状。

2. 祛痰镇咳作用 远志皂苷能刺激胃黏膜，引起轻度恶心，因而反射性增加支气管的分泌而有祛痰作用。提取物给犬口服，可促进气管分泌，作用强度为桔梗＞远志，如用酚红排泄法则为远志＞桔梗。远志根皮对小鼠祛痰的最小有效量为 1.25/kg。亦有报道，麻醉犬灌服远志煎剂并不能增加气管分泌，可能因动物处于麻醉状态所致。另有报道，采用酚红法和氨水引咳法测定 4 个新的远志皂苷的祛痰和镇咳作用，结果发现多数具有比较明显的祛痰和镇咳作用。其中皂苷 3D 可能是远志祛痰作用的主要活性成分，2D 和 3C 则为镇咳作用的主要成分，作用甚至强于等剂量的可待因和咳必清。

3. 抑菌作用 体外实验表明，煎剂对肺炎双球菌有抑制作用。乙醇浸液对革兰阳性菌及痢疾杆菌、伤寒杆菌、人型结核杆菌均有明显的抑制作用。本品对阴道滴虫也有一定抑制作用。

4. 降压作用 本品静注于犬、兔，均可使血压迅速下降，作用时间短，1～2 分钟内血压即可恢复，也无快速耐受现象。但本品经口服给药对血压的影响则迄今未见报道。

5. 对子宫的兴奋作用 远志煎剂对离体豚鼠、家兔、猫、犬之未孕及已孕子宫均有兴奋作用；静脉注射 6.6% 煎剂 3～6mL 对孕狗（体重 16.5kg）在体子宫也有明显的兴奋作用。远志的水提醇沉法制备之注射液对小鼠及大鼠的离体未孕子宫也具有强烈的兴奋作用。

6. 对 cAMP 磷酸二酯酶的抑制作用 水提物、甲醇提取物的氯仿和正丁醇可溶或不溶部分以及远志皂苷 B、E、F、G 对 cAMP 磷酸二酯酶均有一定抑制作用。

7. 抗突变、抗癌作用 水提物对黄曲霉素 B_1 诱发的回变菌落数及 TA_{98} 菌株回变菌落数有明显的抑制效应，但对 TA_{100} 菌株无抑制效应，说明其有对抗碱基置换突变的因子作用。远志提取物有抑制小鼠 P_{388} 淋巴细胞性白血病作用。

8. 镇静作用 远志根皮、未去木心的远志全根和根部木心对巴比妥类药物均有协同作用。大鼠口服远志提取物后，在血和胆汁中发现了能延长小鼠戊巴比妥钠睡眠时间的活性物质 3,4,5－三甲氧基肉桂酸（TMCA）、甲基 3,4,5－三甲氧基肉桂酸（M－TMCA）和对甲氧基肉桂酸（PMCA），提示远志水提物中含有 TMCA 的天然前体药物，有镇静作用。

9. 抗衰老作用 采用 D－半乳糖致衰小鼠，观察远志水煎剂对衰老小鼠红细胞中超氧化物歧化酶（SOD）、肝组织谷胱甘肽过氧化物酶（GSH－Px）活性的影响。结果表明，远志水煎剂可使衰老小鼠 RBC

中 SOD、肝组织中 GSH－Px 活性明显升高，提示远志水煎剂对衰老小鼠具有抗衰老作用，且最佳用药时间为 30 天。

10. 抗痴呆和脑保护活性 远志对神经细胞营养因子作用的实验表明，远志水浸膏对脑有保护作用。远志的脑保护活性及对氰化钾致低氧脑障碍作用进行的研究发现，几种酰基糖具有缩短正向反射消失持续时间的作用，表明远志脑保护作用出现的部分原因与酰基糖有关。此外，远志根的水提液对 P 物质和脂多糖（LPS）刺激鼠星形胶质细胞分泌的肿瘤坏死因子 α（TNF－α）和白细胞介素－1（IL－1）有明显的抑制作用，进而产生对中枢神经系统的抗炎活性，因而可防治各种脑病。远志能改善 AD 模型大鼠的学习记忆功能。远志提取物 BT－11 能够通过增加小鼠脑内葡萄糖的利用及神经细胞黏附因子的水平，修复压力诱导的记忆缺陷。

11. 促进体力和智力作用 给大鼠口服远志 4.28g/kg，研究对穿梭行为及脑区域性代谢的影响。结果表明，服药后 5～9 天，条件反射和非条件反射次数均增多，间脑中辅酶Ⅰ（NAD$^+$）浓度显著增高，海马、尾纹核和脑干内的辅酶Ⅰ和还原型辅酶Ⅰ（NADH）浓度均增高，表明远志具有促进动物体力和智力作用。

12. 对平滑肌和心肌的作用 远志皂苷 H 对离体兔肠、胸主动脉条，Langen－dorff 心脏，豚鼠气管条和动情期未孕大鼠子宫平滑肌均具兴奋作用，但对心肌具抑制作用，其中对子宫的作用可能部分地与前列腺素合成酶有关。

13. 对小鼠雄性生殖细胞遗传物质损伤的保护作用 铅能诱发小鼠精原细胞姐妹染色单体互换，而在腹腔注射铅的同时给予远志，可使铅诱发的小鼠精原细胞姐妹染色单体互换频率明显降低。结果表明，远志对雄性生殖细胞遗传物质具有保护作用，即抗诱变作用。

14. 解酒作用 过量饮酒可引起人体生理功能紊乱乃至死亡。远志中发现多种齐墩果酸、3,28－双链低聚糖苷，其中 Senegasaponin a、b 和 Senegin Ⅱ可显著抑制乙醇的胃肠吸收。实验表明，发挥解酒作用的活性成分为齐墩果烷型三萜皂苷，远志中含的酰化 28－O－低聚糖苷是起作用的关键基团。

15. 其他作用 远志含有皂苷，有溶解红细胞的作用，远志肉（皮部）比远志心的溶血作用强。远志甲醇提取液对结扎颈静脉引起水肿大鼠有利尿和抑制水肿的作用。本品煎剂灌服对大鼠应激性溃疡的发生有显著抑制作用。

【临床应用】

1. 乳糜尿 远志（甘草水煮）、茯神（去木）、益智仁各等份研末，酒煮面糊为丸，睡前枣汤送下，每次 3～6g。

2. 神经衰弱 远志研粉，每服 3g，每日 2 次，米汤冲服。

3. 滴虫性阴道炎 远志研细粉，用甘油明胶制成栓剂。先以艾叶、蛇床子、苦参、枳壳各 15g，白芷 9g，煎水熏洗外阴后，于阴道塞入远志栓，治疗 285 例，治愈 193 例，占 67.7%。

4. 乳腺纤维瘤 远志 12g，酒浸 20 分钟，加水一碗，煎 15 分钟，1 次服，1 日服 2 次，疗程 1～2 月。治疗 20 例，均有效，17 例瘤体完全消失。

【毒副作用】 远志根皮小鼠灌胃的 LD_{50} 为（10.03±1.98）g/kg，远志全根的 LD_{50} 为（16.95±2.01）g/kg。根部木心用至 75g/kg 无死亡。100% 远志注射液灌胃对小鼠的 LD_{50} 为 22.52g/kg。本品大剂量应用，引起恶心、呕吐。远志含皂苷，注射可有溶血作用。

参 考 文 献

1. 谢婷婷，等. 中国药物应用与监测，2008，5（6）：14.

2. 谢婷婷，等. 解放军药学学报，2008，24（2）：95.

3. 刘屏，等. 中国药学杂志，2008，43（18）：1391.

4. Lee JY，et al. Neurosci Lett，2009，464（2）：111.

5. Shin KY，et al. Neurosci Lett，2009，465（2）：157.

6. 孙艳，等. 南方医科大学学报，2009，29（6）：1199.

7. Shin KY，et al. J Neurosci Res，2009，87（1）：260.

8. Hu Y，et al. Neurochem Int，2010，56（3）：461.

9. Hu Y，et al. J Pharm Pharmacol，2011，63（6）：869.

10. Tianxing Shi，et al. Journal of Chinese Pharmaceutical Sciences，2013，22（1）：36.

11. 易东阳，等. 中国药房，2014，25（11）：1049.

合 欢 皮

【别名】　夜合皮，合欢树皮。

【来源】　为豆科植物合欢 *Albizia julibrissin* Durazz. 的干燥树皮。

【性味】　甘，平。

【功能主治】　解郁安神，活血消肿。用于心神不安，忧郁失眠，肺痈，疮肿，跌扑伤痛。

【主要成分】　含皂苷、鞣质等。在甲醇提取物的乙酸乙酯溶解部分有 3′,4′,7 - Trihydroxyflavone 和 α - Spinasterl - D - glucoside，以及 4 种五环三萜类化合物和 1 种新皂苷。

【药理作用】

1. 对子宫的作用　人妊娠子宫肌条在合欢皮提取液作用下，收缩张力及振幅均显著增加，合欢皮提取液和缩宫素的收缩张力、幅度变化均比用药前增加 200% 以上，提取液频率变化较用药前减少 1 倍，而缩宫素减少 0.5 倍；两者均为节律性收缩，加大提取液剂量并不出现强直性收缩；合欢皮收缩起始时间为 17~80 分钟，缩宫素为 6 分钟，合欢皮收缩持续时间为 100 分钟，缩宫素为 20 分钟。表明合欢皮对子宫有明显的收缩作用。合欢属多种植物的树皮（亦作合欢皮入药）均具有显著的兴奋子宫和致流产作用。

2. 对胎鼠的影响　以合欢皮提取液及生理盐水各 0.2mL 分别注入麻醉大鼠不同的胎仔羊膜腔中，以自身做对照，其余胎仔不注射任何药液，继续饲养 5 天，再次剖腹观察。结果 7 只中期妊娠大鼠胎仔注入合欢皮提取液的均萎缩，色泽苍白呈坚韧状，对照及未用药者均正常。表明合欢皮有抗生育作用。

3. 催眠作用　用三种不同浓度合欢皮水煎液给小鼠灌胃，就其对戊巴比妥钠的催眠作用所产生的影响进行比较。结果中、低浓度合欢皮水煎液可协同戊巴比妥钠缩短睡眠潜伏期及延长睡眠时间（$P < 0.01$），高浓度合欢皮水煎液则对小白鼠有兴奋作用（$P < 0.01$）。提示，合欢皮具有双向调节作用；在临床用于失眠症时，似以较低剂量为佳。另有报道，采用多导睡眠描记技术研究合欢皮对大鼠睡眠 - 觉醒的影响，结果表明，合欢皮能明显缩短清醒期，延长慢波睡眠 II 期。

4. 调节免疫功能作用　用相当于生药 10mg/（kg·d）、100mg/（kg·d）和 500mg/（kg·d）的合欢皮水提取液，连续小鼠灌胃 6 天，检测小鼠腹腔巨噬细胞对鸡红细胞（CRBC）的吞噬率和吞噬指数，刀豆素 A（ConA）刺激小鼠腹腔巨噬细胞肿瘤坏死因子（TNF）和脾淋巴细胞白细胞介素 - 2（IL - 2）诱生的水平。结果表明，100mg/（kg·d）合欢皮使小鼠腹腔巨噬细胞的吞噬率、吞噬指数和 TNF 诱生的水平比对照组分别增加 11.6%、18.7% 和 17.3%（$P < 0.05$），500mg/（kg·d）合欢皮使小鼠腹腔巨噬细胞的吞噬率、吞噬指数和 TNF 诱生的水平比对照组分别增加 19.4%、28.6% 和 26.9%（$P < 0.01$）；500mg/（kg·d）合欢皮使脾淋巴细胞 IL - 2 诱生的水平比对照组增加 17.2%（$P < 0.05$）。提示，合欢皮能增强小鼠免疫功能。另有实验结果表明，合欢皮醇提物能明显改善红细胞免疫指标，增强机体红细胞免疫功能，其体内抗肿瘤机制与其对红细胞免疫的促进作用有关。

5. 抗肿瘤作用　采用 EL - 4 细胞株建立 $C_{57}BL/6$ 小鼠荷瘤模型，在不同时间给予合欢皮乙醇提取物注射，观察其对荷瘤小鼠存活时间及荷瘤生长速度的影响。结果表明，合欢皮乙醇提取物能明显地抑制小鼠荷瘤的生长速度，延长荷瘤鼠的存活时间。提示合欢皮乙醇提取物具有较好的体内抗肿瘤作用。另有报道，合欢皮乙醇提取物能对荷瘤小鼠 IL - 2 的生物活性具有显著增强作用，提示该药在荷瘤鼠体内的抗瘤活性与其免疫增强作用有关。

6. 抗抑郁与抗焦虑作用 合欢皮水提液对小鼠悬尾模型、强迫游泳模型和利血平所致抑郁模型表现出抗抑郁的作用。合欢皮水提液与正丁醇部位均有明显的抗焦虑作用。合欢皮醇提液抗焦虑作用效果不佳。

7. 抗生育作用 合欢皮总皂苷对雄性小鼠具有抗生育作用。

【临床应用】

1. 失眠 合欢皮、刺五加、五味子、夜交藤各 15～30g，水煎服，每日 1 剂，分 3 次服。

2. 细菌性肝脓肿 合欢皮 15g，金钱草 50g，水煎，饭前服，连服 6～12 天，治疗 3 例，皆获痊愈。

3. 其他 与其他药配伍应用于血虚肝郁，胸胁刺痛，肿痛，肺痿出血，跌打损伤，骨折等，均有良效。

参 考 文 献

1. 舒杨，等. 四川动物，2013，32（5）：746.
2. 廖颖，等. 安徽农业科学，2014，42（1）：58.

珍　珠

【别名】 蚌珠，珠子。

【来源】 为珍珠贝科动物马氏珍珠贝 *Pteria martensii*（Dunker）、蚌科动物三角帆蚌 *Hyriopsis cumingii*（Lea）或褶纹冠蚌 *Cristaria plicata*（Leach）等双壳类动物受刺激形成的珍珠。

【性味】 甘、咸，寒。

【功能主治】 安神定惊，明目消翳，解毒生肌，润肤祛斑。用于惊悸失眠，惊风癫痫，目赤翳障，疮疡不敛，皮肤色斑。

【主要成分】 含碳酸钙 91.72%，有机物 5.94%，水 2.23%。另含铅、铜、铁、镁、锰、钠、锌、硅、钛、锶等微量元素。并含 17 种氨基酸。

【药理作用】

1. 抗衰老作用 珍珠水解液可提高中老龄大鼠红细胞、脑匀浆超氧化物歧化酶（SOD）活性，减少血清脂质过氧化物的生成，降低脑脂褐素的含量，能增加绵羊红细胞致敏小鼠溶血素水平，提高小鼠耐缺氧能力，并延长小鼠的游泳时间，减少小鼠自发活动次数。提示本品具有抗衰老作用。

2. 抗应激作用 小鼠灌胃海水珍珠和淡水珍珠 0.6g/kg，每天 1 次，连续 3 天，能延长小鼠游泳时间，表明珍珠有一定抗疲劳作用，但淡水珍珠效果不如海水珍珠。小鼠灌胃马氏珍珠贝珍珠水解液 [1g（生药）/mL] 3.5mL/（kg·d），连续 3 天，结果高剂量能显著延长常压缺氧存活时间（$P<0.05$）；高、低剂量小鼠游泳耐力均显著增加（$P<0.05$），表明珍珠有提高抗应激能力的作用。

3. 壮阳作用 大鼠分别灌胃海水珍珠和淡水珍珠 0.3g/kg 及 0.6g/kg，每天 1 次，连续 14 天，结果能明显增加去势大鼠包皮腺、精液囊 – 前列腺的重量；小鼠灌胃两种珍珠 0.8g/kg，每天 1 次，连续 14 天，能增加未成熟雄性小鼠睾丸的重量，而对精子数量及精子活力无明显影响；能增加未成熟雄性小鼠肾上腺的重量；大鼠灌胃两种珍珠 0.8g/kg，每天 1 次，连续 16 天，使尿液中 17 – 羟皮质类固醇（17 – O – HCS）排出量增加。

4. 抗氧化作用 小鼠皮下注射 D – 半乳糖 40mg/（kg·d）连用 40 天或臭氧（0.53m³ ± 0.13mg/m³）环境中动式染毒 8 小时/天 15 天造成亚急性衰老模型，与此同时灌胃水解珍珠 50、100、200mg/（kg·d），结果表明，与 D – 半乳糖相比，100、200mg/kg 水解珍珠可显著提高全血谷胱甘肽过氧化物酶（GSH – Px）的活力，200mg/kg 可显著降低血清丙二醛（MDA）含量，100、200mg/kg 可显著降低心脏脂褐素的含量，3 个剂量均可降低脑褐脂素含量；与臭氧组相比，3 个剂量组均可显著提高全血 GSH – Px 的活力，100、200mg/kg 可显著降低血清 MDA 含量，100mg/kg 可显著降低肝脂褐素含量，但心、脑脂褐素含量的变化不显著。

5. 对学习记忆的影响 小鼠自行摄入加入1%珍珠口服液饲料，14天后，腹腔注射樟柳碱10mg/kg，跳台法观察到小鼠在5分钟内错误次数明显低于樟柳碱组（$P < 0.05$），表明其有增强学习记忆力的作用。

6. 对免疫功能的影响 小鼠灌胃10%珍珠口服液0.2mg/（10g·d）及20%珍珠口服液0.2mg/（10g·d），连续12天，对PHA刺激的淋巴母细胞转化反应均有显著增强作用，提高小鼠淋巴母细胞数（$P < 0.01$），高剂量能提高过渡态细胞数（$P < 0.05$），且高剂量可明显提高小鼠免疫球蛋白IgG水平；相同剂量及给药途径，连续20天，可明显提高小鼠腹腔巨噬细胞吞噬鸡红细胞的能力（$P < 0.001$）；其对免疫功能的作用，与0.2mL/10g灌胃5%黄芪水煎液对照组相当。小鼠灌胃马贝珍珠贝水解液［1g（生药）/mL］3.5mL/（kg·d），连续6天，能显著提高绵羊红细胞（SRBC）致敏小鼠半数溶血值（HC_{50}）（$P < 0.01$）。

7. 抗辐射作用 小鼠灌胃淡水珍珠和海水珍珠0.8g/kg，每天1次，连续7天后，用^{60}Co-γ射线全身照射，剂量率为131R/min，总剂量为400R，续给药7天，眼眶静脉血白细胞计数及股骨骨髓有核细胞数均明显升高（$P < 0.01$，$P < 0.001$）；剂量率为129.8 R/min，辐射总剂量740R，同剂量给药，连续9天，能提高致死量辐射损伤小鼠存活率和平均存活时间。

8. 抗肿瘤作用 小鼠腹腔注射从三角帆蚌珍珠粉分离得到的卜啉类化合物（简称PFC）40mg/（kg·d），连续9天，对S_{180}肉瘤具有明显的抑制作用，抑制率为34.8%，对Lewis肺癌有抑制趋势，抑制率为13.89%；同上法给药，连续7天，可延长接种P_{388}/J_3淋巴性白血病小鼠的生存时间达14.75%（$P < 0.05$），同时明显减轻动物脾重达24.12%（$P < 0.01$）；体外培养，PFC 50、100μg/mL在用药72小时对P_{388}/J_3细胞杀伤率分别为25.0%和24.8%（$P < 0.01$），高剂量组至96小时杀伤率仍达22.9%（$P < 0.05$），提示PFC对体外培养P_{388}/J_3淋巴白血病细胞具有一定杀伤作用。

9. 抗菌、消炎及促进伤口愈合作用 珍珠主要含碳酸钙，对金黄色葡萄球菌有较强的抑制作用。珍珠粉外敷能促进肉芽组织生长和创面愈合，促进细胞增生分化，加速创面的血液循环，增强机体抗感染能力。用珍珠膏外涂家兔热液、热铁片和浓硫酸造成的Ⅲ度烧、烫伤创面，用药28天后，烧、烫伤面均有良好的愈合作用（$P < 0.05$）；大鼠全层皮肤缺损后外涂给药，每天1次，每次2g，药后11天创面愈合率显著提高（$P < 0.01$）。珍珠对无水乙醇致小鼠急性胃溃疡有抑制作用。

10. 对心脏功能的影响 水溶性珍珠粉能提高心脏收缩力；对心脏的基础张力低浓度时抑制，高浓度时增加，不影响心律。普通珍珠粉对以上三种指标主要表现为抑制，两者均不能减慢乌头碱诱发心律失常的发生，但水溶性珍珠粉能加快心律失常后窦性节律的恢复。珍珠提取液对离体兔心有抑制作用。

11. 明目作用 用淡水珍珠粉治疗家兔眼角膜烫伤，有明显疗效，病理切片可见组织结构趋于正常，停药3个月后形成的角膜翳小，表明珍珠粉有促进烫伤角膜愈合，减少翳膜形成作用。

12. 对中枢神经系统的作用 小鼠灌胃马氏珍珠贝珍珠水解液［1g（生药）/mL］3、5mL/（kg·d），连续2天，小鼠自主活动受到抑制，低剂量组抑制率为21.4%，高剂量抑制率为38.6%（P均为< 0.01）。小鼠灌胃珍珠精母口服液30、40、80mL/kg（35mg牛磺酸/10mL），给药60分钟后，5分钟内的自发活动次数明显减少。

13. 止血作用 小鼠灌胃珍珠精母口服液13、26mL/kg，给药后60分钟，均能缩短尾出血时间（$P < 0.05$，$P < 0.01$），显著缩短凝血时间；家兔灌胃口服液2、4mL/kg，能明显延长优球蛋白溶解时间，且有量效关系。

14. 其他作用 珍珠提取液对离体兔肠有抑制作用。豚鼠十二指肠给予口服液4mL/kg，在体子宫兴奋，收缩增强。

【临床应用】

1. 衰老症 珍珠配黄精、枸杞等中药材制成复方珍珠口服液，用于治疗肝肾两虚头晕目花、高血压和高脂血症等。通过对48例肾虚证衰老者临床观察，总有效率为95.8%，无毒副作用。

2. 溃疡病 珍珠粉、参三七各9g和匀，每服2g，日2次，6周为1疗程，治疗十二指肠溃疡，结果总有效率为 88.9%。

3. 烧、烫伤 临床用珍珠膏外涂治疗以浅Ⅱ度为主及部分深Ⅱ度共 112 例烧、烫伤患者，结果中、小面积浅Ⅱ度愈合时间为（8.51±3.34）天，深Ⅱ度创面愈合时间为（16.51±3.34）天，与跌打万花油疗效相似。

4. 宫颈糜烂 对 64 例（Ⅰ度糜烂 22 例，Ⅱ度糜烂 20 例，Ⅲ度糜烂 22 例）子宫颈糜烂，采用珍珠粉局部喷雾法，10 天为 1 疗程，显效率达 79.7%，好转率 17.2%，总有效率为 96.9%，较洗必泰 30 例对照组疗效为优（$P < 0.01$）。

<h3 style="text-align:center">参 考 文 献</h3>

1. 王慧. 中国民族民间医药，2015（2）：8.
2. 王丽云，等. 现代预防医学，2007，34（2）：273.

<h1 style="text-align:center">朱 砂</h1>

【别名】 丹砂，真朱，汞沙，光明砂，辰砂。

【来源】 为硫化物类矿物辰砂族辰砂，主含硫化汞（HgS）。采挖后，选取纯净者，用磁铁吸净含铁的杂质，再用水淘去杂石和泥沙。

【性味】 甘，微寒；有毒。

【功能主治】 清心镇惊，安神，明目，解毒。用于心悸易惊，失眠多梦，癫痫发狂，小儿惊风，视物昏花，口疮，喉痹，疮疡肿毒。

【主要成分】 朱砂主要含硫化汞（HgS），含汞量为 85.41%，但常混有雄黄、磷灰石、沥青等杂质。

【药理作用】

1. 镇静、抗惊厥作用 2% 朱砂混悬液 0.6mg/10g 给小鼠灌胃不能使小鼠入睡，也不能明显减少活动，不能使阈下剂量的异戊巴比妥钠产生催眠作用，也不能明显延长催眠剂量异戊巴比妥钠所致的睡眠时间（$P > 0.05$），但连续 3 星期给予含朱砂药物的小鼠能使睡眠剂量的异戊巴比妥钠睡眠时间延长（$P < 0.05$）；对戊四氮 1mg/10g 腹腔注射引起的惊厥无拮抗作用。但亦有抗惊厥和脑电图变化实验报道，朱砂组（口服 0.1g/10g，连续 7 天）产生惊厥时间平均可推迟 1 分钟 20 秒，其脑电图频率减慢、幅度增大。

2. 抑制生育作用 雌鼠口服朱砂后受孕率低于空白对照组，说明雌性动物服用朱砂后对受孕有一定影响。从整个仔鼠的汞含量测定，妊娠期母鼠口服朱砂后，其胎儿的汞含量高于空白对照组，并有显著性差异，表明朱砂中的汞能通过胎盘屏障而进入胎儿体内，故妊娠期应禁服朱砂。朱砂长期给药对雄性生育力有潜在的损害作用。

3. 抗心律失常作用 家兔分别口服朱砂、朱砂安神丸及去朱砂之安神丸对氯仿－肾上腺素和草乌注射液所致心律失常具有明显的对抗作用，作用强度依次为朱砂安神丸＞朱砂＞去朱砂之安神丸，同时发现朱砂安神丸作用远强于去朱砂之安神丸，肯定了朱砂在方中君药的地位。并认为，朱砂的抗心律失常作用是其镇静安神功效的主要药理学基础之一。

4. 抗菌作用 朱砂体外对伤口感染常见的菌种均有较好的抑制效果，其中对肺炎克雷伯菌以及铜绿假单胞杆菌的抑制效果最为显著。

5. 其他作用 人工朱砂给家兔灌胃 0.1~0.2g/kg，能使尿排出的总氮量增加，体重亦有增加。本品外用能杀皮肤细菌及寄生虫。

【体内过程】 用含有硫化汞或朱砂的食物喂饲小鼠，在 1 星期内收集尿液，1 星期后处死，取出肝、肾，用原子吸收分光光度法测定汞含量，发现尿液、肝、肾组织汞的含量比对照组高（$P < 0.001$），说明

胃肠道对汞的吸收较明显。小鼠单次口服朱砂的吸收半衰期为 0.20 小时，消除半衰期为 13.35 小时。口服朱砂后在动物的心、肾、肝、脾、大脑、小脑等组织中均有不同程度的分布，而且随着服药次数的增加，组织中含汞量逐渐增大，其中尤以肾、肝含量最高。

【临床应用】

1. 心神不宁，心悸，失眠 本品最宜治心火亢盛之心神不宁、烦躁不眠，每与黄连、莲子心等合用，以增强清心安神作用。亦治各种心神不宁，若心血虚者，可与当归、生地黄等补血养心之品配伍，如朱砂安神丸；阴血虚者，又常与酸枣仁、柏子仁、当归等养心安神药配伍；惊恐或心气虚心神不宁者，将本品纳入猪心中炖服即可。

2. 惊风、癫痫 治高热神昏、惊厥，常与牛黄、麝香等同用，以清热息风、安神开窍，如安宫牛黄丸；治小儿急惊风，多与牛黄、全蝎、钩藤等配伍，以清心安神、凉肝息风，如牛黄散；治癫痫卒昏抽搐，每与磁石同用，以增强镇惊安神之效，如磁朱丸。

3. 疮疡肿毒，咽喉肿痛，口舌生疮 内服、外用均有效。治疮疡肿毒，多与雄黄、大戟、山慈菇等解毒散结、消肿止痛药配伍，如紫金锭；治咽喉肿痛、口舌生疮，多与冰片、硼砂等清热解毒、消肿止痛药配伍，如冰硼散。

【毒副作用】 小鼠静脉注射朱砂煎剂的 LD_{50} 为 12.10g/kg。9.5g/kg（相当于成人剂量 500 倍）1 次给小鼠灌胃，矿石粉碎水飞之朱砂、矿石经研磨之朱砂、人工合成之硫化汞及经水飞的硫化汞在给药 48 小时内均未见任何中毒症状及死亡。上述各组给药 10 天，剂量同上，各组肝、肾的汞含量高于血汞含量，以肾脏为最高。用水飞朱砂和水飞合成硫化汞（剂量同上），分为给药组 10 天组、20 天组、30 天组，每组 10 只，每日灌胃 1 次，水飞朱砂各组均未出现中毒症状及死亡；水飞合成硫化汞于第 4 日后出现食量、活动均减少，体重减轻，给药 10 天组死亡 2 只，20 天组、30 天组均有中毒死亡。各组小鼠心肌有轻度损害，如轻度浊肿；肝脏均有明显浊肿，严重者出现局灶性坏死；肾脏随给药时间延长，损害由浊肿、颗粒管型、肾小管上皮细胞核消失到局灶性坏死。

参 考 文 献

1. 徐韬，等. 中国民族民间医药，2011，(23)：57.
2. 顾祖曦，等. 上海中医药杂志，2012，46 (9)：88.
3. 赵勤，等. 中药药理与临床，2013，29 (2)：72.
4. 杨黎青. 实用中医内科杂志，2007，21 (4)：96.

磁　石

【别名】 吸铁石，吸针石，灵磁石，活磁石，雄磁石。

【来源】 为氧化物类矿物尖晶石族磁铁矿，主含四氧化三铁（Fe_3O_4）。采挖后，除去杂石。

【性味】 咸，寒。

【功能主治】 镇惊安神，平肝潜阳，聪耳明目，纳气平喘。用于惊悸失眠，头晕目眩，视物昏花，耳鸣耳聋，肾虚气喘。

【主要成分】 磁石主要含四氧化三铁（Fe_3O_4），其中含 FeO 31%，Fe_2O_3 69%，并含有硅、铅、钛、磷、锰、钙、铬、钡、锶、镁等杂质；少数品种含氧化镁（MgO）达 10%，氧化铝（Al_2O_3）达 15%。另外磁石中常含一定量的砷，使用时需注意。

【药理作用】

1. 对血液系统的影响 用大小为 0.2 ~ 1μm 的超分散磁铁微粒（Ultrodispersed ferromagnetic particles）50mg/kg 给大鼠静脉注射后，可使动物血液中血红蛋白水平、红细胞和白细胞数增加，同时中性粒细胞吞噬反应增加。但是，同样大小的磁铁微粒（Magnetite particles）以 50mg/kg 静脉注射，不出现上述变化，仅能增加中性粒细胞吞噬功能活性。

2. 镇静、抗惊厥作用 磁石炮制后镇静及抗惊厥作用明显增强。炮制后 100% 磁石溶液 15g/kg 给小鼠灌胃，能显著延长异戊巴比妥钠睡眠时间。对士的宁引起的小鼠惊厥有对抗作用，使惊厥潜伏期明显延长。此外，磁石水煎液能延长自由活动大鼠总的睡眠时间（TST），对正常大鼠睡眠周期有一定的影响，可改善睡眠。

3. 镇痛作用 20% 的磁石混悬液以 0.2mL/10g 的剂量给小鼠灌胃，给药组小鼠扭体次数明显低于空白对照组（$P < 0.05$），提示磁石能显著抑制醋酸引起的小鼠扭体反应，具有镇痛作用。

4. 对凝血系统的影响 20% 的磁石混悬液以 0.2mL/10g 的剂量给小鼠灌胃，用内径 1mm 玻璃毛细管于鼠眼球后静脉丛取血，测定凝血时间。另一实验是以相同的剂量和给药途径，将小鼠自尾尖起剪断尾部 1cm 后，立即将鼠尾置于 37℃ 左右的温水中，记录自断尾开始至伤口停止出血的时间。结果表明，磁石能明显缩短小鼠凝血时间和出血时间。

5. 抗炎作用 20% 的磁石混悬液以 0.2mL/10g 的剂量给小鼠灌胃，将 10% 的角叉菜胶以每只 0.01mL 注入小鼠右后足跖皮下，测致炎前后右后爪容积，以容积差为肿胀度。结果显示，磁石组角叉菜胶致炎后，在不同时间内足肿胀度明显低于生理盐水组。提示磁石具有抗炎作用。

【体内过程】 直径在 0.1~0.5μm 的磁石微粒（Magnetite，Fe_3O_4），用 ^{99}Tc 和 ^{111}In 标记，在电镜和 Mossbaner 分光镜下识别，当这些磁石微粒注入大鼠体内后，主要聚集于肝和肺两脏器。

【临床应用】

1. 心神不宁，惊悸，癫痫 磁石常用于治疗肾虚肝旺，肝火上炎，扰动心神及惊恐气乱，神不守舍所致的心神不宁、惊悸、失眠、癫痫等证，每与朱砂相须为用，如磁朱丸。

2. 肝阳眩晕 治肝阳上亢之头晕目眩、急躁易怒等症，常与石决明、牡蛎、白芍等平肝潜阳药同用。

3. 肝肾亏虚，目暗耳聋 治肾虚耳鸣、耳聋，多配伍熟地黄、山茱萸、五味子等滋肾之品，以补肾聪耳，如耳聋左磁丸；用治肝肾不足，目暗不明，可配伍枸杞子、白菊花、女贞子等补肾明目之品。

4. 肾虚喘促 治肾气不足，摄纳无权之虚喘，常与五味子、胡桃肉、蛤蚧等补肺肾定喘药同用，共奏纳气平喘之效。

5. 其他 近年用磁朱丸治疗白内障，可使视力改善。

【毒副作用】 200% 磁石煎液给昆明种小鼠静脉注射的 LD_{50} 为 14.70g/kg。用钒钛磁铁矿（Vanadtitan – magnetite）粉尘给大鼠进行气管内给药，观察肺部病理变化，结果表明，粉尘给药组，肺容积、肺胶原蛋白量均明显高于对照组。组织病理学检查，发现肺泡内、支气管和血管周围有尘细胞灶和尘细胞纤维灶，灶内有少量网状纤维和胶原纤维，同时可见支气管炎、肺气肿、肺膨胀不全等病理改变。

对钒钛磁铁矿粉尘污染区的观察结果表明，各年龄段的平均羟脯氨酸/肌酐值（Hydroxyproline/Creatinine）都显著地较对照区为高，患呼吸道炎症者亦明显高于对照组。污染区儿童体重较低，与钒污染程度有相应的关系，体重发育水平较高者，平均尿钒值较低；反之则较高。污染区瘦长体型儿童较对照区更为多见，提示机体钒负荷较重时可能对儿童体重发育有不良影响。

参 考 文 献

1. 郭冷秋，等. 时珍国医国药，2008，19（3）：609.
2. 刘淑花，等. 微量元素与健康研究，2008，25（4）：21.

龙 骨

【别名】 土龙骨，五花龙骨。

【来源】 为古代哺乳动物如三趾马、犀类、鹿类、牛类、象类等的骨骼化石或象类门齿的化石。

【性味】 甘、涩，平。

【功能主治】 镇惊安神，敛汗固精；外用生肌敛疮。用于心悸易惊，失眠多梦，自汗盗汗，遗精，崩漏带下；外治溃疡久不收口，阴囊湿痒。

【主要成分】 主要含有碳酸钙（$CaCO_3$）及磷酸钙 $[Ca_3(PO_4)_2]$，尚含有铁、钾、钠、氯、硫酸盐等。

【药理作用】

1. 镇静、抗惊厥作用 龙骨水煎液可显著地减少小鼠的自主活动，缩短其入睡时间，延长睡眠时间，在睡眠时相上主要表现为延长 SWS_2，对 SWS_1 和 REMS 没有明显的影响。延长戊四唑所致小鼠惊厥的潜伏期，减少惊厥发生的百分率（$P<0.01$）。结果提示，龙骨有很强的镇静与抗惊厥作用。另有报道，应用 20% 龙骨混悬液给小鼠灌胃，0.2mL/10g，每日 1 次，连续 7 天，能显著增加戊巴比妥钠催眠率，表明其具有一定的镇静作用。

2. 抗神经损伤作用 龙骨水煎液组小鼠于坐骨神经损伤后第 7 天和 14 天爬网漏脚率明显低于生理盐水组（$P<0.01$）。结果提示，天然龙骨水煎液具有促进损伤神经组织功能恢复的作用。

3. 增强免疫作用 小鼠单核巨噬细胞对血清炭粒的廓清指数及校正廓清指数龙骨水煎剂组明显高于生理盐水组（$P<0.05$）。提示龙骨水煎液可增强小鼠单核巨噬细胞对血清炭粒的吞噬能力，具有增强免疫的作用。

4. 其他作用 20% 龙骨混悬液给小鼠灌胃，可缩短小鼠的凝血时间。

【临床应用】

1. 心神不宁，心悸失眠，惊痫癫狂 治心神不宁、心悸失眠、健忘多梦等症，常与朱砂、酸枣仁、柏子仁等安神之品配伍；治疗惊痫抽搐、癫狂发作，则每与牛黄、胆南星、礞石等化痰、止痉之品配伍。

2. 肝阳眩晕 治肝阳上亢之头晕目眩、烦躁易怒等症，常与赭石、牡蛎、牛膝等平肝潜阳药配伍，如镇肝息风汤。

3. 滑脱诸症 治遗精、滑精、遗尿、尿频、崩漏、带下、自汗、盗汗等多种滑脱证，皆可用之，如金锁固精丸；治心肾两虚，小便频数者，常与桑螵蛸、龟甲、茯神等养心肾、固涩之品配伍，如桑螵蛸散；治气虚不摄，冲任不固之崩漏、带下，可与黄芪、乌贼骨、五味子等补气、固涩药配伍，以益气固冲，止血，止带，如固冲汤；治表虚自汗、阴虚盗汗，又常与黄芪、牡蛎、浮小麦、五味子等配伍，以收敛固表止汗。

4. 湿疮痒疹、痒疹久溃不愈 煅龙骨外用，有吸湿敛疮、生肌之效。常与枯矾等份，共为细末，掺敷患处以取效。

【毒副作用】 龙骨煎液静脉注射小鼠 LD_{50} 为 21.50g/kg。

参 考 文 献

1. 王冬，等. 时珍国医国药，2008，19（9）：2129.

2. 游秋云，等. 辽宁中医药大学学报，2007，9（5）：28.

琥 珀

【别名】 血琥珀、血珀、红琥珀、光珀。

【来源】 为古代松科植物的树脂埋藏地下经年久转化而成的化石样物质。

【性味】 甘，平。

【功能主治】 镇惊安神，活血散瘀，利尿通淋，祛翳明目。用于惊悸失眠，惊风癫痫，血滞经闭，产后瘀血腹痛，癥瘕积聚，血淋尿血，目生障翳。

【主要成分】 主要含树脂、挥发油。主要成分为二松香醇酸（Diabietionlic acid）、琥珀银松酸（Succinosilvic acid）、琥珀树脂醇（Succinoresinol）、琥珀松香醇（Succinoabietol）、琥珀酸（Succinic acid）、龙脑（Borneol）、琥珀氧松香酸（Succooxyabietic acid）、琥珀松香醇酸（Succinoabietinolic acid）。还含有钠、锶、硅、铁、钨、镁、铝、钴、镓等元素。

【药理作用】

镇痛作用 有实验研究中药复方琥珀散对痛经模型鼠的镇痛作用及其对痛经模型大鼠血液中前列腺素 $F_{2\alpha}$（$PGF_{2\alpha}$）含量的影响。结果表明，琥珀散各剂量组对醋酸所致的小鼠扭体反应、热刺激所致的小鼠疼痛均有明显的抑制作用，提示琥珀散可缓解子宫痉挛及血管收缩，提高疼痛阈值，显示其具有镇痛的作用。

【临床应用】

1. 心神不宁，心悸失眠，惊风癫痫 用治心神不宁、惊悸失眠、健忘多梦等神不守舍症，常与朱砂、远志、石菖蒲等配伍，如琥珀定志丸；用治小儿惊风，高热、神昏、抽搐，以及癫痫发作，痉挛抽搐等症，又有定惊止痉之效，可与天南星、天竺黄、朱砂等同用，如琥珀抱龙丸。

2. 淋证，癃闭 单用琥珀为散，灯心汤送服，即效。又因本品可散瘀止血，所以尤宜于血淋。治砂石诸淋，可用葱白煎汤冲服；治石淋或热淋，常配伍金钱草、海金沙、木通等利尿通淋之品。

3. 妇科急性痛症 琥珀散（琥珀5g，三棱、莪术、丹皮、刘寄奴各15g，乌药、元胡、当归、生地黄、五灵脂各20g），每日1剂，水煎分早、中、晚3次服用。用于治疗妇科急性痛症50例，其中40例为急性盆腔炎（包括慢性盆腔炎急性发作20例，附件炎性积液8例），10例为陈旧性宫外孕，用药1天后，腹痛消失29例，2天后腹痛消失21例。包块消失时间最短为服药5天，最长为1月；尿HCG转阴者最短为3天，最长为10天。血象在2天内均恢复正常。

【毒副作用】 将琥珀配制成20%混悬液，取NIH小鼠，雌雄各半，各20只，体重（20±1）g，按10g/kg体重给小鼠灌胃，上、下午各一次［即20g/(kg·d)］，观察小鼠7日内存活情况。给药后小鼠活动明显减少，但未见呼吸困难和其他不良反应，经7日观察，小鼠全部存活，饮食、饮水均属正常，体重增至（26±3）g（增重27.8%）。按中药新药研究指导原则规定计算，该药的最大耐药量为20g/kg，已为临床用量的667倍，说明该药临床常用剂量无毒。

参 考 文 献

1. 刘宇新. 辽宁中医药大学学报，2008，10（12）：118.
2. 张雪梅. 中医临床研究，2015，7（25）：114.

首 乌 藤

【别名】 夜交藤，棋藤。

【来源】 为蓼科植物何首乌 *Polygonum multiflorum* Thunb. 的干燥藤茎。

【性味】 甘，平。

【功能主治】 养血安神，祛风通络。用于失眠多梦，血虚身痛，风湿痹痛，皮肤瘙痒。

【主要成分】 藤茎中含大黄素（Emodin）、大黄素甲醚（Physcione）、蒽苷（Anthra glycoside）、β-谷甾醇（β-Sitosterol）等。

【药理作用】

1. 镇静催眠作用 首乌藤煎剂灌胃9g/kg与阈下剂量的戊巴比妥钠20mg/kg合用，小鼠转笼法实验表明有明显协同作用。20g/kg灌胃，大鼠睡眠多导图描记法表明，能使总睡眠时间延长，主要是慢波睡眠时相延长，异相睡眠期缩短，其即时催眠作用与5mg/kg的安定基本相似。如果每日灌胃2次，连续3天，则催眠作用更明显，并使慢波睡眠潜伏期明显缩短。

2. 降脂作用 首乌藤醇提物 4g/(kg·d) 连服 10 天，能明显降低高脂血症大鼠的血清总胆固醇及甘油三酯含量。2g/(kg·d) 连续灌胃 4 周，于第 6 周末测定，高脂血症鹌鹑总胆固醇含量明显降低，高密度脂蛋白/总胆固醇比值极明显升高，主动脉光滑，无斑块形成，肝脏颜色与大小正常，镜下检查主动脉和肝脏也无明显异常。而高脂对照组主动脉壁变厚，表面粗糙，部分血管有凸出小斑点，镜下检查主动脉壁内膜下可见黄色圆形斑点，内皮细胞肿胀增生；肝脏肿大，呈灰黄色，质地坚硬，镜下检查有弥漫性脂肪变性等病理改变。上述实验表明，首乌藤有一定降脂、抗动脉硬化及预防脂肪肝等作用。

3. 抗炎、抗菌作用 对二甲苯致小鼠耳肿胀的急性炎症及大鼠棉球肉芽肿的慢性炎症的影响实验结果显示，夜交藤对慢性炎症有明显的抗炎作用，而无抗急性炎症的作用；夜交藤提取液（含生药 1.07g/mL）体外对金黄色葡萄球菌、大肠杆菌、肺炎链球菌、卡他奈瑟菌、流感嗜血杆菌、普通变形杆菌有抑制作用。提示其可能对呼吸道等感染有治疗作用，特别是对慢性炎症有较好的效果。首乌藤总黄酮对李斯特杆菌、鼠伤寒杆菌、肠炎沙门菌、金黄色葡萄球菌的抑菌作用较为明显，对枯草芽孢杆菌、蜡状芽孢杆菌、大肠杆菌的抑菌作用不明显。

4. 促智作用 采用跳台法研究复方首乌藤合剂（首乌藤、川芎、合欢皮、菟丝子等 8 味药，以首乌藤为君药）对小鼠的促智活性，结果表明，复方首乌藤合剂能增强自然衰老小鼠的学习和记忆能力，并对分别由东莨菪碱、亚硝酸钠和 40% 乙醇引起的小鼠记忆获得、记忆巩固和记忆再现障碍病理模型有较明显的改善作用。提示复方首乌藤合剂中含有促智活性物质，它可能是本品具有良好临床疗效的物质基础。

5. 抗氧化作用 首乌藤多糖与首乌藤均具有较强的体内外抗氧化活性。

【临床应用】

1. 虚烦失眠多梦 首乌藤 30g，水煎服。或首乌藤、珍珠母各 30g，丹参 9g，水煎服有效。

2. 皮肤瘙痒 首乌藤、苍耳子各适量，水煎外洗，有一定疗效。

3. 痔疮肿痛 首乌藤、假蒌叶、杉木叶各适量，煎水洗患处，有较好疗效。

参 考 文 献

1. 梁妍，等．沈阳药科大学学报，2009，26（7）：536.
2. 张寒娟，等．中国医院药学杂志，2010，30（8）：668.
3. 戴成国，等．陕西师范大学学报（自然科学版），2011，39（4）：76.
4. 杨闻，等．食品工业科技，2012，33（9）：113.
5. 戈安焱，等．中国实验方剂学杂志，2007，13（8）：29.

第十二章　利水渗湿药

凡以通利水道、渗除水湿为主要功效的药物称为利水渗湿药。适用于水湿停蓄体内所致的水肿、小便不利，以及湿邪为患或湿热所致诸症，如关节疼痛、黄疸、湿温、腹泻、痰饮、疮疹等。相当于现代医学的泌尿系疾病，如尿路感染、结石、肾性水肿等；肝胆系疾病，如各种肝炎，肝胆系统的感染、结石等。其次可见于心性及肝性水肿、腹水、前列腺炎、乳糜尿、肠炎、皮肤软组织感染、呼吸系统感染、高脂血症、溶血性黄疸等。根据药物作用的特点，本类药又可分为以下三类。

利水消肿药：以利水消肿为主要功效，适用于水湿内停而引起的水肿、小便不利等症。本章介绍的利水消肿药有茯苓、猪苓、泽泻、薏苡仁、泽漆、玉米须、葫芦、赤小豆、枳椇子。

利尿通淋药：以利尿通淋为主要功效，本类药物性多属寒凉，适用于尿频不利，热淋小便灼热，短涩刺痛，尿血或有砂石，或小便混浊等症。本章介绍的利尿通淋药有车前、滑石、萹蓄、瞿麦、石韦、海金沙、三白草、地肤子、粉草薢、土茯苓、通草、冬葵子、灯心草。

利湿退黄药：以清利湿热、利胆退黄为主要功效，主要用于湿热黄疸症。本书介绍的利湿退黄药有茵陈、金钱草、广金钱草、地耳草、垂盆草、虎杖、积雪草、菊苣、鸡骨草。

利水渗湿药主要有以下药理作用：

1. 利尿作用　本类药物大多具有不同程度的利尿作用，有些药物利尿作用显著，对正常人或动物都有明显的利尿作用；有些药物对水肿病人或水负荷动物有明显利尿作用，对正常人或动物利尿效果不明显；还有些药物在利尿同时能增强输尿管蠕动，有利于输尿管结石的排出。

2. 利胆保肝作用　茵陈、金钱草、垂盆草、萹蓄等药有明显的利胆护肝作用，能促进或调节胆汁分泌，减轻四氯化碳等造成的肝损伤，降低血清谷丙转氨酶活性，有些药物还有松弛奥狄括约肌，收缩胆囊，促进胆结石排出的作用。

此外，本类药物尚有抗病原微生物、降血脂或肝脂、增加冠脉血流量、降血压以及免疫功能促进作用等。

茯　苓

【别名】　云苓，白茯苓。

【来源】　为多孔菌科真菌茯苓 *Poria cocos*（Schw.）Wolf 的干燥菌核。

【性味】　甘、淡，平。

【功能主治】　利水渗湿，健脾，宁心。用于水肿尿少，痰饮眩悸，脾虚食少，便溏泄泻，心神不安，惊悸失眠。

【主要成分】　主含多聚糖类，茯苓聚糖（Pachyman）含量最高，达75%，其次为多糖；还含有茯苓酸（Pachymanic cid）、块苓酸（Tumulosic acid）等。此外，尚含麦角甾醇、胆碱、脂肪、卵磷脂、组胺酸、钾盐等。

【药理作用】

1. 利尿作用　茯苓水浸液及醇浸液给家兔灌胃实验表明，茯苓确有利尿作用。每日服用50g茯苓的煎剂或糖浆剂，对正常人有显著利尿作用。茯苓流浸膏、煎剂对大鼠也有利尿作用。茯苓与白术、生姜配伍用于慢性肾炎，投药1小时后，尿量有相当程度增加。提示单味药利水作用不及复方的作用持久。

2. 抗肝硬变作用　采用四氯化碳、高脂低蛋白膳食、饮酒等复合病因刺激复制肝硬变动物模型，在肝硬变形成后，经茯苓醇提物治疗 3 周，结果表明，对照组动物仍有肝硬变，而给药组动物肝硬变明显减轻，肝内胶原蛋白含量低于对照组，而尿羟脯氨酸排出量高于对照组，表明茯苓可促进实验性肝硬变动物肝脏胶原蛋白降解，使肝内纤维组织重吸收，减缓大鼠肝纤维化的发生。

3. 镇静作用　茯神水煎液具有一定的镇静催眠作用。茯苓煎剂对小鼠腹腔注射能明显降低小鼠的自发活动，并能对抗咖啡因所致小鼠过度兴奋。茯苓煎剂腹腔注射对戊巴比妥钠的麻醉作用有明显的协同效果，茯神的镇静作用比茯苓强。

4. 抗肿瘤作用　对茯苓聚糖、茯苓多糖、羧甲基茯苓多糖分别进行动物体内抗癌实验，结果茯苓多糖、羧甲基茯苓多糖对小鼠肉瘤 S_{180} 实体型及腹水转实体型（$S_{180}A{\rightarrow}S$）、子宫颈癌 S_{14} 实体型及腹水转实体型（$U_{14}{\rightarrow}S$）等均有不同程度的抑瘤作用，抑瘤率为 8% ~ 37% 不等。还能延长荷瘤动物的生存期，口服亦有一定作用。动物实验表明，茯苓次聚糖与环磷酰胺等化疗药物合用，对小鼠 S_{180} 的抑制率可达 96.88%。

5. 增强免疫作用　茯苓煎剂可使玫瑰结形成率及植物血凝集诱发淋巴细胞转化率显著上升。茯苓多糖灌胃或腹腔注射能增强小鼠腹腔巨噬细胞吞噬功能，使溶血空斑数增加，增加 AHAE 阳性淋巴细胞数，能使小鼠脾脏抗体分泌细胞数明显增多，还能对抗环磷酸胺引起的大白鼠白细胞下降。茯苓多糖能缓解环磷酰胺对小鼠体液免疫功能的抑制作用；茯苓素能抑制小鼠的细胞免疫和体液免疫；茯苓酸可以抑制心脏移植所致的急性排斥反应。

6. 对心脏的影响　茯苓的水、乙醇或乙醚提取物对离体蛙心有强心及加速心率的作用，但其水浸液或酊剂在高浓度时有抑制作用。茯苓醇、水提取液腹腔注射，能增加小鼠心肌对铷的摄取，表明能增加心肌营养性血流量。

7. 其他作用　①抗溃疡作用：茯苓煎剂给大鼠灌服，对水浸捆缚应激性溃疡、幽门结扎性溃疡均有显著抑制作用，并能降低胃液分泌及胃酸含量。②抗菌作用：体外实验表明，100% 茯苓煎剂对金黄色葡萄球菌、大肠杆菌、变形杆菌有抑制作用。③降血糖作用：茯苓对家兔血糖有降低或先升后降的作用。④抑制迟发变态反应。⑤松弛离体肠管：茯苓粗提物能抑制家兔离体空肠和盲肠平滑肌收缩运动，使收缩张力和舒张张力均减弱，收缩振幅减小。⑥杀灭钩端螺旋体作用。⑦茯苓能显著提高肠道双歧杆菌的水平，对肠道菌群都有较好的调节作用。⑧茯苓水煎液对正常小鼠胃肠运动有抑制作用。

【临床应用】

1. 病毒性肝炎　用新型羧甲基茯苓多糖 60 ~ 120mg 肌肉注射，或每日 90 ~ 120mg 加入 10% 葡萄糖生理盐水 500mL 中静滴，治疗 50 例，16 例病人用药 8 周后肝功能恢复正常，其余用药 2 个月后肝功能改善，总有效率为 90%，近期治愈率 36%。

2. 水肿　茯苓片（每片含生药 3g）每次 8 片，每日 3 次，1 周 1 个疗程，停用一切利尿药。治疗 30 例，显效 23 例，有效 7 例，有效率达 100%。

3. 婴幼儿腹泻　单味茯苓研细末，炒后盛入瓶内备用。1 岁以内 1 次 1g，每日 3 次，口服。治疗婴幼儿夏秋冬季腹泻 93 例，治愈 79 例，好转 9 例，无效 5 例。

4. 精神分裂症　茯苓 60g，水煎服，1 日 1 剂，连服 1 ~ 3 个月。治疗慢性精神分裂症 53 例，痊愈 3 例，显效 11 例，好转 16 例，无效 23 例，有效率达 56.6%。

参 考 文 献

1. 李春雨，等. 中国胸心血管外科临床杂志，2010（2）：139.

2. 何绮微，等. 热带医学杂志，2010，10（8）：931.

3. 宋克玉，等. 中国临床药理学杂志，2011，27（2）：142.

4. 王青，等. 中国免疫学杂志，2011，27（3）：2307.

5. 游秋云，等. 湖北中医药大学学报，2013，15（2）：15.

6. 彭小彬，等. 中药药理与临床，2013，29（5）：42.

7. 卢燕，等 . 中国现代中药，2014，16（2）：108.

8. 王晓菲，等 . 辽宁中医杂志，2014，41（6）：1243.

9. 王军，等 . 江苏农业科学，2015，43（3）：196.

10. 张敏，等 . 北华大学学报（自然科学版），2008，9（1）：63.

猪　苓

【别名】　黑猪苓，猪屎苓。

【来源】　为多孔菌科真菌猪苓 *Polyporus umbellatus*（Pers.）Fries 的干燥菌核。

【性味】　甘、淡，平。

【功能主治】　利水渗湿。用于小便不利，水肿，泄泻，淋浊，带下。

【主要成分】　含麦角甾醇（Ergosterol）、生物素（Blotin）、猪苓多糖（葡聚糖 Glucan）、粗蛋白（约9%）及粗纤维（46.0%）、钾盐等成分。

【药理作用】

1. 抗肿瘤作用

（1）对膀胱化学致癌的抑制作用：猪苓对 N - 丁基 - N -（4 - 羟丁基）亚硝胺诱发大鼠膀胱肿瘤的抑制实验表明，猪苓能显著减少膀胱肿瘤的发病率，肿瘤数目减少，体积变小，恶性程度也明显减轻。

（2）抗诱变性作用：动物实验表明，猪苓多糖对环磷酰胺（CY）所产生的微核有一定的抑制作用，这说明猪苓多糖能降低 CY 的致突变作用，并且抑制突变细胞的有丝分裂，减少微核的产生，起到稳定和促进 DNA 的修复作用，具有抗诱变作用。

（3）抗肿瘤作用：猪苓多糖对小鼠肉瘤 S_{180}、肺癌$_{7432}$有显著抑制作用。猪苓提取物（757）可使 6% ~ 7% 的小鼠肿瘤（腹水型肉瘤 S_{180}）完全消失（对照组无自然消失），对肿瘤完全消退小鼠再接种肿瘤细胞则肿瘤不能生长，并能使瘤细胞 cAMP 含量增加。猪苓、猪苓汤对小鼠艾氏腹水癌有抑制作用，长期观察发现，使用猪苓者肿瘤消退率达 42.9%，生存期显著延长。猪苓多糖和猪苓多糖锌具有抗氧化、清除自由基作用。

2. 抗辐射作用　给小鼠腹腔注射或口服猪苓多糖，对其急性辐射病均有防治效果，预防比治疗作用明显。对受照小鼠造血功能无直接保护作用，但能使受照小鼠血浆皮质酮含量显著增加，故抗辐射作用可能是通过调节垂体 - 肾上腺系统功能获得的。

3. 增强免疫功能作用　猪苓能明显促进小鼠脾细胞对 ConA 和 LPS 的增殖反应，促进小鼠全脾细胞的有丝分裂，能明显增强小鼠特异的抗体分泌细胞数，增强异型小鼠脾细胞诱导的迟发型超敏反应，并能明显增强小鼠脾细胞毒 T 细胞（CTL）对靶细胞的杀伤活性。猪苓多糖给 LACA 雄性小鼠腹腔注射，观察脾细胞 PFC 和淋巴细胞转化作用，结果本品与抗原同时作用于免疫系统时，可增强 B 细胞对抗原刺激的反应，使抗体形成增加，但对脾细胞对 ConA 刺激的转化反应无影响。猪苓多糖对肉瘤 S_{180}、^{60}钴照射及环磷酰胺引起的小鼠免疫抑制状态有调节作用，对小鼠淋巴细胞有促有丝分裂的作用。猪苓多糖可以促进小鼠骨髓 DC 的成熟，促进 DC 诱导的免疫应答启动而发挥免疫增强作用。

4. 对肝脏的保护作用　给小鼠腹腔注射 CCl_4 后和腹腔注射 d - 半乳糖胺前或后，腹腔注射猪苓多糖提取液，均可明显减轻对组织的病理损伤，阻止肝病变发生，SGPT 活性下降，酸性磷酸酶 6 - 磷酸葡萄糖酸酶活性回升，促进损伤肝的恢复和肝脏的再生能力。在体外，本品具有类似体内的作用。认为本品对小鼠中毒性肝炎的肝脏有明显的保护作用。对慢性病毒性肝炎，猪苓多糖注射液能降低谷丙转氨酶，抑制病毒复制（尤其是 HBeAg 转阴）。对肝组织损伤有修复作用。药理实验表明，本品可促进豚鼠乙型肝炎表面抗体的产生，使正常小鼠和肝损伤小鼠的腹腔巨噬细胞释放和释放 H_2O_2 能力明显增加。

5. 利尿作用　猪苓煎剂健康人服用 8g（相当于生药 5g），6 小时内尿量明显增加 62%，尿中 Na^+、

K$^+$、Cl$^-$增加 45%，其作用比咖啡因、木通、茯苓更强。煎剂给家兔口服或静注，能产生明显的利尿作用。给犬 0.25~0.5mg/kg 静注或肌注，4~6 小时内尿量增加 3 倍。认为可能是由于抑制肾小管对电解质 Na$^+$、K$^+$、Cl$^-$及水重复吸收之故。以猪苓为主药的猪苓汤、五苓散均有利尿作用。

6. 抗衰老作用　近年实验证明，猪苓多糖可使高龄细胞的 DNA 含量增多，认为其有延缓衰老的作用。

7. 抗菌作用　猪苓提取物对金黄色葡萄球菌、大肠杆菌均有抑制作用。

【临床应用】

1. 慢性病毒性肝炎　猪苓多糖注射液，采用随机抽样分组和双盲法配对治疗 359 例，其疗效显著，改善了患者的症状。

2. 产后癃闭　猪苓汤随证加减，水煎服，每日 1 剂，分 2 次服，病重者日服 2 剂。治疗 20 例，全部治愈。

3. 尿路结石　猪苓汤水煎服，或用猪苓汤制剂（散剂）内服，每服 5g，连续服用 3 个月。治疗 516 例，排石 388 例，对下尿路结石效果更明显。

4. 银屑病　猪苓注射液肌注 15 天以上，治疗 265 例，治愈 83 例，显效 67 例，好转 79 例，无效 36 例，总有效率为 86.4%。

5. 肿瘤　猪苓多糖口服或肌注，配合化疗、放疗。治疗肺癌 254 例，肝癌 33 例，鼻咽癌 10 例，急性白血病 38 例，均有明显的效果。较单用化疗、放疗效果佳，并且还能减轻化疗、放疗的骨髓抑制及其毒副作用。

6. 慢性肾炎　猪苓汤随证加减，水煎服，每日 1 剂，分 2 次服用。治疗 35 例，显效 29 例，有效 5 例，无效 1 例，总有效率达到 97.1%。

参 考 文 献

1. 许文，等. 现代免疫学，2008，28（4）：321.

2. Yi Sun, et al. Bioorganic & Medicinal Chemistry Letters, 2008，18：3420.

3. 冯启荣，等. 中国医药，2007，2（3）：174.

泽　泻

【别名】　水泻，及泻。

【来源】　为泽泻科植物泽泻 *Alisma orientale*（Sam.）Juzep. 的干燥块茎。

【性味】　甘、淡，寒。

【功能主治】　利水渗湿，泄热，化浊降脂。用于小便不利，水肿胀满，泄泻尿少，痰饮眩晕，热淋涩痛，高脂血症。

【主要成分】　含氨基酸、脂肪酸、糖、四环三萜、倍半萜氧化物以及多种微量元素。四环三萜类包括：泽泻醇 A（Alisol）、泽泻醇 A 乙酸酯、泽泻醇 B（Alisol B）、泽泻醇 B 乙酸酯、泽泻醇 C 及其乙酸酯；少量倍半萜类氧化物包括：泽泻醇（Alisomol）和泽泻醇氧化物（Alismoxide）。此外，尚含有糖醛、胆碱、乳精六磷酸酯和内消旋肌醇六磷酸酯的钠盐。

【药理作用】

1. 降血脂作用　泽泻提取物、醇浸膏及醇浸剂等，对家兔实验性高脂血症有防治作用。能预防和抑制实验性主动脉粥样硬化斑块的形成，缓和其发展。泽泻可使主动脉内各种脂质减少，特别是胆固醇显著减少，从而导致主动脉斑块减轻。泽泻的脂溶性部分腹腔注射，对口服棉籽油所致高脂血症大鼠，有使血浆脂质澄清化作用；对实验性动物高胆固醇血症有明显的降胆固醇和抗动脉粥样硬化作用。其有效成分为泽泻醇 A 及 A、B、C 的乙酸酯，尤以泽泻醇 A 乙酸酯作用最强。泽泻醇 A 能抑制大鼠小肠对胆固醇的吸收，抑制小鼠小肠酯化胆固醇能力。

2. 护肝及抗脂肪肝作用 泽泻可使饲以胆固醇和高脂的兔肝中脂肪含量降低，泽泻中所含的胆碱、卵磷脂、氨基酸及苯－丙酮可溶性部分均具有抗脂肪肝作用，对四氯化碳所引起的急性肝损伤有保护作用，能抑制肝内脂肪堆积，抑制血浆和肝中磷脂质的下降，并改善肝色素排泄机能。泽泻可使实验性高脂动物模型肝内总胆固醇、胆固醇酯、甘油三酯及总酯含量显著降低。泽泻能够降低实验性肥胖大鼠 Lee 指数，子宫及睾丸周围脂肪指数及血清甘油三酯含量，其作用机理可能为影响了与胆固醇代谢有关的酶及抑制肝内甘油三酯合成所致。

3. 利尿作用 泽泻对人和动物有利尿作用，可使尿中钠、氯、钾及尿素的排泄增加。腹腔注射泽泻流浸膏，能减轻硝酸甘油引起肾炎兔血中尿素及胆固醇的滞留。泽泻中含钾量高达 147.5mg%，可显著增加切除肾上腺大鼠尿钾的排出。泽泻的乙醇提取物具有剂量依赖性抑制肾脏 Na^+,K^+ – ATP 酶的活性。

4. 对心血管系统的作用 泽泻浸膏给犬或兔静注，有轻度降压作用。在体外，对肾上腺素引起的兔离体主动脉条收缩有缓慢的松弛作用。泽泻醇提取物对离体兔心有显著扩张冠脉的作用，对垂体后叶素引起的心肌缺血无对抗作用，对心肌收缩力呈轻度抑制作用。泽泻煎剂中度增加兔心冠脉流量，松弛离体兔心主动脉平滑肌。泽泻醇口服或腹腔给药对 DocA 型高血压、肾型高血压和原发性高血压大鼠模型都有持久中等强度的降压作用。泽泻对血小板聚集功能有明显抑制作用，与山楂同用可明显增强其抑制血小板聚集作用。

5. 对免疫系统的影响 泽泻水煎剂能显著抑制小鼠炭粒廓清速度及 DNCB 所致接触性皮炎，但对小鼠 IgG 含量和 SRBC 所致小鼠迟发型足肿胀无明显影响。从泽泻中提取的泽泻素对人红细胞、小鼠脾淋巴细胞的聚集和巨噬细胞移动抑制具有选择性作用，人及豚鼠的红细胞都可被泽泻素所凝聚，并无血型特异性，对小鼠脾淋巴细胞凝聚情况与 ConA 相似，而较 PHA 略强。

6. 抗炎作用 泽泻水煎剂能明显减轻二甲苯引起的小鼠耳肿胀。抑制大鼠棉球肉芽组织增生，而对血清抗体含量及大鼠肾上腺内抗坏血酸含量无显著影响。

7. 其他作用 泽泻提取物给兔皮下注射有轻度降血糖作用。泽泻煎剂对乙酰胆碱所致兔肌痉挛具有对抗作用。泽泻提取物具有逆转癌细胞多药耐药作用。泽泻有效成分四环三萜类化合物可以抑制大鼠体内草酸钙结晶形成。

【临床应用】

1. 高脂血症 泽泻片剂（每片含醇提取物 0.15g 和药物细粉 0.15g，相当于生药 2.5～2.8g），每次 3～4 片，日服 3～4 次。共治疗 281 例。根据其中 154 例的化验结果，血胆固醇和甘油三酯明显下降者分别为 89.6% 和 74.7%。血胆固醇平均下降 44.84mg%（16.86%），甘油三酯平均下降 32.5mg%（14.13%）。

2. 遗精 用泽泻 10～12g，水煎内服，每日 2 次。治疗相火妄动遗精 14 例，均痊愈。

3. 高血压 用泽泻 50～100g 配伍益母草、车前子、夏枯草、草决明等水煎服，9 日 1 疗程，治疗 104 例，显效率 62.5%，总有效率达 98.1%。

4. 耳源性眩晕 用泽泻复方辨证加减治疗 102 例，痊愈 90 例，显效 7 例，总有效率为 95.1%。

【毒副作用】 小鼠腹腔注射泽泻煎剂的 LD_{50} 为 36.36g/kg。小鼠静注泽泻醇提取物的 LD_{50} 为 0.98g/kg，腹腔注射的 LD_{50} 为 1.27g/kg，以 4g/kg 剂量给小鼠灌肠未见死亡。以泽泻醇浸剂 100g/kg 给小鼠灌胃，观察 72 小时，无 1 死亡。大剂量或长期服用，可致水电解质失衡以及血尿，甚至发生酸中毒，并能引起恶心、呕吐、腹痛、腹泻及肝脏损害。

参 考 文 献

1. 丁霞，等. 中医药信息，2008，25（5）：19.

2. 禹建春，等. 海峡药学，2011，23（2）：92.

3. 谢一辉，等. 亚太传统医药，2008，4（1）：57.

薏 苡 仁

【别名】 苡仁，苡米，川谷。

【来源】 为禾本科植物薏苡 Coix lacryma – jobi L. var. ma – yuen（Roman.）Stapf 的干燥成熟种仁。

【性味】 甘，淡，凉。

【功能主治】 利水渗湿，健脾止泻，除痹，排脓，解毒散结。用于水肿，脚气，小便不利，脾虚泄泻，湿痹拘挛，肺痈，肠痈，赘疣，癌肿。

【主要成分】 含脂肪油，油中有薏苡仁酯（Coixenolide）、薏苡内酯（薏苡素 Coixol）、脂肪酸。还含有多种氨基酸、蛋白质、豆甾醇、谷甾醇、酸性多糖等。

【药理作用】

1. 抗癌作用 薏苡仁的一些提取物对实验动物艾氏腹水癌、肉瘤 S_{180}、吉田肉瘤、子宫颈癌 14 等有一定抑制作用。在动物饲料中加入 15% 薏苡仁喂养动物，能抑制癌细胞的生长。薏苡仁酯能抑制小鼠艾氏腹水癌细胞的生长，是其主要有效成分。实验表明，薏苡仁中有些成分可使肿瘤细胞变性，有些成分可使细胞核分裂停止于中期。薏苡仁酯可以用于鼻咽癌放疗的辅助治疗。薏苡仁酯能提高人鼻咽癌 CNE – 2Z 细胞对放射（^{60}Co 作放射源）的敏感性和乏氧 CNE – 2Z 细胞的辐射敏感性，也能和射线相互作用产生协同效应，增强射线对 CNE – 2Z 细胞的辐射敏感性。

2. 增强免疫功能作用 给小鼠服用薏苡仁，对免疫反应早期阶段的脾脏抗原结合细胞的增生有促进作用。本品腹腔注射对羊红细胞免疫的小白鼠脾脏溶血空斑数、血液中玫瑰花结形成率及淋巴细胞转化率均有促进作用，有明显的免疫增强作用。薏苡仁多糖对小鼠胸腺及脾脏的免疫损伤有修复作用。

3. 对心血管系统的作用 苡仁油对蛙、豚鼠离体心脏在低浓度时兴奋，高浓度时抑制；对离体兔耳血管低浓度时收缩，高浓度时扩张。在动物饲料中加入 15% 薏苡仁喂养动物，对动脉粥样硬化有一定改善作用。薏苡仁酯能抑制蟾蜍离体心脏的收缩，并减慢频率。薏苡素还有一定降压作用。

4. 对中枢神经系统的抑制作用 薏苡仁水提物对小鼠疼痛（热板法）有抑制作用。薏苡素给小鼠腹腔注射有镇静、镇痛及解热降温作用。静注对小鼠、兔有镇静作用，能抑制多突触反射。

5. 对平滑肌的作用 薏苡仁油对家兔离体肠管及豚鼠的子宫低浓度呈兴奋作用，高浓度呈抑制作用。对电刺激引起的蛙后肢肌肉收缩有抑制作用。薏苡素对青蛙肌肉收缩、大鼠膈肌的氧摄取量和糖原的无氧酵解有抑制作用。

6. 降血糖作用 对四氧嘧啶糖尿病模型小鼠，可以通过腹腔注射薏苡仁多糖（50mg/kg 和 100mg/kg）达到显著降低血糖作用。其机理是通过影响胰岛素受体后糖代谢的某些环节和抑制肝糖原分解、肌糖原酵解影响糖异生来实现的。苡仁油及薏苡素对兔有轻度降血糖作用。

7. 对消化系统作用 腹腔注射薏苡仁 75% 醇提物，可以抑制水浸应激性小鼠溃疡、盐酸性小鼠溃疡的形成，不抑制吲哚美辛 – 乙醇性小鼠溃疡形成；抑制番泻叶性小鼠腹泻，不抑制蓖麻油性小鼠腹泻和胃肠推进运动，缓慢促进大鼠胆汁分泌。

8. 其他作用 薏苡仁能使动物胸腺萎缩，可能与兴奋肾上腺皮质功能有关。苡仁酸性多糖有抗补体活性作用。薏苡仁多糖具有抗氧化作用。薏苡仁能抑制大鼠骨质疏松，治疗博莱霉素诱导大鼠肺纤维化，促进脑缺血后神经干细胞的增殖。薏苡仁腹腔注射可减轻腹腔粘连的程度。

【临床应用】

1. 婴幼儿消化不良 用炒薏仁、炒山药等量研末，每次 10～15g 煮粥，加红糖适量，1 日服 2～3 次；合用消化散（西药胃蛋白酶、乳酶生等片剂研粉），伴脱水者配合补液。共治 75 例，用药 3～7 天，痊愈 51 例，好转 24 例。

2. 鞘膜积液 用生薏仁、萹蓄各 30g，水煎分 2 次服，疗程 7 天。治疗 50 例，痊愈 46 例，有效 4 例。

3. 扁平疣 单用本品 30 ~ 80g 水煎服，或配伍他药，亦可同时外搽，有较好疗效。

参 考 文 献

1. Yang RS, et al. Clin Nutr, 2008, 17（1）: 146.
2. 吕峰，等. 营养学报, 2008, 30（6）: 605.
3. 陶小军，等. 中国实验方剂学杂志, 2010, 16（17）: 163.
4. 刘晓梅. 中国医药指南, 2010, 8（2）: 37.
5. 吴岩，等. 华西医药杂志, 2010, 25（1）: 113.
6. 杨爽，等. 中药材, 2011, 34（8）: 1312.
7. 吕峰，等. 中国食品学报, 2013, 13（6）: 20.
8. 姜文，等. 齐鲁医学杂志, 2013, 28（3）: 237.
9. 蒋丽元，等. 实验研究, 2013, 29（4）: 58.
10. 曹国春，等. 实用临床医药杂志, 2007, 11（2）: 1.

泽　漆

【别名】　猫儿眼睛草，奶汁草，五灯头草。

【来源】　为大戟科植物泽漆 *Euphorbia helioscopia* L. 的干燥全草。

【性味】　辛、苦，微寒；有毒。

【功能主治】　利水消肿，化痰止咳，杀虫止痒，散结。用于水肿，腹水，咳嗽气喘，疟疾，癣疮，癌肿等。

【主要成分】　含黄酮类、皂苷、泽漆素、三萜类、丁酸等。主要成分为菜豆凝血素（Phasin）、泽漆新苷（Heliosin）、金丝桃苷（Hyperin）、泽漆醇（Heliosocopiol）等。

【药理作用】

1. 抑菌作用　泽漆 1:50 ~ 1:25 浓度对结核杆菌有抑杀作用，同时对抗异烟肼、对氨基水杨酸钠、链霉素的结核杆菌也有抑制作用。10% 煎剂对金黄色葡萄球菌、绿脓杆菌及伤寒杆菌有抑制作用。

2. 化痰、止咳作用　泽漆新苷具有止咳作用，是泽漆中的主要止咳单体成分。金丝桃苷亦有较强的止咳作用。临床应用泽漆制剂治疗慢性气管炎确有化痰止咳功效。实验证明，泽漆制剂具有抑制支气管腺体中酸性黏多糖合成和使痰量减少的双重作用，并能促进支气管黏膜上皮炎症病理的修复。

3. 抗肿瘤作用　泽漆对 S_{180}（小鼠肉瘤）、S_{37}（肉瘤$_{37}$）、L_{160}（小鼠白血病模型）有抑制作用。泽漆提取液抗肿瘤作用与降低体内脂质过氧化反应、清除体内过多自由基，以及增强机体免疫力有关。

4. 退热作用　泽漆制剂给实验性发热家兔灌胃有退热作用。但肌肉、静脉注射作用不明显。

5. 兴奋平滑肌作用　泽漆根制剂对小鼠、豚鼠及家兔等离体小肠有兴奋作用。给家兔静注根、茎、叶制剂与泽漆膏水溶液，对在体肠肌有兴奋作用。

6. 其他作用　泽漆水煎剂具有体外抗人类单纯疱疹病毒作用。泽漆乙醇提取物能够显著降低钉螺体内的糖原含量，具有较好的灭螺效果。泽漆油膏给小鼠外搽初步观察似有预防血吸虫尾蚴感染的作用。

【临床应用】

1. 慢性支气管炎　泽漆浸膏片（每片含生药7.5g），每次4片，每日2 ~ 4次。治疗232例，显效率为36.2%，总有效率达88.8%。药后痰量显著减少，咳嗽减轻明显。

2. 流行性腮腺炎　泽漆30g（干品15g），加水300mL，浓煎至150mL。每次50mL，1日3次内服，以愈为度。治疗140例，均于3 ~ 7天内治愈。另有人用泽漆膏治疗63例腮腺炎，结果痊愈54例，好转7例，无效2例，总有效率96.8%。

3. 食道癌 泽漆中性皂苷注射液，每次2mL，每日1次，肌注，15天为1疗程。观察治疗64例，治愈10例，显著好转18例，进步30例，无效6例。显效时间一般为用药后3~5天。

4. 复发性口疮 泽漆30g，加水250mL，过滤取汁100mL，口服。治疗复发性口疮78例，治愈62例，占79.5%，显效10例，占12.8%，有效6例，占7.7%，总有效率为100%。

【毒副作用】 动物实验表明，泽漆毒性较小，小鼠灌胃125g/kg亦不致死。临床长期内服未见对病人心、肝、肾、造血系统有毒性影响，但本品为有毒品种，临床应用应注意。

参 考 文 献

1. 张军峰，等. 安徽农业科学，2008，36（19）：8134.
2. 张静，等. 中国血吸虫病防治杂志，2012，24（5）：567.
3. 胡志朝，等. 食品与药品，2013，15（5）：330.
4. 王振吉，等. 四川动物，2007，26（1）：114.

玉 米 须

【别名】 棒锤缨子，苞米须。

【来源】 为禾本科植物玉米 *Zea mays* L. 的干燥花柱及柱头。

【性味】 甘，平。

【功能主治】 清热，降压，退黄，消肿。用于急慢性肾炎，水肿，肝炎，胆道结石，高血压病。

【主要成分】 含大量硝酸钾、维生素K、α-托科醌（α-Tocopherolquinone）、β-谷甾醇、豆甾醇和玉蜀黍酸。此外，还含一种挥发性生物碱及挥发油（油中含香芹酚Carvacrol 18%）等。

【药理作用】

1. 利尿作用 玉米须8~10g制成煎剂口服，对正常人有轻度利尿作用，但弱于猪苓和咖啡因。本品皮下注射亦有利尿作用。给药后，首先血中氧化物浓度增加，继之出现水血症，然后尿量和尿中氧化物含量增加，大剂量时则反使尿量减少。据此认为，其利尿作用原理主要是肾外性的，与咖啡因不同。与咖啡因合用，有协同作用。

2. 降压作用 玉米须水浸液、乙醇水浸液、乙醇浸液和煎剂，静脉注射麻醉犬、猫和兔都有降压作用。曾报道，以其煎剂给麻醉犬静注（0.05~0.2g/kg）或灌胃（2g/kg），使血压分别降低30%~73%和53%，历时2~5小时和5~10小时恢复。但另有报道，以上述同样剂量喂饲清醒犬3周，未见降压作用。大鼠腹腔注射玉米须提取液有降压作用，而对正常大鼠则无作用。对于其降压作用有无快速耐受现象，意见也不一致。切断迷走神经后，玉米须的降压作用显著减弱，说明其降压与迷走神经有关。

3. 降血糖作用 实验表明，玉米须水煎剂对四氧嘧啶所致糖尿病小鼠有显著的降血糖作用，对葡萄糖、肾上腺素引起的高血糖小鼠亦有明显降血糖作用。在7.5g/kg时已有明显降糖作用，剂量在30g/kg时的作用相当或接近2.5mg/kg优降糖及100mg/kg降糖灵的作用。但对正常小鼠血糖无明显影响。玉米须的发酵制剂对家兔亦有明显的降血糖作用。

4. 降血脂作用 玉米须水煎剂灌胃能降低高胆固醇血症小鼠的血清胆固醇含量，有一定降血脂作用。

5. 对心脏的作用 玉米须煎剂对蟾蜍离体心脏小剂量呈兴奋作用，大剂量则呈抑制作用。

6. 利胆作用 动物实验证明，玉米须有显著增加胆汁分泌和促进胆汁排泄的作用，能使胆汁内之有机物和渣质减少，使胆汁黏稠度、比重和胆红质含量降低。人口服玉米须制剂后15~30分钟出现胆囊反射性收缩，胆汁排出增加。此作用比镁盐慢，但较为持久，且不伴发肠蠕动增加和稀便。玉米须总黄酮对 CCl_4 肝损伤具有保护作用，其作用力与联苯双酯接近。玉米须多糖具有清热利胆作用。

7. 止血作用 玉米须有一定的止血作用。对于维生素K缺乏所致的凝血功能障碍有效。

8. 抗肿瘤作用　将肉瘤（S$_{180}$）、肝癌（Hep）、胃癌（MFC）细胞接种肿瘤后的小鼠随机分为 5 组，每组 10 只，雌雄各半，给予玉米须（SME）提取物 10 天，停药后 24 小时处死动物，称体重，剥离右腋下皮下组织，摘出肿瘤，称瘤重，测定生化指标。结果：SME 对荷瘤小鼠肿瘤生长具有明显的抑瘤作用，其中对 S$_{180}$ 作用显著，较低剂量即可显示明显作用；延长 S$_{180}$ 荷瘤鼠存活时间；同时可增加吞噬指数 α、廓清指数 K 及胸腺系数；对体外淋巴细胞转化功能亦有增强作用。

9. 对免疫功能的作用　玉米须水煎液给 KM 小鼠灌服，结果玉米须水煎液能减缓免疫器官胸腺的萎缩，从而达到间接提高机体细胞免疫功能的作用。

10. 其他作用　①玉米须黄酮提取物具有抗痛风性关节炎作用。②玉米须体外对金黄色葡萄球菌和乙型溶血性链球菌有抑菌活性，而对大肠埃希菌、福氏志贺菌、伤寒沙门菌、铜绿假单胞菌无抗菌活性。③玉米须提取物具有抗氧化作用。

【临床应用】

1. 慢性肾炎　将干燥玉米须 50g 煎服，每日 1 剂，疗程视病情而定。有改善肾功能和减轻蛋白尿等作用。

2. 水肿　以玉米须 50g 煎汤代茶，饮用量以不超过每日尿量为限度。对于肾性水肿、肝硬化水肿、晚期血吸虫病腹水，以及营养不良水肿均有一定的利尿消肿作用。

3. 肝胆疾病　玉米须流浸膏 30 ~ 40 滴，或浸膏片 0.8g，每日 3 ~ 4 次，治疗胆囊炎、胆管炎、黄疸型或无黄疸型肝炎，以及胆石症共 200 余例，先后观察 8 年之久，对上述诸症有明显疗效。其中以对无并发症的慢性胆囊炎和胆管炎的疗效最佳。胆石症服药后发作可获缓解。

【毒副作用】　毒性很小。玉米须提取物对兔致死量静注为 250mg/kg，利尿有效剂量为 1.5mg/kg，故安全范围大。

参 考 文 献

1. 苗明三，等 . 中国中药杂志，2008，33（10）：1182.

2. 钟有添，等 . 赣南医学院学报，2008，28（4）：448.

3. 吴亚楠，等 . 食品研究与开发，2009，30（1）：8.

4. 胡冬华，等 . 东北师范大学学报（自然科版），2009，41（4）：111.

5. 俞利平，等 . 浙江中医杂志，2009，44（4）：259.

6. 申野，等 . 北华大学学报（自然科学版），2010，11（1）：48 .

7. 张艳，等 . 吉林化工学院学报，2011，28（7）：29 .

8. 梁启超，等 . 牡丹江医学院学报，2011，32（3）：16 .

9. 林贺，等 . 现代食品科技，2015，31（4）：13.

10. 王燕 . 现代中药研究与实践，2015，29（3）：33.

车　前

【别名】　猪耳朵，虾膜衣，车前草，车前子。

【来源】　为车前科植物车前 *Plantago asiatica* L. 或平车前 *Plantago depressa* Willd. 的干燥成熟种子或干燥全草。

【性味】　甘，寒。

【功能主治】　清热利尿，渗湿通淋，明目，祛痰。用于水肿胀满，热淋涩痛，暑湿泄泻，目赤肿痛，痰热咳嗽。全草尚有凉血解毒作用，用于吐血衄血，痈肿疮毒。

【主要成分】　全草含车前苷（Plantaginin）、桃叶珊瑚苷（Aucubin）、乌苏酸（Ursolic acid）、β - 谷甾醇、正三十一烷，以及车前果胶（Plantaglucide）。种子含苯丙苷类、环烯醚萜苷类、挥发油、黄酮苷、

维生素 B_1、β-谷甾醇、β-谷甾醇棕榈酸酯、豆甾醇、豆甾醇棕榈酸酯，以及多糖苷——车前子多糖甲（Plantago-mucilageA）。

【药理作用】

1. 对泌尿系统的影响 车前草及车前子有利尿作用，可使人及犬、兔等动物的水分排出量增加，并增加尿素、尿酸及氯化钠的排出。车前草提取液具有抑制肾脏草酸钙结晶沉积作用。车前草水提醇沉液可明显增加动物尿量，并使输尿管蠕动频率增加，输尿管上段腔内压力升高，并能降低大、小鼠的血尿酸。车前草乙醇提取物具有利尿作用，而水溶性成分不具有利尿作用。另外，车前子和车前草可抑制肾脏 Na^+,K^+-ATP 酶活性。

2. 镇咳、平喘、祛痰作用 车前草煎剂可明显提高电刺激引咳的电压阈值，小鼠灌服可明显抑制氨水所致动物的咳嗽，均表明具有较强的镇咳作用。车前草煎剂可对抗组胺、乙酰胆碱所致的离体豚鼠气管平滑肌收缩，使气管平滑肌松弛，具平喘作用。车前草煎剂可使兔气管分泌液明显增加，有祛痰作用。

3. 抗病原微生物作用 车前草水浸剂对同心性毛癣菌、羊毛状小芽孢癣菌、星形奴卡菌等有不同程度的抑制作用，且金黄色葡萄球菌对本品高度敏感，醇提取物可杀钩端螺旋体；同时，车前子多糖对小鼠阴道菌群失调有调节作用，通过向阴道菌群失调的小鼠注入车前子多糖液，可明显提高阴道中的乳酸杆菌数量，从而发挥调节小鼠阴道菌群失调的作用。车前草粗提物对金黄色葡萄球菌、大肠杆菌、青霉和假丝酵母等常见食物致病菌的抑制作用显著，对常见植物病原菌苹果腐烂病菌、黄瓜枯萎病菌、草莓镰刀菌、番茄灰霉等的抑制作用也较好。

4. 对动物关节囊的作用 5%车前子液注入家兔膝关节腔内，在适量、间隔时间稍短和多次注射时，有促使家兔关节囊滑膜结缔组织增生作用，从而使松弛了的关节囊恢复原来的紧张度。

5. 对心血管系统作用 小剂量车前苷能使家兔心跳变慢，振幅加大，血压升高，大剂量则可引起心脏麻痹，血压降低。

6. 抗炎作用 车前子水提醇沉液给小鼠灌胃，对二甲苯致耳肿胀、蛋清致足肿胀有明显的抑制作用，能降低皮肤及腹腔毛细血管的通透性及红细胞膜的通透性。提示车前子具有一定的抗炎作用。

7. 抗衰老作用 车前子提取液给小鼠灌胃，能明显延长小鼠游泳时间、常压缺氧存活时间及亚硝酸钠中毒性组织缺氧存活时间，能明显增加 SOD 的活性，减少过氧化脂质 LPO 的生成，延缓衰老的进程。

8. 缓泻作用 车前子能提高肠道内水分，提高炭末推进百分率，改善排便状况，从而起缓泻作用。车前子的缓泻作用与容积性泻药相类似，可用于老年人、体弱者、孕妇便秘者的治疗。大叶车前子中含有的车前子胶能吸收水分而增加体积，可作为容积性泻药，其润滑作用用于多种便秘的治疗。

9. 降低眼压作用 家兔灌服车前子煎剂，可使家兔眼压轻微下降，但不能阻止水负荷所致的兔眼压升高，对家兔瞳孔无明显影响。

10. 降低血脂作用 车前子粉碎后加入大鼠的饲料中，能明显地增加大鼠血清和心肌组织中的超氧化物歧化酶、过氧化氢酶以及肝组织谷胱甘肽过氧化酶的活力，从而使大鼠血清总胆固醇和甘油三酯水平降低。

11. 其他作用 ①车前草醇提物和水提物均能促进受损细胞增殖。②车前草粉能抑制肥胖。③车前草总三萜对四氯化碳造成小鼠急性肝损伤具有明显的保护作用。④车前草能对抗不同模型的胃及十二指肠溃疡。⑤车前草具有抗肿瘤作用。⑥车前草中的粗多糖与总黄酮均具有抗氧化作用。

【临床应用】

1. 高血压 车前子45g，生石决明、丹参、刺蒺藜、夏枯草各30g，每日1剂，水煎分3次饭前服用，连服45天为1疗程。共治疗86例，显效51例，有效20例，无效15例。

2. 充血性心力衰竭 黄芪、丹参、车前子各30g，随证加减，每日1~2剂，症状缓解后2~3日1剂，分4次服，共治疗240例，显效77例，有效140例，无效6例，死亡17例，总有效率90.4%。

3. 纠正胎儿臀位 孕30~38周单胎臀位初产妇75例，采用口服车前子15g，研末开水冲服，睡前服。用药7天复查，如未成功，隔周再服药1次，一般用药不超过3次。成功60例，占80%。

4. 小儿单纯性消化不良 车前子炒焦研碎口服，4~12个月小儿每次服0.5g，1~2岁1g，每日3~4

次，观察 63 例，服药后 53 例腹泻停止，大便恢复正常，6 例大便减少，4 例无效。

5. 血尿 每日服鲜车前草汁，治疗 35 例单纯血尿患者，8 周后治疗组总有效率达 85% 以上。

6. 湿疮 车前草根 200g，水煎泡足 30 分钟，连续 5 次，可痊愈。

7. 慢性活动性肝炎 每日口服车前草汤，共治疗 232 例，结果治疗组总有效率为 94%。

8. 外阴湿疹、阴道炎 取新鲜车前草煎汁，对 48 例阴道炎患者进行浸泡治疗，结果 29 例外阴湿疹患者全部痊愈，13 例非特异性阴道炎及 6 例老年性阴道炎患者，治疗后症状明显减轻。

【毒副作用】 小鼠、犬口服大车前叶的果胶粉无毒性反应出现。车前草煎剂小鼠静脉给药的 LD_{50} 为 7.98g/kg。

参 考 文 献

1. 耿放，等. 上海中医药杂志，2009，43（8）：74.

2. 肖怀秋，等. 氨基酸和生物资源，2009，31（3）：61.

3. 夏道宗，等. 科技通报，2009，25（6）：792

4. 钱莺，等. 中国现代应用药学，2011，28（5）：406.

5. Melese E，et al. Phytother Res，2011，25（8）：1180.

6. Zubair M，et al. J Ethnopharmacol，2012，141（3）：830.

7. Yoshida T，et al. Nat Prod Res，2012，39（6）：1012.

8. 杨亚军，等. 中成药，2012，34（1）：142.

9. Choi ES，et al. Mol Med Report，2012，6（4）：847.

10. 姚晓惠. 安徽农业科学，2007，35（4）：1053.

滑 石

【别名】 活石，块滑石，软滑石。

【来源】 为硅酸盐类矿物滑石族滑石。分为硬滑石和软滑石。

【性味】 甘、淡，寒。

【功能主治】 利尿通淋，清热解暑；外用祛湿敛疮。用于热淋，石淋，尿热涩痛，暑湿烦渴，湿热水泻；外治湿疹，湿疮，痱子。

【主要成分】 主含水合硅酸镁 $Mg_3(Si_4O_{10})(OH)_2$ 或（$3MgO \cdot 4SiO_4 \cdot H_2O$），其中 MgO 31.7%，$SiO_2$ 63.5%，H_2O 4.8%。还含有 FeO、K^+、Na^+、$CaO \cdot Al_2O_3$ 等杂质。

【药理作用】

1. 抗菌作用 体外实验（平板纸片法）表明，滑石煎剂对伤寒杆菌、脑膜炎球菌、金黄色葡萄球菌均有抑制作用。近年报道，10% 滑石粉培养基平板实验，可抑制伤寒杆菌、副伤寒杆菌生长；纸片法仅轻度抑制脑膜炎双球菌生长。

2. 抗毒物作用 滑石制成的粉末（滑石粉），由于颗粒细小，总表面积大，可吸附大量的化学刺激物或毒物，对皮肤和黏膜均有保护作用，能阻止毒物的吸收。

3. 对胃肠的作用 滑石粉末内服后能保护发炎的胃、肠黏膜，以达到消炎、止泻、镇吐的作用，止泻而不引起鼓肠，对治疗水泻尤为适宜。

4. 对皮肤及创面的保护作用 滑石的粉末，外用时有保护皮肤、黏膜及发炎破损组织的作用。本品撒布于皮肤、黏膜及创面能形成被膜，可防止外来刺激，同时又能吸收分泌液，促进干燥结痂。所含的硅酸镁有吸附和收敛的作用。

5. 其他作用 本品有利尿、渗湿、清热的作用，但效力较缓。滑石中所含的镁能增加草酸钙的溶解度，可治草酸钙结石，临床上常与治结石中药配伍，如金钱草、海金沙等。

【临床应用】

1. 肛门裂　滑及粉：以滑石粉、白及（研细末）各50%，混合均匀制成散剂，装瓶，经高压消毒后备用。洗净肛门，用棉花或纱布将滑及粉涂于肛门裂处，用手轻轻按摩长强穴数次，直至肛门周围有发热感为宜。每日1次。同时口服人参健脾丸及麻子仁丸，早晚各1丸。治疗100例，痊愈94例，好转6例，总有效率为100%。

2. 婴幼儿消化不良　滑石粉、白胡椒、鸡内金，共研细末（比例为2∶2∶1），撒在6cm×6cm麝香膏上贴敷肚脐，隔天更换1次，每次上药5g。治疗35例，治愈28例，治愈率为80%。

3. 慢性浅表性胃炎　胃炎宁胶囊：由滑石（水飞）、延胡（醋炙）、白芍、甘草组成。将上药制成粉剂，分装于药用空心胶囊中（每粒重0.5g）。每日3次，每次3~4g，30天为1疗程。治疗122例，显效80例，好转31例，无效11例，总有效率为91%。

4. 食管、贲门癌术后乳糜胸　腹腔注入滑石粉混悬液治疗食管、贲门癌术后乳糜胸65例，治愈率为56.9%。

5. 老年继发性气胸　由胸腔闭式引流管注入滑石粉混悬液，治疗31例老年继发性气胸，1次治愈好转26例，2次治愈好转5例，有效率100%。

6. 痤疮　滑石粉55g，冰片粉10g，当归、白芍、赤芍、天南星、乳香、红花、没药各5g，研末，将药粉混合均匀，涂搽患处，治疗80例，全部治愈。另有临床观察表明，滑石加酒精局部涂敷治疗带状疱疹，效果较好。

【毒副作用】　滑石对腹部、直肠、阴道等可引起肉芽肿。

参 考 文 献

1. 莫剑，等. 北京中医，2007，26（1）：43.

2. 任桂花，等. 中国医师杂志，2005，17（11）：1534.

3. 强益斌. 中国胸心血管外科临床杂志，2005，12（5）：338.

萹　蓄

【别名】　萹竹，牛筋草，扁猪芽，竹节草。

【来源】　为蓼科植物萹蓄 *Polygonum aviculare* L. 的干燥地上部分。

【性味】　苦，微寒。

【功能主治】　利尿通淋，杀虫，止痒。用于热淋涩痛，小便短赤，虫积腹痛，皮肤湿疹，阴痒带下。

【主要成分】　含山柰酚（Kaempferol）、胡桃宁（Juglanin）、萹蓄苷（Avicularin）、槲皮苷（Quercitrin）、d–儿茶精（d–Catechol）、没食子酸（Gallic acid）、咖啡酸（Cafferic acid）、草酸（Oxalic acid）、硅酸（Silicic acid）、绿原酸（Chlorogenic acid）、p–香豆酸（p–Coumaric acid）、黏液质、葡萄糖、果糖及蔗糖等。

【药理作用】

1. 利尿作用　萹蓄煎剂，口服或皮下注射，均可明显增加动物尿量及尿中Na^+、K^+离子含量，有明显利尿作用，连续给药，亦不产生耐药性。其利尿作用与其所含钾盐有关。

2. 抗菌作用　萹蓄煎剂对福氏痢疾杆菌和宋内痢疾杆菌均有抑制作用。对须疮癣菌、毛羊状小芽孢菌有抑制作用。对葡萄球菌、绿脓杆菌及皮肤真菌也均有抑制作用。1∶10的萹蓄浸出液，试管内对某些真菌有抑制作用，对细菌的抑制作用较弱。萹蓄的水提物与醇提物对金黄色葡萄球菌、大肠杆菌均有抑制作用，而对黑曲霉、啤酒酵母、产黄青霉无抑制作用。

3. 降压作用　萹蓄水提取物及乙醇提取物可使猫、兔、犬的血压下降，具降压作用。萹蓄黄酮苷能舒张由去氧肾上腺素和氯化钾引起的大鼠离体胸主动脉的血管收缩。

4. 对子宫作用及止血作用　萹蓄的水及醇提取物能加速血液凝固，使子宫张力增加，可用作流产及分娩后子宫出血的止血剂。

5. 其他作用　萹蓄能增强呼吸运动的幅度及肺换气量，有轻度收敛作用，可作创伤用药。萹蓄苷对大鼠、犬有利胆作用。给犬静脉注射半数有效量为 2.57～4.26mg/kg，可使胆盐的排出量增加。

【临床应用】

1. 腮腺炎　鲜萹蓄 30g，捣烂，加入适量生石灰水，调入蛋清 1 个，敷患处，治疗 20 余例，均痊愈。

2. 痢疾　萹蓄 250g，水煎服，每日 1 剂。治疗 101 例，治愈 86 例，有效 9 例，无效 6 例。

3. 胆道蛔虫　萹蓄 500g，水煎取 1000mL，1 次服用。治疗单纯性胆道蛔虫 20 例，用药后 1 小时至 48 小时收效。

4. 鞘膜积液　萹蓄 30g，生苡仁 30g，每日 1 剂，水煎服，7 天为 1 疗程。治疗 50 例，46 例痊愈，4 例好转。

5. 牙痛　萹蓄 50～100g，水煎服。治疗牙痛 81 例，除 1 例因牙周炎已化脓外，其余均在服药后 2～3 天后治愈。

参 考 文 献

1. 阿布来提·都热西提. 微量元素与健康研究，2009，26（3）：31.

2. 王桂芝，等. 哈尔滨医科大学学报，2010，44（4）：315.

3. 张蓉，等. 陕西农业科学，2010，（6）：65.

瞿　　麦

【别名】　山竹子，竹节草，石竹子花。

【来源】　为石竹科植物石竹 *Dianthus chinensis* L. 或瞿麦 *Dianthus superbus* L. 的干燥地上部分。

【性味】　苦，寒。

【功能主治】　利尿通淋，活血通经。用于热淋，血淋，石淋，小便不通，淋沥涩痛，经闭瘀阻。

【主要成分】　含大黄素甲醚、大黄素、3-（3′,4′-二羟基苯基）丙酸甲酯、大黄素-8-O-葡萄糖苷、维生素 A 类物质（其含量按维生素 A 计算为 0.33%）、糖类。还含少量生物碱、丁香酚（Euoqenol）、钾盐等。

【药理作用】

1. 利尿作用　瞿麦煎剂对家兔、麻醉犬和不麻醉犬都有一定的利尿作用。瞿麦煎剂 2g/kg 灌胃，可使钠水潴留的家兔在 6 小时内尿量增加到 156.6%，氯化钠的排出增加到 268.2%。瞿麦煎剂使麻醉犬尿量增加 1～2.5 倍，不麻醉犬尿量增加 5～8 倍。瞿麦对钾排泄的影响大于钠。瞿麦中含钾量为 0.5mg%，其利尿作用可能与此有关。

2. 对肠管的作用　瞿麦煎剂对肠管有显著的兴奋作用，离体兔肠主要表现为紧张度上升，麻醉犬在位肠管则表现为肠蠕动增强，而张力并无太大的影响。苯海拉明、罂粟碱能拮抗此作用。

3. 抗血吸虫作用　体外实验表明，10% 煎剂能直接杀死血吸虫，虫体经 8～12 分钟死亡。瞿麦煎剂 4g/kg 灌胃，每日 1 次，连续 4 周，对感染血吸虫的兔，其残虫率为 34%，较对照组的 59.75% 为低，肝脏病变也较轻。但另有报道，瞿麦醇浸膏用最大耐受量灌胃，每日 1 次，连续 14 日，对感染血吸虫的小鼠实验治疗无效。

4. 抗菌作用　瞿麦对金黄色葡萄球菌、大肠杆菌、伤寒杆菌、福氏痢疾杆菌、绿脓杆菌、枯草杆菌和变形杆菌均有抑制作用。

5. 对小鼠妊娠影响　瞿麦水煎液灌胃给药，结果发现能使妊娠小鼠流产率明显增加，部分胚胎萎缩退化、坏死、吸收。瞿麦果实可使早孕期小鼠流产率增加，其醇提液可降低着床期妊娠小鼠血中孕酮水平。

6. 抗肿瘤作用　瞿麦水和甲醇提取物在体内对小鼠艾氏腹水癌、海拉细胞有抑制作用，对人食管癌细胞 109 株亦有抑制作用。

7. 其他作用　瞿麦煎剂有抑制心脏、降低血压的作用。瞿麦的水提取物和低极性提取物均能抑制人体 B 细胞免疫球蛋白的分泌。

【临床应用】

1. 泌尿系统疾患　泌尿系感染、结石、小便不利、尿血闭经，用瞿麦 3～9g 配萹蓄、海金沙等，水煎服，有较好疗效。

2. 食管癌及直肠癌　鲜瞿麦根 30～60g（干根 24～30g），用石灰水洗净水煎，分 2 次服，每日 1 剂。或配用人参、茯苓、白术、甘草等煎服。

3. 皮肤湿疹、瘙痒、疮毒　瞿麦煎汤外洗，有较好疗效。

参 考 文 献

1. 李兴广，等．中国中医基础医学杂志，2012，18（3）：275.
2. 李兴广，等．中药与临床，2011，2（5）：26.
3. 李水清，等．武汉大学学报（医学版），2014，35（1）：15.
4. SLOTKIN W, et al. Journal of Allergy and Clinical Immunology, 2010, 125（2）：11.
5. 张建超，等．武汉大学学报（医学版）中国现代中药，2015，17（4）：326.

石　韦

【别名】　石皮，金星草，石兰，石剑。

【来源】　为水龙骨科植物庐山石韦 *Pyrrosia sheareri*（Bak.）Ching、石韦 *Pyrrosia lingua*（Thunb.）Farwell 或有柄石韦 *Pyrrosia petiolosa*（Christ）Ching 的干燥叶。

【性味】　甘、苦，微寒。

【功能主治】　利尿通淋，清肺止咳，凉血止血。用于热淋，血淋，石淋，小便不通，淋沥涩痛，肺热喘咳，吐血，衄血，尿血，崩漏。

【主要成分】　石韦、庐山石韦、有柄石韦的全草均含黄酮类化合物。石韦全草尚含皂苷（如圣草酚 7－O－β－D－吡喃葡糖醛酸苷、杧果苷、异杧果苷等）、蒽醌类、鞣质等。有柄石韦全草尚含酚性物质、树脂、皂苷。庐山石韦全草含果糖、葡萄糖、绿原酸等。此外，还分离出延胡索酸、咖啡酸和异杧果素（Isomangiferin）等。

【药理作用】

1. 祛痰、镇咳作用　庐山石韦煎剂或异杧果素口服，对小鼠均有明显的镇咳作用。有柄石韦的水煎醇提物对小鼠具有显著的镇咳作用。小鼠酚红法实验，异杧果素腹腔注射及口服给药均有祛痰作用。所含咖啡酸口服 0.3g/kg 有镇咳作用，腹腔注射 0.8g/kg 有祛痰作用。

2. 对气管的作用　给实验性慢性气管炎大鼠口服石韦提取液能使大鼠气管内的浆液腺、黏液腺泡的体积明显减少，杯状细胞在小支气管内减少尤为显著。此外，还可见用药组大鼠的炎症和上皮细胞病变也较对照组轻。豚鼠实验中可见石韦有对抗气管痉挛的作用，表明有一定的平喘作用。

3. 抑菌作用　石韦对金黄色葡萄球菌、变形杆菌、大肠杆菌等，有不同程度的抑制作用。

4. 其他作用　①石韦有肾保护作用。②石韦能缩短大鼠缓慢性心律失常的持续时间。③石韦可抑制正常小鼠的免疫功能，但另有研究表明，石韦煎剂可增强吞噬细胞的吞噬能力。④石韦多糖能明显降低糖尿病小鼠的血糖。⑤石韦对因化疗或放疗所引起的白细胞下降，具有升白作用。⑥石韦尚有抗流感病毒的作用。

【临床应用】

1. 慢性气管炎　用石韦生药治疗 4 批老年慢性气管炎病人，共 552 例。其中单味石韦每天 50g，水煎分 2 次服，连服 20 天，有效率 57.6%，显效率 21.9%。用石韦提取物"410"治疗 2 批病人共 162 例，治疗 20 天有效率为 87.7%，显效率分别为 56.8% 和 48.8%。用石韦治疗老年慢性支气管炎 115 例，每日用 100g 生药水煎，加冰糖 100g，分 3 次服，第 1 疗程有效率为 81.7%，第 2 疗程为 96.5%。止咳祛痰作用优于平喘作用，干啰音消失优于湿啰音消失。

2. 泌尿系结石　加味石韦散（石韦、金钱草、海金沙、冬葵子、滑石、车前子、鸡内金、白茅根、甘草、木通、牛膝、泽泻、桃仁）加减，水煎服，治疗泌尿系结石 53 例，经 3～4 个疗程后，治愈 34 例（64.2%），有效 15 例（28.3%），无效 4 例（7.5%）。

3. 泌尿系感染　用复方石韦片治疗 176 例泌尿系感染，上路感染的有效率为 91.7%，下路感染有效率为 93.1%，总的有效率为 92.4%。

4. 子宫功能性出血、吐血　石韦 30g，水煎服，有较好疗效。

5. 白细胞减少　石韦红枣汤（石韦 5g，红枣 25g）水煎服，每日 1 剂，有效。

6. 高血压病　用石韦代茶饮，治疗高血压 15 例，结果 15 例病人皆显效，7 例轻型高血压病人完全停用降压药物，血压稳定；3 例中型高血压病人减少了降压药物品种或剂量，血压稳定；5 例重型高血压病人血压均有所下降。

7. 湿疹　采用复方石韦制剂（石韦、虎杖、大黄、地榆、生地黄等）治疗湿疹 61 例，结果治愈 35 例，显效 20 例，有效 5 例，无效 1 例，总的有效率为 98.4%。

8. 前列腺炎　用石韦败酱汤（石韦、败酱草、土茯苓、薏苡仁、王不留行、白毛根、萹蓄、川牛膝、穿山甲），随证加减，治疗前列腺炎 80 例，治愈 42 例（占 52.5%），有效 30 例（占 37.5%），无效 8 例，总有效率 90%。

【毒副作用】　本品毒性低。庐山石韦水煎液给小鼠口服的 LD_{50} 为 90g/kg，异杜果素为 4.65g/kg。阴虚及无湿热者忌服。

参 考 文 献

1. 王兵，等. 亚太传统医药，2008，4（8）：34.
2. 邵绍丰，等. 浙江中西医结合杂志，2009，19（6）：344.
3. 李雁群，等. 时珍国医国药，2010，21（1）：143.
4. 贾永芳，等. 四川动物，2011，30（2）：264.
5. 马越，等. 吉林中医药，2011，31（9）：915.
6. 陈华. 实用中医内科杂志，2007，21（1）：49.

海 金 沙

【别名】　左转藤，金沙粉。

【来源】　为海金沙科植物海金沙 Lygodium japonicum（Thunb.）SW. 的干燥成熟孢子。

【性味】　甘、咸，寒。

【功能主治】　清热利湿，通淋止痛。用于热淋，石淋，血淋，膏淋，尿道涩痛。

【主要成分】　含脂肪油，并含一种水溶性成分海金沙素（Lygodin）。尚含甾体成分。海金沙地上部分的乙醇提取物中主要含有：蒙花苷香叶木苷（Diosmin）、Acacetin7 – O – （6′ – O – α – L – rhamnopyrano-syl）– β – sophoroside、山奈酚 – 3 – O – 芸香糖苷（Nicotflorin）、（6S，9 R）– 6 – 羟基 – 3 – 酮 – α – 紫罗兰醇 – 9 – O – β – D – 葡萄糖苷（Roseoside）、3 – 甲氧基 – 4 – 羟基苯甲酸（Vanillic acid）、正二十五烷酸（Pentacosanoic acid）、正二十六烷酸（Hexacosanoic acid）等。

【药理作用】

1. 利尿作用　海金沙液给麻醉犬静脉注射，可引起输尿管上段管腔内压力增高，使输尿管蠕动频率增强，有利于排尿及排出结石。这与传统上认为海金沙有利水通淋的作用是相符合的。

2. 抗菌作用　抑菌实验证明，海金沙对金黄色葡萄球菌、绿脓杆菌、福氏痢疾杆菌、伤寒杆菌、大肠杆菌、溶血性链球菌等均有抑制作用。

3. 对泌尿系统结石的作用　尿路通：以海金沙、金钱草为主，辅以鸡内金、芒硝等中药制成。口服5g/kg、10g/kg，可明显抑制大鼠实验性草酰胺尿路结石的形成和因植入异物而致动物膀胱结石的生长。此外，尿路通还有明显的抗炎镇痛作用。

4. 抗氧化作用　海金沙黄酮具有明显的体外抗氧化作用，对羟基自由基、超氧阴离子自由基清除能力弱于维生素C、芦丁和槲皮素；对油脂抗氧化作用强于 BHT 和维生素 C。

5. 利胆作用　从海金沙中分离得到的反式对香豆酸能增加大白鼠胆汁量，而不增加胆汁里胆红素和胆固醇的浓度。

6. 抗雄性激素作用　海金沙孢子 50% 乙醇提取物体外能显著抑制睾酮 5α – 还原酶的活性；体内对睾酮处理过的仓鼠胁腹器官的增生具有显著抑制作用，并促进睾酮处理过的小鼠的毛发再生长。

7. 镇痛作用　海金沙水提物可提高小鼠热板法痛阈，具有明显的镇痛作用。

【临床应用】

1. 尿结石症、泌尿系感染　五淋化石丹：由海金沙、车前子、琥珀、鸡内金、石韦、泽泻等组成，每 5 粒重 1.25g。每日 3 次，每次 5 粒。治疗 215 例，总有效率为 91.6%。又海金沙、金钱草各 30g，车前草 15g，水煎服，治疗尿结石症也有较好疗效。

2. 肝炎　海金沙 15g，阴行草 30g，车前草 18g，水煎服，每日 1 剂，有较好效果。

3. 小便淋沥涩痛　海金沙、滑石各 15g，木通、泽泻各 9g，甘草梢 6g，水煎服有效。

4. 胃脘痛　海金沙制成胶囊，治疗胃脘痛 31 例，显效 8 例，有效 18 例，无效 5 例，总有效率为 83.9%。

参 考 文 献

1. 何胜旭，等. 中国中药杂志，2011，36（15）：2150.

2. 黄亮辉，等. 中药材，2011，34（1）：153.

3. 王桃云，等. 食品工业科技，2010，31（3）：193.

三 白 草

【别名】　塘边藕，百节藕。

【来源】　为三白草科植物三白草 *Saururus chinensis*（Lour.）Baill. 的干燥地上部分。

【性味】　甘，辛，寒。

【功能主治】　利尿消肿，清热解毒。用于水肿，小便不利，淋沥涩痛，带下；外治疮疡肿毒，湿疹。

【主要成分】　茎叶含挥发油。油中主要成分为甲基正壬酮（Methyl – n – nonyl – ketone）。叶中含槲皮素、金丝桃苷（Hyperin）、异槲皮苷（Isoquercitrin）、三白脂素（Saucernetin）、三白脂素 – 7（Saucernelig-nan – 7）、三白脂素 – 8（Saucernelignan – 8）、奥斯楚拜素 – 5（Austrobailignan – 5）、三白脂酮（Sauchinone)、$\Delta^{5,22}$ - 豆甾烯醇、芦丁、萹蓄苷（Avicularin）及可水解鞣质。

【药理作用】

1. 利尿作用 本品所含的萹蓄苷具有利尿作用，作用的强度虽不及茶碱，但毒性仅为茶碱的 1/4，治疗指数较大。萹蓄苷 0.5mg/kg 对麻醉犬有利尿作用，增加剂量时作用更显著。

2. 抑菌作用 50% 煎剂对金黄色葡萄球菌、伤寒杆菌有抑制作用。

3. 降血糖作用 三白草可拮抗肾上腺素升血糖作用，对四氧嘧啶型糖尿病动物一次给药或连续给药后出现持续的降血糖作用，并维持 7 小时以上。体外实验表明，三白草水提液及提取的化学成分多糖能提高四氧嘧啶型糖尿病兔的超氧化物歧化酶（SOD）抗氧化能力，这可能是三白草治疗糖尿病的作用机理之一。三白草还可抑制 ADP 诱导的家兔血小板聚集，提示其可以改善糖尿病患者的凝血异常。

4. 抗肝损伤作用 三白草的石油醚提取部位和正丁醇提取部位对四氯化碳所致小鼠急性肝损伤均有一定的保护作用。

5. 抗病毒作用 三白草水提物可以明显抑制 HSV - 2 感染引起的 CPE，说明三白草水提物可以抑制 HSV - 2 病毒复制。

6. 抗乳腺癌转移作用 三白草提取物具有明显的抗乳腺癌转移作用，可干扰肿瘤细胞与细胞外基质蛋白之间的黏附。

7. 其他作用 三白草水煎液可减少醋酸所致小鼠扭体反应次数，并可提高热板致小鼠足痛的痛阈值，具有一定的镇痛作用。三白草氯仿部位可缓解尼古丁依赖小鼠戒断症状。三白草叶中所含的金丝桃苷具明显的抗炎作用，大鼠植入羊毛球后，每天 20mg/kg 腹腔内给药共 7 天，能显著抑制发炎过程；还有较强的止咳作用。本品还有抑制眼的醛糖还原酶作用，可能对预防糖尿病性白内障有一定作用。另外，本品对麻醉犬虽有降压作用，但持续时间短，且易产生快速耐受性。

【临床应用】

1. 尿路感染、尿路结石、肾炎水肿 三白草干品 15g 或鲜品 30~60g，水煎服，有较好疗效。

2. 肝癌 三白草根、大蓟根各 90~120g，分别水煎，去渣后加白糖适量，上午饮三白草根煎液，下午饮大蓟根煎液，治疗肝癌有一定疗效。

3. 湿热带下病 用三白草洗剂（三白草、黄柏、苦参等）治疗湿热带下病 100 例，痊愈 75 例，显效 16 例，有效 7 例，无效 2 例。

参考文献

1. 吕红，等. 中国实验方剂学杂志，2015，21（7）：123.
2. 曾婉君，等. 中国医药导报，2012，9（11）：33.
3. 田蕾，等. 中国中药杂志，2012，37（11）：1642.
4. 匡蕾，等. 江西中医学院学报，2011，23（6）：37.
5. 尹震花，等. 鲁东大学学报，2011，27（4）：335.

地 肤 子

【别名】 铁扫帚，铁扫把子，扫帚菜。

【来源】 为黎科植物地肤 Kochia scoparia（L.）Schrad. 的干燥成熟果实。

【性味】 辛、苦，寒。

【功能主治】 清热利湿，祛风止痒。用于小便涩痛，阴痒带下，风疹，湿疹，皮肤瘙痒。

【主要成分】 含三萜皂苷、脂肪油、蛋白质、生物碱。从地肤成熟果实分离得到齐墩果酸 3 - O - β - D - 吡喃木糖（1→3）β - D - 吡喃葡萄糖醛酸苷、3 - O - β - D - 吡喃木糖（1→3）β - D - 吡喃葡萄

糖醛酸 – 齐墩果酸 – 8 – O – β – D – 吡喃葡萄糖酯苷、齐墩果酸 – 8 – O – β – D – 吡喃葡萄糖酯苷、齐墩果酸3 – O – ［β – D – 吡喃葡萄糖（1→2）β – D – 吡喃木糖（1→3）］ – β – D – 吡喃葡萄糖醛酸苷、齐墩果酸3 – O – β – D – 吡喃葡萄糖醛酸甲酯苷、齐墩果酸 3 – O – β – D – 吡喃木糖（1→3）β – D – 吡喃葡萄糖醛酸甲酯苷、齐墩果酸及豆甾醇 3 – 20 – β – D – 吡喃葡萄糖苷等。

【药理作用】

1. 抗菌作用 50%煎剂用平板挖沟法，对伤寒杆菌有较弱的抑制作用。水浸液（1∶3）对许兰黄癣菌、奥杜盎小芽孢癣菌、铁锈色小芽孢癣菌、羊毛状小芽孢癣菌、星形奴卡菌等皮肤真菌均有不同程度的抑制作用。

2. 促进小肠推进功能 地肤子正丁醇提取物 50mg/kg 灌胃给药能促进正常小鼠的小肠推进功能，给予芬氟拉明、多巴胺、醋酸等抑制肠运动后，其促进作用更加明显，而阿托品预处置则使其促进作用消失，其改善小肠推进功能作用可能与胆碱能神经和一氧化氮有关。

3. 降糖作用 高血糖模型的动物口服地肤子正丁醇部分（NBFK）后，发现 NBFK 抑制胃排空活性增强，并且可能通过减慢糖分由胃向小肠的转运、抑制小肠刷状缘膜 α – 葡萄糖苷酶对双糖的降解及直接阻止小肠对葡萄糖的吸收等机制发挥降糖作用。

4. 抗炎、抗过敏作用 地肤子水提物可降低小鼠单核巨噬系统的吞噬功能，70%醇提物可抑制炎症和 Ⅰ、Ⅲ、Ⅳ型变态反应，并对 compound48/80 诱导的小鼠搔抓反应有明显的抑制作用。

5. 抗氧化作用 地肤子黄酮类化合物有抗氧化活性，对 AOV、DPPH 自由基清除率和·OH 清除率与地肤子中黄酮质量浓度存在正相关。

6. 其他作用 大剂量地肤子干预可能会逆转扩张型心肌病大鼠 Th_1/Th_2 细胞活性失衡，从而减轻免疫反应对心肌的损害。

【临床应用】

1. 湿热淋痛、小便不利 地肤子、车前子各12g，六一散15g，萹蓄9g，水煎服。

2. 胁痛，积年久痛，有时发动 六七月取地肤子阴干，研末，每次服0.3~0.6g，每日服5~6次。

3. 阴囊湿痒 地肤子、蛇床子、苦参、花椒各等量。煎水外洗。

4. 荨麻疹 采用复方地肤子煎剂（地肤子、蛇床子、白鲜皮、苦参、荆芥、防风）治疗荨麻疹67例，治愈48例，有效18例，无效1例，总有效率为98.5%。

5. 跖疣 复方地肤子洗剂（地肤子、狗脊、葛根、枯矾）治疗跖疣21例，结果浸泡1周治愈2例，2周治愈5例，3周治愈9例，4周治愈3例，5周以上治愈2例。

6. 前列腺增生 地肤子汤，随证加减，治疗前列腺增生110例，显效78例，有效24例，无效8例，总有效率92.7%。

参 考 文 献

1. 丁乐，等. 江苏医药，2012，38（1）；15.

2. 张浩，等. 化工时刊，2012，26（7）：32.

3. 蒋剑平，等. 中华中医药学刊，2011，29（12）：2705.

粉 萆 薢

【别名】 萆薢，粉背薯蓣。

【来源】 为薯蓣科植物粉背薯蓣 *Dioscorea hypoglauca* Palibin 的干燥根茎。

【性味】 苦，平。

【功能主治】 利湿祛浊，祛风除痹。用于膏淋，白浊，白带过多，风湿痹痛，关节不利，腰膝疼痛。

【主要成分】　含薯蓣皂苷，主要为薯蓣皂苷元（Diosgenin），约2%。另据化学成分分离测定有雅姆皂苷元（Yamogenin）存在。尚含鞣质、淀粉、蛋白质等。

【药理作用】

1. 抗炎镇痛作用　药理实验表明，本品有一定的抗炎镇痛作用，粉萆薢的水提物能明显地降低小鼠和大鼠足肿胀程度，提高小鼠痛阈值，对尿酸钠所致的痛风性关节炎有一定的作用。

2. 对心肌代谢作用　粉萆薢煎液或提取液给小鼠腹腔注射，可增加心肌对^{86}Rb的摄取。

3. 其他作用　同属植物山萆薢中分离出的甾体皂苷对稻瘟病菌、须癣毛菌及霉菌有抑制作用。同属植物高加索薯蓣 *Diosorea caucasica* 对兔的实验性动脉粥样硬化有治疗作用，其皂苷有拟胆碱样作用，能扩张末梢血管，降低血压，增强胃肠平滑肌的运动。另有实验表明，粉萆薢水提物能显著降低小鼠和大鼠血清尿酸含量，具有一定抗痛风作用。

【临床应用】

1. 慢性前列腺炎　固精导浊汤：粉萆薢、菟丝子、牛膝、茯苓、泽泻、车前子、乌药、石菖蒲、马鞭草、山药、益智仁、沙苑子、甘草。随证加减，水煎服，每日1剂。治疗160例，痊愈58例，显效50例，好转43例，无效9例，总有效率为94.4%。萆薢化湿汤：粉萆薢、薏苡仁、蒲公英、栀子、赤芍各15g，车前子、牡丹皮、黄柏、柴胡各10g，甘草6g。水煎服，每日1剂，随证加减。治疗53例，治愈30例，好转22例，无效1例，总有效率为98.1%。

2. 夜尿频数　粉萆薢30g，开水泡后代茶饮。亦可与益智仁、乌药、石菖蒲各9g并用，水煎服。用于小便频、失禁，混浊不清。

参 考 文 献

1. 费洪荣，等. 中国临床康复，2005，9（39）：110.
2. 费洪荣，等. 医药导报，2007，26（11）：1270.

土 茯 苓

【别名】　禹余粮，白余粮，仙遗粮。

【来源】　为百合科植物光叶菝葜 *Smilax glabra* Roxb. 的干燥根茎。

【性味】　甘、淡，平。

【功能主治】　解毒，除湿，通利关节。用于梅毒及汞中毒所致的肢体拘挛，筋骨疼痛；湿热淋浊，带下，痈肿，瘰疬，疥癣。

【主要成分】　含皂苷、鞣质、树脂、淀粉等。皂苷为薯蓣皂苷元与1分子葡萄糖和2分子鼠李糖结合组成。又据报道，尚含有生物碱、微量挥发油、甾醇、油酸、亚油酸、落新妇苷及黄酮类成分。

【药理作用】

1. 解毒作用　实验表明，土茯苓及其复方制剂在汞染毒同时给药，均能使动物汞中毒症状减轻，血汞含量降低。24小时粪尿中汞排出量明显增加，肾、骨、毛汞蓄积量减少。提示土茯苓有拮抗汞毒性及驱汞作用。土茯苓对棉酚毒性也有显著拮抗作用，而且对棉酚的药理作用无明显影响，其解毒有效成分主要为粗黄酮类。

2. 利尿作用　尾静脉注射0.5~2mg/kg落新妇苷能使大白鼠排尿量增加，作用维持3小时。给药后第1小时尿中Na^+排出增加，但对尿中K^+排出没有明显改进。

3. 镇痛作用　落新妇苷能减少冰醋酸刺激引起小鼠扭体反应次数，也能提高热板刺激反应的痛阈，有镇痛作用，4mg/kg落新妇苷的镇痛作用强于17.8mg/kg的氨基比林。

4. 抗心律失常作用　土茯苓乙酸乙酯提取物，能预防耳静脉注射肾上腺素引起的兔心律失常，并拮抗异丙肾上腺素对离体大鼠心脏的正性肌力和正常频率作用。在豚鼠左心房肌条实验中，能使异丙肾上腺素的量－效曲线平行后移，对氯化钙量－效曲线无影响，其作用形式与普萘洛尔相似。提示土茯苓乙酸乙酯提取物可能有 β－受体阻滞剂样作用。

5. 降低动脉粥样硬化作用　用高胆固醇（1%）饲料饲养 60 天龄雄性鹌鹑，并同时给予土茯苓。60 天后对照组和土茯苓提取物组血清胆固醇浓度分别为（1120.3±169.2）mg% 和（1153±190.5）mg%，头臂动脉粥样硬化斑块发生率分别为 66.6% 和 8.3%，提示土茯苓在不影响血清胆固醇浓度情况下，显著降低动脉粥样硬化斑块发生率，有显著的抗动脉粥样硬化作用。

6. 抗炎作用及对免疫的影响　土茯苓水提取物在抗原致敏及攻击后给药均能明显地抑制 Picry chloride（Pc）所致的小鼠接触性皮炎和绵羊红细胞（SRBC）所致的足跖反应，其中攻击后给药作用较强。土茯苓还能明显地抑制二甲苯所致的耳郭及蛋清所致的小鼠足跖炎症反应。此外，土茯苓对小鼠抗 SRBC 抗体形成的细胞数无明显影响，同时血清溶血素水平未见降低，而呈增加趋势。

7. 抗菌作用　粤东土茯苓水煎液对大肠杆菌、肺炎克雷伯菌、金黄色葡萄球菌、乙型溶血性链球菌、白色念珠菌均有不同程度的抑制作用。对乙型溶血性链球菌、大肠杆菌、肺炎克雷伯菌抑菌效果较弱。对金黄色葡萄球菌、白色念珠菌抑菌效果较强。

8. 防治高尿酸血症　土茯苓对高尿酸症小鼠尿酸有明显的治疗作用，能不同程度地降低小鼠血中血清尿酸、肌酐、胆固醇、甘油三酯、尿素氮水平，使黄嘌呤氧化酶活性减弱。

9. 保护实验性肝损伤作用　土茯苓水煎剂对硫代乙胺中毒所致的大鼠实验性肝损伤具有保护作用，而醇提物则作用不明显。

10. 其他作用　土茯苓具有抗肿瘤、抗胃溃疡、降血压、改善糖代谢和肾功能、保护肾脏的作用。土茯苓多糖总的抗氧化活性和还原能力均随多糖浓度的增加而上升。

【临床应用】

1. 寻常疣　土茯苓合剂：土茯苓 50g，生地黄 30g，苦参、浮萍各 15g，黄芩 12g，甘草 10g，每日 1 剂，水煎分 4 次口服。治疗 33 例，全部治愈。

2. 钩端螺旋体病　①预防：每日 30g，1～2 次煎服，每周连服 3 日，共服 5 周。2000 余人服药结果表明，服药组与未服药组发病率之比为 1：5.58。②治疗：土茯苓 60g，甘草 10g，水煎服，每日 2 次分服；土茯苓 120g，地榆、青蒿、白茅根各 30g，水煎服，每日 1～3 剂，热退后每日 1 剂 4 次分服。

3. 梅毒　据早年临床观察报告，以土茯苓为主，配合银花、甘草，或配合苍耳子、白鲜皮、甘草，或配合忍冬藤、蒲公英、马齿苋、甘草，煎服。治疗现症梅毒及隐性梅毒，其血清阴转在 90% 以上。其中晚期现症梅毒的治愈率为 50% 左右，对晚期麻痹性痴呆，不仅脑脊液康华反应转阴，而且精神症状亦获得不同程度的改善。

4. 血热型寻常银屑病　自拟土茯苓汤治疗血热型寻常银屑病 72 例，治愈 51 例，显效 9 例，有效 8 例，无效 4 例，总有效率 94.4%。

5. 偏头痛　土茯苓为主药随证加减，水煎服，治疗偏头痛 72 例，痊愈 38 例，显效 25 例，无效 9 例，总有效率 87.5%。

6. 湿热型盆腔炎　土茯苓散治疗湿热型盆腔炎 80 例，痊愈 69 例，好转 10 例，无效 1 例，治愈率 86.3%，有效率为 98.8%。

参 考 文 献

1. 郑林龙，等 . 中华中医药杂志，2014，29（3）：918.

2. 王建平，等 . 海峡药学，2013，25（1）：44.

3. 郭淑云，等 . 海南医学院学报，2012，18（2）：165.

4. 王德军，等 . 中国比较医学杂志，2011，21（12）：46.

5. 王德军，等 . 中华中医药学刊，2009，27（12）：2662.

6. 盛凯，等 . 中国误诊学杂志，2007，7（18）：4200.

茵　陈

【别名】　茵陈蒿，绵茵陈，绒蒿。

【来源】　为菊科植物滨蒿 Artemisia scoparia Waldst. et Kit. 或茵陈蒿 Artemisia capillaris Thunb. 的干燥地上部分。

【性味】　苦、辛，微寒。

【功能主治】　清利湿热，利胆退黄。用于黄疸尿少，湿温暑湿，湿疮瘙痒。

【主要成分】　含挥发油及蒿属香豆精（Scoparone）、绿原酸、咖啡酸、4-羟基苯乙酮（对羟基苯乙酮，4-Hdroxyaetophenone）、甲基茵陈色原酮、杞果苷等。挥发油中含有茵陈炔酮（Capillin）、茵陈烯酮（Capillone）、茵陈素（Capillarin）、β-蒎烯等。

【药理作用】

1. 利胆护肝作用　实验证明，茵陈煎剂及茵陈所含的香豆精、绿原酸、咖啡酸、对羟基苯乙酮、甲基茵陈色原酮等成分均有利胆作用，能使胆汁分泌增加，胆汁中固体物、胆酸、胆红素含量也有一定增加。特别是对羟基苯乙酮能使四氯化碳引起的肝损伤动物的胆汁分泌增加。给四氯化碳肝损伤大鼠皮下注射茵陈煎剂，可使肝细胞变性、坏死减轻，肝细胞糖原、核糖核酸含量恢复并接近正常，血清转氨酶活性显著下降，说明茵陈有较好的护肝作用。茵陈蒿汤亦有较好的利胆护肝作用。此外，茵陈中的茵陈蒿油与茵陈色原酮均能明显改善酒精对小鼠的肝脏损伤程度。

2. 降压、降脂及抗凝作用　茵陈水浸剂、乙醇-水浸剂、挥发油均有降血压作用，茵陈所含的香豆精和对羟基苯乙酮亦能使实验动物血压下降，且降压原理与中枢机制的参与和内脏血管的扩张有关；给实验性高胆固醇血症兔灌服茵陈煎剂 3g/kg，2~3 周，能使血清胆固醇及 β-脂蛋白下降，动脉壁胆固醇含量及粥样硬化程度减轻；茵陈尚有抗凝及促进纤维蛋白溶解作用。

3. 利尿作用　茵陈的水浸液对犬有利尿作用。其挥发油能使患中毒性肝炎家兔的尿量增加，所含绿原酸、咖啡酸、香豆精均有利尿作用。茵陈五苓散对水负荷的小鼠及人均有利尿作用。

4. 抗病原微生物作用　体外实验表明，茵陈煎剂对人型及牛型结核杆菌、葡萄球菌、痢疾杆菌、溶血性链球菌、大肠杆菌以及多种皮肤致病性真菌均有抑制作用。对流感病毒、多种钩端螺旋体、猪蛔虫亦有一定抑制作用。

5. 解热作用　用茵陈醇浸剂 2g/kg 灌服，对人工发热兔有显著解热作用。用药半小时起效，作用高峰时可降至正常水平。因其解热成分系挥发油类物质，故煎剂则作用微弱。

6. 细胞毒性作用　茵陈水溶液提取物在 50mg/L、500mg/L 均未见明显的细胞毒性作用，但经较高浓度的茵陈作用后，细胞死亡数增加，有明显的细胞毒性作用。

7. 免疫调节作用　茵陈中的咖啡酸等能增加白细胞数目，其中的植物蛋白具有诱生干扰素的作用。茵陈的水提物通过作用于 HaCaT 细胞抑制 Hs-68 细胞的增殖起到免疫抑制作用。

8. 镇痛消炎作用　茵陈色原酮在醋酸扭体法中显示弱的镇痛作用。茵陈中的挥发油成分可阻滞分裂素活化蛋白激酶通路，降低真核细胞转录因子的活化率，抑制炎性递质表达和生成。

9. 抗氧化作用　茵陈黄酮对·OH 基和 DPPH 自由基具有良好的清除能力，对花生油氧化有明显的抑制效果。

10. 其他作用　茵陈精制浸液对兔未孕及豚鼠产后离体子宫有兴奋作用，对未孕豚鼠子宫的兴奋作用，可为苯海拉明所拮抗；所含香豆精类成分有平喘作用；所含的对羟基苯乙酮有间接促进灰黄霉素吸收的作用。

【临床应用】

1. 高脂血症　茵陈 15g，水煎代茶饮，1 个月为 1 疗程。治疗 82 例，结果胆固醇平均下降 42.4mg%，平均下降率 14.3%。

2. 胆道蛔虫症、胆系感染 茵陈 30～60g，水煎服，治疗胆道蛔虫症 50 例，服药 20 分钟左右止痛，1 剂而愈。用 33% 茵黄浸剂（茵陈、大黄沸水浸泡 24 小时）每次 30～40mL，每日 3～4 次，少数加用其他药物，治疗胆道蛔虫症及胆系感染 121 例，有效率 97.5%。

3. 新生儿高胆红素血症 用黄疸茵陈颗粒治疗新生儿高胆红素血症 40 例，结果与对照组 30 例做统计学比较，发现治疗组胆红素日均下降值及平均治疗天数均明显优于对照组（$P < 0.01$）。

4. 病毒性肝炎 本品为防治肝炎最常用药物之一，单用有效，临床上常用茵陈蒿汤加减治疗，效果颇佳。

5. 妊娠肝内胆汁淤积症 加味茵陈汤：茵陈、栀子、黄芩、丹参、茯苓、泽泻各 10g。每日 1 剂，水煎分 2 次口服，7 天为 1 个疗程。治疗妊娠肝内胆汁淤积症 31 例，结果痊愈 9 例，显效 12 例，有效 6 例，无效 4 例，总有效率为 87.1%。

6. 慢性结肠炎 用茵陈白芷汤（茵陈、杭白芷、广藿香、秦皮等用水煎服）每日 1 剂，治疗慢性结肠炎 200 例，痊愈 120 例，好转 30 例，无效 50 例，总有效率为 75%。

7. 黄疸 茵陈蒿汤（茵陈、栀子、黄柏、郁金、柴胡、猪苓、泽泻、薏苡仁、板蓝根、金钱草、通草）加减治疗 98 例黄疸，结果显效 70 例（71.4%），有效 25 例（25.5%），无效 3 例（3.1%），总有效率 96.9%。

8. 妊高征 每天服用茵陈汤（茵陈、黄芩、制大黄、甘草）1 剂，治疗妊高征 116 例，结果茵陈汤可使妊高征的程度减轻或推迟其发生。

【毒副作用】 小鼠一次口服香豆精 10g/kg，呈静卧状态，呼吸困难，一般在 5 小时内死亡，LD_{50} 为 7.240g/kg。本品临床上无严重不良反应，大量长期使用时，少数病人出现头晕、恶心、上腹饱胀、灼热，可逐渐自行消失。

参 考 文 献

1. 章林平，等. 抗感染药学，2014，11（1）：29.

2. 曹锦花. 沈阳药科大学学报，2013，30（6）：492.

3. 王茜. 安徽中医学院学报，2012，31（4）：87.

4. 齐善厚. 现代食品科技，2013，29（3）：501.

5. 贾珍，等. 中成药，2006，28（11）：1703.

6. 朱世敏. 上海医药杂志，2008，42（2）：73.

金 钱 草

【别名】 铜钱草，白耳草，地钱儿。

【来源】 为报春花科植物过路黄 *Lysimachia christinae* Hance 的干燥全草。

【性味】 甘、咸，微寒。

【功能主治】 利湿退黄，利尿通淋，解毒消肿。用于温热黄疸，胆胀胁痛，石淋，热淋，小便涩痛，痈肿疔疮，蛇虫咬伤。

【主要成分】 含黄酮类、苷类、鞣质、酚性成分、氨基酸、胆碱、固醇、氯化钾、内酯类、对羟基苯甲酸、尿嘧啶、鼠李柠檬素 -4′,3 - 二葡萄糖苷、山柰酚 3 - O - β - D - 吡喃葡萄糖苷、山柰酚 3 - O - α - L - 鼠李糖 -（1→6）- β - D - 吡喃葡萄糖苷、山柰酚 3 - O - α - L - 鼠李糖（1→2）- β - D - 吡喃葡萄糖苷、槲皮素、β - 谷甾醇（β - Sitosterol）、胡萝卜苷（Daucosterol）等。

【药理作用】

1. 利胆排石作用　金钱草煎剂给大鼠灌胃，有明显促进胆汁分泌和排泄作用。其作用可能是促进肝细胞分泌胆汁，肝胆管内胆汁增多，内压增高，奥狄括约肌松弛并排出胆汁，同时也促进胆结石的排出。金钱草是"排石汤"的主要组成之一，排石汤用于肝、胆结石病，能使胆汁流量明显增加并一定程度地舒张胆道括约肌，促进胆石排出，而当与硫酸镁联合应用时，其作用似有进一步加强。

2. 利尿排石作用　动物实验证明，金钱草有显著利尿作用，可能与其所含钾盐有关。还能使尿液变为酸性，促使在碱性条件下泌尿系结石的溶解和排出。

3. 抗菌作用　四川小金钱草煎剂及酊剂对白喉杆菌、金黄色葡萄球菌、溶血性链球菌、伤寒杆菌、福氏和宋氏痢疾杆菌、绿脓杆菌、枯草杆菌及大肠杆菌有一定抗菌作用，尤对白喉杆菌有较强抗菌作用。

4. 抗炎作用　金钱草对动物急性炎症渗出反应与慢性渗出反应均有非常显著的抑制作用。对组织胺引起的小鼠血管通透性增加、巴豆油所致的小鼠耳部炎症、新鲜蛋清所致大鼠关节肿胀及棉球肉芽肿均有显著抑制作用。

5. 对免疫的作用　金钱草对小鼠的细胞免疫和体液免疫均有抑制作用，又有增强小鼠巨噬细胞和嗜中性白细胞的吞噬功能。金钱草对小鼠淋巴组织有耗损作用，以胸腺的变化最为明显，表现为髓质网状上皮细胞变性，哈氏小体消失，皮质变薄，胸腺细胞锐减；脾和淋巴结中 T 细胞分布区域的细胞成分显著减少。

6. 清除活性氧和抗氧化作用　金钱草的 80% 乙醇提取物能有效清除 $\cdot$OH、$O_2^-$$\cdot$ 自由基，对 DNA 的 $\cdot$OH 氧化损伤有显著抑制作用。

7. 排铅作用　对 1% 醋酸铅造成大鼠体内铅含量升高模型用四川金钱草的水煎剂灌服，每日 2mL/kg，金钱草促排组血铅含量和肝铅的含量下降，表明其有一定的排铅作用。

8. 镇痛作用　扭体法及热板法均证明，金钱草有一定的镇痛作用。

9. 抗突变作用　新鲜金钱草榨汁离心所得的上清液可抑制由山梨酸和亚硝酸钠反应形成的 C - 硝基和 C - 亚硝基的致突变作用。

10. 降低高尿酸血症（HUA）的血清尿酸水平　对雄性昆明小鼠连续 3 天灌胃金钱草水提液，5.2 ~ 20.8g/kg 的剂量均能显著降低 HUA 小鼠的血清尿酸水平，但对正常小鼠血清尿酸水平无显著影响。

11. 抗病毒作用　金钱草水提液在体外对乙肝病毒 HBsAg 可能有抑制作用；复方金钱草清热颗粒可拮抗柯萨奇病毒 B5 致 Hep - 2 细胞病变，但对柯萨奇病毒 B3 无明显影响；金钱草水提液能直接杀灭病毒而不能抑制病毒复制。

【临床应用】

1. 蝮蛇咬伤　鲜金钱草 200g，早晚各煎服 1 次，同时配合输液治疗，7 天为 1 疗程，一般 1 ~ 2 个疗程痊愈。治疗 66 例，24 小时内就诊 39 例，24 小时后就诊 27 例，治疗时间最长 21 天，最短 7 天，均痊愈。

2. 胆石症　金钱草橘皮泡茶饮（金钱草 10g、橘皮 5g）治疗胆石症 60 例，结果发现金钱草橘皮泡茶饮对减少复发次数和减轻发作症状有很好的疗效，同时对于预防胆石的增大也有一定的作用。

3. 瘢痕疙瘩　金钱草 300g，紫草 200g，水煎至 1000mL，采用直流电阴极导入法，每日 1 次，每次 20 分钟，30 次为 1 疗程。有效率达 93.5%，未见副作用。

4. 尿路结石　用金钱草片每次 8 片，每日 3 次，治疗尿路结石 20 例，结果痊愈（症状、体征消失，尿中结石排出，B 超或 X 线平片检查结石消失）14 例，显效（症状、体征减轻，B 超或 X 线平片结石减少或向下移动）4 例，无效 2 例，总有效率 90.0%。

【毒副作用】　金钱草毒性低，煎剂给大鼠灌胃，每天 20g/kg，共用 6 天，未见死亡。犬一次灌胃 100g，对血压无大影响。另有报道，因采集或清洗金钱草引起接触性皮炎患者 9 例。

参 考 文 献

1. 熊颖，等．中国中药杂志，2015，40（11）：2109.

2. 苏亚军. 浙江中医杂志, 2007, 42 (6): 364.

广 金 钱 草

【别名】 马蹄香, 落地金钱。

【来源】 为豆科植物广金钱草 *Desmodium styracifolium* (Osb.) Merr. 的干燥地上部分。

【性味】 甘、淡、凉。

【功能主治】 利湿退黄, 利尿通淋。用于黄疸尿赤, 热淋, 石淋, 小便涩痛, 水肿尿少。

【主要成分】 含生物碱、5,7,8,4 - 四羟基 - 6 - 葡萄糖基黄酮、(3α,4β,5α) - 4,5 - 二氢 3 (1 - 吡咯基) - 4, 5 - 二甲基 - 2 (3H) - 呋喃酮、水杨酸、香草酸、阿魏酸、3,4 - 二甲氧基苯酚和乙二酸、鞣质等。

【药理作用】

1. 利尿及防治结石作用 用广金钱草液给麻醉犬静注 0.5g (生药) /kg, 可使输尿管上段管腔内压力增高, 输尿管蠕动频率增快, 尿量增加。用 2g (生药) /kg 煎剂给大鼠灌胃有利尿、排钠作用。广金钱草及其制剂对于用普通饲料加乙二醇、氯化铵造成的大鼠肾结石及其损伤, 有较好的防治作用。在体外, 广金钱草冲剂、石淋通 (含广金钱草干膏 0.12g)、结石通 (以广金钱草为主药) 皆有不同程度的减慢含水草酸钙 ($CaC_2O_4 \cdot H_2O$) 晶体生长速率, 减少晶体聚集程度。临床上, 上尿道含钙结石病人服用这些药物 1 周后, 尿液中大晶体比例明显减少。提示本品可能有预防结石形成及复发的作用。

2. 利胆作用 用广金钱草提取液给麻醉犬静滴和十二指肠给药均能增加肝脏胆汁流出量。实验表明, 石淋通也有一定的利胆作用。

3. 抗炎镇痛及抗菌作用 以广金钱草注射剂、广金钱草黄酮及酚酸腹腔注射于小鼠, 对组胺引起的血管通透性增加有明显抑制作用; 对由巴豆油引起的小鼠耳部炎症、由蛋清引起的大鼠关节肿胀呈明显抑制作用; 广金钱草黄酮及酚酸对棉球肉芽肿炎症第三期模型均具有显著抑制作用。金钱草颗粒灌服, 还能显著抑制醋酸所致小鼠扭体反应及提高热板法实验中小鼠痛阈。此外, 广金钱草醇提物对白色念珠菌有一定抑制作用, 而广金钱草水煎剂作用较差。

4. 对心血管系统的作用 用水提钙盐制得的广金钱草总黄酮及水提醇沉法制得的广金钱草酚进行药理实验, 结果表明其总黄酮能明显增加小鼠心肌营养性血流量, 增加在体狗冠脉及脑血流量, 对小鼠常压缺氧耐受力有显著的增加作用, 有缓解家兔离体血管条痉挛的作用, 对大鼠急性缺血有明显的保护作用。给麻醉犬静注广金钱草可增加冠脉血流量, 减少冠脉阻力指数, 降低心肌耗氧量; 使脑、肾、股动脉血流量增加, 肾血管阻力下降, 血压下降。还能对抗垂体后叶素引起的冠脉血流量减少及血压升高, 预防垂体后叶素引起的家兔急性心肌缺血和心律失常。

5. 益智作用 广金钱草水煎剂可明显拮抗樟柳碱所致小鼠记忆获得障碍, 可显著改善氯霉素所致小鼠记忆巩固不良, 对乙醇所致记忆再现缺失也有一定拮抗作用, 提示广金钱草能提高小鼠学习记忆能力。广金钱草还能明显延长断头小鼠的张口呼吸时间, 明显延长亚硝酸钠所致小鼠脑缺氧死亡时间, 明显延迟小鼠窒息缺氧死亡时间, 表明广金钱草益智效果与其脑保护作用有关。

6. 其他作用 广金钱草所含黄酮于体外能显著抑制血小板聚集, 还能显著拮抗体外血栓形成。广金钱草总黄酮具抗氧化作用。

【临床应用】

1. 泌尿系结石及感染 广金钱草、车前草、玉米须、石韦等, 水煎服, 经临床观察, 治疗尿结石的治愈率为 10.3%, 总有效率为 85.9%。治尿路感染有效率为 78.5%。用结石通片 (主含广金钱草) 治疗 39 例, 有效率 97.4%。

2. 急性黄疸型病毒性肝炎 广金钱草配鸡骨草、田基黄、茵陈、虎杖等, 水煎服。

3. 口腔炎及喉头炎　广金钱草15～30g，水煎液冲蜂蜜服。

【毒副作用】　广金钱草总黄酮腹腔注射 LD_{50} 为（1583±251）mg/kg。

参 考 文 献

1. 范文昌，等. 中国药房，2010，21（31）：2962.
2. 熊颖，等. 中国中药杂志，2015，40（11）：2108.
3. 李晓亮，等. 中药材，2007，30（7）：802.

地 耳 草

【别名】　田基黄。

【来源】　为藤黄科植物地耳草 *Hypericum japonicum* Thunb. ex Murray 的干燥全草。

【性味】　微苦、甘，凉。

【功能主治】　清热利湿，消肿解毒。用于传染性肝炎，泻痢，小儿惊风，疳积，喉蛾，肠痈，疔肿，蛇咬伤。

【主要成分】　含槲皮素（Quercetin）、槲皮苷（Quercitrin）、异槲皮苷、白前苷 B（Vincetoxicoside B）、Sarothranol、Isojacareubin、Taxifolin-7-O-α-L-rhamnoside 等成分。尚含有间苯三酚类衍生物，主要有地耳草素 A、B、C、D（Japonicins A、B、C、D）和 Sarolactone。还含有内酯、鞣质、蒽醌、氨基酸及酚类成分。

【药理作用】

1. 抗菌作用　体外实验表明，地耳草对金黄色葡萄球菌、肺炎球菌、牛型结核杆菌、链球菌、猪霍乱杆菌均有不同程度的抑制作用。

2. 兴奋平滑肌作用　对离体兔肠，地耳草流浸膏低浓度可见节律性收缩增强，高浓度出现痉挛性收缩。

3. 对心脏的作用　对在体及离体蟾蜍心脏，地耳草流浸膏低浓度时，心肌呈现先兴奋后抑制，高浓度时出现纤维颤动而致心跳停止。麻醉犬静注地耳草流浸膏（100%）1～2mL，血压稍有下降，心跳、呼吸无明显影响。

4. 提高免疫功能作用　地耳草注射液对小鼠细胞免疫和体液免疫及非特异性细胞免疫都有较显著影响，它能提高外周血淋巴细胞酸性 α-醋酸萘酯酶阳性细胞的百分比，又可明显增加特异性抗体形成的细胞数。而其水提物田基黄甲素对绵羊红细胞（SRBC）和 picry chloride 诱导的小鼠迟发型足肿胀的抑制作用也相当明显。小鼠注射地耳草水提物 500mg/(kg·d)，5 天后，可明显抑制迟发型足肿胀，同时使小鼠脾脏增重；100mg/(kg·d)，7 天可显著抑制 Pc 诱导的小鼠接触性皮炎（Pc-DTH）。推测其水提物可能主要通过对效应 T 细胞的抑制而完成抑制 DTH 诱导相的细胞免疫过程。

5. 肝脏保护作用　地耳草注射液对小鼠醋氨酚和四氯化碳所致肝脏损伤有保护作用。小鼠腹腔注射 15g/(kg·d)，10 天后可使醋氨酚和四氯化碳中毒小鼠血清谷丙转氨酶和谷胱甘肽 S-转移酶活性恢复正常，肝内谷胱甘肽含量明显升高，且显剂量依赖性。对肝微粒体 GST 活性也有保护作用。此剂量也可抑制醋氨酚中毒小鼠肝脂质过氧化丙二醛的生成和肝甘油三酯的形成。

6. 其他作用　地耳草能改善慢性肾功能衰竭大鼠肾功能，能降低 5/6 肾切除慢性肾功能衰竭大鼠 Cr、Bun 水平；降低血清 LN 含量及肾组织 TGF-β1 表达，使残余肾脏的肾小球、肾小管、肾间质病变及纤维化程度明显减轻。

【临床应用】

1. 肝炎　鲜品30～60g，水煎服，每日1剂，分2次服，治疗急性传染性肝炎91例，治愈61例。用全草制成的注射液（每毫升相当于生药2g），治疗儿童急性传染性肝炎100例，每日肌注2mL，14天为1疗程，结果显效95例，好转2例，无效3例。

2. 伤寒及副伤寒 干品30～150g，切碎，水煎2次，合并煎液，分3次口服，10天为1疗程。治疗44例，有效41例，无效3例。

3. 急性肾炎 地耳草汤（地耳草、鸭跖草、益母草、白茅根、白僵蚕、蝉蜕、石韦、车前草等），每日1剂，水煎，2次分服，治疗急性肾炎62例，痊愈53例（85.5%），显效6例（9.7%），好转3例（4.8%），总有效率100%。疗程最短7天，最长68天。

【毒副作用】 小鼠灌服流浸膏10～100g/kg，每天早晚各1次，连服16天未见毒性反应。有1例服用地耳草引起过敏性皮疹的报道。

参 考 文 献

王强，等. 中药药理与临床，2013，29（2）：61.

垂 盆 草

【别名】 狗牙半支莲，狗牙草。

【来源】 为景天科植物垂盆草 *Sedum sarmentosum* Bunge 的干燥全草。

【性味】 甘、淡，凉。

【功能主治】 利湿退黄，清热解毒。用于湿热黄疸，小便不利，痈肿疮疡。

【主要成分】 含垂盆草苷（2-氰基-4-O-β-D-葡基反丁烯-2-醇）、氨基酸、糖类、黄酮类（苜蓿素、苜蓿苷、木犀草素、木犀草素-7-葡萄糖苷、甘草素、甘草苷、异甘草素、异甘草苷、异鼠李素-7-葡萄糖、异鼠李素-3,7-二葡萄糖苷、柠檬素、柠檬素-3-葡萄糖苷、柠檬素-3,7-二葡萄糖苷）、甾醇类［β-谷甾醇、胡萝卜苷、3β,6β-豆甾-4-烯-3,6-二醇和一新化合物3β,4α,14α,20R,24R-4-14-二甲基麦角甾29（11）-烯-3醇］、生物碱（消旋甲基异石榴皮碱、二氢异石榴皮碱、3-甲酰-1,4-二羟基二氢吡喃、N-甲基-2β-羟丙基哌啶）等。

【药理作用】

1. 护肝作用 垂盆草对大鼠、小鼠四氯化碳性肝损伤及坏死有一定的保护作用，使转氨酶及γ-球蛋白的升高、脂肪变性及纤维化程度较对照组为轻。所含氨基酸对减轻肝细胞气球样变及坏死有一定作用。垂盆草可通过抑制炎性渗出，减少肝细胞损伤，对四氯化碳中毒性肝损伤动物、病毒性肝炎病人的血清转氨酶及假性肥大肌营养不良病人血清转氨酶均有降低作用。从垂盆草中提取垂盆草苷制成垂盆草片，按每只0.5～1.0mg给小鼠灌胃给药，对四氯化碳性肝损伤有明显保护作用，可使肝细胞内糖原、葡萄糖2,6磷酸酶、乳酸脱氢酶含量增加，肝细胞内琥珀酸脱氢酶和ATP酶活性增强。表明垂盆草苷的保肝作用可能与此有关。

2. 抗菌作用 垂盆草对金黄色葡萄球菌、甲型及乙型链球菌、绿脓杆菌、伤寒杆菌、大肠杆菌、白色念珠菌等有一定抑制作用。

3. 免疫抑制作用 垂盆草苷给小鼠腹腔注射，能显著减少脾中抗羊红细胞的空斑形成细胞数；给大鼠腹腔注射，可见移植物抗宿主反应被抑制。给小鼠连续注射后，可使外周血中中性白细胞的比例增加，胸腺细胞减少，骨髓中T细胞的比例上升，故推测此处的作用类似类固醇激素，能将外周T细胞转移至骨髓。

4. 抗肿瘤作用 垂盆草生物碱粗提取物可呈剂量依赖性地抑制肝癌细胞的增殖且其抑制增殖作用发生在细胞增殖的 G_1 期。垂盆草乙酸乙酯和正丁醇部位提取物和总黄酮提取物对体外状态下的人肝癌细胞株 $HepG_2$、人结肠癌细胞株 SW_{480} 及人食管癌细胞株 EC_{109} 都有显著的抗肿瘤作用，且总黄酮提取物作用最强。

5. 雌激素样作用 垂盆草乙醚和乙酸乙酯部位提取物对切除卵巢大鼠雌激素作用的治疗活性比17 - 雌二醇强，垂盆草剂量的增加可使免疫血清中甘油三酯的含量显著减少，又可扭转硬骨、软骨组织中胶原质含量的降低。

6. 其他作用 垂盆草具有增强肌力作用。垂盆草乙酸乙酯部位可以抑制血管紧张素转化酶的活性。通过 VPE$_{16}$和 CD4 + HeLa 细胞来筛选抗 HIV 病毒药物，发现垂盆草的甲醇提取物对 Gp120 - CD4 显示出很强的交互抑制作用，浓度为 100mg/mL 时，抑制率可达 80% ~ 90% 。垂盆草水煎液口服可以有效防止毒邪扩散和毒素吸收，避免全身感染。另外，垂盆草甲醇提取物具有清除自由基的活性，表明其具有抗氧化作用。另有实验表明，垂盆草对实验性结肠炎具保护作用。

【临床应用】

1. 肝炎 垂盆草片（每片含垂盆草干浸膏 0.32g），每日 3 次，每次 6 片内服，治疗急、慢性肝炎 1000 例，显效率 73.6% ，好转率 14.8% ，无效率 11.6% 。其中以急性黄疸型肝炎效果最好，显效率达 95.7% 。

2. 结膜溃疡 垂盆草注射液 1mL 作结膜下注射，治疗 40 例，基本治愈 14 例，好转 15 例。用垂盆草注射液 0.8mL 加 2% 普鲁卡因 0.4mL 结膜下注射，治疗 100 例，基本治愈 47 例，好转 42 例，总有效率 89% 。

3. 蜂窝组织炎、乳腺炎和痈疖 垂盆草 60 ~ 120g，洗净捣烂，加面粉少许调成糊状外敷患处，每日或隔日 1 次。

4. 肢体动脉粥样硬化闭塞症（ASO） 以垂盆草为主药的脉健方有较好改善 ASO 患者缺血主症和体征作用，能改善脂质代谢的紊乱状态，降低血小板聚集率，提高血清 SOD 活性等。

【毒副作用】 本品毒性不大，给犬灌服其流浸膏相当于 30g（生药）/kg 除有时出现呕吐、腹泻外，对血象、肝功能、血清蛋白等无明显影响，病理检查亦无明显变化。临床有报道，个别患者每次 250g 煎服本品，有头昏、心慌现象。

参 考 文 献

1. 李慧娟，等. 药学研究，2015，34（11）：662.
2. 刘翔. 中国医药指南，2012，10（2）：80.
3. 陈雨洁，等. 中央民族大学学报，2011，20（2）：88.
4. 葛相栓，等. 中国中西医结合消化杂志，2007，15（6）：391.

虎 杖

【别名】 虎杖根，舒筋龙。

【来源】 为蓼科植物虎杖 *Polygonum cuspidatum* Sieb. et Zucc. 的干燥根茎和根。

【性味】 微苦，微寒。

【功能主治】 利湿退黄，清热解毒，散瘀止痛，止咳化痰。用于湿热黄疸，淋浊，带下，风湿痹痛，痈肿疮毒，水火烫伤，经闭，癥瘕，跌打损伤，肺热咳嗽。

【主要成分】 含蒽醌类化合物，如大黄素（Emodin）、大黄素 - 8 - O - β - D - 葡萄糖苷即虎杖苷（Polygonin）、大黄酚（Chrysophanol）、大黄酸（Rhein）、大黄素甲醚 - 8 - 葡萄糖苷。此外，尚含二苯乙烯类化合物如白藜芦醇（Resveratrol）、白藜芦醇苷。还含有 β - 谷甾醇、异槲皮苷（Isoquercitrin）、维生素 C 及氨基酸、草酸、多糖、钾盐及大量缩合型的鞣质。

【药理作用】

1. 抗病原微生物作用   虎杖煎剂在体外对金黄色葡萄球菌、白色葡萄球菌、溶血性链球菌、卡他球菌、大肠杆菌、变形杆菌、福氏痢疾杆菌、绿脓杆菌等均有抑制作用。10g/L 虎杖水煎液对单纯疱疹病毒及流行性感冒亚洲甲型京科 681 病毒具有抑制作用。30g/L 虎杖煎剂对 479 号腺病毒、72 号脊髓灰质炎 Ⅱ 型病毒、44 号埃可 7 型病毒、柯萨奇 A9 型和 B5 型病毒、乙型脑炎病毒及 140 号单纯疱疹病毒等 7 种病毒均有较强的抑制作用，且对 HIV 病毒亦具有一定的抑制作用。并有杀灭钩端螺旋体的作用。

2. 镇咳平喘作用   虎杖粗品及白藜芦醇苷均有镇咳效力。虎杖煎剂在离体豚鼠气管实验中，能对抗组织胺引起的气管收缩，故有一定的平喘作用。虎杖煎剂尚有祛痰作用。

3. 对胃黏膜损伤的保护作用   虎杖口服液对无水乙醇诱发的胃黏膜损伤有保护作用。虎杖苷（Poly-datin，PD）能改善微循环，抗脂质过氧化。实验中也发现 PD 大、中剂量对无水乙醇诱发的胃黏膜损伤有保护作用，可能与 PD 的抗氧化作用有关。同时也发现，PD 能有效拮抗大鼠束缚－冷冻应激所致 SOD 活性降低，并抑制脂质过氧化产物 MDA 升高，具有较强的清除氧自由基作用。

4. 强心、扩血管作用   100g/L 虎杖水煎液可明显增强蟾蜍离体心肌收缩，作用机制可能与 α、β 受体及钙离子有关。虎杖的有效成分白藜芦醇苷具有显著的扩张血管、降低血压的作用，能使豚鼠离体心脏收缩幅度明显增加，$1.12 \sim 1.9$ mg/kg 能使犬的冠脉血流量增加，冠脉阻力下降。1.71mmol/L 白藜芦醇苷可非竞争性抑制去甲肾上腺素引发的家兔离体肺动脉收缩，使去甲肾上腺素量效曲线右移，但对肺动脉的舒张作用可被 β 受体阻断剂普萘洛尔减弱。

5. 降血压作用   对麻醉猫静注白藜芦醇苷，初期血压微升，$3 \sim 5$ 分钟后血压缓慢下降，$15 \sim 30$ 分钟降压达最低点，以后缓慢上升。虎杖煎剂也有降压作用。

6. 降血脂及护肝作用   虎杖片能明显降低动物血清 TG、TC 和 LDL－C 含量，升高 HDL_2－C 含量，提高 HDL－C/TC、HDL－C/LDL－C、HDL_2－C/HDL－C 和 HDL_2－C/HDL_3－C 比值，降低 RBC 的聚集性，提高变形能力，使血液黏度恢复正常。白藜芦醇苷能降低肝脏类脂化合物和血清中游离脂肪酸、谷丙转氨酶。体外实验表明，藜芦酚对二磷酸腺苷、双核苷酸磷酯引起的肝微粒体脂质的过氧化反应有抑制作用。因此，虎杖对肝损伤的保护作用是由于其有效成分抑制了过氧化脂质的进一步产生和抑制了过氧化脂质对肝细胞的破坏作用之故。

7. 改善微循环及抗休克作用   白藜芦醇苷可明显抑制烧伤休克模型大鼠血浆内肿瘤坏死因子含量的升高，减轻白细胞的附壁黏着和肺部损伤，改善微循环。白藜芦醇苷可延长重度失血性休克大鼠的存活时间，效果优于多巴胺。

8. 抗肿瘤作用   虎杖所含大黄素对小鼠肉瘤 S_{180}、肝癌、乳腺癌、艾氏腹水癌、淋巴肉瘤、黑色素瘤及大鼠瓦克癌等 7 种瘤株的增殖均有不同程度的抑制作用，抑制率均在 30% 以上。大黄素可抑制人早幼粒性白血病细胞的增殖，作用机制可能是抑制肿瘤细胞 DNA 的合成。

9. 对胃肠道的作用   大黄素可引起离体豚鼠肠管肌肉张力短时增高，振幅增大。静注大黄素可使在体猫肠管张力立即下降，抑制作用持续约 3 分钟，随后肠管肌力明显提高，收缩幅度增大，$20 \sim 30$ 分钟后逐渐恢复正常。

10. 降尿酸作用   虎杖苷可抑制尿酸重吸收的转运蛋白 URAT1 的 mRNA 表达，增加尿酸分泌转运蛋白 OAT1、OAT3 的 mRNA 表达，从而增加肾脏对尿酸的排泄作用。

11. 对生殖系统的作用   虎杖提取物能显著提高去卵巢大鼠阴道和子宫重量；改善子宫萎缩状况；能增加去卵巢大鼠血清雌二醇含量，降低促黄体生成素含量。

12. 其他作用   中药虎杖来源的白藜芦醇及白藜芦醇脂质体对帕金森病模型大鼠黑质细胞具有明显的保护作用。虎杖生品、酒润品、酒煮品、酒炙品、酒泡品均有较强的抗炎镇痛作用。虎杖根茎中的蒽醌类成分具有较强的抗氧化活性。此外，单用虎杖水煎液对烫伤大鼠有较好的治疗作用。虎杖蒽醌片有对抗辐射引起的白细胞降低作用。大剂量白藜芦醇可使大白鼠白细胞总数明显减少。白藜芦醇苷与戊巴比妥钠有协同作用，能明显延长小鼠睡眠时间。虎杖煎剂外用，对外伤出血有明显的止血作用。虎杖对动物实验性糖尿病，能降低其发病和死亡率。所含黄酮类成分还有利尿作用。虎杖煎剂 1mL/kg（相当于 1g/kg）静注，对氯化钡所致大鼠心律失常有拮抗作用。

【临床应用】

1. 痛风性关节炎　按 100∶16∶280 取虎杖粉、樟脑和医用凡士林配成膏状，敷于患处，隔日换药 1 次，直到痊愈。治疗 50 例，44 例痊愈，5 例显效，1 例有效，有效率为 100%。

2. 传染性肝炎　单用虎杖、虎杖蒽醌苷或用虎杖配茵陈、大枣水煎服，治疗急慢性肝炎皆有一定效果，部分乙肝表面抗原阳性者阴转。用虎杖浸膏片每次 6 片，每日 3 次，治疗 32 例，疗程 3 个月，结果有效 29 例，乙肝表面抗原阴转 17 例。

3. 白细胞减少症　用虎杖片或冲剂治疗肿瘤病人放疗引起的白细胞减少症 67 例，停用放疗的 8 例中 7 例有效，未停放疗的 59 例中 40 例白细胞较快回升，19 例不再下降，疗效持久。

4. 上消化道出血　每次服虎杖粉 4g，每日 2～3 次，治 187 例，全部有效。

5. 带状疱疹　自制复方虎杖酊剂，治疗 88 例，总有效率为 100%，治愈时间最短为 4 天，最长为 10 天。

6. 创伤　从虎杖中提取大黄蒽醌类成分，制成药粉涂于创面，并用纱布包好，隔日换药 1 次，两次伤口愈合。

7. 肚脐感染　从虎杖中提取的大黄蒽醌类成分，制成药粉涂于肚脐上，用胶布固定，第 2 天就不出脓，第 3 天换药，不久痊愈。

8. 慢性前列腺炎　虎杖散〔虎杖、金针草、牛膝各 15g，当归、桃仁、两头尖、牡丹皮、降香末各 9g，麝香 0.05g（后入顿服），琥珀 1g（冲），川楝子、乳香各 10g，蒲公英、甘草各 6g〕水煎服，日 1 剂，分 2 次服，治疗慢性前列腺炎 40 例，结果治愈 15 例（37.5%），好转 17 例（42.5%），无效 8 例（20.0%），总有效率 80.0%。

【毒副作用】　在虎杖蒽醌衍生物的最大耐受量实验中，小鼠口服 9g/kg，1 周无死亡。大黄素、白藜芦醇苷对小鼠腹腔注射的 LD_{50} 分别为（249.5±34.3）mg/kg 和（1900±57.3）mg/kg。

参 考 文 献

1. 吴杲，等. 药学学报，2014，49（12）：1741.
2. 樊慧婷，等. 中国中药杂志，2013，38（15）：2546.
3. 黄海量. 西部中医药，2012，25（4）：102.
4. 王彦春，等. 中国中药杂志，2011，36（8）：1060.
5. 王桂芹，等. 植物资源与环境学报，2011，20（2）：43.
6. 汪天明，等. 宿州学院学报，2007，22（2）：114.

积 雪 草

【别名】　落得打，马蹄草，铜钱草，崩大碗。

【来源】　为伞形科植物积雪草 *Centella asiatica*（L.）Urb. 的干燥全草。

【性味】　苦、辛，寒。

【功能主治】　清热利湿，解毒消肿。用于湿热黄疸，中暑腹泻，石淋血淋，痈肿疮毒，跌扑损伤。

【主要成分】　全草含 α-香树脂酸型皂苷及三萜酸，所含皂苷为积雪草苷（Asiaticoside）、羟基积雪草苷（Madecassoside，MC）、落得打三糖苷（Brahmoside）、积雪草酸（Asiatic acid），并含积雪草精（Centellose）等。尚含有生物碱、谷甾醇、挥发油、维生素 C、鞣质、肌醇、氯化钾及硫酸钾等。

【药理作用】

1. 对中枢神经系统的作用　积雪草煎剂（含皂苷）灌服或 0.5～2g/kg 腹腔注射，对小鼠和大鼠具有镇静、安定的作用。此作用主要对中枢神经系统的胆碱能系统产生影响。此外，积雪草通过提高机体对非特异性刺激的抵抗能力，有效防止过度刺激造成机体调节功能紊乱，从而发挥抗抑郁的作用。

2. 对皮肤组织的作用   积雪草苷口服或外用，对皮肤组织的新陈代谢有调节作用，能治疗创伤、皮肤结核等，可促进伤口愈合。用积雪草对大鼠、小鼠、豚鼠、家兔肌肉注射或植入，可促进皮肤增长，局部细胞增多，结缔组织血管增生，黏液分泌增加，毛发生长加快。积雪草能治麻风病，其作用是能溶解细菌的蜡膜，使其能被药物或抗体防御机能所杀灭。

3. 对消化系统的作用   积雪草醇提取物及水溶性皂苷对大鼠及家兔离体回肠均有抑制作用，使张力和收缩幅度下降，对大鼠幽门结扎性溃疡有抑制作用，并能对抗乙酰胆碱所致回肠痉挛。

4. 抗菌作用   积雪草煎剂，试管稀释法实验表明，对绿脓杆菌、金黄色葡萄球菌、变形杆菌等有抑制作用。

5. 对心血管的作用   积雪草提取物，对麻醉犬静注 $10 \sim 100 mg/kg$，具有轻度呼吸兴奋及中度的降低血压和心搏变缓作用，且不能被阿托品所阻断。

6. 改善和增强智力作用   用羟基积雪草苷（Madecassoside, MC）对慢性铝中毒拟痴呆小鼠模型灌服，发现 MC 对慢性铝中毒小鼠的海马神经元具有保护作用，从而改善学习记忆能力，产生对拟痴呆模型的治疗作用。积雪草还能改善智力迟钝儿童的智力。

7. 抗肿瘤作用   积雪草有激活人体上皮细胞功能，促进正常肉芽细胞形成，抑制纤维细胞增殖作用。对于培养中的肿瘤细胞，积雪草甲醇提取物能百分之百地杀灭，显示出抗癌作用。本品提取物能使荷瘤小鼠生命延长 2 倍。

8. 增强免疫系统的功能   积雪草苷能够有效抑制系膜细胞的增殖和表达，从而减少细胞外基质的沉积，有效证实了积雪草能够对炎性因子进行有效抑制，从而发挥对肾功能的保护作用。

9. 抗氧化作用   积雪草具有较强的抗氧化能力，其主要活性部位在乙酸乙酯相，且主要成分为黄酮，可抑制 DPPH 自由基、羟自由基。

10. 其他作用   积雪草对小鼠胶原诱导性关节炎具有抑制作用。积雪草苷对博莱霉素诱导的大鼠肺纤维化有保护作用。

【临床应用】

1. 传染性肝炎   积雪草 120g，加水 500mL，煎煮，2 次煎液浓缩成 250mL，加糖 60g，分 2 次服，7 日为 1 疗程。治疗 10 例，有效 3 例，好转 5 例。肝肿大用药 2～4 疗程消退。

2. 止痛   积雪草研细，每日 3 次，每次 1～1.5g，开水冲服。治疗胸、背及腰部外伤性疼痛 42 例，止痛 27 例，好转 14 例，无效 1 例，总有效率为 97.6%。

3. 流行性脑膜炎   积雪草 1000g，水煎 2 次，合并滤液，浓缩成 1000mL，调 pH 值 6 左右。每日 3 次，每次 10mL，儿童酌减。空腹服，连服 3 天。治疗流脑带菌者 30 例，3 天后采样培养，24 例转阴，转阴率比磺胺嘧啶对照组高。

4. 流行性腮腺炎   鲜积雪草 120g，洗净，切碎，加水适量，煎 15～25 分钟，分 2 次服，第 2 次煎液 1 次服。外用：积雪草洗净，绞汁，加米醋混匀，涂抹患处，每日 3～8 次。治疗 35 例，全部治愈。

5. 小儿暑疖   鲜品积雪草 30～60g（干品 15～30g），水煎去渣取汁，加冰糖代茶饮。另取鲜品捣汁，调成糊状，外敷患处。治疗 157 例，全部治愈。

【毒副作用】   积雪草醇提取物对大鼠腹腔注射的 LD_{50} 为 1.93g/kg。给小鼠、家兔皮下注射 0.04～0.05g/kg，有中毒反应；0.2～0.25g/kg，则能延长出血时间，导致出血。小鼠、家兔口服 1g/kg，皆可耐受。

参 考 文 献

1. 吉其舰，等. 现代医学，2014，42（11）：1304.

2. 贺惠娟，等. 中国病理生理杂志，2010，26（4）：771.

3. 李洪忠，等. 药学学报，2007，42（7）：698.

4. 于泉林，等 . 中国中药杂志，2007，32（12）：1182.

菊 苣

【别名】 卡斯尼（维名）。

【来源】 系维吾尔族习用药材，为菊科植物毛菊苣 *Cichorium glandulosumm* Boiss. et Huet 及菊苣 *Cichorium intybus* L. 的干燥地上部分或根。

【性味】 微苦、咸，凉。

【功能主治】 清肝利胆，健胃消食，利尿消肿。用于湿热黄疸，胃痛食少，水肿尿少。

【主要成分】 全草含马栗树皮素（Esculetin）、马栗树皮苷（Esculin）、野莴苣苷（Cichoriin）、山莴苣素（Lauctucin）、山莴苣苦素（Lactucopicrin）、α-香树脂醇、蒲公英萜酮、Baurenyl acetate 和 β-谷甾醇。叶含单咖啡酰酒石酸、二咖啡酰酒石酸（菊苣酸，Chicoric acid）。花瓣含花色苷（Anthocyanin）、鞣质等。根含有2,3,4,9-四氢-1H-吡啶并-（3,4-β）吲哚-3-羧酸［2,3,4,9-Tetrahydro-1H-pyrido-（3,4-β）indole-3-carboxylic acid］、壬二酸（Azelaic acid）、胡萝卜苷（Daucosterol）等。

【药理作用】

1. 对中枢神经系统的作用 野生菊苣花的浸剂，对动物注射，可兴奋中枢神经系统，使心脏活动振幅增强，频率减慢。

2. 抗菌作用 菊苣煎剂或乙醇提取物，有抑制细菌的作用，并有收敛之功。菊苣根的乙醇或乙醚提取物亦有抗菌作用，其有效成分可能是一种倍半萜类成分。

3. 增强消化功能的作用 菊苣高浓度的浸剂，可增进胃分泌，提高食欲，改善消化功能，但对平滑肌张力无增进作用。

4. 护肝作用 毛菊苣石油醚萃取物对大鼠肝纤维化细胞凋亡具有显著抑制作用。菊苣的水提物和醇提物对 CCl_4 所致肝损伤小鼠血清升高的 ALT、AST 有降低作用，对化学性肝脏损伤有保护作用。

5. 调节血糖、血脂作用 对四氧嘧啶合高脂饲料制造高糖高脂兔复合模型，灌胃一定剂量的菊苣提取物，发现菊苣不仅通过调节糖代谢、脂代谢来改善血浆大分子含量，降低血液黏稠度，还使红细胞流变性得到恢复，从而起到调节血糖、血脂的作用。

6. 抗脂肪肝作用 通过对小鼠高脂模型灌服菊苣醇提物发现，菊苣可明显减少由高脂饮食引起的小鼠肝脂质蓄积，降低肝一氧化氮、过氧化脂质含量，提高超氧化物歧化酶活性。实验还发现，菊苣可通过降低一氧化氮含量、提高清除自由基关键酶超氧化物歧化酶的活性来达到清除自由基对肝脏的损伤，从而改善肝脂代谢功能，这可能是其降血脂、肝脂和过氧化脂质的另一途径。

7. 抗高尿酸血症作用 利用喂饲用酵母配制的造模饲料造成高尿酸高甘油三酯血症的复合模型鹌鹑，观察菊苣提取物对高尿酸高甘油三酯血症鹌鹑血尿酸（UA）、血脂的影响，结果发现，菊苣提取物对这种交互紊乱具有较好的调节作用，即具有降脂降尿酸的功能。

8. 其他作用 菊苣酸具有抑制白血病细胞株 HL-60 增殖活性和诱导其凋亡作用。栽培菊苣提取物具有很好的抗氧化作用。

【临床应用】

黄疸型肝炎 菊苣3~9g，水煎服。并用适量，煎水洗身。

参 考 文 献

1. 秦冬梅，等 . 中国医院药学杂志，2015，35（7）：580.

2. 孙博喻，等 . 中华中医药学刊，2015，33（7）：1578.

3. 陈瑞奇，等 . 中南药学，2014，12（12）：1208.

4. 李慧，等. 中西医结合学报，2008，6（2）：157.

葫　芦

【别名】　药壶芦，葫芦壳。

【来源】　为葫芦科植物葫芦 *Lagenaria siceraria*（Molina）Standl. 和瓢瓜 *Lagenaria siceraria*（Molina）Standl. var. *depressa*（Ser.）Hara 的干燥果皮。

【性味】　甘、淡，平。

【功能主治】　利水消肿，通淋散结。用于水肿，鼓胀，黄疸，消渴，淋病，痈肿。

【主要成分】　主要含葫芦素 A、B、C、D、E，二氢葫芦素等。此外，还含有葡萄糖、戊聚糖、木质素。

【药理作用】

1. 体外细胞毒和抗肿瘤作用　研究表明，葫芦素 B、E 对 HeLa 细胞有细胞毒作用；葫芦素 B 及 B、E 混合物对实体瘤 S_{180} 及肝癌有显著抑制作用，而对 S_{37} 的抑制率可达到 57.0% 和 35.5%，对 S_{180} 腹水癌、艾氏腹水瘤和网结细胞腹水瘤有抑制作用。

2. 对免疫系统的作用　葫芦素能抑制有丝分裂原诱导的 T - 淋巴细胞增殖。另外有报道，葫芦素具有激发肝炎免疫功能、提高免疫力的作用。

3. 抗肝炎作用　不同剂量的葫芦素 B、E 及 B、E 混合物对四氯化碳所致大鼠肝损伤有较明显的降低血清谷丙转氨酶活力的效果，同时，葫芦素还具有减轻脂肪样变，明显抑制肝纤维增生的作用。

4. 抗化学致癌物的作用　实验表明，极少量的葫芦素 B 就对苯并［α］芘代谢物有明显抑制作用，从而抑制致癌物的形成，产生抗化学致癌作用。

5. 其他作用　葫芦素 B 对小鼠有抗炎作用；二氢葫芦素 D 可抑制小鼠排卵受精及黄体形成，有避孕作用；葫芦素 D 可使清醒的猫和狗发生腹泻，表明其具有刺激肠胃运动的作用。

【临床应用】

1. 原发性肝癌　对 169 例原发性肝癌患者治疗表明，与化疗药 5 - 氟尿嘧啶比较，该药在改善患者临床症状、缓解肝痛、缩小瘤体、延长生存期、恢复体力等方面均优于对照品，且无一般化疗药的毒副作用。经治疗后，半年以上生存率为 66.6%，一年生存率为 39%，二年生存率为 29%，三年以上生存率为 4.3%。总有效率为 69%，其中显效率为 39%。

2. 肝炎　309 例慢性迁延性和慢性活动性肝炎患者服用瓜蒂素片（总葫芦素、葫芦素 E、葫芦素 B）每日 3~4mg，结果总有效率为 69.9%，显效率为 46.6%。

3. 水肿　葫芦壳 60g，大蒜梗 30g，水煎服有效。用葫芦壳 24g，半边莲 15g，冬瓜皮 30g，水煎服治疗肾炎水肿，有较好疗效。

4. 热淋，小便短赤　葫芦壳 30g，金钱草、石韦、薏苡根各 12g，水煎服，有效。

【毒副作用】　葫芦素 B 的 LD_{50} 小鼠灌胃为（14±3.0）mg/kg，皮下给药为（1.0±0.07）mg/kg，大鼠皮下给药为（2.2±0.3）mg/kg，葫芦素 B、E 混合物小鼠皮下给药的 LD_{50} 为（6.6±1.0）mg/kg，而大鼠的 ED_{50} 为（0.18±0.04）mg/kg。

参 考 文 献

1. 周玖瑶，等. 中华中医药学报，2007，25（5）：1005.
2. 杨凯，等. 国际中医中药杂志，2006，28（1）：27.

赤　小　豆

【别名】　赤豆，红豆，红小豆。

【来源】　为豆科植物赤小豆 *Vigna umbellata* Ohwi et Ohashi 或赤豆 *Vigna angularis* Ohwi et Ohashi 的干燥成熟种子。

【性味】　甘、酸，平。

【功能主治】　利水消肿，解毒排脓。用于水肿胀满，脚气浮肿，黄疸尿赤，风热湿痹，痈肿疮毒，肠痈腹痛。

【主要成分】　赤豆种子含 α-球朊、β-球朊、脂肪、脂肪酸、淀粉、烟酸（Nilic acid）、糖类、维生素类、植物甾醇、色素、皂苷、钙、磷、铁、硫胺素（Thiamine）、核黄素（Riboflavin）。

【药理作用】

1. 抗氧化作用　赤小豆不同溶剂提取物都具有一定的抗氧化能力，其大小顺序为乙酸乙酯提取物 > 乙醇提取物 > 水提物，所有提取物的抗氧化活性都比 BHT 要低，且各溶剂提取物对 DPPH 自由基、ABTS$^+$ 自由基、FARP 及脂质过氧化的抗氧化活性与总黄酮含量均显示出正相关性。

2. 对生殖系统的作用　赤小豆胰蛋白酶抑制剂具有避孕作用。通过一系列酶促反应动力学研究表明，赤小豆胰蛋白酶抑制剂对胰蛋白酶有较强的不可逆竞争性抑制作用，其 km 和 ki 值分别为 1.43×10^{-3} mol/L 和 2.4×10^{-4} mol/L。赤小豆胰蛋白酶抑制剂对人体精子顶体酶有显著抑制作用，抑制摩尔比是 1:1:39，其抑制常数为 1.1×10^8，为典型的抑制反应曲线，说明赤小豆胰蛋白酶抑制剂同样亦能抑制人体精子顶体酶的活性。

【临床应用】

1. 黄褐斑　麻黄连翘赤小豆汤（麻黄、连翘、赤小豆、桑白皮、泡参等）每日 1 剂，15 天为 1 个疗程，治疗黄褐斑 23 例，结果痊愈 7 例（30.43%），显效 9 例（39.1%），有效 6 例（26.1%），无效 1 例（4.3%）。

2. 脚气　用自拟的赤小豆膏（赤小豆和枯矾）治疗脚气，20 天为 1 疗程，2 个疗程后评价疗效，结果总有效率为 100%。

3. 急性肾小球肾炎　麻黄连翘赤小豆汤加味治疗小儿急性肾小球肾炎 34 例，与常规西药组（34 例）比较，麻黄连翘赤小豆汤加减治疗效果良好（$P < 0.05$）。

4. 硬脑膜下积液　在应用青霉素或头孢噻肟抗感染及激素、甘露醇、胞二磷胆碱等对症支持治疗的基础上，将头发剃光洗净，赤小豆粉用微温开水调成糊状，敷在前囟门及其周围，前至前发际，左右至耳上 2cm，后至头顶。结果全部 12 例治疗 15~20 日后，体温逐渐恢复正常，吃奶好，无呕吐，前囟平坦，颅缝闭合。

5. 急性腮腺炎　生姜、仙人掌、赤小豆捣成药泥，外敷患处，治疗急性腮腺炎 20 例，在 1 周内均痊愈，总有效率为 100%。

6. 妊娠水肿　赤小豆 50g 熬汤食用，1 日 2~3 次。治疗妊娠水肿 20 例，3 天以内治愈达 12 例，5 天以内治愈 18 例，1 周内治愈 19 例，有效率 100%。

7. 颞下颌关节紊乱　赤小豆研成细末，湿润后敷于患处，包扎固定，每隔 2~3 小时将原糊剂重新调湿润，反复 4~5 次后，重新更换赤小豆糊剂，再次敷于患处。36 例中痊愈 20 例（占 55.6%），有效 15 例（占 41.7%），部分复发病例经重新治疗仍有效；无效 1 人，占 2.7%。

8. 逆行射精　以麻黄连翘赤小豆汤加减治疗逆行射精 87 例，56 例痊愈，25 例有效，6 例无效，总有效率为 93.1%。

9. 结节性脉管炎　以茵陈赤小豆汤（茵陈、赤小豆、苦参、生薏米等）每日 1 剂，水煎服，14 天为

1个疗程，治疗本症108例，痊愈68例（63.0%），显效21例（19.4%），有效12例（11.1%），无效7例（6.5%）。

10. 湿疹 以麻黄连翘赤小豆汤合五味消毒饮治疗皮肤湿疹50例，结果显效48例，有效2例，总有效率为100%。

11. 其他应用 赤小豆用水调成糊状，治疗外伤血肿，效果满意；另外有报道，用自拟的赤小豆马齿油（赤小豆、大黄、雄黄）治疗带状疱疹65例，总有效率为93.8%。

参 考 文 献

1. 王桃云，等. 食品工业，2015，36（8）：157.
2. 王颖，等. 中国中医急症，2007，16（8）：1003.

枳 椇 子

【别名】 枳椇果，万寿果。

【来源】 为鼠李科植物北枳椇 *Hovenia dulcis* Thunb.、枳椇 *Hovenia acerba* Lindl. 带有肉质果柄的果实或种子。

【性味】 甘、酸，平。

【功能主治】 利水消肿，解酒毒。用于水肿，二便不利，烦热，口渴，醉酒。

【主要成分】 主要含黑麦草碱（Perlolyrine）、β-咔啉（β-Carboline）、枳椇苷（Hovenoside）、酸枣苷元（Jujubogenin）、葡萄糖及苹果酸钾、硝酸钾等。

【药理作用】

1. 降压作用 小鼠静脉注射枳椇子皂苷3~10mg/kg，有短暂的降压作用。

2. 对中枢抑制作用 小鼠腹腔注射枳椇子皂苷（HS）30mg/kg，能显著减少其自主活动，并延长环己巴比妥的睡眠时间，大鼠腹腔注射30mg/kg，能特异抑制其条件反射，显示出一定的镇静作用。小鼠腹腔注射较大剂量（400mg/kg以上）时，对电刺激及戊四唑或士的宁所致的惊厥均有一定的抗惊厥作用。

3. 抗脂质过氧化作用 用40%枳椇子灌胃，能显著降低小鼠血清、肝和脑组织丙二醛（MDA）的含量，并呈明显剂量效应关系。枳椇子匀浆液给雄性小鼠以6g/kg、9g/kg灌胃给药14天，能显著降低血清及肝、肾、脑组织中丙二醛（MDA）含量，显著增加小鼠肝、脑组织中的超氧化物歧化酶（SOD）的含量，并呈量效依赖关系。另以枳椇子进行干预，显示预防大鼠酒精性脂肪肝具有较好效果。

4. 抗胃溃疡作用 以枳椇子皂苷（HS）腹腔注射，对应激性胃溃疡有明显抑制作用，灌服无效。

5. 抗应激作用 枳椇子匀浆液6g/kg灌胃给药7天，能增强小鼠耐寒（-20℃）能力和耐热（50℃）能力，并能延长小鼠游泳时间。表明枳椇子能显著增加小鼠综合体能及增强其抗应激作用的能力。

6. 抗致突变作用 从枳椇子中提取分离的一种化合物，在艾姆实验中有极好的抗致突变活性，可用于防癌。

7. 抗肿瘤作用 枳椇子水提物对体外培养的人肝癌Bel-7402细胞生长有抑制作用；给接种小鼠肝癌瘤株H_{22}的小鼠灌胃枳椇子水提物对肿瘤有显著抑制作用。

8. 利尿作用 枳椇子皂苷在较小剂量时对豚鼠无利尿作用，仅在大剂量（400mg/kg）时，能减少尿量及尿中钠、钾的含量。

9. 抗疲劳作用 枳椇子乙酸乙酯萃取物对跑台运动大鼠具有显著的抗疲劳作用，并优于枳椇子水提醇沉物。

【临床应用】

1. 胃溃疡 以枳椇子皂苷腹腔注射治疗胃溃疡，效果满意。

2. 醉酒 鲜枳椇子30g，葛花9g，煎水冷服，有效。

3. 热病烦渴，小便不利 枳椇子、知母各9g，金银花24g，灯芯草3g，水煎服，有效。

参 考 文 献

1. 郑悦，等. 解放军药学学报，2012，28（2）：141.

2. 丁静. 浙江中西医结合杂志，2007，17（3）：156.

通 草

【别名】 通花，大通草，通脱木。

【来源】 为五加科植物通脱木 *Tetrapanax papyriferus*（Hook.）K. Koch 的干燥茎髓。

【性味】 甘、淡、微寒。

【功能主治】 利尿通淋，通气下乳。用于湿热淋证，水肿尿少，乳汁不下。

【主要成分】 通脱木茎髓中含氨基酸总量为192.65ppm，其中天门冬氨酸9.91ppm、丝氨酸14.37ppm、甘氨酸7.21ppm、丙氨酸7.21ppm、缬氨酸25.05ppm、蛋氨酸37.19ppm、异亮氨酸15.43ppm、亮氨酸14.85ppm、酪氨酸37.98ppm、赖氨酸4.58ppm、色氨酸0.29ppm、谷氨酸12.37ppm。从人体必需氨基酸来看，正品通草比混乱品种为优。还含有粗纤维48.73%、戊果糖5.83%、糖醛酸28.04%（一部分糖醛酸存在于聚β–D–半乳糖醛酸中）、脂肪1.07%、蛋白质1.11%及肌醇（Inositol）。此外，尚含Sr、Ca、Ti、Cu、Ba、B、Mn、Fe、Mg、Al、Zn、K等无机元素。根含多种齐墩果酸型皂苷、通脱木苷（Papyrigenin）及通脱木皂苷（Papyroside）等。

【药理作用】

1. 对消化系统的影响 通草能促进肝脏及其他组织中的脂肪代谢，可用作肝脏疾患的辅助药。通草中含有的乳糖对婴儿具有重要意义，能维持肠道中适当的肠道菌丛数；并能促进钙的吸收。又因为乳糖吸收缓慢，故有一定的导泻作用。

2. 利尿作用 通草水煎剂4g/kg灌服，对大鼠尿量具有显著增加作用，该作用较双氢氯噻嗪（0.25g/kg）稍弱，对尿中氯离子影响较小，所以通草不是通过尿中氯离子排出而达到利尿效应。能轻度增加尿中钾离子含量，对尿中钠离子无明显影响。

3. 解热作用 给啤酒酵母致发热的大鼠模型灌胃通草的水提液，发现其解热作用明显。

4. 抗炎作用 以通草水提液给角叉菜胶致足肿胀的大鼠灌胃，结果炎症消退。

5. 增加哺乳期乳汁分泌 通草可以提高STAT5蛋白的磷酸化水平，加强细胞内信号转导，促进乳腺细胞泌乳，增加乳汁中乳蛋白的含量。

【临床应用】

1. 老年男性前列腺增生性排尿障碍 通草50～100g，水煎服，治疗老年男性前列腺增生性排尿障碍31例，显效29例，有效2例，总有效率为100%。

2. 肾盂积水 自拟金钱茯苓通草汤（金钱草、茯苓、通草、当归、续断、丹参等）每日1剂，水煎服，治疗肾盂积水13例，痊愈12例，1例显效。

3. 产后乳胀 以通草鲤鱼汤（通草15～20g，鲤鱼1条，红枣适量）治疗产后乳胀36例，效果满意。

4. 泌尿系结石 内服自拟通草琥珀汤（通草、石韦、滑石、琥珀等）治疗本症55例，痊愈36例，好转15例，无效4例，总有效率为92.7%。

【毒副作用】 大量喂饲通草，可使幼年大鼠产生白内障，使人出现恶心、呕吐、上腹部疼痛，还能引起肝脏中甘油三酯的合成增多，导致甘油三酯血症，使血中胆固醇有不同程度的升高。

参 考 文 献

1. 郑涛，等. 上海交通大学学报，2012，32（6）：689.
2. 杨生绪，等. 中国民族医药杂志，2007，（2）：8.

冬 葵 子

【别名】 葵菜子，马蹄菜子。

【来源】 为锦葵科植物野葵 *Malva verticillata* L. 和冬葵 *Melva crispa* L. 的干燥成熟种子。

【性味】 甘，寒。

【功能主治】 利尿通淋，下乳，通便。用于淋病，水肿，大便不通，乳汁不行。

【主要成分】 主要含脂肪油，蛋白质，中性多糖 MVS-Ⅰ、MVS-ⅡA、MVS-ⅡG，酸性多糖 MVS-ⅢA、MVS-ⅣA、MVS-Ⅵ，肽聚糖 MVS-Ⅴ及锌、铁、锰、磷等 10 种微量元素。

【药理作用】

1. 增强免疫作用 冬葵子中的中性糖成分 MVS-Ⅰ和多种多糖对网状内皮系统有激活作用和抗补体活性，提取分离的多糖肽 MVS-Ⅵ的抗补体活性最强，其激活网状内皮系的活性较其他酸性或中性多糖弱。

2. 抗菌作用 70% 的冬葵子醇提物、水提物 300mg/kg（体外）对痢疾杆菌有明显抑制作用。

3. 抗胃溃疡作用 冬葵子水提物对小鼠胃溃疡有一定的预防作用，可减少小鼠胃溃疡面积，胃溃疡抑制率升高，胃液量减少，pH 升高；小鼠血清中 IL-6、IL-12、TNF-γ、胃动素（MOT）、P 物质（SP）含量减少，生长抑素（SS）、血管活性肠肽（VIP）含量增加；小鼠胃组织超氧化物歧化酶（SOD）、谷胱甘肽过氧化物酶（GSH-Px）活性增强，NO 含量增加，丙二醛（MDA）含量减少。

【临床应用】

1. 腰腿痛 补骨脂、威灵仙、野冬葵等配合治疗腰腿痛 1221 例，3 个疗程内痊愈 987 例，总有效率为 97.5%。

2. 尿路感染，小便涩痛 冬葵子、车前子、萹蓄、蒲黄各 12g，水煎服，有效。

3. 产后淋沥不通 冬葵子 20g，芒硝 3g，先将冬葵子煎煮 30 分钟，取汁，趁热加入芒硝溶化，温服，有一定疗效。

参 考 文 献

朱凯，等. 中国药房，2015，26（1）：49.

灯 心 草

【别名】 虎须草，赤须。

【来源】 为灯心草科植物灯心草 *Juncus effusus* L. 的干燥茎髓。

【性味】 甘，淡，微寒。

【功能主治】 清心火，利小便。用于心烦失眠，尿少涩痛，口舌生疮。

【主要成分】 主要含有挥发油，挥发油中主要含有正十三烷-2-酮、α-紫罗酮、β-紫罗酮、β-苯乙醇、对甲酚、6,10,14-三甲基十五烷-2-酮、丁香酚、二氢猕猴桃交酯、α-莎草酮、香草醛等。此外，还含有黄酮类及其糖苷木犀草素（Luteolin）、木犀草素-7-葡萄糖苷（Luteolin-7-glucoside）等。

【药理作用】

1. 抗肿瘤作用 灯心草水提液在试管内,浓度在500mg/mL以下时,对人癌细胞株（JIC－26）有小于70%的抑制作用,对正常人胚细胞（HEI）以同样的浓度也有抑制作用,故推断灯心草对癌细胞的抑制作用无选择性。

2. 其他作用 灯心草有抗微生物作用和抗氧化作用。以其丙酮提取物、乙醇提取物、乙酸乙酯提取物进行实验,发现以乙酸乙酯提取物的抗微生物作用和抗氧化作用最强。

【临床应用】

1. 胃肠型感冒 选胸背反应点,常规消毒后,用针柄压上使之凹陷,并将灯心草浸油点燃,迅速点血脉上随即离开,点处有粟米状伤痕。治疗期间患者不要洗浴,以防感染。治疗胃肠型感冒150例,治愈147例,无效3例。

2. 冠心病 朱灯心5g,穿山甲、路路通、半夏、朱茯神各10g,水煎服。随证加减,治疗心脏疾病132例,临床治愈101例,好转24例,无效7例。

3. 流行性出血热伴急性肾衰 除常规用药外,取灯芯草茎髓15g,煮沸后冷却至温热取出,用纱布包裹敷于膀胱区,每6~7小时换1次。治疗流行性出血热急性肾衰20例,敷后6~8小时尿量增加,进入多尿期,有9例肾功能恢复正常、11例无效。

4. 婴儿腹泻 以长强、命门为主穴,腹胀痛配天枢（双）,纳差配中脘。让患儿俯卧床上,取准穴位后常规消毒,用2cm长的灯心草1段,一端蘸上食用植物油后点燃,对准穴位轻轻按下,一触即离,听到"叭"的爆响后即可。治疗婴儿腹泻41例,灸后当日症状、体征消失22例,3日17例,6日2例。

5. 流行性腮腺炎 ①将灯心草剪成1寸长小段,浸入植物油中备用。用镊子夹住浸好的灯心草点燃后,使火苗向下,迅速点在所取穴位,触到皮肤时发出清脆的"叭"响声即好。一般1次即可取得好的疗效。单纯疖腮取耳尖穴,若合并扁桃体肿大、淋巴结肿大可配上扁桃体穴和肝阳穴。治疗流行性腮腺炎100例,治愈96例,灯心灸1次治愈82例,2次14例,有效4例（用普济消毒饮加减3剂配合治疗而愈）,有效率100%。②用灯心草灸角孙穴治疗流行性腮腺炎100例,全部病人均于灯灸后第2~5天随访检查,结果3~6岁43例,显效40例,有效3例;7~12岁36例,显效32例,有效4例;13~15岁11例,显效2例,有效5例,无效4例;大于16岁10例,有效1例,无效9例。起病至灯灸小于24小时者50例,显效48例,有效2例;24~48小时者30例,显效26例,有效3例,无效1例;大于48小时者20例,有效8例,无效12例。其治疗效果以小于13岁,起病至灯心灸时间小于24小时者为最佳,而大于16岁、起病至灯心灸时间大于48小时者效果较差。

6. 口腔溃疡 将灯心草干品放入生铁小平锅内,放在火上烧,直至锅内药物黄焦或黑末燃着为止,然后取出粉末,涂抹于患处即可。治疗62例口疮,全部治愈。其中涂抹1次痊愈者58人,2次痊愈者4人。

7. 肛门术后小便困难 灯心草、淡竹叶各6g。开水浸泡当茶饮,每日1剂,饮2日。治疗肛门术后小便困难536例,40分钟内排尿421例,60分钟内排尿102例,2小时内排尿13例。

8. 带状疱疹 采用灯芯草药灸治疗58例带状疱疹患者,结果止疱、止痛、结痂时间及评分均明显优于阿昔洛韦对照组（P<0.05）。

参 考 文 献

1. 史兴忠,等. 宁夏医学杂志,2013,35（8）:754.
2. 田学军. 时珍国医国药,2007,18（9）:189.

鸡 骨 草

【别名】 地香根,黄食草。

【来源】　为豆科植物广州相思子 *Abrus cantoniensis* Hance 的干燥全株。

【性味】　甘、微苦，凉。

【功能主治】　利湿退黄，清热解毒，疏肝止痛。用于湿热黄疸，胁肋不舒，胃脘胀痛，乳痈肿痛。

【主要成分】　主要含有生物碱［相思子碱（Abrine）、胆碱（Choline）］，蒽醌类［大黄酚（Chtysophanol）、大黄素甲醚（Physcion）］，皂苷类［鸡骨草三醇（Cantoniensistriol）、Kudzusapogenol A、槐花二醇（Msophoradiol）、大豆皂醇 A、大豆皂醇 B 及相思子皂醇 A、B、C、D、E、F、G、H、I，3 - O - 葡萄糖基（1 - 3）- 鼠李糖（1 - 2）- 半乳糖（1 - 2）- 葡萄糖 UA - 槐二醇（AS - 1），3 - O - 鼠李糖基（1 - 2）半乳精（1 - 2）葡萄糖 UA - 大豆皂苷元醇 A（AS - 2），3 - O - 鼠李糖（1 - 2）- 半乳糖（1 - 2）- 葡萄糖 UA - 鸡骨草苷元醇 I（AS - 3）和三萜皂苷］。此外，还含有 β - 谷甾醇（β - Sitosterol）和豆甾醇（Stigmasterol）等。

【药理作用】

1. 对肝保护作用　鸡骨草水提液给 CCl_4 急性肝损伤的小鼠模型和卡介苗、脂多糖诱导的免疫性小鼠肝损伤模型分别灌胃，发现均具有肝保护作用。鸡骨草粗皂苷对四氯化碳所致肝损伤有显著保护作用。鸡骨草防治脂肪性肝病作用是全方位、多层次的，鸡骨草具有降低血脂肝脂、促脂质代谢、抗氧化应激、抗炎、免疫调节及改善肝组织结构等作用。

2. 抗菌作用　鸡骨草的醇提物对大肠埃希菌和铜绿假单胞菌均具有抑菌效果，对金黄色葡萄球菌和肺炎克雷伯菌几乎没有抑菌效果。

3. 对肠平滑肌的影响　对于正常离体家兔回肠，鸡骨草根煎剂可显著增强其收缩幅度，麻醉兔灌胃或肌注煎剂也能使在位肠管张力提高，蠕动略增强。在离体豚鼠回肠实验中，高浓度煎剂对乙酰胆碱所致的收缩有明显抑制作用。

4. 增强小鼠游泳耐力　鸡骨草根煎剂 5g/kg 灌服可显著增强小鼠游泳时间。

5. 清除自由基及抑制亚硝化作用　鸡骨草总黄酮对自由基的清除效果良好，且浓度与清除率呈现良好的量效关系。在模拟胃液（pH = 3.0，37℃）的条件下，对亚硝化反应具有良好的抑制作用。

6. 抗炎作用　鸡骨草对二甲苯所致小鼠耳郭肿胀和醋酸所致小鼠腹腔毛细血管通透性均有明显抑制作用。

7. 增强免疫作用　鸡骨草对小鼠血清溶血素水平有明显降低作用，明显增强巨噬细胞的吞噬功能，使幼鼠和成年鼠脾脏重量明显增加，但对胸腺重量则无明显的影响。

【临床应用】

1. 母儿 ABO 血型不合　用鸡骨草汤（鸡骨草、溪黄草、茯苓、莲蓬、甘草）治疗母儿 ABO 血型不合 70 例，27 例痊愈，21 例显效，22 例无效。

2. 急性肝炎　鸡骨草胶囊每日 3 次，每次 4 粒，20 天为 1 个疗程，治疗急性肝炎 65 例，13 例痊愈，24 例显效，有效 25 例，无效 3 例，总有效率为 95.4%。鸡骨草 60 ~ 90g，瘦猪肉 60g，加水煎煮至 300mL，每日分 3 次服，治疗急性传染性肝炎 44 例，治愈 42 例，平均服药时间 21 天。

3. 胃脘痛、风湿骨痛　鸡骨草、两面针、救必应等，水煎服有效。

参 考 文 献

1. 洪旭伟，等 . 中药材，2014，37（8）：1491.

2. 王晓波，等 . 时珍国医国药，2012，23（4）：944.

3. 陈晓白，等 . 时珍国医国药，2008，19（7）：1781.

4. 郭鹏，等 . 现代食品与药品杂志，2007，（3）：280.

第十三章 祛风湿药

凡以祛除风湿、解除麻痹为主要功效的药物称为祛风湿药。本类药物除具有祛风除湿作用外，还分别兼有散寒、活血、通络、舒筋、止痛或强筋骨的作用，适用于风寒湿痹、肢体疼痛、麻木不仁、关节不利、筋脉拘急或腰膝酸痛等症，相当于现代医学的风湿性关节炎、类风湿性关节炎，还可见于类神经炎、脊柱炎、坐骨神经炎、三叉神经炎、腰肌劳损等疾病。根据药物的特性及应用的不同，本类药又可分为以下三类：

祛风湿止痹痛药 本类药物除了有祛风湿作用外，还有明显的止痛作用，以解除痹痛为其主要功效，故主要适用于风湿所致的肢体关节疼痛之症。本书介绍的祛风湿止痹痛药有独活、威灵仙、防己、木防己、秦艽、川乌、草乌、丁公藤、雷公藤、徐长卿、祖师麻、雪上一枝蒿、闹羊花、两面针、蚕砂。

舒筋活络药 本类药物除了有祛风湿作用外，尚有舒筋活络作用，适用于风湿痹病而兼有关节屈伸不利、拘挛或肢体麻木、瘫痪等症。本书介绍的舒筋活络药有木瓜、络石藤、海风藤、青风藤、老鹳草、豨莶草、昆明山海棠、蕲蛇、乌梢蛇、伸筋草、松节、路路通、桑枝、穿山龙、丝瓜络。

祛风湿强筋骨药 本类药具有祛风湿和强筋骨的双重作用，主要用于风湿日久，肝肾虚损，腰膝酸痛，步履乏力，以及肾虚骨痿等症。本书介绍的祛风湿强筋骨药有五加皮、香加皮、桑寄生、槲寄生、鹿衔草、狗脊、千年健、雪莲花。

现代研究表明，祛风湿药主要有以下药理作用：

1. 抗炎作用 本类药物大多有抗炎作用，能明显抑制甲醛、蛋清和角叉菜胶所致大鼠足肿胀和关节肿胀，抑制毛细血管的通透性。

2. 镇痛作用 实验表明，大部分祛风湿药在小鼠或大鼠的化学、电、热、压刺激致痛实验中都能够提高动物的痛阈，具有不同程度的镇痛作用。

3. 抗变态反应作用 防己、秦艽、五加皮、青风藤、雷公藤等祛风湿药有抗变态反应作用。变态反应是风湿或类风湿性关节炎发病过程中的重要环节。故抗变态反应作用是祛风湿药的一个重要的药理作用基础。

此外，本类药物尚具有扩张血管、降压、抑制血小板聚集、抗凝血、调节免疫系统功能以及肌松、解痉等作用。

独 活

【别名】 香独活，大活，玉活。

【来源】 为伞形科植物重齿毛当归 *Angelica pubescens* Maxim. f. biserrata Shan et Yuan 的干燥根。

【性味】 辛，苦，微温。

【功能主治】 祛风除湿，通痹止痛。用于风寒湿痹，腰膝疼痛，少阴伏风头痛，风寒挟湿头痛。

【主要成分】 含挥发油。挥发油中已确定的有枞油烯、α-蒎烯、辛烷等23种成分。另含甲氧基欧芹素（Osthol）、欧芹酚甲醚、二氢欧山芹素（Columbianadin）、二氢欧山芹醇乙酸酯（Columbianetinace-tate）、二氢欧山芹醇（Columbianetin）、佛手柑内酯（Bergapten）、异当归醇（Isoangelol）、毛当归醇（Anpubesol）、花椒毒素（Xanthoxin）、异欧前胡素（Isoimperatorin）、二氢欧山芹醇葡萄糖苷（Columbianetin－β－D－glucopyranoside）、当归酸、伞形花内酯（Umbelliferone）、东茛菪素、当归醇（Angelol）及γ－氨基酸等。

【药理作用】

1. 镇静、催眠作用 给小鼠和大鼠口饲或腹腔注射独活煎剂、流浸膏可使动物自主活动减少，表现安静乃至催眠，并可维持催眠作用5小时以上。独活浸剂皮下注射可防止士的宁对蛙的惊厥作用，但不能保护其免于死亡。当归酸、伞形花内酯有明显的镇静作用，为独活活性成分之一。

2. 镇痛、抗炎作用 小鼠热板法表明独活煎剂及其挥发油有镇痛作用，独活寄生汤能显著提高小鼠热板法痛阈，减少小鼠醋酸刺激所致的扭体反应次数，能显著降低小鼠耳肿胀程度，对大鼠甲醛性关节炎所致的足肿胀有抑制作用。

3. 对心血管系统的作用 独活煎剂或酊剂静脉注射于麻醉猫和犬，均有明显降压作用，但不持久，酊剂作用大于煎剂，切断双侧迷走神经不影响降压效果，但阿托品能部分乃至完全阻断此降压作用。独活所含成分欧芹酚甲醚，在20mg/kg和10mg/kg剂量时，可使猫动脉压分别降低50%和30%，持续时间分别为2小时和1小时；用1～2mg/kg剂量作用于大鼠，可使其动脉压和心收缩力增加。伞形花内酯静注于狗亦有降压作用。独活煎剂对离体蛙心有抑制作用，大剂量可使心脏停止收缩；灌注蛙腿血管时，有收缩作用，且作用随剂量增大而加强。

4. 兴奋呼吸作用 独活静注可使呼吸加深加快，以奴弗卡因封闭血管壁化学感受器，不能使该作用减弱。欧芹酚甲醚对大鼠呼吸亦有刺激作用。

5. 抑制血小板聚集作用 独活醇提取物能抑制ADP诱导的大鼠血小板聚集，聚集抑制率随药物浓度增大而提高。独活水提取物亦有类似作用。独活抑制血小板聚集的活性成分为二氢欧山芹素、二氢欧山芹醇乙酸酯、二氢欧山芹醇、甲氧基欧芹素等，抑制率分别在20%～50%范围内。独活醇提取物有抑制血栓形成的作用，独活对血小板聚集的抑制作用是其抗血栓形成的机制之一。

6. 解痉作用 佛手柑内酯、花椒毒素、欧芹酚甲醚对兔回肠有明显的解痉作用；东茛菪素对雌激素或氯化钡所致在体或离体大鼠子宫痉挛均有解痉作用；伞形花内酯也有解痉作用；独活能拮抗组织胺所致的豚鼠离体气管痉挛。

7. 光敏作用 佛手柑内酯属呋喃香豆素类化合物，具有光敏活性，进入体内后受日光或紫外线照射，可使照射部位红肿、色素增加或表皮增厚，独活内服可因此引起日光性皮炎，但也可以此来治疗白癜风。也有报道，独活能抑制酪氨酸酶活性，降低黑色素的形成。

8. 抗菌作用 体外实验表明，独活煎剂对大肠杆菌、痢疾杆菌、变形杆菌、伤寒杆菌、绿脓杆菌、霍乱弧菌、人型结核杆菌等均有抑制作用。伞形花内酯对布鲁菌有抑制作用，甲氧基欧芹素对11种细菌的生长有抑制作用。

9. 保肝作用 蛇床子素具有明显的降血脂作用，尤其对高脂血症大鼠的作用更为明显；能够缓解脂肪诱导的鹌鹑和大鼠脂肪肝中脂肪的聚集，降低血清及肝组织中血脂水平；能够改善由高脂、高糖诱导大鼠脂肪肝内胰岛素耐受。

10. 对生殖系统的作用 蛇床子素对环磷酰胺所致的生精功能低下有一定改善作用；蛇床子素还可提高大鼠雄激素、促性腺激素含量及一氧化氮合酶的活性，具有雄激素样作用和促性腺激素样作用。

11. 其他作用 呋喃香豆素类化合物有抗胃溃疡作用；花椒毒素、佛手柑内酯等对艾氏腹水癌细胞有杀灭作用；东茛菪素能抑制化学物质诱发的大鼠乳腺肿瘤的发生。独活醇提取物可通过改善学习记忆能力，提高血清SOD活力，降低脑组织AChE活性等方面来延缓阿尔茨海默病的发生。

【临床应用】

1. 风寒湿痹、肢体关节疼痛 独活9g，桑寄生、秦艽、防风、当归、白芍、川芎、杜仲、牛膝各6g，甘草、细辛各3g，水煎服有效。

2. 慢性气管炎 独活10g，红糖15g，煎服。治疗422例，显效29例，有效282例，无效111例。

3. 肝炎后胁痛 在辨证用药基础上加独活6g，服3～10剂即可见效。治疗43例，治愈34例，好转4

例，无效 5 例。

4. 银屑病 于紫外线照射前 2 小时服用独活总香豆素片（每片含香豆素 30mg），每次 3 ~ 5 片，照光前 10 分钟外擦软膏或酊剂，用药 1 个月，治疗 92 例，总有效率为 93.5%。

5. 颞颌关节功能紊乱综合征 以独活寄生汤加减为主治疗 40 例，均有效，38 例痊愈。

6. 更年期妇女关节痛 以独活寄生汤为基本方：独活 15g，寄生 30g，秦艽、防风各 15g，细辛（后下）5g，川芎 15g，当归 20g，熟地黄 15g，白芍 20g，桂枝、茯苓各 15g，杜仲 30g，川牛膝 20g，党参 15g，甘草 10g。上方水煎服，1 天 1 剂，每日 3 次，15 天为 1 个疗程。治疗更年期妇女关节痛 48 例，显效 23 例，占 47.9%；有效 18 例，占 37.5%；无效 7 例，占 14.6%，总有效率为 85.4%。最短起效时间为 5 天，最长起效时间为 15 天，服药最短时间为 21 天，最长时间为 60 天（不包括无效者）。

7. 类风湿性关节炎 以独活寄生汤加减治疗类风湿性关节炎 96 例，治疗 1 ~ 2 个疗程后，临床缓解 14 例（14.6%），显效 25 例（26.0%），有效 49 例（51.1%），无效 8 例（8.3%），总有效率为 91.7%。

8. 腰腿痛 以独活寄生汤加减治疗腰腿痛 460 例，每日 1 剂，水煎早晚服，10 天为 1 个疗程，痊愈 284 例（61.7%），有效 165 例（35.9%），无效 11 例（2.4%），总有效率为 97.6%。

参 考 文 献

1. 姚丽，等. 中华中医药学刊，2012，30（10）：2222.
2. 余兆霞，等. 中国社区医师·医学专业，2010，18（12）：7.
3. 张才煜，等. 解放军药学学报，2007，23（4）：241.

威 灵 仙

【别名】 灵仙，铁脚威灵仙，铁扫帚。

【来源】 为毛茛科植物威灵仙 *Clematis chinensis* Osbeck、棉团铁线莲 *Clematis hexapetala* Pall. 或东北铁线莲 *Clematis manshurica* Rupr. 的干燥根和根茎。

【性味】 辛、咸，温。

【功能主治】 祛风湿，通经络。用于风湿痹痛，肢体麻木，筋脉拘挛，屈伸不利。

【主要成分】 根含白头翁素（Anemonin）、原白头翁素（Protoanemonin）、白头翁内酯（Anemonol）、白头翁醇、甾醇、糖类、皂苷、生物碱、酚类、有机酸等。棉团铁线莲和东北铁线莲含铁线莲皂苷乙、丙（Clematoside B. C）和常春藤皂苷元（Hederagenin）等。

【药理作用】

1. 利胆作用 威灵仙水煎液、醇提取液注入胃内，均可使大鼠胆汁分泌增加；威灵仙醇提取液静注，能迅速促进麻醉大鼠胆汁分泌；还能扩张犬胆总管末端括约肌，有利于胆汁排出。

2. 引产作用 威灵仙根稀醇提取液 15g（生药）/kg 肌内注射，连续 5 天，对小鼠中期妊娠有引产作用，完全产出者占 80% 以上。

3. 抗菌作用 纸片法实验表明，100% 威灵仙根煎剂对金黄色葡萄球菌、志贺痢疾杆菌、大肠杆菌、链球菌、结核菌有抑制作用。原白头翁素对革兰阳性及阴性菌和真菌都有较强的抑制作用。威灵仙水浸剂（1:3）在试管内对奥杜益小芽孢癣菌有抑制作用。

4. 松弛平滑肌作用 威灵仙根煎剂给麻醉犬灌服，可使犬食道蠕动节律增强，频率增加，幅度增大；能松弛骨鲠患者咽部或食道上段的局部挛缩，增强蠕动，使骨松脱；还能松弛离体兔、豚鼠肠管平滑肌，有对抗乙酰胆碱或组织胺的兴奋作用。

5. 抗利尿作用 威灵仙制剂（煎剂与浸剂）对小鼠、大鼠、豚鼠有显著的抗利尿作用。50% 威灵仙煎剂 0.2mL 的抗利尿作用约相当于脑垂体后叶素 0.1 单位，且作用时间较长，此种作用可能与血压下降、肾血管收缩作用有关。

6. 镇痛作用　威灵仙煎剂 2.5g/kg 腹腔注射，能提高热板法小鼠痛阈，有明显的镇痛作用。白头翁素亦有镇痛作用。

7. 对循环系统的作用　威灵仙对离体蟾蜍心脏，有先抑制后兴奋的作用，浸剂的药效比煎剂约大 3~5 倍。威灵仙还能使麻醉狗的血压下降，煎剂作用较浸液为弱，约小一半。

8. 对中枢神经系统的作用　白头翁素对中枢神经系统有先兴奋后麻痹的作用，且有镇静作用。

9. 抗肿瘤作用　把威灵仙与醋、蜜混匀后用水煎服可以有效防治食道癌，并对胃癌、肠癌、皮肤癌有一定疗效；威灵仙与不同药物相配构成的各种复方对脑肿瘤、双侧输卵管不通合并多发性子宫肌瘤、乳腺增生、乳房纤维瘤有显著疗效。近年有报道，威灵仙有植物细胞分裂的作用，对某些肺部鳞癌、未分化癌及恶性黑色素癌有效。

10. 免疫抑制作用　威灵仙总皂苷具有显著的免疫抑制作用，能减轻 DNFC 致敏小鼠耳郭肿胀程度，降低免疫器官指数，抑制鸡红细胞致小鼠溶血素的生成。另外，威灵仙水煎液对小鼠佐剂性关节炎有一定的防治作用。

11. 其他作用　威灵仙对尿酸性肾病大鼠有明显的治疗效果。威灵仙多糖具有清除羟基自由基和超氧阴离子自由基的作用。威灵仙浸剂对正常大鼠有显著增强葡萄糖同化作用，可降低尿糖。动物实验表明，本品煎剂对疟原虫的抑制率分别为，根茎 54.13%，须根 71.56%。棉团铁线莲煎剂还有一定的抗缺氧作用。

【临床应用】

1. 胆石症　威灵仙 60g，分两次煎服，每日 1 剂。治疗胆石症 120 例，治愈 60 例，好转 44 例，无效 16 例，总有效率为 86.7%，尤其对直径小于 15mm 的结石及肝胆管内泥沙样结石疗效特别显著。

2. 急性乳腺炎　威灵仙适量，研末，以米醋调和成糊状，待 30 分钟后敷于患乳，随干随换。治疗急性乳腺炎多例，一般 1~3 天即愈。

3. 淋巴结核　鲜威灵仙根除去根中硬芯，捣烂成泥，敷内关穴（男左女右）或患处 24 小时，治疗淋巴结核 200 多例，疗效满意。

4. 引产　将鲜威灵仙根洗净消毒后置入子宫腔引产，用于各怀孕月份的孕妇 149 例，有效率达 96%。

5. 呃逆　灵仙饮（威灵仙 30g，黑芝麻 20g，蜂蜜 30g，加水 750mL，水煎 30 分钟，每日 1 剂）治疗呃逆，疗效良好。

6. 其他　自拟灵仙归牛汤（威灵仙、当归尾、牛膝、牛蒡子，水煎服，每日 1 剂）治疗急性腰扭伤，疗效良好；威灵仙内服外搽治疗腮腺炎，效果颇佳。另有报道，威灵仙可用于治疗无精少精症。

【毒副作用】　本品所含白头翁素与白头翁醇为有毒成分，服用过量会引起中毒。威灵仙植株的黏液对皮肤、黏膜有刺激性，接触过久可使皮肤发泡、黏膜充血、内脏血管收缩，末梢血管扩张。内服过量可致口腔黏膜灼热、肿胀、吐泻，甚者便血，严重者血压下降，休克。临床亦有外敷本品致中毒的报道。白头翁素小鼠腹腔注射的 LD_{50} 为 150mg/kg。

参 考 文 献

1. 吴青业，等. 中药药理与临床，2011，27（1）：70.

2. 夏伦祝，等. 安徽医药，2009，13（5）：496.

3. 陈彦，等. 中华中医药杂志，2008，23（3）：267.

4. 吕立华，等. 中医药导报，2007，13（1）：60.

防　己

【别名】　粉防己，汉防己，石蟾蜍，山乌龟。

【来源】 为防己科植物粉防己 *Stephania tetrandra* S. Moore 的干燥根。

【性味】 苦，寒。

【功能主治】 祛风止痛，利水消肿。用于风湿痹痛，水肿脚气，小便不利，湿疹疮毒。

【主要成分】 主要含生物碱，尚含黄酮苷、酚类、有机酸、挥发油等。生物碱有粉防己碱（Tetrandrine），防己诺林碱（Fangchinooline），轮环藤酚碱（Cyclanoline），2－N－甲基粉防己碱（2－N－Methyltetrndrine），2′－N－甲基粉防己碱，2,2′－N，N－二甲基粉防己碱，2－N－甲基防己诺林碱，粉防己甲素、乙素、丙素、丁素（Fenfangjine A、B、C、D），氧化防己碱（Oxofangchirine），轮环藤碱（Cyclanine），防己菲碱（Stephenanthrine），防己 AA－1（AlkaloidAA－1），木兰碱（Magnoflorrne）等。

【药理作用】

1. 对中枢神经系统的作用 粉防己碱对犬有催眠作用，与阿扑吗啡无拮抗作用；对大鼠脑内 M 胆碱受体有很高的亲和力；可促进缺血后再灌注模型猫的神经功能恢复；能够减少抑郁症模型鼠强迫游泳试验后肢悬挂实验的固定时间，并可对抗利血平诱导的低体温和下垂症。防己诺林碱可显著降低氯化钠诱导的神经元细胞死亡。粉防己丙素有兴奋中枢神经系统的作用，对注射大肠杆菌肉汤而发热的大鼠有解热作用。粉防己甲素对人工发热的家兔亦有解热作用。

2. 对循环系统的作用

（1）对心脏功能的影响：以猫右心室乳头肌或豚鼠左心房作标本，给予粉防己碱 $32\mu mol/L$，5 分钟后心肌收缩力开始下降，15~20 分钟时下降明显，收缩力可降低 29%（猫乳头肌）及 64%（豚鼠心房），收缩和舒张的最大速度也同时下降，且比收缩振幅的下降更为显著。粉防己碱与氯化钙及异丙肾上腺素在影响收缩力方面有相互拮抗作用，后两者能取消粉防己碱的负性肌力作用，而粉防己碱能非竞争性地拮抗后两者的正性肌力作用。兔左心房肌条实验表明，粉防己碱不能竞争性地阻断 α 受体，对离体兔心的收缩力有不同程度的抑制作用，浓度愈大灌注时间愈长，作用愈明显，但此种抑制作用与增进冠脉流量的作用并不平行。麻醉犬静脉注射粉防己碱 10mg/kg，阻抗血流图测试表明，粉防己碱对心肌收缩性及泵功能均有抑制作用，还可明显减慢心率，降低总外周血管阻力和张力时间指数，提示心肌能量消耗的降低，这些影响能被氯化钙对抗，其结果与戊脉安十分相似；还可降低血流阻抗一阶导数上升峰值，延长 Q－Z 间期，减小心肌收缩指数，明显降低心输出量、心脏指数、心搏出量及每搏指数。豚鼠离体右心房用粉防己碱后 15 分钟，在降低收缩力的同时，心房自发搏动频率可降至给药前的 1/3，表明粉防己碱对窦房结的自律性有明显的抑制作用。粉防己碱作用于心肌，未见有兴奋性发生的明显变化。应用细胞内微电极记录，用离体豚鼠右心室乳头肌观察粉防己碱对正常及高钾除极的心肌细胞动作电位和收缩力的影响，结果表明粉防己碱是一种慢通道阻滞剂。给清醒大鼠静脉注射粉防己碱 15mg/kg 后，左心室内压及收缩压、舒张压、平均动脉压都下降，左室舒张末期压随心肌收缩性能指标的下降而上升。

（2）对冠脉的影响：粉防己碱作用于离体兔心灌流标本，10^{-7} ~ 10^{-6} mg/mL 浓度均有明显的增加冠脉流量的作用，浓度高时作用发生快，持续时间较短；浓度低时则作用发生慢（30 分钟），维持时间长。对豚鼠、猫，粉防己碱浓度在 10^{-7} mg/mL 时，同样有增加冠脉流量的作用。粉防己碱对垂体后叶素性冠脉痉挛有对抗作用，其扩张冠脉作用与肾上腺素、儿茶酚胺类无关，亦能明显增加离体停跳心脏标本的冠脉流量。在体猫心冠脉窦插管实验表明，小量（0.2mg/kg）粉防己碱具有缓慢而明显的增加流量作用，较大量（0.75mg/kg）时作用反而减小，冠脉流量增加主要是由于药物对冠状血管的直接作用，以上剂量对血压、心率影响不大，对利血平化的兔心也有作用。粉防己碱能对抗哇巴因所致冠脉挛缩，其作用可被高钙拮抗。猪冠脉螺旋条实验提示，粉防己碱主要抑制细胞膜上电位依赖性通道，阻止钙离子经此通道进入细胞内，而对受体激活性钙离子通道则无影响。粉防己碱并不阻滞异丙肾上腺素松弛冠脉条的作用，因此不同于心得安等 β 受体阻滞剂。

（3）对心肌缺血缺氧的保护作用：粉防己碱对异丙肾上腺素性急性心肌坏死无明显保护作用，但对垂体后叶素性缺氧缺血损害则有明显预防作用。实验结果表明，粉防己碱对异丙肾上腺素所致大鼠心肌缺氧和坏死性心电图也有保护作用。粉防己碱对实验性心肌梗死有一定保护作用，用药后血压轻度降低，心率稍减慢，有利于心肌抗缺血。

（4）抗心律失常作用：粉防己碱能对抗哇巴因、乌头碱、氯化钙、氯化钡、氯仿加肾上腺素等所致的动物心律失常，可使钡离子性心律失常迅速转为窦性心律，并可缩短哇巴因性室性早搏及室性心动过速的持续时间，对大量钙离子引起的大鼠心室颤动致死有一定的保护作用，也能推迟乌头碱性心律失常的发生时间，但对电致颤阈则不能提高。粉防己碱对强心苷的正性肌力作用无明显影响，并与其负性肌力作用无关，细胞外钙离子浓度可抵消粉防己碱的作用，故认为粉防己碱的抗心律失常作用可能是通过阻抑钙离子内流而实现的。

（5）降压作用：粉防己碱对麻醉猫有显著的降压作用，3～6mg/kg可使血压下降50%～65%达1小时以上，静脉及肌内注射或灌服均有作用，降压时心收缩力仅有短暂的削弱，心率及传导无显著变化。在离体及连神经兔耳标本上，均可见到血管的扩张，作用较罂粟碱强而持久。粉防己碱能加强和延长乙酰胆碱的降压作用，抑制或减弱压迫颈总动脉引起的升压反应，阿托品可部分抵消粉防己碱的降压作用。粉防己碱的降压原理是它对血管的直接扩张与M样作用，以及抑制了血管运动中枢及交感中枢。近年来的研究进一步表明粉防己碱的降压效应主要通过扩张阻力血管，致使后负荷降低，心输出量增加，与扩张血管药肼苯达嗪等不同，粉防己碱在降压时不伴有明显的反射性心率增快。粉防己碱对自发性高血压、去氧醋酸皮质酮盐性高血压、肾血管性高血压大鼠及正常血压大鼠均有显著的降压作用，对肾血管性高血压大鼠的降压作用出现晚且较弱；一次给药对各种大鼠的心率无显著影响。粉防己碱不降低自发性高血压大鼠的血浆肾素活性，说明其降压作用不通过对肾素分泌的抑制。防己诺林碱亦能引起降压，性质与粉防己碱相似，唯降压作用较弱，且易产生急速耐受。

3. 对血液系统的作用　大鼠灌服粉防己甲素15mg/kg连续20天，能明显降低血清HDL-C、HDL_3-C、HDL-C/TC、HDL_3-C/TC和HDL_3-C/HDL-C，说明其对血脂调理有不良作用。粉防己甲素还能使家兔中性白细胞显著增加，淋巴细胞减少。粉防己甲素在体外可促进家兔纤维蛋白溶解和抑制凝血酶引起的血液凝固过程。粉防己碱对血小板聚集反应的作用与异搏定相似，在离体条件下能拮抗花生四烯酸（AA）、二磷酸腺苷（ADP）、血小板活化因子（PAF）诱导的兔、猪血小板聚集反应，在整体实验中也对兔血小板聚集反应有抑制作用。粉防己碱在体外可抑制ADP、胶原或AA诱导的血小板聚集，其效应呈剂量依赖性。粉防己碱不影响血小板利用外源性AA合成血栓素A_2（TXA_2），说明其不影响环氧酶和TXA_2合成酶的活性。粉防己碱对胶原诱导的TXA_2合成有明显的抑制作用，提示其抑制了胶原诱导内源性AA释放。粉防己甲素对多种因素诱发的大鼠、兔、猪的血小板聚集都有明显抑制作用。

4. 镇痛作用　小鼠热板法显示，粉防己总碱及粉防己碱、粉防己乙素、粉防己丙素均有镇痛作用，总碱的作用最强，其有效剂量为50mg/kg。电刺激小鼠尾巴实验表明，粉防己碱、粉防己乙素以及粉防己流浸膏或煎剂均有一定的镇痛作用，粉防己碱的作用强于乙素，丙素镇痛作用较粉防己碱、乙素强，但毒性较大，无实用价值。苯海拉明可显著增强粉防己碱及乙素的镇痛作用，而不影响其毒性。有报道认为，超过一定剂量，粉防己的镇痛作用反而减弱甚至消失，这可能是由于较大剂量的粉防己碱兴奋中枢神经系统，而削弱了镇痛作用。

5. 抗炎及抗过敏作用　粉防己碱、防己诺林碱均对大鼠甲醛性关节炎有一定的消炎作用，粉防己碱的作用强于防己诺林碱；在这方面，粉防己碱的作用与可的松相似，强于水杨酸钠，弱于保泰松，在切除肾上腺后，作用消失。粉防己碱可使大鼠肾上腺中维生素C含量降低，使末梢血液中的嗜酸性细胞减少；在切除脑下垂体后7天再给粉防己碱，仍有此作用，故认为其直接作用于肾上腺。对正常大鼠连续给予粉防己碱，则肾上腺中维生素C含量不降低，两侧肾上腺也无肥大现象，尿中17-羟类甾醇的排出量亦不增加，说明粉防己碱兴奋肾上腺皮质的作用是非特异性的。粉防己碱对家兔的实验性耳郭烧伤也有抗炎作用。粉防己碱能使大鼠皮肤气囊角叉菜胶性炎症的血管通透性降低、嗜中性白细胞游出和β-葡萄糖醛酸酶释放显著减少。粉防己碱对卵蛋白引起的家兔过敏性休克，能明显降低严重休克症状的发生率，但对死亡率则无明显影响，对豚鼠组织胺休克无作用，另可抑制免疫性溶血。粉防己碱30mg/kg静脉注射能抑制大鼠被动皮肤过敏反应，作用与剂量呈依赖关系，能抑制卵蛋白致敏豚鼠离体回肠的过敏性收缩，能抑制组胺、乙酰胆碱引起的豚鼠哮喘和离体回肠的收缩以及 5 - 羟色胺引起的大鼠皮肤血管通透性增加，抑制致敏豚鼠肺由抗原引起的过敏介质或过敏性迟缓反应物质（SRS - A）的释放及由右旋糖酐诱发的大鼠腹腔肥大细胞组胺的释放。粉防己碱 7.5μg/mL 能明显抑制 SRS - A（100u/mL）引起的人支气管或肺条收缩，无论气雾吸入、腹腔注射、灌胃或预先给药，粉防己碱对豚鼠的 SRS - A 性喘息均能起到保护作用。粉防己碱对天花粉抗原、组胺释放剂、钙离子载体 A - 23187 诱导的大鼠腹腔肥大细胞脱颗粒、组胺释放及肥大细胞钙离子内流均有抑制作用，提示其为过敏介质阻释剂，其对钙通道的阻断作用可能与其拮抗过敏介质收缩气管的作用有关。

6. 对平滑肌的作用 粉防己碱对离体兔肠有先兴奋后抑制的作用，较大剂量可部分抑制由毛果芸香碱、氯化钡引起的痉挛性收缩，对兔离体及在体子宫作用并不显著。粉防己碱无论对离体兔输卵管平滑肌自发性收缩，还是对在体兔输卵管腔内压及卵子转运，均显示出一致的抑制效应，其作用可能与性激素有关。粉防己碱对缩宫素及高钾去极后钙离子所引起的大鼠离体子宫的收缩有明显的松弛作用，其作用可被增加溶液中的钙离子浓度所对抗。粉防己碱可引起豚鼠、猫的支气管平滑肌收缩，这是由于组织胺释放所致。

7. 对横纹肌的作用 粉防己碱及其若干同类物有松弛横纹肌的作用，对兔的半数垂头量为1.6mg/kg；小鼠腹腔注射的 LD_{50} 为 2.3mg/kg，两者较为接近。国内报道，粉防己总碱及其甲基化物可松弛横纹肌而用作中药麻醉的辅助剂。从粉防己中提取出的一种生物碱（非粉防己甲、乙、丙素），在大鼠、家兔的胫前肌实验中，均有较明显的横纹肌松弛作用，这种作用能为新斯的明所拮抗，对麻醉猫的神经节阻断作用不明显。

8. 抗肿瘤作用 粉防己碱在 1：4000 浓度时，于体外可 100% 杀死艾氏腹水癌细胞，对 KB、HeLa 及 HeLa₃ 细胞有明显细胞毒作用，对肝癌细胞株有一定抑制作用；在体内对艾氏腹水癌腹水型、B 型及 T 型、肝癌小鼠癌株 W_{256} 有明显抑制作用。粉防己碱 30 ~ 50mg/kg 腹腔注射或 100mg/kg 皮下注射，可抑制小鼠艾氏腹水癌细胞及大鼠腹水肝癌细胞。粉防己碱可抑制人肝癌 $HepG_2$ 细胞株的生长，诱发肝癌细胞的凋亡，对肝癌细胞的增殖有一定抑制作用；可抑制敏感急性白血病细胞株 HL_{260} 细胞、人红白血病细胞（K_{562}）的生长；可逆转耐药人乳腺癌细胞（MCF - 7/adr）的耐药性以及耐药人肺癌细胞（GLC - 82/adr）对阿霉素的耐药；可抑制人卵巢癌 A_{2780} 细胞的增殖，且具有时间及浓度依赖性，并可诱导其细胞凋亡；对人视网膜母细胞瘤细胞系 HXO - Rb44 细胞有明显抑制作用。

9. 抗矽肺作用 粉防己碱每日 200mg/kg 灌胃，对大鼠实验性矽肺疗效明显，预防治疗 6 个月未发现矽结节。

10. 抗菌、抗原虫作用 粉防己煎剂在试管中有某些抗菌（痢疾杆菌）、抗真菌（同心性毛癣菌、紧密着色芽生菌、星形奴卡菌）作用。粉防己碱在体外及体内（小鼠盲肠法）均有抑制或杀灭溶组织阿米巴的作用，其强度为依米丁的 1/22，但超过小檗碱。

11. 其他作用 粉防己碱能使鸽呕吐；可有效地抑制患有骨骼疾病小鼠的骨质疏松。防己碱搽剂对兔实验性小腿软组织挤压伤有显著的抗炎消肿与促进骨骼肌细胞修复的作用。

【体内过程】 用粉防己甲素给小鼠灌胃的生物利用度为 80%，静注和灌胃均吸收迅速，分布广泛，主要蓄积于肺、脾、肝、肾。体内血药浓度变化呈双室模型。多次给药，排出较慢，主要以原形物随粪便排出。

【临床应用】

1. 高血压病 粉防己碱静脉注射治疗 270 例，总有效率为 84.1%，其中 122 例高血压急症，64 例疗效显著。粉防己碱口服治疗 38 例，总有效率为 92.1%。

2. 阵发性室上性心动过速 用粉防己碱加生理盐水静脉注射治疗，总有效率为 84.2%，复律时间为 3.6 分钟，副作用明显小于异搏定。

3. 心绞痛 粉防己碱加生理盐水静脉注射治疗 20 例，有效率为 90%，对劳累型心绞痛效果更好。

4. 癌症 用粉防己甲素治疗慢性粒细胞性白血病，或合并小剂量放疗治疗晚期肺癌，均有一定近期疗效。

5. 阿米巴痢疾 粉防己碱口服，或灌肠，或肌内注射，治疗15例，粪便原虫平均消失时间为4.6天，观察3~6个月，14例痊愈。

6. 矽肺、尘肺 粉防己碱口服治疗矽肺33例，有较好疗较。用防己4份，青木香1份，研末混合，再用黄芪1份煎汁泛成小丸口服，治疗煤工尘肺69例，均可使病情好转、稳定或病变停止、延缓进程。

7. 风湿痹痛 防己与肉桂、附子等药配伍治疗风湿痹痛，效果颇佳。

8. 慢性肾炎 防己黄芪汤加味治疗慢性肾炎32例，痊愈12例，好转17例，无效3例，总有效率为90.6%。

9. 其他 防己与利水消肿药配伍治疗水肿、腹水、脚气水肿，效果不错。另有报道，本品还可用于治疗冠心病和充血性心力衰竭。

【毒副作用】 粉防己总碱小鼠灌胃的 LD_{50} 为241~251mg/kg，粉防己碱小鼠腹腔注射的 LD_{50} 为2.3 mg/kg。粉防己丙素小剂量可致呼吸兴奋，反射亢进，中毒剂量则使小鼠发生阵挛性惊厥，死于呼吸衰竭，苯巴比妥有拮抗作用。用与人相同的治疗剂量粉防己碱20mg/kg，治疗21天时，大部分实验大鼠的肝、肾和肾上腺均出现不同程度的实质细胞变性、坏死，乃至发生灶状坏死和继发性炎性细胞反应；剂量增大2~4倍时，毒性损害逐组加重；当剂量达400mg/kg时，全部大鼠均于7天内死亡。临床用粉防己碱2~3mg/kg加生理盐水20mL静脉注射，个别病人出现口干、嗜睡、注射部位皮疹，对肝、肾功能及血糖、血脂影响甚微。

参 考 文 献

1. 王丽敏，等. 时珍国医国药，2008，19（10）：2558.
2. 韩彬，等. 临床合理用药，2014，7（3A）：198.
3. 邢志博，等. 中国实验方剂学杂志，2014，20（9）：241.
4. 赵鑫，等. 辽宁中医药大学学报，2013，15（5）：385.
5. 李行诺，等. 沈阳药科大学学报，2009，26（6）：430.
6. 曹易懿，等. 毒理学杂志，2010，24（2）：172.
7. 孙新臣，等. 临床肿瘤学杂志，2007，12（10）：753.

秦 艽

【别名】 辫子艽，左秦艽，大艽。

【来源】 为龙胆科植物秦艽 *Gentiana macrophylla* Pall.、麻花秦艽 *Gentiana straminea* Maxim.、粗茎秦艽 *Gentiana crassicaulis* Duthie ex Burk. 或小秦艽 *Gentiana dahurica* Fisch. 的干燥根。

【性味】 辛、苦，平。

【功能主治】 祛风湿，清湿热，止痹痛，退虚热。用于风湿痹痛，中风半身不遂，筋脉拘挛，骨节酸痛，湿热黄疸，骨蒸潮热，小儿疳积发热。

【主要成分】 含脂溶性成分，包括5-羧基-3,4-二氢-1H-2-苯并吡喃-1-酮（即红白金花酸、5-Carboxyl-3,4-di-hydrogen-1H-2-benzopyran-1-one）、N-正二十五烷基-2-羧基苯甲酰胺（秦艽酰胺）、红白金花内酯（Erythrocentaurin）、栎瘿酸（Roburic acid）、齐墩果酸（Oleanolic acid）等。水溶性成分有龙胆苦苷（gentiopicroside）、獐牙菜苦苷（Swertiamarine）、獐牙菜苷（Sweroside）、6′-O-β-D-葡萄糖基龙胆苦苷（6′-O-β-D-Glucosylgentiopicroside）以及秦艽碱甲（即龙胆碱 Gentianine）、秦艽碱乙（即龙胆次碱 Gentianidine）、秦艽碱丙（Gentianol）。尚含糖类及挥发油等。

【药理作用】

1. 解热作用　秦艽煎剂及醇溶性浸出物对大鼠实验性发热的作用为，小剂量使体温微升，大剂量有解热作用，证实了秦艽能治潮热的说法。

2. 镇痛、镇静作用　动物实验表明（小鼠热板法），秦艽有镇痛作用。秦艽碱甲 100～150mg/kg 腹腔注射，对小鼠和大鼠均有镇静作用，能显著延长戊巴比妥钠所致的大鼠及小鼠的睡眠时间；90mg/kg 腹腔注射对大鼠有镇痛作用，在较短时间内有提高痛阈作用，但无剂量依赖关系。秦艽与延胡索、草乌等合用，可使镇痛作用增强。

3. 抗炎作用　秦艽乙醇浸出液和秦艽碱甲能减轻大鼠因注射甲醛或蛋清而产生的关节肿，并能促进肿胀的消退，抗炎作用与可的松相似。秦艽碱甲 90mg/kg 腹腔注射，能减轻大鼠因注射甲醛而产生的关节肿胀，效果与 200mg/kg 的水杨酸钠相当，但对于切除肾上腺的大鼠则无此抗炎作用。秦艽碱甲能降低大鼠肾上腺内维生素 C 的含量，而对于切除垂体或用戊巴比妥钠麻醉的正常大鼠则无此作用，表明秦艽碱甲可能是通过兴奋下丘脑、垂体，使 ACTH 分泌增多，从而增强肾上腺皮质功能。秦艽挥发油在体外能明显抑制巨噬细胞 RAW264.7 的 NO 释放量，能有效抑制由二甲苯引起的小鼠耳郭肿胀，有很好的抗炎活性。

4. 升高血糖作用　秦艽碱甲给大鼠、小鼠腹腔注射 150～250mg/kg，30 分钟后，可使血糖升高，约持续 3 小时，并使肝糖原明显下降。小鼠切除肾上腺后则无此作用，肾上腺素能阻断剂可部分或完全阻断秦艽碱甲的作用，提示其作用可能是通过释放肾上腺素所致。

5. 抗过敏作用　秦艽碱甲有一定的抗过敏性休克及抗组胺作用。秦艽碱甲腹腔注射，能明显缓解因蛋清所致的家兔过敏性休克症状，降低致敏剂引起的大鼠毛细血管渗透性升高，拮抗组胺引起的肠管收缩，抑制组胺喷雾引起的豚鼠哮喘和抽搐。

6. 降压作用　秦艽水浸液和醇浸出物等有降低麻醉动物血压的作用，并可使心率减慢。秦艽碱甲能降低豚鼠血压和麻醉犬及兔的血压，此作用不为静注阿托品或切断迷走神经所阻断，表明其作用与迷走神经无关。

7. 抗菌作用　秦艽醇浸液在体外对痢疾杆菌、伤寒杆菌、金黄色葡萄球菌、肺炎球菌、霍乱弧菌、炭疽杆菌以及皮肤真菌等均有不同程度的抑制作用。

8. 其他作用　秦艽碱甲非口服途径给药，能抑制犬大肠瘘灌注氯化低汞所引起的反射性肠液分泌，抑制作用随剂量的增大而加强。研究表明，用 ^{60}Co-γ 射线照射秦艽，低剂量时对其药理作用无影响，高剂量时，秦艽的抗炎作用消失，应注意选择适当的辐射剂量。

【临床应用】

1. 流行性脑脊髓膜炎　秦艽注射液 2～5mL（每毫升含生药约 0.625g）肌注，治疗 21 例，用药 3～7 天治愈，无后遗症发生。

2. 早期小儿麻痹症　秦艽 9g，红花、牛膝、茄根、龟甲各 6g，木瓜、地龙、川断各 3g。水煎服。

3. 湿热黄疸　药用秦艽、黄芩、苍术、枳实、神曲等，尤其对于小儿急性黄疸型传染性肝炎，治疗效果较好，亦可配茵陈、黄柏等。

4. 急性缺血性中风　大秦艽汤（秦艽 20g，川芎、当归、赤芍各 15g，桃仁、红花、郁金、菖蒲各 10g，防风、生地黄各 9g，羌活、黄芩各 8g。水煎服，每日 1 剂，15 天为 1 个疗程）加减治疗急性缺血性中风 30 例，显效 10 例，有效 16 例，无效 4 例，总有效率为 86.7%。

5. 风湿及类风湿性关节炎　以秦艽为主药的复方如独活寄生汤、大秦艽汤等治疗风湿性关节炎、类风湿性关节炎、坐骨神经痛等，有较好疗效。用秦艽总生物碱制成的秦艽注射液（20mg/mL）肌内注射，可镇痛、消肿、退热，对关节功能恢复有良好的作用。

6. 内痔出血　防风秦艽汤（防风、秦艽、当归、生地黄、赤芍等）每日 1 剂，治疗内痔出血 200 例，痊愈 156 例，有效 38 例，无效 6 例，总有效率为 97%。

7. 急性骨萎缩　大秦艽汤加减治疗 Sudeck 急性骨萎缩 24 例，痊愈 10 例，显著缓解 8 例，有效 4 例，无效 2 例，总有效率为 91.7%。

【毒副作用】 秦艽碱甲对小鼠的 LD_{50} 为：静脉注射 250～300mg/kg；腹腔注射 350mg/kg；口服 480mg/kg。给大鼠腹腔注射秦艽碱甲 50～120mg/（kg·d），连续 14 天，发现大鼠肾小球及肾小管内有蛋白出现，部分动物出现肺水肿。4 例风湿性关节炎患者口服秦艽碱甲 100mg，每日 3 次，共 4～13 天，先后引起严重恶心、呕吐等反应。

参 考 文 献

1. 何希瑞，等. 药学实践杂志，2011，29（4）：274.
2. 徐泽红. 中国医药导报，2008，5（6）：29.

川 乌

【别名】 乌头，川乌头。

【来源】 为毛茛科植物乌头 *Aconitum carmichaelii* Debx. 的干燥母根。

【性味】 辛、苦，热；有大毒。

【功能主治】 祛风除湿，温经止痛。用于风寒湿痹，关节疼痛，心腹冷痛，寒疝作痛及麻醉止痛。

【主要成分】 含多种生物碱，其中主要的有乌头碱（Aconitine）、中乌头碱（Mesaconitine）、次乌头碱（Hypaconitine）、杰斯乌头碱（Jasaconitine）、异翠雀碱（Isodelphinine）等，还有塔拉弟胺（Talatisamine）、川乌碱甲及川乌碱乙（Chuan–Wu–base A、B）。乌头碱经水解后变成毒性较小的苯甲酸乌头胺（Benzoyl aconine），继续水解则生成乌头原碱（Aconine），其毒性为乌头碱的 1/2000。此外，还从本品中分离出消旋–去甲乌药碱（dl–Demethylcolaurine）等。

【药理作用】

1. 镇静、镇痛作用 用电刺激鼠尾法表明，乌头碱在给药 20 分钟后具有镇痛作用，动物活动减弱，处于安静状态，因而乌头碱亦具有镇静作用。次乌头碱和乌头原碱对小鼠也有镇痛、镇静作用。乌头注射液亦有镇静、镇痛作用，用药 20 分钟后痛阈提高 2.4 倍，60 分钟提高近 3 倍，其镇痛作用与杜冷丁相似。

2. 局部麻醉作用 乌头和乌头碱能刺激局部皮肤，使皮肤黏膜的感觉神经末梢呈兴奋现象，产生面痒与灼热感，其后出现麻痹，丧失知觉。乌头碱对神经肌肉接头活动和神经干复合电位的作用，首先是阻遏兴奋在神经末梢的传导，高浓度也可使神经干完全丧失兴奋和传导冲动的能力。

3. 抗炎作用 川乌总碱对各种致炎剂如角叉菜胶、蛋清、二甲苯、组胺、5–羟色胺的致炎作用，巴豆油气囊肿渗出，肉芽组织增生，白细胞游走，PGE 合成均有明显抑制作用；对可逆性被动 Arthus 反应、大鼠迟发型过敏反应、佐剂关节炎等免疫性炎症也有显著抑制作用，还有明显的镇痛作用。

4. 对免疫功能的影响 乌头碱对免疫器官和体液免疫均呈免疫抑制作用，提示乌头碱可对 T 细胞及其亚群产生抑制作用，从而影响 B 细胞功能。另有报道，同种植物附子注射液对特异性体液免疫和细胞免疫有促进作用，可使小鼠血清抗体（IgM 和 IgG）滴度及脾脏抗体形成细胞数明显增加；并可使玫瑰花结形成细胞数及 T 淋巴细胞转化率明显增加；对非特异性免疫也有促进作用，可使血清补体含量增加。

5. 抗癌作用 实验表明，乌头注射液对实体动物肿瘤抑制率可达 50% 以上；临床应用也证实了其抗癌作用，病理观察可见癌细胞核空泡、变性、回缩及淋巴结构破碎等退行性变。复方三生注射液（生川乌、生附子、生南星等）对小鼠肝癌细胞的生长有明显抑制作用，并能显著抑制大分子合成。

6. 对心血管系统的作用

（1）强心作用：川乌的有效成分乌头碱可使离体或在体蛙心出现短暂的强心作用，随即转入抑制，最后心跳停止。也有报道认为，乌头碱本身无强心作用，而其水解产物乌头原碱有强心作用。南京产的中国乌头 A. chinense 久煎剂对离体动物心脏有明显的强心作用，而生乌头的冷浸液或煎煮时间较短者仅表现短暂的强心作用，继而心脏抑制及心律失常。煎煮愈久，煎剂中的钙含量也相应增加，故认为川乌煎剂的强心作用与其中所含的钙有密切关系。

（2）对血压和血管的影响：乌头碱能使血压下降。中国乌头煎剂对麻醉犬或猫可引起迅速而短暂的降压效应。川乌煎剂具有扩张冠脉血管的作用。

7. 其他作用　①去甲乌药碱对豚鼠离体完整气管及 5 - 羟色胺所致小鼠肺支气管痉挛均有松弛作用，喷雾给药对组胺所致豚鼠哮喘有平喘作用。②乌头碱对大鼠离体回肠有收缩作用，该作用可被阿托品阻断，故可能与兴奋迷走神经有关。

【临床应用】

1. 表面麻醉　用 10% 乌头酒精浸出液、1.25% 乌头酒精浸出液、乌头葡萄糖粉（1∶10）三种制剂进行黏膜表面麻醉 138 例，麻醉有效率达 97.1%，其中 85.5% 的病人在手术中完全无痛。还有人选用生川乌、辽细辛、洋金花、薄荷水制成表面麻醉剂，用于耳鼻喉科各种常见病的手术 142 例，效果满意率达 43%～100%。

2. 恶性肿瘤　乌头注射液肌内注射，治疗胃癌、肝癌等恶性肿瘤，除具镇痛效果外，还可缓解消化道症状，抑制肿瘤生长，缩小部分肿块，使患者体重增加，食欲改善，生存期延长。

3. 坐骨神经痛　自拟乌附汤（制川乌、附片、北细辛、嫩桂枝、淡干姜、制马钱子、淡全蝎）加减内服治疗坐骨神经痛 100 例，痊愈 87 例，好转 10 例，无效 3 例，总有效率为 97%。

4. 慢性支气管炎　复方三生注射液每次 10mL，加 50% 葡萄糖 40mL 静注，每日 2 次，部分病人加用奴夫卡因穴位封闭，治疗本病 18 例，显效 10 例，有效 6 例，无效 2 例，总有效率为 88.9%。

5. 肩周炎　川乌、草乌、樟脑各 90g，研末，装瓶备用。用时以老陈醋调成糊状，匀敷压痛点，厚约 0.5cm，外敷纱布，然后用热水袋敷 30 分钟，每日 1 次。治疗 35 例，治愈 22 例，显效好转 12 例，无效 1 例，总有效率为 97.1%。

6. 糖尿病性周围神经炎　生川乌配合生姜水煎服，每日 2 剂，10 天为 1 个疗程，治疗糖尿病性周围神经炎 68 例，经过 1～3 个疗程的治疗，痊愈 36 例（52.9%），明显好转 17 例（25.0%），基本好转 9 例（13.2%），无效 6 例（8.8%），总有效率为 91.2%。

7. 痛痹　自拟炙川乌汤（炙川乌 20～50g，先煎 1～2 小时，桂枝 12g，细辛 5g，独活 15g，当归 20g，木瓜 12g，炙乳香 10g，炙没药 12g，威灵仙 15g。水煎服，2 日 1 剂）随症加减，治疗痛痹 42 例，治愈 21 例，好转 18 例，未愈 3 例（含 2 例未复诊病人），总有效率为 92.8%。

【毒副作用】　乌头及其生物碱有毒，其半数致死量分别为：乌头碱小鼠皮下注射及家兔静注均在 0.3mg/kg 左右；去甲基乌药碱小鼠静注为 58.9mg/kg，腹腔注射为 0.3g/kg，口服为 3.5g/kg。附子、乌头类中毒时出现心率变慢、传导阻滞、室性期外收缩、室性心动过速、室性纤维颤动等，严重者可导致死亡。生川乌对大鼠海马神经元具有一定毒性，呈剂量效应关系。影响川乌毒性的因素是多方面的，一般来说与乌头碱的含量、用药时的室温、配伍、加工炮制等有关，川乌水提取物引起的小鼠中毒死亡，用阿托品尤其是 654 - 2 后可大大降低死亡率。

参 考 文 献

1. 程丽丽，等．天津中医药大学学报，2014，33（1）：56.
2. 王英豪，等．光明中医，2009，24（9）：1805.
3. 张晓芬，等．中国中医药科技，2012，19（6）：510.
4. 刘强强，等．中国中医药信息杂志，2012，19（8）：111.

草　乌

【别名】　乌啄，北乌头，华乌头。

【来源】　为毛茛科植物北乌头 *Aconitum kusnezoffii* Reichb. 的干燥块根。

【性味】　辛、苦，热；有大毒。

【功能主治】　祛风除湿，温经止痛。用于风寒湿痹，关节疼痛，心腹冷痛，寒疝作痛及麻醉止痛。

【主要成分】　主要含乌头碱型生物碱，其中主要为乌头碱（Aconitine）、次乌头碱（Hypaconitine）、脱氧乌头碱（Deoxyaconitine）、北乌碱（Beiwutine）及新乌头碱（Mesaconitine）、异乌头碱等。

【药理作用】

1. 镇痛作用　腹腔注射 70% 的草乌乙醇浸剂，经电刺激鼠尾法实验表明，有明显的镇痛作用，其 0.19、0.095、0.048g/kg 的镇痛效力均分别超过了吗啡 12、6、3mg/kg 的镇痛效力。草乌生药制剂、乌头碱、次乌头碱对用电刺激鼠尾法或热板法引起的疼痛反应，均有镇痛作用。草乌炮制后毒性降低但不影响镇痛效力。

2. 局部麻醉作用　草乌涂于人舌尖有麻木感，可持续 4~5 小时。家兔角膜实验表明，草乌麻醉作用能持续 40~60 分钟以上。临床观察发现，草乌对黏膜有局部麻醉作用。草乌所含的北乌头碱、异乌头碱对动物均有局部麻醉作用。

3. 对心血管系统的作用　乌头碱能选择性兴奋迷走神经，使心率减慢，并对心肌有直接兴奋作用，使心跳加快。北乌头碱和乌头碱能增强肾上腺素对心肌的作用，对抗氯化钙引起的 T 波倒置，对抗垂体后叶素制剂引起的初期 ST 段上升和继之的 ST 段下降，还能增强毒毛旋花子苷 G 对豚鼠心肌的毒性作用。草乌煎剂还有扩张冠脉血管的作用。

4. 解热作用　草乌注射液对五联菌苗（霍乱、伤寒、副伤寒甲、副伤寒乙、破伤风类毒素）所致的家兔发热有解热作用。准噶尔乌头中的准噶尔乌头碱对兔亦有降温作用。

5. 抗炎作用　草乌煎剂有明显促进大鼠蛋清性足肿胀消退的作用。草乌的抗炎成分为乌头类生物碱，可明显减少角叉菜胶引起炎症渗出物中 PGE 含量，以及明显抑制组胺及五羟色胺引起的毛细血管通透性增强，减轻炎症反应。用北乌头碱给大鼠 1 次灌胃 5g/kg，6 小时后，能促进注射蛋清所致肿胀的消退。

6. 抗肿瘤作用　生草乌提取物对小鼠肝癌有抑制作用，但水煎剂可使抗癌活性丧失（$P > 0.05$），酸水渗漉提取物有显著抑瘤效果（$P < 0.01$）。随剂量增加，草乌的抑瘤率亦增加，动物死亡数也随之增加，表明草乌的毒性成分可能即是抗癌活性成分。

【临床应用】

1. 癌症疼痛　生草乌、生半夏、生南星、细辛、蟾蜍等研末混匀，每次 2.5g，撒布于癌痛部位，外用阿魏消痞膏敷贴，每日 1 次，7 次为 1 疗程。治疗 32 例，30 例止痛，2 例效果不显。

2. 风湿性关节炎、腰腿痛、神经痛等　草乌注射液肌内注射，成人每次 2mL（含总生物碱 2mg），每日 1 次，或穴位注射，每次 0.5mL，每次 1~3 穴，10 天为 1 个疗程。共治疗 64 例，总有效率在 95% 以上。

3. 面神经麻痹　草乌（酒炒）50g，川乌（醋炒）50g，首乌 30g，共研细末，加白酒 150g，醋 150g，拌匀加热，制成糊剂，外涂患侧面部。治疗 50 例，痊愈 45 例，显效 5 例。

4. 神经性耳鸣　生草乌 15g 浸于 75% 乙醇 50mL 中 1 周，取汁滴耳，每日 1~2 次，一般 3 次可愈。

5. 面瘫　草乌 3g，樟脑粉 1g，粳米 50g。先将草乌研成粉，粳米蒸熟捣烂成饼状，视面瘫面积定饼的大小，将草乌粉与樟脑粉匀摊于熟粳米饼上，贴于患侧面部，外盖塑料纸，2 天更换 1 次。治疗 20 例，3 个月后，治愈 10 例，显效 3 例，有效 6 例，无效 1 例，总有效率为 95%。

6. 腰椎间盘突出症　将草乌逐痛散（草乌、大黄、冰片等，按一定比例研成粉剂）干粉 5g 左右敷在痛处或穴位，用胶布固定。每次外敷 24 小时，7 次为 1 个疗程。治疗腰椎间盘突出症 60 例，治愈 14 例（23.3%），好转 43 例（71.7%），未愈 3 例（5.0%），总有效率为 95.0%。

7. 胃癌　制草乌 24g，文武火水煎两次，兑于一起，共 480mL，每天 2 次口服，每次 20mL，服 12 天后，休息 4 天，重复上述 1 个疗程，28 天为 1 周期。治疗胃癌 31 例，近期疗效：完全缓解 2 例（6.5%），部分缓解 16 例（51.6%），无变化 7 例（22.6%），恶化 6 例（19.4%），总有效率为 58.1%。

8. 增生性膝关节炎　用自制川乌草乌酊（取生川乌、生草乌各 250g，捣碎或研成粉末，放入 95% 的酒精 2500mL，盖严，浸泡 7～10 天后再加蒸馏水至 5000mL，然后再浸泡 7 天左右，过滤装瓶备用）离子穴位导入治疗。增生性膝关节炎 70 例，治愈 36 例，好转 33 例，无效 1 例，总有效率为 98.6%。

9. 类风湿性关节炎（RA）和骨关节炎（OA） 草乌甲素胶囊（每丸 0.4g，每次服 1 丸，每天 2 次）、草乌甲素片（每片 0.2g，每次服 2 片，每天 2 次，4 周为 1 疗程）治疗类风湿性关节炎和骨关节炎各 40 例，OA 病人服草乌甲素胶囊的有效率为 90.0%，服草乌甲素片的为 85.0%；RA 病人服草乌甲素胶囊的有效率为 85.0%，服草乌甲素片的为 80.0%；草乌甲素片剂和胶囊总有效率为 87.5%，与非甾体抗炎镇痛药相似，药物不良反应发生率为 13.75%，较非甾体抗炎镇痛药低。

【毒副作用】 本品有大毒，如用量过大、未经炮制，或煎煮时间不够可致中毒，表现为初见口舌、四肢及全身麻木，继则腹痛呕吐、流涎出汗、烦躁不安、头晕眼花、视力模糊，严重者呼吸困难、言语不清、血压下降、面色苍白、四肢厥冷、不省人事，最后因呼吸麻痹或心力衰竭而死亡。本品临床应慎用。研究表明，草乌 70% 酒精浸剂小鼠腹腔注射的 LD_{50} 为 0.38g/kg。草乌经 6 小时水煎，小鼠腹腔注射的 LD_{50} 为（41.53±2.118）g/kg。

参 考 文 献

1. 凌珊. 江西中医学院学报，2011，23（3）：90.
2. 李志勇，等. 中国药理学与毒理学杂志，2010，24（4）：261.
3. 于占江，等. 包头医学院学报，2012，28（3）：122.
4. 晓华，等. 安徽农业科学，2015，43（2）：113.
5. 包金海，等. 中国民族医药杂志，2012，（2）：15.
6. 柳占彪，等. 天津中医药，2009，26（1）：75.
7. 曾瑾，等. 四川大学学报（自然科学版），2007，44（6）：1344.

丁 公 藤

【别名】 包公藤，南藤。

【来源】 为旋花科植物丁公藤 *Erycibe obtusifolia* Benth. 或光叶丁公藤 *Etycibe schmidtii* Craib 的干燥藤茎。

【性味】 辛，温；有小毒。

【功能主治】 祛风除湿，消肿止痛。用于风湿痹痛，半身不遂，跌扑肿痛。

【主要成分】 主要含包公藤甲素（又名丁公藤碱Ⅱ，Baogongteng A）、东莨菪苷、包公藤乙素（东莨菪素，Scopetin）、包公藤丙素（2β，6β–二羟基去甲莨菪烷），另含酚类及香豆素、黄酮、鞣质等。

【药理作用】

1. 拟副交感作用 丁公藤具有强烈的拟副交感作用，临床用于青光眼治疗，疗效显著。实验表明，包公藤甲素属 M–胆碱受体激动剂，对 M 受体的亲合力是毛果芸香碱的 39 倍，最大效应是毛果芸香碱的 1.6 倍。包公藤甲素和毛果芸香碱不论从药理效应还是对环核酸的影响都有明显的类同作用，反映了其拟副交感作用的一致性，而与拟交感类药物相比则作用截然不同。实验表明，包公藤甲素与毛果芸香碱都能使 cGMP 上升，但包公藤甲素比毛果芸香碱作用更强（$P < 0.01$）。

2. 缩瞳作用 丁公藤提取物可使在体和离体的动物产生缩瞳作用，但不抑制人血清的胆碱酯酶，为直接作用于受体的拟胆碱能药；丁公藤碱的缩瞳和降眼压作用主要通过 M_3 受体介导。包公藤甲素 0.025% 溶液给家兔滴眼可使瞳孔缩小，天然品的作用较人工合成品强。对兔眼缩瞳作用的药效动力学研究表明，天然品和合成品的量效曲线有相同斜率和最大收缩效应，但解离常数相差 2～3 倍，天然品引起的排便、流涎等副作用亦相应较轻。包公藤甲素的缩瞳作用比毛果芸香碱强，两者合用，效应取决于占优势浓度药物的内在活性；临床治疗青光眼时，两者均有显著的降眼压作用，但实验中两者对正常家兔的降眼压作用不明显。另据报道，包公藤甲素眼药水最适宜的浓度为0.025%，在滴入10分钟后开始缩瞳，作用可维持9小时。

3. 抗炎及镇痛作用　包公藤乙素对蛋清、甲醛、组胺引起的大鼠急性、亚急性关节肿胀有明显的抗炎作用，能抑制血管通透性，抑制肉芽组织的形成，有甾体样抗炎作用。小鼠热板法镇痛实验表明，东莨菪素及东莨菪苷具有消肿抗炎及镇痛作用，对大鼠蛋清性及右旋糖酐性"关节炎"有明显的抗炎作用，表现为踝关节肿胀减轻及消退加快，其作用与水杨酸钠相似。研究表明，复方丁公藤胶囊亦有较好的抗炎、镇痛作用。

4. 对心血管的作用　通过对大鼠在体心脏和离体心脏心率及心缩强度的观察表明，包公藤甲素能显著减缓心率，增加心收缩力，降低氧耗，提示包公藤甲素可改善心功能；合成包公藤甲素对清醒和麻醉家兔心率和血压有抑制作用，其作用强度与剂量成正相关，在控制剂量条件下，有可能用于缓解窦性心动过速。

5. 对坐骨神经结构和传导的影响　稀释的丁公藤注射液（IE）涂布于离体的牛蛙坐骨神经，可阻滞神经冲动的传导。10% IE可使神经干复合动作电位 $A_{\alpha\beta}$、A_δ 和 C 诸成分的潜伏期延长；而25% IE不仅能使各类成分的潜伏期显著延长，而且能使各类成分的幅度有显著性的减小。上述浓度 IE 的传导阻滞作用是可逆的，并具明显的量效关系。透射电镜观察发现，经 IE 处理的牛蛙离体坐骨神经 C 类纤维轴膜膨胀双层磷脂膜结构变异，提示 IE 对神经的传导阻滞作用可能同神经纤维轴膜结构的变化有关。

6. 其他作用　观察丁公藤注射液对大鼠免疫功能的影响，结果表明丁公藤可显著提高外周血 T 淋巴细胞的比例，显著降低白细胞移行指数，提高特异性玫瑰花形细胞数和中性粒细胞吞噬率。东莨菪素有抗肿瘤作用，在体内对小鼠淋巴白血病有抑制作用；在体外对鼻咽癌细胞株 KB 的 ED_{50} 为 100μg/mL。东莨菪素能明显对抗组胺或乙酰胆碱引起的离体豚鼠气管平滑肌痉挛，对组胺喷雾引起的喘息和抽搐有一定的保护作用，对大鼠气管引流法和小鼠酚红法有祛痰作用，能对抗组胺、乙酰胆碱和 5 - 羟色胺所致离体回肠痉挛，对体外妊娠大鼠子宫自发性收缩有抑制作用。丁公藤还有强烈的发汗作用。另有报道，丁公藤注射液雾化吸入不仅能兴奋呼吸道局部免疫，而且可以兴奋全身免疫功能。

【临床应用】

1. 风湿骨痛及神经痛　丁公藤注射液（每支2mL，含原生药5g）肌注，每次2~4mL，每日1~2次。治疗急慢性风湿性关节炎、类风湿性关节炎、坐骨神经痛、腰肌劳损、肥大性腰椎炎及外伤性关节炎等共88例，止痛作用良好39例，症状好转19例，无效30例，未见明显副作用。复方丁公藤胶囊内服治疗各种风湿类疾病344例，总有效率达94%。

2. 肾绞痛　丁公藤注射液（每支200mg/mL）肌注，每次200mg，每日2次，对缓解疼痛有明显效果。

3. 青光眼　0.025%包公藤甲素眼药水，每日滴眼4次，用于临床降低眼压，有良好效果。共治疗293例（442只眼），通过对其中的193例291只眼的观察，均有明显的缩瞳及降眼压效果，与毛果芸香碱疗效相似；另一组159例239只眼的观察显示了同样效果，且作用强于毛果芸香碱。

4. 近视　丁公藤提取物500g，吐温 - 80 100mL，硼砂、羟苯乙酯各5g，蒸馏水加至10000mL，制成滴眼液。治疗青少年近视患者460例，单眼近视72例，双眼近视388例，视力提高3行以上者194例，提高1~2行者182例，无效84例，总有效率为81.7%。

【毒副作用】　本品有毒，服用或注射过量易引起中毒，主要表现为出汗、流涎、气喘、腹痛、腹泻、四肢麻木、瞳孔缩小、血压下降、心搏减慢等，临床应用应注意。包公藤甲素苯甲酸盐小鼠腹腔给药的 LD_{50} 为（8.85±1.2）mg/kg；东莨菪素小鼠灌胃的 LD_{50} 为 1.39g/kg；丁公藤乙素小鼠静脉注射的最大耐受量大于100mg/kg。

参 考 文 献

1. 谭建宁，等. 广西科学院学报，2008，24（1）：1.

2. 刘卉，等. 广东农业科学，2012，39（1）：36.

3. 黄宝美，等. 中山大学学报（自然科学版），2008，47（5）：71.

雷 公 藤

【别名】　黄藤，水莽草，断肠草，南蛇根，八步倒。

【来源】　为卫矛科植物雷公藤 *Tripterygium wilfordii* Hook. f. 的干燥根的木质部。

【性味】　苦，辛，凉；有大毒。

【功能主治】　清热解毒，祛风除湿，通经活络，消肿止痛，杀虫止痒。用于类风湿性关节炎，风湿性关节炎，肾炎，红斑狼疮，麻风病，银屑病及多种皮肤病，虫蛇咬伤，肿瘤等。

【主要成分】　从雷公藤中分离出的化学成分多达 70 余种，主要有：①生物碱类，包括雷公藤精碱（Wilforjing）、雷公藤定碱、雷公藤灵碱（Wilforgine）、雷公藤春碱及雷公藤增碱五种主要生物碱；②二萜类，如雷公藤内酯酮、雷公藤内酯醇、雷公藤内酯二醇、雷公藤内酯、16 - 羟基雷公藤内酯醇（16 - Hydroxytriptolide）、雷公藤内酯三醇、雷公藤内酯二醇酮（Tripdioltonine）和 13,14 - 环氧 - 9,11,12 - 三羟雷公藤内酯（13,14 - e - Poxide - 9,11,12 - trihydroxytriptolide）等；③三萜类，如雷公藤内酯甲及乙（Wilforlide A、B）、β - 谷甾醇、3β，22α - 二羟基 - Δ^{12} - 齐墩果烯 - 29 - 羧酸、3 - Epikatonic acid、雷公藤红素（Tripterine，又称南蛇藤醇 Celastrol）等；④倍半萜类，如雷藤素（Wilfornide）甲、乙；⑤苷类，如雷公藤多苷（雷公藤总苷 GTW）；⑥脂肪酸类，如亚麻酸、8,9 - 十八碳二烯酸、油酸、棕榈油酸、棕榈酸等。此外尚含有葡萄糖、果糖、有机酸、鞣质、色素等。

【药理作用】

1. 抗炎作用　雷公藤对大鼠蛋清性、甲醛性及佐剂关节炎有明显抑制作用。雷公藤总苷、总生物碱的抗炎作用与生药相同。临床报道，去生物碱雷公藤煎剂的抗炎疗效不变，而胃肠道副作用减轻，认为雷公藤总苷是雷公藤主要抗炎有效成分。雷公藤或雷公藤酮可提高血浆皮质酮含量，降低大鼠肾上腺胆固醇含量。对单侧肾上腺切除的大鼠，雷公藤可促进其对侧肾上腺代偿性肥大。雷公藤乙酸乙酯提取物可明显降低大鼠肾上腺维生素 C 含量，这种作用可被地塞米松和戊巴比妥钠阻断。临床上应用雷公藤醋酸乙酯提取物治疗类风湿性关节炎，治疗有效的患者尿中 17 - 羟皮质类固醇含量显著升高，提示雷公藤的抗炎作用与兴奋下丘脑 - 垂体 - 肾上腺皮质系统有关。

2. 对免疫功能的影响

（1）对细胞免疫的影响：以刀豆蛋白（ConA）诱导的淋巴细胞增生实验证实，雷公藤红素主要抑制 T 淋巴细胞的增生，其抑制作用是可逆的，并无明显的细胞毒作用。以小鼠移植物抗宿主反应为指标，发现雷公藤碱对细胞免疫也有一定抑制作用；大剂量雷公藤总苷可使动物胸腺萎缩，但不引起脾脏减轻。雷公藤总苷只能部分抑制局部同种移植物抗宿主反应，而且只有立即给药才有此种抑制反应。研究认为，雷公藤抑制细胞免疫作用与抑制胸腺有关，亦有人认为是直接作用于 T 效应细胞或通过调节 Ts/Th 的比值而抑制细胞免疫反应的；或直接抑制 B 淋巴细胞产生抗体，通过抑制 Th 细胞间接抑制抗体，产生活化抑制细胞，或几种机制同时起作用。总之，雷公藤抑制免疫应答是经多种途径实现的。

（2）对体液免疫的影响：雷藤素甲的最大溶血稀释度为 1：32，小鼠体外溶血实验发现，雷公藤可使类风湿性关节炎患者血清 IgG、IgA、IgM 水平明显下降，补体 C_3 显著增高，γ - 球蛋白明显下降。实验表明，雷公藤碱对体液免疫也有抑制作用。雷公藤乙酸乙酯提取物、雷公藤总碱可明显降低小鼠血浆和脾脏 cGMP 含量，提高 cAMP/cGMP 比值，这可能是雷公藤抑制机体免疫功能的机理。

3. 抗肿瘤作用　雷公藤对 L_{615}、L_{1210} 以及 P_{388} 白血病株和人体离体鼻咽癌 KB 细胞均有抑制作用。抗肿瘤活性成分是雷藤素甲和雷藤素乙。雷藤素甲不仅可使部分 L_{615} 白血病小鼠长期存活，而且可使它们经数次攻击而不导致白血病；对小鼠 S_{37}、大鼠 W_{256} 等也有一定的抑制作用。雷藤素甲和雷藤素乙在抗肿瘤的同时能抑制 RNA 和蛋白质的合成，并可选择性地使磷酸果糖激酶上的巯基失去活性从而抑制肝糖原合成，使 RNA 聚合酶失活而干扰 DNA 复制。这可能是雷公藤抗肿瘤的作用机理之一。此外，雷公藤内酯也有抗肿瘤作用，亦能抑制 RNA 蛋白的合成。

4. 对生殖系统的作用　雷公藤对雄性和雌性动物的生殖器官和功能均有不同程度的影响。长期应用雷公藤总苷可致睾丸和附睾重量减轻，精子数量显著减少，且完全失活，血浆睾酮水平显著下降，曲细精管内精子细胞及精母细胞脱落、退化、消失，并累及部分精原细胞。雷公藤总碱除有可逆性抗生育作用外，对睾丸生精细胞的抑制作用最明显，并且毒性小。雷公藤可使雌性大鼠动情周期不规则，减少排卵数量和频率，使子宫重量减轻。雷公藤多苷对雌鼠生殖系统的影响比对雄鼠轻得多。雷公藤可使育龄妇女月经减少甚至闭经，血清雌二醇水平下降，滤泡刺激素（FSH）及黄体激素（LH）水平升高。雷公藤多苷导致闭经主要与卵巢功能的抑制有关。雷公藤对生殖系统的影响是可逆的，其抑制机理可能与雷公藤不是先选择性地抑制更新组织有丝分裂作用有关。

5. 对泌尿系统的作用　雷公藤对肾病的主要效果是使蛋白尿减少或消失，即使效果不显著，用药后蛋白尿中的大分子成分也可消失，或使高分子蛋白尿转为中分子蛋白尿，这可能与肾小球滤过膜的通透性降低有关。用雷公藤治疗 IgA 肾病，尿蛋白定量及红细胞明显减少，血浆蛋白明显升高，血清 IgG 及 IgA 显著下降而肾功能无变化。实验表明，雷公藤可降低肾病鼠尿总蛋白及白蛋白的排除量，可能具有阻止与修复嘌呤霉素所致肾小球滤过膜蛋白破坏的作用，从而维持其阴电荷屏障的完整性，减少蛋白尿滤过。雷公藤多苷能显著降低大鼠异体相的肾组织学改变，但不能影响电子致密物肾小球基底膜沉积，实验结果表明，雷公藤多苷的这种保护作用可能是清除了氧自由基和/或抑制了脂质过氧化反应的结果。

6. 其他作用　①抗菌作用：雷公藤对金黄色葡萄球菌等多种细菌有一定的抑制作用。雷公藤红素为雷公藤抗菌的主要有效成分，对金黄色葡萄球菌、607 分枝杆菌、枯草芽孢杆菌、无核杆菌均有明显抑制作用，对革兰阴性菌也有一定效果，对真菌尤其是皮肤白色念珠菌感染疗效特佳。②杀虫作用：雷公藤水煎液、醇浸液及醚提取物能杀虫、蝇、蚕等。有人认为，生物碱是其杀虫有效成分。雷公藤生物碱对间日疟裂殖体期有效。③对血液系统的影响：雷公藤具有解除血液聚集性、降低血液黏滞性及凝固性等作用，尚有中等抗凝、改善微循环及降低外周血流阻力等作用。另有报道，雷公藤多苷可预防 NOD 鼠糖尿病的发生，其机制可能与下调胰腺组织 Th_1 细胞因子表达有关。

【临床应用】

1. 类风湿性关节炎　近 20 年来，采用雷公藤制剂治疗本病有报道的达 4000 例以上，其中用单味雷公藤治疗的 1032 例近期疗效统计结果为：缓解 120 例，显效 430 例，好转 406 例，无效 76 例，总有效率为 92.6%。一般服用 3~7 天起效，关节疼痛减轻较早，其次为消肿和缓解晨僵，发热多在 3~10 天内得到控制，部分病人血沉下降，类风湿因子及乳胶凝集试验阴转，血液流变性改善。

2. 急、慢性肾小球肾炎及肾病综合征　综合各种报道，以多种雷公藤制剂治疗各类肾炎 1000 例以上，近期缓解率超过 30%，总有效率在 65% 以上。服药后尿蛋白减少、消失，氮质血症改善。辨证加用其他中药，疗效更好。在各类肾炎中以对原发性肾炎的疗效较好，其次为狼疮性和紫癜性、慢性肾炎肾病型和普通型，对高血压型慢性肾炎疗效不佳。

3. 红斑狼疮　用雷公藤制剂治疗本病 1080 例（其中主要是系统性红斑狼疮，约占 80%），总有效率达 76%~92%，一般一周左右见效，主要表现为关节疼痛、发热、乏力等症状改善，皮损消退，受损的肝、肾功能好转，全血系统转至正常，血沉及黏蛋白下降，红斑狼疮细胞转阴。

4. 麻风反应　雷公藤煎剂治疗 Ⅱ 型（免疫复合型）麻风反应 205 例，消退 197 例，显效 7 例，进步 1 例，总有效率为 100%，疗效优于反应停；治疗 Ⅰ 型（迟发型超敏反应型）麻风反应 34 例，26 例显效，6 例进步，2 例无效，总有效率为 94.1%。亦有人用雷公藤总苷治疗 Ⅰ 型麻风反应 13 例、Ⅱ 型麻风反应 37 例，总有效率为 98%。

5. 肿瘤　以雷公藤浸膏片为主治疗恶性肿瘤 12 例，其中早期肝癌 4 例，缓解 3 例，显效 1 例；肺癌 3 例均好转；胰腺癌 1 例好转；3 例晚期肝癌和 1 例食道癌无效。有人用雷公藤内酯治疗白血病 12 例，也初步获效。

6. 银屑病 用雷公藤、鸡血藤和甘草配制成乙醇浸剂或水煎剂，治疗 193 例寻常型银屑病，总有效率为 80.3%。用雷公藤糖浆治疗 148 例寻常型银屑病，总有效率为 84.4%。雷公藤片（每片含生药 1.8g）口服，每日 3 次，每次 3 片，治疗 130 例银屑病，痊愈 29 例，显效 21 例，有效 34 例，无效 46 例，总有效率为 64.6%。用雷公藤醇浸膏片治疗本病 67 例，痊愈 34 例，进步 22 例，无效 11 例，总有效率为 83.6%。

7. 妇科疾病 雷公藤浸膏片治疗子宫出血 148 例，痊愈 64 例，显效 7 例，好转 70 例，无效 7 例，总有效率为 95.3%。雷公藤酒剂和提取物片剂治疗月经过多症 33 例，显效 18 例，有效 14 例，无效 1 例，近期有效率为 97.0%；治疗子宫肌瘤 22 例，11 例瘤体缩小，21 例闭经或血量减少。

8. 肝炎 雷公藤总苷（或配合保肝、对症及支持疗法等）治疗亚急性、急性及慢性重症及活动性肝炎 101 例，显效 78 例，有效 9 例，无效 14 例，总有效率为 86.1%，退黄、降酶效果显著，对凝血机制无不良影响。

9. 斑秃 用雷公藤片治疗斑秃 10 例，每服 3～4 片，每日 2 次，2 个月为 1 个疗程，疗程结束已痊愈者继续服用维持量（治疗量减半），结果 8 例脱发全部再生，2 例脱发停止，部分再生。

10. 皮炎 雷公藤根（去皮）每日 25g，水煎分 2 次口服，7 天为 1 个疗程，治疗本病 60 例，痊愈 3 例，显效 37 例，有效 12 例，无效 8 例，总有效率为 86.7%。用此法治疗夏季皮炎 83 例，痊愈 32 例，有效 44 例，无效 7 例，总有效率为 91.6%。

11. 泛发性湿疹 口服雷公藤多苷片 20mg，每天 3 次，连续 4 周，治疗泛发性湿疹 36 例，痊愈 5 例，显效 27 例，好转 4 例，有效率达到 100%。

12. 口腔充血糜烂型扁平苔藓 采用地塞米松糊剂与雷公藤多苷片联合治疗口腔充血糜烂型扁平苔藓 35 例，显效 25 例，有效 8 例，无效 2 例，总有效率为 94.3%。

【毒副作用】 雷公藤毒性较大，最常见的毒副作用是肝功能受损，SGPT 升高，血白细胞下降，血小板减少，月经失调，精子减少，性腺功能抑制。近年发现，雷公藤的副反应还有皮肤色素沉着，皮疹、胃肠道反应如恶心、食欲下降，以及脱发、指（趾）甲发白等。临床上有雷公藤中毒致尿崩症、骨髓抑制及粒细胞缺乏、肾衰竭、肾损害致死的报道，故临床应用时应严格控制剂量。急毒试验表明，本品小鼠口服给药的 LD_{50} 值大致如下：雷公藤低浓度醇提取物为（26.55 ± 0.02）g/kg；根皮煎剂为 21.61g/kg；根芯（去皮的根部）煎剂为（28.65 ± 118）g/kg；雷公藤总苷为（159.7 ± 14.30）mg/kg；雷公藤总生物碱为（504.0 ± 29.48）mg/kg；雷公藤内酯醇为（1.195 ± 0.204）mg/kg。实验表明，本品对小鼠有致突变作用及诱发染色体畸变作用。

参 考 文 献

1. 井莉，等. 中国药物化学杂志，2008，18（3）：120.

2. 程文超，等. 中国药理学通报，2013，29（12）：1775.

3. 王雷，等. 湖南中医药大学学报，2010，30（2）：37.

4. 赵宝莲，等. 临床合理用药，2015，8（9）：170.

5. 丁海鹏，等. 中国药理学与毒理学杂志，2012，26（4）：570.

6. 薛璟，等. 中华中医药杂志，2010，25（5）：726.

7. 徐央丽，等. 现代中西医结合杂志，2008，17（12）：1941.

8. 田洋，等. 沈阳药科大学学报，2010，27（9）：715.

9. 郭雪红. 中成药，2010，32（7）：1199.

10. 汪群红，等. 中国药业，2010，19（19）：85.

11. 柴智，等. 中国实验方剂学杂志，2011，17（7）：243.

12. 张小蒙. 临床合理用药，2012，5（7B）：180.

13. 王宝娟，等. 河北中药，2015，37（3）：463.

14. 孔蓓俊, 等. 上海中医药杂志, 2011, 45 (6): 87.

徐 长 卿

【别名】 寮刁竹, 逍遥竹。

【来源】 为萝藦科植物徐长卿 *Cynanchum paniculatum* (Bge.) Kitag. 的干燥根和根茎。

【性味】 辛, 温。

【功能主治】 祛风, 化湿, 止痛, 止痒。用于风湿痹痛, 胃痛胀满, 牙痛, 腰痛, 跌扑损伤, 风疹, 湿疹。

【主要成分】 含挥发油, 油中含丹皮酚 (Paeonol), 并含肉珊瑚苷元 (Sarcosostin)、去酰牛皮消苷元 (Deacylcynanchogenin)、黄酮苷、葫芦素 B 等, 以及糖类、氨基酸、微量生物碱。

【药理作用】

1. 镇痛作用 徐长卿有明显的镇痛作用。采用热板法进行实验, 给动物注射含丹皮酚及不含丹皮酚的徐长卿提取物, 均可使实验性小鼠的痛阈提高, 在 1～2 小时后镇痛作用逐渐减弱, 提示本品含有多种镇痛成分。

2. 解痉作用 徐长卿注射液用于豚鼠离体回肠实验, 可使动物平滑肌的张力下降, 能拮抗氯化钡引起的回肠强烈痉挛, 但对乙酰胆碱、组胺所致的回肠痉挛无对抗作用; 而给豚鼠注射丹皮酚, 则有显著的对抗组胺、乙酰胆碱、氯化钡所引起离体回肠的强烈痉挛作用。

3. 降血压作用 动物实验表明, 徐长卿提取物丹皮酚及煎剂均有降血压作用。不含丹皮酚的徐长卿药液仍能使麻醉动物的血压快速下降, 但持续时间较短, 说明本品所含降压成分不止一种。

4. 改善心肌代谢作用 徐长卿煎剂 10～15g/kg 给小鼠腹腔注射, 能使心肌对^{86}Rb 的摄取量增加, 并能对抗垂体后叶素引起的家兔心肌缺血缺氧, 提示徐长卿可能有增加冠脉血流量、改善心肌代谢、缓解心肌缺血的作用。徐长卿可减慢动物正常心率, 但不能防止家兔静脉滴注垂体后叶素引起的心肌急性缺氧性心电图改变。

5. 镇静作用 徐长卿注射液 (去丹皮酚) 给小鼠腹腔注射 5g/kg, 能显著减少小鼠的自发活动, 使小鼠安静、眼睑下垂, 但对外界刺激仍有反应, 作用可持续 60 分钟以上。丹皮酚亦有镇静作用。

6. 降血脂及抗动脉粥样硬化作用 给喂服高胆固醇饲料引起的高脂血症家兔喂徐长卿 3g/(kg·d), 可使主动脉粥样硬化程度减轻和小鼠动脉脂类沉积减少, 血清胆固醇和 β-脂蛋白明显降低, 表明徐长卿对动脉粥样硬化有防治作用。

7. 抗菌作用 体外平板打洞法及试管稀释法显示, 徐长卿对金黄色葡萄球菌有较强的抑制作用, 对大肠杆菌、宋氏和福氏痢疾杆菌、绿脓杆菌、伤寒杆菌、甲型链球菌均有抑制作用。丹皮酚在体外 1: 15000 浓度对大肠杆菌、枯草杆菌有抑制作用; 1:2000 浓度对金黄色葡萄球菌有抑制作用。

8. 其他作用 徐长卿对疟原虫有杀灭作用, 对牙痛及跌扑损伤等有一定的治疗作用。从徐长卿中提取的丹皮酚和葫芦素 B, 用极少剂量就能在大鼠肝微粒体代谢中显著抑制 β (d) P 代谢产物, 其机制与改变酶区域选择性有关, 从而抑制了致癌物的形成。徐长卿 C_{21} 甾体化合物具有潜在的逆转肿瘤多药耐药作用; 徐长卿多糖可抑制小鼠移植性腹水癌 H_{22} 和 EAC、实体瘤 S_{180} 的生长。本品能抑制病毒复制, 提高机体的体液免疫和细胞免疫水平, 保护肝细胞, 防止癌变。

【临床应用】

1. 各种疼痛 徐长卿注射液肌注, 每日 1～2 次, 每次 1～2 (或 2～4) mL。治疗多种原因引起的疼痛 47 例, 有效 35 例, 无效 12 例, 有效率为 74.5%, 有一定的疗效, 并有安眠作用。另有报道, 用徐长卿、当归各 12g, 蜈蚣 3 条, 全蝎 3g, 川芎、蔓荆子、白芷、细辛、白芍各 10g, 炙甘草 6g 组成徐长卿祛风定痛汤, 治疗血管性头痛 154 例, 32 例痊愈, 77 例显效, 42 例有效, 3 例无效, 总有效率为 98.1%。徐长卿注射液 2mL（含生药 10g）足三里穴位注射治疗膝关节疼痛 32 例，每天 1 次，连续 10 天为 1 个疗程，结果痊愈 8 例，显效 10 例，有效 10 例，无效 4 例，总有效率为 87.5%。

2. 慢性气管炎 徐长卿煎剂或片剂口服，有很好的消炎、化痰、止咳、平喘作用。治疗 54 例，有效 41 例，无效 13 例，有效率为 75.9%。

3. 皮肤病 徐长卿煎剂或注射剂，对多种皮炎、皮疹、顽癣均有效，治疗 36 例，治愈 24 例，显效 8 例，无效 4 例，总有效率为 88.9%。徐长卿注射液肌注，治疗银屑病 150 例，有效率为 66%。本品亦可单用或与其他中药配伍，供内服、外敷及注射用，如配白鲜皮、地肤子、苦参、蛇床子等，亦可收到较好疗效。

4. 周围性神经麻痹 徐长卿 30g，大黄 20g，水蛭 20g，泽兰叶 10g，加水 5000mL，浸泡 20 分钟，水煎沸，置于盆中，先熏后洗患处，浸洗水温 30℃～40℃，每次 10～15 分钟，每日 2 次，2 日 1 剂，治疗周围性神经麻痹取得良好效果。

5. 卡他性结膜炎 辨证治疗卡他性结膜炎，分别采用疏风清热、泻火解毒、表里双解、养阴明目等法，虚、实证均加徐长卿 10～30g，每日 1 剂，水煎服，同时用煎药水蒸气熏眼，治疗 80 例卡他性结膜炎，取得良好效果。

6. 盆腔炎症 徐长卿 12g，柴胡 9g，当归 9g，土茯苓 12g，生蒲黄 12g，皂角刺 12g，元胡 12g，泽泻 2g，败酱草 12g，银花 12g，连翘 12g，紫花地丁 12g，制成中药灌肠剂，每天给药 1 次，20 天为 1 疗程，治疗 31 例盆腔炎症患者，总有效率为 96.8%。

7. 神经衰弱症 单味徐长卿制成散剂、丸剂、胶囊，治疗神经衰弱患者 150 例，对头痛症状的改善总有效率为 94.0%，对失眠症状的改善总有效率为 95.3%。

8. 毒蛇咬伤 徐长卿、三叶鬼针草、半边莲各 30～40g，外敷创口周围，治疗 18 例，17 例在 10 天内痊愈，仅有 1 例出现伤口溃烂，继用徐长卿、半边莲各 50g 煎汤外洗伤口，撒上南瓜叶粉，2 周后亦痊愈。

9. 阳痿 徐长卿 30g 配伍蜈蚣 2 条，威灵仙 20g，地龙 20g，蜂房 20g，蛇床子 20g，菟丝子 10g，鸡血藤 30g，太子参 20g，水煎服治疗阳痿，效果良好。

【毒副作用】 个别病例服用徐长卿后，有口干、咽干等反应。

参 考 文 献

1. 林丽珊，等. 中药药理与临床，2008，24（5）：40.

2. 赵丽萍. 中国药业，2011，20（2）：79.

3. 杨淑琴. 河北中医，2015，37（10）：1593.

4. 李翼鹏，等. 沈阳药科大学学报，2014，31（6）：444.

5. 褚文希，等. 中草药，2015，46（18）：2674.

6. 张桂芳，等. 中华中医药学刊，2007，25（8）：1723.

祖 师 麻

【别名】 黄瑞香。

【来源】 为瑞香科植物黄瑞香 *Daphne giraldii* Nitsche、陕甘瑞香 *Daphne tanguica* Maxim. 或凹叶瑞香 *Daphne retusa* Hemsl. 的干燥茎及根皮。

【性味】 辛、苦，温；有小毒。

【功能主治】 祛风除湿，止痛散瘀。用于风湿痹痛，四肢麻木，头痛，胃痛，跌扑损伤。

【主要成分】 主要含香豆素类、二萜类、木质素类、黄酮类、蒽醌类及甾醇类等化学成分。香豆素类主要有瑞香素（Daphnetin）、瑞香苷（Daphnin）、7-羟基香豆素（Umbelliferone）、7-羟基-8-甲氧基香豆素（Hydragetin）、7 - 甲氧基 - 8 - 羟基香豆素、7,8 - 二甲氧基香豆素；二萜类主要有瑞香毒素（Daphnetoxin）、12 - 羟基瑞香毒素（12 - Hydroxydaphnetoxin）、黄瑞香甲素（Daphnegiraldicin）、黄瑞香乙素（Daphnegiraldidin）、黄瑞香丙素（Daphnegiraldifin）等；木质素类：从唐古特瑞香中分离出 4 个木质素类化合物，为（±）- 丁香树脂醇 [（±）- Syringaresinol]、（-）- 松脂酚 [（-）- Pinoresinol]、（-）- 二氢芝麻素 [（-）- Dihydrosesamin，23]、（-）- 落叶松树脂醇 [（-）- Lariciresinol]。此外，还从黄瑞香中分离得到紫丁香苷（Syringin）、芫花素（Genkwanin）、3,4,5 - 三甲氧基苯甲酸和β - 谷甾醇。从唐古特瑞香中分离得到了大黄素甲醚（Physcion）、三硬脂酸甘油酯（Glyceryl tristearate）、α - 香树脂醇醋酸酯（Acetyl - α - amyrin）以及 Daphneolon。

【药理作用】

1. 镇静、镇痛作用 瑞香素腹腔注射有缓和持久的镇痛作用，静注于犬也有显著镇痛作用。瑞香素还具有明显的镇静作用。腹腔注射瑞香素，能明显减少小鼠的自发活动，但不能协同阈下剂量的戊巴比妥钠引起小鼠睡眠。7,8 - 二甲氧基香豆素、7 - 羟基 - 8 - 甲氧基香豆素镇痛作用稍强于瑞香素，并具有明显镇静作用。祖师麻皂苷腹腔注射对小鼠有一定的镇痛作用。瑞香素能显著增强戊巴比妥钠对中枢的抑制作用，可显著增强水合氯醛的中枢神经抑制作用，且与剂量成正比。瑞香素、7,8 - 二甲氧基香豆素、7 - 羟基 - 8 - 甲氧基香豆素能协同阈下剂量戊巴比妥钠引致小鼠睡眠。此外，瑞香素不仅能协同戊巴比妥类药物的催眠作用，还能明显提高硝酸士的宁的 LD_{50}，降低咖啡因的 LD_{50}。

2. 抗炎作用 祖师麻乙醇提取物腹腔注射，对大鼠的蛋清性及右旋糖酐性足肿均有抑制作用，对大鼠甲醛性足肿也有显著抑制作用，还能明显抑制大鼠棉球肉芽组织增生。祖师麻甲素能显著抑制足肿胀，降低关节炎的严重程度。祖师麻皂苷有与醋酸强的松相似的抗炎活性。此外，7,8 - 二甲氧基香豆素及7 - 羟基 - 8 - 甲氧基香豆素均对大鼠蛋清性脚肿有抑制作用，但弱于瑞香素。

3. 对心血管系统的作用 瑞香素静注，对垂体后叶素引起的家兔急性心肌缺血有明显的保护作用，对于离体兔心和在位猫心均能明显扩张冠状血管，增加冠脉流量。对于预先给予异丙肾上腺素引起心肌耗氧量增加的小鼠，瑞香素能增强其对减压缺氧的耐受能力。瑞香素静注，对麻醉猫有明显的降压作用，该作用不能被东莨菪碱阻断，但可被苯海拉明部分阻断。

4. 对免疫功能的影响 黄瑞香甲素对机体的免疫系统有显著作用，能显著抑制特异性细胞免疫应答，并引起免疫器官萎缩，但能增强腹腔巨噬细胞的吞噬功能，对外周 T 淋巴细胞百分率无显著影响。

5. 抗动脉粥样硬化作用 动物实验表明，瑞香素可降低血液凝固性，降低高脂血症动物血清中胆固醇水平，抗动脉血栓形成，对防止动脉粥样硬化斑块形成有一定作用。

6. 抗菌作用 瑞香素有一定抑菌作用，0.01% 浓度对金黄色葡萄球菌，0.1% 浓度对大肠杆菌、绿脓杆菌，0.05% 浓度对福氏痢疾杆菌均有抑制作用。

7. 其他作用 祖师麻注射液可抑制巨噬细胞 RAW264.7 分泌的 VEGF（血管内皮细胞生长因子），进而减缓肿瘤细胞的增长速度；祖师麻甲素对肉瘤细胞 S_{180} 和肝癌细胞 SMMC - 7721 生长有不同程度的抑制作用，且呈现良好的剂量依赖性。瑞香苷具有抗凝作用，为维生素 K 的拮抗剂，能促进体内尿酸排泄，明显抑制离体兔肠运动，使张力下降，收缩幅度减少。瑞香素还可拮抗垂体后叶素所致大鼠离体子宫平滑肌的收缩。紫丁香苷有止血作用。

【临床应用】

1. 风湿性关节炎 用祖师麻片治疗本病 98 例，每次服 6 ~ 8 片，每天 3 次，20 天为 1 个疗程，总有效率为 88%。用 20% 祖师麻醑剂、软膏或膏药贴敷患处，治疗 111 例，痊愈 66 例，好转 38 例，无效 7 例，总有效率为 93.7%。

2. 冠心病 "长白瑞香注射液"治疗冠心病心绞痛 72 例，症状有效者 55 例，心电图有效者 35 例。

3. 血栓闭塞性脉管炎 "长白瑞香注射液"治疗本病 72 例，瑞香素治疗 28 例，总有效率为 86%，效果优良者占 38%。

4. 肩关节周围炎 祖师麻注射液条口穴注射治疗本病 49 例，26 例痊愈，14 例显效，6 例好转，3 例无效，总有效率为93.9%。

【毒副作用】 祖师麻乙醇提取物小鼠腹腔注射与灌肠的 LD_{50} 分别为 (2.97 ± 0.51) g/kg 及 (3.67 ± 0.75) g/kg，大鼠腹腔注射的 LD_{50} 为 (3.91 ± 1.26) g/kg。瑞香素给大鼠灌肠、腹腔注射及静注的 LD_{50} 分别为 (3.66 ± 0.28) g/kg、0.48g/kg 及 0.33g/kg。本品具有强烈的局部刺激性，生品直接外用可致皮肤发赤起泡。瑞香素于少数患者可引起全身性痒疹，静注可引起少数患者血压下降及脉搏加快。

参 考 文 献

1. 李平，等. 中国药物化学杂志，2010，20（1）：50.
2. 王鹏，等. 特产研究，2011，33（2）：34.
3. 陈乐天，等. 现代中药研究与实践，2011，25（2）：37.
4. 王宇华，等. 中草药，2007，38（11）：1697.

雪上一枝蒿

【别名】 一支蒿，铁棒锤。

【来源】 为毛茛科植物皱叶乌头 Aconitum bullatifolium Levl. var. homotrichum W. T. Wang、短柄乌头 Aconitum brachypodum Diels、铁棒锤 Aconitum pendulum Busch 等的干燥块根。

【性味】 苦，辛，温；有大毒。

【功能主治】 血活止痛，祛风除湿。用于跌扑损伤，骨折，风湿骨病，牙痛，疮疡肿毒，毒蛇咬伤。

【主要成分】 含一枝蒿甲素、乙素、丙素、丁素、庚素（Bullatine A、B、C、D、E）及乌头碱（Aconitine），次乌头碱（Hypaconitine）等。此外，尚含 3 - 乙酰乌头碱（3 - Acetylaconitine）和雪乌碱（Penduline）等。从云南产雪上一枝蒿中分离出一枝蒿碱甲、乙（Anthorine A、B）。

【药理作用】

1. 镇痛作用 热板法实验表明，一枝蒿甲素皮下注射 100mg/kg，对小白鼠有明显镇痛作用，能提高小鼠痛阈 47%，其镇痛指数是吗啡的 1/11。镇痛作用一般在药后 15 ~ 20 分钟开始出现，维持 12 ~ 36 小时。一枝蒿乙素、丙素、丁素及 3 - 乙酰乌头碱均有镇痛作用。

2. 局麻作用 实验表明，雪乌碱对动物有局麻作用。给小鼠注射 3 - 乙酰乌头碱，局部亦有不同程度的麻痹现象。

3. 对心血管系统的作用 雪上一枝蒿对蛙心有类似洋地黄样作用，所含乌头碱可使离体、在体蛙心出现短暂的强心结果，随即很快转入抑制，出现心缩力减弱、心律失常，最后心跳停止等毒性作用。云南产雪上一枝蒿水浸膏中的一枝蒿碱甲、乙（Anthorine A、B）对在体和离体蛙心呈乌头碱样作用。

4. 抗炎作用 雪上一枝蒿醇提物可显著抑制脂多糖造成的小鼠巨噬细胞损伤和细胞凋亡，且通过抗氧化途径发挥体外抗炎作用。小鼠皮下注射或灌服 3 - 乙酰乌头碱，均能明显抑制腹腔毛细血管渗透性增加，抑制作用随剂量增大而增强，给小鼠灌服能抑制二甲苯所致的肿胀。

5. 抗肿瘤作用 本品所含乌头碱有抑制癌肿生长和癌细胞自发转移作用。动物实验表明，乌头碱腹腔给药对小鼠前胃癌 F 和肉瘤 S_{180} 均有一定抑制作用，并能抑制 Lewis 肺癌的自发转移。

6. 其他作用 动物实验表明，除个别动物注射本品呈现呼吸兴奋外，其他则均出现不同程度的抑制，表现为呼吸减慢、减弱、节律不规则，甚至呼吸暂停。乌头碱口服、皮下注射均能明显降低大鼠肾上腺内抗坏血酸的含量，其作用不被戊巴比妥及氯丙嗪阻断。本品所含的乌头碱类还具有抗生育作用。

【临床应用】

1. 腰腿痛 雪上一枝蒿注射液局部或穴位注射 12.5 ~ 25mg，隔日 1 次，3 次为 1 个疗程。治疗 150 例，显效 116 例，好转 23 例，无效 11 例。

2. 风湿性关节炎 雪上一枝蒿注射液每日肌注 1~2mL（每毫升含 25mg 生药），用药 7~10 天，共治疗 98 例，治愈率达 75.5%。

【毒副作用】 本品有剧毒。小鼠口服本品细粉的 LD_{50} 为（1022±179）mg/kg。一枝蒿甲素、乙素、丁素盐酸盐皮下注射的 LD_{50} 分别为（21.96±1.07）mg/kg、（2.99±0.08）mg/kg 及（70.09±2.78）mg/kg。乌头碱小鼠皮下注射的 LD_{50} 为 0.295mg/kg，猫皮下注射的 LD_{50} 为 0.4mg/kg，兔耳静注 0.2~0.3mg/kg 可致死；人口服 3~5mg/kg，即有中毒致死的危险，中毒症状为嗜睡、口腔灼热感、分泌物增多，重者全身肿胀、麻木、恶心、呕吐、流涎、头昏、便意，严重者瞳孔散大、血压下降、呼吸困难、循环衰竭而死亡。

参 考 文 献

1. 邹大江，等. 中国实验方剂学杂志，2014，20（8）：41.
2. 耿家玲，等. 药物分析杂志，2011，31（2）：387.
3. 黄先菊，等. 中南民族大学学报（自然科学版），2012，31（4）：36.
4. 黄先菊，等. 中南民族大学学报（自然科学版），2013，32（4）：50.

闹 羊 花

【别名】 羊踯躅，黄杜鹃。

【来源】 为杜鹃花科植物羊踯躅 *Rhododendron molle* G. Don 的干燥花。

【性味】 辛，温；有大毒。

【功能主治】 祛风除湿，散瘀定痛。用于风湿痹痛，偏正头疼，跌扑肿痛，顽癣。

【主要成分】 含桫木毒素（Andromedotoxin）、马醉木毒素（Asebotoxin）、石楠素（Ericolin）、杜鹃花素。叶含黄酮类成分及煤地衣酸甲酯（Sparassol）等。

【药理作用】

1. 对心血管系统的作用 本品所含桫木毒素有减慢心率和降低血压的作用，麻醉犬静注 3.5μg/kg，可减慢心率 38.96%，静注 20μg/kg，可减慢心率 69.86%；继续增加剂量则出现心电图 T 波改变和心律紊乱。本品所含八厘麻毒素（即桫木毒素）在 3.5~20μg/kg 范围内对麻醉犬有降压作用。

2. 镇痛作用 热板法、电击法实验均证明，小鼠口服闹羊花煎剂后有显著的镇痛作用，该镇痛作用可与阿片相比。闹羊花粉对因电刺激小鼠尾巴引起的疼痛有明显的镇痛作用。

3. 对平滑肌的作用 本品所含杜鹃花素对兔子宫肌及离体肠肌有兴奋作用，大剂量则出现抑制作用；对兔离体支气管平滑肌稍有收缩作用。桫木毒素对兔离体支气管及肠平滑肌亦有兴奋作用。

4. 对神经系统的作用 桫木毒素对横纹肌运动神经有先兴奋后麻痹的作用，对高级神经中枢也有麻痹作用，但对脊髓没有影响。桫木毒素还有中枢性催吐作用。

5. 麻醉作用 本品有拟副交感神经样作用，可与洋金花的抗副交感神经样作用相抵消，从而提高麻醉效果。临床观察发现，本品用于麻醉尚有改善术后体温上升的作用。

6. 杀虫作用 闹羊花对昆虫有强烈毒性，有杀虫作用，性质为接触毒及食入毒，有效成分为桫木毒素及石楠素。

【临床应用】

1. 休克 用闹羊花 10mg、当归 0.4mg、川芎 0.2mg、生草乌 0.162mg，制成 2mL 注射液，静滴或肌内、耳根注射。治疗 78 例，显效 61 例，有效 10 例，无效 7 例，总有效率为 91%。

2. 手术麻醉 以 5%~10% 的闹羊花注射液作穴位注射，耳穴注药 0.1~0.2mL，体穴 0.2~1.0mL，5~10 分钟后手术。观察 154 例，成功率达 94%，对头、颈、胸、腹部手术效果好。

3. 风湿性关节炎　鲜闹羊花 200g，金樱子根 50g，泡于 500mL 白酒内密封 1 个月，成人每晚服药酒 15～20mL，有较好的消肿止痛、恢复关节活动等功效。

【毒副作用】　本品毒性较大，其二萜类成分（包括木藜芦烷型、1,5 - 开环 - 木藜芦烷型、山月桂烷型以及 leucothane 型）既是主要有效成分，也是其毒性成分。研究表明，木藜芦烷型二萜类成分是一类神经细胞膜毒素，可影响神经冲动传导，直接作用于心脏，既能增加心肌收缩力，也对心脏有触发性而产生快速心律失常，甚至会导致心脏停跳而死亡。小鼠腹腔注射梫木毒素的 LD_{50} 为 0.522mg/kg，闹羊花浸剂给小鼠灌胃的 LD_{50} 为（5.85 ± 0.83）g/kg，酊剂为（5.13 ± 0.75）g/kg。闹羊花粉混悬液给小鼠灌胃的 LD_{50} 为 3.4g/kg。临床误服本品或应用过量易致中毒，呈现恶心、呕吐、腹泻、心率缓慢、血压下降、动作失调、呼吸困难，继而心律不齐、昏迷、呼吸衰竭而死。

参 考 文 献

1. 刘有强，等. 中草药，2009，40（2）：199.
2. 刘春霞. 浙江中医杂志，2012，47（2）：84.
3. 张小红，等. 中国新药杂志，2013，22（5）：602.
4. 刘慧，等. 华中科技大学学报（医学版），2007，36（2）：162.

两 面 针

【别名】　两边针，双面针，入地金牛。

【来源】　为芸香科植物两面针 *Zanthoxylum nitidum*（Roxb.）DC. 的干燥根。

【性味】　辛，苦，平；有小毒。

【功能主治】　祛风活血，行气止痛，祛风通络，解毒消肿。用于跌扑损伤，胃痛，牙痛，风湿痹痛，毒蛇咬伤；外治烧烫伤。

【主要成分】　两面针的根和皮富含多种活性成分，其中生物碱类物质有两面针碱、双氢两面针碱、氧化白屈菜红碱、A - 别隐品碱、茵芋碱、6 - 甲氧基 - 5,6 - 双氢白屈菜红碱、6 - 乙氧基 - 5,6 - 双氢白屈菜红碱、木兰花碱、白鲜碱、氧化刺椒碱；黄酮类成分含地明奥、牡荆素；木脂素类成分含两面针结晶 - 8，并含有挥发油，油中主要成分为柠檬烯和糠醛等。

【药理作用】

1. 解痉镇痛作用　两面针提取物（一种褐色油状物）30mg/kg 腹腔注射，能明显抑制醋酸引起的小鼠扭体反应；家兔 K^+ 透入测痛实验表明，腹腔注射 40mg/kg，能显著提高痛阈；离体豚鼠回肠实验显示，该提取物对乙酰胆碱及氯化钡所致肠肌收缩有明显抑制作用。从两面针中提取的成分结晶 - 8 的解痉作用是直接作用于平滑肌，提取物中 N - 4 成分也具有较好的镇痛作用及解痉、安定作用。

2. 抗癌作用　两面针碱对小鼠白血病 P_{388} 有一定抗癌作用，对小鼠艾氏腹水癌也有抗癌作用。有人用放射显影法研究了氧化两面针碱对小鼠艾氏腹水癌细胞生长周期的影响，结果表明，当剂量为 20mg/kg 时，细胞被阻滞于 G_2 期，有丝分裂指数降低，大细胞比例增加，剂量为 40mg/kg 时，对 S 期细胞可能有杀伤作用；同时还能明显抑制 DNA 合成。此外，两面针对 Lewis 肺癌、人体鼻咽癌、肝癌、慢性粒细胞型白血病亦有抗癌作用。

3. 对心血管的作用　给麻醉犬静注两面针碱 10～20mg/kg，有增加心率、心输出量和呼吸频率的作用（$P < 0.05$），对血压和血管阻力亦有增加作用，但无显著意义（$P > 0.05$）。

4. 抗菌作用　两面针乙醇提取液（1∶1）对溶血性链球菌及金黄色葡萄球菌有较强的抑制作用。

5. 麻醉作用　两面针水提取物注射液作浸润麻醉用于腹部等手术，给药 2～6 分钟出现局部麻醉作用。

6. 对肝损伤的保护作用　对四氯化碳致肝损伤的小鼠模型进行两面针提取物灌胃，发现两面针提取物能降低肝损伤小鼠血清 ALT、AST 和肝匀浆 MDA 含量，而且还能提高 SOD 活性。

7. 抗氧化作用　两面针的水提取物、乙醇提取物以及乙醇加酸提取物对致炎大鼠体外全血化学发光有抑制作用；对碱性连苯三酚体系产生 O_2^- · 有清除作用；对 Fe^{2+} – 半胱氨酸诱发的肝匀浆脂质过氧化有抑制作用。

8. 钙调素的拮抗作用　研究发现，两面针可明显抑制 CaM 依赖的环核苷酸磷酸二酯酶的活性，而且与三氟拉嗪有协同作用，说明两面针与三氟拉嗪对 CaM 的作用位点不同。

9. 其他作用　两面针根挥发油对二甲苯致小鼠耳郭肿胀、棉球肉芽肿胀、角叉菜胶致足趾肿胀均有显著的抑制作用；两面针根的提取物（S–O）可明显缩短凝血时间；两面针总碱对实验性胃溃疡有保护作用。

【临床应用】

1. 疼痛症　用两面针成分结晶 – 8 制成的片剂内服，治疗胃痛、牙痛、癌症疼痛、外伤性疼痛、感冒头痛、四肢痛等疼痛症 96 例，有效 87 例，无效 9 例。两面针注射液（每 2mL 相当于根皮 3g）肌注治疗神经痛、风湿痛、头痛、胃肠绞痛等 500 例，一般 5～10 分钟即可止痛。

2. 妇科炎症　两面针 10g，白花蛇舌草 45g，水煎服，每日 1 剂，治疗盆腔炎 77 例，痊愈 73 例，无效 4 例。以两面针配苦草、地胆草等制成妇炎净胶囊，治疗附件炎、宫腔组织炎、盆腔炎、子宫内膜炎等488 例，总有效率达 98.2%。

3. 急性扁桃体炎　两面针根茎二层皮 30g，研粉，加入琥珀粉 1.5g，调匀，喷于扁桃体表面和咽部，或制成片剂含服，每次 1g，每日 4～6 次，治疗 28 例，经治 2～6 天（平均 3.7 天），全部治愈。一般用药12～24 小时体温降至正常，血象下降。

4. 牙菌斑和牙龈炎　让有牙菌斑者和牙龈炎患者用含 2% 两面针提取液的牙膏刷牙，能有效减少牙菌斑，抑制牙龈炎，达到促进口腔健康的目的。

【毒副作用】　本品有小毒。两面针提取物（褐色油状）小鼠腹腔注射的 LD_{50} 为（166 ± 15）mg/kg，两面针结晶 – 8 小鼠腹腔注射的 LD_{50} 为（68.04 ± 8.36）mg/kg，按临床拟用剂量的 20 及 10 倍一次给犬灌胃，连续 3 天，观察 7 天，仅见犬较为安静，未见异常，表明其毒性较低。

参 考 文 献

1. 周劲帆，等. 中国药业，2012，21（11）：5.
2. 韩建军，等. 药学研究，2013，32（8）：474.
3. 李艳芝，等. 中国药房，2013，24（31）：2966.
4. 刘华钢，等. 时珍国医国药，2007，18（1）：222.

木　瓜

【别名】　木瓜实，铁脚梨，贴梗海棠，宣木瓜，酸木瓜，皱皮木瓜。

【来源】　为蔷薇科植物贴梗海棠 Chaenomeles Speciosa（Sweet）Nakai 的干燥近成熟果实。

【性味】　酸，温。

【功能主治】　舒筋活络，和胃化湿。用于湿痹拘挛，腰膝关节酸重疼痛，暑湿吐泻，转筋挛痛，脚气水肿。

【主要成分】　主要含有机酸类化合物，如苹果酸（Malic acid）、酒石酸（Tartaic aced）、柠檬酸（Citric acid）、抗坏血酸（Ascorbic acid）、苯甲酸、反丁烯二酸（Fumaric acid）、苹果酸钾盐及齐墩果酸（Oleanolic acid）等，还含有三萜类化合物，如 3 – O – 乙酰熊果酸（3 – O – Acetylursolic acid）、3 – O – 乙酰坡模醇酸（3 – O – Acetylpomolic acid）、桦木酸（Betulinic acid）等及木瓜酚；此外还含有黄酮类化合物

及氨基酸、糖类、鞣质等。

【药理作用】

1. 对免疫系统的作用　木瓜煎剂连续 8 天灌胃给药，能明显抑制小鼠脾指数，但对胸腺指数、血清溶菌酶、外周血 T 细胞等均无明显影响。木瓜提取液腹腔注射可明显降低小鼠腹腔巨噬细胞吞噬率和吞噬指数。

2. 抗肿瘤作用　木瓜水浸液腹腔注射，对小鼠艾氏腹水癌、小鼠淋巴肉瘤 1 号和肉瘤 S_{180} 均有明显抑制作用。从木瓜中提得的木瓜结晶和有机酸对小鼠艾氏腹水癌有显著的抑制作用。

3. 保肝作用　单味木瓜冲剂灌肠给药，对四氯化碳所致大鼠肝损伤有明显保护作用，能显著降低血清谷丙转氨酶（SGPT），减轻肝细胞肿胀、变性、坏死程度，促进肝细胞修复。

4. 抗炎作用　木瓜水煎剂能抑制小鼠因蛋清注射引起的关节肿胀。木瓜丸预防性给药，能抑制注射局部炎症和 8 天后的再肿胀，抑制对侧后肢因迟发性超敏反应引起的足肿胀；对继发病变的预防性给药，可抑制对侧足肿胀，使注射侧足肿胀明显消退，减轻再肿胀的程度；对继发病变的治疗性给药，可降低注射对侧足爪的肿胀度、前肢和尾部的病变度。木瓜丸对大鼠佐剂性关节炎的原发病变和继发病变有显著的预防和治疗作用。

5. 抗菌作用　木瓜汁和木瓜煎剂对肠道菌和葡萄球菌有明显抑制作用，抑菌圈直径为 18～35mm。从木瓜水溶液中分离得到的木瓜酚经体外抑菌实验表明，抑菌作用较为明显，对各型痢疾杆菌的抑菌圈直径为 10～28.6mm。木瓜中的挥发油成分具有抗菌作用，且对革兰阳性菌比革兰阴性菌更加敏感。

6. 镇痛作用　野木瓜注射液除影响髓鞘和轴突膜结构外，还可通过调制初级感觉神经元电压门控性钠通道影响痛觉信息中枢传入，产生镇痛作用。

7. 其他作用　木瓜水提取物对牛凝血酶引起的人血纤维蛋白凝聚时间有显著延长作用，木瓜对恙虫热立克次体有抑制作用。木瓜还具有抗氧化、降血脂、松弛胃肠平滑肌作用。

【临床应用】

1. 病毒性肝炎　将木瓜制成冲剂服用，每次 15g，每日 3 次，10 天为 1 个疗程，一般治疗 3 个疗程。治疗急性病毒性肝炎 102 例，临床治愈 60 例，显效 21 例，好转 16 例，无效 5 例，总有效率为 95.1%。

2. 细菌性痢疾　木瓜片每次口服 5 片（含生药 1.25g），每日 3 次，5～7 天为 1 个疗程，治疗 107 例，有效率为 96.3%，治愈率为 86.0%。

3. 疟疾　新鲜木瓜汁兑水服用，每 14 天 1 次，能有效控制疟疾发病率。

4. 肠粘连梗阻　木瓜 50g，牛膝 50g，共浸白酒 500mL 中，7 天后过滤，每晚睡前饮 1 次，每次饮用量视个人酒量而定，治疗术后肠粘连患者 13 例，用药后患者自觉症状明显改善，效果满意。

5. 足癣　复方木瓜洗液（木瓜 60g，苦参 60g，川椒 30g，蛇床子 50g，白鲜皮 50g，艾叶 30g，明矾 15g）治疗足癣 80 例，痊愈 66 例（82.5%），显效 9 例（11.3%），无效 5 例（6.3%）。

6. 类风湿性关节炎　野木瓜注射液穴位注射治疗类风湿性关节炎 20 例，显效 8 例，有效 10 例，无效 2 例，总有效率为 90.0%。

7. 骨质增生　应用木瓜四虫汤治疗骨质增生，基本方为：木瓜 15g，独活 10g，威灵仙 16g，生地黄 18g，当归 12g，川芎 10g，白芍 15g，蜈蚣 1 条，全蝎 5g，地鳖虫 9g，乌梢蛇 15g，制乳、没各 10g，菟丝子 10g，补骨脂 10g，续断 10g，甘草 8g。治疗本症 200 例，痊愈 190 例，有效 10 例，总有效率为 100%。

参 考 文 献

1. 廖矛川，等. 中南民族大学学报（自然科学版），2013，32（1）：39.

2. 李静，等. 中医药临床杂志，2008，20（6）：617.

3. 严睿文，等. 生物学杂志，2008，25（3）：62.

4. 刘淑霞，等. 中国医药导报，2008，5（2）：13.

5. 王松涛，等. 中医药临床杂志，2014，26（3）：320.

络 石 藤

【别名】　白花藤，吸壁藤，爬墙虎。

【来源】　为夹竹桃科植物络石 *Trachelospermum jasminoides*（Lindl.）Lem. 的干燥带叶藤茎。

【性味】　苦，微寒。

【功能主治】　祛风通络，凉血消肿。用于风湿热痹，筋脉拘挛，腰膝酸痛，喉痹，痈肿，跌扑损伤。

【主要成分】　含牛蒡子苷（Arctiin）、络石苷（Tracheloside）、罗汉松脂素苷（Matairesinoside）、去甲络石苷（Nor–tracheloside）、橡胶肌醇（Dambonitol）、爱留米脂酸乙酯（P–Amyrinacetate）、羽扇豆酸乙酯（Lupeol acetete）以及 β–爱留米脂醇和羽扇豆醇的不饱和脂肪酸酯、β–谷甾醇及亚甾醇等。

【药理作用】

1. 降压作用　络石藤所含牛蒡子苷可引起血管扩张、血压下降，有一定的降血压作用。

2. 抗菌作用　采用平板挖沟法，50%络石藤煎剂对金黄色葡萄球菌、福氏痢疾杆菌及伤寒杆菌有抑制作用。

3. 其他作用　络石藤所含牛蒡子苷能使动物产生惊厥，大剂量可引起呼吸衰竭，并使小鼠皮肤发红、腹泻；对离体兔肠及子宫有抑制作用。络石藤乙醇提取物在体内、体外均具有较好的抗炎镇痛活性。

【临床应用】

1. 风湿痹痛，筋脉拘挛　络石藤、川牛膝各 12g，威灵仙、木瓜各 9g，薏苡仁 15g，独活 6g，水煎服有效。

2. 痈肿疮毒　络石藤、瓜蒌、皂角刺、制乳没各 9g，甘草 6g，水煎服，有一定疗效。

3. 关节炎　络石藤、五加皮各 30g，牛膝 15g，白酒 10g，水煎服有较好疗效。

4. 小儿腹泻　络石藤鲜品 200g，加水 2500mL，煎煮至沸后，用温火维持 15 分钟，去渣留汁，待温，外洗，外洗部位为小儿双膝以下。治疗小儿腹泻 200 例，轻者 1 次即愈者 24 例（占 12.0%），重者 2~3 次痊愈者 128 例（占 64.0%），较重者每日 2 次，连续 3~4 天，痊愈 33 例（占 16.5%），极重者 15 例（占 7.5%），因出现脱水现象，采用补液的方法治疗，最终也都痊愈，有效率达 100%。

【毒副作用】　络石藤毒性很小，但大量使用亦会出现毒副作用，其中毒症状与强心苷中毒症状相同，如早期多头晕、头痛、恶心呕吐、烦躁、心律不齐、视物模糊等，可用阿托品 0.5~1mg 肌注解救或其他对症治疗。

参 考 文 献

1. 谭兴起，等. 中药材，2010，33（1）：58.

2. 富乐，等. 解放军药学学报，2008，24（4）：299.

3. 刘义全，等. 中国中药杂志，2009，34（6）：727.

海 风 藤

【别名】　风藤，巴岩香，青蒌藤。

【来源】　为胡椒科植物风藤 *Piper kadsura*（Choisy）Ohwi 的干燥藤茎。

【性味】　辛、苦，微温。

【功能主治】　祛风湿，通经络，止痹痛。用于风寒湿痹，肢节疼痛，筋脉拘挛，屈伸不利。

【主要成分】　茎、叶含生物碱，如细叶青蒌藤素（Futoxide）、细叶青蒌藤醌醇（Futoquinol）、细叶青蒌酰胺（Futoamide），其中细叶青蒌藤素含量最高，尚含 β–豆甾醇、豆甾醇、黄酮等。近年自藤茎中分离出海风藤酮、风藤素 K（Kadsurenin K）、风藤素 L、海风藤醇（A、B）等。还含有挥发油，油中主要有榄香醇、β–甜没药烯、β–蒎烯、蛇麻烯、γ–榄香烯和愈创木烯等。

【药理作用】

1. 抗肿瘤作用　海风藤茎、叶所含主要成分细叶青蒌藤素，具有阻抑肿瘤的作用。

2. 对心脑血管的作用　海风藤中的黄酮是治疗冠心病、脑栓塞的有效成分，能强心，可使离体家兔冠状动脉血流量增加，血管阻力降低。本品还可对抗去甲肾上腺素引起的兔脑血管痉挛，能扩张血管，改善血流量。

3. 抗内毒素作用　海风藤对内毒素有拮抗作用。实验表明，静脉内预先注射海风藤提取物可减轻内毒素和血小板激活因子引起的血压降低，且在早期尤为显著；还能拮抗血小板激活因子致肺血管壁通透性增强的作用（$P < 0.05$）；预先注射本品后再静注内毒素，可减少肺组织中伊文思蓝渗出量（$P < 0.01$），可使内毒素大鼠的肺系数和肺含水量降低（$P < 0.01$），因此认为海风藤是一种值得尝试的治疗内毒素休克的中药。

4. 抑制血小板活化因子（PAF）的作用　研究发现，海风藤酮（KAD）、海风藤醇 A 和海风藤醇 B 等均具有抑制 PAF 的作用。

5. 对生殖系统的作用　向妊娠小鼠子宫注射海风藤酮，观察其对滋养层细胞的刀豆凝集素（ConA）受体和麦胚凝集素（WGA）受体表达，以及对滋养层细胞和子宫蜕膜细胞超微结构的影响，结果表明，海风藤酮可使小鼠胚胎滋养细胞的 WGA 和 ConA 受体糖蛋白减少，干扰细胞之间的识别黏附，破坏胚胎正常生长和发育的内环境，抑制着床过程。

6. 抗炎镇痛作用　海风藤提取物能明显抑制 Aβ 寡聚体诱导小胶质细胞的激活，具有抗炎作用；海风藤正丁醇提取物对热板法、棉球肉芽法、耳肿胀法等所建立的炎症和疼痛模型大、小鼠有较好的抗炎镇痛效果，且抗炎作用强于镇痛作用。

【临床应用】

1. 心脑血管疾病　海风藤总黄酮注射液在临床上对冠心病、脑血栓、心绞痛等病症有较好疗效，有效成分是黄酮类物质。

2. 跌打损伤　海风藤、大西藤、竹根七、山沉香、地乌龟、红牛膝，浸酒饮用，有一定疗效。

3. 支气管炎及支气管哮喘　海风藤、追地风各 60g，浸于 500mL 白酒中 1 周。每日饮 2 次，每次饮用 10mL，有较好疗效。

【毒副作用】　心脏病患者及孕妇忌用，感冒期间及月经期暂停用。

参 考 文 献

1. 韩晓娟，等. 山东大学学报（医学版），2013，51（5）：6.

2. 李娜，等. 福建中医药大学学报，2013，23（5）：40.

3. 郭芳，等. 广东医学，2013，34（14）：2121.

4. 焦豪妍，等. 中药材，2012，35（9）：1431.

5. 马艳，等. 中国神经免疫学和神经病学杂志，2013，20（2）：110.

6. 秦晴，等. 亚太传统医药，2015，11（4）：13.

7. 宋敬丽，等. 湖北中医学院学报，2007，9（3）：70.

青 风 藤

【别名】　青藤，寻风藤。

【来源】 为防己科植物青藤 *Sinomenium acutum*（Thunb.）Rehd. et Wils. 及毛青藤 *Sinomenium acutum*（Thunb.）Rehd. et Wils. var. *cinereum* Rehd. et Wils. 的干燥藤茎。

【性味】 苦、辛，平。

【功能主治】 祛风湿，通经络，利小便。用于风湿痹痛，关节肿胀，麻痹瘙痒。

【主要成分】 根茎含青藤碱（Sinomenine）、青风藤碱（即华防己碱 Sinoacutine）、乙基青藤碱（Ethylsinomenine）、双青藤碱（Dlsinomenine）、四氢表小檗碱（Tetrahydroepiberberine）、土藤碱（Tuduranine）、木兰花碱（Magnoflorine）、青藤防己碱（Acutumine）、N-去甲青藤防己碱、白兰花碱（Michelalbine）、光千金藤碱、β-谷甾醇、豆甾醇、dl-紫丁香树脂酚（dl-Syrigarresifol, dl-Lirioresinol），还含十六烷酸甲酯、青藤明、青藤定和8,14-二氢萨鲁塔里定碱、千金藤碱、蝙蝠葛宁。

【药理作用】

1. 对神经系统的作用

（1）镇静作用：青藤碱给犬、猴和小鼠口服，能使动物安静，活动减少，其镇静作用系通过抑制高级神经活动的兴奋过程所致。青藤碱20mg/kg腹腔注射，可减少小鼠自发活动，20mg/kg、40mg/kg腹腔注射可延长环己巴比妥钠的睡眠时间，对电刺激引起的小鼠"激怒"反应有抑制作用，25mg/kg腹腔注射可明显减少小鼠的自发活动，50mg/kg腹腔注射能降低士的宁的惊厥阈值，对戊四唑引起的惊厥无明显影响。青藤碱60mg/kg腹腔注射能使大鼠体温下降。

（2）镇痛作用：青藤碱50mg/kg、100mg/kg腹腔注射对小鼠热板法，120mg/kg腹腔注射对小鼠电刺激尾法，80mg/kg静注对兔光热刺激法所致疼痛均有镇痛作用；0.16mg兔侧脑室内注射有镇痛作用，剂量为静注的1/3000，说明镇痛作用在中枢。青藤碱100mg/kg腹腔注射，以小鼠热板法每天进行测痛试验，镇痛作用逐渐下降，连用10天镇痛作用消失，说明有耐受性产生，但与吗啡无交叉耐受现象，其耐受性在停药数天后自行消失。青藤碱给猴长期皮下注射，停药后未见成瘾；与苯海拉明等抗组胺药物合用有明显协同作用，说明其镇痛作用与组胺的释放无关。另外，青藤碱对蛙的末梢神经和家兔角膜还有局部麻醉作用。

（3）对膈肌神经肌肉传递的阻滞作用：青藤碱10mg/kg腹腔注射，对小鼠运动性防御条件反射有抑制作用。青藤碱3.1mmol/L、6.2mmol/L浓度给药，对电刺激离体大鼠腿肌收缩呈浓度依赖性抑制作用，当大剂量间接刺激诱发的隐肌收缩完全抑制或接近完全抑制时，以同样强度直接刺激肌肉，仍能引起收缩，高Ca^{2+}溶液（4mmol/L）可拮抗青藤碱（3.1mmol/L）对大鼠膈肌神经肌肉传递的阻滞作用。青藤碱3.1mmol/L可降低小鸡颈二腹肌对乙酰胆碱（5mg/L）的敏感性，青藤碱2.5mmol/L可使蟾蜍腹直肌标本发生收缩反应，作用与琥珀酸胆碱相似，新斯的明（0.003mmol/L）不能对抗青藤碱（3.1mmol/L）引起的大鼠膈肌神经肌肉传递的阻滞作用，表明青藤碱具有去极化型肌松药的某些作用特点。

2. 对心血管系统的作用

（1）降压作用：青风藤总碱灌胃或静注，对正常大鼠、犬、麻醉猫及慢性肾型高血压犬均有降压作用。青藤碱亦有明显降压作用。但本品对犬、大鼠、兔的降压作用均会出现快速耐受现象。降压机制为青风藤具有抗肾上腺素作用和神经节阻断作用，并可抑制中枢性的加压反射。

（2）抗心律失常作用：青藤碱有明显的抗心律失常作用，能对抗多种药物诱发的心律失常，延长心律失常的发生时间，缩短心律失常的持续时间。青藤碱还可降低心肌缺血再灌注心律失常的发生率，并使心室纤颤的发生率也减少。

（3）对心脏的抑制作用：青藤碱在体外能降低豚鼠心肌的兴奋性，能抑制左房肌的收缩振幅，抑制肾上腺素诱发的自律性，延长功能不应期，且呈剂量依赖性变比，对右心房的收缩幅度和频率也有抑制作用。青藤碱对大鼠工作心脏有抑制作用；8,14-二氢萨鲁塔里定碱对心脏收缩功能也有一定抑制作用。

3. 对平滑肌的作用 青藤碱1:5000~1:6000浓度可抑制离体兔肠的收缩，对毛果芸香碱、组胺、乙酰胆碱引起的肠管收缩有对抗作用，青藤碱0.5~5mg/kg静注可使麻醉犬在位小肠的张力上升，收缩振幅加大，6~25mg/kg静注对兔小肠的作用与犬相似，这种兴奋作用可被苯海拉明、六烃季胺完全阻断。

青藤碱在兴奋肠管的同时，可使血浆中组胺含量增加，皮肤组胺含量下降，表明青藤碱引起胃肠运动兴奋的主要原因是促进组胺释放。另外，青藤碱还可明显抑制兔离体输卵管峡部肌收缩活动，使其频率、振幅、张力均下降，收缩活动曲线面积明显减少，并能抑制去甲肾上腺素诱导的收缩效应。

4. 抗炎作用 青藤碱对大鼠蛋清性或甲醛性足肿胀有明显的抑制作用，青藤碱 60mg/kg 较水杨酸钠 200mg/kg 作用更显著，切除肾上腺或垂体后，这种抗炎作用消失。青藤碱还能降低正常大鼠肾上腺中维生素 C 的含量，在戊巴比妥钠麻醉后，这种作用消失。推测青藤碱的抗炎作用可能是通过垂体 – 肾上腺皮质系统实现的。

5. 对免疫系统的作用 青藤碱能增强小鼠巨噬细胞的吞噬功能，但却能使小鼠脾、胸腺重量下降。用青风藤治疗类风湿性关节炎，可使低下的细胞免疫和亢进的体液免疫功能改善、复常。体外实验显示，青藤碱可防止补体激活引起的嗜中性粒细胞的聚集，半数抑制聚集有效量为 0.76mg/mL。

6. 其他作用 用青藤碱预处理大鼠中性粒细胞（PMN），可抑制酵母多糖活化血浆（ZAP）引起的 PMN 激活时的形态学改变和溶酶体酶释放，细胞仍呈球形，皱折不增多，无伪足形成，聚集较少。PMN 上清液内弹性蛋白酶和 N – 乙酰 – β – D – 葡萄糖苷酶（NAG）的含量增加较少，提示青藤碱对休克和器官损害可能有保护作用。另外，青藤碱能对抗蛋清所致兔的过敏性休克，但不能对抗豚鼠的组胺性休克；给犬静注青藤碱，可增加胃液分泌，提高胃液酸度，但对胃蛋白酶活性则无明显影响。青藤碱还有一定的镇咳、催吐作用，对疟原虫也有抑制作用。

【临床应用】

1. 类风湿性关节炎 青风藤煎服，治疗类风湿性关节炎的显效率为 13%，有效率为 80%。或用青风藤 94g，麻黄 6g（后下），先清水浸泡数小时，再用文火煎 2 小时，早晚分服，治疗 330 例，总有效率达 93.6%。另用青风藤总生物碱治疗 60 例，总有效率为 85%。以青藤碱的盐酸盐制成针剂、片剂治疗类风湿性关节炎，亦同样能消炎、止痛、降低血沉，使抗"O"、类风湿因子转阴，用以治疗风湿、复发性风湿病、风湿性肌痛以及其他关节疾患，也收到较好效果。

2. 肾小球疾病 基于青风藤所具有的免疫抑制、抗炎、抗凝及膜保护的药理基础，采用青风藤制剂治疗肾小球疾病，发现其不但能降蛋白尿，也能降血尿，且副作用明显低于临床常用的雷公藤多苷片。

3. 其他 青风藤制剂特别是复方制剂还广泛用于骨质增生、脊椎炎的治疗。此外，青风藤制剂还可用于心律失常、红斑狼疮等疾病以及海洛因依赖戒断症状的治疗。

【毒副作用】 小鼠腹腔注射青藤碱的 LD_{50} 为（285 ± 29）mg/kg；皮下注射的 LD_{50} 为（5.35 ± 4.19）mg/kg；灌胃的 LD_{50} 为（580 ± 51）mg/kg；静注及亚急性试验未见有肝、肾功能异常。

参 考 文 献

1. 班小红，等. 时珍国医国药，2008，19（8）：1381.
2. 黄筑艳，等. 中草药，2009，40（2）：193.
3. 周秋香，等. 药学与临床研究，2008，17（1）：36.
4. 方勇飞，等. 中国药物与临床，2008，8（4）：261.
5. 蔡红兵，等. 北京中医药，2008，27（8）：65.
6. 许明敏，等. 上海中医药杂志，2007，41（2）：67.

老 鹳 草

【别名】 老鸦嘴，鹭嘴草。

【来源】 为牻牛儿苗科植物牻牛儿苗 *Erodium stephanianum* Willd.、老鹳草 *Geranium wilfordii* Maxim. 或野老鹳草 *Geranium carolinianum* L. 的干燥地上部分。

【性味】 辛、苦，平。

【功能主治】 祛风湿，通经络，止泻痢。用于风湿痹痛，麻木拘挛，筋骨酸痛，泄泻痢疾。

【主要成分】 从本品脂溶性部位分得 β-谷甾醇、原儿茶酸、杨梅素、山奈酚-7-O-α-L-呋喃阿拉伯糖苷、山奈酚-3-O-α-L-呋喃阿拉伯糖苷；从丙酮提取物的水部分分得鲨肌醇、牻牛儿素、莽草酸、芹菜素-7-O-α-L-吡喃葡萄糖（2→1）-d-L-吡喃葡萄糖苷、1,6-di-O-galloyl-α-L-glucose 及柯里拉京；从粗根老鹳草丙酮提取物中分得没食子酸甲酯-3-O-β-D-吡喃葡糖苷、没食子酸-3-O-β-D-（6-O-没食子酰基）-吡喃葡糖苷、槲皮素-3-O-β-D-吡喃半乳糖苷、杨梅素-3-O-β-D-吡喃半乳糖苷、杨梅素-3-O-α-L-吡喃鼠李糖苷等。此外，还含有鞣质，如老鹳草素等。

【药理作用】

1. 抗菌作用 全草煎剂在试管内对卡他球菌、金黄色葡萄球菌、福氏痢疾杆菌、β-链球菌、肺炎球菌等有较明显的抑制作用。试管稀释法显示，野老鹳草煎剂 1:18 浓度对伤寒杆菌、大肠杆菌、绿脓杆菌也有抑制作用。煎剂除去鞣质后，抑菌效果减弱。

2. 抗病毒作用 全草煎剂对亚洲甲型流感病毒京科 681 株和副流感病毒 I 型仙台株有较明显的抑制作用（通过鸡胚，采用血球凝集试验），其叶和茎均对前者作用较强，根部作用较弱。煎剂除去鞣质后，抑制病毒的效果不受影响。

3. 止泻作用 老鹳草煎剂、干膏灌胃给药于家兔，在一定剂量下能抑制肠蠕动，而有止泻作用，但大剂量则能促进肠蠕动，反而致泻。

4. 抗炎、镇痛作用 老鹳草的醇浸乙酸乙酯膏和正丁醇浸膏具有较强的抑制 NO 发生量的作用，其中以乙酸乙酯层浸膏的活性最强。老鹳草水提取物对小鼠耳肿胀、棉球肉芽组织增生、腹腔毛细血管通透性增强和大鼠佐剂关节炎均有明显抑制作用。

5. 抗氧化作用 老鹳草中的主要鞣质老鹳草素（G 素）是抗氧化的主要成分，老鹳草茎的不同溶剂提取液的作用大于叶的作用，G 素可抑制肝脏线粒体和微粒体的脂质过氧化，抑制维生素 C 自动氧化与还原有害重金属离子。研究表明，G 素通过捕捉反应形成的自由基以及自身形成稳定的游离基，从而产生抗氧化作用。

6. 保肝作用 给大鼠喂饲经过氧化的玉米，造成大鼠肝损伤和脂质代谢紊乱，给大鼠灌胃老鹳草鞣质 25mg/kg，每天 2 次，连续 5 天，能显著降低大鼠血清和肝脏脂质过氧化物浓度，并抑制血清 SGPT、SGOT 的升高。牻牛儿素有抗肝毒性作用，对 CCl_4 引起的肝损伤有保护作用，临床可用于治疗慢性乙型肝炎及肝纤维化。

7. 降糖作用 老鹳草属植物提取物、老鹳草提取物对正常大鼠有降糖作用，其机理可能是胰外作用。糖尿病慢性并发症的发病机制与醛糖还原酶活化和蛋白非酶糖化有关，实验表明，老鹳草中的槲皮素具有抑制糖尿病模型鼠醛糖还原酶和蛋白非酶糖化的作用。

8. 其他作用 老鹳草中的牻牛儿素可抑制氨基核苷嘌呤霉素（PA）所诱导的肾炎模型大鼠的蛋白尿；老鹳草醇沉煎剂和复方制剂灌胃对氨雾引咳法所致小鼠咳嗽有明显镇咳作用；老鹳草中的槲皮素在体外能显著抑制人卵巢癌细胞、人结肠癌细胞、人骨髓癌细胞、人白血病细胞、人乳腺癌细胞、人淋巴瘤细胞的生长。

【临床应用】

1. 疱疹性角膜炎 用老鹳草制成 20% 眼药水，每小时滴眼 1 次，同时用 1% 阿托品散瞳。临床观察盘状角膜炎和混合型角膜炎 25 例，显效 15 例，有效 10 例；浅层点状及树枝状角膜炎 6 例，显效 3 例，有效 1 例，无效 2 例。用药后可减少角膜基质层炎症浸润，加速愈合。

2. 肠道感染 ①将老鹳草制成 100% 煎剂，每次服 40mL，每日 2~3 次，或用老鹳草 100~150g，每日煎服 1 剂。治疗急慢性痢疾、急慢性肠炎、阿米巴痢疾等 114 例，痊愈 84 例，好转 20 例，无效 10 例，总有效率达 91.2%。②老鹳草 50g，水煎 2 次，分 3 次服，4~6 日为 1 个疗程。治疗痢疾带菌者及慢性菌痢患者 13 例，经 1 个疗程，大便复查皆为阴性，病症消失而痊愈。

参 考 文 献

1. 程小伟，等．中药新药与临床药理，2013，24（4）：390.
2. 王志刚，等．中兽医学杂志，2008，（4）：44.
3. 吴悦涛，等．黑龙江医药，2008，21（1）：67.
4. 于海玲，等．时珍国医国药，2007，18（4）：874.

豨 莶 草

【别名】　猪膏草，粘糊菜。

【来源】　为菊科植物豨莶 *Siegesbeckia orientalis* L.、腺梗豨莶 *Siegesbeckia pubescens* Makino 或毛梗豨莶 *Siegesbeckia glabrecens* Makino 的干燥地上部分。

【性味】　辛、苦，寒。

【功能主治】　祛风湿，利关节，解毒。用于风湿痹痛，筋骨无力，腰膝酸软，四肢麻痹，半身不遂，风疹湿疮。

【主要成分】　豨莶含豨莶苷（Darutoside）及其苷元（Darutigenol）、内酯化合物（Orientalide）和 16，17 - Dihydroxy - 16 - β（-）- kaurane - 19 - oic acid。腺梗豨莶含右松脂 δ（14）烯 6β，15，16，18 - 四醇 [Pimar - δ（14）- ene - 6β，15，16，18 - tetraol]、迈诺醇（Maneol）和斯克拉醇（Sclareol）、腺梗豨莶二萜醇酸、奇任醇（Kirenol）、β - 谷甾醇（β - Sitosterol）等。

【药理作用】

1. 抗炎作用　给小鼠灌服豨莶草甲醇提取物，能显著抑制角叉菜胶性足肿胀。给予大鼠毛梗豨莶与海州常山（1:2）水煎剂，对蛋清性关节肿胀有抑制作用；豨莶草与臭梧桐叶配成豨莶丸对大鼠注射甲醛所致的关节肿胀也有类似抗炎效果。腺梗豨莶二萜醇酸亦有较好的抗炎作用。

2. 抗菌作用　平板打洞法实验显示，豨莶草煎剂对金黄色葡萄球菌高度敏感，对大肠杆菌、绿脓杆菌、宋氏痢疾杆菌、伤寒杆菌轻度敏感，另据报道，豨莶草煎剂对白色葡萄球菌、卡他球菌、肠炎杆菌、猪霍乱杆菌也有抑制作用。

3. 抗疟作用　豨莶草有一定的抗疟作用，其煎剂按 100g/kg 剂量给鼠灌胃，对鼠疟原虫抑制率达 90%。

4. 免疫功能抑制作用　给小白鼠腹腔注射豨莶草水煎液，能使该组小鼠巨噬细胞吞噬功能、溶菌酶活性、胸腺及脾脏重量、血清抗体滴度、Ea 和 Et 花环形成率、血细胞内 DNA 和 RNA 吖啶橙荧光染色阳性率均低于生理盐水对照组，表明本品有一定免疫功能抑制作用。豨莶草乙醇提取物可改善小鼠耳郭微循环，提高豚鼠组胺致痒阈。

5. 镇痛作用　醋酸扭体实验显示，豨莶草甲醇提取物能明显提高小鼠的痛阈值，其有效成分可能为倍半萜类化合物。

6. 降压作用　豨莶草水浸液、乙醇 - 水浸出液有降低麻醉动物血压的作用，能舒张兔耳血管，但对离体的兔耳血管则不能舒张，能阻断刺激神经所引起的缩血管反应，但不能对抗去甲肾上腺素的缩血管反应，提示作用部位不在血管平滑肌的效应细胞。近来，有人发现豨莶草能抑制血管紧张素转化酶的活性。腺梗豨莶二萜醇酸对肾型高血压大鼠有降压作用。

7. 改善微循环及抑制血栓形成作用　豨莶草溶液对小肠微循环障碍后的血流恢复有显著的促进作用。给家兔静脉注射豨莶草提取物，可使血栓湿重明显减轻，表明本品有抑制血栓形成的作用。

8. 抗癌作用　豨莶草的乙酸乙酯和正丁醇部位对人宫颈癌 HeLa 细胞有较强的体外增殖抑制作用。

【临床应用】

1. 疟疾　干豨莶草50~75g，每天2次煎服，连服2~3天，小儿递减。治疗63例，症状控制55例（当天控制23例，隔天控制24例，第3天控制8例），无效8例，有效率达87.3%，但有5例复发。

2. 高血压　豨莶草30g，地骨皮10g，浓煎分2~3次服。治疗高血压患者67例，舒张压降低2.7kPa以上者35例，占52.2%，降低1.33kPa以上者22例，占32.8%，总有效率为85.1%。

3. 风湿性关节炎　豨莶草1份，臭梧桐2份，研末，制成药丸，每次服6~8g（渐增至12~15g），每天2次。治疗15例，平均用药18天，临床症状消失9例，显著好转5例。

4. 肝炎　豨莶草15g，栀子3g，铁锈钉2枚，鬼针草适量，每日1剂，水煎分2次服。治疗急性黄疸型肝炎71例，疗效满意。

5. 银屑病　豨桐丸（含豨莶草、梧桐子）口服，每次8~10丸，每日2~3次，共治疗20例，有效率达80%。

6. 顽固性失眠　豨莶草辅助治疗顽固性失眠，效果良好。

7. 其他　①斑秃：用纱布浸豨莶草50%乙醇提取液，外敷，效果良好。②过敏性鼻炎：用黄酒浸泡豨莶草治疗过敏性鼻炎，效果明显。③肠风下血、痈疽肿毒：豨莶草500g，蒸20分钟后取出晾干研成末，炼蜜成丸，治疗肠风下血、痈疽肿毒，疗效颇佳。

参 考 文 献

1. 欧志强，等. 中国中药杂志，2009，34（21）：2754.
2. 朱兰镇，等. 黑龙江医药，2010，23（2）：191.
3. 张超，等. 安徽医药，2011，15（3）：274.
4. 傅英梅，等. 中国药房，2008，19（3）：178.

昆明山海棠

【别名】　紫金皮，胖关藤，火把花。

【来源】　为卫矛科植物昆明山海棠 Tripterygium hypoglaucum（Levl.）Hutch. 的干燥根。

【性味】　辛、苦，微温；有毒。

【功能主治】　祛风除湿，祛痰通络，续筋接骨。用于风湿痹痛，跌打损伤，半身不遂；外用治骨折，外伤出血。

【主要成分】　本品含生物碱、皂苷、萜类、色素等成分。生物碱类主要包括昆明山海棠碱A、雷公藤次碱、雷公藤春碱、雷公藤吉碱等；二萜类主要为雷公藤内酯、雷公藤内酯酮、雷公藤内酯醇，近年来又分离得到雷酚二萜酸、雷公藤二萜酸、山海棠二萜内酯、雷酚萜醇、雷酚二萜醌、雷酚内酯三醇；三萜类主要包括雷公藤内酯甲、雷公藤内酯乙、山海棠内酯等。此外本品还含β-谷甾醇葡萄糖苷、表儿茶素、对羟基苯甲酸等。

【药理作用】

1. 抗炎作用　昆明山海棠具明显抗炎作用。本品水煎剂灌胃对二甲苯、组胺或蛋清所致小鼠皮肤毛细血管通透性增强均有明显抑制作用，并能抑制腹腔注射醋酸所引起的染料从血管内向腹腔的渗出；对于大鼠的蛋清性及甲醛性足肿也有显著对抗作用；能改善巴豆油刺激所致炎性渗出液的血性性质；对于棉球肉芽肿也有显著抑制作用。昆明山海棠的总生物碱可能是抗炎的有效成分。

2. 对免疫功能的影响　昆明山海棠能抑制小鼠网状内皮系统对炭粒的吞噬能力，抑制特异性抗体生成，抑制小鼠对绵羊红细胞免疫所致溶血抗体的生成，对于2,4-二硝基氯苯所致小鼠耳郭的迟发型超敏反应有较强的抑制作用。昆明山海棠在有明显免疫抑制效应的剂量下并不引起胸腺、脾脏等免疫器官萎缩，甚至有增重趋势。研究表明，给幼龄小鼠灌服昆明山海棠（THH）水煎液 $20g/(kg \cdot d)$，连服 3 天，结果小鼠的胸腺及脾脏萎缩，剂量为 $10g/(kg \cdot d)$ 时影响不显著，剂量为 $5g/(kg \cdot d)$ 时胸腺反而明显增重。小剂量 THH 对可的松所致的胸腺萎缩有一定拮抗作用，与环磷酰胺等多种常用免疫抑制剂合用时无协同或相加作用。

3. 抗生育作用 昆明山海棠提取物灌胃，对小鼠有非常显著的抗着床、抗早孕作用。低剂量本品醇提取物给雄性大鼠灌胃 5 周，能使其丧失生育能力，使附睾精子活动率和密度明显下降，畸形精子增多，部分大鼠曲细精管受损，停药 5 周后大鼠生育力及附睾精子活动率和密度均能恢复，说明致大鼠不育是可逆的。本品对卵巢功能产生的排卵及卵巢激素分泌液也有可逆性的抑制作用。

4. 解热作用 本品总生物碱或醇提取物能降低大鼠体温，对家兔有解热作用。

5. 抗癌作用 昆明山海棠醇提取物对小鼠子宫颈癌和小鼠肉瘤 S_{180} 及 S_{37} 有抑制作用。本品粗提取物对白血病 L_{615} 及其他肿瘤有拮抗作用，能明显延长生存期。

6. 镇痛作用 本品煎剂灌胃对小鼠因腹腔注射醋酸所致的扭体反应有一定抑制作用。热板法实验表明，本品总生物碱及醇提取物对小鼠有镇痛作用，二者作用强度相似。本品总生物碱 $300mg/kg$ 剂量的镇痛作用，相当于 $5mg/kg$ 的盐酸吗啡。

7. 抗血管平滑肌细胞增殖作用 THH 提取物 THW-4 能有效抑制血管平滑肌细胞（VSMC）增殖，并呈浓度和时间依赖性。透射电镜观察发现，经 THW-4 作用的 VSMC 发生核固缩、染色质边集、核碎裂及凋亡小体形成等细胞凋亡的典型改变，认为这可能与其引起细胞 G_2/M 期阻滞有关，提示 THW-4 有可能成为预防经皮冠状动脉腔内成形术、器官移植等术后血管再狭窄的药物。

8. 抗菌及杀虫作用 临床用昆明山海棠水煎液湿敷、浸泡，治疗手、足癣病有一定疗效，尤其在病程进展期及对合并感染者疗效较佳，对初期感染患者效果更好。甲癣患者在拔甲后再进行浸泡收效较快，说明 THH 有一定的抗真菌作用。鼠疟实验及对 6 例间日疟患者的临床观察表明，THH 总生物碱对疟原虫有一定的抑制或杀灭作用，血片观察发现，体内疟原虫发育到 2~5 个核的未成熟裂殖体阶段突然转阴，表明 THH 总生物碱对疟原虫裂殖体增殖有抑制作用。本品水提取液或醇提取液对鼠疟有一定抑制作用。

9. 改善肾脏功能 昆明山海棠可以清除肾小球基底膜免疫复合物的沉积，降低肾小球滤过膜的通透性，抑制系膜细胞增殖，减少间质炎症细胞浸润，从而减少尿蛋白及血尿的排泄，改善肾脏功能，防止肾小球硬化及小管间质纤维化。临床报道，昆明山海棠对慢性肾小球肾炎、过敏性紫癜肾炎及肾病综合征都有确切疗效。

10. 其他作用 本品流浸膏能改善心脏收缩功能，降低外周血流阻力，改善微循环障碍。昆明山海棠中的倍半萜类生物碱具有良好的抗 HIV 活性，其中雷公藤素 B 的抗 HIV 活性尤佳。

【临床应用】

1. 类风湿性关节炎 本品干根 200g 泡白酒 1000mL，内服，每次 10~20mL，每日 3 次。治疗 710 例，其中 110 例中各症状的有效率为疼痛减轻 89.1%，消肿 97.3%，功能恢复 98.2%。另 600 例中基本控制 117 例，显效 191 例，好转 274 例，无效 18 例，总有效率为 97%。有人用昆明山海棠碱 A（18~27mg/d），治疗本病 10 例，5 周内全部基本控制。

2. 银屑病 用本品浸膏片治疗 123 例，其中寻常型 119 例，痊愈 15 例，显效 56 例，进步 40 例，无效 12 例，总有效率为 90.2%。

3. 结节性红斑 昆明山海棠木质部 20g，水煎服，连服 5 天，休息 1 天，为 1 个疗程。一般治疗 4~8 疗程。治疗 17 例，痊愈 4 例，显效 11 例，有效 2 例，有效率为 100%。

4. 腰椎间盘突出症 针灸推拿加昆明山海棠片治疗腰椎间盘突出症，效果颇佳。

5. 疱疹样脓包疮 将本品去皮根部制成饮片，水煎服，治疗疱疹样脓包疮 7 例，痊愈 3 例，有效 4 例，总有效率为 100%。

【毒副作用】 小鼠口服昆明山海棠干浸膏的 LD_{50} 为 $1.0g/kg$，昆明山海棠碱 A 小鼠口服的 LD_{50} 为 $(628.4 \pm 95.5)mg/kg$。昆明山海棠提取物可作为非整倍体诱导剂诱导小鼠骨髓细胞和精细胞中的 8 号染色体非整倍体化，并且在骨髓细胞中产生非整倍体的频率高于精细胞，需考虑本品在临床使用中可能会对患者产生一定的基因毒性。临床长时间口服昆明山海棠可出现胃痛、肝区痛、心悸、面部色素沉着及闭经等，除闭经外，其他症状在减量或停药后可恢复。

参 考 文 献

1. 李晓蕾，等. 昆明理工大学学报（自然科学版），2014，39（5）：76.
2. 王芳，等. 中草药，2011，42（1）：46.
3. 谢晨琼，等. 中草药，2015，46（13）：1996.
4. 韩进庭. 现代医药卫生，2009，25（16）：2459.
5. 刘珍珍，等. 中国中药杂志，2011，36（18）：2503.
6. 骆耐香，等. 现代免疫学，2012，32（4）：287.
7. 白玲，等. 细胞与分子免疫学杂志，2011，27（10）：1061.

蕲　蛇

【别名】　五步蛇，百步蛇，白花蛇。

【来源】　为蝰科动物五步蛇 Agkistrodon acutus（Guenther）的干燥体。

【性味】　甘、咸，温；有毒。

【功能主治】　祛风，通络，止痉。用于风湿顽痹，麻木拘挛，中风口眼㖞斜，半身不遂，抽搐痉挛，破伤风，麻风，疥癣。

【主要成分】　含蛋白质及脂肪，尚含皂苷。蕲蛇头部毒腺分泌的蛇毒中含透明质酸酶、去纤酶、酯酶、抗凝血因子和凝血酶样物质。

【药理作用】

1. 降压作用　本品注射液对麻醉犬有显著降压作用，主要机理为直接扩张血管。

2. 镇痛、镇静、催眠作用　本品对小白鼠有镇静、催眠作用，还有某些镇痛作用，在兔的脑电图上可出现慢波、高振幅，即显示有抑制作用，毒性很小。25%蕲蛇药酒有镇痛作用，以蕲蛇为主的100%复方蛇制剂镇痛作用更明显。

3. 抗炎作用　蕲蛇蛇毒可有效降低 CIA 大鼠的踝关节病理评分和血管新生，其作用机制可能与降低踝关节 VEGF 蛋白表达，降低血清中 Ang-1 含量有关。蕲蛇提取物通过下调血清 TNF-α、IL-1β、IL-17 水平，从而直接或间接阻抑由其介导的关节炎症，降低关节肿胀、多发性关节炎指数以及局部关节病理改变，这可能是其发挥抗炎效应的主要机制。蕲蛇提取物醇溶性和水溶性部位有一定的抗炎及镇痛作用，并且水溶性部位较醇溶性部位的药效好。

4. 抗凝血、抗血栓形成作用　蕲蛇提取物能降低纤维蛋白原活化成纤维蛋白的数量，延长凝血酶原时间及复钙时间，使血液黏度降低，降低血小板数量、黏附率和聚集功能，有明显的抗凝血、抗血栓形成作用。

5. 降糖作用　蕲蛇酶有一定的降糖作用，其降糖机理可能通过改善血液循环有效调节糖尿病患者的肝糖输出、胰岛素敏感性和胰岛 β 细胞功能，这种药效也许在晚期糖尿病患者身上看不到，但对早期患者是明显的。

6. 其他作用　蕲蛇醇提取物对胃癌有一定的抑制作用。蕲蛇的免疫抑制作用是其治疗皮肤病的机理之一，与其所含丰富的微量元素 Zn 有关。

【临床应用】

1. 麻风结节型　蕲蛇 1 条，杀死烘干研末，每次服 6～9g，以黄酒为引，服后入睡发汗，连服数日

（服药期间需大量饮水或静脉点滴 500~1500mL 低渗葡萄糖溶液以解毒），有一定疗效。

2. 宫颈癌 蕲蛇 3 条，海龙 1 条，水蛭、虻虫、人指甲、黄连、乳香、没药各 6g，全蝎、蜂房、黄柏各 9g，丹皮 12g，龙胆草 15g。将上药共研细末，用金银花煎浓汁为丸，雄黄为衣，每次服 2~3g，每天 2~3 次。观察此方治疗宫颈癌 3 年以上存活率：Ⅰ期者为 79.0%，Ⅱ期者为 22.2%，Ⅲ期者为 29.4%。

3. 疥癣 蕲蛇肉 200g（酒炙），天麻 25g，薄荷、荆芥各 9g，研末，酒引服，或用白酒 2000mL，蜂蜜 200g，文火熬成膏，每服 5~10mL，每天 3 次，连服 10 天痊愈。

4. 高血压病 蕲蛇注射液治疗高血压病，有一定降压效果。

5. 慢性肢体动脉硬化闭塞症 蕲蛇酶配合中药治疗慢性肢体动脉硬化闭塞症 683 例，痊愈 475 例，显效 193 例，进步 11 例，有效 2 例，无效 2 例，临床治愈率为 69.5%。

6. 急性脑梗死 蕲蛇酶治疗急性脑梗死 50 例，基本治愈 24 例，显效 16 例，有效 7 例，无效 3 例，总有效率为 94%。

7. 血栓闭塞性脉管炎 蕲蛇酶治疗血栓闭塞性脉管炎 38 例，痊愈 17 例，显效 15 例，进步 5 例，无效 1 例，总有效率为 97.4%。

8. 老年高黏血症 蕲蛇酶注射液治疗老年高黏血症 40 例，患者血黏度明显下降。

【毒副作用】 蕲蛇蛇毒主要是血循毒，被蕲蛇咬伤后，可出现局部肿痛，瘀斑，溃烂；全身可出现大量溶血，出血，咯血，水与电解质紊乱，严重病例的中毒症状与组胺休克相似，迅速出现血压骤降，导致呼吸停止，死亡，最突出的是血液失凝与广泛出血。蕲蛇毒具有凝血酶样作用，也有纤维蛋白溶解作用，能使血浆中的纤维蛋白原沉淀为纤维蛋白，形成微血块沉积于血浆中。之后，这些纤维蛋白微血块经纤维蛋白溶酶的作用而溶解，由于纤维蛋白原的耗竭，使血液失凝，而且出血难止。

参 考 文 献

1. 陶方方，等. 中国实验方剂学杂志，2014，20（14）：168.
2. 蒋福升，等. 蛇志，2013，25（2）：97.
3. 王俊杰，等. 中国中医药科技，2013，20（6）：611.
4. 张梁森. 蛇志，2013，25（2）：232.
5. 谢德万，等. 中国实用神经疾病杂志，2006，9（5）：85.

乌 梢 蛇

【别名】 剑背乌梢蛇，乌蛇，青蛇。

【来源】 为游蛇科动物乌梢蛇 *Zaocys dhumnades*（Cantor）的干燥体。

【性味】 甘，平。

【功能主治】 祛风，通络，止痉。用于风湿顽痹，麻木拘挛，中风口眼㖞斜，半身不遂，抽搐痉挛，破伤风，麻风，疥癣。

【主要成分】 含果糖 1,6 – 二磷酸酯酶、蛇肌醛缩酶、骨胶原（Collagen）、蛋白质、脂肪、Brachystemidines A、邻苯二甲酸丁酯异丁酯（Butylisobutyl phthalate）、二氢阿魏酸（Dihydroferulic acid）、β – 谷甾醇（β – Sitosterol）、胸腺嘧啶（Thymine）、4 – 羟基苯甲醛（4 – Hydroxybenzaldehyde）、氨基酸、核苷类和微量元素等。

【药理作用】

1. 镇痛作用 乌梢蛇提取物对小鼠因热刺激和化学刺激引起的疼痛有镇痛作用。用以乌梢蛇为主药的复方蛇制剂给小鼠灌胃，能使醋酸所致小鼠扭体次数明显减少，使电刺激小鼠痛阈值明显提高。

2. 抗炎作用 乌梢蛇水煎液或醇沉液能明显抑制琼脂性关节肿胀和二甲苯的致炎作用。以乌梢蛇为主药的复方蛇制剂能使角叉菜胶引起的大鼠足跖肿胀和二甲苯所致小鼠耳肿胀明显减轻，有明显的抗炎作用。乌梢蛇水提液能明显减轻 AA 大鼠的关节肿胀度，明显降低关节炎指数评分，降低 AA 大鼠血清中炎性因子 TNF－α、IL－1、IL－6 水平。口服乌梢蛇Ⅱ型胶原蛋白（ZCⅡ）能够改善 CIA 小鼠关节炎及组织病理学评分；ZCⅡ可能通过调节 MLNLs 中 Treg/Th$_{17}$ 比率及其细胞因子的水平，重新诱导 CIA 小鼠的免疫平衡，缓解关节炎症。

3. 抗毒作用　乌梢蛇血清中含有能抗尖吻腹蛇毒的因子，有一定的抗毒作用。

4. 镇静、抗惊厥作用　实验表明，乌梢蛇有一定的镇静及抗惊厥作用。

5. 对白细胞数和 NK 细胞活性的影响　乌梢蛇血清对小鼠外周血白细胞与 NK 细胞的调节实验表明，乌梢蛇血清能明显升高正常小鼠外周血白细胞数，尤其对环磷酰胺诱导的小鼠 NK 细胞活性下降有明显的恢复作用，提示乌梢蛇血清对机体免疫功能有正向调节作用。

【临床应用】

1. 风湿痛　乌梢蛇、川乌、草乌、乌梅、草籽（肥田草籽）各 15g，浸入 500mL 白酒内 1 周，以该药酒外擦痛处至有热感为度，每天 2～3 次，治疗风寒湿所致关节炎、肌肉疼痛共 17 例，均获良效。

2. 湿疹　乌梢蛇 20g，苦参 15g，随证加减，水煎服，治疗各型湿疹，有一定疗效。

3. 银屑病　乌梢蛇、土槿皮各 15g，生川乌、生草乌、生马钱子、生半夏各 5g，置于来苏水、蒸馏水（6∶4）混合液内浸泡 1～2 周后外用。搽抹皮损处，每天 1～2 次。治疗 50 例，显效 42 例，有效 4 例，无效 4 例。

4. 皮肤瘙痒　用由乌梢蛇、防风、当归、蛇床子、丹皮等组成的乌蛇止痒丸治疗血虚生风引起的慢性瘙痒性皮肤病 60 例，有效 50 例，无效 10 例。

5. 类风湿性关节炎　乌梢蛇水解液治疗类风湿性关节炎 120 例，总有效率为 64.2%，显效率为 16.7%。

参 考 文 献

1. 戴莉香，等. 西北药学杂志，2011，26（3）：162.

2. 蒋福升，等. 中国中医药科技，2013，20（4）：367.

3. 王浩，等. 南方医科大学学报，2014，34（5）：622.

五　加　皮

【别名】　南五加皮，追风使。

【来源】　为五加科植物细柱五加 *Acanthopanax gracilistylus* W. W. Smith 的干燥根皮。

【性味】　辛、苦，温。

【功能主治】　祛风除湿，补益肝肾，强筋壮骨，利水消肿。用于风湿痹病，筋骨痿软，小儿行迟，体虚乏力，水肿，脚气。

【主要成分】　五加皮中已鉴定的化学成分有苯丙烯酸糖苷、丁香苷、二萜类化合物、本考利烯酸和 16α－羟基－1－贝壳松烷－19－酸、硬脂酸、d－芝麻酸、β－谷甾醇、葡萄糖苷、4－甲基水杨醛、萜酸、多糖、鞣质、棕榈酸、亚麻酸及维生素 A、维生素 B$_1$、胸腺嘧啶、尿嘧啶、黄嘌呤、腺嘌呤、次黄嘌呤、腺苷、丙三醇、D－甘露醇等。

【药理作用】

1. 提高应激能力　五加皮具有显著的耐缺氧、抗疲劳、中枢抑制等作用，可增强学习记忆能力，促进肝、脾组织核酸代谢和吞噬等功能，提高肾上腺内维生素 C 的含量和幼鼠睾丸重量。实验表明，细柱五加总皂苷、总糖苷均能延长小鼠游泳时间，延长其在高温或低温环境中的生存时间，提高常压耐缺氧能力，提高机体对环境突变或一定强度伤害性刺激的应激能力。红毛五加（A. giraldii，亦作五加皮入药）可能通过降低组织对氧的需要，减少全身耗氧量；对小鼠实验性缺氧模型有显著抗缺氧作用。

2. 对免疫系统的作用 细柱五加水煎醇沉针剂连续给药6天，对小鼠脾脏抗体形成细胞（PFC）有明显的抑制作用，连续给药3次可明显降低小鼠腹腔巨噬细胞的吞噬率和吞噬指数。细柱五加总皂苷灌胃给药能促进小鼠网状内皮系统吞噬功能，并能提高小鼠血清抗体浓度。五加皮多糖亦能显著提高小鼠巨噬细胞的吞噬指数。

3. 抗炎作用 细柱五加水煎醇沉针剂能抑制大鼠角叉菜胶所致的足肿胀；连续给药7天能抑制棉球肉芽肿，其抗急性和慢性炎症作用亦显著。短梗五加（亦作五加皮入药）醇提取物对大鼠角叉菜胶、蛋清和甲醛所致的足肿胀以及巴豆油气囊肿渗出和肉芽组织增生均有明显的抑制作用。

4. 对消化系统的作用 南五加萜酸灌胃对大鼠消炎痛型、幽门结扎型和无水乙醇型溃疡均有良好的保护作用。南五加含糖苷的提取物灌胃，对幼鼠肝、脾的RNA合成有明显促进作用，含多糖的提取物灌胃，对CCl_4急性肝损伤小鼠肝脏DNA合成有显著促进作用。

5. 对中枢神经系统的作用 南五加所含糖苷提取物腹腔注射能显著协同戊巴比妥钠对小鼠的抑制作用，并可拮抗苯丙胺的中枢兴奋作用。红毛五加醇提取物有明显镇痛作用，并能降低家兔正常及蛋白胨致发热体温。南五加的正丁醇提取物对热刺激所致小鼠疼痛有显著抑制作用。

6. 抗过敏、抗排异作用 五加皮水提醇沉液能延长小鼠同种异体心脏移植的存活时间，抑制排异反应。短梗五加醇提取物能显著抑制大鼠佐剂性关节炎和Ⅰ、Ⅲ、Ⅳ型变态反应型炎症，抑制皮肤被动超敏反应。

7. 对循环系统的作用 红毛五加经乙醇处理后剩余物的水煎液，可延长乌头碱所致小白鼠心律失常的潜伏期，能使氯化钡所致的大白鼠心律失常立即转为窦性心律，但维持时间甚短，仅使心律失常得以改善。红毛五加的水提取物和正丁醇提取物对离体豚鼠的心脏冠脉流量有较明显的增加作用，增加百分率分别为32.6%和21.4%（$P < 0.05$）。红毛五加的水、正丁醇和乙酸乙酯提取物均对离体豚鼠心脏心肌收缩幅度有增加作用（$P < 0.05$），但水和乙酸乙酯提取物给药后，出现一过性心肌收缩力减弱，而后心肌收缩幅度加大，故其对血压的一过性下降作用应引起注意。短梗五加对离体蟾蜍心脏有抑制作用，可使麻醉家兔血压下降。

8. 抗衰老作用 五加皮水提取液（GCRL）5g/kg、10g/kg能显著抑制中老龄大鼠体内过氧化脂质的生成，五加皮水提取液具有显著的抗衰老作用。

9. 抗肿瘤作用 五加皮提取液用Sephacryl S-200凝胶层析分离后，得到一种对MT-2细胞增殖反应有较强抑制作用的蛋白质S200F2。将S200F2进一步用Sephadex G-100凝胶层析分离后，得到单一蛋白质G100F，有可能为抗肿瘤的单体活性成分。五加皮多糖能抑制体外培养的人宫颈癌heLa细胞的生长，诱导其细胞凋亡。红毛五加多糖能抑制S_{180}肿瘤生长，其挥发油可抑制癌细胞各期DNA的合成。

10. 其他作用 细柱五加100%剂对金黄色葡萄球菌、绿脓杆菌有抑制作用。细柱五加灌胃，对四氧嘧啶所致小鼠高血糖有显著抑制作用，并有利尿和促进大鼠副性腺发育的作用。短梗五加还有兴奋家兔离体肠管及子宫平滑肌的作用。五加皮水浸液在体外具有较好的抗甲型流感病毒的作用，且预防给药方式抗病毒效果最好。五加皮对防治骨质疏松症具有良好的效果。

【临床应用】

1. 风湿性关节炎、水肿 五加皮15g，水煎服有效。

2. 急性腰扭伤 五加皮、白茅根、枸骨各15g，水煎服，有一定疗效。

3. 预防骨质疏松 五加皮丸能有效预防围绝经期妇女骨质疏松症。

【毒副作用】 本品毒性较小，但过量可引起中毒。南五加注射液小鼠腹腔注射的LD_{50}为（81.85 ± 10.4）g/kg，五加皮28g/kg腹腔注射或90g/kg灌胃，对心脏有可逆性毒性作用。

参 考 文 献

1. 刘芳，等. 时珍国医国药，2009，20（5）：1178.

2. 吴周艳萌，等. 遵义医学院学报，2014，37（6）：598.

3. 杨功旭，等. 中国中医骨伤科杂志，2008，16（6）：30.

4. 陈银泉. 按摩与康复医学，2012，3（12）：368.

5. 倪美兰，等. 中国急救复苏与灾害医学杂志，2011，6（1）：85.

6. 丰俊东，等. 中华中医药学刊，2008，26（3）：661.

香 加 皮

【别名】　香五加，北五加皮，杠柳皮。

【来源】　为萝藦科植物杠柳 *Periploca sepium* Bge. 的干燥根皮。

【性味】　辛，苦，温；有毒。

【功能主治】　利水消肿，祛风湿，强筋骨。用于下肢浮肿，心悸气短，风寒湿痹，腰膝酸软。

【主要成分】　主要含 C_{21} 甾体苷、强心苷、萜类、醛类、有机酸等。含北五加皮苷（Beiwujiapi glycosides）A、B、C、D 等，杠柳苷 G、K、H_1，α–香树脂醇乙酸酯（α–Amyrinactetete），羽扇豆醇乙酸酯（Lupeal acetate），东莨菪内酯（Scopoletin），杠柳苷元（Periplogenin），还含对甲氧基水杨醛，α、β–香树脂醇，β–谷甾醇及其葡萄糖苷、胡萝卜甾醇等。

【药理作用】

1. 强心作用　香加皮除去醚溶性的提取物，制成 3% 水溶液，对在体蛙心有强心作用；用于猫的心肺实验，能使受水合氯醛伤害的心脏收缩力增加，输出量增加。香加皮醇提取物对离体蟾蜍心脏亦有强心作用，其主要强心成分为杠柳苷，对氢氧化锌混悬液致损的猫心肌有强心作用，杠柳苷苷元的化学结构与药理作用特点与毒毛旋花子苷元极为相似。香加皮提取物直接作用于离体大鼠心脏，可显著性地提高 LVSP，增加 $\pm dp/dt_{max}$，降低 LVEDP，从而改善心功能，具有强心作用。

2. 抗炎作用　α、β–香树脂醇乙酸酯以 40mg/kg 的剂量每天分别给大鼠腹腔注射，连续 6 天，均对棉球肉芽肿有抗炎作用，强度与氢化可的松相似。β–香树脂醇乙酸酯以 40mg/kg 每天给大鼠腹腔注射，连续 10 天，对醋酸所致的实验性关节炎有显著抗炎作用。杠柳苷 1% ~ 5% LD_{50} 剂量一剂或多剂，可使肾上腺皮质中维生素 C 和胆固醇的含量增加，肾上腺重量增加，血中嗜酸性粒细胞数减少。但予以 10% ~ 15% LD_{50} 剂量皮下注射，可使肾上腺皮质的分泌功能增强，这可能即其"抗风湿"作用的药理基础。杠柳苷元对体外培养肥大细胞的组胺释放有显著的抑制作用，并呈剂量依赖关系。因此，杠柳苷元应该是香加皮产生抗炎作用的物质基础。

3. 对中枢的作用　杠柳皮醇提取物皮下注射，可使小鼠全身震颤，量大时可致死。杠柳脑（杠柳蒸馏所得针状结晶）皮下注射，可引起小鼠运动兴奋，对声和光的刺激反应性增强，杠柳脑、杠柳酊和杠柳蒸出液都有缩短蟾蜍脊髓反射潜伏期的作用。

4. 抗肿瘤作用　香加皮杠柳苷可诱导人肺癌 A_{549} 细胞发生凋亡，可通过下调 survivin 基因的 mRNA 和蛋白表达而发挥诱导细胞凋亡作用。香加皮杠柳苷通过抑制 Wnt/13–catenin 信号通路诱导结肠癌细胞 SW_{480} 凋亡。宝藿苷–I 能抑制人食管癌细胞 Eca–109 的侵袭力，可能与上调 TFPI–2 基因的表达有关。香加皮中提取的羽扇豆烷乙酸酯能增强人外周血淋巴细胞和巨噬细胞的免疫功能，发挥抗肿瘤作用。研究发现，香加皮乙酸乙酯提取物对人乳腺癌细胞系 MCF_7 有诱发凋亡的作用，其机制可能是下调 survivin 基因、上调 Bax 基因的 mRNA 水平。

5. 其他作用　杠柳醇提取物对兔和猫有升压作用，杠柳苷能轻度促进呼吸，提高动脉血中氧合血红蛋白的含量，使氧合血红蛋白的动静脉差增大，促进脑组织对氧的利用，提高骨骼肌内氧的张力。杠柳苷还有拟胆碱作用。香加皮醇提物对环磷酰胺所导致的白细胞下降有回升作用。香加皮甲醇提取物具有细胞分化诱导活性。

【临床应用】

1. 心力衰竭 用以香加皮为主药的"复方北五加皮汤"治疗13例风湿性心脏病心力衰竭及8例高血压动脉硬化性心脏病心力衰竭，服药3~9天内控制心衰，显效10例，有效11例。北五加皮粗苷片或胶囊（每粒含10mg北五加皮粗苷）每日60~80mg，分3~4次口服，心衰控制后改为维持量每日20~40mg，治疗12例风心病、8例高血压动脉硬化性心脏病及1例先天性心脏病所致心衰（其中Ⅲ度7例，Ⅱ度12例，Ⅰ度2例），用药2~3天均可控制心衰。

2. 风湿性关节炎、筋骨疼痛 香加皮、木瓜、松节各90g，研粉，每服6g，每日2次，开水送服，效果较好。

【毒副作用】 杠柳苷的毒性作用与毒毛旋花子苷相似，中毒后血压先升而后下降，心收缩力增强，继而减弱，心律不齐，乃至心肌纤颤而死亡。杠柳酊和杠柳液中毒时，先出现震颤，后麻痹，心肌先兴奋后心脏停止于收缩期，故不能超剂量服用，不能久服。

参 考 文 献

1. 阎雪梅. 天津药学，2011，23（5）：48.
2. 张静，等. 医药导报，2015，34（6）：705.
3. 刘晓霞，等. 当代医学，2011，31（258）：3.

桑 寄 生

【别名】 广寄生，寄生，桑上寄生。

【来源】 为桑寄生科植物桑寄生 *Taxillus chinensis*（DC.）Danser 的干燥带叶茎枝。

【性味】 苦、甘，平。

【功能主治】 祛风湿，补肝肾，强筋骨，安胎元。用于风湿痹痛，腰膝酸软，筋骨无力，崩漏经多，妊娠漏血，胎动不安，头晕目眩。

【主要成分】 含广寄生苷（萹蓄苷，Avicularin）、槲皮素（Quercetin）、芸香苷（Rutin）、齐墩果酸（Oleauolie acid）、蛇麻脂醇（Mesoinositol）、β－香树脂醇（β－sitosterol）、4′,5－二羟基－3′,7－二甲基黄酮、维生素C，含挥发性成分苯甲醛、苯乙烯、芳姜黄烯、桉树脑、α－姜烯、γ－姜黄烯、壬醛等。

【药理作用】

1. 降压作用 桑寄生0.4~0.5g/kg口服或0.1~0.25g/kg静注，对麻醉犬、猫均有降压作用，切断迷走神经或注射阿托品后，降压作用略为徐缓或减弱，但不能消失，重复给药未发生快速耐受现象，还可减弱因压迫颈总动脉和刺激坐骨神经向中端的加压反射，封闭窦神经后仍有降压效果，对肾上腺素无拮抗或增强作用。广寄生苷对麻醉犬虽有降压作用，但持续时间很短，且易产生急速耐受性。在离体豚鼠心脏灌流过程中，可见广寄生苷有增加冠脉流量的作用。

2. 镇静作用 小鼠腹腔注射桑寄生酊剂，能抑制小鼠因咖啡因引起的运动性兴奋，延长戊四氮引起的小鼠死亡时间，故本品对中枢神经系统有一定镇静作用。

3. 利尿作用 广寄生苷口服或以0.5mg/kg剂量静注，对麻醉犬有利尿作用，剂量增加尿量增多。大鼠口服或注射广寄生苷34mg/kg，即有显著的利尿作用，强度虽不及氨茶碱，但毒性很低，仅为氨茶碱的1/4，故治疗宽度较大。

4. 抗菌作用 桑寄生10%煎剂或浸剂，在体外对伤寒杆菌、葡萄球菌有抗菌作用。

5. 抗病毒作用 桑寄生水煎剂在体外猴肾单层上皮细胞组织培养中，通过直接灭活对脊髓灰质炎病毒和ECHO6、9及柯萨奇A9、B4、B5型等肠道病毒的增殖均有显著抑制作用。

6. 调节骨代谢 桑寄生能抑制去卵巢大鼠的骨质疏松，具有调节骨代谢的作用。

7. 其他作用 采用细胞免疫反应筛选"免疫激发型"时，发现本品具有能提高 T 细胞数量与增强 T 细胞功能的作用。本品还有一定的镇痛作用。寄生在木麻黄树上的桑寄生的乙醚部位、乙酸乙酯部位、正丁醇部位能够抑制白血病细胞的生长，是抗人白血病细胞的活性部位。桑寄生醇提物能抑制乙醇诱导大鼠胃黏膜中环氧化酶的活性，但对正常大鼠胃黏膜的环氧化酶无影响。

【临床应用】

1. 冠心病心绞痛 桑寄生冲剂（每包相当于生药40g），每日服 2 次，每次20g（生药），4～5 个月为 1 个疗程。观察治疗54 例，结果心绞痛症状改善有效率为76%，其中显效占24.1%；心电图改善有效率为44.4%，其中显效占25.9%。

2. 高脂血症 桑寄生、葛根、丹参、红花等，经加工炮制后，炼蜜为丸。每天服12g，分 2～3 次服，总疗程为 30 天。治疗51 例，治愈23 例，显效 5 例，有效13 例，无效10 例，总有效率为80.4%。

3. 中风 桑钩温胆汤（以桑寄生为君药，与钩藤、法半夏、枳壳等药配伍）用于脑血管意外（中风）的治疗，有较好疗效。

4. 精神分裂症 桑寄生水煎液治疗精神分裂症255 例，痊愈78 例，显著好转54 例，好转55 例，无效68 例，总有效率为73.3%。

5. 先兆性流产和习惯性流产 用寄生茯苓汤治疗先兆性流产和习惯性流产53 例，有效50 例，无效 3 例，总有效率为94.3%。

【毒副作用】 桑寄生煎剂小鼠腹腔注射的 LD_{50} 为 11.24g/kg；广寄生苷小鼠腹腔注射的 LD_{50} 为 1.173g/kg。本品毒性很小，小鼠中毒后，发生阵挛性惊厥，致呼吸停止而死亡。

参 考 文 献

1. 覃勇荣，等. 时珍国医国药，2011，22（8）：1890.
2. 霍昕，等. 生物技术，2008，18（2）：47.
3. 武贵红. 长治医学院学报，2009，23（6）：408.
4. 徐清，等. 中国医药导报，2011，8（23）：22.
5. 汪小玉，等. 中成药，2011，33（11）：1990.
6. 张瑾，等. 时珍国医国药，2011，22（10）：2452.
7. 刘丽娟. 检验医学与临床，2009，6（12）：1001.
8. 陈江弢，等. 中药材，2007，30（11）：1393.

槲 寄 生

【别名】 北寄生，柳寄生。

【来源】 为桑寄生科植物槲寄生 *Viscum coloratum*（Komar.）Nakai 的干燥带叶茎枝。

【性味】 苦，平。

【功能主治】 祛风湿，补肝肾，强筋骨，安胎元。用于风湿痹痛，腰膝酸软，筋骨无力，崩漏经多，妊娠漏血，胎动不安，头晕目眩。

【主要成分】 槲寄生茎、叶含齐墩果酸（Oleanolic acid）、β－香树脂醇（β－Amyrin）、内消旋肌醇（Mesoinositol）及黄酮、生物碱、磷脂、多糖；尚从中分离出蛇麻酯醇（Lupeol）、β－谷甾醇（β－Sitosterol）、β－黄酮苷（苷元为 4′,5－二羟基－3′,7－二甲氧基黄酮，糖为一分子葡萄糖及一分子戊糖）、尼克酰胺、乙酰胺、外源凝集素（1ectins）、槲寄生毒肽（viscotoxins）、蛋白质、肽类化合物、低聚糖、多酚类等。

【药理作用】

1. 扩张冠状动脉及强心作用 实验表明，槲寄生注射液能降低犬的心肌耗氧量，对抗垂体后叶素引起的家兔急性心肌缺血，并能促进犬实验性心肌梗死的修复。槲寄生对正常搏动和颤动的离体豚鼠心脏有舒张冠状血管、增加冠脉流量的作用，并能对抗垂体后叶素收缩冠脉的作用，减慢心率，对心脏收缩力先抑制后增强。对正常离体兔血管无直接扩张作用，但对胆固醇血管硬化的离体兔血管却有明显直接扩张作用，浓度在 1 : 1000 时，可使灌流速度增加一倍以上。槲寄生对结扎冠脉造成的家兔心肌梗死、缺氧有显著防治作用，并可使心肌中 cAMP 含量降低。槲寄生所含的黄酮亦有扩张冠脉及强心作用。槲寄生提取物可以改善心肌酶学，缩小心肌 MIS，对心肌 I/R 损伤的大鼠心肌有明显的保护作用。槲寄生对氯仿诱发的小鼠 VF、氯化钡诱发的大鼠心律失常、心肌缺血再灌注引起的大鼠心律失常以及乌头碱诱发的大鼠心律失常均有明显的对抗作用。槲寄生在抑制血小板 TXA 生成同时并不影响血管壁 EC 生成，因而可改善冠心病患者失去的 $PGT_2 - TXA_2$ 平衡，达到防治冠心病的目的。

2. 降压作用 槲寄生鲜叶醇浸剂对麻醉动物有降压作用。

3. 抗肿瘤作用 动物体内移植性肿瘤实验表明，槲寄生总碱除对动物移植性肿瘤原发灶有较强的抑制作用外，还具有较明显的抑制肿瘤细胞转移的作用。

4. 增强免疫功能作用 槲寄生磷脂可促进机体免疫功能，增强人体淋巴细胞 DNA 的合成功能，增加血细胞数量，还有降低胆固醇和抗脂肪肝作用。此外，槲寄生多糖及中性组分在体外可促进小鼠腹腔巨噬细胞分泌细胞因子肿瘤坏死因子 - α（TNF - α）、白细胞介素 - 1（IL - 1），故认为通过激活巨噬细胞、促进细胞因子分泌来调节机体免疫功能可能是槲寄生多糖及中性组分免疫活性的一个重要方面。

5. 抗衰老、抗氧化作用 动物实验结果显示，槲寄生提取液按 10、20g/kg 剂量给老年大鼠连续灌胃 30 天后，两剂量组均能明显提高老年大鼠血清 CAT、GSH - PX 活性，降低老年大鼠脑组织 MDA 含量、脑和肝组织 Lf 含量，并可能提高老年大鼠下丘脑 SOD 活性，表明槲寄生有抗氧化、抗衰老作用。

6. 降血糖作用 槲寄生的叶和枝干中含有的水溶性物质，可以直接刺激同源性 β 细胞分泌胰岛素，从而发挥降血糖作用。

7. 其他作用 槲寄生酊剂有兴奋子宫的作用。

【临床应用】

1. 冠心病心绞痛 槲寄生注射液治疗 181 例冠心病心绞痛病人，有效率为 82.9%，心电图改善率为 53.0%。

2. 心律失常 槲寄生注射液肌注（含生药 5 ~ 10g/2mL），每次 2 ~ 4mL，每日 1 ~ 2 次。治疗 114 例，总有效率为 35.9%，其中房性早搏有效率为 35.1%，室性早搏 46.5%，阵发性心房颤动为 50.9%，持久性房颤为 16.7%。

3. 高血压病 用 20% 的槲寄生酊剂治疗高血压病 100 例，用药后多自觉症状改善，有一定疗效。也可用槲寄生 15g，夏枯草 12g，豨莶草、牛膝各 9g，水煎服，疗效较好。

【毒副作用】 临床应用槲寄生注射液，可有一过性头胀，头晕，咽部热感、药味感等，不影响治疗。曾有 1 例呈现全身关节酸痛；另有少数病例因用生理盐水稀释药液后滴注，而有畏寒、发热反应，改用葡萄糖液稀释后得到纠正。

参 考 文 献

1. 陈柏年，等. 天然产物研究与开发，2009，21：441.

2. 姚俊涛，等. 现代肿瘤医学，2008，16（11）：2021.

3. 杨传珺.，等. 中国药师，2009，12（10）：1472.

4. 栾海蓉，等. 牡丹江医学院学报，2014，35（6）：24.

5. 郭艳杰，等. 包头医学院学报，2008，24（1）：106.

6. 吴金义，等. 中国老年学杂志，2011，31（15）：2933.

7. 倪曙民，等. 国际肿瘤学杂志，2007，34（3）：170.

鹿　衔　草

【别名】　鹿蹄草，破血丹，鹿食草。

【来源】　为鹿蹄草科植物鹿蹄草 *Pyrola calliantha* H. Andres 或普通鹿蹄草 *Pyrola decorata* H. Andres 的干燥全草。

【性味】　甘、苦，温。

【功能主治】　祛风湿，强筋骨，止血，止咳。用于风湿痹痛，肾虚腰痛，腰膝无力，月经过多，久咳劳嗽。

【主要成分】　黄酮类化合物是鹿衔草中的重要成分，主要包括槲皮素、金丝桃苷（hyperin）、2″-O-没食子酰基金丝桃苷（2″-O-galloyl hyperin）、槲皮素-3-O-呋喃阿拉伯糖苷、儿茶素。酚苷类化合物是鹿衔草内含有的另一类重要成分，主要包括高熊果酚苷、肾叶鹿蹄草苷、6′-O-没食子酰基高熊果酚苷、羟基肾叶鹿蹄草苷、鹿蹄草苷。醌类物质有鹿蹄草素、梅笠草素、大黄素、2-（1,4-二氢-2,6-二甲基-1,4-二氧代-3-萘基）-3,4,5-三羟基苯甲酸、邻甲基苯醌。萜类物质包括熊果酸、齐墩果酸、熊果醇、2β,3β,23-三羟基-12-烯-28-乌苏酸、2α,3β,23,24-四羟基-12-烯-28-乌苏酸、水晶兰苷、pisumionoside、pomolicacid、maslinicacid、colosicacid 和 ziyuglycosidel。尚含有松柏醛和丰富的氨基酸、鞣质及多糖、单糖等其他物质。叶含熊果酚苷（Arbutin）4.8%～7.93%、高熊果酚苷（Homoarbutin）、异高熊果酚苷（Isohomoarbutin）、伞形梅笠草素（Chimaphillin）及鞣质，尚含挥发油、氢醌、苦味质及蔗糖等。

【药理作用】

1. 对心血管系统的作用　鹿衔草水提液可明显增加血管灌注液流量，尤其对抗心脏血流量收缩，其血管扩张作用和毛冬青呈协同作用。鹿衔草中的2″-O-没食子酰基金丝桃苷对心肌缺血再灌注损伤具有保护作用。鹿衔草总黄酮能够降低后叶素诱发的缺血性心律失常的发生率；减少冠脉结扎后心肌梗死面积，对急性心肌缺血有保护作用；抑制病理性动脉内膜增生和管腔狭窄；对异丙肾上腺素诱导的大鼠急性心肌缺血具有保护作用；能够浓度依赖性地舒张大鼠胸主动脉。鹿衔草还有降压作用。

2. 抗菌作用　鹿蹄草素抑菌谱广，对革兰阳性菌和革兰阴性菌的体外抑菌效果均超过青霉素。鹿蹄草中的梅笠草素、熊果酸、2β,3β,23-三羟基-12-烯-28-乌苏酸、2α,3β,23,24-四羟基-12-烯-28-乌苏酸、没食子酸对新生隐球菌、白色假丝酵母菌、红色毛癣菌等真菌生长有不同程度的抑制作用，其中梅笠草素的抗真菌活性较强。鹿蹄草中所含的一种脂溶性的萘醌类化合物对金黄色葡萄球菌、溶血性链球菌、绿脓杆菌和肺炎克雷伯菌均有一定的抑制作用，且对金黄色葡萄球菌的抑制最强。

3. 抗炎作用　鹿衔草水煎剂对二甲苯致小鼠耳郭肿胀及醋酸致腹腔毛细血管通透性增高有明显抑制作用，说明鹿衔草对炎症早期渗出有对抗作用。

4. 抗氧化作用　2″-O-没食子酰基金丝桃苷具有抗氧化、清除脂质过氧自由基和抑制脂质过氧化性。对鹿衔草甲醇提取物、水提取物、氯仿提取物和石油醚提取物进行了抗氧化活性测定，结果表明4种粗提物对 DPPH 自由基清除能力、总抗氧化性和总酚含量大小有着一致的顺序，高极性溶剂提取物的抗氧化活性较低极性溶剂提取物要强。

5. 降血脂作用　鹿衔草提取液经过 LSA-5B 大孔树脂用体积分数20%乙醇洗脱的水溶性部分对高脂血症小鼠三酰甘油有显著的降低作用。

6. 抗肿瘤作用　鹿衔草醇提物对 HeLa 肿瘤细胞生长增殖具有非常显著的抑制作用，IC_{50} 为 95.40mg/mL，且具有明显的剂量依赖性。

7. 促进成骨细胞增殖　鹿衔草氯仿部位和正丁醇部位能推进体外培养成骨细胞细胞周期，从而促进成骨细胞增殖。

8. 避孕作用　雌性小鼠每日服鹿衔草（品种未鉴定）煎剂，共 10 天，第 5 日与雄鼠合笼共 1 月，抑制生育率达 100%。服药 10～30 天，可抑制发情，引起子宫与卵巢萎缩，对体重则无影响。

9. 其他作用　鹿衔草对肾形蛋白尿有抑制作用。鹿衔草所含熊果酚苷在体外实验中能抑制胰岛素的降解，口服后在体内很快水解而产生氢醌，与葡萄糖醛酸结合，在碱性尿中可释放出游离氢醌而有杀菌作用，可用于治疗尿路感染，唯效力不强。鹿衔草醇提物对辐射小鼠免疫系统有一定的防护作用。

【临床应用】

1. 颈性眩晕症　鹿衔草注射液（每支 2mL，含生药 0.5g）肌内注射，每日 2 次，每次 4mL，7 日为 1 疗程，同时配合推拿及牵引以矫正颈椎骨严重移位。治疗 322 例，痊愈 47 例，显效 127 例，好转 125 例，无效 23 例，总有效率为 92.9%。

2. 冠心病心绞痛　鹿衔草Ⅰ号（鹿衔草、短柄五加、柿叶等）、鹿衔草Ⅱ号（鹿衔草制成茶剂）内服。治疗 14 例，均痊愈。

3. 瘀热型崩漏　四草汤（马鞭草、鹿衔草各 30g，茜草、益母草各 15g）随证加减，水煎服，每天 2 次，7 天为 1 个疗程。治疗 54 例，痊愈 37 例，有效 10 例，无效 7 例，总有效率为 87%。鹿衔草与猪肉炖食或鹿衔草与地榆炭水煎也可用于治疗崩漏。

4. 慢性细菌性痢疾　鹿衔草 180～360g，加水 1000～2000mL，文火煎沸后保持 30 分钟，过滤分装 6 剂。每天 3 次，每次服 1 剂，温热空腹服。10～15 天为 1 疗程。

5. 腔隙性脑梗死　口服复方鹿衔草（鹿衔草、赤芍、丹参、川芎、瓜蒌、浙玄参等）煎剂，每天 1 剂，连续 3 周。治疗腔隙性脑梗死 80 例，有明显疗效。

6. 喉痹　鹿衔草合养阴清肺汤加减（鹿衔草 20g，生地黄 12g，麦冬 9g，玄参 12g，川贝 5g，西青果 12g，木蝴蝶 5g，土牛膝 15g，生甘草 5g）治疗，水煎服，连用 7 剂后症状明显减轻，再加减服药 3 周而愈。

参 考 文 献

1. 盛华刚. 西北药学杂志，2012，27（4）：383.
2. 潘微薇，等. 西北药学杂志，2014，29（3）：221.
3. 李绪玲. 中国医学创新，2010，7（12）：185.
4. 张璐，等. 西北药学杂志，2010，25（3）：195.
5. 刘颖，等. 世界临床药物，2013，34（1）：26.

蚕　砂

【别名】　蚕屎，晚蚕砂，马鸣肝。

【来源】　为蚕蛾科昆虫家蚕 *Bombyx mori* Linnaeus 幼虫的粪便。

【性味】　甘、辛，温。

【功能主治】　祛风除湿，和胃化浊，活血通经。用于风湿痹痛，肢体不遂，风疹瘙痒，吐泻转筋，闭经。

【主要成分】　主要含有叶绿素（Chlorophll）、脱镁叶绿素（Pheophytin）A 及 B、叶绿酸（Chlorophyl-line）、叶绿素铜钠盐（Sodium copper chlorophyllin）、蚕砂果胶、β - 胡萝卜素（β - Carotene）、叶绿醇、吲哚乙酸、氨基酸、麦角甾醇、蛇麻脂醇、生物碱、黄酮类、木质素类、萜类，此外还含维生素 A、B、C、D 等。

【药理作用】

1. 抗炎镇痛作用　蚕砂能抑制二甲苯所致的小鼠耳郭肿胀和角叉菜胶所致的足跖肿胀，还能显著减轻由醋酸引起的疼痛，提高热板实验中小鼠的痛阈值。

2. 促生长作用　蚕砂中含蛋白质及叶绿素，并含异植物生长激素——吲哚乙酸（Heteroauxin）及组氨酸（Histidine）、大量的维生素 A 及 B，对动物的生长有促进作用；当蚕砂在膳食中占 15% 时，即能维持白鼠的正常生长。经日光照射后的蚕砂，对于小鸡有钙化骨骼的功效，对于白鼠则无效，这可能是其所含前维生素 D（Provitamin D）属于 2,1－二氢钙化醇（2,1－Dihydrocal－ciferol）的缘故。

3. 抗肿瘤作用　将蚕砂用丙酮或乙醇抽提，加碱皂化，酸化后以硅胶等吸附剂除去杂质，再经凝胶分离获得六种叶绿素衍生物（CPD），其代号为 4、4（2）、4（3）、7、7（2）、7（3），其中 CPD4 对荷瘤小鼠瘤细胞的杀伤剂量为 50mg/kg（静注）；结合 200mW/cm^2 功率激光辐射照射 20～30 秒，对小鼠移植肿瘤 S_{180}、Lewis 肺癌或 U_{14} 均有明显杀伤效应。利用激光微束照射单细胞技术测定六种 CPD 衍生物对人宫颈癌 HeLa 细胞株癌细胞的杀伤力，以 CPD7（3）的杀伤力最强，其次为 CPD7（2），CPD4 最弱。蚕砂的甲醇提取物对 HT－29 人类结肠癌细胞有细胞毒性作用，蚕砂光敏剂对小鼠移植瘤有杀伤作用。蚕砂对肿瘤的作用主要依赖于叶绿素衍生物的光敏活性，在光照条件下叶绿素衍生物对肿瘤组织和细胞产生氧化作用，破坏肿瘤细胞的结构和功能。

4. 其他作用　体外实验显示，0.04g（生药）/mL 或 0.01g（生药）/mL 的蚕砂水提取液具有抗牛凝血酶作用，可显著延长人血纤维蛋白原凝聚时间。蚕砂能降低血糖，对早期糖尿病肾脏病变有明显疗效。蚕砂对多种贫血有效。还有保肝、抗病毒、增强免疫作用。

【临床应用】

1. 风湿性关节炎　蚕砂 60～120g，秦艽 10～20g，防风、当归各 10～30g，知母 10g，随症加减，每日 1 剂，水煎分 2 次服，小儿减半，可配以西药。治疗 33 例风湿性关节炎患者，并将其随机分为三组：单纯中药组、单纯西药组、中西结合治疗组。治疗后，三组的显效、好转数（率）分别为：单纯中药组 2 例（18.2%）、9 例（81.8%）；单纯西药组 2 例（18.2%）、9 例（81.8%）；中西医结合组 8 例（72.7%）、3 例（27.3%）。三组治疗后血沉均较治疗前下降，其中中西医结合治疗组下降最明显，退热时间以中西医结合治疗组最短。

2. 贫血　蚕砂提取物联合环孢茵素 A 治疗再生障碍性贫血具有协同增效作用。口服蚕砂加工物——铁叶绿酸钠，治疗缺铁性贫血 30 例，经过 1 疗程（15 天）治疗，治愈 19 例（占 63.3%），好转 11 例（占 36.7%），治愈好转率为 100%。

3. 荨麻疹　蚕砂 100g，水煎 2 次，早晚 2 次温服，每天 1 剂。另用蚕砂 200g，加水 2500mL，煎汤熏洗患处，每天 2 次，每次 20 分钟左右，熏洗时要注意避风。治疗 19 例荨麻疹患者，均在 1 天左右治愈，未见任何不良反应。

4. 子宫出血　蚕砂炒炭研细，每服 6g，黄酒送下，每天 3 次。治疗暴崩下血，屡收止血固崩之效。

5. 牙龈炎　蚕砂漱口治疗急性牙龈炎、牙周炎，作用迅速、收敛快、无不良反应，对妊娠期发作的急性妊娠期牙龈炎更为适宜。

6. 其他　蚕砂治疗胃痛、腹痛效果良好，并能预防中老年人中风。

参 考 文 献

1. 张瑞杰. 医药导报，2013，32（9）：1195.

2. 施文君，等. 亚太传统医药，2013，9（9）：44.

3. 谢可，等. 陕西中医，2015，36（1）：50.

4. 巨君芳，等. 中国中医药科技，2010，17（6）：513.

5. 孙丙玉，等. 中国社区医师·医学专业，2008，10（5）：55.

伸　筋　草

【别名】　过山龙，穿山藤。

【来源】　为石松科植物石松 *Lycopodium japonicum* Thunb. 的干燥全草。

【性味】　微苦，辛，温。

【功能主治】　祛风除湿，舒筋活络。用于关节酸痛，屈伸不利。

【主要成分】　本品含有石松碱（Lycopodine）、棒石松宁碱（Clavolonine）、棒石松毒（Clavatoxin）等生物碱，同时还含有 α-芒柄花醇（α-Onocerin）、石松三醇（Lycoclavanol）、石松四醇（Lyclaninol）等萜类化合物，此外还含有 β-谷甾醇、菜油甾醇、香草酸、阿魏酸等。

【药理作用】

1. 抗炎镇痛作用　伸筋草氯仿提取部位、正丁醇提取部位和水提取部位对热板法、醋酸扭体法、鼠耳二甲苯致炎法、醋酸致腹膜炎法、足肿胀法模型小鼠疼痛及炎症有良好的镇痛、抗炎作用，其中以氯仿提取部位作用最强。伸筋草汤具有镇痛、抗炎、改善血液流变学及活血化瘀作用。超临界 CO_2 流体萃取物对热致痛和冰乙酸所致的小鼠扭体疼痛具有良好的镇痛作用，对二甲苯致小鼠耳炎有显著的作用。伸筋草醇提物能有效控制炎细胞的数量，改善佐剂性关节炎大鼠滑膜细胞线粒体及粗面内质网的功能状态，具有显著的抗炎修复作用。

2. 对免疫功能的影响　伸筋草煎剂能抑制小鼠脾脏抗体形成细胞产生和分泌抗体能力，降低血清溶血素水平，对紊乱的 T 细胞 $CD4^+$、$CD3^+$ 亚群及 $CD4^+/PCD3^+$ 起到双向调节作用，说明伸筋草煎剂对小鼠亢进的体液免疫有抑制作用；对小鼠 T 细胞介导的细胞免疫能起到双向调节作用。

3. 对实验性矽肺的作用　以 200% 的伸筋草透析液治疗大鼠实验性矽肺有较好的疗效。给实验性矽肺大鼠腹腔注射伸筋草注射液 5 周，用超滤法制备的注射液有较好的抗实验性矽肺作用，而用水醇法制备的注射液疗效不佳。

4. 对中枢神经系统的作用　用 100% 伸筋草混悬液给小鼠灌胃，每只 0.5mL，能显著延长戊巴比妥钠的睡眠时间，明显增强小鼠对盐酸可卡因引起的步履歪斜、窜行、环行等毒性反应，而对士的宁等中枢兴奋药无抑制作用。

5. 对平滑肌的作用　石松碱对离体大鼠和豚鼠小肠有兴奋作用，对离体小肠的蠕动有增强作用，亦有收缩豚鼠离体子宫及兴奋兔离体子宫的作用。

6. 抗氧化和抗菌、抗病毒作用　伸筋草能有效清除活性氧自由基，对卵磷脂脂质过氧化损伤有显著抑制作用。伸筋草提取物有对抗 1,1-二苯基苦基苯肼自由基的作用。伸筋草的提取物都对美国标准菌库的金黄色葡萄球菌菌株有很好的抑制作用，同时也有一定的抗真菌作用，但只有氯仿提取物有抗单纯性疱疹病毒作用。石油醚提取物和生物碱类还有抵抗副流感病毒作用。

7. 其他作用　伸筋草提取物及 α-玉柏碱具有明显抑制家兔血小板聚集的作用。伸筋草还具有抑制乙酰胆碱酯酶活性。

【临床应用】

1. 跟腱滑囊炎　伸筋草洗剂（伸筋草、苏木、威灵仙、徐长卿等）水煎后洗患处，每次 20~30 分钟，每天 2~3 次，连用 1~2 周，治疗跟腱滑囊炎 42 例，治疗结果：优（症状完全消失且无复发）35 例，占 83.3%；良（症状体征消失，久劳或受寒稍有不适，休息后好转）5 例，占 11.9%；差（治疗后症状体征无改善或半年内又复发）2 例，占 4.8%。有 1 例复发，总有效率为 95.2%。

2. 小儿肌性斜颈　伸筋草膏（伸筋草 12g，透骨草 12g，防风 9g，独活 9g，肉桂 6g，川芎 12g，元胡 9g，姜黄 12g）治疗小儿肌性斜颈 39 例，结果 35 例痊愈，3 例好转，1 例无效，总有效率为 97.4%。

3. 脑卒中后手足拘挛　伸筋草、透骨草、红花各 3g，加清水 2kg，煮沸 10 分钟后取用，药液温度以

50℃~60℃为宜，将手足浸渍 15~20 分钟，每天 3 次，一个月为 1 疗程，2 疗程后判定疗效。治疗脑卒中后手足拘挛 67 例，显效 35 例，好转 29 例，无效 3 例。

4. 带状疱疹 伸筋草 10g，用明火烧成灰，加海金沙 5g，加麻油适量调成糊状（其他植物油亦可），用棉签蘸涂于患处，每天 2~4 次，疼痛均在 1~3 天消失，治愈时间均在 4~7 天。治疗 31 例带状疱疹患者，均未用内服药物，全部治愈，愈后极少有复发。

5. 外伤后腕肘关节僵化症 伸筋草、透骨草、苏木、红花各 50g，生姜 30g，水煎煮。将病变部位浸泡于药液中，并加活动，每次 30 分钟，每天 1~2 次。治疗外伤后腕肘关节活动受限、僵化者共 81 例，66 例关节功能完全恢复，15 例明显改善。

6. 软组织损伤 伸筋草、麻黄、红花、桑枝各 12g，肉桂 9g，随证加减。上药煎透后，药汁倒入盒内，稍温即可，先熏蒸后泡洗，每天 2 次，1 剂可用 4 次，6 次为 1 疗程。血肿者需先作冷敷 24 小时后再行本法。治疗 201 例软组织损伤患者，全部治愈，用药 6~12 次。

参 考 文 献

1. 滕翠翠，等. 医学综述，2008，14（20）：3174.
2. 叶盛英，等. 药学实践杂志，2009，27（1）：18.
3. 张志勇，等. 中国药师，2014，17（3）：474.
4. 彭淑萍. 中国医学创新，2011，8（7）：156.
5. 邹桂欣，等. 亚太传统医药，2012，8（11）：10.

松节（松节油、松香）

【别名】 油松节。

【来源】 为松科植物油松 *Pinus tabulaeformis* Carr.、马尾松 *P. massoniana* Lamb.、赤松 *P. densiflora* Sieb. et Zucc. 等同属多种植物枝干的结节。油松、马尾松、赤松等松属植物中渗出的油树脂，经蒸馏或提取所得挥发油为松节油，余下的固体树脂为松香。

【性味】 苦，温。

【功能主治】 松节：祛风湿，通络止痛。用于风寒湿痹，历节风痛，脚痹痿软，跌打肿痛。松节油：活血通络，消肿止痛。用于关节肿痛，肌肉痛，跌打损伤。松香：祛风燥湿，排脓拔毒，生肌止痛。用于痈疽恶疮，瘰疬，疥癣，白秃，疬风，痹症，金疮，扭伤，妇女白带，血栓性脉管炎。

【主要成分】 油松、马尾松的松节主要含纤维素、木质素（Lignin）、少量挥发油和树脂，挥发油中含银松素甲基醚、α-蒎烯（α-Pinene）、β-蒎烯（β-Pinene），少量 l-莰烯（l-Camphene）、二戊烯（Dipentene）、（±）-龙脑烯酸。油松及同属植物赤松、樟子松、长白松、光凯湖松的松针精油中已鉴定出 50 种成分。马尾松叶中含黄酮类成分（槲皮素、山奈酚等）和树脂。油松和马尾松的松香中含松香酸酐（Abietic anhydride）及松香酸（Abietic acid）、树脂、挥发油及微量苦味物质。松节油含树脂酸、脂肪酸、单萜、倍半萜类成分等。

【药理作用】

1. 镇痛作用 银松素甲基醚作为松节提取物之一，作用于 DRG 细胞，使细胞内钙离子浓度显著升高。而且去除细胞外液钙离子以后，细胞内钙离子浓度无变化，表明银松素甲基醚可能通过作用于细胞膜上的钙通道，使细胞外钙离子内流，细胞内钙升高。松节对疼痛的作用，可能是通过其有效成分银松素甲基醚作用于脊髓初级小细胞神经元实现的。

2. 抗菌作用 实验表明，红松及同属植物 *P. pariviflora* Sieb et Zucc 的提取物有明显抗菌作用。红松的氨水提取物给小鼠腹腔或静脉给药，对大肠杆菌、肺炎杆菌、金黄色葡萄球菌引起的动物死亡有明显的对抗作用，同属植物 *P. parviflora* Sieb et Zucc 的不同碱性提取物对金黄色葡萄球菌、大肠杆菌、绿脓假单胞菌、肺炎杆菌、白色念珠菌引起的小鼠感染也有显著的治疗效果。进一步观察发现，抗菌活性物腹腔给药能诱导分化诱导因子（Differentiation–inducing factor，DIF）的产生，并在给药后 1~2 小时达到高峰，能使多形核细胞（PMN）积累，同时使腹膜渗出细胞及黏附细胞超氧化物的产生增加。因此认为 PMN 的激活在松树提取物的抗菌作用中有重要作用，对松树碱性提取物的结构分析显示，抗菌有效成分为木质素类。松节油有较强的抗真菌（白色念珠菌等）作用，对金黄色葡萄球菌、大肠杆菌等也有一定的抑制作用。

3. 抗流感病毒及其他病毒作用　松节中的抗菌活性成分木质素类也同样具有抗流感病毒的作用，能明显抑制流感病毒的生长，使 MDCK 细胞中流感病毒所致的空斑减少，但对 MDCK 细胞本身的生长无影响，同时能显著抑制感染细胞中病毒蛋白的合成，降低病毒 RNA 依赖的 RNA 多聚酶的活性。化学结构分析表明，具有抗流感病毒活性成分的化学构型是多聚酚结构，且水溶性越高应用价值越高。体外组织培养法也表明，马尾松水提取物及乙醇提取物 10mg/mL（生药汁）对单纯性疱疹病毒有很强的抗病毒作用。*Pinus parviflora* Sieb. et Zucc. 的提取物 PC_6 经体外实验证实，能抑制 HIV 的复制，对感染 HIV–I 的 T 细胞（CEM）无论是预先处理还是感染后给药，PC_6 均能剂量依赖地抑制 HIV–I 复制，使病毒繁殖受到抑制，达到 80% 抑制效果的最小浓度为 3mg/mL；对 U_{937} 人淋巴癌细胞中的 HIV–I 也显示出明显抑制作用，CDT 细胞及单核/巨噬细胞实验也得到类似结果。

4. 抗肿瘤作用　由 *P. parviflora* Sieb et Zucc 中提取的酸性多糖有抗肿瘤作用，能剂量依赖地抑制植入小鼠的肉瘤及腹水癌细胞的生长，显著延长荷瘤小鼠的存活时间，其抗肿瘤活性大小与酸性强弱有关，其中 NaOH 提取物中的酸多糖抗肿瘤活性最强，能明显抑制肉瘤细胞的生长，甚至引起肿瘤的退化和坏死。构效关系分析同时显示，该类酸多糖抗肿瘤活性与所含单糖种类似无关系。*P. parviflora* Sieb et Zucc 中所含的木质素类物质及其人工合成物对小鼠自发乳腺癌中细胞增生酶系的活性有抑制作用，其 175 mg/0.1mL 0.9% NaCl 溶液静脉给药，对患病的 SHN 小鼠瘤细胞中胸腺嘧啶脱氧核苷酸合成酶、胸腺嘧啶脱氧核苷激酶等有显著降低活性的作用，同时有防止肿瘤溃烂的作用，但对乳腺癌的大小没有影响，还可防止肿瘤发生前乳腺结节性增生的生长和发育，对患乳腺癌小鼠哺乳期乳汁中的 MMTV（mouse mammary tumor virus）水平升高有明显抑制作用，口服或静脉给药对第二次哺乳期小鼠乳汁 MMTV 的抑制作用更加明显，因此此木质素类物质及其合成物有一定的抗癌活性，与其他药物应用有协同作用。*P. parviflora* Sieb et Zucc 的水醇提取物能够使从粒细胞增多性白血病患者身上分离的 ML–I 细胞（原始粒细胞）的生长受到一定抑制，同时使 ML–I 细胞转化为巨噬细胞样细胞，被认为是一种新的分化诱导物。

5. 对免疫系统的作用　*P. parviflora* Sieb et Zucc 的提取物具多种免疫活性，其中的多糖类物质能够激活小鼠巨噬细胞，热水提取物能够提高 Fc 受体活性，酸性提取物能显著刺激小鼠和大鼠离体脾细胞 DNA 的合成，对白细胞 DNA 合成也有一定刺激作用，其作用强度比植物血凝素略强，对小鼠皮下移植 S_{180} 造成的脾细胞对 Con A 反应低有改善作用。该酸性提取物在肿瘤发展的各阶段均能刺激脾细胞增殖，因此有免疫促进作用，构效分析显示，该物质乙酸化或甲基化后能使上述作用减低，说明羟基基团在活性结构中有重要作用。

6. 对胃肠平滑肌的作用　从松香内提取的松香酸 5×10^{-4} g/ml 浓度时对小鼠离体肠肌自发性收缩有明显的抑制作用。小鼠灌服 100 倍成人用药量能明显抑制空肠蠕动。2×10^{-3} g/mL 浓度对大鼠离体胃肌自发活动收缩幅度有抑制作用；对毛果芸香碱或氯化钡所致的大鼠胃肌痉挛有抑制作用和解痉作用。松香酸 5×10^{-3} g/mL 和银屑平（松香粗提取物）2.5×10^{-3} g/mL 对毛果芸香碱或氯化钡所致的家兔肠肌痉挛也有相似的作用。这些可能是其治疗腹痛的基础。

7. 镇咳祛痰作用　药理实验表明，松节和松香中的 α–蒎烯、β–蒎烯具有镇咳祛痰作用。

8. 溶石作用　体外实验显示，松节油乳剂能使取自胆石症患者的胆结石溶解，使胆色素型结石在乳剂加入后 60 小时全部溶解，说明松节油乳剂有良好的溶石效果。

【体内过程】^3H 松香酸小鼠一次灌胃的药动学符合开放型两室模型，T_{max} 为 0.48h；分布半衰期 $t_{1/2\alpha}$

为 0.7124 小时；消除半衰期 $t_{1/2\beta}$ 为 37.66h。口服吸收迅速，分布广泛，排泄缓慢。脂溶性部分可通过皮肤脂层吸收，主要在肝脏代谢。松香酸主要经粪、尿排泄，排泄速度较慢。

【临床应用】

1. 面神经麻痹 ①松香 30g，鲜海参肠 100g，蓖麻子仁 10g，麝香 0.2g。制成膏药外敷，5 天换 1 次。治疗 355 例面神经麻痹，一般 10～30 天即可痊愈，儿童疗程更短，治愈率达 99%。②松香 450g，天南星 50g，马钱子 100g，蜂蜡 135g，麻油 150mL。制法：将麻油炼至 200℃ 以上，加入松香、蜂蜡，然后将油液滴入冷水聚结成珠，再加入天南星细粉制成四块药膏，用水浸泡取出晾干，供摊涂备用，再将加工处理后的马钱子磨成细粉备用，将药膏加热熔化，加入马钱子细粉搅匀，保持温度约 70℃ 左右，摊涂厚纸上约 3g 左右。外敷治疗面神经麻痹 100 余例，疗效满意。

2. 附骨疽（骨髓炎） 松香 120g，儿茶 30g，血竭、乳香、没药各 12g，共研粉，研至无声；猪油 500g 和黄蜡 120g 放锅里小火熔化；将上药粉倒入蜡油中用筷搅拌均匀；最后将麝香 15g，冰片 15g 放入药液中，搅拌均匀即成。把制好的药膏倒入瓷缸，盖严备用。外敷治疗附骨疽 76 例，其中有小死骨者 58 例，治愈 56 例，占 73.7%，明显好转 20 例，占 26.3%。

3. 注射后局部硬结 ①松香、菊叶三七、金钱草各 100g，辣蓼草（又名药血草）50g，雄黄 20g。共研细末，用时以白酒调敷，包扎固定，2 天 1 换。治疗注射后局部硬结 64 例，均获痊愈，其中 1 次治愈者 18 例，2～3 次治愈者 11 例，4 次以上治愈者 35 例。②松香、见肿消、金钱草各 100g，辣蓼草 50g。上药研细混合，用白酒调成糊状即可。将药膏外敷注射部位，2 天 1 次，一般需 1～4 次。治疗注射后局部硬结 75 例，硬结完全消失者 23 例，明显缩小者 48 例，无变化者 4 例。

4. 黄水疮 ①松香、宫粉、枯矾、樟丹各 12g，徐长卿 6g，轻粉 3g。共研细粉，过 100 目筛，混匀，装瓶备用。治疗小儿黄水疮，用麻油将药粉调成糊状，敷于患处；疮面渗出液较多者，可直接将药粉撒于患处，每天 1 次。治疗黄水疮 80 多例，敷药后渗出很快减少，病程缩短，多于第 2 天结痂，4～7 天痊愈，有效率达 95% 以上，未见毒副作用。②将松香 20g 碾成粉，装进鲜大葱叶，用线扎紧，放入水中煮 10 分钟，取出放入冷水中，待松香凝固，将葱叶壳去掉，碾成粉，外用。治疗黄水疮患者 50 例，治愈率达 90% 以上。

5. 脓疱疮 松香、白矾、香粉各等份。将松香与白矾置铁勺内，文火熔化后，即加入香粉烧煅，翻炒至黄烟散尽，药呈黄白色为度，研细末，用香油调成糊状，敷于疮面，每天 2 次。治疗 2000 余例脓疱疮，20 多年反复进行验证，疗效颇佳，无 1 例留下疤痕。

6. 预防冻疮 药用松香、肉桂、樟脑、95% 乙醇，先将肉桂 500g 浸入 2000mL 95% 乙醇中，浸 7 天后滤出药液，然后用 95% 乙醇调整浓度，即每 100mL 乙醇中含肉桂 10g。松香、樟脑各研为细末，分别装入瓶中备用。用时每 100mL 的 10% 肉桂浸液中加入松香粉 15～20g，樟脑 5～7g，即成松香合剂。用法：在冻疮未溃前，用松香合剂每天患部涂擦 3～4 次，连用 7 天，停止 10 天后再连用 3 天。如患部已起肿块，只要不溃烂，可连续使用，直至肿块消失。脚跟上的冻疮，最好先用温热水洗后再擦药。防治冻疮患者 78 例，其中 61 例未复发，17 例仍复发，未复发的 61 例中有 26 例连续 2 年没有复发。

7. 小儿暑疖 嫩松香 2500g，藤黄 50g，乳香、没药各 20g。依法用麻油适量熬成膏药后，离火稍冷。加入飞辰砂 30g 匀后，趁热摊于桐油纸上，如银元大小，即成红色小纸膏。暑疖未溃者每天更换 1 次，破溃者每天更换 2～3 次。治疗小儿暑疖 150 例，均在 3～9 天内痊愈。

8. 慢性苔藓样变皮肤损害 松香 20g，氢氧化钠 2g，二甲基亚砜 20mL。将三药加热溶解，过滤，再加入 95% 乙醇至 100mL 即得，本品外观棕黄色，富黏性。外涂 20% 的松香酸钠醇液，每天 1～2 次。治疗慢性苔藓样变皮肤损害 90 例，有效率为 93%。

9. 银屑病 ①单味松香经提取制成片剂内服，每天 2 次，每次 5～10 片。治疗银屑病 460 例，基本治愈 333 例，有效 107 例，无效 20 例，总有效率为 95.7%。②纯净松香粗粉口服，每次 3～4g，早晚各 1 次，饭后用凉开水冲服。有消化道反应者可减量、增次或装胶囊服用。治疗各型银屑病 71 例，其中有 4 例服用蜜丸，2 例服用片剂，但一次有效量不低于 3g。近期疗效：治愈 46 例，显效 22 例，另有 2 例服药后出现剧烈头痛，1 例腹痛、腹泻而列入无效；远期疗效：治愈的 46 例中，1～3 年复发者 23 例，3 年以上复发者 4 例。复发者再用本剂治疗仍可获得与初发时使用本剂同样的效果。

10. 其他 松节可治疗风湿性关节炎、大骨节病、跌打损伤、牙齿疼痛、水田皮炎等。

【毒副作用】 偃松挥发油小鼠的 LD_{50} 为 （0.577 ± 0.056）mL/kg；*Pinus pinea* 的果实口服有致系统性变态反应的报道。

参 考 文 献

1. 纳仁高娃，等. 健康必读，2012，11（8）：18.
2. 何宣莹，等. 现代护理，2007，13（6）：570.

路 路 通

【别名】 九孔子，枫果，枫树球。

【来源】 为金缕梅科植物枫香树 *Liquidambar formosana* Hance 的干燥成熟果序。

【性味】 苦，平。

【功能主治】 祛风活络，利水，通经。用于关节痹痛，麻木拘挛，水肿胀满，乳少，经闭。

【主要成分】 果序含挥发油 0.065% 及萜类成分，挥发油的成分有：β-松油烯（β-Terpinene）、β-蒎烯（β-Pinene）、柠檬烯（Limonene）、γ-松油烯（γ-Terpinene）、桃金娘醛（Myrtenal）、α-松油醇（α-Terpineol）、反式-葛缕醇（Trans-Carveol）、百里香酚（Thymol）、香荆芥酚（Caracrol）、胡椒烯（Copaene）、β-榄香烯（β-Elemene）、反式-β-金合欢烯（Trans-β-farneene）、α-衣兰油烯（α-Muurolene）、α-榄香烯（α-Elemene）、杜松烯（Cadinene）、榄香醇（Elemol）等。萜类成分有：石竹烯氧化物（Caryophyliene oxide）、28-去甲齐墩果酮酸（28-Noroleanonic acid）、桦木酮酸（Betulonic acid，Liquidambaronic acid）、路路通酸（Liquidambaric acid）。其他成分有：（-）-龙脑肉桂酸酯[（-）-Bornyl cinnamate]、环氧苏合香素（Styracin epoxide）、环氧异苏合香素（Isostyracin epoxide）、苏合香素（Styracin，Cinnamyl cinnamate）、24-乙基-Δ-胆甾烯-2β-醇（24-Rthyl-Δ-choletene-3β-ol）等。

【药理作用】

1. 镇痛、抗炎作用 本品能抑制蛋清性关节炎肿胀的产生，有抗炎作用。路路通醇提取物配合甲壳素制成片剂，对小鼠有明显的消炎镇痛作用，镇痛效果仅次于杜冷丁，优于布洛芬。

2. 肝保护作用 路路通中的桦木酮酸具有明显的抗细胞毒活性，在体外实验中，对由 CCl_4 及氨基半乳糖诱导的初次培养的大鼠肝细胞的细胞毒性有明显的保护作用。

【临床应用】

1. 类风湿性关节炎 路路通醇提取物与甲壳素混合制成片剂，治疗类风湿性关节炎，效果满意。

2. 玻璃体积血 路路通醇提取物 0.5g 加入 10% 葡萄糖或 0.9% 生理盐水中静脉点滴，每天 1 次，15 天为 1 个疗程，同时服云南白药 0.5g，每天 3 次口服，治疗玻璃体积血 34 例，结果 8 例痊愈，9 例显效，4 例有效，13 例无效，总有效率为 61.8%。

3. 老年性腰腿痛 路路通水煎服，治疗老年性腰腿痛，疗效良好。

4. 女阴瘙痒症 路路通洗剂治疗女阴瘙痒症 66 例，痊愈 17 例，显效 20 例，好转 20 例，无效 9 例，总有效率为 86.4%。

5. 输卵管阻塞 路路通三甲散（以路路通为主药）治疗输卵管阻塞 36 例，结果 34 例怀孕，2 例好转，总有效率为 100%。

6. 胃痛 路路通配合半夏泻心汤治疗胃脘部疼痛反复发作，临床效果佳。

参 考 文 献

1. 刘秀娟，等. 内蒙古中医药，2010（8）：46.
2. 孟丽，等. 现代中西医结合杂志，2008，17（1）：92.

桑 枝

【别名】 桑条。

【来源】 为桑科植物桑 *Morus alba* L. 的干燥嫩枝。

【性味】 微苦，平。

【功能主治】 祛风湿，利关节。用于风湿痹病，肩臂、关节酸痛麻木。

【主要成分】 主要含黄酮类化合物、生物碱、多糖和香豆素等。还含有鞣质、维生素、挥发油、有机酸、氨基酸等成分。黄酮类化合物主要包括异槲皮苷、桑酮（Maclurin）、桑素（Mulberrin）、桑色素（Morin）、二氢桑色素（Dihydromorin）、环桑素（Cyclomulberrin）、环桑色烯素（Cyclomulberrochromene）、桑色烯（Mulberrochromene）、杨树宁（Cudranin）、四羟基芪（Tetrahydroxystilbene）、桑辛素 A－H（Moracin A－H）等。多糖类化合物主要包括鼠李糖、阿拉伯糖、葡萄糖、半乳糖。生物碱和氨基酸类包括 1－脱氧野尻霉素（1－deoxynojirimycin，DNJ）、N－methyl－l－eoxynojirimycin、fago－mine、4－O－β－D－glucop－yranosylfagomine、γ－氨基丁酸和 L－天门冬氨酸。此外还含有脱氧野尻霉素（DNJ）、桦皮酸、藜芦酚、二氢山奈酚、氧化芪三酚、二氢氧化芪三酚等。

【药理作用】

1. 降血糖作用 在高血糖大鼠模型中，通过持续口服桑枝总黄酮（MTTF），大鼠的非禁食血糖、空腹血糖均较给药前显著降低，同时血脂水平明显改善，糖尿病肾病相关指标也有所好转，可见桑枝总黄酮具有显著的降血糖作用。通过对血液中含糖量的实验前后比较，推测 MTTF 是降血糖作用的主要成分。桑枝多糖对糖尿病模型小鼠具有降血糖作用，其作用机制可能与其增强机体清除自由基和抗脂质过氧化能力、调节脂类物质代谢、增加肝糖原存储量、改善机体的胰岛素分泌及对胰岛素的增敏性等有关。

2. 降血脂作用 用桑枝及其中所含的黄酮类化合物给高血脂小鼠灌胃，小鼠体重的降低率分别是 8.9% 和 15%，血清中的甘油三酯和总胆固醇水平均有明显降低。

3. 抗炎作用 桑枝中的黄酮类提取物可有效抑制角叉菜胶引起的足浮肿、巴豆油引起的小鼠耳肿胀，同时还能对小鼠腹腔液渗出进行抑制，抗炎活性显著。总黄酮成分可对 p－ERK 蛋白表达发挥抑制作用，从而对 COX－2、iN－OS 靶基因及蛋白表达进行抑制，减少氧化应激及 NO 产量，对炎细胞因子表达进行抑制，促进抗炎介质表达，从而发挥抗炎作用。以桑枝乙醇提取物分别给二甲苯致小鼠耳肿胀、醋酸致小鼠腹腔毛细血管通透性增高、蛋清性小鼠足肿胀及滤纸片诱导的肉芽增生等模型灌胃，发现均有抗炎作用。

4. 抗肿瘤作用 桑枝皮中所含的苷类化合物具有肿瘤细胞抑制作用，而且在一定剂量范围内，不会对正常细胞发挥毒副作用。桑枝多糖 RMPS－1、RMPS－2 均能发挥体外抗肿瘤活性。从滇桑茎皮中提取多种单体化合物，通过抗肿瘤筛选发现正丁酸可对肿瘤细胞活性进行抑制。以小鼠 β－16 肺黑色细胞肿瘤为模型，研究 DNJ 及其衍生物的抗肿瘤转移活性，结果表明 DNJ 能显著抑制肿瘤细胞的入侵、迁移和黏附，其机理可能与抑制基质金属蛋白酶－2 和基质金属蛋白酶－9 的活性以及增强金属蛋白酶组织抑制剂－2 的核糖核酸表达有关。

5. 抗氧化作用 桑枝中所含的多酚类、黄酮类、多糖及多糖衍生物均具有自由基清除能力和抗氧化作用。桑枝乙醇提取物总黄酮可有效清除 DPPH 自由基，其抗氧化能力显著。

6. 抗菌、抗病毒作用 桑枝中的部分黄酮类化合物具有良好的抗微生物作用，其能有效抑制多种真菌及细菌活性。在培养丙型肝炎病毒（Hepatitis c vims，HCV）感染细胞的培养基中加 DNJ 后，HCV 被迅速杀灭。

7. 降血压作用 桑枝或桑根的皮煎剂口服有较好的降压效果，其降压成分可能为乙酰胆碱样物质：kuwanon G、H，sanggenon C、D 和桑呋喃 C、F、G。

8. 对免疫的增强作用 桑枝所含的多糖可显著提高地塞米松所致免疫低下小鼠的吞噬指数，增强网状内皮细胞的吞噬功能和小鼠迟发型变态反应能力及增强 T 细胞活性。

【临床应用】

1. 2 型糖尿病 桑枝颗粒剂治疗 2 型糖尿病 40 例，与拜糖平作对照，结果桑枝颗粒剂和拜糖平均能有效降低患者的空腹及餐后血糖、24 小时尿糖定量和糖基化血红蛋白，疗效相同，且桑枝颗粒剂对改善高脂血症亦有一定作用。

2. 趾麻 桑枝膏（桑枝、何首乌、枸杞子、当归、菊花等）治疗趾麻，疗效显著。

3. Ⅱ区屈指肌腱术后粘连 威灵桑枝姜黄汤（威灵仙、片姜黄各 25g，桑枝 50g，当归、川芎、延胡索、制香附、伸筋草各 12g，海桐皮、赤芍、木瓜、制乳香各 10g）治疗Ⅱ区屈指肌腱术后粘连 30 例，显效 8 例，有效 18 例，无效 4 例，总有效率为 86.7%。

4. 肩周炎 白芥子 15g，桑枝 30g，水煎服，每天 1 剂，用剩余药渣热敷肩峰部位，每天 2 次，每次 30 分钟，10 天为 1 个疗程。治疗肩周炎，效果良好。

5. 其他 桑枝颗粒能有效改善环磷酰胺治疗激素抵抗性肾病综合征的疗效和毒副作用。

参 考 文 献

1. 李日臻，等. 医学信息，2015，28（2）：241.
2. 王秀珍，等. 中国社区医师（医学专业），2012，14（31）：25.
3. 邢冬杰，等. 中国现代中药，2014，11（16）：957.
4. 洪德志，等. 中国药理学与毒理学杂志，2012，26（6）：806.
5. 宋芳利. 中外医学研究，2015，13（20）：38.
6. 马静，等. 食品工业科技，2007，28（8）：103.

穿 山 龙

【别名】 穿地龙，穿山骨，野山药。

【来源】 为薯蓣科植物穿龙薯蓣 *Dioscorea nipponica* Makino 的干燥根茎。

【性味】 甘、苦，温。

【功能主治】 祛风除湿，舒筋通络，活血止痛，止咳平喘。用于风湿痹病，关节肿胀，疼痛麻木，跌扑损伤，闪腰岔气，咳嗽气喘。

【主要成分】 主要含有甾体皂苷类成分，包括薯蓣皂苷（Dioscin）、穿山龙薯蓣皂苷 DC、纤细皂苷（Gracillin）、25 - D - 螺甾 - 3,5 - 二烯及对羟基苄基酒石酸、氨基酸等。

【药理作用】

1. 对心血管的作用 穿山龙总皂苷能减慢心率，增强心肌收缩力，改善冠脉循环，降低动脉血压，并能显著降低血胆固醇水平，降低 β/α - 脂蛋白比例，尤其适用于轻、中度动脉粥样硬化。穿山龙水溶性总皂苷给麻醉犬静脉注射（70mL/kg），可引起血压下降。^{86}Rb 示踪法表明，穿山龙能显著增加小鼠心肌营养性血流量，有效成分为水溶性皂苷。穿山龙具有明显的耐缺氧及抗疲劳的作用，能显著降低冠状动脉粥样硬化病变发生率和斑块阻塞管腔的程度。

2. 对免疫功能的影响 1g/kg 穿山龙总皂苷灌胃给药，可明显抑制小鼠绵羊红细胞溶血素抗体生成和二硝基氟苯所致超敏反应，与空白对照组比较有显著性差异（$P < 0.05$），作用强于 2mg/kg 强的松组。实

验表明，穿山龙总皂苷对体液和细胞免疫功能均有显著的抑制作用，还有抑制诱导细胞增殖的作用。

3. 镇咳、祛痰、平喘作用　从穿山龙水溶性成分中分离出一种酸性物质——对羟基苄基酒石酸，有较强镇咳作用，219mg/kg 即有明显镇咳作用。小鼠酚红法表明，灌服穿山龙总皂苷、水不溶性皂苷、提取物 1 号或腹腔注射煎剂均有显著的祛痰作用，水溶性皂苷效果不显著。豚鼠组胺喷雾实验表明，灌服穿山龙制剂 0.15g/kg 及 0.25g/kg 剂量，喘息抑制率分别为 70% 及 100%。穿山龙能减少哮喘大鼠气道内嗜酸粒细胞的浸润，明显增强醋酸泼尼松治疗哮喘的作用，减少醋酸泼尼松的用药剂量。穿山龙总皂苷能够抑制哮喘小鼠肺组织表达平滑肌肌动蛋白（α-SMA），影响平滑肌增厚，改善哮喘小鼠气道重塑状态。

4. 抗炎、镇痛作用　穿山龙 1g 能明显抑制二甲苯引起的小鼠耳壳炎症及大鼠角叉菜胶性足肿胀，降低小鼠腹腔毛细血管通透性及抑制大鼠棉球肉芽肿，并能延长小鼠疼痛反应时间，减少小鼠扭体次数，表明穿山龙具有明显的抗炎镇痛作用。穿山龙总皂苷具有降高尿酸血症血尿酸和抗炎作用。穿山龙总皂苷可通过对 β 半乳糖苷酶和 β-N-乙酰氨基葡萄糖酶活性的调节，即溶酶体酶的调节作用达到治疗痛风性关节炎的目的，还能减少炎症因子和抑制类风湿性关节炎血管新生。穿山龙提取物薯蓣皂苷可改善糖尿病（DM）大鼠血清致痛物质的表达，疗效强于强的松。

5. 抗肿瘤作用　穿山龙粗提取物对人口腔上皮鳞癌 KB 细胞株有明显的细胞毒作用，IC_{50} 为（4.13±0.40）μg/mL，对其相应的多药耐药株 KBV_{200} 细胞也很敏感，IC_{50} 为（4.20±0.63）μg/mL，且不表现交叉耐药，提示穿山龙提取物具有明显抗肿瘤作用。穿山龙提取物（DNR）联合哈尔满碱（harmane）在体外有明显的协同抗肿瘤作用，其机制可能是影响凋亡蛋白 procaspase-3 蛋白的表达。

6. 抗病原微生物作用　穿山龙水煎剂有明显的抗流感病毒作用，对金黄色葡萄球菌、八叠球菌、卡他球菌、脑膜炎双球菌、甲型链球菌等均有较明显的抑制作用。

7. 降糖作用　穿山龙可能通过抑制肾脏核转录因子-κB（NF-κB），NF-κB 又抑制其下游炎症介质的释放，从而改善糖尿病炎症反应，改善胰岛素抵抗。对胰岛素抵抗的糖尿病大鼠脂肪组织葡萄糖转运体 4（GLUT4）mRNA 表达有增加的作用，有一定的降糖效果，与文迪雅有相似的降糖作用，且胰岛素增敏作用可能优于文迪雅。

8. 促进骨髓造血作用　薯蓣皂苷能调节提高再障小鼠骨髓 CD3$^+$、CD4$^+$ 的表达，抑制小鼠骨髓 CD8$^+$ 的表达，促 CD4$^+$/CD8$^+$ 比值的恢复，从而抑制骨髓 T 细胞的异常激活，促进骨髓造血功能的恢复。

9. 其他作用　穿山龙水提取物对运动训练大鼠可显著降低血脂，清除运动产生的脂质过氧化物，提高 BS、Hb 含量。

【临床应用】

1. 重症支气管哮喘　穿山龙注射液穴位注射配合西医常规处理治疗重症支气管哮喘 32 例，共治疗 2 周，显效 8 例（25.0%），有效 17 例（53.1%），无效 7 例（21.9%），总有效率为 78.1%。

2. 类风湿性关节炎　穿山龙注射液（1g/mL，2mL）肌注治疗类风湿性关节炎 45 例，显效率为 40%，好转率为 42.2%，总有效率为 82.2%，无明显副作用，近期疗效较好。

3. 冠心病心绞痛　穿山龙根茎以水及乙醇为溶剂提取，经乙醚沉淀制得穿龙冠心宁，经临床应用证明，对冠心病心绞痛有显著疗效，有效率为 90.7%；对心悸、气短、胸闷等症状有较好疗效，有效率为 77.3%，能改善冠状动脉供血不足，对冠心病合并高血压有一定降压作用，对高甘油三酯血症有较好疗效。

4. 慢性布鲁菌病　穿山龙、秦艽、黄芪制成的复方穿龙注射液治疗布鲁菌病 68 例，治愈率为 75%。

5. 脂肪瘤　穿山龙 250g 在 2000mL 60 度的白酒中浸泡半月，治疗一肩周炎患者，结果对肩周炎疗效不大，但患者臀部 20 余年的鸡蛋大的脂肪瘤竟意外变软、缩小，连服 3 个月，瘤体全部消失，在此期间患者未服其他药物。

6. 急性化脓性骨关节炎　取穿山龙片，成人每天 3 两，儿童每天 2 两，早晚各煎服 1 次。治疗急性化脓性骨关节炎 8 例，5 例痊愈。其中 6 例并发脓毒血症（血培养为金黄色葡萄球菌），抗生素未能控制，加用穿山龙后获得明显疗效。

【毒副作用】　穿山龙水溶性总皂苷的毒性随工艺不同而异，小鼠口服最大耐受量为 15.6g/kg。小鼠静注穿山龙水溶性总皂苷的 LD_{50} 为 750mg/kg；其纯制品小鼠静注的 LD_{50} 为（406～425）mg/kg；小鼠口服总皂苷的 LD_{50} 为（2.21±0.14）g/kg。

参 考 文 献

1. 程广民，等. 医药与保健，2014，22（9）：174.
2. 李勇华，等. 实用中医药杂志，2014，30（9）：889.
3. 薛剑，等. 中医药学报，2014，42（4）：47.
4. 冷锦红，等. 江苏中医药，2015，47（8）：76.
5. 刘仰斌，等. 湘南学院学报（医学版），2009，11（3）：16.
6. 谢守军，等. 辽宁中医杂志，2007，34（9）：1323.

丝 瓜 络

【别名】　丝瓜网，丝瓜筋。

【来源】　为葫芦科植物丝瓜 *Luffa cylindrica*（L.）Roem. 的干燥成熟果实的维管束。

【性味】　甘，平。

【功能主治】　祛风，通络，活血，下乳。用于痹痛拘挛，胸胁胀痛，乳汁不通，乳痈肿痛。

【主要成分】　主要含糖类：有木聚糖（Xylan）、甘露聚糖（Mannan）、半乳聚糖（Galactan）。皂苷类：含丝石竹皂苷元及丝石竹皂苷元内酯、3,28-O-双-β-D-吡喃葡萄糖酰-2（β-羟基丝石竹皂苷元）、3,28-O-Bis-β-glucopyranosl-2（β-hydrotygypsovenin）、3-O-β-吡喃葡萄糖酰丝石竹皂苷元、3-O-D-槐糖酰-28-β-D-吡喃葡萄糖酰丝石竹皂苷元、3-O-6′-醋酸基-β-D-吡喃葡糖酰-28-O-β-D-吡喃葡糖酰丝石竹皂苷元。此外还含有齐墩果酸等。

【药理作用】

1. 降血脂作用　丝瓜络水煎剂给高血脂模型的 SD 大鼠灌胃（10mL/kg），发现丝瓜络有较强抑制 TC、TG 水平升高和防止 HDL-C 水平下降的作用，且能使实验性高脂血症小鼠肝组织的 LDL-R mRNA 表达增强。有显著降低内源性胆固醇的效果，而且起效较快。

2. 对心肌缺血性损伤的预防作用　丝瓜络煎剂给心肌缺血性损伤的小鼠模型灌胃（0.01mL/g），能降低垂体后叶素引起的小鼠心电图中 T 波增高幅度及抑制心率减慢，并可显著降低心肌缺血造成的血清 LDH 以及心肌组织内 MDA 含量的增高，提高心肌组织中 SOD 活性。大剂量连续用药可降低心衰大鼠心脏 CaM mRNA 的表达，从而改善心衰大鼠的心功能。

3. 镇痛、抗炎作用　丝瓜络水煎液能明显减少醋酸刺激导致的小鼠扭体反应次数，能显著提高小鼠的热板法痛阈值，镇痛强度与颅痛定相似。此外电刺激法镇痛实验、纳洛酮拮抗实验亦表明丝瓜络水煎剂有明显的镇痛作用，且作用与阿片受体无关。丝瓜络水煎剂对小鼠由角叉菜胶引起的足肿胀和棉球肉芽肿有一定的抗炎作用。丝瓜络的镇痛抗炎作用是其治疗乳痈肿痛、胸胁疼痛等病症的药理学基础。

4. 抗病毒作用　小白鼠感染乙型脑炎病毒前腹腔注射丝瓜提取物，有很明显的预防作用，保护率为 60%～80%，感染后 3.5 小时注射丝瓜提取物，保护率为 20%～27%，说明丝瓜对乙型脑炎病毒无直接灭活作用，经 RNase 处理，保护率明显降低（74% 降至 47%），经高温（100℃）处理，抗病毒感染作用基本消失。

5. 抑制免疫溶血作用　国外学者发现，丝瓜络提取成分在体外具有抑制免疫溶血的作用。进一步研究表明，这种抑制是通过抑制补体旁路 C 转化因子而实现的。抑制 C 转化因子的阈浓度为 100mg/mL，而高浓度才能抑制免疫溶血。该提取物还显示出对补体旁路系统其他成分有较弱的抑制作用。另外，丝瓜络培养细胞提取物给大鼠腹腔注射 600mg/kg 可抑制同种被动免疫，该物质有延迟小鼠过敏反应的作用。

6. 利尿作用　丝瓜络大剂量长期应用可使慢性充血性心衰大鼠尿量明显增多，可以降低心衰大鼠肾脏髓质 AQP－2 mRNA 的表达，使 AQP－2 合成减少，从而减少水的重吸收，产生利尿作用。

7. 其他作用　丝瓜子水浸液经处理所得到的成分具有抗孕活性，当剂量为 3.3mg/kg 时，腹腔注射 1 次，可使小鼠终止妊娠。丝瓜络水煎剂能减少小鼠自发活动，与戊巴比妥钠有良好的协同作用，表明丝瓜络有镇静作用。

【临床应用】

1. 乳腺炎　丝瓜络 20g，蒲公英 20g，放入适量水中浸泡 30 分钟左右，先用武火煮，开锅后再用文火焖 30 分钟左右，取汤，分早晚两次温服。治疗乳腺炎 26 例，治愈 22 例，好转 4 例，总有效率为 100%。丝瓜络切碎炒炭（炒至表面焦黑，里面焦黄为度），以低度白酒吞服，每次 6～9g，每天 3 次。治疗乳痈 24 例，20 例治愈，4 例配合抗生素治愈。

2. 带状疱疹　将丝瓜络置于高温电炉内烤煳，冷却后研末，加 50% 酒精调成糊状，涂于患处，可反复涂抹。治疗带状疱疹 12 例，结果 83.3% 的患者痊愈，有效者占 16.7%

3. 其他　丝瓜络水提取液治疗冠心病，疗效良好。丝瓜络炭外敷可促进糖尿病足溃疡面愈合，还可治疗静脉输液外渗。另有报道，丝瓜络煎汤代茶可治疗痛风。

参 考 文 献

1. 房春燕，等. 中国老年学杂志，2013，33（11）：2588.
2. 李小玲，等. 中国病理生理杂志，2009，25（6）：1156.
3. 王辉，等. 潍坊医学院学报，2011，33（4）：276.
4. 傅开兰，等. 中华现代护理杂志，2009，15（17）：1676.

狗 脊

【别名】　金毛狗脊，金狗脊。

【来源】　为蚌壳蕨科植物金毛狗脊 Cibotium barometz（L.）J. Sm. 的干燥根茎。

【性味】　苦、甘，温。

【功能主治】　祛风湿，补肝肾，强腰膝。用于风湿痹痛，腰膝酸软，下肢无力。

【主要成分】　根茎中主要含棕榈酸、亚油酸、油酸、硬脂酸、狗脊蕨酸、咖啡酸等；地上部分主要含蕨素 R（PterosinR）、蕨素 Y（PterosinY）、异组织蕨素 A（Isohestop terosinA）、金粉蕨素（Onitin）、金粉蕨素－2′－O－β－D－葡萄糖苷（Onitin－2′－O－β－D－glucoside）、金粉蕨素－2′－O－β－D－阿洛糖苷（Onitin－2′－O－β－D－alloside）等蕨素类（Pterosins）物质以及香草醛、丁香酸、原儿茶酸、对羟基苯甲酸、十六酸、十八碳二烯酸、香荚兰乙酮、绵马酚、山柰醇等。

【药理作用】

1. 防治骨质疏松作用　通过动物实验研究发现，狗脊生、制品的正丁醇及乙酸乙酯提取物均可提高卵巢去势大鼠的子宫指数，降低血清碱性磷酸酯酶水平，提高骨皮质和骨松质的密度，提高骨生物力学指标，可以使骨小梁的排列更整齐、连续性更好。狗脊在高、中质量浓度时对骨生长促进作用有显著意义，而低质量浓度时则无显著意义；认为狗脊中含有的黄酮、异黄酮等成分具有雌激素样作用，能够影响骨的生长，具有抗骨质疏松的作用。通过狗脊不同炮制品水煎液抗维甲酸致雄性大鼠骨质疏松症研究发现，狗脊各炮制品对破骨细胞均有一定程度的抑制作用，可以减少骨量丢失，促进骨形成，因此可用于骨质疏松症的预防和治疗。

2. 对心肌的作用 狗脊注射液单次腹腔注射 20~30g/kg，对小鼠心肌^{86}Rb 摄取无明显影响，但每天注射 1 次，连续 14 天，可使心肌对^{86}Rb 摄取增加 54%，说明本品有增加心肌营养血流量的作用，且连续给药可产生蓄积作用。

3. 止血与活血作用 动物实验表明，狗脊毛茸对疤痕组织、肝脏、脾脏的损害性出血及拔牙等外伤性出血有较好的止血作用，其效果较明胶海绵迅速。同时，狗脊毛茸似能被组织逐渐吸收消化；其还具有升高血小板的作用。通过对小鼠内服狗脊、砂烫狗脊及狗脊毛后的凝血时间和出血时间的测定，未见有止血作用，相反，除低剂量生狗脊外，各样品液均显著延长出血时间或凝血时间，说明狗脊、砂烫狗脊和狗脊毛内服具有不同程度的活血作用，其中砂烫狗脊的活血作用最强。推测狗脊毛内服显示活血作用趋势，可能是其成分中含有与狗脊相同或相似的活血成分。

4. 抗血小板聚集作用 比较狗脊及其不同炮制品对凝血酶诱导的兔血小板聚集的影响，发现狗脊的各种炮制品均有抑制血小板聚集的作用，作用强度：砂烫品 > 盐制品 > 酒蒸品 > 单蒸品 > 生品。

5. 抗癌作用 同属植物席氏狗脊叶的 70% 乙醇提取物，腹腔注射对接种艾氏腹水癌及肉瘤 S_{180} 腹水型的小鼠能延长其存活天数，但对小鼠淋巴细胞瘤 L_{120} 无效，小鼠腹腔注射此提取物 8g/kg，能显著抑制以^{3}H 标记的前体进入 S_{180} 细胞。

6. 抗炎、抗风湿作用 狗脊能够改善佐剂性关节炎大鼠及肾阳虚佐剂性关节炎大鼠血液流变性，通过活血化瘀起到一定的治疗作用。砂烫炮制后作用增强。水溶性酚酸类成分原儿茶酸和咖啡酸，具有抗炎、抗风湿的药理活性。

7. 镇痛作用 用热板法和扭体法测定痛阈值，结果表明，低剂量生狗脊、砂烫狗脊未表现显著镇痛作用，高剂量生狗脊、砂烫狗脊具有显著镇痛作用，砂烫狗脊的镇痛作用强于生狗脊。

8. 保肝、抗氧化作用 金粉蕨素有保肝作用，治疗由他克林所致人源性肝细胞 G_2 期毒性的半数有效浓度为（85.8±9.3）μmol/L。金粉蕨索还具有清除过氧化物和自由基的作用，其半数抑制浓度分别为（35.34±0.2）和（35.8±0.4）μmol/L。

9. 其他作用 经体外试验证实，本品对流感病毒、肺炎双球菌有抑制作用。此外，狗脊中十八碳二烯酸具有降血脂作用。

【临床应用】

1. 绝经后骨质疏松症 狗脊散（狗脊、川断、熟地黄、当归、阿胶、黄芪等）加减治疗绝经后骨质疏松症 113 例，显效 54 例，有效 41 例，无效 18 例，总有效率为 84.1%。

2. 腰肌纤维炎 狗脊汤（狗脊、续断、桑寄生等）治疗腰肌纤维炎 56 例，痊愈 38 例，有效 13 例，好转 3 例，无效 2 例，总有效率为 96.4%。

3. 强直性脊柱炎 狗脊、菟丝子为主药的狗菟补肾汤治疗强直性脊柱炎 18 例，显效 10 例，好转 7 例，无效 1 例。

参 考 文 献

1. 杨慧洁，等. 中国实验方剂学杂志，2010，16（15）：230.

2. 潘彩彬，等. 中医正骨，2014，26（11）：70.

3. 李军，等. 中国中药杂志，2008，33（17）：2170.

4. 王凤，等. 中国中医药咨讯，2011，3（17）：188.

5. 吴琦，等. 天然产物研究与开发，2007，19（2）：240.

千 年 健

【别名】 千年见，千颗针。

【来源】　为天南星科植物千年健 *Homalomena occulta*（Lour.）Schott 的干燥根茎。

【性味】　苦、辛，温。

【功能主治】　祛风湿，壮筋骨。用于风寒湿痹，腰膝冷痛，拘挛麻木，筋骨痿软。

【主要成分】　主要含芳樟醇、β－谷甾醇、β－胡萝卜苷、倍半萜类（Oplodiol、Oplopanone、Homalomenol C、Bullatantriol、1β、4β、7α－Trihy－Droxyeudesmane）、α－羟基二十五碳酸（α－Hydroxypentacosanoic acid）、棕榈酸（Palmitic acid）、十五碳酸（Pentadecanoic）、葡萄糖（Glucose）、D－半乳糖醇（D－galacititol）及赤藓醇（Erythritol）等。

【药理作用】

1. 抗菌、抗病毒作用　滤纸片平板法实验表明，千年健挥发油有显著抑制布氏杆菌的作用，可完全抑制该菌在平板上生长。100mg（生药）/mL 的千年健水提取物对 I 型单纯疱疹病毒有抑制作用，病毒抑制对数为 2.00～2.99。

2. 抗炎、镇痛作用　千年健甲醇提取物对角叉菜胶引起的大鼠足肿胀有抑制作用，抗炎抑制率达到 60% 以上；经醋酸扭体法筛选有镇痛活性，镇痛率为 30%～60%。

3. 抗凝作用　千年健水提原液（0.2g/mL）稀释 5 倍和 20 倍后，用人血纤维蛋白原试管法测定发现，其抗凝时间明显长于对照组，表明有较强的抗凝血作用。

4. 抗组胺作用　千年健醇提取液对组胺致豚鼠气管平滑肌收缩有明显的拮抗作用，作用强度与作用时间呈正相关。

5. 其他作用　千年健能抑制钙通道阻滞剂受体达 50%～75%，也能抑制血管紧张素 II 受体。

【临床应用】

1. 硬皮病　用千年健水煎液先熏后擦洗患部，疗效明显。

2. 中风关节肿痛　千年健捣烂外敷于中风关节肿痛处，有较好疗效。另有报道，可用千年健治疗慢性盆腔炎、骨折迟缓愈合。

3. 风寒筋骨疼痛，拘挛麻木　千年健、地枫各 30g，老鹳草 90g，共研细粉，每服 3g，开水送服。

4. 压疮　利用千年健（将千年健的新鲜柄叶洗净，切碎，用清水煮沸 10 分钟，冷却备用）冲洗、桃红生肌膏外敷治疗各期压疮，效果良好。

参 考 文 献

1. 谢丽莎，等. 中国药师，2012，15（5）：607.

2. 林少莉，等. 临床合理用药，2010，3（13）：37.

雪 莲 花

【别名】　雪莲。

【来源】　为菊科植物绵头雪莲花 *Saussurea laniceps* Hand.－Mazz.、鼠曲雪莲花 *Saussurea gnaphaloides*（Royle）Sch.－Bip.、水母雪莲花 *Saussurea medusa* Maxim. 等的带花全株。

【性味】　甘、微苦，温。

【功能主治】　祛风湿，强筋骨，补肾阳，调经止血。用于风湿痹症，阳痿，腰膝酸软，女子带下，月经不调，外伤出血。

【主要成分】　主要含有黄酮类化合物，另外还有香豆素、木脂素类、甾体类、生物碱类、萜类、蒽醌类、烷烃、叶绿素衍生物、有机酸等化合物。如芹菜素（Apigenin）、木犀草素（Luteolin）、芹菜素－7－O－β－D－葡萄糖苷（Apigenin－7－O－β－D－glucoside）、木犀草素－7－O－β－D－葡萄糖苷（Luteolin－7－O－β－D－glucoside）、芹菜素－7－O－β－D－芦丁糖苷（Apigenin－7－O－β－D－rutinoside)、木犀草素 – 7 – O – β – D – 芦丁糖苷（Luteolin – 7 – O – β – D – rutinoside）、对羟基苯甲酸（p – Hydroxy benzonic acid）、胡萝卜苷（Daucosterol）、金合欢素 – 7 – O – β – D – 芦丁糖苷（Acacetin – 7 – O – β – D – rutinoside）和伞形花内酯 – 7 – O – β – D – 葡萄糖苷（Umbeliferone – 7 – O – β – D – glucoside）等。

【药理作用】

1. 抗氧化作用 雪莲花水提取物给 D – 半乳糖致衰老模型小鼠皮下注射，发现雪莲花水提取物通过清除·OH，提高超氧化物歧化酶及谷胱甘肽过氧化物酶活性而发挥抗氧化作用。

2. 抗炎、镇痛作用 雪莲花煎剂、乙醇提取物、总生物碱和雪莲总黄酮对大鼠由甲醛或蛋清引起的关节急性炎症均有显著的对抗作用，其中，乙醇提取物的作用与水杨酸相似。雪莲花乙醇提取物和总生物碱均可降低家兔皮肤血管通透性，该作用可能与其抗炎效应有关。水母雪莲花的超临界 CO_2 萃取物给巴豆所致小鼠耳肿胀和角叉菜胶所致大鼠足肿胀的两个急性炎症模型注射，结果发现其对炎症早期出现的渗出、水肿有明显的抑制作用。小鼠热板法实验表明，雪莲总黄酮和雪莲注射液均有较强的镇痛作用。

3. 抗肿瘤作用 以对 TPA 诱导 EBV 初期抗原的抑制作用为指标，用天山雪莲花的甲醇提取物给肿瘤涂抹，发现其能明显延缓癌的形成，而且对肿瘤也有抑制作用。雪莲花中的黄酮成分金合欢素和高车前素对腹水型肝癌和 S_{180} 癌细胞的 DNA 合成均有极强的抑制作用。雪莲花木脂素成分牛蒡苷元和牛蒡苷对皮肤癌与癌细胞的生长有良好的抑制效应。

4. 对心血管系统的作用 雪莲总生物碱和雪莲乙醇提取物均可降低家兔皮肤血管的通透性，作用较强；总生物碱可使离体兔血管收缩，其作用可被 α – 受体阻断剂酚妥拉明阻断，故总生物碱的血管收缩作用可能是通过 α – 受体发挥的。雪莲乙醇提取物对血管呈现扩张作用；雪莲总生物碱和总黄酮均能降低家兔和麻醉犬的血压；总生物碱对离体兔心脏有抑制作用，可使心脏收缩幅度变小，心率减慢，T 波变凸，可持续 10 分钟。水母雪莲的 500g/L 水煎液对蟾蜍离体心脏与家兔心脏有加强心脏收缩的作用，并使蟾蜍离心心脏每分钟输出量增加，尤其对戊巴比妥钠抑制的心脏作用更加明显；反复给药对兔在体心脏仍有效，不产生快速耐受现象。金合欢素可显著防止心房纤颤，而不引发致命性心室纤颤。

5. 对平滑肌的作用 雪莲煎剂和总生物碱对组胺、毛果芸香碱和乙酰胆碱引起的离体家兔肠平滑肌痉挛有显著的解痉作用，能部分对抗组胺引起的豚鼠离体气管环收缩。

6. 终止妊娠及收缩子宫作用 雪莲煎剂对小鼠各期妊娠及兔的早期妊娠都有显著而确切的终止作用，其终止妊娠效果以子宫内注射最强，腹腔注射次之，口服也有效。终止妊娠的机制是多方面的，对早期妊娠主要为抑制蜕膜形成，但不能使形成的蜕膜溶解，外源性孕酮可拮抗雪莲的这种作用。所以，抑制蜕膜反应可能是雪莲终止早期妊娠的主要机制之一。从水母雪莲花中分离出的多糖单一组分，对小鼠有明显的终止妊娠作用。大鼠用药后，子宫收缩振幅、频率和张力都增加，其强度与剂量呈正相关。雪莲煎剂对大鼠离体子宫及家兔在体子宫都有兴奋作用，小剂量时使大鼠动情期离体子宫产生强而节律规则的收缩，作用持久，大剂量时也不易引起强直性收缩，而是先产生强大的节律性收缩，以后逐渐减弱而停止。

7. 对中枢神经系统的作用 0.1% 水母雪莲黄酮苷 A_1 0.2mL/10g 腹腔注射，能使小鼠自主活动次数明显减少，脑电图 Q 波均有不同程度的增加，同时尚有 α 波减少，并能增强戊巴比妥钠的中枢抑制作用，使正反射发生率明显降低。

8. 干细胞增殖作用 雪莲花醇提液具有促进大鼠骨髓间充质干细胞体外培养增殖活性的作用。

9. 抗病原微生物作用 水母雪莲花的超临界提取物体外对革兰阳性、阴性细菌具有较好的抑菌作用，对白色念珠菌也具有较好的抗菌活性，同时还具有显著的抗滴虫作用。

10. 调节血脂作用 通过试验和临床治疗，表明雪莲花中的总黄酮有改善血液循环和红细胞功能的作用，能控制血脂水平，改善血液循环，均可减缓动脉硬化病变的发展，降低心血管事件的发生率。

11. 其他作用 雪莲花还能预防心肌损伤、促进核辐射损伤小鼠免疫系统功能的恢复，降低肝胆固醇，防治阳痿，抗胃溃疡等作用。

【临床应用】

1. 风湿和类风湿性关节炎 雪莲花注射液每次 4mL 注射，每天 1 次，10 天为 1 个疗程，治疗风湿和类风湿性关节炎 102 例，显效 10 例，良好 68 例，一般 18 例，无效 6 例，总有效率为 76.5%。

2. 体虚头晕，耳鸣眼花　雪莲花全草 9～15g，每天 2～3 次，水煎服，有一定疗效。

3. 外伤出血　雪莲花适量，捣烂为泥，敷患处，有效。

【毒副作用】　雪莲花所含致癌成分 β 甲基蒽芘和秋水仙碱毒性较大，能引起恶心、食欲减退、腹胀，严重者会出现肠麻痹和便秘、四肢酸痛等副作用，所以不可多服。

参 考 文 献

1. 达娃卓玛. 中国民族民间医药，2015（12）：25.

2. 俞明荣，等. 中国保健营养（中旬刊），2012（10）：8.

3. 金美子. 吉林中医药，2010，7（34）：420.

4. 张爱国，等. 中国组织工程研究与临床康复，2011，15（23）：4287.

5. 邓柯虹，等. 湖南中医杂志，2009，25（2）：77.

第十四章 止 血 药

凡能促进血液凝固，制止体内外出血的药物，称为止血药。止血药具有凉血、收敛、化瘀、温经、清热、促进血液凝固等功效，主要用于因寒热失调、情志内伤、气血功能紊乱或外伤引起的血不循常道溢于脉外引起的各种出血证，如咯血、衄血、吐血、尿血、便血、崩漏、紫癜及创伤出血。止血药药性有寒温之分，多入肝、肺、心、脾经。止血药的主要性能，大体分为化瘀止血、收敛止血、凉血止血、温经止血四类。

出血证常见的病机有热迫血行，溢于脉外，其中包括阴虚火旺和热入营血；气虚，气不摄血；血瘀；经脉虚寒等。临证时需根据病机，辨证选药，适宜配伍，方可奏效。

血液的生理存在着凝血和抗凝血两种对立统一的过程。两者相辅相成以保持动态平衡，既能使血液在血管内不停地流动，也能使损伤的局部迅速凝血止血。在病理情况下，上述平衡被打破，或发生血栓、栓塞性疾病，或发生出血性疾病。造成出血的病因主要有血管损伤、血管通透性和脆性增强；凝血过程障碍，如血小板减少或机能障碍以及凝血因子缺乏或功能障碍；纤维蛋白溶解系统功能亢进等。止血药能明显缩短凝血时间、凝血酶原时间、出血时间，基本药理作用机制概括如下：

1. 作用于局部血管 槐花收缩局部小血管，降低毛细血管通透性，增强毛细血管对损伤的抵抗力；三七、小蓟、紫珠收缩局部小血管；白茅根降低毛细血管通透性。

2. 促凝血因子生成 大蓟促进凝血酶原激活物生成；小蓟含有凝血酶样活性物质；三七增加凝血酶含量；白茅根促进凝血酶原生成；艾叶、茜草等通过促进凝血过程而止血。

3. 作用于血小板 三七增加血小板数量，提高血小板的黏附性，促进血小板释放、聚集；白及增强血小板因子Ⅲ的活性；地榆增强血小板功能；蒲黄、小蓟、紫珠、仙鹤草通过增加血小板数量而止血。

4. 抗纤维蛋白溶解 白及、紫珠、小蓟、艾叶通过抗纤维蛋白溶解而止血。

5. 对心血管的作用 三七、蒲黄、小蓟、槐花等多种止血药对心血管系统起作用，具有扩张血管、降压、降脂等多种作用，还有少部分药材（如三七等）对心血管系统有止血和抗凝血的双向调节作用。

紫 珠 叶

【别名】 紫珠草，止血草。

【来源】 为马鞭草科植物杜虹花 *Callicarpa formosana* Rolfe 的干燥叶。

【性味】 苦、涩、凉。

【功能主治】 凉血收敛止血，散瘀解毒消肿。用于衄血，咯血，吐血，便血，崩漏，外伤出血，热毒疮疡，水火烫伤。

【主要成分】 主要含黄酮类、缩合鞣质、中性树脂、糖类及酚性化合物。近年有报道从紫珠中分离鉴别出了三萜类、甾醇类、有机酸及苯丙素类等化学成分。

【药理作用】

1. 止血作用 紫珠水煎剂能缩短实验动物的出血时间及凝血时间，紫珠注射剂无论是静注还是肌注，均有止血作用。本品粉末敷于半切断的家兔股动脉，稍加压迫，止血效果良好。紫珠还有一定的毛细血管收缩作用，能使蛙肠系膜血管收缩。本品对纤溶系统也有显著的抑制作用。

2. 抗菌作用 紫珠水煎液对金黄色葡萄球菌、溶血性链球菌有较强的抑制作用，对痢疾杆菌、伤寒杆菌、绿脓杆菌、大肠杆菌、肠炎杆菌、白色葡萄球菌、脑膜炎双球菌、嗜盐菌等均有一定抑制作用。近年有实验表明，裸花紫珠片稀释液对引起上呼吸道感染的常见细菌伤寒沙门菌、肺炎双球菌等也均有不同程度的抑制作用，其中以对伤寒沙门菌的抑制作用较强。另外，裸花紫珠对结核分枝杆菌 H37Rv 菌株及临床分离株有较好的体外抑菌活性。

3. 抗炎作用　裸花紫珠片稀释液给小鼠灌胃，对冰醋酸所致的小鼠腹部毛细血管通透性增强和二甲苯所致的小鼠耳肿胀有非常显著的抑制作用，并可明显抑制大鼠蛋清性足肿胀形成。

4. 收敛作用　本品含有鞣质，有较强的收敛作用，用于创面，能使蛋白质凝固，干燥结痂，保护肉芽组织，同时有收缩血管、降低毛细血管通透性的作用，故能控制创面液体的外渗，减少体液流失。

5. 对平滑肌的作用　裸花紫珠全草提取液对大鼠离体肠管有兴奋作用。

6. 镇痛作用　紫珠醇提取物给昆明种小鼠皮下注射，能明显抑制冰醋酸诱发的小鼠扭体反应，在剂量为 1000mg/kg 时与 300mg/kg 剂量的阿司匹林镇痛作用相当。

7. 抗脂质过氧化作用　研究发现，紫珠草水提液可明显抑制大鼠肝、心、肾、脑匀浆脂质过氧化（LPO）及 H_2O_2 引起的小鼠红细胞 LPO 及溶血过程。可显著提高小鼠全血谷胱甘肽过氧化酶的活力，对肝脏 LPO 的抑制作用较其他组织强。

【临床应用】

1. 出血证　对于肺结核及支气管扩张所致咯血及消化道出血等内出血，采用紫珠水煎服，或内服紫珠片，或肌注紫珠草注射液，或配伍其他中药水煎服治疗；外伤出血则用紫珠粉末敷患处，均有较好的止血效果。另有文献报道，紫珠治疗子宫出血，效果较好，口服紫珠草制剂也可治疗肾结核尿血。

2. 烧伤　以 1∶1 浓度的本品煎液处理烧伤创面，有防止创面感染、降低败血症发生率、减少渗出从而防止体液丧失以及促使创面迅速愈合等作用。观察 104 例各度烧伤患者，治愈率达 97.1%，平均住院时间为 19.15 天。

3. 急性传染性肝炎　内服 50% 的本品煎液 40mL，每天 3 次，同时采用一般疗法，包括酵母片与维生素 C 内服。共治疗黄疸型与无黄疸型传染性肝炎 124 例，治愈率为 34.7%。

4. 压疮　采用紫珠叶粉末外敷治疗 Ⅱ ～ Ⅳ 期压疮患者 40 例，观察 4 周内的临床疗效，总有效率达 92.5%。

【毒副作用】　本品全草对小白鼠及狗的急性毒性试验表明，本品无明显毒性，不引起溶血反应，但局部刺激性较大，静脉注射可引起血栓形成。个别病例可发生过敏反应，有过敏史者慎用。

参 考 文 献

1. 易松林，等. 延边医学，2014（11）：059～057.
2. 李淑兰，等. 西部医学，2010，22（9）：1584～1585.
3. 王健，等. 中国医药导报，2009，6（5）：9～10.
4. 许伍娣，等. 中国中药，2012，19（21）：154～156.
5. 仲浩，等. 国外医药·植物药分册，2007，22（1）：18.

仙 鹤 草

【别名】　龙芽草，狼牙草，鹤草。

【来源】　为蔷薇科植物龙牙草 *Agrimonia pilosa* Ledeb. 的干燥地上部分。

【性味】　苦、涩，平。

【功能主治】　收敛止血，截疟，止痢，解毒，补虚。用于咯血，吐血，崩漏下血，疟疾，血痢，痈肿疮毒，阴痒带下，脱力劳伤。

【主要成分】　全草含仙鹤草素（Agrimonine），仙鹤草内酯（Agrimonolide），鞣质，甾醇，有机酸，酚性成分，皂苷，挥发油，黄酮类，三萜类，并含有镁、钾、磷、铁、硫等微量元素，仙鹤草酚 A、B、C、D 及维生素 C、K 等。

【药理作用】

1. 止血与抗凝血作用　仙鹤草粗制浸膏有促进血液凝固作用，给蛙腿灌流有收缩周围血管的作用。仙鹤草素给小鼠静注后，出血时间缩短 45%；给家兔静注，可大大缩短其血凝时间，并使血小板数增加。此外，仙鹤草还有抑制纤溶酶的作用，对于实验性犬股动脉出血，局部应用仙鹤草粉剂并加压迫亦有一定止血作用。实验及临床表明，本品止血有效成分是仙鹤草素。仙鹤草止血也有阴性结果的报道。给大鼠用仙鹤草水提取物后，可明显延长出血时间，腹腔注射比口服抗凝作用要明显得多。出血时间的延长可能是由于仙鹤草的抗凝血和抗血小板作用。仙鹤草水煎醇沉制剂在 33.33～93.33mg（生药）/mL 浓度范围内，对家兔体外血栓形成有良好的抑制作用。

2. 对心血管的作用　仙鹤草乙醇浸膏给麻醉兔、犬静注，可使血压上升，并兴奋呼吸。仙鹤草水浸膏乙醇提取物可使家兔血压下降；给兔耳及蛙后肢血管灌流，低浓度使血管收缩，高浓度使血管扩张；对离体蛙心则为抑制作用。仙鹤草素在 1∶100000～1∶5000 浓度均能增加离体兔心收缩振幅，增加程度与浓度呈正相关。

3. 对平滑肌的作用　仙鹤草水浸膏乙醇提取物对家兔、豚鼠离体肠管在低浓度时呈兴奋作用，在高浓度时呈抑制作用。仙鹤草内酯能降低离体兔肠的收缩幅度及张力，并使肠蠕动停止于松弛状态，也能抑制在体小鼠的肠蠕动，仙鹤草浸膏对兔、豚鼠离体子宫有类似肾上腺素样作用。

4. 驱虫作用　仙鹤草冬芽及根有较强的驱绦虫作用，并已肯定有效成分为仙鹤草酚。但其并非作用于神经系统，而是直接作用于虫体，可抑制虫体糖原分解，对虫体的无氧和有氧代谢及琥珀酸的生成均有显著抑制作用，故认为驱虫作用与阻断虫体能量供应有关。仙鹤草酚对猪肉绦虫囊尾蚴亦有较强的杀灭作用。本品嫩茎叶煎剂局部应用，有抑杀阴道滴虫的作用。本品对血吸虫、鼠疟原虫亦有抑制作用。

5. 抗菌作用　仙鹤草热水或乙醇浸液在体外对枯草杆菌、金黄色葡萄球菌、大肠杆菌、绿脓杆菌、福氏痢疾杆菌、伤寒杆菌、人型结核杆菌有一定的抑制作用。

6. 抗炎、镇痛作用　仙鹤草水提取物及醇水提取物对实验性结膜炎有较好的消炎作用，并均有显著的镇痛作用。仙鹤草甲醇提取物可以减弱被激活的巨噬细胞和嗜碱粒细胞，控制 OVA 诱导的气道炎症，为各种炎症性疾病包括哮喘提供新的治疗策略。

7. 抗癌作用　仙鹤草水提醇沉法制成的 1∶1 溶液，对小鼠肉瘤 S_{180}、子宫颈癌$_{14}$、脑瘤$_{22}$、艾氏腹水癌、黑色素瘤$_{16}$、大鼠瓦克癌 256 等均有较好的抑制作用。仙鹤草水煎剂可抑制 HL_{60} 细胞的增殖，使 HL_{60} 细胞呈典型凋亡改变。仙鹤草水溶性提取物对 4 种肿瘤细胞的 ^3H-TdR 掺入均有抑制作用，且随浓度的增高而增强；对肝癌细胞株 $HepG_2$ 有明显的增殖抑制作用；在较高浓度下对肠腺癌细胞株 LS_{180} 也有增殖抑制作用；对肠腺癌细胞株 SW_{620} 的增长抑制作用很强；对 Mgc_{803}，SPC-A-1 和 HeLa 人癌细胞及其裸鼠移植瘤有明显抑制作用。此外，仙鹤草鞣酸对乳腺癌 MCF-7 也有抑制作用。仙鹤草鞣酸是一种潜在的抗肿瘤物质，能作用于肿瘤细胞和一些免疫细胞而增强动物机体的免疫反应。

8. 增强免疫功能作用　仙鹤草水煎剂对荷瘤小鼠白细胞介素-2（IL-2）活性有显著增强作用，但对正常机体 IL-2 活性无影响。仙鹤草水煎剂通过增强 NK 细胞释放细胞因子干扰素-γ（IFN-γ）、IL-1、IL-2，实现对机体免疫系统功能的调节。同时，仙鹤草水煎剂还能增强荷瘤机体红细胞免疫黏附肿瘤细胞能力，提高血清中红细胞免疫促进因子活性和降低抑制作用因子活性。

9. 降血糖作用　仙鹤草可以促进胰岛素释放，并有类似胰岛素的降血糖作用。以仙鹤草颗粒灌胃，中（0.4g/kg）、高（0.8g/kg）剂量可明显降低 STZ 和 Adr 糖尿病小鼠的血糖水平，对抗 STZ 和 Adr 引起的血糖升高，改善糖耐量，增加肝糖原合成，作用机制可能与本品能促进胰岛素分泌或增加组织对糖的转化利用有关。仙鹤草水煎液对正常小鼠血糖有显著的降低作用，95% 乙醇提取物对四氧嘧啶糖尿病小鼠的血糖也有一定的降低作用。

10. 抗病毒作用　仙鹤草乙醇提取物具有抗病毒（Columbia SK 病毒）作用，从欧洲龙牙草（A. eupatofia）中也分离得到了一些抗病毒化合物。

11. 抗心律失常　采用实验大鼠造模预测不同剂量仙鹤草的抗心律失常作用效果，显示对乌头碱、氯化钡所致的心律失常均有防治作用，且疗效与西药普罗帕酮相当，可能与调节 NO 的合成与释放有关。

12. 其他作用　仙鹤草素对实验动物有增加细胞抵抗力的作用，仙鹤草醇提取物可降低血压，亦可兴奋呼吸中枢，大剂量则使呼吸先快后衰竭。研究认为，仙鹤草可用来改善因雌激素缺乏有关的更年期症状或治疗绝经后妇女的疾病。仙鹤草总鞣质、乙酸乙酯萃取物和正丁醇萃取物对烟丝和烟气中尼古丁有一定的清除作用。仙鹤草能提高运动性疲劳大鼠血清乳酸脱氢酶、超氧化物歧化酶活性，降低乳酸、丙二醛含量，有一定的抗氧化作用。仙鹤草提取物对运动性疲劳大鼠呈明显的治疗作用，能减少悬挂停止挣扎时间，增加力竭运动时间，降低皮质醇、ACTH 水平，抑制 HPA 轴的激活。

【临床应用】

1. 各种出血证　可单用仙鹤草，也可配伍使用。近年将仙鹤草制成止血粉，临床用于外伤出血、内脏手术时出血或渗血（包括颅内手术、胸腹手术）20 例，效果显著，均在 1～2 分钟内止血。

2. 嗜盐菌感染性食物中毒　仙鹤草 30g 煎服，配合补液，治疗 108 例，两天内均痊愈。

3. 急性支气管炎　仙鹤草 20～30g，瓜蒌皮、黄芩、百部、白前各 9g，玉竹、款冬花各 10g，败酱草 12g，水煎服，每天 1 剂。治疗 35 例，其中 2～3 剂痊愈者 30 例。

4. 肿瘤　仙鹤草、枳壳、郁金、净火硝、白矾各 18g，干漆 6g，五灵脂 15g，制马钱子 12g，制成片剂（每片 0.48g），每次服 4～8 片，每天 3 次，3 个月为 1 疗程。治疗癌瘤 180 例，对肺癌、胃癌、食道癌、肝癌Ⅰ期及Ⅱ期肿块型疗效显著。或用仙鹤草、败酱草各 50g 水煎服，每天 3 次分服，治疗恶性肿瘤 15 例（包括鼻咽癌、直肠癌、胃癌、宫颈癌、肝癌、肺癌、膀胱癌），显效率为 20%，总有效率为 73%。用仙鹤草、党参、丹参等随证加减治疗慢性萎缩性胃炎、重度肠上皮化生和不典型增生 87 例，总有效率为 78.2%，能有效阻止癌前病变，抑制癌症发生。

5. 绦虫病　仙鹤草芽全粉、浸膏或仙鹤草酚单体治疗绦虫病患者 275 例，全部驱下绦虫，其中 15 例半年内复发，治愈率为 94.5%，服仙鹤草酚单体者无 1 例复发。

6. 美尼尔综合征　仙鹤草 50g，泽泻、代赭石各 30g，炒白术 15g，法半夏、天麻各 12g，炙甘草 10g，大枣、夏枯草、车前子各 18g，水煎服，治疗美尼尔综合征患者 88 例，总治愈率为 92%。仙鹤草 60g 水煎剂治疗美尼尔综合征 35 例，总治愈率达 97.1%，34 例患者经 2～18 年随访无复发。

7. 滴虫性阴道炎　鲜仙鹤草茎叶煎煮浓缩液治疗滴虫性阴道炎 50 例，痊愈 26 例，有效 22 例，无效 2 例，总有效率为 96%。

8. 溃疡性结肠炎　采用气流弥散结肠给药法，用仙鹤草、苦参、紫草、白头翁等药，治疗 60 例溃疡性结肠炎患者，治愈率达 90%，总有效率为 96.7%。

9. 肾病　用仙鹤草、黄芪、白茅根、白花蛇舌草等治疗 25 例 IgA 肾病患儿，总有效率为 88%，无不良反应，治疗后血清 IgA 等各项指标与治疗前比较均有显著性差异。用仙鹤草、车前草、益母草、白花蛇舌草等配合西医抗感染对症治疗小儿急性肾炎，总有效率为 97.1%，与纯西医治疗比较可明显缩短疗程，减少复发率。

【毒副作用】　本品未见有中毒情况发生，但有报道服用仙鹤草素出现过敏反应，临床应用应注意。

参 考 文 献

1. 靳淼，等. 安徽农业科学，2015，43（19）：78～79.

2. 李鹏，等. 安徽农业科学，2011，39（22）：13417～13418.

3. 邹夏慧，等. 重庆医学，2013，42（32）：3929～3934.

4. 于莉，等. 哈尔滨商业大学学报，2010，26（1）：13～15.

5. 宋伟红，等．中国医学创新，2011，8（1）：185.

6. 张亚平．新中医，2008，40（5）：82

7. 杜丽君，等．国际中国中药杂志，2012，34（9）：849.

8. 石君杰，等．中国中医药科技，2013，28（9）：868～867.

9. 石君杰，等．中国康复医药杂志，2013，20（6）：621.

10. 赵莹，等．特产研究，2007，（2）：57.

白　及

【别名】　连及草，白根，白给。

【来源】　为兰科植物白及 *Bletilla striata*（Thunb.）Reichb. f. 的干燥块茎。

【性味】　苦、甘、涩，微寒。

【功能主治】　收敛止血，消肿生肌。用于咯血，吐血，外伤出血，疮疡肿毒，皮肤皲裂。

【主要成分】　含淀粉、白及胶（黏液质）、挥发油、白及甘露聚糖、联苄类、菲类、联菲类、联菲醚类、菲并吡喃类、联苄葡萄糖苷类、菲并螺甾内酯类以及甾体、三萜类等多种化合物。

【药理作用】

1. 止血作用　将白及粉或白及煎液（胶状）掺入淀粉烘干研末，于狗肝作止血实验，皆于 6 分钟内达到满意效果，用白及水提取液浸的纱布或将水提取液经低温干燥成粉覆盖于狗肝、脾及兔肝、大腿肌肉行止血实验，效果显著。白及粉末的止血效果迅速确实，优于紫珠草、小蓟等。白及液注入蛙下腔静脉后可见末梢血管内红细胞凝集，形成人工血栓，有修补血管缺损的作用，而又不致阻塞较大血管内血流的流通。给家兔静注 2% 白及胶 1.5mL/kg，可显著缩短凝血时间及凝血酶原时间。白及止血作用除了与其物理性止血作用有关外，还与其抑制纤溶及增强血小板第Ⅲ因子活性有关。

2. 抗溃疡作用　白及对多种溃疡病动物模型有良好的抗溃疡作用，能增强黏膜防御因子的作用，对大鼠幽门结扎溃疡不仅局部用药有效，而且吸收后也有显著抗溃疡作用；对大鼠慢性醋酸性溃疡有强大的促进胃黏膜再生和溃疡面愈合的作用。研究表明，白及、枳实和呋喃唑酮合用的抗溃疡效果明显优于甲氰米胍。白及和牡蛎合用对豚鼠应激性溃疡及胃炎的发生均有阻抑作用，效果比呋喃唑酮为佳。适量的甘草、白及与雷公藤组成复方用药能够对抗雷公藤的免疫抑制，减少其对胃肠黏膜的刺激。

3. 抗癌作用　白及对小鼠艾氏腹水癌、子宫颈癌$_{14}$、肉瘤 S_{180}、大鼠瓦克癌、肝癌有一定抑制作用。对于二甲氨基偶氮苯诱发的肝癌，用 2% 白及葡萄糖液腹腔注射进行防治，经与葡萄糖及生理盐水对照组比较，能非常显著地降低肝癌的发生率，且只发生胆管细胞性肝癌，未发生肝细胞性肝癌，癌节较少，肝细胞的超微结构大多基本正常。将白及作为血管栓塞剂用于肿瘤介入治疗，除能大面积阻断肿瘤有效血供外，还能阻止肿瘤再血管化的形成，明显延长肿瘤病人生存时间。

4. 抗菌作用　体外实验表明，本品对人型结核杆菌有显著抑制作用，对革兰阳性菌如葡萄球菌、链球菌等有一定抑制作用。白及水浸液在试管内对奥杜盎小芽孢癣菌有抑制作用。

5. 促进角质细胞游走的形成　用皮肤器官培养法（浮游法）培养 SD 小鼠皮片，比较观察含不同浓度白及的培养基对角质形成细胞游走的影响及培养时间与游走长度的关系，结果白及浓度为 2×10^{-2} mg/mL 及 2×10^{-3} mg/mL 时，白及组比对照组早 4 小时显示细胞游走迹象，促进细胞游走作用显著优于对照组。

6. 替代血液作用　动物实验显示，以白及黏液质制成白及代血浆对失血性休克有一定疗效，与右旋糖酐作用相似，临床试用有维持血容量及提高血压的作用；未发现抗原性，亦无明显不良反应，无热原反应，对肝肾功能、血象、出血时间、凝血时间均无影响，在特殊缺血情况下可作为血液代用品。

7. 抗氧化作用　白及多糖对氯化钴诱导人角质形成细胞（HKC）氧化应激和炎症损伤体外模型具有保护作用，还能够调节 JAK/STAT 信号通路的 JAK2 表达水平，从而抑制下游炎症因子如肿瘤坏死因子

（TNF－α）、白细胞介素 IL－6 和 IL－8 等的释放。另外有研究表明，白及多糖通过减轻肝脏氧化损伤以及脂质沉积来改善酒精对肝脏的损伤。

8. 促进血管内皮细胞黏附生长　在常规的 DMEM 细胞培养液中加入不同浓度的白及多糖，发现 60～120μg/mL 白及多糖组有促进内皮细胞生长的功能。

9. 其他作用　研究表明，白及多糖对小鼠的非特异性免疫和特异性免疫功能均有显著的增强作用，且多糖类成分能够抑制肺组织中羟脯氨酸（Hyp）的含量，达到预防和延缓肺组织纤维化的进程。

【临床应用】

1. 消化道出血　白及 4.5g、血竭 1.5g，内服治疗上消化道出血 94 例，除 4 例因休克而转手术外，余 90 例平均止血时间为 2.6 天，西药组平均止血时间为 9.4 天，止血效果显著。用白及 15g、黄连 6g、法半夏 10g、丹皮 10g、茜草 10g、浙贝母 10g 制成复方冲剂，内服治疗胃、十二指肠溃疡及各种胃炎引起的急性胃出血患者 60 例，总有效率为 92%。实验表明，将白及加工成粉，调成糊状吞服，对胃、十二指肠溃疡和胃、十二指肠炎引起的出血疗效极佳，但对肝硬化和胃癌引起的上消化道出血则效果较差。

2. 支气管扩张症咯血　用白及辅助治疗干性支气管扩张症咯血 15 例，痊愈 6 例，显效 5 例，有效 2 例，无效 2 例。

3. 胃溃疡　白牡片（白及 6 份、牡蛎 4 份）每天 9.6～16g，分 3～4 次服，治疗胃、十二指肠溃疡 353 例，平均用药 42.9 天，治愈率为 81%，总有效率为 97.5%。

4. 口腔溃疡　用以白及胶浆为成膜材料制备的复方膜剂治疗 60 例口腔溃疡病人，将膜剂敷口腔患处，每天 3 次，复发性口腔溃疡用药 5～8 天，初发及溃疡面表浅者用药 3～5 天，不另用其他药物，总有效率为 98%。用白及、苦参、枯矾、白芷和葡萄糖制成复方白及散，治疗复发性口腔黏膜溃疡 100 例，总有效率达 94% 以上，当即止痛效应达 100%。

5. 溃疡性结肠炎　丹参、白及组合辨证用药与灌肠并用治疗 52 例溃疡性结肠炎病人，总有效率为 98%。

6. 肛裂、肛瘘　白及粉、滑石粉等量混匀，消毒后用棉花或纱布涂于洗净的肛门裂处，用手按摩长强穴数次，至肛门周围有发热感，每天 1 次，治疗 100 例肛裂，治愈 94 例，好转 6 例，有效率为 100%。将瘘管切开洗净敷上白及粉，便后再换药，治疗肛瘘 118 例，均治愈。将白及研成极细粉末，灭菌后加入生肌玉红膏 100g，制成 20% 软膏，外搽患处，治疗炎性外痔、肛裂、肛窦炎，总有效率为 93%。

7. 乳糜尿　白及 30g 研粉，早晚分 2 次配糯米煮粥服，10 天为 1 疗程，治疗乳糜尿 37 例，总有效率为 89%。

8. 烧烫伤　白及胶浆黏性大，易在局部形成保护膜，可控制和防止感染，有利于烧、烫伤创面愈合，临床治疗火焰烧伤深 Ⅱ 度、沸水烫伤浅 Ⅱ 度，取得较好疗效。

9. 白及栓塞剂（治疗癌症）的应用　以白及粉为末梢栓塞剂，行经皮穿刺肝动脉插管化疗栓塞治疗原发性肝癌，与明胶海绵组比较，在肿块平均缩小体积、血管再通平均时间及生存率方面均有显著性差异。白及粉栓塞肝动脉治疗肝癌 56 例，结果显示白及组临床疗效明显优于明胶海绵栓塞组。采用 Seldinger 技术，对 21 例子宫肌瘤患者进行选择性子宫动脉栓塞，治疗后 3～6 个月随访结果表明：肌瘤比治疗前缩小 38%～90%，临床症状改善，1 例因感染而行子宫切除。此外，白及作为栓塞剂用于骨骼肿瘤、子宫肌瘤、肾脏恶性肿瘤等的治疗，也取得了明显疗效。

10. 手术中出血　在前列腺手术中，白及粉用于手术止血，结果表明，白及粉止血法较好地解决了手术中出血问题，可缩短手术时间及术后冲洗时间，疗效确切。

11. 其他　白及加恩丹西酮防治肝介入术后呕吐，比单用恩丹西酮效果更佳。白及治疗食道癌术后出现的食管瘘及胃穿孔，收到很好的效果。以白及胶浆混合液作为封闭式敷料治疗褥疮 56 例，也收到了明显的效果。近年有报道，将白及末加到 60% 泛影葡胺内制成造影剂，共做了 35 例支气管造影，效果较满意。将白及研成细粉，加热除去其中挥发油，并使淀粉转化成糊精，加甘油、葡萄糖酸钙，搅匀灌装于容器中，可较好替代 B 超探头耦合剂。

参 考 文 献

1. 仰莲,等. 中药与临床,2014,5(6):61~63.
2. 赵艳霞,等. 天然产物研究与开发,2013,25:1145.
3. 雷震. 中国药师,2013,16(8):1240.
4. 俞林花,等. 中国中药杂志,2011,36(11):1487.
5. 贺国芳,等. 中国医院药学杂志,2015,35(18):1658.
6. 任华忠,等. 亚太传统医药,2009,5(2):138.
7. 史珍珍,等. 陕西中医学院学报,2015,38(1):63.
8. 饶文龙,等. 上海中医药杂志,2015,49(8):93.
9. 车艳玲,等. 中医药信息,2008,25(1):38.

小　蓟

【别名】　猫蓟,刺儿菜,小刺盖,千针草,姜姜菜。

【来源】　为菊科植物刺儿菜 Cirsium setosum (Willd.) MB. 的干燥地上部分。

【性味】　甘、苦,凉。

【功能主治】　凉血止血,散瘀解毒消痈。用于衄血,吐血,尿血,便血,崩漏,外伤出血,痈肿疮毒。

【主要成分】　含黄酮苷:芦丁(Rutin)、刺槐素-7-鼠李葡萄糖苷(Acacetin-7-rhamnoglucoside);三萜类化合物:蒲公英甾醇(Taraxasterol)、乙酸蒲公英甾醇(Taraxasteryl acetate);简单酚酸:咖啡酸(Caffeic acid)、绿原酸(Chlorogenic acid)、原儿茶醛(Protocatechualdehyde);其他类型化合物:β-谷甾醇、豆甾醇(Stigmasterol)、三十烷醇及酪胺、生物碱等。

【药理作用】

1. 对心血管系统的作用　麻醉犬、猫及家兔静脉注射小蓟煎剂或酊剂有明显升压作用,可卡因能加强此作用,而育亨宾能取消甚至将其逆转为降压作用。小蓟中的有效成分酪胺对大鼠有显著升压作用。小蓟煎剂和酊剂对离体兔耳和大鼠下肢血管有明显的收缩作用;小蓟水煎剂和酊剂对离体蛙心和家兔心脏有明显兴奋作用;对离体兔心、豚鼠心房肌均有增强收缩力和频率的作用,心得安可阻断此作用。小蓟水煎剂能增强兔主动脉的收缩作用,此作用可被酚妥拉明拮抗;还能舒张豚鼠离体气管片,并可被心得安拮抗,说明小蓟对肾上腺素能受体有激动作用。小蓟水煎剂对心房肌的作用量只有对主动脉及气管片作用量的1/10,说明其对 β_1-受体的作用大于对 β_2-受体及 α-受体的作用。

2. 止血作用　给小鼠灌胃小蓟水煎剂,可使出血时间明显缩短,且能使局部血管收缩,抑制纤维蛋白溶解,诱发血小板聚集,对含有血小板的血浆有促凝作用,亦可促进枸橼酸钠抗凝血浆的凝固。小蓟具有明显的促进血液凝固作用,并可代替凝血酶作血浆纤维蛋白平板实验。研究表明,小蓟止血的有效成分是绿原酸和咖啡酸。

3. 抗菌作用　小蓟煎剂在试管内对溶血性链球菌、肺炎球菌及白喉杆菌有一定的抑制作用,对金黄色葡萄球菌、绿脓杆菌、变形杆菌、大肠杆菌、伤寒杆菌、副伤寒杆菌、福氏痢疾杆菌等也有抑制作用。小蓟酒精浸剂1:30000浓度时对人型结核杆菌即有抑制作用,但水煎剂对结核杆菌的抑菌浓度要比酒精浸剂大300倍以上。

4. 对平滑肌的作用　小蓟煎剂和酊剂对家兔的在位、离体及慢性瘘管子宫有兴奋作用,但对猫、大鼠离体子宫和家兔离体小肠有抑制作用,有类似肾上腺素的作用。

5. 抗肿瘤作用　小蓟提取物对 BEL-7402 移植瘤有明显的抑制作用。小蓟水提液可使人白血病细胞 K_{562}、肝癌细胞 $HepG_2$、宫颈癌细胞 HeLa、胃癌细胞 BGC_{3234} 等肿瘤细胞形态上发生皱缩、变圆、脱壁、裂碎等变化，生长明显受到抑制，说明小蓟有确切的抑癌作用。

6. 抗氧化作用　小蓟的60%乙醇、50%甲醇、丙酮、蒸馏水浸提物等，对羟自由基（HFR）和氧阴离子自由基（SAFR）均有明显的清除作用，说明小蓟具有良好的清除氧自由基、抗氧化及抗衰老的作用。

7. 其他作用　小蓟对大鼠甲醛性足肿胀有一定的抑制作用，但不及可的松；对小鼠有镇静作用，但无镇痛作用。从小蓟中提取得到的三种生物碱结晶对小鼠 S_{180} 和 EAC 瘤有一定抑制作用。小蓟在败血症休克时能显著抑制炎性因子的释放，在一定程度上起到保护机体重要脏器的作用。

【临床应用】

1. 出血　本品全草9~18g（鲜品30~60g），水煎服（不宜久煎），治疗衄血、尿血、吐血及功能性子宫出血等，有较好疗效。治消化道出血可取鲜草捣烂挤汁服用，每次20mL，每日3~4次。

2. 肾炎（血尿症状为主）　小蓟、藕节、蒲黄各15g，生地黄12g，栀子10g，竹叶、木通各5g，生甘草3g，水煎服。若肉眼可见血尿者加琥珀屑1~2g吞服或同用大小蓟、地锦草等，若有高血压及血尿者，另加荠菜花干草15~30g。

3. 菌痢　预防菌痢，用50%小蓟汤，成人每次服50mL，小儿根据年龄酌减，隔日服药1次，一般服3次有效。

4. 麻风性鼻衄　小蓟全草洗净，捣碎，用纱布滤出液体，放锅内煎熬蒸发水分，待冷却后加入适量防腐剂，装玻璃瓶内备用。用时以棉球蘸液汁塞在鼻中隔的糜烂面或溃疡面的出血点上，每日更换3~4次。

5. 疮疡　新鲜小蓟叶经0.1%高锰酸钾溶液及0.5%食盐水冲洗数次后，压榨取汁，静置1小时，倾去上清液，取深绿色沉淀液体20mL和白凡士林调成药膏，治疗疮疡、外伤化脓及职业性盐卤外伤化脓共200例，一般换药4~7次即可痊愈，未发现不良副作用。

6. 传染性肝炎　用白茅根、小蓟等组方，以凉血解毒、柔肝理脾法治疗慢性丙型肝炎30例，有效率达83.3%，治疗后肝功能指标和血清白蛋白、球蛋白指标均有明显改善。

7. 急性髓细胞白血病　以小蓟为主药，采用益气养阴清热法结合化疗治疗急性髓细胞白血病，缓解率高，患者易于接受，有比较高的实用价值，但对老年患者治疗比较困难。

8. 顽固性失眠　小蓟花治疗顽固性失眠，经3年临床实践，疗效确切，未发现不良反应。一般服用15分钟后即可入睡，维持时间8小时以上，如果中断睡眠或醒后，无不适感，对白天思维和情绪无影响。

9. 关节炎　小蓟与蓖麻籽捣烂治疗关节炎30多例，均1次有效，且经济方便。

【毒副作用】　小蓟煎剂每日80g/kg给大鼠灌胃，连续2周，无明显毒性，肝肾组织检查无特殊病理变化。

参 考 文 献

1. 李桂凤，等. 营养学报，2008，30（2）：174.
2. 李煌，等. 中华中医药学刊，2008，26（2）：274.
3. 叶莉，等. 时珍国医国药，2012，23（3）：620.
4. 乔建荣，等. 时珍国医国药，2011，22（10）：2417.
5. 李鹏飞，等. 中医学报，2014，29（3）：382.
6. 乔建荣，等. 时珍国医国药，2015，26（1）：62.
7. 李煜，等. 中华中医药学刊，2008，26（2）：274.

大　蓟

【别名】　马蓟，虎蓟，刺蓟，鸡脚刺，恶鸡婆。

【来源】　为菊科植物蓟 *Cirsium japonicum* Fish. ex DC. 的干燥地上部分或根。

【性味】　甘、苦，凉。

【功能主治】　凉血止血，散瘀解毒消痈。用于衄血，吐血，尿血，便血，崩漏，外伤出血，痈肿疮毒。

【主要成分】　含挥发油、三萜、甾体、生物碱等。具体有单紫杉烯（Aplotaxene）、十五烯（1 - Pentadecene）、香附子烯（Cyperene）、石竹烯（Caryophyllene）、α - 香树脂醇（α - Amyrin）、β - 香树脂醇（β - Amyrin）、β - 谷甾醇、豆甾醇、5,7 - 二羟基 - 6,4′ - 二甲氧基黄酮（5,7 - Dihydroxy - 6,4′ - dimethoxyflavone）、绿原酸、芦丁、菊糖、十七碳炔烯醇等多种成分。

【药理作用】

1. 对血压的作用　大蓟有抑制离体蛙心、兔心心率及心收缩力的作用。大蓟可降低狗血压，而且具有快速耐受性，并可抑制 BCO 的加压反射。大蓟降血压的药用部位主要在根，叶及全草水煎液降压作用不明显。另有实验表明，大蓟水浸剂、乙醇 - 水浸出液和乙醇浸出液应用于猫和兔等，均有降血压的作用，而从朝鲜大蓟 *C. jupurucum var. ursuriense* 中分得的一个新黄酮苷则具有升压作用。

2. 抗菌、抗病毒作用　大蓟（品种未鉴定）根煎剂和全草蒸馏液，体外实验在 1：4000 浓度时能抑制人型结核杆菌的生长。乙醇浸剂 1：30000 浓度时对人型结核杆菌亦有抑制作用。本品对脑膜炎球菌、白喉杆菌均有抑制作用。大蓟水提取物对单纯性疱疹病毒有明显抑制作用。

3. 止血作用　实验表明，大蓟有抗纤溶作用，能增加全血及血浆黏度，有一定止血作用。

4. 对平滑肌的作用　大蓟水煎剂或醇浸剂对家兔子宫，无论离体、在位、已孕、未孕，或慢性子宫瘘实验，均显示明显兴奋作用，可使子宫张力增加，收缩幅度加大，逐渐发生痉挛性收缩。但大蓟煎剂或酊剂对离体大鼠子宫（无论已孕未孕）以及在位猫子宫均呈抑制作用，使子宫松弛，节律性收缩消失。大蓟对豚鼠子宫作用不恒定。大蓟对离体兔十二指肠肠管呈抑制作用，使张力降低，振幅减小。

5. 降低脂质过氧化物形成作用　从朝鲜产大蓟中分得的黄酮苷 Ctrsimarin 具降低脂质过氧化物形成的作用。大鼠给药 0.01mg/mL，其肝脏脂质过氧化物形成较正常水平降低。

6. 抗肿瘤作用　大蓟中的十七碳炔烯醇及其醋酸酯等在体外具有抑制 KB 细胞生长的作用。大蓟总黄酮能诱导人肝癌 SMMC - 7721 细胞和人子宫癌细胞 HeLa 细胞的凋亡。大蓟水煎液对人白血病细胞（K_{562}）、肝癌细胞（HepG$_2$）、宫颈癌细胞（HeLa）、胃癌细胞（BGC$_{823}$）、结肠癌细胞（HT - 29）的生长有明显抑制作用。

7. 其他作用　研究发现，大蓟中的一种炔醇化合物可明显改善有记忆缺损小鼠的记忆力。用大蓟的地上和地下部分甲醇提取液中的一些黄酮类化合物进行 DPPH 自由基清除实验，结果表明，其中一些黄酮类化合物有很好的抗氧化物作用。对患有糖尿病大鼠进行实验后发现，大蓟中黄酮还有一定的抗糖尿病效果。

【临床应用】

1. 上消化道出血　大蓟根 150g（研细粉），白糖 30g，香料适量，混匀，每服 3g，每日 3 次，有一定疗效。

2. 肺结核　新鲜大蓟根 100% 水煎剂内服，每日 2 次，每次 100mL，或制成 100% 注射剂肌注或气管内滴入。共观察 18 例，用药 15 ~ 72 天不等，从 X 线胸片对比来看，显效 3 例，有效 8 例，无效 7 例，部分病人的咳嗽、排痰、胸痛及发热等症状也有不同程度的好转。

3. 高血压　将大蓟根制成 25% 煎剂，早晚各服 1 次，每次 100mL，亦可用根或叶制成浸膏片内服。临床观察 102 例，其中先用煎剂后改用根片剂治疗 72 例，显效 17 例，有效 45 例，无效 10 例，有效率为 86.1%；用叶片剂治疗 30 例，显效 5 例，有效 10 例，无效 15 例，有效率为 50%，说明根的疗效比叶好。

4. 乳腺炎　鲜大蓟根去泥土洗净，阴干，捣烂，榨取汁液，加 20% 凡士林搅拌，待半小时后自然成膏，备用。遇乳房发炎期患者将药膏敷于消毒纱布上贴于患部，4 ~ 6 小时换药 1 次。

5. 荨麻疹　鲜大蓟（清水洗净，刮去表皮，抽心，留中层肉质部分）100g（干品减半），水煎服，每日 2 次。

6. 肌注硬块　取等量大蓟粉与淀粉拌均匀，加开水调成糊状，取糊剂置纱布上，敷于患处，6 ~ 8 小时更换，每日1~2次。

7. 烧烫伤 取新鲜大蓟根，洗净切细，捣烂取汁，与食用菜油按一定比例调成糊状装入瓶内备用，治疗时以糊剂涂搽患处，治疗Ⅰ、Ⅱ度烫伤，一般用药10~30天痊愈。此法具有疗程短、止痛效果好、无感染、无疤痕等优点。

参 考 文 献

1. 宋泽规，等. 广州化工，2011，39（7）：14.
2. 刘素君. 时珍国医国药，2010，21（2）：294.
3. 王振飞，等. 中华中医药学刊，2008，26（4）：761.
4. 陈凯云，等. 江西中医学院学报，2007，19（4）：80.

地　　榆

【别名】　赤地榆，涩地榆。

【来源】　为蔷薇科植物地榆 *Sanguisorba officinalis* L. 或长叶地榆 *Sanguisorba officinalis* L. var. *longifolia*（Bert.）Yü et Li 的干燥根。

【性味】　苦、酸、涩，微寒。

【功能主治】　凉血止血，解毒敛疮。用于便血，痔血，血痢，崩漏，水火烫伤，痈肿疮毒。

【主要成分】　根含鞣质约17%，三萜皂苷2.5%~4.0%以及黄酮类等多酚性化合物。从本品中分离出的皂苷有：地榆糖苷Ⅰ（Ziyu-glycoside Ⅰ）、地榆糖苷Ⅱ（Ziyu-glycoside Ⅱ），其苷元为19α-短基熊果酸（19α-Hydroxyusolic acid），还有地榆苷A、B及E（Sanguisorbin A、B及E）等。

【药理作用】

1. 抗炎及收敛作用　外用炒地榆粉，对兔或狗Ⅱ~Ⅲ度热水烫伤有显著收敛效能，能使渗出减少，感染及死亡率降低。10%地榆水提取液外涂，能促进皮肤伤口早日愈合。地榆水提取液腹腔注射，对大鼠甲醛性足肿胀、前列腺素E所致皮肤微血管通透性增强、棉球肉芽肿增生均有抑制作用；给小鼠腹腔注射对巴豆油合剂所致耳肿胀亦有抑制作用。

2. 止血作用　地榆有抗纤溶作用，其所含鞣质能收敛止血。动物实验表明，地榆能缩短出血时间，其稀溶液作用更显著。家兔口服地榆炭煎剂可使凝血时间显著缩短，小鼠腹腔注射可使出血时间缩短，蛙后肢灌流可见血管收缩。地榆还能使红细胞压积增加，全血黏度增加，有助于止血。

3. 止吐作用　给鸽子灌服地榆煎剂3g/kg，每日2次，共服4次，对静注洋地黄引起的呕吐有止吐作用，表现为呕吐次数减少。

4. 抗菌作用　地榆对人型结核杆菌有完全抑制作用，100%煎剂体外实验对伤寒杆菌、脑膜炎双球菌、福氏痢疾杆菌、绿脓杆菌、乙型链球菌、金黄色葡萄球菌、肺炎双球菌等多种细菌有抑制作用。药液如经高压灭菌则抑菌作用明显减弱。

5. 抗氧化作用　地榆提取物具有改善氧化应激和氧化损伤的作用，能明显降低内毒素模型和肾缺血-再灌注模型DNA断裂片段比例、血浆中3-硝基酪氨酸、尿素氮和肌酐的浓度，其提取物各萃取部分除石油醚层外，对·OH自由基都有清除作用。

6. 抗肿瘤作用　地榆水提液可使人白血病细胞K_{562}、肝癌细胞$HepG_2$、胃癌细胞BGC_{823}、官颈癌细胞HeLa等细胞形态上发生皱缩、变圆、脱壁、碎裂等变化。其正丁醇萃取层对人肝癌细胞株$HepG_2$有增殖和凋亡的影响。地榆总皂苷对小鼠腹水型H_{22}肝癌、肺癌A_{549}、胃癌SGC-7901、肝癌BEL_{7402}、荷肉瘤S_{180}均有抑制作用，且具有一定的体内抗肿瘤血管生成作用。

7. 其他作用　已作胃瘘手术的大鼠内服地榆水提取物，能显著增强其对蛋白质的消化作用。对离体兔肠，低浓度地榆水提取物使收缩减弱，高浓度则使收缩加强，甚至呈痉挛状态，地榆水提取物对麻醉兔有暂时性的轻度降压作用。地榆有增强免疫、镇吐、止泻和抗溃疡、抗过敏等作用，可抑制紫外线导致的大鼠皮肤光损伤的作用。地榆能有效地保护酒精所致损伤的 PCI_1 细胞，能显著降低溃疡性结肠炎大鼠的 $IL-1\beta$ 水平，升高 $IL-10$ 水平，明显下调 $NF-\kappa B$ 蛋白活性。地榆对酵母加腺嘌呤诱导的高尿酸血症肾病大鼠有降低血尿酸和减少肾损害作用。

【临床应用】

1. 小儿肠伤寒　地榆50g，白花蛇舌草15g，水煎服。治疗57例（均14岁以下），治愈49例，无效8例。治愈病例平均退热天数为7.3天，最短2天，最长19天。

2. 烧烫伤　50%地榆粉软膏（麻油调）涂创面，每日数次。观察Ⅰ度、Ⅱ度烧伤患者40例，用药后均很快形成1层厚厚的药痂，能起到预防和控制感染、消除疼痛、促进创面迅速愈合的作用，有效率达100%。以地榆炭、虎杖、黄连素、磺胺嘧啶银等为原料制备糊剂，治疗265例烧（烫）伤患者，总有效率为100%。

3. 咯血　地榆浸膏片口服，每次5片，每日4次，或50%汤剂每次30mL内服，每日4次。治疗136例，有效率为97%。

4. 皮肤病（湿疹）　地榆水煎剂湿敷，或用地榆粉、煅石膏各600g，枯矾30g，研匀，加凡士林900～1200g，调匀外敷。治疗湿疹及湿疹样皮炎、脂溢性湿疹、下肢静脉曲张性湿疹及糜烂感染型足癣等患者109例，治愈47例，显效及有效50例，无效12例，平均治愈天数为8.3天。

5. 痤疮　用地榆、川芎、细辛等中药，按传统方法经白酒浸泡成酒剂，通过抑菌、抗炎和镇痛等药效作用实验表明，其对治疗痤疮有较好疗效。

6. 细菌性痢疾　100%艾地合剂（地榆60%、艾叶40%）内服，每次20mL，每天2次。治疗本病83例，痊愈60例，好转17例，无效6例，总有效率为92.8%。

7. 白细胞减少症　本品片剂治疗白细胞减少症146例（白细胞值 $<4.0\times10^9/L$），每天3次，每次3片，治疗2个疗程，显效43例（占29.5%），有效79例（54.1%），无效4例，总有效率为83.6%。且其在癌症放化疗中有良好的协同作用，可改善患者生活质量。

8. 其他　地榆治疗压疮能收敛创面渗出、消炎、杀菌、促进创面愈合。地榆油预防化疗后静脉炎疗效好，用于治疗痛症、新生儿臀红症效果显著。

【毒副作用】　临床应用中未见地榆的不良反应报道。大鼠每天灌服地榆水提取物（1∶3）20mL/kg，共10天，未见中毒症状，但在第5天及第10天做肝穿刺，发现脂质浸润的细胞数增加。地榆所含水解型鞣质被创面大量吸收后可引起中毒性肝炎，故大面积烧伤者不宜用本品制剂外涂。

参 考 文 献

1. 夏红昊，等．食品与药品，2009，11（7）：67～68.

2. 王振飞，等．时珍国医国药，2008，19（3）：671.

3. 宛春雷，等．肿瘤药学，2014，4（2）：112～113.

4. 秦三海，等．中医药学报，2013，41（1）：10～11.

5. 秦三海，等．山东药学，2010，50（15）：24～25.

6. 梁丽丽，等．天然产物研究与开发，2008，20：511～512.

7. 殷明伟，等．时珍国医国药，2012，23（7）：1602～1603.

8. 赵崧，等．实用临床医药杂志，2011，15（7）：1.

9. 吴卫刚，等．浙江中医杂志，2014，49（5）：323.

10. 顾爱英，等．护士进修杂志，2011，26（11）：1028～1027.

11. 刘海晔，等．北京中医药，2012，31（8）：590.

12. 张铭，等．Tianjin Journal of Nursing，2014，22（2）：45.

13. 金美花，等. 现代医药卫生，2009，25（16）：2479.

槐　花

【别名】　槐米，槐树花。

【来源】　为豆科植物槐 *Sophora japonica* L. 的干燥花及花蕾。

【性味】　苦，微寒。

【功能主治】　凉血止血，清肝泻火。用于便血，痔血，血痢，崩漏，吐血，衄血，肝热目赤，头痛眩晕。

【主要成分】　含芸香苷（芦丁，Rutin），花蕾中含 28%，开放后的花中含 10%。目前已从花及花蕾中分离到多种黄酮苷元，如槲皮素（Quercetin）、山柰酚（Kaempferol）、异鼠李素（Isorhamnetin）和异黄酮苷元染料木素等。花蕾中又含槐花米甲、乙、丙素（Sophorin A、B、C），还含有三萜皂苷，水解得白桦脂醇（Betrulin）、槐花二醇（Sophoradiol）和葡萄糖、葡萄糖醛酸。此外，本品尚含有鞣质。

【药理作用】

1. 止血作用　槐花中的芸香苷及其苷元槲皮素能保持毛细血管的抵抗力，降低毛细血管通透性，改善毛细血管的脆性，防止渗透性过高引起的出血，而使血管的弹性恢复正常，可防止高血压、糖尿病患者脑血管出血，对后者的作用较对前者强 1/3。近年报道，槲皮素等黄酮醇型化合物对 Arthus phenomenon（致敏动物皮下注射抗原，可引起局部水肿及坏死）有抑制作用。黄酮类化合物中的一种成分对豚鼠及人毛细血管抵抗力增强有双向作用，早期暂时性使毛细血管抵抗力仅表现单向作用，连续大量应用芸香苷及槲皮素可阻止由于减压而引起的鼠肺出血。另外，槐花含有红细胞凝集素，对红细胞有凝集作用。药理研究表明，槐花具有止血作用，槐花水煎剂灌胃可使小鼠凝血时间缩短并存在量效关系。

2. 抗炎、镇痛作用　槐花所含芸香苷及槲皮素能抑制组胺、蛋清、甲醛、5 - 羟色胺等所致大鼠或小鼠的实验性关节炎、脚爪肿胀，并能减少芥子油引起的动物眼睛或皮肤炎症。芸香苷对大鼠创伤性浮肿有显著抑制作用，还能阻止结膜炎、耳郭炎、肺水肿的发展。芸香苷溶于丙二醇中，预防炎症的效果更好。盐酸芸香苷钠肌注 25mg/kg，能减轻实验性犬血栓性静脉炎的肿胀。静脉注射芸香苷能抑制兔因马血清引起的皮肤、关节过敏性炎症及 Arthus phenomenon，这可能是由于它对毛细血管壁有保护作用，可使毛细血管致密，抑制渗出。芸香苷硫酯的钠盐能加速犬因注射松节油引起的后肢血栓性静脉炎的恢复。据报道，由槐花、大黄、黄芩、当归、防风等组成的复方槐花口服液能明显抑制二甲苯所致的小鼠耳肿胀，减少醋酸所致的小鼠扭体反应次数，提高小鼠痛阈，对金黄色葡萄球菌造成的感染也有抑制作用。对于槐花的抗炎机理，有人认为其作用可能与兴奋肾上腺皮质，血中肾上腺素增多，间接地抑制了毛细血管通透性，使血管前括约肌张力增加，降低真毛细血管充血的总量；抑制了透明质酸酶；保护了肥大细胞的"裂解"；阻断了多种酶的巯基，并与酶中的主要金属离子复合；增加了透明质酸的黏度，抑制了胞膜三磷酸腺苷酶等有关。

3. 降压作用　槐花水浸液、制剂及提取物芸香苷，对麻醉犬、猫的血压均有显著的降压作用。槐花液、槐花酊剂对麻醉犬、猫有暂时显著的降低血压作用。槲皮素亦有短时降压作用。

4. 对冠心病的作用　槐花中的芦丁、槲皮素、槲皮苷能增加离体和在体蛙心的收缩力及输出量，并减慢心率。槐花水浸液对离体蛙心有轻度的兴奋作用，对心脏传导系统有阻滞作用。槲皮素可扩张冠状血管，改善心肌循环。槐花 400mg/kg 连服 3 天，可增加小鼠的冠脉血管流量，对垂体后叶素引起的兔冠脉收缩（T 波增高）有轻度的对抗作用，并能降低大鼠心肌耗氧量。

5. 解痉作用　槐花中的槲皮素能降低肠、支气管平滑肌的张力。槲皮素解痉作用比芸香苷强 5 倍。

6. 抗溃疡作用　槐花中的芸香苷 5～10mg/kg 皮下注射，能显著减少结扎幽门大鼠的胃溃疡病灶数，对反射性胃溃疡的效力比凯林强。槐花液对家兔肠腔黏膜有刺激，可引起渗出液增多。

7. 抗辐射作用　芸香苷 2mg/kg 给小鼠皮下注射，能降低致死量（600 伦琴）X 射线照射小鼠的死亡率，对给予致死量拟辐射物质尼特罗明（癌得命 Nitromin）的小鼠亦有相似的保护作用。

8. 降血脂作用 槐花中的槲皮素 10mg/kg 给大鼠皮下注射，能降低肝主动脉及血中的胆固醇含量，对高血脂、动脉硬化症有防治作用。

9. 防冻伤作用 芸香苷给家兔灌胃 20～50mg/kg，对实验性冻伤有预防作用，尤其对 III 度冻伤预防效果最显著，机理是芸香苷能维持血管的正常通透性。

10. 抗病原微生物的作用 在试管内，芸香苷及槲皮素对某些细菌有抑制作用，1∶5 槐花水浸剂对多种致病性皮肤真菌及病毒有抑制作用。通过微量稀释法抑菌实验，表明槐花对解脲脲原体临床分离株有抑制作用。

11. 抗肿瘤作用 槐花中的染料木素对人体鼻咽癌（KB）细胞有细胞毒性作用。

12. 抑制醛糖还原酶作用 芦丁有抑制醛糖还原酶的作用，10mol/L 浓度时抑制率为 95%，此作用有利于糖尿病型白内障的治疗。

13. 防晒祛色素作用 应用紫外分光光度法和 DPPH 自由基清除法测得槐花具有广谱紫外线吸收功能、抑制酪氨酸酶活性和抗自由基氧化作用。

14. 其他作用 染料木素和山奈酚具有终止孕卵着床及抗小鼠早孕等作用，可能与其雌激素活性有关，对 15-羟前列腺素脱氢酶有抑制作用。大剂量槐花酊剂可引起某些中枢反射机能的抑制。槐花水提取物对人血淋巴细胞有致突变作用，并能抑制人血淋巴细胞的生长和分裂增殖。

【临床应用】

1. 出血性疾病 槐榆合剂由槐花、地榆、黄连、黄柏、赤芍、荆芥各 9g 组成，上药水煎 2 次后合并滤液，沉淀，取上清液，浓缩至一定浓度，口服，每日 2 次，每次 40mL。治疗便血 100 例，总有效率为 87%。"咯血宁"由槐花、黄芩、栀子、白茅根、旱莲草、紫珠草等组成，水煎服对支气管扩张、肺结核、肺癌引起的咯血有显著止血作用。"二黄止血方"由槐花、大黄、黄连、血余炭、侧柏叶组成基本方，对内痔、肛裂和直肠息肉引起的出血有显著止血作用。"蚕鹿安宫止血汤"由槐花米、蚕豆梗、鹿衔草、炒蒲黄、阿胶、生黄芪、全当归、制香附、陈棕榈炭组成基本方，治疗崩漏效果显著。

2. 痔疮 槐花与其他中药组合治疗各种痔疮，疗效显著。"消痔瘘丸"及由槐花、地榆、侧柏叶、当归、白芍、黄芩等药物组成的"痔宁片"治疗内痔、混合痔及各型肛瘘的有效率达 92.7%，为非手术治疗肛瘘开辟了一条新途径。

3. 高血压 降压口服液由生槐花、羚羊角、钩藤、野菊花、夏枯草、黄芩、磁石、川芎组成。治疗 102 例，总有效率为 77.5%，下降值为 3.7/2.8kPa（$P<0.01$），与对照组 50 例比较（总有效率为 46%）有非常显著性差异（$P<0.01$）。

4. 高脂血症 服用"首乌山楂槐米汤"，可使患者血胆固醇和甘油三酯水平明显下降，总有效率为 97.8%。

5. 颈淋巴结核 槐米 2 份，糯米 1 份。炒黄研末，每晨空腹服 10g。治疗 30 余例，皆治愈。用药期间禁食糖。

6. 银屑病 槐花炒黄研细末，制成散剂或丸剂。每天 2 次，每次 3g，饭后服。治疗 53 例，痊愈 6 例，显效 22 例，有效 19 例，无效 6 例，总有效率为 88.7%。如出现肠道反应，可服用维生素 B_1、B_6。

【毒副作用】 用含 10% 芸香苷的饲料饲喂大鼠 1 年，未见毒性反应。但曾有报道 1 例小儿因口含槐花引起了过敏反应，用氢化可的松治疗后渐恢复。芸香苷的口服吸收率可从尿中排泄的代谢物推测，其被吸收量约为口服量的 25%，皮下注射吸收迅速。

参 考 文 献

1. 钟建桥，等. 泸州医学院学报，2014，37（1）：87.

2. 左玲，等. 时珍国医国药，2008，19（12）：2999.

3. 彭弘雷，等. 江苏中医药，2008，40（7）：90.

4. 马利华，等. 食品科学，2007，28（9）：75.

槐　角

【别名】　槐实，槐子，槐豆。

【来源】　为豆科植物槐 *Sophora japonica* L. 的干燥成熟果实。

【性味】　苦，寒。

【功能主治】　清热泻火，凉血止血。用于肠热便血，痔肿出血，肝热头痛，眩晕目赤。

【主要成分】　黄酮类：槐花苷（Sophorin）、金雀异黄素（染料木素，Genistein）、染料木苷（Genistin）、槐属双苷（Sophorabioside）、槐属苷（Sophoricoside）、染料木素 - 7 - 双葡萄糖苷（Genistein - 7 - diglucoside）、染料木素 - 7，4 - 双葡萄糖苷、染料木素 - 7 - 双葡萄糖 - 鼠李糖苷和樱黄素 - 4′ - 葡萄糖苷、山奈酚、槐属黄酮苷（Sophoraflaronoloside）、槲皮素（Quercetin）、槐酚（Enisol）、芸香苷。三萜皂苷类：目前已分得 5 个苷元为大豆皂醇 B 的齐墩果烷型三萜皂苷，分别为大豆皂苷 Ⅰ、Ⅲ（Soyasaponin Ⅰ、Ⅲ），Adzukisaponu Ⅱ、Ⅴ和大豆皂醇 - β - 3 - 吡喃葡糖醛酸苷。另外本品还含有磷脂、氨基酸、生物碱、多糖等化学成分。

【药理作用】

1. 对心血管系统的作用　1.5% ~ 2% 的槐角水提取液对离体蟾蜍心脏有正性肌力作用，使收缩力增强，心率变化不明显。静脉注射槐角提取液可使麻醉家兔的血压迅速下降，降压强度随剂量增加而增强，维持时间也随之延长。槐角煎剂可显著降低麻醉犬血压，但作用短暂。槐角所含的黄酮类化合物具有降低血管阻力、改善冠状动脉循环作用。

2. 降低胆固醇、抗动脉粥样硬化作用　给小鼠灌胃槐角提取液，断头取血，按硫 - 邻苯二甲醛法测定血清胆固醇的含量，结果表明槐角有降低血清胆固醇的作用，可能与其所含的黄酮类物质有关。槐角所含的黄酮类化合物有降低血清转氨酶和消炎的作用，可防治实验性动脉粥样硬化。

3. 升血糖作用　给家兔注射槐角浸膏 1 小时后，兔血糖升高，同时出现尿糖，此反应仅为一过性，1 天后即可恢复。

4. 抗衰老作用　以 D - 半乳糖致衰老小鼠为研究对象，分别每天给予 3.25g/kg 和 1.95g/kg 大、小两个剂量的槐角水煎剂，灌胃 30 天，结果显示两个剂量均能提高小鼠脑组织中的一氧化氮合酶和超氧化物歧化酶的活性，使 NO 含量增加，过氧化脂质含量降低，说明槐角具有一定的抗衰老作用。

5. 对毛细血管的作用　槐花有降低毛细血管壁通透性的作用，能使血管壁脆性增加的微小血管恢复正常弹性。

6. 止血作用　槐花苷能促进血液凝固，降低血管壁的渗透性，有止血作用。种子提取液能使兔、猪、人的红细胞凝集，有利于止血。临床应用也表明，本品对肠、痔疮、膀胱出血等有较好的止血作用。

7. 其他作用　槐角含有杀菌物质，对金黄色葡萄球菌及大肠杆菌有抗菌作用。槐角浸膏能使家兔、豚鼠的红细胞减少，尤以果荚作用为大。槐角含槐角苷和染料木素，研究表明，槐角苷在促进骨形成、抑制骨吸收和改善两者失衡方面优于染料木素，且生槐角有明显的消炎抑菌作用。槐角在药理研究和临床应用方面，均发现有明显的降低谷丙转氨酶作用、抗生育作用和抗肿瘤作用。

【临床应用】

1. 高血压　槐角丸治疗高血压 63 例，显效 36 例，有效 21 例，无效 6 例，总有效率为 90.5%。

2. 肛裂　槐角丸加外用熏洗剂，同时配用马应龙麝香痔疮膏外搽。治疗 50 例，治愈 46 例，有效 4 例，总有效率为 100%。

【毒副作用】　以寇氏改良法给小鼠静注槐角提取液，LD_{50} 为（142.15 ± 30）mg/kg，给药 1 ~ 5 分钟，小鼠呼吸加快、躁动、抽搐、尿失禁、呼吸麻痹死亡。将槐豆仁及槐豆仁连皮制成浸膏，给家兔皮下注射，可使红细胞减少，种子作用尤为明显，说明槐角中含有一种能破坏红细胞的物质。槐角浸膏给青蛙、蜥蜴、小鼠注射，结果中毒死亡。

参 考 文 献

1. 王蕾，等. 中国保健营养，2014，（7）：4551.
2. 许勇. 中西医结合学报，2009，7（3）：227.
3. 朱泓，等. 江苏中医药，2015，47（6）：11.
4. 王丽华，等. 现代生物医学进展，2007，7（5）：793.

侧 柏 叶

【别名】 侧柏，柏叶，扁柏叶。

【来源】 为柏科植物侧柏 *Platycladus orientalis*（L.）Franco 的干燥枝梢和叶。

【性味】 苦，涩，寒。

【功能主治】 凉血止血，化痰止咳，生发乌发。用于吐血，衄血，咯血，便血，崩漏下血，血热脱发，须发早白。

【主要成分】 叶含挥发油 0.6% ~ 1%，油中含侧柏烯（Thujene）、侧柏酮（Thujone）、小茴香酮（Fenchone）、蒎烯（Pinene）、石竹烯（Caryophllene）等，含黄酮类成分，如香橙素（Aromadendrin）、槲皮素（Quercetin）、杨梅树皮素（Mytricetin）、扁柏双黄酮（Hinokiflavone）、穗花杉双黄酮（Amentoflavone）等。本品还含有鞣质、树脂等成分和维生素 C，以及钾、钠、氮、磷等元素。

【药理作用】

1. 止血作用 侧柏叶煎剂能明显缩短动物出血及凝血时间，具有一定的止血作用。侧柏炭的凝血时间比生品短，止血作用较强。从侧柏叶热水提取部分分得黄酮醇苷（槲皮苷）和鞣质的混合物，经小鼠剪尾法实验表明，黄酮醇苷和鞣质混合物 80mg/kg 腹腔注射能显著缩短小鼠出血时间，该混合物为止血有效成分。

2. 松弛支气管平滑肌作用 侧柏叶乙酸乙酯提取物对乙酰胆碱、氯化钾所致的离体豚鼠支气管条、支气管平滑肌收缩有抑制作用，而且能使乙酰胆碱收缩支气管平滑肌的量效曲线右移，并抑制最大效应，作用有剂量依赖性，提示可能是通过影响 Ca^{2+} 的跨膜转运来发挥的。

3. 抗病原微生物作用 侧柏叶水浸液或醇浸液对结核杆菌有抑制作用；采用试管稀释法，对金黄色葡萄球菌、卡他球菌、宋氏痢疾杆菌、大肠杆菌有抑制作用，在试管内对伤寒杆菌、白喉杆菌、乙型链球菌、炭疽杆菌、肺炎双球菌等有抑制作用。侧柏叶煎剂对流感病毒京科 68 - 1、疱疹病毒、柯萨奇病毒均有抑制作用。研究表明，侧柏叶有抑制马拉色菌的作用。采用试管液基稀释法，侧柏叶甲醇提取物对念珠菌有显著的抑制作用。

4. 抗炎作用 侧柏叶醇提取物对大鼠胸腔白细胞内白三烯 B 和 5 - 羟廿碳四烯酸的生物合成有较强的抑制作用，说明侧柏叶含有较强的抗炎成分，作用机制与抑制花生四烯酸的代谢有关。

5. 对中枢神经系统的作用 侧柏叶煎剂能显著减少小鼠自发性活动和延长戊巴比妥钠睡眠时间，但对咖啡因所致惊厥无拮抗作用。侧柏酮具有兴奋作用，大剂量可致癫痫样惊厥。

6. 抗肿瘤作用 侧柏叶挥发油对肺癌细胞 NCI - H_{460}（人肺癌）有明显抑制作用。其中对侧柏叶挥发油 40℃ 低温下重结晶得到的雪松醇对人肺癌细胞 $NCIH_{460}$ 半致死浓度为 44.98μg/mL。侧柏叶中的槲皮素可抑制多种肿瘤细胞的增殖和诱导凋亡，如白血病细胞、胃癌细胞、结肠癌细胞、肺癌细胞以及神经胶质瘤细胞和胰腺癌细胞等，且槲皮素具有部分雌激素作用，能有效地预防或治疗与雌激素有关的肿瘤，比如乳腺癌和前列腺癌。

7. 抗氧化作用 研究发现，侧柏叶中黄酮加入到红细胞悬液中可明显抑制 H_2O_2 诱发的人 RBC（红细胞）溶血，溶血度及丙二醛的含量均下降，并随着黄酮剂量的增加，抑制作用加强。显示侧柏叶中主要成分黄酮化合物是有抗 RBC 氧化损伤作用的，而其中的槲皮素也有一定的抗氧化作用。

8. 其他作用 侧柏叶煎剂醇沉淀物给麻醉猫静注或灌胃，均可使血压轻度下降，并对离体兔耳血管有扩张作用；还可舒张离体肠段平滑肌，明显解除组胺与乙酰胆碱所致肠痉挛。研究发现，侧柏叶 90% 甲醇提取部位对过量谷氨酸诱导的原代培养的大鼠皮层细胞损害具有显著的防护作用。本品还有明显的镇静、镇咳、祛痰、平喘作用。

【临床应用】

1. 腮腺炎 鲜侧柏叶 200～300g，洗净捣烂，去木质纤维，加鸡蛋清混匀，摊布上，敷患处，每天换药 7～9 次。治疗 50 例，48 例均在 1～3 天内痊愈，2 例因合并感染而用抗生素治疗。

2. 带状疱疹 鲜侧柏叶洗净捣成泥，用鸡蛋清调成糊状，局部用生理盐水清洗、消毒，把药涂于患处，约 1mm 厚，固定，每天换药 2 次。治疗 21 例，痊愈 18 例，显效 2 例，无效 1 例，总有效率为95.2%。

3. 百日咳 ①鲜侧柏叶，1 岁以下每天 20g，1～5 岁每天 30～50g，6～10 岁每天 60～100g，加水 200～400mL，煎汁 90～300mL，分 6 次服，7 天为 1 疗程。治疗百日咳 92 例，1～2 个疗程治愈 80 例，好转 10 例，无效 2 例，总有效率为 97.8%。②侧柏叶 30g，煎汁 150mL，加蜂蜜 30mL。1～4 岁患儿每服 10～40mL，4 岁以上每服 50mL，每天 3 次。治疗 56 例，治愈 41 例，显著好转 9 例，无效 6 例。

4. 痔疮出血 炒侧柏叶 30g，大黄炭 20g，黑荆芥 15g，加温开水 200mL，搅匀，保留灌肠，每天 1 次。治疗痔疮出血 8 例，效果满意。

5. 脱发 鲜侧柏叶 25～35g，切碎，浸泡于 75% 酒精 100mL 中，7 天后滤出备用，用时拿棉签蘸药液涂毛发脱落部位，每天 3～4 次。治疗秃发 160 例，显效 33 例，有效 91 例，无效 36 例，总有效率为77.5%。

6. 急、慢性细菌性痢疾 侧柏叶粗粉加入 18% 的酒精浸泡 4 昼夜，滤取浸液。每次 50mL，儿童酌减，日服 3 次，7～10 天为 1 疗程。共治 114 例，治愈 100 例，无效 14 例，治愈率为 87.7%。

7. 慢性气管炎 侧柏叶半浸膏片（每片重 0.5g），每天 3 次，每次 4 片，饭后服，连服 10 天为 1 疗程，治疗慢性气管炎有良好效果。

【毒副作用】 小鼠腹腔注射侧柏叶煎剂的 LD_{50} 为 15.2g/kg，水煎剂经醇沉后部分小鼠腹腔注射的 LD_{50} 为 30.5g/kg，侧柏叶煎剂灌胃的 LD_{50} 为 60g/kg，72 小时未见死亡。侧柏叶石油醚提取物给小鼠灌胃的 LD_{50} 为 29.64mg/kg。大鼠以相当于临床剂量 20 倍和 40 倍的煎剂连续灌胃 6 周，除活动减少、食量比对照组稍有减少外，生长情况、肝功能、血象及病理检查均无明显变化。临床多服或久服本品后可有胃肠道反应及皮肤过敏反应，停药后即消失。

参 考 文 献

1. 张俊飞，等．时珍国医国药，2013，24（9）：2232.

2. 曹雨诞．江苏中医药，2008，40（2）：87.

3. 郭惠仪，等．中国真菌学杂志，2013，8（4）：210.

4. 薛晓凤．光明中医，2011，26（6）：1275.

5. 曹雨诞，等．江苏中医药，2008，40（2）：86.

白 茅 根

【别名】 茅根，兰根，茹根，茅草根，丝茅根。

【来源】　为禾本科植物白茅 *Imperata cylindrica* Beauv. var. *major*（Nees）C. E. Hubb. 的干燥根茎。

【性味】　甘，寒。

【功能主治】　凉血止血，清热利尿。用于血热吐血，衄血，尿血，热病烦渴，湿热黄疸，水肿尿少，热淋涩痛。

【主要成分】　根茎含芦竹素（Arundoin）、白茅素（Cylindrin）、薏苡素（Coixol）、羊齿烯醇、西米杜鹃醇、异山柑子醇、白头翁素；还含有甾醇类：如豆甾醇、β - 谷甾醇、菜油甾醇；糖类包括大量蔗糖、葡萄糖及少量果糖、木糖；简单酸类：包括枸橼酸、草酸及苹果酸等。本品还含有可溶性钙及多量钾盐。

【药理作用】

1. 止血作用　本品能显著缩短出、凝血时间。白茅根粉能明显缩短兔血浆的复钙时间，若撒于狗和兔的股动脉出血处，压迫 1～2 分钟，即有止血作用。

2. 利尿作用　正常兔口服白茅根煎剂有利尿作用，在服药 5～10 天最明显。白茅根煎剂对水负荷小鼠有明显的利尿作用，利尿作用可能与白茅根中所含的丰富钾盐有关。

3. 免疫增强作用　白茅根多糖对正常人 T 淋巴细胞有免疫调节作用。白茅根水煎液小鼠灌胃可显著提高实验小鼠巨噬细胞的吞噬率和吞噬指数、TH 细胞数，并能促进白细胞介素 - 2（IL - 2）的产生，表明白茅根对小鼠免疫功能有明显的增强作用。

4. 镇痛、抗炎作用　白茅根水煎剂灌胃，对小鼠醋酸扭体反应及醋酸引起的毛细血管通透性增高有明显抑制作用，表明白茅根具有镇痛和抗炎作用。

5. 抗菌抗病毒作用　研究表明，白茅根煎剂在试管内对弗氏、宋内痢疾杆菌有明显的抑菌作用，对肺炎球菌、卡他球菌、流感杆菌、金黄色葡萄球菌及乙型肝炎病毒等也有抑制作用。

6. 抗肿瘤作用　采用 MTT 法研究白茅根水提物对人肝癌细胞株 SMMC - 7721 的影响，结果表明，白茅根水提物对人肝癌细胞株 SMMC - 7721 具有明显的增殖抑制作用并可诱导其凋亡。

7. 其他作用　白茅根煎剂对乙醇引起的小鼠自发活动增加有明显的抑制作用，与经典文献记载的白茅根有解酒毒功效相吻合。还能增加小鼠心肌对[86]铷的摄取，拮抗组胺引起的豚鼠离体气管收缩。采用白酒灌胃酒精中毒模型，从抗氧化和清除自由基的角度进行实验表明，白茅根可以降低羟自由基，提高机体抗氧化能力，提示白茅根对酒精中毒所致的肝和脑损伤具有保护作用。通过建立大鼠 IgA 肾病模型进行实验，表明白茅根对 IgA 肾病大鼠模型均可明显减少血尿、蛋白尿，减轻病理改变，改善肾功能。

【临床应用】

1. 急性肾炎　白茅根（干品）250g，洗净切碎，水煎，每天 2～3 次分服，连服 1～2 周或至痊愈。亦可配合大蓟、小蓟、生地黄或麻黄组成复方治疗，有较好效果，可以缩短病程。据数十例观察发现，服药后通常在 1～5 天内小便即显著增多，每天可达 1500～3000mL，随之水肿逐渐消失，高血压及尿检变化亦渐好转而趋正常。据部分病例统计，水肿消失时间平均约 4～5 天或 1 周左右；血压恢复正常时间为 5～20 天，平均 7～9 天；尿检变化消失时间自 11 天至 26.4 天不等。白茅根用于慢性肾炎亦有利尿消肿及一定的降压作用。

2. 顽固性血尿　白茅根 100g，水煎，分早晚 2 次空腹服，15 天为 1 疗程。共治疗 100 例，96 例有效，4 例无效，总有效率为 96%。

3. 急性传染性肝炎　白茅根 60g，水煎，每天 2 次分服。治疗 28 例，临床治愈（45 天内主要症状好转、体征消失、肝功能恢复正常）21 例，好转（临床症状好转，45 天内各项肝功能的数值下降超过半数，或 45 天后完全恢复正常）7 例。治疗后，主要症状大多在 10 天内消失，肝脾肿大在 20 天左右消失；经 45 天后有 80% 的患者谷丙转氨酶降至正常，黄疸指数平均 20.15 天全转正常，未见副作用。

4. 其他　白茅根也可用于治疗高血压；配合仙鹤草治疗上消化道出血。白茅根水煎服治疗鼻出血、咯血、吐血等，均有一定效果。

【毒副作用】　临床服用后可偶见头晕、恶心、大便次数略多增多。白茅根煎剂小鼠灌胃的 LD_{50} 大于

160g/kg，静注精制水溶液的 LD_{50} 为（21.4±1.09）g/kg。

参 考 文 献

1. 刘荣华，等. 江西中医学院学报，2010，22（4）：82.
2. 蓝贤俊. 医学理论与实践，2012，25（2）：125.
3. 尹友生，等. 时珍国医国药，2011，22（11）：2659.
4. 包永睿，等. 时珍国医国药，2013，24（7）：1584.
5. 焦坤，等. 江苏中医药，2008，40（1）：91.

地 锦 草

【别名】　铺地锦，铺地红，血见愁，草血竭。

【来源】　为大戟科植物地锦 *Euphorbia humifusa* Willd. 或斑地锦 *Euphorbia maculata* L. 的干燥全草。

【性味】　辛，平。

【功能主治】　清热解毒，凉血止血，利湿退黄。用于痢疾，泄泻，咯血，尿血，便血，崩漏，疮疖痈肿，湿热黄疸。

【主要成分】　全草含黄酮类（槲皮素、地锦素等）、没食子酸、内消旋肌醇等物质。叶含鞣质12.89%。

【药理作用】

1. 抗菌作用　地锦草对白喉杆菌、金黄色葡萄球菌、甲型和乙型链球菌、变形杆菌、卡他球菌、绿脓杆菌、伤寒杆菌、副伤寒杆菌、痢疾杆菌、肠炎杆菌、百日咳杆菌等均有抑制作用，其中对白喉杆菌、金黄色葡萄球菌的抗菌作用最强，对绿脓杆菌、变形杆菌、伤寒杆菌也有较强的抗菌作用。从地锦草中分离得到的地锦素（为黄酮类成分）抗菌力更强，对上述各种细菌在 0.002～0.63mg/mL 浓度时就有抑制作用，0.005～1.25mg/mL 浓度时即呈杀菌作用；小鼠全血、兔红细胞或血清可显著降低其抗菌作用，但皮下注射地锦素的小鼠的尿液仍具有抗菌作用。

2. 中和毒素作用　地锦草能减轻化学药品六氯环己烷对动物心、肝、脾、肾等器官引起的严重损害。地锦草对药物毒性和微生物毒素均有解毒作用。实验表明，地锦草 100%、50%、25% 的酊剂对白喉毒素有明显的中和作用。地锦草的抑菌、杀菌和中和白喉毒素的作用，以酊剂效果最好，煎剂次之，浸膏较差。

3. 止血作用　将地锦草全草的干燥粉末撒于犬肢动脉切口处，有明显的止血作用。

4. 抗寄生虫作用　地锦草乙酸乙酯提取部分可通过控制嘌呤系统转换酶活性而表现出抗寄生虫作用。地锦草煎剂在 3.125% 浓度时，对体外钩端螺旋体、七日热疟原虫等有较好的抑制效果。

5. 保肝作用　ANIT 一次大剂量中毒可使血清胆红素、SGPT、SGOT 急剧上升，地锦草则可使上述血清指标显著降低，可见地锦草有明显改善肝功能及保肝的作用。

6. 抗氧化、抗衰老作用　观察地锦草 75% 乙醇提取液对小鼠血液 CAT 和 GSH-PX 活性的影响，结果显示，高、中、低剂量的提取液均可明显提高血液 GSH-PX 的活性，与维生素 E 作用相似，高剂量组作用尤为显著；高剂量的提取液能明显提高小鼠血清的 CAT 活性，与维生素 E 作用相似，中、低剂量的提取液对小鼠血清 CAT 活性无明显的影响，由此表明地锦草是一种具有较强抗氧化作用的植物。小鼠灌胃地锦草水煎液后，观察到不同组织如心脏、肾脏和脾脏中 SOD 的活性显著升高，而小鼠心脏、肾脏和脾脏中 MDA 含量却显著降低，证明地锦草水煎液对不同重要脏器能发挥抗氧化作用，且其总黄酮通过抗氧化作用而延缓衰老。

7. 保护肾损伤作用　地锦草能提高 Na^+, K^+-ATP 酶及 $Ca^{2+}-ATP$ 酶的活性，经与单纯缺血再灌注组酶的活性比较有显著提高，提示地锦草能保护肾缺血再灌注引起的肾功能损伤。

8. 抗真菌、抗病毒作用　地锦草通过影响真菌细胞膜麦角甾醇的生物合成而破坏真菌细胞膜，从而发挥抗真菌作用，且对红色毛癣菌和石膏样毛癣菌最敏感。研究表明，地锦草中的黄酮类化合物对 $HepG_{2.2.15}$ 细胞中乙肝标志物即乙肝 e 抗原（HBeAg）和乙肝表面抗原（HBsAg）分泌均具剂量依赖性的抑制作用，表明地锦草的黄酮类成分具有抗病毒活性。

9. 免疫调节作用　地锦草水提液可以提高小鼠免疫器官重量，且明显增强巨噬细胞的吞噬能力，提示地锦草能提高机体的防御能力。体外实验结果还表明，地锦草对 T、B 淋巴细胞有兴奋作用。

10. 降血糖、血脂作用　研究表明，地锦草水提液对糖尿病小鼠的降血糖作用可能是通过保护胰岛 β 细胞、减轻其损伤及增加胰岛素分泌来实现。用地锦草水提液给大鼠灌胃 15 日后，发现血中甘油三酯和胆固醇的水平显著降低，证明地锦草具有降血脂作用。

11. 其他作用　采用小鼠宫颈癌模型的一项研究表明，地锦草在对抗宫颈癌方面有明显的活性。地锦草可抑制移植性肝癌 H_{22} 小鼠的肿瘤细胞生长。用热板法和醋酸扭体法等药理实验表明，地锦草有抗炎镇痛作用。此外，还有护肝作用。

【临床应用】

1. 菌痢　以地锦草为主药，配以秦皮、地榆、黄芩、元胡（2∶1∶1∶1∶1），治疗急性菌痢 283 例，治愈 257 例，治愈率为 90.8%，一般服药 3 天即愈。未愈者可继续服药 3 天。以地锦草配铁苋菜和地榆治疗急性菌痢，也有良好效果。据江西、江苏、浙江及山东等省部分地区报道，单用地锦草煎剂治疗菌痢 1135 例、肠炎 1940 例，治愈率达 95%～98%。本品与马齿苋、铁苋菜各 12g 水煎服，高热时每 4 小时服 1 次，体温正常后改为日服 1 次，治疗菌痢，治愈率达 96.6%。

2. 脚气　地锦草 100g，百部 20g，丁香 15g，白鲜皮 50g，用 50% 乙醇浸泡 1 周，过滤后滤液外涂患处，每天 1～2 次。治疗 32 例，全部治愈，最短 2 天，最长 7 天，半年后随访无 1 例复发。

3. 急性肠炎和单纯性消化不良　地锦草煎剂治疗小儿单纯性消化不良腹泻及急性肠炎 89 例，痊愈 70 例，好转 12 例，无效 7 例。

4. 各种出血性疾病　地锦草每次 9～12g，水煎服，早晚各 1 次，治疗各种出血性疾病如吐血、咯血、尿血、子宫出血、创伤出血等，效果均较好。

5. "粪毒"（钩蚴性皮炎）　鲜地锦草捣烂外敷，干燥后即换，每日数次，直至痊愈。

【毒副作用】　本品毒性很小。以 20g/kg 或 15g/kg 的剂量分别给家兔和大鼠灌胃，每天 2 次，连续用药 16 天，无明显异常表现，临床也未发现不良反应。

参 考 文 献

1. 王婷婷，等. 泰山医学院学报，2012，33（8）：630～631.

2. 安惠霞，等. 中国药理学通报，2010，26（9）：1162～1165.

3. 梁生林，等. 中成药，2011，33（5）：880.

4. 王晓敏，等. 中国老年学杂志，2015，35（13）：3505.

5. 周志愉. 南昌大学学报（医学版），2014，54（6）：5.

6. 唐万菊. 中国实用医学，2010，5（29）：128.

7. 柏雪莲，等. 时珍国医国药，2007，18（11）：2747.

荷　叶

【别名】　莲叶。

【来源】　为睡莲科植物莲 *Nelumbo nucifera* Gaertn. 的干燥叶。

【性味】 苦，平。

【功能主治】 清暑化湿，升发清阳，凉血止血。用于暑热烦渴，暑湿泄泻，脾虚泄泻，血热吐衄，便血崩漏。荷叶炭收涩化瘀止血，用于出血症和产后血晕。

【主要成分】 含生物碱类：荷叶碱（Nuciferine）、N-去甲荷叶碱（N-Nornuciferine）、O-去甲荷叶碱（O-Nornuciferine）、荷梗碱（Roemerine）、原荷叶碱（Nornuciferine）、牛心果碱（Anonaine）、亚美帕碱（Armepavine）、N-甲基衢州乌药碱（N-Methylcoclaurine）、鹅掌楸碱（Liriodenine）及去氢绕袂碱（Dehydroroemerine）等；黄酮类：包括槲皮素（Quercetin）、异槲皮素（Isoquercetin）和莲苷；有机酸：酒石酸、苹果酸、没食子酸、草酸、葡萄糖酸等；挥发油：如顺3-乙烯醇、二苯胺、长叶烯、3-己烯醇、反-2-戊烯醇、1-戊烯-3-醇、反-2-乙烯醛等。

【药理作用】

1. 降血脂、减肥作用 荷叶生物总碱对肥胖高脂血症大鼠有较明显的减肥及降脂作用，用药后，反映机体肥胖程度的增长指标如Lees指标、体脂及血脂指标都有明显下降，肥胖大鼠体重明显减轻，而且在减肥的同时，动物活性正常，无明显腹泻和抑制食欲的现象发生，可以认为荷叶生物总碱有较好的减肥作用，但药理效应发生缓慢，给药3周后才出现明显的药理作用。一些荷叶的复方制剂，如荷叶饮有抑制高脂血症大鼠TC、TG、LDL-C、AI水平的作用，能改善血液的浓、黏状态，缓解体重的增加，并抑制脂肪肝的发生；复方荷叶冲剂能降低高脂血症家兔的血清总胆固醇和血清甘油三酯含量，对动物组织中的脂质沉淀和动脉粥样硬化均有抑制作用。

2. 降压作用 荷叶的浸剂和煎剂，在动物实验中能直接扩张血管，引起中等程度的血压下降。

3. 抑菌作用 荷叶的正丁醇提取物、40%乙醇提取物和40%乙醇不溶物对口腔主要致病菌的敏感性均较茶色素好，其中正丁醇提取物的有效抑菌溶解度为5g/L。目前，荷叶提取物已应用于牙膏产品。荷叶超临界CO_2萃取物对细菌、酵母菌、霉菌均有一定的抑制作用，在酸性和碱性环境下作用较为显著，对大多数的细菌、酵母菌、霉菌的MIC不超过1.56g/L。荷叶生物碱对细菌和酵母菌有较强的抑制活性，碱性环境下的抑菌活性较酸性环境下强。研究表明，荷叶碱对大肠杆菌的代谢具有抑制作用。

4. 止血作用 实验表明，荷叶炭有止血作用，临床应用也表明荷叶有较好的止血作用，但对荷叶的止血成分及作用机理尚不明确，仍需进一步研究。

5. 抗氧化作用 荷叶水提取物对羟基自由基（·OH）和超氧阴离子自由基（O_2^-·）有很强的清除能力。26.95μg/mL的荷叶水提取物对次黄嘌呤-黄嘌呤氧化酶体系产生的O_2^-·清除率达65.6%，荷叶水提取物浓度大于8.98mg/mL时，可全部清除由Fenten体系产生的·OH。荷叶黄酮主要通过提高抗氧化酶活性，清除或减少氧自由基和脂质过氧化物而实现其抗衰老作用。

6. 对蛋白的激活作用 研究发现，荷叶碱对野生型和△F508突变型CFTRCl⁻通道有激活作用，这将在阐明CFR活性机制及作为先导化合物开发与CFTR有关的疾病治疗药物等方面具有重要用途。

7. 其他作用 有研究表明，荷叶碱对谷氨酸引起的神经兴奋具有抑制作用。荷叶有抗HIV、保肝、抗肝纤维化的作用，也可防止胆囊胆固醇结石的形成。荷叶总生物碱对平滑肌有解痉作用和抗有丝分裂的作用，对胰脂肪酶有抑制作用，对蛋白有激活作用。荷叶生物碱具有治疗小鼠非酒精性脂肪肝的作用，其作用机制与降低肝脏TC、TG水平有关。

【临床应用】

1. 高血压 将大米洗净捣成米粉；猪肉切成厚片，加入酱油、淀粉等搅拌均匀，荷叶洗净裁成10块，把肉和米粉包入荷叶内，卷成长方形，放蒸笼中蒸50分钟，取出食用，治疗高血压有效。

2. 中暑 荷叶1张，粳米100g，冰糖适量。取粳米煮粥，粥熟后加冰糖适量搅匀，趁热将荷叶撕碎盖在粥面上，待粥呈浅绿色时取出荷叶即可食用。亦可用鲜荷叶、鲜芦根各50g，扁豆花6g，水煎服；或用荷叶、青蒿各9g，甘草3g，滑石15g，水煎服。

3. 脂肪肝 荷叶、泽泻、何首乌、草决明各15g，丹参30g，枳壳12g，莪术10g，每天1剂，水煎服。

4. 咯血、衄血、尿血、便血、崩漏 荷叶丸，每次服9g，每天2~3次，治疗各种出血均有效。鲜嫩荷叶 7 片，捣汁服，治疗吐血不止。或荷叶炭 18g，研细末，每次服 6g，每天 3 次，治疗有效。

5. 高脂血症 荷叶胶囊（荷叶黄酮提取物，1g 相当于生药 6.64g），每次服 4 粒，每天 3 次。

参 考 文 献

1. 周健鹏. 天津药学，2014，26（2）：66.
2. 王福刚，等. 时珍国医国药，2010，21（9）：2340.
3. 林森，等. 中国临床药理学与治疗学，2008，13（2）：138.
4. 霍世欣，等. 天然产物研究与开发，2008，20（2）：328.
5. 宗灿华，等. 中国食物与营养，2008，（10）：52.
6. 曹楠. 现代中药研究与实践，2008，22（1）：36.
7. 李纯伟，等. 湘南学院学报（医学版），2011，12（2）：23.
8. 陈福星，等. 黑龙江畜牧兽医，2008（6）：91.
9. 陈福星，等. 黑龙江畜牧兽医，2008（2）：91.

三 七

【别名】 山膝，金不换，参三七，田七。

【来源】 为五加科植物三七 *Panax notoginseng*（Burk.）F. H. Chen 的干燥根和根茎。

【性味】 甘、微苦，温。

【功能主治】 散瘀止血，消肿定痛。用于咯血，吐血，衄血，便血，崩漏，外伤出血，胸腹刺痛，跌扑肿痛。

【主要成分】 主含皂苷类成分。从三七中分离出皂苷类成分 26 种，其中 20（S）原人参二醇型有人参皂苷 Rb_1、Rb_2、Rb_3、Rc、Rd、F_2，丝石竹皂苷 Ⅸ、ⅩⅦ，三七人参皂苷 Fa、Fc、Fe、F_1 及 F_4 等 13 种，20（S）原人参三醇型有人参皂苷 Re、Rg_2、Rh_1、20（S）- 葡萄糖 - 人参皂苷 Rf，三七人参皂苷 R_1、R_2、R_3、R_4、R_6、F_8 共 10 种，齐墩果酸型皂苷有竹节人参皂苷 Ⅴ、Ⅳ 和阿托伯脱呋喃糖竹节人参皂苷 Ⅳ 等 3 种。还有含挥发油类，油中以倍半萜类化合物为主，含量高的化合物有 2,8 - 二甲基 - 5 - 乙酸基 - 双环〔5,3,0〕葵二烯、1,8 - δ - 愈创烯和 δ - 杜松烯。本品尚含黄酮苷类、三七多糖 A（Sanehinam A）、β - 谷甾醇、β - 谷甾醇 - D - 葡萄糖苷（又名胡萝卜苷，Daueosterol）、氨基酸类、多糖、无机盐、丰富的钙离子及多种无机元素。从三七中还分离出一种止血活性最强的成分三七素，其化学名为 β - N - 乙二酸酰基 - L - α - β - 二氨基丙酸。三七绒根所含成分与三七相似。

【药理作用】

1. 止血与抗凝血作用

（1）止血作用：用三七给兔、犬、小鼠口服，均能缩短凝血时间或出、凝血时间，如对麻醉犬先结扎门静脉则不能缩短凝血时间，故认为其凝血作用与药物在肝脏的代谢有关。给小鼠腹腔注射三七素，能缩短出血时间，使血小板数增加。10% 三七液能使豚鼠的血小板出现伸展伪足、聚集、变形等黏性变形运动，细胞破坏和部分溶解，使血小板产生脱颗粒等分泌反应，从而使血小板释放二磷酸腺苷（ADP）、血小板因子Ⅲ和 Ca^{2+} 等止血活性物质而达到止血目的；能减轻高分子右旋糖酐致家兔肺出血的作用。本品尚能增强毛细血管的抵抗力，降低毛细血管通透性。三七伤药片给小鼠口服 1g/kg，能缩短凝血时间，并能对抗肝素的抗凝血作用，给小鼠腹腔注射 10% 三七注射液或口服 100% 三七溶液能缩短出血及凝血时间。

（2）抗凝血作用：三七总皂苷、三七人参二醇型皂苷及三醇型皂苷、Rg_1 有抑制家兔及人血小板聚集的作用，三七总皂苷能提高血小板内 cAMP 含量，从而抑制血小板聚集功能。体外实验表明，三七总皂苷能抑制胶原引起的大鼠血小板聚集，抑制胶原引起的血小板 5 – HT 释放，显著提高血小板内 cAMP 含量。体内实验显示，三七总皂苷 800mg/kg 灌胃 1.5～2 小时后，可显著抑制实验性血栓形成。三七总皂苷能通过促进血管内皮细胞分泌组织型纤溶酶原（t – PA），预防血栓形成。测定三七注射液对无凝血障碍人体血浆的复钙时间、凝血酶原时间、第 V 因子、第 Ⅶ 因子、凝血酶凝固时间及白陶土部分凝血酶时间的影响，结果表明三七注射液有显著的抗凝作用，能抑制血小板功能，有促纤溶作用。三七根提取液能促进家兔及人的眼前房、球结膜和玻璃体内淤血的吸收。三七冠心宁（为三七绒根提取的有效成分）在体内、体外均能抗 ADP 所致家兔血小板聚集，体内给药还能使全血黏度下降。冠心病病人使用三七后，血小板聚集及黏着力都比治疗前下降。

上述结果表明，三七既有止血作用，又有抗凝作用，这与传统观点认为三七既能止血，又能活血化瘀，有"止血不留瘀"的特点是一致的。

2. 对心脑血管系统的作用

（1）抗冠心病作用：三七对冠心病、心绞痛有较好疗效。研究表明，三七绒根的乙醇提取物可增加冠脉流量、心肌营养性血流量，降低心肌耗氧量，从而改善冠心病患者供血、供氧，恢复心肌供氧和耗氧之间的平衡。三七注射液亦能增加冠脉血流量，降低心肌耗氧量；其抗冠心病的有效成分主要是所含的黄酮苷和三七皂苷，黄酮苷有扩张冠脉作用；三七皂苷能提高心肌细胞耐缺氧能力，降低心肌耗氧量，其降低心肌耗氧量作用主要是由于三七皂苷能扩张外周血管、降低动脉血压而使心脏负荷降低。

（2）扩张血管和降压作用：三七或其总皂苷能扩张血管、降低血压。60% 三七注射液给麻醉犬静注可引起明显、迅速而持久的血压下降。三七绒根提取物静注也可立即引起短暂而较强的血压下降。三七根浸膏能明显降低麻醉大鼠血压。三七总皂苷对不同部位的血管扩张作用表现有一定的选择性，对大动脉如主动脉、肺动脉作用弱，而对小动脉如肾动脉、肠系膜动脉及静脉（如门静脉）作用强，这一特点对治疗高血压病和冠心病是极为有利的。

（3）抗心律失常作用：三七对多种实验性心律失常有对抗作用，三七总苷对氯仿诱发的小鼠心室纤颤、氯化钡或乌头碱诱发的大鼠心律失常均有保护作用，能明显降低大鼠急性心肌梗死（AMI）后再灌注心律失常的发生率，降低大鼠 AMI 后第 6 小时血清乳酸磷醇激酶活性和缩小心肌梗死范围。三七中的人参三醇苷能明显对抗结扎冠脉诱发的缺血性心律失常及再灌注性心律失常，并使缺血再灌注引起的心肌梗死范围明显缩小，对静脉注射 $CaCl_2$ – Ach 引起的小鼠房颤或房扑也有明显的保护作用；其抗心律失常的机理主要是通过延长动作电位，延长有效不应期而阻断早搏冲动传导，消除折返而产生抗心律失常作用。

（4）对脑循环的作用：三七总皂苷能使大鼠脑血流量增加，脑组织钙含量下降，具有钙通道阻断作用，对氰化钠损伤及大鼠脑缺血再灌注损伤有保护作用，其机理可能与改善能量代谢有关。

（5）抗休克作用：动物实验表明，三七总皂苷能明显延长休克动物的存活时间，总皂苷组的平均动脉压高于对照组，中心静脉压也维持衡定的水平，总皂苷还能明显减轻代谢性酸中毒和高血钾症、肝组织病变程度。三七总皂苷有抗失血性休克的作用，能使小鼠血浆皮质酮含量明显上升，表明有兴奋肾上腺皮质功能的作用。

（6）防治动脉粥样硬化：通过建立高脂饮食的家兔动脉粥样硬化（AS）模型进行实验，三七总皂苷（PNS）对斑块内膜厚度、斑块面积等有显著下降，PNS 对治疗已形成的斑块有疗效。有研究发现，PNS 可通过调节血脂与抑制炎症因子发挥治疗 AS 的作用。

（7）改善心肌缺血：三七总皂苷预处理对急性心肌缺血作用的实验中表明，PNS 在 50～400mg/kg 剂量范围内能显著降低心肌缺血大鼠的心肌梗死面积，提高左心室舒张和收缩功能，明显抑制急性心肌缺血大鼠心肌酶的释放，具有改善心肌缺血的作用。而且 PNS 对冠脉结扎所致大鼠心肌缺血性损伤具有一定的保护作用。

3. 对中枢神经系统的作用　三七根、叶和花总皂苷对中枢神经系统有相似的抑制作用。腹腔注射三七花总皂苷 50、100、200mg/kg，能减少小鼠自发活动，增强氯丙嗪（1mg/kg）的安定作用，增强阈下剂量的戊巴比妥钠和水合氯醛（200mg/kg）的催眠作用。腹腔注射100mg/kg和200mg/kg三七叶花总苷，能明显对抗苯丙胺（3mg/kg）诱发的小鼠自发活动。三七叶还能减少小鼠经腹腔注射戊四唑（75mg/kg）诱发惊厥发生的次数，同时也能使小鼠发生惊厥的潜伏期延长。三七所含人参三醇皂苷类（如 Rg 类）对中枢神经有兴奋作用，能提高脑力和体力活动而抗疲劳。三七所含人参二醇皂苷类（如 Rb 类）则对中枢神经有抑制作用，能镇静、安定和催眠。给大鼠腹腔注射三七根总皂苷（400mg/kg）、给小鼠腹腔注射三七叶总苷均有镇痛作用。腹腔注射三七皂苷 F_1 也有明显的镇静镇痛作用。三七培养细胞（SC）与三七生药（SM）醇提取物均能明显降低小鼠自发活动的次数。上述结果表明，三七有显著的镇静、镇痛、抗炎作用。另外，三七皂苷 Rb_1 和 Rb_2 均能明显增强小鼠的学习与记忆能力。

4. 对代谢的影响

（1）降血脂作用：三七有降低血中胆固醇的作用。动物实验表明，三七粉内服能阻止家兔肠道对脂肪的吸收，使血清胆固醇及甘油三酯含量显著降低，动脉血管脂肪沉着显著减轻。熟三七能促使以高脂饲料喂养的大白鼠血清胆固醇、甘油三酯及β-脂蛋白水平升高；而生三七在一定程度上可减轻其血清胆固醇的升高幅度，但降低程度有限。还有研究表明，三七叶总苷 200mg/kg 和 100mg/kg，给大白鼠和鹌鹑两种高脂模型动物灌服7天，均能显著降低其血清总胆固醇和血清甘油三酯的含量（$P < 0.05$）。临床应用三七等治疗高脂血症，降甘油三酯的有效率为57.5%，降β-脂蛋白的有效率为53%，降胆固醇的总有效率达78%。

（2）对血糖的影响：三七根总皂苷能使小鼠空腹血糖轻度升高，能轻度降低葡萄糖性高血糖，有协同肾上腺素升高血糖的作用。三七皂苷 G 则使空腹小鼠血糖先升高后降低，降低葡萄糖性高血糖的作用比总苷强，对肾上腺素升高血糖的作用无影响，说明降低血糖的作用与肾上腺素无关。三七提取物 A ~ J（主要为人参三醇皂苷）可使正常小鼠肝糖原含量升高，促进外源性萄萄糖生成肝糖原，能提高空腹血糖，对葡萄糖性高血糖有降低倾向，显示出双向调节作用。三七皂苷能降低四氧嘧啶糖尿病小鼠血糖，效应随连续给药而增强，并呈量效关系趋势，与胰岛素的降糖效应无协同或拮抗作用；能促进大鼠分离的肝细胞摄取^3H-葡萄糖，还能增加小鼠肝匀浆代谢葡萄糖和琥珀酸钠的耗氧量以及促进小鼠肝糖原的合成。亦有报道三七总皂苷有协同胰高血糖素升高血糖的作用。三七皂苷 G 则有拮抗胰高血糖素升高血糖的作用。

（3）对蛋白质代谢的影响：生三七总皂苷（PNS）和熟三七总皂苷（PPNS）每天200mg/kg，连续灌胃给药7天，对小鼠肝、肾和血清蛋白质的合成都有促进作用。在适当剂量时，两者作用相似。但当两者剂量增加为每天300mg/kg 时，则 PNS 对肝、肾和血清放射活性无明显影响，而 PPNS 使肾和血清的放射活性明显增强，当皮下注射剂量为每天100mg/kg 时，PNS 对肾脏放射活性显著抑制，而 PPNS 则显著增强。三七冠心宁胶囊（三七绒根提取物）对小鼠肝脏、肾脏及睾丸蛋白质的合成有明显促进作用；适当剂量的三七总皂苷灌胃或皮下注射能使^3H-亮氨酸掺入肝、肾和血清蛋白质的放射性强度明显增大；三七根总皂苷也有促进血清蛋白质合成的作用。

（4）对核酸代谢的影响：三七能不同程度地促进小鼠脑内 DNA、RNA 的生物合成，三七绒根提取物对小鼠肝脏、肾脏和睾丸 DNA 的合成有明显促进作用。三七根总皂苷能明显促进肝脏 DNA 的合成，对肾脏无明显影响；对肝、肾 RNA 的合成无明显影响。三七根总皂苷能使小鼠心肌细胞 cAMP 含量明显升高，cGMP 的含量明显降低，故使 cAMP/cGMP 的值升高，三七冠心宁胶囊也有类似作用。

5. 抗炎作用 三七根、花总苷对大鼠、豚鼠和小鼠由巴豆油、角叉菜胶、腹腔注射冰醋酸、5-HT 等诱发的炎症有明显的对抗作用，对摘除双侧肾上腺大鼠仍有明显的抗炎作用，使大鼠肾上腺组织维生素 C 含量稍有降低，但没有统计学意义，提示其抗炎作用可能不依赖于垂体-肾上腺系统，但也有人在实验中发现大鼠肾上腺组织中抗坏血酸含量下降。豚鼠腹腔注射三七总苷后血浆中皮质类固醇浓度升高，说明三七总苷通过垂体增强肾上腺皮质功能。三七二醇皂苷能显著对抗由巴豆油、角叉菜胶、冰醋酸引起的炎症，同时发现肾上腺维生素 C 含量明显降低，表明三七二醇皂苷直接作用于肾上腺皮质系统。三七总皂苷（PNS 120mg/kg）对大鼠皮下埋植塑料环所致的肉芽组织增生有显著抑制作用；120mg/kg 或 240mg/kg

剂量可显著抑制小鼠皮肤和腹腔毛细血管通透性增强。对大鼠、小鼠由棉球诱发的肉芽组织增生有明显的抑制作用。三七培养细胞和三七生药能减轻二甲苯所致的鼠耳肿胀及蛋清所致的大鼠关节肿胀。另有研究表明，三七总皂苷具有明显的消炎镇痛作用及免疫调节作用，其效应可被纳洛酮部分阻断，表明三七总皂苷可能是阿片样肽受体的激动剂，不具有成瘾性的副作用。

6. 对免疫系统的作用　三七总皂苷 160mg/kg 可使小鼠溶血空斑数增加 92.0%，亦可提高小鼠腹腔巨噬细胞的吞噬率和吞噬指数，还能显著提高大白鼠肺泡巨噬细胞吞噬率，提高血液白细胞总数，提高血液淋巴细胞百分比，减少白细胞移行指数。三七多糖 A 能明显降低小鼠自然杀伤细胞（NKC）的活性，剂量加大，作用增强，在 25mg/kg 及 5mg/kg 时能使血清溶菌酶含量及小鼠腹腔渗出细胞溶菌酶含量增加；三七多糖 B 低浓度可明显促进 NKC 活性，随浓度增加，作用减弱，在 25mg/kg 时可使细胞内溶菌酶含量显著增加。三七多糖对正常豚鼠补体水平无明显影响，但对 CVF 处理后的豚鼠低补体状态再连续给药 5 ~ 8 天，有一定恢复作用。三七总苷腹腔注射能加速小鼠辐射后白细胞的恢复，预防给药效果更好，对骨髓多能干细胞有促进增生、分化和迁移作用。三七注射液有非常显著的抑制体液免疫作用，而对非特异性免疫则有明显的促进作用。三七对烫伤小鼠的补体活化有一定程度的调理和改善作用。

7. 抗氧化与抗衰老作用　三七皂苷有一定的消除 O_2^- · 作用，效力强于人参总皂苷和绞股蓝总皂苷。三七粉浆 200mg/kg 给大鼠灌胃，连续 4 周，能使血液中脂质过氧化物（LPO）含量显著降低，各组织中只有脑组织中 LPO 减少十分显著。三七给药后，大鼠血液中的 SOD 活性有升高倾向，但无显著性差异，在所测组织匀浆中，只有脑组织的 SOD 活性升高显著，其他组织均无显著改变。三七及茎叶总皂苷亦能延长果蝇的平均寿命，提高其飞翔能力，降低其头部脂褐素含量，并抑制小鼠体内外组织的 LPO 生成，提高小鼠血、脑组织 SOD 活性，提示三七有延长寿命和增强机体活力的作用。三七抗衰老的机制可能是直接减少自由基的形成，抑制体内脂质过氧化及激活 SOD 活性，从而加速自由基清除，降低自由基对机体结构与功能的损害。

8. 护肝利胆作用　三七有护肝利胆作用。三七总皂苷对 CCl_4 所致肝损伤有保护作用，可抑制 CCl_4 引起的 SGPT、SGOT 升高（$P < 0.05$），提高肝组织及血清中 SOD 含量（$P < 0.05$），减少过氧化脂质产物（MDA）的生成量和肝糖原消耗，改善肝微循环，减轻线粒体、内质网等细胞器的损伤。预先给予三七总皂苷，可保护肝脏缺血再灌注引起的肝损伤。三七注射液静滴对 α - 异硫氰酸萘酯灌胃引起的家兔肝内阻塞性黄疸有降低血清胆红素的作用。大白鼠腹腔麻醉后行胆汁引流，静注三七注射液后，胆汁流量增加，表明三七注射液有利胆退黄作用。三七能抑制 Ⅱ、Ⅲ 型胶原的合成，发挥抗肝纤维化作用。三七对炎症产生的细胞因子 TGF - β_1 的表达也有抑制作用，因此其是通过抑制 TGF - β_1 的产生来抑制成纤维细胞的生成而直接抑制胶原的合成。

9. 抗肿瘤作用　Rb 型皂苷（Rb_1、Rb_2、Rc、Rd）通过抑制肿瘤坏死因子（TNF）引起的恶病质而对肿瘤感染患者有保护作用，Rb 型皂苷（Rb_1、Rb_2）亦具有较强的抗肿瘤活性。三七根脂溶性成分人参炔三醇对 Mk_1、B_{16}、L_{929}、SW_{620}、HeLa 等人体肿瘤细胞均有较强的细胞毒活性。

10. 抗肾损害的作用　三七总皂苷可通过保护组织抗氧化能力，减轻缺血再灌注时肾组织结构和功能的损伤，有效防止急性缺血性肾衰的发生。

11. 对运动系统的影响　三七皂苷 R_1 可保护软骨细胞免受促炎症因子破坏。三七总皂苷还能促进骨矿形成和韧带修复。

12. 其他作用　三七总皂苷给幼年小鼠灌服，有促进生长的作用；给摘除睾丸的幼年大鼠皮下注射，有雄性激素样作用。体外实验表明，三七总皂苷对某些真菌有较强的抑制作用，对金黄色葡萄球菌、大肠杆菌也有一定抑制作用。三七叶总皂苷对小鼠应激性溃疡有显著的抑制作用。三七总苷能显著降低正常大鼠肾上腺维生素 C 含量，三七绒根总皂苷能提高小鼠耐高温和低温的能力，并可延长小鼠的游泳时间。三七还具有补血作用，能提高外周红细胞、白细胞数量。三七总皂苷能防治肺纤维化，也能减轻肺缺血再灌注引起的损伤，具有预防低氧性肺动脉高压的作用。三七提取物还有抗抑郁样作用。

【临床应用】

1. 上消化道出血、溃疡 人参三七注射液 8 ~ 12mL（每毫升含生药 0.5g）加入葡萄糖注射液 500mL 中静滴，每天 1 次；或将三七研为末，每次服 15g，每天 3 次温开水送服。除呕血者外，一般不禁食，酌情服流质或半流质饮食，大便隐血转阴后再服药 2 天以巩固疗效。两种方法分别治疗上消化道出血及溃疡 110 例和 60 例，前者治愈 102 例，占 92.7%，无效 8 例，大便隐血转阴平均天数 5.98 天；后者完全止血 58 例，占 96.7%，无效 2 例。另治疗消化性溃疡 100 例，每晚睡前服用法莫替丁 40mg，早晨加服三七粉，对照组每晚服法莫替丁 40mg，治疗组总有效率为 95%，对照组总有效率为 82%，一年后复发率治疗组为 8%，对照组为 27%。两组在治愈率、总有效率、复发率方面均有显著性差异（$P < 0.01$）。

2. 咯血 三七粉每次口服 6 ~ 9g，每天 2 ~ 3 次，治疗支气管扩张、肺结核及肺脓肿合并咯血患者 10 例，服药 5 天止血。其中完全止血者 8 例，有 2 例于止血后 1 ~ 2 周又有少量咯血。

3. 颅脑外伤 40 例颅脑外伤病人口服三七粉 3g（昏迷者鼻饲），每天 2 ~ 3 次，服药 3 ~ 10 天，最长 21 天，重者配合脱水、利尿剂，或加抗生素、镇静剂等，能促进神志恢复，改善自觉症状及神经系统体征，并能活血散瘀，使血性脑脊液很快澄清、脑水肿、脑血管阻力和血流量改善，轻者全部有效，重者大部分有效，总有效率达 75%。

4. 脑血管病 血栓通注射液（主要成分为三七总皂苷）每次 10 ~ 12mL，加入 0.9% 氯化钠注射液 250mL 中静滴，每天 1 次，20 天为 1 疗程。治疗各种脑血管病 163 例，总有效率为 98.8%。另用三七粉每次 2g，水蛭粉每次 3g，每天 3 次冲服，治疗脑卒中后遗症 42 例，基本治愈 15 例，显效 21 例，好转 4 例，无效 2 例。

5. 冠心病、心绞痛 不稳定型心绞痛 10 例，口服三七粉每次 2 ~ 3g，每天 2 ~ 3 次，停用其他药物。用药 5 天，显效 7 例，有效 3 例。另用"三七冠心宁"治疗 828 例冠心病患者，每天口服 0.6 ~ 1.2g，其中 778 例心绞痛者总有效率为 70.2%，显效率为 20.1%；625 例心电图总有效率为 34.7%，显效率为 14.2%。血栓通（三七提取物）6mL 加入 10% 葡萄糖注射液 500mL 中静滴，每天 1 次，4 周为 1 疗程，治疗 19 例冠心病患者，其中症状显效 8 例，有效 6 例，无效 5 例，总有效率为 73.7%，心电图恢复正常 4 例，缺血性 S - T 段改善 5 例。

6. 高脂血症 口服三七粉可使血中已增高的胆固醇明显下降。用生三七片或三七冠心宁治疗高脂血症 57 例，降胆固醇与降甘油三酯效果与安妥明比较，无显著性差异，且无安妥明肝功受损或 GPT 升高的副作用。用三七辅以治疗冠心病或高血压的成药或汤剂，治疗高脂血症 76 例，结果降胆固醇的有效率为 78%，降甘油三酯的有效率为 57.9%，降 β 脂蛋白的有效率为 53%。三七苷胶囊每次 100mg，每天服 3 次，60 天为 1 疗程，治疗确诊为高脂血症者 32 例，总有效率为 81.3%。

7. 偏头痛 口服三七叶皂苷，每次 50 ~ 200mg，每天 3 次，8 周为 1 疗程。治疗 16 例，显效 4 例，有效 10 例，无效 2 例，总有效率为 87.5%，且无副作用。

8. 前列腺肥大 三七粉、西洋参粉，每天各服 1g，15 天为 1 疗程，一般治疗 2 ~ 3 疗程。病程较长、小便点滴而出者，每天各服 2g，分 2 次服。治疗前列腺肥大 26 例，总有效率达 88.5%。

9. 椎 - 基底动脉缺血性眩晕 三七制剂血塞通注射液 400mg 静脉滴注，14 天为 1 个疗程，共 2 个疗程，治疗 76 例患者，总有效率为 93.4%，治疗后患者 TCD、血液流变学指标均有明显改善。

10. 眼科疾病 使用三七制剂血塞通粉针（600mg 静脉滴注，15 天为 1 疗程）治疗 42 例缺血性视神经病变患者，对照组用激素和血管扩张剂等药物，3 ~ 4 个疗程后治疗组视力恢复到 1.0 以上者占 68.1%，视野好转率为 27.2%，疗效明显优于对照组。使用三七制剂络泰粉针（600mg 静脉滴注，15 天为 1 疗程）治疗 31 例视网膜静脉阻塞患者，总有效率达 90.3%。采用三七制剂络泰 400mg 静脉滴注加三七制剂血塞通片口服的冲击疗法治疗玻璃体积血 30 例，10 天为 1 疗程，轻度者 1 ~ 2 个疗程，中、重度者 3 个疗程，治愈 12 例，好转 18 例。此外，三七总皂苷治疗挫伤性前房出血、黄斑出血、眼外伤等都有较好疗效。

11. 突发性耳聋 治疗 100 例，对照组给予能量合剂，低分子右旋糖酐，维生素 B_1、B_2 及糖皮质激素，治疗组在对照组基础上静脉滴注三七制剂血塞通 400mg，疗程 10 天，总有效率为 84.5%，优于对照组（60.3%）。

12. 扁平苔藓　将三七制成薄膜，贴于患处，每天 3~5 次，1 个月为 1 疗程。临床治疗 50 例，痊愈 30 例，显效 10 例，好转 6 例，无效 4 例，总有效率为 92%。

13. 皲裂　三七粉 30g，麻油适量，调成糊状。使用前先将患处用热水浸泡 10~20 分钟，角质层过厚者用刀片削去。每天涂药 3~4 次，30 天为 1 疗程。治疗 68 例，痊愈 45 例，好转 23 例。

14. 褥疮　用过氧化氢清洗创面，至泡沫消失为止，再将三七粉均匀敷于创面，每天 2 次。调整患者姿势或身下放置医用气垫圈使创面暴露。治疗 20 例，均为长期卧床患者，以Ⅰ度和Ⅱ度褥疮为多，其中 19 例治疗 1~2 周痊愈；Ⅲ度褥疮 1 例，治疗 3 周痊愈。

【毒副作用】　本品临床应用一般无明显不良反应。三七总皂苷对小鼠的 LD_{50} 为：静注 447mg/kg；皮下注射 1246mg/kg。三七三醇皂苷小鼠静注的 LD_{50} 为（3806±143）mg/kg，三七二醇皂苷小鼠静注的 LD_{50} 为（297±18）mg/kg。给犬静注三七皂苷注射液 1mg/min，致死量为（587±108）mg/kg。用三七粉 1g/kg、三七皂苷 0.4g/kg 分别给兔灌胃，每天 1 次，7 天为 1 疗程，疗程中间歇 1 天，连用 4 个疗程，除三七粉组血糖有一定降低外，其余未见异常变化。

参 考 文 献

1. 熊敏琪. 中医药信息，2014，31（3）：150~152.
2. 张春军，等. 牡丹江医学院学报，2012，33（2）：7.
3. 刘庆生，等. 中华中医药学刊，2008，26（2）：317.
4. 李冠烈，等. 世界中西医结合杂志，2008，3（11）：687~689.
5. 段寅慧，等. 中医药信息，2014，31（2）：108~110.
6. 倪世容，等. 基础医学与临床，2012，32（2）：170.
7. 宋月英，等. 中国老年学杂志，2011，31（5）：835.
8. 吴再起，等. 肿瘤药学，2012，2（5）：351.
9. 徐建兵，等. 临床合理用药，2013，6（4C）：157~158.
10. 张洁，等. 医学研究杂志，2008，37（3）：35.
11. 李小永，等. 基层医学论坛，2012，16（14）：1847.
12. 钱力，等. 中国运动医学杂志，2014，33（2）：155~156.
13. 陈超杰，等. 时珍国医国药，2008，19（7）：1559.
14. 彭书玲，等. 中国中西医结合急救杂志，2008，15（1）：63.

珠 子 参

【别名】　扣子七，珠儿参，疙瘩七，珠参。

【来源】　为五加科植物珠子参 Panax japonicus C. A. Mey. var. *major*（Burk.）C. Y. Wu et K. M. Feng 或羽叶三七 Panax japonicus C. A. Mey. var. *bipinnatifidus*（Seem.）C. Y. Wu et K. M. Feng 的干燥根茎。

【性味】　苦、甘，微寒。

【功能主治】　补肺养阴，祛瘀止痛，止血。用于气阴两虚，烦热口渴，虚劳咳嗽，跌扑损伤，关节痹痛，咳血，吐血，衄血，崩漏，外伤出血。

【主要成分】　主要有效成分为皂苷类，如竹节参皂苷 Ⅴ（Chikusetsusaponin Ⅴ），竹节参皂苷Ⅳ、Ⅳa（Chikusetsusaponin Ⅳ、Ⅳa Merhyl ester）甲酯，人参皂苷 Rb_1、Rc、Rd、Re、Rg_1、Rg_2，三七皂苷 R_1、R_2（Notoginsenosides R_1、R_2），珠子参皂苷 R_1、R_2（Majorosides R_1、R_2），齐墩果酸 - 3 - O - β - D -（6 - 甲酯）吡喃葡萄糖醛酸苷，齐墩果酸 - 28 - O - D - 吡喃葡萄糖苷。此外，尚含 β - 谷甾醇 - 3 - O - D - 吡喃

葡萄糖醛酸苷、氨基酸和多种无机元素等。

【药理作用】

1. 抗肿瘤作用　珠子参水煎液能体外诱导肝癌细胞株 $SMMC_{7721}$ 产生典型的细胞形态与超微结构变化，使 $SMMC_{7721}$ 细胞阻滞在 G_0/G_1 期，从而阻止了细胞向 S 期的转换，并引起细胞凋亡，凋亡率达 38.34%；RTPCR 半定量分析珠子参能降低癌基因 c – myc 表达（$P < 0.05$），增高抑癌基因 p53 和 p21 表达（$P < 0.05$）；珠子参水煎液对 H_{22} 肝癌小鼠有良好的抑瘤作用，抑瘤率达 44.89%，其作用机制可能与珠子参阻止 G_2/M 期细胞转换而影响癌细胞在细胞周期中的进程，干扰 S 期 DNA 合成以及诱导小鼠肝癌细胞凋亡有关；另外，珠子参多糖通过多种途径的整合调节作用，有效地抑制 H_{22} 肝癌，延长实验小鼠的生存时间。此外，珠子参能明显抑制荷瘤小鼠 TNF – α 水平的异常增高，使其维持在一定水平而发挥抗肿瘤、调节机体免疫力等作用；珠子参水煎液在体外有诱导 HL_{60} 细胞分化的功能，并对人早幼粒细胞白血病 HL_{60} 细胞株有细胞毒作用，且能提高 5 – Fu 的敏感性而与化疗药物起协同作用。

2. 对血液和造血功能的影响　珠子参水煎液 5、10g/kg 可明显对抗环磷酰胺和 ^{60}Co 辐射所引起的小鼠骨髓造血功能损伤，使降低的 RBC、HB、WBC、BPC 明显升高，并可明显增加骨髓有核细胞及网织红细胞数。

3. 对免疫功能的影响　珠子参皂苷能增强正常纯系小鼠（$G_{57}BL$，BALB/C）和用强的松处理的纯系小鼠腹腔巨噬细胞的吞噬功能，增加空斑形成细胞数和促进血清溶血素生成，并能对抗环磷酰胺对 E 花环的抑制作用，提示珠子参皂苷对机体的非特异性免疫功能、体液及细胞免疫功能均有一定的增强作用。

4. 抗氧化作用　实验表明，珠子参提取物对高氧条件下急性前脑缺血再灌流后脑组织中丙二醛（MDA）含量升高有明显的抑制作用，对脂质（LPO）过氧化有明显的抑制作用，提示本品可能有抗氧化、抗衰老作用。另外，珠子参甲醇提取部位、丙酮提取部位和总皂苷对 DPPH 自由基均有一定的清除能力，且珠子参不同提取物抑制脂质过氧化。珠子参总皂苷对 H_2O_2 诱导的新生大鼠心肌细胞氧化损伤具有较好的保护作用，其抑制心肌细胞氧化应激损伤，与 Nrf2 抗氧化途径的激活和清除 ROS 有关，珠子参总皂苷对 MI/RI，对 CCl_4 致大鼠肝纤维化、肝损伤具有较好的保护作用。而且珠子参多糖可显著改善 D – gal 致衰老小鼠学习记忆能力。

5. 抗炎作用　珠子参水煎剂给实验大鼠口服，有抗炎作用，以 10g/kg 剂量给大鼠口服，对蛋清性、甲醛性、右旋糖酐性关节炎及棉球肉芽肿均有明显的抗炎作用；能增加正常饥饿小鼠和去肾上腺小鼠的肝糖原含量；大鼠连续服用后，对非特异性刺激有抑制作用，还能延长去肾上腺未成年大鼠的生存时间。结果表明，本品似含有具糖皮质激素样作用的物质，抗炎作用可能与此种物质有关。

6. 对血管的作用　采用耳郭微循环观察法进行实验，结果表明，珠子参水提物能明显增加耳郭微血管管径及毛细血管开放数目，能有效改善肾上腺素所致的耳郭微循环障碍。

7. 其他作用　本品所含的三七皂苷对血小板聚集有抑制作用，并能使血液黏度降低；此外，本品尚有镇痛、护肝的作用。珠子参总皂苷为珠子参抗肝损伤的有效部位，竹节参皂苷Ⅳa 为其抗肝损伤的主要有效成分。珠子参水提取物具有较强的促凝血作用。珠子参还有抗心律不齐作用。

【临床应用】

1. 白细胞减少症　珠子参片，每天服 3 次，每次 5g。治疗 30 例，显效 20 例，有效 4 例，总有效率达 80%。

2. 跌打损伤、腰腿疼痛、风湿性关节炎、胃痛等　本品 3～9g，水煎服；外用适量，研细末，酒调或水调，敷患处。

3. 小儿惊风　珠子参 9g，研细末，每天 3 次，每次 0.3g，温开水冲服。

4. 咯血　珠子参、枇杷叶各 9g，白茅根、仙鹤草各 15g，贝母 6g，水煎服。

【毒副作用】　珠子参总皂苷的急性毒性实验结果显示：毒性很小，口服的 LD_{50} 为（2031.1 ± 441.6）mg/kg，腹腔注射的 LD_{50} 为（253.2 ± 85）mg/kg。

参 考 文 献

1. 张延妮. 陕西师范大学（博士学位论文），2011：10.
2. 贺海波，等. 中国临床药理学和治疗学，2010，15（11）：1216.
3. 贺海波，等. 中药药理与临床，2012，28（2）：50～51.
4. 贺海波，等. 第三军医大学学报，2012，34（15）：1527.
5. 刘爱华，等. 中国临床药理学和治疗学，2013，18（11）：1224.
6. 许苗苗，等. 西北药学杂志，2014，29（5）：486.
7. 陈涛，等. 中国中药杂志，2010，35（7）：912.
8. 胡卫，等. 中国老年学杂志，2015，35（13）：3522.
9. 张继红，等. 中国药理与临床，2014，30（5）：73.
10. 王薇，等. 中国药理与临床，2014，30（5）：70.
11. 杨扬，等. 现代预防医学，2011，38（20）：4235.

竹 节 参

【别名】　竹节三七，竹节人参，珠子参。

【来源】　为五加科植物竹节参 *Panax japonicus* C. A. Mey. 的干燥根茎。

【性味】　甘、微苦，温。

【功能主治】　散瘀止血，消肿止痛，祛痰止咳，补虚强壮。用于劳嗽咯血，跌扑损伤，咳嗽痰多，病后虚弱。

【主要成分】　含皂苷，主要是竹节参皂苷Ⅳ、Ⅳa、Ⅴ（Chikusetsu saponin Ⅳ、Ⅳa、Ⅴ）等，苷元是齐墩果酸（Oleanolic acid）。还有人参皂苷 Rd、Re、Rg$_1$、Rg$_2$，三七皂苷 R$_2$，伪人参皂苷 F$_{11}$等。尚含有多糖。

【药理作用】

1. 对中枢神经系统的作用　①镇痛作用：竹节参总皂苷对化学及热刺激所致小鼠疼痛均有镇痛作用，在醋酸扭体实验中，存在量效直线关系，64mg/kg 剂量的作用与氨基比林 100mg/kg 相当，镇痛抑制率为82%。在热板实验中，竹节参总皂苷 80mg/kg、100mg/kg、200mg/kg 剂量的痛阈提高率分别为 124.5%、138.7%、159.7%。②镇静作用：用活动计数法测定腹腔注射竹节参总皂苷前、后不同时间的 10 分钟内活动数，100mg/kg 剂量药后 85～95 分钟及 200mg/kg 剂量药后 25～35 分钟镇静作用非常显著，与戊巴比妥钠、硫贲妥钠有明显的协同作用。③抗惊厥作用：竹节参总皂苷能对抗戊四氮所致惊厥，但对士的宁、印防己毒素所致惊厥无明显的对抗作用。

2. 对心血管及其 cAMP 和 cGMP 含量的影响　竹节参水提醇沉物给小鼠腹腔注射，小鼠心肌对^{86}Rb 的摄取明显增加；竹节参水提醇沉物能增加离体蟾蜍心脏收缩及心输出量。给麻醉开胸猫静脉注射竹节参水提醇沉物后，冠脉流量明显增加，心肌耗氧量降低，心肌中 cAMP 含量无明显增加，而 cGMP 含量明显降低，cAMP/cGMP 比值升高。

3. 对肾上腺皮质功能的影响　大鼠灌服以竹节参为主要成分的煎剂，每天 10g/kg，连服 7 天或只服 1 天，均不降低肾上腺内维生素 C 的含量，但明显抑制非特异性刺激（游泳）引起的肾上腺内维生素 C 含量的降低。正常或去肾上腺饥饿小鼠多次灌服煎剂 10g/kg，对肝糖原的积累有明显促进作用，而灌服相当量的葡萄糖并无此作用。摘除肾上腺的幼年大鼠灌服煎剂，每天 10g/kg，可延长生存时间。豚鼠每天灌服 10g/kg，连服 5 天，尿中 17 - 酮类甾醇排出量并无显著变化。综上分析，本品并不具有兴奋垂体 - 肾上腺皮质功能的作用，而似有肾上腺皮质激素样作用，其抗炎原理可能与此有关。

4. 对免疫功能的影响 竹节参总皂苷对大肠杆菌脂多糖诱导的小鼠腹腔巨噬细胞产生白细胞介素 – 1 有明显的增强作用，并能对抗环磷酰胺对其的抑制作用；对刀豆素诱导的小鼠腹腔脾细胞产生白细胞介素 – 2 有明显的促进作用，并能对抗环磷酰胺对其的抑制作用。竹节参总皂苷对 PHA 和 ConA 诱导下的 T 细胞增殖效应有明显的增强作用，而对 LPS 诱导下的 B 细胞增殖效应无明显的增强作用，能提高小鼠血中炭廓清率和激活腹腔巨噬细胞的吞噬活性。竹节参多糖能激活网状内皮系统。

5. 抗炎作用 以竹节参为主要成分的煎剂给大鼠灌服 10g/kg，连服 3 天，对蛋清、甲醛、右旋糖酐所致关节炎以及皮下棉球炎性肉芽肿的形成、去肾上腺大鼠甲醛性关节炎等均有明显的抑制作用。

6. 抗氧化、抗衰老作用 竹节参总皂苷 323μg/mL 剂量时对正常大鼠肺匀浆自发过氧化脂质生成有抑制作用，作用呈剂量依赖性增强，10μg/mL 时能抑制 Fe^{2+} – 半胱氨酸诱导的肺微粒体过氧化脂质的生成，亦呈剂量依赖性增强。竹节参总皂苷有较强的清除超氧阴离子自由基的作用，随着药物浓度的增加作用加强，对羟自由基亦有较强的清除作用，强度为羟自由基清除剂苯甲酸钠的 3.2 倍。脯氨酸羟化成羟脯氨酸，机体衰老过程因供氧不足影响脯氨酸的羟化过程，造成胶原中羟脯氨酸含量降低，竹节参总皂苷 0.824%（生药中含量为 8%），每次灌胃 15mL/kg，每天 1 次，连续 30 天，小鼠皮肤羟脯氨酸含量可增加 10.4%。

7. 抗肿瘤作用 竹节参总皂苷对体外培养的 HL – 60 细胞生长有一定抑制作用，能明显抑制小鼠移植性肉瘤 S_{180} 的生长，延长 H_{22} 腹水小鼠的生存时间。人参皂苷 Rg_1 在体外能显著抑制骨肉瘤细胞周期和促进凋亡。

8. 改善学习记忆作用 竹节参总皂苷能改善血管性痴呆大鼠学习记忆能力与调节脑 Glu 和 GABA 含量，改善自由基代谢有关。

9. 神经保护作用 实验表明，竹节参对 H_2O_2 所致 SH – SY5Y 神经细胞氧化应激损伤有保护作用。竹节参总皂苷抗缺血性海马神经元损伤与降低海马组织 iNOS 的活性有关。

10. 其他作用 竹节参有增强机体对运动负荷的适应能力，抵抗疲劳的作用；竹节参总皂苷在 0.0002g/mL 时，对家兔离体十二指肠平滑肌收缩有一定的抑制作用；竹节参总皂苷在 5% ~ 10% 时有溶血作用，在 0.5% 时无溶血作用；竹节参所含齐墩果烷系皂苷有较强的降血糖作用。

【临床应用】

1. 跌打损伤 配当归、川芎、红花、桃仁等煎服或配三七捣烂同服，对跌打损伤有效。

2. 肺结核吐血 配白茅根、茜草根、麦冬、天冬煎服，对肺结核吐血有较好疗效。

3. 肺寒咳嗽，喘促，痰多稀白等 配白前同用，有较好疗效。

4. 风湿类疾病 竹节参、黄芪、赤芍、当归、制马钱子、制川乌等药物治疗风湿类疾病患者 168 例，取得了较满意疗效。

【毒副作用】 竹节参总皂苷给小鼠腹腔注射、肌内注射、灌胃的 LD_{50} 分别为（714.8 ± 60.5）mg/kg、（684.5 ± 66.1）mg/kg、（5805.0 ± 653.0）mg/kg。竹节参总皂苷 50mg/kg、25mg/kg 分别给家兔肌内注射 15 天，50mg/kg 组家兔的血色素及红细胞分别降低 10% 及 30%，对肝、肾功能影响不大，对白细胞无影响，心、肝、脾、肺、肾、肌肉的肉眼及病理组织切片观察，未见异常。

参 考 文 献

1. 陈曦. 医学信息, 2015, 28 (17): 350.

2. 赵晖, 等. 中国老年学杂志, 2010, 30 (21): 3096.

3. 王振富, 等. 中国老年学杂志, 2015, 35 (8): 2203.

4. 魏娜, 等. 中国老年学杂志, 2013, 33 (23): 5878.

5. 李春艳, 等. 中医药导报, 2012, 18 (4): 60 ~ 70.

6. 代艳文, 等. 中国实验方剂学杂志, 2014, 20 (2): 163.

7. 郑琦, 等. 国际中医中药杂志, 2015, 37 (5): 478 ~ 479.

8. 钱丽娜, 等. 武汉植物学研究, 2008, 26 (6): 674.

9. 贾占红, 等. 中国实验方剂学杂志, 2011, 17 (21): 168.

9. 赵晖, 等. 中国中药杂志, 2008, 33 (5): 557.

10. 袁丁, 等. 时珍国医国药, 2007, 18 (2): 277.

蒲　黄

【别名】　蒲花, 蒲棒花粉, 水蜡烛。

【来源】　为香蒲科植物水烛香蒲 *Typha angustifolia* L.、东方香蒲 *Typha orientalis* Presl 或同属植物的干燥花粉。

【性味】　甘, 平。

【功能主治】　止血, 化瘀, 通淋。用于吐血, 衄血, 咯血, 崩漏, 外伤出血, 经闭痛经, 胸腹刺痛, 跌扑肿痛, 血淋涩痛。

【主要成分】　含黄酮苷类, 如异鼠李苷 (异鼠李素)、槲皮素苷 (槲皮素), 还含有脂肪油 (含游离的棕榈酸和硬脂酸约30%, 另含棕榈酸、硬脂酸及油酸的甘油酯)、甾醇类 (谷甾醇、α-香蒲甾醇), 以及挥发油、糖类、蛋白质、生物碱、氨基酸、淀粉等。

【药理作用】

1. 止血作用　蒲黄水浸液或乙醇浸液口服可使家兔的凝血时间明显缩短。蒲黄提取物用2%碳酸氢钠溶解后给家兔皮下注射1~5mg/kg, 亦可缩短血凝时间, 增加家兔血小板数目, 缩短凝血酶原时间。口服生蒲黄也能使家兔的凝血时间和小鼠的出血时间明显缩短, 口服蒲黄炭作用更明显。蒲黄为收敛性止血药, 对咯血、血痰、鼻衄、尿血、便血、子宫出血、白带等有良好作用。蒲黄粉剂撒于家兔或犬的股动脉出血处, 压迫2~4分钟可产生止血作用。

2. 降压作用　蒲黄煎剂、乙醇浸出液、乙醚浸液及其制剂, 大剂量可降低猫、犬的血压, 切断迷走神经和窦神经之后, 仍有相似反应, 其降压作用可被阿托品阻断。蒲黄醇提取物静脉注射能使纤颤家兔心冠脉流量增加, 使麻醉犬血压下降, 心率减慢。

3. 抗缺氧、抗疲劳作用　蒲黄醇提取物可延长夹闭气管、结扎颈总动脉小鼠的心电消失时间, 使小鼠尾静脉注射空气增加耗氧致缺氧的存活时间延长, 并使小鼠的游泳时间和爬杆时间延长。蒲黄能提高小鼠耐低气压的能力, 改善心肌的营养性血流量, 肌注效果优于口服。蒲黄中的异鼠李苷和槲皮素能使心肌环核苷酸的含量显著升高。以蒲黄为主药的失笑散能明显增强小鼠对减压缺氧的耐受力, 对抗垂体后叶素引起的急性心肌缺血。

4. 对子宫收缩及引产的作用　研究证明, 蒲黄能增强子宫肌电活动, 从而增强子宫平滑肌运动, 引起子宫强烈收缩。蒲黄多种制剂 (煎剂、乙醇浸剂、乙醚浸提液等) 对大鼠、小鼠、豚鼠、兔、犬等动物的离体及在体子宫均有增强收缩力与紧张力的作用, 大剂量时, 可使离体子宫出现痉挛性收缩, 未孕子宫较已孕子宫更为敏感, 并使产后子宫收缩力加强或紧张性增加。50%蒲黄注射液给小鼠、豚鼠腹腔注射1~3次, 剂量分别为6mL/kg、4mL/kg, 均有明显的引产作用。

5. 对内皮细胞的保护作用　体外培养血管内皮细胞 (A) 并用模拟体内纤维蛋白 (B) 予以损伤, 分别给予三种蒲黄 (I) 单体 Y_2、Y_3、Y_4, 借助扫描电镜观察其对A的保护作用。实验表明: ①A与B接触48小时后, 细胞明显皱缩, 多数细胞脱落或解体; ②同时加入I单体组, 细胞损伤明显减轻, 脱落减少, 多数细胞排列规则, 形体正常, 尤以单体 Y_4 的保护作用更明显; ③血管平滑肌细胞在同样B作用条件下, 形态无明显改变。提示I单体确能阻止B对A的损伤, 对防治附壁血栓的形成和动脉粥样硬化病变的发展有良好作用。

6. 降血脂作用　蒲黄有抗食饵性高胆固醇血症的作用。在家兔普通饲料中加入蒲黄, 不仅可使血胆固醇迅速下降，而且主动脉壁胆固醇含量也减少，冠状动脉病变程度减轻，改善了微循环。这一作用可能与增强单核－巨噬细胞功能有关。蒲黄在降低胆固醇的同时，能使血清β－脂蛋白明显减少，而α－脂蛋白相对增多。蒲黄降低血清胆固醇的机理，一方面是抑制肠道对外源性胆固醇的吸收，另一方面也可能抑制随胆汁排出的胆固醇从肠道重吸收，从而阻断肝肠循环，增加胆固醇从肠道的排出。

7. 抗炎作用　蒲黄浸膏外敷，对大鼠下肢烫伤性肿胀有抑制作用，蒲黄注射液腹腔注射对大鼠实验性踝关节肿有消肿作用。实验进一步证明，蒲黄能改善微循环，使毛细血管的通透性降低，开放数增加，能促进炎性物质的重吸收。

8. 抗菌作用　蒲黄 1：100 浓度水煎剂在试管内对牛型结核菌有抑制生长的作用；对豚鼠实验性结核病有一定疗效。

9. 对心血管的作用　蒲黄提取物对兔离体心脏冠脉流量、犬心肺装置及心肌^{86}Rb 摄取量有增加作用，且有扩张兔、犬外周血管的作用。蒲黄煎剂或醇提取物作用于蟾蜍离体心脏的心肌，低浓度可使心肌收缩力增强，高浓度则抑制。生蒲黄制剂静脉滴注，对家兔实验性心肌损害有保护作用，对家兔左室支动脉结扎的急性心肌梗死模型有抗梗死作用。

10. 对肠道的作用　蒲黄提取物可增强离体家兔肠蠕动，但该作用可被阿托品阻断。对家兔阑尾炎浆膜与盐水摩擦损伤性肠粘连模型，用蒲黄水剂、乳剂腹腔灌注均可预防阑尾炎、肠膜腔切口粘连，前者效果优于后者。蒲黄中的异鼠李素对小鼠离体肠管有解痉作用。

11. 镇痛作用　蒲黄溶液灌胃对酒石酸锑钾刺激产生的疼痛有显著的镇痛效果，但蒲黄不会引起呼吸抑制和中枢抑制。

12. 抗肿瘤作用　研究表明，蒲黄具有诱导肿瘤细胞凋亡的作用。蒲黄提取物中的不饱和脂肪酸对体外培养的人胃癌细胞有细胞毒作用。蒲黄水提物对 Lewis 肺癌移植瘤的生长具有明显的抑制作用，其醇提物具有提高荷瘤小鼠体液免疫和细胞免疫的作用。

13. 对心脏的作用　蒲黄具有较好的抗实验性心律失常作用，可能与其阻滞 Ca^{2+} 内流作用有关。

14. 对糖尿病的影响　蒲黄黄酮能降低 2 型糖尿病大鼠血浆 IL－6 和骨骼肌组织 SOCS－3 水平，改善其胰岛素敏感性。蒲黄总黄酮能显著增加 C2C12 骨骼肌细胞的葡萄糖消耗和摄取。

15. 其他作用　蒲黄对大鼠桡骨骨折能加速血肿吸收、机化，并促进骨痂形成和愈合；蒲黄在体外对家兔红细胞有一定的溶血作用。蒲黄水煎醇沉液腹腔注射似有糖皮质激素样作用，是一种抑制免疫功能的药物，小剂量对巨噬细胞吞噬功能无明显影响，中剂量呈抑制作用，大剂量则有显著增强巨噬细胞功能的作用。蒲黄亦有利尿作用。蒲黄可抑制大鼠动静脉环路血栓的形成，使血栓湿重降低，还可有效改善血流变参数。另外，蒲黄黄酮能显著提高大鼠子宫内膜 ER－α、ER－β 和 P 阳性细胞表达及血液中 E2 和 P 的含量，具有雌激素样效应。

【临床应用】

1. 高脂血症　蒲黄、生山楂、泽泻等各 24g，水煎 2 次，得煎液 30mL，分 2 次服，每天 1 剂，14 天为 1 疗程。治疗 32 例，显效 21 例，有效 6 例，无效 5 例，总有效率为 84.4%。甘油三酯水平由治疗前平均 40.85g/mL，下降至治疗后 16.62g/mL。

2. 支气管扩张咯血　生蒲黄 20g，黛蛤散 15g，赭石、炒白芍各 30g，黄芩、黄柏、知母、三七粉各 6g，桑白皮、百部、姜半夏、生大黄、白及各 9g，水煎服。治疗 36 例，痊愈 28 例，显效 6 例，有效 2 例，总有效率为 100%。

3. 内伤出血　蒲黄炭研末，每次 6g，凉开水吞服；或配仙鹤草、血余炭、棕榈炭、茜草炭等同服。

4. 湿疹　蒲黄细粉撒于皮肤上，用于渗出液多及瘙痒者，能减少渗液，迅速止痒。曾治 30 例，25 例当天止痒，5 例次日止痒，全部患者均在 6～15 天内痊愈。

5. 其他　另外有见蒲黄治疗复发性口疮、高血压病头痛、冠心病心绞痛等的报道。蒲黄用于妇科疾病也有报道。

参 考 文 献

1. 陈才法，等. 解放军药学学报，2008，24（3）：192.
2. 敬美莲，等. 中国实用医药，2008，3（25）：3.
3. 王恩军，等. 军医进修学院学报，2008，29（3）：227.
4. 娄少颖，等. 上海中医药大学学报，2008，22（2）：39.
5. 黄一峰，等. 安徽医药，2013，17（3）：505.
6. 李景辉，等. 安徽农业科学，2011，39（18）：10813.
7. 姜利鲲，等. 中国中医急症，2009，18（5）：770.
8. 姜利鲲，等. 激光杂志，2008，29（6）：95.
9. 林洁，等. 中国现代医学杂志，2012，22（21）：18.
10. 朴忠万，等. 中国实验方剂学杂志，2010，16（2）：44～45.
11. 冯晓桃，等. 广州中医药大学学报，2014，31（6）：936.
12. 冯晓桃，等. 上海中医药杂志，2013，47（4）：94.
13. 姜利鲲，等. 中国中医急症，2008，17（2）：229.

茜　草

【别名】　红茜草，茜草根。

【来源】　为茜草科植物茜草 *Rubia cordifolia* L. 的干燥根和根茎。

【性味】　苦，寒。

【功能主治】　凉血，祛瘀，止血，通经。用于吐血，衄血，崩漏下血，外伤出血，瘀阻经闭，关节痹痛，跌扑肿痛。

【主要成分】　含茜草素（Alizarin）、羟基茜草素（Purpurin）、异茜草素（Purpuroxanthin）、伪羟基茜草素（Pseuolopurpurin）以及大黄素甲醚（Physcion）等蒽醌衍生物。此外尚含茜草双酯、茜草酸苷Ⅰ、茜草酸苷Ⅱ及茜草酸（Munjistin）、茜草奈酸、多糖和环六肽（环己肽）类成分。

【药理作用】

1. 止血作用　茜草对凝血活酶生成、凝血酶生成、纤维蛋白形成三个阶段均有促进作用，能明显促进血液凝固，在体内可部分纠正肝素所致复钙时间及白陶土部分凝血酶时间缩短。茜草有抗肝素的作用，茜草炭作用更显著。

2. 升白细胞作用　茜草粗提取物具有升高白细胞的作用。茜草水提醇沉液腹腔注射对环磷酰胺引起的白细胞降低有不同程度的升高作用。茜草双酯亦有类似的升高白细胞作用，小鼠口服有促进骨髓造血细胞增殖和分化的作用。茜草酸苷Ⅰ、Ⅱ及茜草酸均有类似作用。

3. 抗癌作用　茜草中的环六肽类成分及甲醇提取物对肺癌、艾氏实体癌、白血病、结肠癌、B_{16}黑色素癌等均有抗癌作用，并能控制癌转移，其抗癌效果与长春新碱、丝裂霉素等相当，且对正常细胞毒性很低。茜草甲醇提取物的氯仿溶解部分可抑制人肝癌细胞株细胞分泌 HBsAg，从而在抑制肝癌发生方面有一定意义。茜草醇提物对小鼠 U_{14} 宫颈癌具有一定抑制作用。茜草蒽醌能显著抑制 SMMC-7721 肝癌细胞的生长并抑制端粒酶的活性。茜草提取物对胃癌 MGC-803 细胞株具有诱导凋亡和抑制增殖作用。

4. 对心血管系统的作用　茜草提取物对人工心肌梗死模型有降低 ST 段抬高和缩小心肌梗死范围的作用。给心肌梗死模型犬静注茜草酸苷Ⅱ可使血压降低、心率减慢和 $\sum$ST 减小；还能显著降低血小板的聚集、延长小鼠耐缺氧时间、改善大鼠垂体后叶素所致心肌缺血的心电异常。茜草水提取物腹腔注射，可使小鼠心肌、脑中 ATP 含量增加，有利于能量代谢和氧效应的调节。

5. 祛痰镇咳作用　茜草煎剂和水提醇沉液对小鼠有明显的镇咳和祛痰作用。

6. 抗菌作用　茜草水提取液对金黄色葡萄球菌有一定抑制作用，对肺炎双球菌、流感杆菌及部分皮肤真菌也有抑制作用。

7. 对尿路结石的作用　茜草制剂能防止实验性肾和膀胱结石的形成，尤其对碳酸钙结石的形成有抑制作用，对由钙或镁形成的结石有一定溶解作用。茜草促进结石排除的作用，可能与兴奋膀胱肌有关。

8. 对平滑肌的作用　茜草煎剂能对抗乙酰胆碱所致的离体兔肠痉挛，有解痉作用，对离体豚鼠子宫则有兴奋作用。产妇口服可增强子宫收缩。

9. 抗氧化、清除自由基作用　茜草多糖有显著抑制自由基脂质过氧化的作用。茜草多糖对小鼠肝匀浆在37℃生成丙二醛（MDA）量的抑制率为64.1%，对邻苯三酚产生的氧自由基有显著抑制作用，对 H_2O_2 所致的红细胞溶血亦有显著降低作用。从茜草粗多糖中分别提取得到均一多糖 QA_2 和均一糖蛋白 QC，药理实验表明两者均有明显清除自由基的作用。茜草双酯对体外培养的缺氧/复氧心肌细胞具有保护和抗凋亡作用。茜草双酯还能保护心肌超氧化物歧化酶（SOD）、谷胱甘肽过氧化物酶（GSH-PX）的活性，减少 MDA 的产生。茜草多糖对大鼠肾缺血再灌注损伤模型有保护作用，其机制为降低 MDA 含量，显著提高 SOD、Na^+,K^+-ATP 酶及 Ca^{2+}-ATP 酶的活性，减轻肾功能损伤。

10. 保肝作用　小鼠实验表明，茜草的水-甲醇提取物对肝脏有保护作用。小鼠口服茜草提取物对对乙酰氨基酚引起的致死率能显著降低并缓解其肝毒性，对四氯化碳所致的肝毒性也能明显降低。茜草根的甲醇提取物 $CHCl_3$ 部分可抑制 Hep3B（人肝癌细胞株）细胞分泌 HBsAg，从此部分中分离出3个已知的萘氢醌化合物，可能是其保肝作用的有效成分。

11. 延缓衰老的作用　实验表明，茜草多糖具有延缓脑细胞衰老的作用，可通过上调 Bcl-2 蛋白的表达，保护线粒体避免 cytC 的释出，提高线粒体 Ca^{2+} 缓冲含量，从而发挥抑制脑细胞凋亡的作用。

12. 抗运动疲劳作用　研究表明，茜草提取物可以调节大强度耐力训练大鼠不同组织中 NOS 活性，增加 NO 含量；能有效抑制自由基对红细胞和血红蛋白的损伤，提高肌肉中乳酸清除的能力，延缓运动性疲劳的产生。

13. 其他作用　茜草素能抑制大鼠皮肤结缔组织的通透性，有与芦丁相似的抗炎抑菌作用。茜草提取物能抑制小鼠钝态皮肤过敏症（PCA），其抗过敏活性的强度与色甘酸钠、茶碱相当。

【临床应用】

1. 人工流产术后阴道出血　茜草、旱莲草、益母草、党参、女贞子各15g，白术、蒲黄炭各12g，甘草3g。随证加减。每天1剂，水煎服。治疗60例，痊愈48例，显效8例，好转3例，无效1例，总有效率为98.3%。

2. 崩漏　茜草90g，水煎服，每天1剂，调入黄酒、红糖适量，连服2天，治疗10余例月经淋漓不止，效果满意。

3. 慢性腹泻　茜草炭研末，加等量红糖，每次9g，每天3次，饭前服，1周为1疗程。共治疗28例，经1~2个疗程均治愈。

4. 风湿性关节炎　鲜茜草根60g，在300mL 60度酒中浸泡7天，空腹温服药酒，连服数天。治疗12例，5例痊愈，5例好转，2例无效。

【毒副作用】　茜草水提醇沉液给小鼠腹腔注射的 LD_{50} 为（49±3.3）g/kg。从茜草中分离得到的环己肽类化合物 RA-Ⅶ对小鼠的 LD_{50} 为：腹腔注射 10.0mg/kg；静脉注射 16.5mg/kg；口服 63.0mg/kg。服用茜草后，其所含色素可使尿液变为淡红色。此外，人体实验还观察到服用茜草煎剂后有较持久的恶心和血压轻度升高的反应。

参 考 文 献

1. 栗坤，等. 黑龙江医药科学，2008，31（6）：1.

2. 欧芹，等. 中国老年学杂志，2008，28（5）：442.

3. 王艳双，等. 山东医药，2009，49（48）：36.

4. 黄乔华，等. 中国现代药物应用，2012，6（19）：13.

5. 刘翔，等. 中国运动医学杂志，2008，27（4）：478.

6. 刘翔，等. 西安交通大学学报（医学版），2009，30（1）：124.

7. 朴成哲，等. 延边大学医学学报，2008，31（4）：261.

8. 王玖，等. 湖北中医药大学学报，2015，17（3）：10.

9. 杨连荣，等. 中医药信息，2007，24（1）：21.

降　香

【别名】　降真香。

【来源】　为豆科植物降香檀 *Dalbergia odorifera* T. Chen 树干和根的干燥心材。

【性味】　辛，温。

【功能主治】　化瘀止血，理气止痛。用于吐血，衄血，外伤出血，肝郁胁痛，胸痹刺痛，跌扑伤痛，呕吐腹痛。

【主要成分】　主要含挥发油和异黄酮，挥发油主要成分为苦橙油醇等；黄酮、异黄酮类成分主要为刺芒柄花素、降香黄酮、木犀草素、降香素 1～24、黄檀素等；尚含苯并呋喃衍生物等。

【药理作用】

1. 对心血管系统的作用　给离体兔心灌流黄檀素，能显著增加冠脉流量，减慢心率，轻度增加心跳振幅。对冠心 II 号方的研究表明，单味降香对实验性小鼠肠系膜微循环障碍有非常明显的促进血流恢复、微动脉收缩后的恢复及局部微循环恢复的作用，有非常明显的对抗肾上腺素引起微动脉收缩的作用。降香挥发油对垂体后叶素引起的大鼠心肌缺血有拮抗作用。

2. 对血液的作用　降香可降低实验性血瘀证（高黏滞血症）动物模型的全血黏度，尤以降低高切速下全血黏度作用最好，并可降低血浆黏度，对红细胞集聚性作用不显著。降香有抗凝血作用，黄檀素能缩短血浆复钙时间；以兔肾微粒体组分作为前列腺合成酶，降香甲醇提取物的氯仿可溶部分对此有抑制作用，从而抑制血小板聚集，抑制前列腺素合成，有抗血栓形成作用。降香对高脂血症有降脂作用，该作用是通过对 HMG 辅酶 A 还原酶的抑制而实现的。

3. 对中枢神经系统的作用　降香乙醇提取物灌胃，可以明显抑制小鼠的自主活动，对抗电惊厥的发生；可以显著延长戊巴比妥钠的睡眠时间。降香乙醇提取物灌胃，有明显的镇痛作用。

4. 抗肿瘤作用　降香中查尔酮类化合物具有广泛抗肿瘤作用，紫铆花素能抑制乳腺癌、结肠癌、急性髓细胞性白血病等肿瘤细胞的增殖。紫铆花素通过上调酪氨酸磷酸酶 SHP－4 的表达、抑制信号转导和转录激活因子 3 的激活而实现抗肿瘤作用。

5. 其他作用　降香丹参复方静脉注射，对实验性急性汞中毒家兔的血清尿素氮和血浆过氧化脂质的异常升高有明显的对抗作用。印度产降香的水、醇、醚提取物对大鼠甲醛性足肿胀有不同程度的抑制作用。降香对安定受体有抑制作用，从而进行对神经系统的全面调节。降香可抑制胆囊收缩素及嘌呤转化酶的活性。

【临床应用】

1. 各种出血，尤其是瘀滞性出血证　可单味研末外敷，亦可与其他化瘀止血药同用。降香提取物与淀粉海绵共制成降香止血粉，外用治外伤出血、鼻出血、断脐出血等 300 例，效果良好。

2. 气滞血瘀所致的胸胁心腹疼痛及跌打损伤疼痛　治胸胁疼痛，常配郁金、桃仁、丝瓜络，以行气活血、通络止痛；治胸痹卒痛，可与丹参、川芎、赤芍等活血药同用；治胃脘痛，可与蒲黄、五灵脂等同用，以增强活血止痛之力；治跌打损伤肿痛，可与乳香、没药等活血消肿止痛药同用。

3. 其他 降香还可用治夏月秽浊之气内阻脾胃，吐泻腹痛，常配藿香、木香等，以化湿和中。现代临床用本品治疗小儿肾小球肾炎、冠心病心绞痛、心脑血管缺血性疾病等有一定疗效。

参 考 文 献

1. 郭丽冰，等. 中药材，2007，30（6）：696.
2. 黄璜，等. 中国实验方剂学杂志，2012，18（2）：193.
3. 郑世超，等. 中国中药杂志，2015，40（8）：1567.
4. 杨志宏，等. 中国中药杂志，2013，38（11）：1681.
5. 王秀丽，等. 山东中医药大学学报，2010，34（3）：257.
6. 杨超燕，等. 时珍国医国药，2011，22（11）：2686.
7. 宋辞，等. 黑龙江医药科学，2014，37（6）：45.
8. 汪娟，等. 细胞与分子免疫学杂志，2013，29（7）：683.

艾 叶

【别名】 艾蒿，家艾，香艾，蕲艾。

【来源】 为菊科植物艾 *Artemisia argyi* Levl. et Vant. 的干燥叶。

【性味】 辛，苦，温；有小毒。

【功能主治】 温经止血，散寒止痛；外用祛湿止痒。用于吐血，衄血，崩漏，月经经多，胎漏下血，少腹冷痛，经寒不调，宫冷不孕；外治皮肤瘙痒。

【主要成分】 含挥发油，油中有萜品烯醇－4（Terpinenol－4）、β－石竹烯（β－Caryophyllene）、蒿醇（Artemisia alcohol）、芳樟醇（Linalool）、樟脑（Camphorae）、龙脑（冰片，Borneol）、桉油素（Cineol，Eucalyptol）及反式－葛缕醇（反式－香苇醇）、α－萜品烯醇等。又含多糖物质及鞣酸、侧柏酮、水芹烯等。还从艾叶中分离到了β－谷甾醇和5,7－二羟基－6,3′,4′－三甲基黄酮。

【药理作用】

1. 止血作用 艾叶能降低毛细血管通透性，抗纤维蛋白溶解，从而发挥止血作用。给小鼠腹腔或静脉注射艾叶水浸液可降低毛细血管通透性（Lochett 法），给兔灌服有促进血液凝固的作用。研究表明，给小鼠灌胃艾叶炭水煎液有更显著的止血作用。对生艾叶、焦艾叶、艾叶炭、醋炒艾叶炭以及焖煅艾叶炭的凝血作用进行研究，比较小鼠给药前后凝血时间，结果表明生艾叶、焦艾叶无显著性差异；艾叶炭、醋艾炭具有显著性差异，焖煅艾叶炭则具有极显著性差异，表明艾叶制炭后可加强止血作用，焖煅艾叶炭止血作用较强。

2. 平喘作用 艾叶油能直接松弛豚鼠离体气管平滑肌，能对抗乙酰胆碱、组胺、氯化钡引起的支气管收缩，增加豚鼠肺灌流量。艾叶油给豚鼠灌服或肌注或气雾给药，对由组胺或乙酰胆碱引起的哮喘均有平喘作用。艾叶油对致敏豚鼠肺组织及气管平滑肌慢反应物质（SRS－A）的释放有阻抑作用，亦可拮抗已释放的组胺、SRS－A 的作用。艾叶挥发油中的α－萜品烯醇、萜品烯醇－4、β－石竹烯、反式－葛缕醇、芳樟醇均是平喘的有效成分。艾叶油可抑制致敏豚鼠气管 Schultz－Dale 反应（IC_{50} 为 98.6mg/L），100mg/L 剂量可明显降低组胺或氨甲酰胆碱引起的豚鼠气管收缩 pD_2 值，明显抑制大鼠被动皮肤过敏（IC_{50} 为 0.22 g/kg）和5－羟色胺引起的大鼠皮肤毛细血管通透性增强反应（IC_{50} 为 0.52g/kg）；抑制豚鼠肺组织释放 SRS－A（IC_{50} 为 49.7mg/L）；拮抗 SRS－A 引起豚鼠回肠的收缩（IC_{50} 为 34.9mg/L）；由此认为，艾叶油具有抗过敏作用，对呼吸道过敏反应有保护作用，是其治疗支气管哮喘和慢性气管炎的药理基础之一。

3. 镇咳祛痰作用 实验表明，艾叶油能抑制化学物质引起的豚鼠咳嗽，镇咳机理主要是抑制延髓咳嗽中枢；酚红法实验表明，艾叶油给小鼠口服或腹腔注射呈剂量依赖性抑制枸橼酸引起的豚鼠咳嗽反应，并可促进小鼠气道酚红排泄；从而认为艾叶油具有支气管扩张、镇咳和祛痰作用。α-萜品烯醇有镇咳、祛痰作用。

4. 抗过敏作用 给卵蛋白致敏的豚鼠灌服艾叶油 50mL/kg，可抑制再次用卵蛋白攻击导致的过敏性休克的发生。α-萜品烯醇、反式-葛缕醇能抑制大鼠被动皮肤过敏反应和 5-羟色胺引起的皮肤血管渗透性增强，抑制豚鼠肺组织释放 SRS-A 和 SRS-A 引起的豚鼠回肠收缩。反式-葛缕醇还对豚鼠离体气管 Schultz-Dale 反应有抑制作用。艾叶抗过敏机理可能是抑制过敏介质的释放，或直接对抗过敏介质（组胺及慢反应过敏物质）。

5. 镇静作用 艾叶油对中枢神经系统有镇静作用，能使家兔活动减少，给小鼠灌胃能延长戊巴比妥钠所致睡眠时间。

6. 护肝利胆作用 艾叶有一定的护肝作用，能促进肝功能的恢复，临床上用艾叶注射液治疗慢性肝炎，有恢复肝功能、降低转氨酶的作用，并可增加患者饮食，改善自觉症状。艾叶亦有利胆作用，用艾叶胶囊配成的 2% 吐温混悬液能使大鼠胆汁流量显著增加，说明艾叶挥发油有明显的利胆作用。

7. 对心血管的作用 艾叶油对蟾蜍、兔离体心脏均有抑制作用，对心率影响不大，但可引起房室传导阻滞现象，且能对抗异丙肾上腺素的强心作用；对兔主动脉条无明显影响，但对组胺或肾上腺素作用下的主动脉条则有松弛作用。

8. 抗菌、抗病毒作用 艾叶水煎液、艾叶烟熏和艾叶挥发油对多种细菌、病毒和真菌有杀灭或抑制作用。体外实验表明，艾叶油对球菌（白色及金黄色葡萄球菌、甲型及乙型链球菌、肺炎双球菌及奈瑟菌）及大多数革兰阴性杆菌（流感、变形、伤寒、副伤寒、大肠、副大肠及痢疾杆菌）均有抑制作用。艾条熏蒸对 10 多种常见细菌有杀灭或抑制作用，如葡萄球菌、白喉杆菌、绿脓杆菌、结核杆菌、大肠杆菌等；对多种皮肤真菌也有不同程度的抑制作用，如石膏样毛癣菌、黄癣菌等。体外实验研究发现，艾叶 45% 醇提取液在 12.5mg/mL 的浓度下，对短帚霉、黑曲霉、共头霉、交链孢霉、芽枝霉、葡柄霉、葡萄孢霉、杂色曲霉、土曲霉、焦曲霉、皱褶青霉、产紫青霉、草酸青霉、绳状青霉、圆弧青霉、镰刀菌有抗菌活性。30% 艾叶煎剂可使许兰黄癣菌、许兰黄癣菌蒙古变种、狗小芽孢癣菌、同心性毛癣菌等近 10 种真菌停止发育；艾叶水浸剂（1:4）在试管内对堇色毛癣菌、羊毛状小芽孢癣菌、红色表皮癣菌等皮肤真菌有抑制作用。艾叶烟熏对腺病毒、鼻病毒、流感病毒和副流感病毒均有一定抑制作用。通过酶联免疫吸附试验（ELISA）检测爱婴病房采用艾条熏蒸对乙肝病毒 HBsAg 和 HBeAg 抗原性的破坏效果，发现艾叶熏蒸对乙肝病毒有一定的灭活作用。AMES 试验表明，艾叶对黄曲霉素诱发的回变、菌落数有显著抑制效应，对 TA_{98} 和 TA_{100} 菌株有同样的抑制作用。

9. 抗自由基作用 艾叶中含有丰富的多糖类、黄酮类化合物，具有很强的抗氧化活性。艾叶燃烧产物甲醇提取物具有比较强的抗自由基能力，比艾叶的甲醇提取物作用强，艾叶燃烧产物从施灸部位皮肤渗透，可抑制、清除自由基或过氧化脂质，从而达到治疗效果。

10. 抗肿瘤作用 艾叶、蕲艾的正丁醇提取物和乙酸乙酯提取物具有不同程度的抑制人癌细胞株 SMMC-7721、SGC-7901、HeLa 细胞的作用，并呈明显的量效关系。艾叶有抗消化道肿瘤、乳腺癌的作用。

11. 其他作用 艾叶煎剂能兴奋家兔离体子宫，给小鼠灌服艾叶油，能增强炎症渗出细胞的吞噬能力。艾叶口服能刺激胃肠道消化液的分泌，促进消化，增进食欲。艾叶挥发油能增加豚鼠冠脉血流量；对皮肤有轻度刺激作用，可引起发热、潮红等。艾叶水提取液有补体激活作用，在体内能诱生干扰素。

【临床应用】

1. 慢性肝炎 艾叶注射液（相当于生药 0.5g/mL），每天肌注 4mL。治疗 100 例，其中迁延性肝炎 39 例，近期治愈 28 例，显效 6 例，好转 5 例；慢性肝炎 46 例，近期治愈 21 例，显效 19 例，好转 6 例；肝硬化 15 例，显效 3 例，好转 4 例，无效 8 例，总有效率为 92%。

2. 肺结核喘息症 10% 艾叶水提液，每次服 30mL，每天 3 次，饭前半小时服用。治疗观察 37 例，均同时内服异烟肼，3 例并发肺源性心脏病的患者出现心力衰竭，加用毒毛旋花子苷治疗，显效 31 例，6 例疗效较差或无效。

3. 慢性气管炎 艾叶 500g 或鲜艾叶 1000g，制成合剂 3000mL。每次服 30～60mL，每天 3 次。或制成注射液，每次肌注 2～4mL，每天 2 次。治疗 154 例，近期控制 6 例，显效 21 例，好转 81 例，无效 46 例，总有效率为 70.1%。或服用艾叶油胶丸或糖衣片，每天服艾叶油 0.1～0.3mL，分 3～4 次口服，10 天为 1 疗程，治疗 138 例，1 个疗程总有效率为 81.9%，近期控制加显著者占 46.4%。

4. 病毒性心肌炎 艾叶注射液治疗 25 例，用药 1～3 月，症状一般均改善，心电图改善率为 84%。

5. 急性菌痢 20% 艾叶煎剂口服，每次 40mL，每天 4 次，观察 21 例，均获治愈，平均住院 5.5 天。治疗过程中同时补充维生素 B、C，个别病例给予输液。艾叶 400g，地榆 600g，制成合剂 1000mL，每次服 20mL，每天 2 次，治疗 83 例，痊愈 60 例，好转 17 例，无效 6 例，总有效率为 92.8%。

【毒副作用】 艾叶油给小鼠灌胃和皮下注射的 LD_{50} 分别为 5.13mL/kg 和 2.5mL/kg。兔腹腔注射艾叶油 2mL/kg，10 分钟后开始出现镇静，随后翻正反射消失，呼吸减慢，最后死亡。艾叶油过量达 20～30g 即可引起中毒。艾叶油口服对胃肠有刺激作用，经吸收后可引起中毒性肝炎，对中枢神经有兴奋作用，大剂量可导致惊厥。

参 考 文 献

1. 赵宁，等. 中药材，2008，31（1）：107.
2. 周英栋，等. 湖北中医杂志，2010，32（11）：75.
3. 赵志鸿，等. 郑州大学学报（医学版），2015，50（2）：302.
4. 梁坤伦，等. 科技创新与应用，2015，30：81.
5. 谭冰，等. 中国执业药师，2012，9（3）：13.
6. 喻昕，等. 湖北理工学院学报，2014，30（3）：55.
7. 尹美珍，等. 时珍国医国药，2013，24（9）：2119.
8. 尹美珍，等. 时珍国医国药，2013，24（7）：1611.
9. 杨朝令，等. 时珍国医国药，2012，23（10）：2541.
10. 白静，等. 医药导报，2014，33（11）：1440.
11. 白静，等. 时珍国医国药，2013，14（7）：1618.
12. 白静，等. 中国实验方剂学杂志，2014，20（16）：133.
13. 白静，等. 中成药，2014，36（10）：2043.
14. 魏国会，等. 时珍国医国药，2010，21（1）：87.

花 蕊 石

【别名】 花乳石，白云石。

【来源】 为变质岩类蛇纹大理岩的石块。

【性味】 酸、涩，平。

【功能主治】 化瘀止血。用于咯血，吐血，外伤出血，跌扑伤痛。

【主要成分】 主含碳酸钙及含水硅酸镁，尚含少量铝、铁等元素。

【药理作用】

1. 止血作用 20% 花蕊石混悬液给小鼠灌胃 0.2mL/10g，每天 1 次，连续 4 天后，用毛细血管法测定血凝时间，结果表明花蕊石有缩短正常小鼠凝血时间的作用。小鼠实验亦表明，生花蕊石粉有止血作用，能缩短凝血时间和出血时间，减少出血量。

2. 抗惊厥作用　20%花蕊石混悬液给小鼠灌胃 0.2mL/10g，每天 1 次，连续 4 天后，对回苏灵诱发的惊厥有明显的对抗作用，且效果优于龙骨、龙齿。

3. 抗肿瘤作用　体内外药效实验及血清药理实验表明，制品花蕊石及其蛇纹石组分水煎液抗肝癌作用药效明显。发现花蕊石中方解石与蛇纹石可能具有协同作用。花蕊石制品、蛇纹石制品水煎液含药血清在体外对 HepG$_2$ 的抑制率分别为 38.2%、32.8%；对 SMMC－7721 的抑制率分别为 41.5%、39.3%。花蕊石制品水煎液 3 个剂量组对 H$_{22}$ 小鼠肝癌实体瘤抑瘤率分别为 51.3%、65.3%、44.0%。

【临床应用】

1. 重症咯血　花蕊石散辨证治疗 34 例（辨证属阴虚肺热者 28 例、肺热上壅者 3 例、肝火犯肺者 2 例、气阴两虚者 1 例），取得满意疗效，服药 1 天血止者 27 例，2 天血止者 5 例，3 天血止者 1 例，11 天血止者 1 例。煅花蕊石研成极细粉末，每次 4～8g，每天 3 次内服，治疗肺结核咯血、支气管咯血，总有效率达 70%。

2. 崩漏　在分型辨证用药的基础上加花蕊石、大黄治疗青春期崩漏（气虚型、血热型、肾虚型），效果较佳。以血竭、花蕊石为主药，结合辨证加味用于"止血塞流"治疗崩漏，共 62 例，收效良好。

3. 上消化道出血　将煅花蕊石研成极细粉末，每次 4～8g，每天 3 次内服，治疗胃及十二指肠等消化道出血 53 例，显效 50 例，有效 2 例，无效 1 例，总有效率达 98.1%。大部分患者在服药后 2～3 天，大便隐血开始转阴。

【毒副作用】　花蕊石煎剂给小鼠静脉注射的 LD_{50} 为 4.22g/kg，静脉注射煅花蕊石煎剂的 LD_{50} 为 21.5g/kg。

参 考 文 献

1. 邱春生. 中国中医急症, 2007, 16 (2)：233.
2. 巩江, 等. 宁夏农林科技, 2013, 54 (7)：76.
3. 李慧芬, 等. 药学研究, 2014, 33 (2)：104.
4. 康琛, 等. 中国中医药信息杂志, 2012, 19 (7)：112.

血 余 炭

【别名】　血余，发灰。

【来源】　为健康人头发制成的炭化物。

【性味】　苦，平。

【功能主治】　收敛止血，化瘀，利尿。用于吐血，衄血，咯血，血淋，尿血，便血，崩漏，外伤出血，小便不利。

【主要成分】　本品主要含优角蛋白、水分、灰分、脂肪等。灰分中含有钙、钠、钾、锌、铜、铁、锰、砷等微量元素。另含有黑色素。

【药理作用】

1. 止血作用　血余炭水煎液 5g/kg 给小鼠灌胃，能显著缩短小鼠凝血时间、出血时间，减少出血量；以 2g/kg 剂量给家兔灌胃，能显著缩短家兔用药后凝血时间和家兔复钙凝血时间。血余炭粗结晶 8mg/kg，家兔耳静脉注射给药，能显著缩短白陶土部分凝血活酶时间；大鼠股静脉给药 10mg/kg，能明显增强 ADP 诱导的血小板聚集；放射免疫法表明，18mg/kg 剂量大鼠股静脉给药，能显著降低血浆中 cAMP 的含量，说明血余炭结晶具有内源性止血功能，其止血原理与血浆中 cAMP 含量降低有关。血余炭含有大量钙、铁离子，除去钙、铁离子的煎液则失去止血作用，或凝血时间延长，说明血余炭的止血作用可能与钙、铁离子有关。

2. 抑菌作用 血余炭煎剂对金黄色葡萄球菌、伤寒杆菌、甲型副伤寒杆菌及福氏痢疾杆菌等多种细菌有较强的抑制作用。

3. 抗炎作用 血余炭粗结晶 100mg/kg 小鼠腹腔注射，对二甲苯所致耳郭炎症有明显的抑制作用。

【临床应用】

1. 各类出血 血余炭 75g，干藕片 150g，加水适量，煎煮 2 次，每次 1 小时，将两次煎液合并过滤，文火浓缩至 100mL。一般每次服 10mL，每天 2 次；重症每次 15～20mL，每天 3～4 次，必要时每 4 小时服 1 次，直至出血停止。如有出血倾向，亦可先期服用预防出血。对于外伤出血、口鼻腔及齿龈出血，可配成软膏外用，或直接将血余炭粉撒涂于患处。临床治疗各种出血（包括咯血、呕血、便血、尿血、阴道出血、口鼻腔齿龈出血及紫癜等）共 100 余例，均收到比较显著的效果，认为较仙鹤草素及维生素 K 等一般止血剂效果为佳。还可将血余炭 1～3 钱，加到鲜藕汁 20～40mL 中口服，每天 3 次，治疗上消化道出血 25 例，治愈 23 例。此外，用血余炭细末合等量马勃粉或适量乌梅炭，蒸汽消毒后涂于出血处治疗鼻衄，亦有效。

2. 烧、烫伤 血余炭研细加适量凡士林调匀，涂于创面。用时先将创面洗净，如有水泡，剪破后用消毒棉球拭干。涂药后用消毒纱布包扎。头面部每天涂 1 次，其他部位每隔 2～3 天涂 1 次。血余炭 100g，紫草 25g，单软膏 300g，制成紫草血余膏，外涂患处，效果较好。

3. 产后尿潴留 取血余 10g，炒炭存性，研细粉，开水 1 次冲服。治疗 15 例，服药 1 次治愈 14 例，服药 2 次治愈 1 例，治愈率 100%。

【毒副作用】 血余炭水煎剂小鼠灌胃的 LD_{50} 为 90.90g/kg（生药），腹腔注射为 26.18g/kg；血余炭醇提取液灌胃的 LD_{50} 为 109.27g/kg，腹腔注射为 22.67g/kg。

参 考 文 献

1. 蒋正国，等. 宁夏医科大学学报，2011，33（8）：797.
2. 朱元元，等. 药学实践杂志，2011，29（6）：433.

鸡 冠 花

【别名】 鸡公花，鸡冠头，鸡骨子花。

【来源】 为苋科植物鸡冠花 *Celosia cristata* L. 的干燥花序。

【性味】 甘、涩，凉。

【功能主治】 收敛止血，止带，止痢。用于吐血，崩漏，便血，痔血，赤白带下，久痢不止。

【主要成分】 含鸡冠花黄酮及山奈苷（Kaempferitrin）、苋菜红苷（Amaranthin）、松醇（Pinite）、多量硝酸钾。黄色花序中含微量苋菜红素，红色花序中主要含苋菜红素。

【药理作用】

1. 引产作用 10% 鸡冠花注射液对已孕小鼠、豚鼠和家兔等宫腔内给药，有明显的中期引产作用。

2. 抗滴虫作用 试管法表明，鸡冠花煎剂对人阴道毛滴虫有良好杀灭作用，10% 煎剂加入等量阴道滴虫培养液，30 分钟时虫体变圆，活动力减弱，60 分钟时大部分虫体消失，20% 煎剂可使虫体在 5～10 分钟内消失。

3. 增强免疫作用 鸡冠花可有效增强机体特异和非特异免疫功能，对环磷酰胺所致的免疫损伤有恢复和保护作用。鸡冠花中的黄酮类化合物可调节糖尿病动物巨噬细胞的吞噬功能，可能有利于减少巨噬细胞激活所引起的免疫病理损伤，可用于糖尿病的预防。

4. 抗衰老作用 鸡冠花具有全面增强机体抗氧化能力、拮抗 D - 半乳糖致衰老的作用，鸡冠花通过增强抗机体氧化能力，清除自由基而起到抗衰老作用，抗衰老作用与剂量成正相关。

5. 防止骨质疏松作用　鸡冠花黄酮类提取物对血钙有一定的调节作用，可促进骨的形成，降低骨钙的吸收。SOD可对抗氧自由基诱导或加重的软骨退化，而鸡冠花黄酮类提取物可提高大鼠股骨骨密度（BMD）及血清SOD活性，降低丙二醛（MDA）水平，对废用性骨质疏松大鼠骨代谢有明显的促进作用，鸡冠花黄酮与钙合用具有更好的预防效果，能延缓或减轻废用性骨质疏松的发生。鸡冠花对去卵巢大鼠亦有预防骨质疏松的作用。

6. 对血脂水平的影响及护肝作用　鸡冠花乙醇提取物可调节饲高脂饲料大鼠体内锌、铜、铁、钙的代谢，影响血脂水平。鸡冠花多糖对四氯化碳损伤的大鼠及半乳糖胺/脂多糖损伤的小鼠肝脏有显著保护作用。

7. 抑瘤作用　鸡冠花水煎液可使S_{180}荷瘤鼠荷瘤重明显低于对照组（$P < 0.05$），说明鸡冠花具有抑瘤作用，同时各实验组荷瘤鼠胸腺、脾脏重量均高于对照组（$P < 0.05$），表明鸡冠花具有增加荷瘤鼠免疫器官胸腺和脾脏重量的作用，由此推测鸡冠花具有抑瘤和增强免疫能力的作用。

8. 抗疲劳作用　鸡冠花可明显延长实验小鼠游泳、耐高温、耐缺氧的死亡时间，说明鸡冠花具有增强机体耐受力的作用。机体耐受力的强弱主要与机体的糖原储备有关，实验证明，鸡冠花能提高实验小鼠机体肌糖原。

【临床应用】

1. 慢性妇科炎症　10%的鸡冠花注射液肌内注射，每天1次，每次2mL。共治疗60例，包括输卵管、卵巢、子宫体及子宫颈等的慢性炎症，治愈13例，显效39例，好转8例，总有效率100%。

2. 痔疮下血，肠风下血　鸡冠花、羌活各30g，棕榈炭60g，研粉，每次1.5g，用粥调服，每天3~4次有较好疗效。

3. 赤白带下　鸡冠花、椿根皮各15g，水煎服有效。

参 考 文 献

1. 王文兰，等. 河北中医，2007，29（7）：645.
2. 陈建芳，等. 中国病原生物学杂志，2010，5（9）：720.
3. 曲艳玲，等. 时珍国医国药，2014，25（5）：1114.
4. 回瑞华，等. 鞍山师范学院学报，2014，16（6）：33.
5. 张晓茹，等. 中医药学报，2013，41（3）：34.
6. 石朗，等. 医药导报，2013，32（9）：1123.
7. 包贝华，等. 中国药理学通报，2013，29（10）：1458.
8. 张丽，等. 南京中医药大学学报，2010，26（3）：222.

第十五章　活血化瘀药

活血化瘀药是指能疏通血脉、祛除瘀血，临床用于治疗血瘀证的药物。本类药药性较温和，多属性平或微寒、微温之品，味多辛、苦，主归肝、心经，入血分。按其功效特点分为活血止痛药、活血调经药、活血疗伤药、破血消癥药四类。活血止痛类药物多具有活血、止痛等作用，药物有川芎、延胡索、郁金、姜黄、乳香、没药等；活血调经类药物多具有活血、调经等作用，药物有丹参、红花、桃仁、益母草、牛膝等；活血疗伤类药物多具有活血、疗伤等作用，药物有苏木、血竭等；破血消癥类药物多具有破血逐瘀、攻坚等作用，药物有莪术、水蛭、斑蝥等。

早在两千多年前，《内经》中就已有不少关于血瘀的论述。中医认为"瘀"为"积血也"，"瘀证"为"积血之病也"，可见瘀与血液的停滞不能流通有关。现代研究从血液循环和血液流变学角度证明了"血瘀证"可能与局部血液循环障碍或血流动力学、血液流变学异常等有关。导致血瘀证的原因很多，主要与气虚、气滞、寒邪、内外伤等因素有关，临床表现以疼痛、肿块、出血、瘀斑等为主要特征，可以引起机体发生病理组织学、生理生化学、生物物理学等改变。血瘀证的表现：一是血液方面，血液流变学异常，血液黏度、浓度、聚集性、凝固性等增高；二是血管方面，如血管硬化、内腔狭窄、粗糙、破裂，毛细血管脆性增加、通透性增高；三是心脏方面，如心脏泵作用力下降。上述原因导致了全身或局部循环障碍，特别是微循环功能紊乱。

活血化瘀是中医药学中的一个重要理论和治疗原则。《内经》中的"疏其血气，令其调达"为活血化瘀治则的基础。活血化瘀药的主要药理作用如下：

1. 改善血液流变学、抗血栓形成　活血化瘀药及其复方一般均能改善血瘀病人血液的浓、黏、凝、聚状态，其中以丹参、赤芍、川芎、益母草、蒲黄等作用更为明显。动物皮下注射盐酸肾上腺素，并于冰水中浸泡5分钟，造成"气滞血瘀证"动物模型，经活血化瘀药物治疗后，血液流变学的各项指标均有不同程度改善。

血瘀证常见于心肌梗死、脑血栓、血栓闭塞性脉管炎、视网膜血管阻塞等血栓闭塞性疾病，用活血化瘀药治疗往往有效。大鼠体外颈总动脉–颈外静脉旁路血栓法实验表明，许多活血化瘀药都有抗血栓形成作用。

活血化瘀药抗血栓形成的作用可能通过以下环节完成：①抑制血小板聚集：活血化瘀药可改善血液流变学指标，减少血小板的黏着和聚集；可降低血小板的表面活性，抑制血小板聚集。赤芍、鸡血藤、当归、川芎、红花、益母草、水蛭、三棱、莪术及以活血化瘀药为主组成的复方都能非常显著地抑制出ADP诱导的血小板聚集作用，有的还能使已聚集的血小板发生解聚。血小板内cAMP含量增高，能抑制花生四烯酸合成血栓烷素A_2（TXA_2），TXA_2是一种强烈的血小板聚集促进物。多种活血化瘀药都能提高血小板内cAMP的含量，或直接抑制环加氧酶而使TXA_2的合成减少，从而抑制血小板聚集。②增强纤溶酶活性：某些活血化瘀药，如益母草、赤芍、丹参、桃仁、红花等，可通过增强纤溶酶活性，促进已形成的纤维蛋白溶解而发挥其抗血栓作用。

2. 改善微循环　许多活血化瘀药都具有改善微循环的作用，如川芎、丹参、姜黄、红花、益母草以及以活血化瘀药为主组成的复方。活血化瘀药改善微循环的作用表现在以下几个方面：①改善微血流：使流动缓慢的血流加速，改善血液的浓、黏、凝、聚倾向。如丹参活血成分丹参酮能明显改善小鼠耳郭微循环障碍，使细动脉、细静脉管径增加。②改善微血管形态：缓解微血管痉挛，减轻微循环内红细胞的淤滞和汇集，使微血管襻顶瘀血减少或消失，微血管轮廓清晰，形态趋向正常。③降低毛细血管通透性，减少微血管周围渗血。

3. 改善血流动力学　多种活血化瘀药都可扩张冠状动脉，增加冠脉血流量，还能扩张外周血管，降低外周阻力，增加器官组织血流量，因此具有改善心功能和血流动力学的作用。丹参、川芎、桃仁、益母草、水蛭、莪术、延胡索、穿山甲等均有不同程度的降低下肢血管阻力和增加器官血流量的作用。对不同部位的血管，不同的活血化瘀药选择性作用强度不同，22 种活血化瘀药，除苏木外，均能不同程度地增加犬股动脉血流量和降低血管阻力。

4. 对子宫平滑肌的影响　具有活血调经功能的活血化瘀药常具有加强子宫收缩的作用，如益母草、红花、蒲黄等用于经闭、经行不畅、产后恶露不净等。

5. 镇痛　疼痛是血瘀的重要症状。《医林改错》曰："凡肚腹疼痛总不移动是血瘀。"《血瘀论》亦曰："瘀血在经络脏腑之间，则周身作痛。"具有活血止痛功效的中药，如延胡索、乳香、没药等确有较强的镇痛作用。

6. 抑制组织异常增生　血瘀证可见于硬皮病、瘢痕组织、肠粘连、盆腔炎、食道狭窄等，出现良性的异常组织增生，活血化瘀药可通过抑制胶原合成，促进增生分解，并使增生变性的结缔组织转化吸收。

川　芎

【别名】　芎䓖。

【来源】　为伞形科植物川芎 *Ligusticum chuanxiong* Hort. 的干燥根茎。

【性味】　辛，温。

【功能主治】　活血行气，祛风止痛。用于胸痹心痛，胸痹心痛，胸胁刺痛，跌扑肿痛，月经不调，经闭痛经，癥瘕腹痛，头痛，风湿痹痛。

【主要成分】　根茎含挥发油、生物碱、酚性物质、中性物质、有机酸等。生物碱有川芎嗪（Tetramethylpyrazine）、川芎哚、川芎醇、异亮氨酸缬氨酸内酰胺（Leucylphenylalanine anhyolride）和黑麦碱（Perlolyrine）。酚性物质有阿魏酸（Ferulic acid）、大黄酚、瑟丹酸（Sedanic acid）等。挥发油部分主要是藁本内酯（约占 58%）。

【药理作用】

1. 对心血管系统的作用　川芎及其有效成分有扩张冠脉和外周血管的作用，对于缓解冠心病心绞痛有较好疗效。川芎嗪和阿魏酸均可以较明显地扩张冠脉，增加冠脉流量、心肌营养血流量及心肌供氧量，促进心肌供氧和耗氧的平衡。此外，川芎嗪等能提高实验动物的耐缺氧能力，降低其心肌耗氧量。川芎煎剂、川芎嗪、生物碱及酚性物质，分别给小鼠腹腔注射或家兔耳静脉注射，均可对抗垂体后叶素引起的心肌缺血。川芎嗪对结扎兔冠脉前降支所形成的实验性急性心肌梗死有减轻病变程度、缩小梗死范围的作用。川芎嗪易透过血脑屏障，改善脑血液循环，并使脑搏动性血容量增加，实验表明，其对家兔软脑膜微循环有明显改善作用。川芎嗪能显著抑制由慢性缺氧、慢性缺氧伴高二氧化碳所致的肺动脉升压反应及右心室收缩压升高，提示川芎嗪能降低慢性缺氧高二氧化碳大鼠的肺动脉压力，而不降低 PaO_2，且对右心有保护作用，是一种降低慢性阻塞性肺部疾病肺动脉高压的理想药物。

2. 抑制血小板聚集及抗血栓形成作用　川芎及其有效成分或复方，在体外实验中均表现出抗血栓形成作用。川芎能缩短血栓长度，减轻血栓干重和湿重。实验表明，川芎嗪能增大小鼠红细胞膜脂流动性，减少膜蛋白中 α–螺旋的含量，增加膜表面负电荷。膜表面负电荷的增加有助于血液的抗凝和解凝。阿魏酸静脉注射，可使人工连接的大白鼠体外颈总动脉和颈外静脉血流旁路中血栓形成受到明显抑制，在给药量为 0.3g/kg 时，抑制率达 50%，抑制作用持续 1 小时以上。川芎具有明显的抗血小板聚集作用，有效成分主要为川芎嗪和阿魏酸。目前认为川芎嗪抑制血小板聚集的机理主要同下列因素有关：①川芎嗪可降低血小板的表面活性。电镜观察表明，冠心病病人表面活性高的血小板——扩大型血小板的含量显著高于正常人，因而易于聚集，经川芎嗪治疗后，扩大型血小板数值减少，接近正常，血小板聚集数也明显减少。

②川芎嗪能提高血小板内 cAMP 含量，抑制 TXA_2 合成酶，使 TXA_2 合成减少。另有报道，于兔血小板悬液中加入川芎注射液孵育 15 分钟后，检测 cAMP 含量，发现川芎注射液组与对照组相比，cAMP 含量显著提高，提示川芎的挥发性成分中，含有能促使 cAMP 升高的未知成分。阿魏酸也具有类似作用，它能抑制磷酸二酯酶，提高血小板和血浆中 cAMP 含量，从而减少 TXA_2 的合成。

川芎的抗血栓形成作用，还同它减少静脉壁内白细胞黏附、抑制红细胞聚集、加速细胞降低对血小板的黏附率等作用有关，临床常用以治疗脑血管病、血栓性疾患、血液高凝状态及弥漫性血管内凝血等，在促进功能恢复、调节血凝状态、改善血液流变性等方面有较好疗效。

3. 对平滑肌的解痉作用 大剂量川芎浸膏能抑制离体小肠和妊娠子宫的收缩。川芎所含生物碱、阿魏酸、川芎嗪及川芎内酯都有平滑肌解痉作用。内酯中以藁本内酯为主要解痉成分，可明显解除乙酰胆碱、组胺及氯化钡引起的气管平滑肌痉挛收缩。阿魏酸和川芎嗪的体内、体外实验都显示其对子宫平滑肌有解痉作用，且同剂量成正相关。川芎嗪和阿魏酸对子宫平滑肌的解痉有协同作用。川芎的这一作用是其治疗痛经的药理学基础。

4. 对泌尿系统的作用

（1）改善慢性肾衰者的肾功能：川芎嗪可明显降低肾衰模型肾皮质 MDA 含量并明显增强肾皮质 SOD 活性，还可增加该模型近曲小管细胞及远曲小管细胞 cAMP 含量，表明川芎嗪可改善慢性肾衰动物的肾功能。

（2）改善腹膜透析效能：实验显示，川芎嗪高、低剂量组的腹腔内液体量和净超滤量显著增高（$P < 0.01$），透出液与血浆尿素浓度比显著降低（$P < 0.05$），细胞印片上间皮细胞的细胞密度亦显著增加，而表面积显著减少。实验表明，川芎嗪能改善大鼠腹膜透析效能，提高小分子物质的清除率，其作用可能与增加超滤量和腹膜毛细血管血流量有关。超滤量增加可能与川芎嗪减轻腹膜间皮细胞的肥大有关。

（3）抗肾间质纤维化：采用大鼠肾间质纤维化模型探讨川芎嗪对进展性肾间质纤维化的防治作用，观察肾间质病变的程度及 α-平滑肌肌动蛋白（α-SMA）在肾间质的表达情况。结果显示，川芎嗪治疗组肾间质损害程度显著轻于对照组（$P < 0.05$），α-SMA 阳性表达细胞数也明显少于对照组（$P < 0.01$），表明川芎嗪使肌层纤维细胞（MyoF）的表达减少，抑制了肾损伤状态下成纤维细胞的转化，具有抗肾间质纤维化的作用。

5. 抗肿瘤转移的作用 川芎嗪（TTMP）在 20mg/（kg·d）剂量下，给药 18 天，能显著抑制 B/6-F/0 黑素瘤的人工肺转移，其肺转移结节数由 134 个下降至 72 个。放射免疫法测定显示，川芎嗪能显著降低肺转移小鼠血浆 TXB_2 含量，而对 $6-Ket_o-PGF_{12}$ 含量无显著影响。同位素掺入法测定表明，川芎嗪能增强正常及荷瘤小鼠脾脏 NK 细胞活性，且能拮抗环磷酰胺对 NK 细胞活性的抑制作用。川芎嗪抗肿瘤转移作用可能与降低小鼠血浆 TXB_2 含量和增强 NK 细胞活性有关。

6. 抗射线及氮芥损伤作用 川芎制剂具有抗射线及氮芥损伤的作用。给大鼠行 $^{60}Co-\gamma$ 射线一次全身照射，于照射前 20~40 分钟，一次腹腔注射川芎煎剂 20g/kg，观察 15 天内大鼠死亡情况，与对照组比较，差异显著，死亡率明显降低。川芎制剂对受不同剂量的氮芥所致的大鼠死亡有保护作用，提示本品可用于肿瘤患者的放射治疗和芥子气中毒的辅助治疗，以减轻毒副作用。阿魏酸钠可提高动物急性放射病的存活率，减轻血小板下降并加速其恢复，刺激造血功能，这是临床用川芎治疗放射病、再生障碍性贫血、粒细胞减少症及血小板减少症等的药理学依据。

7. 镇静作用 川芎有明显镇静作用，煎剂灌胃可使小鼠自发活动减少，并能对抗咖啡因引起的兴奋及延长巴比妥类睡眠时间。

8. 抑菌作用 川芎对多种革兰阴性肠道菌，如大肠杆菌、痢疾杆菌、变形杆菌、绿脓杆菌、伤寒杆菌、副伤寒杆菌及霍乱弧菌等均有抑制作用，此外，对于一些致病性皮肤真菌及病毒亦有一定的抑制作用。

9. 利尿作用 用电磁流量计和输尿管集尿法同步观察川芎嗪对家兔肾血流量（RBF）的影响及其利尿作用，结果：川芎嗪 1mg/kg 静注，兔 RBF 在 1~5 分钟略增加，与给药前比较无显著差异；5、10mg/kg 剂量静注，能显著增加兔 RBF，其作用与药物剂量呈依赖关系，1、5、10mg/kg 剂量静注后 5 分钟均有明显利尿作用，尤以 10mg/kg 更为显著，说明本品能显著增加兔 RBF 并具一定的利尿作用。

10. 对中枢神经系统的作用 由于川芎嗪能快速通过血脑屏障，所以其对抗中枢神经缺血损伤、改善学习记忆、抑制癫痫发作有一定的效果。川芎嗪对以糖尿病为代表的代谢性疾病并发中枢神经系统、周围神经系统和眼底视神经病变均具有一定保护作用，对中枢神经细胞保护机制为：对神经细胞和血管内皮细胞起到抗凋亡作用，抑制神经细胞炎症反应，抗氧化作用，钙离子通道阻滞作用，促进中枢神经营养因子表达，保护中枢神经细胞尼氏体以及促进中枢血管内皮生长等。证明阿魏酸钠在神经系统损伤中的应用价值，且从细胞技术及分子生物学技术进一步阐明阿魏酸钠在神经细胞保护方面的作用机制，将对临床以阿魏酸钠作为神经保护剂的应用提供有益的科学依据。

11. 对消化系统的作用 川芎嗪能显著降低大鼠血清谷丙转氨酶、丙二醛、透明质酸、Ⅲ型前胶原（PCⅢ）及肝组织中 MDA；提高肝组织中超氧化物歧化酶（SOD）活性，显著减轻肝胶原纤维增生程度，即川芎嗪具有抗肝纤维化作用，川芎嗪可对抗血栓素 A2 的合成与活性，抑制乳酸脱氢酶的异常变化，从而明显减轻鼠、兔肝缺血的再灌注损伤。

12. 对呼吸系统的作用 川芎嗪能通过抑制氧自由基的释放而起到保护细胞膜，减轻肺损伤的作用，从而可以缓解吸烟所致的肺损伤。川芎嗪预防肺水肿的作用机理主要是通过恢复内皮素（ET）和一氧化氮之间的动态平衡，降低血管的通透性，改善其缺氧状态，从而保护肺血管的结构和功能。

13. 其他作用 ①抗维生素 E 不足的作用：川芎可治疗维生素 E 缺乏引起的雏鸡营养性脑病；②抗炎作用：川芎嗪能显著抑制组胺、5 - 羟色胺的合成与释放，表明川芎嗪的抗炎作用可能与其对组胺、5 - 羟色胺的直接拮抗有关。川芎有解热作用，其作用机理与川芎挥发油对 COX 的抑制作用有关。

【体内过程】 给犬分别灌胃高、低剂量的川芎嗪，大部分从胃肠道吸收，体内分布较广，以肝含量最高，肾、脑次之；可通过血脑屏障，与冰片合用，可提高川芎嗪在脑内的含量。血药浓度达峰时间分别为 1 小时和 3 小时，16 小时后血药浓度极微。川芎嗪在体内大部分被结合或转化为其他代谢产物后排出体外。给药后 6 小时脑中浓度最高，24 小时全部消失，24 小时尿中排泄量（药物原形）为总给药量的 0.5%，粪便排出量少。

【临床应用】

1. 冠心病心绞痛 心绞痛是由于心脉瘀阻引起的胸痹作痛。用单味川芎、川芎红花片、冠心Ⅱ号、川芎嗪、阿魏酸等治疗，效果良好。冠心Ⅱ号（以川芎为主，配以丹参、红花、赤芍等制成的注射液）治疗心绞痛的总有效率为 88.8%，显效率为 34.9%。用川芎嗪注射液治疗冠心病心绞痛 30 例，总有效率为 92.5%，其中显效率达 62.9%，硝酸甘油减停率达 100%，症状改善、心电图好转率为 40%。

2. 闭塞性脑血管病 川芎嗪、阿魏酸用于治疗慢性缺血性脑血管病、急性缺血性脑病和脑血管病后遗症等，有较好疗效。经 35 个单位对 545 例患者的临床观察发现，应用川芎嗪静滴，对缺血性脑血管病的急性期有效率达 80% ~ 90%，对恢复期及后遗症患者行穴位注射，也有一定疗效。

3. 肺心病 川芎嗪对失代偿性慢性肺心病、肺动脉高压症有一定疗效。

4. 头痛 对风寒感冒头痛、风热感冒头痛、风湿头痛、肝郁气滞头痛，可根据具体情况，单用川芎适量水煎分 2 次服或配伍相应药物，有一定疗效。

5. 三叉神经痛 用川芎或颅痛宁（川芎嗪、荜茇）治疗，效果良好。

6. 慢性肾炎氮质血症 可用川芎红花注射液治疗，有较好疗效。

7. 其他 川芎及其制剂还可用于治疗支气管哮喘、肺水肿、慢性呼吸衰竭等，均有一定疗效。

参 考 文 献

1. 张翠英，等 . 辽宁中医杂志，2014，41（10）：2265.

2. 王永忠，等 . 中国药业，2012，21（7）：95.

3. 栾添，等 . 安徽农业科学，2011，39（22）：13406.

4. 王景春，等 . 南京中医药大学学报，2014，30（5）：463.

5. 迟雪洁，等 . 中国药物警戒，2013，10（6）：356.

6. 林乔，等 . 中国实验方剂学杂志，2011，17（10）：163.

7. 王浩然，等 . 中华脑科疾病与康复杂志，2015，5（3）：22.

丹　参

【别名】　赤参，木羊乳，山参，紫丹参，红丹参。

【来源】　为唇形科植物丹参 *Salvia miltiorrhiza* Bge. 的干燥根和根茎。

【性味】　苦，微寒。

【功能主治】　活血祛瘀，通经止痛，清心除烦，凉血消痈。用于胸痹心痛，脘腹胁痛，癥瘕积聚，热痹疼痛，心烦不眠，月经不调，痛经经闭，疮疡肿痛。

【主要成分】　根主含脂溶性的二萜类成分和水溶性的酚酸成分，还含有黄酮类、三萜类、甾醇等其他成分。脂溶性成分中，属醌、酮结构的有：丹参酮（Tanshinone）Ⅰ、ⅡA、ⅡB、Ⅴ、Ⅵ、异丹参酮（Isotanshinone）Ⅰ、Ⅱ、ⅡB，隐丹参酮（Cryptotanshinone），异隐丹参酮（Isocryptotanshinone），亚甲基丹参醌（Methylenetanshiquinone），丹参新醌（Danshexinkum）A、B、C、D，二氢异丹参醌（Dihydroisotanshinone）Ⅰ，去羟新隐丹参酮（Deoxyneocryptotanshinone），2 - 异丙基 - 8 - 甲基菲 - 3，4 - 二酮（2 - Isopropyl - 8 - methylphenanthrene - 3，4 - dione），去甲丹参酮（Nortanshinone），丹参二醇（Tanshindiol）A、B、C，丹参新酮（Miltirone），1 - 氢丹参新酮（1 - Dehydromiltirone），1 - 氧代异隐丹参酮（1 - ketoisocryptotanshinone），1，2 - 二氢丹参醌（1，2 - Dihydrotanshinquinone），4 - 亚甲丹参新酮（4 - Methylenemiltirone），鼠尾草呋萘嵌苯酮（Salvilenone），丹参内酯（Tanshinlactone），二氢丹参内酯（Dihydrotanshinlactone），丹参螺缩酮内酯（Danshenspiroketallactone），丹参隐螺内酯（Cryptoacetalide），鼠尾草酮（Salvinone），丹参酮二酚（Miltiodiol），丹参环庚三烯酚酮（Miltipolone）等；属其他类型结构的有：降鼠尾草氧化物（Norsalvioxide）、鼠尾草酚等。水溶性的酚酸化合物有丹参酸（Salvianicacid）A、B、C，丹参酚酸（Salvianolic acid）A、B、C、D、E、G，迷迭香酸（Rosmarinic acid），紫草酸（Lithospermic acid）B等。根还含黄芩苷（Baicalin）、5 - （3 - 羟丙基）- 7 - 甲氧基 - 2 - （3′ - 甲氧基 - 4′ - 羟苯基）- 3 - 苯并［b］呋喃甲醛［5 - （3 - Hydroxypropyl）- 7 - methoxy - 2 - （3′ - methoxy - 4′ - hydroxyphenyl）- 3 - benzo［b］furancarbaldehyde］等。根茎中含有丹参酮Ⅰ、ⅡA、ⅡB，隐丹参酮，丹参新醌B，原儿茶酸，原儿茶醛。从丹参注射液中分得丹参酮Ⅰ、隐丹参酮、迷迭香酸。

【药理作用】

1. 对心脑血管系统的作用

（1）改善冠状动脉和脑循环：麻醉犬或猫静滴丹参注射液，冠脉血流量明显增加，冠脉阻力明显下降，但心肌耗氧量有所增加。丹参酮ⅡA磺酸钠及丹参素亦有增加冠脉血流量的作用。丹参能扩张豚鼠及家兔离体心脏冠状动脉从而增加冠状动脉流量；恒速灌注丹参素能明显扩张实验性心肌梗死动物的冠状动脉，使冠脉血流量明显增加，促进侧支循环而不增加心室做功和心肌耗氧量，并能对抗吗啡和心得安的收缩效应。

丹参提取液能通过血脑屏障起到脑保护作用。乙酰丹参酸A 静脉、肌内注射均可显著减小大鼠脑梗死范围，改善大鼠行为障碍，且能改善脑循环，减轻血栓形成所致的局部脑缺血损伤。丹参能明显改善脑循环血液流变性，明显降低血液黏稠度，对红细胞电泳时间、比积、纤维蛋白原等指标均有不同程度的改善；还能有效抑制血小板的功能和抗血栓形成，并对多种血管活性物质有调节作用。

（2）减轻钙超载：研究表明，丹参可通过改善 ATP 酶功能，抑制钙离子聚集而减轻脑损伤后海马 CA₁ 区神经元损伤。丹参素可抑制心肌组织磷脂肌醇系统代谢，使急性缺血再灌注心肌中 IP34 产生相对减少，心肌细胞肌浆内钙离子释放受抑，从而降低肌细胞内钙离子超载浓度。更多的研究表明，作为钙离子拮抗剂，丹参可治疗新生儿缺氧缺血性脑病。

（3）调节细胞因子的分泌：丹参对多种细胞因子有调节作用，对严重心脏损伤的兔模型，丹参能明显减少 IL-8 的产生而保护其心肌免受损伤。丹参还具有加强神经营养和修复神经的作用，在缺氧条件下的海马神经元经丹参处理后，存活率明显增加，纤维细胞生长因子免疫反应增强。丹参亦可抑制多核细胞的浸润，减少脑缺血组织激活小胶质细胞因子如细胞间黏附分子的释放，同时可直接作用于小胶质细胞表面，或抑制细胞表面抗原的表达或阻断其与外界因子的信号传递。

（4）对心肌缺血和梗死的作用：丹参煎剂、复方丹参注射液能改善或对抗垂体后叶素引起的家兔或大鼠急性心肌缺血之心电异常。复方丹参注射液还有促进梗死区心肌细胞再生的作用，并使家兔缺血心肌的损伤减轻。丹参素对垂体后叶素引起的大鼠心肌缺血心电变化有显著保护作用，并能明显缩小家兔及犬实验性心肌梗死的范围。

（5）对血压与外周血管的作用：丹参煎剂、丹参注射液及复方制剂给麻醉犬或兔静注，均显示不同程度的降压作用。而丹参酮 II$_A$ 磺酸钠则会导致血压轻度升高。丹参煎剂还有扩张血管的作用。犬股动脉给予丹参水煮酒沉剂，亦有微弱的直接扩张血管的作用。

（6）对心肌收缩力和心率的影响：丹参注射液能使豚鼠或家兔离体心脏心率减慢，心肌收缩力先有短暂抑制，而后有所加强。丹参酮 II$_A$ 磺酸钠对豚鼠离体心脏收缩力的作用，随浓度的增加而抑制加重，但对大鼠在位心脏的收缩力则可轻度增强。

（7）其他方面：丹参素具有抑制内源性胆固醇合成、保护血管屏障、防止动脉粥样硬化形成的作用。研究表明，丹参素在 $4\mu mol/L$ 浓度条件下对能化后的跨膜电位变化有一定的恢复作用，且对呼吸链功能有明显的保护作用，能保护线粒体，改善能量代谢。

2. 对血液系统的作用

（1）对微循环和血液流变学的影响：丹参注射液可使眼球结膜微循环血流速度明显加快，毛细血管交点也显著增加，红细胞聚集程度减轻。丹参及其有效成分可影响多种凝血因子，改善血液流变性，降低冠心病患者血浆黏度，调节细胞电泳率及红细胞压积，改善微循环。用流室系统定量研究体外丹参注射液对健康人红细胞与培养的人脐静脉内皮细胞黏附的影响，发现丹参注射液可使红细胞与脐静脉内皮细胞黏附的数目减少、强度减弱。另外，丹参可提高红细胞的变形能力，改善血液的黏滞性，从而改善微循环障碍。

（2）对凝血、纤溶、血小板聚集及血栓形成的作用：采用大鼠静脉注射丹参素前后自身对照的方法，间隔不同时间从心脏取血，测定各指标。结果表明，注射后体外血栓形成时间延长，血栓长度缩短，重量减轻。注射丹参素后 30 分钟，血小板数目减少，聚集性降低，凝血时间延长，血清纤维蛋白原降解产物增加，提示丹参具有明显的抗凝血作用。丹参水溶性提取物原儿茶醛、原儿茶酸、丹参酚酸 A、丹参酚酸 B、丹参酚酸 C 对胶原诱导的血小板聚集均有不同程度的抑制作用，以丹参酚酸 A、丹参酚酸 B 作用最强。丹参注射液可使家兔凝血酶原时间、凝血酶时间和连续凝血酶时间延长。丹参煎剂能使纤维蛋白迅速转变为纤维蛋白单体，纤维蛋白裂解为 FDP，但不能直接溶解纤维蛋白。丹参煎剂对肾上腺素诱导的人血小板聚集有保护作用。丹参乙醇提取物在体外亦能抑制二磷酸腺苷或胶原引起的家兔血小板的聚集，对急性脑血管病患者血小板聚集也有明显降低作用。丹参能明显延长特异性血栓形成时间和纤维蛋白血栓形成时间，血栓干重与湿重也均明显减轻，但血栓长度延长。复方丹参注射液具有抗大鼠实验性血栓形成的作用，并能提高兔血小板和大鼠血浆 cAMP 含量。丹参还有促进血栓溶解的作用。

3. 提高耐缺氧能力的作用　复方丹参注射液可显著延长或提高小鼠或大鼠在常压缺氧和低压缺氧条件下的存活时间或存活率，减慢氧耗速率。此外，丹参酮等均能提高小鼠在低压缺氧条件下的存活率或延长生存时间。

4. 降血脂及抗动脉粥样硬化作用　丹参素具有减少细胞内胆固醇合成及抗脂蛋白氧化的作用，可使氧化脂蛋白电泳迁移率明显变慢、氧化脂蛋白中 MDA 含量明显减少以及氧化脂蛋白对细胞的毒性作用明显减弱。丹参注射液可使部分病人的胆固醇水平下降。给动脉粥样硬化家兔口服丹参煎剂，可降低血和肝中的甘油酯。丹参及白花丹参能抑制家兔实验性冠状动脉大分支粥样斑块的形成。研究表明，丹参素亦可抑制细胞内源性胆固醇形成，并保护血管屏障，防止脂质沉积，抑制动脉粥样硬化斑块形成。

5. 对中枢神经系统的作用　丹参或丹参注射液均能减少小鼠的自发活动，增强氯丙嗪、水合氯醛、阿米妥钠等的催眠作用，亦可明显对抗苯丙胺的中枢兴奋作用。复方丹参注射液可使犬大脑皮层自发电活动减少、重复刺激引起后发放的阈值提高，感觉刺激的诱发电位增大，还能显著抑制小鼠扭体、嘶叫和热板反应。给小鼠脑室注射丹参注射液可明显提高其痛阈。丹参注射液还能抑制猫丘脑后核内放电，但直接作用于神经干不能阻断其兴奋传导。

6. 抑菌作用　丹参煎剂对金黄色葡萄球菌、人型结核杆菌（$H_{37}RV$）、大肠杆菌、变形杆菌、福氏痢疾杆菌、伤寒杆菌等有抑制作用，对钩端螺旋体在体外或半体内亦有抑制作用。丹参水浸剂、总丹参酮对某些癣菌有不同程度的抑制作用。此外，丹参在试管内能抑制霍乱弧菌的生长。

7. 对免疫功能的影响　给小鼠腹腔注射丹参、复方丹参注射液，可明显提高外周血淋巴细胞转化率，促进小鼠SRBC抗体形成，提高小鼠单核巨噬细胞的吞噬指数，增强单核巨噬细胞的吞噬功能。丹参水提取液对巨噬细胞活性有双向调节作用，低浓度（≤100mg/L）时抑制，较高浓度（≥500mg/L）时增强。

8. 抗氧化作用　丹参的水溶性成分具有很强的抗脂质过氧化和自由基清除作用，丹参注射液对Fe^{2+} - H_2O_2系统产生的羟自由基的清除率为65％，对黄嘌呤 - 黄嘌呤氧化酶系统产生的超氧阴离子的清除率为100％。丹参中的7种水溶性成分对黄嘌呤 - 黄嘌呤氧化酶系统产生的超氧阴离子均有明显的清除作用，其中丹参素对超氧阴离子的清除作用优于SOD。丹酚酸A、丹酚酸B和迷迭香酸能清除抗坏血酸 - Fe_e^{2+} - EDTA系统产生的自由基，清除作用是甘露醇的10~100倍，丹参酮则可清除心肌线粒体脂质过氧化作用产生的脂质自由基。丹参酮II_A直接作用于中性粒细胞，可抑制其呼吸暴发，减少氧自由基的产生，而丹参注射液能明显降低血清脂质过氧化物含量，提高血清超氧化物歧化酶SOD的活性。

9. 抗炎作用　总丹参酮在炎症一期模型上对组胺所致大鼠毛细血管通透性增高，对蛋清、角叉菜胶和右旋糖酐所致大鼠急性关节肿，对大鼠渗出性甲醛腹膜炎都有明显的抑制作用。在炎症一期模型上，总丹参酮对明胶所致小鼠白细胞游走和大鼠亚急性甲醛性关节肿都有明显的抑制作用，但对棉球肉芽肿模型无抑制作用。另外，局部涂抹总丹参酮还能抑制巴豆油对小鼠耳肿。丹参注射液可抑制角叉菜胶诱导的大鼠足肿胀，肿胀抑制率达51％。肌注丹参注射液能明显降低中性粒细胞的趋化性及趋化移动距离。琼脂糖玻片法表明，丹参酮在50mg/mL浓度时，能使白细胞趋化性受到明显抑制，抑制率达37.7％；浓度为100mg/mL时，白细胞趋化性和随机运动均消失，这一结果与丹参酮明显抑制体内白细胞向炎症区的游走相一致。

10. 对急性肾衰的保护作用　丹参有增加肾血流量、改善肌酐清除率、降低血尿素氮及利尿作用，其作用机制可能与钙拮抗剂异搏定相似，对急性肾衰有明显的保护作用。

11. 保肝、抗肝纤维化作用

（1）保护肝细胞：研究表明，丹参能抑制和减轻急慢性肝损伤时的肝细胞变性、坏死以及炎症反应，降低丙氨酸转氨酶（ALT）。最初认为其作用是通过改善肝病时的微循环及血液流变状态，从而增加肝细胞的营养和氧供给而实现的。新近研究表明，丹参保护肝细胞的功能可能与以下作用有关：①抗脂质过氧化；②钙拮抗作用。此外，丹参注射液可明显抑制重型病毒性肝炎患者补体系统活化，使免疫性肝纤维化模型大鼠免疫复合物及抗体减少，淋巴细胞转化功能增强，减轻免疫损伤。亦有研究表明，丹参注射液对四氯化碳损伤的大鼠离体灌浇肝有保护作用，但对四氯化碳所致大鼠新鲜分离的肝细胞并无直接作用。丹参的保护作用亦非通过利胆作用而实现。

（2）促进肝细胞再生：丹参能促进大鼠部分肝切除术后肝脏再生时的DNA合成和细胞分裂增殖过程，使肝再生度、棱分裂相指数、血清甲胎蛋白（AFP）检出率增高，具有一定的促进肝再生作用。

（3）抗肝纤维化：肝纤维化是指肝脏纤维结缔组织异常增生，阻断或逆转肝纤维化对防治肝硬化有重要意义。近来不少学者对丹参抗肝纤维化的作用及机理进行了更加深入的研究，认为丹参的显著抗肝纤维化作用主要是通过以下途径实现的：①抗肝细胞变性坏死，间接抑制肝纤维化形成。②促进肝内胶原蛋白的降解，加速纤维组织重吸收。

12. 抗肿瘤作用　在裸鼠成瘤实验中，经丹参酮、ATRA 处理后的细胞在裸鼠体内的成瘤时间延长，肿瘤生长速度减慢，80 天后处死裸鼠，发现药物处理组的肿瘤较对照组明显缩小。肿瘤组织病理切片显示，裸鼠肿瘤均是上皮源性的；与对照组相比，经丹参酮和 ATRA 处理后的肿瘤组织其瘤细胞少，瘤巨细胞少见，其间有坏死及炎性细胞浸润，结缔组织较多，可见明显角化组织及包膜。癌基因表达检测发现，经丹参酮和 ATRA 处理过的细胞 c－myc、c－Ha－ras mRNA 表达明显受到抑制，说明丹参酮及 ATRA 等诱导剂的诱导分化作用和改变肿瘤细胞的某些癌基因和抑癌基因有关。亦有研究发现，丹参酮对 HL_{60} 细胞、原代培养人急性早幼粒细胞白血病细胞（APL）、小鼠肝癌细胞等有诱导分化作用。丹参酮 II_A 诱导人鼻咽癌细胞和人肺癌细胞株（SPC A1）凋亡的体外实验表明，丹参酮确实促进了肿瘤细胞凋亡的发生，而这一机制可能在于凋亡抑制基因的抑制及促凋亡基因的上调。

丹参与其他活血化瘀药合用对某些肿瘤的治疗有一定增效作用，该效应可能与丹参减少肿瘤组织内 DNA 含量有关。亦有研究表明，单独应用丹参能使某些肿瘤细胞表面的电荷密度增加，改变电荷分布及表面形态，这样就有可能活化肿瘤细胞，使其运动性增强，从而加速肿瘤细胞的扩散和转移。

13. 对胰腺的作用　通过耳缘静脉给兔重症急性胰腺炎（SAP）模型注射丹参注射液，结果表明，丹参能减少组织及血浆 TNF－α 的生成及含量，降低外周血 CD 及 CD 的阳性细胞数，抑制 PMN－EC 的黏附。丹参具有降低 SAP 血浆 TNF－α 含量及减轻 PMN－EC 黏附的作用，提示 SAP 早期使用丹参有助于防治休克及多器官功能损害，有助 SAP 的早期治疗。

14. 对消化系统作用　胃、十二指肠溃疡等消化系统疾病与活性氧之间存在一定的关系，活性氧可直接或间接损伤胃黏膜细胞，抗氧化剂对消化系统疾病具有保护作用。丹参可利用对胃黏膜供血的改善，使胃黏膜防御功能增强，预防溃疡产生或促进其愈合，使胃黏膜损伤减轻。丹参对于黏膜血流供应具有明显改善作用。灌服丹参注射液治疗大鼠应激性胃溃疡，能使胃黏膜充血、糜烂及溃疡病变在短期内迅速愈合，其疗效明显优于抗溃疡药——甲氰咪呱。丹参抗消化性溃疡的主要机制就是对胃窦运动的降低。

15. 对肺纤维化的保护作用　对 11 例不同原因所致的肺纤维化患者，通过对症治疗和配合丹参的辅助治疗 15 天后，对照治疗前后 CT 片或磁共振片，发现肺纤维化病变程度明显受到了抑制，肺泡功能也得到了改善，各种肺脏体征得到了改善和提高。

16. 其他作用　静注丹参水提取液能预防术后肠粘连及松懈后再形成粘连。

【体内过程】　用 ^{32}S 或 ^3H 同位素标记的丹参酮 II_A 磺酸钠给小鼠或大鼠静脉注射后，药物分布以肝脏最高，胆囊次之，在中枢神经系统和内脏各部位均有分布，经胆汁排出，随粪便排泄量占总量的 70% 以上，部分从尿中排出，除原形外，还有一个代谢产物。

【临床应用】

1. 冠心病　大量临床应用表明，丹参或以丹参为主药的各种复方制剂对冠心病有较好疗效，对心绞痛症状缓解的有效率在 80% 以上，心电图改善率在 42.9%～66.6%，对急性心肌梗死也有显著的缓解作用。复方丹参注射液治疗 70 例冠心病心绞痛患者、50 例血瘀症患者，与应用硝酸甘油组进行疗效对比分析，两组疗效及心电图 ST 改变无显著性差异。用复方丹参注射液治疗 64 例急性心肌梗死患者，测定治疗前后血小板聚集率及血黏度，发现复方丹参注射液的抗凝作用优于阿司匹林，同时还具有扩张冠脉及改善冠脉侧支血流的作用，提示复方丹参注射液治疗急性心肌梗死利于其早期恢复。

2. 脑血管病　丹参注射液肌注或静注治疗脑动脉粥样硬化缺血型中风患者 65 例，有 9 例基本痊愈，19 例显著好转，29 例好转，总有效率为 87.7%。丹参注射液以葡萄糖稀释后静脉推注，治疗脑血栓 35 例，基本痊愈 7 例，显著好转 13 例，好转 12 例，随访 20 例中有 10 例痊愈。将复方丹参注射液加到葡萄糖溶液中静滴，治疗脑梗死 20 例，总有效率为 90%。

3. 小儿支气管哮喘　口服丹参片（每片含生药 1g），每次 2～3 片，每天 3 次，连服 6 个月，追踪观察 1 年左右，显效率为 40%，有效率为 53%，总有效率为 93%。

4. 慢性乙型肝炎　临床应用丹参口服液治疗 57 例慢性乙型肝炎患者，可显著降酶和改善病人症状，总有效率为 77.1%。

5. 新生儿硬肿症 复方丹参注射液治疗新生儿硬肿症 120 例，痊愈 95 例，好转 20 例，死亡 5 例。

6. 瘀胆型肝炎 丹参注射液静滴治疗瘀胆型病毒性肝炎，黄疸消退和恢复时间与药物剂量有关，大剂量组疗效较好。应用复方丹参注射液联合肝经穴位脉冲波刺激治疗瘀胆型肝炎，SB（胆红素）复常率与对照组比较有显著性差异。

7. 肝硬化 复方丹参注射液对改善肝硬化患者临床症状，降低 SB、ALT，提高 ALB，改善血液流变学有较好效果。采用随机双盲法对比观察低分子右旋糖酐与复方丹参注射液静脉推注对肝硬化的疗效，结果治疗组总有效率为 88.3%，明显优于对照组（68.57%）（$P < 0.05$）。丹参注射液联合硫酸镁治疗失代偿期肝硬化，病情明显改善，血清 SF、ALT、SB 降低，ALB 明显升高。

8. 门静脉高压症 口服复方丹参片治疗门静脉高压症 11 例，临床症状改善，11 例门静脉干直径均缩小，5 例脾脏回缩，2 例食管静脉曲张减轻。丹参注射液可加速肝硬化门脉血液流速，但未见门管右支血管（RPV）管径的改变。

【毒副作用】 小鼠腹腔注射丹参或复方丹参注射液的 LD_{50} 分别为（36.7±3.8）g/kg 和（61.5±5.3）g/kg。家兔每日腹腔注射丹参注射液 2.4g（生药）/kg 或复方丹参注射液 3g（生药）/kg，连续 14 日，未见毒性反应，血象、肝肾功能和体重均无异常改变。

参 考 文 献

1. 董凤彩，等. 药物与临床，2015（3）：99.

2. 赵仁霞，等. 中国医药指南，2011，9（12）：291.

3. 仇淑君，等. 实验动物科学，2014，31（4）：12.

4. 安艳明，等. 山东医药，2014，54（39）：33.

5. 张中芳，等. 中国中西医结合杂志，2013，33（4）：540.

6. 穆娟，等. 山东医药，2015，55（10）：3.

7. 陈昕琳，等. 陕西中医，2012，33（6）：760.

8. 何前松，等. 中国实验方剂学杂志，2015，21（7）：81.

9. 张晓雷，等. 世界临床药物，2015，34（50）：293.

10. 于华贞，等. 医学综述，2014，21（6）：1081.

11. 尹英，等. 实用口腔医学杂志，2014，30（6）：749.

12. 张亚杰，等. 中国老年学杂志，2013，33（22）：5660.

13. 周斌，等. 广东医学，2013，34（20）：3107.

14. 杨溶海，等. 中国老年学杂志，2014，34（9）：2324.

15. 张辉，等. 中国中西医结合杂志，2013，33（5）：600.

16. 郑雁，等. 中国老年学杂志，2014，34（18）：5122.

17. 李湘平，等. 中南大学学报，2015，40（2）：163.

18. 贾爱华，等. 现代中西医结合杂志，2014，23（19）：2055.

19. 陈成，等. 国际中医中药杂志，2014，36（8）：706.

20. 卢伟波，等. 中国实验方剂学杂志，2014，20（2）：186.

21. 沈敏，等. 临床肝胆病杂志，2012，28（11）：834.

22. 魏明琴，等. 中国生化药物杂志，2015，35（2）：44.

23. 付丹阳，等. 中国实验诊断学，2014，18（11）：1743.

24. 李春梅，等. 华南理工大学学报，2012，40（12）：154.

25. 刘暖，等. 中国病理生理杂志，2015，31（8）：1494.

26. 郑波，等. 中国生化药物杂志，2014，34（9）：60.

27. 陈燕花，等. 中华手外科杂志，2012，28（4）：246.
28. 廖天南，等. 中医临床研究，2012，4（21）：33.
29. 贺文彬，等. 中国药理学与毒理学杂志，2015，29（3）：395.
30. 张乙川，等. 中国医药指南，2015，13（11）：215.
31. 李玉卿，等. 中国医药导报，2015，12（20）：15.

泽　兰

【别名】　小泽兰，地瓜儿苗，地笋。

【来源】　为唇形科植物毛叶地瓜儿苗 *Lycopus lucidus* Turcz. *var. hirtus* Regel 的干燥地上部分。

【性味】　苦，辛，微温。

【功能主治】　活血调经，祛痰消痈，利水消肿。用于月经不调，经闭，痛经，产后瘀血腹痛，疮痈肿毒，水肿腹水。

【主要成分】　含挥发油、糖类、三萜类、黄酮等。其中挥发油中含：己醛、顺式 - 3 - 己烯 - 1 - 醇、反式 - 2 - 己烯 - 1 - 醇、己醇 - 1、α - 侧柏烯、α - 蒎烯、β - 蒎烯等；糖类包括：葡萄糖、半乳糖、蔗糖、棉子糖、水苏糖、果糖、泽兰糖；三萜类包括：齐墩果酸、白桦酯酸、3 - 表马斯里酸、欧期咖啡酸、2α - 羟基乌苏酸、委陵菜酸、漆蜡酸、β - 谷甾醇、桦木酸、熊果酸。另外，本品还含有酚类、氨基酸、有机酸、皂苷、鞣质和树脂等。

【药理作用】

1. 抗凝血及抗血栓形成作用　泽兰水煎剂给大鼠灌胃，对体外血栓形成有对抗作用，能使血栓干重明显减轻，使血小板聚集功能明显减弱；白陶土部分凝血活酶时间延长，但对凝血酶原时间无影响；对纤维蛋白及优球蛋白溶解时间无影响。泽兰提取物腹腔注射可明显改善实验性家兔血瘀症模型的微循环障碍；口服给药对异常的血液流变学情况有较好的改善作用，泽兰不同的提取物均有不同程度降低全血表观黏度以及抑制红细胞聚集的作用。

2. 强心作用　实验表明，泽兰全草制剂有强心作用。

3. 对子宫平滑肌的作用　泽兰水提取物作用于小鼠离体子宫平滑肌，能使其收缩幅度增大，肌张力加强，收缩频率加快，与垂体后叶素作用性质相比，泽兰水提取物的特点是对肌张力的增强作用明显，对收缩频率和收缩幅度的影响不及垂体后叶素。

4. 保肝利胆作用　实验表明，泽兰有良好的抗实验性肝硬化作用。泽兰对 CCl$_4$ 引起的急性肝损伤有明显的保护作用，可使 SGOT 显著降低。血清转氨酶升高主要反映肝细胞变性、坏死，细胞膜通透性升高，使肝细胞内 GPT、GOT 释放入血所致。泽兰有选择性地降低 SGOT 的作用，大剂量使肝脏指数减少。泽兰对大鼠也有显著利胆作用，并可使给药后胆汁中的胆固醇、胆红素排出总量增加，也说明其有较好的保肝作用。

5. 保护胃黏膜　泽兰甲醇提取物可以显著提高冰乙酸型胃溃疡大鼠的 SOD 活性，减少 MDA 生成，提高保护因子 NO 的含量，提示泽兰甲醇提取物抗胃黏膜损伤，可能与抗氧化、抑制脂质过氧化、促进 NO 合成等机制有关，为进一步研究泽兰保护胃黏膜的有效部位打下了基础。

6. 改善肾功能　泽兰能有效抑制单侧输尿管梗阻大鼠 CTGF 及 NF - κB 的过度表达，促进 HGF 及 VEGF 表达，从而改善肾间质纤维化，延缓慢性肾脏病的进展。采用泽兰水煎液低、中、高剂量连续给大鼠灌胃 24 天观察泽兰对大鼠腺嘌呤慢性肾衰竭的影响，结果显示，低、中剂量的泽兰对大鼠慢性肾衰竭有改善作用，其机制与泽兰纠正肾衰竭时贫血、低钙血症、氮质血症、减少肿瘤坏死因子 α（TNF - α）对肾脏的纤维化损害有关。

7. 其他作用　泽兰能抑制多形核中性白细胞强性硬蛋白酶（Elastin 酶）的活性。

【临床应用】

1. 早期肺心病　泽兰片治疗 41 例慢性气管炎、肺气肿、早期肺心病患者，每天 4 次，每次 7 片，3 ~ 6 天为 1 疗程，平均有效率为 58.5%。

2. 流行性出血热　泽兰注射液静脉注射，每天 1 ~ 2 次，治疗流行性出血热 40 例（轻型 18 例，中度和重型各 11 例），痊愈 39 例，死亡 1 例。

3. 产后腹痛　泽兰叶 30 ~ 60g，水煎浓缩，加红糖适量，每天 1 剂，分 2 次服用。治疗 20 例，痊愈 19 例，无效 1 例。一般服药 2 ~ 3 剂，最多 4 剂痊愈。

4. 急性腰扭伤　泽兰汤（泽兰、归尾、赤芍、丹皮、牛膝、川断、乌药、元胡、桃仁各 9g，红花 4.5g，痛者加乳香、没药、三七等，水煎服）治疗急性腰扭伤 100 例，结果：治愈（功能恢复正常，疼痛消失）50 例，显效（功能恢复正常，疼痛基本消失）22 例，进步（症状有改善）10 例，无效 18 例。

参 考 文 献

1. 刘永生，等 . 中国实验方剂学杂志，2010，16（15）：125.

2. 辛卫云，等 . 中医学报，2015，30（3）：419.

3. 李芳梅，等 . 湖北中医学院学报，2010，12（3）：5.

4. 罗亚桐，等 . 湖南师范大学学报，2011，8（3）：44.

5. 聂波，等 . 中西医结合心脑血管病杂志，2010，8（9）：1080.

6. 杨甫昭，等 . 中国实验方剂学杂志，2008，14（7）：51.

7. 张静，等 . 河北中医，2015，37（3）：461.

8. 胡婉湘，等 . 广西医学，2014，34（4）：475.

9. 宋佰慧，等 . 中国生化药物杂志，2015，35（5）：17.

10. 崔昊震，等 . 延边大学医学学报，2012，35（4）：262.

11. 周迎春，等 . 中医药学报，2013，41（1）：23.

王 不 留 行

【别名】　麦蓝菜。

【来源】　为石竹科植物麦蓝菜 *Vaccaria segetalis*（Neck.）Garcke 的干燥成熟种子。

【性味】　苦，平。

【功能主治】　活血通经，下乳消肿，利尿通淋。用于经闭，痛经，乳汁不下，乳痈肿痛，淋证涩痛。

【主要成分】　含多种皂苷，包括王不留行皂苷 A、B、C、D，棉根皂苷元；黄酮苷如王不留行黄酮苷、异肥皂草苷等，及植物酸钙镁、磷脂、豆甾醇、生物碱、香豆精类成分。此外，尚含有淀粉、脂肪、氨基酸、无机元素等。

【药理作用】

1. 抗肿瘤作用　王不留行的水提取液和乙醚萃取液腹腔给药具有相同的抗肿瘤活性。

2. 兴奋子宫及抗早孕作用　王不留行有兴奋子宫及抗早孕作用。实验表明，0.25% ~ 0.5% 的王不留行煎剂对大鼠离体子宫有收缩作用，乙醇浸出液作用较煎剂更强。连续给予王不留行煎剂 15 天，能使动物血浆和子宫组织中第二信使 cAMP 含量明显升高，王不留行兴奋子宫及抗早孕作用可能与此有关。

3. 利胆排石作用　王不留行贴压耳穴，可以使胆囊收缩，促进胆汁排泄，使较小的结石和泥沙随胆汁排入肠腔，从而排出体外。

4. 镇痛作用　实验表明，王不留行对小鼠实验性疼痛有镇痛作用。

5. 催乳作用　王不留行增乳活性单体邻苯二甲酸二丁酯（DBP）和催乳素（PRL）能引起乳腺上皮

细胞 miRNAs 表达量的变化，从生物学功能方面揭示其调节泌乳的机制。研究发现，王不留行可以直接作用于奶牛乳腺上皮细胞，其增乳活性成分为 DBP，具有特定中药作用机理，能起到类雌激素样的催乳功能，协同丹参的抗凝血作用，降低全血黏度。

6. 防治骨质疏松　王不留行可以有效地阻止去势骨质疏松大鼠的骨量丢失，具有促进骨形成，抑制骨吸收的作用，对去势大鼠骨质疏松有较好的防治作用。

【临床应用】

1. 带状疱疹　王不留行用文火炒黄至少数开裂，研碎，过筛，取细末。如患处疹未破，用麻油将药末调成糊状外涂，如疱疹已溃破，可将药末直接撒于溃烂处，每天 2～3 次。一般用药后 10～20 分钟即可止痛，2～5 天痊愈。

2. 急性乳腺炎　王不留行 25g，蒲公英 150g，水煎，分 2 次服，每天 1 剂。治疗 28 例，服 1 剂皆明显好转，服 2～3 剂痊愈，无 1 例化脓。

3. 缺乳症　王不留行、穿山甲各 15g，文火煎，每天 1 剂，分 3 次服，辅以清炖猪蹄，每晚临睡前吃肉喝汤。治疗 5 例，均有不同程度的下乳效果。

4. 桡骨茎突狭窄性腱鞘炎　生王不留行 20g，碾成细粉，备用。用温水热敷患者桡骨茎突处 10～15 分钟，然后取 2g 王不留行粉放在事先准备好的伤湿止痛膏中心处，对准痛点外贴，同时每天对准痛点和阳溪穴按摩，每次 2～3 分钟，隔天用同样方法换药，5～7 天为 1 疗程。治疗 35 例，1 疗程治愈 30 例，疼痛减轻 3 例，无效 2 例，总有效率为 94.3%。

5. 肥胖症　王不留行 3 粒贴压耳穴，治疗 238 例，有效率为 84.7%。

6. 肋间神经痛　取一块 3.5cm×5cm 的关节止痛膏，中间撒上已准备好的王不留行籽，轻轻按压后备用。在患者患侧肋间神经分布区寻找最明显的压痛点作为阿是穴，局部以 75% 酒精棉球消毒，贴上王不留行关节止痛膏，按摩 30～60 秒，待患者感局部发热灼痛或局部疼痛减轻即可。以后嘱患者每天按摩 4～6 次。共治疗肋间神经痛及泰齐病 35 例，疼痛症状完全消失 31 例，基本消失 2 例，减轻 1 例，症状未见减轻 1 例。

7. 其他　王不留行耳穴按压可治疗失眠、儿童多动症、经前期紧张综合征、近视、便秘、痔疮、胆石症、更年期综合征、高血压、过敏性鼻炎等。

参 考 文 献

1. 高越颖，等. 中药材，2015，38（1）：154.
2. 徐发彬，等. 时珍国医国药，2012，23（3）：682.
3. 徐发彬，等. 中药新药与临床药理，2012，23（3）：285.
4. 赖建彬，等. 安徽农业科学，2014，42（11）：3288.
5. 黄庭惠，等. 中国老年学杂志，2015，35（11）：2923.
6. 谢凤珊，等. 天然产物研究与开发，2014，26：1013.
7. 马丽萍，等. 中成药，2013，35（11）：2318.
8. 李帆，等. 海峡药学，2007，19（3）：1.

毛 冬 青

【别名】　茶叶冬青，六月霜，山冬青，细叶冬青。

【来源】　为冬青科植物毛冬青 *Ilex pubescens* Hook. et Arn. 的干燥根及茎。

【性味】　苦、涩，寒。

【功能主治】　清热解毒，活血通络，止咳平喘。用于风热感冒，肺热咳喘，咽喉肿痛，乳蛾，牙龈肿痛，丹毒，胸痹心痛，中风偏瘫，炭疽，水火烫伤。

【主要成分】 根、皮含黄酮苷类、酚类、三萜类化合物及氨基酸、鞣质和糖类。近年从毛冬青中分离出了毛冬青甲素。叶含叶绿素（Chlorophyll）、蜡质、熊果酸（Ursolic acid）、齐墩果酸（Oleanolic acid）等。

【药理作用】

1. 抗菌作用 毛冬青煎剂对金黄色葡萄球菌、奈氏球菌、肺炎球菌、宋氏痢疾杆菌、伤寒杆菌、大肠杆菌有抑制作用。毛冬青黄酮苷注射液对金黄色葡萄球菌、福氏痢疾杆菌、变形杆菌及绿脓杆菌有抑制作用。

2. 扩张冠状动脉、抗心肌缺血作用 毛冬青黄酮苷对离体兔心、在位犬心及犬肺装置的冠状血管有扩张作用，使冠脉流量明显增加，心肌耗氧量有所降低，心率减慢。毛冬青注射液对离体兔心及豚鼠离体心脏亦有扩张冠状动脉、增加冠脉流量的作用。毛冬青的水煎醇提取制剂对垂体后叶素所致的实验性家兔心肌缺血有保护作用，使 T 波偏移得到一定程度保护，并可增强心肌收缩力，对心律失常有一定的对抗作用；能作用于血管平滑肌而扩张血管，并可改善甲皱微循环。毛冬青甲素亦能降低心肌耗氧量，保护由缺血引起的心肌损伤，明显缩小心肌梗死范围。

3. 降血压作用 毛冬青粗制剂及其所含的黄酮苷对麻醉犬和猫，均有缓慢而持久的降压作用。黄酮苷的降压作用可能被阿托品阻断，不受剪断迷走神经的影响，也不能对抗肾上腺素的升压反应，所以其降压作用与副交感神经有关，亦可能与其扩张血管作用有关。

4. 抑制血小板聚集作用 毛冬青对 ADP 或肾上腺素诱发的血小板聚集有一定的抑制作用，对血液有一定的抗凝作用。毛冬青甲素在体内、体外给药，对人及多种动物（兔、大鼠）均有抑制血小板聚集和抑制$^{14}C-5-HT$释放反应的作用。其作用是通过对磷酸二酯酶的抑制使血小板内 cAMP 含量升高、抑制血小板生成血栓素 A_2 及增强动脉壁生成前列腺环素等途径实现的。毛冬青甲素还能提高纤维蛋白溶酶活性，抑制血栓形成。

5. 抗炎作用 毛冬青中的齐墩果酸对不同致炎剂引起的大鼠足肿胀、二甲苯所致小鼠耳肿胀及乙酸引起的小鼠腹腔毛细血管通透性增强都有明显抑制作用，还可使大鼠炎性组织释放的 PGE（前列腺素）量减少，抑制大鼠棉球肉芽组织增生。毛冬青甲素对角叉菜胶引起的大鼠急性关节肿、二甲苯引起的小鼠毛细血管通透性增强及紫外线照射豚鼠引起红斑形成均有明显抑制作用，且能抑制醋酸引起的小鼠扭体反应，降低大鼠肾上腺维生素 C 含量。毛冬青甲素的抗炎作用是通过降低炎性因子 IL-6、血清 M-CSF 水平而实现的。

6. 降血脂作用 毛冬青肌注对实验性动脉粥样硬化的家兔没有明显的降胆固醇作用，但临床应用表明，毛冬青能降低血清胆固醇，对血清胆固醇及甘油三酯增高者作用更为明显。

7. 预防急性肾衰竭作用 毛冬青对甘油所致的大鼠急性肾衰竭有预防作用，能显著提高动物存活率，降低血 BUN 浓度，增加尿量，减轻肾脏病理改变。

8. 其他作用 毛冬青有镇咳、祛痰作用，其酊剂有平喘作用。所含齐墩果酸对抗可的松所致小鼠胸腺、脾脏萎缩；升高抗 IgG 含量，对溶血素抗体无明显影响。毛冬青可改善慢性心力衰竭大鼠的心脏射血功能和心脏结构，具有抗心室重构的作用，改善程度与剂量有一定的相关性。毛冬青总黄酮可显著提高脑匀浆 Na^+,K^+-ATP、$Mg^{2+}-ATP$、$Ca^{2+}-ATP$ 和 $Ca^{2+}-Mg^{2+}-ATP$ 酶活力（$P<0.01$，$P<0.05$），明显降低 LD 含量（$P<0.05$），显著减少 MDA 的含量（$P<0.01$），显著减轻缺血所致的脑组织损伤。

【临床应用】

1. 冠状动脉粥样硬化性心脏病 毛冬青根 100～150g，每天 1 剂，水煎分 3 次服；或制成片剂、冲剂、糖浆剂等，剂量按每天生药 90～120g，3 次分服。经 100 余例观察，总有效率达 68%～96%。

2. 脑血栓形成 毛冬青 60～90g，每日煎服，并酌情加用毛冬青针剂。曾观察 6 例，用药后显效日期最短者 4 天，最长者 16 天；基本治愈日期最短者 13 天，最长者 52 天。

3. 缺血性中风 毛冬青甲素 10mg 肌注，每天 1 次，另口服 40mg，每天 3 次，30 天为 1 个疗程。治疗脑血栓形成 30 例，脑供血不足 30 例，基本痊愈 44 例，显效 5 例，有效 10 例，无效 1 例，总有效率为

98.3%。

4. 中心性视网膜炎 毛冬青针剂肌内注射，每次 2mL（含黄酮 40mg），每天 1~2 次。治疗 100 例，有效率在 90% 以上，临床治愈率在 34% 以上。

5. 慢性盆腔炎 毛冬青液保留灌肠，四黄水蜜外敷下腹，并配合清热利湿、行气活血的中药内服。治疗慢性盆腔炎 148 例，痊愈 85 例，显效 42 例，有效 20 例，无效 1 例，总有效率为 99.3%。

6. 前列腺炎 向前列腺内注射毛冬青注射液，每次 1mL，每周 3 次，4 周为 1 个疗程。观察治疗前列腺炎患者 216 例，结果治愈 195 例，好转 18 例，无效 3 例，有效率为 98.6%。

7. 萎缩性鼻炎 毛冬青注射液［4g（生药）/mL］行鼻甲注射，每侧 2mL，每天 1 次，10 天为 1 个疗程。观察萎缩性鼻炎 65 例，结果显效 46 例，好转 13 例，无效 6 例，有效率为 90.8%。

【毒副作用】 本品煎剂 100g/kg 给小鼠灌服，未见死亡，仅出现活动减少及出汗；毛冬青黄酮 1g/kg 给家兔静注可致呼吸困难、发绀、伏地，1 小时后逐渐恢复，3 天后复原。小鼠静注毛冬青黄酮的 LD_{50} 为 920mg/kg。

参 考 文 献

1. 陈洁，等. 中国中医药科技，2013，20（1）：41.

2. 孟磊，等. 中药新药与临床药理，2012，23（4）：437.

3. 赵早云，等. 光明中医，2010，25（7）：1166.

4. 郑关毅，等. 药学学报，2011，46（9）：1071.

5. 徐爱玲，等. 福建中医药，2012，43（2）：39.

6. 石旺清，等. 福建中医药，2010，41（2）：47.

7. 赵早云，等. 光明中医，2013，28（3）：480.

8. 程晓，等. 中药新药与临床药理，2012，23（6）：642.

9. 张帆，等. 中国实验方剂学杂志，2012，18（22）：190.

10. 张帆，等. 中药新药与临床药理，2012，23（4）：412.

11. 李启昇，等. 广东微量元素科学，2014，21（6）：9.

12. 王煜炜，等. 安徽医药，2015，19（2）：244.

13. 李洪亮，等. 湖北农业科学，2014，53（21）：5202.

14. 李启昇，等. 广东微量元素科学，2015，22（3）：29.

15. 赵利华，等. 吉林大学学报（医学版），2008，34（1）：105.

益 母 草

【别名】 坤草，茺蔚草，益母艾，四楞草。

【来源】 为唇形科植物益母草 *Leonurus japonicus* Houtt. 的新鲜或干燥地上部分。

【性味】 苦、辛，微寒。

【功能主治】 活血调经，利尿消肿，清热解毒。用于月经不调，痛经经闭，恶露不尽，水肿尿少，疮疡肿毒。

【主要成分】 含益母草碱（Leonurine）、水苏碱（Stachydrine）、芸香苷（Rutin）、益母草定碱（Leonuridine）、前益母草素以及氯化钾、月桂酸、油酸、苯甲酸等。

【药理作用】

1. 对心血管系统的作用

（1）抗动脉粥样硬化（AS）作用：益母草合剂（由等量的益母草和山楂组成）具有控制和清除过氧

化脂质（LPO）的作用，可提高超氧化物歧化酶（SOD）的活性，给药后不论是血液中，还是心、脑组织中，LPO显著下降，SOD活性增强。冠状动脉病理切片显示，对照组冠状动脉内壁细胞脱落，弹性纤维断裂、缺损，白细胞浸润，动脉明显变；而给药组动脉内壁细胞完整，未见病变。益母草浓汁 $1g/$（kg·d）剂量拌入饲料中喂食，测定动物血、心、脑组织中组胺含量变化，结果显示益母草有抗 AS 及抑制组胺异常代谢的作用，有利于防治血管病变。

（2）抗血凝、抗血栓形成作用：益母草可使红细胞压积、全血比黏度低切部分、全血还原比黏度高切部分和黏度指数显著降低，降低红细胞聚集指数及 TK 值，延长复钙时间及抑制血小板聚集，降低血液及血浆黏度。益母草有抗 ADP 诱导的血小板聚集的作用，但对大鼠血管壁 PGI_2 样活性物质无影响。研究发现，前益母草素是一种血小板活化因子（PAF）拮抗剂，能竞争性抑制血小板上的 PAF 受体，产生抗凝作用。益母草对实验性血栓形成的各个阶段均有明显抑制作用。益母草及其制剂能降低血纤维蛋白原含量，缩短优球蛋白溶解时间，延长凝血酶原和白陶土部分凝血时间。益母草有体外抗血栓形成作用，可使血栓形成时间延长，血栓长度缩短、重量减轻，并使血小板计数减少，血小板聚集功能减弱，凝血酶原时间延长，提示益母草活血化瘀作用主要与抗血小板聚集性和降低血小板含量、抑制凝血过程、促进纤溶系统有关。研究表明，益母草通过抑制血小板功能，抑制内、外凝血系统功能及促进纤溶活性三个环节抑制血栓形成，是一种有研究前景的活血化瘀药。

（3）保护心肌作用：对心肌缺血及缺血后再灌注损伤机制的研究发现，氧自由基（OFR）及继发性脂质过氧化反应是心肌损伤的主要因素之一。实验发现，家兔心肌缺血再灌注过程中，血中和心肌组织中脂质过氧化产物（MDA）含量显著上升，而超氧化物歧化酶（SOD）、谷胱甘肽过氧化物酶（GSH-PX）活性明显降低。在缺血 20 分钟时静滴益母草注射液可明显降低血中和心肌组织中的 MDA 含量，提高SOD、GSH-PX活性，并使缺血 60 分钟和再灌注 40 分钟时心电图 ST 段抬高幅度较缺血再灌注组明显降低，减少血浆心肌酶谱中 CK、AST、LDH-L、α-HBDH 的活性，表明益母草可以保护抗氧自由基酶系统的活性，抑制心肌缺血再灌注时的脂质过氧化反应，使心肌损伤减轻。

细胞内钙超负荷在心肌损伤发病机制中也起重要作用。益母草能增加心肌组织中 Ca^{2+}-ATP 酶、Na^+，K^+-ATP 酶、Mg^{2+}-ATP 酶活性，降低心肌细胞内 Ca^{2+} 含量，提示益母草能减轻不可逆性再灌注损伤心肌细胞 Ca^{2+} 超负荷，从而维持心肌亚细胞结构的完整性。

（4）改善微循环：益母草对异丙肾上腺素造成的心肌缺血模型能显著增加冠脉血流量、降低冠脉阻力、减慢心率、减少心排血量和左心室做功，但无明显降低心肌耗氧量的作用。对异丙肾上腺素性微循环障碍，益母草可使微循环血流从粒状变成线状，使闭锁的毛细血管重新开放恢复正常。益母草能增加麻醉犬股动脉血流量，降低血管阻力，对血管壁有直接扩张作用。益母草注射液作用于猪冠状螺旋条，较低浓度（100~200mg/mL）能使冠脉条轻微扩张，较高浓度（300~1000mg/mL）则有收缩作用，并呈明显的量效关系。

2. 兴奋子宫作用　益母草能增大大鼠离体子宫的收缩张力、强度、频率和子宫活动力，兴奋子宫平滑肌。煎剂效力强于酊剂，有效成分主要存在于叶部。益母草对缩宫素引起的大鼠在体子宫和 PGE_2 引起的小鼠在体子宫强烈收缩，有显著缓解作用且表现一定的量效关系。益母草抑制子宫活动机理是多方面的，可能与其对前列腺素有拮抗作用，并可抑制 Ca^{2+} 内流，减少细胞内 Ca^{2+} 含量，对抗缩宫素引起的子宫收缩有关。益母草临床可用于治疗痛经。

3. 对免疫系统的作用　益母草对 ConA 活化的 T 淋巴细胞有显著的促进增殖作用，对 B 淋巴细胞的分化无增强作用，提示益母草可能通过增强妇女机体的细胞免疫功能起到调补功效——协同作用，依靠 ConA 使 G_0 期细胞进入活化状态，所以前益母草素（LC-5504）促进 T 淋巴细胞增殖的作用可能是在 G_1 期或者以后的几个细胞生长期中。给 14 名肺心病病人服用益母草与黄芪的水煎剂，每天 1 剂，连用 6 周，病人一般状态和心肺功能明显改善，外周血 T 细胞值明显上升，Tu 细胞百分率有所下降，Tr 细胞百分率提高，Tu/Tr 比下降至正常范围，血清 C_3 水平明显上升。另外，益母草水煎剂可明显提高小鼠淋巴因子活化杀伤细胞（LAK）和自然杀伤细胞（NK）的活性，增强机体免疫功能。而对于体液免疫中的 B 淋巴细胞，前益母草素则没有显示出增强作用。

4. 利尿作用 益母草碱给麻醉家兔静脉注射，有显著的利尿作用，静注1mg/kg，数分钟后，尿量增加2~3倍。益母草明显的利尿消肿作用与垂体后叶素相似，但其水溶液作用微弱。在使用水溶液的同时，联合应用挥发油可使利尿作用增强。作用机制可能是由于益母草可改善微循环、扩张肾血管、增加肾血流量和肾小球滤过率，但确切机制尚不清楚。

5. 降压作用 益母草水浸剂、种子水浸出液、乙醇浸液、益母草总碱、花的煎剂给麻醉动物静脉注射均有降低血压的作用，降压持续时间短暂。

6. 抗菌作用 平板纸片法实验显示，益母草煎剂对大肠杆菌、志贺痢疾杆菌有抑制作用。试管稀释法实验显示，益母草1:4浓度水浸液对许兰黄癣菌、羊毛状小芽孢癣菌、红色表皮癣菌、星状奴卡菌等皮肤真菌均有抑制作用。

7. 兴奋呼吸作用 益母草碱能兴奋麻醉猫及家兔的呼吸，此作用不受切断迷走神经的影响，故推测益母草碱直接兴奋呼吸中枢，使呼吸振幅增大，频率变快。

8. 抗氧化作用 益母草提取所得多糖样品中纯多糖含量达48.5%，益母草多糖对$O_2^- \cdot$和·OH均具有较好的清除作用，而且与多糖浓度成正相关性。

9. 抑制前列腺增生 益母草总碱具有抑制模型动物前列腺增生的作用，可显著减轻模型动物的前列腺指数，显著降低模型动物体内T和DHT水平，显著降低模型动物前列腺中bFGF、EGF、IGF-Ⅰ的表达和升高TGF-β1表达，使TGF-β1/bFGF比例升高而抑制前列腺增生，使模型动物前列腺腺体缩小，上皮和间质减少，使腺体的体密度下降，比表面值增大，使前列腺细胞超微结构的病变得到改善。推测其作用机制可能与直接调控前列腺中生长因子通路有关。通过调节生长因子通路，影响性激素分泌共同实现抑制前列腺增生的目的。

10. 其他作用 1:1000、1:2000浓度的益母草水溶液可使5%家兔血球混悬液呈溶血现象；对离体兔肠小剂量兴奋，大剂量则出现抑制。益母草花的煎剂能提高犬小肠的蠕动。

【临床应用】

1. 前列腺病 益母草对慢性前列腺炎及前列腺增生肥大症有明显的治疗效果。①益母草30~50g，柳根白皮60~80g。湿热型加金银花、鱼腥草各30g；气虚型加黄芪30g；肾虚型加枸杞子15g，肉桂3g；瘀血型加丹参30g。②益母草30g，蒲公英、土茯苓、车前子各20g，瞿麦、玉米须、赤芍、皂角刺、乌药各10g，甘草梢5g。均水煎服，连服1~2个月，待病情大减后再补肾固摄，巩固疗效。2方共治疗72例，治愈56例，显效2例，好转11例，无效3例，总有效率为95.8%。

2. 急性肾小球肾炎 益母草90~120g，加水700mL，浓煎至300mL，分2次服。观察80例，均治愈。有高血压脑病及炎症感染者辅以补液及抗生素等，随访半年未见复发。益母草对急性肾炎有较满意的疗效，治疗4例，全部治愈。另用加味肾炎汤（以益母草为主药），随证加减，治疗311例，痊愈213例，有效67例，无效31例，总有效率为90%。

3. 中心性视网膜脉络膜炎 益母草120g，加水1000mL，煎30分钟取汁；二次加水500mL，煎30分钟，合并两次煎液，早晚空腹服，15天为1个疗程。治疗24例，均有不同程度的改善。

4. 高黏血症 益母草注射液12~15mL加入5%葡萄糖注射液250mL，静脉滴注，每天1次，15天为1疗程，治疗104例。有效率分别为：头晕91.3%；失眠81%；肢体麻木82%；血液流变学改善94.2%。患者血小板聚集率均有不同程度降低。

5. 子宫炎、阴道炎 益母草散（益母草、黄柏、当归各10g，香附、红花、苍术各5g，莱菔子6g）水煎服，每天1剂，连服3~4剂，配合外用洗必泰栓等，共治疗12例，疗效满意。

【毒副作用】 益母草毒性很低。给小鼠静脉注射的LD_{50}：益母草注射液为30~60g/kg，益母草总碱为（572.2±37.2）mg/kg。益母草膏能引起孕兔流产，但对体温、呼吸、心率均无影响。茺蔚子1次量若服30g以上，可在4~6小时内发生中毒现象，症状表现为：全身无力，酸痛，下肢不能活动，胸闷；重者出汗，并出现虚脱。近年研究发现，益母草大剂量使用，尤其在长期使用后也会出现一些不良反应，如流产、大汗淋漓、血压下降甚至休克、兴奋呼吸中枢引起呼吸加快增强、全身乏力，泌尿系统损害表现为腰痛、血尿，对神经—肌肉有箭毒样作用等，并可引起肾间质轻度炎症及纤维组织增生、肾小管轻度脂肪变性，且随剂量增大病变也相对加重。因此临床不宜大剂量长期单独使用益母草。

参 考 文 献

1. 赵懿清，等．中国临床药理学杂志，2013，29（1）：61.

2. 张秀贤，等．河北医药，2013，35（7）：1024.

3. 梁绍兰，等．光谱实验室，2012，29（6）：3670.

4. 胡耀昌，等．时珍国医国药，2012，23（11）：2901.

5. 孙祝美，等．中国实验方剂学杂志，2010，16（7）：121.

6. 孙祝美，等．中华中医药学刊，2010，28（8）：1624.

7. 刘绍龑，等．中国实验方剂学杂志，2011，17（21）：179.

8. 张雪，等．中成药，2015，37（7）：1575.

9. 屈长青，等．中国组织化学与细胞化学杂志，2011，20（6）：614.

10. 黄庆芳，等．海峡药学，2015，27（5）：17.

11. 谢晓芳，等．中成药，2015，37（5）：1106.

12. 苗明三，等．中草药，2015，46（13）：1942.

13. 马雷，等．黑龙江医药科学，2015，38（3）：83.

14. 郭鹏，等．武警医学院学报，2008，17（1）：83.

牛　膝

【别名】　怀牛膝。

【来源】　为苋科植物牛膝 *Achyranthes bidentata* Bl. 的干燥根。

【性味】　苦、甘、酸，平。

【功能主治】　逐瘀通经，补肝肾，强筋骨，利尿通淋，引血下行。用于经闭，痛经，腰膝酸痛，筋骨无力，淋证，水肿，头痛，眩晕，牙痛，口疮，吐血，衄血。

【主要成分】　含促蜕皮甾酮（Ecdysterone）、牛膝甾酮（lnokosterone）。尚含三萜皂苷，水解后生成齐墩果酸（Oleanolic acid）。还含有黏液质、多糖、钾盐及多种无机元素。

【药理作用】

1. 抗肿瘤活性及免疫增强作用　牛膝多糖在体外可增强天然杀伤 NK 细胞活性和促进伴刀豆球蛋白 A（ConA）诱导的肿瘤坏死因子 – β（TNF – β）的产生，但不能促进 ConA 诱导的 T 淋巴细胞增殖反应和白介素 α 的产生。牛膝多糖腹腔注射也可明显提高正常小鼠 NK 细胞活性和促进 TNF – β 生成，增强二硝基氟苯诱导的迟发型超敏反应和对抗环磷酰胺对 NK 活性的抑制作用。牛膝多糖腹腔注射或灌胃可显著抑制小鼠移植性肉瘤 S_{180} 生长，提高荷瘤小鼠低下的血清 IgG 含量和抗体形成细胞数量及脾淋巴细胞增殖反应。牛膝多糖对 S_{180} 细胞无直接细胞毒作用，但能增强 MΦ 对 S_{180} 的杀伤作用，提示其抗肿瘤作用与其增强宿主免疫功能有关。

2. 对心血管系统的作用　牛膝醇提取液对离体蛙心有抑制作用，对麻醉猫在体心脏也有抑制作用。牛膝煎剂或醇提液静注麻醉犬、猫、兔等，均有短暂的降压作用，并可使犬肾容积缩小。牛膝水煎液给大白鼠静注，能使下肢血管扩张，血流量增加。牛膝水煎剂灌服，对家兔全血比重无明显影响，但可使血液黏度下降，血流加快，静注亦有类似作用。牛膝煎剂或提取液 1g/kg 静脉注射，对在体蟾蜍心脏有轻度抑制作用，但过量能引起传导阻滞及心跳暂停。

3. 对子宫的作用　牛膝总皂苷可使动物子宫产生浓度依赖性收缩，对不同生理条件下的大鼠离体子宫均有明显兴奋作用。牛膝总皂苷局部给药，对家兔未孕、已孕在体子宫均有明显兴奋作用。牛膝煎剂及流浸膏亦有类似兴奋作用，对收缩无力的小鼠离体子宫则使其收缩加强。

4. 抗菌、抗炎及镇痛作用　牛膝抗菌作用不明显，但有较强的抗炎消肿作用，其作用机制是提高机体免疫机能，激活小鼠巨噬细胞系统对细菌的吞噬作用，以及扩张血管、改善循环、促进炎性病变吸收。对大鼠的甲醛性足肿，牛膝酒有明显的治疗作用。牛膝水煎液能减轻大鼠蛋清性脚部炎症。牛膝煎剂对酒石酸锑钾或醋酸所致的扭体反应有抑制作用，小鼠口服能延长痛反应时间，表明牛膝具有镇痛作用。

5. 对肠管的作用　对麻醉犬、正常或麻醉兔的胃运动，静注牛膝提取物有轻度抑制作用；牛膝对离体小鼠肠管也呈抑制作用，但对豚鼠肠管则有兴奋作用。

6. 蛋白质同化作用　牛膝所含甾酮类激素具有很强的蛋白质合成促进作用，能使小鼠肝脏细胞核、线粒体以及微粒体中氨基酸前体掺入增多，同时肾脏也可见蛋白质合成增加。

7. 降血糖作用　促蜕皮甾酮等不影响正常血糖，但能使高血糖素、抗胰岛素血清、四氧嘧啶所致高血糖降低，并能改善肝功能，降低血浆胆固醇，还能促使正常小鼠肝脏内葡萄糖转化成蛋白质，以及促使正常小鼠或四氧嘧啶高血糖小鼠肝脏内葡萄糖合成糖原。

8. 降脂及抗动脉粥样硬化作用　促蜕皮甾酮 10mg/kg 灌胃，能抑制 WR - 1339 所致兔高胆固醇血症及高甘油三酯血症，也有抗家兔实验性动脉粥样硬化的作用。

9. 护肝作用　牛膝对 CCl_4 引起的大鼠 SGPT 升高有明显降低作用，能促进正常小鼠肝糖原生成；组织学及组织化学显示，细胞变性和坏死明显减轻，胞浆内 RNA 颗粒恢复；电镜观察发现，线粒体肿胀、内质网囊泡变减轻，表明牛膝有护肝作用。

10. 抗生育作用　牛膝给妊娠第 1～10 天的小鼠灌胃有显著的抗生育作用，给妊娠第 1～5 天的小鼠灌胃表现出明显的抗着床作用。牛膝苯提取物对小鼠亦有明显的抗着床作用。另有报道，牛膝苯提取物 2.5g（生药）/kg 灌胃，从妊娠第 7 天开始连续 3 天，对小鼠抗生育的有效率为 94.5%，可引起胚胎排出、死亡或阴道流血。

11. 抗骨质疏松作用　研究牛膝总皂苷对维甲酸致骨质疏松大鼠骨代谢的影响，结果显示，牛膝总皂苷可升高骨质疏松大鼠血钙含量，升高碱性磷酸酶活性和血清骨钙素水平，降低尿中羟脯氨酸水平，改善骨质疏松大鼠的骨代谢。提示牛膝总皂苷也能抑制破骨细胞的活性，抑制骨吸收。而目前防治骨质疏松症的主要手段是以抑制骨吸收为主。牛膝抑制骨吸收的主要活性成分为三萜皂苷类化合物，其中以齐墩果酸的葡萄糖酸苷抑制骨吸收的活性作用最强。

12. 保护神经作用　在体观察牛膝多肽神经保护的作用，采用大脑中动脉线栓法建立大鼠局灶性脑缺血再灌注模型，测定脑梗死百分比（TTC 法）、神经功能缺陷评分。结果显示，尾静脉注射牛膝多肽（0.2mg/kg），可以降低神经功能缺陷评分，降低脑梗死百分比。另外，以体外原代培养胎鼠海马神经元为研究对象，建立 N - 甲基 - D - 天冬氨酸损伤模型。通过 MTT 检测，离体观察牛膝多肽的神经保护作用。MTT 检测结果显示，牛膝多肽能显著抑制 NMDA 引起的海马神经元活力下降，并与其剂量相关。说明牛膝多肽在离体和在体具有神经保护作用。

13. 其他作用　牛膝水溶性部分能抑制过敏介质释放，醇溶性部分则相反。本品还有轻度利尿作用。牛膝多糖对糖尿病患者的肾脏功能有较好的保护作用。

【临床应用】

1. 急性咽炎、喉炎和上呼吸道感染　牛膝 300g，黄芩、大青叶、园参、牛蒡子、甘草、菊花各 100g，水提醇沉制成口服液，每次服 30mL，每天 4 次。治疗 132 例，痊愈 82 例，有效 38 例，无效 12 例，总效率为 90.9%。

2. 高血压　活血潜降汤（由牛膝、钩藤、丹参等组成）水煎服，治疗原发性 II 期高血压 102 例，总有效率为 90.2%。

3. 痛风性关节炎　以牛膝为主药，配以当归、防风组成消痛饮，水煎服。治疗 18 例，显效率达

83.3%。

4. 引产　牛膝可用于早孕之人工流产、过期流产、葡萄胎等。

5. 功能失调性子宫出血　取牛膝30~45g，每天水煎顿服或分2次服，一般连服2~4天后血即可止。病程较长者，血止后应减量续服5~10天，以资巩固。合并子宫内膜炎者配服抗生素。治疗18例，均治愈（经量、经期恢复正常，停药后仍维持3个月经周期以上；更年期妇女治疗后血止，经期、经量能连续维持3次以上正常或绝经）。服药最少2剂，最多9剂，一般服3剂即愈。

【毒副作用】　促蜕皮甾酮小鼠腹腔注射的LD_{50}为6.4g/kg，牛膝甾酮为7.8g/kg，灌服时二者的LD_{50}均 >9g/kg。

参 考 文 献

1. 柯辉，等．时珍国医国药，2014，25（12）：2890.
2. 邹小明，等．中华中医药学刊，2013，31（11）：2490.
3. 田硕，等．中医学报，2014，29（8）：1187.
4. 邹来勇，等．光明中医，2014，29（8）：1627.
5. 方芳，河北中医，2014，36（5）：750.
6. 任心慈，中国实验方剂学杂志，2011，17（4）：130.
7. 宗灿华，等．牡丹江师范学院学报，2014，（3）：32.
8. 杨林松，等．河南师范大学学报，2014，42（5）：142.
9. 李成付，等．中国临床研究，2015，28（7）：847.
10. 潘宇政，等．中国中医急症，2015，24（2）：199.
11. 袁颖，等．南京医科大学学报，2013，33（12）：1656.
12. 冯婷，等．郑州大学学报，2010，45（3）：362.
13. 程琼，等．解剖学杂志，2014，37（5）：597.
14. 姜纯一，等．解剖学杂志，2014，37（6）：769.
15. 丁卫民，等．扬州大学学报．2013，34（4）：14.
16. 李淑洁，等．中国实验方剂学杂志．2015，21（14）：134.
17. 崔维，等．中国实验方剂学杂志，2011，17（16）：143.

川　牛　膝

【别名】　甜牛膝，大牛膝，牛膝。

【来源】　为苋科植物川牛膝 *Cyathula officinalis* Kuan 的干燥根。

【性味】　甘、微苦，平。

【功能主治】　逐瘀通经，通利关节，利尿通淋。用于经闭癥瘕，胞衣不下，跌扑损伤，风湿痹痛，足痿筋挛，尿血血淋。

【主要成分】　川牛膝含昆虫变态激素，如促蜕皮甾酮（Ecdysterone）、红苋酮（Rubrosterone）、怀苋甾酮（Cyasterone）等。此外，本品并显生物碱反应。

【药理作用】

1. 抗生育作用　观察川牛膝三种提取物，即苯提取物、乙酸乙酯提取物和乙醇提取物对小鼠的抗生育和抗着床作用。结果表明，苯提取物250mg/kg对雌鼠有明显的抗生育作用，无1例怀孕，有效率达100%；乙酸乙酯提取物250mg/kg有效率达63.7%，500mg/kg有效率可达90%以上；乙醇提取物500mg/kg抗生育率为40%~54%。抗着床实验表明，川牛膝苯提取物500mg/kg有效率达100%，同剂量的乙酸乙酯提取物有效率达 66% ，乙醇提取物 500mg/kg 有效率达 40% 。

2. 蛋白同化作用　本品所含昆虫变态甾体激素具有较强的蛋白质合成促进作用，能使小鼠肝细胞核、线粒体以及微粒体中氨基酸前体掺入增多，同时在肾脏也可见蛋白质合成增多现象。促蜕皮甾酮能促进细胞核和细胞质核糖核酸（RNA）的合成，其蛋白质合成促进效果伴有促进信使核糖核酸（mRNA）合成作用。这种蛋白合成促进作用在于微粒体或多聚核蛋白体上。

3. 降血糖作用　促蜕皮甾酮等不能影响正常血糖，但能使高血糖素、抗胰岛素血清、四氧嘧啶等所致高血糖降低，并能改善肝功能，降低血浆胆固醇水平。其降血糖作用的前提是胰腺仍保持若干功能，并存在一定程度的胰岛素。促蜕皮甾酮等还有促进正常小鼠肝脏内葡萄糖合成蛋白质，以及促进正常小鼠或四氧嘧啶高血糖小鼠肝脏内葡萄糖合成糖原的作用，这可能是其降糖机制之一。

4. 对子宫的作用　川牛膝对子宫肌的作用因动物种类不同及是否怀孕而异，其流浸膏对豚鼠的子宫肌紧张多呈弛缓作用，无论已孕或未孕都一样；对已孕或未孕的家兔子宫都能使其收缩；对猫的未孕子宫呈弛缓作用，而对已孕子宫能使其产生强有力的收缩；对已孕和未孕的犬子宫或呈收缩或呈弛缓，或先呈收缩，继之弛缓。川牛膝流浸膏对子宫的作用可能与直接刺激腹下神经末梢有关。

5. 对血液流变学的影响　川牛膝煎剂 10g/kg 灌胃，每天 2 次，连续 3 天，对正常及急性血瘀模型大鼠的各项血液流变学指标均无明显影响。抗凝实验显示，牛膝可明显延长大鼠血浆复钙时间，表明本品有一定活血作用，但效果不如牛膝。

6. 抗氧化作用　川牛膝能提高去卵巢大鼠血清及肝脏 SOD、GSH - Px 活性，降低血清 Mda 和脑脂褐质含量（$P < 0.05$）。川牛膝在去卵巢大鼠体内具有一定的抗氧化活性，并可能有延缓衰老作用。

7. 其他作用　川牛膝对血管紧张素Ⅱ受体有显著阻滞作用。

【临床应用】

1. 大骨节病　①川牛膝、制草乌、制川乌各 250g，红花 500g，混合制成散剂。每服 1g，每天 3 次，40 天为 1 个疗程。②川牛膝 15g，当归、黄芪各 24g，制川乌、制草乌、防己、桂枝、乳香、没药各 10g，附子 6g。共研细粉，炼蜜为丸，每丸 10g。每服 1 丸，每天 2 次，40 天为 1 个疗程。间隔 20～30 天，进行第 2 疗程。

2. 小儿麻痹后遗症　川牛膝 10g，土鳖虫 7 个，马钱子（油炸黄）1g，共研细末，分为 7 包。每晚睡前服 1 包，黄酒送下。用于瘫痪期及后遗症期。

参 考 文 献

1. 李俊丽，等 . 中国抗生素杂志，2014，39（7）：557.
2. 启明，等 . 中国现代中药，2010，12（6）：36.
3. 王艳，等 . 内蒙古中医药，2012，（19）：83.
4. 陈元娜，等 . 海峡药学，2012，24（6）：18.
5. 徐婷，等 . 长春中医药大学学报，2014，30（1）：19.
6. 王艳 . 世界最新医学信息文摘，2014，14（32）：240.

红　花

【别名】　草红花，川红花，刺红花，红蓝花。

【来源】　为菊科植物红花 *Carthamus tinctorius* L. 的干燥花。

【性味】　辛，温。

【功能主治】　活血通经，散瘀止痛。用于经闭，痛经，恶露不行，癥瘕痞块，胸痹心痛，瘀滞腹痛，胸胁刺痛，跌扑损伤，疮疡肿痛。

【主要成分】　含红花苷（Carthamin）、新红花苷（Neocarthamin）、红花醌苷（Carthamone）、红花黄素（Safflomin，Safflor yellow）、槲皮素（Quercetin）、山奈酚、棕榈酸（Palmitic acid）、胡萝卜素（Daucosterol）、异戊酸（Isopentanoic acid）、芹黄素（Apigenin）、香豆酸、肉豆蔻酸（Myristic acid）、二棕榈酸甘油酯（Dipalmitin）、油酸（Oleic acid）、亚油酸（Linoleic acid）、β-谷甾醇-3-O-葡萄糖苷（β-Sitosterol-3-O-glucoside）、红花胺（Tinctormine）、红花酸、山奈酚-3-O-芸香糖苷、多糖等。

【药理作用】

1. 对血液系统的作用

（1）抗血小板聚集、降低血液黏度：红花水提取液中的有效成分红花黄素可抑制二磷酸腺苷（ADP）或胶原诱发的家兔血小板聚集，并对 ADP 已聚集的血小板也有非常明显的解聚作用，并随剂量的增加作用增强。红花黄素对急性血瘀大鼠微循环的网点数、血液流变学中不同切变率全血黏度、血浆黏度和血浆纤维蛋白原比黏度均有显著改善作用。

（2）促纤溶：红花黄素能显著提高家兔血浆中组织型纤溶酶原激活剂（tPA）的含量，并能降低其抑制剂（PAI）活性，从而增强纤维蛋白的溶解作用。当剂量达到 75mg/kg 时，作用十分显著。

（3）抗凝血、抑制血栓形成：红花和红花黄素对内源性和外源性凝血有明显抑制作用，可显著延长凝血酶原时间和凝血酶血浆复钙时间，对凝血过程中的血小板黏附、血栓形成、纤维蛋白交联等过程均有抑制作用，可明显延长血栓形成时间，缩短血栓长度和减轻重量，并能促进血栓溶解。

2. 对心血管系统的作用

（1）对心脏功能的影响：红花煎剂小剂量能使蟾蜍离体心脏及兔在体心脏轻度兴奋，使心跳有力，振幅加大；大剂量则有抑制作用，使心率减慢，心肌收缩力减弱，心搏出量减少。

（2）增加冠脉流量：红花黄素可明显增加离体家兔心脏和心肌缺氧时的冠脉流量。从冠脉侧管注入22% 红花黄素 0.2mL，1 分钟时冠脉流量增加最明显，7 分钟后流量逐渐恢复到给药前水平；缺氧条件下，5 分钟流量逐渐减少。

（3）降血压：红花煎剂、红花黄素对麻醉猫或犬和自发性高血压大鼠均有不同程度的降压作用。红花黄素的降压机制与抑制中枢加压反射、激动 H_1 受体、影响肾素-血管紧张素和直接扩张外周血管等作用用有关。

（4）改善微循环：红花黄素有改善外周微循环障碍的作用，可使血流加速、毛细血管网开放数目增加和血细胞聚集程度减轻。

（5）抗心肌缺血：对兔、大鼠、犬等动物的实验性心肌缺血或心肌梗死模型，红花及其制剂均有不同程度的对抗作用，对垂体后叶素引起的大鼠或家兔心肌缺血有明显保护作用，可使反复短暂阻断冠状动脉血流造成麻醉犬急性心肌缺血的程度明显减轻，范围缩小，心率减慢，并保护急性心肌梗死区的"边缘区"，从而缩小梗死范围及降低边缘区心电图 ST 段抬高的幅度，改善缺血心肌氧的供求关系。

（6）对外周血管的影响：用含微量肾上腺素或去甲肾上腺素的洛氏液灌注离体豚鼠后肢和兔耳血管，使之保留一定的紧张性，红花可使其呈现血管扩张作用，并随剂量增加而作用明显。红花对麻醉犬股动脉血流量有增加的作用，但对正常离体蟾蜍和兔耳标本，有收缩血管的作用。表明红花扩张与收缩血管的作用用与血管的功能状态及药物剂量有关，其机理可能是直接或部分阻滞 α-肾上腺素受体使血管扩张，并有较强的直接收缩血管的作用。

3. 降血脂作用　红花油和红花黄素有降血脂作用。用含 4% 红花油的普通饲料饲喂高胆固醇血症小鼠30 天，可使血清胆固醇和肝胆固醇明显下降。高脂血症家兔每天灌服红花油 1g/kg，胆固醇、甘油三酯均降低。红花黄素可明显降低实验性高脂动物模型的血清总胆固醇水平，明显提高血清高密度脂蛋白水平，对血清 β 脂蛋白和甘油三酯无影响。

4. 对神经系统的作用：红花黄素腹腔注射给药能显著延长小鼠脑缺血性缺氧后的喘息延续时间，能明显抑制小鼠扭体反应，提高痛阈，增强巴比妥类及水合氯醛的中枢抑制作用，使清醒动物进入深度睡眠，减小尼可刹米诱发的小鼠惊厥反应率和死亡率。

5. 调节免疫作用　红花能提高大鼠外周血白细胞 ANAE 检测的阳性率，似对白细胞移行抑制因子和脾细胞 EAC 形成有一定促进作用。红花多糖能促进淋巴细胞转化，增加脾细胞对羊红细胞空斑形成的细胞数，对抗强的松龙的免疫抑制作用，对强的松龙抑制小鼠的免疫增强作用较对正常小鼠的作用更为明显。红花黄素能明显增强小鼠腹腔巨噬细胞的吞噬功能，加速炭粒廓清及植物血凝素（PHA）所致体内淋巴细胞转化；拮抗氢化可的松对小鼠腹腔巨噬细胞吞噬功能的抑制作用。另有报道，红花总黄素能降低血清溶菌酶含量、腹腔巨噬细胞和全血白细胞吞噬功能。

6. 抗应激作用　红花注射液、醇提取物可显著提高小鼠的耐缺氧、耐疲劳能力，对抗异丙肾上腺素所致的缺氧作用，延长组织缺氧和脑缺血性缺氧动物的存活时间，延长小鼠持续游泳时间。腹腔注射红花黄素，可明显延长小鼠的游泳时间，明显延长小鼠的常压及减压耐缺氧时间；明显延长异丙肾上腺素增加耗氧量小鼠的减压耐缺氧时间；还能延长 $NaNO_2$ 中毒致组织缺氧小鼠的存活时间。红花煎剂及乙醇提取液腹腔注射，亦能明显延长小鼠的常压耐缺氧时间。红花黄素可显著延长小鼠断头后的喘息延续时间。

7. 抗炎作用　红花水提取物及醇提取物均有较好的抗炎作用。红花 50% 甲醇提取物及水提取物能抑制角叉菜胶性足肿胀；红花黄素能明显抑制甲醛性足肿胀、大鼠棉球肉芽肿，并能抑制组胺引起的大鼠皮肤毛细血管通透性增强。

8. 兴奋子宫作用　红花煎剂对小鼠、豚鼠、兔、猫与犬的在位子宫均有兴奋作用，大剂量兴奋作用强烈，甚至引起痉挛。煎剂静脉注射对小鼠、猫、犬的在体子宫和家兔子宫瘘均有兴奋作用，可使子宫的紧张性和节律性明显增强，对已孕子宫作用更明显。在摘除卵巢小鼠的阴道周围注射红花煎剂，可使子宫重量明显增加，提示红花有雌激素样作用。离体子宫实验提示，红花对子宫的兴奋作用与兴奋子宫 H_1 受体和 α 受体有关。

9. 对细胞内外钙离子的调节　红花提取液有 Ca^{2+} 拮抗作用，可防止脑缺血致神经细胞内 Ca^{2+} 超负荷所致的脑损伤。红花酸通过调节 Na^+,K^+ – ATP 酶和 Ca^{2+},Mg^{2+} – ATP 酶的活性从而改善压力超负荷大鼠心肌肥厚的状况。

10. 对血管内皮细胞的作用　红花萃取液能有效降低内皮细胞 H – 胸腺嘧啶掺入率，且呈剂量依赖关系，表明内皮细胞增殖受到了抑制，红花萃取液阻止了内皮细胞过度增生，稳定了血管内膜，从而防止了动脉粥样硬化。

11. 抗肿瘤活性　红花甲醇提取物可使皮肤癌小鼠的肿瘤细胞数量减少。红花另一有效成分红花多糖（SPS）有抗凝血、抗氧化、降血压、抗癌、免疫调节等多种药理活性。SPS 能够抑制小鼠肿瘤组织 CD44、mmp – 9、AMF mRNA 和 nm23 – H1 的表达，进而抑制肿瘤的转移；SPS 也能抑制人乳腺癌细胞 MCF – 7 增殖。研究发现，SPS 的抗肿瘤活性对小鼠 T_{739} 肺癌中的 CTL 和 NK 细胞毒性的影响，发现红花多糖有抗肿瘤的作用，其抗肿瘤的机制可能与提高 CTL 和 NK 细胞的毒性有关。

12. 其他作用　红花油能兴奋某些平滑肌器官，如小肠、支气管等。以红花为主药的冠心 2 号对离体大鼠回肠有抑制作用，并能拮抗乙酰胆碱所引起的肠管痉挛。红花对 CCl_4 为主的复合因素所致肝硬化大鼠模型的肝纤维增生有一定抑制作用。红花对鼠栓塞性缺血视网膜损伤有显著的保护作用。

【临床应用】

1. 冠心病　红花配伍三七、丹参、泽泻、川芎等，水煎服。治疗冠心病 245 例，症状缓解率达 90% 以上，心电图有效率达 58%。5% 葡萄糖注射液 250mL 加入红花注射液 20mL，每天 1 次静滴，治疗隐匿性冠心病 52 例，显效 31 例，有效 15 例，无效 5 例，加重 1 例，总有效率达 88.5%。

2. 心绞痛　在常规治疗基础上，用红花注射液 20mL 加入 5% 葡萄糖 500mL 静滴，滴速每分钟 50~60 滴，每天 1 次，连用 10 天。治疗稳定性心绞痛 30 例，临床显效 21 例，有效 5 例，无效 4 例，总有效率达 86.7%。

3. 肺心病　在常规治疗基础上，用红花注射液 20mL 加入 5% 葡萄糖注射液 250mL 静脉滴注，每天 1 次，12 天为 1 个疗程。治疗肺心病 30 例，显效 20 例，有效 8 例，无效 2 例，总有效率为 93.3%。

4. 新生儿硬肿症　在综合治疗基础上，加红花油涂搽按摩，治疗新生儿硬肿症 72 例，显效 51 例，有效 10 例，无效 11 例，总有效率为 84.7%。红花注射液 5mL 加入 10% 葡萄糖液 80mL 中静滴，治疗 50 例，总有效率为 94%。

5. 糖尿病周围神经病变　红花注射液 15mL 加入 0.9% 氧化钠注射液 500mL 静脉滴注，治疗 30 例，显效 10 例，有效 15 例，无效 5 例，总有效率为 83.3%。

6. 脑梗死　5% 葡萄糖注射液 250mL 加红花注射液 20mL，每天 1 次静滴，治疗脑梗死 150 例，治愈 32 例，显效 80 例，好转 30 例，无效 8 例，总有效率为 94.7%。

7. 高黏血症　红花注射液 20mL 加入 5% 葡萄糖注射液或生理盐水 250mL 中静脉滴注，治疗 52 例，全血黏度、血浆黏度、红细胞比容、全血还原黏度、血沉、血沉方程 K 值、红细胞聚集指数、纤维蛋白原与治疗前比较，均有明显下降。

8. 高脂血症　红花注射液 20mL 加到生理盐水 250mL 中静脉滴注，治疗高脂血症 60 例，控制 23 例，显效 23 例，有效 8 例，无效 6 例，总显效率为 76.7%（46/60），总有效率为 90%（54/60）。

9. 脂肪肝　红花注射液 20mL（每支 5mL，含红花生药 4g）加到 10% 葡萄糖液 250mL 中静脉滴注，并口服维生素 C，治疗脂肪肝 35 例，恢复正常 15 例，好转 18 例，无效 2 例，总有效率为 94.3%。

10. 腰椎间盘突出症　采用牵引治疗，同时将红花注射液 15~20mL 加到 5% 葡萄糖注射液 250mL 中静脉滴注，每天 1 次。治疗 56 例，显效 45 例，临床症状消除，占 80.4%；有效 11 例，临床症状减轻，占 19.6%。

11. 月经不调、经闭等妇科病　单味红花或以红花为主的复方治疗月经不调、经闭等，有效。用以红花为主的桃红四物汤治疗痛经 33 例、闭经 24 例、月经过多 3 例，有良好疗效。

12. 胃及十二指肠溃疡　红花配伍大枣、蜂蜜等，水煎服，治疗 50 例，治愈率达 78%。

13. 类风湿性关节炎　红花、当归、威灵仙、牛膝等泡酒服，治疗类风湿性关节炎，总有效率达 97.5%。

14. 其他　红花及红花注射液等对紧张性头痛、静脉炎、结节性红斑、冻疮、糖尿病、皮炎、寻常型银屑病等均有一定疗效。

【毒副作用】　用含 6% 红花的饲料饲养动物 1 个月，无不良反应，用含 8%~10% 红花的饲料饲养时，动物体重降低，红花含量达 15% 时则引起死亡，故红花不宜大量久服。红花煎剂腹腔注射的 LD_{50} 为 2.4g/kg，灌胃为 20.7g/kg。各种红花制剂对人体毒性很小，一般无明显不良反应。少数病人注射红花注射液后出现流鼻血、过敏性休克、发热、头痛、过敏性皮疹等反应。有些妇女用药后月经量增多，经期延长。另有报道，红花注射液可诱发急性闭角型青光眼。

参 考 文 献

1. 张媛，等. 中国实验方剂学杂志，2012，18（16）：284.

2. 韩海玲，等. 中国实验诊断学，2011，15（1）：53.

3. 郭登洲，等. 中成药，2009，31（12）：1835.

4. 齐越，等. 中药药理与临床，2012，28（5）：22.

5. 张宏宇，等. 中国实验诊断学，2010，14（7）：1030.

6. 张欢，等. 化学研究与应用，2012，24（5）：720.

7. 张宇，等. 江苏中医药，2010，42（9）：78.

8. 陈梦，等. 环球中医药，2012，5（7）：559.

9. 曹译心，等. 中国医药导报，2011，8（25）：27.

10. 冯涛，等. 天津农学院学报，2010，17（1）：8.

11. 易善勇，等. 北方园艺，2015（5）：192.

12. 王婷婷，等. 中医药信息，2015，32（2）：21.

13. 金鑫，等. 当代医学，2015，21（11）：38.

14. 李金库，等. 亚太传统医药，2015，11（15）：32.

15. 童彩玲，等. 河北中医，2015，37（5）：726.

16. 杨兴旺，等. 中华中医药杂志，2015，30（7）：2511.

17. 林贺，等. 中药药理与临床，2015，31（1）：92.

18. 邓桂球，等. 中国药业，2015，24（14）：19.

19. 袁茂业，等. 陕西医科大学学报，2015，46（5）：445.

西 红 花

【别名】 番红花，藏红花。

【来源】 为鸢尾科植物番红花 Crocus sativus L. 的干燥柱头。

【性味】 甘，平。

【功能主治】 活血化瘀，凉血解毒，解郁安神。用于经闭癥瘕，产后瘀阻，温毒发斑，忧郁痞闷，惊悸发狂。

【主要成分】 含西红花苷（Crocin1～4）、西红花单甲酯（β-Crocetin）、西红花二甲酯（γ-Crocetin）、α-胡萝卜素（α-Carotene）、西红花苦苷（Picrocrocin）、西红花酸（即藏红花酸，Crocetin）、玉米黄质（Zeaxanthin）、挥发油等。挥发油中首要成分为西红花醛（Safranal），其次为蒎烯等。

【药理作用】

1. 兴奋子宫作用 藏红花水煎剂对小鼠、家兔、猫、豚鼠、狗的在体子宫及离体子宫均有明显的兴奋作用，小剂量水煎剂可使子宫发生紧张性或节律性收缩，大剂量可使子宫紧张性与兴奋性增强，甚至达到痉挛程度，受孕者此现象更为明显。藏红花的各种提取液都有兴奋子宫作用，但强度不同，作用强度顺序为：煎剂＞乙醇提取液＞挥发性成分＞乙醚提取液。本品兴奋子宫的作用，可被乙磺酸麦角毒碱（肾上腺素能阻滞剂）所部分阻断，而阿托品则不能，故认为西红花提取液对子宫的作用一部分为对子宫肌细胞的直接作用，一部分则与肾上腺素能受体有关。

2. 对心血管系统的作用 藏红花水煎剂对离体蟾蜍心脏有抑制作用；在犬心容量实验中，可使心收缩及扩张增强；对蟾蜍血管有明显收缩作用；可降低麻醉犬和猫的血压，并能维持较长时间。据分析，藏红花对蟾蜍心脏抑制的作用与其所含钾盐有关。

3. 抗凝血作用 西红花总苷灌胃给药能明显延长小鼠的凝血时间，缓解由 ADP、AA 诱导的小鼠肺血栓所致的呼吸窘迫症状，可明显抑制血小板血栓的形成；家兔体内给药，对由 ADP 和凝血酶诱发的血小板聚集有明显的抑制作用。

4. 利胆作用 α-西红花酸钠盐及番红花苷均有利胆作用，能增加兔胆汁分泌量；α-西红花酸能降低兔胆固醇水平和促进兔脂肪代谢。

5. 抗炎、镇痛及免疫作用 西红花总苷灌胃给药能明显抑制二甲苯所致小鼠急性耳肿胀、醋酸所致小鼠腹腔毛细血管通透性增强及蛋清、角叉菜胶所致大鼠足肿胀，且有一定的镇痛作用；对正常小鼠的免疫器官重量及非特异性免疫、特异性体液免疫功能无明显影响，但对迟发型变态反应有明显的抑制作用。

6. 抗肿瘤作用 藏红花制剂具有明显的抑癌抗癌能力，对白血病、卵巢癌、结肠癌、横纹肌肉瘤、结肠癌、乳头肉瘤、扁平细胞瘤和软组织肉瘤等都有较强的抑制作用。其抗癌机理可能是破坏 DNA 合成酶系，从而抑制 DNA 和 RNA 合成，达到抑制肿瘤细胞生长的目的。此外，藏红花中分离出的物质还可抑制细胞蛋白激酶的活性以及原癌基因的表达。

7. 对肾脏的作用 给予 c-BSA 肾炎模型大鼠藏红花后，大鼠蛋白尿减轻，肾皮质前列腺素水平变化、病理损害程度较轻。藏红花有抑制环氧化酶、减少前列腺素家族之一的 TXA_2 合成的重要作用，从而使肾毛细血管保持通畅，肾血流量增加，有利于免疫复合物的吸收，促进炎症损伤的修复。

8. 防治骨质疏松　藏红花可以通过调节类雌激素的分泌，增强机体谷胱甘肽过氧化物酶（GSH－Px）和超氧化物歧化酶（SOD）的活力，调节血脂作用等多种途径对骨质疏松进行防治。对去卵巢大鼠进行研究发现，与模型组相比，藏红花水提液各剂量组（25、50、100 mg/kg）股骨骨密度明显升高（$P < 0.01$），雌二醇测定值升高（$P < 0.01$），碱性磷酸酶显著降低（$P < 0.01$），血钙及血磷无统计学差异，子宫指数显著降低（$P < 0.01$），证明藏红花提取液有助于抑制去卵巢大鼠骨量的丢失，改善骨代谢，对骨质疏松症具有防治作用。

9. 调节免疫功能　藏红花具有明显的活血化瘀、抗菌消炎等功效，继而增强机体耐力，升高免疫细胞含量，以此来提高人体的免疫力，起到调整机体气血运行，平衡人体阴阳的作用。藏红花提取物蛋白多糖可以迅速活化蛋白激酶C和核转录因子NF－κB等细胞因子，剂量保持在10～1000 ng/mL时还可增强巨噬细胞的活性，提高机体的免疫作用。藏红花可以作为调节机体免疫作用来达到预防和治疗疾病的作用。

10. 其他作用　藏红花能延长小鼠动情周期。青蛙淋巴囊内注射藏红花煎剂，皮肤腺体有大量分泌。

【临床应用】

1. 经闭痛经，产后瘀阻　藏红花6g，赤芍、牛膝各15g，益母草30g，水煎服有效。

2. 褥疮　藏红花2g加石蜡油500mL，文火煎至石蜡油呈黄红色，冷却过滤得藏红花液，均匀涂于创面，TDP照射至局部干燥，再均匀涂洒庆大霉素针剂16万单位（暴露疗法）。2小时重复治疗1次，疗效极佳。有人用藏红花生理盐水浸液治疗褥疮，取得显著疗效。

3. 冠心病心绞痛　口服西红花多苷片，每次4片，每天3次。治疗冠心病心绞痛43例，心绞痛疗效：显效30例，有效11例，无效2例，总有效率为95.3%；心电图疗效：显效13例，有效15例，无效15例，总有效率为65.1%；中医证候疗效：显效29例，有效12例，无效2例，总有效率为95.3%。

4. 急性软组织损伤　藏红花膏（由藏红花、生川乌、闹羊花等制成的水包油型软膏制剂）外涂患处，每天4次，治疗急性软组织损伤58例，痊愈26例，显效17例，有效13例，无效2例，总有效率达96.6%；对照组用万花油外涂患处，每天4次，治疗58例，痊愈11例，显效19例，有效22例，无效6例，总有效率为89.7%。

5. 高脂血症　西红花苷苷治疗高脂血症31例，显效21例，有效8例，总有效率为93.5%。

6. 肾炎　用人参5g，藏红花3g，每天1剂煎服，疗程3个月，能显著降低尿蛋白（$P < 0.05$）。应用西红花丹参注射液治疗实验性肾炎家兔，与对照组比较，尿蛋白定量、血清白蛋白、血肌酐等生化指标有显著性差异。

7. 肝炎　藏红花辅助治疗慢性肝炎、肝炎后肝硬化30例，结果表明，藏红花对改善慢性肝病常见症状、体征，尤其对改善血瘀症状有效，并可有效降低异常升高的总胆红素和球蛋白。

8. 脂肪肝　用西红花多苷片治疗脂肪肝患者，服药后症状好转，总有效率达96.4%，肝功能改善率达94.1%，血液流变学治疗前后比较有显著性差异（$P < 0.05$）。西红花总苷片在改善脂肪肝患者的症状及肝功能方面，疗效明显。

【毒副作用】　本品毒性极小，小鼠灌胃的LD_{50}为20.7g/kg。由于本品有收缩子宫作用，故孕妇禁用。

参 考 文 献

1. 徐慧娟，等．中国实验血液学杂志，2010，18（4）：891.
2. 吴杨，等．中国循环杂志，2011，26（1）：64.
3. 郭斌，等．医学研究生学报，2012，25（11）：1145.
4. 张路，等．医学研究生学报，2013，26（2）：141.
5. 龚青，等．中华肿瘤防治杂志，2009，16（19）：1447.
6. 张娜，等．药物评价研究，2013，36（5）：395.
7. 郑书国，等．药学学报，2015，50（1）：38.

8. 汪云，等．现代生物医学进展，2014，14（13）：2424.

9. 张业昊，等．中药药理与临床，2015，31（2）：125.

10. 赵博华，等．中国新药杂志，2009，18（14）：1351.

11. 陶赟，等．中国临床药理学与治疗学，2013，18（3）：268.

12. 朱艳虹，等．中国临床药理学与治疗学，2013，18（8）：845.

13. 杨春潇，等．现代中医药．2009，29（2）：65.

14. 王素莲，等．中国临床药理学杂志，2015，31（12）：1219.

15. 冀慧莹，等．重庆医学，2008，37（2）：124.

16. 赵培，等．中国组织化学与细胞化学杂志，2008，17（3）：311.

桃　仁

【别名】　桃核仁，扁桃仁。

【来源】　为蔷薇科植物桃 *Prunus persica*（L.）Batsch 或山桃 *Prunus davidiana*（Carr.）Franch. 的干燥成熟种子。

【性味】　苦、甘、平。

【功能主治】　活血祛瘀，润肠通便，止咳平喘。用于经闭痛经，癥瘕痞块，肺痈肠痈，跌扑损伤，肠燥便秘，咳嗽气喘。

【主要成分】　主含苦杏仁苷（Amygdalin）。此外，尚含苦杏仁酶（Emulsin）、尿囊素酶（Allantoinase）、乳糖酶、维生素 B_1、大量脂肪油、挥发油及蛋白质等。脂肪油中主要含油酸甘油酯、亚油酸甘油酯。

【药理作用】

1. 对心血管系统的作用

（1）对血管、血压、血流量的影响：桃仁有扩张血管、减少血管阻力、增加血流量、降低心肌耗氧量、改善微循环的作用。桃仁的水提醇沉制剂（pH 中性，剂量 20mg/kg）直接注入犬的股动脉，能增加血流量（峰值），并有减少血管阻力的作用。桃仁水提取液灌胃给药，能使小鼠软脑膜微动脉血管扩张，而且能增强软脑膜微动脉对 NA 的敏感性，使血管活性增强。桃仁对离体蛙心呈抑制作用，能降低麻醉犬及正常大鼠血压，并有显著的钙通道阻滞作用。

（2）抗血栓作用：①抑制血小板聚集：采用比浊法进行桃仁注射液（含生药 1g/mL）体外实验，以及小鼠尾静脉注射桃仁注射液 0.3mL，均显示其对凝血酶和 ADP 诱导的血小板聚集有明显的抑制作用，并且体内外给药对血小板聚集的抑制作用均随着剂量的增加而增强。对血小板聚集正常或升高的人，桃仁在体外均有明显抑制其血小板聚集的作用。桃仁三种提取物：水提取液、苦杏仁苷、桃仁脂肪油，对 ADP 诱导的血小板聚集都有抑制作用，其中以水提取液作用最强，其次为苦杏仁苷和桃仁脂肪油。②抗凝血、防止血栓形成：分别采用剪尾法、毛细管法研究生桃仁（剂量为 0.02mL/g）及桃仁皮（剂量为 0.05mL/g）的水煎液对小鼠出血、凝血时间的影响，结果显示，两者均有显著延长小鼠出血时间和凝血时间的作用。③对纤溶系统活性的影响：桃仁的水浸液（100～400mg/mL）有纤溶活性，并且在含纤溶酶原和不含纤溶酶原的纤维蛋白板上表现出同样程度的纤溶活性。

（3）抗心肌梗死作用：桃仁石油醚提取物能降低急性心肌梗死大鼠心电图 ST 段的抬高，抑制血清中 CPK、LDH 的升高，缩小冠状动脉结扎造成的急性心肌梗死大鼠的梗死面积。

2. 镇痛、镇静作用　给小鼠灌服桃仁水煎液，1 小时后腹腔注射醋酸，观察给醋酸后一定时间内小鼠发生扭体反应的次数，结果显示，桃仁有非常明显的抑制醋酸扭体反应的作用。扭体法动物实验表明，桃仁的甲醇提取物有较强的镇痛作用，作用强度为氨基比林的 1/2。但从这一部分得到的苦杏仁苷只有弱的活性（80mg/kg），而桃仁所含的两种蛋白（PA－A、PA－B）10mg/kg 静脉给药与口服吲哚美辛（1mg/

kg）的镇痛作用强度相当。桃仁中的苦杏仁苷在酶的作用下分离出的氢氰酸对呼吸中枢呈抑制作用，因此有镇咳作用。

3. 抗炎作用　桃仁水煎液有强的抗炎作用，从桃仁中分出的两种蛋白 PR－A、PR－B 的粉末在角叉菜胶足肿胀抗炎实验中，静脉给药 2.5mg/kg，分别显示出 36.8% 和 49.9% 的抑制肿胀率，而口服吲哚美辛（4mg/kg）的抑制肿胀率仅为 26.3%。桃仁对早期炎症有较强的治疗效果，其所含的苦杏仁苷也有抗炎作用，且以口服给药抗炎效果最好。

4. 抗过敏作用　桃仁有抑制过敏反应抗体产生及抗体形成细胞产生的作用，对同种被动皮肤过敏反应有抑制作用，对由噁唑酮引起的接触性皮炎也有明显抑制作用。桃仁水提取物有明显抑制抗体的作用，其 100mg/kg 的作用强度相当于 5～10mg/kg 的免疫抑制剂依米兰。

5. 抗肿瘤、调节免疫作用　桃仁总蛋白可促进荷瘤小鼠体内肿瘤细胞凋亡，抑制正常机体 NK 和 LAK 细胞的活性，促进细胞因子 TNF－α 的分泌，改善机体异常的免疫状态，调节免疫系统的失衡。基因芯片研究发现，桃仁蛋白是通过抑制细胞周期蛋白 B1，使肿瘤细胞分裂停留于 G_2 期，从而抑制肿瘤细胞增殖，同时还通过抑制线粒体相关基因的表达，干扰肿瘤细胞的动力站发挥抑瘤作用。炒桃仁总蛋白还能够促进抗体形成细胞的产生及血清溶血素的生成，对 LPS 诱导的小鼠 B 细胞转化功能无协同刺激作用。苦杏仁苷的水解产物氢氰酸和苯甲醛对癌细胞有协同破坏作用，它们的进一步代谢产物分别对改善肿瘤病人的贫血及缓解肿瘤病人的疼痛有一定作用。

6. 兴奋子宫作用　桃仁液对小鼠离体子宫有兴奋作用，其兴奋作用与兴奋组胺受体、M 受体、肾上腺素 α 受体有关。但桃仁复方合剂对小鼠离体子宫有舒张作用，能对抗缩宫素、马来酸麦角新碱、乙酰胆碱引起的子宫收缩。桃仁醇提取物对豚鼠的子宫有收缩作用，对产后子宫给药 20 分钟，可引起明显的间歇收缩，有时仅稍增加收缩振幅而收缩间歇变短。

7. 抗肝脂质过氧化损伤作用　腹腔注射桃仁提取物（10mg/kg），能明显防止酒精所致小鼠肝脏谷胱甘肽（GSH）的耗竭及脂质过氧化产物丙二醛（MDA）的生成，对 Fe^{3+}－cys 所致大鼠肝细胞脂质过氧化损伤同样有明显的保护作用。

8. 抗肝纤维化及矽肺纤维化作用　桃仁提取物抗四氯化碳（CCl_4）所致大鼠肝纤维化作用明显，其作用机制是通过促进Ⅰ、Ⅲ、Ⅳ、Ⅵ型肝内胶原和纤维连接蛋白（Fibronectin；FN）的降解，显著减少纤维肝内的纤维间隔，使肝组织结构得以修复。桃仁提取物还能显著抑制矽肺大鼠胶原蛋白合成和减少血清铜蓝蛋白。桃仁提取物有延缓矽肺纤维化的作用。

【临床应用】

1. 慢性肾功能不全　加味桃仁承气汤：桃仁、桂枝各 12g，生大黄 15g，芒硝、红花各 9g，丹参 18g，煅牡蛎、蒲公英各 30g，熟附片、炙甘草各 6g。每天 1 剂，7 剂为 1 个疗程。治疗 30 例，显效 8 例，有效 15 例，无效 7 例，总有效率为 76.7%，较对照组（46.7%）高。

2. 胰岛素抵抗　桃仁、胆南星、半夏各 10g，大黄、芒硝、生地黄、甘草各 6g，生山楂、丹参各 15g，黄芪 20g，水煎服。治疗 63 例，显效 23 例，有效 25 例，无效 15 例，有效率为 76.2%。

3. 药物流产后出血　桃仁 30g，当归、赤芍、红花、元胡、香附各 10g，益母草 15g，甘草 3g。每天 1 剂，水煎服，6 剂为 1 个疗程。治疗 53 例，服药 1 个疗程，治愈者 34 例，好转 19 例；服药 2 个疗程，治愈 14 例，好转 4 例；服药 2 个疗程以上无效 1 例，总治愈率为 90.6%，有效率为 98.1%。

4. 唇风（唇炎）　桃仁 20g 研细末备用，在锅内炼猪油时，取汁 20mL，趁热加入桃仁细末，搅匀，放冷成膏，用时涂患处，每天 3 次。治疗 20 例，治愈 17 例，平均用药时间 3 天，疗效满意。

5. 慢性浅表性胃炎　桃仁、川椒、元胡、苍术、厚朴、蒲公英、陈皮、白豆蔻、槟榔、鸡内金各 10g，大腹皮 12g，甘草 3g。每天 1 剂，水煎服，治疗 120 例，痊愈 52 例，有效 62 例，无效 6 例，总有效率为 95%。

6. 顽固性头痛　通窍止痛汤（桃仁、红花、当归、川芎、赤芍、地黄、羌活、独活、白芷、鸡血藤、葛根等）每天 1 剂，水煎分 2 次服，15 天为 1 个疗程，一般服药 1～2 个疗程，治疗 100 例，总有效率为

98%。

【毒副作用】　小鼠腹腔注射桃仁水煎剂3.5g/kg，可见肌肉松弛、运动失调、竖毛等现象，LD_{50}为（222.5±7.5）g/kg。本品临床用量一般无不良反应，但因本品含有氢氰酸，若过量服用，可出现中枢抑制、眩晕、头痛、心悸、瞳孔散大，甚至呼吸衰竭而死亡，故临床应用时应注意。

参 考 文 献

1. 王仁芳，等．现代药物与临床，2010，25（6）：427.
2. 以敏，等．中草药，2013，44（7）：862.
3. 许贞爱，等．中国医院药学杂志，2011，31（2）：122.
4. 李小波，等．中国实验方剂学杂志，2011，17（13）：191.
5. 以敏，等．中国实验方剂学杂志，2013，19（14）：181.
6. 卓玉珍，等．天津中医药，2009，26（6）：502.
7. 方美善，等．中国实验方剂学杂志，2012，18（16）：238.
8. 金慧玲，等．中国实验方剂学杂志，2013，19（16）：288.
9. 王桂华，等．中药材，2014，37（12）：2269.
10. 兰涛，等．中药材，2015，38（2）：357.
11. 金松令，等．延边大学医学学报，2010，33（2）：99.
12. 于兆霞，等．中国老年学杂志，2013，33（11）：2608.
13. 裴瑾，等．中成药，2011，33（4）：589.

血　竭

【别名】　麒麟血竭。

【来源】　为棕榈科植物麒麟竭 *Daemonorops draco* Bl. 果实渗出的树脂经加工制成。

【性味】　甘、咸，平。

【功能主治】　活血定痛，化瘀止血，生肌敛疮。用于跌打损伤，心腹瘀血，外伤出血，疮疡不敛。

【主要成分】　棕榈科血竭含红色树脂约57%，其中含有血竭红素、血竭素、苯甲酸及其酯类、血竭白素、血竭树脂烃、去甲基血竭素、去甲基血竭红素等。百合科血竭含糖、挥发油、强心苷、黄酮及其他酚类成分。

【药理作用】

1. 对血液系统的作用　①止血作用：动物实验表明，本品能显著缩短家兔血浆复钙时间，从而增强止血作用。临床应用于各种出血症，均表明本品有显著的止血作用。血竭还有抗肝素作用。②抗血栓形成作用：血竭能抑制ADP诱导的血小板聚集，提高血浆cAMP水平，降低血浆cGMP水平，缩短优球蛋白溶解时间，提高纤维蛋白溶解活性，有明显的抗血栓形成作用。家兔每天肌注血竭2次，每次2g/kg，连续4天，能明显缩短优球蛋白溶解时间，增加溶解酶的活性单位，从而促进纤溶活性，但对家兔的凝血时间、凝血酶原时间、血液黏度无明显影响。③对血液流变性的影响：血竭能降低全血及血浆黏度，降低红细胞压积，加快红细胞及血小板的电泳速度，从而改善微循环，增加血流。

2. 对心血管系统的作用　血竭有加快心率、增加冠脉血流量的作用，可兴奋β受体而扩张冠状动脉，对M-受体没有作用。血竭还能改善血瘀证病人的微循环障碍，对甲皱微循环有明显的改善作用，能加快微循环血流速度。血竭还能提高小鼠对减压缺氧的耐受力。

3. 镇痛作用　小鼠热板法及小鼠扭体法实验表明，血竭有显著的镇痛作用，且对雌鼠的镇痛效果优于雄鼠。临床应用血竭，对糖尿病慢性末梢神经痛有显著的止痛作用。

4. 抗炎作用 血竭对小鼠二甲苯性耳肿胀、家兔沸水烫伤性炎症有一定的抑制作用，具有消肿、减少脓性分泌物、收敛、加速伤口愈合的作用。

5. 抑菌作用 血竭对金黄色葡萄球菌、白色葡萄球菌、柠檬色葡萄球菌、奈氏球菌、大肠杆菌、伤寒杆菌、绿脓杆菌、乙型链球菌、白喉杆菌及福氏痢疾杆菌等常见细菌及絮状表皮癣菌、许兰毛癣菌、断发毛癣菌、铁锈色小芽孢癣菌及石膏样毛癣菌等常见致病性皮肤真菌有不同程度的抑制作用。

6. 促进创面愈合作用 血竭乙酸乙酯提取物在 0.2～2g/L 范围内，可以促进正常人成纤维细胞增殖，在 2g/L 浓度值时促进增殖作用最显著，与对照组相比，2g/L 乙酸乙酯提取物组成纤维细胞的细胞融合现象增多，细胞浓度增加，S 期的细胞比例增加，减少Ⅲ型前胶原表达。提示血竭乙酸乙酯提取物既可促进创面愈合，又不致于过度增生形成病理性瘢痕。负载高浓度血竭能明显提高胶原 - 壳聚糖人工真皮支架修复Ⅲ度烧伤创面时的血管化速度，促进创面更快愈合的同时可有效抑制瘢痕增生。龙血竭在小鼠创面愈合过程中具有祛瘀生肌、促进血管内皮生长因子（VEGF）表达的作用。

7. 降血脂作用 血竭可以调节高脂血症大鼠的脂代谢，改善高脂血症大鼠肝脏的脂肪变性，血竭降血脂、抗脂肪肝作用与剂量相关。在剂量为 300～600mg 时随剂量递增，血竭降血脂的作用越明显；同时随着剂量递增，血竭改善脂肪肝的作用也增加。

8. 稳定斑块的作用 观察血竭提取物对 ApoE 基因敲除小鼠主动脉粥样硬化斑块成分、血脂及清道夫受体 CD_{36} mRNA 表达的影响，发现血竭提取物可通过改善斑块内部成分来稳定易损斑块，其机制与调节血脂、抑制清道夫受体 CD_{36} mRNA 的表达有关。

9. 高铝致大鼠心血管功能损伤保护作用 采用强蓄积物氯化铝（$AlCl_3$）建立高铝大鼠模型，以不同剂量的广西血竭进行干预，以正常组和高铝模型不干预组进行对照。广西血竭组与对照组相比，血压不受影响、脉搏加快、心交感神经介导的动脉压力反射敏感性升高、心迷走神经介导的动脉压力反射敏感性未受影响。广西血竭可通过对心脏神经的调节作用对高铝致大鼠心血管功能损伤起保护作用。

10. 大鼠撕脱皮瓣的保护作用 龙血竭能降低 MDA 含量和 MPO 活性，增加 SOD 活性。术后 7 天皮瓣成活率龙血竭组明显升高。龙血竭可提高撕脱皮瓣组织的抗氧化能力，减轻中性粒细胞在皮瓣中的聚集，从而发挥对撕脱皮瓣的保护作用。

11. 防治肺纤维化的作用 血竭可能通过抑制大鼠肺组织转化生长因子 β1（TGF－β1）mRNA 的表达，阻止 I 型胶原蛋白过度沉积，从而有效地减轻肺纤维化大鼠肺组织的纤维化程度。

【临床应用】

1. 上消化道出血 口服血竭末 1.5～3g，每 4 小时服 1 次，每天各加服 1 次安定 2.5mg，并静滴 5% 葡萄糖氯化钠注射液 500mL。治疗 23 例，治愈率达 100%。

2. 痛经及月经过多 经前 5 天或来经当天口服血竭胶囊（每粒装血竭末 0.3g），每天 3 次，每次 3～4 粒，至月经干净后停药，2 个月经周期为 1 个疗程。治疗 51 例，总有效率达 86.3%。

3. 骨折 按常规复位固定，用 20% 血竭酊湿敷包扎患处，包扎处以保持潮湿为度，每次用药 7 天后，间隔 3 天，连续 3 次为 1 个疗程；同时内服血竭胶囊，每天 3 次，每次 3～4 粒，连服 7 天。治疗 78 例，总有效率为 98.7%。

4. 软组织损伤 血竭酊局部外擦或湿敷，每天 2～3 次，7 天为 1 个疗程。治疗 64 例，总有效率为 100%。

5. 遗精 金锁固精丸（改汤剂）加血竭 6g，随证化裁，水煎服（血竭冲服）。隔日 1 剂，早晚分服，疗程 1～3 个月，治疗 13 例，有效率为 92.3%。

6. 陈旧性心肌梗死 复方血竭注射液用治陈旧性心肌梗死 23 例，有效率为 84.2%。

【毒副作用】 本品无明显毒性。家兔灌服广西血竭 3g/kg，每天 1 次，连续 90 天，红细胞、白细胞计数，肝肾功能及主要脏器的组织学检查均无中毒性改变。但血竭药性燥烈，阴虚血热者慎用。血竭内服或外用可引起个别人接触性过敏反应。

参 考 文 献

1. 陈玉立，等. 时珍国医国药，2010，21（10）：2446.
2. 李 丹，等. 中国组织工程研究，2014，18（46）：7437.
3. 孙东杰，等. 浙江医学，2014，36（22）：1833.
4. 刘爱军，等. 时珍国医国药，2011，22（7）：1641.
5. 朱名毅，等. 右江民族医学院学报，2014，36（3）：333.
6. 周明学，等. 中草药，2008，39（12）：1825.
7. 何小晖，等. 中国民族民间医药，2011，（5）：46.
8. 罗志红，等. 中国实验方剂学杂志，2010，16（4）：152.
9. 聂莉，等. 河北中医，2010，32（7）：1071.
10. 薛文娟. 中国医疗美容，2014，（3）：81.

苏 木

【别名】 苏方木，棕木，赤木，红柴。

【来源】 为豆科植物苏木 *Caesalpinia sappan* L. 的干燥心材。

【性味】 甘、咸，平。

【功能主治】 活血祛瘀，消肿止痛。用于跌打损伤，骨折筋伤，瘀滞肿痛，经闭痛经，产后瘀阻，胸腹刺痛，痈疽肿痛。

【主要成分】 从苏木心材的石油醚提取物中得到的脂肪酸有棕榈酸、硬脂酸、亚油酸和油酸。心材尚含有巴西苏木素（Brazilin），苏木查耳酮（Sappanchalcone，2′-Methoxy-3,4,4′-trihydroxychalcone），原苏木素 A、B、C、E-1、E-2（Protosappanin A、B、C、E-1、E-2），二十八醇、β-谷甾醇、蒲公英赛醇等。原苏木素 A 是苏木心材中成分苏木酚（Sappanin）的前体。乙酸乙酯提取物中分离得到 10 个化合物，分别鉴定为（-）-5-O-methyllatifolin、（-）-dalbergiphenol、（-）-latifolin、3,5-二甲氧基-4-羟基肉桂醛、6,4′-二羟基-7-甲氧基-黄烷酮、（+）-南烛木树脂酚、3,7-二羟基色原酮、3′-O-甲氧基巴西苏木素、3′-O-甲基苏木醇，以及3′-O-去氧苏木酚。巴西苏木素遇空气即氧化为巴西苏木红素。另含苏木酚、苏木苦素，又含挥发油，油中主要成分为右旋水芹烯及罗勒烯。本品还含有鞣质和多种蛋白质、糖类等。

【药理作用】

1. 抗炎作用 本品所含的巴西苏木素具消炎作用，其抑制角叉菜胶引起的大鼠足肿胀的作用较黄连素强。

2. 对心血管系统的作用 本品能增加冠脉流量，降低冠脉阻力，降低心率，减少左室做功，且能增加心肌耗氧量，改善微循环，可对抗肾上腺素对微循环的影响，促进其恢复。苏木水煎醇提液能拮抗肾上腺素所致的肠系膜微循环障碍，显著改善微动脉血流，促进微循环恢复。苏木煎剂和巴西苏木素能使离体蛙心收缩力增强并可使因水合氯醛等药引起的蛙心抑制恢复，对蟾蜍后肢的血管有微弱的收缩作用；与巴西苏木素相关的芳香化合物还具有抗高胆固醇血症的活性，并能恢复大鼠毛细血管的抵抗力。

3. 抗血小板聚集作用 药理实验表明，本品尚具有降低各种切速下血小板聚集的作用。巴西苏木素和苏木酚在 10^{-3} M 浓度下可抑制 ADP 诱发的血小板聚集，抑制率分别为 41.2% 和 33.5%。苏木热水提取物对人新鲜血液中的血小板聚集有抑制作用。但亦有实验认为苏木无抗血小板聚集作用。

4. 镇静作用 苏木具有镇静、催眠作用。本品煎剂灌胃给予小鼠、豚鼠、兔等，均有镇静、催眠作用，并能对抗士的宁对小鼠的惊厥作用。

5. 抗癌作用 苏木水提取液在体外对 HL_{60}、K_{562}、L_{929} 及 $Yac-1$ 有明显的杀伤作用。给荷瘤小鼠（EAC 细胞）每天腹腔注射 0.2mL，连续 7 天，生存期平均延长 185%；并能抑制细胞的突变。巴西苏木素对体外培养的人白血病细胞株 K_{562}、HL_{60} 及小鼠肥大细胞瘤 P_{815} 有明显的细胞毒作用，在 100mg/mL 浓度下，48 小时对靶细胞有 93.8% ~ 96.9% 的杀伤作用，对小鼠移植性白血病 P_{368} 和 L_{1210} 有显著的治疗作用，350mg/kg 腹腔给药 7 天，小鼠生存时间平均延长多于 200%，对小鼠艾氏腹水癌也有较强的抑制作用，并表现出明显的量效关系，对实体瘤 S_{180} 抑制作用不明显。

6. 抗菌作用 苏木煎剂（10%）对金黄色葡萄球菌和伤寒杆菌作用较强，浸、煎剂对白喉杆菌、流感杆菌、副伤寒丙杆菌、福氏痢疾杆菌、金黄色葡萄球菌、溶血性链球菌、肺炎球菌等作用显著，对百日咳杆菌、伤寒杆菌、副伤寒甲乙杆菌及肺炎杆菌等亦有抑制作用。苏木醇提取物具有较好的抗 MRSA（耐甲氧西林金黄色葡萄球菌）活性，巴西苏木素抗菌活性强且无不良反应，为研发新型抗 MRSA 药物奠定了基础。

7. 对心脏保护作用 苏木可通过抑制 NF-KB 信号传导途径的激活，减缓急性排斥反应的发生，从而减轻移植物的病理损伤，发挥保护移植心脏的作用。在大鼠心脏移植模型中，苏木乙酸乙酯提取物能明显抑制心肌细胞凋亡，减轻移植心脏的急性排斥反应。苏木乙酸乙酯提取物可降低动脉粥样硬化模型大鼠血清 MCP-1 的含量，可能通过抑制炎症反应对动脉粥样硬化起到一定作用。苏木乙酸乙酯提取物能改善 CVB3 感染小鼠的心肌病理损伤，可降低慢性病毒性心肌炎小鼠 $CD4^+$、$CD4^+/CD8^+$ T 水平，升高 $CD4^+$ T 水平，改善病毒感染心肌组织的病理损伤，对心肌组织具有一定的保护作用。

8. 对肾脏保护作用 苏木可以显著降低糖尿病肾病（DN）大鼠血 C 反应蛋白（CRP）及白细胞介素-6（IL-6）水平，减少尿蛋白排泄率，改善肾脏组织形态学变化，提示苏木可能通过抑制炎症反应对早期 DN 大鼠的肾脏具有保护作用。

9. 对重症肌无力小鼠巨噬细胞的作用 苏木醇提物对重症肌无力（EAMG）小鼠巨噬细胞（MΦ）的吞噬功能明显增强，EAMG 治疗组明显降低（$P < 0.05$）。苏木醇提物能下调 EAMG 小鼠 MΦ 功能从而发挥治疗作用。

10. 免疫抑制作用 苏木水提物可延长同种移植物的存活时间，上调 $CD4^+$、$CD25^+$ T 细胞及 IL-10、TGF-β1 的水平，有较强的免疫抑制作用。

11. 其他作用 本品煎剂 3g/kg 皮内注射能引起正常犬呕吐和腹泻。巴西苏木素在活组织内有促进肾上腺素功能的作用。苏木液给小鼠和大鼠灌胃，可引起尿量增加，小剂量皮下注射有利尿作用，大剂量反而无利尿作用。

【临床应用】

1. 足癣 苏木、钩藤、花椒各 30g，枯矾 6 ~ 9g，每天 1 剂，煎水外泡双足，治疗各种足癣 320 例，其中浸渍糜烂型 186 例，治愈 143 例，好转 43 例；鳞屑角化型 72 例，治愈 60 例，好转 12 例；水泡型 62 例，治愈 46 例，好转 9 例，无效 7 例。

2. 经、产期疾病 月经不通，烦热疼痛，用苏木、大黄、硇砂熬膏，以酒调服；治瘀滞腹痛等，可用酒煎苏木，送服乳香末；若产后瘀阻腹痛，常配当归、红花、赤芍、泽兰、延胡索等；产后血晕，可配泽兰、川芎、蒲黄、益母草、荆芥穗；有瘀滞而正气虚弱者，则应配补养药同用，使祛瘀而不伤正。

3. 跌打损伤所致的瘀血肿痛及骨折 内服可配乳香、没药、自然铜等，以加强活血行瘀、接骨等作用；外用可配当归、红花、刘寄奴等煎汤熏洗伤处，促进血行，消肿止痛。对于外伤出血，有止血之效。

4. 其他 本品研末掺创口外用治外伤出血；还可用于治疗冠心病心绞痛、痈肿疮毒、红肿焮痛、破伤风等，有一定疗效。

【毒副作用】 苏木煎剂小鼠腹腔注射的 LD_{50} 为 18.9g/kg。苏木水煎剂犬腹腔或皮下注射给药，可引起呕吐与腹泻，表明苏木有一定的副作用。

参 考 文 献

1. 王鑫，等. 食品与药品，2013，15（2）：86.

2. 田甜，等. 中国中西医结合杂志，2010，30（7）：733.

3. 张雪棉，等. 肿瘤研究与临床，2010，22（4）：243.

4. 蒲　荣，等. 检验医学与临床，2013，10（11）：1358.

5. 邹永鹏，等. 哈尔滨医科大学学报，2010，44（5）：417.

6. 史海蛟，等. 中医药信息，2013，30（3）：19.

7. 刑露茗，等. 中医药信息，2013，30（2）：104.

8. 刘志平，等. 中医药信息，2015，32（2）：22.

9. 胡克杰，等. 中医药信息，2011，28（2）：101.

10. 赖成虹，等. 中国医药指南，2014，12（21）：3.

11. 李春霞，等. 济宁医学院学报，2010，33（6）：381.

姜　黄

【别名】　毛姜黄，黄姜。

【来源】　为姜科植物姜黄 *Curcuma longa* L. 的干燥根茎。

【性味】　辛、苦，温。

【功能主治】　破血行气，通经止痛。用于胸胁刺痛，胸痹心痛，痛经，经闭，癥瘕，风湿肩臂疼痛，跌扑肿痛。

【主要成分】　含姜黄挥发油。油中含姜黄酮（Turmerone）58%，姜烯（Zingiberence）约25%，水芹烯（Phellandrene）约1%，1,8-桉叶素约1%，香桧烯0.6%，去氢姜黄酮等。本品还含有姜黄素（Curcumine）、去甲氧基姜黄素、阿拉伯糖、果糖、葡萄糖、脂肪油、淀粉、草酸盐等。

【药理作用】

1. 对心血管系统的作用　姜黄醇提取物对离体及在体蛙心呈抑制作用，静注于犬可致血压下降、呼吸兴奋。其降压作用不受阿托品和切断迷走神经的影响，如先注射麦角流浸膏则可使其降压作用翻转为升压作用。灌服姜黄素能增加小鼠心肌营养性血流量。姜黄提取物灌胃能改善垂体后叶素引起的心电图ST段、T段改变，增加心肌营养性血流量，能对抗垂体后叶素引起的大鼠心肌缺血。

2. 对消化系统的作用　①利胆作用：姜黄煎剂及浸剂能增加犬的胆汁分泌，使胆汁成分恢复正常，并增强胆囊收缩，作用弱但持久，可持续1~2小时，其利胆作用与其降血脂作用有关。姜黄素或其钠盐有利胆作用，静脉注射于狗，可减少胆汁中固体成分的含量而增加胆汁分泌量。②护肝作用：姜黄提取物对丙氨酸氨基转移酶、谷草转氨酶增高有明显的抑制作用。③抗溃疡作用：姜黄乙醇提取物有明显抗溃疡作用，可使胃液中黏液含量增高，对胃黏膜有保护作用。此外，姜黄可解除回肠痉挛，抑制产气杆菌的产气作用，减轻胃肠胀气。50%姜黄煎剂可促进食欲。

3. 降血脂作用　姜黄提取物、姜黄素、姜黄挥发油口服，对实验性高脂血症大鼠和兔有明显的降血清胆固醇和β-脂蛋白作用，并能降低肝胆固醇含量，纠正β-脂蛋白和α-脂蛋白比例失调，但对内源性胆固醇无影响，还能降低高血脂大鼠肝脏主动脉中的甘油三酯和胆固醇含量，提示有抗动脉粥样硬化的作用。

4. 抗孕作用　姜黄提取物对小鼠、大鼠和兔妊娠有明显的终止作用，可对抗孕激素活性和收缩子宫。实验证明，姜黄煎剂和浸剂对小鼠和豚鼠离体子宫和子宫瘘管均有兴奋作用，可使子宫阵发性收缩加强，并可维持5~7小时，呈现出抗孕作用。

5. 抗氧化作用　姜黄素能显著对抗NIH小鼠脑、心、肝、肾、脾匀浆液的过氧化作用，在一定剂量范围内，其作用强度具剂量依赖关系。去甲氧基姜黄素也有明显的抗氧化作用。

6. 抗菌、抗炎作用　姜黄素及姜黄挥发油对金黄色葡萄球菌有较好的抗菌作用。姜黄提取物对多种真菌有抑制作用。姜黄各种干浸膏具有抗炎作用，且有多种抗炎机制参与。姜黄素对小鼠及大鼠的实验性炎症有明显抑制作用，对类风湿性关节炎有抗炎作用，对减轻精索水肿和触痛有一定疗效。

7. 对大鼠子宫内膜异位症的影响 姜黄能降低血管内皮生长因子（VEGF）、金属蛋白酶（MMP-9）的表达，从而抑制模型大鼠子宫异位内膜的生长，致其萎缩，达到实现治疗的目的。

8. 抗疲劳作用 姜黄能明显延长小鼠负重游泳时间，降低运动时血清尿素氮水平，减少肝糖原的消耗量，降低运动后血乳酸的含量和增加乳酸脱氢酶活性。姜黄明显增强机体对运动负荷的适应能力，抵抗疲劳产生，加速疲劳消除。姜黄提取物姜黄素、莪术油（EZY）还具有显著提高常压耐缺氧能力。

9. 抑制前列腺生长作用 姜黄醇提物明显抑制幼龄大鼠的前列腺生长，对睾丸的生长无明显影响。

10. 抗癌作用 姜黄素可能通过上调 Smad4、p53 和 p27 的蛋白表达进而起到抗胰腺癌作用，其上调 Smad4 表达的机制可能与其抑制 Smad4 蛋白的泛素化进程有关，而 Jab1 也可能通过参与 Smad4 的泛素化进程影响 Smad4 蛋白降解。姜黄素可有效抑制肝癌 Hep-1 细胞的生长和增殖，且具有明显的量效关系，其机制可能为干扰细胞周期进程，促进细胞凋亡。姜黄素能诱导急性早幼粒细胞白血病 HL-60 细胞凋亡和上调促凋亡基因 Bax 和 Bid，这可能与 NF-KB 表达上调有关。

11. 改善小鼠的学习记忆能力作用 姜黄素对痴呆模型小鼠的学习记忆能力具有一定的改善作用，其作用机制可能与其调节凋亡相关蛋白 Bcl-2 与 Bax 的表达有关。

12. 脑保护作用 姜黄素通过减轻炎症反应和血脑屏障破坏对大鼠脑缺血/再灌注损伤起脑保护作用。姜黄素的脑保护作用可能与其降低 TNF-Ot 含量和 MMP-9 的表达有关。

13. 急性肺损伤保护作用 姜黄素对大鼠油酸型急性肺损（ALI）具有保护作用，其可能机制为调节致炎因子与抗炎因子。

14. 其他作用 姜黄提取物和姜黄素能增强纤溶活性，有抑制血小板聚集的作用。姜黄煎剂有镇痛作用，对手术后炎症及手术部位疼痛有止痛作用；姜黄煎剂对肝炎病毒有抑制作用，并有改善肝脏实质病损的效果。研究还表明姜黄具有一定的抗肿瘤作用。

【临床应用】

1. 高脂血症 姜黄制剂内服治疗高脂血症 90 例，降胆固醇和降甘油三酯的有效率分别为 95.5% 和 100%。

2. 风湿性关节炎，肩关节周围炎 姜黄善行气活血止痛，常与黄芪、桂枝、白芍等配伍，方如黄芪桂枝五物汤加味或舒筋汤。

3. 肝胆疾病 姜黄治疗黄疸、肝炎、胆囊炎、胆石症等，有一定疗效。姜黄合剂（姜黄 15g，柴胡 6g，槟榔 10g）可作为利胆剂在胆囊造影时口服，30 分钟后拍片，血管显影率提高，胆囊收缩功能良好。姜黄合剂可作为胆道疾病的辅助诊断方法和治疗之用。

4. 痈疽发背初起，红肿热痛 姜黄与大黄、白芷、天花粉、南星、黄柏配伍，研末外敷，有较好疗效。

【毒副作用】 姜黄煎剂大鼠灌胃，剂量为 5g/kg 时，未出现任何明显中毒表现；小鼠 24 小时急性毒性实验也未见中毒反应。姜黄素小鼠灌胃的 $LD_{50} > 2g/kg$。姜黄素钠大鼠灌胃 3g/kg，24 小时内未引起死亡。姜黄素混悬液小鼠 1 次灌服 0.8mL（相当于 60mg 总姜黄素），为人口服剂量的 600 倍，未见 1 只动物死亡。

参 考 文 献

1. 陈文华，等. 中国中医急症，2011，20（10）：1611.

2. 陈蓉，等. 中成药，2011，33（7）：1145.

3. 胡晨霞，等. 中药新药与临床药理，2010，21（4）：363.

4. 王建治，等. 医药导报，2009，28（12）：1531.

5. 龚小见，等. 中国实验方剂学杂志，2010，16（11）：125.

6. 杨家庆，等. 广东药学院学报，2010，26（5）：508.

7. 倪琦，等. 山东医药，2010，50（70）：6.

8. 谷倬宇，等. 天津医药，2014，42（12）：1159.

9. 胡亮杉，等. 山东医药，2011，51（12）：23.

10. 廖涛，等. 中国药理学通报，2009，25（10）：1359.

11. 高蔚，等. 实用医学杂志，2008，24（14）：2393.

12. 王雅蕊，等. 安徽医科大学学报，2015，50（3）：319.

13. 雷军荣，等. 中国药理学通，2010，26（1）：120.

14. 朱瑞，等. 中国中药杂志，2008，33（17）：2141.

15. 齐莉莉，等. 中国调味品，2008，（2）：72.

郁　金

【别名】　广郁金，温郁金，黄丝郁金，桂郁金。

【来源】　为姜科植物温郁金 Curcuma wenyujin Y. H. Chen et C. Ling、姜黄 Curcuma longa L.、广西莪术 Curcuma kwangsiensis S. G. Lee et C. F. Liang 或蓬莪术 Curcuma phaeocaulis Val. 的干燥块根。

【性味】　辛、苦，寒。

【功能主治】　活血止痛，行气解郁，清心凉血，利胆退黄。用于胸胁刺痛，胸痹心痛，经闭痛经，乳房胀痛，热病神昏，癫痫发狂，血热吐衄，黄疸尿赤。

【主要成分】　主要含挥发油、淀粉、姜黄素、草酸钾（Potassium oxalate）、草酸钙（Calcium oxalate）及镁盐、脂肪等。挥发油中主要成分为 α、β－姜黄烯（α、β－Curcumene），倍半萜醇，樟脑，榄香烯，莰烯（Camphene）等。近发现郁金中尚含郁金二酮（Curdione）。

【药理作用】

1. 对血液系统的作用　郁金煎剂能改善血液流变性，降低各种切速下的血液黏度，明显降低家兔红细胞的聚集性，提高红细胞的变形能力及抗氧化、免疫黏附能力，减少自由基对红细胞膜的损伤，延长其寿命，维持正常的血液黏度，还能抑制花生四烯酸诱导的大鼠、家兔血小板聚集，抑制血栓形成。郁金煎剂能降低实验性高脂血症鹌鹑的胆固醇及甘油三酯水平，表明其对血脂有调整作用，且可减轻高脂动物的体重。郁金及以郁金为主药的白金丸均能降低实验性高脂血症大鼠的胆固醇及甘油三酯水平，降低血浆及全血比黏度。从郁金中分离出的姜黄素对小鼠红细胞 H_2O_2 所致的脂质过氧化及溶血现象呈强抑制作用，此与其生物膜稳定作用有关。

2. 对心血管系统的作用　郁金对麻醉犬有增加冠脉流量、降低心肌耗氧量、减少左室做功、降低血压、降低外周血管阻力、增加股动脉血流量的作用。郁金挥发油能增加小鼠 cAMP 含量，扩张冠脉，增加心肌血流量，改善微循环，对家兔和大鼠的主动脉和冠状动脉内膜斑块的形成和脂质沉着有一定减弱作用。从郁金中提取的镁、钾盐化合物有一定的抗心律失常作用。

3. 对消化系统的作用　郁金水煎剂可抑制离体兔奥狄括约肌的位相性收缩，对胆囊和十二指肠纵行肌则有兴奋作用，可加强其收缩活动。据此推测，郁金的利胆排石功效可能与其收缩胆囊平滑肌、抑制奥狄括约肌的收缩活动有关。郁金水煎剂能显著提高兔胃底和胃体纵行肌条张力，减小胃体收缩波平均振幅，此作用有剂量依赖关系，并能被阿托品部分解除。郁金煎剂有刺激内源性胰泌素分泌的作用，可继发性引起血清胰泌素水平和十二指肠中 HCO_3 浓度升高，从而碱化十二指肠肠液。温郁金水提取物、醚提取物和醇提取物能提高鼠胃组织和血浆生长抑素水平。人口服郁金煎剂后，血浆生长抑素水平明显提高，生长抑素能抑制胃酸和多种消化液分泌，故能对胃肠黏膜起到细胞保护作用。姜黄素能促进胆汁分泌，有利胆作用，能松弛胆道括约肌，具有增加血清蛋白、降低麝香草酚絮状指数的作用。温郁金注射液可通过诱导肝脏微粒体细胞色素 P－450，提高肝脏对趋肝毒物的生物转化机能，增强肝脏的解毒作用，并可一定程度地对抗或减轻毒物对肝脏的破坏；使肝脏还原性谷胱甘肽含量显著增高，不仅增强了肝脏抗脂质过氧化的能力，亦可通过增强肝脏生物转化反应中谷胱甘肽与毒物的结合能力，加速肝脏对毒物的减毒或解毒过程，起到防治中毒性肝损害的作用。郁金还有明显的促进肝细胞损伤修复的作用，有保护肝细胞及促进肝细胞再生的功能。

4. 中枢神经抑制作用 郁金二酮腹腔注射能明显延长家猫的各期睡眠时间，包括慢波睡眠Ⅰ期（SWS Ⅰ）、慢波睡眠Ⅱ期（SWS Ⅱ）和快动眼睡眠（REM），尤其对 SWS Ⅱ、REM 期睡眠的延长作用明显优于传统安神药朱砂安神丸，表明其具有明显的中枢神经抑制作用。

5. 抗自由基损伤作用 温郁金提取液可明显降低辐射后小鼠肝细胞线粒体中辐射性毒物 LPO 的含量，使 Cu、Zn – SOD 活力和 GSH – Px 活力应激性明显增强。推测温郁金提取液可能是通过保护或提高抗氧化酶的活力，减少脂质过氧化物的产生，发挥抗自由基损伤作用的。

6. 抗癌作用 温郁金超临界二氧化碳萃取提取物对胃癌细胞的生长有显著抑制作用，且存在明显的量效关系。200mg/L 浓度的温郁金提取物Ⅰ和提取物Ⅱ对胃癌细胞生长的抑制率分别为 64.44% 和 60.80%，在这个浓度水平，其抑制肿瘤细胞生长作用与阳性对照药物氟尿嘧啶相当。温郁金水蒸气蒸馏提取液对裸小鼠皮下移植瘤的生长有明显的抑制作用，可下调瘤灶中血管内皮生长因子的表达，减小肿瘤灶内的微血管密度。研究表明，从温郁金中提取的抗癌活性成分榄香烯对肿瘤细胞有直接杀伤作用。温郁金提取物对人食管癌 IE – 1 细胞生长有抑制作用，其抗肿瘤作用可能与调控多层次的基因表达改变有关。

7. 抗氧化作用 桂郁金可诱导胞浆液和微粒体内脱毒酶的功能，具有抗氧化作用，并能加速体内毒性代谢物的排除，增加肝脏的解毒能力。郁金醇提取物具有抗氧化应激活性，对内皮损伤具有保护作用。

8. 对肝纤维化大鼠肝脏组织病理的影响 桂郁金能明显降低肝纤维化（HF）大鼠肝组织中羟脯氨（Hyp）、丙二醛（MDA）的含量，升高肝组织中超氧化物歧化酶（SOD）、谷胱甘肽过氧化物酶（GSH – Px）的含量。能够明显改善 HF 的程度，而低剂量组的作用不明显。桂郁金具有抗肝纤维化作用，其机制与清除自由基、抗脂质过氧化、抗肝损伤有关。

9. 抗炎镇痛作用 桂郁金醇提物、水提物对小鼠痛阈有明显的提高作用，桂郁金醇提物对二甲苯致小鼠耳郭肿胀有抑制作用，肿胀抑制率 49%（$P < 0.05$），桂郁金醇提物、水提物对冰醋酸致小鼠腹腔毛细血管通透性增高、小鼠棉球肉芽肿增生均有抑制作用，从而起到抗炎镇痛作用。

10. 其他作用 郁金还有抑菌、利尿、镇痛作用。水煎剂能中止小鼠妊娠，兴奋豚鼠离体子宫，对家兔子宫有收缩作用。

【临床应用】

1. 恶性胸、腹腔积液 榄香烯乳注射液（温郁金中提取的抗癌活性成分）对恶性胸腔积液的有效率为 77.5%，对恶性腹腔积液的有效率为 66.1%。临床观察到该制剂除对肿瘤细胞有直接杀伤作用外，胸膜腔内给药还能导致化学性胸膜炎，使胸膜肥厚粘连，从而抑制胸水的形成。可见，榄香烯乳是治疗恶性胸腹腔积液的有效药物之一。

2. 急、慢性肝炎 郁金注射液治疗 30 例急性黄疸型肝炎，治疗后退黄疗效显著，21 例恢复正常，9 例接近正常，有效率达 100%；GPT 也伴随下降，9 例恢复正常，15 例明显好转，有效率达 80%。以单味大剂量郁金（40g）治疗 32 例慢性肝炎麝浊异常患者，治疗 1 个疗程后麝浊降至正常者 16 例，明显下降者 13 例，无效者 3 例，总有效率为 91%。

3. 慢性胆囊炎 郁金、虎杖、川楝子、延胡索、紫草、陈皮各 15g，瓜蒌仁、龙胆草、柴胡、青皮各 10g，金钱草、蒲公英、紫花地丁各 20g。每天 1 剂，水煎早晚 2 次分服。治疗 100 例，显效 57 例，好转 40 例，无效 3 例，总有效率为 97%。

4. 玫瑰糠疹 内服郁金银屑片治疗 48 例，痊愈 40 例，显效 4 例，有效 2 例，无效 2 例，总有效率为 95.8%。

5. 软组织挫伤 郁金散（郁金、大黄、栀子、白蔹、白芷、甘草各 25g，生石膏 100g）用凡士林或水调敷患处，1～3 天换药 1 次。治疗 100 例，显效 43 例，有效 56 例，无效 1 例，总有效率为 99%。

参 考 文 献

1. 刘雪梅，等. 中国实验方剂学杂志，2011，17（19）：114.
2. 景钊，等. 中国中西医结合杂志，2012，32（9）：1219.
3. 石卫州，等. 中国实验方剂学杂志，2013，19（8）：163.
4. 何洁英，等. 中国实验方剂学杂志，2013，19（3）：223.
5. 秦华珍，等. 中国实验方剂学杂志，2010，16（7）：130.
6. 林国彪，等. 中国实验方剂学杂志，2011，17（16）：171.
7. 黄宣，等. 中华消化杂志，2015，35（1）：46.
8. 盛桂琴，等. 中国病理杂志，2012，28（3）：556.
9. 赵雷，等. 时珍国医国药，2011，22（6）：1446.

五 灵 脂

【别名】　寒雀粪，灵脂，寒号虫粪。

【来源】　为鼯鼠科动物复齿鼯鼠 *Trogopterus xanthipes* Milne - Edwards 的干燥粪便。

【性味】　苦，温。

【功能主治】　活血，散瘀，止痛。用于胸痛，脘腹疼痛，痛经，经闭，产后血瘀疼痛，跌扑损伤，蛇虫咬伤。

【主要成分】　主要含有三萜类化合物、含氮化合物（如尿嘧啶、尿素、尿酸等）、酚酸及简单单萜、二萜酸、维生素样物质、树脂和无机盐等，还含维生素 A 类物质，如按维生素 A 计算，其含量为 0.0399%。脂溶性成分中含脂肪酸 15 种，占脂溶性成分总含量的 49.162%，非脂肪酸类成分 27 种，占脂溶性成分总含量的 44.184%。挥发性成分中含反式角鲨烯（12.14%）、棕榈酸（8.27%）、单（2 - 乙基己基）邻苯二甲酸酯（8.25%）、苯二甲酸二丁脂（3.80%）、十四烷酸（3.04%）等 66 种成分。

【药理作用】

1. 对血液系统的作用　五灵脂水煎剂对血小板聚集有抑制作用。五灵脂水提取物体外能明显抑制由 ADP、胶原等诱导的家兔血小板聚集，其抑制作用与剂量相关；大鼠腹腔注射也可明显抑制由 ADP、胶原诱导的血小板聚集；静脉注射对大鼠颈总动脉 - 静脉旁路实验性血栓形成有明显的抑制作用。按蛋白激酶法测定，$10\mu g/mL$ 浓度的五灵脂水提取物能使血小板内 cAMP 水平提高 62.8%，从而抑制 Ca^{2+} 从血小板致密体移出，使胞浆游离的 Ca^{2+} 减少，同时可以使血小板内 TXA_2 的合成受到抑制，进而抑制聚集反应。五灵脂还具有促纤溶作用。

2. 抗炎作用　五灵脂乙酸乙酯提取物灌胃给药，能明显抑制醋酸引起的小鼠腹腔毛细血管通透性；腹腔注射对小鼠棉球肉芽组织增生有明显的抑制作用，对二甲苯所致的小鼠耳肿胀、角叉菜胶所致大鼠足肿胀有显著抑制作用；能明显降低炎症组织的前列腺素 E（PGE）含量，但对血清皮质酮水平无显著影响，表明五灵脂的抗炎作用可能与抑制 PGE 的合成与释放有关。

3. 抗溃疡作用　五灵脂水煎剂给大鼠腹壁皮下注射，结果五灵脂组大鼠实验性胃溃疡的发生率、平均溃疡面积及胃液量均显著低于对照组，说明五灵脂对胃黏膜有保护作用，并具有抑制胃泌素分泌的效能，同时能调节改善胃黏膜血流，有抗胃溃疡作用。

4. 对免疫系统的作用　五灵脂水煎液可明显提高正常小鼠的 T 细胞淋转功能，提高 ALS（免疫小鼠淋巴细胞血清）造成的细胞免疫功能低下小鼠的免疫功能。

5. 清除自由基作用　五灵脂水煎剂灌胃给药，能显著提高成年小鼠肝、脑、肾及心等重要脏器的

SOD 活性，意味着五灵脂可以激活机体重要脏器 SOD 活性，有一定的抗自由基积累作用。

6. 五灵脂与人参伍用的研究　小鼠急性毒性实验表明，两者配伍，口服不具有毒性，腹腔注射呈毒性增加趋势；大鼠亚急性毒性实验表明，两者配伍对白细胞总数、白细胞分类、血小板计数、血红蛋白含量、血清谷丙转氨酶活力及尿素氮均无明显影响。动物实验表明，人参与五灵脂并用在抗应激方面的作用（耐缺氧、抗寒冷、抗疲劳）均强于单味人参；对小鼠艾氏腹水癌细胞（EAC）有抑制作用，并能延长荷瘤小鼠的存活期。给正常小鼠或注射环磷酰胺使免疫功能低下的小鼠灌服人参、五灵脂单煎或煎液合并液，均能显著增强单核巨噬细胞系统的吞噬功能，增加溶血素抗体。临床两者伍用，治疗肠易激综合征、十二指肠球部溃疡、慢性萎缩性胃炎、子宫肌瘤，均有良好效果。

7. 抗动脉粥样硬化作用　五灵脂能降低实验性动脉粥样硬化（As）大鼠细胞间黏附分子－1（ICAM－1）表达，减轻血管内皮病变程度，这可能是其抗 AS 的分子机制之一。

8. 其他作用　五灵脂体外可以抑制结核杆菌及多种真菌，并有缓解平滑肌痉挛及镇痛的作用。

【临床应用】

1. 妇科疾病　五灵脂配伍蒲黄、没药、血竭等治疗膜样痛经 80 例，痊愈 65 例，好转 11 例，无效 4 例；治疗子宫膜样异位 30 例，痊愈 12 例，显效 16 例，无效 2 例，总有效率为 93%。炒五灵脂 6g，当归、阿胶各 9g，共研为末，每次 6g，水冲服，治疗崩漏有效。

2. 消化性溃疡　五灵脂素（胶囊）治疗十二指肠溃疡，可以达到 70.8% 的痊愈率及 91.2% 的总有效率，用药安全，无副作用。五灵脂 60g，蒲公英 40g，生薏仁 30g，白芷 20g，柴胡、黄芩、枳壳、桔梗、鸡内金、甘草各 10g，法半夏、白术各 15g，以清水约 1000mL，煎汁约 400mL，早晚空腹服，每天 1 剂，治疗消化性溃疡 30 例，治愈 27 例，好转 2 例，无效 1 例，总有效率为 96.7%。

3. 痛症　五灵脂配伍蒲黄、冰片治疗各种急性疼痛症 554 例，显效 194 例，有效 298 例，无效 62 例，总有效率为 88.8%。

4. 小儿疳积　五灵脂、胡黄连、干蟾蜍、使君子、砂仁、蔻仁等，水煎服，治疗小儿疳积有较好疗效。

参 考 文 献

1. 程明，等. 中国实验方剂学杂志，2011，17（19）：97.
2. 杨琦，等. 中国现代中药，2010，12（10）：19.
3. 唐绪刚，等. 中国老年学杂志，2008，28（23）：2318.
4. 杨莲琴，等. 光谱实验室，2013，30（6）：3102.
5. 唐绪刚，等. 中国中医急症，2008，17（1）：101.

三　　棱

【别名】　京三棱，红蒲根，老三棱，黑三棱。

【来源】　为黑三棱科植物黑三棱 *Sparganium stoloniferum* Buch.－Ham. 的干燥块茎。

【性味】　辛，苦，平。

【功能主治】　破血行气，消积止痛。用于癥瘕痞块，痛经，瘀血经闭，胸痹心痛，食积胀痛。

【主要成分】　含挥发油、淀粉。挥发油中含 4,4－二甲基戊烯－2－呋喃内酯、呋喃醇、5－甲基呋喃醛、2－羟基苯甲醛、正己酸、十六酸、去氢木香内酯、β－榄香烯、2－呋喃甲醇、2－乙酰基吡咯、苯乙醇、对苯二酚等，其中以最后三种成分含量最多。本品尚含三棱酸、三棱双苯内酯、三棱二苯乙炔、麦黄酮、多种有机酸、刺芒柄花素、豆甾醇、β－谷甾醇、胡萝卜苷等。

【药理作用】

1. 对心血管系统的作用　三棱能降低麻醉犬血压，扩张股动脉，增加股动脉流量及小鼠心肺对[86]铷的摄取量，但增加心肌耗氧量。放射配基受体结合分析法表明，三棱对血管紧张素Ⅱ受体及钙通道阻滞剂受体（Nitrendipine receptor）都有显著的结合作用。三棱煎剂静注可增加麻醉犬心肌耗氧量，提高心肌氧利用率，略微增加冠脉流量，减少冠脉阻力，降低心脏左室做功，也可减慢心率。三棱对组织缺血缺氧有一定的保护作用，可能是其治疗心血管系统疾病的机制之一。

2. 对血液系统的作用　三棱能改善血液流变性，降低各种切速下血液黏度，尤其对低切速下血液黏度作用较好，并能降低红细胞的聚集性。三棱还有抗凝血及抗血栓形成的作用，它能减少血小板数目，减弱血小板聚集功能，使血栓形成时间延长、血栓长度缩短、血栓干重减轻，还能抑制ADP诱导的血小板聚集，使凝血酶原时间及白陶土部分凝血活酶时间明显延长，优球蛋白溶解时间缩短。三棱还能明显增加血液白细胞数目，对HMG – CoA还原酶有抑制作用，这些都为其传统的活血化瘀功能提供了理论依据。另还发现荆三棱（*Scirpus yagara*）抑制血栓形成、降低全血黏度的作用强于本品；对血小板聚集功能的抑制作用，本品强于荆三棱。

3. 对家兔离体肠及子宫的作用　三棱对离体兔肠有兴奋作用。三棱水煎剂加入保养液中（100mL保养液加入75%三棱水煎液0.2mL），可引起肠管收缩加强，紧张性升高，但其作用可被不同浓度的阿托品拮抗。三棱对离体家兔的子宫呈兴奋作用。将三棱、莪术制成三棱丸，观察三棱丸对子宫内膜异位症大鼠T淋巴细胞亚群的影响，发现三棱丸可增强子宫内膜异位症大鼠细胞免疫功能，并可通过此途径达到治疗目的。

4. 抗癌作用　三棱有抗癌作用，可直接破坏肿瘤细胞，对实验动物肿瘤模型有一定的抑制作用，还能促进家兔腹腔自体血液及血块的吸收，这与传统医学认为其有"消积"功能是相吻合的。与莪术相似，三棱对动物肉瘤S_{180}、L_{615}、肝癌实体型有抑制作用。临床应用亦表明，本品对原发性肝癌有一定近期疗效。

5. 抗大鼠肝纤维化作用　三棱能改善肝脏组织病理学变化，降低肝纤维化大鼠的细胞凋亡、Bax蛋白表达，提高Bcl – 2蛋白表达。通过调节细胞凋亡相关蛋白表达，抑制细胞凋亡，起到抗肝纤维化作用。

6. 抗炎镇痛作用　三棱丸（三棱、莪术制成）能显著延长小鼠的疼痛反应时间，明显减少小鼠的扭体次数，抑制醋酸致小鼠腹腔毛细血管通透性增高，减轻小鼠耳肿胀和小鼠足爪肿胀反应；抑制棉球诱导小鼠肉芽组织增生，能明显减少大鼠角叉菜胶性炎症渗出液中前列腺素E_2（PGE_2）含量，具有显著的镇痛和抗炎作用，其机制可能与抑制PGE_2产生与释放有关。

【临床应用】

1. 石淋　用自拟三莪二金汤（三棱、莪术、海金沙、鸡内金）治疗尿管结石132例，治愈率为84%，总有效率为87%，其中对输尿管结石的治愈率为94.7%。

2. 男性不育症　以三棱、莪术为主，配以补肾填精药物，治疗22例，治愈5例，有效6例，无效11例。

3. 女性不孕症　以三棱、莪术为主，治愈女性不孕症（症见月经愆期、色紫黑有块状、无排卵月经）18例，平均治愈时间为62天。

4. 肿瘤　三棱、莪术注射液治疗原发性肝癌有一定的近期疗效；用三棱、莪术配以昆布、海藻、穿山甲、海蛤粉等治疗甲状腺肿瘤28例，临床治愈17例，基本治愈5例，好转3例，无效3例；三棱、莪术配伍当归、穿山甲等药辨证加减，治疗子宫肌瘤136例，临床治愈72例，显效37例，有效5例，无效22例，总有效率为83.8%。

5. 血瘀经闭，痛经，产后瘀滞腹痛　三棱与红花、当归、牛膝等活血调经药同用，有较好疗效。

【毒副作用】　本品水煎剂4g（生药）/mL灌胃给药，NIH小鼠10只，剂量480g/kg，连续7天，灌胃后小鼠活动减少，静卧不动，第二天恢复正常，未见死亡，观察7天；LD_{50}为（233.3 ± 9）g（生药）/kg，死亡前出现短暂的抽搐、惊跳，呼吸抑制而死。

参 考 文 献

1. 董伟，等. 中药药理与临床，2008，24（3）：8.

2. 李娟，等. 山东医药，2010，50（37）：25.

3. 邱才炜，等. 中药药理与临床，2008，24（5）：7.

4. 胡旭光，等. 陕西中医，2009，30（8）：1091.

5. 刘贝，等. 中成药，2015，37（1）：34.

6. 朱凤妹，等. 天然产物研究与开发，2010（22）：253.

7. 李学臣，等. 黑龙江医药科学，2010，33（5）：78.

8. 董学，等. 药学学报，2008，43（1）：63.

莪　术

【别名】　蓬莪术，蓬术，温术，温莪术，桂莪术，毛莪术。

【来源】　为姜科植物蓬莪术 *Curcuma phaeocaulis* Val.、广西莪术 *Curcuma kwangsiensis* S. G. Lee et C. F. Liang 或温郁金 *Curcuma wenyujin* Y. H. Chen et C. Ling 的干燥根茎。

【性味】　辛，苦，温。

【功能主治】　行气破血，消积止痛。用于癥瘕痞块，瘀血经闭，胸痹心痛，食积胀痛。

【主要成分】　蓬莪术根茎含挥发油，油中主要成分为莪术呋喃烯酮（Curzerenone），占44.93%，龙脑（Borneol）占4.28%，大牻牛儿酮（Germacrone）占6.16%，还含 α - 蒎烯和 β - 蒎烯（Pinene）、樟烯（Camphene）、柠檬烯（Limonene）、1,8 - 桉叶素（1,8 - Cineol）、松油烯（Terpinene）、异龙脑（Isoborneol）、丁香烯（Caryophyllene）、姜黄烯（Curcumene）、丁香烯环氧化物（Caryophyllene epoxide）、姜黄酮（Turmerone）、芳姜黄酮（Arturmerone）、莪术二酮（Curdione）以及莪术烯醇（Curcurmenol）、异莪术烯醇（Isocurcumenol）、二呋喃莪术烯酮（Difurocumenone）、莪术二醇（Aerugidiol），又含具抗氧化剂活性的姜黄素类（Curcuminoids）化合物。广西莪术根茎含挥发油，油中主要成分为龙脑，占11.33%，莪术呋喃酮占9.92%，大牻牛儿酮占7.0%，莪术醇（Curcumol）占4.15%，还含 α - 蒎烯和 β - 蒎烯、樟烯、柠檬烯、1,8 - 桉叶素、松油烯、异龙脑、松油醇（Terpineol）、丁香烯、丁香油酚（Eugenol）、姜黄烯、姜黄酮、芳姜黄酮、莪术二酮以及芳樟醇（Linalool）、β - 及 δ - 榄香烯（Elemene）、葎草烯（Humulene）、钓樟奥（Linderazulene）、异莪术烯醇等，又含桂莪术内酯（Gweicurculactone）、β - 谷甾醇（β - Sitosterol）、胡萝卜苷（Daucosterol）、棕榈酸（Palmitic acid），以及锌、铁、钛、镍、钡、锶、铅、镉、铜、铬、钼等无机元素。温郁金根茎含挥发油，油中主要成分为大牻牛儿酮，占20.35%，莪术二酮占14.76%，莪术醇占7.66%，还含 α - 和 β - 蒎烯、樟烯、柠檬烯、1,8 - 桉叶素、龙脑、异龙脑、樟脑（Camphor）、松油醇、丁香烯、丁香油酚、姜黄烯、姜烯（Zingiberene）、莪术呋喃烯酮、姜黄酮。另含温郁金萜醇、莪术呋喃二烯（Furanodiene）、（1R，10R）- 环氧 - 左旋 - 1,10 - 二氢莪术二酮［（1R，10R）- Epoxy - （-）- 1,10 - dihydrocurdione］、（4S，5S）- 大牻牛儿酮 - 4,5 - 环氧化物［（4S，5S）- Genmacrone - 4,5 - epoxide］、莪术双酮（Curcumenone）、（1S，10S），（4R，5R）- 大牻牛儿酮 - 1（10），4 - 双环氧化物［（1S，10S），（4R，5R）- Germacrone - 1（10），4 - diepoxide］、温郁金螺内酯（Curcumalactone）、姜黄素（Curcumin）、去甲氧基姜黄素（Desmethoxycurcumin）、双去甲氧基姜黄素（Bisdesmethoxycurcumin）、β - 谷甾醇。

【药理作用】

1. 抗肿瘤作用　莪术油溶剂在体外对艾氏腹水癌细胞、白血病细胞等多种肿瘤细胞有明显的抑制和破坏作用，在体内对小鼠实验性肿瘤有较好的疗效。莪术醇、莪术双酮等为抗癌的有效成分，β - 榄香烯亦是抗癌主要活性成分，对小鼠宫颈癌 U_{14} 的抑制率达77.13%。莪术双酮对小鼠肉瘤、宫颈癌、艾氏腹水癌有抑制作用。莪术挥发油制剂全身用药，治疗卵巢癌、恶性淋巴瘤、肺癌和肝癌也有一定的疗效，未发现明显的副作用。给实验动物接种莪术处理的癌苗，能明显增强动物的免疫功能，对抑杀肿瘤癌细胞及防止其扩散和转移有重要作用。莪术的主要抗癌机理如下：

（1）直接抑制或破坏癌细胞：β-榄香烯在体外对人体肺癌细胞株 LAX、Anip$_{937}$、Spo-AL、A$_{549}$、H$_{128}$、Spc 以及人膀胱癌 T$_{24}$ 细胞、白血病细胞，在体内对小鼠黑色素瘤、Lewis 肺癌、大鼠 W$_{256}$ 肉瘤均有明显抑制作用。莪术油抑制小鼠肝癌 HepA 实验发现，给腋皮下接种 Lewis 肺癌瘤细胞悬液小鼠用莪术煎液连续灌胃，能提高小鼠 Lewis 肺癌 VEGF 的表达，促进肿瘤血管生成。给采用 Lewis 肺癌小鼠腹水于右腋皮下接种的小鼠模型腹腔注射莪术油，结果表明，莪术油能抑制 Lewis 肺癌细胞，其抑瘤作用与化疗药5-FU 相近。在体内，莪术油可抑制肿瘤生长，延长荷瘤鼠生存时间。体外实验发现，莪术油具有诱导细胞凋亡的作用，因此其抑瘤作用不仅与抑制 PCNA 表达、抑制细胞增殖有关，还与诱导细胞凋亡有关。

（2）诱导肿瘤细胞凋亡：β-榄香烯腹腔内给药除能抑制大鼠 W$_{256}$ 肉瘤结节生长外，还可出现肿瘤细胞凋亡现象。实验发现，榄香烯诱导白血病 K$_{562}$ 细胞株凋亡时，其作用与浓度和时间呈依赖关系。

（3）影响癌细胞核酸代谢：研究表明，莪术在 0.5g/mL 剂量时可明显减轻硫酸镍对人外周血淋巴细胞 DNA 的损伤，而其本身无致突变作用。但当莪术剂量达到 1g/mL 时，对 DNA 的修复可造成抑制。

（4）提高免疫保护效应：以榄香烯乳注射液治疗中晚期消化系肿瘤患者，发现榄香烯可显著提高患者体内 T 淋巴细胞亚群及功能，对辅助性 T 细胞和杀伤/抑制性 T 细胞均有促进作用，可改善肿瘤患者的细胞免疫功能。

2. 抗炎作用　莪术油对小鼠醋酸腹膜炎、巴豆油耳部炎症、烫伤局部水肿及大鼠棉球肉芽肿和实验性胃溃疡均有不同程度的抑制作用。实验证明，莪术煎剂对家兔腹腔内的自体血液和血块有较好的促进吸收作用。给家兔四头肌注射 1mL 莪术注射液，48 小时后解剖，无炎症、充血、坏死等反应。

3. 抗菌、抗病毒作用　莪术根茎含挥发油，经水蒸气蒸馏提取的挥发油有效成分主要为 β-松油烯、α-蒎烯、1,8-桉叶素、姜黄酮、丁香酚等。其中 β-松油烯、姜黄酮、丁香酚都具有较强的抗真菌作用。另有研究表明，莪术挥发油对不同念珠菌均有相似的抗菌作用，其抗菌作用很可能也是通过破坏念珠菌的细胞膜，抑制细菌的 DNA、RNA、多糖及麦角固醇的生物合成而实现的。实验中莪术挥发油对白色念珠菌的 *MIC* 值与国内报道的姜黄挥发油对白色念珠菌的 *MIC* 值相近，莪术挥发油不仅对白色念珠菌有抑制作用，而且对氟康唑耐药的克柔念珠菌和光滑念珠菌也有较强的抑制作用。此外，莪术油对呼吸道病毒有直接抑制和灭活作用，对流感病毒、腺病毒、轮状病毒、柯萨奇病毒等毛细支气管炎易合并感染的病毒亦有抑制或灭活作用。

4. 护肝作用　莪术油和莪术乙醇提取物对 CCl$_4$ 或 TAA 所致肝损伤小鼠有明显的保护作用，能降低 SGPT，病理检查可见肝损伤减轻，对原代培养大鼠肝细胞的 CCl$_4$ 肝细胞损伤有保护作用。莪术油 78.125μg/mL 作用 HSC-T6 细胞 24 小时，可使基因 TIMP2、白细胞介素-6 表达分别下调 230% 和 220%；莪术醇 1.5625μg/mL 作用 HSC-T6 细胞 12 小时，可使转化生长因子-β$_1$、P450α 基因表达下调 230% 和 210%，从分子水平揭示了莪术有效成分莪术油、莪术醇的抗肝纤维化机制。

5. 活血化瘀（对血液的）作用　对以 ADP、COL 诱导的家兔体外血小板聚集及"血瘀"模型大鼠的全血黏度、血浆黏度、大鼠红细胞压积、血沉及大鼠血小板聚集的实验研究显示，莪术不同提取物均具显著的抗血小板聚集、抗凝血及调节血液流变性作用，其中以氯仿、乙酸乙酯提取物活性最为显著。对不同提取物进行成分分析，各提取物中均含姜黄素类成分，且氯仿及乙酸乙酯提取物中以姜黄素类成分为主（其含量分别达 56%、52%），说明姜黄素类成分为莪术活血化瘀作用的主要活性成分。

6. 对生殖系统的作用　莪术提取物采用不同途径给药，对大鼠、小鼠、犬均有显著的抗着床、抗早孕作用。动物实验显示，莪术水煎剂可降低雌鼠怀孕率，提高妊娠致畸率，兴奋子宫平滑肌，减轻雄性小鼠睾丸、贮精囊重量，表明本品对雌雄小鼠生殖系统均有不同程度的影响，为莪术妊娠禁忌、抗早孕作用提供了部分实验依据。

7. 抗氧化作用　通过给小鼠口服莪术油后与对照组比较观察小鼠血液中 SOD、GSH-Px 和 MDA 的变化情况表明，高、中剂量莪术油可以明显提高小鼠血液 SOD 活性，与空白组比较有明显差异。高剂量莪术油能增强 GSH-Px 活性，与空白组比较有明显差异。莪术油通过降低小鼠血浆 MDA 含量，减轻脂质过氧化物对组织细胞的损伤，从而具有抗氧化、防衰老、预防疾病的作用。

8. 抗癫痫作用　用莪术油给小鼠连续灌胃给药，观察其对采用回苏灵和氨基脲所致癫痫、最大电休克发作等惊厥小鼠模型的影响。结果表明，莪术油能对抗多种实验性动物惊厥，有抗癫痫作用。

9. 对肾脏的作用　莪术水煎液口服给药能使早期肾功能不全患者（以肾间质病变为主）肾皮质基质定量降低，说明莪术具有抑制肾间质纤维化、延缓肾功能恶化的作用。莪术对糖尿病大鼠的肾脏有保护作用，可能与其抑制 CTGF 在肾组织中的表达有关。

10. 对糖尿病溃疡创面愈合的作用　莪术醇软膏（由白凡士林、羊毛脂、液体、石蜡、莪术醇制成）可促进糖尿病溃疡的愈合，其中 10% 莪术醇软膏在加快胶原合成，增加内皮细胞黏附分子（CD31）的阳性表达，上调转化生长因子 – β1（TGF – β1）蛋白阳性表达上效果最好。

11. 对大鼠结肠平滑肌收缩的促进作用　制备大鼠结肠平滑肌肌条，以 9g/L NaCl 溶液（NS）为对照组观察不同浓度莪术对结肠平滑肌的收缩效应。以莪术为对照组，分别观察酚妥拉明、维拉帕米和阿托品 3 种阻断剂孵育肌条后，莪术对肌条的收缩效应。莪术对大鼠结肠平滑肌的收缩活动有兴奋作用，且与剂量呈正相关，其引起的收缩效应可被阿托品和维拉帕米阻断，而未能被酚妥拉明阻断。

12. 对大鼠缺血性脑中风的治疗作用　莪术能明显降低大鼠缺血性脑中风中 MDA、NO 的含量，明显升高 SOD 的活性。对大鼠缺血性脑中风有一定的治疗作用，其机制可能与降低脑水肿、抗自由基及保护缺血区脑组织有关。

13. 对小鼠糜烂性食管炎的治疗作用　莪术油对小鼠急性糜烂性食管炎（EE）有明显治疗作用，效果优于常用黏膜保护剂，为临床研发特异性食管黏膜保护剂提供了实验依据。

14. 其他作用　莪术对化学物的致突变性有一定抑制作用。另有研究表明，莪术具有增强动物学习记忆和延缓衰老的作用。同时，莪术富含锰、锌等无机元素，在实验时发现其对喂镍大鼠体内镍的吸收有一定抑制作用，且可对抗灌喂硫酸镍引起的锰缺乏。

【体内过程】　给大鼠灌胃 ^3H – 莪术醇后，胃肠吸收完全而迅速，5 分钟血中即可检测到，15 分钟达血峰浓度，可维持 1 小时左右，半衰期约为 11.5 小时。莪术醇在体内分布以肝肾为最多，还可透过血脑屏障，主要通过尿排泄，胆汁也可排泄，但存在肝肠循环现象。

【临床应用】

1. 病毒性肠炎　应用莪术油葡萄糖注射液治疗小儿轮状病毒性肠炎，疗效明显。将 340 例患者随机分为治疗组和对照组，每组各 170 例。治疗组除补充电解质、纠正脱水及酸中毒外，给予 0.04% 莪术油葡萄糖注射液静滴，每天 1 次，用药后平均 3.5 天痊愈。对照组在补充液体、纠正脱水及酸中毒基础上，给予病毒唑或双黄连治疗，平均 6 天痊愈。两组治愈天数有非常显著性差异（$P < 0.01$）。

2. 病毒性肺炎　使用莪术油葡萄糖注射液治疗小儿乙型流感病毒性肺炎，对比观察莪术油葡萄糖注射液治疗组 44 例与西药常规治疗对照组 42 例的临床指标。治疗组在退热、止咳、住院时间及 X 线摄片肺部阴影消失时间方面与对照组有显著差异，效果显著。

3. 疱疹性咽峡炎　应用莪术油葡萄糖注射液静脉滴注治疗疱疹性咽峡炎 42 例，并设对照组。治疗组应用 0.04% 莪术油葡萄糖注射液 10.25mL/（kg·d）静脉滴注，每天 1 次，对照组应用双黄连粉针剂 60 mg/（kg·d）+10% 葡萄糖注射液 250 ~ 500mL 静脉滴注，每天 1 次，疗程均 3 ~ 5 天。全部病例同时常规给予维生素 C + 青霉素 G 静脉滴注，并予退热等对症处理。治疗组与对照组在退热时间、疱疹消退时间方面有显著性差异（$P < 0.05$）。治疗组显效 18 例，有效 22 例，无效 2 例，总有效率为 95.2%，对照组显效 6 例，有效 13 例，无效 3 例，总有效率为 86.4%，两组总有效率无显著性差异（$P > 0.05$）。本组临床观察结果表明，莪术油葡萄糖注射液对柯萨奇病毒也有明显抑制作用，与双黄连比较，治疗疱疹性咽峡炎退热时间、疱疹消退时间明显缩短，疗效虽然相似但副作用少且轻微，同时莪术油葡萄糖注射液能与多种药物配伍使用，故可作为抗病毒药物使用。

4. 毛细支气管炎　在住院病人中选择急性毛细支气管炎患儿 86 例，随机分为治疗组 46 例和对照组 40 例。治疗组使用莪术油葡萄糖注射液 10mL/（kg·d）静脉滴注，对照组采用病毒唑注射液 10 ~

$15mg/(kg \cdot d)$ 静脉滴注。观察两组咳嗽、喘鸣、气促、哮鸣音、细湿啰音消失的天数。结果治疗组喘鸣、气促、哮鸣音、细湿啰音消失均较对照组快（$P < 0.05$），而咳嗽消失天数两组无显著性差异（$P > 0.05$）。

5. 手足口病 应用莪术油注射液治疗手足口病患儿 250 例，取得良好疗效，治疗方法：所有病例均予退热、补充维生素等对症治疗，治疗组加用莪术油注射液 $5 \sim 10mg/(kg \cdot d)$，静滴，1 天 1 次，疗程 3 天，对照组加用利巴韦林颗粒（新博林）口服，$15 \sim 20mg/(kg \cdot d)$，1 天 3 次，疗程 5 天。大多数患儿于治疗后 2 ~ 3 天体温降至正常，疱疹开始消退，5 ~ 7 天疱疹退净，少数患儿退疹时间多于 12 天。治疗组显效率、总有效率均明显优于对照组（$P < 0.01$）。治疗期间两组均未发生明显毒副作用。

6. 病毒性脑炎 莪术油葡萄糖注射液用于治疗急性病毒性脑炎，疗效较好。选择 190 例病毒性脑炎患者，其中治疗组 125 例采用莪术油葡萄糖注射液静脉滴注，每次 10 ~ 15mg/kg，每天 1 次，7 ~ 10 天为 1 个疗程，对照组 65 例患者采用病毒唑静脉滴注，每次 10 ~ 15mg/kg，每天 1 次，7 ~ 10 天为 1 个疗程。治疗组 125 例有 121 例退热，无头痛呕吐，总有效率为 96.8%，无效 4 例（3.2%）。

7. 流行性腮腺炎 采用莪术油葡萄糖注射液治疗流行性腮腺炎 42 例，疗效良好，并与单用病毒唑治疗的 31 例进行对照观察，比较两组患者消除腮腺肿痛及尿淀粉酶恢复正常时间，有非常显著性差异（$P < 0.01$），提示莪术油葡萄糖注射液治疗流行性腮腺炎的效果优于病毒唑，但两组的退热时间无显著性差异（$P > 0.05$）。比较并发症发生率，对照组高于治疗组（$P < 0.05$），而在心肌炎、胰腺炎发生率方面则无显著差异（$P > 0.05$），提示莪术油葡萄糖注射液有预防和治疗流行性腮腺炎的作用。

8. 肿瘤 莪术抗肿瘤范围较广，临床已用于治疗子宫颈癌、卵巢癌、外阴癌、恶性淋巴瘤癌、皮肤癌、黑色素瘤、甲状腺癌、原发性肝癌、肺癌、胃癌、肠癌、精原细胞癌等。对于宫颈癌疗效较好，据全国莪术恶性肿瘤协作组统计，应用莪术共治疗子宫颈癌患者 365 例，其中早期宫颈癌（Ⅰ ~ Ⅱ期）272 例，临床近期治愈 92 例，显效 48 例，有效 70 例，无效 62 例，总有效率为 77.2%；晚期宫颈癌（Ⅲ ~ Ⅳ期）93 例，临床近期治愈 7 例，显效 6 例，有效 30 例，无效 50 例，总有效率为 46.2%。同时，莪术对放射引起的白细胞减少有预防和治疗作用。

9. 宫颈糜烂 莪术挥发油制剂（莪术乳剂或莪术软膏）治疗宫颈糜烂 116 例，治愈率为 56.9%，总有效率为 98.2%，对轻度糜烂疗效最好。

10. 早孕 复方莪术油用于 38 例早孕者，均有一定的抗早孕效果。亦有用其治早孕 77 例，结果抗早孕成功者 69 例，无效 8 例，有效率为 89.6%。

11. 其他 莪术单用或配伍他药，对气管炎、哮喘、肺气肿、肺心病、风湿痛、宫颈糜烂、霉菌性阴道炎、外阴炎、顽癣、皮肤湿疹等均有一定疗效。

【毒副作用】 莪术粗制剂给小鼠口服的 LD_{50} 为 16.75g/kg。莪术油注射液给小鼠腹腔注射的 LD_{50} 按莪术醇计算为 316.5mg/kg。莪术醇浸膏给小鼠灌胃的 LD_{50} 为 47g/kg。亚急性毒性试验表明，莪术对肝、肾无明显影响，对血象亦无影响，极个别病人谷丙转氨酶一度升高，停药后很快恢复正常。治疗中部分患者出现头晕、恶心、面红、呼吸困难、胸闷憋气等，个别有发烧、发绀、心慌、乏力等，甚者出现休克样反应，上述反应一般会在短时间内自然消失。小鼠急性毒性的 LD_{50} 为 250mg/kg，亚急性毒性的 LD_{50} 为 163.4mg/kg。1988 年 ~ 2004 年 7 月，国家药品不良反应监测中心病例报告数据库中有关莪术油注射液的病例报告有 221 例，病例报告中患者年龄主要集中在 10 岁以下，占 62.4%；用药原因以呼吸道感染为主；主要不良反应有过敏样反应 64 例次（占 29.0%），皮疹 45 例次（占 20.4%）。此外，呼吸困难 17 例次（占 7.7%），过敏性休克 12 例次（占 5.4%），死亡 1 例。

参 考 文 献

1. 兴桂华，等. 中国实验方剂学杂志，2013，19（3）：265.

2. 胡婉素，等. 中国实验方剂学杂志，2011，17（7）：163.

3. 周洁，等. 温州医科大学学报，2014，44（6）：411.

4. 吕涛，等. 世界华人消化杂志，2009，17（26）：2718.

5. 吴桂甫，等. 中外健康文摘，2013，10（12）：20.

6. 谷颖，等. 胃肠病学，2014，19（3）：161.

7. 李美友，等. 中国中医药现代远程教育，2008，6（6）：626.

8. 唐德才，等. 北京中医药大学学报，2013，36（4）：254.

9. 陈旭，等. 中国实验方剂学杂志，2011，17（19）：157.

10. 祁卫东，等. 中华实验外科杂志，2014，31（11）：2459.

11. 刘健翔，等. 时珍国医国药，2012，23（6）：1339.

12. 徐天娇，等. 齐齐哈尔医学院学报，2014，35（15）：2185.

13. 庞学问，等. 浙江临床医学，2011，13（1）：58.

14. 喻国建，等. 交通医学，2008，22（2）：186.

15. 王秀，等. 中成药，2012，34（3）：550.

16. 成晓静，等. 广西中医学院学报，2007，10（1）：79.

水　蛭

【别名】　蚂蟥，水蚂蟥，旱蚂蟥。

【来源】　为水蛭科动物蚂蟥 Whitmania pigra Whitman、水蛭 Hirudo nipponica Whitman 或柳叶蚂蟥 Whitmania acranulata Whitman 的干燥全体。

【性味】　咸、苦，平；有小毒。

【功能主治】　破血通经，逐瘀消癥。用于血瘀经闭，癥瘕痞块，中风偏瘫，跌扑损伤。

【主要成分】　水蛭主要含蛋白质，含有 17 种氨基酸，包括人体必需的 8 种，还含有 Zn、Mn、Fe、Co、Cr、Se、Mo、Ni 等 14 种元素。新鲜水蛭唾液腺中含有水蛭素（Hirudin），为一种抗凝血物质，还含有肝素、抗血栓素及组胺样物质。此外，水蛭中还含有多种活性多肽，如能强烈抑制胰蛋白酶、纤维蛋白酶的 Bdellins，抑制弹性硬蛋白酶、组织蛋白酶的 Eglins 及 Hirustasin、Hementin、Kallin、Hyaluronidase、Collagenase 等。

【药理作用】

1. 抗凝血、抗血小板聚集及抗血栓形成作用　水蛭注射液、水蛭唾液腺提取物、水蛭素均能抑制凝血酶及凝血酶原激酶而具有明显的抗凝作用，能延长凝血时间及凝血酶原时间，对抗血栓形成，其作用不需抗凝血酶 - Ⅲ 和其他辅助因子的协助。亦有研究表明，温浸或冷浸提取的水蛭生粉提取液有非常显著的抗凝血作用，而煎煮后的水蛭生粉提取液以及炮制后的水蛭温浸液抗凝作用急剧下降。以水蛭为主药的复方制剂给大鼠灌胃，用二磷酸腺苷（ADP）、胶原（COL）、花生四烯酸（AA）诱导大鼠血小板聚集；并采用大鼠动静脉旁路和电刺激大鼠静总动脉血栓形成，结果显示，水蛭复方制剂能明显抑制 ADP、COL、AA 诱导大鼠的血小板最大聚集率，并能显著抑制两种方法引起的大鼠血栓形成。实验表明，水蛭素、重组水蛭素均有抑制血小板聚集和血栓形成的作用，作用机制是水蛭素与凝血酶按 1∶1 的比例非共价结合形成一种稳定的复合物，抑制了凝血酶的活性，从而阻止了纤维蛋白原凝固及凝血酶对血小板的作用，达到抗凝目的。据报道，水蛭素是迄今为止发现的作用最强的凝血酶特异性抑制剂。体外实验表明，水蛭提取物对正常人的血小板聚集性也有明显的抑制作用。

2. 改善血液流变性　水蛭提取物给大鼠用药 4 小时后，或连续给药 7 天，都能显著抑制血小板凝聚，降低血液黏度，缩短红细胞电泳时间。临床及实验研究表明，水蛭粉能改善病人及实验动物的微循环，改善各项血液流变学参数，尤以细胞压积、全血比黏度、红细胞电泳时间改善最为明显，从而能改善血瘀证病人血液的浓、黏、聚状态。水蛭水提取液、醇提取液、水煎醇沉液对正常大鼠的全血黏度、

RBC 聚集指数、还原比黏度有明显降低作用，水煎醇沉液对血瘀模型犬的 RBC 压积、全血及血浆黏度有明显降低作用。

3. 降血脂作用　对喂胆固醇所致的高血脂家兔模型喂以水蛭干粉预防及治疗，结果表明，水蛭不仅能显著降低实验性高脂血症家兔的胆固醇、甘油三酯水平，减少血管壁脂质沉积，而且能防止 6 - 酮 - $PGF_1\alpha$ 的降低，使 6 - 酮 - $PGF_1\alpha$、TXB_2 两者间的比值保持相对平衡。水蛭临床应用于高脂血症的治疗也显示了明显功效。

4. 抗肿瘤作用　水蛭提取液灌胃荷瘤小鼠（L_{1212}），电镜观察肿瘤组织凋亡的形态学改变，流式细胞仪观察凋亡率和细胞周期动力学变化，MTT 法检测 NK 细胞活性，结果表明水蛭可通过诱导肿瘤细胞凋亡，提高荷瘤小鼠的细胞免疫功能，抑制肿瘤的生长，并能显著延长存活时间。也有研究表明，水蛭素还能防止肿瘤细胞转移，配合化疗和放疗使用，可促进肿瘤中的血流而增强疗效。水蛭素对肝癌细胞有抑制作用，其作用机制可能与影响 Histone H1 参与调控基因表达有关。水蛭提取物（液氮快速冻融法）可抑制人白血病 HL - 60 细胞增殖并诱导凋亡。

5. 对心血管系统的作用　水蛭素能增加心肌营养性血流量，对抗垂体后叶素引起的家兔冠状动脉痉挛，防止垂体后叶素引起的第一期及第二期心电图改变。同时，水蛭可分泌一种组胺样物质，能扩张毛细血管，缓解小动脉痉挛，减少血液黏着力。水蛭素对心肌凝血又有抑制和治疗作用，可用以防止心脏病的发生。

6. 对脑血管系统的作用　对实验性家兔脑出血的研究表明，水蛭素可增加家兔的脑动脉血流量，促进血肿吸收，缓解颅内高压，改善局部血液循环，保护脑组织免遭破坏，有利于神经功能恢复。另外，用水蛭素治疗实验大鼠脑出血后脑水含量增加，可明显降低脑水含量，提示凝血酶作为一种神经毒性介质，参与了细胞毒性脑水肿的形成，水蛭素作为凝血酶的特异性抑制剂拮抗了其与毒性受体的结合，避免了神经细胞进一步损伤，对减轻脑水肿、促进神经细胞功能恢复起到了非常重要的作用。水蛭多肽能显著降低脑组织含水量，缩小脑梗死面积，提高超氧化物歧化酶活性，降低丙二醛含量。对于大鼠脑缺血再灌注损伤具有保护作用，其作用机制可能与抑制脂质过氧化、提高抗氧化酶活性有关。

7. 抗炎作用　采用不同剂量、不同给药途径，在抑制小鼠毛细血管通透性、抗小鼠耳肿胀、抑制肉芽肿及抗大鼠足肿胀等方面对水蛭水煎醇沉液进行了实验研究，考察对以血浆蛋白渗出、肿胀度为指标的急性炎症模型及对以肉芽组织增生为特征的慢性炎症模型的影响，发现水蛭对炎症的早期及后期病理改变均有抑制作用，说明其对急慢性炎症有一定的抗炎作用。进行系膜增殖性肾炎家兔模型的实验研究，测定水蛭治疗前后 CIC（循环免疫复合物）水平，结果显示水蛭对慢性肾炎 CIC 有明显的清除作用，其机制表明水蛭有较强的抗炎作用。

8. 抗早孕作用　水蛭煎剂对小鼠的着床和早、中、晚期妊娠都具终止作用，可使死胎或死鼠以及坏死组织或胎盘等一并排出，说明水蛭具有一定的杀胚及刺激子宫收缩的作用，但不同给药途径对早期妊娠的作用不同。水蛭对蜕膜瘤亦有抑制作用，此作用能被外源性孕酮所对抗。水蛭素对小鼠输卵管结构有明显改变和改善，对输卵管炎性阻塞有明显的治疗作用。

9. 对实验性脑血肿的作用　水蛭能促进实验性家兔及小鼠脑血肿及耳皮下血肿的吸收，减少炎性细胞浸润，增强吞噬细胞的功能，减少结缔组织增生，缩小脑组织坏死范围。

10. 抑制实验性动脉内膜增生　用 Fishman 空气干燥法建立大鼠动脉损伤模型，用水蛭粗提物灌胃给药，结果显示，水蛭粗提物能显著抑制动脉损伤后的肌性内膜增生，为水蛭素预防冠脉形成术后再狭窄提供了新的实验依据。

11. 对肺纤维化的保护作用　水蛭可能通过减少凝血酶在肺内的表达，抑制纤溶酶原激活物抑制因子 - 1（PAI - 1）生成及活性，使重组尿激酶型纤溶酶原激活物活性升高，减少纤维蛋白沉积，对肺纤维化大鼠肺组织具有保护作用。

12. 对糖尿病肾病大鼠肾功能的保护作用　水蛭可降低糖尿病肾病大鼠肾脏指数（KI）、血肌酐（Scr）、血尿素氮（BUN），24 小时尿微量白蛋白显著降低，基质金属蛋白酶 - 9（MMP - 9）表达增多，

血清转化生长因子 – β1（TGF – β1）、金属蛋白酶组织抑制因子 – 1（TIMP – 1）表达减少。说明水蛭可显著减轻糖尿病肾病大鼠早期微量白蛋白尿，可能与下调 TGF – β1 的表达及调整 MMP9/J11MP – 1 的平衡有关。

13. 对大鼠随意型皮瓣的保护作用　水蛭素可能通过体内一系列复杂的调控通路，最终增加测血管内皮生长因子（VEGF）和碱性成纤维细胞因子（BFGF）表达，促进皮瓣新生血管增生，改善皮瓣血供，减轻炎性反应，降低缺血皮瓣的坏死率，从而提高大鼠随意型皮瓣的存活。

14. 对人增生性瘢痕成纤维细胞抑制作用　分离培养 HSFb，取 4 ~ 7 代细胞实验，采用免疫细胞化法及 Western blot 法检测不同浓度水蛭对 HSFb、Bax、Bcl – 2 基因表达的影响。水蛭素能增加 Bax 表达，抑制 Bcl – 2 表达，对人增生性瘢痕成纤维细胞（HSFb）增殖有抑制作用。水蛭素还可正向调节牙龈碱性成纤维细胞生长因子（bFGF）表达，负向调节转化生长因子 – β1（TGF – β1）的表达，从而促进牙龈改建过程。

【临床应用】

1. 脑血管病　水蛭粉或水蛭制剂治疗脑血管病有良好效果。水蛭粉 3g，每天 3 次口服，治疗高血压动脉硬化引起的脑梗死患者 305 例，总有效率为 98%，患者血液流变学各项指标有较明显改善。以制大黄、水蛭及桃仁等组方，治疗缺血性脑血管意外 100 例，连用 14 天，总有效率达 98%，实验表明，该方能改善脑血管意外血液的浓、黏、凝、聚状态，从而增加脑缺血区的血流量。

2. 冠心病心绞痛　在应用硝酸甘油类药物的同时，加用水蛭片（每片含量 0.75g），每天 3 次，每次 2 ~ 4 片，治疗冠心病心绞痛 100 例，显效 34 例，有效 56 例，无效 9 例，恶化 1 例，总有效率为 90%。水蛭粉 20g 加瓜蒌、薤白、桂枝及生黄芪连服 90 余剂，治疗冠心病心绞痛 100 余例，诸症悉除，心电图恢复正常。

3. 高脂血症及高黏血症　水蛭粉 3 ~ 5g，每晚开水冲服，30 天为 1 个疗程，治疗高脂血症 25 例，总有效率为 92%，能降低血清胆固醇、甘油三酯、β – 脂蛋白。用水蛭 10g、大黄 30g、桃仁 20g 组成活血化瘀丸治疗高黏血症 42 例，1 个月疗程结束后，患者血液流变学的各项指标都较治疗前有显著降低（$P < 0.05$）。

4. 高血压　水蛭土元粉治疗轻中型高血压 32 例，显效 12 例（37.5%），有效 17 例（53.1%），无效 3 例（9.4%），总有效率达 90.6%。同时以开搏通为对照，水蛭土元粉降压总有效率与对照组相似。

5. 消化系统疾病　水蛭干燥研末，再加入适量乳糖粉拌匀分包，每包含水蛭 0.3g，日服 3 次，每次 1 包，饭后温开水送服。治疗慢性胃炎 27 例，消化性溃疡 14 例，慢性肠炎 12 例，慢性胆囊炎 9 例，慢性胃肠炎 6 例，其他疾病 8 例。结果：显效 32 例，有效 39 例，无效 5 例，总有效率为 93.4%。

6. 眼科疾病　活水蛭蜂蜜浸液滴眼治疗急性结膜炎 380 例，绝大部分双侧性结膜炎全部治愈；治疗角膜瘢痕云翳、粘连角膜痕翳 71 例，显效 26 例，好转 39 例，无效 6 例；治疗各型白内障 124 例，显效 65 例，好转 51 例，无效 8 例；治疗玻璃体混浊 37 例，显效 26 例，好转 9 例，无效 2 例。

7. 癌症及癌性疼痛　水蛭研末配柴胡、青皮、当归、桃仁等以行气活血、祛瘀止痛，治疗晚期癌症 42 例，其中原发性肝癌 21 例，胃癌 12 例，肺癌 5 例及其他癌肿 4 例，总有效率达 92.8%。

8. 术后肠粘连　以水蛭、桃仁、红花、厚朴等中药组方水煎服，预防术后肠粘连，疗效较好。该方功效为活血化瘀，润肠行气。动物实验也表明，组方能预防大鼠创伤性肠粘连，可明显减轻肠粘连程度。

9. 慢性肾炎及慢性肾功能不全　应用水蛭治疗慢性肾炎 20 例，20 例均为用辨证方治疗 1 个月无效者，在原方基础上再加水蛭粉 2 ~ 3g，每天 2 次，15 天为 1 个疗程，一般 2 ~ 3 个疗程，总有效率达 80.0%，患者治疗前后尿蛋白量有非常显著性差异（$P < 0.01$）。治疗慢性肾功能不全，用生水蛭 30g 研末分 3 次用益肾汤冲服，4 周为 1 个疗程，4 个疗程后疗效显著。

10. 前列腺肥大　将水蛭研末分装胶囊口服，每次 1g，一天 3 次，20 天为 1 个疗程，停用 1 周后，再行第 2 疗程，总疗程 3 ~ 9 个不等。收治患者 21 例，显效 16 例，有效 5 例，均未发现任何毒副作用。

11. 流行性出血热所致的癃闭　流行性出血热所致的癃闭即排尿不畅。以水蛭为主药，配伍制大黄、桃仁、枳实、芒硝等治疗，水蛭每剂用量12g，病轻者每天1剂，病重者每天2剂，早晚分服，治疗150例，总有效率达96%。

12. 弥散性血管内凝血（DIC） 选择24例男性健康志愿者，静脉应用细胞脂多糖（2mg/kg）诱发DIC发生，之后随机分为安慰剂组和水蛭素组进行治疗。治疗后检测凝血酶-抗凝血酶Ⅲ复合物（TAT）。结果安慰剂组TAT较治疗前升高20倍，水蛭素组升高5倍；同时检测D-D二聚体，安慰剂组升高4倍，水蛭素组略有增加，两组比较，有显著性差异，提示水蛭素可用于DIC病人的治疗。

13. 疤痕挛缩 31例疤痕挛缩患者内服水蛭活血汤（组成为水蛭9~15g，桃仁、红花、制乳香、没药各10g等），治愈率为74%，有效率为90.3%。方中缺少水蛭便没有疗效，加入水蛭则疗效重现。

14. 儿童过敏性紫癜 应用水蛭粉治疗儿童过敏性紫癜52例，总有效率为94.2%，治疗后患儿的尿微量白蛋白（ALB）、尿N-乙酰-β-D氨基葡萄糖苷酶（NAG）均明显下降，并可缩短病程、减轻并发症、防治肾脏损害，疗效满意。

【毒副作用】 水蛭药用过量可致中毒，中毒量为15~30g，中毒潜伏期约1~4小时。中毒时可出现恶心、呕吐、子宫出血，严重时可引起胃肠出血、剧烈腹痛、血尿、昏迷等，致死原因为呼吸和循环衰竭。水蛭（蚂蟥）水煎剂给妊娠小鼠皮下给药，其LD_{50}为（15.24±2.04）g/kg，而有效剂量（终止妊娠率在75%以上）为1.25g/kg，是LD_{50}的1/12，表明临床应用安全范围较大。临床报道水蛭能致过敏性紫癜，与水蛭具有阻止凝血酶对纤维蛋白原作用的功能有关。

参 考 文 献

1. 贾爱明，等.中国医院用药评价与分析，2011，11（11）：1008.
2. 肖移生，等.江西中医学院学报，2013，25（4）：63.
3. 王希，等.中国生化药物杂志，2010，31（1）：42.
4. 廖春芳，等.现代诊断与治疗，2014，25（16）：3816.
5. 梁桂文，等.天津医药，2012，40（12）：1235.
6. 李晓娟，等.贵阳医学院学报，2012，37（2）：170.
7. 李琳，等.中国实用医刊，2010，37（13）：62.
8. 殷萍，等.中国中医急症，2013，22（11）：1912.
9. 林丁盛，等.中华整形外科杂志，2011，27（1）：35.
10. 刘春梅，等.国际脑血管病杂志，2010，18（10）：740.
11. 张奇，等.广西医学，2011，33（3）：261.
12. 郑怡，等.华西口腔医学杂志，2015，33（1）：6.
13. 王峰，等.中西医结合心脑血管病杂志，2013，11（10）：1189.
14. 徐海燕，等.中成药，2015，37（4）：918.
15. 周春阳，等.中医眼耳鼻喉杂志，2011，1（2）：87.
16. 吴文先，等.中医儿科杂志，2011，7（5）：23.

虻 虫

【别名】 蜚虻，牛虻，牛蚊子，牛魔蚊，瞎蠓。

【来源】 为虻科昆虫复带虻 *Tabanus bivittatus* Matsumura 的雌性全虫。同属其他昆虫的雌虫体亦供药用。

【性味】 苦、微咸，微寒；有小毒。

【功能主治】 逐瘀，破积，通经。用于癥瘕积聚，少腹蓄血，血滞经闭，扑损瘀痛等。

【主要成分】 含有蛋白质、多肽、脂肪酸、多糖，另含有丰富的无机元素，其中以Fe、Zn、Mn含量最多。活虻虫分泌的唾液含有抗凝血素、致敏物质和其他毒素。

【药理作用】

1. 对心血管系统的作用　动物实验研究表明：虻虫水煎剂①能明显扩张离体家兔耳血管而增加血管流量；②可显著增强离体蛙心的收缩幅度；③对脑下垂体后叶素所致家兔急性心肌缺血有防护作用。

2. 对血液系统的作用　平板溶解实验结果表明，虻虫水煎醇沉提取物在体外对纤维蛋白有较强的纤溶作用，其活性显著高于丹参和大黄，而在加热平板溶解实验中，虻虫却无溶解作用。另有报道，虻虫水提取物能显著延长大鼠的出血时间，明显减少血浆中纤维蛋白原含量，同时对 ADP 诱导的血小板最大聚集率有显著的抑制作用（$P < 0.01$）。观察表明，虻虫水浸液可显著减少家兔血浆中纤维蛋白原含量，虻虫水浸液与虻虫粗蛋白液均能抑制血小板黏附性，降低全血黏度比和血浆黏度比，可降低血球压积，减慢血沉速度。

3. 对小肠功能的影响　虻虫水煎剂对小鼠离体肠运动有明显抑制作用。灌胃给药，对小鼠小肠推进功能无明显影响。按公斤体重计算，以相当于人用量 200 倍的剂量，连续 2 天给小鼠灌服虻虫水煎液，未见稀软便、黏液或脓血便，表明虻虫不阻止肠道水分的吸收，也无明显刺激作用，不但无"致泻"作用，相反使小鼠白天的排便次数减少。

4. 对组织缺氧的保护作用　小鼠腹腔注射虻虫水煎液，可使小鼠密闭缺氧的存活时间明显延长。另有实验显示，虻虫对组织缺血缺氧有保护作用，其中对小鼠减压缺氧的耐力提高作用明显；同时，虻虫能提高小鼠对致死剂量氰化钾的存活率，有明显的抗氰化钾中毒的作用。

5. 其他作用　虻虫、水蛭药对能降低小鼠血浆 cAMP 和 cGMP 含量，能显著降低血清 T_4 的含量，其作用强于桃仁、红花等植物性活血化瘀药；以虻虫为主药的抵挡丸对 20 - 甲基胆蒽皮下注射制成的大鼠癌症模型有明显的抗癌作用；虻虫提取物灌胃能明显对抗苯醌所致小鼠扭体反应，腹腔注射能明显抑制大鼠角叉菜胶性足肿胀；虻虫还有免疫抑制作用，对家兔离体子宫有兴奋作用。

【临床应用】

1. 冠心病　虻虫 6~12g，陈皮 12g，气虚加党参，阴虚加玉竹，水煎服，每天 1 剂，30 天为 1 个疗程。治疗冠心病心绞痛 18 例，症状缓解显效 12 例，好转 6 例；心电图复查显效 6 例，改善 7 例，无变化 5 例。

2. 血管性头痛　虻虫、地龙各 15g，穿山甲 21g，刺猬皮 18g，水煎服。治疗血管性头痛 240 例，基本治愈 218 例，好转 12 例，无效 10 例，总有效率为 95.8%。

3. 精神病　虻虫、水蛭、桃仁、大黄等量，炼蜜为丸，每丸 3g，内服或用原方水煎服，治疗癫狂属蓄血型 125 例，均获满意疗效。

4. 血栓闭塞性脉管炎　以炙虻虫、全蝎、干地龙、当归等药为主组成的通脉活血汤内服，治疗本病 8 例，经 6 个月治疗，治愈 6 例，显效 2 例，有效率达 100%，方中主药虻虫的破血化瘀功能尤为显著。

5. 内痔出血　虻虫粉内服，每日 1 次，每次 3~12g，温开水冲服。治疗瘀血型内痔出血 107 例，有效率达 78.5%，未发现有副作用。

6. 肺癌并胸腔积液　泽兰虻虫汤配合化疗治疗该病 56 例，显效 19 例，有效 26 例，无效 11 例，总有效率达 80.4%。

【毒副作用】　虻虫是有毒昆虫，有通经堕胎的功能，故孕妇忌用。虻虫水提醇沉提取物小鼠口服的 LD_{50} 大于 50g/kg，溶血试验为阴性。

参 考 文 献

梁进权，等．中药药理与临床，2008，24（3）：71.

土 鳖 虫

【别名】 土元，地鳖虫，䗪虫。

【来源】 为鳖镰科昆虫地鳖 *Eupolyphaga sinensis* Walker 或冀地鳖 *Steleophaga plancyi*（Boleny）的雌虫干燥体。

【性味】 咸，寒；有小毒。

【功能主治】 破血逐瘀，续筋接骨。用于跌打损伤，筋伤骨折，血瘀经闭，产后瘀阻腹痛，癥瘕痞块。

【主要成分】 含挥发油、氨基酸、蛋白质、糖类、脂肪、脂溶性维生素、酚类、胆甾醇、β-谷甾醇、二十八烷醇、尿嘧啶、尿囊素、有机酸及生物碱，亦含铁、锰、锌、铜等8种人体必需微量元素。挥发油部分已鉴定出乙酸乙酯、2,6-二特丁基-4-甲基酚、十六酸、十七烷、萘、二氯苯、二甲基二硫醚等。

【药理作用】

1. 抗缺氧作用 给家兔静注土鳖虫水提取物 1g/kg，静注 10 分钟后，心率比用药前明显减慢，耗氧量减少，夹闭通气管后仅能推迟轻度缺氧发生时间，中、重度缺氧发生时间未能推迟。生理盐水对照组经夹闭短侧通气管后，呼吸死腔增大致兔逐渐缺氧，心电亦发生异常改变，类型有窦性心动过缓、S-T 段下移、心律失常、房室传导阻滞等，然后心电图波形亦小，最终心电消失。土鳖虫水提取物 1g/kg 静注 10 分钟后，夹闭通气管致动物缺氧的实验表明，轻、中、重度缺氧时间比对照组、普萘洛尔组推迟，但未能推迟心电消失时间。实验显示，土鳖虫水提取物能使兔耐缺氧能力明显增强，使心脏在严重缺氧环境下较长时间内仍保持正常功能。

给小鼠腹腔注射土鳖虫总生物碱提取物 200mg/kg，可延长夹闭小鼠气管后心电图消失时间。土鳖虫总生物碱水提取物（TAE$_{S\text{II}}$）40.9mg/kg 给小鼠腹腔注射，可延长夹闭小鼠双侧颈总动脉后心电图消失时间，但未明显延长呼吸停止时间。TAE$_{S\text{II}}$不能增强小鼠常压耐缺氧的能力，但 TAE$_{S\text{II}}$ 40.9mg/kg 腹腔给药能延长异丙肾上腺素引起小鼠耗氧增加致缺氧死亡的存活时间，并可明显对抗垂体后叶素引起的大鼠急性心肌缺血心电图 ST-T 的改变，提示土鳖虫可提高心肌和脑对缺血的耐受力，并可降低心、脑组织的耗氧量。此外，土鳖虫水提取液可显著降低培养乳鼠心肌细胞的耗氧量。

2. 抗凝血和抗血栓形成作用 按低、中、高剂量分别给大鼠灌胃土鳖虫水浸膏，连续 10 天，可明显降低大鼠实验性血栓重量，明显延长大鼠凝血时间，说明土鳖虫具有抗凝血和抗血栓作用，对预防和治疗血栓性心脑疾病有重要作用。土鳖虫提取液在体内、体外均能使家兔血浆白陶土部分凝血时间（*KPTT*）、凝血酶原时间（*PT*）及凝血酶时间延长，其机理可能是对凝血酶的直接抑制作用。土鳖虫提取物及其复方在抑制血小板聚集方面尚有解聚作用，药物抑制血小板聚集作用与剂量呈正相关，药物终浓度为 25mg/L 时，抑制率为 89.7%，终浓度为 50mg/L 时，抑制率为 99.8%，血小板聚集后的解聚率随药物浓度增大而增高，在 20mg/L 药物作用下血小板解聚率为 56.6%，50mg/L 药物作用下的解聚率为 100%。给清醒家兔耳缘静脉注射土鳖虫提取液 1g/kg 及其复方心脑通 500mg/kg，可明显抑制体外血栓形成，给药后血栓长度、血栓湿重和干重均较给药前显著降低。心脑通还可明显延长血栓最大凝固时间，并显著降低血栓弹力度和最大幅度。给大鼠静脉注射以土鳖虫为主药的大黄䗪虫丸 1mg/kg，可显著抑制血栓形成，使血栓湿重减轻，与对照组比较有显著性差异。

给家兔耳缘静脉注射土鳖虫水提醇沉液（1:1）2mL/kg，观察药物对凝血酶和纤维蛋白原形成的耳缘静脉血栓的溶解作用，给药 24 小时后血栓长度明显缩短，与对照组比较有非常显著性差异，显示了良好的溶栓作用。给大鼠口服土鳖虫甲醇提取物，对内毒素所致实验性弥散性血管内凝血（DIC）的肝出血性坏死病灶的形成有显著抑制作用。通过优球蛋白溶解时间法和体外实验，均观察到土鳖虫甲醇提取物对纤溶系统具有活化作用，也证实了土鳖虫的溶解血栓作用。对土鳖虫体内的纤溶性成分的研究表明，此种活性成分即是土鳖虫溶栓酶，是一种具有纤溶酶原激活作用的丝氨酸蛋白酶，并且有尿激酶型纤溶酶原激化物的特点。

3. 对免疫功能的影响　在腹腔注射环磷酰胺 0.01g/kg 建立小鼠"血虚"动物模型的同时，给小鼠灌胃土鳖虫口服液（25g/kg），实验表明，土鳖虫能提高"血虚"小鼠的 $RBC - C_3Brr$，有提高红细胞 CR_1 活性的作用，即提高红细胞的免疫黏附能力。土鳖虫能降低血清抗心磷脂抗体（ACA）ACAIgG、ACAIgA 的水平，这可能与其"入血软坚，破血逐瘀"的功效有关。土鳖虫能纠正环磷酰胺引起的体重下降及增加脾脏及胸腺免疫器官的重量，可能与其含有 17 种氨基酸有关，还可使血清中钙、铁、锌等无机元素的含量增高。

4. 镇痛作用　给小鼠灌服土鳖虫口服液 25g/kg，热板法结果显示，可延长小鼠痛反应潜伏期，1.5 小时后，明显提高小鼠镇痛作用；扭体法结果显示，土鳖虫可明显减少小鼠 20 分钟内的扭体次数，呈现较强的镇痛作用。

5. 降脂作用　给 6 周龄日本雌性鹌鹑口服土鳖虫水煎液 2.4g/（kg·d），同时饲以高脂饲料，14 天后给药组总胆固醇降低，高密度脂蛋白胆固醇与总胆固醇比值较对照组显著升高，$HDL_3 - C$ 显著低于对照组、卵磷脂－胆固醇酰基转移酶显著高于对照组，显示土鳖虫有一定的调节血脂作用，对高脂血症大鼠也有降脂作用。

6. 保肝作用　SD 雄性大鼠口服土鳖虫提取物，服药 30 分钟后每隔 4 小时给动物腹腔注射 D－半乳糖胺 250mg/kg，连续 4 次，末次给药后 12 小时采血，同时摘取肝脏进行病理学检查。结果发现，土鳖虫雌成虫的己烷可溶部分及 CCl_4 可溶部分可抑制 D－半乳糖胺所致的肝损害。

7. 其他作用　土鳖虫可促进兔下颌骨牵张成骨过程中的骨形成；土鳖虫还可以逆转因大量激素导致的骨髓间充质干细胞成脂分化增加；土鳖虫抗凝活性组分对过氧化氢损伤血管内皮细胞也有保护作用。土鳖虫能明显降低高脂饲料引起的红细胞压积的改变，并能提高红细胞膜中 MDA、胆固醇含量；对肾病囊肿衬里上皮细胞增殖有抑制作用。

【临床应用】

1. 顽固性呕吐　活土鳖虫洗净摘头滴出清水，与微量温开水混合服下，治疗消化道梗阻所致的顽固性呕吐有效。

2. 骨折　土鳖虫、血竭各 6g，骨碎补、当归、自然铜各 15g，研成末为水丸，每次服 5g，每天 2 次，适用于开放性、闭合性及粉碎性骨折。

3. 急慢性腰扭伤　鲜土鳖虫大的 7～8 只，小的 14～15 只，用温水洗净，捣烂，绞汁去渣，以白酒冲服，每天 12 次，对急性腰扭伤有效。或将土鳖虫焙黄，以酥为度，研末，开水送服，每晚 1 次，每次 3 只，对外伤及肾虚性腰痛均有效。

4. 劳伤性胸痛　土鳖虫、木香各 50g，干燥后共为细末，一次 5g，黄酒冲服，每天 2 次。伴有咯血者加桑寄生 50g，有心脏病史者加丹参 50g，7 天为 1 疗程，共观察 51 例，1 疗程后显效 38 例，有效 7 例，无效 6 例。

5. 冠心病　①土鳖虫组：土鳖虫 10～30g 内服；②中药复方组：丹参、川芎、红花、赤芍、降香等；③复方土鳖虫组：用药为①加②；④西药组：常规西药。共观察 117 例，结果心电图有效率分别为 50%、20%、71.8% 和 43.6%，复方土鳖虫组的疗效明显优于中药复方组和西药组。

6. 高血压　土鳖虫和水蛭等量混合粉碎后装入胶囊，每粒 0.25g，每次服 4 粒，每天 3 次，治疗高血压的总有效率为 90.6%，而用西药开博通治疗的总有效率只有 72.7%。

【毒副作用】　用寇氏法求得小鼠腹腔注射土鳖虫总生物碱提取物的 LD_{50} 为（136.45 ± 7.98）mg/kg。给药后动物先出现抖动，进而跳跃、震颤、竖耳，多在 10～20 分钟内死亡。临床应用本品，可出现过敏反应，全身起小丘疹，自觉瘙痒，停药后 12 天皮疹可消失。但再服土鳖虫制剂后，又会出现同样皮损反应，可能是其所含的特异性蛋白刺激所致。本品对消化道有一定的刺激性。

参 考 文 献

1. 杜清华，等 . 中医药信息，2014，31（3）：10.

2. 彭利伟, 等. 中华整形外科杂志, 2013, 29 (2): 125.

3. 齐振熙, 等. 中国组织工程研究, 2013, 17 (14): 2597.

4. 麦海燕, 等. 时珍国医国药, 2013, 24 (7): 1629.

5. 严梦思, 等. 时珍国医国药, 2012, 23 (8): 1940.

6. 黄镇林, 等. 中医药信息, 2014, 31 (2): 4.

7. 王征, 等. 中国实用医药, 2009, 4 (33): 3.

8. 王征, 等. 中国实验诊断学, 2007, 11 (9): 1143.

干　漆

【别名】　漆底, 漆脚, 山漆, 大木漆。

【来源】　为漆树科植物漆树 *Toxicodendron vernicifluum* (Stokes) F. A. Barkl. 的树脂经加工后的干燥品。

【性味】　辛, 温; 有毒。

【功能主治】　破瘀通经, 消积杀虫。用于瘀血经闭, 癥瘕积聚, 虫积腹痛。

【主要成分】　生漆含有漆酚 (Urushiol) 50% ~80%, 为儿茶酚的四种衍生物的混合物, 另含有少量氢化漆酚 (Hydrourushiol)、漆树蓝蛋白 (Stellacyanin)、虫漆酶 (Laccase)、漆树酸钠、鞣质及树胶等。漆酚在虫漆酶的作用下, 在空气中氧化生成的黑色树脂状物质即是干漆。

【药理作用】

1. 解痉作用　干漆醇提取物对离体平滑肌器官 (如大肠、小肠、支气管、子宫等) 有拮抗组胺、5 - 羟色胺、乙酰胆碱的作用, 与 Antazoline (抗组胺药)、麦角酸二乙胺 (抗 5 - 羟色胺药) 及阿托品的性质相似, 但强度较弱。

2. 对心血管系统的作用　本品小剂量时使蛙、兔心脏收缩增强、搏动加快、舒张充分, 因而搏出量增加, 还能使动物的血管收缩、血压升高、瞳孔散大; 大剂量时则能抑制心脏, 使血压下降、瞳孔缩小, 麻醉中枢神经系统。干漆炭能缩短实验动物出血时间和凝血时间。干漆浸膏能延长小鼠常压和减压耐缺氧存活时间, 能部分对抗垂体后叶素引起的大鼠急性心肌缺血, 对大鼠血小板血栓形成也有一定抑制作用。

3. 其他作用　干漆浸膏灌胃给药, 能明显延长戊巴比妥钠所致小鼠睡眠时间, 有协同作用。

【临床应用】

1. 肠易激综合征　以干漆为主药, 配以马钱子、郁金、枳壳、大黄、白及粉、青黛、元明粉等, 研末, 加生理盐水保留灌肠。治疗 52 例, 显效 39 例, 10 例好转, 3 例无效, 总有效率为 94.2%。

2. 鼓胀　鸡骨干漆丸 (以鸡骨草、干漆为主, 配合三七粉、丹参等药制成的丸剂) 口服, 每日 3 次, 每次 1~2 丸。治疗鼓胀 10 例, 其中肝脾肿大 3 例, 肝硬化 5 例, 肝硬化腹水 2 例, 结果均有明显好转。

3. 寄生虫病　消囊散 (干漆炭、芜荑、雷丸、朱砂) 每服 3g, 每日 2 次, 治疗囊虫病 52 例, 治愈率为 67.3%, 有效率 100%。漆龙丝虫丸 (干漆、地龙、苍术) 试治丝虫病 15 例, 痊愈 3 例, 好转 12 例。漆雄丸 (干漆、雄黄) 治疗血吸虫病 10 例, 结果虫卵阴性率为 80%, 半数病人肝脾逐渐缩小、变软。

【毒副作用】　某些特异质的人接触生漆可产生严重的过敏性皮炎。对生漆敏感者, 0.001mg 的纯漆酚即可引起皮炎。漆树酸钠对家兔致死量为 6.67mg/kg, 有轻度的蓄积作用。漆中毒可引起过敏性皮炎, 引起充血、发痒、激烈地发疱、化脓等不同症状; 如内服可致恶心呕吐, 头晕, 肛门、会阴部皮肤产生丘疹, 甚痒。临床应用时应注意。

参 考 文 献

金莲花. 现代医药卫生, 2007, 23 (16): 2467.

急　性　子

【别名】　凤仙子，凤仙花子，金凤花子，指甲草子。

【来源】　为凤仙花科植物凤仙花 *Impatiens balsamina* L. 的干燥成熟种子。

【性味】　微苦，辛，温；有小毒。

【功能主治】　破血，软坚，消积。用于癥瘕痞块，经闭，噎膈。

【主要成分】　含脂肪油 17.9%，油中含十八烷四烯酸（Parinaric acid）、凤仙甾醇（Balsaminasterol）、α-谷甾醇（α-Spinasterol，约 0.015%）及 β-谷甾醇；又含皂苷、多聚糖（可水解为葡萄糖、果糖及木糖）、槲皮素二糖苷、槲皮素三糖苷以及山奈素的衍生物；另含挥发油、蛋白质。

【药理作用】

1. 对子宫的作用　急性子的酊剂和水浸剂对未孕家兔离体子宫及未孕、已孕各期豚鼠离体子宫都有明显的兴奋作用，表现为收缩节律增快，紧张度增高，甚至强直收缩。进行麻醉兔在位子宫试验，静脉或肌内注射水浸剂 0.05～0.3g/kg，可使子宫紧张度增高，收缩加快。对离体兔肠，水浸剂或酊剂则显示抑制作用。

2. 避孕作用　雌性小鼠口服急性子煎剂 10 天，有抑制排卵、促进卵巢萎缩的显著避孕作用，并能抑制发情，降低卵巢及子宫的重量，避孕率达 100%。但也有报道认为，本品无避孕作用。

3. 抗菌作用　急性子水煎剂对金黄色葡萄球菌、溶血性链球菌、绿脓杆菌、福氏痢疾杆菌、宋氏痢疾杆菌、伤寒杆菌均有不同程度的抑制作用。

4. 抑制血栓形成作用　急性子能使血小板聚集时间延长，对血小板血栓形成有一定的抑制作用，但作用强度不及木通、羌活、苏木、炙甘草等中药。

5. 改善血液流变性作用　急性子水煎液可明显改善急性"血瘀证"状态下家兔的血液流变性。对血瘀证家兔模型给予急性子水煎液灌胃，连续 3 天，检测各组家兔的全血黏度、血浆黏度、红细胞压积（HCT）、血沉（ESR）和纤维蛋白原（Fb），给药组与模型组各值均有显著性差异，表明急性子有明显改善血液流变性的作用。

6. 促透皮吸收作用　急性子乙醇提取液具有促进对乙酰氨基酚透皮吸收的作用。以不同浓度的急性子 75% 乙醇提取液作促透皮液，以对乙酰氨基酚为实验药物，用离体小白鼠皮进行体外透皮吸收实验，采用差示分光光度法测定透过液中药物的吸收度。结果显示，急性子药材组与空白组比较有显著性差异，与氮酮标准组比较无显著性差异，表明急性子有较好的促透皮吸收作用。

7. 抗肿瘤作用　急性子的乙酸乙酯、正丁醇、水、醇、石油醚提取物对 EJ 细胞增殖均有一定抑制作用，其中乙酸乙酯提取物抑制作用最强，其机制可能与抑制细胞分裂和诱导细胞凋亡有关。

8. 抗氧化作用　急性子乙酸乙酯提取物对卵黄脂质过氧化抑制率能达到 90% 以上，对氧自由基抑制率可达 70% 以上，乙酸乙酯提取物具有很好的抗氧化作用。

【临床应用】

1. 急性乳腺炎　急性子、朴硝、鲜蟾皮、炒面、白酒，捣泥调糊敷患处，治疗 49 例（未成脓），多在 3 天内治愈。

2. 难产　急性子、车前仁各 9g，水煎服。

3. 癌症　临床以急性子为主药，根据辨证配以他药组成复方，治疗贲门癌、食道癌、肠癌等，有一定效果。

4. 早孕　临床有人用以急性子为君药组方加工成的复方止血合剂配合米非司酮终止早孕，可明显提高药物流产成功率，减少阴道流血量，缩短了阴道出血时间。

5. 胞衣不下　急性子炒黄为末，黄酒温服 3g。

6. 骨质增生 用以急性子为主配制的骨瘤无敌散治疗各类骨质增生 160 例，临床治愈率达 82.7%。

【毒副作用】 本品毒性较低。妊娠中期豚鼠灌服急性子水浸剂 3g/kg，每小时 1 次，共 3 次，数日内未见流产，给家兔灌服同样剂量亦未见任何异常。

参 考 文 献

1. 蔡阳，等. 中华实验外科杂志，2015，32（4）：818.
2. 徐艳，等. 时珍国医国药，2009，20（5）：2598.
3. 马有运. 上海中医药杂志，2007，41（1）：78.

卷 柏

【别名】 回阳草，长生不死草，九死还魂草。

【来源】 为卷柏科植物卷柏 *Selaginella tamariscina*（Beauv.） Spring 或垫状卷柏 *Selaginella pulvinata*（Hook. et Grev.） 的干燥全草。

【性味】 辛，平。

【功能主治】 活血通经。用于经闭痛经，癥瘕痞块，跌扑损伤。卷柏炭化瘀止血，用于吐血，崩漏，便血，脱肛。

【主要成分】 主要含双黄酮类化合物，其次是生物碱、木脂素、苷类、有机酸类成分，尚含氨基酸、海藻糖（Trehalose）及少量鞣质类化合物。双黄酮类成分主要有穗花杉双黄酮（Amentoflavone）、异柳杉双黄酮（Isocryptomixin）、扁柏双黄酮（Hinokiflavone）、银杏双黄酮（Ginkgetin）、苏铁双黄酮（Sotetsuflavone）；苷类成分有卷柏苷 B、C，腺苷，鸟苷，熊果苷，木脂素苷。运用反复色谱层析进行纯化，最近又从卷柏中分离得到 7 个化合物，分别为正十六烷酸、正十八烷酸、β-谷甾醇、豆甾醇、穗花杉双黄酮、β-D-glucopyranoside，（3）-cholest-5-en-3yl、β-香树脂醇。此外，卷柏属植物还富含 22 种无机元素，其中硅的含量最高。

【药理作用】

1. 对免疫系统的作用 卷柏有治疗免疫性疾病的药理活性，其粗提取物灌胃能显著降低小鼠血清 IgG 的含量并能减轻小鼠胸腺重量，还能显著抑制小鼠特异性 CRBC 抗体（IgM 与 IgG 两型溶血素）的产生，显著提高小鼠血清补体 C_3 的含量以及降低循环免疫复合物（CIC）的含量。

2. 抗肿瘤作用 卷柏水提取物及各个萃取部位对小鼠肉瘤 S_{180}、肝癌 H_{22} 模型腹腔注射给药，观察两种瘤体重量变化，结果表明，卷柏水提取物及各个萃取部位对两种瘤均有不同程度的抑制作用，其中 JB-W-2 水萃取部位作用最强，且存在剂量依赖性；其次是 JB-W-3，仅在大剂量时对肉瘤呈现较强的抑制作用。有研究表明，卷柏水提物具有一定的抗氧能力，能体外抑制人食管癌细胞的生长。

3. 降血糖作用 由卷柏、木贼组成的复方注射剂腹腔注射 25g/kg 12 天，对四氧嘧啶诱发的大鼠实验性糖尿病有明显的降血糖、升高血清胰岛素浓度、降低血清过氧化脂质含量及改善血液流变学的作用。胰岛组织学观察表明，本品可促进四氧嘧啶所致胰岛 β 细胞损伤的修复。此外，有实验研究表明，单味卷柏水煎剂也具有降低四氧嘧啶引起的大鼠高血糖的作用，对由链脲佐菌素诱发的糖尿病大鼠也有显著的降糖作用，而对正常鼠的降血糖作用不明显。卷柏水煎液小剂量不能对抗外源性葡萄糖引起的血糖升高，大剂量能增强大鼠的葡萄糖耐量能力。

4. 止血作用 12.5% 卷柏水提取液（炒炭前后）小鼠灌胃（0.8mL/20g），用小鼠剪尾法测定出血时间；10% 卷柏水提取液（炒炭前后）给兔（20mL/kg）灌胃，用毛细管法测定凝血时间，结果表明，卷柏炒炭前后均能明显缩短出血及凝血时间，比较卷柏和垫状卷柏的止血作用，以垫状卷柏效果稍佳，其水溶性碱性成分能显著缩短出血时间（小鼠剪尾法），是止血的有效成分。实验研究卷柏对家兔凝血酶原时间的影响，虽给药后较给药前凝血酶原时间缩短，但统计结果无显著性差异，说明卷柏的止血作用与外源性凝血系统及血管因素关系不大。对离体兔耳血管灌流的实验结果显示，给卷柏后灌流量减少不明显，反而灌流量有所增加，说明卷柏无血管收缩作用，而具有一定的血管舒张作用。

5. 抗菌作用 100% 卷柏叶煎剂对脑膜炎球菌、白喉杆菌、金黄色葡萄球菌、白色葡萄球菌、卡他双球菌均呈高度敏感，对痢疾杆菌、肺炎杆菌、副伤寒杆菌、绿脓杆菌等则有不同程度的抑制作用。卷柏烟熏法对部分细菌有抑制作用，时间越长效果越好。

6. 细胞毒活性 卷柏属植物中所含的某些双黄酮成分具有细胞毒活性，这可能是其抗癌作用的物质基础。如从藤卷柏中得到的 5 个双黄酮化合物，其中化合物 $4,7'' - di - O - Methylrobustaflavone$、异柳杉黄素（Isocryptomerin）和 $7'' - O - Methylrobustaflavone$ 对人癌细胞有显著的细胞毒作用；从江南卷柏中分得的银杏双黄酮（Ginkegetin）能抑制人卵巢腺癌的生长，并有剂量依赖性；从薄叶卷柏中得到的 $2'',3'' - Di-hydrorohustaflavone - 7,4' - dimethylether$、$Robustaflavone - 7,4' - dimethylether$，均能强烈抑制 Raji 及 Galu - 1 癌细胞生长。穗花杉双黄酮可在 PLC γ - 1 过表达 NIH3T3 纤维原细胞中作为 PLC γ - 1 以及磷肌醇的抑制剂。

7. 镇静作用 高剂量卷柏黄酮（乙醇提取物）对小鼠有一定的镇静作用，能明显降低小鼠的协调运动能力。

8. 辐射防护作用 卷柏水提部位可降低受照射小鼠胸腺、脾脏的 G_0/G_1 期细胞百分率，升高其 G_2/M、S 期细胞百分率，也可明显降低其细胞凋亡率。其作用机制是通过抑制细胞凋亡，调节受照射小鼠胸腺、脾脏的细胞周期进程，发挥其辐射防护作用。

9. 抗病毒作用 江南卷柏的乙酸乙酯和 95% 乙醇提取物部位具有一定的抑制疱疹病毒 I 型（HSV - I）对细胞的致病变作用，使细胞存活率提高。卷柏 30% 和 50% 醇沉多糖作用后，经 EV71 感染的人恶性横纹肌肉瘤细胞 RD 细胞培养液中病毒 RNA 拷贝数显著降低。可以作为新的抗肠道病毒 71 型（Ev71）的潜在药物。

10. 对过氧化细胞损伤的保护作用 用 H_2O_2 损伤 PC_{12} 细胞建立氧化应激损伤模型，观察卷柏总黄酮对 H_2O_2 所致 PC_{12} 细胞损伤的保护作用，结果发现，卷柏总黄酮能明显改善 H_2O_2 诱导的细胞损伤，可使细胞存活率升高，降低 LDH 漏出量，降低 MDA 含量，提高 SOD 活性，对 H_2O_2 所致 PC_{12} 细胞损伤具有明显的保护作用。

11. 其他作用 卷柏在体外实验中有抗炎作用；深绿卷柏能抑制由苯并吡喃诱导的畸变作用；深绿卷柏中分离出的大麦芽碱有降压作用。

【临床应用】

1. 婴儿断脐止血 卷柏叶烘干研末，高压消毒。在血管钳帮助下断脐，断端撒上药粉 0.5 ~ 1.0g，1 ~ 3 分钟后松开血管钳，即能止血。临床观察 273 例，成功 270 例，无效 3 例。

2. 血瘀经闭 卷柏 15g 水煎服；或配当归、赤芍、桃仁各 9g，红花 6g，水煎服，有较好疗效。

3. 原发性血小板减少性紫癜 临床用江南卷柏片单独治疗原发性血小板减少性紫癜（ITP），或配合强的松治疗，均有一定疗效，在总体水平上已接近目前控制该病情的首选药物强的松。临床单用卷柏片治疗 ITP 233 例，有效率为 75.5%，加强的松治疗 ITP 52 例，有效率为 88.5%；强的松治疗 ITP 33 例，有效率为 75.8%。由卷柏、黄芪为君药组成的卷柏黄芪汤治疗慢性原发性血小板减少性紫癜 32 例，治愈 18 例，好转 13 例，总有效率为 96.9%。

4. 呼吸道感染 卷柏粗粉 250g 用适量水煎煮 3 次，合并煎液，浓缩至 300mL，患者每次口服 150mL，每天 2 次，7 天为 1 个疗程。1 个疗程后，36 例患者中 32 例痊愈，3 例有效，1 例无效，总有效率为 97.2%。

5. 病毒性肝炎 20 例肝炎患者采用兖州卷柏鲜草（10 ~ 20g）或晒干品（3 ~ 4g）煎汤内服 3 个月，同时注意饮食卫生，戒烟禁酒，疗效显著，这些患者再次进行二对半检测，发现血清 HBV 标志物转阴，转氨酶降至正常，症状、体征明显改善。

参 考 文 献

1. 鲁曼霞，等. 天然产物研究与开发，2009（21）：973.

2. 谢永华，等. 医药导报，2012，31（9）：1132.

3. 孙曙光，等. 郑州大学学报（医学版），2014，49（5）：678.

4. 郑晓珂，等. 免疫学杂志，2008，24（2）：163.

5. 金楠，等. 医药导报，2009，28（4）：415.

6. 韩明明，等. 国际药学研究杂志，2013，40（1）：5.

7. 付雪艳，等. 宁夏医科大学学报，2009，31（2）：163.

8. 赵文杰，等. 中国医药指南，2012，10（3）：225.

9. 于健东，等. 中国药事，2007，21（9）：763.

广 枣

【别名】 五眼果，酸枣，酸醋枣，山枣。

【来源】 本品系蒙古族习用药材，为漆树科植物南酸枣 *Choerospondias axillaris*（Roxb.）Burtt et Hill 的干燥成熟果实。

【性味】 甘、酸，平。

【功能主治】 行气活血，养心，安神。用于气滞血瘀，胸痹作痛，心悸气短，心神不安。

【主要成分】 主要含黄酮，如双氢槲皮素、槲皮素、柚皮素、山柰酚 - 7 - O - 葡萄糖苷；有机酸如柠檬酸、没食子酸、硬脂酸、三十烷酸、二十八烷酸、鞣花酸、二甲基鞣花酸等；甾醇如 β - 谷甾醇、胡萝卜甾醇等，此外尚含挥发油、香豆素、氨基酸、酚性成分及无机元素等。

【药理作用】

1. 对心肌的保护作用 ①广枣总有机酸可显著减少缺血再灌注大鼠的心肌梗死面积及梗死区质量，降低梗死区占心室（心脏）面积的百分率；可降低缺血再灌注大鼠血清 PT、TT 含量，增加纤维蛋白原 Fib 含量的趋势，还可降低心肌细胞缺氧损伤后 LDH 漏出率，说明广枣总有机酸对心肌缺血再灌注损伤具有保护作用。②广枣叶提取物原儿茶酸对心脏有减慢心率和心肌收缩力的作用。③广枣总黄酮（TFFc）能明显促进 cFs 增殖，诱导大鼠心肌成纤维细胞增殖胶原合成，广枣总黄酮抑制血管紧张素 II 诱导的心肌成纤维细胞增殖及胶原合成，并成浓度依赖性。

2. 对肾缺血再灌注损伤的保护作用 建立 Wister 大鼠肾缺血再灌注模型，腹腔注射广枣注射液 0.5g/kg，结果表明，超氧化物歧化酶（SOD）活性显著增强，Na^+,K^+ - ATP 酶和 Ca^{2+} - ATP 酶活性较单纯缺血再灌注组均有显著提高，说明广枣可抑制体内脂质过氧化反应，减轻肾脏损害。

3. 抗心律失常作用 广枣总黄酮对氯化钙、乙酰胆碱、乌头碱和哇巴因等引起的多种实验性房性、室性心律失常有显著的拮抗作用，可显著对抗垂体后叶素引起的大鼠心电图的 ST - T 变化，使第一期 ST 段抬高和 T 波高耸，第二期 ST 段下移，T 波低平或倒置的程度明显减轻，ST - T 异常变化的时间明显缩短；对垂体后叶素所致严重的心律失常和心律减慢具有明显对抗作用，使心律失常的发生率由给药前的 100% 降至 17.6%，心率较单纯给垂体后叶素增加 9.22%。以上结果表明，广枣总黄酮对急性心肌缺血有明显的保护作用，从而使因心肌缺血而产生的心律失常和心率减慢现象得以改善。广枣乙醇粗提取物也有抗心律失常作用。

4. 耐缺氧作用 用广枣总黄酮对小鼠进行耐常压缺氧、耗氧速度和死亡时余氧量的影响实验，结果表明，广枣总黄酮能显著延长小鼠的存活时间，且有明显的量效关系，尚能减慢小鼠的耗氧速度，30 分钟时的耗氧量明显低于对照组，而死亡时瓶中的余氧量与对照组无显著性差异。

5. 对血液动力学及流变学的影响 广枣总黄酮具有显著增加冠脉流量、降低动脉血压、减慢心率、降低心肌耗氧量等血液动力学方面的作用。广枣总黄酮可明显改善麻醉犬冠脉循环，扩张冠状血管，使冠脉阻力降低，明显增加冠脉血流量以及明显减慢心率，降低血压和总血管阻力，使左心室后负荷减轻，ST趋于抬高而 LVMI 和反映心肌耗氧量的指标 TTI 显著降低。广枣总黄酮同时能显著降低血液流变学高低切变速度下的全血黏度、血浆比黏度、压积和血沉等指标，改变血液流变性，加快血流速度，改善血液循环和微循环。广枣总黄酮还可显著抑制血小板聚集，作用较快，持续时间较长。另外，广枣中所含的鞣花酸及 3,3 - O - 二甲基鞣花酸具有显著的抗血小板聚集作用。

6. 对免疫功能的影响 广枣总黄酮 40.32mg/kg 和 20.16mg/kg 均可明显增强正常和环磷酰胺所致免疫功能抑制小鼠的细胞免疫和体液免疫功能，表现为增加免疫器官重量，使溶血素、溶菌酶含量和再次抗原刺激抗体的效价升高，增加淋巴细胞 ANAE（＋）细胞百分率，促进腹腔巨噬细胞吞噬功能等。

7. 抑菌作用 本品树皮对金黄色葡萄球菌、大肠杆菌、绿脓杆菌均有抑制作用。

8. 抗白血病作用 广枣黄酮的主要成分槲皮素及山柰酚对 HL - 60 细胞的增长有显著的抑制作用，给药后 HL - 60 细胞发生 G2/M 期阻滞和凋亡，药物诱导 HL - 60 细胞 survivin 蛋白表达下调，有明显的抗白血病作用，且槲皮素诱导凋亡作用强于山柰酚。其作用机制可能是通过抑制细胞增殖、细胞周期阻滞、抑制 survivin 蛋白而诱导细胞凋亡。

9. 其他作用 广枣提取物能有效清除活性氧自由基，对卵磷脂脂质过氧化损伤有显著抑制作用；广枣叶总黄酮还具有显著的镇静催眠作用。

【临床应用】

1. 冠心病心绞痛 按广枣 50g，全蝎 5g，蜈蚣 2g，水蛭 15g，土鳖虫、蝉蜕、炙山甲、干姜各 10g 的比例组方，经一定的工艺提取，制成每丸 3g 的提取物蜜丸，每天服 3 次，每次 1 丸，20 天为 1 疗程，治疗 30 例，有效 26 例，无效 4 例，有效率为 86.7%。用复方广枣注射液治疗本病，亦有确切疗效。

2. 神经衰弱、失眠、头晕 广枣 50g，豆蔻 40g，白巨子 30g，荜茇、石决明各 20g。研碎成粉，每天 2~3 次，每次 3~4g，牛奶为引，白开水送服，有一定疗效。

3. 慢性支气管炎 广枣 250g，炖猪瘦肉吃，有效。

参 考 文 献

1. 汤喜兰，等. 中国实验方剂学杂志，2013，19（4）：168.

2. 李双军. 中国医药指南，2013，11（13）：75.

3. 刘婷，等. 中国民族医药杂志，2014，（12）：56.

4. 周丽波，等. 中国民族医药杂志，2008（1）：34.

5. 任慧娟，等. 中国实验血液学杂志，2010，18（3）：629.

6. 郭英，等. 微量元素与健康研究，2008，25（5）：22.

7. 董永和，等. 中国民族医药杂志，2014，（4）：36.

8. 杨玉梅，等. 包头医学院学报，2008，24（1）：4.

亚 乎 奴

【别名】 亚乎鲁，金丝荷叶，鼠耳草，亚红龙，锡生藤。

【来源】 本品系傣族习用药材，为防己科植物锡生藤 *Cissampelos pareira* L. var. *hirsuta* （Buch. ex DC.） Forman 的干燥全株。

【性味】 甘、苦，温。

【功能主治】 消肿止痛，止血，生肌。用于外伤肿痛，创伤出血。

【主要成分】　全草含锡生藤新碱（Cissampareine），根含锡生藤碱（海牙亭 Hayatine）、锡生藤亭碱（Heyatinine）、筒箭毒次碱（I - Bebeerine）、d - 槲皮醇（d - Guereitol）、粒枝碱（d - Isochondrodendrine）、海牙则定碱（Hayatidine）、锡生藤醇灵（Cissamine）、门尼斯明碱（Menismine）、帕雷亦灵（Pareirin）。锡生藤的氯仿提取物经碘甲烷化后，曾定名锡生藤碱Ⅱ，即亚乎奴碱Ⅱ，经中国科学院上海药物研究所确定为 dl - 箭毒碱。

【药理作用】

1. 松弛骨骼肌作用　实验表明，亚乎奴碱Ⅱ有显著的骨骼肌松弛作用，与右旋箭毒碱相似。兔及猴呼吸麻痹实验表明，亚乎奴碱Ⅱ不仅麻痹兔的枕肌，而且麻醉所有骨骼肌，最后麻痹膈肌，兔呼吸麻痹量为垂头量的 2～3 倍，乙醚与亚乎奴碱Ⅱ有明显协同作用。静脉注射亚乎奴碱Ⅱ后，45 秒～1 分钟内发挥作用，2～3分钟作用即可达高峰，产生肌肉松弛前无肌肉抽搐等现象。锡生藤碱松弛骨骼肌的作用快，持续时间短，肌张力恢复快，对呼吸抑制轻，对循环无抑制。亚乎奴碱Ⅱ是一种神经肌肉接头阻滞剂，为竞争性阻滞或非去极化型阻滞，在神经肌肉接头突触后膜阻滞传递。新斯的明对锡生藤碱有明显的对抗作用。

2. 抗癌作用　亚乎奴对癌细胞的生长有抑制作用，但未见临床应用抗癌的报道。

3. 其他作用　亚乎奴叶、茎的水煎剂及乙醇沉淀后的煎剂，对豚鼠回肠、大鼠子宫有抑制作用，可使狗血压下降，前者对离体兔心有兴奋作用，后者对大鼠后肢血管有收缩作用。锡生藤碱对在体兔心和离体蛙心均表现强心作用，对豚鼠离体肠管有兴奋作用。

【临床应用】

1. 跌扑损伤、挤压伤、创伤出血、腰痛、风湿　鲜品捣烂外敷或干品研粉撒敷于局部。

2. 腹部、胸部及四肢等大手术肌松剂　首次用亚乎奴碱Ⅱ量为 0.2～0.3mg/kg，静脉注射，可获得较好的肌肉松弛效果，时间可持续 30～40 分钟，体弱者酌情减量。第 2、3 次补充剂量可根据情况减至首次剂量的 1/3～1/2。

【毒副作用】　本品副作用少。临床应用时，心电图观察无异常改变，对血压、脉搏无影响，也未见支气管痉挛出现，大量使用新霉素及链霉素时，可导致严重呼吸抑制，重症肌无力者忌用。如气管未插管者，静脉注射用量每次不超过 0.2mg/kg 为宜。

参 考 文 献

陈绮纯，等．中国药学杂志，1989，24（3）：164.

夏 天 无

【别名】　夏无踪，伏地延胡索，无柄紫堇，一粒金丹。

【来源】　为罂粟科植物伏生紫堇 *Corydalis decumbens*（Thunb.）Pers. 的干燥块茎。

【性味】　苦、微辛，温。

【功能主治】　活血止痛，舒筋活络，祛风除湿。用于中风偏瘫，头痛，跌扑损伤，风湿痹痛，腰腿疼痛。

【主要成分】　主要含生物碱，如原阿片碱、延胡索乙素、紫堇卡宁、毕枯枯灵、巴马亭、考卢米定、α - 别隐品碱、小檗碱、药根碱、二氢巴马亭、白毛茛碱宁、去氢紫堇碱、夏天无碱、表 - α - 夏天无碱、羟基白毛茛碱宁、紫堇碱、蝙蝠葛碱、普鲁托品、别隐品碱、隐品碱、隐品巴马亭、四氢巴马亭、延胡索单酚碱、斯阔任、球紫堇碱、空褐磷碱、咖若定等，此外尚含 β - 谷甾醇和棕榈酸等、阿魏酸等。

【药理作用】

1. 抗实验性脑缺血作用　夏天无生物碱 5.0mg/kg 和 7.5mg/kg 均可缩小脑缺血再灌注后梗死范围，

可改变神经病学症状，降低脑含水量，表明夏天无生物碱对脑缺血损伤有一定保护作用。同时，夏天无生物碱可降低一氧化氮合酶（NOS）活性及丙二醛（MDA）含量，提高超氧化物歧化酶（SOD）活性，表明其抗脑缺血损害的作用机制与减少自由基产生、减少过量的 NO 产生、增强 SOD 抗氧化损伤作用有关。

2. 抗心律失常作用　夏天无总生物碱具有明显的抗心律失常作用，可显著降低缺血期和复灌期心律失常的发生率及严重程度，减少心肌在缺血和复灌期发生室颤的危险性，对心肌保护作用的机理可能与其能明显延长心肌细胞不应期并能抑制心肌异常自律性，因而可能阻断兴奋折返途径有关。夏天无生物碱对氯仿诱发的小鼠室颤、肾上腺素所致的家兔心律失常、氯化钙引起的大鼠室颤和乌头碱导致的大鼠心律失常均有明显的预防或治疗作用，这些作用可能与减少交感神经冲动的发放或阻断心脏 β_1 受体有关。

3. 降血压作用　夏天无对麻醉猫有明显而持久的降血压作用。夏天无总生物碱对血管平滑肌有直接扩张作用，麻醉犬静脉注射后血压下降，股动脉、冠状动脉和颈内动脉血流增加，血管阻力降低。

4. 抑制血小板聚集作用　夏天无总生物碱在体内、外对 ADP 和花生四烯酸诱导的血小板聚集均有明显的抑制作用，作用强度随药物剂量的增加而增强；并能够有效抑制由高切力诱导的血小板聚集，说明夏天无总生物碱是一种有效的多途径血小板抑制剂，为开发新的防治动脉血栓性疾病的药物提供了新的研究思路。

5. 提高记忆力，促智作用　采用双侧海马 CA_1 区微注射喹啉酸造成大鼠学习记忆障碍模型，在造模前 1 周至造模后 3 周内，大鼠每天灌胃夏天无总生物碱 0.25、0.5、1.0mg/kg。采用三等分主 Y 迷宫测定大鼠学习记忆能力，并用比色法检测海马乙酰胆碱酯酶（AchE）活性和大脑皮层乙酰胆碱（Ach）含量的变化。结果表明，夏天无总生物碱 0.5、1.0mg/kg 预防给药 1 周，治疗给药 3 周后，可显著改善喹啉酸诱导的痴呆大鼠学习记忆功能障碍，同时明显抑制模型大鼠的 AchE 活性，提高大脑皮层的 Ach 含量，提示夏天无总生物碱改善痴呆大鼠学习记忆障碍的作用机制可能与抑制脑 AchE 的活性从而提高 Ach 含量，增强中枢胆碱能系统的功能有关。

6. 抗炎作用　夏天无总生物碱对角叉菜胶和蛋清引起的大鼠足跖炎症以及大鼠皮下纸片肉芽肿增生均有较好的抑制作用，提示夏天无对炎症反应的各个环节（如炎性渗出、炎性介质释放及炎症后期肉芽组织增生等）均有影响，从而减轻了炎症反应的症状，对急慢性炎症均呈现抑制作用，具有抗炎效应。

7. 镇痛作用　夏天无生物碱能提高小鼠热板法实验的疼痛痛阈值，显著抑制醋酸所致的小鼠扭体反应，在热板法中其镇痛效应不如吗啡，对扭体反应的抑制效果与罗痛定相当。夏天无超微粉碎提高了生物利用度，其抗镇痛作用更强。

8. 镇静作用　夏天无所含延胡索乙素对大脑皮层及皮层下的电活动都能抑制，尤以皮层运动区较为敏感，较大剂量能抑制防御性条件反射，使动物活动减少，与巴比妥类药物有协同作用，能对抗苯丙胺及墨西卡林的兴奋作用，故可用于因疼痛而失眠的病人，有较好的镇静和安定作用。

9. 抗脑梗死作用　夏天无能降低脑梗死模型大鼠的 CEC 数量和血清 MBP 的浓度，同时能使脑梗死大鼠的脑组织病理形态学改善，起到保护脑血管内皮细胞和脑细胞的作用。同时，夏天无可促进大鼠脑梗死模型脑组织神经干细胞（NSCs）增殖和突触素（SYN）的表达，增强脑梗死大鼠大脑可塑性。

10. 其他作用　夏天无对离体小鼠肠管呈抑制作用，对肠平滑肌、豚鼠的支气管有解痉作用，小剂量有类阿托品样作用，大剂量表现为罂粟碱样作用。本品所含的空褐磷碱可使动物产生强直性昏厥样现象，可扩张血管，消除血管收缩性反射，对肾上腺素、乙酰胆碱有对抗作用。夏天无注射液能促进损伤神经修复，其作用机制与增强损伤坐骨神经的整合素 $\beta1$ 的表达有关。

【临床应用】

1. 坐骨神经痛　夏天无注射液穴位注射治疗坐骨神经痛患者 48 例，并随机以普鲁卡因穴位注射治疗的 30 例作为对照，结果治疗组痊愈 8 例，显效 25 例，好转 9 例，无效 6 例，总有效率为 87.5%，对照组痊愈 2 例，显效 5 例，好转 15 例，无效 8 例，总有效率为 73.3%。

2. 类风湿性关节炎　采用复方夏天无片（治疗组）和正清风痛宁片（对照组）治疗类风湿性关节炎患者各 30 例，结果在关节疼痛、关节压痛的控制方面治疗组明显优于对照组，且不良反应的发生率明显低于对照组。

3. 高血压病 夏天无2～4g,研末,开水冲服。或配钩藤、桑白皮、夏枯草各15g,水煎服。治疗高血压12例,近期治愈3例,显著好转9例。

4. 偏瘫 夏天无针剂(每毫升相当于生药0.5g),每日1次,每次2mL肌注;或口服夏天无片剂(每片含生药0.3g),每日3次,每次3～5片;或用冲剂,每日2次,每次1g(生药),治疗偏瘫有较好疗效。观察治疗偏瘫9例,治愈4例,显效好转5例,总有效率100%。

5. 乳腺炎 夏天无配合天葵治疗乳腺炎33例,经1～4天用药,全部治愈。

6. 青少年近视眼 将夏天无制成眼药水(每毫升含生药1g),在1小时内,每隔15分钟滴眼1次,连续滴眼4次后,检查视力变化,若视力未达到1.0,则在2、3日继续按上法治疗,共观察188人347只眼,治愈232只眼,治愈率为66.9%,有效107只眼,无效8只眼,总有效率为97.7%。

【毒副作用】 夏天无注射液中毒时的主要症状表现为:阵挛性惊厥,甚至强直性惊厥。夏天无注射液小鼠皮下和静脉注射的LD_{50}分别为(24.04±0.92)g/kg和(7.63±0.33)g/kg。

参 考 文 献

1. 廖惠平,等. 中草药,2014,45(1):3067.
2. 孟庆玉,等. 中药药理与临床,2009,25(3):32.
3. 陈伯文,等. 抗感染药学,2012,9(3):199.
4. 黄一科,等. 中国实验方剂学杂志,2012,18(17):231.
5. 冯云,等. 中国中医急症,2009,18(11):1843.
6. 王任生,等. 中西医结合心脑血管病杂志,2009,7(10):1198.
7. 钱长晖,等. 福建中医学院学报,2010,20(1):29.
8. 罗兴中,等. 实用中西医结合临床,2013,13(9):10.
9. 张俊兰. 中国现代应用药学,2013,30(5):541.
10. 苏建培,等. 吉林医学,2012,33(35):7648.
11. 张斌,等. 中国中药杂志,2015,40(12):2445.

乳 香

【别名】 乳头香,塌香,天泽香,摩勒香。

【来源】 为橄榄科植物乳香树 *Boswellia carterii* Birdw. 及其同属植物 *Boswellia bhaw - dajiana* Birdw. 皮部渗出的树脂。

【性味】 辛、苦,温。

【功能主治】 活血定痛,消肿生肌。用于胸痹心痛,胃脘疼痛,痛经经闭,产后瘀阻,癥瘕腹痛,风湿痹痛,筋脉拘挛,跌打损伤,痈肿疮疡。

【主要成分】 乳香树含树脂60%～70%,树胶27%～35%,挥发油3%～8%。树脂的主要成分为游离α,β-乳香脂酸(α,β-Boswellic acid)(33%)、结合乳香脂酸(1.5%)、乳香树脂烃(Olibanoresene)(33%)、O-乙酰基-β-乳香脂酸(O-Acetyl-β-Boswellic acid);树胶为阿糖酸(Arabic acid)的钙盐和镁盐(20%)、西黄芪胶黏素(Bassorin)(6%);挥发油呈淡黄色,含蒎烯(Prinene)、消旋柠檬烯(Limonene)及α,β-水芹烯(α,β-Phellandrene)、α-龙脑烯醛(α-Campholenaldehyde)、枯醛(Cuminaldehyde,Cumaldehyde)等。

【药理作用】

1. 抗胃、十二指肠和口腔溃疡作用 乳香提取物能够治疗冰醋酸引起大鼠慢性胃溃疡,其作用机制

是通过上调胃黏膜 β - catenin、CyclinD1 的表达，加快细胞的增殖，而促进溃疡的愈合。乳香中所含乳香酸能显著地促进口腔溃疡愈合，明显缓解溃疡面充血和水肿症状，能够使溃疡组织中肿瘤坏死因子 - α 和白介素 - 6 的表达水平显著降低，并增强溃疡组织中 SOD 活性，降低 MDA 含量。乳香治疗可显著减轻 50% 乙醇诱导的胃损伤。乳香对细胞的保护作用可被吲哚美辛（消炎痛）前处理所逆转。乳香前处理不能减轻胱胺诱发的十二指肠溃疡程度。乳香抗胃、十二指肠溃疡作用可能与局部保护作用有关。

2. 抗炎、镇痛、消肿作用　醋酸扭体法实验表明，小鼠灌服乳香有明显的镇痛作用；煎剂、散剂和混悬剂等各种剂型的乳香对外伤引起的小鼠足肿胀均有显著或非常显著的消肿作用；乳香的超临界流体萃取物在小鼠耳肿胀实验中显示了较好的镇痛和抗炎作用。藏药十味乳香散由乳香、决明子、黄葵子等十味中药组成，能抑制大鼠的原发病变与继发病变、降低关节炎指数，在大鼠滑膜组织炎症的病理改变过程中有明显的抑制作用。乳香的抗炎机制不同于甾体类抗炎药，它并不抑制前列腺素（PG）合成酶，而是选择性的、直接的、非氧化还原型和非竞争性的 5 - LO（5 - 脂氧合酶）抑制剂。研究表明，乳香、没药配伍能增强抗炎效应。乳香经炮制后镇痛作用增强，其镇痛效果为：烘制 > 醋炙 > 生品。

3. 对细胞与体液免疫的影响　乳香脂酸给小鼠灌胃，可明显抑制其对绵羊红细胞抗体的产生与细胞反应，抑制多核细胞的浸润与减少角叉菜胶所致实验性大鼠胸膜的渗出，能抑制大鼠腹腔中性白细胞三烯 B_4（LTB_4）的形成。

4. 降胆固醇作用　大鼠灌服 100mg/kg 剂量乳香油胶树脂渗出物可减少肝脏胆固醇合成，但 25 ~ 50mg/kg 则无效。

5. 抗肿瘤作用　乳香通过抑制肿瘤细胞增殖、分化诱导作用和使细胞凋亡等途径发挥其抗肿瘤作用。

6. 终止妊娠作用　以制乳香为主药组成的复方，其 75% 醇提取物分别给早孕大鼠、小鼠灌胃给药，早期妊娠终止率在 80% 以上，其中药物对小鼠未孕和早孕离体子宫的兴奋作用可能是终止小鼠妊娠的重要原因。药物对大鼠早孕离体子宫的作用复杂，小剂量有轻度兴奋作用，大剂量则呈明显抑制作用。

7. 对血液系统的影响　乳香、没药提取物及其不同配伍组合均能显著或非常显著抑制 ADP 诱导的家兔血小板聚集，且两药配伍后具有协同增效作用，均能显著延长家兔血浆凝血时间，配伍组合均具有协同增效作用。

8. 改善记忆作用　乳香中所含的 β - 乳香酸可促进海马神经元突触的生长和分枝，显著提高神经轴突的生长、分枝及微管蛋白聚合动力学，从而改善记忆力，以 β - 乳香酸为主要成分的乳香胶树脂已经用来防止健忘。乳香还可以预防由甲巯咪唑导致甲状腺功能减退引起的学习和记忆力减退的症状。

9. 其他作用　乳香能增强 VEGF 及 ALP 表达，加速骨折愈合，对骨折修复有较好的疗效。还能改善皮肤光老化。

【临床应用】

1. 肌注硬结　乳香、大黄、没药、黄柏各 20g，共研细末，混合均匀，用 30% 乙醇调成糊状，敷于患处，每天换药 1 次，直至硬结消散为止。一般敷用 3 ~ 5 次硬结即可发软，压痛减轻，7 次则可完全治愈。

2. 头痛　头部外伤，瘀血内停，脉络不畅，头痛经久不愈，痛有定处，且如针刺；舌有瘀点、脉细涩，为瘀血内阻之症。治宜活血化瘀、通络止痛。方选：制乳香、制没药、桃仁、红花、赤芍、川芎各 15g，黄芪 50g，水煎服。

3. 痛经、闭经　行经不畅，伴腰及小腹隐痛，腰骶部及小腹坠胀不适，舌边紫黯，脉沉弦。治宜温经散寒、化瘀通经。药用制乳香、制没药、赤芍、川芎、香附、青皮、小茴香各 15g，当归、桂枝各 20g 等，水煎服，以少许白酒为引。

4. 急性腰腿扭伤　乳香、没药，用乙醇调糊，外敷伤处，达到活血祛瘀、行气散滞、消肿止痛、恢复生理功能的目的，能收到良好效果。

5. 皮肤溃疡　乳香能活血化瘀、行气止痛、消肿生肌，合血竭、轻粉、密陀僧、没药制成散剂，治疗皮肤溃疡有显著效果。

6. 类风湿性关节炎　乳香追风汤方以乳香、没药、寻骨风、当归、白芍、黄芪等药，水煎服，能收良效。

7. 褥疮　用以乳香为主药的三黄乳香油涂抹患处，有利于新生组织的生长和创面愈合，治疗褥疮，效果较好。

8. 急性乳腺炎　生乳香、没药各等量研细粉，用陈醋和75%酒精各半，调上药为泥，敷压痛点处，范围应大于病灶，约0.9cm厚，用油纸纱布固定，每日换药1次，一般敷贴1～3次。观察30例，治愈22例，好转6例，无效2例，总有效率为93.3%。

【毒副作用】　乳香醇提取物毒性较小，大鼠和小鼠口服及腹腔给药的LD_{50}均大于2g/kg。乳香内服外用均可致敏，亦有本品致消化道不良反应的报道。

参 考 文 献

1. 梅武轩，等. 中华中医药学刊，2015，33（9）：2163.
2. 陈婷，等. 中国中药杂志，2013，38（2）：179.
3. 沈阳玲. 中国医药导报，2010，16（7）：118.
4. 王文芳，等. 生命的化学，2015，35（4）：537.
5. 王金华，等. 医药前沿，2013，（1），118.
6. 袁小瑜，等. 暨南大学学报（自然科学与医学版），2010，31：158.
7. 蒋海峰，等. 中国实验方剂学杂志，2011，17（19）：160.
8. 邱芸，等. 光明中医，2015，30（6）：1197.
9. 邵琼琰，等. 中国中西医结合皮肤性病学杂志，2014，13（1）：13.

没　药

【别名】　末药。

【来源】　为橄榄科植物地丁树 *Commiphora myrrha* Engl. 或哈地丁树 *Commiphora molmol* Engl. 的干燥树脂。

【性味】　辛、苦，平。

【功能主治】　散瘀定痛，消肿生肌。用于胸痹心痛，胃脘疼痛，痛经经闭，产后瘀阻，癥瘕腹痛，风湿痹痛，跌打损伤，痈肿疮疡。

【主要成分】　含树脂25%～35%，挥发油2.5%～9%，树胶约57%～65%。树脂的大部分能溶于醚，不溶性部分含α及β-罕没药酸，可溶性部分含α，β及γ-罕没药酸、没药尼酸、α及β-罕没药酚，尚含罕没药树脂、没药萜醇。挥发油中含丁香油酚、间甲苯酚、枯醛、樟烯、柠檬烯、桂皮醛、罕没药烯等。并含有多种呋喃倍半萜类化合物。

【药理作用】

1. 降血脂作用　同属植物穆库尔没药树的含油树脂部分能降低饲氢化植物油所致高胆固醇血症雄兔的胆固醇水平，并能防止动脉壁斑块的形成，也能使兔体重有所减轻。从该树脂中分离出两个固醇类成分 Guggulsterone E 和 Guggulsterone Z，即反式和顺式4,17（20）-孕甾-3,16-二酮，离体和整体实验证明其有降血脂和脂肪分解作用，并可抑制肝匀浆胆固醇的合成。Guggulsterone E 和 Guggulsterone Z 还能明显抑制 ADP、肾上腺素和5-羟色胺诱发的血小板聚集。

2. 甲状腺素样作用　大鼠每日服 Guggulsterone Z 10mg/kg，可使甲状腺摄碘增加，甲状腺过氧化物酶和蛋白酶活性提高，肝脏和二头肌耗氧量增加。

3. 收敛作用　没药酊剂对黏膜有收敛作用，可用于口腔洗剂治疗口腔、咽部溃疡，也可在肠胃无力时用以兴奋肠蠕动。

4. 抗炎、退热作用　没药的多种同属植物均被发现有抗炎等作用。没药的油树脂石油醚提取物500mg/kg给大鼠灌胃，可明显抑制角叉菜胶与棉球肉芽肿所致炎症，此提取物对小鼠也有明显的退热作用。

5. 抗肿瘤作用　没药甾酮可以显著抑制胆管癌 RBE 细胞株移植瘤生长并影响其 miRNA 的表达；可干扰细胞周期，抑制肝星状细胞增殖；还可降低氧化应激反应从而抑制肝星状细胞活化。

6. 其他作用　没药水浸剂（1∶2）在试管内对堇色毛癣菌、同心及许兰癣菌等许多致病真菌有不同程度的抑制作用。没药倍半萜类成分还具有抗肿瘤活性，能抑制前列腺癌细胞的增殖。没药水提后药渣醇提物的石油醚萃取部位能够显著地降低痛经小鼠扭体次数，提高痛经小鼠子宫组织中 DE 水平，降低子宫组织中 Ca^{2+} 水平。

【临床应用】

1. 急性腰腿痛、扭伤　乳香、没药各 6～10g（或视伤处面积大小而定），研细末，用 30% 乙醇调为糊状，涂布于双层纱布上，四周向内折好，于受伤当日置于患处冷湿敷。100 例患者中急性腰肌劳损 57例，腰腿扭伤 14 例，踝关节扭伤 29 例（均无皮肤损伤），有一定疗效。

2. 踝关节扭伤　没药、桃仁、土鳖虫、栀子、大黄各等份（10～30g），视受伤范围而定。63 例患者全部治愈（踝关节肿痛消失，关节活动功能正常）。其中 5～7 天内治愈 55 例，占 87.3%；10 天内治愈 8例，占 12.7%。

3. 冻疮　花椒、炙乳香、炙没药各 15g，两面针 20g，儿茶 40g，艾叶、樟脑各 10g，红花、芒硝各5g。上药共研细末过 100 目筛，用适量凡士林调成膏备用。治疗时将患处常规消毒后涂上药膏，并用无菌纱布包扎或覆盖，每日换药 1 次。68 例患者经治疗 3～15 次全部获愈，其中Ⅰ度冻伤一般用药 3～6 次，Ⅱ度冻伤用药 5～10 次，Ⅲ度冻伤用药 8～15 次。

4. 高脂血症　将没药制成胶囊（每粒含没药浸膏 0.1g），口服，每日 3 次，每次 2～3 粒，疗程 2 个月，观察 52 例，并用安慰剂（食用淀粉）对照观察 31 例。结果：降胆固醇有效率：没药组为 65.4%，对照组为 29%，两组比较有显著性差异（$P < 0.05$）；降甘油三酯有效率：没药组为 48.1%，对照组为25.8%，两组比较无显著性差异（$P > 0.05$）。

参 考 文 献

1. 王团结，等．中药新药与临床药理，2009，20（3）：255.
2. 仲飞，等．安徽医药，2015，19（4）：640.
3. 贾晓黎，等．肝脏，2013，18（8）：552.
4. 李国辉，等．中药材，2013，36（10）：1640.
5. 蒋海峰，等．中国实验方剂学杂志，2011，17（19）：160.
6. 王小玲，等．山东大学学报（医学版），2007，45（12）：1190.

鸡 血 藤

【别名】　大血藤，红藤，活血藤，血风藤。

【来源】　为豆科植物密花豆 *Spatholobus suberectus* Dunn 的干燥藤茎。

【性味】　苦、甘，温。

【功能主治】　活血调经止痛，舒筋活络。补血，用于月经不调，痛经，经闭，风湿痹痛，麻木瘫痪，血虚萎黄。

【主要成分】　含芒柄花苷（Ononin）、樱黄素（Prunetin）、没食子儿茶素（Gallocatechin）、儿茶素（Catechin）、表儿茶素（Epicatechin）、丁香酸（Syringic acid）、香草酸（Vanillic acid）、胡萝卜苷（Daucosterol）、7 – 酮基谷甾酮、大黄素、大黄酸、芦荟大黄素、表儿茶精、密花豆素、芒柄花素、大豆苷元、毛蕊异黄酮、焦性黏液酸、间苯三酚、琥珀酸、β – 谷甾醇、白芷内酯（Angelicin）、大黄素甲醚（Physcion）、羽扇豆醇（Lupeol）、大黄酚（Chrysophanol）等。

【药理作用】

1. 抗血栓形成作用　鸡血藤水煎液（含生药 1g/mL）大鼠灌胃给药，每天 1 次，连续 7 天，观察鸡血藤对大鼠颈动、静脉旁路血栓形成的影响和对血瘀大鼠血小板聚集率的影响，结果均表明鸡血藤具有明显的抑制血小板聚集性作用，可显著降低血栓湿重，说明鸡血藤具有显著抗血栓形成作用，从理论上验证了鸡血藤活血化瘀的传统功效。

2. 对造血功能的影响　鸡血藤有增强造血功能的作用，主要表现在以下几个方面：

（1）对骨髓细胞增殖的影响：鸡血藤煎剂 0.02mL/g 小鼠灌胃，不仅能直接促进正常或骨髓抑制 – 溶血性贫血小鼠的骨髓有核细胞的增殖，而且经灌胃鸡血藤后诱导制备的 SCM、LCM、PMCM、SMCM 分泌的 CSFs 集落刺激因子对正常或贫血小鼠的骨髓有核细胞增殖均有显著促进作用。经鸡血藤体内诱导的 SCM、PMCM、LCM 对正常或骨髓抑制 – 溶血性贫血小鼠的骨髓细胞增殖显示出较高的刺激活性。

（2）对骨髓细胞周期及造血生长因子基因表达的影响：从鸡血藤中提取的活性成分儿茶素可显著促进正常及骨髓抑制小鼠脾细胞内造血正调控因子 IL – 6 mRNA 和 GM-CSF mRNA 的表达，进而促使骨髓抑制小鼠骨髓细胞跳出 "G_1 期阻滞"，加快正常及辐射小鼠骨髓细胞进入增殖周期，提高造血细胞集落产率，从而弥补造血细胞由于辐射所致的量和质的缺陷，最终促进辐射小鼠造血功能的恢复。

（3）对小鼠红细胞增殖的影响：给小鼠灌服鸡血藤饮片水煎液，结果表明，鸡血藤能使乙酰苯肼、环磷酰胺所致的溶血性贫血和失血性贫血小鼠的 RBC、Hb 明显升高甚至接近正常；另外，还能对抗乙酰苯肼、环磷酰胺所致小鼠骨髓有核细胞总数下降；显著提升正常和溶血性贫血小鼠脾条件培养液和腹腔巨噬细胞培养液中红细胞生成素生长因子水平。

3. 降血脂及抗脂质过氧化作用　口服鸡血藤煎剂相当于生药量8g/（kg·d），共 4 周，可使高脂模型大鼠血清胆固醇（TC）和甘油三酯（TG）含量下降，血浆 LPO 含量下降，血浆 SOD 活性升高，并且可使高脂模型大鼠高密度脂蛋白（HDL）含量升高，低密度脂蛋白（LDL）含量降低，说明鸡血藤对高脂模型大鼠有降血脂、抗脂质过氧化的双重作用。

4. 抗肿瘤作用　鸡血藤提取物总黄酮能抑制 HT – 29 细胞增殖；鸡血藤提取出的化合物具有直接抗肿瘤及抗转移作用，其作用细胞增殖周期为 G_1 期。

5. 抗菌、抗病毒作用　鸡血藤提取物对鸡大肠埃希菌、鸭大肠埃希菌及金黄色葡萄球菌均有不同程度的抑菌作用；鸡血藤醇提物及其乙酸乙酯萃取物和水层留余物在体外对单纯疱疹病毒Ⅰ型具有明显的抑制作用。

6. 镇静、催眠作用　鸡血藤水提物能明显减少小鼠自主活动次数，增加阈下剂量戊巴比妥钠致小鼠睡眠只数，延长阈上剂量戊巴比妥钠致小鼠睡眠时间。

7. 其他作用　鸡血藤水提醇沉制剂 20mg/kg 直接注入犬股动脉，用电磁流量计记录犬股动脉血流量和血管阻力，注射后 10 分钟股动脉血流量增加值为 42.7%，峰值时增加值达 133%，血管阻力减少 45.3%。鸡血藤总黄酮能明显改善乙醇所致肝损伤，抑制氧化应激、减轻线粒体损伤是其抗肝损伤主要作用机制；鸡血藤乙酸乙酯提取物所含的黄酮类成分能够抑制表皮生长因子受体（EGFR）。

【临床应用】

1. 放、化疗及各种原因引起的白细胞、血小板、红细胞等全血象减少的疾病　单用或以鸡血藤为主组方治疗各种原因引起的白细胞、血小板、红细胞等全血象减少的疾病，有较好疗效。

2. 失眠　鸡血藤丹栀逍遥汤：鸡血藤 50g，丹皮、当归、白芍、黄芩、合欢皮各 15g，栀子、柴胡、炒白术、朱茯神、酸枣仁、炙远志、枳壳各 10g，夜交藤 30g，水煎服用，二煎于夜间醒后服，夜间不醒则次日早餐前服用。15 天为 1 个疗程，治疗 2 个疗程。对照组给予速安 15mg，睡前服用；谷维素 10mg，每天服 3 次。15 天为 1 个疗程，治疗 2 个疗程。治疗组 60 例，对照组 50 例。治疗组、对照组有效率分别为 93.3%、88.0%，两组比较无显著性差异（$P > 0.05$）；但治疗组和对照组的治愈率分别是 53.3%、18.0%，治愈率与显效率之和分别是 85.0%、52.0%，两组比较有非常显著性差异（$P < 0.01$）。治疗组、对照组随访 2 年复发率分别为 18.3%、52.0%，两组比较有非常显著性差异（$P < 0.01$）

3. 风湿性关节炎 鸡血藤汤（鸡血藤 30g，当归、红花各 10g，丹参 20g），水煎服。风胜者加羌活、独活、防风、桂枝等质轻气扬之品以祛风邪；寒胜者加附子、菟丝子以温经散寒；湿邪胜者加茯苓、薏苡仁等渗湿健脾之品；邪热蕴滞者加用石膏、知母、黄芩等清热之品；上肢痛者加桂枝、桑枝之类；下肢痛者加木瓜、牛膝等。治疗 36 例，其中属行痹者 17 例，痛痹者 10 例，着痹者 3 例，热痹者 2 例，风寒湿合而成痹者 4 例。治愈 12 例，显效 17 例，有效 5 例，无效 2 例，总有效率为 94.4%。

4. 脑出血后遗症 鸡血藤汤加减（鸡血藤、丹参各 50g，当归、杜仲、桑寄生、豨莶草、陈皮各 20g，红花 15g），水煎 2 次，取汁 2 杯，分 2 次温服，忌食辛辣黏腻腥臭之品。连服 7 剂，下肢能落地站立，上肢能轻轻转动，仍以原方加牛膝、桑枝各 20g，续服 5 剂后，跗踝肿消，小便亦不失禁，继续上方加减 30 剂，生活可以自理。

5. 坐骨神经痛 鸡血藤 250g，牛膝、桑寄生各 100g，老母鸡 1 只。药物布包与鸡同煮，至肉脱骨为度，食肉喝汤，连服 3~7 只鸡。治疗单纯性坐骨神经痛 33 例，痊愈 23 例，显效、好转各 4 例，无效 2 例，总有效率为 93.9%。

6. 再生障碍性贫血 鸡血藤 60~120g，水煎服，每日 1 剂。长期服用可治疗再生障碍性贫血所致头痛、头晕、手足麻木等。

7. 糖尿病性周围神经性病变 口服由鸡血藤、赤芍、苏木等组成的糖尿宁口服液，每次 50mL，每天 3 次，4 周为 1 疗程。治疗 30 例，治疗 2 个疗程，显效 15 例，有效 14 例，无效 1 例，总有效率为 96.7%。

8. 急性腹泻 鸡血藤 60g，加水煎至 200mL，1 天分 2~3 次服。治疗急性腹泻 18 例，服 4 天后痊愈 16 例，好转 1 例，无效 1 例，总有效率为 94.4%。

【毒副作用】 大剂量使用鸡血藤虽有很明显的治疗作用，但也有致人中毒死亡的报道。犬静脉注射 4.25g（生药）/kg 的鸡血藤酊剂时中毒死亡，提示在使用鸡血藤时仍应注意用药安全。

参 考 文 献

1. 张浩，等. 中国药房，2014，25（3）：221.
2. 程悦，等. 中国实验方剂学杂志，2011，17（9）：142.
3. 富琦，等. 中国中药杂志，2009，34（12）：1570.
4. 曾凡力，等. 中药新药与临床药理，2011，22（1）：16.
5. 胡庭俊，等. 动物医学进展，2010，31（9）：33.
6. 黄新炜，等. 西安文理学院学报，2009，12（1）：62.
7. 刘仲斌，等. 宜春学院学报，2014，36（3）：65.
8. 亢泽春，等. 中国老年学杂志，2013，33（23）：5951.
9. 王冬梅，等. 北京中医药大学学报，2014，37（1）：58.

月 季 花

【别名】 月月红，四季花，月月花。

【来源】 为蔷薇科植物月季 *Rosa chinensis* Jacq. 的干燥花。

【性味】　甘，温。

【功能主治】　活血调经，疏肝结郁。用于气滞血瘀，月经不调，痛经闭经，胸胁胀痛。

【主要成分】　主含挥发油，其中大部分为萜醇类化合物，如香茅醇、橙花醇、丁香油酚等。还含黄酮类化合物，如槲皮苷、山柰素－3－O－鼠李糖苷，另有少量它们的苷元，黄酮类成分约占1%。另含有没食子酸、苦味酸、鞣质等。

【药理作用】

1. 抗氧化作用　体外培养大鼠胰岛细胞，将外源性一氧化氮（NO）作用于离体胰岛细胞5小时以损伤胰岛细胞，给予不同质量浓度（1、0.1、0.01g/L）的月季花水提取物可减少NO、丙二醛（MDA）释放，提高超氧化物歧化酶水平，显著提高细胞存活率，提高胰岛素分泌功能，对外源性NO导致的DNA含量降低有一定的抑制作用，说明月季花水提取物能提高胰岛细胞的抗氧化能力，对外源性NO造成的胰岛细胞损伤有很好的保护作用。月季花中黄酮类化合物具有较强的清除DPPH自由基的活性；月季花黄色素也是一种有效的活性自由基清除剂，对超氧阴离子自由基、羟自由基有一定的清除效果。

2. 抑菌作用　月季花有较强的抗真菌作用，在3%浓度时即对17种真菌有抗菌作用。已分离出月季花抗真菌的有效成分是没食子酸。研究表明，没食子酸体外有抗菌作用，抑菌浓度为5mg/mL。

3. 降血糖作用　月季花总黄酮可降低血糖、糖化血清蛋白水平；降低甘油三酯、胆固醇含量，从而改善机体的脂代谢紊乱；促进胰岛素分泌和肝糖原的合成，能降低血清中MDA水平；增强机体清除自由基的能力，降低NO含量和NOS活力；可以改善胰岛素抵抗作用；可改善胰腺、肾脏、肝脏、胸腺、脾脏的病理变化。

【临床应用】

1. 肌注硬结　治疗组用月季花粉调糊后敷于肌内注射的硬结部位，外用纱布包裹，胶布固定，每天2~3次，每次1小时，3天为1疗程。对照组用湿毛巾热敷。治疗组有效率为97.5%，对照组总有效率为75%。

2. 痛经、闭经以及不孕　月季饮（月季花30~90g，公鸡1只，炖服）每月1剂经前服用，治疗痛经、闭经以及三年以上因女方月经不调或生殖器官发育较差所致的不孕，有一定疗效。

3. 冠心病　新鲜月季花沸水冲泡，频频饮服，治疗隐性冠心病有效。

4. 其他　鲜月季花食疗可防治血黏度升高、高血压等。

【毒副作用】　过量服用月季花可引起剧烈腹痛、头冒冷汗，停药或减量则消失。

参 考 文 献

1. 王蕾，等. 高等学校化学学报，2012，33（11）：2457.

2. 茹宗玲，等. 化学研究与应用，2009，21（9）：1331.

3. 侯朝军. 河南中医学院硕士学位论文，2014.

凌 霄 花

【别名】　紫葳花，陵霄花，坠胎花，藤萝花，吊墙花。

【来源】　为紫葳科植物凌霄 *Campsis grandiflora*（Thunb.）K. Schum. 或美洲凌霄 *Campsis radicans*（L.）Seem. 的干燥花。

【性味】　甘、酸，寒。

【功能主治】　活血通经，凉血祛风。用于月经不调，经闭癥瘕，产后乳肿，风疹发红，皮肤瘙痒，痤疮。

【主要成分】　含环烯醚萜（Iridoid）类成分：紫葳苷（Campenoside）、5－羟基紫葳苷（5－

Hydroxycampsside)、黄钟花苷（Tecomoside）、8－羟基紫葳苷（8－Hydroxycampsside）、5,8－二羟基紫葳苷（5,8－Dihydroxycampsside）、凌霄苷（Cachineside）。黄酮苷类成分：柚皮素－7－双鼠李糖苷〔Naringenin－7－O－α－L－rhamnosy（1－4）rhamnoside〕、二氢山柰酚－3－鼠李糖苷－5－O－葡萄糖苷（Dihydrokaempferol－3－α－L－rhamnoside－5－O－β－D－glucoside）。还含有苦味的咖啡酰苷成分：紫葳新苷（Campneoside）及洋丁香酚苷（Acteoside）。另含生物碱：草苁蓉醛碱（Boschniakine）等。

【药理作用】

1. 对血管平滑肌的作用　凌霄花水煎液0.0125g/mL对猪冠状动脉条有抑制收缩的作用，且作用强于丹参注射液，作用缓慢，持续时间长，美洲凌霄花的作用与凌霄花基本相似。

2. 抗血栓形成作用　给大鼠喂饲凌霄花水煎液33mg/kg，可明显抑制血栓形成，而美洲凌霄花无此作用；凌霄花能加快红细胞电泳，提高红细胞电泳率，使血液红细胞处于分散状态，美洲凌霄花也有此作用。本品粗提取物对老龄大鼠微循环有较好的改善作用。美洲凌霄花醇提物剂量依赖性延长小鼠尾出血时间、毛细管凝血时间，并剂量依赖性缩短小鼠肺栓塞时间。

3. 对子宫平滑肌的作用　在7.5mg/mL浓度时，凌霄花和美洲凌霄花能非常显著地抑制离体未孕小鼠子宫收缩。凌霄花能显著降低子宫收缩强度，减慢收缩频率，降低收缩活性；美洲凌霄花能降低收缩强度和收缩活性，对收缩频率无影响。美洲凌霄花对离体已孕子宫作用特殊，能增强离体已孕子宫的收缩活性，并呈节律性的兴奋和抑制作用。凌霄花对已孕子宫能增加收缩频率及收缩强度，增强收缩活性。

4. 抗炎、镇痛作用　凌霄花喷雾剂对组胺所致小鼠皮肤毛细血管通透性增强有明显的抑制作用，能使慢性疼痛模型（热板法）痛阈值显著提高。外涂给药能明显降低二甲苯致小鼠耳壳炎性肿胀和琼脂所致小鼠足肿胀程度。凌霄花喷雾剂可能是通过多途径的抑制作用缓解炎症反应症状，达到镇痛目的。

5. 对神经系统的作用　本品口服表现轻度抑制小鼠自主活动的作用。

6. 抗菌作用　50%凌霄花、叶煎剂对福氏痢疾杆菌和伤寒杆菌有不同程度的抑制作用。

7. 其他作用　凌霄花有抗溃疡作用，其所含β－谷甾醇有降血胆固醇、止咳、抗癌等作用。

【临床应用】

1. 椎－基底动脉供血不足性眩晕　凌霄花汤以凌霄花为主药，配以丹参、川芎、党参、黄芪、甘草等药合用，水煎内服治疗，有较好疗效。

2. 荨麻疹　凌霄花合剂以凌霄花、生地黄、栀子、土茯苓、地肤子、白鲜皮、防风、蝉蜕、金银花、蒲公英、连翘、甘草等药，水煎服，有效。

3. 血滞经闭、经行腹痛、月经不调　凌霄花可治疗血热血瘀所致经闭、经痛、崩中漏下、风痒等证。

4. 其他　凌霄花可用于治疗原发性肝癌、红斑狼疮、酒齄鼻、头痛、胃肠道息肉等。

【毒副作用】　凌霄花毒性很低，其煎剂小鼠灌胃的最大耐受量（MTO）为50g（生药）/kg。

参 考 文 献

1. 韩海燕，等．中医药导报，2012，18（9）：75.
2. 李建平，等．医药导报，2007，26（2）：137.

自　然　铜

【别名】　石髓铅，方块铜。

【来源】　为硫化物类黄铁矿族矿物黄铁矿。

【性味】　辛，平。

【功能主治】　散瘀止痛，续筋接骨。用于跌打损伤，筋骨折伤，瘀肿疼痛。

【主要成分】　主要含二硫化铁（FeS_2），亦含有铜（Cu）、镍（Ni）、砷（As）、锑（Sb）、硅（Si）、钡（Ba）、铅（Pb）、钙（Ca）、锌（Zn）、锰（Mn）等杂质。

【药理作用】

1. 促进骨折愈合作用　在家兔两桡骨中、下1/3部位造成实验性骨折，用100%自然铜药液给家兔连续灌胃，20日内骨痂的钙、磷量增加；不溶性胶原量在骨折15日内显著提高；拉伸应力和弯曲应力也比对照组增强。自然铜中的钙等无机物经吸收后沉积矿化在骨痂中，使钙、磷含量增多，锌、铁、锰有利于胶原合成，铜能提高赖氨酸氧化酶的活性，使胶原纤维韧性加强，胶原不溶性增加，从而增强生物力学强度，而应力刺激又可促进新骨生成，故自然铜有促进骨折愈合的作用。

2. 抗真菌作用　在试管内，自然铜对供试的多种病源性真菌均有不同程度的抑制作用，尤其对石膏样毛癣菌、土曲霉菌等丝状真菌作用较强。将石膏样毛癣菌接种到豚鼠背部，造成豚鼠实验性体癣模型，再在病灶部位外涂自然铜煎剂，结果表明自然铜对豚鼠实验性体癣也有一定治疗效果。

3. 抗肿瘤作用　自然铜和鹿衔草能缩小肿瘤体积，降低血钙和碱性磷酸酶，升高肿瘤细胞凋亡率，减少尿素氮，能安全有效地抑制肺癌骨转移导致的骨破坏。

【临床应用】

1. 跌打损伤　以自然铜为主药的接骨散有加强骨折愈合强度的作用，可使横牵引力加强36%～53%，旋转牵引力加强60%。

2. 地方性甲状腺肿　自然铜可改进病区水质。选择两个人口组成、发病率、生活条件等均相似的地区进行试验，一为试验点，一为对照点。试验点按各井水容积，以6～8kg/m³计，将自然铜用藤筐盛装放入井中；次年再在原井中放入相同量的自然铜。对照点各井中不放任何药物。两年半后，观察结果为：在新发病例方面，试验点271人，体检复查发病Ⅱ度甲状腺肿51例，占18.8%；对照点297人，新发Ⅱ度甲状腺肿82例，占27.6%。在治疗效果方面，试验点有效率为55.7%，对照点为38.7%，有显著性差异；而恶化病例则相反，对照点为50%，超过试验点（31.7%）。

【毒副作用】　长期过量服用本品可致重症黄疸，小鼠静脉注射自然铜煎剂的 LD_{50} 为 1.92g/kg，煅自然铜则为 3.83g/kg。

参 考 文 献

1. 毛碧峰. 辽宁中医药大学博士学位论文，2009.
2. 赵根华，等. 中药新药与临床药理，2015，26（4）：481.
3. 曹照文，等. 中华中医药学刊，2012，30（1）：137.

骨 碎 补

【别名】　猴姜，申姜，毛姜，石岩姜。

【来源】　为水龙骨科植物槲蕨 *Drynaria fortunei*（Kunze）J. Sm. 的干燥根茎。

【性味】　苦，温。

【功能主治】　疗伤止痛，补肾强骨；外用消风祛斑。用于跌扑闪挫，筋骨折伤，肾虚腰痛，筋骨痿软，耳鸣耳聋，牙齿松动；外治斑秃，白癜风。

【主要成分】　主要含黄酮类化合物，如柚皮苷、骨碎补双氢黄酮苷、北美圣草苷，还含有石莲姜素、淀粉、葡萄糖及多糖酸盐等，其他尚含原儿茶酸、羊齿-7-烯、绵马-3-烯、22（29）-何帕烯及多种四环三萜类化合物及挥发油等。

【药理作用】

1. 对骨骼的作用　骨碎补提取液对组织培养中的鸡胚骨基原中的 Ca^{2+}、P 沉积有促进作用，可提高组织中碱性磷酸酶活性，促进蛋白多糖的合成，抑制胶原合成。骨碎补粗提取物对小鸡骨发育生长有显著促进作用，用药组小鸡股骨的湿重和体重及单位长度皮质骨的 Ca^{2+}、P、HP（水化磷脂）等含量均高于对照组。

骨碎补能显著抑制醋酸可的松引起的骨质丢失，防止糖皮质激素引起的骨质疏松。给去卵巢大鼠灌服骨碎补总黄酮 6 个月后，其胫骨骨小梁体积百分比明显提高，胫骨骨小梁吸收表面百分比以及胫骨小梁形成表面百分比、活性面百分比、骨小梁矿化率和骨小梁骨生成率、胫骨类骨质平均宽度、骨皮质矿化率均明显降低，表明骨碎补总黄酮对卵巢切除所致的骨质疏松有明显防治作用。维 A 酸 70mg/（kg·d）给大鼠灌胃 14 天，造成大鼠实验性骨质疏松，骨碎补总黄酮三个剂量组（45、90、180mg/kg）均可明显提高大鼠的骨密度及血钙水平。SD 大鼠局部注射大肠杆菌内毒素建立牙槽骨吸收模型，骨碎补水提取液每天灌胃 1 次，分别用药 10、20、30 天，给药后大鼠的牙槽骨密度明显升高，牙周破骨细胞消失，Howship 陷窝数目明显减少，大多数分叉区牙槽骨出现新生未钙化骨样基质和附着的成骨细胞，提示骨碎补能有效抑制牙槽骨吸收，促进牙槽骨再生。

骨碎补总黄酮（每克提取物相当于生药 66.67g）能提高用 UMR$_{106}$ 成骨细胞株培养的成骨细胞内碱性磷酸酶的活性，并有一定的量效、时效关系。骨碎补水相和醇相提取物中分别存在有较高活性的能促进成骨细胞增殖、分化和钙化的物质。骨碎补对卵巢切除所致的大鼠骨质疏松症具有一定的治疗作用，具体体现在调节去卵巢所致的骨代谢高转换状态，能降低外周血清中 IL - 1、IL - 6 含量以及提高 CT 水平；骨碎补总黄酮可增加去卵巢大鼠骨密度，其途径可能是通过调节 RANKL - OPG 平衡、抑制 JNK 磷酸化及 c - Fos 表达实现的，同时增强去卵巢大鼠骨组织 I 型胶原的表达，降低骨转换率，增加骨密度；也有研究表明，骨碎补总黄酮对骨质疏松模型大鼠 OPG/RANKL/RANK 轴系统有一定的影响，通过调控 OPG/RANKL/RANK 轴系统使 OPG 表达增加、RANK 和 RANKL 的表达下降，这可能是也是防治骨质疏松症的机制之一。

2. 降血脂作用　骨碎补水煎醇沉液肌注可预防高脂饲料所致家兔血清胆固醇、甘油三酯增高，能使已增高者降低，并可防止主动脉粥样硬化斑块形成。骨碎补还能使肝及肾上腺内胆固醇含量明显下降。骨碎补多糖酸盐对家兔亦有明显抗高脂血症和抗动脉硬化的作用，对高胆固醇血症造成的肝细胞及肾上腺细胞线粒体、粗面内质网的损害有促进恢复作用，从而促进肝及肾上腺细胞内胆固醇的转化与排出。骨碎补双氢黄酮苷亦可降低血清胆固醇、甘油三酯。

3. 对耳聋的治疗作用　骨碎补液可使链霉素所致耳蜗一回和地二回外毛细胞的损伤明显减轻。通过对实验组（合用骨碎补组）及对照组（单纯注射卡那霉素组）动物脑干听觉诱发电位（ABR）Ⅲ潜伏期、阈值的比较和全耳蜗铺片毛细胞损伤计数统计及对毛细胞超微结构的扫描和透射电镜的观察表明，骨碎补对卡那霉素的耳毒性有一定的预防作用。另外，从肾脏的石蜡切片观察到，卡那霉素对肾脏也有损害，耳毒性与肾损害程度呈正相关，所以认为骨碎补对耳毒性的预防可能是通过对肾脏的保护作用实现的。

4. 抗炎作用　骨碎补总黄酮（每克提取物相当于生药 66.67g）灌胃给药对二甲苯所致小鼠耳肿胀有一定的抑制作用，对醋酸所致小鼠腹腔毛细血管扩张和渗透性增强有拮抗作用，能抑制蛋清所致足肿胀及慢性棉球肉芽肿的形成，提示其对组胺、5 - 羟色胺引起的炎症水肿有抑制作用。骨碎补总黄酮促进牙周炎大鼠牙周组织 BGP 的表达，抑制 IL - 6 的表达，对牙周炎的治疗具有重要意义。

5. 对心血管系统的作用　从骨碎补中分离出的双氢黄酮苷有强心作用，其 0.5% 溶液兔耳静脉给药，强心作用维持 2 小时，可使心肌收缩力增强，心律规整，对心率、血压无明显影响，其强心作用是直接作用于心肌而非作用于交感神经系统。骨碎补还有增强小鼠耐缺氧能力及抑制兔血小板聚集的作用。

6. 抑制细胞凋亡　骨碎补具有抑制重型颅脑损伤大鼠受伤早期细胞凋亡的作用，此作用可能与其能对抗血清 IL - 2 含量下降有关；同时骨碎补总黄酮促进 MLO - Y4 细胞的增殖和分化，并能够抑制其凋亡。

7. 其他作用　骨碎补双氢黄酮苷有明显的镇静、镇痛作用，并能增强家兔心肌收缩力，延长小鼠耐缺氧存活时间。实验表明，本品在试管内能抑制葡萄球菌的生长。

【临床应用】

1. 耳聋　骨碎补 45～60g，葛根 45g，磁石 60g，山药 30g，白芍、川芎各 15g，酒大黄 1.5～6g，甘草

12g，水煎服，每日1剂，并配合维生素类药物。治疗108例（183只耳），痊愈10只耳，显效54只耳，进步46只耳，无效73只耳。对爆震性、突发性、原因不明性耳聋的疗效较好，对噪音性、药物性耳聋的疗效较差。

2. 氨基糖苷类抗生素中毒　由骨碎补、葛根、熟地黄、山茱萸、磁石、丹参、穿山甲等组成的补肾活血解毒汤治疗氨基糖苷类抗生素中毒有较好疗效。骨碎补30g，菊花、钩藤各12g，治疗链霉素毒副作用53例，有效率达98.1%。单用本品每日15～30g，水煎服，治疗55例，痊愈37例，好转10例，无效8例。

3. 退行性骨关节病　由骨碎补、续断、淫羊藿、熟地黄、白芥子、生草乌、乳香、没药、威灵仙、血竭、樟脑、麝香等组成的骨刺宁膏贴穴，治疗退行性骨关节病有效。

4. 小儿生长性骨关节痛　骨碎补30～50g，续断30g，杜仲、牛膝、五加皮各15g，薏苡仁、萆薢各20g，独活、白术、生地黄、防风、当归各10g，甘草3g，组成骨碎补汤，治疗小儿生长性骨关节疼痛106例，治愈85例，好转16例，无效5例，总有效率为95.3%。

5. 鸡眼　骨碎补10g，碾成粗末，于95%酒精100mL中浸泡3日即可使用。用时先以温水洗泡鸡眼处，用小刀削去外层原皮，再涂擦本药液，每2小时擦1次，擦后略有痛感，几分钟后即消失。治疗6例，用药10～15天，全部治愈。

6. 寻常疣、传染性疣　骨碎补研粗末，用75%酒精制成骨碎补酊擦拭疣体，治疗寻常疣效果良好。骨碎补20g，浸泡于70%酒精中，48小时后细滤即得，将药酒涂于疣体上，每日2次，共治疗传染性疣27例，治愈16例，好转8例，无效3例，有效率为88.9%，治愈天数3～25天不等。

7. 骨质疏松症骨痛　强骨胶囊（骨碎补总黄酮）口服，每次1粒，每日3次，治疗本病的总有效率为91.8%，愈显率为70.9%。

8. 其他　内服由骨碎补等制成的接骨Ⅱ号丸，治疗各种骨折502例，有明显的促进骨折愈合的效果。骨碎补常用于治疗跌打损伤、软组织损伤等，有较好疗效。

【毒副作用】　骨碎补大剂量煎服（每天100g）16天、（每两天250g）17天，可引起中毒，中毒症状主要表现为口干、多语、恐惧、心悸胸闷，继而为神志恍惚，胡言乱语，时而欣快，时而悲泣等精神失常表现。

参 考 文 献

1. 田刚，等. 中国中医基础医学杂志，2013，19（1）：47.
2. 朱振标，等. 海南医学，2015，26（9）：1249.
3. 伍海昭，等. 中医正骨，2014，26（4）：11.
4. 刘康，等. 中国现代应用药学，2015，32（6）：652.
5. 曾辉，等. 山西医科大学学报，2015，46（4）：324.
6. 潘宇政，等. 山东中医杂志，2012，31（10）：753.
7. 李洋，等. 中国骨质疏松杂志，2015，21（5）：592.
8. 黄云英，等. 天津中医药，2012，29（4）：375.

刘 寄 奴

【别名】　刘寄奴草，金寄奴，南刘寄奴，六月雪，九牛草。

【来源】　为菊科植物奇蒿 *Artemisia anomala* S. Moore 的干燥地上部分。

【性味】　辛、微苦，温。

【功能主治】　破瘀通经，止血消肿，消食化积。用于经闭，痛经，产后瘀滞腹痛，恶露不尽，癥瘕，跌打损伤，金疮出血，风湿痹痛，便血，尿血，痈疮肿毒，烫伤，食积腹痛，泄泻痢疾。

【主要成分】　含奇蒿黄酮（Arteanoflavone）、香豆精（Coumarin）、异泽兰素（Eupatilin）、小麦黄素（Tricin）、脱肠草素（Herniarin）、东莨菪素（Scopoletin）、伞形花内酯（Umbelliferone）、三裂鼠尾草素（Salvigenin）、瑞诺木烯内酯（Reynosin）、狭叶墨西哥蒿素（Armexifolin）、去氢母菊内酯酮（Dehydromatricarin）、去乙酰基去氢母菊内酯酮（Deacetyldehydromatricarin）、断短舌匹菊内酯 A（Secotanapartholide A）、长叶艾菊内酯异构体（Tanaphillin isomer）、刘寄奴内酯（Artanomaloide）、奇蒿内酯（Arteanomalactone）、西米杜鹃醇（Simiarenol）、橙黄胡椒酰胺乙酸酯（Aurantiamide acetate）、伞形香青酰胺（Anabellamide）、刘寄奴酰胺（Anomalamide）及挥发油等。

【药理作用】

1. 抗缺氧作用　刘寄奴水煎醇沉液 5g（生药）/kg 腹腔注射，对由氰化钾或亚硝酸钠所致的小鼠组织性缺氧和结扎总动脉所致的脑循环障碍性缺氧有明显保护作用。刘寄奴溶液有延长小鼠在减压缺氧环境中的生存时间的作用，表明刘寄奴降低小鼠全身耗氧量的作用是非常显著的。

2. 抗凝血、抗血栓形成及抗血小板聚集作用　实验表明，刘寄奴能降低由 ADP 诱导的血小板聚集的电阻值，且呈现出良好的量效关系，从而显示出刘寄奴有显著的抑制血小板聚集反应的作用。但刘寄奴是否能抑制血小板的释放反应，还有待进一步实验研究。刘寄奴能显著减轻病理状态下大鼠体内静脉血栓湿重，降低血栓形成的百分率，显示出显著的血栓抑制作用；刘寄奴还能显著减少 ADP 诱导的体内血栓形成小鼠的死亡率，这种抗血栓作用可能是通过其显著的抗凝血作用以及抑制 ADP 诱导的血小板聚集功能等作用而实现的。刘寄奴对血液流变学影响甚小，因此其活血化瘀作用主要表现在抗凝血、抗血栓形成及抗血小板聚集方面。刘寄奴对正常实验动物的凝血时间、血浆复钙凝血时间、TT、PT、KPTT 均有延长作用，对体外血栓形成长度、聚集指数等指标有降低作用，与生理盐水相比有显著差异；另外，刘寄奴在对抗红细胞压积、降低血黏度和血浆黏度等方面有明显效果。

3. 对心血管系统的作用　刘寄奴溶液有加速血液循环的作用，能增加离体豚鼠冠状动脉灌流量。

4. 抗菌作用　刘寄奴水煎液对宋氏痢疾杆菌、福氏痢疾杆菌等有抑制作用。刘寄奴水提取液对小鼠体内病菌具有明显抑制作用，其中尤以高浓度的水提取液抑菌效果最佳，并且对大肠杆菌的抑菌效果比金黄色葡萄球菌好。

5. 抗炎作用　刘寄奴乙酸乙酯部位富集的总黄酮能抑制细胞上清液中亚硝酸盐含量，部分通过丝裂原活化蛋白激酶（MAPKs）中的细胞外信号调节激酶（ERK）信号通路抑制 iNOS 和 COX-2 基因和蛋白的表达而达到抗炎效果。

6. 其他作用　刘寄奴还有镇痛、消肿、消食化积等作用。刘寄奴煎剂十二指肠给药，可使大鼠及狗的胆汁排泌增加，有明显的利胆作用。

【临床应用】

1. 烫火伤　刘寄奴是治疗跌打损伤的常用药，用其治疗烫火伤也有疗效。取鲜刘寄奴全草适量，用清水洗净，放入药罐内，捣成泥状备用。用 0.9% 灭菌生理盐水清洗患处，再用灭菌干棉球擦干表面水液，将刘寄奴泥直敷患处，每日换药 1 次，治疗烫火伤，1 周即愈。

2. 中暑　单味刘寄奴 50～100g 水煎服，治疗轻、中、重型中暑均有效。

3. 急性细菌性痢疾　刘寄奴水煎液浓缩浸膏加淀粉制成片剂，治疗菌痢有很好疗效。观察治疗 34 例，全部治愈，服药时间短者 1 天，长者 3 天。

4. 其他　刘寄奴还可用于治疗痔疮、急性传染性肝炎、前列腺肥大等。单味刘寄奴治疗骨折有效。

【毒副作用】　刘寄奴水煎醇沉液小鼠腹腔注射，每只 1g，灌胃给药，每只 2g，1 次给药连续观察 72 小时，除腹腔注射给药后小鼠有蜷缩、竖毛现象外，灌胃组小鼠无明显改变，两组小鼠无一死亡。

参 考 文 献

1. 常银子，等. 食品科技，2009，34（5）：231.

2. 章丹丹，等. 上海中医药杂志，2009，43（7）：70.

3. 郑云燕，等. 中国卫生检验杂志，2010，20（10）：2479.

4. 赖庆. 浙江中医杂志，2015，50（7）：541.

5. 许昆松. 内蒙古中医药，2007，（2）：34.

延 胡 索

【别名】　延胡，玄胡索，元胡。

【来源】　为罂粟科植物延胡索 *Corydalis yanhusuo* W. T. Wang 的干燥块茎。

【性味】　辛、苦，温。

【功能主治】　活血，利气，止痛。用于胸胁、脘腹疼痛，胸痹心痛，经闭痛经，产后瘀阻，跌扑肿痛。

【主要成分】　含多种生物碱，经鉴定的有延胡索甲素（d‑Corydaline，延胡索碱，紫堇碱）、延胡索乙素（dl‑四氢掌叶防己碱，dl‑四氢巴马汀，dl‑Tetrahydropalmatine）、延胡索丙素（原阿片碱，Protopine）、延胡索丁素（1‑四氢黄连碱，1‑Tetrahydrocoptisine）、延胡索戊素（dl‑四氢黄连碱）、延胡索己素（1‑四氢古伦胺碱，1‑四氢非洲防己碱，1‑Tetrahydrocolumbamine）、延胡索庚素（延胡素球碱，Corybulbine）、延胡索辛素（Corydalis H）、延胡索壬素（Corydalis I）、延胡索癸素（Corydalis J）、延胡索子素（Corydalis K）、延胡索丑素（Corydalis L）、延胡索寅素（α‑别隐品碱，α‑Allocryptopine；β‑高白屈莱碱，β‑Homochelidonine）、黄连碱（Coptisine）、去氢延胡索甲素（去氢延胡索碱，去氢紫堇碱，Dehydrocorydaline）、延胡索胺碱（紫堇达明碱，Corydalmine）、去氢延胡索胺碱（去氢紫堇达明碱，Dehydrocorydalmine）、古伦胺碱（Columbamine）等。从延胡索乙醇热提浸膏中分得 3 个生物碱：狮足草碱（Leonticine）、二氢血根碱（Dihydrosanguinarine）、去氢南天竹啡碱（Dehydronanteine）。

【药理作用】

1. 对中枢神经系统的作用

（1）镇痛作用：电刺激鼠尾法表明，灌服延胡索粉剂的止痛效价约为吗啡的 1/10，作用持续 2 小时。延胡索的各种剂型中以醇制及醋制流浸膏作用最强，小鼠热板法表明，酒煎剂作用迅速，醋煎剂作用持久，酒煎剂和醋煎剂作用优于水煎剂。延胡索总碱的止痛效价约为吗啡的 40%，汉防己总碱约为吗啡的 13%，两者合用止痛效力并不增强，反而减弱。延胡索甲素、丑素均有显著的镇痛作用。在兔热刺激法和电刺激法实验中，静脉注射延胡索乙素 15～20mg/kg、丑素 10～15mg/kg 或甲素 30～40mg/kg 均有镇痛作用，以乙素、丑素作用为最强，甲素次之。大鼠皮下注射延胡索乙素 50mg/kg 或丑素 40mg/kg 也有与兔实验相似的镇痛效力。丙素在小鼠电刺激及腹膜醋酸刺激实验中亦显示出明显的镇痛作用。癸素也有微弱的止痛作用。但以上镇痛作用均不及吗啡。延胡索乙素对大鼠慢性神经痛也具有镇痛作用，其机制与抑制海马 FAAH 的表达相关。大鼠对乙素和丑素的镇痛作用能产生耐药性，但产生速度比吗啡耐药性慢 1 倍，并与吗啡有交叉耐药现象。延胡索乙素未发现有成瘾性。

（2）催眠、镇静与安定作用：延胡索乙素较大剂量时对兔、鼠、犬、猴均有明显催眠作用，但动物感觉仍存在，易被惊醒；犬皮下注射后 5～20 分钟出现睡眠，维持 80 分钟左右，多次给药后呈现一定的耐药性；乙素能延长环己巴比妥钠的睡眠时间，明显减少小鼠自发活动与被动活动，但不能消除其翻正反射，显示无麻醉作用，可使家兔外观安静，脑电波转变为高电压慢波。乙素对动物的条件反射有选择性的抑制作用，对动物的分化相无明显改变，对非条件反射无明显作用，此作用与氯丙嗪及利血平相似。乙素有对抗咖啡因和苯丙胺的中枢兴奋的作用，也有降低大量苯丙胺毒性的作用；可对抗戊四氮所致的惊厥，但对士的宁所致的惊厥可增敏；能抑制五甲烯四氮唑的惊厥作用；对猴也有一定的驯服作用；可对抗墨斯卡林（Mescaline）对小鼠的作用；因此，乙素具有安定剂的一些特征。丑素的镇静、安定作用不及乙素，癸素则更弱。

（3）其他作用：延胡索乙素不能对抗电休克的发生，略能协同苯妥英钠抗电休克的作用；对犬有轻度中枢性镇吐作用，能轻度降低大鼠体温。

2. 对心血管系统的作用

（1）对心脏的影响：消旋四氢巴马汀对麻醉开胸犬静脉注射后，LVSP、dp/dt_{max} 及 $VcE \pm dp/dt_{max}$ 等指标均显示其有明显的先兴奋后抑制的双向作用。延胡索乙素有抗心律失常作用。延胡索醇提取物有显著扩张离体兔心和在体猫心的冠状血管、降低冠脉阻力与增加血流量的作用，对麻醉犬冠状动脉的扩张作用最明显，颈内动脉次之。延胡索醇提取物还能增加麻醉犬的心输出量，降低血压和总外周阻力，对左心室压和左心室 dp/dt_{max} 无明显影响，表明延胡索并不加强心肌收缩力，心输出量增加可能是由于外周血管扩张之故。延胡索提取物能减少大鼠急性心肌梗死面积，改善心肌缺血损伤，提高梗死后心肌的 $Na^+,K^+ - ATP$ 活性和梗死后减少 $CX43$ 与 $P - CX43$ 的蛋白含量，减少 $CX43$ 与 $P - CX43$ 侧边化现象，从而降低室性心律失常的发生。对 ISO 诱导大鼠急性心肌缺血有防治作用，防治机制与提高血清 SOD 活力、降低 MDA 含量有关。延胡索醇提取液小鼠腹腔注射给药可使心肌对 ^{86}Rb 的摄取明显增加。延胡索总碱 5 或 10mg/kg 静脉注射，能对抗垂体后叶素所致豚鼠心电图异常。多次给予延胡索醇提取物，可明显减轻皮下大剂量给予异丙肾上腺素所致的心肌坏死程度，也提示延胡索具有改善坏死边缘区营养性供血的能力。延胡索乙素能明显缩小大鼠冠脉结扎后 24 小时的心肌梗死范围，并能降低血清 CK 和 AST 的增高，对心肌梗死可能有一定的防治作用。延胡索总碱对乌头碱诱发的大鼠心律失常有明显的治疗作用，总碱水中不溶部分的作用明显超过相同剂量的总碱。延胡索乙素改善老龄血瘀模型大鼠血液流变学，其的机制可能与提高 $Na^+,K^+ - ATP$ 活性、降低膜胆固醇含量、升高红细胞膜表面巯基含量、提高膜 SOD 活性、降低 MDA 含量有关。延胡索乙素静脉注射可明显降低大鼠心肌缺血再灌注心律失常的发生率和心肌过氧化物的含量，还能使大鼠离体心室去甲肾上腺素量效曲线非平行性右移，最大反应降低，表现出非竞争性拮抗作用，能显著抑制缺氧再给氧所致豚鼠离体心室肌的迟后除极和触发活动，表明延胡索乙素有良好的抗缺血再灌注心律失常的作用，机理是阻止氧自由基的损害作用和迟后除极的产生，而与心肌 α_1 受体可能无关。延胡索乙素左旋体对离体豚鼠心乳头肌及心房肌显示出明显的浓度依赖性负性肌力作用，也可对抗氧化钙和异丙肾上腺素的正性肌力作用，可明显延长豚鼠心乳头肌动作电位时程和有效不应期。缺血前给予延胡索乙素左旋体，能显著降低 $FeSO_4/$抗坏血酸自由基发生系统所致大鼠心脏再灌注室颤的发生率，同时使心肌 SOD 和谷胱甘肽过氧化物酶活力升高，丙二醛含量降低，冠脉流出液中乳酸脱氢酶含量减少。

（2）对外周血管及血压的影响：延胡索对股动脉也有一定的扩张作用，其扩张血管的作用可能是解除疼痛作用的原因之一。延胡索乙素可使大鼠血压明显降低，并呈剂量依赖关系，降压的同时伴有短暂的心率减慢，能拮抗去甲肾上腺素对大鼠的升压作用，并可翻转肾上腺素的升压作用。延胡索乙素有拮抗苯肾上腺素收缩大鼠离体主动脉条的作用，PA_2 值为 5.59，并可使利血平化大鼠出现升压效应，并为育亨宾所阻滞；大剂量乙素能拮抗可乐定的升压作用，表明其有阻滞 α_1 受体的作用，小剂量时能激动突触前膜 α_2 受体，大剂量亦能阻滞突触后膜的 α_2 受体。消旋四氢巴马汀灌胃、静脉注射、腹腔注射均可使麻醉大鼠血压明显降低，但给麻醉兔椎动脉注射对血压则无明显影响，提示其降压作用可能不在中枢。测定表明，消旋四氢巴马汀可明显减少大鼠心脏、主动脉、股动脉中 NE 和肾上腺中维生素 E 含量，其降压效应与血管中 NE 含量下降程度呈显著正相关。延胡索乙素左旋体静脉注射能显著降低大鼠血压，降低舒张压效果甚于收缩压，对正常大鼠有明显的降低门静脉压的作用，并有一定的剂量依赖性，而降低门静脉压作用与降低动脉压作用无相关关系。延胡索提取物对大鼠动 – 静脉旁路所诱发的血栓和电刺激动脉所致血栓均具有抑制作用，可明显降低血瘀模型大鼠的全血比黏度，改善大鼠高凝状态下的血液流变性，对血瘀证的"浓、黏、凝、聚"等血液流变学特征，具有显著改善作用。

3. 对内分泌腺的作用　延胡索乙素能促进大鼠垂体分泌促肾上腺皮质激素，小鼠胸腺萎缩法也表明乙素具有这一作用。给大鼠皮下注射延胡索乙素 50mg/kg 或 70mg/kg（有效镇痛和安定剂量）后，肾上腺维生素 C 含量明显下降，说明乙素有兴奋垂体肾上腺系统的作用；给去垂体大鼠注射延胡索乙素并不能引起肾上腺维生素 C 含量下降，表明延胡索乙素兴奋垂体肾上腺系统的作用在于引起垂体促肾上腺皮质激素的分泌，而不是直接兴奋肾上腺皮质；给大鼠注射戊巴比妥钠 40mg/kg，或注射去氢皮质醇 15mg/kg 后，延胡索乙素引起垂体促肾上腺皮质激素释放的作用消失，说明乙素的这一作用部位有可能在下视丘。大鼠连续注射延胡索乙素（70mg/kg，连续 6 次）后，便对刺激促皮质激素分泌的作用产生耐受或适应，对低温（8℃或 4℃）刺激引起的促皮质激素释放有明显抑制作用；连续注射还能使甲状腺的重量明显增加，说明其还能影响甲状腺的机能；每天皮下注射，对小鼠动情周期有明显抑制作用。

4. 对胃肠道的作用　延胡索浸剂（1∶1000～1∶10000 浓度）对豚鼠离体肠管呈兴奋作用，但对兔及大鼠离体小肠无显著作用。乙素在 1∶20000 浓度时，能抑制兔离体肠管活动，并能阻断乙酰胆碱、氯化钡、垂体后叶素及 5-HT 对肠肌的兴奋作用。健康人服用延胡索浸剂 10g 对胃肠运动影响不大。乙素对大鼠离体的胃和结肠，能对抗 5-羟色胺引起的收缩；对于整体动物，如在巴甫洛夫犬小胃做实验，乙素 20～40mg/kg 皮下注射，对胃液分泌量及胃酸无明显影响，大量（80mg/kg）则使胃液分泌总量显著减少，胃液酸度及消化力也明显降低。去氢延胡索甲素能保护因饥饿、幽门结扎或药物（可的松、利血平、阿司匹林等）所致的大鼠实验性溃疡，减少胃液分泌、胃酸及胃蛋白酶的量，在切断迷走神经后仍有抗分泌作用，可见其对副交感神经无阻断作用，该作用可能与机体内儿茶酚胺的作用有关。原阿片碱对幽门结扎性溃疡、乙素对饥饿引起的溃疡有轻度抑制作用，对利血平引起的溃疡则无效。乙素有明显的抗 5-羟色胺作用，在整体大鼠并不增加体内 5-羟色胺的释放。近年报道，延胡索乙素能明显抑制离体大鼠胃黏膜基础胃酸分泌，使组胺诱导胃黏膜及壁细胞泌酸的量效曲线平行右移，并抑制最大泌酸反应。去氢紫堇碱能保护因饥饿、幽门结扎或药物所产生的大鼠实验性溃疡病，减少胃液分泌、胃酸及胃蛋白酶的量，其作用可能是通过中枢神经-脑下垂体-肾上腺素系统实现的。

5. 其他作用　溴化甲基延胡索乙素、延胡索乙素对兔、离体豚鼠的实验表明，其对肌肉有松弛作用。延胡索乙素可明显抑制兔离体输卵管峡部肌收缩活动，使其频率、振幅、张力均降低，并能抑制去甲肾上腺素诱导的收缩效应，具有延缓输卵管内卵子运行的作用。醋制延胡索水煎液中的季铵碱有明显的增强小鼠耐缺氧能力的作用。延胡索醇提取物腹腔注射于小鼠，可明显提高动物对常压或减压缺氧的耐受能力。

【体内过程】　小鼠灌服延胡索乙素 60mg/kg，30 分钟后，胃肠内残余量只有 10%，可见乙素吸收迅速而完全。大鼠皮下注射乙素 150mg/kg，1 小时后主要分布于肺、肝、肾、脾及脂肪，而心、血液及脑中含量较少，此后内脏中乙素含量下降，脂肪中含量却增加，显然与乙素的脂溶性有关。大鼠及兔实验表明，乙素极易透过血脑屏障进入脑组织，几分钟内即出现较高浓度，在皮层的含量和在丘脑-中脑的含量相似，持续时间也相似，但脑内含量下降迅速，30 分钟后即降低，2 小时后低于血中含量，这可能是乙素疗效不持久的原因。兔腹腔注射乙素后 24 小时内以原形从尿中排出者只占给药量的 1/300，粪排出量极微，说明乙素在体内经代谢后才排出体外。但大鼠皮下注射乙素后，主要经肾脏排泄，药后 12 小时内排出约占给药量的 80% 以上。乙素在机体内的转化情况尚未阐明。

【临床应用】

1. 冠心病　延胡索 80% 醇提取物制成片剂或注射液治疗各类冠心病 575 例，疗效良好。

2. 心律失常　延胡索粉口服治疗各种心律失常 48 例，总有效率为 83.3%，其中持续性房颤 17 例，6 例转为窦性。延胡索甲素和乙素治疗早搏有较好疗效。

3. 溃疡病、胃炎　口服延胡索制剂治疗胃和十二指肠溃疡及慢性胃炎 461 例，总有效率为 76%。以延胡索、白芷为主口服治疗浅表性胃炎 127 例，总有效率为 96.1%。

4. 支气管哮喘　延胡索配白芥子、细辛、甘遂研末，以生姜汁调匀，加六神丸贴穴位。治疗 347 例，治愈 90 例，显效 119 例，好转 101 例，无效 37 例。

5. 局部麻醉　用 0.2% 延胡索碱作浸润麻醉行门诊手术 105 例，93.4% 手术顺利完成，5.7% 患者有轻度痛感。用 0.3%～0.6% 延胡索乙素注射液局部麻醉 220 例，效果满意。

6. 痛经　口服延胡索乙素治疗 44 例，显效 14 例，疼痛减轻 18 例，无效 12 例。一般用药 10 分钟后即有镇痛作用。

【毒副作用】　延胡索醇浸膏给小鼠灌胃的 LD_{50} 为（100±4.53）mg/kg。延胡索乙素、癸素、丑素、寅素小鼠静脉注射的最小致死量分别为 102、42、150、41mg/kg。乙素、丙素、丑素小鼠静脉注射的 LD_{50} 分别为 146、151～158、100mg/kg。癸素小鼠腹腔注射的 LD_{50} 为 127mg/kg。麻醉猫静脉注射乙素 40mg/kg，血压稍降，心率减慢，1小时恢复，对心机能无明显影响；丑素 30mg/kg 对多数猫血压无严重影响，但心电图有 T 波倒置，毒性比乙素大，安全范围比乙素小；甲素对麻醉猫血压和心电图均无明显影响。正常兔静脉注射乙素 20～40mg/kg 时，呼吸短暂兴奋，剂量增大至 60mg/kg 时，则呼吸呈现抑制。猴灌服乙素 85mg/kg 或 110mg/kg 或皮下注射 80mg/kg 无明显毒性；灌服 180mg/kg，先出现短时兴奋，继之呈现较严重的后抑制、极度镇静和较深度的催眠作用，感觉并不丧失，随后有四肢震颤和震颤性麻痹，心电图和呼吸均正常，尿中出现管型，数天后可恢复，如每天灌服 85mg/kg，共 2 周，除镇静、催眠作用外，第 4～7 天出现肌肉紧张，四肢震颤，尿中有管型，病理解剖观察内脏无明显变化，切片检查发现心脏和肾脏有轻度浊肿。临床有服用颅痛定出现锥体外系症状及外用延胡索浸泡液致过敏反应的报道。

参 考 文 献

1. 王殊秀，等 . 临床麻醉学杂志，2012，28（7）：705.

2. 张萍 . 北京中医药大学博士学位论文，2012.

3. 孙世晓，等 . 中医药学报，2012，40（4）：45.

4. 马伯艳，等 . 中医药信息，2012，29（1）：100.

5. 李冰 . 长春中医药大学硕士论文，2014.

6. 姜海波，等 . 中国药理通报，2015，31（11）：1598.

7. 蔡银燕，等 . 海峡药学，2007，19（3）：65.

第十六章　补　益　药

凡能补益正气、扶持虚弱、治疗虚证的药物，称为补益药，亦称补养药或补虚药。中医的虚证和虚实夹杂证几乎可以在西医的各种疾病中体现，所以补益药应用范围广泛，但应用较多的则是消化系统疾病（如溃疡病、慢性胃肠炎等），白细胞减少症，贫血，免疫功能低下，各种感染（多见于慢性、后期及有虚证表现者），各脏器功能低下，不育，老年性疾病等。根据功效和适应证范围，补益药分为以下四类：

补气药　能补益脾气、肺气、心气等，消除或改善气虚证。脾气虚则饮食不振、脘腹虚胀、体倦神疲、大便溏薄、脏器下垂，或造血功能不足，或血失统摄；肺气虚则少气懒言、声音低微、易出虚汗；心气虚则心悸、脉微或虚弱无力，这些都是补气药的适应证。本书介绍的补气药有人参、党参、五味子、黄芪、红芪、白术、山药、大枣、甘草、刺五加、西洋参、太子参、白扁豆、红景天、沙棘、蜂蜜。

补阳药　能温补人体阳气，消除或改善阳虚证。阳虚证包括心阳虚、脾阳虚、肾阳虚，补阳药主要是补肾阳，至于助心阳、温脾阳药已在温里药等章节里述及。本类药物主要适用于肾阳虚所致的神疲肢冷、腰膝酸软、尿频遗尿、阳痿遗精、宫冷不孕、舌淡脉沉等症，还可用于头晕耳鸣、不孕不育、筋骨不健、手足痿软等精髓不足症。本书介绍的补阳药有鹿茸、补骨脂、蛇床子、巴戟天、淫羊藿、仙茅、海马、海龙、山茱萸、杜仲、肉苁蓉、锁阳、沙苑子、菟丝子、冬虫夏草、蛤蚧、黑芝麻、核桃仁、续断、胡芦巴、海狗肾、蛤蟆油。

补血药　能补养心或补益脾，滋生血液，改善或消除血虚证候。血虚的主要症状为面色萎黄或苍白、唇甲苍白、眩晕耳鸣、心悸怔忡、失眠健忘，以及妇女月经延后，量少、色淡，甚至经闭等，这些都是补血药的适应证。本书介绍的补血药有当归、熟地黄、何首乌、枸杞子、阿胶、桑椹、龙眼肉。

补阴药　能补阴、滋液、润燥，改善或消除阴虚证。阴虚证主要包括肺阴虚、胃阴虚、肾阴虚、肝阴虚。肺阴虚可见口燥咽干、干咳痰少、咯血；胃阴虚可见舌红少苔、津少口渴；肾阴虚可见腰膝酸软、耳鸣、遗精、潮热盗汗；肝阴虚可见眼干目昏、眩晕、震颤、少寐多梦，这些都是补阴药的适应证。本书介绍的补阴药有北沙参、南沙参、明党参、麦冬、山麦冬、天冬、百合、玉竹、黄精、石斛、女贞子、墨旱莲、龟甲、银耳、鳖甲。

现代研究表明，补益药具有以下几个方面的药理作用：

1. 对免疫功能的影响　补虚药对非特异性免疫功能及特异性免疫功能或体液免疫功能均有增强作用，这是补虚药扶正培本作用的基础之一。

（1）影响非特异性免疫功能，升高外周白细胞及白细胞减少患者的白细胞，增强网状内皮系统的吞噬功能，促进白细胞的干扰素诱生能力，抑制细胞 RNA 代谢。

（2）影响特异性免疫功能，促进、调整细胞免疫功能，诱发淋巴细胞转化率显著上升。

（3）增强体液免疫的功能。

2. 对机体适应性的影响　补虚药能提高机体的适应性，增强机体对各种有害刺激的非特异性抵抗能力，使紊乱的机能恢复正常。

3. 对内分泌系统的作用　通过促进分泌各种激素，改善机体对内外环境的适应能力。

4. 对物质代谢的影响　对糖代谢和脂质代谢均有调节作用，合成促进因子能促进蛋白质、DNA、RNA 的生物合成，增高白蛋白及 γ–球蛋白含量，调节血糖，促进核酸及蛋白质合成和胆固醇在肝脏中的生物合成，能提高、稳定 DNA 和 RNA 的合成率。

5. 对心血管系统的作用　主要是增强心肌收缩力、扩张血管和降压作用，亦有抗心肌缺血及抗心律失常作用。用于治疗心力衰竭、休克、冠心病、血栓闭塞性脉管炎等疾病。

6. 强壮作用 减轻疲劳，提高思维活动和体力劳动效率，提高机体的工作能力，改善睡眠和食欲，降低肌肉疲劳程度，增加实验动物体重和增强肌力。

7. 对造血系统的作用 骨髓造血功能减退表现为红细胞或白细胞减少、贫血、白细胞减少症等疾病，补益药可促进造血功能，抑制血小板聚集和抗凝血。

8. 对消化系统的作用 补益药尤其是补气药能缓解消化道平滑肌痉挛或调节消化道平滑肌运动，有些还有抗溃疡、护肝利胆作用，这些是补气药的药理基础。

补虚药中各类药物的作用有共同之处。补虚药可提高机体免疫能力，提高机体抵抗和祛除病邪的能力；并能调节和促进核酸、糖、蛋白质、脂质等物质代谢和能量代谢；调节内分泌系统及改善机体对内外环境的适应能力；增强机体解毒功能和改善造血系统功能；提高机体工作能力等，这与中医临床用补虚药治疗先天不足、体质虚弱、久病伤正、年老体衰的各种虚证是相符的。

人　参

【别名】 白参，红参，别直参，吉林参，园参。

【来源】 为五加科植物人参 *Panax ginseng* C. A. Mey. 的干燥根和根茎。根据加工方法不同又分为生晒参（白参）、红参等。

【性味】 甘、微苦，微温。

【功能主治】 大补元气，复脉固脱，补脾益肺，生津养血，安神益智。用于体虚欲脱，肢冷脉微，脾虚食少，肺虚喘咳，津伤口渴，内热消渴，气血亏虚，久病赢虚，惊悸失眠，阳痿宫冷。

【主要成分】 主要含齐墩果酸类，如人参皂苷 Ro；人参二醇类，如人参皂苷 Ra_1、Ra_2、Ra_3、Rb_1、Rb_2、Rb_3、Rc、Rd、Rg_3、Rh_2、Rs_1、Rs_2、三七皂苷 R_4、西洋参皂苷 R_1；人参三醇类，如人参皂苷 Re、Rf、Rg_1、Rg_2、Rh_1、Rh_3、Rf_1、假人参皂苷 R_{11}、Rp_1、Rt_1。挥发油含人参烯、β-榄香烯（β-Elemene）和人参炔醇（Panaxynol），尚含人参环氧炔醇（Panaxydol）、人参三醇（Panaxytriol）等。另含有单、双糖及多糖，已分离出人参多糖 A、B、C、D、E、Q、R、S、T、U。人参含 38.7% 水溶性多糖和 8.7% ~ 10.0% 的碱溶性多糖，其中 80% 左右为人参淀粉，约 20% 为人参果酸，少量为糖蛋白。人参尚含有多种氨基酸、维生素、甾醇及微量元素等。

【药理作用】

1. 对中枢神经系统的作用

（1）对中枢神经系统的调节作用：人参对高级神经活动的兴奋和抑制过程均有增强作用，对前者的增强作用更明显。人参可调节中枢神经系统的功能活动，使紧张造成的紊乱神经过程得到恢复。人参皂苷对中枢神经的影响为小剂量兴奋，大剂量抑制。人参皂苷 Rb 类有中枢镇静作用，Rb_1、Rb_2 和 Rc 混合皂苷具有安定作用，Rg 类有中枢兴奋作用。人参水浸剂腹腔注射能明显减少小鼠的自发活动。从人参粗制皂苷 GN_3 中分离到的 CNS 不仅有镇静安定作用，而且有镇痛、肌松和降温作用。人参水浸剂还能对抗可卡因、士的宁及戊四氮所致惊厥，并降低惊厥死亡率，Rb_1、CNS 和参叶总皂苷也有抗惊厥作用，但不能对抗古柯碱的兴奋作用和惊厥作用。人参根、果皂苷均能明显降低小鼠由戊四氮引起的惊厥率及士的宁引起的死亡率。

（2）对学习记忆能力的影响：口服人参干浸膏能增强大鼠的学习和记忆能力。人参 20% 乙醇提取物灌服，对小鼠的学习与记忆能力也有改善作用，表现为拮抗戊巴比妥钠造成的记忆不良，改善环己酰亚胺和亚硝酸钠造成的记忆巩固障碍以及 40% 乙醇造成的记忆再现缺损。人参提取物可显著易化大鼠条件反射的形成。人参提取物或人参皂苷单体能显著加速实验动物音识别行为的获得。标准人参提取物可显著减少跳台被动躲避实验中电休克导致的动物记忆获得性损害。人参茎叶皂苷能对抗电休克所致的小鼠记忆障碍和提高大鼠在 MG-2 型迷宫中条件性回避反应的出现率与分辨学习的正确率。另有报道，人参提取物可防止应激所致的小鼠学习能力下降。

（3）对脑内神经递质及 Na^+, K^+ – ATP 酶的影响：人参皂苷 Rg_1 和 Rb_1 是促智的主要有效成分，它们可增强胆碱分解系统功能即增加脑突触体对 ^3H – 胆碱的摄取，增加 ACH 合成和释放，同时提高中枢 M 胆碱受体密度，可以增加脑内钙离子内流，引起皮层突触谷氨酸释放，调节脑内谷氨酸水平，改善学习和记忆能力。人参干浸膏小剂量能使脑干的多巴胺、去甲肾上腺素明显增加，5 – HT 减少，皮质 5 – TH、腺苷酸环化酶及无机磷增加，并能促进 ^{14}C 标记的苯丙氨酸透过血脑屏障；而大剂量则使皮质及脑干中腺苷酸环化酶活性降低，cAMP 含量下降。实验发现，人参茎叶皂苷对脑内 Na^+, K^+ – ATP 酶有明显的抑制作用，人参皂苷 0.1mg/kg 和 100mg/mL 可显著抑制成年大鼠大脑皮层的 Na^+, K^+ – ATP 酶和 Ca^{2+} – ATP 酶活性，对老年大鼠大脑皮层的 Na^+, K^+ – ATP 酶和 Ca^{2+} – ATP 酶则有显著的兴奋作用。

（4）对脑核酸和蛋白质合成的影响：人参对蛋白质、RNA 和 DNA 的合成有促进作用。Rg_1 在低浓度 ^3H – 亮氨酸情况下可使脑内蛋白质含量显著增加，而 Rb_1 则无此作用；在高浓度 ^3H – 亮氨酸情况下，Rg_1、Rb_1 均能显著增加小鼠脑内蛋白质含量。人参茎叶皂苷能显著增加脑内 RNA 含量。

（5）保护神经元作用：人参皂苷 Rg_1 可通过抗氧化和铁离子调节蛋白发挥神经保护作用，还可以调节细胞周期蛋白，促进神经元的增殖与再生。

2. 对心血管系统的作用

（1）强心作用：人参可增强多种动物心脏的收缩力，减慢心率。在心功能不全时，其强心作用更为明显。人参大剂量则减弱收缩力和减慢心率。人参强心的主要活性成分为人参皂苷，强心机理与强心苷相似。

（2）抗心肌缺血作用：人参口服或注射给药可减轻心肌缺血的损伤，口服人参总皂苷对异丙肾上腺素造成的大鼠心肌缺血的心电图及血清酶学指标均有明显改善，说明人参具有保护心肌作用，机理是扩张冠脉和促进细胞对葡萄糖的摄取利用，提高糖酵解和有氧分解能力，增加能量供应，降低小鼠严重缺氧情况下大脑和心肌的乳酸含量。

（3）扩张血管及对血压的调节作用：人参对动物的冠状血管、脑血管、椎动脉、肺动脉均有扩张作用，能改善这些器官的血循环。人参扩张血管的主要成分是人参皂苷 Re、Rg_1、Rb_2、Rc 等。但也曾有人发现，小剂量人参对离体兔耳及大鼠后肢血管有收缩作用。人参及人参皂苷对血压有双向调节作用，小剂量可使麻醉动物血压升高，大剂量则降低。人参能使高血压患者血压下降，而使低血压或休克患者血压上升。

（4）抗休克作用：人参对多种原因所致的休克有防治作用。人参皂苷可使过敏性和烫伤性休克动物的生存时间明显延长，使失血性急性循环衰竭动物的心脏收缩力和频率明显增加，提高心源性休克家兔存活率，增强动物对细菌感染性休克的抗感染能力，从而有利于休克的治疗。

3. 对血液系统的作用

（1）对造血功能的影响：给动物灌服人参浸膏，可使兔红细胞、血红蛋白、白细胞数增加。人参根总提取物、苷类和多糖均可减轻辐射对造血系统的损害。人参或其提取物对骨髓的造血功能有保护和刺激作用，能使正常和贫血动物的红细胞数、白细胞数和血红蛋白量增加；对贫血病人，也能使其红细胞、血红蛋白和血小板数增加。当外周血细胞减少或骨髓受到抑制时，人参增加外周血细胞数的作用更明显。人参通过促进骨髓 DNA、RNA、蛋白质和脂质的合成，促进骨髓细胞有丝分裂，刺激骨髓造血功能。人参总皂苷能明显改善再障大鼠外周血象和髓象，延缓红细胞乳酸的生成，能提高正常红系祖细胞的产率，亦具有直接刺激红系祖细胞增殖的作用。给小鼠预先口服或腹腔注射人参皂苷，可使阿糖胞苷和三尖杉酯碱抑制骨髓脾集落形成单粒和粒系定向干细胞的作用大约增强一倍，说明人参对小鼠骨髓造血干细胞有促进作用，人参可增加红细胞中 2,3 – 二磷酸甘油酸的溶解度，降低血红蛋白对氧的亲和力，从而向组织释放更多氧以满足受损组织的需要。人参对乙酰苯肼造成的小鼠和家兔溶血有治疗作用，可使红细胞和血红蛋白含量增加。人参全液（红参粉末溶解于水）及人参经渗析的内液、外液对放疗引起的骨髓坏死均有防护作用，且随剂量增加效果明显增强。

（2）对血小板功能的影响：人参具有抑制血小板聚集的作用。健康人空腹口服红参粉 1.5g 后 1～3 小时，可显著抑制花生四烯酸、ADP、凝血酶和肾上腺素等诱发的血小板聚集。人参甲醇提取物在体外对兔血小板聚集有抑制作用，红参提取物比白参提取物作用强。给兔每天腹腔注射人参总皂苷（30mg/kg）1 次，注射 1 周，停药 1 周，再注射，第 12 周后，给药组兔的血小板聚集速度、最大聚集速率均显著低于对照组，5 分钟聚集率则无明显差别。高丽参（红参）也能抑制血小板聚集，其所含的人参皂苷 Rg 通过抑制血栓素 A_2（TXA_2）引起的细胞内钙释放而抑制血小板的活性，Rg_3（为 Rb_1 和 Rb_3 在人工胃液中的产物）可抑制 TXA_2 引起的血小板聚集。人参皂苷 Rb 对血小板聚集和 5-羟色胺的释放有较强的抑制作用，人参二醇皂苷对兔血小板聚集、释放反应和血栓形成有显著的对抗作用。

（3）降血脂及抗动脉粥样硬化作用：人参皂苷可促进正常动物的脂质代谢，使胆固醇及血中脂蛋白的生物合成、分解、转化、排泄加速，最终使血中胆固醇水平降低；当动物发生高胆固醇血症时，人参皂苷能使其胆固醇水平下降。人参对高胆固醇饮食大鼠和高脂血症患者的血清低密度脂蛋白胆固醇的增加和脂肪肝有改善作用，并能促进胆固醇排泄，防止高胆固醇血症和动脉粥样硬化的形成。给家兔喂饲胆固醇和玉米油 3 周后，血中胆固醇显著升高，而同时给予人参皂苷的家兔血脂降低，且胆固醇磷脂比值也降低，肝中脂肪浸润、动脉粥样硬化程度均有明显改善。红参粉末也能降低高胆固醇血症大鼠动脉粥样硬化指数。人参茎叶皂苷和人参多糖对高脂血症大鼠也有降血脂作用。人参皂苷 Rb_2、Rc、Rg_1 和 Rb_1，特别是 Rb_2 可使血中高密度脂蛋白胆固醇升高，有较好的抗动脉粥样硬化作用。给高胆固醇饮食的家兔予人参皂苷，能使升主动脉硬化出现的时间延迟 2～4 周，并降低胆固醇由血液进入主动脉血组织的速度，表明人参皂苷有预防实验性动脉粥样硬化的作用。人参皂苷 Rb_2 可使糖尿病大鼠及高脂血症大鼠的血糖、血清甘油三酯、极低密度脂蛋白、游离脂肪酸、总胆固醇及酮体水平降低。

（4）对血糖的影响：研究证实，人参及其有效成分人参皂苷具有改善糖尿病症状的作用。200mg/kg 和 400mg/kg 人参水提物极显著地降低正常小鼠餐后 30 分钟的血糖值，还能降低糖尿病小鼠的血糖。其作用机制可能是通过促进小鼠体内的葡萄糖转化成甘油三酯，调节了物质代谢中血糖与血清甘油三酯的相互转化。15mg/kg 和 25mg/kg 人参皂苷 Rb_3 可以有效降低糖尿病小鼠空腹血糖水平、改善口服葡萄糖耐受性、修复四氧嘧啶引起的胰腺组织损伤。据报道，人参皂苷 Re、Rb_1 和 Rb_2 也具有降低血糖的作用。

4. 对免疫功能的影响

（1）对网状内皮系统（RES）吞噬功能的影响：人参皂苷和人参多糖对正常动物 RES 的吞噬功能有刺激作用。人参皂苷或人参花皂苷（1.0mg/d，连续 7 天，皮下注射）能显著增强小鼠腹腔渗出细胞对鸡红细胞的吞噬活性；墨汁法表明，人参皂苷 25mg/kg 剂量时能刺激小鼠 RES 的吞噬功能，人参茎叶皂苷的这种作用比根皂苷强 16 倍。同样的方法表明，人参茎叶皂苷对小鼠和大鼠的 RES 均有明显激活作用，同时可见动物脾脏肿大。人参茎叶皂苷尚能明显促进小鼠 RES 对血流中 ^{32}P 标记的金黄色葡萄球菌的吞噬廓清，说明其对血性感染也有治疗作用。除人参皂苷外，人参多糖和其他成分对 RES 也有刺激作用。人参多糖和人参多糖单体在剂量为 4mg/kg 时，可使小鼠炭廓清实验中清除活性明显提高，且效果优于酵母多糖。人参多糖 0.1g/kg 腹腔注射或 0.15g/kg 灌胃，均能促进小鼠巨噬细胞的吞噬功能。人参多糖脂质体对小鼠巨噬细胞有明显的激活作用，使被激活的巨噬细胞体积明显增大，细胞表面突起及微绒毛增多，细胞质内线粒体溶酶体增生。此外，红参的 70% 甲醇提取物和人参王浆酒对正常小鼠 RES 的吞噬功能也有刺激作用。

人参在升高小鼠腹腔巨噬细胞吞噬率和吞噬指数的同时，也增加了其细胞面积。巨噬细胞面积的增加，使受体数及靶细胞的接触面积增加，从而提高了吞噬功能。图像分析系统（TAS）表明，人参能增加巨噬细胞内 PAS 阳性物质（糖原等）、醋酸 α-萘酚醋酶、酸性磷酸酯和三磷酸腺苷酶的含量。PAS 阳性物质的增加说明巨噬细胞合成和贮存糖原增加。此外，环核苷酸免疫荧光细胞化学技术表明，人参可使巨噬细胞内 cAMP 含量显著下降，cGMP 含量显著升高，这可能与人参增强巨噬细胞吞噬功能的机理有关。

（2）对特异性抗体形成的影响：人参可使各种抗原刺激后的动物抗体产生明显增加。给正常小鼠注射人参皂苷后，能增强低剂量抗原免疫后的一次抗体反应，对二次抗体反应无影响，加大剂量也无作用，说明人参皂苷是免疫增强剂，也是免疫调节剂。人参皂苷能促进豚鼠钩端螺旋体抗体的产生，30mg/kg 人参皂苷也可促进流感病毒特异抗体的产生。人参总皂苷对鸡红素刺激小鼠溶血素的含量有双向调节作用，使原来低者升高，原来高者下降。给予小鼠人参提取物，每天每只 10mg，连续 4 天，可使抗羊红细胞抗体（凝集素）效价显著升高，给小鼠灌胃人参水提取物，剂量分别为 10mg/kg、50mg/kg 和 250mg/kg，连续 5～6 天，结果对绵羊红细胞激发的一次和二次抗体形成均有促进作用。

（3）对淋巴细胞转化的影响：给小鼠皮下注射人参皂苷 1mg，连续 7 天，对植物凝集素的刺激反应性无明显增强作用，而对刀豆素 A 和细菌脂多糖抗原刺激的淋转有显著增强作用，能提高小鼠 T、B 淋巴细胞对相应分裂原的反应性。在体外，将不同浓度的人参皂苷加入淋巴细胞培养液中，对 T、B 淋巴细胞的分裂原刺激反应有不同程度的促进作用，而且与剂量相关。此外，以刀豆素为分裂原，人参皂苷 Re 和 Rd 对正常小鼠在体内、体外的淋转有增强作用。红参煎剂用于体外培养淋巴细胞，在未用致有丝分裂原刺激的培养基中，适当剂量可促进淋巴细胞增殖，而高剂量时明显抑制；在刀豆素 A 或细菌脂多糖抗原刺激的培养基中，较低浓度人参对淋巴增殖无明显影响，较高浓度时有明显抑制作用。在体外，大剂量人参能抑制淋巴细胞增殖反应。人参三醇皂苷可明显促进植物凝血素活化人淋巴细胞分泌 IL-4 及 IL-1，促进 IL-3 基因表达，并提高植物凝血素刺激人外周单核细胞内 IL-6mRNA 含量，促进 IL-6 基因的转录；人参及人参多糖能显著增高脾细胞的 IL-2 和 IFN-γ 水平。人参皂苷可通过海马介导调整免疫功能。

（4）对免疫器官及免疫功能的影响：人参三醇组皂苷可加速胸腺细胞周期进程，促进细胞更新和增殖，提高胸腺细胞对 ConA 的反应性，刺激胸腺向外周输送 T 细胞的储备活性，提示人参三醇组皂苷可促进大鼠胸腺细胞的增殖。人参茎叶皂苷对各型原代培养的急性非淋巴白血病细胞均有不同程度的诱导分化作用，对急性粒单及单核细胞白血病细胞的诱导分化作用较强。人参、五灵脂及人参与五灵脂配伍，对正常小鼠免疫器官发育、单核吞噬细胞系吞噬功能、溶血素抗体形成均有显著增强作用。参芦和人参根总皂苷对玫瑰花结的形成有促进作用，同时对总 T 玫瑰花结的形成有抑制作用。

5. 抗肿瘤作用　人参多种皂苷、人参挥发油均具有抗肿瘤作用。人参皂苷作用于大鼠 Morris 肝癌细胞，经 25 代续代培养后，Morris 肝癌细胞变为与正常肝细胞相似。红参中的人参皂苷能使癌细胞再分化，诱导逆转为非癌细胞。人参皂苷 Rh_2 具有明显抑制人体早幼粒白血病 HL_{60} 瘤株的作用。人参茎叶总皂苷可抑制体外培养人胃癌细胞的生长及增殖。人参花、叶二醇皂苷在体外也有一定的抗肿瘤作用，人参挥发油能抑制体外培养的 SGC_{823} 胃癌细胞的生长。将人参皂苷 Rh_2 2～10μg/mL 加入大鼠 Morris 肝癌细胞、小鼠自发黑色素瘤 B_{16} 细胞、离体的人宫颈癌细胞、培养的 HeLa 细胞等，发现 Rh_2 可抑制癌细胞的增殖。人参制剂可明显减慢癌前病变或早期癌的发展速度，保护癌旁肝细胞尤其是线粒体、内质网等亚微结构，减少癌前病变的发生。人参多糖致敏的家兔血清对人和小鼠的肿瘤细胞株有不同程度的杀伤作用。从人参粉末中分离得到的聚乙炔醇——人参醇对不同类型的培养肿瘤细胞系的生长有抑制作用，并呈剂量依赖关系。另外，人参醇在其自体无抗肿瘤活性的低浓度时，能增强丝裂霉素 C 和顺氯铂等各种抗癌剂的作用。

长期口服红参浸膏可降低乌拉坦、N-甲基-N-亚硝基-N-硝基胍、黄曲霉素等化学物质对大、小鼠的致癌作用。长期服用朝鲜红参粉能减低用 DMBA、乌拉坦、AFF、MNNG 和黄曲霉素等致癌物接触动物的肿瘤发生率，并能抑制其生长。人参皂苷对小鼠肉瘤 S_{180} 有抑制作用。用 DEN 诱发大鼠肝癌后第 21 周开始给予人参制剂，治疗组大鼠肝癌结节形成较小，癌旁组织结构良好，γ-GT 阳性灶面积较小且肝细胞超微结构基本保持正常。人参茎叶皂苷、花皂苷和人参多糖对 S_{180} 也有明显的抑制作用。

6. 对内分泌系统的作用

（1）对下丘脑-垂体-肾上腺皮质轴的影响：适量的人参对下丘脑-垂体-肾上腺皮质轴表现兴奋作用，可使其功能增强。人参总皂苷或各种单体皂苷都能使正常和切除一侧肾上腺大鼠肾上腺肥大，抗坏血酸含量明显降低，尿 17-酮类固醇排出量增加。

（2）对下丘脑-垂体-性腺轴的影响：人参皂苷及其单体 Rb_1 和 Rg_1 可使垂体前叶的促性腺激素释放增多，对雌性动物能加速其性成熟过程，使动情间期缩短，动情期延长，子宫和卵巢重量增加，黄体激素分泌增多；对雄性幼年动物，可使睾丸及附睾的重量增加，输精管直径增大；可使去势大鼠出现交尾现象。

（3）对其他内分泌的影响：人参可增强家兔的甲状腺功能，可能是通过兴奋中枢神经系统，使垂体前叶促甲状腺激素释放增加的结果。人参总皂苷可刺激离体的大鼠胰岛释放胰岛素，并能促进葡萄糖引起的胰岛素释放。

7. 抗衰老作用 人参提取物可激活过氧化物酶体增殖物激活受体 γ 延缓血管内皮细胞衰老。人参皂苷 Rg_1 可能通过调节端粒系统、炎症因子水平和抗氧化作用发挥延缓脑衰老作用，还可以延缓造血干细胞的衰老。研究显示，人参皂苷主要通过四种途径实现其抗衰老功能：通过提高机体内 SOD、CAT 活性，减少 LPO、MDA 含量，通过促进神经递质释放、增加神经递质传递者（ACH）含量等，通过免疫系统的适度调节延缓衰老，通过影响细胞周期调控因子、衰老基因表达，延长端粒长度，增强端粒酶活性等来实现其抗衰老功能。

8. 增强机体抗应激能力 人参能增强机体的适应性，增强机体对物理、化学和生物等各种有害刺激与损伤的非特异性抵抗力，使紊乱的机能恢复正常。人参煎剂和人参皂苷有明显的抗疲劳、抗缺氧、抗寒冷及抗高温作用。人参提取物对 X 线照射的小鼠，可明显增加其存活率，并可促进受照射鼠的造血器官功能恢复。

9. 缓解吗啡成瘾的作用 人参皂苷能防止吗啡的耐受和成瘾，缓解戒断症状，同时对吗啡的镇痛作用无影响。

10. 其他作用 ①人参对大鼠和家兔肝脏有保护作用，能增强肝脏解毒功能，人参皂苷可抑制 CCl_4 中毒小鼠 SGPT 的升高；②红参甲醇提取物有抗实验性胃溃疡的作用，其作用机理与抑制胃酸分泌亢进和拮抗胃黏膜血流障碍有关；③人参及其成分皂苷、多糖等尚有抗利尿、抗炎、抗菌、调节骨骼肌与平滑肌活动及降血糖作用。

【临床应用】

1. 休克 大失血及一切急、慢性疾病所致虚脱与休克，常用独参汤、参附汤或人参注射液治疗。用参麦注射液（红参、麦冬）治疗感染性休克 17 例，显效率为 88.2%，休克多在 5～9 小时内纠正。红参 30g 煎服，配合针刺治疗失血性休克 10 余例，效果较好。

2. 心律失常 4 例急性心梗病人发病 2～3 周后病情稳定时出现心律失常，经用西药无效而用人参注射液治疗，均有明显好转。人参切片含服，每天早晚各 1 次，10 天为 1 疗程，治疗 25 例，其中房颤 8 例，显效 6 例，有效 2 例；病窦综合征 6 例，显效 3 例；室早 9 例，显效 4 例，有效 3 例；房早 2 例，有效 2 例，总有效率为 80%。

3. 冠心病 以人参为主，配以生地黄、麦冬、郁金、丹参，水煎服，治疗气阴两虚冠心病 40 例，有效率为 90%。将小红参制成注射液（每毫升含 200mg 生药），每次 6～8mL，加入 10% 葡萄糖注射液中推注，每天 1～2 次，治疗 31 例，对心绞痛有效率为 93.5%，心电图有效率为 74.4%。

4. 高凝血症 人参口服液内服，每次 10mL，每天 2 次，治疗 20 例，在症状改善、患者全血黏度下降、血球压积下降及脑血流图改善等方面均有显著疗效。

5. 白细胞减少症 对 229 例白细胞减少症患者中的 207 例用人参注射液治疗，每次 2mL，每天 2 次或 4 次，或 4mL，每天 1 次，其余 22 例予口服人参片 3～4 片/次，每天 3 次。30 天为 1 疗程。结果显效 120 例，有效 28 例，无效 81 例，总有效率为 64.6%。本品对化疗者的升白作用优于放疗者。

6. 新生儿疾病 用人参水提取液抢救新生儿窒息及恢复期、重症肺炎、颅内出血和肺出血等 30 例，均获满意疗效。另对 28 例 31～34 孕周胎儿宫内生长迟缓者，予以人参茎叶总皂苷治疗，均取得较好效果。

7. 慢性肝炎 服用人参多糖对改善慢性肝炎的症状有较好疗效，近期谷丙转氨酶下降率为 87.1%，复常率为 66.7%。人参、琥珀、三七（2∶1∶2）共研细末，每服 3g，每天 3 次，治疗慢性肝病 33 例，结果显效（A/G 值提高 0.40 以上，并达到 1.4∶1 的标准）9 例，好转（A/G 值提高 0.15～0.39）13 例，无效 11 例，总有效率为 66.7%。

8. 鼻炎、过敏性鼻炎 先用 2% 地卡因行黏膜表面麻醉，再将红参注射液注入患者两侧下鼻甲黏膜下，每次每侧各 1mL（含生药 10mg），每 4 日 1 次，4 次为 1 疗程，治疗 1~2 个疗程。注射后进针点出血者，用棉球按压片刻，有喷嚏者，按摩人中穴。治疗 70 例，治愈 35 例，好转 33 例，无效 2 例，总有效率为 97.1%。

9. 脱肛 人参芦头 20 枚，文火焙干研末，分 20 包，早晚空腹米饭调服 1 包（小儿酌减），10 天为 1 疗程，治疗 26 例，疗效甚佳。另用人参芦 1 个研末，开水送服，每天 1 次，连服 20 天，治疗 I 期脱肛 50 例，全部治愈。

10. 肿瘤 口服人参香茶糖衣片（含人参、香茶菜、枳壳），每次 5 片，每天 3 次，3 个月后减至每次 3 片，每天 3 次，3 个月为 1 疗程，治疗中晚期胃癌术后一般情况尚好者共 101 例，一年生存率达 82.2%，优于化疗对照组。

【毒副作用】 人参毒性很小，小鼠口服人参 100~500mg/kg，连续 1 月未见异常，大鼠长期服用人参浸膏未见任何不良反应和致畸作用。人参小鼠口服的 LD_{50} 在 5g/kg 以上，人参茎叶小鼠一次口服 60g/kg，3 天内动物无死亡，腹腔注射的 LD_{50} 为（20.6±0.17）g/kg。人口服 3% 人参酊剂 100mL 仅感轻度不安和兴奋，口服 200mL 或服大量人参粉，可出现玫瑰糠疹、瘙痒、头痛、眩晕、体温升高以至出血。口服人参糖浆，每天 0.3g 以上，长期服用，可致失眠、欣快、头痛、心悸、血压升高，少数人表现抑郁，称为"人参滥用综合征"。临床有一次服用人参 40g 而致急性心衰死亡的报道。所以人参不宜滥用，亦不宜用于实证、热证。

参 考 文 献

1. 安明，等. 中国临床药理学杂志，2012，28（1）：75.
2. 冯彦. 中医临床研究，2013，5（6）：121.
3. 李文娜，等. 中国药理学通报，2012，28（6）：751.
4. 王建云，等. 中国中西医结合杂志，2011，31（5）：667.
5. 陈大富，等. 临床肿瘤学杂志，2013，18（2）：163.
6. 郭刚，等. 世界华人消化杂志，2012，20（12）：1004.
7. 徐琲琲，等. 天然产物研究与开发，2009，21（5）：752.
8. Bu Q T，等. Med Chem，2012，8（5）：934.
9. 彭茗，等. 中华中医药学刊，2015，（9）：2072.
10. 徐云凤，等. 中药新药与临床药理，2011，22（2）：138.
11. 于晓风，等. 中药材，2011，34（2）：272.
12. 贾执瑛，等. 中国中药杂志，2014，39（17）：3363.
13. 李成鹏，等. 中国中药杂志，2014，39（22）：4442.
14. 鄢梦竹，等. 中华老年心脑血管病杂志，2015，17（10）：1079.
15. 毛万芳，等. 四川中医，2007，25（2）：52.

党 参

【别名】 黄参，狮头参，潞党，板党，纹党。

【来源】 为桔梗科植物党参 *Codonopsis pilosula*（Franch.）Nannf.、素花党参 *Codonopsis pilosula* Nannf. var. *modesta*（Nannf.）L. T. Shen 或川党参 *Codonopsis tangshen* Oliv. 的干燥根。

【性味】 甘，平。

【功能主治】 健脾益肺，养血生津。用于脾肺气虚，食少倦怠，咳嗽虚喘，气血不足，面色萎黄，心悸气短，津伤口渴，内热消渴。

【主要成分】 主要有苯丙素类，如党参苷（Ⅰ～Ⅳ）和丁香苷；聚炔类，如党参炔苷；萜及三萜皂苷类，如蒲公英萜醇、蒲公英萜醇乙酸酯、木栓酮、苍术内酯Ⅱ、苍术内脂Ⅲ、羊乳皂苷 A、B、C、codonoposide、codonolaside Ⅱ～Ⅲ、lancemasidesA～G 等；生物碱，如胆碱、正丁基脲基甲酸酯、党参碱和 5 - 羟基、2 - 羟甲基吡啶等。此外，党参还含有多糖类、甾类、挥发油、多种氨基酸和微量元素等成分。

【药理作用】

1. 免疫功能增强作用 实验表明，党参多糖能明显增强腹腔巨噬细胞吞噬功能，提高小鼠炭廓清率，对胸腺 T 细胞玫瑰花环形成有促进作用。党参水煎液、水浸酒溶剂或水浸酒沉剂给小鼠灌胃，均有免疫功能增强作用。研究表明，党参多种途径给药可使小鼠巨噬细胞数明显增加，细胞体积增大，伪足增多，吞噬能力显著增强，细胞内 DNA、RNA、糖类、ACP 酶、ATP 酶、酸性酯酶、琥珀酸脱氢酶活性均见增强，说明党参可通过增强巨噬细胞的能量代谢、核酸代谢和增强溶酶体酶的活性而产生激活巨噬细胞、增强其吞噬功能的作用。亦有研究表明，党参对正常免疫状态的小鼠作用不明显，而对环磷酰胺处理的免疫受抑小鼠表现出明显的增强淋巴细胞转化，增强抗体形成细胞的功能以及提高血凝抗体滴度水平的作用，提示党参可根据机体不同的免疫状态对细胞免疫和体液免疫起调整作用。

2. 提高机体应激能力 ①党参提取物和总皂苷能增强小鼠抗高温能力，在低温环境下，亦能抗体温下降。②能防治大鼠因松节油刺激所引起的白细胞增多。③能延长小鼠游泳时间，增强耐疲劳力。④党参提取物小鼠口服，可提高 γ 射线照射小鼠的存活率。⑤抗缺氧作用：党参水煎剂灌服，能显著提高小鼠对急性缺氧的耐力，可降低动物的整体耗氧量，延长动物在缺氧环境中的生存时间，其作用明显优于红参。党参对氰化钾与亚硝酸钠中毒性缺氧也显示出一定的解毒功效。党参对异丙肾上腺素引起的心肌缺氧有特异性的保护作用，对小鼠两侧颈总动脉结扎所致的脑部循环障碍性缺氧有明显的对抗作用，表明其可提高动物大脑氧的张力或/和降低脑组织的氧耗速度。血气分析提示，党参不仅可减少机体的氧耗量，还可增加供氧，这种作用可能与药物兴奋中枢神经系统、增强呼吸节律以及提高心输出量等有关。

3. 对心血管系统的作用 党参对离体蟾蜍心脏有抑制作用，但能明显增加冠心病患者的左室收缩力，增加心泵出量，有一定强心作用，其机理可能与抑制心肌细胞内磷酸二酯酶的活性有关。党参浸膏对多种动物有降低血压作用，此作用与其能抑制肾上腺素及扩张外周血管有关。而党参注射液对家兔晚期失血性休克有明显的升压效应，可使动脉血压迅速回升，而中心静脉压下降，此作用可能是通过增加心肌收缩力及心输出量所致。党参对垂体后叶素所致实验性心肌缺血有保护作用。

4. 对血液系统的作用

（1） 抗血小板聚集与抗血栓形成作用：党参水溶性提取物对 ADP 诱导的大鼠血小板聚集有明显的抑制和解聚作用。党参中的有效成分可能是通过抑制钙调蛋白和磷酸二酯酶的活性，增加血小板内 cAMP 含量而抑制血小板聚集。研究表明，党参水煎醇提取物可明显抑制体外血栓形成，表现为血栓长度、湿重和干重均较给药前明显减少，血细胞比容缩小，红细胞电泳值缩短，全血比黏度和血浆比黏度降低，说明党参有降低血液黏度、防止血栓形成的作用。

（2） 升高血细胞计数作用：党参能使红细胞数目与血红蛋白量明显增加，对化疗及放疗引起的白细胞下降也有升高作用。

5. 对中枢神经系统的作用 党参总皂苷给小鼠灌服 $0.1～0.2g/kg$，能增强反射和呼吸节律。党参提取物给家兔脑室注射，其脂溶性皂苷可使清醒家兔脑电图出现高幅慢波，可延长戊巴比妥睡眠时间。党参注射液对小鼠的自发活动有明显抑制作用，能延迟士的宁、戊四氮的惊厥发生时间，增强戊巴比妥钠的催眠作用，对乙醚的麻醉亦有协同作用。党参多糖对中枢神经系统也有抑制作用，能显著减少小鼠的自主活动，增强戊巴比妥钠及水合氯醛的催眠作用，且能降低正常小鼠体温，具有一定的镇痛、解热作用。

6. 对消化系统的作用 党参具有抗溃疡作用，对胃肠运动、胃液 pH 值、酶分泌量及胃组织内组胺和 5 - 羟色胺含量都有抑制作用。党参多糖给小鼠口服 250、500mg/kg，对四种胃溃疡模型皆有明显的抗溃疡作用，对幽门结扎型胃溃疡有降低胃酸和胃蛋白酶活性的作用，可抑制毛果芸香碱的增加胃酸分泌的作用，使前列腺素 E_2 量增加，提示党参多糖的抑制胃酸分泌和抗溃疡作用可能与其对 PG 的代谢影响有关。

实验表明，以党参为主组成的复方具有抗溃疡与抗胃黏膜损伤作用，对大鼠应激法、幽门结扎法胃溃疡模型和无水乙醇所致大鼠胃黏膜损伤模型均有不同程度的保护作用，并能抑制胃电和胃运动的变化，此调整作用可能是党参补脾养胃功效的药理基础；本品能明显升高正常大鼠和无水乙醇损伤胃黏膜大鼠组织内 PGE_2 的含量，在 20～40g/kg 剂量范围内有良好的量效关系，提示其抗胃溃疡与胃黏膜损伤作用亦可能与影响胃组织内源性 PGE_2 含量有关。

7. 抗肿瘤作用　动物实验表明，党参与环磷酰胺合用可使小鼠 Lewis 肺癌及肺转移病灶得到控制，其作用优于单用环磷酰胺。四君子汤有明显抑制小鼠移植性肉瘤 S_{180} 的作用，能延长动物的存活时间，对环磷酰胺引起的基因突变有拮抗作用。

8. 益智作用　党参20%乙醇提取物可拮抗东莨菪碱造成的小鼠记忆获得不良，改善亚硝酸钠造成的小鼠记忆巩固障碍及40%乙醇造成的小鼠记忆再现缺损，部分对抗东莨菪碱对大鼠固定比率操作的抑制。党参醇提取物进一步分离的正丁醇部分可以重现上述作用。本品正丁醇部分对 M 胆碱能受体无亲和力，但可使中枢 M 胆碱受体密度显著增高。但它既不能对抗东莨菪碱所致小鼠大脑皮层及海马 Ach 含量的降低，其本身也不能提高皮层和海马 Ach 含量，提示本品对学习记忆确有改善作用，胆碱能通路可能是其发生作用的一个重要方面。党参复方（四君子汤）也有相似的作用。

9. 对微循环障碍的影响　党参对羊水导致的球结膜微循环障碍有改善作用，其中80%家兔在15分钟时，微循环已恢复正常，且管径比在生理状态下时扩大，30分钟后全部恢复正常，微循环开放数目比生理状态下显著增多，管径明显扩大。实验后12小时，动物死亡20%，而对照组微循环的恢复无一正常，动物100%死亡，死因可能与微循环障碍或免疫反应有关。

10. 抗衰老作用　采用 D-半乳糖致亚急性衰老小鼠模型，发现党参给药组小鼠的胸腺组织病理明显改善，丙二醛含量降低，过氧化物酶活性升高，胸腺细胞凋亡率显著降低。党参水煎剂能改善小鼠胸腺组织病理形态和自由基代谢失调的状况，抑制细胞凋亡，延缓胸腺萎缩，提高机体免疫功能，延缓衰老进程。

11. 其他作用　党参及其提取物有抗炎、镇痛、祛痰、镇咳的作用，能使实验动物尿排泄减少；能抑制醋酸引起的扭体反应。党参复方四君子汤对肝脏有保护作用，对肾上腺皮质功能低下有改善作用。党参能使小鼠、家兔的血糖水平显著提高，并能对抗胰岛素性低血糖效应。党参还有明显升高血浆皮质酮水平的作用。

【临床应用】

1. 慢性低血压　益气宁眩汤：党参、枳壳、炙甘草各15g，白术10g，黄芪30g，当归6g，黄精18g。随证加减。每日1剂，水煎分3次饭后服，6剂为1疗程。治疗300例，显效260例，有效20例，无效20例，总有效率为93.3%。

2. 久泻　脾肾双补汤：党参、山茱萸、巴戟天、莲子肉、山药各12g，补骨脂、菟丝子各15g，煨肉豆蔻9g，车前子6g，五味子、橘红、砂仁各5g。水煎，每日1剂，分2次服。治疗33例，治愈24例，好转9例，总有效率为100%。

3. 胃、十二指肠溃疡　党参、黄芪各15g，苍术、白术、陈皮、厚朴、赤芍、白芍、川芎各12g，柴胡、桂枝各10g，甘草6g，生大黄8g（后下）。水煎至500mL，分2次服，6剂为1疗程。治疗74例，溃疡愈合56例，缩小10例，无明显变化8例，大便隐血试验全部转阴。

4. 功能失调性子宫出血　固冲汤加减治疗，即党参、煅龙骨、茯苓、黄芪、煅牡蛎各30g，白芍、炒白术、山萸肉、茜草根、阿胶（烊化）各15g，当归炭20g。每日1剂，早晚各服1次。治疗52例，治愈35例，显效13例，无效4例，总有效率为92.3%。

5. 婴儿腹泻　孩儿茶1～1.5g，党参、茯苓、葛根各2～3.5g，白术、甘草、藿香各1.5～3g，木香1～2g。1岁以上增加剂量。每日1剂，水煎服。治疗300例，痊愈285例，显效8例，有效4例，无效3例，总有效率为99%。

6. 小儿病毒性肠炎　肠炎汤：党参、葛根、白术、茯苓各9g，甘草、藿香各2g，白芍6g，防风、陈皮各 5g。水煎服。每日 1 剂，随证加减。治疗 46 例，显效 38 例，好转 5 例，无效 3 例，总有效率为 93.5%。

7. 慢性活动型肝炎　四君子汤加减（党参、生黄芪、五味子各 15g，丹参、炒白术各 30g，茯苓、当归各 10g，炙甘草、陈皮各 6g），水煎至 500mL，每日 1 剂，分 2 次服，3 个月为 1 疗程。20 天检查肝功能和 HBsAg 或二对半 1 次。共治疗 32 例，显效 11 例，有效 13 例，无效 8 例，其疗效优于对照组（$P < 0.05$）。

8. 近视　将党参、黄芪、远志、石菖蒲、车前草等制成眼神口服液，每日 3 次，每次 10mL，饭后服。10 日为 1 疗程。治疗 165 例 326 只眼，服药 3 个疗程，对青少年假性近视有效率为 90.5%；对青少年近视有效率为 87.6%；对青少年混合性近视总有效率为 89.3%。

9. 贫血　党参有较好的补血作用。补血汤：党参 12g，鸡血藤 30g，当归 15g，白芍 9g，熟地黄 18g。水煎服。用于缺铁性营养不良贫血，尤对脾胃虚弱、消化吸收功能障碍所致的贫血及萎黄病等效果明显。

10. 小儿口疮　临床上将党参试用于小儿口疮，有一定疗效。党参、黄芪各 15g，共研细末，用时以药粉吹撒患处。

11. 老年精神分裂症　服用抗精神病药时合并服用党参口服液治疗老年精神分裂患者 60 例，结果发现患者阴性症状评分明显降低，锥体外系等药物不良反应明显减少，依从性提高。

【毒副作用】　党参毒性极小，水煎液灌服，测得的 LD_{50} 为 240.3g/kg。党参水提乙醇沉淀注射液给小鼠腹腔注射，其 LD_{50} 为（79.21±3.6）g/kg。

参 考 文 献

1. 冯佩佩，等．沈阳药科大学学报，2012，29（4）：307.

2. 刘成松，等．中药材，2014，37（11）：1969.

3. 马天宇，等．吉林大学学报（医学版），2015，41（6）：1163.

4. 李茹柳，等．广州中医药大学学报，2013，30（4）：519.

5. 王涛，等．中药药理与临床，2015，31（4）：138.

6. 柏长青，等．细胞与分子免疫学杂志，2008，24（4）：375.

7. 冷毓青，等．时珍国医国药，2008，19（6）：1474.

8. 陈嘉屿，等．中华肿瘤防治杂志，2015，22（17）：1357.

9. 侯茜，等．中国老年学杂志，2014，34（23）：6689.

10. 张振东，等．时珍国医国药，2011，22（8）：1845.

11. 郭晓农，等．食品科学，2013，34（15）：285.

12. 李岩，等．中国中医基础医学杂志，2010，16（7）：597.

13. 钟灵．中国老年学杂志，2012，32（05）：966.

14. 谭斌，等．中国老年学杂志，2014，34（18）：5239.

15. 元艺兰．中国中医药现代远程教育，2012，10（19）：113.

黄　芪

【别名】　绵黄芪，怀芪，条芪，北芪。

【来源】　为豆科植物蒙古黄芪 *Astragalus membranaceus*（Fisch.）Bge. var. *mongholi* cus（Bge.）Hsiao 或膜荚黄芪 *Astragalus membranaceus*（Fisch.）Bge. 的干燥根。

【性味】　甘，微温。

【功能主治】　补气升阳，固表止汗，利水消肿，生津养血，行滞通痹，托毒排脓，敛疮生肌。用于气虚乏力，食少便溏，中气下陷，久泻脱肛，便血崩漏，表虚自汗，气虚水肿，血虚萎黄，内热消渴，半身不遂，痹通麻木，痈疽难溃，久溃不敛；糖尿病。蜜制黄芪补中益气，用于气虚乏力，食少便溏。

【主要成分】　含黄芪多糖，主要有葡聚糖和杂多糖；皂苷类，如黄芪苷Ⅰ~Ⅶ、异黄芪苷Ⅰ~Ⅲ、豆皂苷Ⅰ等；黄酮类，如槲皮素、山奈黄素、异鼠李素、鼠李异柠檬素、羟基异黄酮、异黄烷、芦丁、芒柄花素、毛蕊异黄酮等，多达30余种；氨基酸：γ-氨基丁酸、天冬酰胺、天门冬氨酸等25种氨基酸。黄芪中还含有微量元素、甾醇类物质、叶酸、亚麻酸、亚油酸、甜菜碱、胆碱、咖啡酸、香豆素、尼克酸、核黄素、维生素P、淀粉E等。

【药理作用】

1. 增强机体免疫功能的作用

（1）增强非特异性免疫功能：黄芪可使血液中白细胞总数及多核白细胞数显著增加，对烧伤后大白兔的中性白细胞吞噬及杀菌功能的回升有促进作用，可激活小鼠巨噬细胞吞噬功能，提高其对血液中炭粒的廓清速率，对肝脾固定巨噬细胞和腹腔游走巨噬细胞的吞噬功能均有较强的促进作用。黄芪的这一作用可能是其治疗感染性疾病中的虚证疗效较好的药理学依据。黄芪能增强自然杀伤（NK）细胞的活性。黄芪在体内或体外均可增强小鼠NK细胞的细胞活性，这一过程与诱生干扰素是同时发生的。黄芪亦可保护靶细胞抵抗NK细胞活性，但其程度不如对NK细胞活性的促进作用强。黄芪与氯喹合并用药，可改善氯喹所引起的免疫抑制现象，从而增强机体非特异性免疫机能。

黄芪能提高机体诱生干扰素的能力，可促进小鼠对病毒诱生干扰素的作用，从而在一定程度上抑制病毒的繁殖。易患感冒者服用黄芪后，可明显提高白细胞对病毒诱生干扰素的能力，对减少感冒次数、提高对流感病毒的抵抗力有重要意义。

（2）对特异性免疫功能的影响：黄芪能明显提高T淋巴细胞功能，能增强植物血凝素（PHA）、刀豆素（ConA）等引起的淋巴细胞增殖作用，明显提高恶性肿瘤病人淋巴细胞引起的大鼠局部移植物抗宿主反应，部分或全部消除恶性肿瘤患者外周血中T抑制淋巴细胞的活性。黄芪对T细胞功能的促进作用，可能与其对T抑制细胞的影响有关。

黄芪对体液免疫也有增强作用，对正常机体的抗体生成有明显的促进作用，可使脾虚证患者IgG水平提高；使慢性肝炎患者的IgG由治疗前的高水平多数下降到正常范围。慢性气管炎患者用黄芪注射液治疗后，多数病人血清IgG、IgA、IgM含量升高。黄芪多糖及黄芪中的大分子蛋白、氨基酸、生物碱、皂苷等均有增强抗体生成、增加脾脏重量的作用。

2. 对血液系统的作用

（1）促进造血功能作用：黄芪多糖保护放射线导致的骨髓损伤，并促进外周血三系细胞的恢复，体外促进人骨髓造血干细胞的增殖，以粒单系和红系较为明显。黄芪多糖可诱导小鼠骨髓细胞数显著增高，且明显改善骨髓腔组织的形态学变化。黄芪注射液对造血干细胞移植后造血重建的后期具有促造血作用。体外也证实黄芪甲苷可以促进骨髓间充质干细胞的增殖。

（2）对外周全血细胞的作用：黄芪能促进各类血细胞的生成、发育和成熟。在治疗贫血或出血性疾病以及化疗引起的白细胞减少症方面，有较好的疗效。

（3）抗血小板聚集作用：实验表明，黄芪具有抗血小板聚集的作用，并且对血小板聚集有明显的解聚作用，其机理是黄芪通过抑制血小板钙调蛋白而抑制磷酸二酯酶活性，从而增加血小板内cAMP含量而发挥抑制血小板聚集作用。

（4）降血脂作用：黄芪多糖用于治疗动脉粥样硬化后，血清中总胆固醇（TC）、甘油三酯（TG）、MDA和ET有明显降低，NO、SOD及总抗氧化活力升高；光镜检查可见动脉内膜表面基本光滑，内皮细胞形态基本完好，未见泡沫细胞。

3. 对心血管系统的作用

（1）对心脏的作用：黄芪皂苷AMS 50~200μg/mL对离体工作鼠心有正性肌力作用，30μg/mL呈负性肌力作用，洗脱后恢复。毒毛旋花子苷K与高浓度AMS作用相似。AMS 500μg/mL可使培养鼠心肌细胞静息电位减小 10mV，提示 AMS 通过 Na^+,K^+-ATP 酶实现强心作用。黄芪注射液亦有强心作用，能显著提高左室收缩功能，使心排出量增加 20%。黄芪注射液的高、中两个剂量组还明显对抗戊巴比妥所致大鼠急性心衰，通过血流动力学测定，观察到黄芪注射液两个剂量组能明显增强造模大鼠心肌收缩力，使心率加快，血压升高，改善衰竭心脏的功能。

（2）对心电的作用：以不同剂量（生药 70.0g/kg、35.0g/kg、7.0g/kg）的黄芪冻干粉给小鼠和麻醉犬静脉注射，可明显降低犬血压，减慢心率，显著延长心电图 PR 间期、QT 间期、ST 间期，但对 QRS、T 波、P 波、心率节律和呼吸系统（呼吸频率、深度、节律）无明显影响；对小鼠中枢神经系统无抑制作用。

（3）减轻心脏负荷作用：研究表明，黄芪扩张血管的作用和组胺的释放或肾上腺素 α、β 受体无关，而可能是通过血管平滑肌细胞诱导一氧化氮合成酶的产生，促进 NO 产生，继而激活血管内皮细胞一氧化氮鸟苷酸环化酶途径，导致血管扩张。

（4）抗心肌缺血作用：黄芪及舒力口服液能提高小鼠心肌的耐缺氧能力；能对抗垂体后叶素引起的大鼠心电图 ST 段下移，对结扎冠状动脉的家兔，能够调整心肌耗氧与供氧之间的平衡，有缩小心肌缺血和心肌梗死范围的作用；对大鼠离体心脏，能使垂体后叶素引起的痉挛状态下的冠脉扩张，增加冠脉流量；可提高小鼠心肌对 ^{86}Rb 的摄取率，增加心肌营养血流量，增加心肌的血氧供应，提示本品有抗心肌缺血作用。

（5）减少心肌细胞凋亡作用：利用培养的心肌细胞造成缺氧模型，发现缺氧 30 分钟时细胞凋亡率较正常细胞显著增高，10g/L 黄芪对缺血心肌无保护作用，100g/L、1000g/L 的黄芪可使凋亡率分别降低 34.96% 和 37.02%，表明一定浓度的黄芪可能抑制缺氧心肌细胞的凋亡，但作用并非与浓度正相关，且缺氧心肌细胞中 TNF – αmRNA 水平和凋亡率都增高，提示 TNF – αmRNA 可能参与诱导缺氧心肌细胞凋亡。

（6）稳定细胞膜作用：一定浓度的黄芪可提高 SOD 活性，使 MDA、CK 水平降低，但未恢复正常，该作用并非与浓度正相关，提示黄芪可能通过抗自由基和稳定细胞膜来防止细胞受损。

（7）对急性心梗的保护作用：17 项生理、生化、形态学的检测结果表明，黄芪多糖对急梗犬心有改善心肌收缩性能、缩小心肌梗死面积、减轻心肌损伤的作用，作用机制可能与其抑制 Na^+,K^+-ATP 酶活性和抗自由基损伤作用有关。

（8）对血压的作用：黄芪对血压有双向调节作用，降压时为利尿降压，降低肺动脉压及右心前负荷，扩张周围阻力血管，降低动脉压，从而改善心功能，同时对冠状动脉有直接扩张作用。黄芪能增加人体总蛋白和白蛋白量，降低尿蛋白，并通过强心、增加心搏出量和扩张血管达到降血压或升血压的作用。黄芪在降血压时，作用迅速，持续时间短暂，且无快速耐受性，作用机制可能与直接扩张血管有关。对自性高血压大鼠（SHR）灌服黄芪后，血压上升幅度得到一定程度的控制，心肌、主动脉及尿中羟脯氨酸水平与对照组比较都有显著性差异，并有逆转的趋势。

（9）促进血管生成作用：黄芪能不同程度地促进血管内皮细胞游走与增殖，提高内皮细胞整合素活性，具有较好的促进血管生成的作用。黄芪主要通过防止内皮细胞凋亡，改变血管通透性而保护血管内皮细胞。制备小牛主动脉内皮细胞（EC）单层低渗模型进行实验，结果表明黄芪中的黄酮类化合物、毛蕊异黄酮能够减轻低渗造成的内皮单层通透性的增强，对低渗造成的 EC 单层通透性增强有改善作用，其改善作用类似于白蛋白。

（10）对血流动力学的影响：黄芪提取物可使大鼠左室收缩压显著升高、舒张终末压明显下降，左室内压上升/下降最大速率 $\pm dp/dt_{max}$ 明显增加，可明显改善心衰大鼠的血流动力学情况。黄芪注射液可以减轻管腔狭窄程度、血流速度升高、搏动指数和阻力指数明显降低。

4. 对泌尿系统的作用　黄芪对人与动物均有明显的利尿作用。大鼠皮下注射黄芪注射液 0.5g/kg，利尿效果与氨茶碱 0.05g/kg、双氢克尿塞 0.2mg/kg 相当，连续给药 7 天无耐受性。黄芪能减轻庆大霉素所致的肾毒性损害，明显改善肾衰竭动物的肾功能，使血肌酐下降，肾实质细胞代谢明显改善。

5. 抗衰老作用　寿命试验表明，黄芪能延长家蚕和果蝇的平均寿命，增加人胎肾和乳鼠肾细胞与人胎肺二倍体细胞体外培养的传代数，并使每代细胞的存活时间延长。黄芪能明显降低中老年小鼠脑中单胺氧化酶－B的活性，减轻由于衰老引起的该酶活性增高，提高中枢儿茶酚胺水平。黄芪含有 Zn、Cu、Mn、Se、Cr、Ge 等多种微量元素，给小鼠注射后，血中微量元素含量有不同程度的升高，超氧化物歧化酶（SOD）活性明显升高而起到抗氧化作用，减少自由基生成，增加自由基清除，延缓细胞衰老，延长细胞寿命。黄芪总黄酮和总皂苷对多种自由基均有良好的清除作用。

6. 对中枢神经系统的作用 黄芪具有增强小鼠学习记忆能力和记忆巩固的作用。黄芪水提取物 50g/kg 灌胃 7 天，对樟柳碱及乙醇引起的小鼠记忆障碍及记忆再现均有明显的改善作用。在影响记忆的有效剂量下，黄芪水提取物还能延长小鼠断头后的张口呼吸时间，提示本品具有改善记忆和脑保护作用。黄芪给小鼠皮下注射，有镇静作用，能维持数小时；给犬静注可产生兴奋呼吸作用。

7. 对内分泌系统的作用 从黄芪中提取分离出的多糖组分（APS－G）具有双向性调节血糖的作用，可使葡萄糖负荷后小鼠的血糖水平显著下降，并能明显对抗肾上腺素引起的小鼠血糖升高反应，对苯乙双胍致小鼠实验性低血糖也有明显的对抗作用。黄芪可使血浆皮质醇的含量增高，肾上腺重量增加，肾上腺皮质束状带细胞类脂质空泡含量增多。黄芪的抗应激作用与增强肾上腺皮质的分泌能力有关。黄芪有促雌激素样作用，可使小鼠动情期延长。

8. 护肝作用 黄芪皂苷能对抗 D－半乳糖胺、醋氨酚引起的肝损伤，表现为肝中毒引起的病变减轻，SGPT 降低，肝 MDA 下降，GSH 升高。黄芪皂苷也能对抗 CCl_4 引起的 SGPT 升高，提高肝微粒体细胞色素 P－450 活性，其机理除抗生物氧化外，尚与代谢调节有关。研究表明，黄芪注射液能明显抑制小鼠离体肝脏的脂质过氧化物（LPO）的生成，黄芪多糖能明显拮抗内毒素处理小鼠肝匀浆中丙二醛（MDA）的升高及还原型谷胱甘肽（GSH）的降低。电镜观察表明，本品对内毒素处理小鼠肝脏线粒体结构的损伤有保护作用。

9. 抗病毒作用 黄芪总皂苷具有广谱的抗病毒作用，主要表现为抗Ⅱ型人疱疹病毒（HSV_2）、抗乙肝病毒（HBV），保护被病毒感染的心肌细胞。阿昔洛韦（Acyclovir，ACV）是治疗人类 HSV 感染的常用药物，以 ACV 为阳性对照，采用病毒所致细胞病变的抑制及空斑减数实验，观察黄芪总皂苷抗 HSV_{2333} 株的药效，发现在 Hep－2 细胞系统中，黄芪总皂苷对 HSV_{2333} 株的直接杀灭、感染阻断、增殖抑制的治疗指数分别为 ACV 的 2.31、0.96、1.64 倍。黄芪能显著提高慢性乙型病毒性肝炎患者的细胞免疫功能，对乙肝表面抗原阳性转阴有一定的作用。研究还发现，9% 黄芪皂苷甲可以提高病毒性心肌炎小鼠的生存率，减少胶原合成和心肌细胞凋亡，且安全有效，其抗凋亡效应对延缓或逆转病毒性心肌炎心肌纤维化有重要作用。黄芪总皂苷还可增加病毒感染心肌细胞肌质网钙泵的 mRNA 的表达，并可提高肌质网钙泵的活力。体外实验也表明，黄芪有抗病毒作用，黄芪所含的生物碱、黄酮和苷类成分均有直接抑杀病毒（如滤泡性口腔炎病毒）的作用。黄芪水煎剂可保护小鼠对Ⅰ型副流感病毒（BB_1）的感染。

10. 抗肿瘤作用 黄芪注射液对 MCA 碘油溶液诱发的大鼠肺癌的发生有抑制作用，其抑癌特点是癌巢规整，核分裂相极少，核空化，明显角化。实验表明，黄芪总苷能够显著抑制小鼠肝癌（HepA）和肉瘤（S_{180}）的生长，在体外可浓度依赖性地抑制 HeLa 细胞的生长，使细胞周期阻滞于 G_0/G_1 期，并诱导其凋亡，呈现出剂量依赖关系，提示黄芪总苷不仅在整体水平有抑瘤作用，而且对体外肿瘤细胞有直接抑制作用，并可能通过诱导癌细胞凋亡起到抑癌作用。

11. 抗炎、镇痛作用 黄芪总苷（40、80mg/kg）可使角叉菜胶诱导大鼠气囊炎症的渗出液量、中性白细胞游出数和蛋白质渗出量显著减少。黄芪总苷 3 种剂量（20、40、80mg/kg）对 His、5－HT 引起的小鼠皮肤血管通透性增强有明显的抑制作用，并可显著降低大鼠角叉菜胶气囊炎症渗出液中的 PCE_2 含量。黄芪总苷（40、80mg/kg）尚可减少渗出液中白细胞介素 8（IL－8）的含量，降低渗出液及中性白细胞中磷脂酶 A_2（PLA_2）活性，减少中性白细胞超氧阴离子（$O_2^- \cdot$）生成及渗出液中 NO 的生成量。黄芪皂苷对兔红细胞膜有稳定作用，能明显对抗组胺和 5－HT 引起的大鼠毛细血管通透性增强，并能抑制角叉菜胶引起的大鼠足肿胀。

12. 其他作用 ①抗菌作用：黄芪对金黄色葡萄球菌、绿脓杆菌、痢疾杆菌、伤寒杆菌、炭疽杆菌、肺炎双球菌、甲乙型溶血性链球菌、白喉杆菌、假白喉杆菌、枯草杆菌等均有抑制作用。②抗胃溃疡作用：黄芪能减少胃液与胃酸的分泌量，预防大鼠幽门结扎型溃疡的发生。③黄芪还有防治类固醇性骨质疏松的作用。④黄芪提取物对大鼠负重力竭游泳有抗疲劳作用。

【临床应用】

1. 感冒 黄芪确可预防感冒，2232 例现场实验表明，黄芪可降低发病率 50% 以上，与干扰素联合应用可提高预防效果，降低发病率 70% 以上。

2. 宫颈糜烂 黄芪与干扰素对比治疗表明，黄芪可提高干扰素的疗效，治疗 164 例，显效率从31.7% 提高到 60.7%。

3. 小儿急性肾炎 黄芪益母汤（黄芪、益母草、生地黄、茅根各 12g，黄柏、小蓟、茯苓、白术、泽泻、滑石各 9g）随证加减，水煎服。治疗 104 例，全部治愈。10 天为 1 疗程。

4. 十二指肠球部溃疡 黄芪建中汤随证加减。治疗 170 例，治愈 155 例，有效 15 例，总有效率为100%。

5. 原发性低血压 黄芪桂枝五物汤（黄芪 15g，桂枝、白芍各 12g，生姜 6g，大枣 10g），水煎，每日1 剂，早晚分服，15 天为 1 疗程。治疗 64 例，显效 33 例，有效 29 例，无效 2 例，总有效率为 96.9%。

6. 过敏性鼻炎 玉屏风散加味：黄芪 20g，白术 10g，苍耳子 9g，防风、辛夷各 6g，炙甘草 5g。头痛加白芷 5g，蔓荆子 9g。水煎服，每日 1 剂。治疗 130 例，痊愈 47 例，好转 65 例，无效 18 例，总有效率为 86.2%。

7. 小儿呼吸道感染 黄芪、党参、大枣（5∶4∶1），分别粉碎，过 80 目筛，混匀，每次 10g 水煎服，每日 3～5 次，30 天为 1 疗程。治疗 27 例，显效 24 例，有效 3 例，总有效率为 100%。

8. 糖尿病 四对降糖药（黄芪配山药；苍术配玄参；生地黄配熟地黄；丹参配葛根），随证选方，按合并证加减。治疗 60 例，治愈 18 例，显效 29 例，有效 13 例。60 例患者经治疗后，血糖值明显降低。

9. 蛋白尿 黄芪、巴戟天、熟地黄、山药各 10～30g，山萸肉、茯苓、泽泻、丹皮各 3～30g，随证加减，60 天为 1 疗程。治疗 78 例，完全控制 40 例，基本控制 12 例，好转 20 例，无效 6 例，总有效率为92.3%。

10. 慢性乙型肝炎 黄丹饮（黄芪 30g，丹参 20g，水煎服，每日 1 剂）治疗慢性乙型肝炎，疗效满意。方法：给患者静脉滴注强力宁，口服齐墩果酸，加服黄丹饮，3 个月为 1 疗程。2 个疗程结束后，治疗组肝功能恢复正常，乙肝病毒表面抗原（HBsAg）转阴率与对照组比较，有显著性差异。

11. 病毒性心肌炎 患者在一般药物治疗（包括改善心肌营养和代谢的药物和抗生素，如青霉素，必要时可加用肾上腺皮质激素）的基础上，同时将黄芪注射液 20～30mL 加入到 5% 葡萄糖氯化钠注射液，或 0.9% 氯化钠注射液中静滴，每天 1 次，14 天为 1 疗程。治疗 58 例，1 疗程后，治愈 17 例，显效 28例，有效 10 例，无效 3 例，总有效率为 94.8%。

12. 冠心病心绞痛 黄芪 50g，水煎服，每日 3 次，治疗期间停用其他扩张冠状动脉药物。治疗 38例，显效 21 例，有效 10 例，无效 7 例，总有效率为 81.6%。

【毒副作用】 小鼠腹腔注射黄芪水煎剂的 LD_{50} 为 40g/kg；100g/kg 剂量小鼠灌胃，也无不良反应。两种黄芪煎剂给大鼠腹腔注射，每天 0.5g/kg，共 30 天，观察其体重、饮食及内脏外观，与对照组比较，均无明显差异。小鼠灌服黄芪水提取物 100g/kg，1 小时内稍安静，无其他毒副作用，7 天累计剂量高达700g/kg，无小鼠死亡。

参 考 文 献

1. 陈国辉，等. 中国新药杂志，2008，17（17）：1482.

2. 王庭欣，等. 时珍国医国药，2009，20（7）：1763.

3. 林琳，等. 临床检验杂志，2011，29（02）：129.

4. 颜爱，等. 中国免疫学杂志，2012，28（11）：999.

5. 谭艳芳，等. 中国组织工程研究与临床康复，2010, 14 (10)：1817.

6. 周凌，等. 山东中医药大学学报，2010, 34 (1)：52.

7. 徐尚福，等. 遵义医学院学报，2011, 34 (5)：473.

8. 白旭东，等. 中国医院药学杂志，2011, 31 (16)：1321.

9. 王光浩，等. 中国动脉硬化杂志，2011, 19 (3)：263.

10. 李岩，等. 中国中医基础医学杂志，2010, 16 (7)：597.

11. 杨长春，等. 解放军医学杂志，2010, 35 (8)：976.

12. 何勇. 中药新药与临床药理，2008, 19 (2)：100.

13. 关凤英，等. 中草药，2010, 41 (7)：1146.

14. 闵清，等. 时珍国医国药，2011, 22 (4)：921.

15. 杨雷，等. 中国实验方剂学杂志，2013, 19 (8)：175.

16. 李苏，等. 中国病理生理杂志，2015, 12 (10)：1798.

17. 李世明，等. 延边大学医学学报，2010, 33 (2)：152.

18. 吴冠信，等. 中医学报，2015, 30 (2)：213.

19. 沈艺，等. 中西医结合心脑血管病杂志，2012, 10 (10)：1214.

20. 张永娜，等. 中国药房，2015, 26 (10)：1366.

21. 宋锦叶，等. 北京大学学报（医学版），2009, 41 (2)：196.

22. 陆慧瑜，等. 实用儿科临床杂志，2011, 26 (17)：1318.

23. 曹艳玲，等. 中国实验方剂学杂志，2012, 18 (19)：208.

24. 钟灵，等. 中国应用生理学杂志，2013, 18 (4)：350.

25. 董贤慧，等. 中国药理学通报，2014, 30 (12)：1769.

26. 姚惠，等. 中国中药杂志，2014, 39 (11)：2071.

红　芪

【别名】　岩黄芪，晋芪，纳佳善马（西藏）。

【来源】　为豆科植物多序岩黄芪 *Hedysarum polybotrys* Hand. – Mazz. 的干燥根。

【性味】　甘，微温。

【功能主治】　补气升阳，固表止汗，利水消肿，生津养血，行滞通痹，托毒排脓，敛疮生肌。用于气虚乏力，食少便溏，中气下陷，久泻脱肛，便血崩漏，表虚自汗，气虚水肿，内热消渴，血虚萎黄，半身不遂，痹痛麻木，痈疽难溃，久溃不敛。蜜红芪益气补中，用于气虚乏力，食少便溏。

【主要成分】　含（－）－3－羟基－9－甲氧基紫檀烷〔（－）－3－Hydroxy－9－methoxypterocar－pan〕、γ－氨基丁酸、硬脂酸、木蜡酸（Lignoceric acid）、乌苏酸、β－谷甾醇、阿魏酸木蜡醇酯（Lignoceryl ferulate）、3,4,5－三甲氧基桂皮甲酯（Methyl－3,4,5－trimethoxycinnamate），以及多种氨基酸、挥发油、红芪多糖等。

【药理作用】

1. 免疫功能增强作用　红芪水煎剂能明显增强小鼠腹腔巨噬细胞的吞噬功能、炭粒廓清及植物血凝素（PHA）所致体内淋巴细胞转化；可拮抗氢化可的松对小鼠腹腔巨噬细胞吞噬功能的抑制作用；尚能提高 PHA 所致外周血淋巴细胞酸性酯酶染色的阳性率，抑制溶血素（抗体）生成。红芪多糖亦能明显增强小鼠腹腔巨噬细胞的吞噬功能，对 E－花环形成率亦有明显提高作用，并随剂量的增加而作用加强。红芪多糖对艾氏腹水癌和肝癌瘤株有一定的抑制作用，抑制率达 35％。红芪多糖不仅能增加小鼠脾细胞总数和血小板形成细胞，还可完全纠正环磷酰胺（50mg/kg）降低血小板形成细胞的作用，但不能纠正环磷

酰胺 （100mg/kg）的作用，对小鼠溶血素与血清凝集素水平无明显影响。

2. 对心脏功能的影响 家兔静脉注射红芪多糖复合物，有显著降低左心室压的作用，此作用随剂量的加大而增强，但到 0.75g/kg 剂量时作用不再增强；即使阻断心肌 β 受体或切断心脏迷走神经和交感神经，降低左心室压的作用仍然显著；红芪多糖还可明显减慢窦性心率，但作用不随剂量的加大而增强，在阻断心肌 β 受体、切断心脏迷走神经和交感神经后，仍可明显减慢窦性心率，提示这种作用不是通过神经及 β 受体发挥的，而是直接作用于心肌，降低心肌耗氧量，保护缺血心肌。红芪水提取物可显著对抗大鼠急性心肌缺血引起的 ST - T 变化及心律失常。

3. 保肝作用 红芪多糖 150mg/kg 灌胃对四氯化碳所致小鼠肝脏丙二醛含量升高有明显抑制作用；对 D - 半乳糖胺所致大鼠肝脏丙二醛含量升高亦有明显降低作用，表明红芪多糖对四氯化碳和 D - 半乳糖胺所致动物急性肝损伤有一定保护作用。红芪多糖及红芪水煎液还具有促进小鼠肝细胞再生的作用。

4. 对呼吸系统的作用 红芪能减少油酸型呼吸窘迫综合征大鼠 $P_{(A-a)}DO_2$，维持肺有效的摄氧功能；能保护肺泡上皮细胞和毛细血管内皮细胞，使气体通过通气 - 血屏障的弥散基本正常。

5. 补益脾胃作用 红芪煎剂有增强大鼠颌下腺、腮腺、胰腺淀粉酶总活力及增加其 RNA 含量的作用，说明红芪是首先影响消化腺腺泡细胞的 RNA 含量，继而使淀粉酶等消化酶的活力增强。此为红芪补益脾胃作用的药理学基础。

6. 抗衰老作用 1% 红芪多糖能明显延长果蝇寿命。红芪多糖灌胃给药，可使小鼠和大鼠血浆中过氧化脂质含量显著降低；对老年小鼠，随剂量的增加其脾脏脂褐素含量明显减少，且散在；对幼年大鼠红细胞内的 SOD 活性无明显影响，但对老年大鼠则可明显提高其红细胞内 SOD 的活性，且有明显的量效关系；对幼年小鼠的游泳时间无明显影响，但可明显延长老年小鼠的游泳时间，并增强其耐高温和耐低温能力；还可明显提高老年雄性大鼠血清皮质醇和睾酮的含量。在体外培养兔主动脉平滑肌细胞实验中，红芪多糖可直接清除 LPO，起到抗氧化剂的作用，也可显著提高 SOD 活性，起到抗氧化酶的作用，故认为红芪多糖对平滑肌细胞因自由基造成的损伤有良好的保护作用。

7. 抗炎、镇痛作用 红芪水提取物腹腔注射给药，对 5 - 羟色胺所致大鼠足肿胀、二甲苯所致小鼠耳肿胀、5 - 羟色胺和组胺所致的大鼠毛细血管通透性增强均有明显的抑制作用；可使大鼠肾上腺内的维生素 C 含量明显降低，但对肾上腺重量无明显影响；可明显提高小鼠热板致痛的痛阈及抑制醋酸引起的小鼠扭体反应。

8. 对血液流变性的影响 红芪醇提取物可明显降低正常大鼠高切（80s⁻¹）和低切（20s⁻¹）下全血比黏度，红芪水提取物可明显减轻正常大鼠体外血栓的干重，显著降低肾上腺素加冰水浴所致血瘀模型大鼠体外血栓湿重及干重，对血栓长度、全血比黏度及血沉等指标有一定抑制趋势；二者均可明显降低番泻叶所致气虚血瘀模型大鼠的红细胞压积，缩短其红细胞电泳速率；红芪水提取物 125、250、500μg/mL，在体外可剂量依赖性地抑制 ADP 引起的家兔血小板聚集，提示红芪具有一定的活血化瘀作用。

9. 修复周围神经作用 复方红芪提取液（红芪、赤芍、地龙、当归、川芎、淫羊藿、桃仁、红花，红芪为主要成分）中红芪的成分主要是红芪多糖，能显著促进巨噬细胞的活性，提高免疫功能；明显降低血浆中过氧化脂质的含量，提升血红蛋白比值，促进 RNA 合成。实验结果显示，大鼠神经损伤后局部给予复方红芪和神经生长因子（NGF），用药后其肌电功能恢复，红芪组优于对照组；对运动功能指数（SFI）的恢复，红芪组优于 NGF 组。上述结果说明，复方红芪提取液有促进周围神经恢复的作用。另一动物实验也已表明复方红芪全身给药对脊髓神经元有保护作用。

10. 对 2 型糖尿病的治疗作用 红芪多糖可提高大鼠胰岛素敏感指数、减轻胰岛素抵抗、增强胰岛素的敏感性。实验表明，二甲双胍组、红芪多糖高低剂量组动物的血清 TNF - α 值降低，与模型组相比有显著性差异（$P < 0.05$）；红芪多糖低剂量组与二甲双胍组作用相似，没有显著性差异（$P > 0.05$），表明红芪多糖可降低 2 型糖尿病模型大鼠血清 TNF - α 值，改善胰岛素抵抗，提示红芪多糖可明显改善 2 型糖尿病大鼠的胰岛素抵抗，对 2 型糖尿病有一定治疗作用。

11. 抗骨质疏松作用 红芪水提取液能对抗糖皮质激素性骨质疏松症。红芪水提取液给由醋酸泼尼松所致骨质疏松模型大鼠灌胃，大鼠每周称体重 1 次，于第 13 周处死，测量胫骨上段疏松质骨的骨形态计量学指标，结果模型组大鼠的体重较对照组减轻显著，骨形成减少，骨吸收增加，骨量减少；实验组与模型组比较，体重增加，骨形成增加，骨吸收减少，骨量增加，接近对照组的水平，说明红芪水提取液能防治醋酸泼尼松引起的骨质疏松症。

12. 抗应激作用　给小鼠灌服红芪提取物水溶液，剂量为 $0.06 \sim 0.12 \mathrm{g}/(\mathrm{kg} \cdot \mathrm{d})$，连续 10 天，然后分别对小鼠进行游泳试验和常压耐缺氧试验。结果红芪组小鼠的游泳时间和常压耐缺氧的存活时间均明显比生理盐水组延长（$P < 0.05$，$P < 0.01$），说明红芪可提高小鼠机体的抗疲劳能力和对缺氧的耐受力，具有明显的抗应激作用。红芪多糖还可显著提高小鼠中性粒细胞的活性，改善老年鼠 T 细胞对抗原刺激的应激性。红芪水提取物可明显延长小鼠在常压或减压缺氧、组织缺氧、脑及心脏缺氧条件下的存活时间。

13. 肺功能保护作用　红芪黄酮能改善肺纤维化核型大鼠肺功能，可能具有一定的抗肺纤维化的作用。红芪水提物能明显减轻 LPS 所致大鼠急性肺损伤的炎症反应，其作用机制与下调 $TNF - \alpha$ 表达、促进 IL - 10 表达有关。

14. 其他作用　红芪多糖灌胃给药，可使小鼠各脏器的 RNA 含量明显增加，红芪多糖有抗肿瘤作用。红芪提取物（HE）具有明显抑制柯萨奇 B3 病毒（CVB3）繁殖和保护病毒感染细胞的作用，浓度在 $6.25 \sim 25 \mathrm{mg}/\mathrm{mL}$ 范围内具有直接灭活病毒作用；体内实验表明，HE 对 CVB3 感染小鼠有减缓死亡、延长存活时间、保护其不得心肌炎或减轻心肌炎病变的作用。红芪多糖虽无明显的促进 LAK 细胞扩增的作用，但与 LAK 细胞或 PBMC 合用可显著增强对膀胱肿瘤细胞株 EJ 和原代肿瘤细胞的杀伤作用。

【临床应用】

1. 表虚自汗　红芪 15g，白术 10g，防风 6g，水煎服，治疗多例有较好效果。

2. 子宫下垂　红芪治疗子宫下垂有较好效果。

3. 改善早产儿免疫　联合护理结合口服红芪多糖免疫调节剂可以改善早产儿的免疫功能。

【毒副作用】　给幼年小鼠灌胃红芪多糖，未见明显毒性反应，未能求出 LD_{50}。

参 考 文 献

1. 韩涛，等. 中国老年学杂志，2013，33（12）：2810.

2. 鲍英存，等. 中药药理与临床，2012，28（04）：3.

3. 雷丰丰，等. 山东医药，2015，55（11）：11.

4. 李晓东，等. 中药药理与临床，2012，28（01）：83.

5. 寇炜，等. 中国中西医结合杂志，2013，33（02）：220.

6. 李娟，等. 中药材，2013，36（05）：771.

7. 向红，等. 中国药房，2014，25（15）：1352.

8. 许茸茸，等. 中国实验方剂学杂志，2013，19（15）：222.

9. 畅艳娜，等. 世界中西医结合杂志，2014，9（05）：487.

10. 姚秋香，等. 国外医药（抗生素分册），2014，35（04）：207.

11. 寇玉辉，等. 北京大学学报（医学版），2013，45（05）：830.

12. 全燕. 中国预防医学杂志，2015，16（05）：400.

13. 王志旺，等. 中国现代应用药学，2014，31（10）：1182.

14. 卫东锋，等. 中药药理与临床，2012，28（02）：88.

白　术

【别名】　冬术，山蓟，山精。

【来源】 为菊科植物白术 *Atractylodes macrocephala* Koidz. 的干燥根茎。

【性味】 甘、苦，温。

【功能主治】 健脾益气，燥湿利水，止汗，安胎。用于脾虚食少，腹胀泄泻，痰饮眩悸，水肿，自汗，胎动不安。土白术健脾，和胃，安胎。用于脾虚食少，泄泻便溏，胎动不安。

【主要成分】 主要有效成分为挥发油，其含量约为 1.4%。油中主要成分为苍术酮、白术内酯 A、白术内酯 B、系列倍半帖类化合物等，还有苍术苷 A、B 等苷类成分和甘露糖、果糖等多糖成分。此外，还含有氨基酸，以及维生素 A、树脂和 Mn、Cu 等微量元素。

【药理作用】

1. 利尿作用 白术煎剂、流浸膏灌胃或静注，对大鼠、家兔、犬等均有利尿作用，人口服也有明显的利尿作用。白术煎剂 0.05 ~ 0.25g/kg，给狗静注 0.5 ~ 1 小时后开始利尿，2 小时达高峰，持续 1.5 小时，平均尿量增加 9.2 倍；灌胃给药 1 ~ 3g/kg，尿量增加 2 ~ 6 倍，而且多数于用药 6 ~ 7 小时后尿量仍多于正常值。白术不仅可增加水的排泄，也能促进电解质特别是钠的排出，可使钠排出量增加 35.2 倍，氯排出量、尿 CO_2 容量、pH 值和钾排出量均有不同程度的增高。

2. 降血糖作用 家兔灌服白术煎剂或浸剂，血糖稍降低；大鼠灌服白术煎剂，能加速体内葡萄糖的同化因而降低血糖。

3. 抗血凝作用 大鼠每天灌服白术煎剂 0.5g/kg，共 1 ~ 4 周，凝血酶原时间显著延长。本品根的作用比茎强，健康人服用根煎液（1:20）每次 1 汤匙，每天 3 次，4 天后凝血酶原时间及凝血时间均显著延长，停药后 10 余天才恢复正常，乙醇浸出液也有效果，但维持时间较短。

4. 免疫增强作用 白术水煎剂灌胃能明显提高小鼠腹腔巨噬细胞的吞噬功能，使细胞变大，吞噬增多，细胞核变小。研究表明，白术能使免疫功能低下小鼠的 TH 细胞数明显增加，提高 TH/TS 比值，纠正 TC 细胞亚群分布紊乱状态，可使低下的 IL - 2 水平显著提高，并能增加 T 淋巴细胞表面 IL - 2R 的表达，这些可能是白术免疫增强和免疫调节作用的重要机制。

5. 抗氧化作用 动物实验表明，白术有明显的抗氧化作用，能有效减少脂质过氧化作用，降低 LPO 含量，能避免有害物质对组织细胞结构和功能的破坏作用，另外也有提高 SOD 活性的趋势，可增强机体对自由基的清除能力，减少自由基对机体的损伤。

6. 调节胃肠运动 白术对胃肠道平滑肌有兴奋和抑制的双向调节作用。白术可兴奋胃肠道 M 受体和乙酰胆碱受体，促进胃肠蠕动与排空，还可抑制胃肠运动和治疗脾虚证。较低浓度（6.25%）的白术水煎剂 1mL 对离体豚鼠回肠平滑肌收缩有较轻度抑制效应，较高浓度的白术水煎剂（12.5%、25%、50%、75%、100%）1mL 则能显著加强豚鼠回肠平滑肌的收缩，并呈量效关系。白术茯苓汤也可使脾虚大鼠血清素（GAS）、血浆素（MTL）含量升高，血管活性肠肽（VIP）含量降低，能增加胃肠运动，促进胃肠道内胃酸、胃蛋白酶、胰液、胆汁的分泌增加，从而使脾虚大鼠的胃肠运动、吸收功能障碍得到改善。

7. 安胎作用 白术醇提取物与石油醚提取物对未孕小鼠离体子宫的自发性收缩以及催产素、益母草引起的子宫兴奋性收缩均呈显著抑制作用，并随药物浓度增加抑制作用增强，存在量效关系。白术醇提取物还能完全拮抗催产素引起的豚鼠在体怀孕子宫的紧张性收缩。白术水提取物对离体子宫的抑制作用较弱。

8. 抗肿瘤作用 对 S_{180} 荷瘤小鼠给予不同剂量的白术水提取物 10 天，称取瘤重，计算胸腺指数、脾指数，同时利用放射免疫测定法检测血浆肿瘤坏死因子 α（TNF - α）、白介素 - 2（IL - 2）的含量。结果白术各剂量组和模型组瘤重及胸腺指数有显著性差异（$P < 0.01$ 或 $P < 0.05$），中剂量白术提取物对 TNF - α 和 IL - 2 均有显著性影响（$P < 0.01$ 或 $P < 0.05$），提示白术可以调节 S_{180} 荷瘤小鼠的免疫功能，抑制肿瘤生长，并呈现一定的剂量效应关系。白术挥发油也能明显阻止癌性恶病质鼠的体重下降，增加其摄食量，延缓肿瘤生长，使血清 IL - 2 水平升高，TNF - α 水平同时明显下降，提示白术挥发油具有明显的抗癌性恶病质作用。白术挥发油对艾氏腹水癌也有显著抑制作用。

9. 对神经系统的作用 白术对植物神经系统有双向调节作用，可通过调整植物神经系统功能，治疗脾虚病人类似消化道功能紊乱的有关诸症，从而达到补脾目的。β－桉叶油醇兼有布比卡因和氯丙嗪具有的类似苯环利定的降低骨骼肌乙酰胆碱受体敏感性的作用，并对琥珀酰胆碱引起的烟碱受体持续除极有相乘的作用，苍术醇对平滑肌以抗胆碱作用为主，兼有 Ca^{2+} 拮抗作用，此二者使白术具有镇痛作用，后者更与白术健胃的作用密切相关。此外，白术挥发油对金钱蛙也有镇静作用，大剂量呈现麻醉作用。

10. 调节血脂作用　白术 100% 甲醇提取物部位能显著降低小鼠体重值和血清 TG 水平，明显升高血清 HDL－C、HDL－C/TC 水平。

11. 肝保护作用　白术内酯 I 可显著降低免疫性肝损伤小鼠增加的肝脏指数、脾脏指数，改善肝脏组织病理学变化和肝脏组织病理学分级，减轻 BCG 联合 LPS 所致肝损伤的炎症反应；对免疫性肝损伤中肝匀浆 MDA 产生和 GSH－px 水平有明显改善作用。

12. 抗炎作用　研究发现，白术内酯Ⅲ、白术内酯 I、12－异戊烯酰－14－乙酰－2E,8E,10E－三烯－4,6－二炔－1－醇、12－α－甲基丁酰－14－乙酰－2E,8E,10E－三烯－4,6－二炔－1－醇、12－β－甲基丁酰－14－乙酰－2E,8E,10E－三烯－4, 6－二炔－1－醇五种白术成分对小白鼠急性炎症模型均有一定的抗炎作用。

13. 其他作用　白术煎剂能增加动物体重及肌力，有强壮作用；可升高因放疗或化疗引起的白细胞下降；对脑膜炎球菌、炭疽杆菌、白喉杆菌、枯草杆菌等细菌以及絮状表皮癣菌等真菌有抑制作用；对蟾蜍心脏有抑制作用，使心率减慢。此外，白术还有扩张血管、防止放射线损害等作用。

【临床应用】

1. 脾虚胀满　消化不良　白术、陈皮各半，研粉，每日早晚各服 3g，效果显著。

2. 盗汗、虚汗　白术、黄芪各 15g，水煎服，每日 1 剂，有较好疗效。

3. 便秘　重用白术辨证治疗便秘 2 例，效果显著。

4. 肝硬化　重用白术辨证治疗肝硬化 3 例，取得良好效果。

5. 腹泻　白术 15g，生姜 3g，大米 250g（用文火炒至米色变黄），加水煲成粥食用，每日 3 次。治疗 10 例腹泻患者，其中 8 例服用 3 次痊愈，2 例服用 6 次痊愈。白术散（白术、木香、茯苓各 10g，藿香叶 3g，混匀研末）治疗小儿腹泻有效，方法：用细纱布 2 层包裹白术散，敷于小儿脐部，每日 1 次，每次 1~2 小时，7 天为 1 疗程。治疗 100 例，痊愈 28 例，有效 68 例，无效 4 例，总有效率为 96%。

6. 溃疡性结肠炎　白术、煅牡蛎（先煎）各 30g，川芎 10g，花椒 3g。每日 1 剂，水煎分早晚 2 次温服。腹胀加砂仁，腹痛甚加延胡索，久泻脱肛加升麻。治疗溃疡性结肠炎 35 例，治愈 11 例，显效 13 例，好转 9 例，无效 2 例，总有效率为 94.3%。

7. 羊水过多　白术十皮饮（生白术 30g，杜仲、茯苓皮各 15g，冬瓜皮、大腹皮、生姜皮、陈皮、白豆蔻、砂仁壳、阿胶各 10g，厚朴 6g）水煎早晚分服，每日 1 剂，6 剂为 1 疗程。治疗 10 例，经 1~2 个疗程后，痊愈 7 例，好转 3 例，总有效率为 100%。

8. 复发性口疮　白术 50g，加食用白醋 100mL，浸泡 1 周后取液备用。用时以白术醋液外涂患处，每日 3 次。经本法治疗复发性口疮 32 例，治愈 15 例，有效 14 例，无效 3 例。

9. 眩晕　半夏白术汤加减治疗眩晕 120 例，治愈 41 例，好转 72 例，无效 7 例，有效率为 94.2%。

【毒副作用】　白术煎剂小鼠腹腔注射的 LD_{50} 为 $(13.3 \pm 0.7)g/kg$。白术煎剂 0.5g/kg，给大鼠每日灌胃，1~2 个月未见明显毒性反应，但半月后中等度白细胞减少，主要是淋巴细胞减少及轻度贫血。

参 考 文 献

1. 张程荣，等．中华中医药杂志，2011，26（10）：2328.

2. 李燕，等．中国实验方剂学杂志，2015，21（10）：162.

3. 安然，等．中医杂志，2010，51（12）：1125.

4. 孙文平，等．中国微生态学杂志，2011，23（10）：881.

5. 黄利，等．中药药理与临床，2012，28（1）：114.

6. 石娜, 等. 中国新药杂志, 2014, 24 (05): 577.

7. 鄢伟伦, 等. 山东中医杂志, 2011, 30 (6): 417.

8. 陈婉霞, 等. 临床合理用药杂志, 2012, 5 (35): 177.

9. 周剑, 等. 亚太传统医药, 2015, 11 (17): 9.

10. 周小丽. 中医临床研究, 2015, 7 (15): 92.

11. 彭敏, 等. 时珍国医国药, 2011, 22 (10): 2363.

12. 王嫦鹤, 等. 中国中药杂志, 2012, 12 (12): 1809.

13. 李宝金, 等. 北京中医药, 2009, 28 (11): 899.

14. 杨娥, 等. 广东药学院学报, 2012, 28 (2): 218.

15. 王彪猛, 等. 中国药房, 2015, 26 (17): 2436.

16. 孔亮, 等. 中医杂志, 2013, 54 (4): 315.

17. 赵尚峰, 等. 中华中医药杂志, 2015, 30 (2): 620.

山 药

【别名】 薯蓣, 山芋, 怀山药。

【来源】 为薯蓣科植物薯蓣 *Dioscorea opposita* Thunb. 的干燥根茎。

【性味】 甘, 平。

【功能主治】 补脾养胃, 生津益肺, 补肾涩精。用于脾虚食少, 久泻不止, 肺虚喘咳, 肾虚遗精, 带下, 尿频, 虚热消渴。麸炒山药补脾健胃。用于脾虚食少, 泄泻便溏, 白带过多。

【主要成分】 本品含皂苷、黏液质、尿囊素 (Allantoin)、胆碱 (Choline)、精氨酸 (Arginine)、淀粉酶、蛋白质、脂肪、淀粉、多糖及碘质等。黏液中含甘露聚糖 (Mannan) 与植酸 (Phytic acid)。

【药理作用】

1. 降血糖作用 山药水煎剂 30、60g/kg 给小鼠灌胃, 连续 10 天, 可降低正常小鼠的血糖, 对四氧嘧啶引起的小鼠糖尿病有预防及治疗作用, 并可对抗由肾上腺素或葡萄糖引起的小鼠血糖升高。山药多糖给四氧嘧啶模型糖尿病大鼠连续灌胃给药 15 天, 可使糖尿病大鼠的血糖明显降低, 同时能升高 C 肽含量。实验表明, 山药多糖对糖尿病的治疗作用与增加胰岛素分泌、改善受损的胰岛 β 细胞功能有关。

2. 抗衰老、抗氧化作用 大小剂量山药多糖均可明显提高 D - 半乳糖所致糖代谢衰老模型小鼠红细胞中 SOD 活性及血中 CAT (过氧化氢酶) 活力, 明显降低 D - 半乳糖所致糖代谢衰老模型小鼠血浆、脑匀浆和肝匀浆 LPO (过氧化脂质) 水平。山药水溶性多糖能降低维生素 C - NADPH 及 Fe^{2+} - 半胱氨酸诱发的微粒体过氧化脂质的含量, 并对黄嘌呤 - 黄嘌呤氧化酶体系产生的超氧自由基 ($O_2^- \cdot$) 及 Fenton 反应体系的羟自由基 (OH^-) 有清除作用。

3. 调节或增强免疫功能作用 山药富含多糖, 可刺激或调节免疫系统。山药能增加血液中白细胞数量和增强白细胞的吞噬功能, 能促进过敏介质的释放。山药多糖对环磷酰胺所致的细胞免疫抑制有不同程度的对抗作用, 能使被抑制的细胞免疫功能部分恢复正常。山药能使小鼠 T 细胞数量增加, 且能提高淋巴细胞转化功能, 尚有诱生 α - 干扰素的作用。

4. 降血脂作用 国外报道, 以山药的提纯淀粉喂食动脉粥样硬化小鼠, 能降低类脂浓度, 同时也能降低主动脉和心脏血管中的糖浓度。对已饲喂过游离胆固醇和含胆固醇食物的小鼠, 山药能降低其胆固醇浓度。

5. 对消化道的作用 山药含淀粉酶, 能刺激胃肠道运动, 促进胃肠内容物排空, 因此有助于消化。山药及其炮制品煎剂对家兔离体肠管节律性活动有明显促进作用。对肾上腺素产生的紧张性降低, 给山药煎剂能使肠管节律恢复。

6. 抗肿瘤作用　用小鼠移植性实体瘤研究山药多糖RDPS－1的体内抗肿瘤作用，结果表明，50mg/kg的RDPS－1对Lewis肺癌有显著的抑制作用，而对B_{16}黑色素瘤没有明显作用，≥150mg/kg的RDPS－1对B_{16}黑色素瘤和Lewis肺癌都有显著的抑制效果，中等剂量（150mg/kg）作用最佳。

7. 肝损伤保护作用　山药多糖均可降低卡介苗（BCG）与脂多糖（LPS）诱导的免疫性肝损伤小鼠的小鼠肝指数、脾脏指数及降低血清ALT、AST活性（$P < 0.05$），降低MDA的含量，增加GSH含量和GSH－Px活性。山药多糖还可通过拮抗镉染毒所致的氧化应激反应，保护镉引起的肝损伤。另外，山药硒多糖对CCl_4所致的小鼠急性肝损伤也有较好保护作用。

8. 肾保护作用　怀山药灌胃预处理可以减轻缺血再灌注模型大鼠肾组织氧化损伤和减少肾小管上皮细胞凋亡的发生，降低血清Scr、BUN和MDA水平，有效保护肾功能。山药多糖可以改善糖尿病肾病模型小鼠的肾功能。

9. 其他作用　山药水煎剂给小鼠灌胃，可增加前列腺、精囊腺的重量，增强雄性激素样作用。山药所含的尿囊素具有抗刺激、麻醉镇痛、促进上皮生长、消炎、抑菌等作用。山药多糖铁复合物具有较好的治疗缺铁性贫血作用。

【临床应用】

1. 糖尿病　山药、天花粉、沙参各15g，知母、五味子各10g，水煎服有效。

2. 小儿腹泻　山药、白术各10g，滑石粉、车前子各3g，甘草1.5g，水煎服，有效好疗效。

3. 痰气喘急　山药半碗捣烂，加入甘蔗汁半碗，和匀，温热饮之有效。

4. 脾虚带下　山药莲子粥（山药、扁豆、薏苡仁、莲子肉各15g）每日1剂，1次或2次口服，1周为1疗程。治疗脾虚带下58例，治愈42例，好转14例，无效2例。

5. 慢性阻塞性肺气肿　山药、玄参、白术、炒牛蒡子、鸡内金加减，水煎服，每日1剂。治疗慢性阻塞性肺气肿40例，21例显效，17例好转，2例无效，总有效率为95%。

6. 慢性肾炎　无比山药汤（山药、党参、生地黄等）加减治疗慢性肾炎86例，77例有效，有效率为89.5%。

7. 慢性消化不良　山药250g研成细粉，加入熟糯米粉250g拌匀，每早4汤匙，加入白糖和少许胡椒粉，煮成糊状食用。

参 考 文 献

1. 孙芝杨，等. 食品科技，2013，38（10）：232.

2. 曾祥海. 中国药房，2014，25（23）：2125.

3. 李云，等. 北京中医药大学学报，2015，38（8）：535.

4. 罗鼎天，等. 世界华人消化杂志，2014，22（29）：4451.

5. 孙延鹏，等. 华西药学杂志，2010，25（01）：26.

6. 官守涛，等. 湖北医药学院学报，2013，32（2）：115.

7. 滕杨，等. 食品工业科技，2015，36（15）：362.

8. 洪志华，等. 浙江中西医结合杂志，2015，25（7）：644.

9. 高永喜，等. 中华中医药学刊，2011，29（9）：1958.

10. 张文菲，等. 湖北中医杂志，2015，37（3）：51.

11. 谭春琼. 中国应用生理学杂志，2014，17（5）：437.

大　枣

【别名】　红枣，干枣，良枣。

【来源】 为鼠李科植物枣 *Ziziphus jujuba* Mill. 的干燥成熟果实。

【性味】 甘，温。

【功能主治】 补中益气，养血安神。用于脾虚食少，乏力便溏，妇人脏燥。

【主要成分】 含三萜类皂苷、生物碱和黄酮类成分。黄酮类主要有药黄素（Swertisin）、黄酮 – 双 – 葡萄糖苷和黄酮 – C – 葡萄糖苷（Spinosin I）。尚含大量糖类、cAMP、cGMP、氨基酸、维生素、有机酸、苯甲醇糖苷、黏液质及微量元素。

【药理作用】

1. 抗变态反应作用 大枣的酒提取物能抑制抗体产生，作用强度相当于 5 ~ 10mg 的硫唑嘌呤。现已证明大枣中抑制 IgE 产生的主要活性成分是乙基 – α – D – 呋喃果糖苷，并且它的衍生物对 5 – 羟色胺和组胺也有拮抗作用，从而发挥抗变态反应作用。同时也有研究认为，大枣所含的 cAMP 易透过白细胞膜而作用于化学介质释放的第二期，即抑制了化学介质的主要物质白三烯 D_4 的释放，因而抑制了变态反应。

2. 镇静及降压作用 大枣对中枢神经系统有一定的抑制作用，从大枣中分离出的黄酮 – C – 葡萄糖苷和黄酮 – 双 – 葡萄糖苷具有镇静催眠作用。研究表明，大枣中所含的黄酮 – 双 – 葡萄糖苷和柚配质细胞糖苷、苯甲醇糖苷具有降压作用。

3. 抗肿瘤作用 大枣煎剂内服对 N – 甲基 – N – 硝基 – N – 亚硝基胍（MNNG）诱发的大鼠腺胃癌有抑制作用，癌肿发生率较对照组明显降低。大枣水溶性提取物对人白血病 K_{562} 细胞的增殖和集落形成能力有显著的抑制作用，并具良好的线性相关关系，说明其水提取物中有抗白血病的有效成分。大枣多糖对 S_{180} 瘤细胞具有较高的抑瘤率，在大枣多糖的作用下，肿瘤细胞生长周期时间变短、裸鼠生存时间延长，可见病理组织形态学的改善。大枣多肽裂解液也能延长 S_{180} 荷瘤小鼠的生存时间，具有明显抗肿瘤活性。

4. 抗突变作用 采用姐妹染色单位互换（SCE）技术，发现给小鼠灌服浓度为 0.5g/mL 的大枣煎液 20mL/kg，能明显降低环磷酰胺所致的 SCE 值升高，表明大枣有抗突变作用。

5. 保肝作用 对于四氯化碳损伤肝脏的家兔，每日喂服大枣煎剂 1 周，其血清总蛋白与白蛋白水平较对照组明显升高，表明大枣具有保肝作用。大枣多糖还能改善 CCl_4 致急性肝损伤模型小鼠血清 SOD、CAT、GSH – Px、MDA 指标，提示大枣多糖对肝损伤有一定的防护作用，与其能够清除自由基、增强免疫功能、抗脂质过氧化反应有关。大枣提取物预处理可以明显降低酒精性肝病小鼠血清 AST、ALT 含量，改善肝组织病理改变，下调肝组织细胞色素（CYP2E1）和肿瘤坏死因子 α（TNF – α）表达，对酒精性肝病具有明显保护作用。

6. 增强免疫功能作用 大枣多糖对免疫抑制模型小鼠低下的免疫功能有较好的提升作用，可促进脾细胞分泌和产生 IL – 2，提高其活性，降低血清可溶性 IL – 2R 水平，间接提高 IL – 2 活性的发挥。大枣多糖对这些免疫指标的改善和提高是大枣多糖兴奋免疫系统的具体体现和作用机制，在一定程度上说明了大枣（多糖）的补气作用，同时也提示大枣多糖是其免疫兴奋的主要活性成分。

7. 抗疲劳、促生长作用 给小鼠口服大枣煎剂 3 周，与对照组相比，动物体重明显增加，游泳时间延长。有人比较了大枣和金丝小枣的药理作用，发现二者均有抗疲劳、促生长作用。

8. 抗氧化及抗衰老作用 以颈背部注射 D – gal 建立衰老小鼠模型，然后给其灌服不同剂量的大枣提取物，结果显示：不同剂量的大枣提取物均可提高小鼠脑组织 SOD 活性，并能降低脑组织 MDA 含量，有抗氧化作用。离体实验也表明，大枣提取液浓度在 0.07 ~ 0.556mg/mL 范围内，有明显的清除 O_2^- · 自由基的作用，该提取液对鼠肝匀浆有抗脂质过氧化作用，在 2.08mg/mL 浓度时可明显抑制鼠肝匀浆脂质过氧化反应。给半乳糖致衰模型小鼠灌服大枣多糖，可明显延缓小鼠衰老，提高衰老模型小鼠血 SOD 及 CAT 活力，降低脑匀浆、肝匀浆及血浆中 LPO 水平。大枣多糖对大鼠血清自由基有清除作用。

9. 补血作用 用 200、100、50mg/kg 剂量的大枣多糖给由放血和注射环磷酰胺造成的气血双虚模型大鼠灌胃，给药 14 天后，各剂量大枣多糖组大鼠的血红细胞计数、白细胞计数、血小板计数及血红蛋白含量均明显高于模型组；各剂量大枣多糖组大鼠红细胞 Na^+, K^+ – ATP 酶、Mg^+ – ATP 酶、Ca^+, Mg^+ –

ATP 酶活力明显高于模型组，提示大枣多糖可以改善气血双虚大鼠的造血功能和红细胞能量代谢，从而起到补血作用。

10. 其他作用　大枣含有丰富的 cAMP 样物质，人口服后末梢血浆及白细胞内的 cAMP 含量上升，cAMP/cGMP 值升高。

【临床应用】

1. 白细胞减少症　大枣 7 枚，石韦 30g，水煎服，每日 2 剂。治疗放射线引起的白细胞减少症 8 例，有效 6 例，有效率为 75.0%。

2. 急、慢性肝炎　大枣花生汤（大枣、花生、冰糖各 30g 为 1 剂）睡前煎服，观察治疗 12 例，有较好的降低转氨酶作用。

3. 非血小板减少性紫癜　大枣，每天吃 3 次，每次 10 枚，至紫癜全部消退为止。一般每人约需大枣 0.5~1kg。

4. 脱肛　大枣 120g，陈醋 250g，放在一起煮至醋干，一次吃完，每天吃 2~3 次，1 周为 1 个疗程，一般 1 个疗程后病情明显缓解，继续吃可望痊愈。

5. 过敏性紫癜　大枣 150g，甘草 20g，每日 1 剂，水煎服，食枣饮汤。治疗 1 例过敏性紫癜，服上方 7 天后，紫癜全部消失，继续服 1 周，未再复发。

6. 小儿睾丸鞘膜积液　大枣洗净生食，每次数枚，每日数次。治疗小儿睾丸鞘膜积液 1 例，大枣食用 2 月余，结果诸症皆消而获痊愈。

参 考 文 献

1. 张采，等. 中国现代中药，2011，13（11）：49.
2. 王维有，等. 食品工业科技，2013，34（11）：49.
3. 张仙土，等. 中国现代医生，2012，50（12）：20.
4. 朱虎虎，等. 中国实验方剂学杂志，2012，18（14）：188.
5. 郭炜，等. 癌变畸变突变，2002，14（2）：94.
6. 苗明三，等. 中华中医药杂志，2011，26（9）：1997.
7. 申军华，等. 中国中西医结合杂志，2014，34（4）：466.
8. 刘丹丹，等. 中医学报，2011，26（7）：809.
9. 王凤舞，等. 食品科技，2014，（9）：210.

甘　草

【别名】　甜草，蜜草，粉甘草。

【来源】　为豆科植物甘草 *Glycyrrhiza uralensis* Fisch.、胀果甘草 *Glycyrrhiza inflata* Bat. 或光果甘草 *Glycyrrhiza glabra* L. 的干燥根和根茎。

【性味】　甘，平。

【功能主治】　补脾益气，清热解毒，祛痰止咳，缓急止痛，调和诸药。用于脾胃虚弱，倦怠无力，心悸气短，咳嗽痰多，脘腹、四肢挛急疼痛，痈肿疮毒，缓解药物毒性、烈性。炙甘草补脾和胃，益气复脉，用于脾胃虚弱，倦怠乏力，心动悸，脉结代。

【主要成分】　主要含甘草甜素（Glycyrrhizine）约 6%~14%，是甘草酸（Glycyrrhinic acid）的铵、钙或钾盐，经水解后可产生葡萄糖醛酸和甘草次酸，后者是甘草甜素中的主要活性成分。甘草还含多种黄酮类化合物，主要有甘草黄苷（Liquiritine，即甘草黄碱酮）、异甘草黄苷（Isoliquiritine，异甘草黄碱酮）、甘草素（Liquiritigenin，甘草黄黄碱酮苷元）、异甘草素（Isoliquiritigenin，异甘草碱酮苷元）等。从甘草皮质部分分离得到异黄酮类成分 FM_{100}。此外，甘草尚含人体必需的多种微量元素，如 Zn、Ca、Sr、Ni、Mn、Mg、Fe、Cu、Cr、Al 等。

【药理作用】

1. 肾上腺皮质激素样作用

（1）糖皮质激素样作用：动物实验表明，甘草或甘草制剂（浸膏、甘草甜素）可使胸腺萎缩，血中嗜酸性细胞和淋巴细胞减少，尿内游离型 17 - 羟皮质醇增加，而呈现糖皮质激素样作用。甘草与糖皮质激素合用有协同作用。甘草次酸在结构上与皮质激素相似，故对皮质激素在肝内的代谢失活起竞争性的抑制作用，从而间接提高了皮质激素的血浓度。有报道认为，甘草次酸对切除肾上腺皮质及切除脑垂体后的动物能产生潴钠、抗炎和抗利尿作用，但也有人认为甘草次酸对肾上腺功能减弱而未完全衰竭者才有作用，对切除双侧肾上腺者无效。

（2）盐皮质激素样作用：甘草、甘草浸膏、甘草甜素、甘草次酸对健康人及多种动物能促进钠、水潴留，使排钾增加，呈现去氧皮质酮样作用。应用大剂量甘草治疗溃疡病，可引起部分病人血压增高和水肿，大量使用甘草甜素可引起假醛固酮过多症、四肢瘫痪和低血钾。近年研究表明，长期每天应用 500mg 以上剂量的甘草黄苷，也可使部分病人出现高血压和低血钾；在摘除肾上腺的大鼠实验，甘草黄苷的水钠潴留作用消失。甘草黄苷对肝脏的类固醇 - 5β - 还原酶有明显的抑制作用，并能明显降低醛固酮、可的松等的代谢清除率而具有强化类固醇的作用。

2. 抗炎及抗变态反应作用 甘草具有皮质激素样的抗炎作用，抗炎成分为甘草甜素和甘草次酸。甘草次酸对大鼠棉球肉芽肿、甲醛性水肿、皮下芽肿性炎症等均有抑制作用，其抑制炎症反应的效价仅为氢化可的松的 1%。甘草甜素、甘草次酸对角叉菜胶所致大鼠足跖水肿也有抑制作用，对马血清或鸡蛋白所致豚鼠过敏反应均有不同程度的抑制作用，其抗炎、抗过敏反应可能与抑制毛细血管通透性亢进、抗组胺或降低细胞对刺激的反应性有关。近年研究表明，甘草酸铵对角叉菜胶、组胺、前列腺素 PGE_2、制菌霉素引起的大鼠足肿胀及热烫肿均有明显的抑制作用，可抑制 PG 的合成或释放，抑制组胺、PGE_2 的致炎作用，其抗炎作用原理与抑制缓激肽合成或释放以及稳定溶酶体膜有关。甘草酸盐对大鼠的被动皮肤过敏反应（PCA）、Forssman 皮肤血管炎反应、Arthus 反应、迟发型超敏反应、佐剂性关节炎等变态反应均有显著的抑制作用。甘草甜素也可显著抑制小鼠的 PCA 反应，并能显著拮抗组胺、乙酰胆碱及慢性反应物质（SRS - A）对兔离体回肠和豚鼠离体气管的收缩作用。

3. 对免疫功能的影响 1/300 浓度的甘草煎剂在体外能增强白细胞对金黄色葡萄球菌的吞噬功能，在体内对小鼠单核细胞的吞噬及消化功能有促进作用。甘草煎剂对小鼠腹腔巨噬细胞的吞噬功能，因机体状态不同而呈双向作用，在应激状态下（冷刺激、热刺激和饥饿刺激）机体抵抗力受到耗损时呈明显的促进作用，而在安静状态下呈抑制作用。大量研究表明，甘草多糖类化合物是一种免疫调节剂，研究发现甘草多糖主要通过刺激 T 淋巴细胞的增殖以增强机体抵抗力，同时甘草多糖还能激活内皮系统，诱导人体免疫球蛋白的产生，具有抗补体活性作用。直接刺激 B 淋巴细胞增殖，还可以诱导干扰素来增强机体杀伤细胞的能力。甘草甜素可使小鼠脾、胸腺重量增加，白细胞总数、嗜中性白细胞和单核细胞数目增加，并能提高小鼠对血中炭粒的廓清指数，增强网状内皮系统功能。

4. 解毒作用 甘草及其各种制剂对多种药物中毒（如水合氯醛、乌拉坦、组胺等）、食物中毒（如河豚毒、蛇毒）、体内代谢产物中毒及细菌毒素均有一定的解毒能力。甘草解毒作用的有效成分主要为甘草甜素。甘草甜素能对抗士的宁的毒性。甘草及甘草甜素对四氯化碳等引起的动物肝损伤有保护作用。甘草甜素可防止化学致癌剂所致的肝损伤和肝癌的发生，甘草酸铵可降低抗癌药喜树碱的毒性而提高其抗癌作用。甘草提取物对苯并芘（Benzpyrene）、α - 萘胺（α - Naphthylamine）等诱变剂所呈现的诱变性均有抑制作用。给予生甘草煎剂 1 周，可使小鼠肝匀浆细胞色素 P - 450 含量明显增加。

5. 对消化系统的作用

（1）抗溃疡：甘草浸膏、甘草提取物、甘草黄苷、异甘草黄苷、甘草苷元及 FM_{100} 对动物实验性溃疡均有明显抑制作用，作用原理主要与抑制胃酸分泌有关，其抑制机理可能是一方面直接在胃内吸收胃酸；

另一方面通过抑制胃黏膜磷酸二酯酶从而使胃黏膜内 cAMP 含量增高。FM_{100} 与芍药苷同用，对抗溃疡病和抑酸效应有协同作用。

（2）护肝：甘草浸膏口服，对四氯化碳大鼠肝损伤有明显的保护作用，可使肝组织变性和坏死显著减轻，肝细胞内的糖原及核糖核酸恢复，血清谷丙转氨酶下降。甘草甜素、甘草次酸可使大鼠实验性肝硬化的发生率降低，肝内胶原蛋白含量降低，血清 γ-球蛋白含量明显下降，肝细胞坏死和球样变性明显减轻，此外，还能使小鼠血清甲胎蛋白（AFP）检出率增高，提示有促进肝细胞再生作用。甘草甜素能明显降低肝匀浆甘油三酯含量，防止脂肪肝的发生。

（3）解痉：甘草煎剂、甘草流浸膏、FM_{100}、甘草苷元及异甘草苷元对离体肠管均有明显抑制作用，并能拮抗乙酰胆碱、氯化钡、组胺引起的肠管痉挛。甘草的解痉成分主要是黄酮类化合物。FM_{100} 与芍药苷合用，对上述作用有协同效果。

（4）对胃酸分泌的影响：甘草次酸和 FM_{100} 有抑制胃酸分泌的作用，还能促进溃疡愈合，如甘草锌的抗溃疡作用与促进成纤维细胞合成纤维及基质有关。

6. 抗病毒作用

（1）抗艾滋病病毒：甘草酸能破坏试管内的艾滋病病毒（HIV），抑制体外 HIV 的增殖。0.5mg/mL 的甘草酸对 HIV 的增殖抑制率达 98% 以上；50% 病灶形成抑制浓度为 0.125mg/mL。给艾滋病患者连续注射甘草甜素 1 个月，可使部分患者血清中病毒抗原浓度降至未能测出的水平，说明甘草甜素能抗 HIV 复制；0.5mg/mL 的甘草甜素可使 98% 以上的 HIV 增殖受到抑制，具有预防艾滋病病毒的作用。甘草酸可明显抑制 HIV 增殖，并有免疫增强作用。

（2）抗单纯性疱疹病毒：甘草甜素能直接抑制肝中单纯疱疹型病毒糖蛋白的合成，从而抑制病毒的复制；甘草次酸对单纯性疱疹病毒有特异性作用。甘草多糖有抗单纯疱疹病毒 Ⅰ 型（HSV Ⅰ）的作用。

（3）抗水痘带状疱疹病毒（VZV）：甘草甜素对水痘带状疱疹病毒的增殖有抑制作用。甘草酸对疱疹病毒群的 VZV 感染的人胎儿成纤维细胞病灶有明显的抑制，其半数增殖抑制浓度为 0.55mg/mL；体外实验 2mg/mL 甘草酸可使 99% 以上的 VZV 失活。

（4）抗水泡性口炎病毒（VSV）等：甘草多糖具有明显的抗水泡病毒（VSV）、病毒 Ⅲ 型（AdV Ⅲ）和牛痘病毒（VV）的活性。

7. 对脂代谢的影响 甘草对正常人的脂质代谢无影响，但大多数高血压病人使用甘草酸后，血清胆固醇和甘油三酯水平下降，血压也相应降低。据报道，实验性动脉粥样硬化的家兔应用小剂量甘草甜素能防止大动脉病灶的发展，与雌激素合用可使此作用加强，剂量过大反而无效。

8. 抗心律失常作用 炙甘草对多种原因引起的心律失常均有良好的治疗作用。甘草总黄酮等是甘草抗心律失常的主要物质基础，能够拮抗乌头碱、哇巴因等药物引起的心律失常，保护心肌收缩，具有明显的抗心肌缺血活性。炙甘草对缺血再灌注、低钾、低镁等引起的心律失常均有良好的治疗作用，能缩短 $BaCl_2$ 诱发大鼠心律失常的时间，显著减慢心率，并随药量增加作用增强。这可能与甘草蜜炙后，黄酮的质量分数略有增加有关。

9. 镇痛、抗惊厥作用 小鼠扭体反应法镇痛实验表明，FM_{100} 有明显的镇痛作用，但若采用压迫小鼠尾部测定痛阈的方法，则镇痛作用较弱，与芍药苷配伍有协同作用。FM_{100} 对戊四氮引起的惊厥有较弱的对抗作用，与芍药苷合用有协同作用。

10. 其他作用

（1）镇咳祛痰作用：甘草浸膏口服后能覆盖发炎的咽部黏膜，缓和炎症对其的刺激，达到镇咳作用。甘草次酸胆碱盐对化学性刺激（吸入氨水）及电刺激猫喉上神经引起的咳嗽均有明显的镇咳作用，故认为其镇咳作用与中枢有关。

（2）干扰素诱导作用：静注复方甘草酸注射液（SNMC，含甘草酸 0.2%，半胱胺酸 0.1%，甘氨酸 2%）20mg/kg（按甘草酸计算），6 周龄的 DDI 小鼠能诱导产生 γ-干扰素；甘草次酸也具有同样的干扰素诱导作用；给肿瘤患者注射 SNMC 40mg，连续 10 天，发现有相当数量的干扰素，同时 NK 细胞活性增强。

（3）对酶的抑制作用：甘草黄酮中的主要活性成分具有较强的抗酪氨酸酶活性的作用，作用强度是维生素 C 的 80 倍。近年来又发现甘草黄酮能抑制多巴色素互变酶的活性，所以含甘草的药品可用来治疗黄褐斑。异甘草素 GU－17 对醛糖还原酶有抑制作用，可以预防和治疗各种糖尿病综合征。

（4）抗肿瘤作用：甘草甜素、甘草苷可使大鼠腹水癌及小鼠艾氏腹水癌细胞发生形态学变化。甘草甜素尚能抑制皮下注射移植的吉田肉瘤，还能防止多氧化联苯对雄性小鼠所致的肝癌。甘草次酸及其衍生物 3－氧－1δ－α 甘草次酸对大鼠移植的 Oberling－Guerin 骨髓瘤有抑制作用。

（5）抗利尿作用：甘草甜素、甘草次酸及其盐类具有明显的抗利尿作用。甘草甜素能使切除肾上腺大鼠的钠和钾排出减少，说明其抗利尿作用不是通过肾上腺皮质来实现的。

（6）抗病原体作用：甘草乙酸乙酯提取物及甘草次酸在体外对金黄色葡萄球菌、结核杆菌、大肠杆菌、阿米巴原虫及滴虫有抑制作用。

（7）解热作用：甘草次酸及甘草甜素对发热的大鼠、小鼠、家兔有解热作用。

（8）抗衰老作用：甘草能明显降低红细胞中脂质过氧化产物 MDA 的含量，延缓红细胞衰老。

【临床应用】

1. 慢性肾上腺皮质机能减退症（阿狄森病）　甘草流浸膏每日服 15mL，疗效较好，用药后肾上腺皮质机能减退所引起的各种症状均明显好转。

2. 消化性溃疡　甘草流浸膏每次口服 15mL，每日 4 次，或甘草粉每次 2.5～5.0g 口服，或用甘草配以乌贼骨、瓦楞子、陈皮、蜜蜂，水煎服，治疗 2000 例，有效率在 90% 以上。

3. 病毒性肝炎　100% 甘草煎剂每次服 15～20mL，每日 3 次。治疗 13 例，黄疸指数平均在 12.9 天恢复正常，尿三胆试验在 9.9 天转为阴性，肝肿大在 9.2 天显著缩小，肝痛在 7.8 天消失。甘草甜素 200mg 溶于 5% 葡萄糖注射液中静脉滴注，2～12 周为 1 疗程，对慢性活动性乙型肝炎有效。

4. 冻伤　甘草、芫花各 9g，加水 2000mL，煎煮，用煎液洗浴冻伤部位，每日 3 次，有破溃及坏死创面洗后用黄连纱条换药。治疗手足冻伤 76 例，痊愈 58 例，其余结果不明。

5. 腓肠肌痉挛　甘草流浸膏成人 10～15mL，日服 3 次。治疗 284 例，有显著疗效者 241 例，占 84.9%。疗程最短 3 天，最长 6 天。

6. 冠心病　炙甘草汤（炙甘草、生地黄、当归、人参、阿胶、麦冬、桂枝、赤芍等）原方加减，水煎服，每日 1 剂，分早晚 2 次口服。治疗冠心病 50 例，治愈 21 例，好转 28 例，无效 1 例，总有效率为 98%。

7. 室性早搏　炙甘草汤（炙甘草、生地黄、当归、人参、阿胶、麦冬、桂枝、赤芍等）原方加减，每天 1 剂水煎服，连服 7 天为 1 个疗程。治疗室性早搏 31 例，治愈 25 例，显效 4 例，无效 2 例，总有效率为 93.5%。

8. 静脉炎　生甘草粉加冷开水调成糊状，平铺于纱布上，将纱布外敷于静脉炎患处，另盖一无菌纱布，用胶布固定。每天湿敷 1 次，7 天为 1 疗程。治疗 40 例，显效 15 例，有效 18 例，无效 7 例，总有效率为 82.5%。

9. 阴道炎　单味生甘草外洗、坐浴治疗老年性阴道炎疗效显著。方法：生甘草 30g，水煎，先用药液熏蒸阴部，温度适宜后坐浴，每天 2 次，连续 1 周。治疗后，阴中不适感消失，白带正常，外阴溃疡面愈合。

10. 脱疽　生甘草晒干、研碎，过 100～120 目细筛，取粉 100g。另将麻油 150mL 放入瓷缸内，文火烧沸，取下，冷却到一定温度，将甘草粉倒入，搅拌，即成甘草膏。将此甘草膏外敷患处，每日更换 1 次。治疗Ⅲ期脱疽 14 例，临床治愈 8 例，显著好转 5 例，明显进步 1 例。

【毒副作用】　甘草浸膏小鼠皮下注射的 LD_{50} 为 3.6g/kg，小鼠因呼吸麻痹而死亡；甘草酸小鼠皮下注射的 MLD 为 1g/kg，小鼠口服的 LD_{50} 为 3g/kg，静脉注射的 LD_{50} 为 0.683g/kg，可引起毒副作用；甘草次酸小鼠腹腔注射的 LD_{50} 为 308mg/kg；甘草次酸琥珀酸半酯小鼠腹腔注射的 LD_{50} 为 101mg/kg，静脉注射的 LD_{50} 为 43mg/kg，可引起毒副作用。炙甘草注射液小鼠腹腔注射的 LD_{50} 为 41.2g/kg。甘草的豚鼠、兔慢性毒性实验见钠潴留倾向，体重增加，实验期间死亡动物的肾上腺重量降低，组织学检查发现球状带异常。临床上大量或小量长期使用甘草约 20% 的病人，可能出现水肿、四肢无力、痉挛麻木、头晕、头痛、血压升高、低血钾等，对老年人及患有心血管病和肾脏病者易导致高血压和充血性心脏病，应酌情慎用。

参 考 文 献

1. 张明发，等. 现代药物与临床，2010，25（4）：262.
2. 李发胜，等. 中国中医药信息杂志，2009，16（6）：35.
3. 沈宝荣，等. 职业与健康，2008，24（16）：1697.
4. 王兵等，吉林医药学院学报，2013，34（3）：215.
5. 孙向阳，等. 中国社区医师，2011，13（85）：179.
6. 张玉龙，等. 上海中医药大学学报，2015，29（3）：99.
7. 王元，等. 甘肃医药，2011，30（7）：398.
8. 叶晓宗，等. 今日药学，2009，19（12）：24.
9. 孙芸，等. 新疆中医药，2009，27（1）：72.
10. 潘琼，等. 时珍国医国药，2013，24（4）：827.
11. 张明发，等. 现代药物与临床，2011，26（6）：448.

刺 五 加

【别名】 五加，刺拐棒，五加参，老虎撩子。

【来源】 为五加科植物刺五加 Acanthopanax senticosus（Rupr. et Maxim.）Harms 的干燥根和根茎或茎。

【性味】 辛、微苦，温。

【功能主治】 益气健脾，补肾安神。用于脾肾阳虚，体虚乏力，食欲不振，肺肾两虚，久咳虚喘，肾虚腰膝酸痛，心脾不足，失眠多梦。

【主要成分】 根茎含多种苷，从根中分得胡萝卜苷即刺五加苷 A（Eleutheroside A，亦即 β - 谷甾醇葡萄糖苷），刺五加苷 B（紫番苷 Syringin），刺五加苷 B_1（7 - 羟基 - 6,8 - 二甲氧基香豆精葡萄糖苷），刺五加苷 C（乙基 - 半乳糖苷），刺五加苷 D、E（均为紫丁香树脂酚的葡萄糖苷），刺五加苷 F、G、J、K、L、M，均为齐墩果酸的三萜皂苷。此外，尚从刺五加中分离得到硬脂酸、白桦脂酸、苦杏仁苷、黄酮和多糖等化合物。

【药理作用】

1. 对中枢神经系统的作用 刺五加有显著的镇静作用。刺五加醇浸膏水溶液 10g/kg 腹腔注射，能显著抑制苯甲酸钠咖啡因引起的小鼠自发活动增多，并能显著延长异戊巴比妥钠所致小鼠睡眠时间，缩短入睡潜伏期。小鼠腹腔注射刺五加醇浸膏的水溶性多糖提取物，每只注射 50% 的溶液 0.5mL，虽不能延长小鼠注射印防己毒素的死亡时间，但却能显著延长小鼠发生惊厥的潜伏期。

2. 对非特异刺激反应性的作用

（1）抗疲劳作用：刺五加根提取物和刺五加总苷均有抗疲劳作用。大鼠腹腔注射刺五加总苷 15mg/kg，游泳后休息 1 小时可消除全部氧债。刺五加苷 A ~ E 的抗疲劳作用均比根提取物强 40 ~ 120 倍。

（2）增加机体对有害因素的抵抗力：刺五加提取物能降低正常皮肤对紫外线照射的敏感性，增强毛细血管在低氧条件下的抗御能力。

（3）抗辐射作用：刺五加对急慢性辐射损伤均有保护作用，它能使受辐射鼠生存时间延长 2 倍，并可改善血象。

（4）增强耐缺氧及耐高温、低温能力的作用：小鼠腹腔注射刺五加总黄酮水溶液 0.2mL，1 小时后移入密闭瓶内，可见小鼠存活时间延长。刺五加浸膏水溶液能明显提高小鼠的耐低压缺氧能力。刺五加总黄酮能显著提高小鼠在低压和常压缺氧条件下的存活率，显著减少小鼠的整体耗氧量，并可减轻人的高原反应。刺五加全草水溶性部分注射能显著提高耐压耐缺氧能力。刺五加醇浸膏腹腔注射或口服给药有增强耐高温及耐冻能力的作用。刺五加皂苷还可以提高体外缺氧损伤的运动神经元的细胞活性，对细胞的缺氧损伤有明显的保护作用，其保护作用的发挥，可能与增强细胞膜的稳定性及提高细胞 HIF -1α 的表达有关。

（5）抗应激作用：刺五加能改变机体对应激反应的病理过程，使该过程中的肾上腺肥大、肾上腺中胆固醇与维生素 C 含量降低、胸腺萎缩及胃出血等情况减少。

（6）调节内分泌功能紊乱：刺五加既能阻止肾上腺皮质激素引起的肾上腺增生，又能减少可的松引起的萎缩；既可防止甲状腺素引起的甲状腺肥大，又可防止甲基硫脲嘧啶引起的甲状腺萎缩。刺五加能降低由四氧嘧啶引起的糖尿病的尿糖量，防止体重下降并延长生存时间。刺五加有刺激性腺和肾上腺内分泌功能的作用。刺五加甘 B、B_1、E 有促性腺作用。

（7）抗衰老作用：刺五加能显著提高老龄小鼠红细胞及心脏中的 SOD 活性，对同一老龄小鼠也可相应地显著降低其血清、心脑中 LPO 含量，有抗衰老作用。

（8）抗氧化作用：用热水浸提法提取刺五加多糖，用乙醇对其分级沉淀，当乙醇的体积为提取液的 1 倍时，多糖沉淀量最大，随着乙醇用量增加，各级产物减少，多糖的总收率为原刺五加质量的 0.54%。用邻苯三酚法及 Fenton 体系测定各分级产物对 $O_2^-\cdot$ 和 $\cdot OH$ 的抑制作用，随着乙醇用量增加，其产物的抗氧化能力增强，当乙醇用量是提取液体积的 6 倍时，其产物对 $O_2^-\cdot$ 的清除率最大可达 47.7%；当乙醇用量达提取液体体积的 4 倍时，其产物对 $\cdot OH$ 的清除率最大可达 68.2%。刺五加多糖对红细胞膜脂质过氧化的抑制作用随多糖浓度的增加而加大，当多糖浓度在 0.4g/L 以上时，不仅 H_2O_2 对红细胞膜的氧化作用完全被抑制，而且可对红细胞膜产生还原作用。

3. 对免疫功能的影响 豚鼠每日 1 次给予刺五加醇提水溶液，能明显增强蛋白胨汤培养基所致豚鼠腹腔炎性渗出细胞对鸡红细胞的吞噬能力；增强小鼠网状内皮系统对炭粒的吞噬能力。刺五加对苯引起的小鼠、兔的白细胞减少症均有显著预防作用；对注射环磷酰胺引起的白细胞减少亦有保护作用。刺五加多糖腹腔注射，可明显增强小鼠脾分泌 IgM 的 PFC 和小鼠对 BSA 诱导的迟发型超敏反应性（DTH）。刺五加能明显增强 CTL 杀伤靶细胞的活性，同时对小鼠全脾细胞以及去 T 细胞后的脾细胞都有较强的促有丝分裂作用，并能促进 ConA 刺激的小鼠脾细胞分泌白细胞介素－2（IL－2）。刺五加能增强网状内皮系统的吞噬能力、腹腔巨噬细胞的吞噬能力，提高 T－淋巴细胞百分率 1.2～1.8 倍，从而提高免疫系统抗病能力。刺五加多糖及其苷 B、D 和 E 还是理想的干扰素促诱生剂，临床应用能提高体内干扰素水平，以增强免疫力；同时可提高单位细胞的干扰素产量。

4. 对心血管系统的作用 刺五加可使猫的低血压恢复正常，并使肾上腺素引起的兔高血压降至正常范围。刺五加提取物皮下注射及静注麻醉猫，能扩张脑血管，改善大脑供血量及增加小鼠心肌营养性血流量。刺五加浸膏可使大鼠离体心脏室颤和室速发生率明显下降，使正常窦律时间增加，并可使异常动作电位显著减少。高浓度刺五加水提取物溶液可通过改善红细胞膜流动性，降低全血黏度，改善血液流变学状况；但较低浓度的刺五加提取物未能明显增加红细胞膜脂流动性和降低血黏度（$P > 0.05$）。刺五加注射液也可通过降低血小板和红细胞聚集性而降低血液黏度，从而改善冠心病患者的微循环。

5. 对呼吸系统的作用 口服刺五加醇浸水溶液有显著止咳作用。刺五加根口服，有明显祛痰作用。

6. 对肿瘤的作用 刺五加对药物诱发瘤、移植癌和癌的转移以及小白鼠白血病都有一定抑制作用。刺五加多糖对小鼠肉瘤 S_{180} 细胞、人白血病 K_{562} 细胞体外增殖有强烈的抑制作用。刺五加多糖腹腔注射，可明显促进小鼠脾细胞增殖，使 LAK 活性提高 120%～200%，体外 IL－2 用量降低 75% 以上。红毛五加多糖能抑制 S_{180} 肿瘤生长，增加环磷酰胺所致免疫功能抑制的小鼠的足跖厚度；能明显提高小鼠静注炭粒廓清速率。此外，刺五加可以降低小鼠自发乳腺癌及自发白血病的形成过程。

7. 抗菌、消炎作用 刺五加醇浸液（1:1）或水煎液（1:1）对白色葡萄球菌有抑制作用；醇浸液对奈瑟菌、大肠杆菌也有一定抗菌作用。刺五加根醇浸水溶液灌胃，对大鼠蛋清足跖肿胀有明显抑制作用。刺五加提取物能阻止甲醛性肿胀的发展，对大鼠棉球肉芽肿增生也有显著的抑制作用。

8. 解毒作用　刺五加可以降低青蛙因注入洋地黄毒苷引起的死亡率，提高机体对磷酸二甲苯酚酯、士的宁和吉他林的解毒能力。刺五加多糖对 CCl_4 与硫化乙酰胺所致肝脏中毒有明显改善作用，并能提高机体抗感染能力。刺五加注射液对庆大霉素耳毒性有拮抗作用，其机制可能是抑制了 caspase – 23 的表达。

9. 对泌尿生殖系统的作用　刺五加根提取物和从叶中分离得到的总苷或刺五加苷 B 或 E 均能增加体重、前列腺和精囊重量及 RN 含量，还能提高母鸡产蛋量，并增加输卵管中总氮量和蛋白质含量。不同浓度的刺五加水提取物均能明显提高弱精子症患者精子的运动能力，在浓度为 5g/L 和 10g/L 时，精子活率、前向运动精子百分率、曲线运动速度、直线运动速度和平均路径速度与空白对照组相比，均有显著性差异（$P < 0.05$），提示刺五加水提取物在体外能明显改善弱精子症患者的精子运动能力，最佳浓度为 10g/L。

10. 其他作用　刺五加有同化作用，可使患者体重增加，能够促进 mRNA 修复与葡萄糖 – 6 磷酸的合成，尚有降低基础代谢作用。刺五加总苷能促进肝细胞再生，减少肝脏双倍体（Diploid）细胞的数目。$1.25 \sim 5mg/100mL$ 的刺五加皂苷对大鼠海马脑片长时程增强效应（LTP）均有明显易化作用，实验组顺向群峰电位的波幅相对增长率和峰潜伏期的相对缩短率均比未加用刺五加皂苷的对照组明显提高，表明刺五加皂苷可提高大脑学习、记忆能力。

【临床应用】

1. 雷诺病　刺五加注射液 60mL，加入 5% 葡萄糖氯化钠注射液 300mL 内，以每分钟 30 滴的速度静脉滴注，儿童每日 1mL/kg，连用 2 周为 1 疗程。治疗 17 例，显效 15 例，有效 2 例。

2. 冠心病心绞痛　刺五加注射液 40 ~ 60mL，加入 5% 葡萄糖注射液 500mL 内，静注，每日 1 次，2 周为 1 疗程。治疗 32 例，显效 21 例，有效 8 例，无效 3 例。

3. 焦虑症　在服用抗焦虑药物的基础上，联用刺五加注射液，将刺五加注射液 60mL 加入 5% 葡萄糖注射液 500mL 中静脉滴注，每日 1 次，4 周为 1 疗程。治疗 40 例，痊愈 13 例，显著进步 19 例，进步 7 例，无效 1 例，有效率为 97.5%。

4. 失眠症　10% 葡萄糖 200mL 加刺五加注射液 40 ~ 60mL，静滴，每天 1 次，15 天为 1 个疗程。治疗失眠症 40 例，2 ~ 4 个疗程后，失眠症状及伴随症状基本消失。

【毒副作用】　刺五加根醇水浸液 350g/kg 灌胃或刺五加全草注射液腹腔注射，每鼠 2.0g（生药），均未见异常。实验动物连服刺五加提取物数月无毒性反应，连服 6 个月能延长平均寿命，且未发现胚胎毒性或致畸毒性。人长期服用毒性甚小，且不影响入睡或正常睡眠。

参 考 文 献

1. 王晓光，等. 中国医药指南，2014，12（30）：271.

2. 董梅，等. 中医药学报，2011，39（3）：98.

3. 刘树民，等. 中医药信息，2014，31（2）：116.

4. 韩新功. 中国组织工程研究与临床康复，2007，11（51）：10300.

5. 习波，等. 医药导报，2009，28（1）：21.

6. 汪琢，等. 时珍国医国药，2010，21（3）：752.

7. 贾照志. 医学信息，2011，7（7）：3316.

鹿　茸

【别名】　花鹿茸，马鹿茸，黄毛茸，青毛茸，血茸。

【来源】　为鹿科动物梅花鹿 *Cervus nippon* Temminck 或马鹿 *Cervus elaphus* Linnaeus 的雄鹿未骨化密生茸毛的幼角。前者习称"花鹿茸"，后者习称"马鹿茸"。

【性味】 甘、咸，温。

【功能主治】 壮肾阳，益精血，强筋骨，调冲任，托疮毒。用于肾阳不足，精血亏虚，阳痿滑精，宫冷不孕，羸瘦，神疲，畏寒，眩晕，耳鸣耳聋，腰脊冷痛，筋骨痿软，崩漏带下，阴疽不敛。

【主要成分】 含脑素（Ceramide）、雌酮（Oestrone）、19 种氨基酸（其中以谷氨酸、赖氨酸、脯氨酸为多）、骨质、骨胶、脂类、胆甾醇、蛋白质、糖类、维生素 A、磷脂、多肽、多糖等成分，以及钙、磷、镁等 20 多种微量元素。

鹿茸精（Pantocrine）系鹿茸的醇提取物，含 25 种氨基酸，其中以脯氨酸、赖氨酸、丙氨酸为最多。

【药理作用】

1. 对单胺氧化酶的抑制作用 鹿茸磷脂对老龄小鼠脑和肝的 MAO－B 活性有明显的抑制作用，对 MAO－A 无明显影响，能明显增加老龄（18 月龄）小鼠脑内 5－羟色胺（5－HT）和多巴胺（DA）的含量。体外实验表明，鹿茸对 MAO－B 的抑制作用随浓度的增强或温孵时间的延长而明显增加，而对 MAO－A 的抑制不明显。此外，鹿茸对 MAO－B 为竞争性抑制，对 MAO－A 则为混合型抑制，此作用是鹿茸抗衰老功效的生化基础之一。

2. 免疫功能增强作用

（1）对 T 细胞的调节作用：鹿茸多糖是鹿茸的有效成分，它能提高免疫低下小鼠的 T 细胞总数及 Th、Ts 细胞百分率和 Th/Ts 比值，协同亚适量 ConA 促进小鼠淋巴细胞的增殖，还能增强 LAK 细胞的活性等。

（2）提高正常小鼠及被氢化可的松、环磷酰胺所抑制小鼠的单核巨噬细胞系统的吞噬功能：鹿茸所含的多肽等成分能促进白细胞、单核巨噬细胞系统的吞噬功能。鹿茸精能提高小鼠溶血素抗体及血清凝集素效价，在一定浓度时可增进 PHA 的激活作用。鹿茸对人体淋巴细胞转化有促进作用。鹿茸醇提取物可增强机体免疫，提高因环磷酰胺所致的白细胞减少、免疫功能低下动物模型的非特异性免疫功能。鹿茸对兔抗大鼠淋巴细胞血清（ALS）所致的大鼠细胞免疫功能低下有显著的提高作用。

3. 对损伤的保护作用 以小鼠骨髓嗜多染红细胞（PCE）微核率和染色体畸变（CA）率为指标，进行损伤保护实验，鹿茸精每天每鼠 400mg/kg 给药，以蒸馏水为对照，结果正常对照组 PCE 微核率和 CA 率与文献报道基本一致；PCE 微核率鹿茸精组与 CP（环磷酰胺）组比较有极显著性差异（$P < 0.01$）；鹿茸精对 CP 诱发的小鼠骨髓细胞 CA 率下降有显著抑制作用（$P < 0.01$），表明鹿茸精对 CP 诱发的遗传物质损伤有明显的保护作用。鹿茸口服液能明显降低急性肝损伤模型小鼠血清 SGPT 活性，增加 CCl_4 肝损伤模型小鼠肝组织 RNA、蛋白质、糖原含量，表明鹿茸口服液对小鼠实验性肝损伤有保护作用。

4. 促进蛋白质和核酸合成 鹿茸可促进体内蛋白质和核酸的合成，加速未成年小鼠生长发育，长期灌服鹿茸提取物的小鼠，其内脏蛋白含量明显增加，老年小鼠更为显著，现已证明，这一作用的有效成分主要是本品所含的多胺类物质，这些物质在适宜的浓度下，具有激活 RNA 聚合酶的作用。分析表明，鹿茸中含有丰富的多胺类物质，能有效促进 RNA 和蛋白质合成。

5. 对记忆功能的影响 鹿茸神经节苷酯多次皮下注射 0.5g/kg，对小鼠记忆获得、记忆再现、记忆巩固三个不同记忆阶段均有明显的促进作用；对［^{3}H］Leucille 和［^{3}H］Uridine 掺入小鼠脑组织蛋白和 RNA 有明显增加作用，提示本品促进学习记忆功能的作用与小鼠脑内的蛋白质合成增加有密切关系。

6. 对性功能的影响 鹿茸多肽是鹿茸影响性功能的有效成分。鹿茸多肽能使雄性小鼠血浆中黄体生成素（LH）和睾酮（T）含量增加，离体实验还发现鹿茸多肽能使培养中的腺垂体细胞 LH 含量增多，这说明药物能直接作用于腺垂体细胞引起 LH 释放增多。上述药物作用的发现为临床常用鹿茸注射液或用鹿茸配方治疗阳痿等性功能障碍找到了药理学基础。以鹿茸为主要成分的神威丸，以 3.0、1.5、0.75g/kg 剂量灌胃，能促进雄性小鼠的性腺或副性腺器官的生长发育；鹿茸精注射液可促进未成年去睾丸大鼠包皮腺的发育，使包皮腺的重量明显增加（$P < 0.05$）。马鹿茸粉可使雄性大鼠、小鼠前列腺和精囊腺重量增加，雌性小鼠阴道涂片角化细胞和上皮细胞显著增多，对雌家兔有妊娠效应，具有雄雌激素样作用，其有效成分是鹿茸脂溶性提取物中的某些物质。

7. 强壮作用 鹿茸精有促进全身细胞新陈代谢、增加白细胞数量及增强血液凝固力等作用，能提高小鼠耐高温、低温及耐缺氧能力。鹿茸精注射液能降低血浆中过氧化脂质（LPO）含量。鹿茸能增强机体工作能力，消除疲劳，有增加红细胞、血色素及网织红细胞的作用，能促进胃肠蠕动与分泌，有增进食欲的作用。

8. 对循环系统的作用 对离体实验性动物，鹿茸大剂量时使其心脏收缩变弱，心率减慢，周围血管扩张，血压下降；中等剂量能显著增强心脏的收缩，使振幅增大，心率加速，心搏出量和输出量增加，对已疲劳的心脏作用更显著；小剂量时作用不明显。鹿茸精可使患儿的脉搏充盈，心音更为响亮，收缩压和舒张压上升，心电图显示房室传导时间缩短（PQ 间期缩短），心室收缩波比常态增高 4%，T 波也有所增大，诸多变化多在服用鹿茸精的第 6~7 天产生。

9. 促进生长、修复骨折作用 鹿茸粗提取液（PAE）经 SephacrylS–200HR 凝胶过滤初级分离后，其 P2 组分能显著促进大鼠成骨肉瘤细胞 UMR_{106} 细胞的增殖。鹿茸多肽有促进家兔软骨细胞有丝分裂的活性，能明显促进表皮细胞的有丝分裂，还具有抗炎、促生长作用。鹿茸多肽能明显刺激软骨细胞和成骨样细胞的增殖，对骨和软骨细胞分裂及骨折修复作用明显。整体鹿茸多肽能促进骨、软骨干细胞增殖及促进骨痂内骨胶原的积累和钙盐沉积，从而加速骨折愈合。高剂量鹿茸能够增加和加快 TGF–β1 在骨痂组织中的表达，并能增加大鼠骨折端骨痂厚度，提高骨折愈合质量。

10. 抗肿瘤作用 从鹿茸中分离得到的分子量在一万以上的蛋白质肽类物质，对大鼠肾上腺嗜铬细胞瘤株（PC_{12}）有促肿瘤细胞分化的作用，能抑制肿瘤细胞的增殖。腹腔接种 S_{180} 型肿瘤细胞的小鼠口服鹿茸蛋白提取物，其生存时间显著延长，表明鹿茸蛋白有抗肿瘤作用。鹿茸多糖在免疫功能低下的机体内，可激活免疫机制杀伤肿瘤细胞，有利于肿瘤治疗。鹿茸精还对 HL_{60} 细胞（白血病细胞）有较明显的诱导分化作用。

11. 对神经系统的作用 鹿茸多肽对脊髓神经元细胞具有显著的促进增殖作用。采用 H_2O_2 致脊髓神经元细胞损伤通过 IC_{50} 测定法检测鹿茸多肽对神经元细胞凋亡的抑制作用。结果表明，鹿茸多肽中 thy–mosin p10 单体对脊髓神经元细胞凋亡具有抑制作用。

12. 对心血管系统作用 鹿茸多肽对动物缺血性心肌造成的心肌损伤有一定的保护作用。其机制与鹿茸多肽增强机体抗氧化能力、抗心肌细胞凋亡、促进心肌细胞线粒体 DNA 修复有关。

13. 其他作用 鹿茸及鹿茸精对大鼠听源性惊厥有保护作用，并可降低大脑皮层的兴奋，能兴奋离体子宫及肠管，使其扩张、收缩增强，能增强肾脏利尿机能，并有镇痛、镇静等作用。鹿茸多糖对大鼠多种实验性胃溃疡有保护作用。

【临床应用】

1. 房室传导阻滞 鹿茸注射液每日 1 次注射，每次 2mL，25~30 天为 1 疗程。治疗 20 例，显效率为 60%，有效率为 25%，无效率为 15%，总有效率为 85%。

2. 阳痿 鹿茸 20g，蛤蚧 2 对（去头、足、皮），共研末，每晚睡前黄酒送服 2g，治疗阳痿 57 例，确有疗效。

3. 神经衰弱 以鹿茸为主药的至宝三鞭丸，每日服 2 次，每次 1 丸，总疗程为 60 天。治疗 150 例，有 27 例记忆力、视力、听力、握力及周身状况明显改善。4 周后综合平均值较用药前有明显增高（$P < 0.05$）；78 例男性性功能低下，有效率高达 80% 以上。

4. 骨质疏松症 鹿茸多肽以生理盐水配成 $100\mu g/mL$ 浓度，每日 1 次肌注。1 个月为 1 个疗程，治疗 2 个疗程后评定疗效。治疗 30 例，显效率为 33.3%，总有效率为 86.7%。

5. 宫颈糜烂 用棉球擦拭宫颈口及阴道分泌物后，给予鹿茸水提取物，均匀外涂于宫颈表面，超出糜烂边缘。治疗期间禁房事，忌辛辣之物。治疗 30 例，痊愈 11 例，有效 19 例，总有效率为 100%。

参 考 文 献

1. 齐艳萍. 甘肃中医，2010，23（1）：61.

2. 蒙海燕，等. 中药材，2009，32（2）：179.

3. 胡太超，等. 经济动物学报，2015，19（3）：156.

4. 刘冬，等. 吉林中医药，2015，35（9）：927.

5. 桂丽萍，等. 药物评价研究，2010，33（3）：237.

6. 薄士儒，等. 经济动物学报，2010，14（4）：243.

补 骨 脂

【别名】 婆固脂，破故纸，黑故子，胡故子。

【来源】 为豆科植物补骨脂 *Psoralea corylifolia* L. 的干燥成熟果实。

【性味】 辛、苦，温。

【功能主治】 温肾助阳，纳气平喘，温脾止泻；外用消风祛斑。用于肾阳不足，阳痿遗精，遗尿尿频，腰膝冷痛，肾虚作喘，五更泄泻；外用治白癜风，斑秃。

【主要成分】 含香豆素类成分，有补骨脂素或补骨脂内酯（Psoralen）、异补骨脂素或异补骨脂内酯（Isopsoralen）、双羟异补骨脂定（Corylidin）、补骨脂定（Psoralidin）等。黄酮类成分有补骨脂乙素（Corylifolinin，Isobavachalcone）、补骨脂查耳酮（Bavachalcone）、补骨脂甲素（Bavachin，Coryfolin）、补骨脂甲素甲醚（Bavachinin）、异补骨脂甲素（Isobavachin）、补骨脂宁（Corylin）等。尚含有脂类、有机酸、补骨脂酚、胡萝卜苷、豆甾醇、三十烷、挥发油、树脂、皂苷、不挥发萜、糖苷等。

【药理作用】

1. 对心血管系统的作用 补骨脂乙素 $10^{-6} \sim 10^{-5}$ mg/mL 浓度离体心脏灌流，有明显的扩张冠脉作用，以豚鼠最为敏感，兔、猫和大鼠次之，其扩张冠脉的程度比凯林（Knellin）强 4 倍，并能对抗垂体后叶素收缩冠脉的作用。犬静注补骨脂乙素 20mg/kg，能使左冠状动脉旋支流量增加 80% 以上，冠脉阻力下降，动脉血压略升，每搏心输出量及做功量均增加，心肌耗氧量增加不明显，心肌呼吸有所提高，对总外周血管阻力影响不大，说明对冠脉有较高的选择性。但对豚鼠心肌氧化磷酸化、心肌内糖原和乳酸含量影响不大，故不促进心肌内无氧代谢。补骨脂乙素还能加强豚鼠及大鼠心收缩力，能兴奋蛙心，并能对抗乳酸引起的心力衰竭。此外，补骨脂甲素开环生成的补骨脂查耳酮，对冠脉也有一定的扩张作用。补骨脂乙素对家兔实验性缓慢心率还有明显提高作用，其效果与阿托品相当。补骨脂素衍生物能增加犬冠状动脉及末梢血管的血流量。

2. 光敏作用 补骨脂粗制剂有致光敏作用，内服或局部用药后，可使皮肤对紫外线敏感，容易出现色素沉着，严重时可发生红肿和水泡。家兔分别灌服甲氧补骨脂素、凯林及补骨脂素各 4mL/kg，结果凯林致光敏作用出现早且强，补骨脂素和甲氧补骨脂素的作用大体一致。补骨脂素和异补骨脂素能促进皮肤黑色素的合成并使之沉积于皮下，临床上利用此作用治疗白癜风，可恢复白斑处的皮肤颜色。补骨脂 95% 乙醇提取物对酪氨酸酶有明显的激活作用，酪氨酸酶是人体内黑色素合成的关键酶，因此认为补骨脂是通过提高酪氨酸酶的活性使黑色素生成速度和数量增加的。

3. 对骨质的影响 补骨脂对新生大鼠成骨细胞的增殖有显著促进作用。补骨脂抗骨质疏松的作用与其增加成骨细胞的数量和促进成骨细胞的增殖能力有关；研究发现，50% 浓度的补骨脂注射液对促进骨细胞的增殖作用最强，这种促进增殖作用与补骨脂浓度有关。同时，据国外报道，用补骨脂种子提取物正己烷洗脱组分（Ho－O）、正己烷－乙酸乙酯洗脱组分（Ho－1）饲喂佝偻大鼠模型，结果提示 Ho－O 和 Ho－1 对于骨折、骨质疏松和相关病症有治疗作用，治疗佝偻病 Ho－O 较 Ho－1 更有效。

4. 抗肿瘤作用 体外试验表明，补骨脂素（250μg/mL）对小鼠肉瘤细胞有高效杀灭作用，其机制在于补骨脂素在暗处与肉瘤细胞 DNA 形成络合物和分子交链，从而抑制 DNA 的合成。补骨脂素作用于人黏液表皮样癌 MEC_1 细胞后，其细胞中的大多数线粒体变性、空泡化，游离核糖体减少，可见核溶现象。补骨脂中的多种成分均有抗肿瘤作用。补骨脂挥发油有抗癌作用，补骨脂乙素对 S_{180} 有抑制作用。补骨脂素注射液（0.05mg/mL）小鼠腹腔注射0.2mL，每天1次，连续10天，对小鼠移植性肿瘤的抑制率分别为：S_{180} 40.2%，EAC 68.0%，H_{22} 20.5%。将0.1mL药液加入0.9mL瘤细胞混悬液中混匀，取0.1mL接种于小鼠右腋皮下，15天后解剖观察，其对肿瘤的直接抑制率分别为：S_{180} 100%，EAC 100%，H_{22} 98%。补骨脂素和异补骨脂素还对小鼠肺泡上皮的增生有明显抑制作用，而肺泡上皮细胞的重度异型增生可演变为肺泡上皮细胞癌及早期癌变，因此认为补骨脂有减轻肺部癌前病变演化的可能。补骨脂素类在长波紫外线的照射下，抗癌作用更强。补骨脂素加长波紫外线照射对K_{562}、HL_{60}和Raji白血病细胞株有非常显著的光灭活作用（$P < 0.01$）。

5. 抗良性前列腺增生作用　补骨脂素和保列治治疗良性前列腺增生的对比研究，发现补骨脂素组和保列治组大鼠前列腺湿重均显著低于对照组（$P < 0.05$），镜观察前列腺组织萎缩，管径增大，补骨脂素组和保列治组大鼠前列腺湿重无显著性差异。认为补骨脂素能显著抑制模型大鼠的良性前列腺增生，其机制可能是通过降低前列腺细胞增殖而实现的。

6. 抗早孕和雌性激素样作用　异补骨脂素、补骨脂酚对小鼠有明显的抗着床作用，雌鼠分别宫内注射10mg异补骨脂素和0.00125～0.005mL补骨脂酚，均有较明显的抗早孕作用，但补骨脂酚的毒性反应较强。补骨脂干粉给予成年正常和切除卵巢的雌鼠，能增加阴道角化。补骨脂粉可引起去卵巢雌鼠动情期变化，使其子宫重量明显增加，有较强的雌性激素样作用。以补骨脂果实干粉饲喂成年雌鼠37～77天，能伤害其生育能力，但改为正常饲料一周后即可恢复。补骨脂种子干粉每天给予雌鼠（正常鼠及切除卵巢鼠）0.25g，可使性未成熟雌鼠阴道开放，其雌性激素样作用极弱，补骨脂素无此作用。

7. 抗衰老作用　补骨脂能不同程度地延长家蚕幼虫期和家蚕寿命，研究认为，补骨脂是通过调节神经和血液系统，促进骨髓造血，增强免疫和内分泌功能，从而发挥抗衰老作用的。

8. 升高白细胞作用　补骨脂对粒系祖细胞的生长有促进作用，并能保护动物注射环磷酰胺后引起的白细胞下降，其机理可能是补骨脂香豆素激发了肾上腺皮质，纠正了皮质功能低下，从而使白细胞升高。研究表明，不同炮制品升白作用不一样，以酒浸蒸制者为好。

9. 止血作用　补骨脂能缩短小鼠出血时间，减少出血量。补骨脂素对人月经过多、子宫出血、鼻出血、牙龈出血等多种出血症均有止血作用。

10. 增强免疫功能作用　给小鼠灌服补骨脂液能促进腹腔巨噬细胞的吞噬功能，腹腔注射时能使溶血空斑数增多。补骨脂和8-甲氧基补骨脂素（50μg/mL）同S_{180}细胞于37℃温育30分钟，S_{180}细胞内cAMP含量增高率分别为60.25%和170.61%（cGMP含量无明显影响），cAMP/cGMP比值增高。补骨脂对颗粒性抗原SR-BC免疫后淋巴细胞产生的抗体（溶血素）的含量有显著提高作用，对可溶性抗原卵白蛋白免疫后的特异性抗体水平亦有显著提高作用。补骨脂多糖成分可使SRBC抗体和卵清抗体生成水平，白细胞介素-2（IL-2）、γ-干扰素（IFN-γ）激发水平均显著增高，提示补骨脂多糖对正常小鼠机体免疫有增强作用。

11. 对平滑肌的作用　补骨脂提取物能使离体和在位肠管兴奋，对豚鼠离体子宫则呈松弛作用。另据报道，补骨脂具有明显的兴奋离体子宫的作用。对支气管平滑肌，补骨脂酒浸膏、补骨脂素有舒张作用，补骨脂定有收缩作用，异补骨脂素无作用。另外，补骨脂对组胺引起的气管收缩有明显舒张作用，给药后15分钟作用最强，但略逊于氨茶碱。

12. 杀虫作用　40%补骨脂水煎液对阴道毛滴虫有较强的杀灭作用，体外实验30分钟就能使虫体消失，其效果明显优于大黄。补骨脂水煎液对囊尾蚴作用24小时，40%浓度时能杀死88.0%虫体，4%浓度时能杀死47.5%，在40%以上浓度时，猪囊尾蚴的囊包明显萎缩变硬，体积变小，与吡喹酮作用下的囊包变化类似。补骨脂石油醚提取物对蚯蚓有抑制作用。

13. 抗菌作用　补骨脂对多种细菌有抑制和杀灭作用，在加黑光或长波长紫外线照射下，其抗菌谱更广，作用更强。补骨脂对金黄色葡萄球菌、结核杆菌及多种真菌有抑制作用。补骨脂提取物对葡萄球菌和耐青霉素的葡萄球菌均有抑制作用。补骨脂乙醇提取物对红色毛癣菌、石膏样小芽孢癣菌等有抑制作用，而其水煎液的抑菌作用较差，提示抑菌的主要成分应是脂溶性成分。补骨脂素及异补骨脂素对某些细菌如犬小芽孢癣菌、石膏样小芽孢癣菌、铁锈色小芽孢癣菌、红色毛癣菌、须癣毛癣菌、金黄色葡萄球菌、白色念珠菌、乙型链球菌、大肠杆菌、绿脓杆菌等则只在黑光照射时才有较强的抑制作用。

14. 护肝及清除自由基作用 对氢化可的松引起的小鼠肝变性及核糖核酸、巯基、多种酶活性的下降，补骨脂注射液均有良好的治疗作用。补骨脂水提取液能清除超氧阴离子自由基，抑制鼠肝匀浆脂质过氧化作用。另有研究发现，8-甲氧基补骨脂素加长波紫外线照射，用于 16 例寻常型银屑病患者的治疗，结果照射后 LPO 升高（$P<0.001$），而 SOD 下降（$P<0.001$），照射次数增加，SOD 活力下降的绝对值增大，但与血清 LPO 值变化无关（$P>0.05$）。

15. 肝药酶诱导及加快经肾排泄药物的清除作用 补骨脂水煎剂及活性成分补骨脂内酯均可显著增加肝脏微粒体的蛋白、细胞色素 B5 和细胞色素 P-450 的含量，及提高 NADPH 细胞色素 C 还原酶的活性，从而加速经肝脏微粒体代谢的药物在体内的代谢转化过程；另一方面，补骨脂水煎剂 1 次给药或 6 次给药均可使血清肌酐浓度明显减低，肾小球滤过率增加，从而加快以肾脏排泄为主要清除途径的药物在体内的清除过程。

【体内过程】 小鼠口服 8-甲氧基补骨脂素（250mg/kg）后，该药可自胃肠道很快吸收，1 小时后血中浓度达高峰，在血中生物半衰期为 60 小时，组织分布以皮肤最多，肝脏次之，能通过血脑屏障，48 小时内排泄量只有 1.13%，主要排泄途径是尿，其次是粪便。

【临床应用】

1. 遗尿 补骨脂、益智仁（均盐炒）各 60g，共研末，分 6 包，每天早晨以米汤泡服 1 包（成人倍量），6 天为 1 疗程。治疗 2～20 岁遗尿者 60 例，均痊愈，无 1 例复发。

2. 银屑病 补骨脂多种制剂治疗银屑病均有效。补骨脂注射液治疗 800 例，总有效率为 93%，治愈和显效病例平均用药 33.5 天，对治愈者随访 1 年未见复发。8-甲氧基补骨脂素、补骨脂素、异补骨脂素口服或肌注或外涂加黑光照射治疗银屑病均有效。

3. 外阴白斑 补骨脂浸膏（补骨脂与等量的 95% 乙醇浸泡 1 周，浸出液在文火上浓缩成原乙醇量的 1/10）外涂，部分配合中药内服、外洗。治疗 53 例，治愈 50 例，好转 3 例，有 7 例发生药物性皮炎。复方补骨脂软膏（补骨脂、珍珠层粉、硇砂、苯甲酸等）治疗外阴白色病损 83 例，外涂患处，每天 2～3 次，治愈 11 例，好转 64 例，无效 8 例，总有效率达 90%。

4. 白癜风、斑秃 制斑素（补骨脂 30g 捣碎，加 75% 酒精 100mL 浸泡 5～7 天后用）局部涂药，并以 50% 补骨脂注射液肌注，每日 1 次，每次 2mL，加紫外线照射。治疗白癜风 49 例，有效率为 75.5%。秃发只用注射剂肌注加紫外线照射，治疗 45 例，有效率为 84.4%。

5. 慢性湿疹 补骨脂干馏取油，配成 10% 酊剂，并添加少量中药成膜赋形剂，每天外搽 3～4 次，7 天为 1 疗程，以 3 个疗程为限。治疗 34 例，治愈 23 例，显效 9 例，有效 2 例。

6. 阴道滴虫病 补骨脂、远志各 2 份，大黄 1 份，制成栓剂，塞于阴道内，每天 1 次，15 天为 1 疗程。治疗 37 例，近期治愈 36 例，远期复查 31 例阴转 28 例。

7. 妇科出血 每日用补骨脂 18g，水煎分 3 次服。治疗子宫上节育器、人工流产及服避孕药所致子宫出血 141 例，显效率为 56.7%，总有效率为 90.3%。止血灵片（由补骨脂与赤石脂等份制成，每片含原药 0.5g）口服，每日 3 次，连服 3 天，治疗多种原因所致妇科出血、血友病、鼻衄等 326 例，有效率在 90% 以上。

8. 支气管哮喘 补骨脂注射液 4mL（含生药 8g），作双侧定喘穴注射，治疗支气管哮喘 35 例，总有效率为 82.9%，所治支气管哮喘按中医分型以肾阳虚型效果为好，尿中 17-羟类固醇量明显增加；按西医分型则过敏型近期效果佳，感染型远期效果好。

9. 白细胞减少症 补骨脂为末，炼蜜为丸，每丸 6g，每日服 3 次，每次 1～3 丸，或补骨脂粉冲服，每次 3g，4 周为 1 疗程。共治 19 例，痊愈 14 例，有效 4 例，无效 1 例。

10. 心动过缓 方用生脉饮，并重用补骨脂（党参 20g，麦冬 12g，五味子、桂枝、炙甘草各 10g，当归 15g，补骨脂 30～60g），水煎服，每日 2 次，每剂水煎服 3 次。治疗心动过缓 11 例，痊愈 7 例。

11. 寻常疣、跖疣　补骨脂酊（在 100mL 乙醇内加入 30g 粉碎的补骨脂浸泡 1 周，过滤后待用）外涂疣体表面，每日数次，至痊愈止。治疗寻常疣 32 例，痊愈 31 例，好转 1 例；跖疣 10 例，痊愈 8 例，好转 2 例，总有效率为 100%。

【毒副作用】　补骨脂乙素粗制品以 100mg/（kg·d）剂量给大鼠灌胃，连续 1 个月，对大鼠血压、心电、血象、肝功能及血糖等均无明显影响。补骨脂总油、补骨脂酚和异补骨脂素给小鼠灌胃的 LD_{50} 分别为（38.0±3.5）g（生药）/kg、（2.3±0.18）mg/kg 和（180±29.6）mg/kg，异补骨脂素小鼠腹腔注射的 LD_{50} 为（138.0±10.9）mg/kg。小鼠分别灌服补骨脂酚 0.125、0.25、0.5、1.0mg/kg，连续 1~4 周，均可引起肾脏病变，大剂量可见进行性肾脏损害，其他脏器未见明显病变。

参 考 文 献

1. 关丽杰，等 . 中国生物防治学报，2013，29（4）：655.
2. 黄莎华，等 . 有机化学，2014，34：2412.
3. 张红莲，等 . 天然产物研究与开发，2010，22：909.
4. 赵丕文，等 . 中国中药杂志，2008，33（1）：59.
5. 代志，等 . 海峡药学，2009，21（4）：37.
6. 邵航，等 . 中国中医骨伤科杂志，2015，23（3）：69.
7. 朱羿霖，等 . 云南中医中药杂志，2015，36（5）：95.
8. 李发胜，等 . 中国药师，2008，11（2）：140.
9. 于悦，等 . 山东中医药大学学报，2013，37（2）：174.
10. 林桂梅，等 . 中华中医药学刊，2007，25（11）：2347.

蛇 床 子

【别名】　蛇床实，野胡萝卜子，野茴香。

【来源】　为伞形科植物蛇床 *Cnidium monnieri*（L.）Cuss. 的干燥成熟果实。

【性味】　辛、苦，温；有小毒。

【功能主治】　燥湿祛风，杀虫止痒，温肾壮阳。用于阴痒带下，湿疹瘙痒，湿痹腰痛，肾虚阳痿，宫冷不孕。

【主要成分】　含挥发油约 1.3%，油中主要成分为 1-蒎烯（1-Pinene）、1-莰烯（1-Camphene）等。此外，尚含有白色结晶性香豆精类成分甲氧基欧芹酚（Osthole），即蛇床子素（喔嘶脑），及花椒毒酚（Xanthotoxol）等。

【药理作用】

1. 对心血管系统的作用

（1）抗心律失常作用：蛇床子水提取物对氯仿诱发的小鼠室颤、氯化钙诱发的大鼠室颤、乌头碱诱发的大鼠心律失常均有预防作用，对后者还有明显的治疗效果，表明本品水提取物有抗心律失常作用。蛇床子水提取物能有效对抗乌头碱，促使钠通道开放，加速 Na^+ 内流的异位节律，提示其对心肌细胞膜的 Na^+ 和 Ca^{2+} 内流有明显的抑制作用，从而发挥抗心律失常作用。从蛇床子乙醇提取物中分离出的花椒毒酚有明显的抗心律失常作用，为蛇床子有效成分之一。

（2）抑制心脏，扩张血管：蛇床子素可显著抑制豚鼠的离体心脏收缩力和收缩频率，明显降低离体心房肌的兴奋性和自律性，延长有效不应期，这些作用呈一定的浓度依赖性；蛇床子素对离体豚鼠右房的负性频率作用，提示蛇床子素有钙拮抗作用；麻醉开胸犬实验提示蛇床子素有抑制心脏作用（抑制心肌收缩性能和降低心肌收缩力作用）；蛇床子素还可使去甲肾上腺素、$CaCl_2$ 和高 K^+ 除极化所致的家兔主动脉收缩量－效反应曲线右移，最大反应降低，表明其有松弛血管平滑肌的作用。

（3）抑制血栓形成作用：蛇床子素能增加血清中 NO 的含量，降低血浆中 TXB_2 的含量和 $TXB_2/6-keto-PGFla$ 的比值，结果提示蛇床子素对动静脉血栓均有抑制作用。

2. 对中枢神经系统的作用

（1）镇静作用：蛇床子素可显著增强阈下催眠剂量戊巴比妥钠对小鼠的催眠作用，且此作用与剂量相关；蛇床子素可呈剂量相关性地明显抑制醋酸所致的小鼠扭体反应，但不提高热板法致痛小鼠的痛阈；呈剂量相关性地对抗安钠咖所致小鼠自主活动增加，但不影响正常小鼠的自主活动；蛇床子素还可减小蟾蜍离体坐骨神经动作电位的振幅，提示蛇床子素通过抑制大脑皮层而发挥镇静作用。

（2）抗焦虑作用：蛇床子素有对抗小鼠焦虑的作用，能明显增加小鼠在高架十字迷路开臂的次数与时间，可使小鼠在明箱停留时间和穿箱次数增加，增强小鼠对明箱的探究兴趣，可显著增加小鼠 5 分钟内的新型食物消耗量，能明显减少被小鼠包埋的玻璃球个数，抑制小鼠的包埋活动。

（3）对学习记忆的作用：蛇床子素有促进小鼠记忆的作用，其机制可能与影响脑内胆碱酯酶活性及延缓细胞老化等因素有关；对 $AlCl_3$ 致急性衰老模型小鼠记忆障碍有保护作用，其作用机制可能是通过增强抗氧化酶 GSH-Px 和 SOD 的活性来减少氧自由基对中枢神经系统神经细胞的损伤；蛇床子素还可以改善东莨菪碱引起的雌性小鼠或切除卵巢小鼠的空间感知障碍，作用机理与雌激素样作用和激活中枢类胆碱能神经系统有关。蛇床子素和蛇床子总香豆素能促进实验性阳虚大鼠的学习记忆功能，也能纠正精氨酸升压素（AP）和生长抑素（SS）的代谢异常，表明蛇床子素和蛇床子总香豆素的补肾壮阳作用与改善学习记忆能力有关，并与某些神经肽的代谢有关。

（4）局部麻醉作用：蛇床子提取液对蟾蜍离体坐骨神经有阻滞麻醉作用；对豚鼠有浸润麻醉作用，并可被盐酸肾上腺素所增强；对家兔有椎管麻醉作用，但对兔角膜没有表面麻醉作用。采用多种局部麻醉方法，如豚鼠皮丘法、兔眼角膜法、脊蟾蜍足蹼法、蟾蜍椎管麻醉法及离体蟾蜍坐骨神经动作电位测定法表明，2% 蛇床子溶液有浸润及传导麻醉作用，但无表面麻醉作用。

3. 对内分泌系统的作用

（1）拮抗激素引起的骨质疏松作用：蛇床子素通过增加成骨细胞数量，促进细胞胶原蛋白及 ALP 的合成而促进成骨作用。蛇床子总香豆素能够增加去卵巢大鼠的子宫重量、血清雌二醇浓度，降低血清磷含量和碱性磷酸酶活性，增加血清骨钙素、降钙素浓度和股骨干骺端的骨密度，其作用可能是通过抑制骨高转换，促进雌二醇和降钙素的合成而发挥的；蛇床子总香豆素还可降低维 A 酸所致实验性骨质疏松大鼠的血清碱性磷酸酶活性，升高骨生物力学参数，对维 A 酸所致大鼠骨质疏松有防治作用。蛇床子素、蛇床子总香豆素的抗骨质疏松作用还与其抑制成骨细胞产生 NO、IL-1 及 IL-6 而调节成骨细胞的功能有关。

（2）对下丘脑－垂体－靶腺的作用：蛇床子素既能拮抗 PTU（丙基硫氧嘧啶）的甲状腺抑制作用，预防"肾阳虚"证的出现，又能促进 PTU 所致甲减"肾阳虚"小鼠体内甲状腺激素水平的提高。蛇床子素和蛇床子总香豆素具有保护和增强腺垂体－肾上腺皮质轴的功能。本品对氢化可的松致阳虚小鼠症状有改善作用。

4. 抗微生物、寄生虫作用　研究表明，不同产地的蛇床子及其同属两种植物果实（在部分地区作蛇床子用）的水煎剂对多种细菌、真菌均有不同程度的抑制作用，且正品蛇床子的抗菌、抗真菌作用比同属其他植物果实要强。还有研究表明，蛇床子煎剂、浸膏及蛇床子素在体外对滴虫有较强的杀灭作用，在试管内对絮状表皮癣菌、石膏样小孢子菌、羊毛状小孢子菌等真菌有抑制作用；对新城鸡瘟病毒、流感病毒有抑制作用。蛇床子提取物有驱蛔虫的作用。蛇床子粉有杀灭孑孓、蚊蝇的作用。

5. 增强免疫功能　蛇床子素能增强小鼠网状内皮细胞的吞噬功能，显著增加炭粒廓清指数及吞噬指数，对小鼠迟发性超敏反应有明显抑制作用；蛇床子素在增强体力、降低血中胆固醇含量、提高免疫力、调节 SOD 及性激素（E_2/T）水平方面均有一定作用。蛇床子素和蛇床子总香豆素均可以增强肾阳虚小鼠的免疫功能。

6. 类性激素作用 给雌性小鼠皮下注射蛇床子乙醇浸膏 20mg，连用 32 天，能延长正常小鼠交尾期，使交尾休息期缩短；对去势小鼠以同样剂量连续用药 21～30 天，可使其重新出现交尾期，并使子宫及卵巢的重量增加。蛇床子提取物对雄性小鼠也有类似性激素样作用。

7. 抗肿瘤作用 蛇床子素对肺鳞癌的抑癌率为 69.5%，对肺腺癌的抑癌率为 50.0%，对 DR_{70} 也有显著降低作用。蛇床子水提取液在体内有较强的抗肿瘤作用，能抑制肿瘤生长并延长荷瘤动物的生存时间。

8. 抗变态反应作用 用鹌鹑肠管的 Magnas 法实验表明，蛇床子丙酮提取物可呈现较强的抗组胺样作用，能明显拮抗组胺、慢性反应物质、2% 蛋清所引起的肠肌收缩；还可抑制小鼠被动皮肤过敏反应。蛇床子素能抑制大鼠腹腔肥大细胞脱颗粒。

9. 抗诱变作用 Ames 离体细胞的姐妹染色单体互换及活体小鼠骨髓细胞染色畸变和多染红细胞微核试验表明，蛇床子水溶性提取物有较强的抗诱变性能和抗诱癌剂黄曲霉素 B 的诱变作用，使正定霉素与环磷酰胺诱发增高的 SCE 频率下降。

10. 其他作用 蛇床子水煎剂能明显提高 D_2 半乳糖致衰小鼠脑、肝的 GSH - Px 活性，明显降低 MDA 含量，提示蛇床子水煎剂对衰老小鼠有抗氧化作用，可延缓小鼠脑、肝的衰老。蛇床子对急性和慢性炎症模型均有抗炎作用，其抗炎机制并非通过垂体 - 肾上腺皮质系统，亦与 PGE 的合成无关。蛇床子素对酒精性脂肪肝中的脂质蓄积有一定的治疗作用，从而降低酒精对肝脏的损伤。以蛇床子为主要原料制成的一种纯中药外用复方制剂玉清安液，对大鼠足肿胀、小鼠耳肿（急性渗出性炎症）有明显的抑制作用。蛇床子还有一定的平喘祛痰作用。

【临床应用】

1. 滴虫性阴道炎 蛇床子、百部各 30g，苦参 50g，明矾 15g，生大蒜 2～3 头（去皮打破）。上药装入布袋中，水煎汁。每天 2 次，每次 5～10 分钟，熏洗患部，7 天为 1 疗程。治疗 86 例，全部治愈，总有效率为 100%。

2. 足癣并发症 土槿皮、蛇床子、透骨草、徐长卿、黄芩各 30g，土茯苓、苦参各 25g，枯矾 20g。水煎，取滤液趁热浸泡患足。每天 2 次，每次 20～30 分钟。治疗 145 例，全部治愈，与对照组比较，有极显著性差异（$P<0.01$）。

3. 疥疮结节 苦参、蛇床子、百部、千里光各 30g，加水 2000mL，煎汁去渣，取药液趁热先熏后洗。每日 1 剂。治疗 50 例，7～10 剂治愈，总有效率为 100%。

4. 外阴苔藓 蛇床子青黛软膏：由蛇床子 500g（洗净晒干），青黛 250g，共研细粉，过 100 目筛，加鱼肝油 50g 与凡士林适量混合制成。外搽患处，每周 2～4 次，60 天为 1 疗程。治疗 82 例，痊愈 78 例，一般 4 例，总有效率为 100%。

5. 湿疹 蛇床子散（蛇床子、地肤子各 30g，苦参、百部、苍术、荆芥、防风、花椒各 15g）煎煮 2 次，每天用煎煮液擦洗患处 2 次，每次半小时。治疗湿疹 358 例，治愈 344 例，好转 11 例，无效 3 例，治愈率达 96%，有效率为 99%。

【毒副作用】 100% 蛇床子提取液 20mL/kg 静注，药后半小时内小鼠活动减少，呈现镇静作用，观察 48 小时未见小鼠死亡。蛇床子总香豆素豚鼠口服的 LD_{50} 为（$2.44±0.05$）g/kg。蛇床子果实挥发油中的欧芹酚甲醚小鼠皮下注射的 LD_{50} 为 16mg/kg。

参 考 文 献

1. 刘爽，等. 中国医药导报，2012，9（29）：19.

2. 董晓华，等. 中国药理学通报，2013，29（9）：1282.

3. 陈蓉，等. 中国现代医药杂志，2008，10（10）：50.

4. 冯锋，等. 时珍国医国药，2008，19（9）：2105.

5. 吴明煜，等. 湖北大学学报，2014，36（2）：106.

6. 宋芳，等. 中国药理学通报，2008，24（7）：979.

巴 戟 天

【别名】 巴戟肉，鸡肠风，兔儿肠。

【来源】 为茜草科植物巴戟天 *Morinda officinalis* How 的干燥根。

【性味】 甘、辛，微温。

【功能主治】 补肾阳，强筋骨，祛风湿。用于阳痿遗精，宫冷不孕，月经不调，少腹冷痛，风湿痹痛，筋骨痿软。

【主要成分】 主要含糖类，尤其是还原糖及其苷，还含黄酮、甾体三萜、氨基酸、有机酸、强心苷及微量蒽醌类、维生素 C、树脂和环烯醚萜苷等。从巴戟天乙醇提取物中分离得到 β-谷甾醇（β-Sitosterol）、水晶兰苷（Monotropein）、四乙酰车叶草苷（Asperuloside tetraacetate）、巴戟素。另外，巴戟天还含棕榈酸、十九烷、大黄素-甲醚、甲基异茜草素-1-甲醚、甲基异茜草素及 2-羟基-3-甲氧基蒽醌等。

【药理作用】

1. 对下丘脑-垂体-性腺轴功能的影响 巴戟天水煎剂对正常雄性大鼠血中黄体生成素（LH）水平没有明显影响，但却可使垂体前叶、卵巢和子宫的重量明显增加，特别是它能提高卵巢 HCG/LH 受体功能。巴戟天能使去卵巢大白鼠垂体对注射黄体生成素释放激素（LRH）后 LH 分泌反应明显增强。巴戟天可能不是直接刺激垂体促黄体激素的分泌，而是通过提高垂体对 LRH 的反应性及卵巢对 LH 的反应性来增强下丘脑-垂体-卵巢促黄体的功能的。巴戟天醇提取物能增加衰老雄性大鼠附睾精子总数，提高活精子率，降低畸形精子率，并显著对抗普萘洛尔导致的活精子率降低及畸形精子率的升高，而这些作用可能与巴戟天醇提取物能明显提高衰老大鼠睾丸组织中过氧化物歧化酶（SOD）的活性有密切关系。巴戟多糖可以提高果蝇性活力，并显著提高果蝇新生幼虫的羽化率，可以认为巴戟多糖具有明显的补肾壮阳作用，是巴戟天补肾壮阳作用的有效成分之一。

2. 皮质酮分泌促进作用 研究表明，巴戟天可减轻肾炎、全身性红斑狼疮患者长期使用类固醇的副作用，并使类固醇易于停药。巴戟天热水提取物（1g/kg）小鼠经口给药，可见糖皮质激素标记酶肝 ATP 活性显著上升，巴戟天提取物具有增加血中皮质酮含量的作用，其活性可能是由于下垂体-肾上腺皮质系统受到刺激所致。巴戟天湿浸剂（每天 5~25g/kg）口服对去肾上腺幼年大鼠的存活时间无延长作用，亦无增加肾上腺饥饿小鼠肝糖原累积量的作用，但巴戟天可使幼鼠胸腺萎缩，抑制大鼠塑料环肉芽肿，似有促肾上腺皮质激素样作用。

3. 对甲状腺功能低下动物模型的作用 巴戟天水煎液口服能增加甲状腺功能低下（甲基硫氧嘧啶造型的甲减）小鼠的耗氧量，使甲减小鼠大脑中升高的 M 受体最大结合容量恢复正常。巴戟滋补膏（巴戟天为主药）对甲低阳虚兔血中 cGMP 的异常升高有纠正作用，对兔血清 T_3 水平有稳定作用，并可使甲低阳虚兔的肝、胰、脾结构形态异常有所减轻，肝中 RNA 和糖原含量与正常对照兔相近。

4. 增重及抗疲劳作用 口服巴戟天水煎液 20g/(kg·d)，连续 11 天，能显著增加小鼠体重，延长其持续游泳时间。将巴戟天粉碎，经稀醇热提其有效成分总黄酮，稀释成 10% 的口服液，1.0mg/(20g·d) 剂量给小鼠连续灌胃 11 天，发现该剂量能明显延长小鼠的持续游泳时间并提高其在吊网上的运动能力，而且能降低小鼠在缺氧状态下的氧耗量，延长耐缺氧的持续时间。因此认为巴戟天可以增强机体储备力，增强耐疲劳能力，提高机体在缺氧刺激时的应激、代偿能力。

5. 对血液系统的作用 口服巴戟天水煎液能升高幼鼠血中白细胞数，对 γ 射线照射引起的小鼠血中白细胞下降有升白作用。巴戟天中的部分蒽醌类化合物对 L_{1210} 白血病的生长有抑制活性的作用。巴戟天还有促进小鼠粒系祖细胞生长的功效。

6. 免疫促进作用 低聚糖类成分是免疫药理学中值得探索的新领域，有促进细胞免疫的作用，巴戟天水溶性低聚糖单体混合成分 12.5~50mg/kg，对小鼠胸腺 T 淋巴细胞增殖反应有明显的促进作用，对脾淋巴细胞增殖反应的作用有待继续研究。口服巴戟天水煎液能抑制幼年小鼠胸腺萎缩。巴戟天水提取液可提高小鼠单核吞噬细胞系统对刚果红的廓清率，增强腹腔巨噬细胞吞噬鸡红细胞的能力，认为巴戟天水提取液对小鼠有增强细胞免疫的作用。

7. 对神经系统的作用

（1）抗抑郁作用：巴戟天水煎膏能显著改善利血平化小鼠的诸体征及其脑内单胺递质水平。经各种抑郁模型筛选，发现巴戟天水溶性提取物以及分离出的 5 个单体（琥珀酸以及耐斯糖等 4 个菊淀粉型低糖单体）均有显著的抗抑郁活性。在小鼠悬尾实验中，琥珀酸 10mg/kg 有与阳性对照药地昔帕明（Dispramine）10mg/kg 剂量同等程度的抗抑郁活性，在相同实验中，低聚糖单体的抗抑郁最小有效剂量在 62.5~125μg/kg 范围内，能在不影响小鼠自发活动的剂量下发挥明显的抗抑郁作用，其作用主要是通过 5 - 羟色胺（5 - HT）这种递质而实现的。巴戟天醇提取物与水提取物有类似作用，其醇提取物 A 25mg/kg 时亦能明显缩短大鼠强迫性游泳的不动时间。

（2）增强学习记忆能力与抗衰老作用：巴戟天提取物巴戟素能使大鼠离体海马脑片 CA$_1$ 区锥体细胞由强直刺激（TS）诱发的诱发群锋电位（PS）幅值增大，增强大鼠离体海马脑片的突触传递长时程延长（LTP）效应，且存在一定的量效关系，同时，研究认为巴戟素增强 LTP 的效应与一氧化氮（NO）有一定关系。巴戟素还可明显改善 D - 半乳糖所致的衰老大鼠空间学习记忆力下降，尤以空间探索过程为突出，认为巴戟素对 LTP 的增强效应可能是促进学习记忆作用的突触机制之一。巴戟素能显著增加老龄小鼠脑组织的葡萄糖含量；使衰老大鼠模型脑组织过氧化物歧化酶（SOD）和谷胱甘肽过氧化酶（GSH - Px）含量升高、活性增强，减少过氧化脂质（LPO）含量，延缓脑组织衰老；还可降低脑组织中的脂褐素水平，其机制可能与巴戟素抑制 NO 含量的减少有关。此外，在缺氧状态下巴戟素还可提高大鼠离体脑片对缺氧的耐受能力，达到有效浓度后，巴戟素可以延长离体脑片缺氧 PS 幅值开始减少时间和 PS 消失时间，并能提高恢复供氧后的 PS 恢复率，可见其可提高脑组织的耐缺氧能力，并对缺氧所致的损伤有显著的保护作用。

8. 抗癌作用 在对小鼠 HepA 肝癌模型的研究中发现，巴戟天水提取液高剂量［45mg/(kg·d)］组有明显抑制 HepA 肿瘤生长的作用，与中［30mg/(kg·d)］、低［15mg/(kg·d)］剂量组呈现良好的量效关系。推测该作用可能是通过调控机体的免疫机能、激活淋巴细胞和各种抗癌因子活性而实现的。巴戟天所含蒽醌类化合物有抗致癌促进剂的作用（EB 病毒活性抑制效果）。

9. 补血作用 给小鼠灌胃巴戟天提取物 6 天，可抵抗环磷酰胺（CTX）的造血抑制作用，缓冲 CTX 的毒副作用，促进造血干细胞的增殖和分化，升高血浆中红细胞和白细胞数目，而这些作用要优于由党参、枸杞和当归组成的党参复方液，具有补血作用。巴戟天补血作用的机制是巴戟天中某些成分直接促进造血干细胞的增殖和分化，还是通过促进各种造血因子和细胞因子的产生而间接促进造血干细胞的增殖分化，尚需进一步研究。

10. 促进骨细胞生长作用 近来研究发现，在经典成骨诱导组（地塞米松、维生素 C 和 β - 甘油磷酸钠）中使用巴戟天水提取物或醇提取物含药血清培养能显著促进骨髓基质细胞向成骨细胞分化，醇提取物的作用强于水提取物，认为二者通过提高细胞内碱性磷酸酶的活性和增加骨钙素的含量而发挥作用。

11. 抗心肌缺血再灌注损伤作用 巴戟天寡糖能明显降低心肌缺血再灌注损伤大鼠心肌组织 MDA 含量，提高内源性抗氧化酶 SOD、CAT 及 GSH - Px 的活性，提示其可能通过抑制脂质过氧化过程，并同时提高内源性抗氧化酶活性从而减轻氧自由基对心肌缺血再灌注的损伤作用。

12. 其他作用 小鼠连续 6 天灌服巴戟天 45% 乙醇渗提物 15g/kg，停药 24 小时后，小鼠戊巴比妥钠诱导的睡眠时间显著缩短，肝重增加；但肝匀浆细胞色素 P$_{450}$ 含量无明显变化。巴戟天水煎剂经大肠杆菌体外 SOS 比色分析亦未见致诱变作用。

【临床应用】

1. 肾病综合征 巴戟天 30g，山萸肉 30g，治疗 21 例典型柯兴症候群的儿童肾病综合征患者，疗效较好。

2. 小便不禁 巴戟天、益智仁、桑螵蛸、菟丝子各等份，研细粉，水泛成丸，每服 6 ~ 9g，盐汤送服。

3. 抑郁症 16 例抑郁症患者停用各种精神药物 3 天，口服巴戟乐胶囊（巴戟天水提取物胶囊），每天 3 次。4 ~ 6 周为 1 疗程，疗程为 4 周者 5 例，疗程为 6 周者 11 例，痊愈率为 31.3%，显著好转率 31.3%，无效率 37.5%，总有效率为 62.5%。

4. 股骨头缺血性坏死 复方巴戟天合剂（由巴戟天、丹参、三七、郁金等组成），每日 1 剂，水煎分 2 次服，连续治疗 30 天为 1 疗程，连续 3 个疗程。治疗 43 例股骨头缺血性坏死，治愈 3 例，基本治愈 14 例，有效 25 例，无效 1 例，总有效率为 97.7%。

参 考 文 献

1. 丁平，等. 中国药学杂志，2008，43（19）：1467.
2. 刘建金. 中国现代医生，2011，49（16）：1.
3. 汪宝军，等. 郑州大学学报，2010，45（4）：612.
4. 汪宝军，等. 郑州大学学报，2010，45（5）：792.
5. 赵诣，等. 海峡药学，2007，19（2）：59.

淫　羊　藿

【别名】 仙灵脾，羊合草，三角莲。

【来源】 为小檗科植物淫羊藿 *Epimedium brevicornu* Maxim.、箭叶淫羊藿 *Epimedium sagittatum* (Sieb. et Zucc.) Maxim.、柔毛淫羊藿 *Epimedium pubescens* Maxim. 或朝鲜淫羊藿 *Epimedium koreanum* Nakai 的干燥叶。

【性味】 辛、甘，温。

【功能主治】 补肾阳，强筋骨，祛风湿。用于肾阳虚衰，阳痿遗精，筋骨痿软，风湿痹痛，麻木拘挛。

【主要成分】 含淫羊藿苷（Icariine）、去氧甲基淫羊藿苷（Des－O－methyicariine）、β－去水淫羊藿素（β－Anhydroicaritin）及木兰碱等。尚含皂苷、苦味质、鞣质、挥发油、蜡醇、三十一烷、多糖、植物甾醇、软脂酸、油酸。根及根茎也含去氧甲基淫羊藿苷，另含木兰碱。淫羊藿叶含挥发油，另含蜡醇、三十一烷、植物甾醇、棕榈酸、硬脂酸、油酸、亚油酸、葡萄糖及一种黄酮苷。

【药理作用】

1. 增强性腺功能作用 淫羊藿水浸膏经口给予动物，可见交尾力亢进。淫羊藿苷有促进犬精液分泌的作用。给小鼠注射淫羊藿制剂，能使其前列腺、精囊、举肛肌的重量增加，提示本品有雄性激素样作用，并通过 cAMP 途径使睾酮分泌增加。本品对雌、雄性腺功能均有兴奋作用，作用部位在中枢。

2. 抗微生物作用 淫羊藿对脊髓灰质炎病毒及 ECHO 病毒 6、9 型及柯萨奇病毒 A9、B4、B5 型均有抑制作用；对白色葡萄球菌、金黄色葡萄球菌有显著的抑制作用，对肺炎双球菌、佘氏卡他球菌、流感嗜血杆菌有轻度抑制作用。淫羊藿 1% 浓度在试管内可抑制结核杆菌生长。

3. 对心血管系统的作用

（1）对心脏的作用：淫羊藿醇浸膏及从 200% 浸膏片中提得的非氨基酸部分，均能显著增加离体兔心的静脉流量。离体豚鼠心脏灌流 200% 淫羊藿煎剂，可使冠脉流量平均增加 126.6%。淫羊藿苷对心脏的主要作用与煎膏是一致的，均能降低心肌耗氧量，对抗大鼠急性心肌缺血，并有抗豚鼠实验性心律不齐等作用。1mg/kg 淫羊藿苷家兔耳缘静脉给药，能显著抑制心肌收缩力，尤其抑制心室张力上升速率，表明淫羊藿苷能降低心肌氧耗，同时使心室射血前期明显缩短，在心室内压下降的条件下，左心室射血期不变而等长收缩期缩短，反映为总外周阻力降低，心脏后负荷减轻，对合并有高血压的冠心病患者更有利。淫羊藿总黄酮（TFE）可选择性阻断心脏 β_1 受体。离体器官实验发现，TFE 能明显拮抗异丙肾上腺素（ISO）对心房肌的正性肌力和正性频率作用，使 ISO 剂量 – 反应曲线平行右移，同时无受体激动效应和钙通道阻滞作用，又由于 TFE 可减弱加快大鼠心率的作用，从整体水平验证了 TFE 对心脏受体的选择性阻断作用。

（2）对血管的作用：淫羊藿煎剂及乙醇浸剂给兔、猫、大鼠分别静注，均可使血压降低，以猫最明显；猫腹腔注射淫羊藿甲醇提取物，1～2 小时内，部分猫血压下降为原水平的 30%～60%，部分无变化。淫羊藿的降压作用可能与肾上腺素能 α – 受体及 M – 胆碱系统无关，而主要与交感神经节阻断有关。淫羊藿煎膏和淫羊藿苷均能使心室射血前期（PEP）明显缩短，主要是间接等长收缩期（EICT）缩短；使动脉血压下降的同时也引起脉压和收缩压明显增大，其波型也显示为外周阻力下降的波型。小鼠腹腔注射淫羊藿煎剂，对小鼠缺氧致死有一定的保护作用，而醇浸出液对小鼠耐缺氧能力无明显作用。淫羊藿苷能降低家兔胸主动脉、肠系膜动脉和狗冠状动脉、脑基底动脉的静息张力，同时能非竞争性拮抗肾上腺素（Adr）收缩兔胸主动脉环的作用，明显减弱 Adr 收缩兔胸主动脉环作用中的 Ca^{2+} 内流部分，同时降低高 K^+ 所致家兔胸主动脉、肠系膜动脉和狗冠状动脉以及 5 – HT 所致的脑基底动脉的收缩反应，而对 Adr 所致的快速收缩反应无明显影响，这些结果初步提示淫羊藿苷能抑制血管平滑肌细胞 Ca^{2+} 内流。

4. 对免疫功能的影响　淫羊藿可使免疫功能低下的小鼠脾、肺淋巴细胞数增加，这种增加作用的环节可能在于 T 及 B 淋巴细胞前身细胞，或促使骨髓释放淋巴细胞进入周围淋巴细胞组织。本品可增强小鼠炎性渗出细胞的吞噬功能；对氢化可的松抑制的腹腔巨噬细胞 Fc 受体活性有促进恢复作用。淫羊藿多糖对小鼠巨噬细胞和淋巴细胞免疫功能有增强作用；给小鼠腹腔注射淫羊藿多糖和苷，其胸腺细胞产生 IL – 2 的能力和 ^3H – TdR 的掺入能力增强。淫羊藿多糖可使胸腺内 $L_3T_4^+$ 和 Lyt_2 细胞数目减少，伴同胸腺细胞对 ConA 刺激的增殖反应降低，故认为淫羊藿多糖和苷对胸腺都有免疫激活作用。淫羊藿多糖还可能有促进胸腺释放成熟细胞的作用。淫羊藿苷可协同 PHA 诱导扁桃体单个核细胞产生 IL – 2、3、6，且呈剂量依赖性，并可提高扁桃体单个核细胞 NK、LAK 细胞的杀伤活性。

5. 对血液系统的作用　淫羊藿总黄酮家兔灌胃，可抑制家兔体外血栓形成，降低全血黏度和抑制红细胞聚集。淫羊藿煎剂能明显降低 ADP 诱导的血小板聚集率，抑制 ADP 诱导的血小板聚集作用，而循环中的血小板数目无明显改变。淫羊藿总黄酮能显著抑制血小板聚集反应，延长凝血酶时间。

6. 抗衰老作用　淫羊藿总黄酮能够显著恢复 D – 半乳糖致衰老模型小鼠的 T 和 B 淋巴细胞增殖反应的功能，明显提高肝脏总 SOD 的活性、减少心、肝等组织的脂褐素形成，但对脑中脂褐素的减少不明显。小鼠口服淫羊藿总黄酮能延长游泳时间，表明淫羊藿总黄酮具有明显的抗衰老作用。淫羊藿能提高老龄大鼠下丘脑中单胺类神经递质水平，抑制老龄小鼠脑及全血中胆碱酯酶活性，延缓脑组织衰老，改善学习记忆行为。

7. 壮阳作用　给氢化可的松致"阳虚"的小鼠喂服本品煎液，可使其肝、脾低下的 DNA 合成率显著上升。淫羊藿多糖、苷类对羟基脲造成的"阳虚"小鼠体外培养的骨髓细胞 DNA 合成均有促进作用。同时，对地塞米松造成的类"阳虚"大鼠红细胞钠泵活性的低下，本品也能使之上升复常。

8. 镇咳、祛痰及平喘作用　小鼠酚红实验表明，淫羊藿有一定的祛痰作用。小鼠二氧化硫引咳法表明，本品甲醇及醋酸乙酯提取物有镇咳作用；甲醇提取物还能抑制刺激猫喉上神经所致的咳嗽，对药物引起的哮喘也有保护作用。

9. 对骨生长的作用　淫羊藿提取液可以通过下调 MMP – 9 基因表达，从而抑制破骨细胞的分化形成及骨吸收的作用，同时又有促进成骨细胞的功能，使钙化骨形成增加，还能促进骨髓细胞 DNA 的合成，不但能预防大鼠去势所致的骨质疏松，而且也能防止激素所致的骨量减少、骨质疏松。还有研究表明，淫羊藿注射液对试管内鸡胚股骨生长有明显的促进作用。

10. 抗炎、抗过敏作用　淫羊藿甲醇提取物能明显减轻大鼠蛋清性关节炎的肿胀程度，降低组胺所致的家兔毛细血管通透性增强，还能抑制组胺和乙酰胆碱所致豚鼠过敏性哮喘。淫羊藿总黄酮对巴豆油所致小鼠耳肿胀、醋酸所致小鼠腹腔毛细血管通透性增强、角叉菜胶所致大鼠足肿胀及巴豆油所致肉芽组织增生有显著抑制作用，对佐剂关节炎大鼠的原发性足肿胀和继发性足肿胀均有显著抑制作用。

11. 抗肿瘤作用

（1）诱导肿瘤细胞分化：诱导肿瘤细胞的高分化，是肿瘤治疗的手段之一。实验表明，淫羊藿苷（ICA）可诱导肿瘤细胞的分化，为一种有研究价值的抗肿瘤中药单体。100mg/L ICA 作用 48 小时后，HL_{60} 细胞（人急性早幼粒白血病细胞）还原（氯硝基四氮唑蓝）能力明显增强。肿瘤细胞内的 DNA 含量可反映肿瘤细胞增殖力，判断肿瘤恶性程度。ICA 作用后的 HL_{60} 细胞核面积减少，积分光密度减小，表明诱导分化后的 HL_{60} 细胞含量下降，恶性程度降低，经诱导后的 HL_{60} 细胞形态学也发生了明显变化，细胞核体积减小，呈杆状、分叶状，说明 ICA 有诱导 HL_{60} 细胞朝"粒系"方向分化的作用。此外，HL_{60} 细胞表面粒细胞分化抗原 CD11b 表达率与端粒酶活性下降呈负相关，诱导 HL_{60} 细胞分化可能是抑制端粒酶活性的机制之一。

（2）抑制肿瘤细胞增殖：体外实验表明，淫羊藿苷（ICA）可抑制 HL_{60}、H_{7402}（人肝癌细胞系）和 $WEHI_3$（小鼠骨髓单核细胞白血病细胞）瘤细胞株增殖。淫羊藿总黄酮也可一定程度地抑制肿瘤细胞生长。除抑制肿瘤细胞增殖外，ICA 尚可诱导肿瘤细胞凋亡，ICA 处理后的 HL_{60} 细胞凋亡率与阴性对照组比较有显著性差异。ICA 并可下调 HL_{60} 细胞 Bcl－2、c－mycmRNA 和蛋白表达。

（3）抗肿瘤细胞转移：恶性肿瘤发生浸润、转移过程中，黏附、运动和侵袭是关键环节。采用黏附实验、运动侵袭实验、流式细胞术等多种方法，从多个环节检测淫羊藿苷（ICA）对 PG（人高转移肺癌细胞）的抑制作用。结果表明，ICA 通过下调 PG 细胞表面 CD44 V_6 和 LN－R 的表达水平而影响 PG 在层粘连蛋白（LN）基质上的黏附，可明显降低 PG 细胞对 LN 基质的黏附率（$P<0.05$），且呈时间依赖性抑制。经 ICA 处理后，侵袭细胞数由对照组的 470 ± 58 降为 237 ± 31（$P<0.01$），运动细胞数由对照组的 520 ± 56 降为 199 ± 23（$P<0.01$），说明 ICA 能抑制 PG 细胞的运动和侵袭能力，此作用与降低胞浆 CK_{18} 表达水平有关。

12. 对神经系统的作用 5%、10%淫羊藿水提取液可使蟾蜍离体坐骨神经动作电位消失，二个剂量均与 1%的盐酸普鲁卡因作用相当。10%、20%淫羊藿水提取液有浸润麻醉作用，效果与 1%的盐酸普鲁卡因相当，而且肾上腺素可明显延长其局麻时间。20%、30%淫羊藿水提取液对家兔有明显的椎管内麻醉作用。10%、20%淫羊藿水提取液对家兔角膜有一定的表面麻醉作用，效果较 1%的普鲁卡因更弱。

13. 其他作用 小鼠口服淫羊藿总黄酮能增强戊巴比妥钠的镇静和催眠作用。本品煎剂亦能减弱小鼠的自发性活动；对实验性高血糖大鼠有明显的降血糖作用。淫羊藿苷在体内外均可显著抑制钛颗粒诱导的炎症反应。

【临床应用】

1. 冠心病、高血压 淫羊藿浸膏片口服，每日量相当于生药30g，分 3 次服，疗程 1 个月。治疗高血压115 例，总有效率为 28.9%；治疗冠心病140 例，总有效率为 98.6%；党参羊藿浸膏片治疗冠心病，总有效率为81%。

2. 病毒性心肌炎 淫羊藿浸膏片连服 2 个月，同时每日服维生素 C 3g，加葡萄糖注射液静滴。治疗36 例，显效25 例，好转 8 例，无效 3 例，疗效明显优于单用维生素 C 治疗组。

3. 小儿麻痹症 取淫羊藿、桑寄生等量，制成每2mL 含生药1g 的注射液。急性期治疗以肌注为主，配合穴位注射，每次 2mL，每天 2 次，连用 20 天。恢复期及后遗症治疗以穴位注射为主，配合肌注。穴位注射按常规取穴，每穴注射1～2mL，隔日 1 次，连续 20 天。治疗各期小儿麻痹症共246 例，痊愈64 例，有效179 例，无效 3 例。

4. 神经衰弱 20%淫羊藿酊剂口服，每次 5mL，每日 3 次，饭前服，连续 2～3 月。治疗50 例，有80%患者症状消除或减轻。

5. 慢性气管炎 取淫羊藿制成浓缩丸，每日用量相当于生药50g，两次分服。观察治疗1000 余例，1 疗程有效率为 74.6%，近期控制和显效率为 22.1%。

6. 绝经后骨质疏松症 单味淫羊藿每天 150g，水 300mL，浸泡 20 分钟后，煎取药液100mL，再用药渣煎取 50mL，混匀分 3 次于餐后半小时服用，服药期间不服用影响骨代谢的止痛药物，30 天为 1 疗程，3 个疗程后判定疗效。用该方法治疗绝经后骨质疏松症 50 例，治愈 4 例，显效 32 例，有效 10 例，无效 4 例，总有效率为 92%。

【毒副作用】 淫羊藿浸膏小鼠腹腔注射的 LD_{50} 为 36g/kg。水浸膏中提取的非氨基酸部分小鼠静注的 LD_{50} 为 (56.8 ± 2.7)g/kg。淫羊藿甲醇提取物小鼠灌服 450g/kg，连续 3 天，小鼠活动正常，无毒性反应。

参 考 文 献

1. 叶纯，等. 中国临床解剖学杂志，2008，26（1）：87
2. 崔京福，等. 中国组织工程研究，2014，18（16）：2563.
3. 吕明波，等. 中国骨质疏松杂志，2014，20（8）：896.
4. 马立，等. 中国中医急症，2014，23（5）：821.
5. 李叶丽，等. 中国药理学通报，2014，30（4）：519.
6. 裴利宽，等. 中国中药杂志，2007，32（6）：466.

仙 茅

【别名】 独茅根，独脚黄茅，千年棕，番龙草。

【来源】 为石蒜科植物仙茅 *Curculigo orchioides* Gaertn. 的干燥根茎。

【性味】 辛，热；有毒。

【功能主治】 补肾阳，强筋骨，祛寒湿。用于阳痿精冷，筋骨痿软，腰膝冷痹，阳虚冷泻。

【主要成分】 含仙茅苷（Curculigoside）、鞣质、树脂、脂肪、淀粉、β-谷甾醇、仙茅素 A（Curculigine A）。尚含石蒜碱（Iycorine）等生物碱及由甘露醇、葡萄糖、葡萄糖醛酸（6：9：10）组成的黏液质等。

【药理作用】

1. 对免疫功能的影响 仙茅水提取液可促进抗体生成并延长其功效，仙茅能增强小鼠腹腔巨噬细胞吞噬功能，对环磷酰胺所致免疫功能受抑制的小鼠 T 淋巴细胞百分率有明显的升高作用。仙茅苷能促进巨噬细胞增生并提高其吞噬功能，仙茅多糖能提高正常小鼠的脾指数及胸腺指数，增厚足跖厚度，增加血清血溶素，表明仙茅有增强免疫功能的作用。

2. 抗衰老作用 仙茅不但能提高机体的免疫功能，而且还能使小鼠心、脑中脂褐质含量明显降低，使肝脏中脂褐质也呈降低趋势。给小鼠连续灌胃仙茅提取物一个月，能抑制血栓形成，使小鼠生存期延长，表明仙茅具有一定的抗衰老作用。仙茅提取物对·OH 和 DPPH 自由基的清除以及对 Fe^{3+} 还原力作用均显示出很好的效果，表明仙茅具有较强的体外抗氧化活性，清除自由基可起到延年益寿的作用。

3. 对神经系统的作用 70% 仙茅醇浸剂腹腔注射 10g/kg（按生药计算），能明显延长小鼠的睡眠时间，并能明显推迟小鼠对印防己毒素所致惊厥的潜伏期，表明本品有一定的镇静、抗惊厥作用。给大鼠腹腔注射仙茅所含的石蒜碱 5mg/kg，可显著延长大鼠条件反射的潜伏期，使阳性条件反射部分消失而后恢复；给小鼠注射 2mg/kg，有显著的镇痛作用，剂量为 12mg/kg 时可延长戊巴比妥钠的催眠时间，并有显著的镇痛和解热作用。

4. 对生殖系统的作用 仙茅水提取物有兴奋性机能的功效。给大鼠灌胃仙茅煎剂 10g/kg，每天 2 次，5 天可使大鼠垂体前叶重量、卵巢重量、子宫重量均明显增加，卵巢 HCG/LH 受体特异结合力增强，血浆 LH 无变化，可见仙茅能提高垂体对 LRH 的反应性，提高卵巢对 LH 的反应性，进而改善性机能。仙茅 80% 乙醇提取正丁醇萃取部位能使去势雄性小鼠附性器官（包皮腺、精液囊、前列腺）重量明显增加（$P < 0.05$）。仙茅制剂（仙茅合剂）能抑制大鼠卵巢和睾丸的萎缩；促进雄性大鼠睾丸精原细胞的增殖，

并使成熟精子数量增多；使卵巢各级发育阶段的卵泡及成熟卵泡增多。

5. 抗癌作用　石蒜碱能抑制小鼠腹水癌细胞的无氧酵解，但不影响其气化及呼吸。由于癌细胞一般以无氧酵解为能量的主要来源，可以认为仙茅对癌细胞的糖代谢有一定的干扰作用。仙茅丙酮提取物对艾氏腹水癌实体型癌有抑制作用。

6. 抗骨质疏松作用　将仙茅的醇提取物和成骨样细胞 UMR_{106} 共同体外培养，以 MTT 法检测细胞的增殖，结果表明仙茅对成骨样细胞的增殖有明显促进作用。用仙茅水提取物对大鼠骨髓间质干细胞进行刺激，经 RT-PCR 和免疫细胞化学染色检测和倒置显微镜下观察经仙茅水提取物诱导刺激后的大鼠骨髓间质干细胞的变化情况，结果显示 RT-PCR 检测有神经元细胞和神经胶质细胞的特异性蛋白神经元烯醇酶（NSE）和胶质纤维酸性蛋白（GFAP）表达，倒置显微镜下观察到有神经元样细胞生长，免疫细胞化学染色检测有神经元细胞和神经胶质细胞着色，提示仙茅水提取物能定向诱导骨髓干细胞向神经元细胞分化。

7. 降血糖作用　仙茅乙醇提取物能够在 $100 \sim 200$ mg/kg 范围内成剂量依赖性地抑制四氧嘧啶诱导糖尿病大鼠的血糖水平升高，其活性与降血糖药格列美脲相似。

8. 其他作用　仙茅水提取液可扩张冠脉、强心，给缓性心率失常的家兔静脉注射 6g/kg，可显著增加心率。仙茅可使嘌呤系统转化酶活性抑制约 20%，使胆囊收缩素抑制约 80%，可调节病人血清 cAMP/cGMP 比值，使其趋于正常。给大鼠腹腔注射石蒜碱 6mg/kg，可增加尿酸排泄，石蒜碱对小鼠肾脏琥珀酸脱氢酶有显著抑制作用。此外，仙茅尚有轻度降压及抗实验性关节炎的作用。70% 仙茅醇浸剂给小鼠灌胃，有明显的抗缺氧及抗高温作用。平板法实验表明，仙茅全草 100% 水煎剂对金黄色葡萄球菌有明显抑制作用。

【临床应用】

1. 高血压　二仙汤（仙茅、淫羊藿各 20g，当归、巴戟天、黄柏、知母各 15g）水煎服，能明显改善症状，并使血压下降。

2. 阳痿及精液异常　仙茅、淫羊藿、枸杞子、熟地黄、黄芪各 15g，蛇床子 10g，临证加减，治疗不同类型阳痿（器质性病变除外）117 例，显效 83 例，有效 19 例，无效 15 例，总有效率为 87%，平均治疗天数为 54 天。二仙汤（仙茅、淫羊藿）加减治疗精液异常之不育症 2 例，分别于药后 3 个月和 6 个月收到满意效果。

3. 乳腺增生病　仙茅乳消汤（仙茅、淫羊藿各 30g，当归、巴戟天、夏枯草、白术各 15g，茯苓 25g，浙贝母、山慈菇、白芥子各 12g，制乳没、五灵脂、甘草各 9g）水煎服，每日 1 剂，治疗乳腺增生病 210 例，治愈 97 例，好转 108 例，未愈 5 例，有效率为 97.6%。

4. 男性更年期综合征　仙茅汤（仙茅、当归、巴戟天、黄柏、知母、黄精、炙甘草各 10g，淫羊藿 12g，熟地黄 15g）加味水煎服，每日 1 剂，治疗男性更年期综合征 48 例，显效 23 例，好转 18 例，无效 7 例，总有效率为 85.4%。

【毒副作用】　本品辛温有毒，不宜作为补药长期服用。给小鼠一次灌胃仙茅醇浸剂 150g/kg，7 天内无一死亡，说明其毒性较小。有报道，慢性肾衰竭患者如用仙茅补肾，可使病情加重。仙茅中毒时表现为舌肿胀，可用大黄、元明粉水煎服，或用三黄汤解之。

参 考 文 献

1. 张振东，等. 中国老年学杂志，2009，29（24）：320.
2. 吴国清，等. 药物研究，2011，20（l9）：4.
3. 余晓红. 海峡药学，2011，23（3）：33.
4. 杨光义，等. 中国药师，2011，14（7）：1039.
5. 曹大鹏，等. 药学服务与研究，2008，8（1）：59.

海 马

【别名】 对海马，大海马，水马。

【来源】 为海龙科动物线纹海马 Hippocampus kelloggi Jordan et Snyder、刺海马 Hippocampus histrix Kaup、大海马 Hippocampus kuda Bleeker、三斑海马 Hippocampus trimaculatus Leach 或小海马（海咀）Hippocampus japonicus Kaup 的干燥体。

【性味】 甘、咸、温。

【功能主治】 温肾壮阳，散结消肿。用于阳痿，遗尿，肾虚作喘，癥瘕积聚，跌扑损伤；外治痈肿疔疮。

【主要成分】 含蛋白质、脂肪酸、磷脂、多种氨基酸等。

【药理作用】

1. 雌、雄激素样作用 克氏海马（海马的一种）乙醇提取物可使正常雌性小鼠的动情期（交尾期）延长，小鼠处死后可见子宫肥大及卵巢重量增加。以小鼠前列腺、精囊、肛提肌的重量为指标，海马提取液表现出雄性激素样作用，其作用比蛤蚧强，但比蛇床子、淫羊藿弱。给去势鼠注射海马浸膏，可使其动情期再度出现，提示海马作用部位可能在下丘脑。

2. 抗衰老作用 海马在提高动物耐缺氧能力、抑制单胺氧化酶 B 活性和降低过氧化脂质含量等方面均有显著作用，同时还有抗应激、抗氧自由基、降血脂、增强学习记忆能力、调节免疫功能、促进血液流变学改变和改善微循环等作用，提示本品有一定的抗衰老作用。

3. 抗疲劳作用 对 8 种海洋生药抗疲劳作用的研究表明，三斑海马能够提高机体运动能力、延缓疲劳发生和加速疲劳恢复，其抗疲劳作用比人参效果好。研究表明，海马具有抑制脂质过氧化作用及抗疲劳作用。

4. 抗血栓形成作用 海马（三斑海马）甲醇提取物给大鼠腹腔注射，对大鼠实验性颈动脉血栓形成及大鼠实验性脑血栓有明显的抑制作用，且存在量效关系，提示海马具有抑制血小板黏附聚集的功能和显著的抗血栓形成作用。

5. 抗肿瘤作用 海马乙醇提取物能抑制乳腺癌和腹腔肿瘤。研究发现，线纹海马对小鼠 S_{180} 实体瘤的抑制作用与其促进免疫功能作用有关。实验表明，海马水提取物和乙醇提取物均能增强机体免疫功能，前者的免疫增强作用比后者强。

6. 对钙内流的拮抗作用 实验表明，5 种海马（大海马、克氏海马、三斑海马、刺海马、日本海马）的提取物对 L - 谷氨酸致大鼠神经元钙内流有明显的抑制作用，其中大海马的抑制作用最强。

7. 其他作用 海马还具有抗炎作用；海马对 ^{60}Co-γ 射线也有防护效果；海马胶囊能明显增加去势大鼠包皮腺、前列腺的重量，缩短去势大鼠阴茎受体电刺激勃起的潜伏期。此外，海马提取物能显著促进大鼠 I/R 后的神经功能恢复，改善脑梗死的预后，缩小梗死体积、降低脑水肿反应。海马补肾丸可明显提高小鼠和大鼠的抗疲劳、耐缺氧、耐低温和耐高温能力，对实验造成的"阳虚"小鼠也有明显的治疗功效。

【临床应用】

1. 肾阳虚证 ①海马酒：取海马 2 只，置于白酒 500mL 中浸泡。本品常饮用可见功效。②海马单用或与淫羊藿、补骨脂、九香虫、仙茅等配伍，用于肾阳虚衰所致的阳痿、遗精、早泄、尿频、夜尿过多、腰膝酸软等症。海马汤：海马 12g，枸杞子 12g，鱼鳔胶 12g（溶化），红枣 30g，治阳痿、遗尿、肾虚作喘。

2. 跌打损伤及癥瘕痞块（或肿瘤） 海马配土鳖虫、桃仁、苏木、红花等浸酒内服，治跌打损伤。海马与大黄、青皮、巴豆、蚤休、山慈菇、露蜂房等活血、消癥、抗肿瘤药物配用，治远年癥瘕积块或恶性肿瘤，均有一定疗效。

3. 术后刀口不愈合 海马拔毒散（海马、紫草、血竭、乳香、没药、葶苈子各0.40g，琥珀0.16g，以上药物打碎研为精细粉末备用）外敷伤口，同时内服中药汤剂，治疗术后刀口不愈合36例，取得满意疗效。

参 考 文 献

洪美华. 中国医药前沿，2009，4（6）：9.

海 龙

【别名】 海钻。

【来源】 为海龙科动物刁海龙 *Solenognathus hardwickii*（Gray）、拟海龙 *Syngnathoides biaculeatus*（Bloch）或尖海龙 *Syngnathus acus* Linnaeus 的干燥体。粗吻海龙 *Trachyrhamphus serratus*（Temminck et Schlegel）亦作海龙入药。

【性味】 甘、咸，温。

【功能主治】 温肾壮阳，散结消肿。用于肾阳不足，阳痿遗精，癥瘕积聚，瘰疬痰核，跌扑损伤；外治痈肿疔疮。

【主要成分】 含蛋白质、氨基酸、脂肪及甾体类化合物等。

【药理作用】

1. 对子宫的作用 海龙对不同性周期的大鼠、小鼠、家兔等的离体子宫或在体子宫均有较温和徐缓的兴奋作用，且持续时间较久，不易引起强直收缩。海龙兴奋子宫的有效成分受热易破坏，不稳定。

2. 性激素样作用 实验表明，海龙灌胃给药能对抗环磷酰胺引起的雄性小鼠精子数降低、精子成活率下降；对抗环磷酰胺引起的小鼠睾丸、前列腺重量减轻，并使其重量增加。海龙醇提油溶液亦可增加正常小鼠的精子数及活动精子的分离，但对正常雄性及雌性小鼠的性器官无明显影响。亦有研究表明，海龙能使子宫及卵巢重量增加，有雌激素样作用。

3. 免疫功能增强作用 海龙有免疫功能增强作用，其水提取物能促进正常人外周血淋巴细胞转化，传统医学亦视其为强壮药，认为能增强体质。实验表明，以海龙为主药的海龙蛤蚧精可增加正常小鼠脾重，完全对抗醋酸氢化泼尼松（HPA）引起的脾重减轻，可使免疫功能低下小鼠的脾重恢复至正常水平；对正常小鼠外周血 ANAE$^+$ 淋巴细胞数无明显影响，但可显著对抗环磷酰胺（CTX）所致的小鼠外周血 ANAE$^+$ 淋巴细胞数减少。本品不仅能提高正常小鼠吞噬细胞的吞噬功能，尚能完全对抗 HPA 所致的吞噬细胞吞噬功能降低，使其大致恢复正常；本品对正常小鼠血清溶血素的产生及脾细胞总数、空斑形成细胞（PFC）数目无显著影响，但可使免疫低下小鼠血清溶血素产生及 PFC 数目明显提高，表明本品可拮抗 CTX 所致的抗体应答能力的减弱，说明本品在维护和调节机体免疫功能方面有显著作用。

4. 抗疲劳作用 用从尖海龙中提取的总脂肪和酶水解液进行抗疲劳动物试验，结果表明，尖海龙总脂肪、酶水解液均能显著延长小鼠游泳时间，减少运动引起的血乳酸增加和加速运动后血乳酸含量降低，增加小鼠肌糖原和肝糖原的储备，说明尖海龙总脂肪和酶水解液都具有抗疲劳作用，且尖海龙整体的抗疲劳作用更为显著。给小鼠灌胃复方海龙口服液（10mL/kg）10天，能延长小鼠在常压下耐缺氧的时间。

5. 抗癌作用 尖海龙95%乙醇提取物对 KB 细胞的生长有抑制作用，并呈量效关系；粗吻海龙的脂溶性非皂化物具有不同程度的抑制人癌细胞株 KB、HeLa、Bcap$_{37}$、K$_{562}$、PAA 细胞的作用，并有明显的量效关系；但拟海龙的各种提取物未见有明显的抑制肿瘤细胞生长的作用。有人进行了拟海龙提取物对正常人外周血淋巴细胞转化作用的影响及对人癌细胞株的抑制作用的研究，结果表明，拟海龙提取物既有促进人体淋巴细胞转化的作用，又有抑制人癌细胞的效果，但对人脾肺细胞及人外周血淋巴细胞均无直接的杀伤作用。海龙提取物还可促使肿瘤细胞溶解，且药物剂量越大，细胞溶解率越高。采用小鼠移植性肿瘤

（Heps，EAS）模型对粗吻海龙的抗肿瘤有效部位进行筛选，结果表明，40%乙醇提取物经大孔树脂柱分离用蒸馏水洗脱部分对小鼠移植性肝癌作用最强，抑制率为 50.75%。关海龙水提物可改变肿瘤细胞系 SK－RB－3 细胞的形态，显著抑制肿瘤细胞的增殖。

6. 对骨质疏松症的防治作用　研究粗吻海龙水、醇提取液对成年雌性大鼠去势所致骨质疏松症的作用，结果表明，粗吻海龙水提取液灌胃组的骨灰重、骨钙含量、骨断裂力均明显高于模型对照组，提示粗吻海龙提取液对去势大鼠的骨质疏松症有一定的治疗作用。

7. 加强心肌细胞收缩力的作用　有人研究了尖海龙中的甾体类化合物对小鼠离体心肌细胞的作用，结果表明，Sy1 胆甾－4－烯－3－酮、Sy－胆甾－3,6－二酮可显著降低心肌细胞的收缩率，而对收缩力有加强作用；Sy3 胆甾－5－烯－3β、7α－二醇，Sy4 胆甾－4－烯－3β、6β－二醇对收缩率作用不明显，但对收缩力也有加强作用。此结果提示，尖海龙中的甾体类化合物可能是其活性物质之一。

8. 延缓衰老的作用　海龙能降低过氧化脂质体在体内的水平，增加小鼠的耐缺氧性作用，有延缓衰老的作用。

【临床应用】

1. 阳痿　壮阳益肾酒（海龙、鹿茸各 10g，蛤蚧 1 对，红参 15g，枸杞子 50g，淫羊藿、五倍子各 30g。上药经加工处理后，投入 2500mL 白酒中，浸泡 7 天以后服用）每晚睡前饮用 35mL，60 天为 1 疗程。治疗 107 例，总有效率为 83.2%。

2. 肾阳虚衰　海龙与仙茅、淫羊藿、巴戟天等配用，水煎服或制成蜜丸服，亦可单用研末或浸酒服，治疗阳痿、遗精、早泄、腰膝酸软等症，有效好疗效。

3. 结核、肿瘤　海龙汤：海龙、紫草各 9g，款冬花 18g，红枣 30g。水煎服。治疗瘰疬、瘿瘤、淋巴结核、单纯性甲状腺肿有效。

4. 痹证　将海龙洗净晒干，研末装胶囊内（每粒含生药 0.3g）。每次服 10 粒，每天 3 次，1 个月为 1 个疗程。治疗痹证 19 例，治愈 10 例，显效 6 例，有效 2 例，无效 1 例，总有效率为 94.7%。

参 考 文 献

1. 刘冬，等. 吉林中医药，2015，35（10）：1040.
2. 彭维兵，等. 中国海洋药物杂志，2010，29（5）：10.
3. 许东晖，等. 中国海洋药物杂志，2011，30（1）：31.

山 茱 萸

【别名】　山萸肉，药枣，枣皮。

【来源】　为山茱萸科植物山茱萸 *Cornus officinalis* Sieb. et Zucc. 的干燥成熟果肉。

【性味】　酸、涩，微温。

【功能主治】　补益肝肾，收涩固脱。用于眩晕耳鸣，腰膝酸痛，阳痿遗精，遗尿尿频，崩漏带下，大汗虚脱，内热消渴。

【主要成分】　含山茱萸苷（Cornin）、熊果酸（Ursolic acid）、齐墩果酸、5,5′－二甲糖醛醚、5－羟甲基糖醛、没食子酸、3,5－二羟基苯甲酸、马钱素、7－O－甲基莫诺苷、7－脱氢马钱素、β－谷甾醇和脱水莫诺苷元及多糖等。

【药理作用】

1. 降血糖、降血脂作用　山茱萸醇提取物以 10.20g/kg 剂量灌胃给药 7 天，可降低正常小鼠血糖和血脂；以 10.20g/kg 剂量灌胃 3 天，可降低四氧嘧啶高血糖小鼠的血糖。山茱萸乙醚提取物及乙酸乙酯提取物对用链唑菌素造成的大鼠糖尿病模型有治疗效果，其有效成分是熊果酸和齐墩果酸。山茱萸乙醇提取液能显著降低非胰岛素依赖型糖尿病（NIDDM）大鼠的进食量及饮水量，对 NIDDM 大鼠空腹血糖无影响，但能明显降低其进食后的血糖水平，升高进食后血浆胰岛素水平，促进胰岛增生。此外，山茱萸环烯醚萜总苷对糖尿病肾病变及糖尿病血管并发症均有良好的保护作用。

2. 对免疫功能的调节作用　山茱萸对于免疫具有双向的调节作用，表现为免疫抑制和免疫促进。免疫抑制作用主要表现为山茱萸总苷具有良好的免疫抑制作用，灌胃给药能明显延长大鼠异位移植心脏存活时间，其滴眼液局部用药也能有效地防治角膜移植免疫排斥反应；山茱萸总苷对大鼠佐剂性关节炎的原发病变和继发病变均有明显的治疗作用，明显抑制大鼠 T 淋巴细胞增殖反应；明显抑制大鼠腹腔巨噬细胞产生 IL－1、IL－6 和 TNF－α。免疫促进作用主要表现为山茱萸生品、制品多糖能显著增加免疫低下小鼠的炭粒廓清指数 K、吞噬指数 α 和血清溶血素 HC_{50}；山茱萸水溶后可以明显提高老年小鼠淋巴细胞增殖能力、自然杀伤（NK）细胞活性、总蛋白合成、IL－2 活性以及 IL－2mRNA 表达水平；山茱萸多糖可以使环磷酰胺腹腔注射造成白细胞减少症的小鼠白细胞的量明显升高。

3. 抗心律失常作用　山茱萸高（5.0g/kg）、低剂量组（2.5g/kg）均能明显延长乌头碱诱发大鼠心律失常的潜伏期，降低氯化钙致大鼠室颤的发生率和死亡率，明显提高乌头碱诱发大鼠离体左室乳头肌节律失常的阈剂量，且对乌头碱和氯化钙诱发的大鼠左室乳头肌收缩节律失常有明显逆转作用，为山茱萸用于临床预防或治疗心衰合并心律失常提供了部分药理学依据。山茱萸总提取液、乙酸乙酯提取液和山茱萸提取残余液均具有十分明显的抗心律失常作用，该作用可能与延长心肌动作电位、增大静息电位绝对值和降低窦房结自律性有关，有效部位为山茱萸总有机酸和一种未知的微量成分，山茱萸总苷类成分不具有抗心律失常活性。

4. 抗衰老、抗氧化作用　近年来对衰老的研究揭示，肾虚是其主要原因之一，而抗氧化作用是抗衰老的重要指标和途径。山茱萸可明显增加血红蛋白的含量，同时可明显增强小鼠体力和抗疲劳能力，提高缺氧耐受力和记忆力。山茱萸多糖可显著提高衰老小鼠血 SOD、CAT 及 GSH－Px 活力，显著降低血浆、脑匀浆及肝匀浆中的 LPO 水平，说明山茱萸多糖有很好的抗衰老、抗氧化作用。

5. 抗炎镇痛作用　山茱萸煎剂可抑制醋酸引起的小鼠腹腔毛细血管通透性增高和小鼠棉球肉芽组织增生、二甲苯所致小鼠耳肿胀以及蛋清引起的大鼠足趾肿胀；降低大鼠肾上腺内抗坏血酸的含量；对大鼠足趾炎症组织内前列腺素含量无明显影响。山茱萸总苷可抑制大鼠血浆中前列腺素 E－2（PGE－2）的产生，从而抑制 PGE－2 的致炎、致痛作用；山茱萸水提物可通过下调 NF－κB 结合活性抑制 COX－2 和诱生型一氧化氮合成酶（iNOS）表达从而抑制小鼠醋酸诱发扭体反应。

6. 促白细胞增加作用　山茱萸对环磷酰胺引起的小鼠白细胞下降有非常显著的治疗作用（$P < 0.001$）；对因化学疗法及放射线疗法引起的白细胞下降，可使其升高。

7. 解痉作用　山茱萸能对抗组胺、氯化钡及乙酰胆碱引起的肠管痉挛。

8. 抑菌作用　山茱萸在体外对志贺痢疾杆菌及金黄色葡萄球菌均有抑制作用。从本品鲜果肉中可得到一种黑红色酸味液体，对伤寒、痢疾杆菌有抑制作用。山茱萸水浸剂在试管内对黄色毛癣菌有不同程度的抑制作用。

9. 对神经系统的作用　①对皮层神经元细胞的保护作用：山茱萸新碱处理可以提高细胞存活率，提高线粒体呼吸酶活性、线粒体呼吸控制率及 ATP 容量；降低线粒体丙二醛容量、乳酸脱氢酶溢出率、细胞内 Ca^{2+} 水平及细胞凋亡蛋白酶－3（caspase－3）的活性从而显著减弱大鼠皮层神经元的凋亡，改善线粒体能量代谢；②对局灶性脑缺血的治疗作用：山茱萸提取物可以显著改善大鼠神经系统功能，使脑室室下区溴脱氧尿嘧啶（BrdU）阳性细胞及 nestin 阳性细胞数显著增加，使梗塞面积、NO 容量、NOS 活力及 NF－κB 阳性细胞数目下降；③改善认知能力：山茱萸甲醇提取物可显著减轻东莨菪碱诱发小鼠的记忆缺失，山茱萸提取物马钱素在体内有抗遗忘作用，作用可能是通过抑制体内乙酰胆碱酯酶实现的；④对氧化应激所致神经损伤的防护作用：山茱萸中提取的 morroniside 被证实有强效的抗氧化能力，减轻了 H_2O_2 造成的细胞内 Ca^{2+} 蓄积以及线粒体膜电位的下降；morroniside 可抑制使用 H_2O_2 孵育细胞造成的超氧化物歧化酶 SOD 显著下降。

10. 对Ⅰ型变态反应的作用　以雄性豚鼠回肠为标本，给予0.1%以下的山茱萸水提取液与盐酸组胺，呈拮抗作用。但山茱萸醇提取物能促进致敏豚鼠的肺组织和回肠释放过敏介质。

11. 其他作用　①本品体外试验能杀灭小鼠腹水癌细胞；②具有利尿、降血压作用；③能抑制正常家兔血小板聚集和降低血液稠度。④山茱萸总苷对去势后大鼠的骨代谢和骨密度有良性调整作用。

【临床应用】

1. 肾虚腰痛，阳痿遗精　山茱萸、补骨脂、菟丝子、金樱子各12g，当归10g，水煎服有效。

2. 白细胞减少症　如化疗或放疗引起的白细胞减少，呈现肝肾虚者，可与女贞子、枸杞子、阿胶等配用，有一定疗效。

3. 遗尿　山茱萸、丹皮、茯苓、覆盆子（酒炒）、肉桂、附片（盐炒）各10g，熟地黄、山药各12g，薏苡仁（盐炒）、甘草各3g，水煎服有效。

4. 多汗症　萸味龙牡汤（山茱萸、生龙骨、生牡蛎各30g，五味子15g）加减煎服，每日1剂，10剂为1疗程。治疗多汗症100例，痊愈85例，显效12例，有效3例。

5. 乙肝相关性肾炎　有人重用山茱萸治疗12例乙肝相关性肾炎，结果显效4例，有效5例，无效3例，总有效率为75%。

参 考 文 献

1. 赵武述，等. 中华微生物学和免疫学杂志，1995，15（5）：325.
2. 付桂香，等. 中华微生物学和免疫学杂志，2007，27（4）：316.
3. 杜伟锋，等. 中药材，2008，31（5）：715.
4. 杨柳，等. 中华中医药学刊，2009，27（3）：507.
5. 李平，等. 天津中医药，2007，24（4）：315.

杜　仲

【别名】　思仙，木绵，扯丝皮，丝棉皮。

【来源】　为杜仲科植物杜仲 *Eucommia ulmoides* Oliv. 的干燥树皮。

【性味】　甘，温。

【功能主治】　补肝肾，强筋骨，安胎。用于肝肾不足，腰膝酸痛，筋骨无力，头晕目眩，妊娠漏血，胎动不安。

【主要成分】　含多种木脂素类成分：杜仲树脂双吡喃葡萄糖苷、松脂醇双吡喃葡萄糖苷、松脂醇吡喃葡萄糖苷、丁香脂素双糖苷等。二苯四氢呋喃木脂素类成分：橄榄树脂素、橄榄树脂素-4′-吡喃葡萄糖苷等。环烯醚萜类有：京尼平、京尼平苷、京尼平苷酸等。还含有杜仲醇（Eucommiol）、杜仲醇葡萄糖苷-Ⅰ和Ⅱ（Eucommioside-Ⅰ和Ⅱ）、杜仲胶（Guttapercha）、绿原酸（Chlorogenic acid）、桃叶珊瑚苷、杜仲丙烯醇（Ulmoprenol）、胡萝卜苷（Daucosterol），以及酸性多糖、咖啡酸、儿茶素、表儿茶素、生物碱、蛋白质、氨基酸、脂肪、树脂、有机酸、维生素等。

【药理作用】

1. 对中枢神经系统的作用　杜仲煎剂灌胃对小鼠自主活动有显著的抑制作用。大剂量杜仲煎剂给狗灌胃，能使其安静、贪睡、不易接受外界刺激；大剂量对小鼠亦有抑制中枢神经系统的作用。

2. 对垂体-肾上腺皮质系统功能的影响　杜仲能使大鼠外周血液中的嗜酸性粒细胞减少，但摘除肾上腺后大鼠的外周血液嗜酸性粒细胞则未见减少，提示此作用依赖于肾上腺的存在。杜仲可使小鼠血液中淋巴细胞百分率降低；有促进小鼠肝糖原堆积及血糖增高的作用；并可提高大鼠血浆皮质醇的含量；使幼龄小鼠的胸腺萎缩；似有降低肾上腺中维生素C含量的作用；能兴奋肾上腺皮质功能。

3. 对心血管系统的作用

（1）降压作用：杜仲提取物及煎剂对动物有持久的降压作用；给麻醉犬静脉注射杜仲浸膏5mL（生药1~2g）可产生显著的降压作用，持续2~3小时，并呈"快速耐受"现象。每天以杜仲煎剂5~8g/kg给肾型高血压狗灌胃，共4周，收缩压降低只有1.1~2.9kPa（4%~10%），因此疗效不够满意。杜仲的炮制与剂型对降压作用有一定影响，煎剂作用强于酊剂，炒杜仲作用较生杜仲为大。杜仲对猫有降压作用，但持续较短，"快速耐受"现象不显著。本品对胆甾醇动脉硬化家兔的降压作用较对正常家兔更为显著，但亦能产生"快速耐受"现象，已证明其快速降压作用与迷走神经无多大关系，亦不受阿托品影响。另据报道，杜仲煎剂对家兔和犬均有明显的降压作用，但生杜仲的降压作用较弱，炒杜仲炭和砂烫杜仲的作用几乎完全相同，其降压的绝对值数为生杜仲的两倍。松脂醇双吡喃葡萄糖苷为杜仲的主要降压成分。

（2）对心脏的作用：对离体兔心，杜仲小量时先兴奋，后略呈抑制；也有报道其对心脏的抑制作用与pH有关（pH在4~5），经调整后，对大鼠与家兔离体心脏均呈兴奋作用。杜仲对正常兔耳血管有直接扩张作用，但同样浓度却使实验性胆甾醇动脉硬化兔耳血管收缩，对正常家兔的冠状血管与肾血管在低浓度时多呈扩张作用，高浓度时则相反，对动脉硬化家兔的冠状血管在低浓度时亦呈收缩作用。

4. 免疫功能增强作用　杜仲能增强小鼠炭末廓清作用，对正常小鼠、氢化可的松免疫抑制小鼠及荷瘤小鼠（腋下移植S_{180}细胞）的腹腔巨噬细胞吞噬功能均有增强作用。杜仲可增强猕猴的细胞免疫功能和红细胞膜稳定性。杜仲有抑制2,4-二硝基氯苯所致小鼠迟发型超敏反应的作用，能对抗氢化可的松引起的小鼠外周血T细胞降低，能使腋下移植S_{180}细胞小鼠的T细胞百分比明显回升，提示本品有增强荷瘤小鼠细胞免疫功能的作用。但对环磷酰胺所致小鼠血清溶血素形成低下及天花粉所致小鼠速发性超敏反应均未见明显影响，对蛋清所致豚鼠过敏性休克亦无保护作用。

5. 抗衰老及抗肿瘤作用　杜仲枝叶的水提取物有抗脂质过氧化作用，能抑制Fe^{2+}所致的丙二醛生成，对大鼠肝脏、肌肉的脂质过氧化有明显的保护作用。用杜仲制成的保健品抗氧化效果比VitE好得多，另外，杜仲愈伤组织也有很好的抗氧化作用。生杜仲水煎液灌肠给药，可使醋酸可的松造成的类阳虚小鼠红细胞SOD活力增强。杜仲可促进人体皮肤、骨骼肌肉中蛋白质胶原的合成和分解，促进代谢，预防衰老。杜仲皮及叶中所含的京尼平苷、桃叶珊瑚苷有抗肿瘤活性。杜仲皮叶所含的木脂素类成分丁香脂素双糖苷可较好地抑制淋巴细胞白血病的活性，12.5mg/kg剂量可控制T/C值>126，杜仲的抗癌作用亦可能与β-胡萝卜素有关。杜仲对小鼠S_{180}实体瘤及U_{14}实体瘤的生长均有抑制作用，此作用可能与制剂中的鞣质或与明胶结合或沉淀的物质有关；杜仲所含京尼平苷酸甲酯具有抗肿瘤作用。红杜仲的水醇提取液及注射液均有明显的抗肿瘤作用。

6. 降血脂、降血糖作用　杜仲抑制HMG-CoA还原酶和胆固醇酰基转移酶的活性，阻碍肝中脂肪酸和胆固醇的合成，提高载脂蛋白ApoI水平，通过PPAR信号通路调节脂肪酸的氧化，尤其是β氧化促进载脂蛋白B分泌，增强溶酶体活性，从而达到降血脂的目的，其降脂作用与其所含绿原酸、槲皮素、桃叶珊瑚苷和京尼平苷有关；还可抑制α-葡萄糖苷酶和淀粉酶的活性，抑制碳水化合物的分解，增强糖酵解酶活性，减弱糖异生酶葡萄糖-6-磷酸酶、磷酸烯醇丙酮酸羧激酶（PEPCK）的活性，抑制糖基化，阻碍终末期糖基化产物的生成，减少糖尿病并发症的发生，提高血浆中胰岛素水平，增强胰岛β细胞活性，改善胰岛素抵抗，从而发挥降血糖作用。

7. 对子宫的作用　杜仲对大鼠和兔的离体子宫，均能抑制垂体后叶素所致的兴奋作用，而使子宫松弛，但对猫的离体子宫反呈兴奋作用；煎剂对肾上腺素引起的子宫兴奋收缩也有明显的拮抗作用。另据报道，杜仲能显著抑制大鼠离体子宫的自发活动，使频率降低，收缩强度降低；盐炙杜仲对已孕小鼠离体子宫自主收缩的抑制作用增强。

8. 抗炎作用　杜仲对大鼠蛋清性足肿胀有抑制作用，并能抑制醋酸所致小鼠腹腔毛细血管通透性增强。

9. 抗菌、抗病毒作用　曾有报道杜仲煎剂在试管中对结核杆菌有某些抑制作用；杜仲中的绿原酸含量较高，而绿原酸有较强的抗菌作用。桃叶珊瑚苷有抑菌、利尿作用，并能促进伤口愈合；另外，桃叶珊瑚苷还具有明显的保肝作用，它与葡萄糖苷酶一起培养后会产生明显的抗病毒作用，可抑制乙型肝炎病毒

DNA 的复制，但其本身并不具有抗病毒功能。文献报道，杜仲茶具有一定的抗人类免疫缺陷病毒（HIV）的作用。杜仲提取物中的绿原酸、咖啡酸、表儿茶素、儿茶素等 4 个单体化合物可有效保护病毒感染的细胞，使其不产生病变，咖啡酸和儿茶素的效果尤为显著，从化学结构分析看，这 4 个化合物均属于多酚类和黄酮类，这两类成分中的很多化合物曾被报道具有抗 HIV 活性，进一步验证了杜仲具有显著的抗 HIV 作用。

10. 其他作用　杜仲的各种制剂对麻醉犬均有利尿作用，且无"快速耐受"现象，对正常大鼠、小鼠亦有利尿作用，杜仲中含钾 0.4%，故推论其利尿作用可能与钾有关。杜仲煎剂有增强小鼠耐寒和耐缺氧能力的作用。杜仲还有明显的镇痛作用。杜仲可同时使小鼠血浆中 cAMP 和 cGMP 的含量升高。醇浸剂似能减少大鼠回肠中胆甾醇的吸收。杜仲对猕猴有促进凝血的作用，给小鼠灌服杜仲煎剂能缩短出血时间。杜仲醇提取物对维 A 酸所致小鼠骨质疏松症有一定防治作用。杜仲还有神经保护、免疫调节、镇静催眠、增加胃液和胆汁的分泌、松弛子宫平滑肌和改善勃起功能等作用。从杜仲皮中分离出一种能抑制真菌生长的蛋白，称为杜仲抗真菌蛋白（EAFP），能明显抑制木霉、小麦赤霉菌、烟草黑茎病菌和棉花枯萎病菌菌丝的生长。

【临床应用】

1. 高血压病　杜仲片剂治疗高血压 251 例，总有效率在 80% 以上；另治疗 102 例，总有效率为 64%。复方杜仲合剂治疗高血压 62 例，绝大多数疗效满意，仅 4 例无明显改变。10% 杜仲酊剂治疗 119 例，疗效满意者占 42.8%，稍进步者占 12.6%，未发现不良反应。

2. 腰痛　杜仲炒焦配白术研末，热黄酒调服。治疗慢性腰痛 100 例，总有效率 94%。肾虚腰痛配续断、菟丝子、肉苁蓉；寒湿腰痛配桂枝、独活等；妇女经期腰痛在补血基础上加杜仲、续断等，水煎服，皆有良效。

3. 先兆流产　据报道，可用杜仲配续断、桑寄生治疗有效。

4. 小儿麻痹　杜仲加猪脚文火熬 4 小时，同时配合按摩及功能训练，治愈小儿麻痹后遗症 1 例。

5. 腰椎间盘突出症　杜仲汤治疗腰椎间盘突出症 30 例，痊愈 8 例，减轻 20 例，无效 2 例，总有效率为 93.3%。

【毒副作用】　杜仲毒性很低。杜仲注射液小鼠静脉注射的 LD_{50} 为（574.1 ± 1.0）g/kg；腹腔注射 600g/kg，无死亡；腹腔注射 500g/kg，每天 1 次，连续 6 次，无死亡。杜仲浸剂 15～25g/kg 给兔灌胃，仅有轻度抑制，并无中毒症状；豚鼠腹腔注射 10～15g/kg 后，3～5 天内半数动物死亡。亚急性试验时，杜仲煎剂可使大鼠、豚鼠、兔及犬的肾组织有轻度的水肿变性，心、肝、脾的组织无病变。

参 考 文 献

1. 辛晓明，等 . 医药导报，2009，28（6）：719.
2. 郑杰，等 . 中药材，2012，35（2）：304.
3. 刘世会，等 . 食品科学，2008，29（3）：149.
4. 吕琳，等 . 中药材，2008，31（6）：847.
5. 康桢，等 . 中国中药杂志，2007，32（24）：2585.
6. 李欣，等 . 食品工业科技，2012，33（10）：378.
7. 丁庆余，等 . 中国中西医结合肾病杂志，2010，11（2）：109.
8. 冯晗，等 . 中国临床药理学与治疗学，2015，20（6）：713.

肉 苁 蓉

【别名】　地精，大芸，纵蓉。

【来源】 为列当科植物肉苁蓉 *Cistanche deserticola* Y. C. Ma 或管花肉苁蓉 *Cistanche tubulosa*（Schenk）Wight 的干燥带鳞叶的肉质茎。

【性味】 甘、咸，温。

【功能主治】 补肾阳，益精血，润肠通便。用于肾阳不足，精血亏虚，阳痿不孕，腰膝酸软，筋骨无力，肠燥便秘。

【主要成分】 含苯乙醇苷、D - 甘露醇、β - 谷甾醇、胡萝卜苷、丁二酸（Succinic acid）、三十烷醇、8 - 表马钱子酸葡萄糖苷、甜菜碱、麦角甾苷、咖啡酸糖酯和多糖类化合物，还含有多种氨基酸以及睾酮和雌二醇类似物。

【药理作用】

1. 对中枢神经系统的作用 肉苁蓉可提高利血平化小鼠下丘脑 NE、纹状体 DA 和脑干 5 - HT 的含量，并能降低 5 - HIAA 的含量。肉苁蓉乙醇提取物给大鼠连续灌胃 40 天，能增加下丘脑去甲基肾上腺素和 5 - 羟基吲哚乙酸的含量，并增大去甲基肾上腺素与二羟基苯乙酸的比值；对纹状体二羟基苯乙酸含量有一定的增加作用，而对边缘脑区单胺类神经递质无明显影响。

2. 调整内分泌及代谢的作用 肉苁蓉对阳虚和阴虚动物的肝脾核酸含量下降和升高有调整作用；有激活肾上腺释放皮质激素的作用；可增强下丘脑 - 垂体 - 卵巢的促黄体功能，提高垂体对 LRH 的反应性及卵巢的促黄体功能，提高卵巢对 LH 的反应性，而不影响自然生殖周期的内分泌平衡；肉苁蓉中的某些有机酸物质对小鼠有促进唾液分泌的作用；可增加阳虚动物肝脏 DNA 的合成；促进 RNA 合成；提高蛋白质的核酸代谢。肉苁蓉稀酒精浸出物加入水中饲养大鼠，有促进生长发育的作用；能延长某些动物的寿命。

3. 对免疫功能的影响 给小鼠灌服肉苁蓉水溶液 50～100mg/kg，可增加脾脏和胸腺重量；提高巨噬细胞吞噬率；增加溶血素和溶血空斑值；使腹腔巨噬细胞内的 cAMP 含量增加，而 cGMP 含量降低；提高淋巴细胞转化率，使掺入淋巴细胞的 ^{3}H - TdR 含量增加；可增强迟发型超敏反应。肉苁蓉低浓度（5mg/mL）时能提高正常人外周血淋巴细胞 Ea 花结率，但对 Et 花结率无影响，而高浓度（50mg/mL）时可降低 Et 花结率。肉苁蓉在高浓度、低浓度时可降低 ANAE$^+$ 淋巴细胞百分率。给小鼠灌服 60% 肉苁蓉煎液 0.5mL，连续 8 天，有增强 SRBC 攻击后足跖反应的作用。肉苁蓉中的多糖可增强 T 淋巴细胞增殖反应、巨噬细胞产生 IL - 1、淋巴细胞释放 IL - 2、活化 NK 细胞及 T 细胞表面标志 CD3、CD4、CD8 表达，对小鼠的细胞免疫功能具有显著调节作用。

4. 雄性激素样作用 肉苁蓉粗提取物有雄性激素样作用，能增加精囊、前列腺等副性器官的重量。从肉苁蓉中分离出的甜菜碱和麦角甾苷有同样的雄性激素样作用，其中甜菜碱的作用强于粗提取物，初步推测甜菜碱和麦角甾苷是肉苁蓉雄性激素样作用的主要活性成分。从本品中分离出的苯乙醇苷类成分包括麦角甾苷还有改善性功能的作用。

5. 抗衰老和抗氧化作用 肉苁蓉提取物能提高机体自由基清除酶 SOD 的活性，从而减少自由基对机体的损伤，故有延缓衰老作用。肉苁蓉乙醇提取物在体外温育体系中能显著抑制大鼠脑、肝、心、肾、睾丸组织匀浆过氧化脂质的生成，并呈效关系，连续灌胃对大鼠大脑皮层过氧化脂质的生成有显著抑制作用，但对其他组织无明显影响；对血浆超氧化物歧化酶活性有显著增强作用。

6. 通便作用 肉苁蓉能显著缩短小鼠的通便时间，有促进排便的作用；能显著提高小鼠小肠推进度，增强肠蠕动；有效对抗阿托品对小鼠的抑制排便作用；对小鼠大肠的水分吸收有抑制作用。

7. 抗辐射作用 肉苁蓉总苷（GCs）对辐射损伤小鼠的免疫功能有较强的防护作用。^{60}Co-γ 照射剂量为 2、4 及 7Gy 时，可造成小鼠体液免疫、细胞免疫功能和非特异性免疫功能及 30 天存活率下降；GCs（31.25、62.5、125mg/kg）可促进上述各指标的恢复，对 ^{60}Co-γ 损伤小鼠的抗体产生、外周血 T 淋巴细胞、迟发型超敏反应、腹腔巨噬细胞的吞噬功能均有明显保护作用；且能提高受照小鼠的脾指数、胸腺指数及 30 天存活率。另外，肉苁蓉总苷对 ^{60}Co-γ 射线照射小鼠的脾损伤及血液系统损伤也有防护作用。

8. 其他作用 肉苁蓉可对抗慢性悬吊应激法造成的雄性小鼠性行为及学习能力低下，对氢化可的松

"阳虚"小鼠有提高肝脾 DNA 合成率的作用，可明显抑制 CCl_4 所致肝中毒。肉苁蓉水煎液小鼠灌胃，可使其体重显著增加、游泳时间延长、耐缺氧能力提高、负荷运动后血清肌酸激酶升高幅度降低，超微结构显示骨骼肌肌糖原含量丰富，运动后线粒体普遍增生肥大，肌原纤维结构完整无伤；可使运动组小鼠血清尿素氮含量低于对照组；肝粗面内质网增生、肥大，运动后未见核蛋白体明显出现"脱粒"、内质网池扩张；可拮抗蛋白质分解，调整细胞超微结构，促进蛋白质合成，使"阳虚"小鼠降低的体重增长率、耐冻时间、红细胞 SOD 活力和血红蛋白含量在一定程度上恢复正常。动物较长时间使用皮质激素，同时加用肉苁蓉醇提取物，可防止单用激素引起的肾上腺皮质萎缩，此外，肉苁蓉对肾功能也有一定的保护作用。

【临床应用】

1. 男子不育　以肉苁蓉、淫羊藿、仙茅、枸杞子为基础方，治疗无精子症 66 例，总有效率为 71.2%。

2. 老年性白内障　肉苁蓉配伍山萸肉、党参、枸杞子等，治疗老年性白内障 380 例 750 只眼，总有效率为 90.9%。

3. 小儿便秘　肉苁蓉 10g，水煎，分 2~3 次服，每天 1 剂，连服 7 天。治疗小儿便秘 1 例，取得良好效果。

4. 老年性多尿症　肉苁蓉 15g，清水洗净，与粳米 30g 同煮，热时可加入适量葱、姜、盐、味精。傍晚 1 次服完，每天 1 次。治疗老年性多尿症 1 例，取得良好效果。

【毒副作用】　给小鼠灌服肉苁蓉，个别出现稀水便。浓缩苁蓉酒小鼠灌胃的 LD_{50} 大于 3300mL/kg；大鼠长期给药未见明显毒性反应。

参 考 文 献

1. 刘雄，等. 中国中医药科技，2013，20（5）：575.
2. 倪慧，等. 新疆医科大学学报，2012，35（7）：867.
3. 玄国东，等. 中药材，2008，31（9）：1385.
4. 胡余明，等. 中国预防医学杂志，2007，8（4）：370.
5. 尹刚，等. 时珍国医国药，2013，24（5）：1091.
6. 陈飞，等. 药物评价研究，2013，36（6）：469.
7. 吴晓春，等. 甘肃中医，2007，20（12）：49.

锁　　阳

【别名】　锈铁棒，不老药，耶耳买他格（维名）。

【来源】　为锁阳科植物锁阳 *Cynomorium songaricum* Rupr. 的干燥肉质茎。

【性味】　甘，温。

【功能主治】　补肾阳，益精血，润肠通便。用于肾阳不足，精血亏虚，腰膝痿软，阳痿滑精，肠燥便秘。

【主要成分】　含水溶性 β 型苷（花色苷，Anthocyanin）、还原糖、鞣质（全株约 21%）及三萜皂苷等。近来从锁阳中分离出熊果酸、熊果酸丙二酸半酯、齐墩果酸丙二酸半酯、乙酰熊果酸、β-谷甾醇及多种无机元素。

【药理作用】

1. 对性功能及肾脏的影响　锁阳具有促进动物性成熟的作用，可对抗长期紧张等因素引起的小鼠性行为减少。锁阳含有性激素样成分，有些成分经过结构改变可合成性激素的中间体，如 β-谷甾醇去掉侧链后成为睾酮和雌二醇的中间体，既可直接与受体结合起作用，亦可作为合成性激素的原料，增加其合成，还可以促进体内原有性激素发挥作用，提高靶器官对性激素的敏感性。锁阳各提取部位能明显对抗氢化可的松引起的小鼠体重下降；锁阳总提取物能显著对抗氢化可的松引起的肾上腺萎缩；锁阳各提取部位对精囊和睾丸的萎缩对抗作用不明显。锁阳能使雄性幼年大鼠血浆睾酮水平提高，似有动物性成熟作用。锁阳富含 Fe、Cu、Zn、Mn、Ni、Co、Mo 等 7 种 WHO 公布的人体必需微量元素，其中 Fe、Zn 含量较高。据报道，缺 Zn 可影响脑垂体分泌促性腺激素，使性机能减退，用 Zn 治疗后，症状可减轻或性机能恢复正常，这与锁阳的临床应用吻合。实验发现，不同炮制方法对锁阳发挥助阳作用、还是发挥抑制作用有直接影响，如盐锁阳对睾丸、附睾及包皮腺的功能有显著促进作用，而锁阳则对上述功能有一定的抑制作用。

2. 免疫增强作用　锁阳对体液免疫有明显的增强作用，可能是通过脾淋巴细胞数目的增加和脾脏重量的增加来实现的，对阳虚小鼠及正常小鼠的细胞免疫功能无明显影响。阳虚型动物不仅细胞免疫功能与体液免疫功能低下，而且非特异性免疫功能受到影响。锁阳可使阳虚小鼠肝、脾核酸合成率降低的中性粒细胞数升高，对细胞及体液免疫均有增强作用，从而增强机体的防御功能。

3. 润肠、通便作用　锁阳所含无机离子部分能够显著增强肠蠕动，缩短小鼠通便时间，是锁阳"润肠通便"的有效组分；一定浓度的锁阳提取液能够兴奋家兔离体肠管，增加肠蠕动。

4. 对糖皮质激素的调节作用　观察锁阳水提取物对正常和下丘脑－垂体－肾上腺皮质轴受抑制雄性小鼠的糖皮质激素的影响，结果表明，用药组小鼠血清皮质醇含量明显升高，且恢复到正常水平，而正常小鼠血清皮质醇含量则无明显变化，说明本品水提取物对糖皮质激素有双向调节作用。

5. 耐缺氧、抗应激、抗疲劳作用　观察锁阳三种总成分——总糖（TCCs）、总苷类（TGCs）、总甾体类（TSCs）对小鼠耐缺氧能力的影响，结果表明，TCCs、TGCs、TSCs 能延长小鼠常压耐缺氧、硫酸异丙肾上腺素（ISO）增加耗氧致缺氧的存活时间；延长小鼠静脉注射空气的存活时间，并可延长断头小鼠张口持续时间和增加张口次数，但对盐酸利多卡因引起的小鼠心脑功能紊乱而导致的供血供氧障碍无保护作用。锁阳不仅具有显著的抗疲劳和耐缺氧效应，而且还能提高机体血红蛋白的含量。此外，锁阳还能够改善大鼠小脑 purkinje 细胞线粒体的损伤性变化，进一步提高细胞的整体能量代谢水平，防止运动性疲劳的过早出现。

6. 抗氧化及抗衰老作用　锁阳能显著阻止白酒损伤造成的血清和线粒体内 SOD 活性降低及过氧化脂质（LPO）水平升高，但对白酒损伤引起的血清 CAT 水平降低无对抗作用，对谷胱甘肽过氧化物酶也无影响。体外实验表明，锁阳内含物具有直接清除羟自由基的作用，这种作用是锁阳补肾阳、抗衰老的作用机理之一。野生和栽培锁阳的水提取物有提高小鼠血清中 SOD 活力、降低血清中 MDA 含量的作用，对红细胞中 CAT 活性无直接影响。

7. 对血小板聚集功能的影响　观察锁阳三种总成分总糖（TCCs）、总苷类（TGCs）、总甾体类（TSCs）对大鼠体外血小板聚集功能的影响，结果表明，TGCs、TSCs 对二磷酸腺苷（ADP）诱导的大鼠体外血小板聚集也有明显的抑制作用，并呈良好的量效关系。

8. 抑制艾滋病病毒的增殖作用　为发现新的抗逆转录和/或抗癌化合物，有人对 28 种植物的 40 多种制剂（水提取物或 95% 乙醇提取物）进行了研究，发现锁阳等对逆转录酶及人 DNA 聚合酶均有抑制作用。锁阳中的熊果酸、熊果酸丙二酸半酯、齐墩果酸丙二酸半酯、乙酰熊果酸和缩合鞣质具有很强的抑制艾滋病病毒蛋白酶的作用。

9. 其他作用　锁阳对动物有降压、促进小鼠唾液分泌、强心等作用，能增加心肌耗氧量；还能增加离体兔心灌流量，但大剂量则降低心肌灌流量。锁阳还具有抗癫痫、改善脾脏病理形态变化、改善缺氧小鼠脑水肿和增强心肌功能、保护肝线粒体等作用。

【临床应用】

1. 阳痿早泄　锁阳 15g，党参 12g，山药 12g，覆盆子 9g。水煎服有效。

2. 肾虚滑精，腰膝软弱　锁阳、桑螵蛸、茯苓各 9g，龙骨 3g。水煎服，有一定疗效。

3. 脑动脉硬化　锁阳当归汤（锁阳、当归、钩藤、何首乌、刺蒺藜等）口服，每天 1 剂，水煎服每日3次，1个月为1疗程。治疗脑动脉硬化90例，近愈9例，显效40例，有效34例，无效7例，总有效率为92.2%。

【毒副作用】 小鼠分别灌胃锁阳总糖（TCCs）20g/kg、总苷类（TGCs）20g/kg、总甾体类（TSCs）10g/kg，每天1次，连续4天，观察7天，无死亡；小鼠分别灌胃TCCs 20g/kg、TGCs 20g/kg、TSCs10g/kg，给药1次，观察4天，无死亡。

参 考 文 献

1. 孟凡芹. 内蒙古民族大学学报，2007，13（5）：63.
2. 王勤，等. 中国实验方剂学杂志，2010，16（6）：54.
3. 张汝学，等. 中药材，2008，31（3）：407.
4. 刘永琦，等. 细胞与分子免疫学杂志，2009，25（1）：55.
5. 苏韫，等. 中药新药与临床药理，2008，19（6）：458.
6. 刘肇宁，等. 中国民族医药杂志，2009，（2）：42.
7. 龙桂先，等. 右江民族医学院学报，2008，30（6）：957.
8. 苏韫，等. 中国老年学杂志，2009，29（8）：927.
9. 李丽华，等. 中国老年学杂志，2010，30（12）：1713.
10. 曾朝珍，等. 食品工业科技，2011，11：491.

沙 苑 子

【别名】 沙苑蒺藜，白蒺藜，潼蒺藜，沙蒺藜。

【来源】 为豆科植物扁茎黄芪 *Astragalus complanatus* R. Br. 的干燥成熟种子。

【性味】 甘，温。

【功能主治】 温补肝肾，固精缩尿，养肝明目。用于肾虚腰痛，遗精早泄，遗尿尿频，白浊带下，眩晕，目暗昏花。

【主要成分】 含Co、Cr、Zn、Cu、Mn、Fe、Se、Ni、Mo等元素和14种氨基酸，总氨基酸含量为干种子重量的4.245%。还含β-谷甾醇及庚烯酸、十四酸（肉豆蔻酸）、十五酸、十六酸（棕榈酸）、十八酸（硬脂酸）、十八烯酸（油酸）、十八二烯酸（亚油酸）、十八三烯酸（亚麻酸）、二十酸（花生酸）、二十烯酸、二十二烯酸等脂肪酸。另含沙苑子苷（Complanatuside）、沙苑子新苷（Neocomplanoside）、沙苑子杨梅苷（Myricomplanoside）、鼠李柠檬素-3-O-β-D-葡萄糖苷、紫云英苷、山奈素-3-O-α-L-阿拉伯吡喃糖苷、山奈素、杨梅皮素、沙苑子亭（Complanatin）。并含多肽、蛋白质、糖类、香豆素、皂苷、挥发油、酚类、鞣质和三萜类成分。

【药理作用】

1. 对心血管系统的作用 给麻醉犬静注沙苑子注射液0.125g/kg和0.25g/kg，犬血压下降，小剂量给药3~5分钟，血压即有明显下降，心率减慢；大剂量给药血压明显下降，且持续30分钟，与给药前比较有非常显著差异，同时心肌张力时间指数也明显降低。大鼠静注0.1g/kg，血压下降明显，能持续20分钟，同时心肌张力时间指数明显降低，给予0.2g/kg血压下降持续30分钟。犬静注0.125g/kg后1分钟时脑血流量明显增加。大鼠静注沙苑子总黄酮25g/kg、50g/kg，血压明显下降。在去甲肾上腺素所致大鼠主动脉条收缩效应实验中，沙苑子总黄酮在终浓度为1×10^{-4}和3×10^{-4}mg/mL时，肌条松弛率达（33±17）%和（81±27）%，肌张力下降至（220±10）mg和（70±10.3）mg，提示本品有明显的降压作用。

2. 对血液系统的影响 沙苑子具有较好的调节血脂、降血压、抑制血小板聚集和改善血液流变学的作用。沙苑子水提液、醇提液和油提液均能显著降低高脂血症大鼠血中甘油三酯（TG）、总胆固醇

（TC）、高脂血症大鼠肝脏中脂肪（粗）含量，升高血清高密度脂蛋白胆固醇（HDL－C）；沙苑子黄酮能显著降低自发性高血压大鼠（SHR）收缩压、舒张压，可能与其降低血管紧张素Ⅱ和外周阻力有关；抑制二磷酸腺苷和胶原诱导的血小板聚集，降低了高脂饲料所致高脂血症大鼠全血比黏度、全血还原黏度，升高红细胞压积，减慢血沉，缩短红细胞电泳时间。

3. 抗炎作用 沙苑子水提醇沉液能抑制甲醛、角叉菜胶及组胺引起的大鼠关节肿和炎性肉芽肿的形成，而且能直接对抗组胺兴奋离体豚鼠肠肌的作用，明显抑制组胺引起的毛细血管通透性增加，但不影响去肾上腺大鼠的存活时间和幼龄小鼠胸腺、脾脏的重量，表明沙苑子抗炎作用可能与阻止组胺过量释放引起组织水肿和增加毛细血管通透性有关。

4. 保肝作用 沙苑子水煎剂（5.0g/kg）灌胃7天，可使正常小鼠体重增加，肝糖原、肝总蛋白及甘油三酯水平降低，显示沙苑子有促进生长发育和增加肝脏物质代谢的作用；另可使四氯化碳造模大鼠高SGPT明显降低，肝胆固醇水平显著下降。沙苑子水溶部分能使造模大鼠明显升高的肝指标及血甘油三酯明显降低；乙酸乙酯部分（主要含黄酮）则使造模动物降低的肝糖原明显增加，血甘油三酯明显降低，并有显著降低SGPT的作用。沙苑子黄酮也能显著降低小鼠CCl_4损伤和D－Gal损伤原代培养大鼠的肝细胞模型ALT和AST活性。病理学观察显示，沙苑子黄酮可明显减轻肝组织损伤，还可显著提高肝细胞活性，促进肝细胞增殖。

5. 免疫功能增强作用 沙苑子水煎剂5g/kg灌胃，连续10天，结果三批小鼠的血清溶菌酶含量均有提高，其中一批有显著性差异（$P < 0.05$），说明沙苑子对部分特异免疫有促进作用；给药后小鼠脾脏淋巴细胞转化率明显提高（$P < 0.05$），说明沙苑子对细胞免疫有提高作用；用药后再用植物刺激素，对脾脏淋巴细胞转化率无明显影响，故认为沙苑子对动物淋巴细胞转化的活性有一定强度的影响，对免疫中枢器官胸腺淋巴细胞转化无明显的提高作用。但另有研究发现，沙苑子甲醇提取物、乙醇提取物在剂量为5、10g/kg时均可显著增加免疫器官胸腺和脾脏的重量，并可显著提高炭廓清速率，对血清溶血素含量有明显增加作用，对T细胞介导的迟发型皮肤超敏反应有明显增强作用，表明沙苑子的补益作用与增强机体免疫力、提高机体的非特异性和特异性免疫功能有密切关系。

6. 镇痛及对中枢神经系统的作用 热板法实验表明，沙苑子煎剂20g/kg、40g/kg灌服，可显著延迟小鼠的舐足趾反应，10g/kg、20g/kg可显著减少酒石酸锑钾所致小鼠扭体反应，提示沙苑子有一定的镇痛作用。光电管法实验表明，沙苑子可显著增加小鼠的自发活动，但20g/kg、40g/kg的沙苑子煎剂灌服却可协同阈下剂量的硫喷妥钠的中枢抑制作用。

7. 抗肿瘤作用 沙苑子黄酮能抑制肝癌H_{22}移植瘤模型小鼠移植瘤细胞增殖和集落的生成，其作用与诱导肿瘤细胞凋亡有关；能够抑制S_{180}肉瘤移植小鼠肉瘤生长，延长小鼠存活期，降低了人肝癌细胞$SMMC_{7721}$裸鼠移植瘤模型肿瘤体积和重量，肿瘤组织坏死明显增多，可能与下调肿瘤组织增殖细胞核抗原（PCNA）表达和诱导肿瘤细胞凋亡有关；对人乳腺癌细胞MCF－7具有增殖抑制和诱导凋亡作用；有抑制人急性早幼粒白血病细胞株HL－60增殖作用。

8. 其他作用 沙苑子水煎醇沉剂灌服，能抑制甲醛、角叉菜胶、组胺引起的关节肿和炎性肉芽肿的形成，且能直接对抗组胺兴奋离体豚鼠肠肌的作用，并能抑制由组胺引起毛细血管通透性增加；沙苑子水煎液能降低伤寒－副伤寒甲、乙混合疫苗致发热家兔及小鼠体温；延长小鼠游泳时间和低温存活时间；沙苑子水煎液灌胃可减少小鼠尿量。

【临床应用】

1. 氟骨病 沙苑子蜜丸口服，每日服用量相当于生药9g，连服5个月。治疗氟骨病27例，痊愈2例，余均有效，有效率达100%。

2. 目昏不明，视物不清 沙苑子9g，芜蔚子6g，青葙子9g，共研细末，温开水冲服，每次3g，每日2次。

【毒副作用】 沙苑子毒性很小，其煎剂灌服100g/kg以上（分2次），LD_{50}不能测得。沙苑子水煮醇沉制剂小鼠腹腔注射的LD_{50}为（37.8±1.1）g/kg。

参 考 文 献

1. 孙利兵, 等. 苏州大学学报 (医学版), 2010, 30 (1): 90.
2. 顾振纶, 等. 中国药理学通报, 2013, 29 (1): 88.
3. 黄崇刚, 等. 中国实验方剂学杂志, 2011, 17 (1): 123.
4. 王莉, 等. 陕西师范大学学报, 2008, 36 (4): 1672.
5. 张清安, 等. 天然产物研究与开发, 2012, 24: 955.
6. 刘春宇, 等. 中成药, 2007, 29 (11): 1690.
7. 韦翠萍, 等. 南京医科大学学报, 2010, 30 (11): 1556.
8. 邓晓迎, 等. 现代医药卫生, 2013, 29 (1): 21.
9. 韦翠萍, 等. 山东医药, 2009, 49 (47): 42.
10. 郭胜男, 等. 湖北中医杂志, 2014, 36 (6): 75.
11. 刘丽君, 等. 亚太传统医药, 2012, 8 (1): 181.

菟 丝 子

【别名】 菟丝实。

【来源】 为旋花科植物南方菟丝子 Cuscuta australis R. Br. 或菟丝子 Cuscuta chinensis Lam. 的干燥成熟种子。

【性味】 辛、甘, 平。

【功能主治】 补益肝肾, 固精缩尿, 安胎, 明目, 止泻; 外用消风祛斑。用于肝肾不足, 腰膝酸软, 阳痿遗精, 遗尿尿频, 目昏耳鸣, 肾虚胎漏, 胎动不安, 脾肾虚泻; 外治白癜风。

【主要成分】 含胆甾醇 (Cholesterol)、菜油甾醇 (Campesterol)、β-谷甾醇 (β-Sitosterol)、豆甾醇 (Stigmasterol)、β-香树精 (β-Amyrin) 及三萜酸类物质。尚含黄酮、树脂苷、糖类及淀粉酶、维生素 A 等。

【药理作用】

1. 对心血管系统的作用 菟丝子浸剂及乙醇提取液均能增强离体蟾蜍心脏的收缩力, 使振幅加强, 心率减慢。菟丝子浸剂 (0.1g/kg 静脉注射) 或酊剂均能降低麻醉犬的血压。菟丝子中的黄酮成分给犬注射, 对心肌缺血有明显的保护作用, 可减轻心肌缺血的程度, 减小缺血范围, 改善缺血心脏血流动力学, 增加冠脉血流量, 减少冠脉阻力, 从而使缺血心肌供血量增加; 在体外能抑制花生四烯酸诱导的血小板聚集, 增加小鼠心肌营养性血流量。本品能使冠状静脉窦血氧含量提高, 心肌能量消耗下降, 冠状静脉-动脉血氧差减小。

2. 对造血系统的作用 菟丝子可减轻环磷酰胺所致的小鼠骨髓循环障碍, 使造血功能改善; 对粒系祖细胞的生长也有促进作用。大菟丝子饮能拮抗环磷酰胺对造血干细胞的毒害作用。

3. 生殖作用 菟丝子的主要有效成分菟丝子黄酮能够促进下丘脑-垂体-性腺轴功能, 提高垂体对促性腺激素释放激素的反应性, 促进卵泡发育, 提高应激大鼠雌二醇、黄体酮的水平, 同时也能提高垂体促黄体生成素以及下丘脑 β-内啡肽的水平; 菟丝子对精子活动具有明显的促进作用, 可以明显提高精子的运动速度、活力指数及毛细血管穿透值, 而对精子的膜功能无明显不良影响; 增加子宫重量以及使阴道上皮角化的作用最为显著, 有雌激素样活性, 其水煎液可引起豚鼠离体已孕、未孕子宫及家兔未孕子宫节律性收缩, 对张力无明显影响。此外, 菟丝子具有提高果蝇性能力的作用, 对氢化可的松动所致小鼠阳虚症状均有一定的恢复作用。

4. 抗菌作用 菟丝子 100% 煎剂在体外对金黄色葡萄球菌、福氏痢疾杆菌、伤寒杆菌等均有抑制作用。

5. 增强免疫功能作用　菟丝子中的黄酮能提高小鼠腹腔巨噬细胞的吞噬功能、提高活性 E - 玫瑰花结形成率和促进抗体生成，并能促进淋巴细胞转化。以菟丝子等药组成的复方延年康也有明显的免疫增强作用。菟丝子醇提取物菟膏，可明显提高烧伤小鼠的血清溶血素水平，增强腹腔巨噬细胞的吞噬功能，改善脾淋巴细胞对 ConA 的增殖反应。

6. 抗氧化、抗衰老作用　菟丝子醇提取液可使 D - 半乳糖致衰老大鼠的糖化血红蛋白（GHb）、糖化血清蛋白（GSP）、MDA 水平明显降低，SOD 活性显著升高，提示菟丝子可抑制非酶糖基化反应，减少自由基生成，具有一定的抗衰老作用。菟丝子有抗氧化作用，能清除超氧阴离子自由基和抑制鼠肝匀浆脂质过氧化作用。本品还能使家蚕幼虫期及生长期延长。菟丝子水提取物还可显著改善脑缺血所致大鼠记忆障碍，其作用机制可能也与菟丝子的抗氧化作用有关。

7. 神经营养作用　菟丝子提取物在诱导 PC_{12} 细胞分化的同时，可明显提高有丝分裂原激活的蛋白激酶（MAPK）磷酸化。MAPK 激酶的特异抑制剂 PD98059 能够有效抑制菟丝子提取物诱导 PC_{12} 细胞中 MAPK 的磷酸化和突起的延伸，表明该提取物诱导 PC_{12} 细胞分化可能与 MAPK 途径有关。同时还发现，该提取物能一定程度地抑制去血清引起的细胞凋亡，表明它具有一定的神经营养作用。

8. 其他作用　①保肝作用：菟丝子水提液能够提高肝糖原、肾上腺抗坏血酸等水平，降低血液乳酸、丙酮酸及谷丙转氨酶含量，对四氯化碳引起的肝损伤有保护作用。②明目作用：能够减轻晶状体混浊程度，从而表明菟丝子对大鼠半乳糖性白内障具有延缓和治疗作用。③抗骨质疏松作用：菟丝子黄酮能够显著抑制去卵巢大鼠的骨钙、磷的流失速度，使钙、磷排出量保持在正常水平，增强骨密度，调整骨形成和骨吸收的关系，对去卵巢造成的骨质疏松有明显的防治作用。④促黑素生成作用：菟丝子水提物能够促进无色素黑素细胞（AMMC）生成黑素，并能促进黑素小体向成熟发展，明显增强酪氨酸酶的活性。

【临床应用】

1. 先兆流产　菟丝子24g，桑寄生、续断各12g，阿胶15g。辨证加减。治疗20例，治愈15例，显效2例，无效3例，应以阴道出血期或原月经期，作为预防性服药时间。寿胎丸（以菟丝子为主药）加减治疗胎漏、胎动不安、滑胎118例，痊愈108例，无效10例。

2. 小儿遗尿　五子衍宗丸（主含菟丝子）加味或随证加减，研末，每日3次，每次3~6g，淡盐水吞服。治疗67例，治愈45例，显效16例，无效6例，总有效率为91.0%。

3. 再生障碍性贫血　以菟丝子、女贞子、肉苁蓉、补骨脂为基本方加减，并配合西药。治疗55例，基本缓解31例，显著进步14例，进步4例，无效6例，总有效率为89.1%。

4. 不孕症　扶黄煎：由菟丝子、淫羊藿、巴戟天、鹿角粉、山萸肉、山药、炙龟甲组成。据病证分型加减。治疗72例，有效68例，无效4例，总有效率为94.4%。其中已怀孕61例。

5. 慢性前列腺炎　固精导浊汤（由草薢、菟丝子等13味中药组成），水煎服。治疗160例，总有效率为94.4%。

6. 男性不育症　菟丝子9g，研末，分3次冲服，或装胶囊吞服。肾阴虚明显者，配合每日嚼食枸杞子30g。2个月为1个疗程。治疗肾虚型男性不育症19例，治愈10例，好转7例，无效2例，治愈率为52.6%，总有效率为89.5%。

7. 糖尿病　菟丝子、山药各5份，葛根2份，研成粉。和大麦粉10份，作饼蒸熟，晾干。早晚各服60~90g以充饥，治疗糖尿病有效。

【毒副作用】　菟丝子醇提水溶液给小鼠皮下注射的 LD_{50} 为2.465g/kg，以30~40g/kg 灌胃，未出现中毒症状。菟丝子酱油浸剂、乙醇提取剂，按0.05g/120g 剂量给大鼠灌胃，连续70天，并不影响大鼠生长发育，也未发现病理异常。

参考文献

1. 李建平，等. 中国医药导报，2009，6（23）：5.

2. 林玉榕，等. 生物技术世界，2014，（2）：84.

3. 夏卉芳. 现代医药卫生, 2012, 28 (3): 402.

4. 蔡西国, 等. 中药药理与临床, 2007, 23 (6): 27.

5. 李晓捷, 等. 中国皮肤性病杂志, 2008, 22 (1): 4.

冬 虫 夏 草

【别名】　虫草, 冬虫草, 夏草菌。

【来源】　为麦角菌科真菌冬虫夏草菌 *Cordyceps sinensis* (Berk.) Sacc. 寄生在蝙蝠蛾科昆虫幼虫上的子座及幼虫尸体的干燥复合体。

【性味】　甘, 平。

【功能主治】　补肺益肾, 止血化痰。用于肾虚精亏, 阳痿遗精, 腰膝酸痛, 久咳虚喘, 劳嗽咯血。

【主要成分】　含核苷类成分, 如腺嘌呤、腺嘌呤核苷、尿嘧啶、次黄嘌呤核苷; 还含有多糖、麦角甾醇、麦角甾醇过氧化物、胆固醇的软脂酸酯、软脂酸、甘露醇、虫草酸、冬虫夏草素、多种氨基酸、微量元素及维生素 B_{12} 等。

【药理作用】

1. 对心血管系统的作用　虫草及虫草菌水提取液可使心率减慢, 心输出量和冠脉流量增加, 腹腔注射均可延长注射异丙肾上腺素后常压缺氧小鼠的存活时间; 虫草菌醇提取物皮下注射, 可增加小鼠心肌 ^{86}Rb 的摄入量, 增加心肌供血; 人工虫草菌菌丝体醇提取物和发酵液对甲状腺素和去甲肾上腺素引起的大鼠应激性心肌梗死也有一定的保护作用; 连续给小鼠口服虫草粉或虫草菌粉或皮下注射虫草菌醇提取物, 均可明显降低血清胆固醇及血浆 β – 脂蛋白含量; 虫草菌醇提取液静脉注射, 可明显延长乌头碱诱发的大鼠心律失常的潜伏期, 缩短心律失常持续时间, 并降低心律失常的程度。虫草醇提取物还对急性病毒性心肌炎有明显保护作用, 其保护机理与诱导心肌 NOS 表达、增加 NO 产生等有关。

2. 免疫增强作用　本品水煎或醇提取物给小鼠皮下或腹腔注射或肌注, 均能显著增强单核 – 巨噬细胞系统的吞噬功能, 使巨噬细胞体积及胞核增大, 胞浆丰富, 胞浆内颗粒、空泡、吞噬小体、溶酶体增多, 血清中溶菌酶含量增加; 又能拮抗可的松对巨噬细胞吞噬功能的抑制作用。虫草给家兔灌服能促进淋巴细胞转化, 给小鼠腹腔注射可使 T 细胞酸性酯酶活性增强, 脾重及脾中核酸、蛋白质含量增加, 脾中 T 细胞 E – 玫瑰花结形成率增加; 又能拮抗强的松龙、环磷酰胺引起的脾重下降及 E – 玫瑰花结形成率减少。虫草或虫草菌还能使正常、阳虚、阴虚小鼠的血清免疫球蛋白 G 增加, 但也有结果不同的研究报道。

3. 对内分泌的影响　虫草及虫草菌水提取液可使去势幼年雄性大鼠精囊重量增加, 显示有雄激素样作用。虫草及虫草菌水提取液给雄性小鼠灌胃, 可使小鼠血浆皮质醇含量增高; 还可增高肾上腺胆固醇含量, 使肾上腺增重。虫草具有雄激素样作用, 对醋酸氢化可的松所致的"类阳虚"小鼠有防治作用。

4. 对肾功能的影响　临床上将人工虫草菌制剂用于慢性肾炎患者, 可减少肾炎蛋白尿, 提高血清锌含量, 降低铜/锌比值, 使血尿明显好转。冬虫夏草及发酵菌丝体还对急性肾衰竭、慢性肾病和肾衰竭有治疗作用。治疗急性肾衰竭的机制包括稳定溶酶体膜、减轻溶酶体损伤、保护细胞 Na^+, K^+ – ATP 酶活性、减少脂质过氧化损伤、促进肾小管上皮细胞的再生等。冬虫夏草制剂延缓慢性肾衰竭进展的机理可能与降低中分子物质、补充必要氨基酸和促进蛋白质代谢、纠正脂质代谢紊乱、调节钙磷代谢、调节免疫功能、改善贫血状态有关。

5. 抗炎作用　虫草或虫草菌液皮下或腹腔注射, 对巴豆油性或二甲苯性小鼠耳肿、大鼠蛋清性或甲醛性足肿和棉球肉芽肿均有显著的抑制作用, 抗炎作用与其能促进肾上腺皮质激素的合成和分泌有关。

6. 抗菌作用　体外试验表明, 虫草酸对葡萄球菌、链球菌、鼻疽杆菌、炭疽杆菌、猪出血性败血症杆菌及须疮癣菌、石膏样小孢子菌、羊毛状小孢子菌等均有抑制作用。对冬虫夏草菌丝体及发酵液中抗菌活性物质的研究表明, 冬虫夏草发酵液中存在广谱抗菌物质, 对原核生物中的革兰阴性和阳性菌、芽孢菌和非芽孢菌、放线菌中的链霉菌都有拮抗作用，但对酵母及丝状真菌则没有抗菌活性。

7. 抗肿瘤作用 虫草水、醇提取物均可抑制小鼠 S_{180} 肉瘤、小鼠 Lewis 肺癌、小鼠 MA_{737} 乳腺癌等肿瘤的生长；菌丝对小鼠 S_{180}、S_{37}、EcA 及 P_{388} 均有显著抑制作用；虫草及虫草菌水提取物不仅可抑制小鼠 S_{180} 肿瘤生长，而且还能增强环磷酰胺的抗癌作用。

8. 镇静和抗惊厥作用 冬虫夏草可明显抑制小鼠的自发性活动，延长戊巴比妥钠致睡眠时间。冬虫夏草醇提取物还可拮抗苯丙胺的中枢兴奋作用，对抗烟碱和戊四唑所致小鼠惊厥，降低死亡率；还可使正常体温降低，显著延长士的宁所致惊厥的潜伏期。

9. 促进造血作用 冬虫夏草具有显著的促生血作用。冬虫夏草醇提取物可明显提高小鼠骨髓造血干细胞（CFU－S）的产率和自杀率，改变小鼠骨髓 CFU－S 的周期状态，促使它们从 G_0 期进入 S 期，从而促进 CFU－S 增殖。冬虫夏草醇提取物可明显促进小鼠骨髓粒－单系祖细胞（CFU－GM）及骨髓红系祖细胞（CFU－E）的增殖，还可拮抗三尖杉酯碱所致 CFU－GM 的严重抑制，使其保持正常水平。

10. 护肝作用 冬虫夏草能抑制小鼠血清 ALT、AST 活性，降低肝组织中 DSV 的含量，并降低增大的肝脾质量指数，降低血清中的 TFN 水平。冬虫夏草预防性给药对卡介苗＋LPS 诱导的小鼠免疫性肝损伤有一定的保护作用。乙肝患者经冬虫夏草治疗后 HBeAg 阴转率、ALT、AST 等肝功能指标明显改善，患者外周血中的 CD3、CD4、CD4/CD8 均明显提高。本品对免疫性肝损伤有较好的保护作用。

12. 其他作用 ①兴奋豚鼠离体回肠；②升高饥饿小鼠血糖；④抗疲劳，延长饥饿小鼠游泳时间；③降低大肠杆菌内毒素引起的死亡率；⑤抗烟碱、抗流涎作用；⑥具有显著刺激雄性荷尔蒙分泌的作用；⑦冬虫夏草能扩张支气管、祛痰平喘。

【临床应用】

1. 性功能低下 虫草菌胶囊、虫草胶囊、大豆粉胶囊（每粒均为 0.33g，每次 3 粒，每日 3 次）口服。治疗 254 例，有效率分别为 64.2%、31.5%、22.8%，虫草的疗效明显优于大豆粉。

2. 心律失常 虫草菌丸口服，每次 2 粒（0.5g），每日 3 次。治疗 57 例，服药 2 周，显效 17 例，有效、无效各 20 例，总有效率为 64.9%。

3. 高脂血症 用虫草菌胶囊（每粒 0.33g）及外形相同的安慰胶囊治疗 273 例。治疗 1～2 月后，虫草菌胶囊对降血清胆固醇、甘油三酯及升高高密度脂蛋白胆固醇有较好疗效，与对照组比较有显著性差异。

4. 慢性活动性肝炎、肝硬化 虫草菌制剂（胶囊）口服，每次 1.25～3g，每日 3 次，连服 3 个月。治疗慢性活动性肝炎 8 例（HBsAg 阳性，经多方治疗无效），治疗后肝功能多数改善，血清白蛋白上升，γ－球蛋白下降，6 例 HBsAg 阴转。治疗肝硬化 22 例，症状均改善，有腹水的 17 例中，12 例消失，5 例减少，血浆白蛋白升高，γ－球蛋白下降。

5. 变态反应性鼻炎 虫草菌冲剂冲服，每次 1 包（含生药 6g），每日 3 次，3 个月为 1 疗程。治疗 43 例，总有效率为 93%。

6. 急性肾功能不全 17 例急性肾功能不全患者口服冬虫夏草后，血肌酐、尿肌酐水平都有明显变化，肾功能明显改善。

7. 慢性萎缩性胃炎 冬虫夏草、山药、肉桂等，水煎服，治疗慢性萎缩性胃炎有良效。

【毒副作用】 虫草水提取液给小鼠腹腔注射的 LD_{50} 为 27.8g/kg，皮下注射的 LD_{50} 为（38.0±5.1）g/kg；虫草菌水提取液腹腔注射的 LD_{50} 为（17.9±1.7）g/kg，皮下注射的 LD_{50} 为（17±1.4）g/kg；虫草菌丝体醇提取物小鼠腹腔注射的 LD_{50} 为（35.2±1.2）g/kg，静脉注射的 LD_{50} 为（24.5±2.2）g/kg。

参 考 文 献

1. 王晓玲. 安徽农业科学，2007，35（35）：11490.

2. 张书超，等. 中国医药导报，2008，5（4）：16.

3. 闫文娟，等. 食用菌学报，2013，（1）：75.

4. 管彩虹，等. 现代实用医学，2013，25（7）：775.

5. 陈智平，等. 中国实验诊断学，2013（2）：264.

6. 马清泉，等. 现代中西医结合杂志，2009，18（19）：2353.

7. 钟建春，等. 中山大学学报（自然科学版），2011，50（6）：99.

8. 郑明克，等. 国际药学研究杂志，2013，40（1）：100.

9. 颜晶晶，等. 上海交通大学学报（医学版），2011，31（7）：922.

10. 阮景明，等. 中华老年心脑血管病杂志，2013，15（10）：1067.

11. 吴岚，等. 临床儿科杂志，2013，31（4）：359.

12. 潘明明，等. 中华肾脏病杂志，2013，29（5）：347.

13. 姜微哲，等. 中国实验方剂学杂志，2011，17（12）：127.

14. 郭之强，等. 山东医药，2011，51（21）：23.

15. 方士英，等. 中国免疫学杂志，2011，27（10）：891.

16. 牟玮，等. 中国循证医学杂志，2013，13（11）：1373.

17. 夏鹏，等. 中华器官移植杂志，2012，33（4）：236.

蛤　蚧

【别名】　对蛤蚧，仙蟾，大壁虎。

【来源】　为壁虎科动物蛤蚧 *Gekko gecko* Linnaeus 的干燥体。

【性味】　咸，平。

【功能主治】　补肺益肾，纳气定喘，助阳益精。用于肺肾不足，虚喘气促，劳嗽咯血，阳痿，遗精。

【主要成分】　含肌肽（Carnosine）、胆碱、肉毒碱（Carnitine）、鸟嘌呤（Guanine）、蛋白质、脂肪及 18 种氨基酸和至少 15 种微量元素及生物碱类等。

【药理作用】

1. 平喘作用　蛤蚧体及蛤蚧尾的乙醇提取物，以每天 3g/kg 的剂量用 1 天和每天 3g/kg 的剂量用 4 天给豚鼠肌注，可明显对抗氯化乙酰胆碱的致喘作用，具有较强的平喘作用（$P < 0.05$ 或 $P < 0.01$）。蛤蚧水煎剂对乙酰胆碱所致的豚鼠离体气管平滑肌痉挛无舒张作用。蛤蚧尾及蛤蚧体乙醇提取物对磷酸组胺、氯化乙酰胆碱所致的豚鼠离体气管平滑肌收缩有直接的松弛作用。鲜蛤蚧水煎剂以每天 30g/kg 的剂量用 1 天和每天 30g/kg 的剂量用 4 天给豚鼠灌胃，对氯化乙酰胆碱所致的哮喘无明显平喘作用。

2. 抗衰老作用　实验表明，蛤蚧能显著提高自由基代谢酶活性及谷胱甘肽含量，同时降低过氧化脂质含量。蛤蚧复方制剂（含蛤蚧、桂圆）的水、乙醇提取液给动物腹腔注射，每日剂量 20mL/kg，给药 10 天，对小鼠遭受高低温、缺氧刺激有明显的保护作用，并可增加正常小鼠体重；腹腔给药每天 15mL/kg，用药 14 天，对利血平化小鼠体重下降有非常显著的对抗作用；腹腔给药每天 15mL/kg，用药 10 天，可提高小鼠静注炭粒的廓清速率；腹腔给药每天 20mL/kg，用药 7 天，能增加小鼠脾重。显示其有抗衰老作用。

3. 增强免疫功能的作用　蛤蚧 60% 乙醇提取液 3g/kg，能增强豚鼠白细胞移动力，增强肺、支气管和腹腔吞噬细胞的吞噬功能。海龙蛤蚧精是以海龙、蛤蚧、黄芪等制成的口服液制剂，实验表明，本制剂能增加或恢复脾重量，增强吞噬细胞功能及白细胞移动力，对抗 HPA 及 CTX 的免疫抑制，提高血清溶血素及 PFC 数等，有增强机体免疫的作用。以蛤蚧为主药的益气平喘丸能显著增加环磷酰胺所致免疫功能低下小鼠的免疫器官重量及提高炭粒廓清速率。蛤蚧能增强吞噬功能，增加脾重，增强白细胞移动力，对抗强的松龙所致的免疫抑制作用，提示蛤蚧具有增强网状内皮系统功能的属性和非特异性免疫增强作用。

4. 性激素样作用　蛤蚧提取物具有双相性激素样作用，可使正常小鼠睾丸显著增重，可使动物前列腺和精囊、子宫、卵巢增重，且蛤蚧尾对雄性大鼠前列腺的增重作用较蛤蚧体强，可能与 Zn 含量较高有关；此外，蛤蚧能显著提高老年前期雌性大鼠体内雌二醇的浓度，明显降低卵泡刺激素浓度。蛤蚧对大鼠下丘脑 - 垂体 - 性腺轴功能有明显的改善作用。

5. 抗炎作用 蛤蚧醇提取物水溶性部分和脂溶性部分对甲醛性大鼠踝关节肿胀、二甲苯所致小鼠耳部炎症及冰醋酸所致腹腔毛细血管通透性增强均有抑制作用，但不能对抗蛋清所致的豚鼠过敏性休克。蛤蚧醇提取物对正常或去肾上腺大鼠的蛋清性足肿胀均有明显抑制作用。

6. 抗肿瘤作用 蛤蚧能明显延长 S_{180} 荷肉瘤小鼠的生命；减轻瘤重，明显提高抑瘤率；增加脾重，明显降低脾指数；显著增强 T、B 淋巴细胞增殖，提示蛤蚧具有抑瘤和促进 S_{180} 荷肉瘤小鼠免疫系统增强的作用，且呈剂量依赖性。

7. 其他作用 蛤蚧能增强机体对汽、热、缺氧的适应能力；还能使四氧嘧啶所致动物高血糖下降。

【临床应用】

1. 慢性喘息型气管炎 蛤蚧 1 对，人参 15g，茯苓、甘草、桑白皮、核桃仁、淫羊藿各 25g。共研末，每日服 2 次，每次 5g。治疗 15 例，显效 8 例，控制 7 例。

2. 小儿哮喘症 蛤蚧 1 对，海螵蛸 100g。焙干研成细粉。每日服 3 次，每次 6g，连服 4 个月。治疗 8 例，8~11 天见效，哮喘发作停止。

3. 肺结核 蛤蚧丸（蛤蚧 1 对、冬虫夏草、人参、麦冬等，上药共研细末，炼蜜为丸）每天早晚各服 1 丸，白开水调服。治疗肺结核 114 例，显效 68 例，好转 32 例，无效 14 例，总有效率为 87.7%。

【毒副作用】 蛤蚧毒性低，24 小时内灌服小鼠蛤蚧提取物，经口最大耐受量（*MTD*）大于 135g/kg（分 3 次，每次 45g/kg），连续观察 7 天，无死亡及不良反应。

参 考 文 献

1. 王锦刚，等. 卫生职业教育，2007，25（8）：141.
2. 洛航，等. 湖北民族学院学报（医学版），2010，27（2）：10.
3. 李上球，等. 时珍国医国药，2008，19（7）：1699.
4. 王锦刚，等. 卫生职业教育，2007，25（8）：141.

黑 芝 麻

【别名】 黑脂麻，胡麻仁，油麻。

【来源】 为脂麻科植物脂麻 *Sesamum indicum* L. 的干燥成熟种子。

【性味】 甘，平。

【功能主治】 补肝肾，益精血，润肠燥。用于精血亏虚，头晕眼花，耳鸣耳聋，须发早白，病后脱发，肠燥便秘。

【主要成分】 含脂肪油 45%~55%，油中主要含油酸约 50%，亚油酸约 38%，软脂酸约 8%，硬脂酸约 5%，以及肉豆蔻酸等脂肪酸的甘油酯。此外，尚含芝麻素（Sesamin）、芝麻酚（Sesamol）、芝麻莫素（Sesamolin）、维生素 E、甾醇类、蛋白质、卵磷脂、芝麻黄酮苷（Pedaliin）及钙、磷、钾等。

【药理作用】

1. 抗衰老作用 以黑芝麻为主的扶桑至宝丹具有抗衰老养生作用，能有效降低老龄小鼠体内的过氧化脂质（LPO）含量，增加老年小鼠的胸腺重量及胸腺核糖核酸（RNA）和肝蛋白的含量，并有明显的耐低温、耐高温、耐缺氧作用，说明本品除有抗衰老作用外，尚有养生健身之功。

2. 调节血糖血脂作用 黑芝麻油加饲料给予动脉粥样硬化兔模型，发现具有显著的降低血脂作用，其降血脂作用主要通过降低低密度脂蛋白胆固醇进而降低总胆固醇；此外，黑芝麻提取物口服，可使实验性大鼠血糖降低，增加肝脏及肌肉中糖原含量，但量大则使糖原含量降低。

3. 保肝作用　黑芝麻黑色提取物可降低乙醇诱导的急性肝损伤小鼠血清丙氨酸氨基转移酶（ALT）和天门冬氨酸氨基转移酶（AST）活性，有一定的保肝作用。

4. 对血液的作用　黑芝麻提取物给健康或去势大鼠注射，有增加血球容积（Hemacorit）的倾向。

5. 对肾上腺皮质功能的影响　黑芝麻油 0.2mL/100g 体重喂饲大鼠 10 天，可增加肾上腺中抗坏血酸及胆固醇含量，组织化学检查也表明，肾上腺皮质功能受到某种程度的抑制，特别是妊娠后期，抗坏血酸含量的增加更明显。

6. 其他作用　黑芝麻还有益气壮骨、兴奋子宫和致泻作用。黑芝麻油中所含芝麻素，对除虫菊酯的灭蝇功效有协同作用。经灭菌的新鲜黑芝麻油涂布于皮肤黏膜，能减轻对皮肤黏膜的刺激，有促进炎症恢复的作用。

【临床应用】

1. 消化性溃疡　核芝豆延汤：核桃仁 30g，黑芝麻 25g，延胡索 15g，豆浆 200mL，鸡蛋 2 个（取蛋清）。前 3 味药焙干研末，放入蒸好的豆浆中，搅匀，然后放入蛋清。饭前 15 分钟喝下，做仰、侧、俯、卧位动作，使药液与胃黏膜充分接触。每天 3 次，30 天为 1 疗程。治疗 46 例，治愈 37 例，好转 8 例，无效 1 例，总有效率为 97.8%。

2. 寻常疣　取黑芝麻适量，揉擦患部，每天 3 次。治疗 250 例，痊愈 228 例，好转 22 例，近期疗效 100%，远期疗效 97.2%。

3. 脱发、白发　何首乌、黑芝麻、核桃仁各 500g，生地黄、当归、熟地黄、旱莲草各 300g，女贞子 350g，枸杞子、黑狗肾、川芎各 200g。共研粉，炼蜜为丸（丸重 9g）。每日服 3 次，每次 1 丸。治疗 60 例，全部治愈，愈程 1.5 ~ 6 个月。

4. 心绞痛　黑芝麻、白糖各 0.5kg，先把黑芝麻倒入一个干燥洁净的大瓷碗中，用木槌把黑芝麻捣碎，加入白糖搅拌均匀即可。口服，每次 3 ~ 4 勺，每天 3 次，治疗心绞痛有效。

5. 顽固性荨麻疹　黑芝麻 300g（重者酌加，轻者可减）微炒，研碎，黄酒 400mL。将研碎的黑芝麻加到黄酒中，置容器中加盖，浸泡 2 小时。每次服用 1 汤匙，每日早晚空腹服下，轻者每日服 1 次，重者每日服 2 次，15 天为 1 个疗程。治疗顽固性荨麻疹 52 例，45 例痊愈，5 例好转，2 例无效。

参 考 文 献

1. 张锦玉，等. 吉林医学，2007，28（1）：19.
2. 关立克，等. 时珍国医国药，2007，18（2）：350.
3. 刘晓芳，等. 中国实验方剂学杂志，2008，14（5）：68.
4. 黄万元，等. 右江民族医学院学报，2009，5：778.
5. 陆海鹏，等. 云南中医中药杂志，2010，31（4）：50.
6. 张锦玉. 吉林医学，2007，28（1）：19.

核 桃 仁

【别名】　胡桃仁，胡桃肉，核桃。

【来源】　为胡桃科植物胡桃 *Juglans regia* L. 的干燥成熟种子。

【性味】　甘，温。

【功能主治】　补肾，温肺，润肠。用于肾阳不足，腰膝酸软，遗精阳痿，虚寒喘咳，肠燥秘结。

【主要成分】　含脂肪油 58% ~ 74%，主要为亚油酸、甘油酯及亚麻酸、油酸甘油酯。此外，本品尚含蛋白质、碳水化合物以及微量的钙、磷、铁、胡萝卜素、核黄素、糖类等。最近从本品中分离出了水杨梅丁素、木麻黄素、刺玫果素等。

【药理作用】

1. 抗氧化、抗衰老作用　研究表明，核桃仁的抗衰老作用可能与清除体内有害自由基有关。对不同年龄大鼠体内脂质过氧化物（LPO）及红细胞超氧化物歧化酶（SOD）的含量进行观察，结果显示，大鼠随年龄增长，血浆及肝、脑组织中 LPO 含量升高，红细胞中 SOD 活性下降。给大鼠喂饲核桃仁每日 10g/kg，3 个月后的老龄大鼠与对照组相比，LPO 含量下降，SOD 活性增高；肝、脑组织匀浆体外培养，加核桃仁的试管中的 LPO 量明显低于对照组，同时核桃仁对氯化汞所致大鼠血液、肝、脑组织中 LPO 浓度升高和大鼠胸骨骨髓细胞微核率增高均有显著降低作用，提示核桃仁确有一定的抗氧化作用。用精制的核桃油加维生素 E 组成的复合物给小鼠灌胃，发现有明显的抗衰老作用，推测核桃油中含有的亚油酸、亚麻酸等不饱和脂肪酸以及多种微量元素和维生素能够抑制生物膜的不饱和脂肪酸发生过氧化、形成过氧化脂质，从而达到稳定细胞膜的作用。对核桃的不同部位进行抗氧化试验，结果表明核桃不同部位的抗氧化作用也不同：核桃仁能清除 $O_2^-\cdot$，但不能清除 $\cdot OH$，其清除 $O_2^-\cdot$ 的能力强于核桃叶；核桃壳与核桃仁相反，可清除 $\cdot OH$，但却不能清除 $O_2^-\cdot$；其清除 $\cdot OH$ 的能力弱于核桃叶。不同品种的核桃仁也存在着抗氧化活性的差异，这可能与不同品种核桃仁的化学成分如蛋白质、脂肪、不饱和脂肪酸及各种微量元素等的含量差别有关。分别用 95% 乙醇、乙酸乙酯、正乙烷依次萃取核桃仁的可溶成分，用化学发光法 DPPH 法、TBA 法测定各提取物的抗氧化性，结果表明，核桃仁各提取物对 DPPH 自由基均有清除作用，以 95% 乙醇提取物效果最佳，乙酸乙酯提取物次之；95% 乙醇提取物对亚油酸自氧化体系的抑制作用也强于乙酸乙酯提取物，而正乙烷提取物则表现出促氧化作用，在以 Fe^{2+} 及 Fenton 反应催化的亚油酸脂质过氧化体系中，95% 乙醇提取物的抑制作用强于同浓度的茶多酚。

2. 健脑益智作用　核桃提取物在一定剂量范围内可以提高发育期小鼠的神经递质如 NO 的水平，调节海马长时程增强效应，具有改善小鼠学习与记忆功能的作用。

3. 溶石作用　核桃中所含的丙酮酸能阻止黏蛋白、钙离子与非结合型胆红素结合，并能使胆结石溶解和排泄。对泌尿系结石，核桃仁能促进磷酸盐镁铵结石溶解。用药数日后，结石缩小变软，分解在尿液中呈乳白色，能一次或多次排出，使症状消失。

4. 镇咳、解痉作用　动物实验表明，核桃仁有镇咳作用。核桃仁还有一定的解痉作用，对组胺所致的支气管平滑肌痉挛有拮抗作用。

5. 抗炎、抗过敏作用　实验表明，核桃仁中所含的焦油状物质对皮炎、湿疹等炎症有消炎作用，能抑制渗出物的分泌。核桃仁脂肪油外用，对牙本质过敏有一定抗过敏治疗作用。

6. 对体重及胆甾醇代谢的影响　用含核桃仁油的混合脂肪饮食给犬喂食，可使其体重快速增长，并能使血清白蛋白增加，而血胆甾醇水平升高则较慢，可能与影响了胆甾醇的体内合成及氧化、排泄有关。

7. 保肝作用　核桃仁能显著降低 CCl_4 所致急性肝损伤大鼠血清 ALT、AST 的升高，对急性肝损伤大鼠血清 SOD、GSH - Px 的活性有明显的升高作用，并可降低 MDA 的含量，表明核桃仁对 CCl_4 所致大鼠急性肝损伤有保护作用。

8. 增强免疫功能作用　核桃仁水提取液能显著拮抗环磷酰胺所致免疫功能低下小鼠的免疫器官重量减轻和白细胞数量减少，明显增加小鼠腹腔巨噬细胞的吞噬百分率及吞噬指数，显著增加血清溶血素含量，且能明显提高 T 淋巴细胞酯酶阳性率，提示核桃仁水提取液对机体免疫功能有良好的增强作用。

9. 其他作用　核桃中不饱和脂肪酸的不饱和双键具有与其他物质相结合的能力，能捕捉血液中的胆固醇，并将其排出体外，从而降低血液中胆固醇含量，起到预防高血压和心血管等疾病的功效。核桃中的锌还可抵消由镉导致高血压的产生。核桃鲜叶水提取物对白喉杆菌及炭疽杆菌有抑制作用，在体外还能中和破伤风毒素及白喉毒素，但在体内无此作用。核桃叶有较好的杀灭钩端螺旋体的作用。

【临床应用】

1. 泌尿系结石　核桃仁 120g，用食油炸酥，加糖适量，研磨成乳剂或膏状，1～2 天内分次服完，小儿酌减。或核桃仁、冰糖各 60g，炖服，治疗肾结石有效。

2. 腹泻　核桃连壳在火上烧透，研细，以温开水冲服，每天2次，3天为1疗程（核桃每次成人用3个，小儿酌减）。治疗38例，治愈35例，有效3例，总有效率为100%。

3. 消化性溃疡　核桃仁30g，黑芝麻25g，延胡索15g，豆浆200mL，鸡蛋清2个。前3味药焙干研细末，放入蒸好的豆浆中，搅匀，然后加入鸡蛋清，饭前15分钟喝下，之后做仰、侧、俯、卧位动作，使药液与胃黏膜充分接触。每天3次，30天为1疗程。治疗46例，治愈37例，好转8例，无效1例，总有效率为97.8%。

4. 脱发、白发　核桃仁、何首乌、黑芝麻各500g，生地黄、当归、熟地黄、旱莲草各300g，女贞子350g，枸杞子250g，黑狗肾、川芎各200g。共制成粉末，炼蜜为丸（每丸重9g）。每天服3次，每次1丸。治疗60例，全部治愈，愈程为1.5~6个月。

5. 皮炎、湿疹　核桃仁焦油配成糊状或核桃仁焦油氧化锌糊（膏），外敷，每天换药1~2次，同时内服一般脱敏药物。共治疗172例，痊愈131例，好转41例，总有效率为100%。

6. 尿频　每晚睡前吃2枚煮熟的核桃仁，可治疗夜间尿频。

7. 肌内注射后皮下硬结　将核桃仁泥涂于2层或3层纱布上再敷于硬结处，纱布大小根据硬结范围而定，其上覆盖一层塑料膜，用胶布固定，每两天更换1次，治疗肌内注射后皮下硬结有良好效果。

参 考 文 献

1. 陈勤，等．中国老年学杂志，2013，33（21）：5383.
2. 李煦，等．食品科技，2014，39（11）：225.
3. 崔犁，等．食品科技，2013，38（9）：15.

当　归

【别名】　秦归，云归，干归。

【来源】　为伞形科植物当归 *Angelica sinensis* (Oliv.) Diels 的干燥根。

【性味】　甘、辛，温。

【功能主治】　补血活血，调经止痛，润肠通便。用于血虚萎黄，眩晕心悸，月经不调，经闭痛经，虚寒腹痛，风湿痹痛，跌扑损伤，痈疽疮疡，肠燥便秘。酒当归活血通经，用于闭经痛经，风湿痹痛，跌扑损伤。

【主要成分】　水溶性成分中含阿魏酸（Ferulic acid）、丁二酸（Succinic acid）、烟酸（Nicotinic acid）、尿嘧啶、腺嘌呤等。挥发油中含正丁烯基酰内酯（Butylidenephalide）、藁本内酯（Ligustilide）等。当归尚含有β-谷甾醇、亚叶酸（Folinic acid）以及维生素A、维生素E和铁、钙、硒、锌、锰、铬等20余种微量元素，还含有当归多糖及19种氨基酸。

【药理作用】

1. 对血液及造血系统的作用

（1）抗血小板聚集：当归有抗血小板聚集的作用，在体外能抑制ASP诱导的血小板聚集。当归或阿魏酸静脉注射或口服对大鼠ADP和胶原诱发的血小板聚集有明显的抑制作用。机理研究发现，阿魏酸能抑制血小板释放5-HT，而后者是血小板聚集促进剂。在用^{3}H-5HT标记血小板，以凝血酶诱导血小板释放反应时，当归和阿魏酸均可抑制^{3}H-5HT从血小板中释放。此外，阿魏酸还能提高血小板中cAMP浓度，抑制血小板中血栓烷A_2（TXA_2）的生物合成。

（2）抗血栓：当归及阿魏酸钠有明显的抗血栓作用，可使血栓干重显著减少，血栓增长速度减慢。大鼠口服当归水煎剂后血浆凝血酶原时间及白陶土部分凝血活酶时间显著延长。急性脑血栓患者经当归治疗后，血液黏滞性和血浆纤维蛋白原含量降低，凝血酶原时间延长，红细胞和血小板电泳时间缩短。

（3）抗贫血与造血：当归能促进血红蛋白及红细胞的生成，主要有效成分为当归多糖。实验表明，当归多糖对苯肼、^{60}Co 射线所致骨髓抑制的贫血小鼠红细胞、血红蛋白、白细胞和股骨有核细胞数恢复均有显著的促进作用，对正常或经辐射损伤的小鼠多功能造血干细胞（CFU-S）有促进增殖作用。组织连续切片观察提示，当归多糖对 CFU-S 的分化表现为多向促进作用。当归多糖对小鼠体内粒、单系祖细胞（GM-CFU-D）和早、晚期红系祖细胞（CFU-E）均有刺激增殖作用。体外培养亦表明，当归多糖可显著刺激正常或骨髓抑制造成的贫血小鼠的粒、单系祖细胞（CFU-GM）增殖。

2. 对心血管系统的作用

（1）对心脏的影响：当归具有一定的抗心肌缺血作用。当归水提取物能增强小鼠心肌对^{86}铷的摄取能力，对垂体后叶素所致心肌缺血也有一定缓解作用。阿魏酸也能显著增强小鼠心肌对^{86}铷的摄取作用，提示当归及其成分阿魏酸能增强心肌血液供应。

（2）扩血管作用：当归对血管有扩张作用。当归水提取物静脉注射，可使麻醉犬冠脉、脑和外周血管扩张，血流量增加。当归挥发油及其成分藁本内酯、正丁烯基酞内酯能对抗血小板释放的 TXA_2 引起的血管收缩。阿魏酸钠则有抑制 TXA_2 生成的作用。这些都是当归扩血管作用的有效成分。

（3）对微循环的影响：对静脉注射高分子右旋糖酐所致的家兔软脑膜急性微循环障碍，当归可使其血流速度增快，血细胞解聚，流态改善。阿魏酸钠腹腔或皮下注射均能升高小鼠耳郭温度，表明有改善外周微循环和扩张血管作用。

3. 降血脂作用 当归对实验性高脂血症有降低血脂的作用，对实验性动脉硬化大鼠的主动脉病变有一定保护作用。高脂食物添加阿魏酸钠喂饲大鼠，可显著抑制血清胆固醇水平升高，对甘油三酯和磷脂则无影响。机理研究表明，阿魏酸能与甲羟戊酸-5-焦磷酸（底物）竞争，浓度依赖性地抑制大鼠肝脏甲羟戊酸-5-焦磷酸脱羟酶，从而抑制肝脏合成胆固醇。

4. 免疫功能增强作用 当归对非特异性和特异性免疫功能都有增强作用。

（1）对非特异性免疫的影响：当归、当归多糖和阿魏酸钠均能显著提高小鼠单核吞噬细胞对染料的廓清率和腹腔巨噬细胞吞噬鸡红细胞的能力。环磷酰胺具有抑制巨噬细胞吞噬能力的作用，若同时给予当归多糖，可使吞噬功能仍保持正常水平。

（2）对特异性免疫的影响：当归对初次免疫小鼠脾脏中抗原结合细胞有明显促进增生作用，可使脾脏中抗原结合细胞的比率增高，脾重量增加。此外，当归亦能提高小鼠血清抗羊红细胞抗体的效价。当归多糖有明显提高 E-花结率和酯酶染色阳性率的作用；当归中性油总酸酯能促进特异抗体 IgG 的产生。

5. 对平滑肌的作用

（1）对子宫平滑肌的影响：当归含有兴奋子宫和抑制子宫平滑肌的两种成分。抑制成分主要为挥发油，阿魏酸也有抑制子宫平滑肌收缩的作用；兴奋成分为水溶性或醇溶性的非挥发性物质。当归对子宫呈双向调节作用，兴奋或是抑制取决于子宫的机能状态，这是当归治疗痛经、催产及治疗崩中漏下的药理学基础。

（2）对支气管平滑肌的作用：当归挥发油具有松弛支气管平滑肌的作用。其中，A_3 是发挥该作用的主要组分；A_1 和 A_2 对豚鼠离体气管平滑肌的作用不明显，但 A_1 与 A_3 之间存在交互影响，两者合用时可使 A_3 对豚鼠离体气管平滑肌的松弛作用减弱；提示 A_1 可能会拮抗 A_3 松弛豚鼠离体气管平滑肌的作用。

（3）对胃肠道平滑肌的作用：当归挥发油能舒张胃肠平滑肌，降低肌张力；对兔离体胃底、胃体、十二指肠、空肠和回肠平滑肌均具有舒张作用，且呈现浓度依赖关系。

（4）对主动脉平滑肌的作用：当归挥发油能抑制主动脉平滑肌的收缩，可明显抑制去甲肾上腺素（NE）、KCl 引起的兔离体胸主动脉平滑肌的收缩。

6. 对脏器的保护作用 ①护肝利胆作用：当归对小鼠或大鼠急性四氯化碳引起的肝损伤有保护作用，可使炎症反应明显减轻，血清转氨酶稍下降；对肝硬化，可使肝组织胶原量减少，硬化程度减轻。对部分肝切除的大鼠，当归能增高肝组织核分裂相指数，故具有一定的促进肝再生作用。此外，当归水提取物、挥发油或阿魏酸钠对大鼠胆汁分泌均有明显促进作用，并能增加胆汁中固体物及胆酸的排泄量。②肺纤维化损伤修复作用：当归多糖是防治肺纤维化的有效成分，能改善肺纤维化大鼠模型的各项肺功能；当归补血总苷可抑制 TGB－β1 诱导的人胚肺成纤维细胞的异常增殖转化和胶原表达，其抑制胶原表达的作用可能是通过增加金属蛋白酶－9 的表达来实现的。③肾缺血再灌注损伤的修复作用：当归具有防治肾缺血再灌注损伤的作用，其机制可能与当归对 TNF－α、IL－6 和 bFGF 等细胞因子的调控有关。

7. 抗菌作用　当归煎剂在试管内对痢疾杆菌、伤寒杆菌、霍乱弧菌、副伤寒杆菌、大肠杆菌等 6 种革兰阳性杆菌及甲、乙型溶血性链球菌和白喉杆菌等 3 种革兰阳性杆菌均有抑制作用。

8. 抗辐射损伤作用　研究显示，接受 ^{60}Co-γ 射线照射的小鼠外周血白细胞、血小板含量均明显低于正常对照组，给小鼠皮下注射当归多糖 10 天可明显对抗放射引起的血细胞减少，故当归多糖对放射损伤小鼠造血功能有保护作用。虽然电离辐射对红细胞的存活影响不大，但可影响其结构与功能，破坏质膜的超分子结构，引起细胞膜表面电荷的改变，且可直接破坏膜蛋白，从而引起细胞膜表面受体功能的异常。实验结果也显示，^{60}Co-γ 射线照射使小鼠红细胞 C_3b 受体花环率明显降低，而当归多糖可使受照小鼠红细胞 C_3b 受体花环率明显提高，保护红细胞免疫黏附功能，减轻放射损伤。其机制可能是 ^{60}Co-γ 射线引起红细胞膜结构改变，从而引起 C_3b 受体功能的异常，而当归多糖可能通过某种途径引起红细胞膜的某种变化，增进 RBC 膜上 C_3bR 的集簇分布，保护其功能。

9. 镇痛作用　当归粗多糖 0.0075g/kg 和 0.25g/kg 剂量可明显减少乙烯雌酚和缩宫素引起的疼痛模型小鼠的扭体反应次数，延长扭体反应潜伏期，大剂量则显著降低扭体发生率；当归粗多糖尚可显著抑制醋酸所致小鼠扭体反应及提高热板法所致小鼠痛觉反应的痛阈值，作用强度与剂量有关。

10. 抗氧化作用　当归粗多糖具有抗氧化效应和免疫促进效应，能增强心、脑、肾、胰中超氧化物歧化酶活性，降低心、脑、肾、胰中的丙二醛含量，防止过氧化损伤，故推测当归粗多糖的抗氧化效应和免疫促进效应可能与其降血糖作用机理有关。大蒜素及当归粗多糖均能对抗四氯化碳所致肝损伤，降低血清 AST，使之恢复到近正常水平，血清 GST 也逐渐恢复正常；同时，当归粗多糖逆转血清 AST、降低血清 GST 的水平较大蒜素更为显著。另外，大蒜素及当归粗多糖均能明显阻止四氯化碳引起过氧化产物 MDA 含量的升高，使之恢复正常，提示大蒜素及当归粗多糖可能通过抑制脂质过氧化过程，维持细胞膜的完整性，从而使肝细胞内 AST、GST 溢出减少，血清 AST、GST 恢复正常，进而发挥护肝作用。

11. 降血糖作用　给四氧嘧啶糖尿病小鼠和正常小鼠分别灌服当归多糖 60mg/kg、120mg/kg 后在不同时间测定血糖，结果 120mg/kg 当归多糖对正常小鼠和四氧嘧啶糖尿病小鼠的血糖有明显影响，分别使其下降 40% 和 41%，提示当归多糖具有降血糖作用。

12. 抗肿瘤作用　阿魏酸是当归抗肿瘤的主要活性成分，其体内、外实验研究均显示抗肿瘤活性。在体内，阿魏酸的抗肿瘤作用主要是通过增强机体的免疫功能来间接抑制或杀死肿瘤细胞。当归通过降低 MMP－2、MMP－9、TGF－β1、TIMP－1 和增加 TIMP－2 来抑制肺癌细胞的增殖和转移。此外，阿魏酸不仅在体内对大鼠 S_{180} 肉瘤细胞、白血病细胞、Ehrlich 腹水癌细胞具有抑制作用，而且在体外可抑制肝癌细胞的入侵和转移。

13. 其他作用　当归具有抗辐射、抗银屑病作用，还有抗炎、抗缺氧及抗维生素 E 缺乏等作用。

【临床应用】

1. 肌肉、关节疼痛及神经痛　当归液穴位注射，治疗腰肌劳损、风湿、四肢关节损伤、关节炎及各种神经痛（坐骨神经痛、胁间神经痛、枕神经痛等）100 例，总有效率达 89.0%。

2. 老年性慢性气管炎　将 50% 当归液注入膻中、肺俞、定喘、孔最等穴，每次穴注 0.5～1mL。治疗53 岁以上的患者 93 例，总有效率为 89.2%。

3. 月经病　当归 20g，红花 10g，分别浸入 50% 酒精 50mL 中，48 小时后过滤混匀，加酒精至 100mL，每日 3 次饭后服，每次 3mL，经期停服。治疗月经不调、痛经、子宫发育不全等 54 例，有效率为 87.1%。

4. 带状疱疹　当归研粉，依年龄大小每服 0.5～1g，4～6 小时 1 次。治疗小儿带状疱疹 54 例，服药后 1 天止痛者 22 例，2 天止痛者 32 例。或内服当归浸膏片，每次 2～4 片，4 小时 1 次，治疗成人患者 23 例，疱疹均在第 3 天部分枯萎，未再发生新疹，第 4 天结痂痊愈。

5. 鼻炎 5% 当归液于迎香（双）、印堂穴行穴位注射，治疗慢性单纯性、肥厚性、过敏性鼻炎或副鼻窦炎等 120 例，治愈 73 例（60.8%），有效 45 例（37.5%），无效 2 例（占 1.7%）。

6. 高血压病 30% 复方当归注射液（当归、红花、川芎等份液 2mL，加 100% 葡萄糖液 2mL）于双侧曲池、足三里穴位交替注射，每穴 2mL，初始每天 1 次，10 天后 2~3 天 1 次，治疗 7 例，用药 3 月，均有效。

7. 冠心病 复方当归注射液Ⅱ号或Ⅲ号、Ⅳ号静滴或肌注。治疗 200 例，1 个月为 1 疗程，心绞痛缓解率为 83.5%。

8. 脑动脉硬化 复方当归注射液Ⅱ、Ⅲ、Ⅳ号静滴或肌注。治疗 81 例，1 个月为 1 疗程，有效 74 例，无效 7 例。

9. 缺血性中风 25% 当归注射液 200mL 静滴，每天 1 次，20 天为 1 疗程。治疗 50 例，痊愈 25 例，有效 22 例，总有效率为 94%。治后患者血液流变性各项指标均获改善。

10. 小儿病毒性肺炎 当归注射液每天 20mL，加入葡萄糖注射液 100~200mL 中静滴，疗程 7~10 天，治疗 30 例，均愈。当归注射液能改善肺部微循环，防治弥漫性血管内凝血。

11. 肛裂 取 20% 当归注射液 10mL 和 2% 普鲁卡因 2mL，用 6 号针头在肛裂基底部进针 3cm 注射，致局部膨胀，裂口裂开出血为度，1 周 1 次，治疗 300 例，1 次治愈 258 例，陈旧性肛裂 42 例，注射 2~3 次治愈者 24 例，好转 12 例，无效 6 例。

12. 感冒久咳 当归 30g，蜂蜜 60g，先取当归煎 25 分钟，去药渣，加蜂蜜，再煎 2~3 分钟，成人一次服完，每天 2 次，小儿减半，晚上饭后、早起饭前服用，一般次日见效，3~4 天即愈。

13. 白癜风 乌梅 30g，当归 30g，浸泡于 75% 酒精 150mL 中，2 周后过滤去渣，即得当归乌梅酊。用时以棉签蘸药液搽患处，每天 3~4 次，2 个月为 1 个疗程，连续 2~3 个疗程。治疗白癜风 31 例，治愈 7 例，显效 11 例，有效 7 例，无效 6 例，总有效率为 80.6%。

【毒副作用】 200%~400% 当归干叶流浸膏灌胃给药，每 10g 体重 *MLD* 为 1.0g，若每 10g 体重用生药 1.5g，实验鼠全部死亡。当归制剂不良反应小，但有出血倾向及妇女月经过多者，应慎用当归注射液，孕妇忌用当归。

参 考 文 献

1. 胡晶，等. 第三军医大学学报，2007，29（23）：2236.

2. 张雁，等. 重庆医科大学学报，2010，35（7）：965.

3. 王晓玲，等. 中国中西医结合杂志，2012，32（1）：93.

4. 陈旭东，等. 解剖学杂志，2010，33（6）：771.

5. 钟星明，等. 时珍国医国药，2010，21（12）：3165.

6. 盛阳，等. 武汉大学学报（医学版），2011，32（4）：436.

7. 王锋，等. 中国中医药杂志，2008，6（12）：9.

8. 王瑞琼，等. 甘肃中医学院学报，2010，27（1）：12.

9. 吴国泰，等. 甘肃中医学院学报，2011，28（5）：1.

10. 郭振军，等. 细胞与分子免疫学杂志，2008，24（5）：514.

11. 吴素珍，等. 时珍国医国药，2012，23（2）：319.

12. 王艳琴，等. 甘肃中医，2010，23（11）：28.

13. 刘干，等. 安徽医科大学学报，2011，46（10）：1018.

14. 沈建芬，等. 中国药理学通报，2011，27（11）：1574.

熟 地 黄

【别名】 熟地。

【来源】 为玄参科植物地黄 Rehmannia glutinosa Libosch. 的新鲜或干燥块根加酒等辅料或不加辅料蒸（清蒸除外）晒而成。

【性味】 甘，微温。

【功能主治】 补血滋阴，益精填髓。用于血虚萎黄，心悸怔忡，月经不调，崩漏下血，肝肾阴虚，腰膝酸软，骨蒸潮热，盗汗遗精，内热消渴，眩晕，耳鸣，须发早白。

【主要成分】 含梓醇（此成分在生地黄晒或蒸的加工过程中大量产生）、糖类（单糖和多糖、熟地黄单糖含量为生地黄的3倍）、地黄素、β-谷甾醇及氨基酸类等。

【药理作用】

1. 对心血管系统的作用 加酒炮制及不加酒炮制的熟地黄煎剂给麻醉犬静注有相似的降压作用。给高血压大鼠灌服以熟地黄为主药的六味地黄丸液，有轻度降压作用，并可提高脑啡呔含量和降低心肌羟脯氨酸浓度，这对防治心血管损害是有利的。熟地黄对在体蛙心呈正性肌力作用。

2. 对免疫系统的作用 熟地黄醇提取物给小鼠灌服，对受角叉菜胶抑制的巨噬细胞功能有明显的保护作用，对抗体形成细胞有明显的抑制作用。熟地黄可使小鼠 T 细胞数增加，对刀豆素 A 诱导的小鼠脾淋巴细胞转化有促进作用。以熟地黄为主药的六味地黄汤能促进小鼠脾脏溶血空斑的形成，增多荷瘤小鼠的外周白细胞总数、淋巴细胞总数和 T 细胞数。六味地黄丸能增强荷瘤小鼠单核巨噬细胞系统的吞噬功能，促进骨髓干细胞和淋巴组织增生，对脾淋巴样细胞对瘤细胞的杀伤力有一定促进趋势。

3. 对记忆功能的作用 熟地黄能明显改善谷氨酸单钠毁损下丘脑弓状核模型大鼠被动回避和空间记忆能力，抑制血浆 CORT 含量和海马 GRmRNA 表达，抑制基础体温升高，提示熟地黄具有改善学习记忆功能的作用，其机理与抑制血浆 CORT 含量和海马 GRmRNA 表达有关。对 β-淀粉样肽1-40片段（Aβ1-40）处理的大鼠连续灌胃熟地黄（大、小剂量）21 天，结果熟地黄（大、小剂量）同雌激素一样，对Aβ1-40诱导的大鼠海马神经元凋亡均有明显抑制作用，由此认为熟地黄可以作为雌激素之外的另一种手段来抑制 Aβ1-40 的神经毒作用。结合给予熟地黄治疗的大鼠学习记忆功能同时得以明显改善，提示熟地黄改善 Aβ1-40 所诱导的大鼠学习记忆功能障碍与抑制海马神经元凋亡有关。熟地黄对 AlCl₃拟痴呆模型小鼠也有增强其学习记忆能力的作用。

4. 对中枢神经系统的作用 熟地黄煎液、熟地黄多糖均能抑制小鼠的自发活动；缩短阈下剂量戊巴比妥钠诱导的小鼠睡眠潜伏期，延长睡眠时间；延缓异烟肼惊厥的发作潜伏期，减少动物死亡数，提示熟地黄煎液、熟地黄多糖对中枢神经系统有抑制作用。熟地黄对小鼠明暗箱模型和小鼠高架十字迷宫模型均表现出抗焦虑作用，作用效果与地西泮类似，该作用机制与提高中枢 γ-氨基丁酸含量，增强 GABAAR1 表达；降低谷氨酸含量，减少 N-甲基-D-天冬氨酸受体1表达有关。

5. 抗血栓形成作用 对内毒素诱导的大鼠血管内血栓症，熟地黄能强烈抑制肝脏出血性坏死及单纯性坏死。对高脂食物所致纤维机能低下的高脂血症、脂肪肝及大鼠内毒素引起的肝内静脉出血症，熟地黄能显著抑制血栓形成。熟地黄虽对血小板凝集无抑制作用，但对纤维蛋白溶酶原有激活作用，这可能是其抗血栓形成的机理所在。

6. 抗肿瘤作用 以熟地黄为主药的六味地黄丸对 N-亚硝基肌氨酸乙酯诱发的小鼠前胃癌、氨基甲酸乙酯诱发的小鼠肺腺癌均有抑制作用，能延长子宫颈癌小鼠的存活时间，使宫颈癌细胞内环磷酸腺苷含量增加。地黄多糖 Rps-6 是具有抑癌活性的有效成分。临床上亦有人用六味地黄汤治疗食道癌早期，有较好疗效。

7. 抗氧化、抗衰老作用 熟地黄多糖能显著提高 D-半乳糖复制衰老模型小鼠血 SOD、CAT 及 GSH-

Px 活力，降低血浆、脑匀浆及肝匀浆 LPO 水平，提示熟地黄多糖有很好的抗氧化作用。熟地黄有抵抗老化进程中血清雌激素（E_2）浓度、脾细胞雌激素受体（ER）含量和成骨细胞孕激素受体（PR）含量下降这种生理性变化的功能，即有抗衰老作用。

8. 其他作用 熟地黄对昆明种小鼠粒细胞的生长有促进作用；能抑制肾上腺素所致大鼠脂肪细胞的脂肪分解；能使血中睾酮含量下降。熟地黄多糖能促进骨髓抑制贫血小鼠骨髓抑制的恢复，促进骨髓有核细胞进入增殖周期。（怀）熟地黄多糖还具有较好的滋阴作用，可使阴虚模型小鼠耐缺氧能力明显提高，促进阴虚模型小鼠肝糖原的合成。熟地黄还有利尿、抗炎作用。

【临床应用】

1. 高血压 熟地黄 30g，每天 1 剂水煎服，15 天为 1 疗程。治疗 62 例，显效 28 例，有效 26 例，无效 8 例，有效率达 87.1%。

2. 大骨节病 熟地黄配伍肉苁蓉治疗大骨节病 43 例，有效率为 83.7%。骨质增生丸（以熟地黄为主）治疗该病 48 例，有效率达 87.5%。

3. 食管上皮重度增生症 六味地黄丸治疗食管上皮重度增生 92 例，一年后好转和正常者 82 例，稳定者 8 例，癌变 2 例，总有效率为 97.8%，与未用药的对照组比较有非常显著性差异。

4. 儿童多动症 熟地合剂（熟地黄、山茱萸、山药、远志、五味子等）每天 2 次口服，治疗 40 例儿童多动症，1 周时总有效率为 10%，4 周时总有效率为 40%，12 周时总有效率为 65%。

5. 胃脘痛 重用熟地黄治疗脾胃血虚之胃脘痛 36 例，服药 20 天为 1 疗程，以疼痛消失或基本消失为判断治愈指征，结果 36 例全部治愈。

6. 中晚期食道癌化疗损伤 应用熟地黄多糖口服液治疗中晚期食道癌化疗损伤 30 例，并与贞芪扶正冲剂治疗 15 例比较，对外周血象的保护作用治疗组优于对照组。提示熟地黄多糖口服液对中晚期食道癌化疗损伤具有一定的防护作用，对骨髓造血系统有明显保护作用。

参 考 文 献

1. 王君明，等. 中国老年学杂志，2015，22：6603.

2. 张福兴，等. 浙江中西医结合杂志，2013，23（2）：153.

3. 刘超，等. 河南中医，2009，29（11）：1071.

4. 朱妍，等. 亚太传统医药，2011，7（11）：173.

5. 李玮，等. 标记免疫分析与临床，2009，16（1）：27.

6. 祝慧凤，等. 中国中药杂志，2008，33（13）：1579.

7. 安红梅，等. 中药药理与临床，2008，24（3）：59.

8. 安红梅，等. 中国药师，2008，11（10）：1145.

何 首 乌

【别名】 地精，赤敛，首乌。

【来源】 为蓼科植物何首乌 *Polygonum multiflorum* Thunb. 的干燥块根。

【性味】 苦、甘、涩，微温。

【功能主治】 解毒，消痈，截疟，润肠通便。用于疮痈，瘰疬，风疹瘙痒，久疟体虚，肠燥便秘。

【主要成分】 含蒽醌类化合物，主要为大黄素（Emodin）、大黄酚（Chrysophanol）、大黄酸（Rhein）、大黄酚蒽酮（Chrysophanol anthrone）、大黄素甲醚（Physcion）、大黄素 - 1,6 - 二甲醚（Emodin - 1,6 - dimethylether）等 10 种化合物。尚含二苯乙烯苷类化合物（为何首乌的水溶性主要成分）及芪类化合物：白藜芦醇、2,3,5,4′ - 四羟基芪 - 2 - O - β - D - 葡萄糖苷等。还含有磷脂类化合物，主要有磷脂酰胆碱（Phosphatidylcholine）、磷酯酰乙醇胺（Phosphatidyl ethanolamine）、磷酯酸（Phosphatidic acid）。本品尚含有多种氨基酸、苜蓿素（Tricin）、胡萝卜苷（Daucosterol）、没食子酸、儿茶精、淀粉、鞣质及多种微量元素等。

【药理作用】

1. 对心血管的作用 20%何首乌注射液对离体蛙心有减慢心率的作用，剂量加大作用更为明显，并能对抗异丙肾上腺素引起的心率加快；对在位蛙心能减慢心率，但比利多卡因作用缓和，并能轻度增加离体兔心的冠脉流量，对垂体后叶素所致家兔心肌缺血有一定的保护作用。制首乌煎剂5g/kg，连续给药3天或1次给药，对垂体后叶素引起的兔心电图T波升高均有拮抗作用，也可对抗垂体后叶素引起的心率变慢。

2. 对血脂及动脉粥样硬化的作用 众多研究发现，何首乌对大鼠、家兔、鸽、鹌鹑等高脂血症模型，能降低其血中胆固醇、甘油三酯、β-脂蛋白含量，减少动脉粥样硬化斑块的形成和脂质沉淀。在对鹌鹑、大鼠的实验中还观察了血中高密度脂蛋白-胆固醇水平的变化，结果显示其含量增加，使其与总胆固醇的比值增大，这对延缓动脉粥样硬化是有意义的。制首乌煎剂能降低血中胆固醇及甘油三酯含量。何首乌中的2,3,5,4′-四羟基芪-2-O-β-D-葡萄糖苷具有抗高脂血症及改善肝功能障碍的作用。何首乌所含的蒽醌类物质能促进肠蠕动，抑制胆固醇在肠中的再吸收，并促进胆固醇代谢。二苯乙烯苷化合物也能显著降低大鼠血中胆固醇。卵磷脂能阻止胆固醇在肝内沉积，阻止类脂质在血清滞留或渗透到动脉内，故减轻动脉硬化程度。

3. 抗衰老作用 用含0.4%、2%何首乌粉的饲料喂饲老年鹌鹑，能明显延长其平均生存时间，延长寿命。何首乌能缩短果蝇幼虫的发育时间，延长成虫寿命。何首乌水煎剂给老年小鼠和青年小鼠喂服，能显著增加其脑和肝中的蛋白质含量，降低脑和肝丙二醛含量，增加脑组织中5-HT、NE和DNA含量，且对老年小鼠的作用更为明显，提示何首乌对老年小鼠有抗衰老作用。何首乌水提取液灌胃给药，可显著对抗老龄小鼠脑、肝、血等组织中超氧化物歧化酶（SOD）活性的降低，增加老年及青年小鼠组织中的SOD含量，对柴胡和氢化可的松所致小鼠血中SOD含量降低，何首乌也有显著的对抗作用。何首乌对老年和青年小鼠脑和肝组织中的B型单胺氧化酶（MAO-B）活性有显著的抑制作用，并能使老年小鼠胸腺不致萎缩，甚至保持年轻时的水平。何首乌还能通过提高谷胱甘肽过氧化物酶（GSH-Px）的活性而起到抗氧化作用，并抑制胶联剂的合成，增强机体免疫功能，起到延缓衰老的作用。

4. 对造血功能的影响 研究表明，制首乌对小鼠粒系祖细胞的生长有促进作用。何首乌提取物（PM-2）每天50mg/kg腹腔注射，连续3天，第4天取股骨骨髓细胞检测造血干细胞（CFU-S），结果发现给药后骨髓CFU-S增加至对照值的121%，小鼠粒-单系祖细胞产生率提高，红系祖细胞（BFU-E和CFU-E）数量明显增多（$P < 0.01$），外周血网织红细胞比例由对照值的3.93%提高到6.19%。高压法炮制的制首乌的温水浸出液30g/kg灌胃，连续14天，可使出血性血虚小鼠的血红蛋白含量升高，红细胞数量增加，生何首乌无明显作用。另有研究表明，生何首乌、药典法制首乌、高压法制首乌的水浸醇沉液30g/kg灌胃，连续21天，均可使血虚小鼠血红蛋白含量及红细胞数量增加。

5. 增强免疫功能的作用 何首乌可明显延缓性成熟后小鼠胸腺退化萎缩，增加胸腺和脾脏重量，提高脾脏空斑形成细胞数量，显著增强刀豆素A诱导的胸腺和脾脏T淋巴细胞增殖反应，提高巨噬细胞能力，激活T淋巴细胞，提高淋巴细胞转化率，诱生干扰素；对免疫抑制小鼠有更明显的促进细胞免疫和调节体液免疫的作用。

6. 抗菌作用 体外实验表明，何首乌及其炮制品水煎液对金黄色葡萄球菌、白色葡萄球菌、福氏及宋氏痢疾杆菌、伤寒及副伤寒杆菌、奈氏卡他菌、白喉杆菌、乙型溶血性链球菌等都有不同程度的抑制作用。生、制首乌均有抗菌作用。对金黄色葡萄球菌，生品比炮制品的抑制作用强。

7. 促进肾上腺皮质功能的作用 何首乌能兴奋肾上腺皮质功能。对于摘除双侧肾上腺的小鼠，制首乌能使肝糖原含量大为增高，生何首乌无效。何首乌还能显著降低冷冻所致小鼠死亡率，使11周龄小鼠肾上腺显著增重，并能对抗柴胡、氢化可的松所致小鼠肾上腺的反馈性抑制萎缩。

8. 保肝作用 何首乌所含二苯乙烯苷类成分对过氧化玉米油所致大鼠的脂肪肝和肝功能损害、肝脏过氧化脂质含量上升、血清谷丙转氨酶及谷草转氨酶升高等均有显著的对抗作用，还能使血清游离脂肪酸及肝脏过氧化脂质含量显著下降。体外试验中，何首乌也能抑制由 ADP 及 NADPH 所致大鼠肝微粒体脂质的过氧化，提示何首乌保肝作用的机理是抑制过氧化脂质的产生及其对肝细胞的破坏，前一机制还是何首乌对抗机体衰老的一个重要内因，后一机制则提示何首乌可从膜机制上稳定肝细胞。此外，何首乌增加肝糖原的作用也利于对肝脏的保护。

9. 对神经系统的作用 何首乌煎剂 60g/kg 灌胃，可显著对抗东莨菪碱所致的小鼠记忆障碍。使用 Aβ1-40 在大鼠体内能够下调海马 CA_1 区神经元表达。何首乌浸膏干预治疗 30 天，能够改善动物的学习和记忆能力，并能减轻 Aβ1-40 对海马 CA_1 区神经元脑源性神经营养因子表达的抑制作用。何首乌能骤减神经时值，促进神经兴奋，增加肌肉时值，使肌肉麻痹，其所含卵磷脂为构成神经组织的成分，并能促进红细胞生长发育；能减少动物的自发活动和对抗苯丙胺的中枢兴奋作用。制何首乌多糖还能够提高 D-半乳糖复制小鼠老年性痴呆模型小鼠的学习记忆能力，降低模型小鼠脑内脂褐质含量，降低实验动物脑内单胺氧化酶的含量，提高模型动物海马部位一氧化氮合酶活性，明显提高实验动物的超氧化物歧化酶、过氧化氢酶活力，提示制何首乌多糖还具有抗实验性老年性痴呆的作用。

10. 抗炎、镇痛作用 何首乌醇提取物对二甲苯致小鼠耳急性炎症肿胀和角叉菜胶致足肿胀呈明显抑制作用。此外，在醋酸致小鼠扭体反应实验中发现，何首乌也具有一定程度的镇痛作用。

11. 其他作用 何首乌浸膏及所含的蒽醌衍生物能促进肠蠕动而有轻度致泻作用。何首乌能提高小鼠抗寒能力，明显降低冷冻所致小鼠死亡率。何首乌水提取液可通过增强 ALP 活性，抑制骨胶原、骨钙、骨磷的丢失，从而抑制去卵巢大鼠的骨质疏松。何首乌中的蒽醌类成分（AGPMT）具有抗肿瘤的作用。蒽醌类化合物中大黄酸具有抗纤维化、抗氧化、抗菌及防治糖尿病肾病等作用。何首乌水提取物有抗抑郁活性，且作用与盐酸氟西汀相当，而其醇提取物则无此活性。

【临床应用】

1. 高脂血症 用何首乌治疗高脂血症已较普遍，片剂较汤剂效果好。首乌片治疗高胆固醇血症 178 例，用药 2~12 周，胆固醇平均下降 39%，显效率为 38.2%，总有效率为 61.8%。有人报道，用何首乌治疗高脂血症 118 例，亦有较好的疗效。另有用制首乌 30g 煎服，分 2 次服，每日 1 剂，治疗 32 例高脂血症患者，降胆固醇有效率为 78.1%，降甘油三酯有效率为 93.8%，疗效明显优于常规西药治疗组。

2. 神经衰弱 20% 何首乌注射液及首乌片治疗 141 例神经衰弱失眠症患者，有较好疗效，对睡眠状态的改善优于利眠宁、眠尔通和溴剂。50% 首乌注射液每次 4mL，每天 2 次肌注，治疗神经衰弱 366 例，显效 14.5%，好转 82.5%，无效 3%；治疗夜游症、嗜睡症、癫痫、神经性头痛、脑外伤后遗症、截瘫等也均有效。

3. 脱发、白发 脂溢性脱发用何首乌蜜丸治疗 11 例，有效 9 例；另用首乌注射液治疗 7 例，均有效。何首乌、黑豆各 20g，黑芝麻、黄芪、阿胶各 15g，白术、龙眼肉各 12g，大枣 9 枚，煎服，同时每次服脱氨酸 100mg，每天 3 次，外用桑白皮液外涂，每天 2~3 次，治疗斑秃 50 例，经 20~60 天均治愈。制首乌、熟地黄各 30g，当归 15g，浸于 1000mL 米酒中，10~15 天后开始饮用，每天 15~30mL，连续服用至见效，共治疗白发 36 例（局限性 20 例，弥漫性 16 例，病程 1~10 年），痊愈 24 例，好转 8 例，总有效率为 88.9%。

4. 皮肤赘疣 首乌片每次 5 片（儿童 3 片），日服 3 次，一般连续治疗 3~10 周。治疗各种疣类 55 例，治愈 42 例，好转 10 例，无效 3 例。

5. 女阴白斑病变（硬化性萎缩性苔藓、皮炎、白癜风并外阴炎、外阴典型增生等） 40% 何首乌注射液于病变部位与上髎穴交替注射，每天 1 次，1 次 1mL，10 天为 1 疗程，每个疗程间隔 7 天，3 个疗程结束后判定疗效。治疗 29 例，痊愈 20 例，有效 8 例，无效 1 例。在痊愈病例中，硬化性萎缩性苔藓型较其他类型效果明显。

6. 小儿遗尿 何首乌散（何首乌、五倍子各 3g）用食醋调成糊状，临睡前敷于脐部，5 次为 1 疗程

（每夜 1 次）。治疗小儿遗尿症 60 例，经 1 疗程治愈 44 例，好转 14 例，无效 2 例，总有效率为 96.7%。无效及好转者经 2～3 个疗程治疗均治愈。

7. 偏瘫　50% 何首乌注射液穴位注射，每次穴位（风池、百会、命门等）注射 2mL，效果良好。

8. 血管性痴呆　每次服用首乌片 6 片，每天 3 次，连续服用 12 周，治疗血管性痴呆有效。

9. 小儿神经性尿频　何首乌 20g（剂量随年龄大小稍作增减）水煎 2 次代茶频服，连续 10 天为 1 疗程。治疗 34 例，治愈 32 例，无效 2 例。

【毒副作用】　生何首乌醇渗漉液小鼠口服的 LD_{50} 为 50g/kg，制首乌醇渗漉液剂量达 1000g/kg 仍无死亡发生。小鼠腹腔给药时，生何首乌的 LD_{50} 为 2.7g/kg，制首乌的 LD_{50} 为 169.4g/kg。高温炮制何首乌的水提取液和醇提取液每天 8、32、80g/kg 给大鼠灌胃，8.15g/kg 给小鼠喂饲 1 个月，肝、肾功能和血常规正常，心、肝、肾等脏器的病理检验也未见异常。

何首乌的不良反应主要为消化道反应。大部分病例出现大便稀薄，少数病人伴有轻微腹痛和恶心、呕吐。个别病人服用大量何首乌合剂后自诉有肢体麻木感。4 例曾出现皮疹，1 例出现药物热。另有报道，何首乌可致皮肤瘙痒及出现家族性何首乌过敏。近年发现何首乌的肝毒性较为普遍，应引起重视。

参 考 文 献

1. 董东，等. 时珍国医国药，2008，19（9）：2218.

2. 刘煜德，等. 亚太传统医药，2007，（4）：71.

3. 李玥，等. 海南医学院学报，2011，17（4）：452.

4. 耿增岩，等. 时珍国医国药，2010，21（4）：1006.

5. 胡锡琴，等. 陕西中医学院学报，2007，（6）：63.

6. 卫培峰，等. 陕西中医，2009，30（2）：238.

7. 卫培峰，等. 中国实验方剂学杂志，2010，16（14）：172.

8. 卫培峰，等. 中国医院药学杂志，2010，30（17）：1445.

9. 张志国，等. 解放军药学学报，2008，24（1）：62.

10. 王君明，等. 时珍国医国药，2012，23（6）：1327.

枸 杞 子

【别名】　枸杞果，枸奶子，枸杞。

【来源】　为茄科植物宁夏枸杞 *Lycium barbarum* L. 的干燥成熟果实。

【性味】　甘，平。

【功能主治】　滋补肝肾，益精明目。用于虚劳精亏，腰膝酸痛，眩晕耳鸣，阳痿遗精，内热消渴，血虚萎黄，目昏不明。

【主要成分】　含甜菜碱（Betaine）、枸杞多糖（Polysacharide of Lycium barbarum，LBP）、玉蜀黍黄素、酸浆素（Physalien）、多种氨基酸及微量胡萝卜素、硫胺、核黄素、烟酸、抗坏血酸、钙、磷、铁等。

【药理作用】

1. 对机体免疫功能的影响

（1）对非特异性免疫功能的影响：枸杞多糖既是免疫增强剂，又是免疫调节剂，对环磷酰胺（CY）和 ^{60} 钴照射所致的白细胞数降低有明显的升白作用；能显著增加巨噬细胞 C_3b 和 Fc 受体的数量及增强活力，提高巨噬细胞的吞噬功能，并减弱醋酸氢化可的松对巨噬细胞 C_3b 和 Fc 受体的抑制作用。枸杞子水煎剂能增强大鼠中性粒细胞吞噬死酵母菌的作用，并能恢复注射过磷酸胺的小鼠的白细胞数，它和枸杞多糖都能增加溶血空斑形成细胞（PFC）数。

（2）对特异性免疫功能的影响：枸杞子可抑制 IgE 的合成，提高小鼠 IgA、IgG、IgM 的含量及抗体生成细胞和抗体效价。大鼠灌服枸杞袋泡茶，IgM 及补体 C4 含量明显提高。枸杞多糖可增强正常小鼠和 CY 处理小鼠的 T 细胞介导的免疫反应与 NK 细胞的活性；提高小鼠脾脏 T 淋巴细胞的增殖功能，能增强 CTL 的杀伤功能，并可对抗 CY 对小鼠 T、CTL 和 NK 细胞的免疫抑制作用。适宜剂量的枸杞多糖对老年小鼠抑制 T 细胞（Ts）有明显调节作用，可增强 Ts 的活性；增加 T 细胞表面 E 受体的数量，并通过增加 T 细胞的数量及增强其活性而调节免疫系统。

（3）对细胞因子及 LAK 细胞的影响：枸杞多糖对 IL-2 的活性有增强作用，并可使老年小鼠 IL-2 活性得到恢复。给小鼠腹腔注射枸杞多糖，可明显促进其脾细胞增殖，提高小鼠脾淋巴细胞的 LAK 的活性。枸杞子提取物具有提高机体工作能力和消除衰老症状的作用，并可增加外周白细胞总数及嗜中性粒细胞数，从而增强特异性免疫。

2. 抗肿瘤作用 枸杞多糖能增强正常小鼠经 ConA 处理的巨噬细胞抑制肿瘤靶细胞增殖的活性；对靶细胞 P_{815} 及 P_{388} 增殖有抑制作用；对巨噬细胞在非特异性抗肿瘤或特异性抗肿瘤过程中有一定激活作用。枸杞多糖还能升高 S_{180} 荷瘤小鼠脾脏 T 淋巴细胞 ^{3}H-TdR 的掺入值（CPM），提高 T 淋巴细胞增殖反应（RPI），与 CY 合用可提高 CY 的抑瘤率。枸杞子冻粉混悬液和 CY 联合治疗大鼠 W_{256} 癌肉瘤时，枸杞多糖对 CY 导致的白细胞减少有明显的保护作用。

3. 抗氧化、抗衰老作用 枸杞子提取液有抗氧化、延缓衰老的作用，能明显抑制小鼠肝匀浆过氧化脂质（LPO）的生成，能使血中谷胱甘肽过氧化物酶（GSH-Px）活力和红细胞 SOD 活力增高；人体试验显示，枸杞子能明显抑制血清 LPO 生成，增强血中 GSH-Px 的活力，但 RBC-SOD 活力未见增高。枸杞多糖能有效对抗自由基过氧化，使受损膜电学功能发生逆转；具有调节脂质代谢的效应，并对 CCl_4 导致的小鼠肝脂质过氧化损伤起到明显保护作用。枸杞多糖还能显著缩短果蝇从卵到蛹及卵到成虫的发育期，并能显著延长小鼠和果蝇的平均寿命。枸杞子可增加小鼠皮肤羟脯氨酸含量，显著增强小鼠的耐缺氧能力，延长其游泳时间，有抗疲劳作用。枸杞多糖在体外还可直接清除羟自由基，并能抑制自发或由羟自由基引发的脂质过氧化反应。灌服枸杞多糖能提高 D-半乳糖致衰老小鼠体内谷胱甘肽过氧化物酶（GSH-Px）和超氧化物歧化酶（SOD）活性，从而清除过量的自由基，起到延缓衰老的作用。

4. 对细胞内遗传物质的作用 枸杞多糖对体外遗传伤有保护作用，对二氨基芴在 TA_{100} 菌株的致突变活性有明显抑制作用，对某些遗传毒物所诱发的遗传损伤有明显的保护作用。枸杞子具有抗 MMC 诱发 SCE 的作用，可提高 PNA 损伤后的修复能力，降低 SCE 频率，对抗遗传伤，还对淋巴细胞在正常增殖周期和 MMC 影响下的增殖周期都有明显增殖活力的作用。

5. 对造血系统的作用 枸杞多糖腹腔注射，可使正常小鼠骨髓中红系爆式集落形成单位（BFU-E）和红系集落形成单位（CFU-E）上升，并能促进小鼠脾脏 T 淋巴细胞分泌集落刺激因子，提高小鼠血清集落刺激活性水平，加强集落刺激因子（CSF）的集落刺激性；促进正常小鼠骨髓造血干细胞（CFU-S）增殖，明显增加骨髓单系细胞（CFU-GM）数量，促进 CFU-GM 向粒系分化。给正常小鼠或环磷酰胺造成白细胞减少的小鼠口服枸杞液，均有显著增加白细胞数量或促进白细胞回升的作用。

6. 降血糖作用 临床研究发现，枸杞多糖对 2 型糖尿病有明显的免疫调节效应，对 2 型糖尿病患者的 T_8 和 IL-6 有明显的下调作用，并能明显增高 IL-2 水平。枸杞多糖能使四氧嘧啶（AXN）糖尿病小鼠免疫功能恢复接近正常，对 AXN 糖尿病小鼠及正常小鼠均有降血糖作用。枸杞多糖和茶叶多糖混合物具有增加 2 型糖尿病模型动物胰岛素敏感性、增加肝糖原储备、降低血糖水平的作用，可抑制肾脏醛糖还原酶（AR）活性，降低血清糖基化终产物-肽（AGE-P）水平，提高血清过氧化物歧化酶（SOD）水平，从而在预防糖尿病并发症方面发挥重要作用。枸杞多糖还能明显降低链脲佐菌素（STZ）致高血糖小鼠的血糖，并对 STZ 诱导的胰岛 β 细胞（NIT-β 细胞）损伤有保护作用，其降血糖作用主要机理和途径不是通过促进 NIT-β 细胞释放胰岛素所产生。

7. 降血脂作用 枸杞多糖（LBP）具有良好的降血脂作用。枸杞多糖对高脂血症兔的血脂有明显影响，能显著降低血清胆固醇（TC）及甘油三酯（TG）含量，降脂有效率达 100%。LBP 可显著降低下丘脑损伤肥胖小鼠的体重和脂肪指数，摄入适当剂量的 LBP 可显著降低血清 TC 和 TG 含量，提高血清 HDL－C含量，并可显著减小脂肪细胞体积和增加脂肪组织内 Accm RNA 的含量，提示 LBP 可通过调节机体的能量代谢达到降脂减肥的目的。

8. 保肝作用　大量研究表明，枸杞多糖（LBP）对实验性肝损伤有保护作用。LBP 对四氯化碳引起的肝损伤有修复作用，其机制可能是通过阻止内质网的损伤，促进蛋白质合成及解毒作用，恢复肝细胞功能，并促进肝细胞再生。采用乙醇饮料（乙醇浓度 5%～40%，终浓度 40%，共 29 周）复制酒精性肝病模型，25 周时将剩余的大鼠随机分为模型组和两个剂量的 LBP 治疗组（250、1000mg/kg），以光镜和电镜观察形态学改变，与模型组相比，LBP 组肝形态学明显改善，大剂量（1000mg/kg）效果更优，对大鼠酒精性肝病模型，LBP 能改善线粒体的形态、减轻肝细胞的脂肪变性和炎症坏死程度。

9. 生殖系统保护作用　给雄性 Wistar 大鼠灌服枸杞多糖（LBP）14 天后以温水浴构造大鼠睾丸损伤模型，测定其血清性激素水平、睾丸组织中 SOD 活性、MDA 含量及观察睾丸组织形态学改变，结果对照组大鼠血清性激素水平、SOD 活性低于 LBP 组；MDA 含量则高于 LBP 组，LBP 最佳剂量为 10 mg/（kg·d）。LBP 能减轻高温引起的生精细胞损伤，并促进睾丸生殖细胞正常发育。LBP 对大鼠生殖系统有保护作用，可能是通过抗氧化作用及调节下丘脑－垂体－性腺轴实现的。同时，LBP 能明显抑制 H_2O_2 诱导的睾丸细胞损伤，且存在剂量－效应关系。

10. 抗辐射作用　枸杞多糖（LBP）对经 1.0Gy 的 γ 射线照射的小鼠骨髓微核和精子畸变有一定的抑制作用，低、中、高剂量组的射线照射小鼠存活率分别比对照组提高 14.6%、17.5% 和 23.7%，低、中剂量的 LBP 对辐射小鼠脾淋巴细胞转化还有明显促进作用，提示 LBP 抗辐射作用与其较强的免疫调节作用有关。

11. 其他作用　枸杞子煎剂可增加离体子宫的收缩频率，加强张力及强度。另外，枸杞子还可能参与了牙周结缔组织新附着形成的过敏。不同浓度的枸杞多糖（LBP）还可使醋酸铅诱发小鼠骨髓多染红细胞的微核率明显降低，其抑制率分别为 18.1%、37.2% 和 79.1%，并呈剂量－反应关系，表明 LBP 对醋酸铅诱发的小鼠骨髓细胞突变有抑制作用。研究还发现，LBP 可以提高食物转化率和体内锌、铁离子的含量，促进幼鼠生长发育。LBP 还对海马自发电活动有促进作用，提示 LBP 有潜在的促智作用。

【临床应用】

1. 男性不育症　每晚服枸杞子15g，连服 2～4 月。治疗精子减少或缺乏或活动力弱者 42 例，精液复常 33 例，3 例疗效不佳，6 例无精者无效。

2. 肥胖症　枸杞子30g，每日当茶冲服，早晚各 1 次。治疗 5 例，服用 1 个月体重下降 2.6～3kg，用药 4 个月体重均复常。

3. 银屑病　枸杞子粗提取物口服，每次 50mg，每日 2 次，服 2 个月。治疗 27 例，有效率为 74.1%。

4. 老年人免疫功能偏低　枸杞子粗提取物口服，每次 50mg，每日 2 次。治疗 30 例，服药 8 周后，血清胆固醇水平下降，淋巴细胞转化率及 E 花环形成率明显上升。

5. 失血性贫血　七味枸杞散〔枸杞子17.5g，朴硝、硼砂（制）、肉桂、山奈、广木香、沙棘各 25g，共研细粉，过 100 目筛〕口服，每天 1～3 次，每次 1.5～3g，红糖水做药引送服，14 天为 1 个疗程，治疗失血性贫血有效。

6. 心力衰竭　在西药常规治疗基础上，加服人参枸杞汤（人参10g，枸杞子10g，桂圆肉10g，大枣 9 枚）。治疗 73 例心力衰竭患者，显效 51 例，有效 19 例，无效 3 例，总有效率为 95.9%。

【毒副作用】　枸杞子毒性很小。枸杞子水提取物小鼠皮下注射的 LD_{50} 为 8.32g/kg，甜菜碱为 18.74 g/mg。甜菜碱进入体内以原形排出，大鼠静注 2.4g/kg 未见毒性反应；小鼠腹腔注射25g/kg，10 分钟内出现全身痉挛、呼吸停止。

参 考 文 献

1. 王继红，等. 辽宁中医药大学学报，2010，12（6）：47.

2. 陈艳丽, 等. 眼科, 2009, 18 (4): 229.

3. 王继红, 等. 辽宁医学院学报, 2010, 31 (3): 193.

4. 王继红, 等. 眼科研究, 2010, 28 (6): 507.

5. 罗琼, 等. 营养学报, 2012, 34 (1): 64.

6. 赵健, 等. 眼科, 2011, 20 (1): 21.

7. 楚笑辉, 等. 中国新药杂志, 2011, 20 (7): 599.

8. 邓自辉, 等. 临床合理用药杂志, 2011, 4 (12): 164.

9. 黄文华, 等. 时珍国医国药, 2012, 23 (12): 2988.

阿　胶

【别名】　驴皮胶，傅致胶，盆覆胶。

【来源】　为马科动物驴 *Equus asinus* L. 的干燥皮或鲜皮经煎煮、浓缩制成的固体胶。

【性味】　甘，平。

【功能主治】　补血滋阴，润燥，止血。用于血虚萎黄，眩晕心悸，肌痿无力，心烦不眠，虚风内动，肺燥咳嗽，劳嗽咯血，吐血尿血，便血崩漏，妊娠胎漏。

【主要成分】　主要含蛋白质，水解后生成色氨酸、赖氨酸、组氨酸、甘氨酸等 19 种氨基酸，并含钾、钠、镁、铁、锰、锌、钙、硫等 20 种元素。

【药理作用】

1. 生血作用　实验表明，阿胶对大量失血导致的贫血犬，有加速恢复血容量、红细胞及血红蛋白的作用，比奶粉与铁剂合用疗效好。阿胶亦能促进血小板增多。阿胶对造血系统的促进作用可能与其所含胶原蛋白对造血干细胞的有益作用以及所含糖胺多糖对细胞增生、造血系统的组织分化的促进作用存在着密切关系。阿胶可治疗晚期肿瘤患者化疗引起的外周血血小板减少症，有明显的刺激 PLT 再生的功能，能刺激骨髓造血干细胞，特别是巨核系祖细胞（CFu－Meg），并能提高骨髓髓外造血功能，尤以大剂量阿胶作用强。阿胶补浆对环磷酰胺引起的小鼠白细胞减少、网织红细胞减少均有明显升高作用，提示该药对骨髓造血系统的造血功能有促进和保护作用。

2. 对免疫系统的作用　阿胶能提高机体特异玫瑰花环形成率和单核吞噬细胞功能（提高吞噬百分率和吞噬指数），能对抗氢化可的松所致的细胞免疫抑制，对 NK 细胞有促进作用。阿胶溶液对脾脏有明显的增重作用，对胸腺重量略有减轻作用，可明显提高小鼠腹腔巨噬细胞的吞噬能力。阿胶益寿颗粒能提高衰老小鼠血 SOD、CAT、GSH－Px 活力，降低血浆、脑匀浆及肝匀浆 LPO 水平，明显拮抗衰老模型小鼠胸腺及脾脏的萎缩，使皮质厚度增大，皮质细胞数增加，脾小节增大及淋巴细胞数增加，促进脑神经细胞的发育。

3. 对心血管系统的作用　用灵杆菌内毒素复制犬内毒素性休克模型，观察口服阿胶对动物的影响，结果发现阿胶能使内毒素引起的血压下降、总外周阻力增加、血黏度上升以及球结膜微循环障碍等病理改变减轻或尽快恢复正常。阿胶对休克时血液黏滞性增加有明显的抑制作用，可使微循环障碍改善，动脉血压得以较快恢复、稳定。阿胶对兔耳烫伤后的血管通透性有抑制作用，能防止烫伤性"渗漏"，对油酸造成的肺损伤有保护作用。另外，血液流变学观察表明，阿胶对血管有扩容作用。

4. 抗疲劳和耐缺氧作用　用阿胶等多种中草药配伍制成的口服液对小鼠进行抗疲劳效果的实验研究，显示其能明显提高机体有氧和无氧耐力；增强机体对疼痛反应的抑制能力，促进运动性疲劳的消除。阿胶益寿晶可明显延长血虚模型小鼠负荷游泳时间及小鼠在密闭环境中的存活时间。阿胶补血膏可明显升高失血性贫血小鼠的红细胞和血红蛋白水平，延长正常小鼠的耐缺氧时间，使小鼠血清中溶血素含量增加，延长"脾虚"模型小鼠的游泳时间和耐高温时间。

5. 增强记忆作用　观察天麻、阿胶联合用药对染铅鼠脑一氧化氮及学习记忆的影响，发现两者均可显著增多染铅鼠游泳实验中直线达到平台次数以及提高小脑一氧化氮含量（$P < 0.05$），而且合用效果更显著于任一药物单用（$P < 0.01$），认为两者均可显著减轻铅对学习记忆功能的损害作用，尤其两药合用效果更为显著。给大鼠进行亚急性醋酸铅染毒，实验组分别给予天麻、阿胶或天麻与阿胶联合应用，监测血铅浓度，利用 Y 型迷宫测定各组学习记忆功能，并利用透射电镜技术观察各组海马 CA_3 区锥体细胞的超微结构。结果发现天麻、阿胶对铅致海马 CA_3 区神经元超微结构及功能的损害均有保护作用，可改善学习记忆损伤，且联合应用有增强效应。

6. 抗休克作用　对麻醉猫的失血性休克，静注 5% ~6% 阿胶液 8mL/kg，能使猫血压复常，且作用持久。对于犬的内毒素休克，阿胶液灌胃也有显著治疗效果，能明显抑制休克时的血液黏滞性增加，使微循环改善，动脉压得以较快恢复及稳定。

7. 对进行性营养性肌变性的影响　给豚鼠饲以低蛋白饲料，可发生类似于人的进行性营养性肌变性症，在症状开始出现时，即用阿胶拌于基本食物中，饲喂 6 ~9 周，瘫痪症状可减轻或消失，同时能使尿中下降了的肌酐系数和升高了的肌酸系数都逐渐复常，肌细胞的退变和肌纤维的消失亦得到改善，出现肌细胞再生和正常肌纤维。若预先给予阿胶则可预防进行性肌变性症的发生。

8. 对钙代谢的影响　给犬口服阿胶，同时加碳酸钙和食物，发现阿胶能略微增加血清钙量。此种增加是由于肠内钙的吸收增加与尿内钙的排泄减少所致。阿胶血钙平能够提高实验性骨质疏松大鼠血清钙、磷含量，降低碱性磷酸酶活力。其钙口服液对骨质疏松症的大鼠可增加其骨钙、磷含量和骨质密度。

9. 平喘作用　哮喘模型大鼠存在 Th_2 型细胞优势反应，而哮喘模型大鼠阿胶液灌胃有抑制哮喘 Th_2 细胞优势反应的作用，从而调节 Th_1/Th_2 型细胞因子平衡，同时，可减轻哮喘大鼠肺组织嗜酸性细胞炎症反应，从而达到防治哮喘的作用。

10. 抗癌作用　阿胶对肺癌高转移细胞株 PG 有诱导凋亡作用。实验表明，阿胶高剂量血清组肺癌细胞凋亡率明显增高，表明阿胶含药血清可促使肿瘤细胞凋亡，并可使细胞分裂阻滞在 G_0 期，提示阿胶主要通过阻滞细胞分裂、诱导细胞凋亡发挥作用，与对照组比较有非常显著性差异，提示阿胶可通过改变细胞基因表达而启动细胞凋亡程序，达到诱导肺癌细胞凋亡的目的。此外，复方阿胶浆对荷肺癌小鼠也有一定的抑瘤作用，三个不同剂量组平均抑瘤率在 20% 左右，复方阿胶浆可使荷瘤小鼠的体重维持在大致正常的范围，能有效延长荷瘤小鼠的生存期，较之化疗药组有明显的优势。联合放疗则可见到瘤重明显缩小，出现协同增效作用。

11. 其他作用　给动物注射 5% 灭菌阿胶溶液，能使血液凝固性增强，有一定止血作用。阿胶还能促进健康人淋巴细胞转化，有一定免疫功能增强作用。阿胶可加强巨核细胞的聚集及增强其活性，并可促进软骨细胞、成骨细胞的增殖及合成活性，加快软骨内骨化，促进骨愈合。阿胶还能明显改善人脐带静脉内皮细胞在血管的贴壁率；还可使烫伤的兔耳血浆渗出减少，表明有一定抗炎作用。

【临床应用】

1. 贫血　阿胶烊化冲服，每日 3 次，每次 15g。有人认为新阿胶（即猪皮胶）疗效优于阿胶，曾有人用新阿胶 30g，每日 2 次冲服，治疗 10 例贫血，服药 24 天，痊愈 6 例，好转 4 例，有效率达 100%。生血片（主含阿胶）治疗 100 例再障贫血，86 例有效。

2. 血小板减少性紫癜　胶艾四物汤治疗血小板减少性紫癜，有较好疗效。单用新阿胶治疗 30 例，服药 24 天，治愈 14 例，有效 16 例，总有效率为 100%。

3. 流产　胶艾四物汤加味治疗先兆流产和习惯性流产 57 例，56 例获得满意疗效。

4. 慢性溃疡性结肠炎　将阿胶制成栓剂（每枚重 1.5 ~2g），每次用 1 ~2 枚塞入肛门，再用肛管送至病灶处。每日大便后上药 1 次，7 ~10 天为 1 疗程，治疗 200 例，显效 118 例，有效 76 例，无效 6 例，总有效率为 97%，疗效较西药对照组为佳。

5. 便秘　阿胶润肠散（阿胶、当归、肉苁蓉、决明子、厚朴、白术、番泻叶）每日 5g，沸水泡开后代茶饮，每日饮用 1000mL，分 3 次，三餐前 30 分钟服用，15 天为 1 疗程。治疗 200 例，痊愈 178 例，好转 19 例，无效 3 例，总有效率为 98.5%。

6. 术后切口脂肪液化 伤口渗出消失后，取适量阿胶捣烂，用 1‰ 新洁尔灭浸泡后，直接塞入伤口内，每两天 1 次，疗程 10 天。治疗 61 例，痊愈 50 例，显效 9 例，有效 2 例，总有效率 100%。

参 考 文 献

1. 张荻，等. 北京中医药大学学报（中医临床版），2012，19（3）：15.
2. 宋怡敏，等. 动物医学进展，2011，32（9）：73.
3. 谢安，等. 中南医学，2011，9（11）：827.
4. 栗敏，等. 中国实验方剂学杂志，2012，18（20）：216.
5. 秦明春，等. 中医药导报，2007，13（5）：102.

桑 椹

【**别名**】 桑仁，桑果，桑椹子，桑实。

【**来源**】 为桑科植物桑 *Morus alba* L. 的干燥果穗。

【**性味**】 甘、酸，寒。

【**功能主治**】 滋阴补血，生津润燥。用于肝肾阴虚，眩晕耳鸣，心悸失眠，须发早白，津伤口渴，内热消渴，肠燥便秘。

【**主要成分**】 含芸香苷（Rutin），花色苷（Anthocyanidingl ucoside），I-deoxynojiklonincin，维生素 A、B_1、B_2、C、D 和胡萝卜素，糖类（9% ~ 12%）及脂肪油（种子中约含 26%）。油中主要成分为亚油酸（Linoleic acid）、硬脂酸、油酸等。尚含苹果酸、丁二酸、菊色素（Chrysanthemin）。

【**药理作用**】

1. 对免疫功能的影响 经现代分子学测定细胞免疫反应，发现桑椹能提高 T 细胞的数量，并能增强 T 细胞的功能，从而起到调节免疫作用。又据报道，桑椹可明显提高小鼠巨噬细胞吞噬百分率和吞噬指数，与生理盐水对照组比较，有显著性差异。桑椹组的体外抗体形成细胞少于对照组，说明本品有抑制抗体形成的作用。研究表明，桑椹有中度激发淋巴细胞转化的作用，并能使小鼠脾重和血清溶菌素含量增加。

2. 抗诱变作用 新鲜桑椹汁具有抑制环磷酰胺诱发骨髓微核率和染色体畸变率升高的作用，且有明显的剂量反应关系，说明新鲜桑椹汁对一些外来诱变剂的诱变作用可能有一定的预防效果。另用 Ames 试验、小鼠骨髓微核试验、SOS 显色反应等方法进行桑椹水溶性提取液的诱变与抗诱变研究，也发现其具有明显的抗诱变作用。

3. 降血脂作用 用普通基础饲料加 10% 猪油、1% 胆固醇、0.5% 胆酸钠组成高脂饲料。在此高脂饲料中添加 10% 的黑桑椹果粉饲喂 Wistar 大鼠（桑椹组），4 周后与单饲高脂饲料的大鼠（高脂组）对比血脂和肝脂水平，结果桑椹组大鼠血清和肝脏的胆固醇、甘油三酯含量均显著降低，血清低密度脂蛋白胆固醇和致动脉硬化指数也明显下降，而高密度脂蛋白胆固醇和抗动脉硬化指数显著升高，提示黑桑椹果粉对高脂血症大鼠有显著的降脂、抗动脉粥样硬化作用。

4. 抗氧化及延缓衰老作用 以黑桑椹水提取液饲喂老龄 BABL/C 小鼠，灌胃 45 ~ 60 天后测定与抗氧化、延缓衰老及美容有关的生化指标，结果表明，黑桑椹提取液能使肝脏过氧化脂质（LPO）含量明显降低；全血谷胱甘肽过氧化物酶（GSH – Px）和过氧化氢酶（CAT）活性显著提高；心肌脂褐素明显减少。认为黑桑椹提取液有一定的抗氧化延缓衰老的作用和润肤美容的功效。桑椹果汁能显著提高大鼠红细胞和降低肝脏中丙二醛（MDA）含量，说明桑椹果汁能有效清除氧自由基及抗脂质过氧化，这一功能可能与桑椹果汁含丰富的天然抗氧化成分维生素 C、胡萝卜素和类黄酮等有关。

5. 抗病毒作用 桑椹的有效成分 I – deoxynojiklonincin 对抗 AIDS 有效。用酶联免疫吸附检测技术筛选抗乙型肝炎病毒表面抗原的中草药，发现桑椹具有抗乙型肝炎病毒的作用。

6. 对胃肠的作用   药理实验表明，桑椹在胃中能补充胃液的缺乏，可增强胃的消化力；进入肠内能刺激肠黏膜，使肠液分泌增多，肠蠕动增强。

7. 其他作用   桑椹煎剂能促进小鼠粒系祖细胞生长，有促进造血功能的作用。桑椹有抗疲劳作用。

【临床应用】

1. 神经衰弱之失眠   桑椹 250g，水煎，煎液浓缩成稠膏，另加蜂蜜 500g，收膏。每日 2 次，每次 9g 内服，治疗神经衰弱引起的失眠、多梦、健忘、心悸，具有安神益智的功效。有人用桑椹配伍夜交藤、合欢皮、徐长卿等，水煎服，治疗失眠 40 例，痊愈 34 例，好转 6 例，总有效率为 100%。

2. 老年便秘及睡眠障碍   桑椹 50g 水提浸膏配成糖水剂 250mL，每日 1 剂，5 日为 1 疗程，便秘治疗显效率为 82%，睡眠障碍治疗显效率为 72%。

3. 糖尿病   鲜桑椹绞汁，每次服 15mL，每天 3 次。同服胡萝卜粥：鲜胡萝卜 80g，洗净切碎，粳米 60g 文火煮粥，每天 2 次。治疗 25 例糖尿病，治愈 8 例，好转 14 例，无效 3 例，总有效率为 88%。

4. 中央性视网膜脉络膜炎   桑椹地黄汤（桑椹 30g，生地黄、熟地黄各 15g，黄精、玉竹、石斛、丹皮、草决明、泽泻、炒麦芽各 12g）每天 1 剂，分 2 次服，15 天为 1 疗程。治疗中央性视网膜脉络膜炎 14 例，结果 1 疗程显效 3 例，有效 2 例，无效 1 例；第 2 疗程显效 7 例；第 4 疗程有效 1 例。

【毒副作用】   本品入汤、丸、散之类制剂应用，极少见有不良反应。但本品生食或鲜食过量却可导致呕吐、腹痛，呈阵发性加剧、烦躁、神志恍惚、消化道出血，可见大便呈暗红果酱色，严重者昏迷、血压下降，甚至死亡。

参 考 文 献

1. 顾玮蕾，等. 食品科技，2010，35（7）：48.
2. 伍春，等. 蚕业科学，2010，36（2）：337.
3. 李升锋，等. 食品研究与开发，2008，39（4）：31.
4. 袁保红，等. 中国医药导报，2009，6（1）：9.

北 沙 参

【别名】   海沙参，银条参，北条参。

【来源】   为伞形科植物珊瑚菜 *Glehnia littoralis* Fr. Schmidt ex Miq. 的干燥根。

【性味】   甘，微苦，微寒。

【功能主治】   养阴清肺，益胃生津。用于肺热燥咳，劳嗽痰血，胃阴不足，热病津伤，咽干口渴。

【主要成分】   根含生物碱和丰富的淀粉、挥发油、三萜酸、豆甾醇、β-谷甾醇及多糖类物质。果实含珊瑚菜素（Phellopterin）。

【药理作用】

1. 对免疫功能的影响   北沙参饮片多糖和北沙参粗粒多糖对正常小鼠均有增强巨噬细胞吞噬功能的作用；在 5g/kg 剂量时，北沙参粗粒多糖在提高吞噬百分率和吞噬指数方面均优于北沙参饮片多糖；对强的松造成的吞噬功能低下状态，只有北沙参粗粒多糖 10g/kg 组有显著纠正作用，且明显优于北沙参饮片同剂量组，可能与粗粒有较高的煎出率有关。100% 北沙参水煎剂对正常小鼠巨噬细胞（MΦ）吞噬功能、血清溶菌酶含量和迟发超敏反应（DTH）有非常显著的提高和促发作用；对血清抗体有增强作用，但不显著；对 LPS 诱导的 B 细胞增殖有显著促进作用，对 ConA 诱导的 T 细胞有显著抑制作用。10% 水煎剂对 MΦ 吞噬功能和 DTH 反应有非常显著的提高和增强作用；对血清抗体和血清溶菌酶水平有显著的增强作用。20% 醇沉液对 B 细胞增殖有非常显著的抑制作用。5% 醇沉液对 MΦ 吞噬功能、血清溶菌酶水平、

DTH 反应有非常显著的提高和增强作用；对血清抗体产生有显著增强作用；对 B 细胞增殖有非常显著的抑制作用。20% 多糖对 MΦ 吞噬功能有非常显著的促进作用；对血清抗体产生有显著增强作用；对 B 细胞增殖有非常显著的抑制作用。5% 多糖对 MΦ 吞噬功能有显著促进作用，对 B 细胞增殖有非常显著的抑制作用。北沙参对正常小鼠有免疫调节作用，100% 水煎剂和 5% 醇沉液效果更好。

2. 解热、镇痛作用 北沙参的乙醇提取物或挥发油能使正常家兔的体温轻度下降，对由伤寒疫苗引起发热的家兔有解热作用，并有一定的镇痛作用。

3. 对心脏的作用 北沙参水浸液在低浓度时对离体蟾蜍心脏能加强收缩，浓度增高时则出现抑制直至心室停跳（此时心房仍可跳动），但可以恢复，对在体蟾蜍心脏作用情况相似。

4. 对血压的作用 给麻醉兔静脉注射北沙参提取物，兔血压稍有上升，呼吸加强，切断迷走神经，此作用仍然存在。

5. 祛痰作用 实验表明，北沙参能刺激支气管黏膜，使分泌物增多，故有一定的祛痰作用。

6. 抗突变作用 北沙参水或乙醇浸液对 2 - AF、2,7 - AF、$NaNO_2$ 三种致突变物分别引起的 TA_{98} 与 TA_{100} 回复突变有明显的抑制作用，且有剂量 - 反应关系，表明北沙参中有抗突变物质且具有抗突变作用。

7. 其他作用 北沙参多糖腹腔注射，能抑制抗体生成细胞和血清凝集抗体产生，在体外能抑制人淋巴细胞转化；抑制偶氮氯苯所致小鼠耳迟发超敏反应，提高小鼠同种植皮存活率。本品水浸剂对奥杜益小孢子菌等皮肤真菌有不同程度的抑制作用。

【临床应用】

1. 阴虚肺热干咳，骨蒸劳热，肌肤枯燥，口苦烦渴 北沙参、麦冬、知母、川贝母、熟地黄、鳖甲、地骨皮各 200g，制成丸剂或膏剂。每早服 9g，白汤送服，有一定疗效。

2. 劳嗽痰血 北沙参、玉竹、麦冬、桑叶、白扁豆、天花粉、川贝母各 9g，甘草 3g。水煎服有效。

3. 热病后胃阴不足，津少口干 北沙参、石斛、麦冬、玉竹、冰糖各 9g。水煎服，有较好疗效。

4. 萎缩性胃炎 沙参麦冬汤：沙参、麦冬、玉竹、天花粉各 15g，生扁豆、冬桑叶各 10g，生甘草 6g。辨证加减，水煎服。治疗慢性萎缩性胃炎 64 例，近期治愈 12 例，好转 49 例，无效 3 例，总有效率达 95.3%。

5. 术后阴虚发热 沙参三鲜汤：北沙参、鲜石斛、鲜生地黄各 15～30g，鲜芦根、天花粉各 30g，麦冬 10～20g，玉竹 20g。随证适当加减，水煎服。治疗术后阴虚发热 40 例，全部治愈。

6. 食管炎 沙参白及汤：北沙参、白及、玉竹各 15g，麦冬、甘草各 10g，白芍、蒲公英各 30g，桔梗、制乳香、制没药各 5g。治疗阴虚火旺型食管炎 50 例，痊愈 34 例，有效 13 例，无效 3 例，总有效率为 94%。

【毒副作用】 有报道，一家四人在北沙参加工过程中，因参与煮制、扒皮，同时患过敏性皮炎，予以抗过敏治疗后痊愈。

参 考 文 献

1. 宋立新，等. 中国中医基础医学杂志，2013，19（6）：640.

2. 刘波，等. 中药材，2010，33（7）：1140.

3. 吕方军，等. 时珍国医国药，2012，23（4）：936.

4. 杨宪勇. 泰山医学院学报，2012，33（4）：247.

5. 董芳，等. 植物资源与环境学报，2010，19（1）：95.

5. 刘西岭，等. 安徽农业科学，2009，37（20）：9481.

6. 金香男，等. 长春中医药大学学报，2010，26（6）：828.

7. 杨小花，等. 南昌大学学报（医学版），2012，52（3）：95.

8. 林喆，等. 中国中医药信息杂志，2007，14（7）：91.

南 沙 参

【别名】 沙参，白河参，泡参。

【来源】 为桔梗科植物轮叶沙参 *Adenophora tetraphylla*（Thunb.）Fisch. 或沙参 *Adenophora stricta* Miq. 的干燥根。

【性味】 甘，微寒。

【功能主治】 养阴清肺，益胃生津，化痰，益气。用于肺热燥咳，阴虚劳咳，干咳痰黏，胃阴不足，食少呕吐，气阴不足，烦热口干。

【主要成分】 含呋喃香豆精类、蒲公英赛酮（Taraxerone）、三萜皂苷（沙参皂苷）和淀粉、胡萝卜素（Carotene）、胡萝卜苷（Daucosterol）、β-谷甾醇、廿八酸（Octcosanoic acid）、磷脂、磷脂酸等，尚含多糖和微量元素钙、铅等。

【药理作用】

1. 祛痰作用 南沙参有祛痰作用。轮叶沙参煎剂对家兔的祛痰作用较紫菀等弱，但持续时间较长。25%杏叶沙参煎剂4mL/kg给家兔灌胃，可使气管分泌物增加，表明杏叶沙参有祛痰作用。推测南沙参祛痰机制是由于所含的皂苷刺激胃黏膜感受器而反射性地引起迷走神经中枢兴奋，增加气管或支气管的分泌。

2. 对免疫功能的影响 杏叶沙参煎剂腹腔注射可使小鼠末梢血中淋巴细胞数和T细胞数明显增加，对胸腺内淋巴细胞数和T淋巴细胞数亦有增加趋势；可使小鼠腹腔巨噬细胞吞噬百分率明显增高；但南沙参可明显增加小鼠脾脏重量，降低小鼠脾脏淋巴细胞数及T细胞数。南沙参多糖灌胃能显著减轻辐射所致小鼠胸腺、脾脏病理损伤，使淋巴细胞比率和Th/Ts比值升高，腹腔巨噬细胞吞噬功能明显增强。

3. 强心作用 南沙参浸剂对离体蟾蜍心脏有明显强心作用，可使离体心脏振幅增大。本品1%及5%浸剂对离体蛙心也有明显的强心作用。

4. 对血液的作用 南沙参浸液无溶血现象，但能与红细胞作用变色发生混浊沉淀，还能降低全血黏度（比），血清、血浆黏度（比），使红细胞电泳加速。

5. 抗辐射作用 南沙参多糖1g/kg、0.5g/kg灌胃给药1周，有显著抗^{60}Co-γ射线辐射致小鼠损伤的作用，能明显对抗辐射引起的免疫器官重量减轻和外周白细胞总数降低，使照射小鼠存活率提高15%。

6. 抗衰老作用 1.0g/kg南沙参多糖可明显降低老龄小鼠肝、脑脂褐素含量，并增高老龄小鼠血清中睾酮的含量，同时可使老龄小鼠肝、脑中B型单胺氧化酶的活性降低。这些效应与其抑制老龄小鼠血清中丙二醛的生成、提高其红细胞中超氧化物歧化酶及全血中谷胱甘肽过氧化物酶的活性和直接清除体外氧自由基关系密切，提示南沙参多糖对老龄小鼠有明显的抗衰老效应。

7. 抗突变作用 南沙参多糖可对抗用^{60}Co-γ射线全身低剂量均匀间断照射小鼠106天所致的外周血白细胞数、血小板数降低和染色体畸变率、精子畸形率和骨髓嗜多染红细胞微核率增高，提示南沙参多糖对亚慢性受照小鼠损伤有明显的抗突变作用，其机制与抗氧化作用有关。

8. 对记忆功能的影响 采用小鼠跳台法，灌胃南沙参多糖500~2000mg/kg，每天1次，共15天，结果南沙参多糖对东莨菪碱、亚硝酸钠、乙醇引起的小鼠学习记忆功能损害有明显的改善作用，可对抗乙醇引起的小鼠脑中MAO-B活性和MDA含量升高及SOD含量减少，提示南沙参多糖有改善小鼠学习记忆的作用，其作用与影响鼠脑中自由基有关。在东莨菪碱所致大鼠学习记忆障碍实验中，大鼠主动回避反应显著增加；大鼠脑中NE、DA、5-HT含量增加，AchE活性降低；血糖含量增加，提示南沙参多糖改善大鼠学习记忆功能的作用也与影响鼠脑中神经递质及血糖有关。

9. 其他作用 南沙参水浸剂在试管内对奥杜盎小孢子菌、羊毛状小孢子菌等皮肤真菌有不同程度的抑制作用。南沙参多糖对 CCl_4 损伤原代培养大鼠肝细胞有保护作用。

【临床应用】

1. 迁延性肝炎 南沙参、山药各 15g，水煎服。治疗 24 例，12 例症状及体征消失无反复，9 例症状体征基本消失，3 例无效。

2. 慢性气管炎 南沙参每天 6 ~ 9g，水煎分服，有一定疗效。

3. 慢性乙型病毒性肝炎 采用南沙参多糖治疗慢性乙型病毒性肝炎患者 60 例，总疗程为 24 周，结果显示南沙参多糖的治疗效果好，不良反应少。

参 考 文 献

1. 王淑平，等. 河北大学学报，2008，28（4）：373.
2. 梁莉，等. 中国药师，2008，11（3）：261.
3. 肖寒，等. 中国实验方剂学杂志，2011，17（24）：203.
4. 胡定慧，等. 时珍国医国药，2007，18（3）：594.
5. 姚岚，等. 中医研究，2007，20（4）：20.
6. 梁莉，等. 中国药师，2008，11（3）：261.
7. 梁莉，等. 中国药房，2007，18（24）：1853.

明 党 参

【别名】 明党，粉沙参，明沙参。

【来源】 为伞形科植物明党参 *Changium smyrnioides* Wolff 的干燥根。

【性味】 甘、微苦，微寒。

【功能主治】 润肺化痰，养阴和胃，平肝，解毒。用于肺热咳嗽，呕吐反胃，食少口干，目赤眩晕，疔毒疮疡。

【主要成分】 含少量挥发油，油中主要成分为 6,9 - 十八碳二炔酸甲酯。尚含有机酸、多糖类及 20 种氨基酸和 18 种人体必需的微量元素。最近从明党参中分离出了二十四烷酸、单棕榈酸甘油酯、琥珀酸、香草酸等。

【药理作用】

1. 镇咳、祛痰、平喘作用 明党参水提取液对雾化氨水刺激引起的小鼠咳嗽有显著抑制作用，而且随剂量增加作用加强；并能增加小鼠呼吸道酚红排出量，使气管分泌液增多，又可加速纤毛运动，有利于排痰，达到祛痰作用；对乙酰胆碱和组胺引起的豚鼠哮喘有显著的抑制作用，表明其能对抗组胺、乙酰胆碱等过敏介质引起的支气管收缩，有平喘作用。

2. 对免疫功能的影响 灌服明党参水煎液和多糖能显著增加正常小鼠脾和胸腺重量、白细胞总数及淋巴细胞数；对氢化可的松所致外周血白细胞总数和淋巴细胞数的降低有明显的对抗作用，并提高外周血淋巴 ANAE 阳性百分率和小鼠静注炭粒廓清率，显著抑制二硝基氯苯所致的小鼠迟发型超敏反应，还能增强小鼠腹腔巨噬细胞的吞噬功能。

3. 增强抗应激能力 明党参及其多糖不仅能显著延长常压下缺氧动物的生存时间，还能显著延长氰化钾所致的化学性缺氧动物的存活时间及小鼠在高温条件下存活的时间，有明显增强机体抗应激能力的作用。研究表明，用内毒素（LPS）诱导小鼠的 J744 巨噬细胞株，可诱生出较高的转录活化核蛋白因子 NF - kB 活性，分别采用 LPS 先刺激、LPS 后刺激和 LPS 与明党参多糖同时刺激等 3 种方法对其进行处理，并分离核蛋白，行聚丙酰凝胶电泳及光密度扫描定量分析。结果发现，明党参多糖在 3 种情况下均可降低内毒素刺激所致的转录活化核蛋白因子 NF - kB 结合活性，提示明党参多糖可显著降低 LPS 刺激所致的转录活化核蛋白因子 NF－kB 的结合活性。

4. 降血脂作用　以明党参醇提取物（CSM）和水提取物（CSD）分别喂养实验性高脂血症大鼠 4 周，结果 CSM 和 CSD 均能显著降低血清胆固醇（TC）水平，其中以 CSD 2.5g/kg 剂量的效果最好（下降率为 45.32%），优于安妥明（下降率为 40.49%），亦能降低血清甘油三酯（TG）水平，不同程度地提高高密度脂蛋白胆固醇的比率。

5. 抗菌作用　明沙参提取物对金黄色葡萄球菌、绿脓杆菌有显著的抑制作用，且抑菌浓度低，最低抑菌浓度为 5mg/mL，抑菌效果与药物浓度呈正相关。

6. 其他作用　明党参的氯仿、乙酸乙酯、丙酮、甲醇提取物的动物实验表明，除氯仿提取物外，对体外大鼠肝匀浆上清液中过氧化脂质生成都有抑制作用。明党参水煎液具有显著的肠推进作用。

【临床应用】

1. 百日咳、久咳不愈　明党参 6g，冰糖适量，炖服，有显著疗效。

2. 胃热呕吐　明党参 15g，竹茹、枇杷叶各 10g，水煎服，有一定效果。

参 考 文 献

1. 王萌，等. 天然产物研究与开发，2012，24（6）：764.
2. 顾源远，等. 中华中医药学刊，2010，28（1）：75.
3. 顾源远，等. 现代中药研究与实践，2010，24（2）：58.
4. 张莹，等. 时珍国医国药，2011，22（3）：625.
5. 张莹，等. 天然产物研究与开发，2012，24（4）：510.
6. 陈建伟，等. 天然产物研究与开发，2010，22（2）：232.
7. 吴泽鹏. 亚太传统医药，2010，6（3）：32.
8. 任东春，等. 中药材，2008，31（1）：47.

麦　冬

【别名】　麦门冬，沿阶草。

【来源】　为百合科植物麦冬 *Ophiopogon japonicus*（L. f）Ker－Gawl. 的干燥块根。

【性味】　甘、微苦，微寒。

【功能主治】　养阴生津，润肺清心。用于肺燥干咳，阴虚痨嗽，喉痹咽痛，津伤口渴，内热消渴，心烦失眠，肠燥便秘。

【主要成分】　含多种甾体皂苷，主要是麦门冬皂苷（Ophiopogonin）A、B、B′、C、C′、D、D′。还含 β－谷甾醇（β－Sitosterol）、豆甾醇（Stigmasterol）、β－谷甾醇－3－O－β－D－葡萄糖苷（β－Sisterol－β－O－β－D－glucoside）、龙脑苷、二氢高异黄酮及单糖类、多糖、氨基酸等。挥发油中主要含樟脑、沉香醇等。

【药理作用】

1. 对中枢神经系统的作用　麦冬总氨基酸腹腔注射有明显的协同戊巴比妥钠对小鼠的中枢抑制作用，而麦冬总皂苷及总糖对阈下催眠剂量的戊巴比妥钠作用无明显影响。15% 麦冬须制剂灌胃能抑制松节油引起的家兔发热，但发热后用药则无抑制作用。煎剂有镇静作用，亦能增强氯丙嗪的镇静作用，增强戊巴妥钠的催眠作用，拮抗咖啡因的兴奋作用，能推迟回苏灵引起的抽搐、强直性惊厥及死亡发生的时间，但不能使动物免于死亡。

2. 对心血管系统的作用　麦冬总皂苷 10μg/L 和 40μg/L 可以提高大鼠心肌细胞缺氧再给氧损伤后的活力，加快心肌细胞的搏动频率，并使培养液上清乳酸脱氢酶的含量明显降低，提示麦冬总皂苷对缺氧再给氧损伤的心肌细胞有保护作用。麦冬总皂苷还可加强离体蟾蜍心脏的心肌收缩力，较纯物作用不及粗提取物，在增强心肌收缩力的同时伴有心输出量的增加。大剂量的麦冬总皂苷及总糖均可抑制心脏，使收缩力减弱、输出量减少、房室传导阻滞甚至停搏。麦冬总皂苷及总氨基酸小剂量均可使豚鼠离体心脏的收缩力增强，冠脉流量增加，而大剂量则抑制心肌，减少冠脉流量，但对心率无影响。麦冬总皂苷可有效预防或对抗由 $CHCl_3$ – Adr、$BaCl_2$、Aco 诱发的心律失常，并使犬结扎冠脉后的室性心律失常发生率降低。麦冬总皂苷可明显降低兔单项动作电位的 V_{max}，缩短其 APD_{10}、APD_{50}；可使豚鼠乳头肌细胞跨膜电位的 APA、V_{max} 明显降低，APD_{10}、APD_{50} 明显缩短，同时 ERP/APD 显著增大。麦冬对氯化钡、乌头碱、肾上腺素、垂体后叶素所致的心律失常均有改善作用。麦冬合小剂量硫酸镁对犬实验性心肌梗死后心律失常有一定的预防作用。麦冬可使兔实验性心肌梗死后的心肌 cAMP 和 cGMP 释放减少，使血浆 cAMP/cGMP 比值恢复平衡。

麦冬正丁醇提取部位可拮抗过氧化氢所致血管内皮细胞 NO 水平的升高和前列环素水平的降低，从而保护过氧化氢所致血管内皮细胞的损伤，提示麦冬正丁醇提取部位是麦冬保护血管内皮细胞的有效部位之一。

3. 对免疫功能的影响 麦冬多糖及麦冬水煎剂均可明显增加小鼠的脾脏重量，但对胸腺重量无明显影响，并能显著提高小鼠炭粒廓清速率。麦冬多糖对小鼠血清溶血素的形成有明显促进作用，对兔血红细胞有凝集素样作用。麦冬须有促进幼鼠 SRBC 抗体生成和延缓抗体消退的作用，有提高小鼠细胞免疫功能的作用。麦冬须水溶液对接种 S_{180} 和 EAC 癌细胞后的小鼠白细胞和 T 细胞含量均有明显提高作用，对 T 细胞亚群可使 Tu% 升高，Tr% 降低，Tu/Tr 比值增高。

4. 清除自由基作用 麦冬须根浸膏对氧自由基的清除率达 96.5%，对 Fenton 反应产生的·OH 清除率可达 98.4%，对促癌剂 PMA 刺激人多形核白细胞呼吸暴发产生的活性氧自由基的清除率可达 85.3%。

5. 对血糖的影响 给家兔肌内注射 50% 麦冬煎剂（1mL/kg），能升高其血糖。正常兔灌服麦冬的水、醇提取物 0.2g/kg，则有降血糖作用；对四氧嘧啶性糖尿病兔，每天灌服 0.5g/kg 麦冬提取物，连续 4 天，亦有降血糖作用，并可促使胰岛细胞恢复，肝糖原较对照组有增加趋势。麦冬多糖有降低正常小鼠及四氧嘧啶糖尿病小鼠血糖浓度的作用，降糖作用不随剂量的增大而增强。

6. 抗菌作用 麦冬粉在体外对白色葡萄球菌、大肠杆菌、枯草杆菌、伤寒杆菌等均有抗菌作用。

7. 对胃肠道的作用 研究发现，麦冬多糖对乙醇引起的胃黏膜损伤有保护作用，并对乙醇引起的胃（胃黏膜电位差）值下降有拮抗作用，其作用机制与抑制胃酸、胃蛋白酶活性，减少攻击因子对胃黏膜损伤有关。麦冬多糖对消炎痛引起的胃黏膜损伤有保护作用。麦冬多糖对萎缩性胃炎有一定的治疗作用，主要与改善胃黏膜的血液循环、抑制炎性反应、促进组织细胞增生有一定关系。

8. 对生殖细胞遗传物质的保护作用 麦冬各剂量组诱导的雄性小鼠生殖细胞非程序 DNA 合成与正常对照组比较无显著性差异（$P > 0.05$）；6.8、13.6g/kg 剂量麦冬对甲基磺酸甲酯诱导的非程序 DNA 合成则有明显抑制作用（$P < 0.01$），并且随药物浓度增大，抑制作用逐渐增强，超过一定剂量，其抑制作用不再增强，提示麦冬对小鼠生殖细胞遗传物质有保护作用。

9. 镇咳作用 有研究发现，麦冬皂苷 D 具有很好的镇咳作用。以急性分离的 2 周大的 Wistar 大鼠的气管旁神经元为研究对象，采用全细胞打孔膜片钳记录技术，发现麦冬皂苷 D 10 mmol/L 能增加气管旁神经元的静息膜电位数值，浓度依赖性地激活向外离子电流（钾电流），增大膜电导值，抑制乙酰胆碱和缓激肽诱导的去极化反应，提示其可能通过激活钾离子通路，发挥对旁管神经元的超极化作用，减弱气管副交感神经节神经元的兴奋性，减少气道的胆碱释放。

10. 其他作用 麦冬多糖可显著延长小鼠常压耐缺氧时间，显著对抗 ^{60}Co 辐射引起的小鼠白细胞水平下降。麦冬多糖和麦冬水煎液均可显著对抗环磷酰胺引起的小鼠白细胞水平下降。以麦冬根须喂饲给药，可降低小鼠体内羟脯氨酸含量，抑制雄性小鼠脑内单氨氧化酶活性，提高雄性小鼠肝内 SOD 活性，明显延长果蝇寿命。麦冬所含皂苷、多糖、氨基酸等对小鼠有明显的抗疲劳作用。麦冬对小鼠粒系血细胞生长有促进作用。麦冬多糖能拮抗乙酰胆碱和组胺混合液刺激引起的正常豚鼠和卵白蛋白引起的致敏豚鼠的支气管平滑肌收缩，抑制致敏豚鼠哮喘的发生并有较显著的抗小鼠耳异种被动皮肤过敏的作用。

【临床应用】

1. 冠心病 试用麦冬制剂治疗冠心病 101 例，其中口服煎剂者 50 例，总有效率为 74%；肌注麦冬注射液者 31 例，总有效率为 83.7%；静注麦冬注射液者 20 例，总有效率为 80%。除改善症状外，对心电图的改善也有一定作用。

2. 糖尿病 抑糖汤（麦冬为主药）随证加减，水煎服，治疗 215 例，总有效率为 70%。

3. 肺结核咯血 月华丸（麦冬为主药）随证加减，水煎服，治疗 68 例，用药后 24 小时内停止者 52 例，明显减少者 14 例。

4. 燥咳 沙参麦冬汤随证加减，水煎服，治疗 154 例，总有效率为 96%。

5. 慢性胃炎 麦冬配玉竹、山楂、石斛、蒲公英，水煎服，总有效率为 94%。

6. 化疗后口腔溃疡 麦冬、金银花、桔梗各 10g，加 70℃～80℃开水 500mL 冲泡，温服，每天 4～5 次，每次 200mL，7 天为 1 个疗程，治疗化疗后口腔溃疡总有效率为 73.8%。

【毒副作用】 临床有少数慢性胃炎患者用药后出现腹泻，停药后症状消失。

参 考 文 献

1. WANG S, et al. Int J Biol Macromol, 2012, 50 (3): 734.

2. TIAN YQ, et al. Chin J Nat Med, 2011, 9 (3): 222.

3. LI N, et al. Fitoterapia, 2012, 83 (6): 1042.

4. HU ZF, et al. Fitoterapia, 2011, 82 (2): 190.

5. KIM HK, et al. Nutrients, 2012, 4 (12): 1887.

6. 齐建红，等. 西安文理学院学报（自然科学版），2008，11 (1): 44.

山 麦 冬

【别名】 湖北麦冬，短葶山麦冬，大麦冬，土麦冬。

【来源】 为百合科植物湖北麦冬 *Liriope spicata*（Thunb.）Lour. var. *prolifera* Y. T. Ma 或短葶山麦冬 *Liriope muscari*（Decne.）Baily 的干燥块根。

【性味】 甘，微苦，微寒。

【功能主治】 养阴生津，润肺清心。用于肺燥干咳，阴虚痨嗽，喉痹咽痛，津伤口渴，内热消渴，心烦失眠，肠燥便秘。

【主要成分】 含多糖、氨基酸、短葶山麦冬皂苷等。

【药理作用】

1. 对中枢神经的抑制作用 山麦冬总皂苷 600mg/kg 腹腔注射能明显减少小鼠自发活动，并可显著对抗苯甲酸咖啡因所致的运动性兴奋；450、600 及 900mg/kg 可分别加强戊巴比妥钠的催眠作用，增强氯丙嗪的中枢抑制作用及哌替啶的镇痛作用。但本品无明显的催眠作用及抗惊厥作用。

2. 免疫增强作用 山麦冬多糖高剂量（1600mg/kg）和低剂量（400mg/kg）对由 ^{60}Co-γ 射线和环磷酰胺造成的小鼠免疫器官损伤有一定的恢复作用，能显著增加免疫低下小鼠的胸腺和脾脏重量，还能升高注射环磷酰胺小鼠外周血的白细胞数。小鼠体内实验表明，山麦冬多糖还对小鼠原发性肝癌实体瘤有一定的抑制作用，提示山麦冬多糖对免疫低下小鼠有保护作用。对从短葶山麦冬块根中分离得到的甾体皂苷短葶山麦冬皂苷 C 进行免疫作用和抗 S_{180} 肉瘤实验，结果表明，其可显著延长小鼠存活时间，也可极显著地增加小鼠的脾脏重量，显著增强小鼠的炭粒廓清作用，对抗由环磷酰胺和 ^{60}Co-γ 射线照射引起的小鼠白细胞数下降，抑制 S_{180} 肉瘤和腹水癌的生长。其中，抗缺氧、增加免疫器官重量、炭粒廓清作用与同剂量人参总皂苷无明显差异，显示本品有较好的免疫增强作用。

3. 抗炎作用及对迟发型变态反应的影响　短葶山麦冬皂苷 C（Rusco）在抗原激发迟发型变态反应（CTH）前或后腹腔注射，均能显著抑制 2,4,6 - 三硝基氯苯（PC）所致的小鼠接触性皮炎，对二甲苯及巴豆油所致小鼠耳壳炎症反应也有显著抑制作用。与氢化泼尼松抑制小鼠体重及胸腺、脾脏、肾上腺重量的作用相比，Rusco 不影响体重，高剂量时有一定的抑制胸腺的趋势，但却能明显增加脾脏及肾上腺重量。Rusco 具有较强的抗炎、免疫药理活性，其对迟发型变态反应的抑制作用主要包括抑制 T 效应细胞的形成及抑制炎症反应。

4. 对实验性心肌缺血的保护作用　山麦冬总氨基酸对垂体后叶素致大鼠心电图急性缺血性改变有明显的预防作用；对异丙肾上腺素引起的心肌损伤大鼠可对抗 ST 段升高，显著抑制心肌组织中磷脂肌酸激酶（CPK）的释放，降低血清 CPK 水平，保护心肌组织超氧化物歧化酶活性；能明显抑制血清 CPK 和乳酸脱氢酶升高，降低血清游离脂肪酸水平，缩小心肌梗死范围，对心肌缺血有保护作用。山麦冬总皂苷对局灶性脑缺血损伤有保护作用；并具有显著的抗凝血作用。

5. 抗血栓作用　下腔静脉组织血栓可使血栓部位的 IL - 6 和 TF 的基因表达增加，灌胃给予短葶山麦冬皂苷（DT - 13）剂量为 1.4mg/kg，可抑制结扎大鼠下腔静脉诱导的静脉血栓形成，并下调血栓部位 IL - 6 和 TF 的基因表达；同时灌胃给予（DT - 13）剂量为 2.0mg/kg 和 4.0mg/kg，可抑制结扎小鼠下腔静脉诱导的静脉血栓形成。此外，DT - 13 还可通过其抗血栓活性来防治肿瘤的并发症。

【临床应用】

1. 神经衰弱之失眠　山麦冬、红枣各 25g，水煎服，每日 1 剂，分 2 次服，有较好疗效。

2. 肺燥咳嗽　山麦冬 20g，百合 15g，天冬 15g，水煎取汁去渣后再加入蜂蜜 30g 煎 2 分钟，放冷后服，每日 1 剂，有效。

参 考 文 献

1. 田友清，等. 中国天然药物，2011，9（3）：222.
2. 邓州，等. 中国药房，2007，18（30）：2332.

天　冬

【别名】　天门冬，多仔婆。

【来源】　为百合科植物天冬 *Asparagus cochinchinensis*（Lour.）Merr. 的干燥块根。

【性味】　甘、苦，寒。

【功能主治】　养阴润燥，清肺生津。用于肺燥干咳，顿咳痰黏，腰膝酸痛，骨蒸潮热，内热消渴，热病伤津，咽干口渴，肠燥便秘。

【主要成分】　含天门冬素（即天冬酰胺 Asparagine），黏液质，多糖，β - 谷甾醇，5 - 甲氧基甲基糠醛（5 - Methoxy - methylfurfurol），甾体皂苷，羊齿皂苷 A、B、C、D。

【药理作用】

1. 抗菌作用　天冬煎剂体外试验对炭疽杆菌、甲型及乙型溶血性链球菌、白喉杆菌、类白喉杆菌、肺炎双球菌、金黄色葡萄球菌、柠檬色葡萄球菌、白色葡萄球菌及枯草杆菌均有不同程度的抑制作用。

2. 抗肿瘤作用　天冬对急性淋巴细胞型白血病、慢性粒细胞白血病及急性单粒细胞型白血病患者白细胞脱氢酶有一定的抑制作用，并能抑制急性淋巴细胞型白血病患者白细胞的呼吸。本品对小鼠肉瘤 S_{180} 有抑制作用。正常大鼠肝动脉内注入适量天冬胶（大约 0.2mL）后见肝动脉显示良好，可引起肝脏内散在的缺血梗死灶，而且大鼠可以存活。给荷原发性肝癌大鼠肝动脉内注射天冬胶后，药除在肝动脉内分布外，还较多进入肿瘤组织，且镜下见肿瘤结节内有大量梗死灶，表明无论对正常大鼠，还是对荷原发性肝癌大鼠而言，天冬胶均为良好的末梢型血管栓塞剂。

3. 抗衰老作用 天冬水提取液低剂量（2.0g/kg）和高剂量（4.0g/kg）具有提高小鼠对抗应激反应能力的作用，长期服用高剂量天冬水提取液能延缓小鼠由 D–半乳糖引起的衰老。而天冬总多糖能不同程度地增加小鼠胸腺和脾脏的重量，提高小鼠对抗应激反应的能力，并有一定的延缓衰老作用。而天冬总皂苷在以上几项实验中作用则均不明显。天冬醇提取液和氯仿提取液均能提高 D–半乳糖致衰小鼠脑组织中 NOS、SOD 的活性（$P < 0.01$），使 NO 含量增加（$P < 0.01$），LPO 含量降低（$P < 0.01$），提示天冬醇提取液和氯仿提取液也具有抗衰老作用。

4. 提高抗应急反应能力作用 天冬水提液低、高剂量组具有提高小鼠对抗应激反应的能力，天冬总多糖能不同程度增加小鼠胸腺和脾脏的重量，提高小鼠对抗应激反应的能力。

5. 其他作用 本品还能祛痰、镇咳、平喘，有效成分为天冬酰胺。本品能促进小鼠溶血空斑及玫瑰花结形成，有一定的免疫增强作用。本品还有杀灭蚊、蝇幼虫的作用。

【临床应用】

1. 咳嗽 天冬、人参、熟地黄、生地黄各等份研末，炼蜜为丸，含化服之，有较好效果。天冬 15g，生地黄、沙参各 12g，水煎服，治肺结核咳嗽。天冬、麦冬、百部、瓜蒌各 6g，陈皮、贝母各 3g，水煎服治疗百日咳有良效。

2. 乳房肿瘤 鲜天冬 100g，剥去外皮，隔水蒸熟，3 次分服。治疗 52 例乳腺小叶增生和纤维腺瘤患者，临床治愈 30 例，显效 16 例，有效 5 例，无效 1 例。对一般良性乳房肿瘤，尤其乳房小叶增生，不论肿块大小，奏效迅速，大多数可获痊愈。本品对乳腺癌也有一定近期效果。

3. 扁桃体炎、咽喉肿痛 天冬、麦冬、板蓝根、桔梗、山豆根各 9g，甘草 6g，水煎服，有较好疗效。

4. 慢性单纯性鼻炎 将生蜂蜜盛于洁净陶罐中，纳入去皮鲜天冬，蜂蜜量以恰好淹没天冬为宜，罐口密封，20 天后启用。每次生食天冬 2 个，开水冲服浸用蜂蜜 20g，早晚各 1 次，10 天为 1 疗程，治疗慢性单纯性鼻炎有效。

参 考 文 献

李敏，等．时珍国医国药，2010，16（7）：580.

百　合

【别名】 白百合，百合蒜，白花白合。

【来源】 为百合科植物卷丹 *Lilium lancifolium* Thunb.、百合 *Lilium brownii* F. E. Brown var. *viridulum* Baker 或细叶百合 *Lilium pumilum* DC. 的干燥肉质鳞叶。

【性味】 甘，寒。

【功能主治】 养阴润肺，清心安神。用于阴虚燥咳，痨嗽咳血，虚烦惊悸，失眠多梦，精神恍惚。

【主要成分】 含岷江百合苷 A 及 D、百合皂苷、去酰百合皂苷、$β_1$–澳洲茄边碱、秋水仙碱（Colchicine）、淀粉、多糖、蛋白质、脂肪。

【药理作用】

1. 镇咳作用 百合 50% 煎剂对氨水引起的小鼠咳嗽有止咳作用。

2. 祛痰作用 取停食 8 小时的小鼠灌胃百合提取物，相当于生药 20g/kg，有明显祛痰作用，作用机制是递增呼吸道的排泌功能，同时也使黏膜排泄分泌量增加。

3. 平喘、抗组胺作用 百合煎剂小鼠肺灌流能使流量增加，并能对抗组胺引起的蟾蜍哮喘。

4. 镇静作用 百合水提取液灌胃给药 20g/kg，能显著延长戊巴比妥钠的睡眠时间及提高阈下剂量的睡眠率，有明显的镇静作用。百合的正丁醇提取液也能明显减少小鼠的自发活动，提示百合的正丁醇提取部位也有明显的镇静作用。

5. 保护肾上腺皮质功能及抗过敏作用 卷丹、百合对强的松龙所致的肾上腺皮质功能衰竭有显著的保护作用。3 种百合均可显著控制二硝基氯苯所致的小鼠迟发型过敏反应。

6. 抗疲劳、耐缺氧作用 百合等能明显延长小鼠游泳时间，具有抗疲劳作用；显著延长小鼠常压耐缺氧时间。百合的正丁醇提取液也能显著延长小鼠在常压下的耐缺氧时间及在冰水浴中的游泳时间。

7. 抗氧化作用 百合多糖 200、400mg/kg 灌胃，可使 D - 半乳糖致衰老小鼠血中 SOD、CAT 及 GSH - Px 活力升高，血浆、脑匀浆和肝匀浆中 LPO 水平明显下降，提示百合有较好的抗氧化作用。百合提取液对羟自由基有较好的清除效果。

8. 抗抑郁作用 百合皂苷可通过提高 5 - 羟色胺、多巴胺的含量进而对抑郁症模型大鼠脑内单胺类神经递质的紊乱状态有很好的改善作用，其抗抑郁的主要途径有：①通过提高抑郁症模型大鼠脑内的 5 - 羟色胺、多巴胺的含量进而对单胺类神经递质功能不足有很好的改善作用；②可通过降低血液皮质醇及促肾上腺皮质激素的含量减少下丘脑促皮质素释放因子的表达；③增加海马糖皮质激素受体 mRNA 的表达，抑制抑郁模型大鼠亢进的下丘脑垂体肾上腺轴。

9. 抗炎作用 百合的甲醇提取物的抗炎作用是由于下调诱导型氨基末端激酶和一氧化氮合酶，通过抑制转录因子的活化和核移位，以及阻断脂多糖刺激的 RAW264.7 细胞中细胞外信号调节激酶和氨基末端激酶的信号，从而抑制一氧化氮合酶和诱导型氨基末端激酶的活性。

10. 抗肿瘤作用 百合多糖具有抑制 H_{22} 肿瘤生长的作用，并能显著提高荷瘤小鼠的胸腺指数和脾指数、巨噬细胞吞噬功能及血清溶血素的含量。在 C - 27 位上含有 3 - hydroxy - 3 - methylglutaric acid 结构的百合皂苷及其衍生物能抑制 TPA 刺激的宫颈癌细胞（HeLa），并抑制各种人类恶性肿瘤细胞，如胰腺癌（PANC - 1）、骨肉瘤（OST）、嗜铬细胞瘤（PC - 12）等。

11. 免疫调节作用 百合多糖可提高正常及环磷酰胺所致免疫抑制小鼠巨噬细胞的吞噬能力和吞噬指数，可显著提高小鼠血清特异性抗体水平，可促进小鼠淋巴细胞的转化。

12. 对脑肠轴作用 通过检测大鼠血液及胃、肠等组织中胃泌素（GAS）、血管活性肠肽（VIP）及 P - 物质（SP）等脑肠肽含量的变化，发现百合总皂苷能提高血浆 VIP 的含量，降低结肠组织中 VIP 的含量，并提高血中及结肠组织中 GAS、SP 等的含量，表明百合总皂苷对脑肠轴有一定作用。通过对脑肠肽类激素的调节，改善胃肠不适症状。

13. 降血糖作用 将从百合中分离得到的两种百合多糖单体给予四氧嘧啶高血糖小鼠，进行降血糖功能研究，结果表明百合多糖具有明显的降血糖功能，且与浓度呈正相关。

14. 其他作用 百合多种溶剂提取物对多种细菌和真菌均有抑制作用。

【临床应用】

1. 肺结核咳嗽，痰中带血 百合 24g，麦冬、玄参、白芍各 9g，生地黄 12g，熟地黄 18g，当归、甘草、桔梗各 4.5g，川贝母 6g。水煎服，有效。

2. 外用止血 取百合粉 15g，加入蒸馏水配成 15% 混悬液，再加温至 60℃，并搅拌使成糊状。候冷，放入 2℃ ~4℃ 冰箱内放置，待凝结成海绵丝状后用纱布包好挂起解冻，挤去海绵体水分，再剪成所需大小与形状，装在瓶内高压蒸汽消毒 15 分钟。临床以百合海绵填塞治疗鼻衄及鼻息肉切除手术后止血，据 100 余例观察，止血效果良好。百合海绵在鼻腔中 3 小时即开始溶化，14 小时完全消失，能被组织吸收而无不良及过敏反应。

3. 气胸 以百合为主的百合固金汤配合传统西医疗法治疗自发性气胸 15 例，与单用传统西医疗法治疗的 10 例比较，疗效更优（$P < 0.05$）。

4. 脏躁症 百合莲枣甘草粥（鲜百合 40g，干莲子 30g，大枣 10 枚，炙甘草 5g，粳米 60g）日服 1 剂，1 个月为 1 个疗程。治疗脏躁症 32 例，痊愈 3 例，显效 10 例，有效 13 例，无效 6 例，总有效率为 81%。

5. 痛风 百合花菜粥（百合 100g，花菜 100g，陈仓米 100g，冰糖适量）或百合荠菜粥（百合 100g，荠菜 50g，大米 50g，冰糖适量）日服 3 ~4 次，可治疗痛风。

6. 老年性便秘 干百合 50～60g 浸泡 4 小时（鲜者 80～100g 无需浸泡），加水 300mL，文火煎 30 分钟，煮至百合烂熟后兑入蜂蜜和匀。每日 1 剂，分早晚 2 次服。15 天为 1 疗程。治疗后一般可 2 天排便 1 次，排出通畅，便质转软，而无泻药所致腹痛、腹泻等症状。

7. 支气管扩张症咯血 百合膏：百合、黄芪、白及、仙鹤草、浙贝母、阿胶各 60g，蜂蜜 350g，先将草药反复煎 3 次，去渣取汁 1500mL，然后加入阿胶、蜂蜜溶化过滤，熬至 1000mL，分 2 日 6 次温服。治疗支气管扩张症咯血 155 例，显效 32 例，有效 116 例，无效 7 例，总有效率为 95.5%。

8. 带状疱疹 鲜百合捣烂取汁涂于皮疹处，每日 3 次，涂至水疱干涸结痂为止。治疗 25 例，痊愈 8 例，有效 13 例，无效 4 例，总有效率 84%。

参 考 文 献

1. 李艳，等. 中医学报，2015，30（206）：1021.
2. 高淑怡，等. 中国实验方剂学杂志，2012，18（16）：337.
3. 周英，等. 食品科学，2008，29（2）：94.

玉　竹

【别名】 葳蕤，萎蕤，尾参，玉参。

【来源】 为百合科植物玉竹 *Polygonatum odoratum*（Mill.）Druce 的干燥根茎。

【性味】 甘，微寒。

【功能主治】 养阴润燥，生津止渴。用于肺胃阴伤，燥热咳嗽，咽干口渴，内热消渴。

【主要成分】 含白屈菜酸（Chelidonic acid）、铃兰苦苷（Convallamarin）、铃兰苷（Convallarin）以及山柰酚苷、槲皮醇苷（Quercitol）和维生素 A，尚含淀粉 25.6%～30.6% 及黏液质，又含环氮丙烷 - 2 - 羟酸（Azetidin - 2 - carbonic acid）、天冬酰胺、多糖、鞣质。

【药理作用】

1. 对心脏的作用 玉竹及其所含铃兰苦苷和铃兰苷均有强心作用。离体蛙心实验表明，20% 玉竹煎剂和酊剂，小剂量可使心搏振幅增大；剂量增加，蛙心在搏动增强之前常有暂时性的心搏抑制，给予更大剂量，蛙心搏动迅速停止。玉竹煎剂对离体蛙心、离体大鼠心脏有正性肌力作用，玉竹总苷能明显改善大鼠心肌舒缩功能。含 4% 玉竹大鼠血清对乳鼠心肌细胞心率有减慢作用，说明玉竹对改善心肌功能有一定作用；含 1%、2% 和 4% 玉竹的大鼠血清可显著降低乳酸脱氢酶含量，减少缺氧缺糖对心肌细胞造成的损害。

2. 对血压的作用 蛙下肢灌流实验表明，20% 玉竹煎剂可使血流量显著减少。20% 玉竹煎剂家兔耳静脉注射，可引起血压缓缓上升；给狗静脉注射，可引起血压暂时下降和呼吸暂时兴奋。

3. 对平滑肌的作用 20% 玉竹煎剂对小鼠离体子宫有缓和的兴奋作用，可使小鼠肠管活动暂时增强，但之后逐渐弛缓，蠕动减低。

4. 对血糖的影响 玉竹有一定的降血糖作用，给家兔口服玉竹浸膏，兔血糖渐次增高，然后降低，但亦有报道给家兔肌内注射玉竹煎剂（2g 生药/mL）有升高血糖的作用。另外，玉竹水醇法（30% 乙醇）提取物安全范围大，可使链脲佐菌素（STZ）诱导的 I 型糖尿病小鼠血糖明显降低，外周血血清中 IL - 4、IL - 10 值升高，IFN - γ 值降低，提示玉竹水醇法（30% 乙醇）提取物可干预 1 型糖尿病的发生发展。玉竹多糖也能非常显著地降低四氧嘧啶诱导的糖尿病小鼠的血清葡萄糖和甘油三酯水平，升高血清胰岛素水平。

5. 抗结核作用 用含 2.5% 玉竹的饲料喂饲小鼠，能降低小鼠实验性结核病死亡率，但病变减轻不明显。

6. 抗菌作用　100% 玉竹煎剂体外实验对白喉杆菌、金黄色葡萄球菌、卡他球菌、白色葡萄球菌呈较强的抑制作用。

7. 免疫功能增强作用　玉竹醇提取物给小鼠灌胃，可明显提高小鼠血清溶血素的水平，增强腹腔巨噬细胞的吞噬功能，改善脾淋巴细胞对 ConA 的增殖反应，说明玉竹是一种以增强体液免疫及吞噬功能为主的免疫增强剂。玉竹多糖能明显改善 D－半乳糖亚急性衰老模型小鼠细胞和细胞的增殖能力，增强其对外来抗原的反应性；亦有增加脾脏中 $CD8^+$ 细胞数量的趋势，降低 $CD4^+/CD8^+$ 比值，改善机体的免疫失衡状态；并且能抑制脾淋巴细胞的凋亡，从而增强机体的细胞及体液免疫功能。

8. 抗氧化、抗衰老作用　玉竹多糖具有抗氧化作用，对免疫功能有一定的调节作用。玉竹多糖可通过提高 D－半乳糖致亚急性衰老模型小鼠血清中超氧化物歧化酶活性，增强其对自由基的清除能力，抑制脂质过氧化，降低丙二醛含量，从而减轻机体组织的损伤以延缓衰老。

9. 抗肿瘤作用　玉竹提取物对 S_{180} 小鼠足垫移植瘤有显著的抑制作用，也可延长腹腔 S_{180} 荷瘤小鼠的生存时间，也能诱导人结肠癌 CL_{187} 细胞凋亡，说明玉竹提取物有抗肿瘤作用。玉竹的抗肿瘤作用可能是通过促进荷瘤鼠脾细胞分泌 IL－2 以及腹腔巨噬细胞分泌 IL－1 和 TNF－α 增强细胞免疫功能，并具有直接诱导肿瘤细胞凋亡作用而实现的。

10. 对酪氨酸酶的激活作用　玉竹乙醇提取物（原生药 10mg/mL）对酪氨酸酶的激活率达 29%，能明显提高酪氨酸酶的活性，促进黑色素合成，玉竹有望成为治疗白癜风的天然药物。

11. 其他作用　玉竹还有降血脂作用，且能减少家蚕食量，延长蚕的幼虫期和全生存期。玉竹提取物对内毒素诱导的内毒素血症小鼠有保护作用，能提高小鼠 72 小时生存率，拮抗血清肿瘤坏死因子 α 和一氧化氮的产生可能是其作用机制之一。不同浓度的玉竹提取物在体外均可显著抑制内毒素体外刺激单核细胞分泌血栓素 B_2，但随着药物浓度增大，抑制作用并未增强。玉竹醇水性提取物还能抑制子宫内膜细胞增生，抑制子宫内膜异位症患者在位子宫内膜间质细胞分泌 IL－6，减弱上皮细胞 CA－125 的表达。

【临床应用】

1. 心力衰竭　玉竹 15g，每日 1 剂，水煎服，并配合应用氨茶碱及双氢克尿塞，治疗风湿性心脏病、冠状动脉粥样硬化性心脏病、肺源性心脏病等引起的 Ⅱ～Ⅲ 度心力衰竭 5 例，心衰分别在服药后 5～10 天内得到控制。

2. 糖尿病　玉竹、生地黄、枸杞各 500g，水煎 2 次，取药液浓缩成膏，每次服 1～2 匙，每日 3 次，有一定疗效。

3. 皲裂　玉竹汤（玉竹、白及、红花、当归、艾叶等）外洗，治疗皲裂 54 例，痊愈 34 例，好转 18 例，未愈 2 例。

4. 顽固性心绞痛　玉竹、丹参、党参、黄芪各 30g，红花 25g，桑枝 15g，炙甘草 10g 为基本方，亦可随证加减。治疗顽固性心绞痛 30 例，治愈 21 例，显效 6 例，有效 3 例，有效率为 100%。

参 考 文 献

1. 李瑞奇，等．中医学报，2014，29（4）：548.
2. 晏春耕，等．中国现代中药，2007，9（4）：33.
3. 单颖，等．中国老年学杂志，2007，27（1）：20.

黄　精

【别名】　鸡头黄精，老虎姜，姜形黄精。

【来源】　为百合科植物滇黄精 *Polygonatum kingianum* Coll. et Hemsl.、黄精 *Polygonatum sibiricum* Red. 或多花黄精 *Polygonatum cyrtonema* Hua 的干燥根茎。

【性味】 甘，平。

【功能主治】 补气养阴，健脾，润肺，益肾。用于脾气虚，体倦乏力，胃阴不足，口干食少，肺虚燥咳，劳嗽咳血，精血不足，腰膝酸软，须发早白，内热消渴。

【主要成分】 含黄精多糖甲、乙、丙和黄精低聚糖甲、乙、丙。尚含有赖氨酸等 10 多种氨基酸、烟酸、黏液质、淀粉以及醌类成分。

【药理作用】

1. 对心血管系统的作用 黄精液给犬静注可使犬冠脉流量增加，对心率、动脉压、心肌利用率无明显影响；给家兔静注能对抗垂体后叶素所致心肌急性缺血；给离体兔心灌流能增加冠脉流量；给小鼠腹腔注射可增强其耐缺氧力。黄精能增加小鼠心肌营养性血流量，对离体正常及衰竭蟾心有强心作用，给小鼠腹腔注射黄精酒提取物，能促进心肌 DNA 的胸腺嘧啶核苷掺入。研究表明，对 ^{60}Co 照射造成的动物造血功能抑制，黄精能明显促进其恢复。

2. 免疫增强作用 黄精对小鼠溶血空斑形成、玫瑰花结形成及淋巴细胞转化均有促进作用。黄精提取物可使部分免疫功能低下病人淋巴细胞转化率及 E-玫瑰花环形成率增高，以黄精为主药的康宝口服液亦可促进人体血淋巴细胞 DNA 的合成及提高 T 淋巴细胞的增殖速度，达到提高淋巴细胞免疫功能的作用，可明显增强巨噬细胞吞噬能力。

3. 降血脂作用 给实验性高脂血症家兔灌服黄精液 10～30 天，有降血清胆固醇、β-脂蛋白、甘油三酯的作用。亦有研究表明，黄精的石油醚、乙醇、水提取物对雄性 SD 大鼠血清 TC、TG，较对照组都有不同程度的下降作用，且乙醇及水提取物的降血清 TC、TG 作用比较明显。

4. 抗菌作用 黄精含有抗菌物质，水煎剂对伤寒杆菌、抗酸杆菌、金黄色葡萄球菌及多种致病性皮肤真菌（如石膏样毛癣菌、堇色毛癣菌、红色毛癣菌等）均有抑制作用。黄精煎剂对实验性豚鼠结核有显著的治疗作用，疗效与雷米封接近。

5. 抗衰老作用 黄精能抑制家蚕食桑叶量，促进体重增长，延长幼虫期和寿命，表明黄精有一定的抗衰老作用。以黄精为主药的黄精地黄丸亦有抗脂质过氧化的作用，可使小鼠肝脂质过氧化物含量明显降低。黄精粗多糖能明显提高阴虚模型小鼠的体重增长率及痛阈，能显著升高其血浆中 SOD 活力、肝匀浆中 GSH-Px 活力，并降低其肝匀浆中 MDA 含量，提示黄精粗多糖有明显的滋阴作用，通过对阴虚模型小鼠抗氧化作用的改善而延缓衰老。不同浓度的黄精多糖水溶液还可不同程度地延长家蚕幼虫期、雌蛹期、雌蛾期和全生存期，同时有减轻幼虫虫体重量、延长耐饥饿时间的作用。黄精粗多糖对上述指标的改变与维生素 E 的作用相当。

6. 脑保护作用 黄精多糖对大鼠局灶性脑缺血再灌注损伤有保护作用。黄精多糖可使局灶性脑缺血再灌注损伤大鼠脑组织 NO 含量降低，并减少神经细胞凋亡，从而发挥脑保护作用。

7. 抗病毒作用 黄精多糖对非洲绿猴肾细胞（Vcro cell）的最大无毒浓度为 16mg/mL，在对 Vcro 细胞无毒性的浓度下对单纯疱疹病毒 1 型（Store 株）和 2 型（333 株和 Sav 株）均有显著的抑制作用；对 Store 株的半抑制浓度 IC_{50} 为 3.95mg/mL，最小有效浓度 MIC 为 1.0mg/mL，对 333 株的 IC_{50} 为 8.0mg/mL，MIC 为 8.0mg/mL；对 Caw 株的 IC_{50} 为 7.72mg/mL，MIC 为 4.0mg/mL。MTT 染色结果表明，黄精多糖能显著提高病毒感染的 Vcro 细胞的活力，对细胞有保护作用。用 0.2% 黄精多糖滴眼液、2mg/mL 黄精多糖注射液及 0.5% 黄精多糖口服液 3 种黄精制剂治疗家兔实验性单纯疱疹病毒性角膜炎，与无环鸟苷治疗组及氯霉素组进行对照，结果表明，上述黄精多糖制剂组与氯霉素组比较，疗效均有显著性差异（$P < 0.05$）；黄精多糖滴眼液配合黄精多糖注射液结膜下注射和黄精多糖滴眼液配合黄精多糖口服液两组疗效均优于无环鸟苷组（$P < 0.05$）。

8. 抗肿瘤作用 黄精多糖低剂量组对 H_{22} 实体瘤具有显著抑制作用；中、高剂量组可以显著延长 S_{180} 腹水型荷瘤小鼠的存活时间，其机制可能是通过影响细胞周期分布，将肿瘤细胞阻滞于 G_0/G_1 期，抑制细胞增殖，并可通过激活 caspase 系统诱导肿瘤细胞凋亡。多花黄精挥发油对人肺癌细胞 NCI-H_{460} 具有显著抑制作用，在质量浓度为 100μg/mL 时，抑制率达到 98.08%。

9. 抗抑郁作用 黄精皂苷各剂量（100、200、400 mg/kg）组能纠正抑郁模型小鼠的自主活动和学习记忆能力，并能提高脑内单胺类神经递质水平。黄精皂苷可能通过调节机体中的微量元素水平而发挥抗抑郁作用。

10. 其他作用 黄精浸膏给兔灌服，兔血糖先升后降，对肾上腺素引起的高血糖有抑制作用；黄精水、30%乙醇及醇水提取物有降低麻醉动物血压的作用，对防治动脉粥样硬化及肝脂肪浸润亦有一定作用。黄精多糖3种剂量连续给老龄大鼠灌胃15天，能明显减少大鼠迷宫测试中的错误次数，显著提高大鼠的学习和记忆能力。

【临床应用】

1. 白细胞减少症 黄精水煎去渣，制成100%糖浆剂。每日服3次，每次10mL，4周为1疗程。治疗40例（白细胞均低于$4×10^9$/L），显效11例，有效18例，无效11例，总有效率为72.5%。

2. 淋巴结核 黄精夏枯草膏：鲜黄精100g，鲜夏枯草200g，切碎，加水500mL，浓煎成膏。用时将膏敷贴于患处。治疗39例，痊愈26例，好转11例，无效2例，总有效率为94.9%。

3. 精子减少症 黄精、枸杞子各20g，川续断、菟丝子、沙苑子、紫河车、知母、黄柏、女贞子、何首乌各10g，肉苁蓉、熟地黄、当归、露蜂房各15g。随证加减。各药研末，炼蜜为丸。每日服3次，每次15g，30天为1疗程。治疗52例，总有效率为71%。

4. 肺结核 黄精50g，黄芩、百部各20g，每日1剂，水煎分2次服。治疗肺结核有效。

5. 糖尿病 黄精50g，每日1剂，水煎分2次服，一般1周可见效。

6. 手足癣 黄精、白鲜皮、苦参、蛇床子、地肤子、枯矾、葱白、食醋等共放瓦盆内，用食醋浸泡48小时，即可应用。每天将患部浸入药液中2小时（浸泡时间愈长愈好），10天为1个疗程。治疗手足癣57例，均获痊愈。

7. 呼吸道继发霉菌感染 用黄精治疗呼吸道继发霉菌感染40例，将黄精煎制成1:1（1mL药液含黄精1.0g）药液，漱口后咽下，每日50~60mL。结果较快控制32例（80%），延迟控制5例（12.5%），死亡3例（7.5%）。中药黄精较单纯支持治疗效果好，两者比较有显著性差异（$P<0.01$），而与抗霉菌抗生素治疗比较，疗效无显著性差异（$P>0.05$）。

参 考 文 献

1. 段华，等. 中药新药与临床药理，2014，25（1）：5.

2. 耿甄彦，等. 中国新药杂志，2009，18（11）：1023.

3. 黄莺，等. 安徽医科大学学报，2012，47（3）：286.

4. 张峰，等. 中国实用医药，2007，2（21）：95.

石 斛

【别名】 杜兰，吊兰。

【来源】 为兰科植物金钗石斛 *Dendrobium nobile* Lindl.、鼓槌石斛 *Dendrobium chrysotoxum* Lindl. 或流苏石斛 *Dendrobium fimbriatum* Hook. 的栽培品及其同属植物近似种的新鲜或干燥茎。

【性味】 甘，微寒。

【功能主治】 益胃生津，滋阴清热。用于热病津伤，口干烦渴，胃阴不足，食少干呕，病后虚热不退，阴虚火旺，骨蒸劳热，目暗不明，筋骨痿软。

【主要成分】 石斛全草含多种生物碱，包括石斛碱（Dendrobine）、石斛副碱（Dendrine）、石斛胺碱（Dendramine）、石斛星碱（Dendroxine）、6-羟基石斛星碱（6-Hydroxy-dendroxine）等。此外，尚含多糖、氨基酸、黏液质及淀粉等，还含有菲类及联苄类成分。

【药理作用】

1. 解热、消炎作用　金钗石斛用于胆囊炎之高热，有迅速退热的功效。对注射大肠杆菌致发热的家兔，金钗石斛的乙醇流浸膏无解热作用，可能与药物剂量或动物致热方法有关。石斛碱则有一定的解热作用，且其作用与非那西汀相似，但作用较弱。金钗石斛合剂对于某些炎症，如唇疔、疔疮，有明显疗效。

2. 对消化系统的作用　石斛煎剂口服，能促进胃液分泌而助消化，对正常人的胃排空无增强或减弱作用，至肠道则使其蠕动亢进而通便；但若用量增大，反使肠肌麻痹。离体的家兔十二指肠实验表明，石斛煎剂低浓度时可使其兴奋，高浓度则产生抑制。当剂量适宜时，石斛尚能抑制毛果芸香碱及阿托品对肠肌的作用。慢性浅表性胃炎患者经胃管注入石斛煎剂后，其胃酸及血清胃泌素浓度明显升高，血浆生长抑素浓度无明显变化。石斛对正常人血浆的胃泌素水平及胃基本电节律均无明显影响。

3. 扩张血管作用　石斛有明显的拮抗由苯肾上腺素和 5 - 羟色胺所致的大鼠肠系膜动脉血管收缩的作用。

4. 抗衰老和增强机体免疫功能作用　石斛能显著提高超氧化物歧化酶（SOD）水平，从而起到降低脂质过氧物（LPO）的作用。从脑单胺类神经介质水平的调节角度来看，作为类似单胺氧化酶的抑制剂能起到抗衰老作用。铁皮石斛多糖能够强有力地抵消实验条件下加入免疫抑制剂环磷酰胺所引起的外周白细胞数剧烈下降，消除其破坏性的副作用，还能促进免疫系统淋巴细胞产生移动抑制因子，有效抵消加入环磷酰胺所引起的提升移动抑制指数的副作用，是一种很有价值的中药类免疫增强剂。金钗石斛水煎剂对孤儿病毒（$ECHO_{11}$）所致的细胞病变有延缓作用；对小鼠腹腔巨噬细胞的吞噬功能有明显的促进作用。

5. 抗肿瘤作用　石斛抗肿瘤作用的主要物质基础是菲类和联苄类物质。金钗石斛的乙酸乙酯提取物对肿瘤细胞株 A_{549}（人体肺癌细胞）、SK - OV - 3（人体卵巢腺癌细胞）和 HL_{60}（人体早幼粒细胞白血病）有显著的细胞毒性作用。鼓槌石斛的乙醇提取物及从中分得的 3 个单体化合物毛兰素（Erianin）、毛兰菲（Confusarin）、鼓槌菲（Chrysotoxene）均有不同程度的抗肿瘤活性。

6. 降血糖作用　铁皮石斛对正常小鼠血糖及血清胰岛素水平无明显影响，但可使链脲佐菌素性糖尿病大鼠的血糖值降低，血清胰岛素水平升高，胰高血糖素水平降低。免疫组化染色显示，给药大鼠胰岛 β 细胞数量增多，α 细胞数量减少。铁皮石斛还可使肾上腺素性高血糖小鼠的血糖降低、肝糖原含量增高。此外，对肾上腺素和四氧嘧啶诱发的高血糖模型动物的实验研究结果显示，石斛合剂可显著降低两种造模动物的血糖水平，并可使血糖降至正常水平；对肾上腺素诱发的高血糖症小鼠模型，石斛合剂降血糖作用与西药优降糖比较无显著性差异；对四氧嘧啶诱发的高血糖症小鼠，该合剂降血糖作用显著优于优降糖，且无优降糖导致低血糖的副作用。

7. 对血液系统的作用　石斛醇提取物有显著降低家兔全血黏度、血浆黏度及血浆纤维蛋白原的作用，可抑制 ADP 诱导的血小板聚集性，抑制血栓形成，并可使 *PT*、*KPTT* 时间延长，部分指标优于对照药丹参注射液。

8. 抗氧化作用　石斛中抗氧化剂不仅能遏制低密度的脂质蛋白氧化，还具有减轻早期动脉硬化的效果。石斛中多糖具有不同的相对分子质量，则其抗氧化活性也明显不同。

9. 对白内障的作用　金钗石斛有抑制脂质物质过氧化的作用，在治疗时佐以金钗石斛的水煎液来灌胃，可有效抑制醛糖还原酶的活性以达到治疗白内障的目的。体外试验表明，从金钗石斛和霍山石斛中提取出来的总生物碱和粗多糖都是治疗白内障的有效成分，且总生物碱的作用大于粗多糖。石斛对大鼠半乳糖性白内障有预防和治疗作用。

10. 对高脂血症的作用　金钗石斛多糖 80、160 mg/kg 能明显降低高脂血症大鼠血清中总胆固醇、甘油三酯、低密度脂蛋白含量（$P < 0.05$），使高密度脂蛋白水平明显升高（$P < 0.05$），并具有改善高脂血症大鼠肝脏脂肪变性的作用。金钗石斛多糖对高脂血症大鼠血脂代谢异常具有调节作用，能够有效减轻高脂血症大鼠肝脏组织的脂肪变性。

11. 其他作用　石斛碱可引起豚鼠及家兔的中度血糖升高；大剂量可抑制家兔心脏，降低血压，抑制呼吸，并引起离体豚鼠子宫收缩；对猫血压有类似毒蕈碱样作用及烟碱样兴奋作用。石斛还能明显改善甲亢阴虚小鼠的虚弱症状，保护阴虚小鼠免于死亡。

【临床应用】

1. 慢性胃炎 清胃养阴汤（石斛 15g，北沙参 20g，麦冬 15g，花粉 15g，白扁豆 15g，鲜竹茹 15g，生豆芽 20g）水煎服，有较好疗效。

2. 糖尿病 消渴方（石斛 15g，花粉 40g，知母 20g，麦冬 15g，北沙参 25g，生地黄 25g，川连 5g）水煎服，有较好疗效。

3. 热病口渴 石斛汤（石斛、麦冬、生地黄、远志、茯苓、玄参各 50g，炙甘草 25g），共研末，每次服 20g，加生姜 5 片，水煎服有效。

4. 咽炎 石斛 6 ~ 10g，鱼腥草 10 ~ 15g，水泡代茶饮，每天 1 次，疗程 7 天。治疗 122 例咽炎患者，痊愈 86 例，有效 32 例，无效 4 例，总有效率为 96.7%。

【毒副作用】 石斛毒性很低，临床认为其"无毒"。中毒剂量的石斛可引起惊厥。凡虚而无火、实热苔腻、腹胀饱满者忌服。

参 考 文 献

1. 丁鸽，等. 湖北农业科学，2015，54（11）：2561.
2. 李向阳，等. 中国药学杂志，2010，45（15）：1142.
3. 杨一令，等. 山东中医药大学学报，2008，32（1）：82.

女 贞 子

【别名】 冬青子，女贞实，白蜡树子。

【来源】 为木犀科植物女贞 *Ligustrum lucidum* Ait. 的干燥成熟果实。

【性味】 甘、苦，凉。

【功能主治】 滋补肝肾，明目乌发。用于肝肾阴虚，眩晕耳鸣，腰膝酸软，须发早白，目暗不明内热消渴，骨蒸潮热。

【主要成分】 含女贞子苷（Nuzhenide）、齐墩果酸（Oleanolic acid）、乙酰齐墩果酸、甘露醇、乌索酸（Ursolic acid）、油酸、棕榈酸、多糖及挥发油、微量元素等，其有机提取物中还含有睾酮及雌二醇样激素物质。

【药理作用】

1. 调节机体的免疫功能 女贞子酒蒸品的水煎剂给小鼠灌服（12.5、25g/kg），可使免疫器官胸腺、脾脏重量增加，明显提高小鼠血清溶血素抗体活性和 IgG 含量，并可对抗环磷酰胺（CY）的免疫抑制作用，说明女贞子可增强体液免疫功能。女贞子水煎剂在体外有明显增强 PHA、ConA 和 PWM 引起的淋巴细胞增殖的作用，而且还可明显增强接种（人）淋巴细胞引起的大鼠局部移植物抗宿主反应，这种增强免疫的作用，至少部分地是通过消除或削弱抑制性 T 细胞的作用而实现的。另有报道，女贞子水煎剂对体液免疫及细胞免疫均有增强作用，而对网状内皮系统吞噬功能呈抑制作用；对因 Ts 活性高而引起的免疫功能低下，有良好的免疫调节作用。女贞子多糖具有显著的免疫增强作用，可使小鼠脾脏重量增加，使小鼠脾淋巴细胞对 ConA 刺激的增殖反应增强，使小鼠迟发型变态反应功能增强，可对抗环磷酰胺造成的荷瘤小鼠（S$_{180}$）淋巴细胞增殖反应的抑制低下作用。女贞子及其制剂还可提高空斑形成细胞（PFC）的溶血能力，提高小鼠对静脉注射炭粒的廓清指数，对抗强的松龙的免疫抑制作用，表明其可增强网状内皮系统活性、增强非特异性免疫功能。女贞子对异常的免疫功能有双向调节作用。

2. 抗炎作用 女贞子煎剂灌胃给药对二甲苯引起的小鼠耳肿胀、乙酸引起的大鼠腹腔毛细血管通透性增加及角叉菜胶性、蛋清性、甲醛性大鼠足肿胀均有明显抑制作用。女贞子抗炎机制可能涉及以下几个方面：①激活垂体 – 肾上腺皮质系统，促进皮质激素的释放；②抑制 PGE 的合成或释放；③降低血清补体活性，对抗炎性介质引起的毛细血管通透性增加。

3. 降血糖作用 女贞子煎剂对正常小鼠及肾上腺素、四氧嘧啶、葡萄糖引起的小鼠血糖升高均有明显对抗作用。由于女贞子果皮中齐墩果酸含量高达 14%，而齐墩果酸又有明显的降血糖作用，因此推测齐墩果酸是女贞子降血糖作用的主要活性成分。

4. 抗癌作用 女贞子浸剂 60g/kg 灌胃给药，可抑制小鼠宫颈癌 U_{14} 瘤株，抑制率为 49.2%。应用体外模型，用化学发光法研究鼠腺肿瘤细胞（Penca）和膀胱肿瘤细胞（MBT）对鼠巨噬细胞（MΦ）系 J_{744} 的功能抑制，并观察女贞子提取液对这种抑制作用的逆转效应。结果表明，女贞子水提取液（50、100μg）可部分逆转 Penca 细胞诱导的 MΦ 功能抑制效应，使 J_{744} 活性恢复至正常水平；女贞子水提液 100μg 可完全或部分恢复 MBT – 2 细胞诱导的 MΦ 功能抑制，使 J_{744} 活性恢复到正常水平以上，提示女贞子通过逆转肿瘤细胞对 MΦ 的功能抑制而发挥抗肿瘤作用。另外，抗突变试验表明，女贞子有抗突变能力，对致突变剂环磷酰胺和乌拉坦诱发的突变效应和细胞染色体损伤均有保护作用。女贞子抗突变的有效成分包括齐墩果酸、乌苏酸等，这可能是其抗肿瘤的作用机理之一。

5. 对血液系统的作用

（1）升高白细胞：女贞子乙醇提取物（Ea）和其有效成分齐墩果酸（Eb）分别按 40mg/kg 和 100mg/kg 剂量口服给药，对环磷酰胺所致的小鼠白细胞下降有治疗作用，与对照组比较，给药组白细胞数升高，有显著性差异。但相同剂量的 Ea 和 Eb 对 $^{60}Co – \gamma$ 射线照射引起的小鼠白细胞下降无明显影响。

（2）抗血小板聚集：给大鼠静脉注射女贞子液（2.5g/kg）可抑制血小板聚集，聚集抑制率为 30% ~ 50%，强度中等。

（3）促进造血机能：小鼠皮下注射女贞子液 0.2g，每天 2 次，连续 3 天，能明显促进 CFU – E 生长，骨髓细胞形态学研究显示，红系增殖大于粒系，提示其对红系造血机能有促进作用。

6. 保肝作用 女贞子生品、酒炙品、酒拌炒品、酒蒸品、清蒸品以及齐墩果酸溶液，均能降低血清 SGPT 值。将齐墩果酸和女贞子的不同炮制品进行比较，结果表明，除齐墩果酸降酶作用最强外，以齐墩果酸含量最高的酒蒸品降低血清中 SGPT 的能力最佳，保肝作用最强。

7. 降血脂作用 女贞子可降低灌饲胆固醇和猪油的家兔血清胆固醇及甘油三酯水平，有预防和消减动脉粥样硬化斑块和减轻斑块厚度的作用，能减少冠状动脉粥样硬化病变数并减轻其阻塞程度。

8. 抗衰老作用 女贞子中的齐墩果酸能提高更年期鼠 E_2、SOD、GSH – Px 水平，降低 MDA 水平；改善卵巢及肾上腺的形态和功能，表明齐墩果酸在治疗更年期综合征方面能独立发挥作用。女贞子多糖还能使 D – 半乳糖造成衰老模型小鼠肝、肾组织中 MDA 水平下降；SOD 及 GSH – Px 活力提高；脑组织中 LF 下降，提示女贞子多糖通过清除·OH，提高 SOD 及 GSH – Px 活力而发挥抗脂质过氧化作用。

9. 促进毛囊生长 低剂量的女贞子、猪苓、白及提取物混合剂对体外培养的人头皮毛囊生长有促进作用。采用近交系乳鼠触须毛囊体外培养 24 小时测定毛囊生长长度的方法，发现女贞子水煎剂与空白对照组比较有显著性差异，与阳性对照组敏乐啶结果相近，表明女贞子及女贞子中的齐墩果酸对毛囊有直接明显的促生长作用，其促毛囊生长作用呈浓度依赖性。

10. 激素性双向调节作用 女贞子的有机提取物中含有睾酮及雌二醇样激素物质，经睾酮和雌二醇放射免疫测定发现，女贞子有机提取物中含睾酮 482.31pg/g，含雌二醇 139.02pg/g，证明女贞子中既有雌激素样也有雄激素样的物质存在，即具有激素样双向调节作用。

11. 强心作用 女贞子中齐墩果酸有强心利尿的作用，女贞子水煎浸液能使离体兔心冠脉血流量增加，且同时抑制心肌收缩力，但是对心率影响并不明显。女贞子提取物可提高心肌组织中 SOD 和 GSH – P_x 抗氧化系统的活性，抑制心肌组织 CAT 活性的降低，提高心肌组织 T – AOC 水平，使 GSH 含量上升，降低血清 AST 活性，使 MDA 含量下降。快速清除运动过程中机体产生的自由基，减轻心肌脂质过氧化的损伤，从而保证机体心肌的正常生理结构和功能，达到强心的作用。

12. 其他作用 ①对变态反应的抑制作用：女贞子煎剂对Ⅰ、Ⅲ、Ⅳ型变态反应有明显的抑制作用。

②抑菌作用：体外试验表明，50%女贞子煎剂对金黄色葡萄球菌、福氏痢疾杆菌、伤寒杆菌、绿脓杆菌、大肠杆菌等有抑制作用。③女贞子对黑素细胞的增殖和黑素合成有促进作用；对酪氨酸激酶受体蛋白合成有显著的促进作用，提示女贞子治疗白癜风的机制可能与酪氨酸激酶受体蛋白含量提高有关。

【体内过程】 对 ^3H – 齐墩果酸的体内过程进行研究，结果表明，该药吸收快、分布快，有明显的肝肠循环，肝和肾上腺中药物浓度较高，药物代谢以肝脏为主。

【临床应用】

1. 白细胞减少症 单用女贞子注射液治疗有较好效果。

2. 营养不良，免疫功能低下症 将女贞子、黄精、薏苡仁制成冲剂，每日服6g，服用8周，治疗呼吸系统及皮肤反复感染、营养发育差、贫血、食欲不振的患儿25例，能使患儿体重迅速增加，感染显著减少，免疫功能增强。

3. 慢性苯中毒 女贞子、旱莲草、桃金娘根各等量，共研细末，炼蜜为丸，每丸6～10g。每服1～2丸，每天3次，10天为1疗程，有较好疗效。

4. 冠心病 口服女贞子浸膏片（每日量相当于生药30g），共2月。治疗80例，心绞痛缓解率为80%，心电图改善率为55%。

5. 高脂血症 女贞子蜜丸口服，每次1粒（相当于生药5.3g），1个月为1疗程。治疗30例，血清胆固醇、β–脂蛋白下降者分别占70.0%和90.0%。

6. 便秘 女贞子30g，水煎2次分服。每日1剂，10个月为1疗程，同时辨证加味。治疗便秘50例，治愈38例，12例有效，有效率100%。一般1～2疗程可愈。

7. 复发性口疮虚热型 女贞子30g，加水300mL，浸泡30分钟后水煎，煎煮2次，混合药液，共300mL，分3次口服，每次100mL，每日1剂。治疗复发性口疮虚热型38例，治愈11例，好转25例，无效2例，总有效率为94.7%。

【毒副作用】 小鼠口服齐墩果酸的 LD_{50} 为（2.548±0.533）g/kg，给大鼠口服和皮下注射齐墩果酸1g/kg，未见中毒现象。

参 考 文 献

1. 刘亭亭，等. 中国实验方剂学杂志，2014，20（14）：228.
2. 戚世媛，等. 山东体育学院学报，2011，27（1）：53.
3. 靳晓明，等. 中医药信息，2008，25（1）：40.

墨 旱 莲

【别名】 旱莲草，水旱莲，墨汁草。

【来源】 为菊科植物鳢肠 *Eclipta prostrata* L. 的干燥地上部分。

【性味】 甘、酸，寒。

【功能主治】 滋补肝肾，凉血止血。用于肝肾阴虚，牙齿松动，须发早白，眩晕耳鸣，腰膝酸软，阴虚血热，吐血，衄血，尿血，血痢，崩漏下血，外伤出血。

【主要成分】 全草含挥发油、皂苷、烟碱、鞣质、蟛蜞菊内酯（Wedolactone）、去甲蟛蜞菊内酯（Demethyl wedelolactone）、鳢肠素（Ediptine）及α–三肼噻吩甲醇（α–Terthienymethanol）等多种噻吩化合物。

【药理作用】

1. 止血作用 将狗的股动脉切断，用墨旱莲草叶粉敷出血处，并稍加压迫，2分钟止血，或可用于部分脾切除，6分钟止血。不同剂量的墨旱莲水煎剂均能明显缩短消炎痛加乙醇法造成的热盛胃出血模型小鼠的凝血酶原时间、部分凝血活酶时间，升高血小板数量和纤维蛋白原含量，减少胃黏膜出血点数，提示墨旱莲水煎剂对小鼠热盛胃出血有显著的止血作用。

2. 抗菌作用 本品 100% 煎剂对脑膜炎球菌、白喉杆菌、金黄色葡萄球菌、卡他球菌呈高度敏感，对白色葡萄球菌、伤寒杆菌、痢疾杆菌、副大肠杆菌、绿脓杆菌均有不同程度的抑制作用，尚有抗阿米巴原虫的作用。

3. 保肝作用 预先给予动物墨旱莲提取物，对四氯化碳所致肝损伤有明显的保护作用，可降低动物死亡率。墨旱莲所含蟛蜞菊内酯具有抗肝毒活性及对 5 - 脂（肪）氧合酶的选择性抑制作用。不同剂量的干品墨旱莲全草乙酸乙酯提取物均能不同程度地抑制醋氨酚诱发的 SALT、SAST 升高，且随剂量的增大作用增强；在相同剂量（5g/kg）时，干品墨旱莲叶的乙酸乙酯提取物组与醋氨酚损伤组比较有非常显著性差异（$P < 0.01$），而全草组和茎组也可使 SALT 和 SAST 活性降低，但没有显著性差异（$P > 0.05$）；光镜下口服干品墨旱莲乙酸乙酯提取物组小鼠的肝组织损伤较醋氨酚损伤组小鼠也明显减轻，提示墨旱莲的肝保护作用在 5～20g/kg 范围内有明显的剂量依赖性，相同剂量时（5g/kg），以干品墨旱莲叶乙酸乙酯提取物的肝保护作用最显著。

4. 免疫功能调节作用 墨旱莲煎剂能够增加小鼠胸腺重量，明显提高小鼠炭粒廓清速率及增加外周血中白细胞数目，还可提高淋巴细胞转化率，表明其有增强机体非特异性免疫功能的作用。墨旱莲也能不同程度地对抗环磷酰胺诱导的小鼠胸腺细胞凋亡。墨旱莲乙酸乙酯总提取物还可显著降低小鼠的脾指数及炭粒廓清指数，抑制迟发型过敏反应，降低溶血素水平；并可显著提高小鼠的胸腺指数，对脾细胞抗体形成功能无显著影响，提示墨旱莲乙酸乙酯总提取物有调节小鼠免疫功能的作用。此外，墨旱莲乙酸乙酯总提取物对 T 淋巴细胞介导的细胞免疫也有一定的免疫调节作用。

5. 对心血管系统的作用 墨旱莲可增加离体豚鼠心脏的冠状动脉流量，并能使心电图 T 波得到改善。研究表明，小鼠在常压缺氧情况下注射墨旱莲能明显延长生命；在减压缺氧情况下，墨旱莲同样可以提高小鼠存活率。

6. 对染色体损伤的防护作用 微核试验表明，墨旱莲浸剂给小鼠灌胃或腹腔注射给药，对环磷酰胺诱发小鼠骨髓多染红细胞微核有明显抑制作用，对动物机体遗传物质的损伤有一定防护作用。

7. 对白癜风的防治作用 墨旱莲乙醇提取物可使豚鼠表皮基底层内含黑素颗粒细胞增多，使豚鼠表皮内多巴阳性细胞增多；具有促进小鼠 B_{16} 黑素瘤细胞黑素合成及增强酪氨酸酶活性的作用，对细胞酪氨酸酶基因有上调作用，而对 TRP - 1/2mRNA 的表达无明显影响，提示墨旱莲乙醇提取物具有促进黑素合成及上调酪氨酸酶基因表达的作用，在防治白癜风方面有较好应用和开发前景。

8. 抗蛇毒作用 墨旱莲提取液 15g/kg 连续 2 次灌胃给药，对短尾蝮蛇毒、蛇岛蝮蛇毒、白眉蝮蛇毒或尖吻蝮蛇毒所致大鼠足肿胀的急性炎症造模和短尾蝮蛇毒棉球肉芽肿的慢性炎症造模（20g/kg）均有明显的抑制作用，对这些蛇毒引起的小鼠皮下出血也能明显抑制，提示墨旱莲提取液对短尾蝮蛇毒、蛇岛蝮蛇毒、白眉蝮蛇毒及尖吻蝮蛇毒引起的炎症和出血均有明显的抑制作用。

9. 抗肿瘤作用 墨旱莲水提液低、中、高剂量组荷瘤小鼠肿瘤发生均受到显著抑制，抑瘤率分别为42.9%、55.91% 和 52.06%；墨旱莲水提液低、中、高剂量组小鼠胸腺指数均高于 0.9% 氯化钠溶液组和环磷酰胺组，环磷酰胺组脾指数和胸腺指数均显著降低。证实墨旱莲水提液对荷瘤小鼠的肿瘤生长有抑制作用，并对小鼠的免疫系统有增强作用。

10. 抗衰老作用 墨旱莲水煎液对 D - 半乳糖致衰老小鼠有显著的延缓衰老作用。

【临床应用】

1. 冠心病 口服旱莲草浸膏，每日 2 次，每次 15g（含生药 30g），1 个月为 1 疗程。治疗 30 例不同程度的冠心病、心绞痛患者，显效 15 例，有效 14 例，无效 1 例，有效率为 96.7%。

2. 消化道出血症 墨旱莲（鲜）50g，岗稔根、刺苋菜根、假蒟各 25g（均鲜品），甘草 15g，水煎服，每日 1 剂，病重者可日服 2～3 剂。治疗本病 210 例，治愈 194 例，无效 16 例，有效率为 92.4%。

3. 小儿泌尿系感染 墨旱莲、车前草、凤尾草各等份，每日 1 剂，水煎服，连服 3～5 剂，治疗本病

60 例，全部治愈。

4. 斑秃 墨旱莲加热蒸 20 分钟，取出放冷，放入酒精中浸泡 2~3 天，取滤液涂擦患处。每天擦药 3 次，待干后用七星针叩打脱发的皮肤，每日叩打 2 次。新生头发日渐增多时，改为每日擦药 1 次，叩打 2 次，至痊愈为止，约 1~3 个月。治疗斑秃 11 例，痊愈 10 例，有效 1 例。愈后未见复发。

5. 白喉病 取新鲜墨旱莲全草，用凉开水洗净，捣碎绞汁，加等量蜂蜜，儿童每日 100mL，分 4 次口服。治疗轻型白喉 92 例，治愈 84 例，死亡 8 例；继又观察 37 例，治愈 35 例，死亡 2 例。治愈病例中约近半数于 24 小时体温降至正常，其余多在 2~3 天内呼吸通畅。

6. 幼女阴道水蛭咬伤出血 取新鲜墨旱莲的茎、叶，用凉开水洗净，捣碎绞汁，取汁浸湿一次性纱布 2 块，备用。常规消毒外阴，把浸药后的纱布卷成条状填塞入阴道内，留小部分外露于阴道口，24 小时后取出。治疗幼女阴道水蛭咬伤出血 37 例，治愈率达 100%。

7. 扁平疣 取新鲜墨旱莲顶上部分，先用其头状花序或果实反复擦洗疣体周围部位，后搓揉茎叶，反复擦疣体，擦至疣体发黑，每天数次，连用 7~10 天。治疗扁平疣 36 例，痊愈 19 例，显效 10 例，有效 5 例，无效 2 例，总有效率为 94.4%。

【毒副作用】 旱莲草全草和白茅根茎制成的注射液用药时间过长，偶有寒战、高烧，待出汗后即消失。

参 考 文 献

1. 李娟，等. 中国药师，2010，13（8）：1193.
2. 石变华，等. 数理医药学杂志，2007，20（2）：208.

龟 甲

【别名】 龟壳，龟板，龟下甲，元武板，龟底甲。

【来源】 为龟科动物乌龟 *Chinemys reevesii*（Gray）的背甲及腹甲。

【性味】 咸、甘、微寒。

【功能主治】 滋阴潜阳，益肾强骨，养血补心，固经止崩。用于阴虚潮热，骨蒸盗汗，头晕目眩，虚风内动，筋骨痿软，心虚健忘，崩漏经多。

【主要成分】 含胶质、脂肪、钙盐、氨基酸（共 18 种，包括人体必需的 7 种）、无机物（钙、锌、铁、铝）等。

【药理作用】

1. 对甲状腺功能的影响 龟甲能有效减弱甲亢阴虚大鼠的甲状腺功能，表现为降低血清中 T_3、T_4 的含量，使萎缩的甲状腺恢复生长，减慢心率，提高痛阈，降低整体耗氧量，升高血糖，降低红细胞膜 Na^+,K^+ – ATP 酶的活性及血浆 cAMP 含量，降低血浆黏度；还可减少大鼠的饮水量，增加尿量，使体重增加。

2. 对肾上腺功能的影响 龟甲能减弱甲亢阴虚大鼠的肾上腺皮质功能，表现为肾上腺皮质恢复生长，皮质球状带增厚，囊状带单位面积细胞数虽减少，但胞体增大，胞浆丰满，肾上腺重量增加，血浆皮质醇及尿 17 – 羟类固醇的含量降低。

3. 对免疫功能的影响 龟甲可提高甲亢阴虚大鼠的免疫功能，使萎缩的胸腺恢复生长，增强细胞免疫及体液免疫功能，使淋巴细胞转化率提高，血清中 IgG 的含量也增多。对脾脏的影响是下甲可使脾脏重量增加，上甲作用不明显。对淋巴细胞转化率及血清 IgG 复升率的影响则是上甲显著，下甲不显著。

4. 对微量元素含量的影响 上、下甲均可使上升的血清铜量下降，对锌含量的影响不大。对升高的铜/锌比值，龟上、下甲均能使其降低，下甲作用较明显。

5. 对骨髓细胞的增殖作用 龟甲提取物具有促进骨髓间充质干细胞（MSC）增殖的作用，在促进骨髓间充质干细胞增殖过程中可激活 RARa、VDR 的表达，RARa、VDR 则可能是龟甲促进骨髓间充质干细胞增殖的两个药理靶点，提示龟甲提取物的促增殖作用是多途径作用。龟甲血清亦有促 MSC 增殖作用，其机理与上调 PCNA 表达有关。

6. 对子宫的作用 100% 龟甲煎剂 $10 \sim 30mg/mL$ 对大鼠、豚鼠、家兔和人的离体子宫均有明显的兴奋作用。$5g/kg$ 龟甲煎剂灌胃，对家兔在体子宫亦显示兴奋作用。

7. 抗氧化、延缓衰老作用 龟甲不同部位提取物均有抗氧化活性，龟甲 95% 乙醇提取部位溶出物的抗氧化活性与石油醚、乙酸乙酯提取物相比，存在显著性差异 $(P < 0.01)$，以 95% 乙醇提取部位溶出物体外抗氧化活性最高，其 EC_{50} 与抗坏血酸的 EC_{50} 相差 2.38 个数量级，提示龟甲 95% 乙醇提取部位溶出物具有很强的体外抗氧化活性。$2mg/mL$ 的龟甲提取液能显著促进体外培养第 35 代人胚肺 2 倍体成纤维细胞（2Bs 细胞）的生长增殖，表明龟甲对细胞有延缓衰老的作用。

8. 对脑的作用 龟甲对缺血性脑损伤有保护作用，可减轻局灶性脑缺血大鼠神经损伤症状，对局灶性脑缺血后神经干细胞有促进增殖作用。作用机制一方面是通过抑制脑缺血后 nNOS 和 iNOS 的过度表达，降低源于 nNOS 和 iNOS 过度表达所形成的 NO 神经毒性；另一方面上调脑缺血后 eNOS 表达，提高源于 eNOS 的 NO 神经保护作用，表明龟甲对 NO 有双重调控作用。龟甲还能上调脑缺血再灌注后神经干细胞巢蛋白的表达。

9. 抗细胞凋亡作用 龟甲提取物具有较好的抗表皮干细胞凋亡作用，采用血清饥饿 3 天的方法建立 PC_{12} 细胞凋亡模型，将细胞分为对照组、模型组、龟甲提取物低、高剂量组，在施加处理因素 3 天后，用 MTT 比色分析法测定细胞吸光度值，表明龟甲提取物具有抑制血清饥饿诱导 PC_{12} 细胞凋亡的作用，其作用机制可能与激活 BMP4 信号通路表达有关。

10. 其他作用 对甲状腺素及利血平造成的阴虚模型，滋阴药（龟甲 2 份，生地黄、玄参、麦冬各 1 份）能使其肝脾核酸在合成升高时下降，在下降时升高，呈双向调节作用，并可使降低的肝糖原增加，使降低的痛阈上升。另外，生地黄、龟甲煎成合剂可纠正甲亢大鼠肾脏 β 受体数量的增加，使之恢复正常。龟甲提取液还对去势造成的骨质疏松有一定治疗作用。

【临床应用】

1. 阴虚潮热，腰膝痿软 龟甲、熟地黄各 15g，知母、黄柏各 9g，牛膝、杜仲各 12g，水煎服有效。

2. 原发性血小板减少性紫癜 龟鹿二仙汤（龟甲 24g，党参 15g，鹿角胶、枸杞子各 12g）治疗本病有较好疗效，曾观察 1 例患者 5 年，中西药治疗效果不显著，服此药 15 剂即痊愈。

3. 老年气阴两虚证 龟甲煎（龟甲、鳖甲、何首乌、枸杞、黄精各 15g，太子参 30g，益母草 20g，泽泻 9g，珍珠母 30g）每日 1 剂。治疗老年气阴两虚证 40 例，显效 15 例，有效 21 例，无效 4 例，总有效率为 90%。

4. 颈椎病 龟甲酒（龟甲 30g，肉桂 10g，黄芪 30g，当归 40g 等）早午晚各饮 1 杯（约 20mL），饮完可再用酒浸泡，1 个月为 1 疗程。治疗颈椎病 45 例，显效 24 例，好转 16 例，无效 5 例，总有效率为 88.9%。

【毒副作用】 龟甲的毒性极低，100% 龟上下甲煎液（1mL 相当于 1g 生药）给小鼠服用，其半数致死量（LD_{50}）测不出，最大耐受量（MTD）均为 $250g/kg$，为成人临床用量的 500 倍。

参 考 文 献

1. 陈兰，等. 中西医结合学报，2011，8（9）：888.

2. 曹佳会，等. 中草药，2011，42（1）：108.

3. 郑庆元，等. 中华中医药学刊，2008，26（2）：268.

西 洋 参

【别名】 花旗参。

【来源】 为五加科植物西洋参 *Panax quinquefolium* L. 的干燥根。

【性味】 甘、微苦，凉。

【功能主治】 补气养阴，清热生津。用于气虚阴亏，虚热烦倦，咳喘痰血，内热消渴，口燥咽干。

【主要成分】 主要含三萜皂苷，以 20（S）- 原人参二醇为苷元的有：含量最高者为人参皂苷（Ginsenoside）Rb_1，其次为 Rd，以及含量较低的 Rb_2、Rb_3、Rc、R_{AO}、F_2，丙二酰基人参皂苷（Malonyl - ginsenoside）Rb_1、Rb_2、Rd，西洋参皂苷（Quinquenoside）R_1，绞股蓝皂苷（Gypenosides）Ⅺ、ⅩⅦ；以 20（S）- 原人参三醇为苷元的主要有人参皂苷 Re，以及 Rg_1、Rg_2、Rg_3、Rh_1、F_3 等；西洋参含有以奥克梯醇（Octillol）为苷元的特征性成分假人参皂苷 F_{11}（Pseudoginsenoside F_{11}）；还含有微量以齐墩果烷为苷元的人参皂苷 Ro。西洋参挥发油中以反式 β - 金合欢烯（β - Farnesene）含量较高，占挥发油相对含量的 36%，没药烯（Bisabolene）占 10%；还有 11 种为酯类及烷烃、酸、醇等。西洋参油脂含己酸、庚酸、辛酸等脂肪酸，其中亚麻酸占总油量的 44.78%。西洋参多糖分子量在 4500 ~ 5500，还含有多种多块类成分及多种氨基酸。

【药理作用】

1. 中枢抑制作用 西洋参及其单体皂苷 Rb_1 对大脑皮层有镇静安定和中枢抑制作用，对生命中枢有兴奋和保护作用，经不同给药途径，西洋参皂苷可使小鼠探究反射、自主活动减少，并延长戊巴比妥阈下剂量睡眠时间，有抗戊四唑或士的宁惊厥的作用，并可降低死亡率。对化学刺激（醋酸法）和机械刺激（夹尾法）引起的疼痛，Rb_1 还有镇痛作用。

2. 促进记忆作用 西洋参总皂苷有改善和增强实验动物学习记忆能力或防止动物学习能力降低的作用。机理是人参皂苷 Rb_1 可增加海马切片 Ach 的释放、增强动物神经生长因子、促进轴突生长和延长神经细胞存活期。

3. 抗心律失常作用 静脉注射西洋参煎剂（0.372g/kg 及 1.488g/kg）对氯化钡诱发的兔心律失常有显著对抗作用，可纠正房性早搏、窦性心律不齐和心室颤动。

4. 抗心肌缺血作用 静脉注射西洋参皂苷 75mg/kg 对兔实验性心肌梗死有保护作用，能减轻胸前 ECG 缺血性变化，缩小梗死面积，减轻坏死程度，改善左室收缩功能。

5. 降血脂作用 强心一号（系由西洋参茎叶中提取的皂苷，每日服 2 次，每次 60mg）可使极低密度脂蛋白 - 胆固醇水平显著下降，同时胆固醇转移率（RCT）逐渐显著升高，故对改善动脉粥样硬化有较好效果。

6. 对血液系统的作用 实验表明，西洋参可对抗环磷酰胺引起的白细胞总数减少，西洋参根的不同加工品（原皮参、红参、烫参及活性参）均能增强红细胞膜在低渗液中的稳定性。有人考察了西洋参皂苷对血瘀大鼠血液流变性及细胞膜流动性的影响，结果表明，60mg/kg 剂量可明显抑制血瘀大鼠的血栓形成，降低红细胞压积，明显降低血浆黏度，增强血瘀动物红细胞膜的流动性。

7. 对机体抗应激能力的影响

（1）抗疲劳作用：西洋参总皂苷 60mg/kg 腹腔注射，能明显延长负重小鼠的游泳持续时间。

（2）抗缺氧作用：在小鼠常压缺氧及结扎颈总动脉造成脑循环障碍性缺血、氰化钾中毒性缺氧以及用异丙肾上腺素增加心肌耗氧量时，西洋参经灌服或腹腔注射给药后，分别显示出良好的全身性抗缺氧作用。

（3）抗休克作用：主含二醇苷的西洋参总皂苷，静脉注射 25 ~ 27mg/kg 或皮下注射 50mg/kg，连续 2 周，能延长失血性大鼠存活时间，降低肝、肺、脾、心、肾中过氧化脂质的含量，增强心肌收缩力，降低血浆中 NE 及 5 - HT 含量，改善微循环障碍，保护心脏及心肌细胞膜的完整，有明显的抗休克作用。

8. 保肝作用　采用急性乙醇中毒大鼠模型观察西洋参对肝脏损伤的保护作用，结果表明，本品能降低血清转氨酶（ALT）活性，保护肝脏 GSH - Px 活性，减少脂质过氧化物（LPO）的生成，对肝损伤有保护作用。有人观察了西洋参对肾上腺皮质和肝脏的药理作用，结果表明，西洋参总皂苷和西洋参总提取物均可使豚鼠肝糖原含量下降。

9. 抗肿瘤作用　西洋参总皂苷有抗致突变作用，给小鼠腹腔注射 DNA 损伤剂环磷酰胺 15mg/kg，共7 天，可使小鼠睾丸和脾脏中 ^{3}H - TdR 掺入明显减少，抑制了这些器官 DNA 的合成，当同时注射西洋参总皂苷时，^{3}H - TdR 掺入增加，表明西洋参总皂苷有非常明显的抗 DNA 损伤作用。西洋参总皂苷的这种抗致突变作用，为预防癌症提供了新的认识。

10. 抗病毒作用　西洋参 9 种单体皂苷 Rb_1、Rb_2、Rb_3、Rc、Rd、Ro、Rg_2、Rh_1、Rh_2，对单纯疱疹病毒（HSV - Ⅰ）在细胞内复制有明显抑制作用，可使感染细胞受到保护，9 种单体皂苷中以 Rb_1、Rb_2的效果最好。

11. 抗细胞毒作用　从西洋参中分离出 3 种新的细胞毒聚乙炔，这些化合物在组织培养中都显示出较强的抗白血病细胞（Liziu）的细胞毒活性。

12. 调节糖脂代谢作用　西洋参茎叶总皂苷能够促进脂肪细胞利用葡萄糖、抑制 TNF - α 的促脂解作用，从而调节糖脂代谢。西洋参茎叶总皂苷调节糖脂代谢的作用可能与其促进脂肪细胞胰岛素信号转导、改善胰岛素抵抗有关。

【临床应用】

1. 冠心病　参七粉（西洋参、田七）治疗冠心病 150 例，临床症状改善有效率为 92%，心电图疗效总有效率为 70.7%。

2. 胃术后排空延迟　西洋参陈皮汤煮粥治疗胃术后排空延迟症 11 例，结果全部治愈，平均治愈时间为 3.5 天。一般多数病人服食药粥后 24 小时症状缓解，3~5 天临床症状完全消失。

3. 心血管疾病　西洋参月见草口服乳治疗心气不足、脾肾两虚为主证的冠心病、高脂血症、动脉硬化及高血压病患者 208 例，结果显示，本品在改善心悸气短、失眠多梦、头晕目眩等心、脾、肾虚症状的同时，有明显降低血清胆固醇、甘油三酯及 β - 脂蛋白水平的作用，同时还可降低血浆及全血比黏度，提高机体非特异性免疫功能，总有效率达 93.70%。

【毒副作用】　有人服用西洋参可出现过敏反应、心律失常加剧、女性内分泌失调等不良反应，亦有服西洋参致脾阳虚衰证的个案报道。

参 考 文 献

1. 张颖，等 . 中国中西医结合杂志，2010，30（07）：748.
2. 王蕾，等 . 特产研究，2007，（3）：74.

太 子 参

【别名】　孩儿参，童参，四叶参，四叶菜，米参。

【来源】　为石竹科植物孩儿参 *Pseudostellaria heterophylla*（Miq.）Pax ex Pax et Hoffm. 的干燥块根。

【性味】　甘、微苦，平。

【功能主治】　益气健脾，生津润肺。用于脾虚体倦，食欲不振，病后虚弱，气阴不足，自汗口渴，肺燥干咳。

【主要成分】　主要含氨基酸、多糖或糖苷、酚酸或鞣质、黄酮、香豆精、甾醇或三萜。还含棕榈酸（Palmatic acid）、亚油酸（Linoleic acid）、亚油酸 - 1 - 单甘油酯（Linolyl - 1 - monoglyleride）、2 - 吡咯甲酸－3－呋喃甲酯（2－Furfruyl－pyrrole－3－Carboxylate）、肌－肌醇－3－甲醚（Myoinositol－3－methxyl）、乌苏酸、木犀草素、刺槐苷及微量元素铜、锌、锰、铁、镁和钙。此外，尚含有果糖、糠醇、磷脂、淀粉和皂苷。

【药理作用】

1. 抗疲劳、抗应激作用 太子参水提取物、75%醇提取物、太子参多糖及太子参皂苷均可明显延长小鼠负重游泳时间，还能明显延长小鼠在常压缺氧情况下的存活时间；水提取物对皮下注射利血平所致的小鼠体重下降有一定保护作用，能明显抑制小鼠肠推进距离；太子参多糖及总皂苷还能提高小鼠的耐低温能力。

2. 免疫增强作用 太子参75%醇提取物能明显对抗环磷酰胺（CY）所致的胸腺、脾脏重量减轻，能降低小鼠脾虚阳性发生率，增加脾虚小鼠体重，提高肛温、胸腺指数及脾脏指数，增加胸腺DNA、RNA和脾脏DNA的含量。太子参提取物对CY所致T、B淋巴细胞转化功能低下，白细胞吞噬功能降低及迟发型超敏反应（DTH）减弱有明显对抗作用，并能增加外周血白细胞数。太子参多糖及总皂苷能增加小鼠免疫器官的重量，并提高小鼠免疫后血清中的溶血素的含量；太子参煎剂可明显对抗大鼠淋巴细胞血清（ALS）所致的大鼠细胞免疫功能低下，有显著的提高细胞免疫功能的作用；太子参水煎醇沉剂对淋巴细胞增殖有明显的刺激作用。

3. 过氧化物歧化酶（SOD）样作用 太子参甲醇－水（1∶1）提取液含有稳定的非酶类清除超氧自由基的"SOD样作用"物质，提示太子参具有一定的体外SOD样的药理活性。

4. 延长寿命作用 太子参提取液浓度5%时能使果蝇的平均寿命延长27.35%（♂）和16.53%（♀），使果蝇最高寿命延长22.29%（♂）和31.82%（♀）。

5. 镇咳作用 太子参中的肌－肌醇－3－甲醚有较强的镇咳作用。

6. 抗菌、抗病毒作用 太子参中的糠醇类成分有较强的抗菌作用；太子参皂苷A有抗病毒作用，抗疱疹病毒的活性最强。

7. 改善胰岛素抵抗 太子参可显著改善HCSS诱导小鼠产生的胰岛素抵抗（$P < 0.01$）；对链脲菌素（STZ）诱导形成的糖尿病模型也表现出明显的降血糖作用（$P < 0.01$），表明太子参对胰岛素敏感性明显降低而尚未形成糖尿病的亚"健康人"和糖尿病患者的胰岛素抵抗都有改善作用。

8. 延缓肾小球硬化作用 太子参水提物对基质金属蛋白酶抑制剂－2有显著的抑制作用，其可能通过抗氧化作用而抑制基质金属蛋白酶抑制剂－2的基因表达，从而发挥延缓肾小球硬化作用。

9. 其他作用 太子参中的磷脂成分有提高机体免疫功能、保护细胞完整、降低血脂、延缓衰老、健脑强精和防止脑血管疾病等作用。

【临床应用】

1. 支气管哮喘 复方太子参止咳益气散（由太子参、冬虫夏草、浙贝母、天花粉等29味纯原生植物药整体组方，每包2g）治疗2180例支气管哮喘患者，成年人每日服3次，每次2包，儿童减半量，1个月为1疗程，有效率为98%，治愈率为44%。

2. 慢性支气管炎 太子参止咳平喘散（太子参、冬虫夏草、浙贝母、天花粉、半夏等）超声雾化吸入配合西药治疗慢性支气管炎急性发作42例，并设对照组40例，以纯西药青霉素治疗。结果治疗组42例，痊愈29例，显效10例，好转2例，无效1例，总有效率为97.6%。治疗组痊愈率明显高于对照组（$P < 0.01$）。

3. 小儿腹泻 太子参苓汤（太子参、茯苓、砂仁、炒白术、诃子、怀山药、枳壳、厚朴、炙甘草）治疗小儿腹泻78例。全部患儿服药1～3天，均症状消失而愈，其中大部分患儿在服药1天内即见效，2天痊愈，少数患儿服药3天后痊愈。

4. 其他 太子参复方治疗充血性心力衰竭，必要时酌加西药疗效更满意；治疗糖尿病亦可采用中西药结合治疗；另外，太子参还可治疗顽固性原发性血小板紫癜及苯中毒贫血，也收到一定效果。

参 考 文 献

1. 杨冠琦, 等. 中国中西医结合肾病杂志, 2011, 12 (8): 673.
2. 张健, 等. 中国中药杂志, 2007, (11): 1051.

白 扁 豆

【别名】　沿篱豆, 火镰扁豆, 鹊豆, 蛾眉豆, 眉豆, 膨皮豆。

【来源】　为豆科植物扁豆 *Dolichos lablab* L. 的干燥成熟种子。

【性味】　甘, 微温。

【功能主治】　健脾化湿, 和中消暑。用于脾胃虚弱, 食欲不振, 大便溏泻, 白带过多, 暑湿吐泻, 胸闷腹胀。炒白扁豆健脾化湿, 用于脾虚泄泻, 白带过多。

【主要成分】　主要含棕榈酸 (Palmitic acid)、亚油酸 (Linolerc acid)、反油酸 (Elaidic acid)、油酸 (Oleic acid)、硬脂酸 (Stearic acid)、花生酸 (Arachidic acid)、山嵛酸 (Behenic acid)。又含葫芦巴碱 (Trigonelline)、蛋氨酸 (Methionine)、亮氨酸 (Leucine)、苏氨酸 (Threonine)、维生素 (Vitamin) B_1 及 C、胡萝卜素 (Carotene)、蔗糖 (Rucrose)、葡萄糖 (Glucose)、水苏糖 (Stachyose)、麦芽糖 (Maltose)、棉子糖 (Raffinose)、L-2-哌啶酸 (L-2-Pipecolic acid) 和具有毒性的植物凝集素 (Phytoag-glutinin), 如 I - 小扁豆凝集素。另含甾体、3-O-β-D-吡喃葡萄糖基赤霉素 A (3-O-β-D-Glucopyranosyl gibberellin A) 等。

【药理作用】

1. 抗菌作用　100% 本品煎剂在平板纸片法中对痢疾杆菌有抑制作用, 对食物中毒引起的呕吐、急性胃肠炎等有解毒作用。

2. 抗癌作用　I - 小扁豆凝集素 (I - LCA) 对荷人肝癌裸鼠有靶向定位和治疗作用, 能明显抑制癌细胞生长及使肿瘤出现消退、坏死现象。

3. 增强细胞免疫作用　白扁豆对体外 E - 玫瑰花环反应形成率为 47.50% (正常为 38.50%), 对 T 淋巴细胞有促进作用, 对体外淋转率未见有作用。但也有报道, 白扁豆不仅能提高淋转率, 还能提高 IL-2 的水平。

4. 对神经细胞缺氧性凋亡坏死的保护作用　白扁豆多糖可通过减少 Bax、Caspase-3 的表达, 相对提高 Bel-2 的表达及 Bel-2/Bax 比例, 从而阻断由缺氧诱导的神经细胞凋亡和保护神经细胞。白扁豆多糖具有促进胚鼠神经细胞生长, 阻断由缺氧引起的神经细胞生长抑制, 以及显著地抵抗神经细胞缺氧性凋亡功效。

5. 其他作用　白扁豆还具有提高造血功能, 升高白细胞数, 降低血糖, 降低胆固醇等作用。

【临床应用】

1. 暑湿吐泻　白扁豆 (微炒)、厚朴 (去皮, 姜汁炙)、香薷 (去土) 各 6g。水一盏, 入酒少许, 煎至七分, 冷后不拘时服用, 有较好疗效。

2. 妇女赤白带下　白扁豆炒黄为末, 米饮调下, 有效。

3. 贫血　扁豆 30g, 红枣 20 粒。水煎服, 有效。

【毒副作用】　本品有红细胞凝集作用, 白扁豆含两种不同的植物 (血球) 凝集素 A、B。凝集素 A 不溶于水, 无抗胰蛋白酶性, 如混于食物中饲喂大鼠, 可抑制其生长, 甚至引起肝脏区域性坏死, 加热后毒性大为减弱, 故凝集素 A 是白扁豆的有毒成分。凝集素 B 可溶于水, 有抗胰蛋白酶的活性。

参 考 文 献

1. 胡国柱, 等. 中药药理与临床, 2012, 28 (1): 91.

2. 姚于飞，等. 中药药理与临床，2012，28（3）：58.

3. 耿鹏，等. 天然产物研究与开发，2012，24（6）：848.

红 景 天

【来源】 为景天科植物大花红景天 *Rhodiola crenulata*（Hook. f. et Thoms.）H. Ohba 的干燥根和根茎。

【性味】 甘、苦，平。

【功能主治】 益气活血，通脉平喘。用于气虚血瘀，胸痹心痛，中风偏瘫，倦怠气喘。

【主要成分】 主要有效成分有红景天苷（Salidroside）、红景天素及酪醇（Tyrosot）。此外含有淀粉、蛋白质、脂肪、鞣质、黄酮类化合物、酚类化合物及微量挥发油，还含有具有生物活性的微量元素铁、铝、锌、银、钴、铜、钛、锰等。叶与茎中含有少量生物碱。

【药理作用】

1. 抗肿瘤作用 红景天素对小鼠移植的 5 种人癌细胞（肝癌、胃癌、肺癌、HeLa 细胞、鼻咽癌）均有一定的抑制作用，也可抑制体外人喉癌细胞的生长速度和分裂能力，促进糖原合成。红景天苷能阻抑体外培养肝细胞于 S 期，降低 DNA 合成，提高荷瘤小鼠生存质量和延长生存期。观察不同剂量红景天对 S_{180} 小鼠腹水瘤细胞生长的影响，结果表明，红景天对瘤细胞有相对选择性作用。红景天的杀瘤效应可能有如下机制：高山红景天根茎提取物通过调节 PEMΦ 非特异性免疫功能促进杀瘤效应。研究红景天对 S_{180} 实体型和 H_{22} 生长的抑制作用，结果表明，红景天的有效提取组分在一定剂量下，可一定程度地增强荷瘤小鼠的细胞免疫和体液免疫功能。红景天的植物多糖成分能增强肿瘤杀伤的效应、细胞增殖活性和细胞毒活性，可用于肿瘤的生物治疗。红景天复方能增强红细胞免疫黏附功能，有利于机体肿瘤细胞的清除，但一定程度上加重了机体的炎症反应。

红景天提取物能抑制小鼠肿瘤扩散，与抗肿瘤药阿霉素的抗癌转移功效相似，且几乎无毒。口服红景天提取物可增加泌尿组织的白细胞数和提高免疫细胞免疫力，使病人复发的平均数下降 75%。此外，红景天提取物对肿瘤和淋巴瘤的生长及扩散有抑制作用，具有延长小鼠生存期的作用。

2. 抗有害刺激作用

（1）抗缺氧和抗疲劳作用：缺氧是一种紧张性刺激，可引起机体产生各种应激性反应，红景天可加速肾上腺皮质从耗竭状态恢复到正常状态，改善机体组织器官的供氧，通过抑制缺氧造成的血液流变学的变性改变来实现其抗缺氧作用，有利于机体提高抗应激能力。红景天提取物能够阻止应激反应引起的心脏损害，改善心肌有氧代谢，提高心肌抗缺氧能力。红景天可通过预防毛细血管收缩而加快血液循环，提高机体对低氧环境的适应性。红景天能使小鼠在常压下耐受缺氧的存活时间延长，在模拟海拔 4300m 高度，红景天可以增强人体低氧运动能力和劳动能力，其机制可能与红景天可以改善缺氧机体骨骼肌能量代谢有关。

红景天可以使大量运动导致的疲劳得到改善，其主要机理是使机体更节省地利用糖原和三磷酸腺苷，为肌肉活动提供更充分的能量。红景天对膈肌疲劳和膈肌细胞损伤有保护作用，是耐力性运动和耐速度性运动的一种较好的辅助药物，亦可作为保健用品提高健康人有氧工作能力和抗疲劳能力。

（2）抗寒冷作用：当寒冷刺激作用于机体后，机体可发生一系列相应的保护性应激反应。红景天可以提高机体抗应激能力，增强低温条件下人体抗寒能力，加速建立冷适应能力；能明显提高小鼠在高原和寒冷条件下的生存率。作用机制可能与红景天能维持机体平衡、进行双向调节有关。

（3）抗辐射作用：红景天有防护 X 线对脂质细胞膜损伤的作用，能减少 X 线辐射引起的脾细胞破坏。红景天多糖对受照小鼠的造血指标有保护作用，经微波辐射后的小鼠，脑内单胺类递质、脾脏及胸腺内环磷腺苷 cAMP、淋巴细胞转化率和血清溶血素均出现抑制性变化，使用红景天可使上述指标恢复正常，有扶正的作用。

（4）抗噪声作用：红景天可以抵抗经噪声暴露引起的大鼠肝糖原含量降低和肝乳酸含量降低，提示红景天可以抵抗噪声引起的应激反应和疲劳状态。

3. 对心血管系统的作用 红景天有强心作用，能减轻心肌细胞的损伤。大鼠高原严重烧伤后，复方红景天参芪粉制剂可对其心肌提供一定的保护；红景天胶囊对心肌缺血有保护作用，可预防缺血性心衰；红景天苷和黄酮能减弱离体心肌的收缩性能，由股静脉注入可降低心脏前后负荷，改善心肌功能。红景天提取物治疗速冻的大白鼠（Wistar），可以立即阻止心肌收缩力的降低，而不会导致冠状血流量的降低。

红景天醇提取液可使大鼠动脉血压明显升高，此作用不被心得安阻断。红景天有一定的降血压作用，红景天强身剂治疗中型和重型高血压，效果优于复方降压片。红景天苷可以抑制血管平滑肌细胞在低氧状态下的增殖及高渗状态下血管平滑肌细胞的收缩，可用于防治高原适应不全症。红景天提取物，如红景天生脉口服液，有对抗氯仿、肾上腺素、毒 K、Bac12 引起的实验性心律失常的作用。

此外，红景天还能改善微循环障碍，使红细胞水平下降，可用来治疗高原红细胞增多症，并能改善造血功能，对贫血和促血细胞增生疗效显著；红景天有抗凝作用，可以治疗心肌梗死，改善胸痛症状，对冠心病心绞痛有较好的临床疗效。

4. 抗衰老作用 目前公认的 Harman 衰老理论认为，随着年龄增长引起的退行性变化是由自由基的副作用引起的，很多实验表明红景天是一种有效的自由基清除剂，有抗衰老作用。红景天复方制剂能显著延长果蝇的平均寿命和半数死亡时间，降低脑组织中脂褐素、丙二醛水平，提高还原型谷胱苷肽含量和增强超氧化物歧化酶活性；红景天提取物可阻抑鼠肝细胞内脂褐素的形成和堆积，降低酸性磷酸酶活性，抑制大鼠肝细胞过氧化脂质形成和增强血清超氧化物歧化酶活性，提示红景天具有提高氧化水平和清除自由基的能力，减轻或推迟细胞代谢，延缓细胞衰老，起到抗退变、抗衰老的作用。

红景天素可预防神经细胞核功能衰退，维持血脑屏障结构正常，改善循环，维持神经突触正常结构及其神经元间功能联系，减轻大脑皮质超微结构老化征象，可起到抗衰老作用。同时，红景天有促进人胚二倍体成纤维细胞生长增殖和降低细胞死亡率的作用，红景天素能显著提高成纤维细胞生长因子（FGF）在老龄大鼠嗅球中的阳性表达率，提示红景天可能通过嗅球中 FGF 对嗅神经的营养和促分化增殖作用发挥其对嗅系统的抗衰老作用。

5. 抗损伤作用 红景天可以抑制过氧化脂质的形成，提高过氧化酶清除自由基的能力，抑制自由基对生物膜的损害。实验表明，红景天对大鼠脑缺血再灌注时自由基损伤有一定的保护作用；复方红景天参芪花粉对高原急性肺损伤有重要的防护作用，对大鼠高原严重烧伤后的肝损害有显著的保护作用，在高原烧伤治疗中有较高的临床实用价值；同时，红景天对 CCl$_4$ 所致急性肝损伤有一定的防护作用。

肾间质纤维化是大多数原发性或继发性肾脏损伤的最后病理改变，复方红景天制剂能够有效缓解肾间质的损伤，对肾间质的纤维化有较好的防治作用。

红景天对兔烫伤后并发多器官功能不全综合征（MODS）有一定的防治作用，尤其对烫伤后动物心肌和肾脏功能有明显的保护作用；加强体内 NO 合成，增加器官血灌注量，是其防止 MODS 发生的可能机制之一。

6. 对学习和记忆的影响 经动物实验和临床观察发现，红景天可以增强脑的机能，并有可能使其向年轻化的方向转化，可以使已偏离正常水平的中枢神经递质含量得到纠正或达到正常水平。红景天乙醇提取物（剂量为每只小鼠 0.1mL）可以从本质上提高小鼠的学习能力并能保持记忆 24 小时，同剂量处理 10 天后，小鼠的长期记忆力明显提高。红景天对电击惊厥休克的记忆力减弱也有作用，能对抗东莨菪碱引起的记忆障碍和乙醇所致记忆再现障碍。

学习记忆是通过神经系统突触部位的系列生理生化和组织学可塑性变化而实现的，神经递质是导致上述变化的关键环节。红景天的活性物质参与并不同程度地影响了脑内神经突触部位的某些生理生化变化过程，增强了 5 - 羟色胺（5 - HT）向脑中的传输，增加了脑中多巴胺（DA）的水平，这一机制可能是红景天促进记忆改善的原因之一。

7. 改善免疫功能作用 红景天可以增强机体免疫系统的功能，在红景天抗肿瘤机制中已有论述。动物实验表明，红景天能提高淋巴器官的相对重量，其中脾/体比值变化显著，胸/体比值变化不显著，还能提高小鼠外周血中 T 细胞百分率，增加脾脏抗体生成细胞的数量，增强巨噬细胞的吞噬功能，提示红景天对动物机体的免疫功能有比较广泛的调节作用。红景天还可以提高大强度运动大鼠的运动能力，调节其免疫功能，可能是通过影响神经内分泌免疫网络实现的。

8. 对神经系统的作用　红景天制剂有类似人参对大脑和脊髓功能的兴奋作用，红景天苷元有镇静作用。红景天煎剂 20g（生药）/kg 给小鼠灌胃，有明显增强硫喷妥钠催眠、拮抗苯甲酸钠咖啡因惊厥的作用。红景天强身剂对衰弱综合征及神经衰弱的疗效优于镇静药及抗焦虑药。

9. 抗病毒作用　红景天多糖可以增强小鼠抗柯萨奇 B5 病毒感染的能力，红景天酪醇对柯萨奇 B3 和柯萨奇 B5 病毒在细胞中的繁殖有抑制作用，显示红景天对由该病毒引起的感染性疾病有一定的防治作用。机制可能为红景天能促进小鼠免疫功能提高，作用于宿主细胞膜，阻止病毒颗粒的吸附，并能有效阻止病毒在宿主细胞内的复制过程。

10. 抗凝作用　通过对红景天苷对血瘀大鼠血液流变学指标影响研究发现，其可明显降低红细胞比容、血液黏度，降低血小板聚集率，延长凝血时间。

11. 对阿尔茨海默病的作用　经 Morris 水迷宫评测大鼠学习记忆能力，发现红景天苷能使 β 淀粉样蛋白（Aβ1～40）海马内注射所致阿尔茨海默病（AD）模型大鼠的学习记忆受损得到显著改善，增加 SOD 活性，降低 MDA 含量，抑制核转录因子 - κB（NF - κB），诱导型一氧化氮合酶（iNOS）、晚期糖基化终末产物（AGEs）蛋白的表达，表明红景天苷可能通过综合抗氧化应激效应起到治疗阿尔茨海默病的作用。

12. 抗肺损伤作用　百草枯中毒后以红景天苷处理可使大鼠肺组织损伤明显减轻，肺泡腔及支气管腔炎细胞及渗出物明显减少，肺湿/干重比、肺组织匀浆中 TNF - a 含量均明显降低，表明红景天苷对百草枯中毒所致急性肺损伤具有一定的治疗作用，且通过抑制肺组织中炎症因子表达而发挥作用。氯气这种窒息性毒剂在亚致死剂量吸入中毒后，可出现肺通透性增加和肺组织缺氧，这种作用可激活肺组织中 HIF - 1a/VEGF 通道，进而影响维持肺通透性的紧密连接蛋白 Occludin 与 ZO - 1 的表达，红景天苷干预可改善相关因子之异常表达，有效改善氯气引起的急性肺损伤。

13. 皮肤保护作用　研究结果显示，在暴露于中波紫外线（ultraviolet B，UVB）后，经红景天苷处理后，细胞内抗氧化酶 SOD、谷胱甘肽（glutathione，GSH）、过氧化氢酶（catalase，CAT）的活性提高，MDA 的产生减少，证明红景天苷具有增加人角质形成细胞内抗氧化酶活性，抑制脂质过氧化反应及抗氧化作用，具有抗皮肤光老化作用。

14. 其他作用　研究表明，高山红景天多糖可通过胃肠吸收、肌内注射、静脉吸收等方式提高血中胰岛素水平，减少胰高血糖素水平，产生明显的降血糖作用，其机理可能为使胰岛 β 细胞修复或增生。红景天还可以通过提高电刺激所致小鼠躯体痛的痛阈，发挥其抗伤害感受作用，但机制尚待进一步研究。红景天具有抗毒作用，是一种抗肝毒素的治疗性药物，还能解除 HS 中毒。红景天能提高小鼠士的宁中毒后的生存率，可使生存率达到 50%；能抵抗棒状杆菌毒素、变红菌素、破伤风类毒素等各种细菌毒素，改善布鲁杆菌疫苗的免疫反应。此外，红景天对胃和十二指肠溃疡也有抑制作用。

【临床应用】

1. 心绞痛　圣地红景天胶囊治疗心绞痛患者 30 例，总有效率为 90%，心电图改善率为 63.3%；服此药前后血小板聚集率分别为（73.16 ± 14.64）% 和（63.38 ± 12.15）%（$P < 0.01$），提示圣地红景天胶囊可明显降低血小板聚集，改善胸痛症状及心电图 ST - T 改变。红景天胶囊治疗 100 例冠心病心绞痛（心血瘀阻型）患者，结果心绞痛疗效总有效率为 90%，中医证候疗效总有效率为 90%，提示红景天胶囊对冠心病心绞痛有较好的临床疗效。

2. 神经衰弱　红景天强身剂治疗衰弱综合征及神经衰弱患者 115 例，对疲劳无力和虚弱感为主要症状的衰弱综合征作用明显、温和、持久，并无毒性及不良反应，长期单剂服用疗效不减，总有效率达 100%。

3. 肾移植后红细胞增多症　三普红景天胶囊治疗 9 例肾移植术后红细胞增多症（PTE），有效率达

100%。

【毒副作用】 对红景天进行毒理学研究，各项指标未见明显毒性反应，提示红景天毒性很小，属低毒级，且无明显的蓄积作用。红景天无致突变性，在试验剂量范围内使用是安全的，在一定浓度下无致畸作用。

参 考 文 献

1. 阙肖冬，等. 中国医药指南，2011，9（24）：40.
2. 张佳，等. 中国中药杂志，2012，14：2122..
3. 陆如凤，等. 中华中医药学刊，2013，31（4）：822.
4. 张晓迪，等. 预防医学情报杂志，2013，29（4）：269.
5. 沈干，等. 东南大学学报（医学版），2010，29（3）：336.
6. 杨英，等. 中国现代药物应用，2008，2（4）：110.

沙　棘

【别名】 酸棘，醋柳果，酸溜溜，酸刺柳。

【来源】 本品为蒙古族、藏族习用药材。为胡颓子科植物沙棘 *Hippophae rhamnoides* L. 的干燥成熟果实。

【性味】 酸、涩，温。

【功能主治】 健脾消食，止咳祛痰，活血散瘀。用于脾虚食少，食积腹痛，咳嗽痰多，胸痹心痛，瘀血经闭，跌扑瘀肿。

【主要成分】 沙棘果实及种子均含有多种生理活性物质，主要有维生素类、黄酮类、脂肪酸类成分及蛋白质、氨基酸和糖类等。

【药理作用】

1. 对心脏的作用 沙棘全成分及其总黄酮可使离体大鼠心脏心率明显减慢，心肌收缩力明显减弱；沙棘全成分能明显延长麻醉大鼠ECGP－R间期并使其心率明显减慢，对急性心肌缺血所致心率减弱亦有显著对抗作用。静脉注射沙棘总黄酮可明显增强心衰犬心脏泵血功能和心肌收缩功能，并可明显改善心肌舒张性能，降低外周血管阻力和心肌耗氧量。沙棘总黄酮也可使豚鼠心室乳头状肌 APD 缩短，收缩力下降，使培养大鼠心肌细胞 APD 缩短及 4 相除极斜率降低；可抑制毒毛花苷 G 诱发的豚鼠乳头状肌心律失常。

2. 对血液及造血系统的作用 采用造血干细胞培养法，在培养体系完全相同的条件下，对人和大鼠的骨髓分别进行粒系祖细胞（CFU－C）的体外培养观察。实验表明，无论是对大鼠或人体骨髓的粒系祖细胞培养，2%浓度的沙棘果原汁均有促进粒系造血祖细胞生长的作用。沙棘枝乙醇提取物静脉给药能降低大鼠血清黏度，静脉及口服给药均能显著延长小鼠凝血时间，体外给药可显著延长家兔血浆复钙和凝血酶原时间。沙棘油可使实验性血栓形成延迟，具有预防血栓形成的作用，还有一定抗凝作用，主要参与内源性凝血系统，具有促进纤溶作用，可明显降低纤维蛋白原含量。

3. 降血脂作用 给高脂血症大鼠喂饲沙棘果汁及硒强化沙棘果汁，观察沙棘对大鼠机体脂质代谢及脂质过氧化作用的影响。结果提示，沙棘果汁及硒强化沙棘果汁能有效降低高脂大鼠血清胆固醇（TC）水平，提高 HDL－C 水平，并能抑制体内脂质过氧化作用。

4. 抗胃溃疡作用 沙棘油有很强的抗溃疡作用，给大鼠灌服 5mL/kg 能显著对抗利血平所致的胃溃疡。从沙棘去油种子中提得的 β－谷甾醇－β－葡萄糖苷（12mg/kg）对醋酸诱发的小鼠胃溃疡有保护作用。

5. 对肝脏的保护作用 沙棘油对 CCl_4 诱发的肝损伤有保护作用。如果肝细胞质膜或亚细胞结构的膜脂质发生过氧化作用，可引起膜的通透性增强，最终导致细胞坏死，沙棘油能对抗脂质过氧化，从而保护肝细胞膜，同时能对抗肝受损后所致的肝丙二醛和谷丙转氨酶增高，防止谷胱甘肽的耗竭。

6. 抗氧化、抗衰老作用 沙棘总黄酮对机体氧负离子的清除作用胜过维生素 E，沙棘油 2.5mg/kg 给小鼠腹腔注射或给大鼠灌服，可明显降低心肌等组织中 LPO 的含量，提高 SOD 活性。沙棘油 2.98、5.95g/kg 对小鼠放射病有防护作用。沙棘油、总黄酮及果汁含维生素 C、类胡萝卜素等营养物质，可增加动物体重，增强运动员体质。沙棘能明显延长野亚麻蝇的寿命。

7. 耐寒冷、耐疲劳、抗缺氧作用 沙棘粉可提高小鼠在低温环境中的耐寒能力，延长小鼠在低温环境中的游泳时间，与对照组比较有显著性差异（$P < 0.01$）；可提高小鼠的抗疲劳能力，与对照组相比有显著性差异（$P < 0.01$）；也能延长小鼠的常压耐缺氧时间，高剂量组比对照组提高了 82.7%，低剂量组比对照组提高了 53.2%。沙棘全成分可增加小鼠对缺氧的耐受性，延长生存时间，降低耗氧量；增强小鼠耐寒、耐热、耐疲劳能力，使小鼠的生存时间、游泳时间均较对照组延长。

8. 增强免疫功能作用 沙棘汁、沙棘油、沙棘总黄酮给小鼠和大鼠灌服 7 和 14 天，可显著提高：①非特异免疫功能（增加血清溶菌酶、血清补体含量，提高绵羊红细胞滴度，巨噬细胞吞噬指数、百分率及胸腺脾指数等）；②特异性体液免疫功能（升高 IgG、IgM、IgC3、溶血素水平及血凝素抗体水平，对抗环磷酰胺，提高脾脏及血清抗体水平）；③特异性细胞免疫功能（提高淋巴细胞转化率、酯酶染色阳性率、脾细胞特异玫瑰花环形成率，拮抗环磷酰胺所致免疫功能低下，增加 ConA 激活的淋巴细胞增殖）。同时，沙棘汁能提高荷瘤小鼠体外、体内脾脏自然杀伤细胞和淋巴因子活化细胞的活性。

9. 抗突变、抗肿瘤作用 沙棘对 N - 亚硝基吗啉合成有阻断作用，还能阻断亚硝酸钠和氨基比林在大鼠体内合成致癌物二甲基亚硝胺，能有效阻断 N - 亚硝基化合物在大鼠体内的合成及诱癌，其防癌效果优于等量的维生素 C，沙棘还能明显激活荷瘤小鼠脾 NK 细胞活性，激活作用随剂量的增大而增强。

沙棘油有明显的抗突变作用。以昆明种小鼠骨髓嗜多染细胞（PCE）染色体的微核率（MN）和畸变率（CA）为观察指标，在给环磷酰胺（CP）前后腹腔注射不同浓度沙棘油。结果表明，小鼠自发的 MN 和 CA 极低；单用 CP 组与自发突变组相比，MN 和 CA 明显升高（$P < 0.01$）；给 CP 前腹腔注射不同剂量沙棘油，MN 和 CA 均比阳性对照组明显减低（$P < 0.01$），且随剂量增加效应也加强；给 CP 后腹腔注射沙棘油组与上组变化趋势一致，但其量效关系较上组明显减弱（$P < 0.01$）。可见沙棘油具有明显的抗突变作用，在给药浓度范围内此作用呈良好的线性关系，在给 CP 前用沙棘油其抗突变作用更明显。

10. 抗过敏作用 沙棘总黄酮能显著抑制小鼠的被动皮肤过敏（PCA）。沙棘总黄酮组对小鼠 PCA 的抑制率为 22.38%；肾上腺素加扑尔敏组对小鼠 PCA 的抑制率为 69.25%；生理盐水组则无作用。沙棘总黄酮对豚鼠平滑肌收缩无明显影响，也不能阻断组胺兴奋 H_1 受体和乙酰胆碱兴奋 M 受体后平滑肌的收缩，说明其抗过敏作用环节可能不在于改善靶器官和细胞的反应性，也不同于扑尔敏等竞争靶细胞受体，而可能是通过抑制抗原的结合或抑制介质释放而产生效应。

11. 抗辐射作用 沙棘果汁及沙棘油均有明显的抗辐射作用。沙棘油对 $^{60}Co - \gamma$ 射线和深部 X 射线有明显保护作用，也有保护和恢复造血器官功能的作用，可作为抗急、慢性放射性损伤及减少放射性元素对人体组织造成损伤的比较理想的制剂。对 Wistar 大鼠辐射损伤模型的研究表明，沙棘茎枝水煎剂具有提高机体免疫系统功能、抗自由基作用，即具有扶正固本、抗辐射、抗衰老作用。

12. 降低血糖作用 沙棘多糖（HRP）通过抑制肠道内的 α - 葡萄糖苷酶（AG），阻止多糖和双糖转变成单糖进入血液，降低机体对糖的吸收而达到降低血糖的作用。

13. 其他作用 沙棘油能促进实验性鼓膜穿孔封闭，减少愈合处瘢痕，使鼓膜结构与功能恢复接近正常。沙棘籽油对幽门结扎型、利血平型和应激型溃疡均有明显的抑制作用，作用机理主要是抑制胃蛋白酶的活性和降低游离酸水平。沙棘乙酸乙酯提取物对小鼠灌胃给药，具有明显的祛痰、镇咳、平喘作用。沙棘油对动物实验性炎症、渗出、肿胀有较好的抗炎作用，对小鼠轻度烧伤及马、羊等的外伤，有明显促进组织愈合的作用。

【临床应用】

1. 反流性食管炎　用沙棘籽油治疗反流性食管炎，设对照组对比观察，两组治疗前一般情况具有可比性。治疗组均单纯口服沙棘油口服液，每天 3 次，每次 10mL。对照组服用气滞胃痛冲剂，每次 1 包，每天 3 次。两组均以 28 天为 1 疗程，治疗后复查胃镜。结果治疗组总有效率为 92%，对照组为 70%（$P < 0.05$）。

2. 功能性消化不良　沙棘颗粒剂治疗功能性消化不良 36 例，患者治疗前停用其他药物，饭后温开水冲服 1 袋沙棘颗粒，每袋 15g，每天 3 次。连续 4 周为 1 疗程。结果显效 28 例（78%），有效 6 例（17%），无效 2 例（5%），其中 32 例患者服药 3 天有效。未见药物副作用。

3. 小儿急性黄疸型肝炎　沙棘冲剂治疗小儿急性黄疸型肝炎 120 例，设对照组 40 例。治疗组以口服沙棘冲剂为主，每次 10g，每天 3 次，同时服用维生素 B_1、酵母，如有明显食欲不振，静滴 10% 葡萄糖 500mL 加肌苷 0.2g，连用 7 天。对照组口服维生素 B_1、齐墩果酸片等，静滴药物同治疗组。治疗 2 周为 1 疗程，一般治疗 2 个疗程。两组病例治疗后乏力、恶心、黄疸、肝区叩痛等症状均有好转，肝脏肿大消退，肝功能恢复正常。两组比较，临床症状消退和肝区疼痛消退时间有显著性差异（$P < 0.01$），胆红素定量和 ALT 恢复正常有显著性差异（$P < 0.05$），沙棘冲剂效果显著。

4. 外伤性耳鼓膜穿孔　对外伤性耳鼓膜穿孔患者的受伤鼓膜进行修复，先行抗感染治疗，待炎症消失后，用浸有沙棘油的棉片平贴耳鼓膜表面，滴药 2～3 次/周，每次数滴，直到愈合。结果表明，穿孔恢复者占 84%，愈合时间最短的 7 天（症状较轻），最长的 28 天（穿孔较大，并发感染，1 个月后才来就诊），多数都是 10 天左右愈合。沙棘油的应用，不仅可使新鲜的中小穿孔早期封闭愈合，也能使陈旧的及新鲜的次全穿孔愈合。

5. 宫颈糜烂　复方沙棘籽油栓治疗宫颈糜烂 72 例，待月经期过后，用 1:5000 浓度的高锰酸钾溶液清洗外阴，给予复方沙棘籽油栓 1 枚，缓慢放入阴道，每天 1 次，连续 7 天为 1 个疗程。结果痊愈 55 例（76.4%），进步 12 例（16.7%），无效 5 例（6.9%），有效率 93.1%。治疗前后肝功及血、尿常规无明显变化，仅 3 例病人治疗 4～7 天时出现阴道瘙痒，检查发现阴道口红肿，未经处理，7 天后自行消失。

【毒副作用】　沙棘果汁膏给小鼠灌胃的 LD_{50} 为（20.4 ± 2.6）g/kg。

参 考 文 献

1. 郭凤霞，等. 药学学报，2013，48（4）：604.
2. 李垚，等. 中国初级卫生保健，2007，21（3）：73.

蜂　蜜

【别名】　食蜜，白蜜，白沙蜜，蜜糖，蜂糖。

【来源】　为蜜蜂科昆虫中华蜜蜂 *Apis cerana* Fabricius 或意大利蜂 *Apis mellifera* Linnaeus 所酿的蜜。

【性味】　甘，平。

【功能主治】　补中，润燥，止痛，解毒；外用生肌敛疮。用于脘腹虚痛，肺燥干咳，肠燥便秘，解乌头类药毒；外治疮疡不敛，水火烫伤。

【主要成分】　蜂蜜因蜂种、蜜源、环境等的不同，化学组成差异甚大。最主要的成分是果糖和葡萄糖，两者含量合计约 70%。尚含少量蔗糖（有时含量颇高）、麦芽糖、糊精、树胶，以及含氮化合物、有机物、挥发油、色素、蜡、植物残片（特别是花粉粒）、酵母、酶类、无机盐等。蜜一般只含微量维生素，其中有 A、B、C、D、胆碱、B_2、烟酸、泛酸、生物素、叶酸、B_6、K 等；并有蛋白质、胨、氨基酸等含氮化合物，以及转化酶、过氧化氢酶、淀粉酶等酶类，并含乙酰胆碱。灰分中主要含镁、钙、钾、钠、硫、磷，以及苹果酸、琥珀酸、乙酸，也常含甲酸，但含量极低（0.01% 以下）。

【药理作用】

1. 保护肝脏作用 蜂蜜对四氯化碳中毒大鼠的肝脏有保护作用，它能促使动物的血糖、氨基己糖含量升高，肝糖原含量增加，血胆固醇含量恢复正常。

2. 对消化系统的作用 蜂蜜有缓泻作用，临床研究表明，蜂蜜对胃肠功能有调节作用，对胃酸分泌过多或过少有使其分泌正常化的作用。

3. 对糖代谢的影响 在蜂蜜中使血糖降低的成分为乙酰胆碱，使血糖升高的因素为葡萄糖。给予低剂量蜂蜜时，乙酰胆碱降血糖的作用超过葡萄糖的作用，使血糖降低；高剂量时则相反，使血糖升高。

4. 对免疫功能的影响 分别用 1% 和 5% 椴树蜜或杂花蜜给小鼠灌胃，每天 1 次，连续 7 天，结果 1% 和 5% 椴树蜜均能使抗体分泌细胞的数量增加，其中 5% 剂量组与对照组比较有显著性差异，表明椴树蜜有增强体液免疫功能的作用。1% 杂花蜜可使抗体分泌细胞明显减少，有抑制抗体产生的作用。

5. 抗菌作用 未经处理的天然成熟蜂蜜具有很强的抗菌能力。在室温下放置数年，甚至长期放置也不会腐败变质。其抗菌作用的机理：①蜂蜜中高浓度糖和低 pH 值抑制微生物生长发育；②蜜中的葡萄糖在葡萄糖氧化酶的作用下产生抗菌物质过氧化氢。

6. 加速创伤组织的修复 蜂蜜能促进部分切除的大鼠肝脏再生，并能增强蛋氨酸促进肝组织的再生作用。蜂蜜能使创伤处的分泌物所含的谷胱甘肽大量增加，这种肽对机体组织的氧化还原过程起着重大作用，它刺激细胞的生长和分裂，并促进创伤组织的愈合。

7. 对心血管系统的作用 蜂蜜对心血管系统起双向调节作用；有强心作用，能使冠状血管扩张，消除心绞痛；可提高幼儿的血红蛋白含量。

8. 滋补强壮作用 蜂蜜含有丰富的糖、维生素、氨基酸和酶等营养物质，能促进儿童生长发育，提高机体的抗病能力，是极佳的滋补品。此外，蜂蜜能调节神经系统功能、改善睡眠、提高脑力和体力活动能力。

【临床应用】

1. 胃、十二指肠溃疡 曾观察 20 例，治疗后 18 例疼痛完全消失，2 例减轻，疼痛消失时间最短为 6 天，平均为 22.2 天。国外资料报道，蜂蜜治疗数百例胃、十二指肠溃疡的痊愈率为 82%。

2. 烧伤 用蜂蜜涂布烧伤创面，能减少渗出，减轻疼痛，控制感染，促进创面愈合，从而缩短治愈时间。

3. 冻伤、冻疮 对于Ⅱ度以上有炎症及分泌物的冻伤，用熟蜂蜜与黄凡士林等量调成软膏，薄薄涂于无菌纱布上，敷盖创面，有较好疗效。

4. 外伤溃疡 对于年久不愈的慢性溃疡，可用 10% 蜜汁洗涤疮口，然后用纯蜜浸渍纱布条敷于创面，敷料包扎，间日换药 1 次有效。

5. 皮炎 对于过敏性皮炎及湿疹等，用蜂蜜 100mL，加氧化锌 10g、淀粉 20g，制成软膏外搽。用药后红疹消退，渗出物减少，痒痛感消失。

6. 角膜溃疡及睑缘炎 将蜂蜜制成 5% 滴眼液滴眼，治疗角膜溃疡 29 例，治愈 22 例，进步 4 例，无效 3 例。一般在用药 1~2 天后，溃疡即由进行性转为静止，基底清洁，透明度增加，浸润边缘消失。奏效的原因是蜂蜜增强了机体的防御能力，或影响了病变部位的新陈代谢。

7. 鼻炎和鼻窦炎 40% 蜂蜜行渗透入法治疗慢性鼻炎，发病时间越短，疗效越好。

8. 其他 蜂蜜还曾用于治疗急性细菌性痢疾、便秘、贫血、阴道滴虫病等均有一定疗效。

参 考 文 献

1. 熊鹏辉，等. 中国民族民间医药，2011（19）：49.

2. 顾雪竹，等. 中国实验方剂学杂志，2007，13（6）：70.

续　　断

【别名】　山萝卜根，黑老鸦头。

【来源】　为川续断科植物川续断 *Dipsacus asper* Wall Henry 的干燥根。

【性味】　苦、辛，微温。

【功能主治】　补肝肾，强筋骨，续折伤，止崩漏。用于肝肾不足，腰膝酸软，风湿痹痛，跌扑损伤，筋伤骨折，崩漏，胎漏。酒续断多用于风湿痹痛，跌扑损伤，筋伤骨折。盐续断多用于腰膝酸软。

【主要成分】　根中主含三萜皂苷及其酯苷，皂苷元主要为常春藤苷元（Hederagenin）。有酯苷 1 即 3 - O - （4 - O - 乙酰基）- α - L - 吡喃阿拉伯糖常春藤苷元 - 28 - O - β - D - 吡喃葡萄糖（1 - 6）- β - D - 吡喃葡萄糖酯苷 [3 - O - （4 - O - Acetyl）- α - L - arabinopyranosyl - hedreagenin - 28 - O - β - D - glucopyranosyl - （1 - 6）- β - D - glucopyranoside]、酯苷 2 即 3 - O - α - L - 吡喃阿拉伯糖齐墩果酸 - 28 - O - β - D - 吡喃葡萄糖（1 - 6）- β - D - 吡喃葡萄糖酯苷 [3 - O - α - L - Arabinopyranosyl - oleanoIicacid - 28 - O - β - D - glucopyranosyl（1 - 6）- β - D - glucopyranoside]、酯苷 3 即 3 - O - β - D - 吡喃葡萄糖（1 - 3）- α - L - 吡喃鼠李糖（1 - 2）- α - L - 吡喃阿拉伯糖常春皂苷元 - 28 - O - β - D - 吡喃葡萄糖（1 - 6）- β - D - 吡喃葡萄糖酯苷、酯苷 4 即 3 - O - [β - D - 吡喃木糖（1 - 4）- β - D - 吡喃葡萄糖（1 - 4）] - [α - L - 吡喃鼠李糖（1 - 3）] - β - D - 吡喃葡萄糖（1 - 3）- α - L - 吡喃鼠李糖（1 - 2）- α - L - 吡喃阿拉伯糖 - 常春藤皂苷元 - 28 - O - β - D - 吡喃葡萄糖（1 - 6）- β - D - 吡喃葡萄糖酯苷、酯苷 5 即 3 - O - [β - D - 吡喃木糖（1 - 4）- β - D - 吡喃葡萄糖（1 - 4）] - [α - L - 吡喃鼠李糖（1 - 3）] - β - D - 吡喃葡萄糖（1 - 3）- α - L - 吡喃鼠李糖（1 - 2）- α - L - 吡喃阿拉伯糖 - 齐墩果酸 - 28 - O - β - D - 吡喃葡萄糖（1 - 6）- β - D - 吡喃葡萄糖酯苷、常春藤苷 1 即 3 - O - [β - D - 吡喃木糖（1 - 4）- β - D - 吡喃葡萄糖（1 - 4）] - [α - L - 吡喃鼠李糖（1 - 3）] - β - D - 吡喃葡萄糖（1 - 3）- α - L - 吡喃鼠李糖（1 - 2）- α - L - 吡喃阿拉伯糖常春藤皂苷元、常春藤苷 2 即 3 - O - α - L - 吡喃阿拉伯糖常春藤皂苷、酯苷 6 为常春藤苷 2 的 28 - O - β - D - 吡喃葡萄糖酯苷、酯苷 7 即常春藤皂苷元 - 28 - O - β - D - 吡喃葡萄糖（1 - 6）- β - D - 吡喃葡萄糖酯苷、川续断皂苷 F 和 H1（AsperosaponinF，H1）、刺楸皂苷 A、川续断皂苷 B 及木通皂苷 D、林生续断苷（Sylvestroside）。本品所含挥发油有明显的生理活性，有较强的抑菌能力，油中有 40 多种成分，含量较高的乙基丙酸酯（Ethyl propionate）占 3.44%，4 - 甲基苯酚（4 - Methylphenol）占 3.98%，3 - Ethyl - 5 - methylphenol 占 4.15%，2,4,6 - 三丁基苯酚（2,4,6 - Tritbutylphenol）占 5.46%，Carvotanaceton 占 8.54%。本品还含正二十五烷酸（Pentacosanoic acid）、正三十二烷酸（Lacceroic acid）、β - 谷甾醇（β - Sitosterol）、胡萝卜苷（Daucosterol）、当药苷、蔗糖（Sucrose）、喜树次碱（Venoterpine）及川续断碱（Cantleyine）等。

【药理作用】

1. 对生殖系统的作用　续断浸膏、总生物碱及挥发油对未孕或妊娠小鼠子宫皆有显著的抑制收缩作用。浸膏与挥发油能显著抑制妊娠小鼠离体子宫的自发收缩频率；续断生物碱能显著抑制妊娠大鼠在体子宫平滑肌自发收缩活动，减小其收缩幅度和张力，可对抗 0.25mg/kg 催产素诱发的妊娠大鼠在体子宫平滑肌收缩幅度和张力的增强，并可对抗大鼠摘除卵巢后导致的流产。

2. 对免疫系统的作用　续断水煎液灌胃 20g/kg 能促进小鼠巨噬细胞的吞噬功能。续断水煎液离心醇沉后得到的水溶性粗提取物，经实验证实其中的多糖部分具有抗补体活性和刺激淋巴细胞的致有丝分裂作用，其中的蛋白质部分具有抑制巨噬细胞的吞噬功能的作用。由此表明，续断热水提取物中存在着抗补体多糖和具有免疫调节活性的高分子量活性成分。

3. 促进骨损伤愈合作用　续断水煎液及其总皂苷粗提取物均有明显的促进骨损伤愈合的作用，机理可能是该药能促进骨折断端毛细血管的开放量，改善局部血循环，促进血肿的吸收、机化，促进软骨细胞增生，加速各型胶原的合成，改善胶原的结构和排列，从量和质两个方面影响骨折愈合中胶原的合成，促进骨折愈合。

4. 抗骨质疏松作用 切除大鼠双侧卵巢建立骨质疏松模型，用骨计量学的方法研究续断水煎液对去卵巢大鼠骨质疏松的防治作用。结果表明，续断组与去卵巢大鼠组相比，其四环素标记和骨小梁类骨质表面积（TOS）均呈降低趋势，而类骨质成熟时间（OPM）延长，提示续断可能有降低骨激活频率和抑制骨吸收的作用。即去卵巢可以增加骨转换和提高骨激活频率，加速骨丢失，服用续断后可以使之逆转。

5. 抗菌作用 续断挥发油（萜类成分较少，酚类成分较多）对金黄色葡萄球菌有较强的抑制作用。动物实验表明，续断挥发油具有明显的抗菌生理活性。

6. 抗炎作用 续断 70% 乙醇提取物 10、20 及 40g（生药）/kg 灌服能显著抑制大鼠蛋清性足肿胀、二甲苯所致的小鼠耳部炎症、醋酸所致的小鼠腹腔毛细血管通透性增强以及纸片所致的肉芽组织增生；20、40g（生药）/kg 能显著增加大鼠肾上腺中维生素 C 的含量，而对肾上腺中胆固醇的含量则无明显影响，其机制可能与抑制变态反应和抗过氧化作用有关。

7. 增强记忆、耐缺氧及抗衰老作用 续断和维生素 E 对淀粉样前体蛋白在神经元的过度表达有明显的抑制作用，并可以改善大鼠的学习记忆力。用续断（每天 2g）给 Alzheimer（AD）模型大鼠灌胃治疗 3 个月，结果表明，续断可以恢复 AD 模型大鼠的学习记忆缺损，有抑制和清除海马结构齿状回和 CA_1 区 β – AP 沉积的作用。续断水煎液 20g/kg 灌胃能提高小鼠的耐缺氧能力，延长小鼠负重游泳持续时间。另有报道，续断组可使家蚕生存时限延长，身长、体重增加缓慢，食桑减少。研究表明，续断注射液能够改善氟哌啶醇致快速老化大鼠学习记忆能力，其作用与增强抗氧化酶的表达有关。

8. 对神经系统的影响 对海马神经细胞进行研究，当预先加入川续断总皂苷和人参皂苷后，神经细胞存活率增加。研究表明，川续断总皂苷同样具有神经保护作用，能提高细胞生存率，减少由 Aβ 诱导的神经细胞凋亡。

【临床应用】

1. 流产 以菟丝子、续断、阿胶、党参、白术、怀山药、白芍、黄芩、桑寄生为基本方，治疗先兆性流产 110 例，上方水煎服，每天 1 剂，10 天为 1 疗程，有效率为 96.4%。治疗习惯性流产 50 例，每天 1 剂，水煎服，疗程 1~3 个月，有效率为 74%。

2. 腰椎骨质增生 以黄芪、续断、牛膝、丹参、自然铜、茯苓、白术和杜仲为主方，治疗腰椎增生 110 例，上方水煎服，每天 1 剂，15 天为 1 疗程，共 1~4 个疗程，痊愈率为 62.7%，总有效率达 100%。

参 考 文 献

1. 罗鹏，等. 化工管理，2015（19）：199.
2. 艾明仙，等. 中国老年学杂志，2007，27（6）：1044.

胡 芦 巴

【别名】 苦豆，苦草。

【来源】 为豆科植物胡芦巴 *Trigonella foenum – graecum* L. 的干燥成熟种子。

【性味】 苦，温。

【功能主治】 温肾助阳，祛寒止痛。用于肾阳不足，下元虚冷，小腹冷痛，寒疝腹痛，寒湿脚气。

【主要成分】 主要含甾体皂苷类、黄酮苷类、三萜及三萜皂苷类成分。含薯芋皂苷元（Diosgenin）、雅姆皂苷元（Yamogenin）、芰脱皂苷元（Gitogenin）、替告皂苷元（Tigogenin）、新替告皂苷元（Neotigogenin）、新芰脱皂苷元（Neogitogenin）、25α – 和 25β – 螺甾 – 3,5 – 二烯（25α – and 25β – Spirosta – 3,5 – diene）、牡荆素（Vitexin）、异牡荆素（Saponaretin）、牡荆素 – 7 – C – 葡萄糖苷（Vitexin – 7 – C – glucoside)、异荭草素（Homoorientin）、槲皮素、羽扇豆醇（Lupeol）、白桦醇（Butullin）、白桦酸（Butulinic acid)、31－去甲环阿尔廷醇及胡芦巴碱、番木瓜碱、胡芦巴肽酯等。

【药理作用】

1. 抗生育和抗雄激素作用　给雄性大鼠每日灌服胡芦巴提取物 100mg，持续 60 天，则精液量及精子能动力明显下降，睾丸、附睾、前列腺和精囊的重量明显下降。

2. 抗肿瘤作用　胡芦巴中所含的番木瓜碱对淋巴细胞白血病 L_{1210} 有显著抗癌活性，对淋巴细胞白血病 P_{388} 等有一定抗癌活性。胡芦巴碱 12.5mg/kg 能使白血病（P_{388}）小鼠生命延长 31%。

3. 对心血管系统的作用　番木瓜碱可引起兔血压下降，使离体蛙心、兔心停跳于舒张期，使蛙后肢血管收缩，使兔耳壳、肾脏、小肠及冠状血管舒张。胡芦巴酰酯有显著的强心作用。

4. 对平滑肌的作用　番木瓜碱能抑制猫、兔及豚鼠的肠管和豚鼠气管平滑肌；对豚鼠妊娠子宫及正常子宫，小剂量使之兴奋，大量使之麻痹。

5. 降血糖作用　采用四氧嘧啶致糖尿病大鼠模型，分别以 2、4、8g/kg 剂量的胡芦巴提取物连续灌胃给药 30 天，于给药 10、20、30 天检测各鼠血糖含量，给药 20、30 天检测各鼠血清胰岛素水平，给药 30 天测定各鼠糖耐量。结果，4、8g/kg 胡芦巴提取物对高血糖模型大鼠有显著降低血糖作用，并可升高血清胰岛素含量，2、4、8g/kg 胡芦巴提取物则可明显提高糖耐量。因此认为胡芦巴具有降低血糖的作用，升高血清胰岛素水平是其作用机理之一。胡芦巴肽酯亦有显著的降血糖作用。

6. 降血脂作用　采用酒脂混合乳液（酒∶脂＝3∶2）致大鼠酒精性脂肪肝，并给予大鼠胡芦巴总皂苷（TFGs），结果显示，TFGs 能降血脂、降酶保肝、显著减少肝脏中沉积的脂质，对大鼠酒精性脂肪肝有一定的治疗作用。

7. 抗胃溃疡作用　胡芦巴种子的水及酸提取物和从种子中分离出来的凝胶部分具有明显的抗胃溃疡活性，可抑制胃酸分泌和对胃黏膜糖蛋白的作用。胡芦巴的提取物可通过提高胃黏膜的抗氧化能力来防止酒精引起的脂质过氧化反应，从而减轻胃黏膜损伤。

8. 其他作用　①胡芦巴油含催乳成分，但无任何性激素样作用；②胡芦巴有轻度驱肠线虫作用；③胡芦巴肽酯能抑制牛痘病毒生长，并有显著的利尿和降压作用。

【临床应用】

临床用于治疗虚寒腹痛、下肢酸痛、肾下垂绞痛及痛经等症有较好疗效；还可用于治疗糖尿病。

【毒副作用】　胡芦巴对人畜无毒，可以长期服用。但有一点必须指出，胡芦巴含香豆素类成分，能干扰肝素、华法令等药物的吸收，故正在使用上述西药的病人应停服胡芦巴以免影响药效。另外，胡芦巴如一次摄入量太多，服食者的小便会出现糖浆气味，会使人误认为得了糖尿病，而实际上对人体并无大碍，只要停服胡芦巴或减少服用量这一现象即会自动消失。胡芦巴碱毒性低，给大鼠皮下注射的 LD_{50} 为 5g/kg。番木瓜碱对中枢神经有麻痹作用，可使小鼠及兔于中毒末期因呼吸麻痹而死亡。

参 考 文 献

1. 安福丽，等. 中国药业，2010，19（4）：63.
2. 柴瑞华，等. 中国现代中药，2008，10（2）：23.

海 狗 肾

【别名】　膃肭脐。

【来源】　为海狮科动物海狗 *Callorhimus ursinus* L. 或海豹科动物斑海豹 *Phoca largha* Pallas、点斑海豹 *Phoca vitulina* L. 的雄性外生殖器。

【性味】　咸，热。

【功能主治】　暖肾壮阳，益精补髓。用于虚损劳伤，阳痿精衰，腰膝痿弱。

【主要成分】　主要含雄性激素、多肽、蛋白质、脂肪等。

【药理作用】

1. 抗衰老作用　海狗肾能够显著提高血清 SOD 活力，降低血清 MDA 含量。因此认为海狗肾具有显著的抗衰老作用。以黑腹果蝇寿命及老龄小鼠体内超氧化物歧化酶活性（SOD）、谷胱甘肽过氧化物酶活性（GSH - Px）、丙二醛（MDA）和活性氧（ROS）含量为指标，研究海狗肾的抗衰老作用。结果表明，海狗肾能够显著延长雌性果蝇和雄性果蝇的半数死亡时间、平均寿命和平均最高寿命；显著提高老龄小鼠红细胞 SOD、全血 GSH - Px 活性，降低血清 ROS 和红细胞 MDA 含量，具有显著的延缓衰老作用。通过提高机体内源性抗氧化酶活性，降低体内过氧化水平，是海狗肾延缓衰老的作用途径之一。

2. 雄性激素样作用　海狗肾能显著提高正常大鼠和生殖系统受损模型大鼠的血清睾酮含量，改善其睾丸间质细胞的功能状态，促进精子的产生与发育。

【临床应用】

1. 阳痿、性欲低下　海狗肾 1 具，肉苁蓉 50g，白酒 500mL。用白酒将上两药温浸 1 个星期。饮酒，每次 1 盅，日饮 3 次，有一定疗效。

2. 气虚胃弱　海狗肾 1 具，人参 20g，当归 15g，白芍 15g，白酒 500mL。用白酒将上药温浸 1 个星期。饮酒，每次 10mL，日饮 3 次有效。

参考文献

1. 董慧明，等. 实用药物与临床，2014，17（7）：882.

2. 欧阳军. 现代养生，2015（7）：23.

哈　蟆　油

【别名】　田鸡油，蛤蚂油，哈士蟆油。

【来源】　为蛙科动物中国林蛙 *Rana temporaria chensinensis* David 或黑龙江林蛙 *Rana. amurensis* Boulenger 雌性的干燥输卵管。

【性味】　甘、咸，平。

【功能主治】　补肾益精，润肺养阴。用于病后体弱，神疲乏力，心悸失眠，盗汗，劳嗽咳血。

【主要成分】　主要含蛋白质，脂肪含量仅为 4% 左右，糖类约为 10%，其他尚含少量磷及灰分等。又含维生素 A、B、C 及多种激素，如雌酮（Estrone）、17β - 雌二醇（17β - Estradiol）；并含少量类胡萝卜素（Carotinoid）及 17β - 羟甾醇脱氢酶（17β - Hydroxy steroid dehydro genase）。另含苏氨酸等 10 余种氨基酸以及粗蛋白、粗脂肪、胆甾醇、多种微量元素。

【药理作用】

1. 抗衰老作用　哈蟆油可延长果蝇的平均寿命，提高果蝇在 -5℃ 低温环境下的存活率，降低其体内脂褐质含量。蛤蚂油还可使小鼠肝、脑中过氧化脂质含量下降，升高血浆超氧化物歧化酶（SOD）活性。哈蟆油能明显提高老年雌性大鼠血中 SOD、谷胱甘肽过氧化物酶（GSH - Px）的活性；降低肝脏中丙二醛（MDA）的含量，表明该受试物具有明显的抗氧化作用，可能为其延缓衰老的机理。

2. 抗疲劳作用　哈蟆油能抑制氢化可的松致肾虚小鼠的体温下降及体重减轻，而对正常小鼠体重无影响；能延长肾虚小鼠的滚棒及游泳时间，对常压耐缺氧的存活时间略有延长；能延长正常动物的爬杆、滚棒、游泳时间。动物实验表明，林蛙油口服液可以起到抗疲劳，补肾，壮体，预防实验性"肾阳虚"小鼠睾丸、肾上腺、胸腺、脾脏萎缩，以及提高机体免疫力等作用。运动员在服用哈蟆油软胶囊后，心率、收缩压、舒张压、血红蛋白、血乳酸、血尿素恢复均好于对照组，有显著性差异（$P < 0.01$ 或 $P <$

0.05）。实验表明，哈蟆油能提高运动员大强度训练后的睡眠质量，加快运动性疲劳的消除。

3. 对免疫力和应激能力的影响　甘肃产哈蟆油的乙醇提取物水溶液 5g/kg、15g/kg 两个剂量，均可提高实验小鼠腹腔巨噬细胞吞噬率和吞噬指数，提高淋巴 T 细胞酯酶染色率和增加血清中溶血素的含量，并使小鼠的各项应激性能有明显提高。哈蟆油能明显提高小儿血清 IgA、IgG 水平，明显降低 IgE，改善体液免疫，增强机体抗病力，防治小儿哮喘。哈蟆油能够提高 T 淋巴细胞亚群各项指标，增强运动员免疫力，对长时间持续运动项目效果较好。

4. 促性成熟作用　哈蟆油对大黄、甘蓝油致体虚小鼠体重减轻有明显抑制作用，而对正常小鼠体重无影响；对雌性幼年小鼠有促进成熟趋势，可促进去势幼年大鼠前列腺、睾丸生长。

5. 对血小板聚集和血脂的影响　实验表明，哈蟆油对食入高胆固醇食物引起的高脂血症有调整作用，可使 TC、TG 含量降低，而升高 HDL－C 水平，使血脂代谢平衡。另外，蛤蟆油中的雌二醇含量甚高，可明显抑制血小板聚集。

6. 抗脂质过氧化作用　哈蟆油能明显降低老龄大鼠血清 LPO 的含量，抑制自由基产生，降低小鼠肝、脑过氧化脂质含量。由中国林蛙卵提取物制得的降脂安胶丸，可减少体内过氧化脂质的生成，对高脂血症和脂肪肝有明显的防治作用。

7. 调节运动失调作用　旋转滚棒法实验表明，给小鼠服哈蟆油口服液，有抗运动失调的能力，高剂量组比低剂量组作用明显。

8. 镇咳祛痰作用　实验表明，哈蟆油及其甲醇、石油醚提取物均能延长 SO_2 及浓氨水致小鼠引咳的潜伏期，并使小鼠酚红排出量增多，大鼠排痰量增多。

9. 抗缺氧、抗焦虑作用　对小鼠进行耐缺氧实验，结果表明，哈蟆油 1.50、1.00g/Kg 剂量组动物存活时间、断头后至张口喘气停止时间比溶剂对照组延长，对常压耐缺氧存活时间无明显影响。研究表明，哈蟆油可使肾虚小鼠的滚棒及游泳时间延长，也可使常压耐缺氧存活时间略有延长，其作用效果以哈蟆油最为明显，石油醚提取物次之，甲醇提取物作用不明显。哈蟆油能使正常动物的爬杆、滚棒以及游泳时间延长，以石油醚提取物 136mg/kg 作用明显，68mg/kg 作用不明显；甲醇提取物 85mg/kg 作用明显，170mg/kg 次之。高架十字迷路和小鼠爬梯实验研究表明，哈蟆油可使大鼠在十字迷宫开放通路连续停留时间显著延长，使大鼠进入开放通路次数增加，而对封闭通路连续停留时间和进入封闭通路次数无明显影响。在小鼠爬梯实验中，哈蟆油组小鼠站立次数明显减少，爬梯次数无显著差异，显示出哈蟆油具有明显的抗焦虑作用。

【临床应用】

1. 慢性胃病　干哈蟆油 3 ~ 6g，清水 250mL，泡 1 夜，第 2 天再加冰糖适量炖服，每天 1 次，连服10 ~ 20 天，有一定疗效。

2. 肺劳吐血　哈蟆油 5g，白木耳 2g，白糖适量，加水蒸服，每天服 2 次有效。

3. 老年慢性气管炎　哈蟆油 2 副，蒸熟 1 次服。10 ~ 15 天为 1 疗程，有较好疗效。

参 考 文 献

常乐，等. 沈阳药科大学学报，2014，28（5）：405.

龙　眼　肉

【别名】　益智，蜜脾，龙眼干。

【来源】　为无患子科植物龙眼 *Dimocarpus longan* Lour. 的假种皮。

【性味】　甘，温。

【功能主治】　益心脾，补气血，安神。用于虚劳羸弱，失眠，健忘，惊悸，怔忡。

【主要成分】　果肉（干）含水分 0.85%，可溶性部分 79.77%，不溶性物质 19.39%，灰分 3.36%。

可溶性物质中，含葡萄糖 24.91%，蔗糖 0.22%，酸类（以酒石酸计）1.26%，含氮物（其中含腺嘌呤和胆碱）6.309% 等。其他尚含蛋白质 5.6%，脂肪 0.5%，多糖等。

【药理作用】

1. 抗衰老作用 小鼠肝匀浆体外及体内实验表明，龙眼肉提取液具有一定的抗自由基作用及提高细胞功能的作用。该实验结果显示，龙眼肉提取液在试管内可抑制小鼠肝匀浆过氧化脂质（LPO）的生成；体内实验中，高浓度实验组动物血中谷胱甘肽过氧化物酶（GSH-Px）活力有显著升高，LPO 及超氧化物歧化酶（SOD）活力未见改变；胸腺及淋巴结组织切片特殊染色（ANAE 测定）显示，实验组动物的 T 细胞检出率显著升高，从而证明了龙眼肉提取液具有抗衰老作用。另外，对龙眼多糖的抗氧化研究表明，其对超氧阴离子自由基 $O_2^- \cdot$ 有清除作用、对脂质过氧化物有抑制作用，龙眼多糖对肝微粒体脂质过氧化物抑制率呈双向作用。

2. 抗癌作用 日本大阪中医研究所曾对 800 多种天然食物、药物进行了抗癌试验，发现龙眼肉水浸液对子宫颈癌细胞的抑制率在 90% 以上，比对照组抗癌化疗药物博莱霉素要高 25%，几乎与抗癌药物长春新碱相当。另外，龙眼粗提浸膏给尚能存活半年的癌症患者口服，癌症症状改善达 90%，癌细胞增殖被抑制 50%，表明龙眼有明显的抗癌延寿效果。

3. 抑菌作用 文献报道，龙眼肉水浸剂（2:1）在试管内对奥杜盎小孢子菌等致病性皮肤真菌有抑制作用，在煎剂纸片实验中对痢疾杆菌有抑制作用。

4. 抗应激作用 用桂圆肉提取液进行小鼠对高温、低温、缺氧等环境的抵抗力，以及增重、免疫试验。结果表明，桂圆肉提取液有明显的抗应激作用，能增加正常小鼠体重，对利血平引起的体重下降有对抗作用，说明桂圆肉有促进生长发育、增强体质的作用；还能增加小鼠脾重，表明能增强网状内皮系统的活性，增强免疫力。

5. 其他作用 龙眼肉有促进生长发育、非特异性免疫增强作用及补血、镇静作用。龙眼肉乙醇提取物可显著降低雌性大鼠血清中催乳素 PRL、雌二醇 E_2 及睾酮 T 的含量（$P < 0.01$），增加其卵泡刺激素 FSH、孕酮 P 的含量（$P < 0.01$），而对促黄体生成素 LH 的含量无影响，说明龙眼肉能明显影响大鼠垂体-性腺轴的内分泌机能。另外，龙眼肉还有抗焦虑作用，其活性物质为龙眼肉提取物中的腺苷酸。

【临床应用】

1. 脾虚泄泻 龙眼肉 14 粒，生姜 3 片，合煎汤服。

2. 产后水肿 龙眼肉、生姜、大枣，合煎汤服。

【毒副作用】 目前尚未见龙眼肉对人体有毒副作用的报道。但参考有关文献可知，产后妇女大量食用龙眼，会导致乳汁明显减少、子宫恢复不好、失血较多等症状，不利于身体健康。

参 考 文 献

郭倩倩，等. 现代生物医学进展，2011，11（23）：4552.

银　耳

【别名】 白耳子，白木耳。

【来源】 为银耳科真菌银耳 *Tremella fuciformis* Berk. 的干燥子实体。

【性味】 甘，平。

【功能主治】 滋阴润肺，养胃生津。用于虚劳咳嗽，痰中带血，津少口渴，病后体虚，气短乏力。

【主要成分】 主要含蛋白质（约 10%）、碳水化合物（约 65%）、无机盐（约 4%）、多糖及维生素 B 等。灰分中含硫、磷、铁、镁、钙、钾及钠。

【药理作用】

1. 增强免疫作用　银耳多糖（TP）和银耳孢子多糖（TSP）能全面提升机体免疫能力，表现为增强单核巨噬细胞系统功能，增强体液免疫功能和细胞免疫功能，还可增加免疫器官的重量。近年来，对银耳的免疫增强作用及其机制进行了进一步研究，采用活化小鼠脾细胞法检测 IL-22 活性，观察 TP 对正常小鼠、老年小鼠及氢化可的松或环孢素 A 抑制的小鼠脾细胞 IL-22 产生的影响，结果表明 TP 能促进正常小鼠和老年小鼠脾细胞 IL-22 的产生，可显著减轻氢化可的松或环孢素 A 对小鼠脾细胞 IL-22 产生的抑制作用，进而认为 TP 的作用是促进小鼠脾细胞产生 IL-22。研究发现，在模拟食用的条件下，银耳溶液能明显提高小鼠 T 淋巴细胞增殖反应及 IL-22 的活性，这与其活性提纯物的研究报道是一致的，从而确定银耳水提取液与活性提纯物有同样的免疫学效应。研究还指出，银耳的延缓衰老作用也与其提高机体免疫功能的作用密切相关，细胞免疫与机体抗衰老 100% 相关。有人观察了 TP 对小鼠 IL-22、IL-26、TNF2α 的生物活性及其 mRNA 表达的影响，结果显示，TP 可促进 ConA 促诱导的小鼠脾细胞培养上清液中 IL-22 的活性，证明 TP 可使 TH 细胞活化并分泌 IL-22，且该作用 12 小时即出现，24 小时达高峰，随后即开始下降。推测造成这一现象的原因之一，可能是 TP 促进了 IL-22 受体的表达，使上清液中 IL-22 消耗增加，导致上清液中 IL-22 活性比高峰期有所下降。TP 不但可促进 TH 的活化，也可促进已活化的 TH 细胞的增殖与分泌。TP 还可增强经 LPS 激活的小鼠腹腔巨噬细胞培养上清液中 IL-26 的活性，该作用与 TP 促增殖、抗肿瘤活性及增强机体的体液免疫和细胞免疫密切相关。实验结果还显示，TP 可促进脾细胞中 IL-22 mRNA 的表达。

2. 抗肿瘤作用　虽然有研究表明，TP 可直接杀伤癌细胞，但大多数研究表明银耳的抗肿瘤作用是与其免疫增强作用密切相关的。采用深层发酵制备的酵母型银耳进行肿瘤预防实验，发现银耳制剂可使荷瘤小鼠腹水减少，其作用机制是激活小鼠腹腔巨噬细胞杀伤肿瘤细胞。有人就 TSP 和银耳制剂（TFB）对荷瘤小鼠和受照射荷瘤小鼠免疫功能的影响进行了一系列研究，结果表明，TSP 和 TFB 可明显提高荷瘤小鼠的免疫功能，对受照射荷瘤小鼠免疫功能有明显的保护作用，表现在用药后脾重、脾有核细胞数明显增加，胸腺细胞自发增殖率增高，直接杀伤肿瘤细胞的 NK 细胞活性增强，并促进脾细胞产生 IL-22。TSP 还可提高受照射荷瘤小鼠 ADCC 活性，ADCC 也是机体内的重要防御机制，其活性高低同样可反映机体抗肿瘤能力的强弱。另一方面，还发现 TSP 不仅能抑制癌细胞生长，而且具有辐射增强作用，其机理也与免疫增强相关。有人发现 TP 对 S_{180} 细胞膜 PI 转换没有影响，这也进一步证实了 TP 并不是直接杀伤肿瘤细胞，其抑制肿瘤生长的机制与免疫增强密切相关。亦有人发现 TP 可增强 TNF2α 的活性，TNF2α 对肿瘤细胞有细胞毒性和生长抑制作用，这种作用可能是其抗肿瘤作用的重要机制之一。

3. 抗衰老作用　观察银耳多糖对 D-半乳糖所致衰老小鼠的作用，结果银耳多糖干预组小鼠的超氧化物歧化酶（SOD）及谷胱甘肽过氧化物酶（GSH-Px）含量均高于衰老对照组，而丙二醛（MDA）及脂褐质（LPO）含量低于衰老对照组，并均有显著性差异（$P<0.05$）；银耳多糖能明显促进 ConA 诱导的小鼠淋巴细胞增殖转化；各银耳多糖干预组肾脏 P21 的表达量比衰老对照组低（$P<0.05$），而皮肤羟脯氨酸含量比衰老对照组高（$P<0.05$），表明银耳多糖对 D-半乳糖所致的衰老有一定改善作用。

4. 降血糖、降血脂作用　银耳多糖能够明显降低四氧嘧啶致糖尿病和链脲霉素致糖尿病小鼠的血糖水平，升高血清胰岛素水平，同时还能减少糖尿病小鼠的饮水量。银耳多糖通过阻抑大鼠和小鼠肠道对脂类的吸收而降低血脂，其机制可能是因为银耳多糖分子中包含羟基、羧基和氨基，有很强的亲水性和吸附脂类、胆固醇的作用从而阻止脂类的吸收。

【临床应用】

1. 慢性气管炎　银耳糖浆口服，每次 30mL，每天 3 次，连服 50 天为 1 疗程。治疗慢性气管炎 102 例，单纯型 81 例，临床控制 25 例，显效 36 例，好转 11 例，无效 9 例；喘息型 21 型，临床控制 2 例，显效 6 例，好转 7 例，无效 6 例。

2. 肺心病　银耳糖浆口服，每次 30mL，每天 3 次，连服 60 天为 1 疗程。在农村治疗缓解期或慢性迁延期肺心病 43 例，临床控制 1 例，显效 10 例，好转 18 例，无效 14 例；在市区治疗缓解期肺心病 30 例，临床控制率为 20%，显效 33%，好转 37%，总有效率为 90%。

3. 白细胞减少症 口服银耳多糖，每天 2g，分 2 次服用，连续用药 30 天（其中 8 例 60~120 天）。观察肿瘤患者放、化疗引起的白细胞减少或其他原因及不明原因引起的白细胞减少症 58 例，升白细胞的疗效为显效 11 例，有效 30 例，无效 17 例，总有效率为 70.7%。

【毒副作用】 冰糖银耳含糖量高，睡前不宜食用，以免血黏度增高。银耳能清肺热，故外感风寒者忌用。食用变质银耳会发生中毒反应，严重者会有生命危险。

参 考 文 献

1. 黄婧禹，等. 重庆中草药研究，2013，(1)：43.
2. 马恩龙，等. 沈阳药科大学学报，2007，24 (7)：426.

鳖 甲

【别名】 甲鱼壳，团鱼甲，王八壳，中华鳖甲，鳖盖子。

【来源】 为鳖科动物中华鳖 *Trionyx sinensis* Wiegmann 的背甲。

【性味】 咸，微寒。

【功能主治】 滋阴潜阳，退热除蒸，软坚散结。用于阴虚发热，骨蒸劳热，阴虚阳亢，头晕目眩，虚风内动，手足瘛疭，经闭，癥瘕，久疟疟母。

【主要成分】 主要含动物胶、角蛋白、骨胶原、维生素等。含有 17 种氨基酸，其中人体必需氨基酸有天门冬氨酸（Asp）、苏氨酸（Thr）、丝氨酸（Ser）、谷氨酸（Glu）、甘氨酸（Gly）、丙氨酸（Ala）、胱氨酸（Cys）、缬氨酸（Val）、蛋氨酸（Met）、异亮氨酸（Ile）、亮氨酸（Leu）、酪氨酸（Tyr）、苯丙氨酸（Phe）、赖氨酸（Lys）、组氨酸（His）、精氨酸（Arg）、脯氨酸（Pro）。还含有钙、磷、钠、镁、钾、锌、铁、锰、钴、铝、铜、砷、铬、硒、镉、铅等元素。

【药理作用】

1. 对甲亢型"阴虚"证的影响 灌服鳖甲水煎剂对以三碘甲状腺氨酸皮下注射大鼠出现的体重减轻，饮水量增多，血浆、血糖、血清总胆固醇、血浆 cAMP 水平升高等"阴虚"证有明显的抑制作用；并能明显降低 CCl_4 中毒小鼠 ALT 活性的升高。

2. 抗癌作用 鳖甲提取液对小鼠腹水肿瘤 S_{180} 细胞、小鼠 H_{22} 肝癌细胞和小鼠 Lewis 肺癌细胞体外生长有抑制作用。鳖甲浸出液对肠癌细胞主要起抑制生长作用，降低了肠癌细胞的代谢活性，损伤或破坏了肠癌细胞线粒体结构，干扰了细胞功能，影响了细胞内 ATP 的合成，当增高浓度时，可进一步破坏细胞核，影响 DNA 合成，从而抑制癌细胞增殖。

3. 增强免疫力及抗辐射作用 小鼠灌服鳖甲提取液 0.1mL/10g，再经致死剂量 X 线照射，结果表明鳖甲提取液具有增强机体免疫力、抗辐射损伤的功效。预先灌服鳖甲粗多糖 3 天，可延长受照小鼠的存活时间，提高 30 天存活率，可明显升高经 6Gy X 射线照射小鼠的外周血白细胞水平，显著提高吞噬百分率、消化百分率及吞噬指数，并能降低外周血淋巴细胞微核率；不同程度地提高受不同剂量（2、4、6Gy）X射线照射后 24 小时小鼠的体重、脾重和胸腺重，显著增加受照小鼠的白细胞数、脾细胞数及胸腺细胞数。

4. 抗突变作用 以小鼠骨髓细胞姐妹染色单体互换（SCE）为实验指标，对鳖甲的抗突变效应进行实验研究，结果鳖甲实验组的 SCE 值较对照组有显著降低（$P < 0.05$），表明鳖甲具有抗突变活性。

5. 抗疲劳作用 采用游泳实验，观察鳖甲提取物对小鼠游泳时间、血清尿素氮、乳酸脱氢酶（LDH）活力以及耐缺氧时间的影响。结果表明，各剂量组鳖甲提取物均能显著增强小鼠 LDH 活力，有效清除剧烈运动时机体的代谢产物，能延缓疲劳的发生，也能加速疲劳的消除。

6. 抗肝纤维化作用 鳖甲对大鼠实验性肝纤维化有明显的保护作用，早期应用可以预防或延缓肝纤维化的形成和发展。

7. 增加骨密度 鳖甲超微细粉具有增加骨密度的功能，在钙表观吸收率和提高股骨骨密度及股骨骨钙含量方面优于碳酸钙。

8. 补血作用 连续 11 天灌胃鳖甲胶 20% 药液每只 0.5mL，可使小鼠血红蛋白含量明量增加。

【临床应用】

1. 肝纤维化 采用复方鳖甲软肝片治疗病毒性肝炎引起的肝纤维化或代偿性肝硬化患者 50 例。治疗方法是口服复方鳖甲软肝片，每天 3 次，每次 4 片；并与大黄䗪虫丸作比较，疗程均为 6 个月。结果表明复方鳖甲软肝片具有明显的抗纤维化作用，并可使代偿性肝硬化在一定程度上逆转。采用鳖甲煎汤（炙鳖甲、虎杖、厚朴、柴胡、赤芍、牡丹皮、党参、丹参、白背叶根、甘草等）治疗慢性乙型肝炎肝纤维化患者 53 例，并与拉米夫定治疗组作比较。结果治疗组中医证候总有效率和胁肋部胀闷、胁痛、脘腹胀满、乏力症状改善率显著高于对照组，均有显著性差异；两组肝纤维化疾病疗效比较无显著性差异；两组病例治疗后 ALT、AST 有显著改善，与治疗前自身比较有显著性差异；治疗组治疗后 HA 水平显著下降，与对照组比较有显著性差异；治疗组及对照组治疗前后自身 IV – C、PC 水平比较，治疗后均有显著性下降。有人用单味鳖甲粉内服，每天 3g，治疗肝硬化取得较好疗效。

2. 发热 在运用西药常规治疗细菌和病毒引起的发热效果不佳的情况下，采用中药青蒿鳖甲汤（青蒿、生鳖甲、知母、丹皮、柴胡、生地黄、金银花、连翘）治疗 100 例发热患者，治愈率达 83%，总有效率达 94%。

3. 心绞痛 鳖甲煎丸（鳖甲、大黄、丹皮、桃仁、蜂房、蛞蝓等）治疗气滞血瘀型心绞痛 38 例，临床症状改善总有效率为 92.1%，心电图改善率为 63.2%，提示本方是治疗气滞血瘀型心绞痛的有效方剂之一。

4. 慢性肾盂肾炎 青蒿鳖甲汤（青蒿、鳖甲、生地黄、知母、丹皮）治疗慢性肾盂肾炎 60 例（中医辨证为阴虚内热、低热不退），并以西医常规治疗作对照。治疗组治愈 49 例，好转 9 例，无效 2 例，总有效率为 96.7%；对照组 40 例，治愈 21 例，好转 10 例，无效 9 例，总有效率为 77.5%。两组有效率有显著性差异（$P < 0.05$）。随访复发率：治疗组 60 例，复发 7 例，占 11.7%；对照组 40 例，复发 17 例，占 42.5%，两组复发率比较有显著性差异（$P < 0.05$）。

参 考 文 献

1. 唐尹萍，等. 中国药师，2010，13（3）：423.

2. 姜宏伟. 临床医学，2007，27（6）：93.

第十七章 抗肿瘤药

　　凡能抑制肿瘤生长，以治疗肿瘤为主要功用的药物，称为抗肿瘤药，亦称抗癌药。中医学对肿瘤有独特的认识，在导致肿瘤的病因病理方面，认为肿瘤与邪毒蕴热、血瘀气滞、痰湿结聚，以及人体正气不足、正不胜邪有密切关系，故治疗肿瘤的药物多有清热解毒、活血祛瘀、化痰散结、攻毒消坚等功效。本书介绍的抗肿瘤药有蜂房、斑蝥、马钱子、肿节风、白花蛇舌草、冬凌草、三尖杉、天仙子。

　　现代研究表明，抗肿瘤药都有直接抑制肿瘤细胞的作用，有的阻止 DNA 合成，有的能破坏合成的 DNA，有的能阻止 RNA 合成，有的阻止蛋白质合成，有的阻止有丝分裂，有的破坏肿瘤细胞壁，有的则促进肿瘤细胞凋亡等。抗肿瘤药大多还有提高机体免疫功能的作用，能促进白细胞生长，增强巨噬细胞及自然杀伤细胞功能，增强体液免疫功能等。这些都是抗肿瘤药的药理基础。

蜂 房

　　【别名】　露蜂房，马蜂窝，蜂巢，野蜂窝。

　　【来源】　为胡蜂科昆虫果马蜂 *Polistes olivaceous*（DeGeer）、日本长脚黄蜂 *Polistes Japonicus* Saussure 或异腹胡蜂 *Parapolybia varia* Fabricius 的巢。

　　【性味】　甘，平。

　　【功能主治】　攻毒杀虫，祛风止痛。用于疮疡肿毒，乳痈，瘰疬，皮肤顽癣，鹅掌风，牙痛，风湿痹痛。

　　【主要成分】　主要含蜂蜡、蜂胶及树脂，并含挥发油（蜂房油，为一种有毒成分）。并从蜂房中分离出对苯二酚、原儿茶酸、咖啡酸、酸性多肽 NV－PP－1 和酸性蛋白 NV－PP－4。另含微量的有机酸、黄酮、不饱和脂肪酸及硅、钙、铁、锌等微量元素。

　　【药理作用】

　　1. 抗炎作用　蜂房水提取液（LFF）能明显抑制由巴豆油诱发的小鼠耳急性渗出性炎症，并能抑制皮内注射蛋清诱发的鼠足跖急性炎症水肿及大、小鼠皮下埋藏棉球诱发的肉芽组织增生慢性炎症，表现出与氢化可的松相似的作用，并分离出其抗炎、免疫活性成分为酸性多肽 NV－PP－1 和酸性蛋白 NV－PP－4。由蜂房、鸡血藤、红花等组成的类风灵经动物实验表明，对二甲苯所致的小鼠耳部炎症有极其显著的抑制作用；对角叉菜胶、甲醛所致大鼠足肿胀、佐剂所致大鼠足肿胀及继发性变态反应也有明显抑制作用。

　　2. 镇痛、解热作用　热板法和扭体法测痛实验表明，蜂房提取物及制剂有显著的镇痛作用，还有降低小鼠正常体温的作用。

　　3. 对心血管的作用　蜂房的乙醇、乙醚、丙酮浸剂可促进血液凝固及止血，尤以丙酮浸剂效果最强。本品能增强心脏收缩，并能使血压短暂性下降。蜂房溶液 0.5% 浓度时可使离体蛙心运动振幅明显增大，5% 时反而使振幅减小。

　　4. 抗癌作用　蜂房有抗肿瘤作用，体外实验可抑制人癌细胞；蜂房甲醇提取物对人胃腺癌细胞 SGC_{7901}、人口腔上皮癌细胞 KB、人宫颈癌细胞 HeLa、人肺癌细胞 H_{460}、人肝癌细胞 $HepG_2$ 等均表现出抑制作用。露蜂房水提物中分离的纯化蛋白（NVP）可通过增加细胞周期蛋白依赖性激酶抑制因子（P21、P27）的表达及降低细胞周期依赖性蛋白激酶 2（Cdk2）的表达，达到抑制肝癌细胞增殖作用。露蜂房纯化蛋白 II（NVP－II）可诱导白血病细胞凋亡，抑制白血病细胞的增殖。

5. 抗病原微生物作用　蜂胶有较强的抑菌、防腐作用，对金黄色葡萄球菌、链球菌、沙门菌等20多种细菌均有抗菌作用，对金黄色葡萄球菌最敏感，最小抑菌浓度为0.0625%；对牙周致病菌产黑色素杆菌有明显抑制作用，抗菌成分主要是有机酸、黄酮、β-桉油醇类。蜂房油可驱杀蛔虫、绦虫，但毒性强，不宜使用。蜂胶制剂在低浓度时可抑制阴道滴虫。体外实验表明，蜂胶对单纯性疱疹病毒及疱疹性口腔炎病毒的外壳有杀灭作用，对脊髓灰质炎病毒的繁殖有较强抑制作用。

6. 免疫功能增强作用　蜂房水提取液给小鼠灌胃，能明显增加小鼠免疫器官胸腺和脾脏的重量，对免疫功能有一定增强作用。

7. 抗溃疡作用　蜂胶石油醚提取物对醋酸型、应激型溃疡有明显对抗作用；对幽门结扎型溃疡有一定对抗作用，作用机理可能与改善局部血液循环、促进组织再生修复、增加胃内黏膜 PGE_2 含量、抑制胃酸分泌、影响交感－肾上腺髓质系统等因素有关。

8. 降血脂作用　蜂房水提取液给大鼠灌胃，能明显降低高脂血症大鼠的血清总胆固醇和甘油三酯含量，其降血脂作用可能与其所含的不饱和脂肪酸有关。

9. 对胃肠平滑肌的作用　蜂房的丙酮提取物可使家兔离体肠管蠕动、紧张度稍有减弱。蜂胶水醇提取物可加速硫酸钡通过消化道的过程，显示其可促进胃肠平滑肌蠕动，并有轻泻作用。

10. 对泌尿系统的作用　蜂房有轻度利尿作用。家兔口服蜂房0.9g后24小时内尿量平均增加28%，尿液中不含蛋白质和糖分。

11. 麻醉镇静作用　蜂胶有一定的麻醉镇静作用，并能维持一定时间。0.25%蜂胶酊的麻醉镇静作用略低于1%普鲁卡因，但当蜂胶浓度高于0.25%时，其麻醉镇静作用并不递增。研究发现，蜂胶丙二醇提取液能迅速有效地阻滞神经的兴奋性传导，说明蜂胶有较强的传导麻醉作用。

12. 补肾壮阳作用　蜂房具有雄性激素样作用，无睾丸素样副作用，可用于补肾壮阳。蜂房水溶性和醇溶性成分均可使幼年去势大鼠的副性器官重量增加，而不降低其胸腺质量。

【临床应用】

1. 恶性肿瘤　口服以蜂房为主药的中药消瘤丸（蜂房、全蝎、守宫、白僵蚕各等份，制丸），每次5g，每天2次，对肿瘤有一定控制作用，尤其对喉癌、鼻咽癌效果较好；复方蜂房汤（蜂房、当归、泽兰、穿山甲、丹参、山楂、茯苓）水煎服，用于葡萄胎刮宫后，尿妊娠试验仍为阳性者，对预防子宫绒毛上皮癌有一定临床疗效。临床上用蜂房单味或组方治疗肝癌、结肠癌、肺癌、胃癌等，疗效满意。

2. 慢性咽炎　蜂房12g，碎成小块，微火烧黄，金银花、桔梗各12g，上药烘干粉碎，加冰片9g共研细末，炼蜜为丸，每丸3g，每天服2次，每次1丸，连服10丸。治疗49例，有效46例，有效率为93.9%。

3. 乳痈　蜂房、乳香、没药、大黄各10g，蜂蜜适量。上药共研细末，调配为膏状，敷于患处，每天1次。治疗30例，全部治愈，有效率为100%。

4. 鼻炎　复方蜂房滴鼻液滴鼻，每次2~3滴，每天2~3次，2~4周为1疗程。治疗100例，显效44例，有效38例，无效18例，总有效率为82%。

5. 类风湿性关节炎　蜂房配细辛治疗类风湿性关节炎，主要适用于类风湿关节炎小关节为主的疼痛、肿胀、屈伸不利、骨节变形，效果较好。运用露蜂房冲剂（蜂房、雷公藤、北防风、制首乌、桂枝等）治疗类风湿性关节炎96例，总有效率为96.9%，其中显效率为40.6%。用自拟地龙蜂房散（地龙、蜂房、全蝎、白花蛇、乌梢蛇等）治疗类风湿性关节炎27例，治愈11例，占40.7%；有效13例，占48.1%；无效3例，占11.1%；总有效率为88.9%。其中1~2个疗程治愈者6例，占22.2%，经3~5个疗程治愈者5例，占18.5%，因此认为自拟地龙蜂房散能较好地改善类风湿性关节炎患者的临床症状，延缓或阻止病程发展，提高患者生存质量。

6. 支气管哮喘　自制蜂房射干散（蜂房为主，辅以射干、桔梗、百部、白前等）治疗支气管哮喘40例，并以平喘药治疗20例作为对照进行研究。结果显示，治疗组40例中，显效34例，有效5例，无效1例，总有效率为97.5%；对照组20例中，显效10例，有效8例，无效2例，总有效率为90.0%，两组比较无显著性差异（$P > 0.05$）。但治疗组治疗后发作间歇延长，短期内症状明显改善，体征消失较快。治疗组止咳时间为 4.67 天，平喘时间为 1.99 天，肺部啰音消失时间为 3.7 天，对照组止咳时间为 6.32 天，平喘时间为 3.48 天，肺部啰音消失时间为 6.60 天，两组比较有显著性差异（$P < 0.05$）。

7. 寻常型银屑病　有人在临床中尝试用自拟蜂房消银汤（蜂房、银花、土茯苓、白鲜皮、生地黄、白花蛇舌草等）辨证加减治疗银屑病 108 例，并以复方青黛丸治疗 45 例为对照进行研究。结果显示，治疗组总有效率为 92.6%，对照组总有效率为 71.1%，治疗组疗效优于对照组（$P < 0.05$）。治疗组痊愈者随访 2 年复发率为 21.6%，用本方仍然有效，未发现明显副作用；对照组痊愈者随访 2 年复发率为 33.3%。

8. 顽固性感染　应用蜂房治疗 172 例顽固性外伤感染，全部患者治疗 10～18 天后渗出明显减少，创面长出新鲜肉芽。

9. 流行性腮腺炎　蜂房粉调香油外敷治疗流行性腮腺炎 13 例，所有患者均在敷药 3 天内且在未应用其他药物的情况下，腮肿消退，其他症状消失，无并发症发生。

10. 小儿遗尿　自拟蜂房止遗散（蜂房、桑螵蛸、山药、菟丝子等）治疗小儿遗尿 32 例，治愈 21 例，好转 10 例，无效 1 例。另用补中益气汤加蜂房治疗小儿尿频 100 例，全部治愈，治疗最长时间为 15 天。

11. 其他　有人运用含蜂房的中药辨证治疗胃黏膜不典型增生症，疗效满意。以蜂房为主辨证治疗精液病变，如死精症、精子动力异常、精子畸形，常可获良效。蜂房外用治疗烧烫伤，可以促进创面愈合。黄芪蜂房饮（黄芪、蜂房、丹参、党参、苍耳、细辛等）治疗常年变态性鼻炎 43 例，疗效满意。蜂花合剂（蜂房、花蕊石、太子参、麦冬、五味子等）治疗 62 例阴道出血，显效 47 例，有效 11 例，无效 4 例，总有效率为 93.5%。还有人以蜂房为主药治疗脓疱疮、黄水疮等，有较好疗效。

参 考 文 献

1. 王斌，等．国际药学研究杂志，2014，41（2）：184．
2. 段岳琛，等．中医临床研究，2015，7（11）：75．
3. 郭智涛，等．中国当代医药，2010，17（2）：149．
4. 王伟，等．中国药物化学杂志，2008，18（1）：54．
5. 张娜，等．中国药房，2015，26（24）：3447．
6. 戴关海，等．医学研究杂志，2011，40（11）：149．
7. 姚娓，等．肿瘤学杂志，2012，18（4）：270．
8. 廖湘萍，等．海南医学，2014，25（8）：1192．
9. 刘琦，等．中药新药与临床药理，2014，25（4）：389．
10. 王伟，等．中国药物化学杂志，2008，（1）：54．

斑　蝥

【别名】　花斑猫，花壳虫。

【来源】　为芫青科昆虫南方大斑蝥 *Mylabris phalerata* Pallas 或黄黑小斑蝥 *Mylabris cichorii* Linnaeus 的干燥体。

【性味】　辛，热；有大毒。

【功能主治】　破血逐瘀，散结消癥，攻毒蚀疮。用于癥瘕，经闭，顽癣，瘰疬，赘疣，痈疽不溃，恶疮死肌。

【主要成分】　含斑蝥素（Cantharidin）、脂肪、蜡质、蚁酸、色素等。斑蝥素的衍生物有羟基斑蝥素、去甲斑蝥素、斑蝥酸钠、甲基斑蝥胺等。全虫体含磷 17.74mg/g，镁 5.587mg/g，钙 1.558mg/g，尚含微量的铁、铝、锌、铬、锰、镉、锶、铜等元素。

【药理作用】

1. 抗肿瘤作用 斑蝥对鼠腹水型肝癌及小鼠肉瘤 S_{180} 都有一定的抑制作用，作用机理为斑蝥素可严重干扰小鼠腹水型肝癌细胞的核酸和蛋白质合成，从而抑制了癌细胞的生长。用体外细胞培养技术和 ^3H - 胸腺嘧啶核苷酸释放法检测去甲斑蝥素对人早幼粒白血病细胞株 HL_{60} 的细胞毒作用，结果显示，去甲斑蝥素对 HL_{60} 的细胞毒作用存在着浓度、时间依赖关系。斑蝥酸钠对小鼠肉瘤 S_{180}、子宫颈癌 $_{14}$、艾氏腹水癌实体型有抑制作用，羟基斑蝥素对腹水型肝癌网织细胞肉瘤以及肝癌 L_{16} 细胞、肺癌 L_{9981} 细胞均有抑制作用。斑蝥素可破坏线粒体结构，并影响定位于其上的 NADHD 及 CCO 的结构。斑蝥素对 A_{549} 细胞的增殖有抑制作用，其抑制作用机制为使 A_{549} 细胞周期出现明显的 G_2/M 期阻滞。$5\sim20\mu mol/L$ 的斑蝥素作用 HO 8910PM 细胞 24 小时后，NF-κB（P65）蛋白表达水平明显下降，并有一定的剂量效应关系；上调 FAK 表达，使 FAK 磷酸化水平降低，说明斑蝥素抗肿瘤侵袭转移与 NF-κB（P65）表达以及 FAK 磷酸化水平有关。斑蝥素对肝脏和癌细胞有较强的亲和性，$0.1\mu g/mL$ 的浓度即可引起 HeLa 细胞的明显破坏，小鼠 $1.25\sim2mg/kg$ 腹腔注射或口服，对腹水型网状细胞瘤和腹水型肝癌有一定抑制作用，其效价与接种肿瘤细胞的数目密切相关。另有研究表明，斑蝥素首先抑制癌细胞蛋白质合成，继而影响 RNA 和 DNA 的合成，最终抑制癌细胞的生长分裂。有报道指出，去甲斑蝥素能一定程度地提高腹水肝癌 H_{22} 细胞线粒体的呼吸抑制素（RCR）及溶酶体酶水平，对钙调素激活的环苷酸磷酸二酯酶有抑制作用。去甲斑蝥素对人早幼粒白血病 HL_{60} 细胞株 DNA 合成有明显抑制作用，且抑制作用随药物浓度的增加和作用时间的延长而增强。去甲斑蝥素可以诱导 K_{562} 细胞在有丝分裂期凋亡，细胞首先发生 M 期阻滞，随后染色体断裂，多极或不对称分离，继而染色体凝集成若干团块，胞浆浓缩，最后胞膜内陷或以类似出芽的方式形成凋亡小体而消亡。这些表明去甲斑蝥素可能是作用于肿瘤细胞的核酸代谢，从而抑制肿瘤细胞的增殖。有人报道斑蝥酸钠能抑制 HeLa 细胞株、人食管鳞癌 $CaEs_{17}$ 细胞株及人肝癌 BEL_{7402} 细胞株。电镜下观察到 ^3H - 斑蝥酸钠可以直接进入小鼠腹水型肝癌细胞的核及核仁。斑蝥酸钠的抗癌作用可能与降低 cAMP 磷酸二酯酶活性从而提高癌细胞内 cAMP 水平有关。斑蝥酸钠还能改善癌细胞和荷瘤小鼠的能量代谢，提高过氧化氢酶的活力，即降低荷瘤小鼠的癌毒素水平，这可能是其缓解和控制癌变的途径之一。去甲斑蝥酸钠对细胞有丝分裂有干扰作用，研究发现，经去甲斑蝥酸钠处理的非常二倍体细胞 CHO 和 HeLa 细胞质骨架（微管和微丝）结构有明显变化，去甲斑蝥酸钠通过引起骨架异常，导致有丝分裂紊乱，最终导致细胞死亡，其作用效应对 CHO 和 HeLa 细胞大于正常二倍体细胞，从而对癌细胞有针对性。去甲斑蝥酸钠能提高肝癌细胞的呼吸抑制率，增强酸性磷酸酶和脱氧核酸酶的活性。用 $5\mu g/mL$ 的去甲斑蝥酸钠处理肿瘤细胞（HeLa 细胞），24 小时后电镜下可见大量空泡和片状微粒，有的线粒体被损害，细胞表面的微绒毛减少甚至消失；癌细胞的线粒体对该药极敏感，损害后不再能恢复，而药物对正常细胞超微结构的损害较轻。另有报道，4 种斑铂（Dpt）化合物注射给药，对小鼠 H_{22} 实体瘤均有一定程度的抑制作用，抑制效果随剂量的增加而增强，其中 Dpt510 抗癌作用优于其他 3 种，而且毒性较小。其他斑蝥素衍生物，如羟基斑蝥素、甲基斑蝥胺等对小鼠腹水型肝癌和网织细胞肉瘤 ARS 均有类似于斑蝥素的抗癌活性，其中羟基斑蝥素的化疗指数较高。去甲斑蝥素对小鼠艾氏腹水癌有较强的抗癌作用，可抑制癌细胞 DNA 的合成。

2. 升白细胞作用 斑蝥素能刺激骨髓引起白细胞升高，在动物实验中，骨髓检查可见白细胞增生活跃。临床上见有误服斑蝥中毒的病人普遍白细胞上升的情况。另有研究表明，去甲斑蝥素亦具有升高白细胞的作用，而且可以拮抗环磷酰胺所致的白细胞下降，其作用机理是刺激骨髓细胞 DNA 合成，促进白细胞从骨髓释放入循环池。去甲斑蝥素对小鼠骨髓有核细胞 DNA 合成无抑制作用，相反有一定的促进作用。斑蝥素及其衍生物在抗癌的同时可以升高白细胞，这在抗癌药物中是不多见的。

3. 对免疫系统的作用 去甲斑蝥素可显著抑制体外刺激因子 ConA 或 LPS 引起的小鼠淋巴细胞的增殖及混合淋巴细胞反应（MLR），并呈剂量依赖关系，而对没有促细胞分裂素刺激的淋巴细胞却没有作用，表明去甲斑蝥素的抑制作用是有选择地作用于激活的淋巴细胞。另有研究表明，甲基斑蝥胺可以抑制 DNCB 所致的正常和腹水肝癌小鼠皮肤迟发型超敏反应。给小鼠隔日腹腔注射斑蝥素（0.75mg/kg 和

1.5mg/kg）3 次，两个剂量可使脾淋巴细胞产生的白介素 - 2 分别从（11±4）U/mL 增加到（52±18）U/mL 和（23±6）U/mL；使巨噬细胞产生的白介素 - 1 分别从（7628±1744）dpm 增加到（14532±2272）dpm 和（11515±2862）dpm。斑蝥素促进这些细胞因子的产生可能是其增强机体免疫功能及发挥抗肿瘤作用的主要机制之一。

4. 对骨髓造血系统的作用 据报道，斑蝥素可能有刺激骨髓产生白细胞的作用。给大鼠灌胃斑蝥素后发现，升高后的白细胞分类比例无明显改变。斑蝥素在实验室研究中可见升白作用，但在临床观察中作用不明显。研究发现，去甲斑蝥酸钠对正常或放射损伤小鼠骨髓粒系造血均有较强的刺激作用，其对骨髓造血系统的影响，可能与加速骨髓粒细胞成熟、释放及促进骨髓造血干细胞增殖有关。

5. 抗病原微生物作用 给感染新城鸡瘟病毒的病鸡喂饲脂溶性斑蝥素，存活率可达 90% 以上，而不经治疗的病鸡死亡率达 90%～100%。斑蝥 1：4 水浸剂体外可抑制堇色毛癣菌等 13 种致病皮肤真菌，在体外有杀死丝虫幼虫的作用。

6. 促雌激素样作用 雌兔灌服斑蝥素，每天 1～20mg，20～45 天可见尿中雌激素与黄体酮含量增加，作用强度与剂量成正比。但有报道认为，不完全纯的斑蝥素有一定的雌激素样作用，而完全纯的则无此作用。

7. 抗纤维化和抗氧化损伤作用 不同浓度的斑蝥素均能改变成纤维细胞的形态，抑制细胞增殖，使成纤维细胞数目明显下降，排列混乱，代谢产物增加。

8. 其他作用 斑蝥可使动物和人的皮肤发红起泡，对实验性关节炎有明显消肿效果。

【临床应用】

1. 银屑病 斑蝥 2g，半枝莲 10g，三棱 15g，重楼 20g，红花 15g，甘草 10g，加 50% 乙醇适量，配成 100mL，浸泡 30 天，过滤液装瓶备用。药液外涂患处，每天 2 次。治疗 32 例，显效 8 例，有效 12 例，好转 9 例，无效 3 例，有效率为 90.6%。

2. 鼻炎 斑蝥研末，用水、醋或蜂蜜调成糊状，于印堂穴冷灸，24 小时后去掉，1 次不愈者，1 周后重复使用。治疗过敏性鼻炎 205 例，痊愈 172 例，显效 27 例，无效 6 例，有效率为 97.1%。

3. 三叉神经痛 斑蝥研细末，加蜂蜜，制成绿豆大小圆粒，取 1 粒置于 $2cm^2$ 的胶布中央，贴在选定的穴位上，每次可贴 1～2 个穴位，轮流贴敷，3 次为 1 疗程。治疗 12 例，痊愈 3 例，好转 6 例，有效 2 例，无效 1 例，总有效率为 91.7%。

4. 肝癌 以斑蝥素为主治疗肝癌 800 余例，有效率 45%～60%，1 年生存率为 12.7%，配合辨证论治可提高疗效。羟基斑蝥素治疗原发性肝癌 142 例，总有效率为 56.3%，方法是每次口服 25mg，递增至每次 50～100mg，每日 3 次；或羟基斑蝥素 80mg，加到 50% 葡萄糖液 20mL 中静推。口服斑蝥素，开始从每日 0.5mg，逐渐递增到每次 0.5mg，每日 3～4 次；或斑蝥素针剂从 0.5mg 开始，加到 50% 葡萄糖液 40mL 中静脉推注，每日 1 次，逐渐递增到每日 1mg，治疗 II 期、III 期原发性肝癌 27 例，平均用药总量为 82.15mg，疗程平均 80.96 天，总有效率为 51.8%，治疗后 1 年生存率为 11.11%。

5. 肝炎 脂溶性斑蝥素片（每片含斑蝥素 0.3mg）成人每次口服 0.6～0.9mg，小儿口服每次 0.01～0.02mg/kg，每日 3～4 次。治疗急性病毒性肝炎 37 例（其中黄疸型 23 例，无黄疸型 14 例），临床治愈 36 例，好转 1 例，有效率为 100%；HBsAg 阳性 15 例，转阴 9 例。经 1 年随访，36 例患者复发 1 例。服药期间多喝开水或绿茶，可避免或减少副作用。孕妇忌用。

6. 风湿痛 斑蝥 12.5g，雄黄 2～4g，共研细末，加适量蜂蜜制成直径约 2mm 的小丸（斑蝥丹），每次取 1 粒，选定穴位后，将斑蝥丹压扁后放穴位上，以小胶布固定，8～24 小时揭下，局部有绿豆大小水泡，5～7 天后自行消失，无瘢痕。每次隔 5～7 天在不同穴位上轮番施灸。共治疗 1000 余例，随访 803 例，症状消失者 213 例，显著减轻者 274 例，症状减轻者 199 例，无效 117 例，总有效率为 85.4%。

7. 痛经 取发泡膏（斑蝥、白芥子各 20g，研极细末，以 50% 二甲基亚砜调成膏状）麦粒大小一块，置于 2cm×2cm 胶布中心，每于经前 5 天，及经潮微觉腹痛时，交替贴于中极或关元穴上，每贴 3 小时揭去，局部出现水泡，不需刺破，2～3 天内渐干结痂，连贴 2 个月经周期。治疗 82 例痛经，总有效率为 90.2%。

8. 寻常疣 ①先用75%乙醇给疣消毒，以刀片削去疣上老皮，至见血为度，后取活斑蝥1只，去其头即有水珠样黄色分泌物流出，取此分泌物涂于疣上，12~24小时后局部出现水泡，48~72小时水泡消失，不留瘢痕。共治疗100例，全部治愈。②先以手术刀削去疣角化层，至欲出血为度，用棉签蘸斑蝥素火棉胶（斑蝥素0.7g，丙酮30mL，火棉胶加至100mL）涂于疣表面，干后复涂2~3次，待疣表面结一层白色薄膜，外以氧化锌橡皮膏贴之，3~4天揭去敷剂，消除疣表面坏死物后，按前法重复贴敷。共治疗52例，总有效率为92.3%，一般3~5次即愈。

9. 甲沟炎 取斑蝥末如米粒大一块，均匀撒在患处，外用黑膏药烘软敷贴，8~20小时后，患处有微黄色液体渗出，即可揭去膏药清洗，用龙胆紫外涂。共治疗105例，均一次用药后即愈。

10. 神经性皮炎、夏季皮炎 患处常规消毒，用0.25%普鲁卡因进行周围皮下封闭，以棉签蘸15%斑蝥酊涂患处，20分钟至2小时患处出现水泡，用消毒针头刺破，涂以1%龙胆紫，纱布包扎，一般第2日结痂，5~8天脱痂，如患处仍有苔藓样病变，2~3天后按上法再治疗1次，至愈为止。治疗28例，痊愈26例，显效2例。

【毒副作用】 小鼠灌胃给药的LD_{50}：斑蝥悬液为131.8mg/kg，水煎剂为457.1mg/kg。斑蝥素毒性较大，其小鼠腹腔给药的LD_{50}为1.71mg/kg，而其衍生物毒性均有所减小，如斑蝥酸钠小鼠静脉注射的LD_{50}为(2.67 ± 0.22)mg/kg；腹腔注射的LD_{50}为(3.4 ± 0.26)mg/kg；羟基斑蝥胺和甲基斑蝥素毒性更小，静脉注射的LD_{50}（小鼠）分别为1037mg/kg和375.2mg/kg。斑蝥素0.5mg/kg给小鼠灌胃10天，可见心、肝、肾的细胞损伤。斑蝥最常见的副作用是对胃肠道和泌尿道的刺激，引起恶心、口干、胃部不适、尿频、尿急、尿痛、血尿等。心肾功能不全、严重消化道溃疡、有出血倾向者及孕妇禁用。

参 考 文 献

1. 于婷，等. 生命科学仪器，2009，8（2）：15.
2. 刘伟杰，等. 中药药理与临床，2013，29（2）：114.
3. 安中原，等. 亚太传统医药，2009，5（1）：128.
4. 夏环玲. 中国肿瘤临床与康复，2012，19（2）：167.
5. 刘展华，等. 中药新药与临床药理，2008，19（1）：32.
6. 罗先钦，等. 中国中药杂志，2014，39（22）：4426.
7. 王铁军，等. 吉林大学学报（医学版），2015，41（4）：794.
8. 杨寰，等. 河南大学学报（医学版），2013，32（4）：258.

马 钱 子

【别名】 番木鳖，苦实。

【来源】 为马钱科植物马钱 *Strychnos nux - vomica* L. 的成熟种子。

【性味】 苦，温；有大毒。

【功能主治】 通络止痛，散结消肿。用于跌打损伤，骨折肿痛，风湿顽痹，麻木瘫痪，痈疽疮毒，咽喉肿痛。

【主要成分】 含生物碱，主要为士的宁（即番木鳖碱，Strychnine）、马钱子碱（Brucine）、马钱子新碱、番木鳖次碱（Vomicine）、伪番木鳖碱（Pseudostrychnine）、伪马钱子碱（Pseudbrucine）、异马钱子碱、异马钱子碱氮氧化物、异士的宁氮氧化物、α及β-可鲁勃林等，还含脂肪油、蛋白质、绿原酸、番木鳖苷（Loganin）等。

【药理作用】

1. 对中枢神经系统的作用 本品所含的士的宁对整个中枢神经系统有兴奋作用，首先兴奋脊髓的反射机能，这主要是因为士的宁能阻断脊髓中润绍细胞（Renshaw Cell）对运动神经元的抑制，以及阻断中枢抑制性递质甘氨酸对脊髓中间神经元及运动神经元的突触后抑制；其次兴奋延髓的呼吸中枢及血管运动中枢，并能提高大脑皮质的感觉中枢机能。动物实验表明，本品所含马钱子碱对小鼠中枢神经系统（大脑皮层）有兴奋和抑制两种作用。给小鼠腹腔注射马钱子碱，小鼠变兴奋，活动量增加；小鼠腹腔注射23mg/kg后，监测描记脑电、肌电6小时，总效应是缩短入睡时间、减少睡觉时间及延长总睡眠时间。士的宁对整个中枢系统都有兴奋作用，能兴奋脊髓的反射功能、兴奋延髓的呼吸中枢及血管运动中枢，并能提高大脑皮质的感觉中枢功能，兴奋迷走神经，兴奋呼吸中枢，使呼吸加深加快，还可兴奋咳嗽中枢；小剂量士的宁能加强皮质的兴奋过程，促使处于抑制状态的病人苏醒，还能提高听觉、视觉、味觉和触觉等感觉器官的功能。

2. 对消化系统的作用　士的宁的强烈苦味可刺激味觉感受器反射性增加胃液分泌，促进消化机能和食欲。士的宁对人体胃肠平滑肌无兴奋作用。

3. 对呼吸系统的作用　动物实验表明，马钱子碱灌胃对小鼠有明显的镇咳作用，其作用强于可待因。马钱子碱对小鼠有明显的祛痰作用，强度与氯化铵无显著差别，平喘作用较强，但动物实验表明，当用药时间延长，用量增加时，马钱子碱能加强家兔抗组胺性哮喘的作用。

4. 抗菌作用　马钱子水煎液在试管内对嗜血流感杆菌有抑制作用，0.1%马钱子碱能完全抑制流感嗜血杆菌、肺炎双球菌、甲型链球菌和卡他球菌的生长。对许兰黄癣菌、奥杜盎小芽孢癣菌、铁锈色小芽孢癣菌等致病皮肤真菌有不同程度的抑制作用。马钱子浸剂对某些真菌亦有抑制作用。

5. 抗炎作用　从马钱子中提取生物碱并进一步分离出士的宁、总生物碱（除去士的宁部分）、非生物碱3个部分，发现总生物碱部分能明显抑制大鼠足肿胀及大鼠肉芽组织增生，士的宁及非生物碱部分对上述炎症无明显影响，因此认为马钱子总生物碱具有抗炎作用，强毒性成分士的宁为无效成分。研究表明，马钱子生物碱具有抗类风湿性关节炎的作用，而强毒性成分士的宁为无效成分。通过观察马钱子对佐剂性关节炎大鼠炎症的作用发现，马钱子碱对继发性炎症反应有明显的抑制作用，对免疫器官重量无明显影响。复方马钱片对大鼠佐剂性关节炎的早期和后期继发性损伤及小鼠迟发型超敏反应均有非常明显的抑制作用。另将马钱子提取物分离后分别进行研究发现，马钱子粉和非士的宁生物碱均可明显抑制棉球肉芽增生，给药后第5小时明显抑制足肿胀（$P < 0.05$），非生物碱和士的宁则几乎无作用，提示马钱子粉有抗实验性关节炎的作用，且有效部位为非士的宁生物碱。以上研究表明，士的宁无抗炎作用，马钱子用于抗炎复方中时，可通过炮制、分离有效成分或提取非士的宁生物碱单体等方式，除去士的宁，既降低了毒性，又不影响疗效。

6. 镇痛作用　通过热板法研究马钱子碱注射剂的镇痛作用，结果显示，马钱子碱有显著的镇痛作用，强度与吗啡相当，且在一定剂量范围内其药效强度与给药剂量正相关。

7. 对心血管系统的作用　通过膜片钳和电镜观察发现，异马钱子碱能显著激动大鼠乳鼠的心肌细胞上T型、L型和B型钙通道的活动，使其开放时间延长，关闭时间缩短，开放概率增加，而对通过每一种离子通道的离子流幅值无明显影响。异马钱子碱和异马钱子碱氮氧化物能明显抵消黄嘌呤氧化酶引起的破坏培养的心肌细胞肌丝和线粒体等超微结构的作用，说明异马钱子碱及其氮氧化物对心肌细胞有保护作用。马钱子碱对离体豚鼠乳头肌高K^+除极异丙肾上腺素和组胺诱发的慢反应动作电位有明显影响，且该作用与浓度密切相关，提示马钱子碱可能阻滞心肌Ca^{2+}通道。另外，马钱子碱对心律失常有一定对抗作用。马钱子碱氮氧化物及马钱子碱有利于改善微循环，增加血流。

8. 免疫调节作用　有人观察了镇痛剂量的马钱子碱对小鼠淋巴细胞功能的影响，结果表明，镇痛剂量的马钱子碱对小鼠淋巴细胞有功能依赖性的免疫调节作用。另有报道，采用体外培养肿瘤细胞的方法，对马钱子碱与异马钱子碱氮氧化物抗肿瘤细胞生长及抗氧化损伤作用进行了比较，发现异马钱子碱氮氧化物具有抗肿瘤细胞生长和抗氧化作用，而马钱子碱却无此明显作用。复方马钱片对小鼠的巨噬细胞吞噬功能及绵羊红细胞免疫所致血凝素抗体的含量均无明显影响，所以复方马钱片能选择性地抑制细胞免疫、抑制机体对免疫复合物的超敏反应，又无广泛的免疫抑制，是理想的治疗风湿性关节炎的药物。

9. 抗血栓作用　有人观察了马钱子碱和马钱子碱氮氧化物抗血小板聚集和血栓形成的作用，并与阿司匹林比较，发现在同样浓度下马钱子碱氮氧化物对二磷酸腺苷（ADP）诱导的血小板聚集的抑制作用与阿司匹林相似，对胶原诱导的血小板聚集的抑制作用强于阿司匹林；另外还发现马钱子碱的剂量达到马钱子碱氮氧化物和阿司匹林的一半时，即有与马钱子碱氮氧化物和阿司匹林同样的作用效果。

10. 抑制肿瘤作用　通过体外培养肿瘤细胞发现，马钱子碱及其氮氧化物和士的宁及其氮氧化物对肿瘤细胞株有抑制生长和抑制形态损伤的作用，其机制可能是抑制肿瘤细胞的蛋白质合成，而不是直接作用。应用细胞培养方法对马钱子中的生物碱进行细胞毒性试验，观察不同浓度生物碱对 HeLa 细胞的形态变化及增殖抑制率的影响，结果表明，异士的宁氮氧化物（ISO）的抑制作用最强，异马钱子碱氮氧化物（IBO）的抑制作用最弱。马钱子对肉瘤 S_{180} 有抑制作用。

11. 对软骨细胞增殖和凋亡的影响　马钱子碱能有效促进软骨细胞的增殖，能明显降低 NO 诱导的软骨细胞早期凋亡。

12. 其他作用　马钱子生物碱能提高横纹肌、平滑肌和心肌张力。马钱子对感觉神经末梢有麻痹作用，5%～10% 马钱子碱溶液可使口腔黏膜麻醉。马钱子碱和士的宁极大剂量时，均可阻断神经肌肉传导，呈现箭毒样作用，此种作用在整体动物身上可被全身性惊厥掩盖，只在离体神经肌肉标本上才能表现出来。采用全细胞膜片钳技术，在大鼠海马锥体神经元记录出钠电流，然后观察马钱子碱对钠电流的影响，结果表明，马钱子碱可以浓度依赖性地可逆地抑制钠电流，说明马钱子碱对钠电流的阻断是其镇痛机制之一。马钱子煎剂高浓度能抑制淋巴细胞的有丝分裂，而低浓度能促进细胞的有丝分裂。

【临床应用】

1. 癌症及癌症疼痛　采用自拟化积丹、抗瘤煎（马钱子、干漆、黄芪、地鳖虫等）治疗肝癌 20 例，总有效率为 95%。取马钱子与散结祛瘀、攻毒止痛类中药如蟾酥等配伍制膏外用，对于痛有定处的癌症疼痛有较好的止痛效果，可一定程度地降低血小板，改善癌症病人血液的高凝、高黏滞状态。

2. 功能性不射精　马钱子 0.3g，冰片 0.1g，研末，每晚睡前 1.5 小时吞服。治疗功能性不射精 99 例，治愈 70 例，好转 3 例，无效 26 例，总有效率为 73.7%。

3. 阳痿　马钱子 18g，麻黄 32g，枸杞子、菟丝子、覆盆子、五味子、车前子各 30g，共为细末，每日服 2 次，每次 10g，10 天为 1 疗程。治疗阳痿患者 105 例，有效率为 100%。

4. 丝虫性象皮肿　马钱子 125g，穿山甲、僵蚕各 37.25g，共为细末，制成水丸。每日服 2 次，每次 1.5g（含马钱子 0.935g），5 天为 1 疗程。外用麻黄、透骨草、苦参、芒硝、食盐各 65g，水煎熏洗，每日 1 次，治疗各期象皮肿均有效。治疗 20 天有效率为 66.7%，治疗 40 天为 72.6%，治疗 60 天为 79.6%。

5. 周围性面神经麻痹　马钱子温水浸泡 1 天，横切两瓣，贴于太阳穴和下关穴，隔日换药 1 次。治疗 45 例，贴 8～10 次治愈者 40 例，14～16 次治愈者 5 例，随访 1 年未见 1 例复发。采用针刺配合马钱子外敷颊车穴治疗顽固性面神经麻痹 30 例，治愈 21 例，显效 7 例，有效 2 例，总有效率为 100%。

6. 格林－巴利综合征　马钱子烘干研末，每天 0.3g，早晚各服 1 次，连服 3 天，停药 4 天为 1 疗程。治疗 53 例，治愈 7 例，显效 26 例，好转 13 例，无效 7 例，总有效率为 86.8%。

7. 糖尿病并发末梢神经炎性疼痛　取马钱子，油炸，干燥，研末，过 80 目筛，装胶囊，每粒 0.2g，每次服 1 粒，每天 3 次，连续 3 天。治疗 15 例，10 例服药后疼痛消失，4 例服药后疼痛减轻，1 例无效，平均用药 3～9 天。

8. 带状疱疹　生马钱子 20g，去皮粉碎用食醋 60mL 调匀，涂于患部，每天 3 次，重者夜间增加 1～2 次，涂药后敞露患部，待药糊自然干燥。所治 10 例，均在用药后 1 小时疼痛减轻或消失，用药 1 天后红肿及皮疹基本消退 6 例，2 天者 1 例，3 天者 3 例。所有患者均在 6～10 天内脱痂痊愈。

9. 股癣　马钱子 7.5g，铜绿 6g，三仙丹 4.5g，硫黄 4.5g，五倍子 9g，儿茶 6g，轻粉 12g，炉甘石 12g，冰片 6g，蛇床子 9g，以上诸药合为细末，用凡士林 500g 搅拌均匀为膏。将膏涂于皮损部位，摩擦至有烧灼感为度，每天擦 3～4 次，7 天为 1 疗程。治疗 162 例，治愈 146 例，占 90.1%，显效 5 例，占 3.1%，好转 4 例，占 2.5%，无效 7 例，占 4.3%，总有效率为 95.7%。疗程最短 7 天，最长 42 天，平均

13.5 天。

10. 骨科疾病 马钱子煎剂浸渍外洗治疗骨性关节病，疗效较好，在外洗浸渍的同时，对不同的患者和疾病、不同部位嘱其加陈醋适量，以增强马钱子脂溶性成分的溶解和吸收。另用马钱子治疗骨关节炎60例，显效25例，有效29例，无效6例，总有效率为90%。服用马钱子丸治疗腰椎间盘突出症48例，痊愈29例，显效11例，有效5例，无效3例，总有效率为93.8%。

【毒副作用】 本品毒性较大。士的宁、马钱子碱和马钱子仁给大鼠灌胃的急性毒性 LD_{50} 分别为3.27、233和234.5mg/kg；士的宁、马钱子碱小鼠腹腔注射的急性毒性 LD_{50} 分别为1.53、69和77.76mg/kg。成人一次服 3~10mg 的士的宁可致中毒，30mg 可致死亡，死亡原因为强直性惊厥反复发作造成衰竭及窒息死亡。

参 考 文 献

1. 王晓崴，等. 时珍国医国药，2014，25（4）：853.
2. 李永吉，等. 中医药学报，2011，39（4）：104.
3. 杨晶，等. 黑龙江医药，2010，23（5）：787.
4. 屈艳格，等. 中草药，2013，44（8）：1008.
5. 潘扬，等. 中草药，2012，43（3）：452.
6. 蒋莹莹，等. 中国现代应用药学，2012，29（12）：1094.
7. 赵引利，等. 中草药，2015，46（11）：1710.
8. 王晓崴，等. 江西中医药，2013，44（355）：70.

肿 节 风

【别名】 九节茶，草珊瑚，九节兰，接骨莲。

【来源】 为金粟兰科植物草珊瑚 *Sarcandra glabra* （Thunb.）Nakai 的干燥全草。

【性味】 辛、苦，平。

【功能主治】 清热凉血，活血消斑，祛风通络。用于血热发斑发疹，风湿痹痛，跌打损伤。

【主要成分】 含挥发油、黄酮苷、氰苷、香豆素、内酯等，尚含有延胡索酸（Fumaricacid）、琥珀酸（Succinic acid）等。

【药理作用】

1. 抗癌作用 给予小鼠 S_{180} 和 W_{256} 两瘤株 4~12g 肿节风干浸膏（相当于40~120g 生药/kg），连续给药7~11天，抑癌率在30.5%~56.7%，抗癌机理主要是抑制癌细胞核的分裂。动物实验表明，肿节风挥发油及浸膏对小鼠 L_{615}、艾氏腹水癌、TM_{755}、肺腺癌$_{615}$、自发乳腺癌$_{615}$ 等癌细胞有抑制作用。临床观察表明，肿节风可使肿块缩小，可延长缓解期，改善症状，增加食欲，使精神好转，疼痛消失或减轻。

2. 抗菌作用 本品在体外对金黄色葡萄球菌、痢疾杆菌、大肠杆菌、绿脓杆菌、伤寒杆菌等均有一定的抑制作用；对金黄色葡萄球菌耐药菌株也有抑制作用。尤以叶的抗菌作用最好，根茎部分鲜品比干品效果好。本品用于兔金黄色葡萄球菌感染的菌血症也有疗效，表明其在动物体内也有明显抑菌作用。

3. 对消化系统的作用 肿节风对胃溃疡有促进胃黏膜保护层细胞修复的作用，每日灌服 2.5g/kg，有一定疗效，每日服用 5g/kg 时效果明显。正常动物使用肿节风，可增加胃液分泌量，促进食欲。

4. 祛痰平喘作用 酚红排泌法实验提示，肿节风乙醚提取物及 75% 乙醇提取物有一定的祛痰作用。在豚鼠组胺或乙酰胆碱喷雾引喘实验中，本品乙醚提取物也有一定的平喘作用。

5. 促进骨折愈合作用 采用家兔双侧桡骨中部的人工骨折模型，通过 X 线拍片、活体及标本骨痂同位素[169]Yb 测定、抗折时间等生物力学检查及病理学切片观察等，皆表明肿节风具有明显的促进骨折愈合作用。

6. 抗病毒作用　肿节风对流感病毒具有灭活作用，且作用强于或等于金刚烷胺、吗啉双胍的抑制或灭活效果。

7. 对白细胞和血小板的作用　肿节风可缩短小鼠断尾出血时间及凝血时间，加强血小板的收缩功能，对正常血小板数量无明显影响，对阿糖胞苷引起的血小板及白细胞下降有显著抑制作用。

8. 抗氧化作用　肿节风对超氧阴离子自由基具有较好的清除作用，与玄参或者苦草合用后清除作用均可明显增强。

9. 保肝作用　肿节风粗提物对静脉注射刀豆蛋白 A（ConA）引起的小鼠血清谷丙转氨酶（ALT）升高具有显著的保护作用。

【临床应用】

1. 肿瘤　单用本品内服及注射治疗各种肿瘤 113 例，总有效率为 62.8%，显效率为 22.1%。对各种肿瘤的疗效顺序为：胰腺癌 > 胃癌 > 直肠癌 > 食道癌。本品对其他类型的肿瘤也有一定疗效。

2. 胃溃疡　肿节风浸膏片（每片含生药 2.5g），每日服 3 次，每次 3 片，连服 1 个月为 1 疗程。治疗 50 例，治愈 31 例，显效 8 例，有效 7 例，无效 4 例，总有效率为 92%。

3. 银屑病　肿节风注射液肌注，每日 2mL（含生药 2g）。治疗 30 例，基本痊愈 10 例，显效 5 例，好转 5 例，无效 10 例。不少患者 10 ~ 20 次即可见皮损大部分或全部消退，取效较为迅速。

4. 各种炎症　肿节风 60g，水煎，每日分 3 次口服；或加工成注射液（每 2mL 含生药 2 ~ 4g），每次肌注 2mL，每天 3 ~ 4 次，连续 2 ~ 3 天或更长时间。治疗 250 例各种炎症感染性疾病，如肺炎、急性阑尾炎、急性胃肠炎、菌痢、脓肿等，有效 244 例，占 97.6%，其中治愈 181 例，占 72.4%，一般 1 ~ 2 天患者体温降至正常。

5. 小儿肺炎　肿节风注射液加入 5% 葡萄糖中静脉滴注，每天 1 次，治疗小儿病毒性肺炎 60 例，总有效率为 88.3%。另用肿节风佐治小儿支气管肺炎 40 例，总有效率为 100%。

6. 类风湿性关节炎　肿节风注射液 10mL 加入 5% 葡萄糖注射液 250mL 中静滴，每天 1 次，疗程为 15 天。部分 RA 活动期、临床症状较重者加用非甾体抗炎药，治疗 36 例，疗效较好。

7. 呼吸道感染　肿节风注射液治疗疱疹性咽峡炎，治愈率达 100%。有人用肿节风注射液治疗小儿支气管炎 152 例，总有效率为 90.8%。肿节风注射液治疗由小儿支气管炎、支气管肺炎引起的咳嗽、痰多，总有效率为 92.5%。

8. 病毒性心肌炎　53 例急性病毒性心肌炎患儿予肿节风注射液治疗，总有效率达 88.7%。

9. 急性乳腺炎　肿节风注射液治疗急性乳腺炎 31 例，总有效率为 93.5%。

10. 其他　肿节风注射液治疗秋季腹泻及联合小剂量糖皮质激素治疗原发性血小板减少性紫癜都取得了较好疗效，且不良反应少。肿节风注射液治疗过敏性休克 1 例，痊愈。

【毒副作用】　肿节风一般毒副作用轻微，仅见少数患者头昏、乏力，长期应用对肝肾功能、心血管系统均未见不良反应，但少数注射剂可致疼痛，甚至引起皮肤斑丘疹、荨麻疹等过敏反应，值得注意。肿节风注射液小鼠静注的 LD_{50} 为 7.78g/kg，腹腔注射最大安全量为 51.2g/kg。

参 考 文 献

1. 黄明菊，等 . 中国中药杂志，2008，33（14）：1700.

2. 梅全喜，等 . 时珍国医国药，2011，22（1）：230.

3. 周斌，等 . 中国现代应用药学，2009，26（12）：982.

4. 董伟，等 . 中药药理与临床，2013，29（1）：176.

5. 童胜强，等 . 中草药，2010，41（2）：198.

6. 康敏，等 . 临床耳鼻咽喉头颈外科杂志，2008，22（24）：1132.

7. 张婷婷，等 . 中国实验方剂学杂志，2013，19（5）：177.

白花蛇舌草

【别名】 蛇舌草，二叶葎。

【来源】 为茜草科植物白花蛇舌草 *Hedyotis diffusa* Willd. 的干燥全草。

【性味】 微苦、微甘，微寒。

【功能主治】 清热解毒，消痈散结，利水消肿。用于咽喉肿痛，肺热喘咳，热淋涩痛，湿热黄疸，毒蛇咬伤，疮肿热痈。

【主要成分】 含乌索酸、熊果酸（Ursolic acid）、齐墩果酸（Oleanolic acid）、棕榈酸、β-谷甾醇、香豆精、豆甾醇、白花蛇舌草素、三十一烷等。

【药理作用】

1. 抗肿瘤作用 本品粗制剂（相当于生药 6g）在体外实验中，对急性淋巴细胞型、粒细胞型、单核细胞型以及慢粒型肿瘤细胞有较强抑制作用（美蓝试管法），$0.5 \sim 1g$（生药）/mL 剂量在体外对吉田肉瘤和艾氏腹水癌有抑制作用（美蓝试管法）。白花蛇舌草素在体外对小鼠腹水型肝癌细胞有抑制作用，在体内对小鼠肉瘤 S_{180} 有抑制作用，使细胞核分裂相，尤其是有丝分裂受到显著抑制，瘤组织变性坏死。本品乙醇提取物还有抑制海拉细胞蛋白质合成的作用；体外对急性淋巴细胞型、粒细胞型、单核细胞型以及慢性粒细胞型的肿瘤细胞有较强抑制作用，用瓦氏呼吸器测定发现，对前两者的抑制作用较强。

2. 增强免疫功能作用 本品水煎剂给小鼠、家兔灌胃，能刺激网状内皮系统，增强白细胞吞噬能力；对兔实验性阑尾炎有显著治疗效果，能促使阑尾淋巴滤泡、肠系膜淋巴结和脾等的网状细胞显著增生，使胞体肥大，胞浆丰富，吞噬活跃，使机体在免疫过程中防御机能增强。本品还能促进小鼠脾脏细胞溶血空斑数的增加。白花蛇舌草还能明显促进刀豆蛋白和脂多糖对小鼠脾细胞的增殖反应，药物本身对脾细胞有丝裂原样作用，能明显增加小鼠脾细胞对洋红细胞的特异抗体分泌细胞数，增强异型小鼠脾细胞诱导的迟发型超敏反应及细胞毒性淋巴细胞的杀伤功能，具有增强机体免疫功能的作用。白花蛇舌草及复方黄白合剂对注射环磷酰胺所致的小鼠白细胞减少有提升作用。

3. 抗菌、消炎作用 本品体外抗菌作用并不十分显著，只是对金黄色葡萄球菌和痢疾杆菌有较弱的抑制作用。但本品对细菌感染引起的炎症有较显著的疗效，主要是因为本品可增强网状内皮系统吞噬功能和白细胞吞噬能力而发挥抗感染作用，故对阑尾炎、妇科炎症等均有较好的消炎作用。

4. 抑制精子生成作用 对接受实验的 120 例男性成年人进行观察，给服本品 3 周后检验精液，有 77% 的人精液中精子数降到用药前的 $1/3 \sim 1/10$，表明本品有明显的抑制精子生成作用。动物实验表明，雄性小鼠口服本品 3 周后，精原细胞发展到精母细胞后停止发育，以致曲精细管成为空腔。

5. 对胃肠运动的影响 本品大剂量对离体兔肠有显著抑制作用，并可对抗乙酰胆碱引起的兴奋和肾上腺素引起的抑制，可能对肠管功能有一定的双向调节作用。

6. 保肝利胆作用 本品能显著抑制四氯化碳引起的谷丙转氨酶升高，加速肝细胞损伤的恢复，能使胆汁流量增加。增强吞噬细胞的活力，有效地消除被乙肝病毒侵害的肝细胞，并使机体其他部位的乙肝病毒也被吞噬细胞吞噬。

7. 抗氧化作用 本品石油醚、乙酸乙酯、正丁醇萃取物均具有较强抗氧化能力且抗氧化能力与所含总黄酮量有一定相关性。白花蛇舌草粗多糖提取物有抗超氧阴离子自由基和羟自由基的作用，具有较强的抗氧化活性。

8. 其他作用 给幼年小鼠腹腔注射本品，可使胸腺萎缩，提示本品有增强肾上腺皮质功能的作用。本品还具有一定的镇静、催眠和镇痛作用，抗化学诱变作用和神经保护活性。

【临床应用】

1. 癌症 以本品注射液、天门冬注射液为主治疗 23 例恶性淋巴癌，治愈 5 例，显效 7 例，有效 7 例；

用本品及藤梨根等组成的抗癌平治疗肿瘤 362 例（以消化道肿瘤为主），显效率为 10.8%，总有效率为 62.2%。

2. 阑尾炎　本品每次 30~60g，水煎服。治疗 211 例，痊愈率为 88.6%，基本治愈率为 7.1%，无效率为 4.3%。单用本品或配伍蒲公英、赤芍、大黄等，9.7% 的患者加用抗生素，治疗阑尾炎 556 例，治愈率为 95.9%，中转手术率为 4.1%。

3. 小儿肺炎　白花蛇舌草注射剂肌注，每次 2mL（含生药 4g），每天 2 次（婴儿用量减半），连续 5~7 天为 1 疗程。治疗 112 例，痊愈 52 例，近愈（显效）25 例，好转 17 例，无效 12 例，死亡 6 例，平均住院 7.98 天。

4. 肝炎　白花蛇舌草 30g，夏枯草 30g，甘草 15g，制成糖浆剂服，治疗 72 例，全部有效，平均住院 25.3 天。白花蛇舌草 30g，金钱草 20g，益母草 10g，加水 600mL，浓煎取汁 400mL，加糖适量制成糖浆剂服，治疗肝炎总有效率为 100%。

5. 急性扁桃体炎　白花蛇舌草注射液肌注，每天 2 次，治疗小儿急性扁桃体炎，总有效率为 96.7%。

6. 其他　白花蛇舌草还可用于治疗酒渣鼻、雀斑、黄褐斑、胃炎、盆腔炎等。

【毒副作用】　本品粗提取物小鼠腹腔注射的 LD_{50} 为 8.7g/kg，乙醇浸膏小鼠腹腔注射的 LD_{50} 为 104g（生药)/kg。

参 考 文 献

1. 张创峰，等 . 西北药学杂志，2012，27（4）：379.
2. 纪宝玉，等 . 中国实验方剂学杂志，2014，20（19）：235.
3. 梅全喜，等 . 中国药房，2010，21（47）：4508.
4. 张永勇，等 . 中药材，2008，31（4）：522.
5. 代龙，等 . 现代中药研究与实践，2009，23（4）：75.
6. 施峰，等 . 中华中医药杂志，2010，25（3）：403.
7. 蒋剑平，等 . 浙江中医药大学学报，2012，36（2）：187.
8. 陈永康，等 . 中国实验方剂学杂志，2011，17（17）：290.
9. 史玉荣，等 . 中药药理与临床，2015，31（1）：133.

冬 凌 草

【别名】　冰凌草，碎米桠。

【来源】　为唇形科植物碎米桠 *Rabdosia rubescens*（Hemsl.）Hara 的干燥地上部分。

【性味】　苦、甘，微寒。

【功能主治】　清热解毒，活血止痛。用于咽喉肿痛，癥瘕痞块，蛇虫咬伤。

【主要成分】　含有单萜、倍半萜、二萜、三萜等一系列萜类物质；并含有挥发油、黄酮及有机酸类物质。从冬凌草叶的乙醚提取物中分离出 5 种二萜类成分，即冬凌草甲、乙、丙、丁及戊素（Rubescensine A、B、C、D、E）。药理及临床证明冬凌草甲素及乙素为该植物的抗癌有效成分之一。

【药理作用】

1. 抗肿瘤作用　冬凌草对多种肿瘤细胞均有显著抑制或杀伤作用。冬凌草煎剂及醇剂在体外对 HeLa 细胞有明显的细胞毒作用。冬凌草醇剂对人体食管鳞癌细胞株（CaEs$_{17}$）及食管癌$_{109}$细胞株亦有明显的细胞毒作用。体内实验表明，冬凌草煎剂及醇剂，无论口服或注射给药，对移植性动物肿瘤艾氏腹水癌和肉瘤 S_{180} 均有明显的抗肿瘤作用，醇剂作用强于煎剂，注射给药的疗效优于口服给药；煎剂及醇剂对小鼠子宫颈 U_{14} 及大鼠 W_{256} 癌肉瘤亦有一定作用，但疗效不够稳定。冬凌草甲素及乙素对人体肝癌细胞 BEL_{7401} 及人体食管癌109细胞的50%抑制浓度（IC_{50}）均为4μg/mL；对BEL_{7401}细胞株的即时杀伤作用为5-氟尿嘧啶的2倍；对体液免疫和细胞免疫有一定兴奋作用。冬凌草甲素还能诱导HL_{60}细胞凋亡，并与其细胞杀伤活性相互平行，提示冬凌草甲素的抗癌活性与诱导肿瘤细胞凋亡相关。冬凌草甲素具有明显的抗DNA突变作用，可降低大鼠肝微粒体中细胞色素P450含量，抑制苯巴比妥及强致癌物质的P450诱导作用。冬凌草甲素与化疗药物的联合应用具有相互协调和互相促进的作用，既能增强化疗药物对肿瘤细胞的杀伤能力，又能降低其对正常细胞的损伤。

2. 对血流动力学的影响 冬凌草甲素3.0、10.0mg/kg静脉注射能使麻醉家兔心脏的左心室收缩压及左心室内压最大变化率、心肌收缩成分缩短速率峰值、左心室内压-压力变化速率环环体面积等均缩小，左心室内压开始上升速率峰值时间延长，心率减慢，即呈负性肌力、负性频率作用。此外，冬凌草甲素还有明显的降压作用，作用特点是主动脉舒张压下降幅度大于主动脉收缩压，推测冬凌草甲素可能有扩张血管作用。

3. 抗菌作用 冬凌草醇剂对金黄色葡萄球菌及甲型溶血性链球菌有明显抗菌作用，对上述细菌的MIC分别为1:28及1:256，去鞣酸不影响其抗菌作用。冬凌草煎剂亦有一定抗菌作用，但较弱。冬凌草总二萜的抗菌作用强度大为提高；冬凌草挥发油亦有一定抗菌作用，但较弱；冬凌草黄酮则无抗菌作用。

4. 增强U_{937}细胞吞噬作用 以27μmol/L的冬凌草甲素处理U_{937}细胞后，时间依赖性地增强了PKC活力。ERK磷酸化抑制剂PD98059阻断了冬凌草甲素的吞噬增强作用。免疫印迹结果显示，冬凌草甲素作用于U_{937}细胞后，ERK磷酸化程度增加，而PD98059逆转了ERK磷酸化，说明冬凌草甲素增强U_{937}细胞对凋亡小体的吞噬作用，其吞噬机制是通过激活PTK和PKC激酶，导致下游ERK途径活化，从而增强吞噬过程。

5. 其他作用 冬凌草水及醇提取物对兔食管平滑肌张力有轻度抑制作用，对乙酰胆碱引起的食管痉挛有解痉作用；但对食物的蠕动无影响。冬凌草煎剂及醇剂均可抑制实验性大鼠肉芽肿的形成，但不影响大鼠肾上腺中维生素C的含量。小鼠热板法实验表明，冬凌草醇提取物略可提高动物对刺激的痛阈，并可增强小剂量杜冷丁提高痛阈的作用。上述作用说明冬凌草对肿瘤病人疼痛症状缓解有疗效。

【临床应用】

1. 食道癌 冬凌草糖浆剂治疗早期食道癌74例，用药3年以上，结果14例好转，51例稳定，7例病变发展，2例死亡；治疗中、晚期食道癌35例，结果完全缓解及部分缓解各1例，有效8例，稳定11例，恶化14例。

2. 肝癌 冬凌草糖浆及片剂或冬凌草甲素治疗31例原发性肝癌，约有80%病人的肝痛及食欲减退等症状得到明显改善，治疗后半年生存率为29.6%，1年生存率为12%，2年生存率为10%，对单纯型肝癌的疗效较好，对硬化型的疗效较差。

3. 急性化脓性扁桃体炎 97例急性化脓性扁桃体炎患者服用冬凌草片剂后，2天内疼痛消失，体温及白细胞总数降至正常，伪膜及脓点消失者65例（占67%）；服药后5天自觉症状消失及体温与白细胞总数降至正常者29例，无效3例，总有效率为96.9%。

4. 腺性膀胱炎 用特制的热疗管及热疗仪，以2:1的冬凌草提取液行膀胱灌注，灌注期间使膀胱内温度保持在43℃~48℃，持续4~6小时，每月1次，3次后改为每3个月1次，共6次。治疗92例，治愈71例，占77.2%，好转21例，占22.8%。

5. 其他 冬凌草对急、慢性咽炎，慢性支气管炎，慢性盆腔炎等亦有一定疗效。

【毒副作用】 冬凌草小鼠腹腔注射的LD_{50}为（55.8±5.7）mg/kg，大鼠腹腔注射5~10mg/（kg·d），连续用药10天，对动物肝、肾功能及外周血象均无明显影响。冬凌草乙素小鼠腹腔注射的LD_{50}为（45.1±6.7）mg/kg，大鼠腹腔注射20mg/（kg·d），连用10天，对肝、肾、骨髓亦无明显影响。临床用冬凌草治疗肿瘤一般无副作用。少数人服药后有轻度腹胀、腹痛、肠鸣、溏泻，偶有恶心，未发现对血象及肝、肾功能的损害。

参 考 文 献

1. 高世勇, 等. 哈尔滨商业大学学报 (自然科学版), 2014, 30 (1): 1.
2. 戴华, 等. 四川生理科学杂志, 2008, 30 (1): 20.
3. 刘芳, 等. 中草药, 2011, 42 (2): 241.
4. 李高申, 等. 世界科学技术 – 中医药现代化, 2014, 16 (3): 610.
5. 郭萍, 等. 药物评价研究, 2010, 33 (2): 144.
6. 辛庆锋, 等. 医学综述, 2008, 14 (3): 455.
7. 辛庆锋, 等. 中国药房, 2008, 19 (15): 1124.

三 尖 杉

【别名】 桃松, 红壳松, 山榧树。

【来源】 为三尖杉科植物三尖杉 *Cephalotaxus fortunei* Hook. f. 的干燥带叶枝条。

【性味】 苦、涩, 寒。

【功能主治】 抗肿瘤。用于治疗慢性血液癌, 淋巴肉瘤, 肺癌, 胃癌, 食道癌等。

【主要成分】 从三尖杉及其同属植物中分离得到 20 种生物碱。经研究抗癌有效成分有: 三尖杉酯碱 (粗榧碱, Harringtonine)、高三尖杉酯碱 (Homoharringtonine)、异三尖杉酯碱 (Isoharringtonine) 和脱氧三尖杉酯碱 (Deoxyharringtonine)、海南粗榧新碱等, 其中三尖杉酯碱和高三尖杉酯碱的含量较高。

【药理作用】

1. 抗肿瘤作用 三尖杉总生物碱每日 $0.5 \sim 2.0 mg/kg$ 皮下注射, 对小鼠肉瘤 S_{180} 的抑制率为 30% ~ 60%; 海南粗榧总生物碱对小鼠 W_{256} 和大鼠肉瘤 S_{180} 的抑制率分别为 54.3% 和 56.6%, 三尖杉酯碱和高三尖杉酯碱的混合物 $1 \sim 1.5 mg/kg$ 对小鼠肉瘤 S_{180} 和大鼠癌肉瘤 W_{256} 的抑制率分别为 40% 和 52%; 对白血病 L_{615} 小鼠亦有明显延长生存期的作用, $1 \sim 2 mL/kg$ 腹腔注射, 可延长小鼠白血病 L_{615} 生存期 40% ~ 337%; 对小鼠脑瘤 B_{22} 的抑制率为 53%。观察高三尖杉酯碱对 10 种人类白血病、淋巴瘤细胞生长的作用, 发现药物对急性早幼粒细胞白血病 HL_{60} 的作用较急性原淋巴细胞白血病强 70 倍; 其抗癌活性顺序为 $HL_{60} >$ $RPMI_{8402} > DNP_{39A} \leftrightharpoons ML_2 \leftrightharpoons MOLT_3 \leftrightharpoons KG_1 > Daud > NALL_1 > BALM_2 > DND_{41}$。还有报道, 三种瘤细胞对三尖杉酯碱和高三尖杉酯碱的敏感性依次为 HL_{60}、L_{1210} 及 B_{16}。此外, 粗榧碱和高粗榧碱对体外培养的肉瘤、乳房癌、卵巢癌、子宫内膜癌 (腺癌)、黑色素癌等均有抗肿瘤作用。三尖杉抗肿瘤作用的机理主要有: ①对癌细胞生物大分子合成的抑制; ②对癌细胞杀伤动力学的影响; ③对白血病细胞分化的诱导作用, 使其分化为近似正常的单核细胞。有人从三尖杉中分离得到内生真菌, 并筛选出具有抗肺肿瘤活性的菌株。三尖杉种仁挥发油对白血病细胞株 K_{562} 具有较高的细胞毒活性。

2. 对免疫功能的影响 三尖杉酯碱在治疗剂量下可明显减少溶血空斑形成的细胞数, 并降低移植物抗宿主反应的脾指数, 说明对体液和细胞免疫均有抑制作用。

3. 对心血管系统及骨髓造血功能的作用 三尖杉酯碱、高三尖杉酯碱和异三尖杉酯碱较大剂量一次注射后, 均可使在体猫心冠脉流量减少一半左右, 停药后多数都能回升, 达到或接近给药前水平。三尖杉酯类生物碱对在体犬和猫心有收缩冠脉及减少冠脉流量的作用。双盲实验也表明, 三尖杉酯碱有促进骨髓 CFU – E 和 BFU – E 增殖的作用。但其主要毒副作用就是可逆性的骨髓抑制, 故三尖杉酯碱对骨髓造血功能有双向作用。

4. 其他作用 三尖杉酯碱能有效控制眼内纤维增殖, 防止视网膜脱离, 且治疗有效剂量不会导致正常眼组织的毒性损害, 为临床辅助治疗外伤及其他原因引起的眼内纤维增殖提供了条件。三尖杉种仁挥发油对金黄色葡萄球菌、大肠埃希菌和沙门菌均有较强的抑制作用。从三尖杉中分离出的内生真菌具有良好的抗菌活性。

【临床应用】

1. 白血病 应用三尖杉酯碱和高三尖杉酯碱治疗有效。据 6 省市 27 个医院统计，三尖杉酯碱共治疗 165 例，完全缓解率为 20%，有效率（三级部分缓解以上）为 72.7%。高三尖杉酯碱共治疗 94 例，完全缓解率为 22.3%，有效率为 63.8%。

2. 恶性淋巴瘤 临床治疗观察 46 例恶性淋巴瘤病人，有效率为 60.8%。部分病人用药后，肿块迅速缩小，症状缓解。

3. 紫癜性肾炎 每天用三尖杉酯碱 1mg + 生理盐水 500mL 静脉滴注，5 ~ 7 天为 1 疗程，间隔 2 ~ 3 周，总共 3 ~ 6 疗程。治疗 20 例，显效 12 例（60%），有效 8 例（40%），总有效率为 100%。

4. 真性红细胞增多症 三尖杉酯碱联合放血治疗真性红细胞增多症 42 例，显效 28 例，占 66.7%；有效 12 例，占 28.6%；无效 2 例，占 4.7%。

【毒副作用】 三尖杉总碱小鼠腹腔注射的 LD_{50} 为 110mg/kg，三尖杉酯碱为 4.3mg/kg，高三尖杉酯碱为 4.7mg/kg。本品动物亚急性毒性主要表现在对消化系统、造血系统和心脏的损害，临床观察副作用一般表现在以下三个方面：①消化系统反应：恶心，呕吐，口干，食减。②造血系统抑制：白细胞、血小板、血红蛋白下降。③心肌损害：窦性心动过速，T 波及 S – T 段改变，心律失常，奔马律等。个别病例出现中枢神经系统症状或脱发。即时停药一般可恢复。

参 考 文 献

1. 解修超，等. 中国实验方剂学杂志，2013，19（10）：76.
2. 刘兆迪，等. 中国实验方剂学杂志，2014，20（9）：128.

天 仙 子

【别名】 莨菪子，牙痛子，小颠茄子。

【来源】 为茄科植物莨菪 *Hyoscyamus niger* L. 的干燥成熟种子。

【性味】 苦、辛，温；有大毒。

【功能主治】 解痉止痛，平喘，安神。用于胃脘挛痛，喘咳，癫狂。

【主要成分】 含生物碱，主要为莨菪碱（Hyoscyamine）、阿托品（Atropine）及东莨菪碱（Scopolamine Hyoscine），并含脂肪油、甾醇。

【药理作用】

1. 对肿瘤细胞的作用 天仙子对移植性小鼠肉瘤 S_{180} 实体型及肝癌 HAC 胃壁接种模型的抑瘤作用尤为突出，表现出明显的抑制作用和较高的延长生命率，对小鼠肝癌 HAC 腹水量的增殖有明显抑制作用，对小鼠肝癌细胞有明显杀伤作用，对癌细胞分裂有一定的抑制作用。

2. 对中枢神经系统的作用 东莨菪碱有镇痛作用，小鼠腹腔注射东莨菪碱 1.25mg/kg，热板法测痛，给药 15 分钟痛阈提高 62%，作用机制主要是通过阻滞中枢 M 胆碱系统的作用，与脑内阿片能系统无关。多巴胺（DA）能暂时增强东莨菪碱的镇痛作用，毒扁豆碱能拮抗其镇痛作用。东莨菪碱还可拮抗肾上腺素的兴奋作用，阻断拟肾上腺素引起的脑电异步化活性，通过阻滞 α 受体，对中枢神经起抑制作用。家兔侧脑室注射去甲肾上腺素 20μg/只，10 分钟时，痛阈下降 46%，并减弱杜冷丁的镇痛作用，东莨菪碱与去甲肾上腺素合用，则能对抗后者的抗镇痛作用。因此推测东莨菪碱的镇痛作用，可能与其抗去甲肾上腺素的作用有关。据报道，东莨菪碱与杜冷丁合用，可使痛阈提高 147%，故有人用复方天仙子注射液配合杜冷丁治疗癌症疼痛，有较好效果。阿托品的作用机制是竞争性拮抗 Ach 或拟胆碱药对 M 胆碱受体的刺激作用，小剂量阿托品就能阻断 Ach 或拟胆碱药与受体结合，拮抗它们的作用。东莨菪碱中枢镇静及抑制腺体分泌的作用强于阿托品，其外周抗胆碱作用和阿托品相似，仅作用强度略有差别。单剂量东莨菪碱（1mg/kg，腹腔注射）能显著损害小鼠的短时记忆，重复给药后的这种作用很快消失，表明东莨菪碱不能损害小鼠长时记忆。实验发现，阿托品可明显阻止大鼠脑缺血再灌流损伤时大脑皮质单胺和 5－羟吲哚乙酸含量减少，可促进脑电恢复，有助于打断形成的恶性循环，发挥脑保护作用。

3. 对腺体、平滑肌的作用 阿托品在一般治疗量时，对分泌机能呈现强大的抑制作用，对平滑肌脏器的正常活动影响很小，但当有过度的收缩或活动时，便能表现出显著的松弛作用。天仙子抑制腺体的作用，尚可用于麻醉前给药，东莨菪碱的抑制腺体作用较强。东莨菪碱急性和慢性处理对吗啡依赖大鼠下丘脑－垂体－性腺轴和肾上腺轴的激素水平紊乱有一定的治疗作用；对分泌机能既呈强大的抑制作用，又能缓解胃肠痉挛、输尿管痉挛以及膀胱刺激症状与贲门及幽门痉挛。

4. 对微循环的作用 莨菪碱对微循环的作用有：①调节微血管管径，除能明显解除血管痉挛外，还能使降低阻力的血管保持一定张力，显示双向调节作用；②减轻血管内皮细胞损伤，减少渗出；③改善血液流态，降低全血比黏度，使团聚的或附壁的细胞解聚，增强红细胞变形性；④增加微血管的自律运动。许多研究表明，莨菪碱类成分在纠正血流和血量的异常分布等有多方面的作用，其作用机制与东莨菪碱抗脂质过氧化作用有关，东莨菪碱通过抗脂质过氧化作用，减少脂质过氧化物生成，减少 GSH 消耗。其减少 NO 释放的机制，可能与防止再灌流过程中细胞钙过载有关。东莨菪碱可提高海洛因依赖患者红细胞 SOD 活性。另外，东莨菪碱还能抑制过量 NO 的产生。

5. 对心血管的作用 阿托品能解除迷走神经对心脏的抑制，从而使心率加速，此外尚能取消迷走神经机能过度所致的传导阻滞和心律失常。

6. 对眼的作用 天仙子所含的阿托品有散瞳、升高眼压与调节麻痹的作用。形觉剥夺能导致眼球的轴性延长，其中 VCL（玻璃体腔长度）延长和 VCLPAL（眼轴长度）增大是形态学的原因，巩膜胶原纤维变细是病理学原因，而阿托品能阻止近视发生的形态学原因和病理学原因，使巩膜正常生长，从而部分阻止近视。

7. 抗菌作用 天仙子煎剂对大肠杆菌、金黄色葡萄球菌有很好的抑菌作用，对乙型副伤寒杆菌抑菌作用不明显，对链球菌无效。

【临床应用】

1. 癌症疼痛 复方天仙子注射液与杜冷丁注射液分别肌注，治疗癌症疼痛，有较好止痛效果。外敷天仙子散（天仙子、冰片 2：1）配合内服羟考酮片治疗重度癌痛 43 例，有效率达 100%，可减少单用羟考酮的用量。

2. 疖肿 天仙子 50g，藤黄、浙贝、蚤休各 10g，赤芍 15g，乳香、没药各 6g，冰片 3g，共为细末，用蒸馏水调成糊状。涂于纱布上敷于患处，1 天 1 次，10 天为 1 疗程。经 1 个疗程治疗，476 例患者痊愈 465 例，无效 11 例，总有效率为 97.7%。

3. 慢性支气管炎 20% 天仙子注射液在定喘和肺俞穴行穴位注射，治疗 482 例，有效率为 91.7%，随访 350 例，远期疗效为 82.9%。

4. 癫痫 复方天仙子注射液通过颈动脉注射方式给药，使药物充分进入病灶周围，治疗 5000 多例，83% 的患者收到满意疗效。

5. 急性胆道感染 复方天仙子胶囊（由天仙子、大黄、木香等药组成）内服，观察治疗急性胆道感染发生剧痛的患者 123 例，痛时服用，每次 3 粒，止痛总有效率为 82.9%。

6. 骨外科疾病 视病情及患处大小，取天仙子粉适量，开水冲调搅拌，使成黏糊状，待稍冷摊成面饼状敷于患处，绷带固定。夏天 1～2 天更换 1 次，冬天则 3～5 天更换 1 次。患处肌筋肿硬或关节腔血肿机化后关节瘀肿、屈伸不利者，加蒲黄、红花；红肿热痛者，加生大黄粉或金黄散；阴疮恶症者，加肉桂粉、皂角刺粉。

【毒副作用】 天仙子的毒性成分为生物碱，可在胃肠内吸收，过量服用可因呼吸中枢麻痹而死亡。

天仙子所含阿托品最低致死量为 0.08 ~ 0.13g, 5 ~ 10mg 即能产生显著的中毒症状。

参 考 文 献

1. 黄红芳. 右江民族医学院学报, 2009, (2): 186.
2. 文安怡, 等. 当代医学, 2013, 19 (11): 143.

第十八章 驱 虫 药

凡能驱除或抑杀某些寄生虫的药物，以除虫、止痛、消积为主要功效，用以治疗人体寄生虫病的药物，称为驱虫药。驱虫药主要用于治疗肠内寄生虫，如蛔虫、蛲虫、绦虫、钩虫等所致的疾患，病人临床多见腹痛腹胀，呕吐，涎沫，不思饮食，或善饥多食，嗜食异物，肛门、耳、鼻瘙痒，久则出现面色萎黄、形体消瘦，或水肿等症状。此外，部分驱虫药还可驱除或抑杀血吸虫、阴道滴虫、姜片虫、丝虫、肝吸虫等。本章介绍的驱虫药有使君子、苦楝皮、鹤虱、雷丸、槟榔、榧子。

现代研究表明，驱虫药有以下几方面的药理作用：

1. 驱杀寄生虫的作用 不同的药物驱虫机理也不同，有些是通过兴奋蛔虫神经节，使肌肉因痉挛而收缩，以致虫体不能附着于肠壁而被排出，如使君子可麻痹蛔虫头节；槟榔能使猪绦虫全体麻痹；苦楝皮能麻痹蛔虫肌肉。有些是抑制虫体蛋白质的合成，如雷丸能破坏绦虫虫体。各药物驱虫时作用又各有侧重，使君子以驱蛔虫为主，其粉剂虽无驱除小鼠蛲虫成虫的作用，但对成熟雌虫和子宫充满虫卵的雌虫的驱除作用比较显著。槟榔善驱绦虫，但其粉剂、煎剂在体外实验中对小鼠蛲虫有麻痹作用，能驱除其成虫，但效果不如对人蛲虫好；槟榔粉剂对鼠蛲虫的幼虫亦稍有驱杀作用；槟榔片煎剂亦能杀死钩虫，使部分雌虫尾端破溃，子宫暴露，虫体卷曲。苦楝皮可驱蛔虫、钩虫、蛲虫等，其煎剂在高浓度时，能全部杀死小鼠感染的血吸虫。雷丸可驱杀诸虫，对绦虫、钩虫有特效；榧子不但可驱除多种寄生虫，还可治疗肺燥咳嗽；鹤虱驱钩虫。

2. 其他作用 槟榔可增加唾液分泌，增强肠蠕动，收缩支气管，减慢心率，扩张血管，降低血压。榧子能兴奋子宫，提高肌张力，大剂量时可引起子宫强直性收缩，民间用以堕胎。使君子、苦楝皮、槟榔等有抗真菌、抗病毒的作用。

3. 毒副作用 驱虫药过量使用会有一定的毒副作用，大量使用苦楝皮可引起胃黏膜水肿、溃疡，甚至内脏出血，血压下降；过量使用槟榔可致呕吐、昏睡或惊厥；使君子服用过量可致呃逆、腹泻等。

使 君 子

【别名】 留球子，川君子肉，建君子，索子果，五棱子。

【来源】 为使君子科植物使君子 *Quisqualis indica* L. 的干燥成熟果实。

【性味】 甘，温。

【功能主治】 杀虫消积。用于蛔虫病，蛲虫病，虫积腹痛，小儿疳积。

【主要成分】 含脂肪油 20%～27%，为软脂酸及油酸等的甘油酯，1－亚油酸－棕榈酸－甘油酯、豆甾醇、没食子酸乙酯、苯甲酸。并含使君子酸（Quisqualicacid）、使君子酸钾（Potassium quisqualate）、植物甾醇、糖类、苹果酸、柠檬酸、琥珀酸、少量生物碱（胡芦巴碱）、吡啶（Pyridine）及其同类物。

【药理作用】

1. 杀虫作用 使君子水浸液和乙醇浸液对猪蛔虫有抑制作用。使君子酸钾的水溶液对猪蛔虫全体有较强的抑制作用，可使蛔虫运动失调，但不能杀死蛔虫。使君子仁、壳及叶煎剂对蚯蚓有麻痹作用。使君子酸的钾盐有明显驱除人体肠内蛔虫的作用，但对钩虫和绦虫等无明显作用。使君子驱虫作用与其浸膏经发酵除去糖质、灰分、草酸钾无关，有效成分为使君子酸钾，具较高的驱虫效力。使君子高浓度时对蛔虫有先兴奋后麻痹的作用，此种兴奋作用亦为驱虫原因之一。20 多种驱虫中药中，以使君子驱蛔虫作用最强。使君子粉剂有一定的驱蛲虫作用，与百部粉合用对蛲虫幼虫稍有作用，其煎剂对蛲虫幼虫无作用。使君子提取物对细粒棘球绦虫原头蚴有杀灭作用，水提取物 200mg/mL 的 48 小时死亡率为 23.1%，醇提取物 200mg/mL 的 48 小时死亡率为 31.1%。

2. 抗菌作用 使君子水浸剂在试管内对奥杜盎小芽孢癣菌、许兰毛癣菌、腹股沟表皮癣菌、堇色毛癣菌、同心性毛癣菌、铁锈色小芽孢癣菌等多种癣菌均有抑制作用，对星形奴卡菌也有抑制作用。

3. 对呼吸系统的作用 使君子所含琥珀酸有镇咳祛痰作用。琥珀酸钠可用于过敏性哮喘、喘息性支气管炎，以及不适于服用麻黄素、氨茶碱的患者的治疗。

4. 对中枢神经系统的作用 使君子酸（QA）作为一种兴奋性氨基酸，能诱导 LTF 和 LTP，影响海马神经元的突触传递功能，并具有致惊厥和神经毒性。QA 可引起脑损伤，使幼鼠的神经元细胞坏死，神经胶质细胞浸润，并使注射侧的纹状体和海马体萎缩。

5. 其他作用 琥铂酸铵可用于震颤性谵妄。所含葫芦巴碱对小鼠肝癌（HAC）及宫颈癌有明显抑制作用。甘露醇为一高渗脱水剂，在体内不被利用和转化，全部原形由肾小球滤出，在肾小管中造成高渗压而起到利尿作用。其 20% ~25% 注射液可用于脑水肿。

【临床应用】

1. 蛔虫病 本品为驱蛔虫要药。使君子仁（生用或炒香）嚼服有效；或烘干研末开水送服，亦可水煎服用。每天 1 次，空腹或饭后 2 小时左右服用，或每天 2 ~3 次分服，连服 2 ~3 天。大便复查阴转率一般在 30% ~40%，排虫率在 30% ~80%。如患者蛔虫较多，病情较重，可与苦楝皮、槟榔等驱虫药同用。如小儿形体消瘦、面色萎黄，须配党参、白术、当归等益气补血药，以攻补兼施。使君子 6 ~12g，炒香嚼服，小儿每岁每天一粒半，总量不超过 20 粒。使君子酸钾能显著驱除人体蛔虫，在较大剂量不服泻药时，亦具有较高的驱虫效力，新鲜及烘焙过的使君子仁效果近似。使君子叶中亦含有使君子酸钾，应用使君子叶制剂，临床验证 1000 余例，亦有驱蛔虫效果，且副作用小。

2. 蛲虫病 使君子炒熟，饭前半小时嚼服。小儿每天 3 ~15 粒，成人每天 15 ~30 粒，分 3 次服，15 天为 1 疗程，隔月再服 1 疗程。一般 1 ~2 个疗程可使蛲虫全部死亡，症状消失。使君子和百部合用，对人蛲虫的疗效更好，单用使君子、百部治疗蛲虫病亦有效。

3. 肠道滴虫病 使君子炒黄，成人嚼细咽下，每天 15g，儿童研细粉冲服，1 岁以下每天 3g，1 ~3 岁每天 4 ~4.5g，3 ~5 天为 1 疗程，间隔 3 ~5 天便检，无效者连服 2 ~3 个疗程，再无效应改服其他药。治疗 7 例，3 例 1 个疗程痊愈，4 例 2 ~3 个疗程痊愈。

【毒副作用】 本品不宜大量服食，否则可引起呃逆、眩晕、呕吐等反应；与茶同服亦有呃逆出现。小鼠皮下注射本品，先抑制呼吸，继而痉挛最终因呼吸抑制致死亡，*MLD* 为 20g/kg。犬口服使君子 26.6g/kg，可引起呕吐、呃逆。有人报道，服用使君子过量可致儿童膈肌痉挛，使君子中毒可致颅内压增高。

参 考 文 献

1. 卢化，等. 湖北中医杂志，2014，36（11）：76.
2. 卢善善，等. 中国野生植物资源，2015，34（2）：9.
3. 张悦，等. 沈阳药科大学学报，2015，32（7）：515.
4. 陈宇杰，等. 中国误诊学杂志，2012，12（5）：1115.
5. 李改仙，等. 海南师范大学学报（自然科学版），2012，25（2）：181.

苦 楝 皮

【别名】 楝皮，楝树皮，双白皮，苦楝根皮。

【来源】　为楝科植物川楝 *Melia toosendan* Sieb. et Zucc. 或楝 *Melia azedarach* L. 的干燥树皮和根皮。

【性味】　苦，寒；有毒。

【功能主治】　驱虫，疗癣。用于蛔虫病，蛲虫病，虫积腹痛；外治疥癣瘙痒。

【主要成分】　含川楝素（Toosendanin）、苦楝萜酮内酯、印苦楝素、苦楝皮萜酮（Kulinone）、呫酮类化合物、苦楝萜酸甲酯，尚含鞣质、树脂、香豆精、萜烯等，以及 β-谷甾醇、正卅烷等。近期分离出的异川楝素为川楝素的立体差向异构体。

【药理作用】

1. 驱虫作用　给实验性曼氏血吸虫病小鼠腹腔注射苦楝根皮乙醇提取物，可显著减少其肝脏早期虫卵结节，同时其蚝蚴孵化阳性率亦明显降低。苦楝皮乙醇提取物在体外对猪蛔虫特别是对其头部有麻痹作用，有效成分川楝素的作用比苦楝皮浸膏强。不同浓度的川楝素对猪蛔虫的作用随浓度递增而呈轻度、中度至完全抑制，然后虫体可逐渐恢复活动。较高浓度（1∶1000 以上）的川楝素对猪蛔虫特别是其头部的神经节有麻痹作用；低浓度（1∶5000～9000）能使猪蛔虫头部及中部明显兴奋，自发活动增加，间歇出现异常剧烈的收缩，持续 10～24 小时，此作用为川楝素透过表皮直接作用于蛔虫肌肉，扰乱其能量代谢，导致其收缩性痉挛而疲劳，最后使虫体不能附着肠壁而被驱出体外。50%、25%浓度的苦楝皮药液在体外作用于小鼠腹腔蛲虫，12 小时后虫体全部呈死亡状。苦楝皮水或醇提取物均有一定的杀灭绦虫原头蚴的作用，浓度为 200mg/mL 时，48 小时头蚴死亡率分别为 8% 和 16%。苦楝皮对阴道毛滴虫也有杀灭作用。苦楝皮醇提取物可治疗小鼠实验性曼氏血吸虫病。50%苦楝皮甲醇粗提物的水悬液可在 4 小时内杀灭兔癣螨成虫。

2. 抗肉毒中毒作用　川楝素对肉毒中毒的动物有治疗作用，对致死量 A 型肉毒中毒的小鼠（中毒后 6 小时）有明显治疗作用；对 B、C 型肉毒中毒的小鼠也有保护作用。此外，川楝素能明显增强抗毒血清对肉毒中毒小鼠和家兔的治疗作用。川楝素的抗肉毒作用机制可能是影响了肉毒分子同组织的结合过程。川楝素衍生物Ⅱ～Ⅴ对肉毒中毒有一定的治疗作用。对给致死量肉毒的小鼠，攻毒后 6 小时内给予川楝素治疗，存活率可达 80% 以上；对肉毒中毒猴子攻毒后 24 小时治疗，可治愈半数以上；川楝素与抗毒血清合用，可明显减少抗毒血清用量。川楝素能阻断神经肌肉接头间的正常传递，肉毒中毒小鼠对给川楝素引起的膈肌神经肌肉接头突触小泡减少有明显的对抗作用。实验表明，正常小鼠神经肌肉接头突触区突触小泡的密度为（184±37）/μm²，单给川楝素后神经肌肉接头突触小泡明显减少，平均密度为（68±15）/μm²，而给予肉毒毒素后再给川楝素的平均密度分别为（137±18）/μm² 和（130±26）/μm²。最新研究发现，川楝素是通过延缓肉毒素的重链形成轻链通道，并使通道变窄，阻滞轻链移位进入胞液，产生抗肉毒中毒作用。

3. 对呼吸的抑制作用　川楝素能抑制大鼠呼吸，肌注或静注药物后，动物呼吸变慢，此后呼吸中枢发出的节律性放电与其同步的肌电活动一起逐渐消失，肌注后 2 小时或静注后 30 分钟，动物呼吸停止，此时刺激膈神经，膈肌尚能活动，说明神经肌肉接头仍能传递；将静注或肌注量的 1/20 或 1/15 的川楝素直接注入第四脑室，也出现上述反应，说明川楝素引起的呼吸抑制作用主要在呼吸中枢。

4. 抗菌作用　苦楝皮水浸剂在试管内对多种常见体表致病真菌有抑制作用，乙醇浸液的抑制作用更强。苦楝皮醇浸液（1∶4 浓度）在试管内对黄色毛癣菌、同心性毛癣菌、许兰黄癣菌、奥杜盎小芽孢癣菌、铁锈色小芽孢癣菌、羊毛状小芽孢癣菌、红色皮肤癣菌、星形奴卡菌等皮肤真菌均有不同程度的抑制作用。用苦楝树皮和果实的不同溶剂的提取物对两种真菌（黑曲霉、绿色木霉）进行抑菌实验，结果发现苦楝树皮和果实不同浓度的提取物的抑菌活性有很大区别；不同溶剂的提取物的抑菌活性也不同。从整体看，苦楝树皮提取物对供试菌的抑制效果比苦楝果实好。苦楝树皮乙醇提取物对两种供试菌的生物活性最强，对绿色木霉和黑曲霉有很好的抑制作用。最低抑菌浓度实验表明：苦楝树皮乙醇提取液对绿色木霉和黑曲霉的最低抑菌浓度均为 0.5%，甲醇提取物对绿色木霉和黑曲霉的最低抑菌浓度为 2%。

5. 对消化系统的作用　口服苦楝皮 75% 醇提取物 5、15g/kg，能显著抑制小鼠水浸应激性和盐酸性溃疡的形成，但对吲哚美辛-乙醇性溃疡的形成无抑制作用，能减少蓖麻油及番泻叶引起的小鼠腹泻次数；

增加麻醉大鼠的胆汁分泌量，但对小鼠胃肠推进运动无明显影响，表明苦楝皮有抗胃溃疡、抗腹泻和利胆作用。

6. 抗肿瘤作用 川楝素能显著抑制各种人癌细胞增殖。细胞周期测试发现，由于浓度和时间依赖性，川楝素使肿瘤细胞停留在 S 期，造成进入 G_0/G_1 期细胞百分率下降，肿瘤细胞生长被抑制，便出现典型的细胞凋亡。

7. 其他作用 川楝素对大鼠有不可逆地阻遏间接刺激引起的肌肉收缩的作用，但不影响神经的兴奋传导，也不降低肌肉对直接刺激的反应。川楝素可使在位及离体兔肠张力及收缩力增加，在 0.2×10^{-3} mg/kg 剂量时使肠肌呈痉挛性收缩。印度苦楝叶粗提物大剂量能显著降低血压，并减慢心率。

【体内过程】 川楝素给猴口服易吸收，分布以胆、肝、十二指肠浓度为最高，脾、肾其次，脑中浓度最低。川楝素在体内消除慢，多次用药有蓄积性。

【临床应用】

1. 蛔虫病 苦楝皮浓缩煎剂及浸膏片口服，每次服浓缩煎剂 40~60mL 或浸膏片 4~8 片，睡前给药 1次，次晨 7 时空腹给药 1 次，连用 2~3 天。共治疗蛔虫病 4757 例，排虫者 4451 例，占 93.6%。应用川楝素分别治疗蛔虫病 524 例及 4616 例，平均排虫率分别为 74.2% 和 80%。苦楝根皮糖浆治疗蛔虫病 1348例，驱虫率高，用法简便，无禁忌证，可以广泛应用。有人用复方苦楝皮煎剂治疗胆道蛔虫病 86 例，效果较好。苦楝皮、枳壳各 15g，槟榔 50g，使君子 20g，乌梅 10g，木香 6g，水煎内服，每天 1 剂，3 天为 1疗程。治疗胆道蛔虫病 106 例，有效 96 例，好转 6 例，无效 4 例。

2. 钩虫病、蛲虫病、绦虫病、阴道滴虫病、血吸虫病等 苦楝皮 30g，槟榔 15g，制成 60mL 糖浆，睡前空腹服完，连服 2 天，小儿酌减。治疗上述各种寄生虫病 204 例，服药 7 天，转阴率为 81.4%；服药40 天，转阴率为 84.8%。苦楝皮 30g，槟榔 90g，加水 1000mL 煎服，早晨空腹服 1 次，治疗绦虫病 90 例，有效率达 98%；用苦楝皮煎剂治疗阴道滴虫病 27 例，用苦楝皮栓剂治疗阴道滴虫病 6 例，效果显著。自拟百楝汤保留灌肠治疗蛲虫病 90 例，效果好。

3. 滴虫性肠炎 苦楝皮、仙鹤草各 30g，槟榔、雷丸各 12g，可辨证加味，煎汤保留灌肠，每日 1 次。治疗 8 例，均获愈。

4. 头癣、疥癣 本品研末，以醋或猪脂调涂患处。有人用新鲜苦楝皮、薄荷脑制成酊剂，外用治疗疥疮有良好疗效。自拟克癣宁洗剂（连翘、苦参、白鲜皮、蒲公英、黄柏、白花蛇舌草、明矾、地肤子、蛇床子、硫黄、花椒、苦楝皮等）治疗手足癣 168 例，治愈 136 例，显效 22 例，进步 10 例，总有效率为 100%。

【毒副作用】 苦楝皮有毒，内服量大时可中毒，有面红、嗜睡、呕吐等毒性反应，可引起肺、脾、胃等内脏出血，甚至死亡。治疗剂量时偶有头晕、头痛、思睡、恶心呕吐，停药后可自行缓解。川楝素灌胃给药，小鼠的 LD_{50} 为（479.60 ± 63.43）mg/kg，大鼠的 LD_{50} 为（120.67 ± 38.50）mg/kg。中毒剂量的川楝素可使鼠、猪、狗及猴出现全身无力（软瘫、垂头、眼睑下垂）、呼吸困难、四肢抽搐等症状。实验表明，川楝素是一种选择性地作用于突触前膜的神经肌肉传递阻断剂，能阻断大、小鼠神经肌肉间的正常传递，是猴等动物出现肌无力的直接原因。电镜观察表明，川楝素可明显改变小鼠、大鼠神经肌肉接头突触前膜的亚显微结构。苦楝皮煎剂 15g/kg 能引起犬呕吐，对兔的致死量在 40g/kg 以上，动物对其耐受力可因营养状态及体质等原因而稍异。给犬、猫灌胃不同剂量的川楝素，动物血压降低程度可随剂量递增而加大，血压可急降至零，呼吸、心搏停止，肺、胃肠出血。镜检发现，出血是由于血管壁受损伤所致。呼吸衰竭主要由于川楝素对呼吸中枢的直接抑制，尼可刹米对其引起的呼吸抑制有轻微对抗作用。亚急性毒性实验表明，川楝素可使小鼠、猴的谷丙转氨酶升高，肝脏病理形态学变化比其他脏器明显，血管内膜上有沉积的棕黄色颗粒。口服川楝素片中毒的猪出现四肢颤抖、行动强拘、阵发性惊厥。中毒小孩表现为站立不稳、谵语、嗜睡、瞳孔散大、对光反应迟钝等，可能与药物纯度、剂型及动物种属不同有关。异川楝素、苦楝子毒素也是有毒成分。凡活动性肺结核、心脏病、肝功能损害、贫血患者及体弱者慎用。有人对70 只小鼠进行动物实验，服用楝树根皮煎剂后，少数动物出现呼吸困难、发绀，个别动物死亡；随剂量增大，死亡数增加，结果显示，过量及重复服用楝树根皮煎剂，可导致机体中毒。

参 考 文 献

1. 曹丹，等. 中药材，2010，33（6）：887.
2. 杨烨，等. 中国实验方剂学杂志，2013，19（14）：84.
3. 张方，等. 内蒙古中医药，2015（7）：142.
4. 曹丹，等. 中国药学杂志，2010，45（17）：1305.
5. 张淏，等. 沈阳药科大学学报，2008，25（7）：534.
6. 刘少超，等. 中国实验方剂学杂志，2011，17（6）：93.
7. 颜滢，等. 药学实践杂志，2011，29（4）：285.
8. 李桂英，等. 安徽农业科学，2012，40（11）：6433.
9. 邓志鹏，等. 中国天然药物，2012，10（3）：238.

鹤　虱

【别名】　南鹤虱，天名精实，胡萝卜子，虱子草。

【来源】　为菊科植物天名精 *Carpesium abrotanoides* L. 的干燥成熟果实，另一种为伞形科植物野胡萝卜 *Daucus carota* L. 的干燥成熟果实。后者称为南鹤虱。

【性味】　苦、辛，平；有小毒。

【功能主治】　杀虫消积。多用于蛔虫病，蛲虫病，绦虫病，虫积腹痛，小儿疳积。

【主要成分】　天名精果实中的挥发油成分主要是天名精酮、天名精内酯，天名精素等；还含有三十烷、正己酸、棕榈酸、硬脂酸、油酸、亚油酸、三十一烷、豆甾醇等。种子含二十六烷醇（Cerylalcohol）。野胡萝卜果实中含挥发油约20%，油中含细辛醚（Asarone）、甜没药烯（Bisabolene）、巴豆酸（Tiglic acid）、细辛醛（Asaryladehyde）、胡萝卜醇（Daucol）、胡萝卜烯醇（Carotol）、野胡萝卜素（Daucarinum）、β-丁香烯、大根香叶烯、α-葎草烯、δ-榄香烯等。

【药理作用】

1. 杀虫作用　南鹤虱种子有杀死钩虫的作用，杀虫机理是先兴奋后麻痹，使虫体不能附着肠壁而被驱杀。在临床应用中还发现本品有驱除蛔虫、杀绦虫、杀蛲虫的作用。将1%天名精酊5滴加入生理盐水25mL中，加热至37℃后再放入犬绦虫，绦虫1~2分钟即可死亡；鼠蛲虫在50%及25%浓度的鹤虱溶液中20小时后仅有少数死亡。鹤虱专于驱除绦虫及蛔虫，驱除水蛭也有特效，对蚯蚓亦有很强的杀灭作用。

2. 抗菌作用　从南鹤虱中提取出的一种黄色结晶（$C_{16}H_{17}O_8$）在试管中125μg/mL浓度时就能抑制痢疾杆菌的生长。天名精提取液对多种革兰阴性菌均有杀灭或抑制作用。

3. 扩张冠状动脉作用　南鹤虱的热乙醇提取物有扩张冠状动脉（离体猫心）的作用，与柯柯碱相似。野胡萝卜素有解痉和扩张冠状血管的作用，可用于治疗慢性冠状动脉血管功能不全，但作用缓慢。给兔、猫静脉注射天名精内酯20~30mg/kg，可引起血压下降，阿托品对此无阻断作用。

4. 抗生育作用　南鹤虱种子的乙醇和水提取物对雌性大鼠有抗生育作用，其石油醚提取物的氯仿洗脱部分抗生育作用最强；鹤虱挥发油对小鼠有抗着床、抗早孕、中期和晚期引产等多种作用，逐步形成无雌性激素样作用，活性成分主要是β-没药烯，抗早孕机理可能与抑制孕酮合成和蜕膜反应有关。

5. 抗腹泻作用　东北鹤虱胶囊可以调整肠动力，改善肠道液体的分泌和吸收，抑制回肠平滑肌的自律性收缩，也可对抗ACh和5-HT引起的回肠平滑肌张力增加，并呈明显的剂量依赖性。对衰竭的回肠平滑肌收缩活动具有双向调节作用，对实验性小鼠腹泻具有较强的抗腹泻作用。

6. 其他作用　鹤虱种子中的苷类成分对麻醉犬有短暂的降压和呼吸抑制作用，能松弛大鼠、兔小肠和未孕子宫。鹤虱种子对组胺诱发的豚鼠回肠收缩有抑制作用。野胡萝卜醇提取物的水溶性部分即季胺型生物碱显示胆碱样和罂粟碱样作用，其镇静作用表现在天名精内酯对小鼠呈现先兴奋后抑制作用；对大鼠有呼吸抑制作用；对家兔有降温、降压作用，并与巴比妥有明显协同作用。

【临床应用】

1. 钩虫病 鹤虱90g，水煎提2遍，浓缩至60mL，每晚睡前服30mL，连服2晚。观察57例，治疗15天后复查大便，钩虫卵阴性者45例，阳性者12例，转阴率为79%。

2. 肠道滴虫病 鹤虱配伍乌梅、槟榔、贯众等，水煎服。治疗85例，皆痊愈。

3. 其他 临床有用鹤虱治疗急性乳腺炎、急性黄疸型传染性肝炎、咽喉肿痛、扁桃体炎、支气管炎、胸膜炎、创伤出血、疔疮肿毒、蛇虫咬伤等的报道。

【毒副作用】 应用治疗剂量时，部分病人可出现不同程度的头晕、恶心、腹痛、腹泻等反应，一般可自行缓解；剂量过大可引起中毒，出现恶心、呕吐、头痛、四肢无力，严重时可致阵发性抽搐。

参 考 文 献

1. 秦付林，等. 亚太传统医药，2008，4（11）：136.

2. 王萌，等. 天津医科大学学报，2012，18（4）：412.

3. 杨柳，等. 天津医科大学学报，2011，17（3）：328.

5. 刘翠周，等. 药物评价研究，2010，33（3）：220.

5. 于跃，等. 天津医科大学学报，2010，16（3）：424.

6. 郭秀英，等. 天津医科大学学报，2009，15（1）：10.

雷　丸

【别名】 竹苓，白雷丸，竹苓芝，雷实。

【来源】 为白蘑科真菌雷丸 *Omphalia lapidescens* Schroet. 的干燥菌核。

【性味】 微苦，寒。

【功能主治】 杀虫消积。用于绦虫病，钩虫病，蛔虫病，虫积腹痛，小儿疳积。

【主要成分】 含蛋白酶（雷丸素，加热60℃以上失去活性，故本品宜生用作丸散剂服），含量约为3%，为驱虫的有效成分，在弱碱性溶媒（pH 8）中有分解蛋白质的作用。另含雷丸多糖及钙、铝、镁等。

【药理作用】

1. 驱绦虫作用 体外实验表明，雷丸水浸液能杀死绦虫节片。将未服药物自然排出的绦虫节片分别置于37℃的5%～30%雷丸水浸液、生理盐水、蒸馏水中，结果雷丸水浸液组的绦虫节片于2小时40分钟至9小时内全部死亡，对照的生理盐水组绦虫节片能存活40～62小时，蒸馏水组存活24～30小时。作用机理是由于蛋白酶分解虫体蛋白质，破坏虫体。被雷丸驱除的虫体大多已不能活动，虫节片（细节部）已明显被破坏。雷丸在弱碱性溶液中分解蛋白质的作用最强，雷丸素在0.06μg/10mL弱碱性溶液中仍有溶解蛋白质的作用，但在酸性溶液中则无效。雷丸对人感染的有钩和无钩绦虫、犬绦虫均有驱虫作用。应用形态学方法，观察比较不同浓度下雷丸对体外培养的微小膜壳绦虫的杀虫作用机理，结果表明，雷丸的杀虫作用可能与其有效成分一种蛋白酶对虫体皮层的损伤程度有关，作用强度并与药物浓度、作用时间有关。

2. 驱蛔虫、杀囊虫作用 雷丸水浸液对体外蛔虫无作用，乙醇提取液对蛔虫有明显的抑制作用。但雷丸素不溶于乙醇，提示雷丸中除雷丸素外，尚有其他驱虫成分。体外杀灭囊虫实验表明，雷丸蛋白酶对猪囊虫尾蚴的大体形态、组织结构均有明显的破坏作用，可侵入实质细胞层，表明雷丸蛋白酶是杀囊虫的有效成分。

3. 抗阴道毛滴虫作用 在5%的雷丸煎剂培养液中，阴道毛滴虫虫体于5分钟后萎缩，大部分虫体发生颗粒化变形，仅个别虫体还有活动。

4. 通便作用　雷丸中含有大量的镁，有通便作用，用于驱虫时可不必另服泻药。

5. 抗癌作用　雷丸素肌内注射或腹腔注射，对小鼠肉瘤 S_{180} 有抑制作用，抑制率为 33.3% ~ 69.3%。另有报道，雷丸蛋白质酶经肌注或腹腔注射，或口服给药，对 W_{256} 有抑制作用，抑制率达 30.8%，且随着剂量加大疗效增加，以肌注效果最好。

6. 抗炎及免疫增强作用　给动物皮下注射雷丸多糖 S–4002，对机体非特异性和特异性免疫功能都有增强作用；对炎症有较强的抑制作用。

【临床应用】

1. 绦虫病　雷丸粉剂每次 20g，凉开水送服。治疗 20 例，虫体多在第 2、3 日全部分段排出，全部症状消失；亦有 1 次服 30g，极量 50g，治疗 64 例，全部治愈。

2. 蛲虫病　雷丸 3g，大黄、二丑各 9g，共研粉，晨起空腹冷开水 1 次送服。治疗 188 例，除 2 例无效外，其余均治愈，治愈率为 98.9%。

3. 滴虫病　雷丸水煎剂内服，治疗滴虫性肠炎 94 例，治愈 91 例，无效 3 例，治愈率达 96.8%；另有用单味雷丸与碳酸氢钠制成粉剂，每天服 4 ~ 8g，5 天为 1 疗程，治疗阴道滴虫病 55 例，治愈 52 例，治愈率达 94.5%。

4. 脑囊虫病　溶囊素注射液 8mL（每支 4mL，相当于生药 32g）每天 1 次静脉滴注，连用 30 天后，停药 1 个月，再按上述方法进行第 2 疗程。共治疗 30 例，近期治愈 22 例，基本治愈 6 例，好转 2 例。溶囊素系由雷丸提取制成的无菌水溶液，内含可选择性溶解虫体蛋白质的蛋白酶，对囊虫等寄生虫有较强的杀灭作用。该法简便快速，疗效可靠，无不良反应。

5. 小儿蛔虫病　雷丸粉制成胶囊，1 次 0.5g，3 次/天，连服 3 天，治疗患儿蛔虫病 83 例，1 周后复查，治愈 67 例，有效 12 例，无效 4 例，治愈率 80.7%，有效率 95%。服药后 2 天排出蛔虫者 56 例。

6. 斑秃　用雷丸和生姜治疗斑秃，200 例患者治愈率达 98%。

7. 其他　另有用雷丸治疗阿片中毒、小儿消化不良等的报道。

但必须注意雷丸不要入汤剂煎服，因为其驱绦虫的有效成分雷丸素在温度高于 60℃ 时易失去活性，在酸性条件下也易被破坏，因此也不宜制成散剂，以防被胃酸破坏。

【毒副作用】　《名医别录》记载雷丸"有小毒"，并言"久服令人阴痿"，但临床上很少有服用雷丸中毒的记载。据临床实验，服雷丸粉偶有短暂恶心或上腹部不适感，而且可能与直接吞服药粉且用量偏大有关，不足以证明雷丸的毒副作用。个别病人服含雷丸的制剂后出现月经异常，因例数少且药物为复方，也难肯定是雷丸的毒副作用。目前尚无有关雷丸的详细毒理研究报道，但从临床应用看，常用量口服给药比较安全，若用于驱虫以较大剂量短期应用为宜。

参 考 文 献

1. 许明峰，等. 中草药，2011，42（2）：251.

2. 郭炜. 辽宁中医杂志，2014，41（9）：1866.

3. 宋国平，等. 中国寄生虫学与寄生虫病杂志，2015，33（1）：40.

4. 李金福，等. 现代预防医学，2015，42（13）：2409.

5. 陈宜涛，等. 中药材，2009，32（12）：1870.

槟　榔

【别名】　大白，槟榔子，大腹子，花槟榔，玉片。

【来源】　为棕榈科植物槟榔 *Areca catechu* L. 的干燥成熟种子。

【性味】 辛、苦、温。

【功能主治】 杀虫，消积，行气，利水，截疟。用于绦虫病，蛔虫病，姜片虫病，虫积腹痛，积滞泻痢，里急后重，水肿脚气，疟疾。

【主要成分】 含生物碱 0.3% ~ 0.6%，缩合鞣质 15%，脂肪 14% ~ 18% 及槟榔红色素。生物碱中含槟榔碱（Arecoline）75%，为驱绦虫的主要有效成分，还含槟榔次碱（Arecaidine）、去甲基槟榔次碱（Guvacine）、去甲基槟榔碱（Guvacoline）、槟榔副碱、高槟榔碱。

【药理作用】

1. 驱虫、杀虫作用 槟榔碱为槟榔驱绦虫的有效成分，对猪肉绦虫作用最强，对猪肉绦虫全虫各部位都有较强的麻痹作用；对牛肉绦虫的作用则为仅使其头部和未成熟节片麻痹，孕卵节片（中后段）也受影响变软，但不全瘫痪，效果较差。槟榔对有钩绦虫、无钩绦虫及短小绦虫均有很强的麻痹作用；对细粒棘球绦虫原头蚴有较强的杀灭作用；对姜片虫、钩虫、蛔虫及血吸虫等亦有效。50% 槟榔煎剂体外实验对小鼠蛲虫有麻痹作用，使虫体 20 分钟后全部死亡。槟榔可麻痹曼氏血吸虫的肌肉和吸盘，对预防血吸虫感染有一定效果。小鼠实验表明，槟榔可提高呋喃丙胺的杀虫率。有人应用体外培养法研究了槟榔水或醇提取物对阴道毛滴虫的作用效果，结果表明槟榔对阴道毛滴虫有明显的抑制作用，抑虫率达 81% ~ 100%。槟榔水浸液作用于猪囊尾蚴 30 分钟至 1 小时后虫体蠕动停止，20 ~ 40 分钟后虫体表面出现部分腐蚀区，表明槟榔对人或猪囊虫病有治疗作用。

2. 对中枢的作用 给家兔侧脑室注射槟榔碱，家兔出现抽搐、流涎、嘴嚼、心率减慢、呼吸兴奋，但维持短暂，多数兔脑电呈双向反应；与阿托品合用，兔脑电显示低幅快波并伴有痫样放电；与东莨菪碱合用，兔脑电则完全显示高幅慢波，提示槟榔碱可能为混合型的 M 胆碱受体激动剂。槟榔次碱能增强氯丙嗪对大鼠、小鼠的镇静作用和 γ－氨基丁酸、β－丙氨酸对麻醉猫的中枢抑制作用，并能部分拮抗戊四氮的致惊厥作用。槟榔有拟胆碱作用，槟榔碱的作用和毛果芸香碱、毒蕈碱相似，可兴奋 M 胆碱受体，对中枢神经系统也有拟胆碱作用，猫静注小量槟榔碱可引起皮层惊醒反应，阿托品可减少或阻断这一作用。槟榔碱也有兴奋 N 胆碱受体的作用。槟榔碱皮下注射可抑制小鼠的一般活动，并可改善氯丙嗪引起的活动减少及记忆力损害。

3. 抗菌作用 槟榔水煎剂、水浸剂在试管中对堇色毛癣菌、奥杜盎小芽孢癣菌、同心性毛癣菌等多种皮肤真菌有抑制作用；对突变链球菌热杀伤细胞黏附性有抑制作用，提示槟榔有防龋作用。槟榔乙醇提取液能抑制牙周病菌的生长，并能抑制内氏放线菌和唾液链球菌、血链球菌的产酸和生长。

4. 抗病毒作用 槟榔水煎剂、水浸剂对甲型流行性感冒病毒 PR_8 混合后感染的小鼠表现出抗病毒作用。本品抗病毒作用可能与所含缩合鞣质有关。

5. 缩瞳作用 槟榔碱能刺激副交感神经，使其功能亢进，有缩小瞳孔的作用。用本品配制的槟榔氢溴酸滴眼剂，可用于治疗青光眼。

6. 对胃肠的作用 槟榔碱对平滑肌作用显著，能促唾液腺及汗腺分泌，能促进消化液分泌和胃肠蠕动，使胃黏膜分泌亢进，胃肠张力增加，并有轻微泻下作用。槟榔能增强胃和十二指肠运动，与木香合用效果更好。槟榔能显著增强功能性消化不良模型大鼠的胃平滑肌收缩，增大其收缩振幅，对收缩频率无影响。槟榔为 M 受体兴奋药，可明显促进豚鼠离体回肠自发性收缩，且呈剂量依赖关系。槟榔能促进小鼠胃肠推进作用，可拮抗阿托品和对抗去甲肾上腺素对胃肠的抑制作用，因此槟榔碱可能与去甲肾上腺素神经受体有关，从而产生双重调节作用，促使胃肠运动趋向正常化。

7. 抗癌与致癌作用 体外筛选实验表明，槟榔对肿瘤细胞有抑制作用，抗噬菌体法筛选结果显示槟榔有抗噬菌体作用。亦有报道认为水解槟榔碱或鞣质可能有致癌作用。有人发现槟榔提取物能上调细胞间黏附分子－1（ICAM－1），刺激成纤维细胞增殖，诱发口腔黏膜下纤维化，并能引起人口腔黏膜上皮角朊细胞分泌内皮素水平上调而诱发口腔黏膜下纤维化；有人采用黏膜下注射及表面涂布水溶性槟榔提取液相结合的方法，诱使大鼠口腔黏膜产生纤维化，并且在停药后病变未见明显逆转。槟榔中的某些水溶性成分可通过激发肥大细胞增殖与活化，干扰组织胶原代谢而诱发口腔黏膜下纤维化，并且随着槟榔提取物浓度的增大，细胞存活率降低，细胞 DNA 损伤程度更加严重，表明槟榔提取物有潜在的致癌可能性。

8. 抗炎抗过敏作用　槟榔提取物对 DNP－BsA 诱导的 RBL－2H3 细胞脱颗粒有显著抑制作用，能明显抑制 RBL－2H3 细胞中肿瘤坏死因子 α（TNF－α）的表达和促细胞分裂剂活化蛋白激酶 $ERk_{1/2}$ 的激活，提示槟榔可能开发为治疗即刻型和迟发型过敏性疾病的有效药物。

9. 其他作用　槟榔所含缩合鞣质在高浓度时能使大鼠回肠痉挛；低浓度时可增强乙酰胆碱对大鼠回肠、子宫的兴奋作用。水提醇沉法制成的 200% 槟榔注射剂对豚鼠离体或猫、犬在体胆囊均能明显兴奋胆囊肌，引起有力的收缩，使胆囊内容物排出增加，但对胆汁分泌无明显影响。本品有利胆作用，大黄注射液能促进胆汁分泌，若两者间断联合应用，则能在短时间内增加狗或猫胆总管的压力，加速胆汁排出，并有利于总胆管结石的排出。槟榔对人体胆囊有一定的收缩作用，与其他中药配伍应用，能促进胆道蛔虫或结石的排出。槟榔水提取液能使小鼠精子数量明显减少，精子活动率明显降低，精子畸形率明显升高；采用交配实验发现，雌鼠受孕率随药物剂量增加而下降，且实验组仔鼠体重明显低于对照组，说明槟榔水提取液对雄性小鼠生育力和仔鼠生长发育有影响。槟榔有抗血栓作用，槟榔碱可剂量依赖性地对抗血栓形成，其机制可能是通过促进内皮细胞释放组织型纤溶酶原激活物和抑制内皮细胞合成并释放的纤溶酶原激活物抑制剂（PAZ－1）的活性，间接激活纤溶系统，发挥抗血栓作用。槟榔茶可降低血清总胆固醇，但对甘油三酯和载脂蛋白无明显影响。

【临床应用】

1. 绦虫病　槟榔水煎，清晨空腹顿服，次日空腹服硫酸镁液。治疗微小膜壳绦虫病 22 例，服药期间可见成虫及节片排出，第 7 天检查发现大便虫卵阴性，症状消失。槟榔煎剂与南瓜子嚼服合用，治疗绦虫病 11 例，全部痊愈。槟榔对猪肉绦虫效果较好；对牛肉绦虫效果差，须与南瓜子合用，可使全虫瘫痪易于排出体外。槟榔、南瓜子和石榴皮联合煎剂治疗绦虫病，能使绦虫肌肉麻痹或死亡，使之不能固定于肠壁而被排出。南瓜子合槟榔、黑丑或白丑粉（槟丑粉）治疗绦虫病，可取得较好疗效。槟榔与南瓜子各剂型合用，治疗多种绦虫病均获良效。

2. 蛲虫病　槟榔、牵牛子、使君子（均炒）研粉，加入鸡蛋中，用麻油煎饼吃。治疗 300 例，每隔 2 天吃 1 次，3 次为 1 疗程，1 疗程后治愈 290 例，2 疗程后治愈 10 例。

3. 姜片虫病　驱虫片（硫酸槟榔碱 6g，牵牛子苷 60g，槟榔粉 250g，制成 1100 片）治疗姜片虫病患者 370 例，转阴率为 87.03%。槟榔、辣椒子和灭虫宁合用治疗姜片虫病及钩虫病，效果满意。

4. 青光眼　将槟榔制成 1:1 滴眼液，治疗急性充血性及慢性单纯性青光眼效果较好；有人将槟榔制成眼用药膜，置于眼结膜内穹隆处，治疗青光眼亦取得了较好疗效。

5. 心绞痛　含槟榔的基本方随证加减，配合西药，治疗心绞痛 62 例，疗效较好，总有效率为 96.8%。

6. 脑卒中后抑郁症　将槟榔提取物制成胶囊（每粒胶囊含提取物 250mg），与氟西汀作双盲对照。槟榔组 52 例，每天服 3 次，服药首日每次 4 粒，随后每隔 1 天加 2 粒，但最多不超过 8 粒，疗程为 8 周；氟西汀组早上给药 1 次，其余给予安慰剂。8 周后槟榔组痊愈 27 例，显效 12 例，有效 6 例，无效 7 例，总有效率为 86.5%，且与对照组无明显差异（$P > 0.05$）。

7. 肝硬化　在配合西药治疗的同时给予槟榔汤口服。槟榔汤基本方：人参、三七、槟榔、青皮各 12g，丹参、地骨皮、泽兰、制附子各 15g，云苓、白术各 10g，紫苏 9g，甘草 5g。在此方基础上再随证加减。每天服 1 剂，30 天为 1 疗程，观察 3 个疗程。治疗 60 例，显效 44 例，好转 10 例，无效 6 例，总有效率为 90%（对照组为 57%），腹水消退时间为 7～30 天（对照组为 22～47 天）。有人用胡枣槟榔丸（胡桃肉、槟榔、大枣、赤小豆各 500g，蝼蛄、水蛭、土鳖虫、煅绿矾各 150g，三七、琥珀各 50g，上药共研成细末，与蜂蜜 2000g 和少量水共制成丸，每丸重 30g）治疗肝腹水 77 例，每天服 3 次，每次 1 丸，严重者每天 5 丸，1 剂为 1 疗程。3 个疗程后痊愈 21 例，显效 27 例，好转 26 例，无效 3 例，有效率为 96.1%。

8. 呃逆　将槟榔研细成粉，每次 3g，用温开水调匀口服，每天 3 次。腹泻者忌用；心功能不全者慎用。本组 160 例病例中，服药 1 次治愈者 30 例、服药 2 次治愈者 36 例，服药 3 次治愈者 24 例，服药 4 次治愈者 16 例，服药 5 次治愈者 29 例，服药 4～5 次好转者 5 例，服药 6 次无效者 20 例，总有效率为 87.5%。有 2 例服药后出现轻度腹泻，停药后腹泻停止。

9. 高脂血症 槟榔茶治疗高脂血症 55 例，服药 2 个月后，血清总胆固醇由 (6.89 ± 1.64) mmol/L 降至 (6.18 ± 1.20) mmol/L，高密度脂血胆固醇和载脂蛋白略升高，动脉硬化指数略降，但无显著性差异，临床症状疗效分析，总有效率为 78.2%，提示槟榔茶可降低总胆固醇和改善临床症状。

【毒副作用】 槟榔碱能增强胃肠的蠕动而导致腹泻，常发生胃肠痉挛、剧烈腹痛及恶心、呕吐等症状。过量使用槟榔可引起流涎、呕吐、昏睡、惊厥等反应，严重时可致动物中毒与死亡。槟榔碱 3～6mg/kg 腹腔注射，能使 5～30 天雏鸡产生震颤，脑内乙酰胆碱含量增加。槟榔碱的 MLD：犬为 5mg/kg，小鼠为 100mg/kg。但临床观察发现，在治疗剂量时除部分病人有缓泻外，多无不良反应。体虚及肝病患者不宜使用或慎用本品。槟榔煎剂中含有大量鞣酸，可对胃产生不良刺激，病人会出现恶心、腹痛甚至呕吐等症状，可在煎液中加入新配制的 2.5% 明胶液沉淀鞣酸（每 100g 槟榔用明胶 15g），以消除其影响；也可通过延长浸泡槟榔的时间以减轻槟榔对胃的刺激。短期体外、体内致突变试验结果表明，本品 3750、7500mg/kg 时，小鼠精子畸形率分别为 12.49%、13.90%，明显高于阴性对照，说明槟榔通过睾丸屏障影响小鼠精子发育过程，对小鼠生殖细胞有一定遗传毒性。

参 考 文 献

1. 申秀丽，等. 宜春学院学报，2009，31（2）：95.
2. 杨文强，等. 中药材，2012，35（3）：400.
3. 郭喜军，等. 陕西中医，2009，30（1）：109.
4. 张丹，等. 食品工业科技，2015，36（2）：102.
5. 张春江，等. 中国食物与营养，2008，（6）：50.
6. 王明月，等. 天然产物研究与开发，2011，23：101.
7. 李晨，等. 中医学报，2011，26（163）：1477.
8. 古桂花，等. 中药药理与临床，2013，29（2）：56.

榧 子

【别名】 香榧，赤果，玉山果，玉榧，野极子。

【来源】 为红豆杉科植物榧 *Torreya grandis* Fort. 的干燥成熟种子。

【性味】 甘，平。

【功能主治】 杀虫消积，润肺止咳，润燥通便。用于钩虫病，蛔虫病，绦虫病，虫积腹痛，小儿疳积，肺燥咳嗽，大便秘结。

【主要成分】 含脂肪油约 42%，油中主要含亚油酸（70%）、硬脂酸（10%）、油酸（20%），本品还含有棕榈酸、麦朊（Gliadin）、甾醇、草酸、多糖、挥发油、鞣质等。榧子驱虫成分不溶于水、醚、醇，而溶于苯，故入丸、散剂效果较佳。

【药理作用】

1. 驱虫作用 实验表明，榧子中含有驱除猫绦虫的有效成分，该成分不溶于水、醇、醚，可溶于苯。榧子对钩虫有抑制杀灭作用，其效果好于四氯乙烯。有记载，榧子可治疗蛔虫病、蛲虫病、姜片虫病，安全有效。但也有报道榧子浸膏在试管内对猪蛔虫、蚯蚓无作用。

2. 其他作用 有研究表明，日本榧子含生物碱，对子宫有收缩作用，民间用于堕胎。榧子种仁含有四种酯碱，对淋巴细胞白血病有明显的抑制作用。看榧子油对对动脉粥样硬化形成有明显的预防作用。

【临床应用】

1. 钩虫病　榧子（成人每次 30～40 粒，10～15 岁每次服 15～20 粒，每天 3 次，连服 5～6 天）或榧子与使君子分别炒熟服用（成人每次服榧子 25～30 粒，使君子每次服 20～30 粒，小儿酌减，每天 3 次，一般服 3～5 天为 1 疗程），均有较好疗效。有报道，每日服炒榧子 50～250g，治疗钩虫病患者 5 例，在用药 1 个月左右数次检查大便虫卵，均为阴性，亦可采用汤剂治疗，与贯众、槟榔等配伍，疗效亦佳。"榧子杀虫丸"治疗钩虫病 1669 例，涂片转阴率为 86%，疗效优于四氯乙烯，并且恢复快，毒性小，无不良反应，同时可以杀灭蛔虫、蛲虫、绦虫、姜片虫。

2. 丝虫病　以榧子肉、血余炭研末制成蜜丸，每次服 2 粒，每天 3 次，4 天为 1 疗程。治疗丝虫病 20 例，第 1 疗程后微丝蚴转阴 4 例，第 2 疗程转阴 9 例，其余大部分病例也有不同程度的好转；在治疗过程中仅 1 例服药后有轻度头晕，其余病例未见任何不良反应。

3. 蛲虫病　榧子肉焙干，与生大黄各等份研末，开水冲服，每天 3 次，每次用量（g）为（年龄 + 1）× 0.4，连服 1 周。治疗 96 例，显效 87 例，有效 9 例。

4. 其他　榧子尚能润肺止咳，润肠通便，可用于治疗肺燥咳嗽、痔疮便秘。榧子仁中所含的四种酯碱对淋巴细胞性白血病有明显的抑制作用，并对治疗和预防恶性程度很高的淋巴肉瘤有益。治疗肺燥咳嗽病情较轻者，用 30～50g 炒熟去壳，取种子嚼服或连壳生用，打碎煎服。有人用使君子与榧子合用驱治肠蛔虫，疗效满意。也有人以乌梅丸为汤剂，加槟榔、使君子、榧子、苦楝皮、木香，治疗胆道蛔虫病 26 例，效果明显。

【毒副作用】　榧子肉甘美无毒，临床上极少见到不良反应；仅个别病例服用过量偶有滑肠泄泻，或头晕等副作用。榧子不要与绿豆同食，否则容易发生腹泻。榧子性偏温热，多食会使人生热上火，所以咳嗽咽痛并且痰黄者暂时不要食用。因为食用榧子有饱腹感，所以饭前不宜多吃，以免影响正常进餐，尤其对儿童更应注意。榧子有润肠通便的作用，腹泻或大便溏薄者不宜食用。

参 考 文 献

1. 严君. 食品与健康，2014（7）：18.
2. 姚叶. 开卷有益（求医问药），2015（8）：72.

第十九章 催 吐 药

凡能引起呕吐，促使有害物质从口吐出的药，称为催吐药，又称涌吐药。催吐药性味大多酸苦辛咸，具有强烈的致呕吐作用，能使停留于咽喉、胸膈、胃脘等部位的痰涎、宿食和其他有害物质，随呕吐而排出。亦常用于痰涎上壅所致中风、癫痫、锁喉风等症。本书介绍的催吐药有甜瓜蒂、藜芦、常山、胆矾。

现代研究表明，催吐药内服，可刺激胃黏膜感觉神经末梢，能反射性兴奋呕吐中枢，引起呕吐。

甜 瓜 蒂

【别名】 瓜蒂，香瓜蒂。

【来源】 为葫芦科植物甜瓜 *Cucumis melo* L. 的干燥果蒂及果柄。

【性味】 苦，寒；有小毒。

【功能主治】 催吐，退黄。用于黄疸病，痰热郁胸，食物中毒，痰涎不化，癫痫发狂，喉痹喘息。

【主要成分】 含葫芦素（Cucurbitacin）、葫芦素 B、葫芦素 E（即甜瓜素 Elaterin 或甜瓜毒素 Melotoxin）、葫芦素 D、异葫芦素 B 及其苷（$\beta - 2 - O - \beta - D -$ 吡喃葡萄糖苷），还含有瓜蒂素。

【药理作用】

1. 保肝作用 葫芦素 B 以及含葫芦素 B 和 E 的粗制剂，皮下注射或口服对 CCl_4 所致急性和亚急性肝损伤有明显的保护作用，可使动物的肝细胞疏松变性、气球样变性和脂肪变的数目明显减少，病变程度大为减轻，肝小叶中央坏死区迅速修复，血清转氨酶活性明显下降，肝糖原蓄积增多。葫芦素 B 可明显抑制受损肝脏纤维增生，改善肝细胞合成载脂蛋白质的功能，从而使脂肪能以 $\beta -$ 脂蛋白的形式排出肝外。甜瓜蒂可以有效降低梗阻性黄疸兔总胆红素，延长梗阻性黄疸兔生存时间，对梗阻性黄疸兔肝损伤有保护作用。

2. 增强免疫功能作用 甜瓜蒂能提高机体的细胞免疫功能，激发非特异性的细胞免疫功能，使白细胞增多，分类明显左移，淋巴细胞增多，淋巴母细胞转化率提高。临床上用本品水提取物（瓜蒂素片）和葫芦素 B 治疗慢性肝炎，可见病人淋巴细胞转化率、玫瑰花结形成率普遍上升。

3. 催吐作用 瓜蒂素和甜瓜蒂有强烈的催吐作用，其催吐作用是刺激胃黏膜，反射性引起呕吐中枢兴奋所致。

4. 抗肿瘤作用 葫芦素对人鼻咽癌细胞及子宫颈癌细胞均有细胞毒作用，可引起艾氏腹水癌、固体黑瘤及腹水黑瘤细胞变性。葫芦素 D 苷对瓦克癌及白血病、葫芦素 E 对 Lewis 肺癌均有抑制作用。

5. 对环核苷酸的影响 葫芦素 B、E 能提高正常家兔血浆 cAMP 量，对 cGMP 影响不大，能使 cAMP/cGMP 比值上升。

6. 其他作用 葫芦素 D 注射给药，对狗、猫等动物有降压作用，同时可抑制心脏收缩力，减慢心率，使肠蠕动明显增强，导致腹泻；能显著增强硫喷妥钠的毒性，延长硫喷妥钠睡眠时间；使毛细血管通透性增强。

【临床应用】

1. 肝炎 本品对急性和迁延性肝炎、肝硬化，有较好的退黄和改善肝功能的作用。甜瓜蒂水浸液内服，或制成丸剂内服或研粉鼻吸，治疗 151 例急性黄疸型肝炎，治愈率达 93.4%，平均治愈时间为 34.77 天。葫芦素 B、E 片内服，或甜瓜蒂粗提取物片剂内服，治疗迁延性、慢性肝炎 309 例，总有效率为

69.9%。瓜蒂散搐鼻治疗急慢性肝炎均有效，尤以治疗黄疸型肝炎效果最为显著。一般治疗时间为 1~3 个月，最快 10 天可以获效。用药 10 天后多数患者食欲增加，体征改善。

2. 原发性肝癌 葫芦素 B、E 片治疗Ⅰ、Ⅱ期普遍型和肝硬化型原发性肝癌 33 例，剂量 0.2~0.6mg，每天 3 次，可使肿瘤缩小，肝痛减轻，食欲增进。治疗半年后的生存率为 40% 左右。葫芦素片每天 3 次，每次 2~4 片，饭后服，治疗 169 例，有效率为 69%，显效率达 39%。

3. 戒酒 有人将甜瓜蒂 0.3~0.45g 浸泡于 500mL 白酒中，7~15 天后饮用进行戒酒。103 例饮酒 5~28 年者，每日饮酒量均能逐渐减小，达到日饮酒量 100g 以下者 85 例，总有效率为 82.5%。应用中药瓜蒂胶囊（每粒含甜瓜蒂 0.2g、赤小豆 0.2g）对酒依赖病人进行厌恶戒酒治疗，半年戒酒成功率达 90.0%。

4. 湿重头痛 甜瓜蒂研细末，取 0.1g 搐鼻，使鼻中流出黄水以治愈湿重头痛。

【毒副作用】 甜瓜素给家兔静注的 LD_{50} 为 2.5mg/kg。犬口服甜瓜素 0.02g/kg，可致强烈呕吐，最后因呼吸麻痹而死亡。小鼠口服葫芦素 B 的 LD_{50} 为 (14 ± 3.0) mg/kg，皮下注射的 LD_{50} 为 (1.0 ± 0.07) mg/kg。甜瓜蒂水提取物和葫芦素 B、E 适量口服，个别病人出现短暂的轻度腹泻、腹部不适、纳呆、轻度头晕等反应，口服甜瓜蒂 30 个以上，可引起中毒和死亡，直接死因为呼吸中枢麻痹。

参 考 文 献

赵飞，等. 河北医科大学学报，2013，34（7）：807.

藜　芦

【别名】 黑藜芦，山葱，旱葱，鹿葱。

【来源】 为百合科植物藜芦 *Veratrum nigrum* L. 等的干燥根及根茎。

【性味】 辛、苦，寒；有毒。

【功能主治】 吐风痰，杀虫毒。用于中风痰涌，癫痫，久疟，泻痢，头痛，喉痹不通；外用治疥癣秃疮。

【主要成分】 含多种生物碱，主要有原藜芦碱（Protoveratrine）、藜芦碱（介芬碱 Jervine）、伪藜芦碱（伪介芬碱 Pseudojervine）、红藜芦碱（红芥芬碱 Rubijervine）等。从天目山藜芦中提取得到两种生物碱，定名为藜芦碱甲（Tiemulilumine）和藜芦碱乙（Tiemuliluminine）。

【药理作用】

1. 催吐作用 藜芦是常用的催吐药，临床应用表明确有催吐作用。药理实验表明，藜芦碱对黏膜有强烈的刺激作用，吹入鼻内可引起喷嚏和咳嗽，口服可致恶心呕吐，有明显的催吐作用。

2. 降压作用 临床和动物实验表明，本品有明显的降压作用。麻醉犬静注藜芦 0.05~0.15g/kg，能使血压降低，并伴有心跳减慢、呼吸抑制。给慢性肾性高血压犬灌服藜芦 1~2.5g/kg，连服 14 天，有降压作用。藜芦对正常家兔或肾性高血压家兔也有明显降压作用。多数研究者认为其降压作用是反射性的，即作用于心肺感受器和颈动脉窦感受区，通过迷走神经，反射性地引起血压下降。藜芦总生物碱中的藜芦胺有明显的降压作用，是藜芦降压作用的主要活性成分之一。

3. 抗真菌作用 体外实验表明，藜芦水浸剂（1:4）对堇色毛癣菌、许兰黄癣菌、各种小芽孢癣菌和奴卡菌等多种皮肤真菌均有不同程度的抑制作用。

4. 杀蛆灭蝇作用 藜芦根浸出液对家蝇有强大的杀灭作用；1%~5% 藜芦根浸出液杀蛆甚效。

【临床应用】

1. 疟疾 取藜芦 3 根（1 寸长），插入鸡蛋内烧熟，去药吃蛋。于发作前 1~2 小时服，治疗 120 例，痊愈 100 例，好转 15 例，无效 5 例。

2. 躁狂症、精神分裂症 将藜芦磨成粉，成人每次取 2.5~4.5g，冲糯米酒 100~150g，文火炖开搅匀，上午 10 时空腹进药，中午禁食，待呕吐停止或晚餐时才进食。治疗 77 例，痊愈 43 例，显效 9 例，进步 5 例，无效 20 例，总有效率为 74.0%。

3. 高血压 主要用于恶性高血压和高血压脑病，常与其他中药配合应用，效果较好。

4. 疥疮 应用藜芦乳膏治疗疥疮，疗效满意，症状减轻时间最短为 2 天，最长为 4 天，平均 3.5 天。

【毒副作用】 本品有毒，小鼠口服的 LD_{50} 为 1.39g/kg。大鼠口服 1.8g/kg，即有死亡可能，剂量增至 3.6g/kg，有 60% 动物死亡。临床应用不良反应较多，最常见为恶心、呕吐，有时可引起心律不齐、低血压。临床服用藜芦中毒的现象时有报道。据观察，羊肉类食物可增加其毒性，临床应用时应注意。

参 考 文 献

1. 王清，等. 中国老年医学杂志，2011，31（8）：3112.
2. 韩进庭. 现代医药卫生，2011，27（20）：3186.

常 山

【别名】 互草，鸡骨常山，黄常山。

【来源】 为虎耳草科植物常山 *Dichroa febrifuga* Lour. 的干燥根。

【性味】 苦、辛，寒；有毒。

【功能主治】 涌吐痰涎，截疟。用于痰饮停聚，胸膈痞塞，疟疾。

【主要成分】 常山根含总生物碱约 0.1%，其中含黄常山碱甲（α - Dichrorine）、黄常山碱乙（β - Dichrorine）、黄常山碱丙（γ - Dichrorine），它们是互变异构体。黄常山碱甲在加热时变成黄常山碱乙，黄常山碱乙和黄常山碱丙在有机溶剂中可互变。另含黄常山定碱（Dichrorine）、4 - 喹唑酮（4 - Quinazolinone）、伞形花内酯（Umbelliferone）〔又名常山素（Dichrin）A〕和常山素（Dichrin）B。从常山中还分离到草酸钙晶体和 3β - 羟基 - 5 - 豆甾烯 - 7 - 酮（3β - Hydroxystigmast - 5 - en - 7 - one）、香草酸（Vanillic acid）、八仙花酚（Hydrangenol）、7 - 羟基 - 8 - 甲氧基香豆精（7 - Hydroxy - 8 - methoxy - coumarin）、4 - 羟基八仙花酚（4 - Hydroxyhydrangenol）。

【药理作用】

1. 催吐作用 静脉注射黄常山碱甲、乙、丙，能引起大部分鸽子呕吐，多数出现在 30 分钟内，氯丙嗪可使其催吐潜伏期延长。黄常山碱乙对猫、犬出现呕吐反应的剂量分别为 0.15mg/kg 及 0.04mg/kg，其催吐作用主要是通过刺激胃肠道的反射作用。

2. 抗疟作用 常山水浸膏或黄常山碱均对鸡疟有明显的抗疟作用。从日本常山中分离得到 20 多种喹啉类生物碱，部分具有抗疟活性。常山总生物碱和常山浸膏均对氯喹株伯疟原虫有效。

3. 解热作用 口服常山煎剂 2g/kg，或醇提液 0.3g/kg 皮下注射对人工发热家兔均有明显的解热作用，醇提取液的退热作用与 100mg/kg 安替比林相当；醇提取液剂量为 0.7g/kg 时，降温幅度和维持时间均超过安替比林。在常山所含的单体成分中，已发现黄常山碱丙有解热作用。给大鼠口服黄常山碱丙，其退热作用强于阿司匹林。

4. 降压作用 黄常山碱甲、乙、丙对麻醉狗都有明显的降压作用，同它们抗疟作用的强弱悬殊不同，黄常山碱甲、乙、丙的降压作用强度并无明显差异。常山碱在降压的同时，可引起心收缩振幅减少和脾、肾容积增大。离体兔心灌注时，从导管侧支注入 0.2～2.0mg 常山总碱，可明显抑制兔心收缩。由此认为，常山总碱的降压作用是由于心脏抑制内脏血管扩张所致。

5. 抗阿米巴原虫作用 盐酸黄常山碱乙无论体外或体内实验均显示强大的抗阿米巴原虫作用。

6. 抗肿瘤作用 常山碱的衍生物常山酮对肝癌、肉瘤、脑癌、膀胱癌、乳腺癌及前列腺癌等诸多癌症模型有显著的抑制作用。其抗肿瘤作用机制有抑制肿瘤细胞增殖、诱导肿瘤细胞凋亡、抑制肿瘤血管新生、抑制纤维母细胞活化、抑制 Th_{17} 细胞分化等。

7. 其他作用　常山生物碱对肠道平滑肌运动有一定的影响，但因动物种类和剂量的不同效应不一，日本常山中含具有松弛大鼠小肠平滑肌作用的生物碱。常山水提取液在试管内对流感病毒 PR_8 有抑制作用，对于感染该病毒的小鼠也有一定的治疗效果。

【体内过程】　大鼠实验表明，黄常山碱乙口服易吸收，口服后 1 小时胃肠内已消失 40%，静脉注射后血浓度很快降低；体内分布以肾脏内浓度最高，心、肝、肌肉、脂肪及脾脏次之；血中浓度很低，给药 1 小时后平均浓度仅为 $2\mu g/mL$，尿中以原形排出 16% 左右，粪中极少，胆汁中几乎没有。

【临床应用】

1. 胸中痰饮　本品性善上行，有涌吐作用，单服或配伍他药内服治疗胸中痰饮有效。

2. 疟疾　本品能祛痰、截疟，适用于各种疟疾，尤以治间日疟和三日疟效果明显。常山藿香片（每片含常山 0.08g）成人一个疗程总量 33 片，观察治疗疟疾 1926 例，症状控制 1143 例，疟原虫转阴 1323 例。

3. 上呼吸道感染　常山合剂内服治疗小儿上呼吸道感染 63 例，服药后退热效果明显，1 天退热 9 例，2 天 32 例，3 天 11 例，4 天以上 11 例，总有效率为 100%。

4. 室性期前收缩　以常山为主药的青山健心片具有良好的抗室性期前收缩作用，用治本病有较好疗效。

【毒副作用】　小鼠口服各种常山碱的 LD_{50} 分别为：总碱 6.49 ~ 9.09mg/kg；黄常山碱乙 6.11 ~ 7.04mg/kg；黄常山碱丙 6.14 ~ 6.76mg/kg。总碱的毒性为盐酸奎宁的 121.77 ~ 126.87 倍，黄常山碱乙为其 134.87 ~ 154.49 倍，黄常山碱丙为其 134.03 ~ 163.75 倍。常山口服或注射给药（碱甲、乙、丙）均可引起实验动物恶心、呕吐、腹泻及胃肠黏膜充血、出血。大剂量常山总碱对肝脏有损伤作用。常山及常山总碱口服或注射后，均能导致恶心、呕吐、腹泻、便血等不良反应，且常山的治疗剂量和中毒剂量相近，故临床应用时应注意。

参 考 文 献

1. 车玉梅，等. 中草药，2014，45（5）：745.
2. 张雅，等. 中国实验方剂学杂志，2010，16（5）：40.
3. 梁洁，等. 中草药，2013，44（23）：3352.
4. 卢桂华，等. 中医杂志，2011，52（8）：679.
5. 李春，等. 中国药学杂志，2011，46（8）：623.
6. 丁书文，等. 中华中医药学刊，2008，26（8）：1613.
7. 胡玲，等. 中国生化药物杂志，2014，7（34）：40.

胆　矾

【别名】　石胆，君胆，黑石，鸭嘴胆矾，翠胆矾，蓝矾。

【来源】　为三斜晶系胆矾的矿石。

【性味】　酸、辛，寒；有毒。

【功能主治】　涌吐风痰，解毒收湿，祛腐蚀疮。用于中风，癫痫，喉痹，喉风，痰涎壅塞，牙疳，口疮，烂弦风眼，痔疮，肿毒。

【主要成分】　胆矾的主要成分为硫酸铜，通常是带五分子结晶水的蓝色结晶（$CuSO_4 \cdot 5H_2O$）。

【药理作用】

1. 催吐作用　胆矾内服能刺激胃壁神经，反射引起呕吐。但刺激性太强会损伤黏膜，一般不采用。

2. 利胆作用　胆管引流的麻醉大鼠，十二指肠给予胆矾 0.6g/kg，有明显促进胆汁分泌的作用。

3. 腐蚀作用　胆矾能与蛋白质结合，生成不溶性的蛋白质化合物，故胆矾浓溶液对局部黏膜有腐蚀作用。

【临床应用】

1. 风痰癫痫，喉痹，误食毒物　本品有强烈的涌吐作用。治风痰所致的癫痫惊狂，可单用本品研末，温醋汤调下；治喉痹，可配伍僵虫研末吹喉，即二圣散；治误食毒物，可单用本品，温水化服，以催吐排毒。

2. 风眼赤烂，口疮，牙疳　本品小量外用有解毒收湿作用。治风眼赤烂，可将本品煅研，水溶洗目；治口疮牙疳，可配伍胡黄连、儿茶，研末外敷患处，如胆矾散。

3. 肿毒不溃，胬肉疼痛　本品外用尚能祛腐蚀疮。治肿毒不溃，可将本品与雀屎同用，研末点疮；治胬肉疼痛，可将本品煅研，外敷患处。

4. 化脓性中耳炎　取 2 个鲜猪胆放入小锅中文火煎开，加入胆矾粉 75g，用筷子不停搅拌，至胆汁煎干端锅，冷却后碾碎成粉入瓶配用。每次 1~2g 塞入吸管一端，吹入患者耳内，每日 3~4 次，效果满意。自拟"脓耳解毒煎"配合"胆矾五倍血余散"吹耳治疗化脓性中耳炎 246 例，疗效满意。

5. 带状疱疹　自拟胆矾散治疗带状疱疹 58 例，疗效满意。

【毒副作用】　成年人口服胆矾 15g 可致死，有人服 10g 即死亡，亦有服用胆矾复方致中毒死亡的病例报告。胆矾是多亲和性毒物，可作用于全身各系统，首先，对口腔、胃肠道有强烈的刺激作用，可引起局部黏膜充血、水肿、溃烂；对心、肝、肾有直接的毒性作用；对中枢神经系统亦有很强的亲和力。此外，胆矾还能引起急性溶血性贫血。

参 考 文 献

卢延旭，等．法医学杂志，2007，23（1）：65．

第二十章 收 涩 药

凡以收敛固涩为主要功效，用于治疗各种滑脱不禁证候的药物，称为收涩药。此类药具有敛汗、止泻、固精、缩尿、止血和止咳功效，适用于气血精津滑脱耗散之证。本类药味多酸涩，性温或平，主入肺、脾、肾、大肠经。收涩药分为固表止汗药、敛肺涩肠药、固精缩尿止带药三类。

滑脱证候的病因和病证部位各有不同，但其根本原因是由于久病或体虚使得正气不固、脏腑功能衰退，导致滑脱证产生。如气虚自汗；阴虚盗汗；脾肾阳虚致久泻、久痢；肾虚致遗精、滑精、遗尿、尿频；冲任不固致崩漏下血；肺肾虚损则久咳虚喘。而滑脱不禁者，又可致正气亏虚，产生恶性循环，严重者可危及生命，故需及时固脱、收敛耗散。收涩药主要药理作用如下：

1. 收敛作用 收涩药中的植物类药物多含有鞣质、有机酸成分，如五倍子、诃子、石榴皮中的鞣质含量分别高达 84.3%、35.5%、50.2%；矿物类药物如白矾、赤石脂、禹余粮中含无机盐，有收敛作用，与创面、黏膜、溃疡面等部位接触后，可凝固表层蛋白，形成较为致密的保护层，减轻创面刺激。鞣质还可使血液中的蛋白质凝固，堵塞小血管，有助于局部止血。鞣质与腺细胞结合，可减少分泌与渗出，有助于创面愈合。鞣质可凝固汗腺、消化腺、生殖器官等分泌细胞中的蛋白质，使细胞功能改变，分泌减少，使黏膜干燥。

2. 止泻作用 诃子、肉豆蔻、金樱子、赤石脂、禹余粮等有较明显的止泻作用，该类药具有的收敛作用，可减轻肠内容物对神经丛的刺激，使肠蠕动减弱。赤石脂、禹余粮等口服后能吸附于胃肠黏膜，起到保护作用，还能吸附细菌、毒素及其代谢产物，减轻刺激作用。此外，鞣质能凝固细菌体内的蛋白质而产生抑菌作用。罂粟壳含吗啡，可提高胃肠平滑肌张力，减少小肠及结肠的蠕动。以上均是收敛药缓泻止痢的药理作用基础。

3. 抗菌作用 收涩药中所含的鞣质及有机酸均具有抗菌活性，对金黄色葡萄球菌、链球菌、伤寒杆菌、痢疾杆菌等有抑制作用，还有一定的抗真菌作用。

综上所述，与收敛药止泻、止血、敛汗、止带功效相关的药理作用为收敛、止泻和抗真菌作用，主要有效成分为鞣质和有机酸。

五 味 子

【别名】 北五味子，南五味子。

【来源】 为木兰科植物五味子 *Schisandra chinensis*（Turcz.）Baill. 或华中五味子 *Schisandra sphenanthera* Rehd. et Wils. 的干燥成熟果实。前者习称"北五味子"，后者习称"南五味子"。

【性味】 酸、甘、温。

【功能主治】 收敛固涩，益气生津，补肾宁心。用于久嗽虚喘，梦遗滑精，遗尿尿频，久泻不止，自汗盗汗，津伤口渴，内热消渴，心悸失眠。

【主要成分】 含五味子素（Schizandrin）、去氧五味子素（Deoxyschizandrin，即五味子甲素）、γ - 五味子素（γ - Schizandrin，即五味子乙素）、伪 - γ - 五味子素（Pseudo - γ - schizandrin）、五味子丙素和五味子醇（Schizandrol）。从华中五味子中分得几种化合物：安五味子酸（Anwuweizic acid）、dl - 安五脂素（dl - Anwulignan），还分离出五味子酯甲、酯乙、酯丙、酯丁、酯戊五种木脂素类化合物。五味子还含有挥发油，从油中分离出了 α - 恰米烯（α - Chamigrene）、β - 恰米烯和恰米醛（Chamigrenal）。果肉中含有多量的有机酸。此外，五味子还含有维生素 A、维生素 E、糖类、脂肪油、树脂等。

【药理作用】

1. 对中枢神经系统的作用 五味子酯甲腹腔注射能明显延长小鼠戊巴比妥钠及巴比妥钠所致睡眠时间，减少小鼠自主活动，并加强利血平及戊巴比妥钠对自主活动的抑制作用，可对抗咖啡因、苯丙胺对自主活动的兴奋作用。北五味子水提取物也能明显减少小鼠的自主活动次数，增加阈下剂量戊巴比妥钠致小鼠睡眠只数，延长阈上剂量戊巴比妥钠致小鼠睡眠时间，对抗电休克（MES）、戊四唑、烟碱及北美黄连碱引起的强直性惊厥，抑制小鼠由电刺激或长期单居引起的激怒行为，对大鼠回避性条件反射及二级条件反射有选择性抑制作用。五味子可通过改变某些脑区 MAO 及其同工酶活性影响单胺类介质水平，从而改善神经系统功能。实验表明，五味子能增强大脑皮质兴奋和抑制过程，使其相平衡，可改善人的智力活动，提高工作效率，并有抗疲劳作用。五味子有明显的镇静作用，尚有一定镇痛作用。

2. 对肝损害的保护作用 五味子中的某些成分对肝脏毒物 CCl_4 与微粒体脂质的共价键结合有明显抑制作用，部分保护了内质网膜结构和功能的完整性，肝细胞的损伤因而减轻。五味子乙素、丙素及五味子醇对动物肝微粒体细胞色素 P450 有明显诱导作用。北五味子粗多糖可使肝损伤小鼠升高的 SGPT 显著下降，通过抗氧化作用而保护肝细胞膜；可使四氯化碳肝损伤小鼠的肝糖原含量显著升高，提高机体的能量贮备，有利于抵御外来有害物质对肝脏的损害。五味子乳剂能增加小鼠血浆及肝组织中的 cAMP 含量，其保护作用可能与增高肝组织内的 cAMP 水平有关。

3. 对呼吸系统的作用 五味子煎剂静脉注射，对正常兔、麻醉兔和犬有明显的呼吸兴奋作用，并且能对抗吗啡的呼吸抑制作用。五味子醚提取物口服或腹腔注射，均有镇咳祛痰效应。本品挥发油也具有一定的镇咳作用，酸性部分有祛痰作用。

4. 对心血管系统的作用 五味子有提高动物心肌细胞内核糖核酸含量的作用，能提高心肌细胞、心脏小动脉和肾脏小动脉的三磷酸酯膜酶的活性；显著提高心肌 cAMP 含量、cAMP/cGMP 比值和腺苷酸环化酶（AC）肾上腺素激素活性，降低 cAMP 磷酸二酯酶活性。五味子有血管舒张作用，其水、稀醇和醇浸出液静注，对狗、猫、兔等有降压作用；而对循环衰竭所致血压下降的动物，其升压作用显著，故五味子对血压有双向调节作用。五味子对蛙心有强心作用。实验还表明，从五味子中提取的五味子素及五味子甲素、乙素、丙素等木脂素成分，对 PGF_2 引起的离体犬肠系膜动脉收缩有缓解作用，而对 $CaCl_2$ 引起的收缩也有抑制作用。

5. 对代谢的影响 五味子能不同程度地促进小鼠脑内 DNA、RNA 和蛋白质的生物合成，能促进肝糖原异生，又能促进肝糖原分解，并使脑、肝、肌肉中果糖和葡萄糖的磷酸化过程加强，使血糖和血乳酸水平提高。γ-五味子素对小鼠脱水型肝癌细胞和 S_{180} 癌细胞中的脱氧核糖核酸、三磷酸腺苷和核蛋白质的代谢有促进作用。五味子乳剂对 ^3H-TdR 掺入人体外周血淋巴细胞 DNA 合成有明显促进作用。

6. 对子宫的兴奋作用 五味子醇浸剂、混悬液、浆果种皮混合液等 3 种制剂，对家兔在体、离体的无孕子宫及早期妊娠子宫和产后子宫均有加强节律性收缩的作用，但对张力的影响不明显，其作用性质与催产素相似而与麦角类药物不同。对滞产妇阵缩微弱或过期妊娠，北五味子醇制剂可促使分娩。

7. 抗病原微生物作用 100% 的五味子水溶液对皮肤癣菌最敏感。五味子乙醇浸液在体外对炭疽杆菌、金黄色葡萄球菌、白色葡萄球菌、副伤寒杆菌 A 和 B、肺炎杆菌、伤寒杆菌、霍乱弧菌、肠炎沙门菌、志贺痢疾杆菌、变形杆菌等皆有抑制作用，对绿脓杆菌亦有较强的抗菌作用。五味子在体内和体外都有抗病毒作用。

8. 抗氧化、抗衰老作用 五味子水提取液能显著增强脑、肝等组织的超氧化物歧化酶（SOD）活性，降低丙二醛（MDA）含量，对动物的肝、肾、心、脑匀浆脂质过氧化物的生成有明显的抑制作用。能显著提高心肌 cAMP 含量、cAMP/cGMP 比值，降低 cAMP 磷酸二酯酶活性，延缓小鼠大脑皮质毛细胞基膜增厚，降低毛细血管月增长率，改善大脑皮质内的血液供应，显著延长给药组小鼠的寿命。五味子甲素、酯甲和五味子酚都具有较强的抗氧化能力，其中五味子酚对黄嘌呤氧化酶活性的抑制作用比维生素 E 强，还可增强体内自身抗氧化酶活性，抑制 MDA 生成的作用强于维生素 E。实验表明，五味子提取液对兔脑缺氧－复氧造成严重的氧自由基引发的脂质过氧化损伤有较强的保护作用，可使血液和大脑皮层的 SOD 活性非常显著地增高，使 MDA 水平非常显著地降低，而脑水肿程度也明显减轻。实验还表明，五味子多糖可使衰老小鼠已萎缩的胸腺及脾脏明显增大变厚，胸腺皮质细胞数及脾淋巴细胞数明显增加，脾小结增大，使衰老小鼠已退行性变的神经细胞恢复正常，且可使神经细胞胞体增大，提示五味子多糖不仅可提高衰老小鼠的免疫功能，也可明显促进衰老小鼠神经细胞的发育。

9. 抗肿瘤作用　γ－五味子素对白血病和 KB 细胞有细胞毒作用，对癌细胞 DNA、ATP 和核蛋白代谢均有抑制作用。有人采用肿瘤移植的动物模型，研究五味子多糖的抑瘤率及对免疫器官的影响，结果显示，高浓度的五味子多糖有较好的抑瘤作用，高浓度五味子多糖合环磷酰胺抑瘤率达 74.5%，同时五味子多糖对荷瘤小鼠的免疫器官有较好的保护作用，说明五味子多糖能抑制肿瘤的生长，具有预防和治疗癌症的潜在价值。

10. 对生殖系统的作用　五味子酚可使雄性家兔睾丸的精原细胞及各级精原细胞数均有不同程度的增加，其细胞浆内的核糖核酸含量增加，五味子酚对生殖细胞内 ALP 酶、5′N 酶、ATP 酶活性有较明显的增强和调节作用；使雌性动物卵巢各级卵细胞数也有不同程度的增多，并增加排卵，增加卵胞群细胞内核糖核酸含量。甘肃产华中五味子对实验性肾阴虚型雌性小鼠卵巢组织中 SOD 活性的升高与 OFR 活性的降低有显著作用（$P < 0.01$）。

11. 降血糖作用　五味子中分离得到的 α－葡萄糖苷酶抑制剂，具有良好的降糖作用，能明显降低正常及四氧嘧啶糖尿病小鼠的血糖，降低肾上腺素引起的高血糖，提高正常小鼠的糖耐量。

12. 其他作用　不同浓度的五味子乙素对突变型早老素 1 基因的中华仓鼠卵巢细胞系（M146L）存活率没有影响，不具有细胞毒作用，而 5、15μg/mL 的五味子乙素对细胞分泌的 β 淀粉样蛋白 42 有抑制作用，以高剂量组最为明显，提示一定剂量的五味子乙素对 M146L 细胞分泌的 β 淀粉样蛋白 42 有明显的抑制作用，对阿尔茨海默病有一定作用。南五味子乙醇提取物及组分对实验性大鼠胃溃疡有较好的保护作用，但对胃液分泌无明显影响，对大鼠消炎痛及无水乙醇型胃溃疡模型有较好的预防作用；对胆瘘犬有促进胆汁分泌的作用。五味子在体外有杀蛔虫作用，还有增强细胞免疫功能的作用。

【临床应用】

1. 病毒性肝炎　将五味子核仁用水醇提取，浓缩干燥制成片剂或胶囊，每次 1g，每天 3 次，14 天为 1 疗程。治疗急性无黄疸性肝炎 25 例，迁延性肝炎 9 例，肝硬化活动期 6 例，共 40 例，结果血清谷丙转氨酶（SGPT）降至小于 40 单位者 32 例，好转 3 例，其他肝功能指标多有好转。

2. 眩晕（高血压病）　五味子、枸杞、菊花各 15g，洗净泡水代茶饮，每日 1 剂，连服 2 周，1 个月以后症状可基本消除，血压可恢复正常。

3. 喘咳、慢性支气管炎　五味子、麦冬、党参各 15g，开水冲泡频饮，每日 1 剂。治疗喘咳 1 周后，咳喘可减轻，服 2 周后症状可基本控制。

4. 神经官能症　40% ~ 100% 五味子酊剂，每次服 2.5mL，每日 2 ~ 3 次，2 周 ~ 1 个月为 1 疗程。治疗 73 例，痊愈 43 例，好转 13 例，中断治疗 16 例，无效 1 例。

5. 催产　70% 五味子酊剂，每次服 20 ~ 25 滴，每小时 1 次，连服 3 次，处理滞产 80 例，其中 72 例效果良好，余 8 例未获效。

6. 血栓外痔　五味子 60g，桑白皮 30g，黄柏、大黄、芒硝各 15g，苦参、地榆各 20g，炒荆芥 12g，共煎水熏洗，每日 1 ~ 2 次，对血栓外痔、内痔脱出及肛缘红肿者有效。

7. 细菌性痢疾　五味子每次 0.25 ~ 2g，每天 2 ~ 3 次口服，可治疗儿童细菌性痢疾。

【毒副作用】　给小鼠灌胃五味子 5g/kg，2 日内未见死亡。给小鼠灌胃五味子脂肪油 10 ~ 15g/kg，15 ~ 60 分钟后出现呼吸困难、运动减少，1 ~ 2 日后死亡。个别病人服药后有胃部烧灼、反酸、胃痛、食欲减退等反应。胃溃疡病人禁用。运动过敏、癫痫发作、颅内压升高、精神兴奋及动脉压显著升高者也应禁用。

参 考 文 献

1. 梁婧，等. 中国现代应用药学，2014，31（4）：506.
2. 陆兔林，等. 中国中药杂志，2014，39（4）：751.
3. 任丽佳，等. 中国药理学通报，2012，28（1）：140.
4. 孔华丽，等. 解放军药学学报，2010，26（1）：27.
5. 李斌，等. 食品科学，2011，32（05）：79.
6. 皮子凤，等. 分析化学研究报告，2015，43（2）：169.
7. 陈新民，等. 药学学报，2010，45（5）：652.
8. 史琳，等. 药物评价研究，2011，34（3）：208.

肉 豆 蔻

【别名】 豆蔻，肉果，玉果。

【来源】 为肉豆蔻科植物肉豆蔻 *Myristica fragrans* Houtt 的干燥种仁。

【性味】 辛，温。

【功能主治】 温中行气，涩肠止泻。用于脾胃虚寒，久泻不止，脘腹胀痛，食少呕吐。

【主要成分】 含挥发油、脂肪油、淀粉及鞣质等。挥发油中含蒎烯（Pinene）、桧烯（Sabinene）、樟烯（Camphene）、肉豆蔻醚（Myristicine）、丁香酚、异丁香酚、甲基丁香酚、甲基异丁香酚。脂肪油中含肉豆蔻酸甘油酯、油酸甘油酯（Olein）等。本品尚含马拉巴酮（Malabaricone）B、C 等。乙醇提取物中含有去氢二异丁香酚（Dehydrodiisoeugenol）、利卡灵 B（LicarinB）、异香草醛（Isovanillin）、肉豆蔻醚（Myristicin）、榄香脂素（Elemicin）、原儿茶酸（Protocatechuicacid）、异甘草素等。

【药理作用】

1. 镇静催眠作用 肉豆蔻所含甲基异丁香酚给家兔静脉注射 5mg/kg 可见翻正反射、痛觉反射、听觉反射均消失，可加强戊巴比妥钠的安眠作用。肉豆蔻及肉豆蔻醚能增强色胺的作用，对单胺氧化酶有抑制作用。肉豆蔻挥发油可延长酒精引起的雏鸡睡眠时间。

2. 麻醉作用 甲基异丁香酚和榄香脂素给小鼠、兔、猫、狗静脉注射均有麻醉作用。

3. 抗菌作用 肉豆蔻挥发油有抗菌作用，其主要有效成分甲基异丁香酚对金黄色葡萄球菌、肺炎球菌的最小抑菌浓度分别为 0.4mg/mL 和 0.6mg/mL。马拉巴酮 B 对金黄色葡萄球菌、枯草杆菌、链球菌有较强的抑制作用，对前两者的最小抑菌浓度为 1μg/mL，对后者为 2μg/mL。马拉巴酮 C 对枯草杆菌的最小抑菌浓度为 2μg/mL。

4. 止泻作用 实验表明，肉豆蔻糊剂对家兔结扎肠中的肠毒性大肠菌的液体蓄积有显著抑制作用。有人认为肉豆蔻有一种前列腺素样综合抑制作用，并认为这是其抗腹泻作用的基础。肉豆蔻的石油醚提取物和水提取物对蓖麻油所致腹泻的止泻 ED_{50} 分别为 971mg/kg 和 1000mg/kg。

5. 抗炎、镇痛作用 肉豆蔻石油醚提取物能对抗角叉菜胶所致的足肿胀。肉豆蔻提取物对角叉菜胶致炎、醋酸扭体法及醋酸所致血管渗透性实验均有明显的抗炎、镇痛作用，有效成分为肉豆蔻醚。

6. 抗血小板聚集作用 肉豆蔻挥发油能明显对抗花生四烯酸诱导的兔血小板聚集，并抑制前列腺素的生物合成，油中活性最强的成分是丁香酚和异丁香酚。

7 护肝作用 肉豆蔻乙醇提取物对 D－氨基半乳糖中毒大鼠急性肝损伤有保护作用。肉豆蔻乙醇提取物给 D－氨基半乳糖中毒的大鼠分别以低中高三个不同的剂量灌肠给药，结果表明，肉豆蔻中剂量组和高剂量组大鼠的血清丙氨酸转氨酶（ALT）、天门冬氨酸氨基转氨酶（AST）、脂质过氧化物丙二醛（MDA）含量及肝组织中脂质过氧化物丙二醛含量均明显低于损伤组，而血清和肺组织中的超氧化物歧化酶活性明显高于损伤组。病理分级结果显示，肉豆蔻高剂量组大鼠的肝变性及坏死程度较损伤组显著减轻。

8. 心血管系统作用 肉豆蔻挥发油可明显减慢心率，降低心律失常的发生率，同时降低心肌细胞损伤所释放的 GOT、CK、LDH 的含量，降低 MDA 和升高 SOD 的活性，对大鼠心肌缺血再灌注损伤具有保护作用。其机制可能与抑制氧自由基的产生及脂质过氧化反应有关。

9. 抗肿瘤作用 肉豆蔻中分离的 1,3 - 二甲基肉豆蔻酸是一种末端支链饱和脂肪酸，可诱导多种肿瘤细胞凋亡，并抑制动物体内肿瘤细胞的生长，其抗肿瘤作用与其抑制肿瘤线粒体酶的活性相关。

10. 其他作用 肉豆蔻所含挥发油少量能促进胃液的分泌和刺激胃肠蠕动，有增进食欲、促进消化的作用，大剂量则呈抑制作用。肉豆蔻醚有清除自由基和活性氧而抑制脂质过氧化作用。肉豆蔻有显著的降低血清胆固醇和 β - 脂蛋白含量的作用。肉豆蔻还有一定的抗癌活性。

【临床应用】

1. 慢性结肠炎、小肠营养不良、肠结核等 偏于肾阳虚弱者，配补骨脂、五味子等；偏于脾阳虚弱者，配党参、白术、茯苓、大枣。水煎服，有效。

2. 小儿伤食吐乳和消化不良 肉豆蔻配香附、神曲、麦芽、砂仁、陈皮等，水煎服，有效。

3. 小儿腹泻 肉豆蔻 15g，雄黄 1g，共研为粉剂。取研好的粉剂 1~2g，置于玻璃片上或瓶盖内，用陈醋 1~3 滴稍加搅拌。用竹签取追风膏药泥约 1.5g，在火上熔化后均匀摊在半张伤湿止痛膏胶布中央，面积比脐周大出约 0.1cm。将拌好的药粉放于脐内，再用备好的伤湿止痛膏胶布贴好即可，每日一贴。治疗小儿腹泻 260 例，大部分都治愈，有效率超过 90%。

【毒副作用】 肉豆蔻醚对猫灌胃的 LD_{50} 为 0.5~1.0mL/kg，皮下注射 0.12mL 可引起广泛的肝脏脂肪变性。猫服肉豆蔻粉 1.9g/kg，可致昏迷，并于 24 小时内死亡。肉豆蔻醚和榄香脂素对正常人有致幻作用。

参 考 文 献

1. 张爱武，等. 内蒙古医科大学学报，2014，36（1）：85.
2. 张蕾，等. 中国现代中药，2010，12（6）：16.
3. 田伟刚. 中国社区医师（医学专业），2012，14（313）：44.
4. 王洪侠. 中国现代药物应用，2011，5（1）：222.
5. 唐裕芳，等. 湘潭大学自然科学学报，2014，36（4）：56.
6. 张子英，等. 中国民族医药杂志，2013（1）：41.
7. 王阳，等. 内蒙古医学院学报，2010，32（2）：124.
8. 卢金清，等. 西北药学杂志，2012，27（3）：202.
9. 赵祥升，等. 海峡药学，2012，24（8）：57.

诃 子

【别名】 诃黎勒，诃黎，随风子。

【来源】 为使君子科植物诃子 *Terminalia chebula* Retz. 或绒毛诃子 *Terminalia chebula* Retz. var. *tomentella* Kurt. 的干燥成熟果实。

【性味】 苦、酸、涩，平。

【功能主治】 涩肠止泻，敛肺止咳，降火利咽。用于久泻久痢，便血脱肛，肺虚喘咳，久嗽不止，咽痛音哑。

【主要成分】 果实含鞣质 23.6%~37.36%，本品主要成分为诃子酸（诃黎勒酸，Chebulagic acid）、鞣云实精（Corilagin）、原诃子酸（Terchebin）、葡萄糖没食子鞣苷（Glucogallin）、并没食子酸（Ellagic acid）、没食子酸（Galic acid）、莽草酸、去氢莽草酸、奎宁酸、氨基酸、毒八角酸（Shikimic acid）、去氢毒八角酸（Dehydroshikimic acid）。还含番泻苷 A（Sennoside A）、诃子素（Chebulin）、鞣酸酶（Tannase）、多酚氧化酶（Polyphenoloxidase）、过氧化物酶（Peroxidase）等，并含 β－谷甾醇、三十烷酸、软脂酸、莽草酸甲酯、没食子酸乙酯、苯甲酸、甘露醇、胡萝卜苷、阿江榄仁素、抗坏血酸氧化酶（Ascorbic acid oxidase）、阿拉伯糖（Arabinose）、果糖（Fructose）、葡萄糖（Glucose）、蔗糖（Sucrose）、鼠李糖（Rhamnose）等。

【药理作用】

1. 抗菌作用 诃子水煎剂（100%）除对志贺、福氏、史氏及宋氏痢疾杆菌均有抑制作用外，对绿脓杆菌、白喉杆菌抑制作用也较强，对金黄色葡萄球菌、大肠杆菌、肺炎球菌、溶血性链球菌、变形杆菌、鼠伤寒杆菌亦有抑制作用；对痢疾杆菌、金黄色葡萄球菌、绿脓杆菌的有效抑菌浓度分别为 1∶32、1∶128、1∶64（试管法）。

2. 对平滑肌的作用 诃子素对平滑肌有罂粟碱样的解痉作用，能缓解平滑肌痉挛。

3. 泻下与止泻作用 诃子所含番泻苷 A 经胃、小肠吸收后，在肝中分解，分解产物经血行而兴奋胃肠神经节以收缩大肠，引起腹泻，作用广泛而强烈。而本品是重要的涩肠止泻药，临床用于各种久痢、久泻效果显著，药理实验亦表明，本品所含鞣质有显著的止泻作用，说明本品对于泻下与止泻有双向调节作用。

4. 抗氧化作用 诃子醇提取物、水提取物均可抑制 Fe^{2+}、维生素 C 诱发的小鼠肝、肺匀浆和线粒体的脂质过氧化，明显清除核黄素＋光产生的 $O_2^- \cdot$，对抗 H_2O_2 引起的溶血。醇提取物作用强于水提取物，醇提取物在较低浓度（10～25μg/mL）时即有显著作用，而水提取物则必须在较高浓度（100～400μg/mL）时才有作用。诃子鞣质亦有抗活性氧作用，对 $O_2^- \cdot$ 有清除作用，且能显著抑制 $O_2^- \cdot$ 的产生，其清除效力随剂量增大而增强。目前研究发现，诃子中的酚酸类和黄酮类组分是诃子抗氧化的主要活性成分。

5. 护肝及保护白细胞作用 诃子鞣质能对抗亚硝酸钠加氨基比林致小鼠肝急性损伤的作用，能对抗其引起的小鼠 SGPT 升高，有清除体内亚硝胺的作用。诃子醇提取物 20μg/mL 能显著抑制十四酰基佛手醇乙酯（TPA）20μg/mL 诱发的白细胞 DNA 断链，对白细胞 DNA 损伤有保护作用。

6. 抗动脉粥样硬化作用 诃子树皮提取物的药理实验表明，诃子能减轻胆固醇诱导的家兔动脉粥样硬化。家兔连续给予诃子醇提取物 16 周，能明显降低饲以胆固醇家兔的血液、肝及动脉中的胆固醇含量，减少胆固醇诱发的家兔动脉粥样硬化。给实验动物每天喂饲 100μg/kg 的诃子树皮粉，连续给药 30 天，可使血脂下降，高密度脂蛋白含量上升，表明诃子具有良好的调节血脂能力。诃子树皮粉及其提取物均具有减少冠状动脉中脂肪堆积物、增加血流量和减少心肌梗死发作次数的作用。

7. 强心作用 离体蛙心实验表明，诃子果皮提取物具有强心作用。大剂量诃子的苯及氯仿提取物具有中等强心作用，乙酸乙酯、丁酮、正丁醇和水的提取物具有很强的强心作用。乙酸乙酯提取物 100、300、500μg/kg 可使心脏收缩力增加 3%～20%，心输出量增加 2%～10%，而心率不变，0.33～3mg/kg 剂量可使收缩力过低的小鼠心脏收缩增加 4%～36%。丁酮和正丁醇提取物也有相似作用。

8. 抗心绞痛作用 诃子树皮提取物对心绞痛有显著疗效，口服诃子醇提取物可明显降低心绞痛的发病率，还可明显提高心绞痛病人的运动能力。

9. 抗病毒作用 诃子醇提取物 6.25mg/mL 浓度对 HBsAg、HBeAg 的抑制率分别为 99.67% 和 71.40%，同一浓度下诃子对细胞的破坏率为 30.65%。从诃子分离得到的没食子酸、没食子酰糖类对 HIV－1 整合酶具抑制活性，其结构中没食子酰部分对于整个化合物的活性起重要作用。

10. 抗炎镇痛作用 诃子乙醇提取物能显著抑制甲醇和 CFA 氟试剂诱导的大鼠关节肿胀，降低血中 TNF－α 的水平，并减少关节滑液中 IL－1β、IL－6 和 TNF－R₁ 的表达。诃黎勒酸能降低 5－脂氧合酶（5－LOX）和 2－环氧合酶（COX－2）的活性，从而减轻炎症反应。

11. 抗肿瘤作用 诃子具有明显的抗肿瘤活性。诃子 70% 甲醇提取物对 MCF－7、PC－3、PNT1A 等细胞均有抑制作用，能抑制肿瘤细胞的产生及分化，促进细胞凋亡。

12. 其他作用 诃子还具有抗胆碱酯酶活性、抗胃溃疡、抑制细胞色素 P450 酶等生物活性。

【临床应用】

1. 慢性腹泻及痢疾 诃子 10~15g，乌梅、焦山楂各 18~24g，米壳 10~15g，焦地榆、白芍各 15g，甘草 6g，加减治疗慢性泄泻 18 例，痊愈 7 例，显效 9 例，无效 2 例，总有效率为 88.9%。治疗休息痢 12 例，痊愈 5 例，显效 5 例，不明结果 2 例，总有效率为 83.3%。20% 诃子液保留灌肠，并同服诃子肠溶胶囊，治疗 25 例菌痢，痊愈 23 例。

2. 内痔出血 诃子、五倍子、枯矾、五味子等量为末，水泛为丸，每丸重 2.5g。每日服 3 次，每次 10 粒。1 周为 1 疗程。治疗内痔出血 37 例，便秘者合槐角丸，气血虚弱明显者合归脾丸。结果痊愈 23 例，好转 12 例，无效 2 例，总有效率为 94.6%。

3. 咯血 诃子 12g，全瓜蒌 12g，海浮石 10g，侧柏炭 12g，炒山栀子 10g，鱼腥草 15g，水煎服。治疗咯血 50 例，显效 40 例，好转 6 例，无效 4 例。

4. 胃痉挛 诃子 80g，塞知 50g，赛卖 17g，黑冰片 74g，五灵芝 17.5g（蒙医方），上药研成粉末，每天服 2g。治疗 20 例，治愈 12 例，占 60%；显效 7 例，占 35%，总有效率达 95%。

【毒副作用】 诃子素对小鼠的 LD_{50} 为 550mg/kg。

参 考 文 献

1. 罗光伟，等. 云南中医中药杂志，2012，33（11）：79.
2. 刘芳，等. 中国药房，2012，23（7）：670.
3. 向丽，等. 重庆医学，2013，42（2）：134.
4. 贝玉祥，等. 云南民族大学学报（自然科学版），2009，18（1）：51.
5. 蔡小华，等. 药学进展，2008，32（5）：212.
6. 李刚，等. 时珍国医国药，2010，21（7）：1707.
7. 贝玉祥，等. 食品研究与开发，2009，30（11）：6.
8. 王金华，等. 中药药理与临床，2012，28（5）：124.

罂 粟 壳

【别名】 鸦片壳，粟壳。

【来源】 为罂粟科植物罂粟 *Papaver somniferum* L. 的干燥成熟果壳。

【性味】 酸、涩，平；有毒。

【功能主治】 敛肺，涩肠，止痛。用于久咳，久泻，脱肛，脘腹疼痛。

【主要成分】 生物碱类成分：含罂粟壳碱（Narcotoline）0.05%，吗啡（Morphine）0.015%，那可汀（Narcotine）0.004%，可待因（Codeine）0.002%，那碎因（Narceine）0.002%，罂粟碱（Paraverine）0.002% 等。另含景天庚糖（Sedoheptulose）、D - 甘露庚酮糖（D - Mannoheptulose）、内消旋肌醇（Myoinositol）及赤藓醇、吗啡酮等。并由本品愈合组织中得到了血根碱（Sanguinarine）、二氢血根碱、氧化血根碱、去甲血根碱（Norsanguinarine）、木兰花碱、胆碱、隐品碱（Cryptopine）、原阿片碱。

【药理作用】

1. 对呼吸系统的作用 罂粟壳所含吗啡、可待因有显著的止咳作用；并对呼吸中枢有高度选择性抑制作用，小剂量可使呼吸变慢加深，大剂量时产生明显的呼吸抑制，均有成瘾性。那可汀对实验性动物和病人都有良好的止咳作用，对动物和人给予 1mg/kg 即有止咳效果；治疗剂量对呼吸无抑制作用，大剂量则对呼吸有兴奋作用。对狗给予那可汀，能导致组胺释放，大剂量时导致支气管痉挛及血压下降。那可汀毒性较小，人每天口服 30~60mg 尚未见成瘾性。那碎因的止咳作用与可待因相等，兔静注 50mg/kg，能兴奋呼吸中枢使呼吸加快；150～200mg/kg 能特异性地对抗吗啡的呼吸抑制作用，而对巴比妥类药物的呼吸抑制作用则无效。罂粟碱可通过颈动脉体的化学感受器引起反射性的呼吸兴奋。

2. 对消化系统的作用 罂粟壳所含吗啡、可待因能抑制消化腺的分泌，降低肠管蠕动，使胃肠道括约肌收缩，延长食糜在肠管内的停留时间，使水分被大量吸收，粪便干燥，从而呈止泻作用或导致便秘。罂粟碱能直接松弛胃肠道、胆管等的平滑肌，在体外对烟碱、乙酰胆碱及氯化钡引起的豚鼠结肠痉挛均有拮抗作用。那可汀对平滑肌有解痉作用。那碎因则能兴奋肠管蠕动。有研究表明，罂粟壳水煎液小鼠热板法镇痛作用与吗啡相同。

3. 对中枢神经系统的作用 吗啡能选择性地抑制大脑皮质痛觉区及间脑对刺激的总和功能，因而能在不影响感觉及在清醒的条件下减轻或消除疼痛，镇痛作用很强。吗啡还具有催眠作用；另一个特点是能引起欣快症，可导致耐受性和使人成瘾。可待因亦有止痛作用，但强度仅为吗啡的1/4。

4. 对心血管的作用 罂粟碱有松弛血管平滑肌的作用，能扩张冠状动脉、脑和肺动脉，以及外周血管。大剂量静注罂粟碱能抑制心肌，使房室间及心室的传导系统受阻，延长心脏的不应期，但治疗剂量对心肌无明显影响。那可汀、那碎因可使实验动物血压下降。

【临床应用】

1. 慢性胃肠炎 罂粟壳 10g，金银花、山药各 30g。将金银花焙黄，山药炒黄，共研细末，罂粟壳加水适量煎汁，冲服药末，每日 2 次，每次 15g。

2. 小儿腹泻 罂粟壳 2.5 份，炒苍术、焦山楂、车前子各 5 份，共研细末。1 岁以内每次服 2g，1～3 岁服 3g，4～6 岁服 4g，7 岁以上酌量增加，2～4 小时服 1 次，温开水送服。治疗 20 例均愈。

3. 烫伤 罂粟壳 200g，当归 200g，轻粉 20g，银珠 20g，冰片 20g，香油 3000g，白蜡 30g，各单研细末，配制成膏。将烫伤处创面清理后，把浸此膏的纱条敷于患处，加盖无菌纱布，3～4 天换药 1 次，经用罂粟壳膏纱条治疗烫伤患者 242 例，有效率达 98%，无 1 例感染。

4. 癌症疼痛 罂粟壳 10g，全蝎 4～7 只，莪术 10g，玄胡 20～30g，制川乌 6g，黄芪 20g，藤梨根 50g，鸡血藤 30g，加米醋 30mL 水煎服。每天 1 剂，分早晚 2 次服用。治疗癌症疼痛 32 例，显效 7 例，显效率为 21.9%；有效 22 例，有效率为 68.8%；无效 3 例。

5. 阳痿 罂粟壳或合用酚妥拉明在阴茎部局部注射用药，治疗阳痿，有效率达 98%。

6. 其他 罂粟壳治疗脑栓塞、脑血栓、肢端动脉痉挛、久咳等，均有效。

【毒副作用】 罂粟壳的毒性主要为其所含吗啡、可待因、罂粟碱等成分所致。吗啡毒性较大，对小鼠的 LD_{50} 为：皮下注射 531mg/kg，腹腔注射 500mg/kg。本品内服中毒量 30～45g，连续服用有成瘾性，故应避免长期使用。肺气肿、支气管哮喘、脑外伤、甲状腺机能低下者及新生儿均应禁用。

参 考 文 献

1. 王华伟，等. 辽宁中医药杂志，2008，35（6）：941.

2. 李泰标，等. 光明中医，2014，29（10）：2172.

乌 梅

【别名】 梅实，熏梅，桔梅肉。

【来源】 为蔷薇科植物梅 *Prunus mume*（Sieb.）Sieb. et Zucc. 的干燥近成熟果实。

【性味】 酸，涩，平。

【功能主治】 敛肺，涩肠，生津，安蛔。用于肺虚久咳，久泻久痢，虚热消渴，蛔厥呕吐腹痛。

【主要成分】 含多量枸橼酸、苹果酸、琥珀酸、酒石酸、齐墩果酸、β-谷甾醇、棕榈酸、柠檬酸三甲酯、熊果酸、3-羟基-3-羧基戊二酸二甲酯、β-胡萝卜苷、3-羟基-3-甲酯戊二酸，并含少量挥发性成分如正乙烷（n – Hexane）、反式 – 2 – 己烯醛（Frans – 2 – hexenal）、正己醇（n – Hexanol）等。种子含苦杏仁苷及脂肪油等。

【药理作用】

1. 抗菌作用　乌梅水煎剂对大肠杆菌、炭疽杆菌、白喉杆菌和类白喉杆菌、葡萄球菌、枯草杆菌、肺炎球菌、宋氏痢疾杆菌、变形杆菌、伤寒杆菌、绿脓杆菌、霍乱弧菌等致病菌均有抑制作用，对百日咳杆菌、脑膜炎球菌和溶血性链球菌也有效。乌梅乙醇浸液、50%水煎液对一些革兰阳性和阴性菌，以及人型结核杆菌皆有明显的抗菌作用。乌梅粉对白色葡萄球菌、枯草杆菌、大肠杆菌及伤寒杆菌有较强抑制作用。另外，乌梅水煎液在试管内对须疮癣菌、絮状表皮癣菌、石膏样小芽孢癣菌等致病真菌也有抑制作用。

2. 驱蛔作用　乌梅对蛔虫有抑制作用。体外实验表明，蛔虫在 5%乌梅丸溶液中活动明显受到抑制，在 30%乌梅丸溶液中浸 2 分钟虫体趋于完全静止，若将其移至生理盐水中，浸 2 ~ 3 分钟，又能逐渐恢复活动。此外，乌梅可引起胆囊收缩，松弛胆管括约肌，有利于胆道蛔虫的排出。

3. 抗过敏作用　乌梅有脱敏作用，可能由于非特异性刺激产生了更多的游离抗体，中和了侵入体内的过敏原所致。乌梅煎剂对豚鼠蛋白质过敏性休克及组胺性休克有对抗作用，但对组胺所致豚鼠气管哮喘无对抗作用。

4. 抗肿瘤作用　体外实验表明，乌梅醇提取液和水提取液具有抑制人原始巨核白血病细胞和人早幼粒白血病细胞生长的作用，对人子宫颈癌癌细胞 JTC$_{26}$株也有抑制作用。

5. 抑制变异原性作用　乌梅肉及果仁的乙烷提取物对已知的诱变剂 2 – （2 – 呋喃基）– 3 – （5 – 硝基 – 2 – 呋喃基）丙烯酰胺、苯并芘及黄曲霉素呈抑制作用。

6. 对平滑肌的作用　乌梅或复方乌梅煎剂对离体兔肠有抑制作用。乌梅丸对奥狄括约肌有弛缓作用；对胆囊造瘘术，能增加胆汁分泌，并使胆汁趋于酸性。

7. 免疫功能增强作用　小鼠免疫特异性玫瑰花结试验表明，乌梅能增强机体的免疫功能。

8. 抗生育作用　乌梅煎液对未孕和早孕大鼠子宫平滑肌均有兴奋作用，妊娠子宫对其尤为敏感；并有明显的抗着床、抗早孕作用。

9. 解毒作用　乌梅所含琥珀酸是重金属及巴比妥类药物中毒的解毒剂，所含枸橼酸可做碱中毒的解毒剂。

10. 抗氧化作用　乌梅对邻苯三酚及肾上腺素氧化系统产生的氧自由基有很强的清除能力，并在垂直凝胶电泳中表现出抑制氮蓝四唑（NBT）光化还原的能力。体外实验表明，乌梅果浆有明显抗氧化溶血和抗肝匀浆脂质过氧化的作用，且抑制率和剂量呈正相关。

11. 其他作用　研究表明，乌梅种仁、核壳、净乌梅均具有镇咳作用，而果肉则无镇咳作用，且核壳和种仁的镇咳作用均强于净乌梅。乌梅镇咳单用核壳或种仁可以增强疗效或减少服药量。

【临床应用】

1. 蛔虫症　乌梅 15 ~ 30g，煎汁 120mL，早晨空腹 1 次服完。二煎在午餐前 1 小时服下。治疗 20 例，14 例大便检查虫卵阴性。乌梅 30g，金钱草 30g，槟榔 30g，川椒 10g，水煎服，治疗 195 例，痊愈 158 例，显效 37 例，有效率为 100%。

2. 慢性结肠炎　乌梅 15g，加水 1500mL，煎至 100mL，加适量糖，每天 1 剂，当茶饮，25 天为 1 疗程。共治疗 18 例，痊愈 15 例，3 例好转。

3. 细菌性痢疾　乌梅 18g，香附 12g，水煎至 50mL，早晚各 1 次服。治疗 50 例，痊愈 48 例。

4. 病毒性肝炎　乌梅 40 ~ 50g，水煎浓缩至 250mL，顿服或分 2 次服，每日 1 剂。共治疗 74 例，显效 66 例，有效 7 例，无效 1 例。

5. 声带结节　乌梅 9g，玄参 30g，麦冬 10g，桔梗 6g，牛蒡子 10g，藏青果 10g，炒黄芩 10g，玉蝴蝶 6g，炙甘草 6g，每日 1 剂，水煎 2 次，取药汁 400mL，分 2 次温服。10 天为 1 个疗程，连服 2 个疗程。治疗 105 例，治愈 29 例，占 27.6%，好转 67 例，占 63.8%，未愈 9 例，占 8.6%，总有效率为 91.4%。

6. 顽固性瘙痒 乌梅研细末，每服6g，开水冲服，每日2次，7天为1个疗程。治疗本病100例，服药1个疗程治愈43例，2个疗程治愈38例，3个疗程治愈19例，总有效率为100%。

参 考 文 献

1. 阮毅铭. 中国医药导刊，2008，10（5）：793.
2. 杨莹菲，等. 中国药师，2012，15（3）：415.
3. 王智云，等. 实用临床医药杂志，2015，19（19）：200.
4. 王璐，等. 中药材，2010，33（3）：353.
5. 吴贤波，等. 中国实验方剂学杂志，2014，20（24）：118.
6. 邓婉婷，等. 广东药学院学报，2015，31（2）：171.

石 榴 皮

【别名】 石榴壳，酸石榴皮，西榴皮。

【来源】 为石榴科植物石榴 *Punica granatum* L. 的干燥果皮。

【性味】 酸、涩、温。

【功能主治】 涩肠止泻，止血，驱虫。用于久泻，久痢，便血，脱肛，崩漏，白带，虫积腹痛。

【主要成分】 含鞣质10.4%～21.3%，并含3－甲酰－羟基－2H－吡喃、蜡、树脂、甘露醇、糖类、树胶、菊糖、黏液质、没食子酸、苹果酸、果胶、草酸钙、石榴皮碱、异槲皮苷（Isoquercitrin）以及苦味质石榴皮素（Granatin）。还含各类氨基酸，即天门冬氨酸、苏氨酸、丝氨酸、谷氨酸、脯氨酸、甘氨酸、丙氨酸、缬氨酸、异亮氨酸、亮氨酸、苯丙氨酸、赖氨酸、组氨酸、胱氨酸、酪氨酸等。

【药理作用】

1. 抗菌作用 石榴皮煎剂对金黄色葡萄球菌、溶血性链球菌、霍乱弧菌、痢疾杆菌、伤寒及副伤寒杆菌、变形杆菌、大肠杆菌、绿脓杆菌、结核杆菌及脑膜炎双球菌等，均有不同程度的抑制作用，其中对志贺痢疾杆菌的作用最强。石榴皮水浸液对多种致病性真菌也有不同程度的抑制作用。石榴皮的抗菌作用可能与其所含鞣质有关。

2. 抗病毒作用 先将药液注入鸡胚尿囊腔，半小时后接种流感病毒（甲型 PR_8 株）或先接种病毒再注射药物，孵育48小时后，再进行血细胞凝集实验，结果表明石榴皮煎剂稀释到1∶10000～1∶100000 浓度仍有抑制流感病毒的作用，其作用可能也与所含大量鞣质有关。本品还有抗生殖器疱疹病毒的作用，石榴皮水煎剂有明显的抗 HSV－2 感染作用，其特点是不仅能够抑制 HSV－2 在细胞内的增殖，更为重要的是显示了较强的直接灭活和阻止 HSV－2 吸附细胞的作用。

3. 驱虫作用 石榴皮煎剂对绦虫杀灭作用最强，能作用于虫的肌肉，使其陷入持续收缩。石榴皮碱（Pelletierine）对绦虫的杀灭作用极强，1∶10000 浓度的盐酸石榴皮碱5～10 分钟即能杀死绦虫。

4. 对神经系统的作用 石榴皮碱对温血动物的脊髓有兴奋作用，能引起痉挛，大剂量可使运动神经末梢麻痹，使动物终因呼吸中枢麻痹而死。

5. 抑制幽门螺旋杆菌（Hp） 石榴皮对 Hp 的 *MIC* 值范围为71.825～500mg/mL；石榴皮对 Hp 甲硝唑耐药株和敏感株的 MIC_{50} 分别为29.9mg/mL 和28.10mg/mL，MIC_{75} 分别为65.1mg/mL 和59.11mg/mL，MIC_{90} 分别为131.11mg/mL 和115.19mg/mL。Hp 甲硝唑耐药株和敏感株对石榴皮水煎剂的敏感性无显著差异。

6. 抗生育作用 石榴皮鞣质组分中 20% CH_3OH 洗脱部分有抑精作用，最低抑精浓度为1.25mg/mL。果皮粉末可减少雌性大鼠的受孕率。

7. 抗氧化作用 石榴皮对维生素 C/Fe^{2+}、半胱氨酸/Fe^{2+} 诱导的大鼠肝微粒体脂质过氧化有较强的保护作用，与对照组相比有显著性差异。

8. 降血脂作用　给富集高脂组大鼠石榴皮粗提取物中分离得到的多酚类物质饲养后，其血清 TC、TG、LDL－C、FFA 和肝 TC、TG、FFA 水平比高脂对照组分别减少 42.4%、58.5%、48.9%、20.6% 和 32.6%、11.9%、25.5%。多酚类物质的部分作用有强于石榴皮粗提取物的趋势，而且还有提高血清高密度脂蛋白胆固醇（HDL－C）水平的作用。

9. 心血管系统作用　石榴皮提取物对氧化应激人脐静脉内皮细胞（ECV304）具有保护作用，可使细胞存活率显著升高，并可防止细胞膜微黏度的升高，可抑制血管内皮细胞与单核细胞黏附率升高和细胞凋亡发生。有研究证实，石榴皮多酚是保护心血管系统的有效组分，其对在体蟾蜍心率和心肌收缩力均有抑制作用。

10. 抗肿瘤作用　石榴皮中的多酚类物质，石榴皮亭 B、2,3－（S）－六羟基联苯二甲酰基－D－葡萄糖、逆没食子鞣质及其水解产物鞣花酸是其抗肿瘤的活性成分。石榴皮亭 B 和 2,3－（S）－六羟基联苯二甲酰基－D－葡萄糖对人宫颈癌 HeLa 细胞具有不同程度的细胞毒作用。另有研究表明，石榴皮中提取的逆没食子鞣质及其水解产物鞣花酸具有抗乳腺癌作用。

【临床应用】

1. 菌痢及肠炎　石榴皮水煎液或浸膏片内服，治疗急性菌痢及急性肠炎共 72 例，全部病例于服药 1 疗程后，停药观察 3～4 天，细菌转阴率为 89.5%，治愈率为 95.8%。

2. 阿米巴痢疾　60% 石榴皮煎液每服 200mL，每天 3 次，饭后服，连服 6 天为 1 疗程。治疗 40 例，1 疗程后追访半年，均无任何症状，其中 36 例连续粪检 3 次均为阴性。

3. 多种感染性炎症　石榴皮 100% 煎液，烘干研粉装胶囊，口服，每天 3 次，每次 1～2 粒。治疗肠炎、胆道感染、急慢性支气管炎肺部感染、慢性阑尾炎、淋巴结炎、多发性疖肿、外伤感染等共 415 例，痊愈 305 例，基本痊愈 57 例，好转 36 例，无效 17 例。

4. 烧伤　用纱布块浸石榴皮药液（每毫升相当于生药 2g），敷贴于患处，治疗烧伤 45 例（深Ⅱ度 10 例，浅Ⅱ度 34 例，Ⅰ度 1 例），均治愈。

5. 痔疮　石榴皮 100g 烘干后研细末，装入胶囊中，每粒胶囊约 0.3～0.5g。每次服 4 粒，每天 3 次，3 周为 1 个疗程，不愈者可续服第 2 疗程。治疗 45 例，痊愈 43 例，占 95.6%；好转 2 例，占 4.4%，全部有效。

【毒副作用】　石榴皮制剂口服对胃肠道有刺激性，大量服用对人体有一定的毒性，主要表现为头痛、头晕、耳鸣、视觉障碍、嗜睡、腓肠肌痉挛等，故临床不宜大量服用。

参 考 文 献

1. 林勇. 中药材，2010，33（11）：1816.

2. 陈孝娟，等. 时珍国医国药，2011，22（3）：541.

3. 史李娜，等. 中国药理学通报，2015，31（5）：709.

4. 祖元刚，等. 中草药，2015，46（10）：1454.

5. 周本宏，等. 中草药，2014，45（11）：1585.

6. 丛媛媛，等. 中华中医药杂志，2012，27（3）：747.

五 倍 子

【别名】　倍子，百虫，木附子。

【来源】　为漆树科植物盐肤木 *Rhus chinensis* Mill.、青麸杨 *Rhus potaninii* Maxim. 或红麸杨 *Rhus punjabensis* Stew. var. *sinica*（Diels）Rehd. et Wils. 叶上的虫瘿，主要由五倍子蚜 *Melaphis chinensis*（Bell）Baker

寄生而形成。

【性味】 酸、涩、寒。

【功能主治】 敛肺降火，涩肠止泻，敛汗，止血，收湿敛疮。用于肺虚久咳，肺热咳嗽，久泻久痢，自汗盗汗，消渴，便血痔血，外伤出血，痈肿疮毒，皮肤湿烂。

【主要成分】 含五倍子鞣质（Gallotannin）、没食子酸（Galic acid）、树脂、蜡质、淀粉、单宁酸、癸酸、月桂酸、肉豆蔻酸、棕榈酸、硬脂酸、油酸、亚油酸、亚麻酸等。

【药理作用】

1. 收敛作用 五倍子鞣质能与蛋白质结合生成不溶于水的大分子沉淀物，皮肤黏膜、溃疡接触鞣质后，其组织蛋白即被凝固，形成一层被膜而呈收敛作用，同时小血管也被压迫收缩，使血液凝结而具止血功效。腺细胞蛋白凝固会引起分泌抑制，产生黏膜干燥；神经末梢蛋白质的沉淀，可呈微弱局部麻醉现象。

2. 抗菌、抗病毒作用 五倍子煎剂对绿脓杆菌、痢疾杆菌、变形杆菌、大肠杆菌、产气杆菌、伤寒杆菌等革兰阴性菌和金黄色葡萄球菌、白色葡萄球菌、乙型链球菌、肺炎双球菌、白喉杆菌、炭疽杆菌等革兰阳性菌均有不同程度的抑制作用；对某些致病性真菌也有较强的抑制作用；对接种于鸡胚的流感甲型 PR_8 株病毒有抑制作用。五倍子抗菌机理与其所含鞣质对蛋白质的凝固作用有关；与其他成分亦有关，除去鞣质后的五倍子液仍有抗菌作用。

3. 抗生育作用 100% 五倍子甘油溶液有良好的杀灭精子作用，故本品有一定的抗生育作用。

4. 保肝作用 五倍子鞣质能在胃内阻止氨基比林的硝基化，并有显著的抗氧化作用。五倍子鞣质灌胃对 CCl_4 所致的急性肝损伤有保护作用。

5. 抗溃疡作用 以五倍子为主的复方五倍子液对胃黏膜出血能显著减少出血量，缩短出血时间，并可使胃液和胃酸分泌量显著降低，有一定抗溃疡作用。

6. 解毒作用 五倍子鞣质能和很多重金属离子、生物碱及苷类形成不溶性复合物，有解毒作用，故可作为化学解毒剂。五倍子中的水解鞣质还有降低肾衰病人血液中的尿毒素含量的作用。

7. 降血糖作用 五倍子石油醚提取成分给四氧嘧啶致高血糖家兔灌胃，能够明显降低家兔的血糖水平。

8. 抗氧化、抗衰老作用 五倍子水煎剂给老龄小鼠灌胃（5g/kg），每日1次，连用4周，能显著增强老龄小鼠红细胞 SOD 活性、全血 GSH－Px 的活性，而且可显著降低红细胞和血浆中的 MDA 含量。

9. 抗肿瘤作用 研究表明，五倍子对小鼠胃癌、鼻咽癌等有一定的抑制作用。五倍子鞣质，对亚硝酸胺致癌过程可能有抑制作用。

10. 其他作用 没食子酸及酯类能抑制缓激肽对豚鼠回肠的收缩作用。

【体内过程】 五倍子鞣质在胃肠道中难于吸收，在通过胃肠道时水解成没食子酸，没食子酸无收敛作用，易被吸收并在体内分解。

【临床应用】

1. 婴儿臀部皮炎 五倍子粉 100g，甘油 100g，羊毛脂 50g，凡士林加至 1000g，搅匀，当新生儿换尿布时，将其涂擦于臀部，每天 2~6 次，经 3000 例应用，有效率达 100%。

2. 小儿自汗症 五倍子、五味子各 15g，研末，每晚睡前取 10g，加少许面粉，用温开水调成圆饼状，贴于脐部神阙穴固定，翌日清晨除去，连续 3 天为 1 疗程。治疗 52 例，痊愈 32 例，有效 12 例，无效 8 例，总有效率为 84.6%。

3. 背痈 五倍子 20g，配大枫子、炮山甲各 15g，蜈蚣 5 条，冰片 5g，共为细末，以茶水、米醋调成糊状，用棉签涂于背痈周围，每天 10 次，第 2 天洗去药壳，继续涂擦至消肿为度。治疗 21 例，除 2 例溃破外，其余 19 例均消退痊愈。

4. 脑卒中 五倍子水煎液每日口服或鼻饲 50mL，每日 3 次，治疗脑卒中患者 607 例，痊愈率为 22.2%，显效率为 40.7%。

5. 止血 五倍子配诃子、明矾水煎液，试用于临床口腔、鼻腔、咽部及肛肠、肠道等部位止血，平均止血时间为 5 分钟，一次止血成功率为 100%。

6. 放射性直肠炎 五倍子、云南白药各 1.5g，地塞米松 5mg，生理盐水 50mL，混匀，保留灌肠，每天 1 次，10 天为 1 疗程。治疗子宫颈癌及前列腺癌患者经放射引起的直肠炎 10 例，1~3 个疗程后，均痊愈。

7. 蜂窝组织炎 五倍子研末，用米醋调成糊状，涂于敷料上贴于患处，3 天换药 1 次。治疗 156 例，痊愈 150 例，无效 6 例。

8. 多发性毛囊炎 五倍子研末，用米醋调成糊状，敷于患处，每天换药 1 次，5~10 天为 1 疗程。治疗 83 例，治愈率为 100%。

9. 牙周炎 以复方五倍子糊剂和碘酚进行局部治疗，五倍子组有效率为 92.5%，碘酚组有效率为 76.3%，两组比较有显著性差异。

10. 小儿遗尿 五倍子 10g 研粉，用米醋调拌至稀软适中，贴敷在脐部，外用胶布固定。3 天为 1 疗程，间隔 1~2 天，再进行第 2 疗程，一般治疗 2 个疗程。治疗 45 例，治愈 36 例，占 80%；好转 7 例（其中 3 例为愈后半年内复发），占 15.6%；无效 2 例，占 4.4%。

【毒副作用】 小鼠腹腔注射五倍子煎剂 0.25mL，均于 12 小时内死亡，减少 1/10 量时未见异常。豚鼠口服五倍子煎剂 20g/kg 未见异常，皮下注射可致局部坏死，使动物 24 小时内死亡。鞣质口服后，在胃肠道难以吸收，水解成没食子酸，但如在黏膜及创伤表面吸收鞣酸过量，可致肝小叶中心坏死。

参 考 文 献

1. 王丽萍，等 . 郑州大学学报（医学版），2012，47（3）：339.
2. 李春远，等 . 中草药，2008，39（8）：1129.
3. 郭姝彤，等 . 陕西中医，2015，36（6）：762.
4. 向秋，等 . 中南大学学报，2012，37（9）：871.

椿 皮

【别名】 椿根皮，樗白皮，臭椿皮，苦椿皮。

【来源】 为苦木科植物臭椿 *Ailanthus altissima*（Mill.）Swingle 的干燥根皮或干皮。

【性味】 苦、涩，寒。

【功能主治】 清热燥湿，收涩止带，止血，止泻。用于赤白带下，湿热泻痢，久泻久痢，便血，崩漏。

【主要成分】 含苦木苦味素、三萜类化合物、生物碱、挥发性成分等。有臭椿苦内酯、乙酸臭椿苦内酯、臭椿双内酯、臭椿苦酮、臭椿醇、香草酸、D - 甘露醇、丁香酸、壬二酸、香草醛、β - 谷甾醇、胡萝卜苷、白桦醇、熊果醇、白桦酸、红花菜豆酸、松柏苷、咖啡酸甲酯、东莨菪内酯、7 - 甲氧基 - 2H - 苯并吡喃、苦木素、新苦木素、鞣质、甘油 - β - O - 4′ - 愈创木酸酯、甘油 - β - O - 4′ - 愈创木酸二氢松柏醇酯等。

【药理作用】

1. 抗菌作用 椿皮 100% 煎剂在体外对福氏痢疾杆菌、宋氏痢疾杆菌、伤寒杆菌、大肠杆菌等均有抑制作用，对金黄色葡萄球菌中度敏感。

2. 抗癌作用 药理实验表明，椿皮中的臭椿双内酯及一种未定结构的化合物 X 具有很强的抗癌活性，对子宫颈癌有一定的作用。

3. 驱虫作用 椿皮煎剂（稀释液）能杀灭阴道滴虫，可使阴道滴虫在 2~3 分钟内活力减低和死亡，椿皮还有驱蛔虫的作用。椿皮所含臭椿苦酮有较强的抗阿米巴原虫的作用。

4. 抗炎作用 低剂量椿皮提取物能明显降低大鼠肝脏、脾脏中黄嘌呤氧化酶（XOD）的活性，表明低剂量椿皮提取物具有抗氧化作用。椿皮提取物也能降低溃疡性结肠炎的炎症因子 NO 自由基和 NOS（一氧化氮合成酶）的活性。

5. 其他作用　椿皮所含鞣质具有收敛作用；椿皮及其复方制剂（椿归止血散）有一定止血作用，且能改善曲张痔静脉团的血液循环及血管壁的营养状况，使血管壁弹性增强，坚韧度增高，用治便血、痔出血有效。干皮制剂对溃疡病有一定的治疗作用。

【临床应用】

1. 急性菌痢　椿皮对急性细菌性痢疾有效。以本品为主的水煎剂治疗 152 例，治愈 149 例，治愈率为 98.0%。

2. 溃疡病　椿皮内层皮炮制后制成丸、片、散剂内服，治疗胃、十二指肠溃疡 419 例，临床控制 185 例，显效 89 例，有效 101 例，无效 44 例，总有效率为 89.5%。但有副作用，使用时应注意。

3. 阿米巴痢疾　椿皮 100g，加水 600mL，浓煎至 100mL，成为 1∶1 浓度煎剂。每天 3 次内服，每次 10mL，7 天为 1 疗程。治疗 31 例，治愈 30 例，好转 1 例，总有效率为 100%。

4. 子宫颈癌　椿皮 1000g，麦芽糖 500g，加水 3000mL，浓煎至 1000mL。每日 3 次内服，每次 50mL。治疗 10 例，治愈 1 例，显效 1 例，有效 5 例，总有效率为 70%。

5. 牛皮癣　鲜臭椿根白皮捣烂，挤汁，佐以适量明矾末涂搽患处，每日 3 ~ 5 次，1 个月为 1 疗程。治疗 10 例，全部治愈。

参 考 文 献

1. 莫小宇，等. 中国实验方剂学杂志，2012，20（18）：133.
2. 钱娟，等. 江苏中医药，2012，44（4）：75.
3. 王岩，等. 中草药，2012，43（4）：649.

赤 石 脂

【别名】　红土，赤土，红高岭。

【来源】　为硅酸盐类矿物多水高岭石族多水高岭石。

【性味】　甘、酸、涩，温。

【功能主治】　涩肠，止血，生肌敛疮。用于久泻久痢，大便出血，崩漏带下；外治疮疡久溃不敛，湿疹脓水浸淫。

【主要成分】　主含含水硅酸铝〔$Al_4(Si_4O_{10})(OH)_8 \cdot 4H_2O$〕,其中含氧化铝 34.7%、氧化硅 40.8%、水 24.5%，并含微量的氧化铁、氧化铬、氧化镁等。此外尚含有少量钡、铬、锶、锌、钠及微量的钴、镍、钒、铜、铅、硒、钾、磷等元素，以及少量的 Cl^-、SO_4^{2-}。

【药理作用】

1. 吸附及止泻作用　赤石脂内服能吸附消化道内毒物，如磷、汞、细菌毒素及食物异常发酵的产物等，并能保护消化道黏膜，减少对肠黏膜的刺激，因而可呈现止泻作用。

2. 抗炎作用　本品研末外用有吸湿性，能使创面皮肤干燥，防止细菌生长，减轻炎症，促进溃疡愈合。

3. 止血作用　本品内服对胃肠道出血有止血作用。赤石脂水煎浓缩液 2g（生药）/mL 能显著缩短出血时间、凝血时间和血浆复钙时间，体外体内均能显著抑制 ADP 诱导的血小板聚集，对 ADP 引起的体内血小板血栓形成也有显著的对抗作用，对全血黏度影响不明显，说明赤石脂既能止血，又能祛瘀，属于祛瘀止血药。

【临床应用】

1. 婴儿秋季腹泻　赤石脂、灶心土、肉桂、炒白术各 2 份，丁香 1 份，白胡椒、罂粟壳各 1/2 份。制成药末，外敷脐部。同时内服滑石、山楂炭、炙甘草、鸡内金等制成的散剂，每服 2～5g。临床治疗 376 例，痊愈 358 例，有效 15 例，无效 3 例。

2. 心绞痛　乌头赤石脂丸治疗变异性心绞痛，收到一定效果。

3. 血崩　赤石脂 30g（先煎）、乌贼骨、贯众炭、阿胶（另烊）、补骨脂、党参各 15g，茜草、益智仁、白术、血余炭各 10g，远志、甘草各 6g，水煎服，每日 1 剂。治疗 58 例，痊愈 9 例，有效 21 例，好转 22 例，无效 6 例，总有效率达 89.7%。

4. 其他　本品尚可用于虚寒腹泻、皮肤溃疡、疖肿及寒性白痢便脓（赤石脂 3g，姜炭 4.5g，附子 10g，乌梅 10g，木香 3g，水煎服）、虚寒性月经过多（赤石脂、补骨脂各 30g，研粉内服）、脱肛、外伤出血等的治疗，均有一定疗效。

参 考 文 献

1. 孙文君，等. 广州化工，2010，33（11）：39.
2. 李宏. 实用医技杂志，2014，21（9）：1032.

禹 余 粮

【别名】　禹粮石，白余粮，太一禹余粮。

【来源】　为氢氧化物类矿物褐铁矿。

【性味】　甘、涩，微寒。

【功能主治】　涩肠止泻，收敛止血。用于久泻久痢，大便出血，崩漏带下。

【主要成分】　主含碱式氧化铁 $[FeO(OH)]$，固体中的微量元素 Fe 最多，Mn 次之，Cu、Zn、Cr、Mo、V、Sr、Si、Al、Ba、Ti 含量均非常丰富。

【药理作用】

1. 酶激活剂及抗衰老作用　本品所含铁、钙为人体必需的微量元素。铁是人体血液中交换和输送氧的一种元素，又是生物体内多种氧化还原反应酶的激活剂。钙是精氨酸酶、脯氨酸肽酶，丙酮酸羧酶、RNA 多聚酶和超氧化物歧化酶的组成部分。镁离子还能激活酶参与人体氧化磷酸化过程，与抗衰老有关。

2. 免疫提高作用　震灵丹（禹余粮、紫石英、赭石、赤石脂各 12g，五灵脂、没药、乳香各 60g，朱砂 30g）能促进小鼠溶血空斑形成及促进胸腺增生，病理检查胸腺为正常淋巴组织，肝小叶完整，肝细胞正常，提示其有提高免疫功能的作用。

3. 止泻作用　本品对肠道内的细菌、细菌产生的毒素、有毒物质及食物异常发酵产物和炎症渗出物有吸附作用；对发炎的胃肠黏膜有保护作用，因而有助于止泻。临床应用也证明本品有止泻作用。

4. 止血作用　本品能显著缩短家兔血浆再钙化时间，有止血作用。

5. 抗肿瘤作用　禹余粮与普通饲料混合制成固体饲料给大鼠喂食，结果实验组的瘤重明显低于对照组，抑瘤率明显高于对照组，动物体重明显大于对照组（$P < 0.01$），表明本品有一定的抗肿瘤作用。

【临床应用】

1. 慢性痢疾、腹泻、子宫功能性出血　赤石脂禹余粮汤（赤石脂、禹余粮各 25g）水煎，分 3 次服，或按此比例制丸服。

2. 白带过多　本品醋淬后与干姜等份研粉，每次 6～8g，空腹温酒送服。

3. 子宫脱垂　赤石脂 18g，禹余粮 18g，党参 10g，炒白术 12g，升麻 9g，枳壳 20g，菟丝子 15g，益智仁 15g，补骨脂 12g，干姜 6g，炙甘草 6g，每日 1 剂，分早晚 2 次水煎服用。治疗 20 例，治愈 11 例，治愈率为 55%，显效 4 例，好转 3 例，无效 2 例，总有效率为 90%。

【毒副作用】 本品常杂有有毒物质，应慎用。

参 考 文 献

1. 刘圣金，等. 中国现代中药，2014，16（10）：788.
2. 赵洁，等. 辽宁中医药大学学报，2012，14（8）：107.

儿 茶

【别名】 乌爹泥，乌丁，黑儿茶，孩儿茶。

【来源】 为豆科植物儿茶 *Acacia catechu*（L. f.）Willd. 的去皮枝、干的干燥煎膏。

【性味】 苦、涩，微寒。

【功能主治】 活血止痛，止血生肌，收湿敛疮，清肺化痰。用于跌扑伤痛，外伤出血，吐血衄血，疮疡不敛，湿疹，湿疮，肺热咳嗽。

【主要成分】 含儿茶鞣酸（20%～50%）、d-儿茶素、表儿茶素、4-羟基苯甲酸、山柰酚、槲皮素、三羟基二甲氧基黄酮、阿福豆素、表阿福豆素、香橙素、苯酚、没食子酸、儿茶红、树胶等。

【药理作用】

1. 抗菌作用 用 5% 儿茶混悬液对 68 株痢疾杆菌进行抑菌实验，结果福氏痢疾杆菌、鲍氏痢疾杆菌对儿茶敏感率高达 100%。体外实验表明，儿茶水煎剂对金黄色葡萄球菌、绿脓杆菌、白喉杆菌、变形杆菌、痢疾杆菌、伤寒杆菌等均有一定的抑制作用。在培养基上，本品 10% 溶液 24 小时内可杀菌。本品水浸剂在试管内 1:20 浓度对星形奴卡菌、红色表皮癣菌，1:10 浓度对堇色毛癣菌、共心性毛癣菌、奥杜盎小芽孢癣菌、铁锈色小芽孢癣菌及腹股沟表皮癣菌等均有抑制作用。

2. 对循环系统的作用 儿茶中的右旋儿茶素可收缩离体兔耳血管，对离体蟾蜍心的心率、振幅先抑制后兴奋。静注儿茶制剂能使豚鼠血压下降，其降压作用可能与增强酪氨酸酶活性，抑制酪氨酸脱羧酶活性，从而降低体内肾上腺素含量有关。儿茶素能降低小鼠脑、肺、肾及肌肉的毛细血管的通透性，但对肝脏血管无影响。研究表明，儿茶能抑制多种器官如大鼠脑、肺、肾、心及猪主动脉对氧的摄取，特别是抑制心肌的氧摄取，这一功能是否与其治疗动脉硬化有关，尚待研究。

3. 护肝利胆作用 儿茶素对四氯化碳造成的大鼠肝损害有明显的保护作用。实验发现，儿茶素能增强大鼠谷胱甘肽硫转移酶（GST）的活性，从而促进肝脏解毒。儿茶素每日 50mg/kg 皮下注射，能改善大鼠乙醇中毒所致的肝脏生化及组织变化。右旋儿茶素还能预防蝇蕈素、鬼笔碱及醋胺酚对大鼠肝脏的损害。另外，儿茶还有利胆作用，能显著增加犬和大鼠的胆汁流量。儿茶素对大鼠的利胆效应高峰在给药后 30～50 分钟，作用维持时间为 60～80 分钟。

4. 降血糖、降血脂作用 儿茶素能显著抑制胆碱酯酶活性，抑制乳酸菌生长，降低大鼠血清和肝脏中的胆固醇水平，对四氧嘧啶引起的大鼠糖尿病有预防作用。儿茶素还能降低兔血糖，延缓羊毛脂引起的血清甾醇水平的升高。

5. 止泻作用 给空腹家兔以不同浓度的儿茶水溶液，能抑制十二指肠及小肠的蠕动、促进盲肠的逆蠕动而有止泻作用。儿茶素能抑制大肠内细菌的胺生成酶，阻断吲哚类物质的产生，导致便秘，因而也有止泻作用。

6. 抗病毒作用 儿茶提取物可有效抑制甲型流感病毒感染细胞。儿茶提取物在一定范围内可明显抑制甲型流感病毒在鸡胚内的增生，经红细胞凝集实验测定抑制病毒效价为 8 倍或 8 倍以上。儿茶提取物直接与甲型流感病毒作用后可抑制病毒血凝效价达 16 倍以上。儿茶煎剂在体外还能灭活流感病毒。

7. 抗血小板聚集作用　儿茶素对二磷酸腺苷、花生四烯酸和胶原诱导的家兔体外血小板聚集有明显的抑制作用，呈剂量依赖关系，随剂量增加作用逐渐增强；儿茶素还可显著抑制大鼠实验性血栓的形成，放射免疫测定发现，儿茶素能明显降低大鼠血浆血栓素 A_2（TXA_2）的含量，但对 6 - keto - PGF1α 含量没有明显影响，由此可见作用机制不同于阿司匹林。

8. 抗氧化作用　用儿茶药材（煎膏粉）及其主要成分儿茶素进行抗小鼠肝、肾组织过氧化脂质生成作用的研究，结果表明，儿茶及儿茶素具有清除氧自由基和抑制黄嘌呤和黄嘌呤氧化酶体系产生氧自由基的作用，清除率及抑制率随浓度增加而增大，且能不同程度地抵抗超氧化合物引起的红细胞溶血。儿茶素能抑制自由基的生成、延缓衰老，是潜在的抗氧化剂和酶抑制剂。研究发现，儿茶素的抗脂质过氧化作用比维生素 E 高 20 倍。

9. 其他作用　给大鼠口服由儿茶等药物制成的避孕丸，有避孕作用。本品所含酚性化合物和鞣质分别具有杀螺和灭藻作用。儿茶鞣质还能抑制大鼠实验性膀胱结石形成。儿茶煎剂在体外能杀灭腹水癌细胞，表儿茶素有抑制癌细胞的作用。

【临床应用】

1. 宫颈炎、宫颈糜烂　儿茶、明矾各 10g，冰片 1g，研粉，用麻油调成糊状，以棉球蘸药糊 2g，置于宫颈糜烂面上，24 小时后取出，每 3～4 天 1 次，10 次为 1 疗程。治疗宫颈炎 68 例，治愈 34 例，好转 16 例。消炎生肌散（由枯矾、五倍子、双花、儿茶、甘草等量组成）治疗宫颈糜烂 52 例，治愈 48 例，好转 4 例。

2. 唇炎　儿茶粉 10g，研成细末，如皮肤干燥者，用麻油调涂患部，如有糜烂渗出者，将药粉撒敷于疮面。每日用药 3～4 次。治疗 1 例，2 周即愈。

3. 慢性结肠炎　青黛 2g，黄柏 10g，儿茶 10g，枯矾 0.5g，研细，加水保留灌肠，配合内服中药治疗慢性结肠炎 42 例，临床治愈 22 例，基本治愈 12 例，有效 8 例。

4. 肺结核咯血　儿茶 37.5g，明矾 30g，研末过 60 目筛混匀。每日口服 3～4 次，每次 0.2～0.4g，中等量咯血者每次 0.4～0.8g。共治疗肺结核咯血患者 82 例，服药 7 天后，咯血消失者 67 例，咯血减少者 12 例，无效 3 例，总有效率达 96.3%。大咯血患者不宜服用本品。

5. 溃疡病出血　将 102 例溃疡病出血患者均分为甲、乙、丙 3 组，甲组给予大黄粉 3g，儿茶 3g，每日 3 次口服；乙组给予三七粉 3g，儿茶 3g，每日 3 次口服；丙组用西药止血，总有效率分别为 88.2%、85.29% 和 58.82%；大便隐血转阴平均天数依次为 4.41 天、5.82 天及 6.94 天。显效人数：甲组 16 例，乙组 9 例，丙组 7 例，甲、丙组比较，有显著性差异。甲、乙组分别与丙组比较总有效率，均有显著性差异。

6. 鼻炎　以中药儿茶粉末与等量医用凡士林混合均匀，每日涂于鼻腔内，每次 1～2g，每日 3 次，两周为一疗程，连续治疗两个疗程后复诊，治疗 50 例鼻炎患者，总有效率 94%。

【毒副作用】　儿茶素小鼠灌胃的 LD_{50} 大于 1.37g/kg。

参 考 文 献

1. 叶彩霞，等. 儿科药学杂志，2013，19（9）：24.
2. 杨倜，等. 中国医药指南，2013，18（11）：671.

金 樱 子

【别名】　山石榴，刺梨子，棠球子。

【来源】　为蔷薇科植物金樱子 *Rosa laevigata* Michx. 的干燥成熟果实。

【性味】　酸、甘、涩，平。

【功能主治】 固精缩尿，固崩止带，涩肠止泻。用于遗精滑精，遗尿尿频，崩漏带下，久泻久痢。

【主要成分】 含有柠檬酸、苹果酸、鞣质、树脂、维生素C、皂苷。另含丰富的糖类，其中有还原糖（果糖）、蔗糖、葡萄糖、甘露糖、半乳糖、鼠李糖、阿拉伯糖、木糖，以及少量淀粉。种子中含有 2α, $3\beta,19\alpha,23$ – 四羟基乌苏 – 12 烯 – 28 – 羧酸、$2\alpha,3\alpha,19\alpha,23$ – 四羟基乌苏 – 12 – 烯 – 28 – 羧酸、欧斯咖啡酸、β – 谷甾醇、胡萝卜素、$2\alpha,3\beta$ – 二羟基羽扇豆 – 28 – 羧酸的二乙酰化合物、黄酮类。另外还含有三萜类成分，如乌果酸、齐墩果酸、19α – 羟基亚细亚酸等。

【药理作用】

1. 抗菌、抗病毒作用 金樱子煎剂对金黄色葡萄球菌、大肠杆菌、绿脓杆菌、痢疾杆菌、破伤风杆菌及钩端螺旋体均有抑制作用。金樱子煎剂对流感病毒 PR_3 株抑制作用很强，而且对亚洲甲型 57 – 4 株、乙型 Lee 株、丙型 1233 株和丁型仙台株病毒也有抑制作用。

2. 降脂及抗动脉粥样硬化作用 把金樱子合鸡内金饲料给实验性高糖高脂兔喂食，实验前组间比较，兔葡萄糖、甘油三酯、胰岛素水平无差异；加金樱子和鸡内金治疗 2 个疗程后，治疗组与对照组比较，葡萄糖、甘油三酯水平都显著降低（$P < 0.05$），胰岛素水平没有明显差异。用金樱子治疗实验性动脉粥样硬化两周及三周，血清胆固醇及 β – 脂蛋白含量显著降低，肝脏与心脏脂肪沉着及主动脉硬化程度明显减轻。

3. 对泌尿系统的作用 金樱子水煎剂能使实验性动物尿频模型大鼠的排尿次数减少，排尿间隔时间延长，每次排尿增多，表明其对尿频有治疗作用。

4. 收敛止泻作用 金樱子鞣质能使蛋白沉淀凝固成为不溶解的化合物，形成致密的蛋白薄膜，因而能减少有害物质对肠黏膜的刺激，减弱肠蠕动，又能使血管收缩，分泌和渗出减少，故有止泻作用。

5. 免疫调节作用 给小鼠服用金樱子多糖，测定服用后小鼠巨噬细胞清除血中刚果红的能力以及金樱子多糖对以鸡红细胞为抗原的溶血素生成、2,4 二硝基氟苯所致迟发型超敏反应的影响和对卡介苗和脂多糖致免疫性肝损伤的保护作用。结果显示，一定浓度的金樱子多糖可提高小鼠巨噬细胞对血中刚果红的吞噬能力，增加小鼠溶血素的生成，显著恢复免疫功能低下小鼠的反应并能降低血中转氨酶活性，逆转肝脾指数。

6. 对平滑肌的抑制作用 金樱子能拮抗乙酰胆碱、氯化钡引起的家兔空肠平滑肌、大鼠离体膀胱平滑肌的痉挛性收缩，拮抗去甲肾上腺素引起的家兔离体动脉条收缩反应，对上述 3 种平滑肌的抑制作用呈显著量效关系。

7. 抗氧化作用 将金樱子多糖加到猪油当中，测定其对猪油的抗氧化作用。研究显示，一定浓度的金樱子多糖对猪油的抗氧化酸败能力与丁基羟基甲苯相当。

8. 抗肿瘤作用 研究表明，金樱子提取物中含有的多糖类化合物具有一定的体外抗肿瘤活性。

9. 其他作用 金樱子口服能促进胃液分泌。金樱子水煎液对糖尿病大鼠肾脏有保护作用。

【临床应用】

1. 小儿脱肛 金樱子 30g，水煎至 100mL，加适量白糖，分 4 ~ 5 次服，连用至痊愈后再继续服 3 天，以巩固疗效，治愈率达 93.8%。

2. 子宫脱垂 金樱子 3000g，加水冷浸 1 天，次日用武火煮 30 分钟，过滤取汁，再加水煎 30 分钟，去渣，取汁与上汁混合，浓缩成 5000mL。每日早晚各服 1 次，每次 60mL，以温水冲服，连续 3 天为 1 疗程。治疗子宫脱垂 203 例，16 例痊愈，138 例好转，有效率为 75.9%。

3. 婴儿秋季腹泻 金樱子 3000g，水煎浓缩至 1500mL。1 岁内服 10mL，1 ~ 2 岁服 15mL，2 岁以上服 20mL，每日 3 次，空腹服。治疗 20 例，痊愈 13 例，有效 6 例，无效 1 例。

4. 老年尿失禁 鲜金樱子根 30g，水煎，早晚各服 1 次，10 天为 1 疗程。服药后患者排尿频率显著减少，排尿持续时间延长，尿频、尿急、尿淋漓症状明显改善，膀胱内压降低，残余尿量减少。治疗 24 例，显效 14 例，有效 7 例，无效 3 例，总有效率为 87.5%。

参 考 文 献

1. 苏上贵，等. 广西中医药大学学报，2015，18（1）：47.
2. 刘学贵，等. 食品科学，2013，34（11）：392.
3. 闵俊，等. 环球中医药，2008，（2）：16.
4. 黄俞龙，等. 基因组学与应用生物学，2015，34（9）：1848.
5. 吴玉兰，等. 微量元素与健康研究，2012，29（1）：53.
6. 黄海婷. 中国医药指南，2014，12（28）：76.

益　智

【别名】　益智仁，益智子。

【来源】　为姜科植物益智 *Alpinia oxyphylla* Miq. 的干燥成熟果实。

【性味】　辛，温。

【功能主治】　暖肾固精缩尿，温脾止泻摄唾。用于肾虚遗尿，小便频数，遗精白浊，脾寒泄泻，腹中冷痛，口多唾涎。

【主要成分】　含挥发油，油中主要成分为桉油精（Cineole，占 55%），姜烯（Zingiberence），姜醇（Zingiberol），益智酮甲、乙（Yakuchinone A、B）和益智醇（Nootkatol）及辛味成分等。尚含聚伞花烃香橙烯、芳樟醇、桃金娘醛、α-蒎烯、β-蒎烯、松油醇、天竺葵酮、别香树烯和圆柚酮等；并含圆柚醇、芳樟醇氧化物、香橙烯、蜂斗菜内酯 A、天竺葵酮 A 和菖蒲烯醇、苷类、蛋白质、益智新醇（Neonootkatol）、杨芽黄素（Tectochrysin）、诺卡酮（Nootkatone）、β-谷甾醇、胡萝卜苷、白杨素（chrysin）、伊砂黄素（izalpinin）、山柰酚-$4'$-O-甲醚、豆甾醇、β-谷甾醇棕榈酸酯、胡萝卜苷棕榈酸酯、正壬烷基木糖醇、7-表-香科酮、对香豆酸、原儿茶酸、原儿茶醛、（+）-儿茶素、异香草醛、细辛醚以及萜类和脂肪酸类等化合物。

【药理作用】

1. 抗利尿作用　中医学认为，益智仁有"缩尿"作用，现代药理实验也表明了本品确有抗利尿作用。以益智仁为主药的缩泉丸对水负荷的大、小鼠和加利尿药的大鼠均有显著的抗利尿作用，使 Na^+、Cl^- 的排出明显减少，而 K^+ 排出增加，提示其抗利尿作用可能是通过保 Na^+ 来实现的。

2. 免疫及记忆功能增强作用　益智仁对环磷酰胺所致小鼠的白细胞减少有防治作用，并可抑制细胞异常性繁殖，具有提高机体免疫功能的作用。益智仁糖浆可提高能量代谢，促进 CA 类物质及 cAMP 的合成，提高小鼠脑 NE、DA、cAMP 及血浆 cAMP 的含量，有增强记忆及增强免疫功能的作用。益智仁水提取物可显著改善脑老化小鼠的学习记忆能力，其机制与抗氧化作用有关。

3. 抗氧化及抗衰老作用　益智仁乙醇提取物和益智仁渣具有较强的清除 H_2O_2、羟自由基（·OH）的性能，进一步研究发现，乙酸乙酯提取物在 20、80mg/L 时具有很强的 DPPH 自由基清除活性，并呈现剂量相关。而且益智酮及其类似物在 $20\mu mol/L$ 时能显著降低活性氧簇（ROS）水平，延缓 H_2O_2 诱导的细胞衰老。

4. 抗肿瘤作用　研究发现，益智仁甲醇提取物能够显著改善佛波酯（TPA）诱导的雌性 ICR 小鼠的皮肤肿瘤及耳水肿，还能够显著抑制人早幼粒白细胞（HL-60）的生长，抑制 DNA 合成，益智仁正己烷及乙酸乙酯萃取部位在 $10\mu g/mL$ 时能够减少斑马鱼胚胎的血管形成，阻断人脐静脉内皮细胞（HUVEC）的迁移及增殖，同时还能够抑制人肝癌细胞 $HepG_2$ 的增殖。益智仁水提取物对小鼠 S_{180} 癌细胞增生有抑制作用。

5. 抗菌作用　益智仁挥发油对大肠杆菌、金黄色葡萄球菌和绿脓杆菌均有明显的抑制作用，其最低抑菌浓度（*MIC*）值分别为 0.295、1.18、1.18 mg/mL。

6. 对心脏的作用 益智仁能增强豚鼠左心房收缩力，有一定的强心作用，益智酮也有类似作用。益智酮在兔实验中能拮抗钙的活性。

7. 其他作用 益智仁水提取物对组胺、氯化钡所致的豚鼠离体回肠收缩有抑制作用。益智仁甲醇提取物对前列腺素合成酶活性有抑制作用，并有消炎作用。益智仁挥发油有一定的抑菌作用。

【临床应用】

1. 遗尿 益智仁、补骨脂、菟丝子、桑螵蛸各 15 ~ 30g，炙黄芪、山药各 30g，五味子 10g，石菖蒲 5 ~ 10g，生麻仁 3 ~ 5g。每日 1 剂，水煎，分 2 次服。治疗 37 例，痊愈 30 例，好转 5 例，无效 2 例，总有效率为 94.6%，平均治疗时间为 8.5 天。

2. 婴幼儿腹泻 固本药袋（由益智仁、白胡椒、吴茱萸、冰片、艾叶等组成。上药研为细末，每袋 5g）外敷神阙、肾俞穴，每袋可用 7 天。治疗 140 例，治愈 118 例，好转 8 例，无效 14 例，总有效率为 90%。

3. 儿童多动症 益智仁汤合天麻钩藤饮加减治疗儿童多动症 36 例，并设西药治疗 34 例为对照组。治疗（中药）组总有效率为 88.9%，对照组总有效率为 67.6%，两组总有效率比较有显著性差异（*P* < 0.05）。

4. 失眠 将益智仁籽压于穴位上，主穴：神门、心俞、肾俞、脑门，配穴：肝俞、胆俞、脾俞，治疗失眠 39 例，治愈 22 例，好转 14 例，无效 3 例。

参 考 文 献

1. 张俊清，等. 天然产物研究与开发，2013，25（2）：280.

2. 陈萍，等. 现代药物与临床，2013，28（4）：617.

3. 李兴华，等. 中国药房，2010，39（21）：3649.

4. 石绍准，等. 中国药房，2013，27（24）：2507.

5. 石绍准，等. 中国实验方剂学杂志，2013，19（17）：97.

6. 王红程，等. 药学研究，2013，32（10）：559.

7. 常青鲜，等. 中国现代应用药学，2014，31（5）：549.

8. 罗琴，等. 华西药学杂志，2011，26（2）：147.

海 螵 蛸

【别名】 乌贼骨，墨鱼骨，乌贼鱼骨，墨斗鱼骨。

【来源】 为乌贼科动物无针乌贼 *Sepiella maindroni* de Rochebrune 或金乌贼 *Sepia esculenta* Hoyle 的干燥内壳。

【性味】 咸、涩，温。

【功能主治】 收敛止血，涩精止带，制酸止痛，收湿敛疮。用于吐血衄血，崩漏便血，遗精滑精，赤白带下，胃痛吞酸；外治损伤出血，湿疹湿疮，溃疡不敛。

【主要成分】 含碳酸钙 80% ~ 85%，壳角质 6% ~ 7%，黏液质 10% ~ 15%，并含少量氯化钠、磷酸钙、镁盐、氨基酸、海螵蛸多糖等。

【药理作用】

1. 对胃及十二指肠溃疡的作用 海螵蛸中所含的碳酸钙，可用作制酸剂，有吸附胃蛋白及中和胃酸的作用，可减轻胃酸对溃疡面的刺激，缓解胃痛和保护胃溃疡面。动物实验表明，海螵蛸粉对大鼠醋酸性胃溃疡有促进愈合的作用。但本品所含碳酸钙不易被吸收，长期使用可引起胃结石。海螵蛸复方制剂胃特灵对离体家兔小肠有抑制作用，亦可抑制毛果芸香碱所致的小鼠肠兴奋作用，能降低炭末乳剂在胃肠道的移动速度；对应激性胃溃疡有保护和促进愈合的作用，抗溃疡作用明显；能抑制大鼠基础胃酸分泌，可使胃酸排出量和总酸排出量明显减少（与对照组比较）；还能减少冰醋酸引起的小鼠扭体反应发生率，说明海螵蛸有制酸止痛作用。

2. 收敛止血作用　海螵蛸所含碳酸钙成分对肠黏膜有收敛作用，故能止泻止血，对溃疡病及其引起的出血、穿孔等均有较好的疗效。外用对皮肤、黏膜能收敛止血，皮肤伤口出血撒上海螵蛸粉能立即止血，用海螵蛸粉海绵作局部止血剂亦有很好的止血作用。本品还有吸湿性及抑菌作用。

3. 接骨作用　取陈年海螵蛸和新鲜海螵蛸（经高压消毒）分别植入家兔双侧桡骨中 1/3 处用手锯造成的 1cm 全缺损中。术后 2 周、4 周摄 X 线片检查，发现海螵蛸有明显的促进骨缺损修复的作用，其中陈年海螵蛸的作用更为明显。

4. 抗肿瘤作用　实验表明，海螵蛸粉的 1% 二乙胺四乙酸二钠提取物对小鼠肉瘤 S_{180} 有明显抑制作用。

【临床应用】

1. 胃、十二指肠溃疡病　海螵蛸粉、白及粉各 4.5g，氢氧化铝凝胶 25mL。混合拌匀后，温开水 1 次送服，每日 3 次。同时配合胃肠减压、抗菌消炎、禁食等措施。治疗胃、十二指肠溃疡穿孔 31 例，治愈 29 例，好转 1 例，总有效率为 96.8%。

2. 各种出血　海螵蛸粉与淀粉制成胶性止血海绵，用于牙科拔牙止血。观察治疗 283 例，1~3 分钟即可止血。海螵蛸止血海绵用于鼻部手术止血，观察 100 例，除 6 例外，94 例均获满意效果。本品配当归、土鳖虫、刺猬皮、冰片制成痔疮止血栓，治疗痔疮及肛裂出血 378 例，总有效率达 94.4%。

3. 疟疾　海螵蛸粉 3g，白酒或黄酒 10mL，混合拌匀后，1 次服完。1~3 次能产生效果。观察 45 例，症状消失 39 例，经 7~10 个月复查，复发率仅为 9.1%。

4. 胃痛吐酸　①乌贼散：海螵蛸 90g，浙贝母 30g。共研细末，每服 3~6g，饭前温开水服，每日 3 次。②海螵蛸 7.5kg，煅瓦楞子、炒延胡索、浙贝母、甘草各 2.6kg，白屈菜浸膏 0.6kg。粉碎为散剂，过 120 目筛。每日服 2 次，每次 3g。治疗 30 例，痊愈率为 83.3%。

5. 沙眼　采用 10% 的可卡因眼液滴入结膜囊，在穹隆部结膜下注入少量 20% 利多卡因注射液。眼睑拉钩翻转眼睑，用轮状镊子夹住睑结膜及穹隆部结膜稍微用力向前拉，分次把滤泡的内容物挤出，再将高压消毒的海螵蛸尖端紧贴在二眦部及穹隆部的病变部位，来回摩擦使沙眼的滤泡基本消失为止，然后用消毒棉签拭去残血，滴入 0.1% 利福平眼药水，涂 0.5% 四环素可的松眼膏。治疗沙眼 39 只，痊愈 32 只眼，好转 7 只眼。

6. 褥疮　将海螵蛸药粉撒在已消毒疮面上，以全部撒满为度，用纱布包好，视分泌物情况每隔 2~3 天换药 1 次。治疗 20 例，痊愈 9 例，显效 7 例，有效 4 例。

7. 子宫糜烂　海螵蛸、蛇床子各 1 份，制大黄 3 份，研末备用，于月经干净后每晚临睡前取 3g 直接敷于患处，每晚 1 次，7 次为 1 疗程。治疗 42 例，治愈 35 例，显效 5 例，无效 2 例，总有效率为 95.2%。

【毒副作用】　海螵蛸（鲜品）中的 5 - 羟色胺及另一种可能是多肽类的物质，在乌贼的脑、鳃、心含量较多。人食乌贼后，中毒引起肠蠕动失调，可能即由此种物质所致。

参 考 文 献

1. 李兰，等. 现代中药研究与实践，2009，23（2）：52.

2. 王慧，等. 中国热带医学，2010，10（6）：713.

3. 沈亚芬，等. 中国药业，2010，19（10）：87.

4. 卢少海，等. 食品与药品，2014，16（1）：65.

5. 郭一峰，等. 中药材，2007，30（8）：1042.

莲 子

【别名】 莲实，莲蓬子，胡莲子，红莲米，莲子肉。

【来源】 为睡莲科植物莲 *Nelumbo nucifera* Gaertn. 的干燥成熟种子。

【性味】 甘、涩，平。

【功能主治】 补脾止泻，止带，益肾涩精，养心安神。用于脾虚泄泻，带下，遗精，心悸失眠。

【主要成分】 含多量的棉籽糖（Raffinose）、淀粉、蛋白质、脂肪、碳水化合物、天门冬酰胺、β-谷甾醇及钙、磷、铁等。子荚含荷叶碱（Nuciferine）、N-去甲基荷叶碱、氧化黄心树宁碱（Dxoushinsunine）和N-去甲亚美罂粟碱（N-Norarmepavine）、原荷叶碱、肉豆蔻酸、棕榈酸、油酸、亚油酸、亚麻酸等。

【药理作用】

1. 抗癌作用 莲子所含生物碱有抑制鼻咽癌的能力，抗癌主要成分为氧化黄心树宁碱。

2. 增强免疫功能作用 给大鼠饲喂含莲子粉的饲料，能使大鼠胸腺皮质中T淋巴细胞数明显升高，表明莲子有增强免疫功能的作用。

3. 抗氧化及抗衰老作用 莲子糖蛋白、莲子多酚、莲子有机提取物和水提取物均具有潜在的抗氧化活性，能起到自由基清除剂的效用。莲子多糖能提高某些酶的活性，有较好的抗衰老作用，提示莲子多糖类成分可能是莲子抗衰老的主要活性成分。

4. 抑菌作用 莲子多酚对金黄色葡萄球菌、沙门菌、大肠杆菌、枯草芽孢杆菌和李斯特菌均有抑制作用。

【临床应用】

1. 神经衰弱，心悸失眠 莲子、枣仁、茯苓、黄芪、远志、人参、当归等，水煎服，可治疗心悸、虚烦不眠，有镇静作用。

2. 遗精 莲子120g，猪肚1个，将莲子放入洗净的猪肚中，炖熟，肉汤同服。或用莲子、山药、银耳煎汤，加入鸡蛋1~2个，加砂糖适量，服用，有一定疗效。

3. 脾虚久泻 莲子、茯苓、补骨脂、六神曲各9g，山药15g。水煎服有效。本品与党参、茯苓、山药等配伍，方为参苓白术散；与粳米、茯苓配伍，加入砂糖熬膏服用，名为莲肉粳米膏。补脾养胃，固涩止泻效果好。

4. 乳糜尿 莲子60g，生黄芪、丹参、山药、芡实各30g，茯苓、土地黄、陈皮各15g，泽泻、茜草根各12g，萆薢18g，金樱子24g，五倍子（研粉冲服）3g。每日1剂，分2次煎服，15天为1个疗程。治疗30例，经1个疗程治疗，治愈16例，好转12例，无效2例，有效率为93.3%。

参 考 文 献

1. 曾绍校，等. 热带作物学报，2012，33（11）：2110.
2. 邓添华，等. 生物加工过程，2012，10（6）：47.

麻 黄 根

【别名】 苦椿菜。

【来源】 为麻黄科植物草麻黄 *Ephedra sinica* Stapf 或中麻黄 *Ephedra intermedia* Schrenk et C. A. Mey. 的干燥根和根茎。

【性味】　甘、涩，平。

【功能主治】　固表止汗。用于自汗，盗汗。

【主要成分】　含生物碱类化合物如麻黄根碱 A、B、C、D 和阿魏酰组胺及酪氨酸甜菜碱、麻黄根素 A；黄酮类如麻黄宁 A、麻黄宁 B、麻黄宁 D、芹菜素、山奈酚、槲皮素等化合物；酯类如三羟基 – 10 – 十八碳烯酸酯、邻苯二甲酸二（2 – 二乙基己基）酯等；糖苷类如豆甾醇 – 3 – O – β – D – 吡喃葡萄糖苷以及多糖类、有机酸类、微量元素等。

【药理作用】

1. 对血压的影响　主要为降压作用。麻黄根的甲醇提取物 2g/kg 静注，有明显的降压作用。本品含有多种降压成分，如大环精胺生物碱——麻黄根碱 A、B、C、D 均有降压作用，其中 B 的作用最强，静注 0.1～3mg/kg 对正常和自发性高血压大鼠及犬均有降压和减慢心率的作用，且与剂量成正相关；还能抑制豚鼠由电刺激节前神经和乙酰胆碱对神经节诱发的输精管收缩反应，但对血管紧张素引起的血压升高没有影响，故麻黄根碱 B 的降压作用可能与阻断神经节有关。麻黄根碱 A 氢溴酸盐静注 1.5～1.8mg/kg，均可引起大鼠血压的显著下降。另外阿魏酰组胺，麻黄根碱（ephedradine）A，麻黄根双黄酮 A、B、C、D 和酪氨酸甜菜碱都具有降压作用。

2. 止汗作用　麻黄根生物碱部分能够抑制低热和烟碱所致的发汗。

3. 抗肿瘤作用　从麻黄根中分离得到麻黄根素 B 具有较强的体外抗肿瘤活性，对 HeLa 宫颈癌细胞、SGC – 7901 胃癌细胞、HepG$_2$ 肝癌细胞的生长均有一定的抑制作用。

【临床应用】

1. 腋、足臭汗症　麻黄根、明矾、枯矾、密陀僧、煅牡蛎等，研细末后等量混匀，取药 200g，酒精加至 1000mL，浸泡 1 周后过滤分装备用。每日 1 次外擦，以局部少汗或无汗为度。治疗观察足臭汗症 184 例，痊愈 168 例（91.3%），有效 16 例（8.7%），总有效率为 100%；治疗腋臭汗症 58 例，痊愈 21 例（36.2%），有效 32 例（55.2%），无效 5 例（8.6%），总有效率为 91.4%。

2. 虚汗　麻黄根、黄芪等份，研粉，用面糊做丸，梧桐子大，每服 6g，每日 2～3 次，治疗虚汗有效。麻黄根 60g，当归、黄芪各 30g，水煎服，每日 1 剂，治疗产后虚汗不止有较好疗效。

参 考 文 献

1. 岳乐乐，等. 中国药师，2015，18（8）：1383.
2. 吴和珍，等. 亚太传统医药，2008，11（4）：144.

覆 盆 子

【别名】　覆盆，小托盘。

【来源】　为蔷薇科植物华东覆盆子 *Rubus chingii* Hu 的干燥果实。

【性味】　甘、酸，温。

【功能主治】　益肾固精缩尿，养肝明目。用于遗精滑精，遗尿尿频，阳痿早泄，目暗昏花。

【主要成分】　含枸橼酸、苹果酸等有机酸及糖类和维生素 C、维生素 A 样物质，还含对羟基间甲氧基苯甲酸、对羟基苯甲酸、没食子酸、椴树苷、鞣花酸。

【药理作用】

1. 抗衰老作用　实验表明，覆盆子可防止 D – 半乳糖引起的小鼠学习记忆功能障碍和脑组织 MAO – B 活性的升高，说明覆盆子具有改善学习记忆能力和延缓衰老的作用。

2. 抗 HBV 病毒作用　实验表明，覆盆子提取物能够降低北京鸭血液中的 HBV DNA 浓度，并且抑制 HBV DNA 聚合酶的活性，有抗 HBV 病毒的作用。

3. 免疫功能增强作用 覆盆子水提取液具有促进胸腺内某些细胞合成 LHRH 样物质的作用。有报道，LHRH 及其类似物 LHRH－A 具有促进胸腺细胞增殖和改善老年大鼠胸腺衰退的作用，故促进胸腺合成 LHRH 可能是覆盆子水提取液促进细胞免疫机能的途径之一。

4. 调节性腺轴作用 覆盆子能增强下丘脑－垂体－性腺轴功能而且具有延年益寿之功。覆盆子水提取液能降低下丘脑的 LHRH，垂体 LH、FSH 及性腺 E_2 的水平，升高睾酮水平，覆盆子对性腺轴的调控作用可能是其"补肾涩精"的药理基础。覆盆子还有雌激素样作用。

5. 抗菌作用 研究表明，覆盆子具有抑菌作用。本品煎剂对葡萄球菌有抑制作用，对霍乱弧菌也有抑制作用。

6. 清除自由基的作用 覆盆子提取物对肝、脑、心、肾匀浆中的脂质过氧化均有较强的抑制作用，并有明显的量效关系。

7. 抗肿瘤作用 覆盆子所含的毛莓总皂苷对直肠腺癌细胞 $HR6_{348}$、黑色素癌细胞 A_{375}、人皮肤 T 细胞淋巴瘤细胞 Hut－78 有良好的体外抗肿瘤活性。

【临床应用】

1. 肾炎 覆盆子根 200g，猪瘦肉 60g，加水 1500mL，煎至 150mL，内服，连服 3 剂。治疗 45 例，全部治愈。

2. 不孕 覆盆子、白术、人参、怀山药、神曲，水煎服，治疗妇人胸满少食不受孕，有一定疗效。

参 考 文 献

1. 杜龙飞，等 . 天然产物研究与开发，2014，26（12）：1957.
2. 刘明学，等 . 食品科技，2009，34（7）：163.

桑 螵 蛸

【别名】 桑蛸，猴包儿，螳螂壳，螳螂子。

【来源】 为螳螂科昆虫大刀螂 *Tenodera sinensis* Saussure、小刀螂 *Statilia maculata*（Thunberg）或巨斧螳螂 *Hierodula patellifera*（Serville）的干燥卵鞘。以上三种分别习称"团螵蛸""长螵蛸"及"黑螵蛸"。

【性味】 甘、咸，平。

【功能主治】 固精缩尿，补肾助阳。用于遗精滑精，遗尿尿频，小便白浊。

【主要成分】 主要含蛋白质、氨基酸、磷脂类、脂肪、糖等，其中蛋白质占 58.5%，脂肪占 11.95%，糖占 1.6%，粗纤维占 20.16%，有对羟基苯乙醇、对羟基苯甲醇、3－苯基－1,2－丙二醇、胆甾醇 N－（3,4－二羟基苯基乙基）乙酰胺和 2,4－二丁基苯甲醇等。此外桑螵蛸还含有 Fe、Cu、Zn、Mn、I、Co、Cr、Ni 等 20 余种微量元素及 K、P、Ca、Na、Mg 等宏量元素。

【药理作用】

1. 抗利尿作用 桑螵蛸的 70% 乙醇提取物能有效减少大鼠尿量，有一定的抗利尿作用。

2. 提高免疫能力作用 桑螵蛸的 70% 乙醇提取物能增加幼年小鼠免疫器官如胸腺、脾脏的重量，有提高免疫功能的作用。

3. 促进生殖能力作用 桑螵蛸提取物能明显提高生殖腺体的重量，有促进生殖能力的作用。

4. 抗氧化作用 桑螵蛸的乙酸乙酯提取液具有较强的抗氧化活性。低密度脂蛋白氧化病变是血管胆固醇积累的开始，抑制低密度脂蛋白的氧化可以有效阻止血管壁斑痂的形成。

5. 抗菌作用 桑螵蛸挥发油提取物对耐甲氧西林金黄色葡萄球菌（MRSA）的生长表现出抑制效应。

【临床应用】

1. 遗尿症 桑螵蛸散加减：桑螵蛸 10g，益智仁 10g，煅龙骨 15g，龟甲 15g，党参 10g，茯苓 10g，黄芪 10g，石菖蒲 10g，远志 10g，麻黄 3～10g（上方为 5～8 岁儿童用量），可根据年龄进行增减。面色㿠白、畏寒肢冷、小便清长者加附子、肉桂、菟丝子；脾虚甚者加山药、莲子。水煎 2 次，每次 100～150mL，混合后分早晚 2 次服用。治疗 100 例，痊愈 67 例，有效 27 例，无效 6 例，总有效率为 94%。

2. 遗精白浊、盗汗 桑螵蛸、白龙骨等份，研细粉，每次服 6g，每日 2 次，空腹淡盐水送服，有一定疗效。

参 考 文 献

1. 魏暑飔，等. 药学研究，2013，32（5）：257.
2. 徐明哲，等. 安徽农业科学，2012，40（32）：15722.
3. 仲建刚，等. 河北中医，2008，30（5）：484.
4. 司怡然，等. 中国微生态学杂志，2014，8（26）：874.

芡 实

【别名】 鸡头果，鸡头实，刀芡实，黄实。

【来源】 为睡莲科植物芡 *Euryale ferox* Salisb. 的干燥成熟种仁。

【性味】 甘，涩，平。

【功能主治】 益肾固精，补脾止泻，除湿止带。用于遗精滑精，遗尿尿频，脾虚久泻，白浊，带下。

【主要成分】 含有 2,4 - 甲基胆甾醇 - 3β - O - 葡萄糖苷、2,4 - 乙基胆甾醇 - 3β - O - 葡萄糖苷及豆甾醇 - 3β - O - 葡萄糖苷、5,7,4' - 三羟基 - 二氢黄酮、5,7,3',4',5' - 五羟基二氢黄酮和 4',5,7 - 三羟基黄酮等二氢黄酮、木脂素苷异落叶松树脂醇 - 9 - O - β - D - 吡喃葡萄糖苷、木脂内酯、树脂原儿茶酸、没食子酸、没食子酸乙酯、β - 谷甾醇、胡萝卜苷等，还含有蛋白质、脂肪、核黄素、尼克酸、维生素 C 及钙、磷、铁、硒等微量元素。

【药理作用】

1. 改善肾功能 芡实合剂（芡实、生黄芪、淫羊藿、忍冬藤、白术、泽泻各 12g，车前 15g，薏苡仁 30g，丹皮、生大黄、五味子各 10g，甘草 6g）能明显改善慢性肾功能不全者的肌酐（Scr）、总胆固醇（TC）、血红蛋白（Hb）、高密度脂蛋白（HDL）、尿素氮（BUN）、甘油三酯（TG）、白蛋白（Alb）浓度，与对照组相比有显著性差异。临床应用也表明芡实有明显的消蛋白尿作用，可使慢性肾炎患者尿蛋白量明显降低或转阴。

2. 抗氧化作用 芡实的乙醇 - 三氯甲烷（2:1）、水、80% 乙醇、95% 甲醇、正丁醇提取物均具有不同程度的抗氧化活性。芡实多糖对羟自由基和超氧阴离子有清除作用，且作用强度随多糖浓度增大而增加。

3. 抗心肌缺血作用 芡实水提取物对后缺血心脏功能有改善作用，减少心脏缺血再灌注的损伤可能与芡实的活性成分糖脂类化合物能诱导 TRP - 32 和硫氧还蛋白 - 1 的表达有关。

4. 抗疲劳作用 芡实多糖能显著提高小鼠负重游泳时间，能改善机体的能量代谢，加速肝糖原的分解供能，减少蛋白质和含氮化合物的分解，从而降低血尿素氮的含量，具有抗疲劳作用。

5. 降血糖作用 芡实壳提取物对与调节血糖相关的基因蛋白酪氨酸磷酸脂酶 1B 基因的表达起到一定的抑制作用，改善胰岛素信号转导的畅通，也能促进胰岛素受体底物 - 1 表达水平的提高，减弱胰岛素抵抗作用。

6. 其他作用 芡实多糖对金黄色葡萄球菌、酿酒酵母、枯草杆菌和大肠杆菌有抑制作用。芡实乙醇、乙酸乙酯、正丁醇提取物均能起到延缓衰老、改善学习记忆能力的作用。芡实中的硒还能抵抗某些化学致癌物质。

【临床应用】

1. 乳糜血尿 以自拟芡实黄芪防己汤为基础方分型加减治疗 13 例乳糜血尿病人，9 例临床痊愈，显效 2 例，有效 2 例，总有效率 100%。

2. 慢性肠炎 生芡实 300g，生鸡内金 150g，面粉 750g。上药研末，与面烙成焦饼。成人为 10 日量，每日分 2 次服食，10 日为 1 疗程。小儿量酌减。共治疗 78 例，第 1 疗程治愈 12 例，有效 51 例，无效 15 例；第二疗程治愈 30 例，有效 28 例，无效 8 例；第三疗程治愈 12 例，有效 19 例，无效 5 例；三个疗程总有效率为 93.6%。

3. 遗精、滑精 芡实、沙苑蒺藜、莲须各 20g，龙骨、牡蛎各 10g，水煎服，每日 1 剂，有效。

参 考 文 献

1. 刘琳，等. 中华中医药杂志，2015，30（2）：477.

2. 孙海林，等. 中药材，2014，37（11）：219.

3. 李湘利，等. 食品与发酵工业，2014，40（11）：104.

4. 李美红，等. 中国天然药物，2007，5（1）：24.

第二十一章 外 用 药

凡在体表、某些黏膜或创伤组织等部位应用，具有杀虫止痒、消肿散结、化腐排脓、生肌收敛、止血止痛作用的药物，均称为外用药。主要用于治疗痈疽、疮疖、疥癣、外伤、蛇虫咬伤、烧伤以及五官科疾患等。用法包括膏贴、涂搽、敷、掺、熏、洗、浸、浴、点眼、灌耳、滴鼻、吹喉及药丁插入瘘管等。外用药由于性能不同，而有不同的用途。本书介绍的外用药主要有土荆皮、硫黄、雄黄、轻粉、藤黄、樟脑、木鳖子、木槿皮、白矾、炉甘石、密陀僧。

其中有杀虫止痒者，如硫黄、白矾、轻粉、樟脑、木槿皮、炉甘石等，用于疥癣、湿疹、痒疹等皮肤病；有消肿散结者，如木鳖子等，用于疮疡初起，焮肿热痛；有化腐排脓者，如轻粉、雄黄等，用于疮疡已溃，脓腐较多；有生肌收口者，如炉甘石等，用于疮疡已溃，脓汁将尽，疮口未收者；有收敛护肤者，如白矾、炉甘石、密陀僧等，用于收敛，止血，润滑，护肤。

一些外用药有剧毒，如轻粉等，在使用时要注意：①不可内服；②不可撒布溃疡面和黏膜上；③尽量不用油调和，以防透皮吸收而中毒；④在使用前后要注意环境保护，不可随便丢弃。

现代研究表明，外用药多有以下几方面的药理作用：

1. 杀灭病原体作用 硫黄可杀真菌，驱疥虫；雄黄可治疗阴道滴虫病等。此外，水银、轻粉有抗螺旋体的作用。

2. 抗菌、抗病毒作用 近年对抗菌、抗真菌及抗病毒的中药做了大量筛选，发现明矾、雄黄、轻粉、胆矾对金黄色葡萄球菌等常见化脓菌有抗菌作用。枯矾、五倍子等对绿脓杆菌有效。雄黄、白矾、狼毒、猫眼草、白芥子、胆汁、蛇床子、儿茶、甘松等均有抗结核杆菌的作用。血竭、水银、轻粉、密陀僧、冰片、樟脑、白矾、枯矾有显著的抑制单纯性疱疹病毒的作用，可治疗病毒性角膜炎。

3. 局部刺激作用 有些外用药对皮肤黏膜有一定的刺激作用，可使用药部位发红和充血。如接触药物时间较长或药物本身有较强的刺激性，可能起泡，甚至生脓疱，中药的原发性刺激反应，也可使动物皮肤形成实验性皮炎。樟脑等可刺激皮肤冷觉感受器，使局部皮肤有清凉感，还可影响肌肉、关节，减轻深部炎症和疼痛。轻粉刺激口腔黏膜，可致溃疡。斑蝥能发泡引赤，刺激性很强。

4. 收敛止血作用 收敛药与创面或黏膜接触时，能使表层细胞的蛋白质凝固，形成保护膜，使局部免受刺激，且可使局部血管收缩，减少充血，又可减少渗出，如白矾、炉甘石等。白矾有强大的收敛作用，可用于治疗子宫脱垂、直肠脱出及内痔、痔核等。

5. 保护及润滑皮肤作用 有些外用药可保护皮肤和黏膜的炎症部位或溃疡面，一些不易吸收的粉末，在用药部位不被溶解，但能从组织或炎症部位吸取水分，形成一层薄膜，从而减轻炎症，如滑石粉、炉甘石等，称为保护药。尚有一些缓和性的油脂类药物，不易被吸收，可软化滋润皮肤，常用作赋形剂以延长其他药的作用时间，如花生油、胡麻油、猪脂、蜂蜡等，称为润肤药。蜂蜜不但能润护皮肤，治疗烧伤、冻伤、乳头裂，且对黏膜有润滑作用，能治疗便秘、蛔虫性肠梗阻。

6. 局部麻醉作用 外用麻药，古书曾有记载，如樟脑等具有表面麻醉作用。

7. 其他作用 有的外用药可治疗疣类、斑秃、皮肤癌及银屑病等。

土 荆 皮

【别名】 金钱松皮，土槿皮，荆树皮。

【来源】 为松科植物金钱松 *Pseudolarix amabilis*（Nelson）Rehd. 的干燥根皮或近根树皮。

【性味】 辛，温；有毒。

【功能主治】 杀虫，疗癣，止痒。用于疥癣瘙痒。

【主要成分】 含土槿皮酸（土槿皮二萜成分）类成分，主要有土槿甲酸、土槿乙酸、土槿丙酸（Pseudolaric acid A、B、C）、土槿丁酸、土槿戊酸及土槿丙二酸，此外尚含鞣质、挥发油、多糖，三萜类、β-谷甾醇等。

【药理作用】

1. 抗真菌作用 土荆皮酊剂或醇浸出物对奥杜盎小芽孢癣菌、铁锈色小芽孢癣菌、红色癣菌、玫瑰色癣菌、紫色癣菌、叠瓦癣菌、许兰黄癣菌、絮状表皮癣菌、石膏样癣菌、白色念珠菌等均有不同程度的抗菌作用，其中以土槿皮酸作用最强，抗菌范围广，对玫瑰色癣菌、许兰黄癣菌、絮状表皮癣菌等在0.1mg/mL 浓度时即有杀菌作用；土荆皮中酚性、中性成分抗菌作用较差；鞣质成分作用最差。有研究比较了土荆皮与黄柏、黄芩对白色念珠菌的抑制作用及土荆皮与黄连、龙胆草对石膏样癣菌的抑制作用，结果均以土荆皮的抑菌作用为最强，亦有报道其水煎液对致病真菌生长也有抑制作用，但无直接杀灭作用。临床用 20% 或 40% 土荆皮酊治疗体癣、股癣有一定疗效，对叠瓦癣的疗效更为显著。挥发油中所含的龙脑对部分致病性皮肤真菌亦有明显抑制作用。

2. 止血作用 由土荆根皮醇提取物制成的庐山二号止血粉，对犬股动脉出血、肝与脾创面出血、断肢伤面出血等，皆有一定的止血作用。药物受潮后止血作用减弱，且吸收不理想。

3. 抗生育作用 土槿甲、乙酸对大鼠、家兔及狗均有抗生育作用。土槿乙酸在剂量为 10～40mg/kg 时即有明显的抗早孕作用，土槿甲酸经口服、皮下及阴道给药均能产生明显的抗早孕作用，主要是抑制卵子的受精能力，对精子活力及受精能力无影响，交配前 4 天每天给雌鼠口服土槿皮酸 20mg/kg 有一定的抗生育效果。另有报道，土槿乙酸苷抗小鼠早孕的作用也很显著，其 ED_{50} 为（128.83 ± 4.27）mg/kg。

4. 抗癌作用 土槿乙酸苷以最终浓度处理培养人体肝癌细胞，其杀伤率为 42.9%，细胞增殖抑制率为 56.7%～96.9%，蛋白质含量抑制率为 64.5%，提示土槿乙酸苷有明显的抗肝癌活性。土槿乙酸对肿瘤细胞株 MGC_{80}、MCF_7、K_{562} 均有较强的抑制作用，IC_{50} 分别为 $5 × 10^{-6}$ mol/L、$1 × 10^{-5}$ mol/L 和 $2 × 10^{-6}$ mol/L；采用荧光双染法观察 K_{562} 细胞的 DNA 含量及药物对细胞核形状的影响，在药物浓度为 10^{-6} mol/L 时，荧光镜下可见 70% 细胞发生凋亡，PI 染成红色的坏死细胞较少，多由 $Hothess_{33342}$ 染成蓝色，凋亡细胞核中 DNA 聚集成块，凋亡小体增多；电泳法测定药物浓度为 10^{-6} mol/L 时，48 小时后出现梯状带。土槿甲酸有类似结果。

5. 致胆囊硬化作用 土荆皮 1000g，用 75% 乙醇 1000mL 浸泡 2 天后，渗漉 24 小时，取滤液加 2g 冰醋酸、1g 苯甲酸制成复方土荆皮酊。实验表明，此复方土荆皮酊能完全破坏家兔胆囊黏膜，并引起胆囊壁的慢性炎症和纤维化瘢痕改变，使胆囊纤维化自截，同时对邻近肝胆组织无明显损害。

6. 抗血管生成作用 土槿乙酸具有抑制体内新生血管形成的活性。使用土槿乙酸（0.625～5μmol/L）作用 24 小时，能显著抑制 VEGF 促无血清培养的人脐静脉内皮细胞（HUVECs）的增殖；土槿乙酸（0.313～2.5μmol/L）作用 24 小时，可以剂量依赖方式强力阻断 VEGF 促无血清培养的 HUVECs 的血管生成。

【临床应用】

1. 手足癣感染 用土荆皮、蛇床子、黄柏、没食子、枯矾等制成药液浸泡患足，每日 2～3 次。治疗 50 例，全部治愈，治愈率为 100%。取土荆皮 200g，苯甲酸 60g，水杨酸 30g，冰片 20g，氮酮 10g，1,2-丙二醇 250mL，95% 乙醇适量。将土荆皮粉碎成粗粉，置有盖容器中，加入 95% 乙醇 700mL 浸泡 7 天，取其滤液，加入苯甲酸、水杨酸和冰片搅拌使溶，再加入氮酮及 1,2-丙二醇，95% 乙醇加至 1000mL，混匀，制备成复方土荆皮醇溶液，临床用于治疗脚癣，效果较好。复方土槿皮酊外涂患处，每天 3 次，20 天为 1 疗程，期间若脱屑严重，可暂停药 3、5 天。治疗 40 例，总有效率为 95%。

2. 局部神经性皮炎 土荆皮、蛇床子、百部根、五倍子、密陀僧、轻粉，共研细末备用，先以皂角水煎液洗患处，再以原醋调药粉呈糊状，涂敷患部，上盖一层油纸，以保持药物湿润，每日 1 次，治疗效果良好。

3. 银屑病 复方土槿皮酊外搽，配合氦－氖激光照射治疗，取得较好效果。

4. 念珠菌性阴道炎 土荆皮中药消毒剂是经酒精提取制备而成的溶液，用30%的消毒液作用2分钟，对载体上白色念珠菌的平均杀灭率均达99.90%以上。该中药消毒液对白色念珠菌有很好的杀灭效果。

5. 鹅掌风 苦参10g，地骨皮10g，土荆皮15g，侧柏叶10g，花川椒10g，大枫子肉10粒，皂荚2条，明矾15g，蛇床子10g，白鲜皮10g，共研细末，另加白凤仙梗2枝挤汁，醋调和涂于患处，效果满意。黄柏510g，土荆皮200g，蛇床子50g，打成粗粉浸泡3天后渗滤，加75%乙醇至1000mL，加水杨酸80g，苯甲酸60g，樟脑10g，搅拌，过滤，装瓶备用。将患手浸泡于此药液中半小时后，再用药液搽患处。每日3次。治疗210例，痊愈187例，好转23例。

【毒副作用】 小鼠静脉给药后，出现痉挛，头颈部强直，5分钟左右痉挛缓解，呈无力弛缓状态、张口呼吸等中毒症状，3小时后逐渐恢复，死亡多在24小时内。土槿甲酸对大鼠及狗的中毒作用主要表现在消化系统，有厌食、呕吐、稀便、便血现象，病理检查见肠壁血管高度扩张，肠黏膜破坏出血。但狗的心、肝、肾、脑及其他脏器未见显著病理变化，对胃肠黏膜的损害随剂量增大而加重。土槿乙酸给猴的总剂量达0.882g时，除骨髓象检查可见细胞增生及轻度核左移倾向外，未见其他脏器的功能及组织学异常变化；其毒性只见实验动物的症状表现，在临床运用上目前还缺乏有关中毒及救治的报道，故临床使用时应严格控制剂量，不可内服。

参 考 文 献

1. 李晓翠，等. 现代中西医结合杂志，2014，23（29）：3301.
2. 霍妍. 世界最新医学信息文摘，2013，13（18）：296.
3. 闫志慧，等. 现代医药卫生，2010，26（4）：507.
4. 杨淳彬，等. 天然产物研究与开发，2009，21：341.
5. 冯苏秀，等. 中草药，2008，39（1）：10.

硫　黄

【别名】 石硫黄，光明硫黄，黄硇砂，昆仑黄，黄牙。

【来源】 为自然元素类矿物硫族自然硫；或用含硫矿物加工制得。

【性味】 酸，温；有毒。

【功能主治】 外用解毒杀虫疗疮；内服补火助阳通便。外治用于疥癣，秃疮，阴疽恶疮；内服用于阳痿足冷，虚喘冷哮，虚寒便秘。

【主要成分】 主要含硫，并杂有砷、铁、硒等。

【药理作用】

1. 杀灭疥虫、杀菌作用 在体温时，硫与皮肤接触可生成硫化氢，有杀灭疥虫的作用；并可能由于某种微生物或上皮细胞的作用，而氧化成五硫黄酸，因而有杀菌作用。硫黄燃烧能放出二氧化硫气体，对虫、菌等微生物有杀灭作用；但对人有一定毒性。

2. 镇咳、祛痰作用 硫黄及其升华物硫有一定镇咳、消炎作用，可使各级支气管慢性炎症细胞浸润减轻，并使各级支气管黏膜的杯状细胞数有不同程度减少。小鼠酚红排泌实验表明，给小鼠灌服硫黄或其升华物硫，可促使酚红自支气管排泌，表明硫黄或硫具有祛痰作用。

3. 抗炎作用 硫黄及其升华物硫对大鼠甲醛性"关节炎"有明显疗效。升华硫还能降低大鼠毛细血管因注射蛋清而产生的渗透性增高；其900mg/kg剂量的抗炎作用与600mg/kg的水杨酸钠效果相似。

4. 镇静作用 硫黄对水合氯醛、乙醇引起的睡眠无明显影响，但能明显增强氯丙嗪及硫喷妥钠的中枢抑制作用，说明硫黄对脑干也有抑制性影响，有一定的镇静作用。

5. 缓泻作用 硫黄在体内可转变为硫化氢，刺激胃肠壁，增强胃肠蠕动，因而可使粪便软化，呈缓泻作用。此过程需要碱性环境、大肠杆菌，特别是脂肪分解酶的存在。肠内容物中脂肪性物质较多时，易产生大量硫化氢而致泻。但硫化氢在肠内产生缓慢，故其催泻作用不强，且与用量大小无关。

6. 溶解角质作用 硫黄局部应用对皮肤有溶解角质、软化表皮及脱毛（硫化钡）的作用，可用于某些皮肤病。

【体内过程】 小鼠灌胃^{35}S半小时后已有一定量吸收，6小时达到高峰，12小时仍维持较高水平，^{35}S在内脏的分布以气管、肾、肝、肺为最多，其余依次为软骨、脾、心、肌肉，12小时后自各器官排出，小部分可转移至软骨及气管沉积起来，主要从小便排出，其次从大便排出。

【临床应用】

1. 疥疮 1%复方硫黄霜（含0.5%水杨酸）每晚全身搽药1次，治疗983例，痊愈897例，显效86例，总有效率为100%；1%硫黄膏每晚全身搽药1次，治疗581例，痊愈485例，显效42例，无效54例，总有效率为90.7%。硫黄粉20g与白凡士林100g混匀后外搽患处，治疗260例，均2个疗程后痊愈。

2. 高血压 口服双黄片（硫黄粉100g，酒制大黄粉20g，制成片剂，每片0.3g），每日8片，分2次服。治疗Ⅰ、Ⅱ期高血压107例，有效率为93.4%。另有报道，服用双黄片治疗高血压，每天1次，每次1片，3个月后总有效率为83%。

3. 酒渣鼻 硫黄、大黄各等份，研细，加凉开水调糊外搽鼻部，每晚1次。治疗酒渣鼻20例，痊愈10例，显效7例，好转2例，无效1例。有人用20%硫黄软膏加灭滴灵、冰片治疗酒渣鼻，效果较理想。

4. 头皮脂溢性皮炎 先用温水洗湿头发，然后把颠倒散（硫黄、大黄等份研粉）搓到头皮上，2～3分钟后用温水洗去药粉，每3～5天1次。治疗100例，显效60例，有效31例，无效9例。

5. 婴儿湿疹 硫黄霜（含硫黄、黄连、黄柏）每日2～3次涂抹患处，治疗70例，痊愈54例，有效12例。

6. 慢性气管炎、喘咳 硫黄3斤，绿豆（磨碎，布包）1斤，加水煮2～3小时，至硫黄成松泡状时，取出绿豆，使硫黄干燥，研粉。日服1～2次，20天为1疗程。治疗213例，临床治愈40例（18.8%），显效95例（44.6%）。部分病例做了肝、肾功能及心电图、血常规检查，均未发现明显的异常改变。有人用双黄片（硫黄、大黄）治疗本病2120例，总有效率为84.9%。

7. 蛲虫病 硫黄粉内服，2～5岁每次0.3g，6～7岁每次0.5g，每天3次，进餐时服；同时每天洗涤肛门1次，并用硫黄粉扑于肛门及周围。治疗57例，用药2周后，51例连续3天做虫卵和成虫检查，结果转阴者26例，治愈率为51%，治疗期间无不良反应出现。

8. 红皮病 采用硫黄发热疗法，治疗原发性红皮病，即威－勃红皮病及续发性红皮病（续发于寻常性干癣、脂溢性湿疹、毛发红糠疹等）共7例，病期自40～150天不等，均治愈或好转。治法：以硫黄油混悬液行肌内注射，开始取0.2mL注射于臀部，以后视机体反应情况每次增加0.2mL，最大可增至2mL。10～15次为1疗程，疗程间休息1～2周，视病情需要可注射3～5个疗程。治疗时间最短者28天，最长者80天。为了防止疼痛，宜先在臀部肌注1%～2%普鲁卡因溶液后再注射本药。治疗红皮病所需的发热次数和剂量应视个体不同情况而定。

9. 阴囊、阴唇湿痒 硫黄3g左右，放入瓷杯内，用棉花搓成捻子，蘸油少许插入硫黄中，点燃捻子，直接烟熏阴阜部分（用被单围住下身，以免烟气外泄），每次1小时左右。每日或隔日1次，一般3～4次即见效。治疗5例，皆愈。熏后阴囊或两腿内侧起紫红色瘢痕，不必用药，几天后即可消失。

10. 遗尿症 盐酸丙米嗪加葱白硫黄散敷肚脐治疗小儿遗尿症，收效好。

11. 紫白癜风 硫黄、密陀僧、樟脑、煅硼砂、枯矾、冰片、轻粉，研细，用生姜切片蘸药粉搽涂患处，效果理想。

12. 腮腺炎 仙人掌2～3片，去皮、刺后捣碎如泥，加入硫黄8g调匀，摊于布上外敷腮部，每日2～3次，用药后24小时可消肿，3～4天症状消失。

【毒副作用】　本品有一定的毒性，动物中毒后可出现食欲下降、活动减少、腹胀、呼吸困难等症状，多在 3 天后死亡，病检可见少数动物肝、肾有不同程度的脂肪变性；人内服中毒剂量为 1 ~ 20g，中毒表现为乏力、头痛、头晕、耳鸣心悸、气短、恶心呕吐、腹痛泄泻，甚则便血，意识模糊，瞳孔缩小，对光反应迟钝，昏迷以至死亡。空气中硫化氢浓度过高，可直接麻痹中枢神经细胞而导致死亡。禁忌证：①全身衰弱或营养不良；②活动性肺结核及糖尿病；③心脏病及高血压；④肝肾功能障碍；⑤血液病；⑥孕妇及50 岁以上的病人。

参 考 文 献

1. 吴剑威. 中国现代中药，2011，13（5）：50.
2. 孙建国，等. 中国中医药资讯，2010，2（33）：336.

雄　黄

【别名】　明雄黄，雄黄精，黄金石，天阳石，鸡冠石。

【来源】　为硫化物类矿物雄黄族（Realgar）雄黄。

【性味】　辛，温；有毒。

【功能主治】　解毒杀虫，燥湿祛痰，截疟。用于痈肿疔疮，蛇虫咬伤，虫积腹痛，惊痫，疟疾。

【主要成分】　主含二硫化二砷（As_2S_2），并含少量其他重金属盐。

【药理作用】

1. 抗菌作用　雄黄水浸液（1∶2）在试管内对多种致病性皮肤真菌均有不同程度的抑制作用；其1/100 的浓度于黄豆固体培养基上试验，对人型、牛型结核杆菌及耻垢杆菌的生长有抑制作用；菖蒲、艾叶、雄黄合剂烟熏 2 ~ 4 小时以上，对金黄色葡萄球菌、变形杆菌、大肠杆菌、绿脓杆菌均有杀菌作用，且其抑杀效力较同浓度的黄连水溶液为强。0.12% 雄黄液体外对金黄色葡萄球菌有 100% 杀灭作用，提高浓度对大肠杆菌也有杀灭作用。

2. 抗寄生虫作用　雄黄、槟榔、阿魏、肉桂合剂有抗血吸虫作用，对感染日本血吸虫尾蚴的小鼠，于感染前 3 天开始灌服该合剂 0.2mL/20g，感染后继续给药 12 天，成虫减少率达 75.27%，动物无虫率达14.29%，无雌虫率达 42.86%。此外，雄黄还有抑制疟原虫的作用。

3. 对免疫功能的影响　本品在体外能使人淋巴细胞花结形成率降低，但此作用有可逆性，加转移因子或胸腺素可使花结形成率部分回升。家兔口服雄黄前后血象无明显变化，与对照组相比，伤寒抗体形成与墨汁廓清率亦无显著差别，但中性粒细胞的吞噬作用在经雄黄治疗后却明显减弱。雄黄对体外细胞免疫功能无明显抑制作用。

4. 抗肿瘤作用　雄黄对胃腺癌细胞株 SGC‑7901、小鼠 S_{180} 实体瘤、卵巢癌细胞株 COC_1、卵巢癌细胞株 SKOV3、人肝癌细胞株 QGY‑7703、人肝癌细胞株 BEL‑7402、人白血病细胞株 K_{562}、人肝癌细胞株HepG‑2、人胃癌细胞株 MGC‑803 和小鼠 Lewis 肺癌细胞等增殖有一定的抑制作用。

5. 其他作用　雄黄配寒水石共研末内服有避孕作用。雄黄中的砷化物有致突变、致癌作用，现已证明其可致皮肤癌、支气管癌、肝癌，并可诱发口腔、食管、喉及膀胱癌。腹腔注射、灌胃或静脉注射等不同途径给予砷化物均可引起妊娠小鼠或地鼠畸胎或死胎。

【临床应用】

1. 慢性支气管炎及支气管哮喘　雄黄 500g，白面糊为丸，制成 1000 丸。每次成人服 1 丸，10 ~ 15 岁患者服 1/2 丸，5 ~ 9 岁服 1/3 丸，2 ~ 4 岁服 1/4 丸，每日 3 次，温开水冲服。治疗慢性支气管炎 33 例，支气管哮喘 11 例，痊愈 16 例，显著好转 14 例，症状减轻 9 例，无效 5 例。

2. 带状疱疹　①雄黄、炉甘石、明矾共研细粉，加入 75% 酒精 100mL 混匀，每天搽敷 2 次，治疗

125 例，皆有效，疗程平均为 5.8 天。②雄黄散：雄黄 30g，枯矾 30g，血余炭 30g，冰片 4g，共研极细末，装瓶备用。治疗方法：患处用生理盐水清洗，将适量雄黄散用麻油调成糊状后敷上，以能覆盖患处为宜。若水疱溃破流水，可直接将雄黄散撒敷其上，效果满意。

3. 颈性头痛、眩晕 雄龙糊剂（雄黄、地龙泥等份，研末用醋调糊）外涂颈椎，每天 1 次，7~10 天为 1 疗程，治疗 35 例，显效 12 例，好转 16 例，无效 7 例。

4. 鹅掌风 取雄黄粉与梧桐油调匀成膏状，外敷患处，效果满意。

5. 疟疾 雄黄、巴豆共研细末，调糊备用，于每次发作前 5~6 小时贴于耳郭外上方乳突部位，7~8 小时后取下。治疗 500 例疟疾发作病人，随访 256 例，一次控制症状发作者 210 例，近控率为 82%，两次近控者 24 例。

6. 热带性嗜伊红细胞增多症 用雄黄试治本病多例，结果取得明显效果。用量：每次 0.12g，日服 2 次。4 天后患者气促、咳嗽均减轻，肺部啰音消失，血检白细胞由 18300/立方毫米降为 8400/立方毫米，嗜伊红细胞含量由 63% 降为 24%，X 线胸片复查与治疗前对比有明显吸收，自觉症状消失。

7. 白血病 以雄黄为主药治疗慢性粒细胞性白血病 15 例，有效率为 86.7%；用雄黄治疗慢性粒细胞性白血病 7 例，其中 3 例完全缓解，3 例部分缓解，1 例进步。

8. 破伤风 雄黄 15g，豆腐 250g（为成人 1 日量），儿童酌减。用法：将豆腐中心挖一孔，雄黄填于孔内，用挖出的豆腐覆盖，水煮 1 小时。待患者痉挛停止时将豆腐连汤分 3 次服下，连服 3 天，曾治 10 例，均愈。

9. 流行性腮腺炎 雄黄 45g，明矾 50g，冰片 3~5g，置小杯中，酌加 75% 酒精调成糊状，涂于局部。日涂 2~3 次。治疗 16 例（腮腺高度肿胀，体温在 38℃ 左右），1~2 天后即明显消肿，体温恢复正常，症状完全消失，较西药对症治疗组（计 20 例，疗程为 5~15 天）疗程明显缩短。

10. 肱骨外上髁炎 取雄黄与斑蝥按 3∶1 比例研末混匀，以蜂蜜调和，外敷患处压痛点，效果显著。

11. 骨髓增生异常综合征 雄黄粉（1g/粒）一次 1 粒，一日 2 次口服，服药 3 周，停 1 周，同时给予扶正祛邪中药煎服，治疗中高危骨髓增生异常综合征 30 例，有效率达 93.3%。

12. 蛲虫症及肛门瘙痒 ①雄黄粉加凡士林调制成纱布条塞肛门内治蛲虫病引起的肛门瘙痒。②雄黄 3g，苦参 3g，樟脑少许，研细末，用布包成小团，浸蘸香油或食醋，塞入肛门，每晚一次，可治蛲虫病。

13. 蛇虫咬伤 雄黄粉调香油外涂治疗蛇虫咬伤有效。

【毒副作用】 本品有剧毒，服用过量可引起中毒；长期服用也可造成慢性蓄积性砷中毒。亚砷离子可致局部细胞坏死，易损害心肌，可导致循环衰竭，产生休克，还可造成肝、肾损害，抑制延髓的呼吸中枢。本品遇热易分解成三氧化二砷，毒性更强，故使用本品时切忌火煅。曾有报道内服含砒雄黄急性中毒致死 3 例，中毒发病迅速，主要症状为上吐下泻，腹痛，重则尿血，血水便，发热，烦躁，甚则呼吸、循环衰竭而死亡。中毒后急救，可立即饮米醋 2 碗催吐，吐尽后服 5~6 个鸡蛋清或 2 碗豆浆护胃解毒，轻者可用防己 9g，或生甘草 10g，绿豆 100g，煎浓汁频服，每天 2 剂。预防中毒的措施：严格控制用量，入丸散用，每次 0.05~0.1g；外用时不宜大面积涂擦；不可长期应用。

参 考 文 献

1. 杨静，等．中外医疗，2015，（2）：12.

2. 刘学永，等．河北中医，2014，36（2）：175.

3. 胡少明，等．医药导报，2014，33（10）：1306.

4. 王勇，等．现代中西医结合杂志，2014，23（1）：107.

5. 廖晴，等．中药与临床，2013，4（5）：22.

6. 刘嵘，等．时珍国医国药，2007，18（4）：982.

轻　粉

【别名】　水银粉，腻粉，汞粉，峭粉，扫盆。

【来源】　为水银、白矾、食盐等经升华制成的氯化亚汞结晶（Hg_2Cl_2）。

【性味】　辛，寒；有毒。

【功能主治】　外用杀虫，攻毒，敛疮；内服祛痰消积，逐水通便。外治用于疥疮，顽癣，臁疮，梅毒，疮疡，湿疹；内服用于痰涎积滞，水肿鼓胀，二便不利。

【主要成分】　主含氯化亚汞（$HgCl$ 或 Hg_2Cl_2），又名甘汞，其干燥品含 $HgCl$ 不得少于 99.0%。

【药理作用】

1. 泻下作用　轻粉在肠内变为可溶性汞盐，能刺激肠壁引起肠蠕动增强，促进肠液分泌而产生泻下作用。亦有人认为是轻粉在肠中产生的少量易溶性二价汞离子抑制了肠壁细胞的代谢与机能活动，阻碍了肠中水分与电解质的吸收，故而导致泻下。

2. 杀菌作用　本品有广谱抗菌作用，对多种革兰阳性与阴性菌及致病性皮肤真菌均有较好的抑制作用。轻粉水浸剂（1∶3）在试管内对堇色毛癣菌、许兰黄癣菌、奥杜盎小孢子菌、红色表皮癣菌、星形奴卡菌等皮肤真菌均有不同程度的抑制作用。轻粉水浸剂对金黄色葡萄球菌、伤寒杆菌及福氏痢疾杆菌均有较强的抑制作用。

3. 抗梅毒螺旋体作用　轻粉对梅毒螺旋体不能直接杀灭，且抑制作用微弱，但可增强人体抗病能力，使梅毒病损的皮疹消退，肿大的淋巴结缩小。

4. 利尿作用　轻粉被吸收后，二价汞离子可与肾小管细胞中所含的巯基酶结合，抑制酶的活性，影响其再吸收功能，故有利尿作用，特别是在尿液呈酸性时，利尿作用更加明显。

【临床应用】

1. 显性梅毒　轻粉、熟石膏各 2.5g，混合研细末，分成 10 包，每日 1 包分 2 次服。治疗本病 664 例，有效率为 98.0%，治愈率为 85.2%。

2. 神经性皮炎　用轻粉、银朱、铅丹各 60g，嫩松香 360g，蓖麻油 90g，炼制成膏药外贴患处。治疗 42 例，总有效率为 97.6%。轻粉 15g，冰片 9g，密陀僧 15g，共研末后用生菜油调敷患处，治疗 43 例，总有效率为 95.4%。

3. 中耳炎　用 1% 轻粉混悬液滴耳，每日 2 次，每次 2~3 滴，共治急、慢性中耳炎 50 例，治愈 40 例，好转 7 例，无效 2 例，加重 1 例，总有效率为 94%。

4. 酒渣鼻　轻粉、硫黄各 15g，生大黄、百部各 50g，上药共研细末，溶于 95% 酒精 300mL 中 6~10 天，每天振摇 2 次。于每日早晚洗脸后，用毛笔蘸少许药液在皮损处涂抹 3~5 分钟，1 个月为 1 疗程。37 例患者经治疗 1~2 疗程后痊愈 34 例，好转 2 例，无效 1 例。

5. 慢性溃疡　祛腐生肌散（由红粉、轻粉、血竭、乳香、没药、儿茶、龙骨、象皮、珍珠、麝香等药组成，共研细末过 120 目筛）治疗足靴区慢性溃疡。创面常规消毒，腐肉多者需先行清创，然后将祛腐生肌散均匀撒在疮面上，以覆盖住疮面为度，外敷消毒纱布，共治疗 136 例，效果较好。

6. 尖锐湿疣　应用雪花散（轻粉 15g，冰片 3g，白矾 20g，研成细末，用时用醋调成糊状，用棉签蘸少许，涂于疣体表面）治疗，每日 2~3 次，1 周为 1 疗程，另用黄芪注射液 30mL 加入 5% 葡萄糖 250mL 中静滴，每日 1 次，15 天为 1 疗程。共治疗 76 例，治愈 72 例，有效 3 例，无效 1 例。

7. 褥疮　轻粉配当归、白蜡等制成生肌红玉膏，敷贴患处，治疗褥疮 40 例，效果良好。

8. 创面久不愈合　轻粉生肌散（含轻粉、炉甘石等）用于痔瘘术后久不愈合创面换药 68 例，能液化清除坏死组织，疗效可靠。

【毒副作用】　用阿拉伯胶制成的轻粉混悬液给小鼠灌胃的 LD_{50} 为 410mg/kg，大鼠为 1740mg/kg。急性中毒的致死量为 5 ~ 10g。本品为有毒之品，多作外用，不可长期使用。急性中毒者可见肾肿大，皮质增厚，肾小管上皮肿大坏死，表现为急性腐蚀性胃肠炎、坏死性肾病、周围循环衰竭。口服中毒者，口中有金属味及辛辣感，黏膜红肿，口渴呕吐，呕吐物呈血糊样，继则泻血便，尿少，呼吸困难，虚脱或中毒性肾病，甚则死亡。慢性中毒者以神经衰弱症候群为主，口中有金属味，流涎，牙龈肿胀出血，牙齿松动脱落，牙根部牙龈上有黑色汞线，常有恶心、呕吐、无食欲、腹痛腹泻等，还可见汞毒性震颤，呈对称性，紧张时加重。口服中毒者可用 2% 碳酸氢钠溶液或温开水洗胃，或给予牛奶、蛋清，禁食盐。应用对抗剂治疗时，误服每 0.06g 汞出现中毒时，用磷酸钠 0.324 ~ 0.65g，加醋酸钠 0.324g，溶于半杯水中，每小时服 1 次，连续 4 ~ 6 次，或应用解毒剂二巯基丙磺酸钠或硫代硫酸钠等，也可用金银花、甘草、土茯苓煎汤内服。

参 考 文 献

1. 邱恒，等. 中国中药杂志，2015，40（14）：2706.

2. 邹德利，等. 世界最新医学信息文摘，2013，13（18）：289.

3. 陆继梅，等. 新中医，2012，44（7）：157.

4. 刘钢. 浙江中医杂志，2008，43（2）：118.

5. 于俊兰，等. 中国肛肠病杂志，2007，27（6）：56.

藤 黄

【别名】 月黄，海藤。

【来源】 为藤黄科植物藤黄 Garcinia hanburyi Hook. f. 的干燥胶质树脂。

【性味】 酸、涩，凉；有毒。

【功能主治】 消肿，攻毒，止血，杀虫。用于痈疽肿毒，肿瘤，顽癣恶疮，损伤出血，牙疳蛀齿，烫火伤。

【主要成分】 含 α、β、γ - 藤黄素（α、β、γ - Guttiferin），另含藤黄酸（Morellic acid）、异藤黄酸（Isomorellic acid）、藤黄双黄酮等。种子含藤黄宁（Morellin）、异藤黄宁（Isomorellin）等。近期发现藤黄还含有木山酮、双黄酮、黄酮及其苷类、三萜类、苯并呋喃、苯并吡喃等，其中木山酮有抗肿瘤、抗结核杆菌、抗炎作用。

【药理作用】

1. 抗炎作用 藤黄各炮制品对早期渗出性炎症有明显的抗炎作用，其中荷叶制品和高压蒸制品的抗炎作用较强。

2. 抗菌、抗病毒作用 藤黄种皮中的色素藤黄宁对金黄色葡萄球菌有抑制作用，体外抑菌有效浓度为 1：10000，对若干真菌、草分枝杆菌、人型结核杆菌效果较弱，新藤黄宁也有抗金黄色葡萄球菌的作用。它们的异构体异藤黄宁和异新藤黄宁的抗原虫作用较其母体藤黄宁和新藤黄宁更强。藤黄素特别是 β - 藤黄素及 γ - 藤黄素外用对非致病性原虫有抑制作用。还有报道，藤黄对痤疮丙酸杆菌和金黄色葡萄球菌有较强的抑制作用，最低抑菌浓度（MIC）分别为 0.005mg/mL 和 0.05mg/mL。体外实验表明，藤黄在浓度为 10^{-10}g/L 时，在 Vero 细胞上对单纯疱疹病毒 2 型（HSV - 2）有抑制作用。在试管内藤黄液对 SM_{44} 病毒有抑制作用，当藤黄溶液浓度为 10^{-7}g/mL 时，对 SM_{44} - RK 的生长有抑制作用。

3. 抗癌作用 藤黄酸对人癌体外培养 HeLa 细胞及体内小鼠腹水肝癌细胞均有抑制作用。藤黄酸、异藤黄酸对 S_{37}、S_{180}、ARA_4、W_{256}、ECA、肝癌腹水型等 6 种动物瘤株均有明显抑制作用，其肿瘤抑制率或生命延长率达 32.9% ~ 80.0%。体外实验表明，藤黄对人体肝癌$_{7402}$细胞和实验宫颈癌细胞有明显抑制和杀伤作用，其抗癌作用与药物浓度和作用时间呈正相关。与常用的几种抗癌药抗癌作用的比较表明：藤黄的抑癌作用比喜树碱、石蒜碱内胺盐和漳州水仙碱都明显。采用小鼠移植性肝癌瘤内用药方法观察不同抗癌药的效果，结果表明，藤黄酸单次局部注射的抑瘤率为48.7%，比去甲斑蝥素（31.3%）、阿霉素（26.2%）、5-氟尿嘧啶（37.5%）等常用抗癌药的抑癌率均高。有报道，从藤黄中提取出新的抗肿瘤成分藤黄 II 号对小鼠白血病 L_{1210} 细胞的抑制作用优于藤黄酸，对艾氏腹水癌、P_{388}、ARS 腹水癌及 Lewis 肺癌等实体瘤亦有明显抑制作用，腹腔注射及口服对 La_{795} 肺腺癌的肺转移亦有明显抑制作用。采用 MTT 比色法、形态学观察和流式细胞术（FCM）分析研究藤黄酸对胰腺癌细胞株 PC_3 的作用，结果表明，藤黄酸作用后的细胞间接触松散，胞浆中颗粒增多，细胞周围出现碎片，部分死细胞漂浮。藤黄酸对胰腺癌细胞株 PC_3 的抑制作用与作用时间有一定的依赖关系，即药物作用时间越长则抑制率越高，而药物浓度与抑制率关系不明显。流式细胞术分析发现，用药后细胞发现凋亡峰，提示藤黄酸可抑制 S 期细胞向 G_2/M 期移行，说明藤黄酸对胰腺癌细胞有一定的抑制作用和诱导凋亡作用。从增殖能力、细胞形态和功能变化 3 个方面评价藤黄酸对肿瘤细胞的诱导分化作用，结果表明藤黄酸可提高 K_{562} 细胞的 Hb 含量，降低 B_{16} 细胞黑色素含量，抑制 BEL_{7402} 细胞增殖并在形态上有趋向分化的改变，显示藤黄酸有诱导肿瘤细胞分化的作用。以抑瘤率和生命延长率为指标观察药物的体内抗肿瘤活性，以药物对肿瘤细胞株的抑制率为指标，探讨其体外抗瘤作用，结果表明藤黄总酸（8、4、2mg/kg）静脉注射对 Heps、EC 及 S_{180} 的肿瘤生长有明显的抑制作用（$P < 0.01$）；腹腔注射（1.5、0.75、0.375mg/kg）能显著延长 Heps、EAC、S_{180} 腹水型小鼠移植瘤的存活天数；藤黄总酸对人肝癌细胞 BEL_{7402} 及人肺腺癌细胞 $SPCA_1$ 有较强的抑制作用。藤黄总酸对肿瘤细胞的体内外生长都有明显的抑制作用。

4. 其他作用 β-藤黄素及 α-藤黄素在超过治疗剂量时可引起小鼠腹泻，且前者的泻下作用更强。

【临床应用】

1. 癌症 藤黄注射液治疗各种癌症 125 例，总有效率为 69.6%。藤黄软膏外用、藤黄片内服、藤黄针静滴治疗皮肤癌 41 例，治愈 6 例，显效 11 例，有效 12 例，无效 12 例，总有效达 70.7%，平均见效时间为 14.2 天。

2. 带状疱疹及单纯疱疹 30% 藤黄酊外涂治疗带状疱疹 80 例、单纯疱疹 30 例，结果 80 例带状疱疹平均痊愈时间为 3.5 天，30 例单纯疱疹平均痊愈时间为 4 天，比常规治疗组的平均痊愈时间明显缩短（$P < 0.01$）。藤黄酊外搽加病毒唑肌内注射治疗生殖器疱疹，治疗 7 天，随访半年，疗效显著，起效快，复发率低。复方藤黄酊治疗带状疱疹 60 例，总有效率达 91.7%，能抑制疱疹扩大，缓解疼痛。

3. 慢性毛囊炎 藤黄 15g，苦参 10g，共研细末，加 75% 酒精 200mL 浸泡 5～7 天，每天搽 2～3 次。治疗头面、胸背及臀部毛囊炎 50 例，结果痊愈 42 例，好转 6 例，无效 2 例，总有效率为 96.0%。

4. 痤疮 藤黄治疗痤疮 70 例，显效 50 例，有效 20 例，总有效率为 100%。

5. 宫颈糜烂 藤黄糊剂治疗 I、II 度宫颈糜烂 147 例，有效率为 100%，III 度有效率为 95%，总有效率 99.3%，其中痊愈率 59%。

【毒副作用】 服用藤黄过量可引起盆腔出血、肠炎，伴有剧烈的腹痛、泄泻，甚至肠出血，严重者可因脱水休克而死亡。小鼠皮下注射 α、β-藤黄素的 LD_{50} 均为 277mg/kg；腹腔注射的 LD_{50} 分别为 87.1mg/kg 及 77.8mg/kg；静脉注射的 LD_{50} 分别为 108.4mg/kg 和 108mg/kg；藤黄针的 LD_{50} 为 33.0mg/kg；藤黄酸的 LD_{50} 为 20.0mg/kg。亚急性毒性试验：藤黄针剂家兔每日静脉注射 1mg/kg 或皮下注射 2mg/kg，连续 15 天；大鼠每日腹腔或皮下注射 2.5mg/kg、5mg/kg、10mg/kg、15mg/kg，连续 30 天；小鼠每日腹腔注射 3.75mg/kg，连续 15 天，或 1.875mg/kg，连续 30 天。结果大剂量可致心、肝、肾浊肿或细胞变性、皮下硬结及肝点状坏死；小剂量累积用药，总量虽相同，但病变较轻且局限。常用量对犬心、肝、肾功能无明显影响，也不抑制骨髓，仅在剂量加大 10 倍时使兔心电图有短暂 T 波缩短和微倒。

藤黄生品在 24、12mg/kg 时具极显著致突变性，炮制品（清水制、高压蒸制）在 12.6mg/kg 时无致突变性，说明炮制可降低其致突变性。

参 考 文 献

1. 谢晨烨，等. 安徽中医药大学学报，2015，34（1）：51.

2. 梁文龙，等. 广东医学，2014，35（16）：2498.

3. 李舒珏，等. 现代泌尿外科杂志，2014，19（9）：602.

4. 郝林，等. 医学研究生学报，2014，27（12）：1237.

5. 张洪明，等. 实用临床医药杂志，2013，17（21）：53.

6. 徐文龙，等. 现代中西医结合杂志，2013，22（11）：1239.

7. 周兰贞，等. 安徽医药，2011，15（3）：269.

樟 脑

【别名】 油脑，树脑，潮脑，脑冰，樟丹，韶脑。

【来源】 为樟科植物樟 *Cinnamomum camphora*（L.）Presl 的根、干、枝、叶经蒸馏得到的颗粒状结晶。

【性味】 辛，热；有毒。

【功能主治】 通窍避秽，除湿杀虫，散寒止痛。用于心腹胀痛，寒湿脚气，牙痛，跌打损伤，疮疡，疥癣，神昏等。

【主要成分】 为单纯的萜类化合物右旋莰酮（d - Camphora）。天然樟脑系 d 体，合成樟脑系 dl 体。

【药理作用】

1. 兴奋中枢神经系统作用 樟脑可兴奋中枢神经系统，尤其是对高级中枢作用显著，大剂量作用于大脑皮层运动区、脑干，可引起皮质性癫痫样惊厥。一般剂量对呼吸中枢无明显作用，只在呼吸极度抑制情况下，可见到一些兴奋作用。皮下注射刺激外周感受器可引起反射性兴奋，d - 樟脑尚有解热作用。

2. 对心血管系统的作用 樟脑在体内的水溶性代谢产物氧化樟脑有明显的强心、升压和兴奋呼吸中枢的作用。

3. 局部作用 樟脑轻涂皮肤有类似薄荷的温和刺激及防腐作用，且因刺激皮肤冷觉感受器而有清凉感，呈现微弱的局麻作用，继而有麻木感，可止痛、止痒，并消除炎症；可治疗关节痛与肌肉痛。对于胃肠道黏膜，樟脑刺激作用缓和，适量内服可使胃肠道感觉温暖舒适，内服樟脑制剂可刺激肠黏膜反射性增加肠蠕动，具有祛风作用；剂量过大则致恶心、呕吐。樟脑口服有祛风及轻微的祛痰作用。

4. 抗菌作用 本品体外实验对羊毛样小芽孢癣菌、红色毛癣菌、白色念珠菌、金黄色葡萄球菌等有强烈抑制作用，能完全抑制其在平皿中的生长。

5. 调节肝药酶作用 研究发现，樟脑可以调节在第一阶段和第二阶段与药物代谢有关的肝脏酶的活动。樟脑可以使细胞色素 P450、细胞色素 b5、芳基烃羟化酶和谷胱甘肽 s - 转移酶的活动大量增加，提高肝脏中谷胱甘肽水平。

6. 其他作用 樟脑还具有良好的体外抗蠕形螨的作用；樟脑还可以降低离体青蛙心脏线粒体的呼吸。

【体内过程】 樟脑经黏膜、皮下、肌肉给药皆易吸收，口服吸收也快，在肝内解毒迅速，可氧化成樟脑醇，再与葡萄糖醛酸结合，由尿排出。

【临床应用】

1. 冻疮 应用复方樟脑酒治疗未溃冻疮。樟脑10g，花椒50g，干辣椒3g，甘油20mL，花椒、干辣椒泡入95%酒精100mL内，7天后滤出，再加樟脑、甘油制成复方樟脑酒，每日外搽5～7次，一个月后随访，20例患者全部治愈，治愈天数平均10天，未见不良反应。也有人用樟脑、蜂蜜、猪油混匀后涂搽患处，效果满意。

2. 面神经麻痹 樟脑0.3g，马钱子1g，膏药脂4g，混合制成药膏（涂布7cm×7cm），烘软后贴患侧耳垂前面神经干区域，4天换药1次。治疗100例面神经麻痹者，平均贴3.7张（14.8天），痊愈98例，好转2例，57例随访未见复发。

3. 乳牙牙髓失活 取六神丸两粒碾成粉末状，加入樟脑酚合剂适量，调成糊状，常规消毒患牙龋洞，将糊剂置于穿髓点处，用丁香油氧化锌粘固粉暂封。23 例患者治疗效果满意，24 小时至 48 小时复诊去原封物后穿髓点处无探痛，患牙无叩痛。

4. 阴虱　10% 樟脑酒精溶液搽洗，疗效满意。

5. 夏季皮炎　樟脑、薄荷脑、冰片、水杨酸、醋酸洗必泰、黄柏、防风、连翘、荆芥、牡丹皮、白鲜皮、蝉蜕、液化酚、白兰香精等共制成 55% 乙醇液，涂抹患处有效。

6. 儿童丘疹性荨麻疹　给予复方樟脑乳膏涂擦，治疗儿童丘疹性荨麻疹患者 50 例，有效率可达 92.0%。

7. 其他　有人用樟脑配合其他药物治疗疤痕、小儿遗尿，均收到较好疗效。

【毒副作用】　采用对卵母细胞进行体外受精等方法研究樟脑丸对小鼠卵母细胞成熟和受精能力的影响，结果表明：接触樟脑 3 天和 5 天均对小鼠卵巢、肝脏有明显毒性；5 天组超排卵数显著降低。樟脑丸对卵母细胞发生泡破裂无影响，但可抑制卵母细胞第一极体释放，影响其存活率，降低体外受精率，表现为明显的生殖细胞毒性。樟脑酚也可引起局部过敏反应和过敏性休克。误服樟脑制剂可引起中毒，内服 0.5～1.0g 可引起头晕、头痛、温热感，甚至兴奋、谵语等症状；内服 2.0g 以上在短暂的中枢抑制后即转为大脑皮层兴奋，从而出现癫痫样痉挛，最后因呼吸衰竭致死；内服 7.0g～15.0g 或肌内注射 4.0g 可致命。小儿服 1g 可致死，婴儿禁用。中毒的救治方法多为对症治疗，应及时催吐，或口服淀粉糊或米汤，因其在体内代谢快，故救治成活率高。有临床上用樟脑磺酸钠注射液回奶致过敏的报道，如发生过敏应立即停药。

本品有毒，内服宜慎，并应控制剂量，以免中毒。气虚者忌服。本品可穿过胎盘，故孕妇忌服。外用偶可引起接触性皮炎，应避免接触眼睛或其他黏膜，头皮等皮肤破损处不宜擦用。

参 考 文 献

1. 熊颖，等. 检验医学与临床，2009，6 (12)：999.
2. 万芳，等. 四川医学，2014，35 (1)：126.
3. 丁元刚，等. 中国药物警戒，2012，9 (1)：38.

木 鳖 子

【别名】　木蟹，土木鳖。

【来源】　为葫芦科植物木鳖 *Momordica cochinchinensis* (Lour.) Spreng. 的干燥成熟种子。

【性味】　苦、微甘，凉；有毒。

【功能主治】　散结消肿，攻毒疗疮。用于疮疡肿毒，乳痈，瘰疬，痔漏，干癣，秃疮。

【主要成分】　含脂肪油、皂苷、甾醇等。还含木鳖子酸（Momordic acid）、木鳖子素（Cochinchinin）、木鳖子皂苷、丝石竹皂苷元（Gypsogenin）、齐墩果酸（Oleanolic acid）、α－桐酸（α－Elaeostearic acid）、氨基酸、甾醇、由棉根皂苷元组成的皂苷、瓜蒌酸。另含油 35.72%，蛋白质 30.59%，并含海藻糖。

【药理作用】

1. 降压作用　本品水浸液、乙醇水浸液和乙醇浸出液对狗、猫、兔等麻醉动物有降压作用，但毒性较大，无论静脉或肌内注射，动物均于数日内死亡。

2. 对心血管系统的作用　木鳖子皂苷大鼠静脉注射，可使呼吸短暂兴奋，心搏加快；注射于狗股动脉可暂时增加下肢血流量，作用强度约为罂粟碱的 1/8；对离体蛙心有抑制作用。

3. 抗炎作用　大鼠口服或皮下注射木鳖子皂苷，能促进外周血循环，显著抑制角叉菜胶引起的足踝肿胀，有一定抗炎作用。

4. 抗肿瘤作用　本品在体内显示抗肿瘤作用，对小鼠肉瘤 S_{180} 有抑制作用。本品所含的木鳖子素、木鳖子皂苷均有抗肿瘤活性,对体外艾氏腹水癌细胞,体内小鼠肉瘤 S_{180} 腹水型及肝癌实体瘤均有抑制作用。

5. 抗病毒作用 在单磷酸阿糖腺苷交联物及植物毒素蛋白抗乙型肝炎病毒的体外研究中表明木鳖子素 5~40mg/ml 有轻度到明显抗病毒作用。

6. 抗菌杀螨作用 木鳖子水煎液对白色念珠菌具有一定的抑制作用。木鳖子 0.1g/mL 的丙酮提取物对孢子萌发有抑制作用,抑制率在 75% 以上。木鳖子汤剂及粉剂均可抑制葡萄球菌及化脓链球菌的生长,但无杀菌作用。木鳖子煎剂对嗜热链球菌及人蠕形螨也有一定作用。

7. 其他作用 木鳖子皂苷对兔红细胞有溶血作用;对离体蛙心和离体兔十二指肠均呈抑制作用,而对豚鼠回肠则能加强乙酰胆碱的作用、拮抗罂粟碱的作用,高浓度时可引起不可逆性收缩。

【临床应用】

1. 牛皮癣、干癣、秃疮 木鳖子去外壳,蘸醋磨汁,睡前涂患处,每日 1 次,涂药前先用盐水洗净患处。

2. 酒渣鼻 木鳖子仁6g,大枫子仁、核桃仁、火麻仁各9g,樟脑6g,水银9g,先将前4药捣烂如膏,再加入樟脑研匀,最后加入水银研至不见水银珠为止。用时将此药膏包入纱布内,挤压出药油涂擦患部,每日 3 次。治疗 80 例,痊愈 45 例,显著进步 29 例,进步 2 例,无效 4 例,总有效率为 95%。

3. 脱肛 木鳖子15g,研成细末备用,升麻、乌梅、枳壳各30g,水煎洗患处,擦干后用上药液将木鳖子粉调成糊状涂于患处,将直肠送入复位,躺半小时即可。治疗直肠黏膜脱垂 44 例,总有效率为 90.9%。

4. 中耳炎 黄连3g,木鳖子3个,加入麻油20mL,炸至色黑弃去,将油置入玻璃瓶中,用以滴耳,每次 3 滴,每 2~4 小时 1 次,直至痊愈。耳中脓液多者,用 3% 双氧水清洗后再滴药油。

5. 痔疮 酸醋适量加入冰片少许,木鳖子去外层壳取仁于酸醋中磨成糊汁,取糊汁搽敷整个痔疮,每日搽敷 2~3 次,至愈。

6. 扁平疣 每次用木鳖子 1 个,食用醋 1mL,将木鳖子在食用醋中研磨成糊状,用棉签蘸药液点涂疣体,每天 3 次,2 周为 1 疗程,有较好疗效。

7. 软组织挫伤 先把木鳖子去壳,再用麻油炸黄,把油挤出,然后用米醋磨成软膏备用。把药膏摊在纱布上,外敷于患者损伤部位,2 天换药 1 次。

8. 脓性指头炎 木鳖子入麻油浸24小时,用文火熬枯,去渣取油。用时将油温热,熏洗患指,每日 1~2次,每次 30 分钟,一般 3~7 日可愈。

9. 癌症 用于治疗食管癌、乳腺癌、鼻咽癌、宫颈癌、白血病等,均有一定疗效。

【毒副作用】 本品毒性成分为木鳖子皂苷,小鼠静脉注射的 LD_{50} 为 32.35mg/kg,腹腔注射的 LD_{50} 为 37.34mg/kg。木鳖子服用过量可出现恶心,呕吐,头痛头晕,耳鸣,腹痛腹泻,四肢乏力,便血,烦躁不安,甚至休克。孕妇及体虚者忌服。

参 考 文 献

1. 武雪琴,等. 中国民族医药杂志,2008 (12):32.

2. 林慧彬,等. 时珍国医国药,2009,20 (4):785.

3. 赵连梅,等. 癌变·畸变·突变,2010 (1):19.

4. 顾铭印. 河北中医,2008,30 (1):50.

5. 陈执中. 中国民族民间医药杂志,2007 (2):63.

木 槿 皮

【别名】 槿皮,川槿皮,藩篱树,槿树,平条树。

【来源】 为锦葵科植物木槿 *Hibiscus syriacus* L. 的根皮或茎皮。

【性味】 甘、苦、凉。

【功能主治】 清热利湿，杀虫止痒，解毒，止血。用于肠风泻血，痢疾，脱肛，疥癣湿痒，赤白带下，痔疮，外伤出血等。

【主要成分】 茎皮含辛二酸（Suberic acid）、1-十八醇（1-Octacosanol）、β-谷甾醇、1,22-二十二碳二醇（1,22-Docosanediol）、白桦脂醇（Betulin）、古柯三醇（Erythrotriol）、壬二酸；又含脂肪酸，包括肉豆蔻酸、棕榈酸、月桂酸；另含铁屎米酮（Canthin-6-one）。根皮含鞣质、黏液质。

【药理作用】

1. 抗菌作用 本品乙醇浸液在试管内能抑制革兰阳性菌、痢疾杆菌、伤寒杆菌，1：100浓度时对金黄色葡萄球菌、枯草杆菌，1：20浓度对痢疾杆菌、变形杆菌均有抑制作用。

2. 抗肿瘤作用 从木槿皮中分离出的古柯三醇有抑制肿瘤细胞生长的作用。

3. 其他作用 木槿皮挥发油有显著的避孕作用。

【临床应用】

1. 癣疾 本品以水浸汁，以雄黄研细调匀外搽，效果好。也可与大风子、半夏、轻粉同用，研粉外涂治疗牛皮癣。

2. 痢疾 本品与白头翁、黄柏、黄连、马齿苋同用，治疗痢疾，疗效满意。

3. 慢性支气管炎 鲜木槿皮200g，煎汁100mL，每天服2次，连服10天为1疗程。治疗177例，治愈2例，显效55例，好转72例。

4. 阴痒 虎杖100g，苦参50g，木槿皮50g，加水4500mL，煎至4000mL，过滤，取滤液2000mL坐浴10~15分钟，每天2次，7天为1疗程，有较好疗效。

5. 血虚风燥型皮肤瘙痒 蝉蜕20g，木槿皮15g，当归15g，白芍12g，防风12g，全蝎6g，甘草6g，加水浸泡后煎煮，每日1剂，每剂煎煮3次，第1、2次取汁200mL分别于早晚饭后1小时服用，第3次煎取汁500mL，趁温热时擦洗全身。治疗期间忌辛辣鱼腥。效果明显。

6. 头癣 木槿皮根3克，洗净，泡白酒（60度以上高粱酒）110mL中，浸泡2~3日，取药液搽患部，每日2~3次，直至痊愈。

参 考 文 献

1. 罗林钟. 农村新技术，2010，(19)：48.
2. 韩学俭. 家庭医学，2014，(9)：53.

白 矾

【别名】 矾石，明矾，雪矾，云母矾，生矾。

【来源】 为硫酸盐类矿物明矾石经加工提炼制成。煅制后称为"枯矾"。

【性味】 酸、涩，寒。

【功能主治】 外用解毒杀虫，燥湿止痒；内服止泻止血，祛除风痰。外治用于湿疹，疥癣，脱肛，痔疮，聤耳流脓；内服用于久泻不止，便血，崩漏，癫痫发狂。枯矾收湿敛疮，止血化腐。用于湿疹湿疮，脱肛，痔疮，聤耳流脓，阴痒带下，鼻衄齿衄，鼻瘜肉。

【主要成分】 明矾石为碱性硫酸铝钾 $KAl_3(SO_4)_2(OH)_6$，白矾主要成分为硫酸铝钾 $KAl(SO_4)_2 \cdot 12H_2O$，为明矾矿加工制品。

【药理作用】

1. 抗菌作用 本品可广谱抗菌，对多种革兰阳性球菌和阴性杆菌、某些厌氧菌、皮肤癣菌、白色念珠菌均有不同程度的抑制作用；对绿脓杆菌、大肠杆菌、金黄色葡萄球菌抑制作用明显；对枯草杆菌、石膏样小芽孢癣菌、红色毛癣菌等均有明显抑制作用，最小抑菌浓度 *MIC* 为 3.125 ~ 6.25mg/mL。用 0.25、1g/kg 两个剂量喂小鼠 0.5、2、3 个月后，其肠中的双歧杆菌、乳杆菌数量明显下降，大肠杆菌明显增多，双歧杆菌对肠黏膜黏附率降低；服用时间长，对肠道微生态平衡有影响，停药 5 周后基本恢复正常。1% 白矾及枯矾溶液对大肠杆菌、痢疾杆菌、白色葡萄球菌、金黄色葡萄球菌、变形杆菌、炭疽杆菌、伤寒杆菌等均有抑制作用。

2. 降脂作用 实验表明，本品有降血脂作用。

3. 降低记忆能力 给大鼠灌胃白矾低（0.10g/kg）、中（0.42g/kg）、高（1.00g/kg）剂量，用药 1 周后行电迷宫试验，2 个月后行水迷宫试验。通过观察海马结构组织学改变，并计数 CA1 区神经元密度可知，中、高剂量白矾组大鼠电迷宫试验寻找安全区出错的机率增加（$P < 0.05$ 或 0.01），水迷宫试验中寻找平台潜伏期延长（$P < 0.05$ 或 0.01），皮层组织学分级升高、CA_1 区神经元密度降低（$P < 0.05$）。白矾可降低大鼠的学习记忆能力，损伤海马组织细胞。

4. 其他作用 白矾可收敛、止汗。枯矾能与蛋白结合为难溶于水的蛋白化合物而沉淀，凝固蛋白，可用于局部止血。本品有抗早孕作用；体外实验显示有明显的抗阴道滴虫作用；能刺激胃黏膜而引起反射性呕吐。白矾还具有抗癌和利胆作用。尿道灌注实验表明，白矾有止血作用。

【临床应用】

1. 疮疥癣 枯矾、硫黄、蛇床子各 30g，共为细粉，香油调敷有效。

2. 子宫脱垂 白矾 2g，溶于 20mL 0.25% 普鲁卡因注射液中，加热煮沸，过滤 3 ~ 4 次后，再煮 15 分钟后可用，行局部封闭疗法。治疗 85 例，痊愈 84 例。

3. 痰涎壅盛、癫痫等症 白矾、郁金各等量，制成水丸口服，有一定疗效。

4. 湿热疮疡、口舌生疮、耳内流脓等症 枯矾 30g，研粉外用有效。

5. 腰椎骨质增生 将白矾、醋置于砂锅中文火煮化后外敷患处，治疗腰椎骨质增生 60 例，显效 45 例（75%），有效 14 例（23.3%），无效 1 例（1.7%），总有效率为 98.3%。

6. 带状疱疹 白矾、雄黄、黄连、黄柏、冰片制成酊剂外搽，效果好。

7. 小儿湿疹 白矾散加味（白矾、雄黄、黄连、硫黄、蛇床子、马齿苋、蜀椒煎汤洗浴）治疗小儿湿疹 100 例，总有效率为 92%，疗效显著。

8. 扁平疣 白矾、白鲜皮煎汤外搽，效果好。白矾、苦参、地肤子各 9g，加水 300mL 浸泡 20 分钟，先武火煎 30 分钟，再文火煎 15 分钟，文火煎时将患处放在锅上方熏蒸，再取药液，将患处浸泡其中，同时用纱布包裹药渣反复擦洗疣体，每次 30 分钟左右，每日 1 次。

9. 霉菌性肠炎 白矾、黄芪、防风、白芍、苦参、苍术、陈皮、厚朴、附子、鸡内金、甘草煎汤内服，有疗效。

10. 外痔 黄柏 30g，枯矾 6g，蒲公英 30g，紫花地丁 20g，大黄 30g，金银花 20g，加水 500mL 煎煮 20 分钟后取药汁，加入冰片 3g，薄荷 10g，搅匀。先熏后坐浴 20 分钟，每日 2 ~ 3 次。治疗 45 例，痊愈 21 例，好转 23 例，无效 1 例。

11. 小儿颜面部血管瘤 采用白矾白及散外用治疗 48 例，取得显著疗效。白矾 25g，白及 50g，莪术 50g，土鳖虫 30g，蜈蚣 10 条，斑蝥 15g，砒石 25g，食盐 50g，共研细末，置于砂锅中，再加水银 50g 以温火慢慢加热至水银彻底溶化，药末变黄为止，然后装入瓶中备用。使用时取适量炮制好的药末，加适量酒精起浸透作用，根据瘤体大小用棉签蘸药末均匀涂搽，待药稍干后再反复涂搽数次。早晚各 1 次，患处自然暴露，7 日为 1 疗程。

12. 高血压 白矾 60g，米泔水一大煲，白矾溶后，热浸双足。观察 30 例，一般均可使血压下降 1.33 ~ 2.67kPa。

13. 急性尿潴留 取白矾 3g，研成细粉，置于患者脐中，上敷两层纱布，取温水从纱布上面向脐中逐渐滴入，待白矾徐徐溶化。治疗 3 例患者，治愈率 100%。

参 考 文 献

1. 张凯. 中医外治杂志, 2011, 20 (5): 35.
2. 乌恩, 等. 内蒙古医学院学报, 2007, 29 (4): 259.

炉 甘 石

【别名】　甘石, 卢甘石, 羊肝石, 浮水甘石, 异极石。

【来源】　为碳酸盐类矿物方解石族菱锌矿 (*Smithsonite*) 的矿石。

【性味】　甘, 平。

【功能主治】　解毒明目退翳, 收湿止痒敛疮。用于目赤肿痛, 睑弦赤烂, 翳膜遮睛, 胬肉攀睛, 溃疡不敛, 脓水淋漓, 湿疮瘙痒。

【主要成分】　主含碳酸锌。又含少量氧化钙、氧化镁、氧化锰、氧化铁、钴、铜、镉、铅、铝、钠, 以及痕量的锗与铟。煅制后主要成分为氧化锌。

【药理作用】

1. 收敛、保护作用　本品能部分吸收创面分泌液, 有收敛及保护创面的作用。

2. 抑菌作用　本品能抑制葡萄球菌的繁殖与生长, 有止痒和轻度防腐等作用。

【临床应用】

1. 目赤肿烂, 目生翳障　取炉甘石 50g, 火煅研为细末, 过 200 目筛, 装瓶备用。用时取适量炉甘石粉用麻油调匀, 涂于睑缘上, 每晚 1 次。用本药治疗期间停用其他药物, 一般用药 1 次, 最多 3 次可愈。有人用艾叶包紧炉甘石碎块, 点燃使其慢慢燃烧至熟透, 待冷却后将炉甘石研粉。每次用时将炉甘石细粉用麻油调成糊状搽于眼缘溃烂处, 每天 3 ~ 4 次, 7 天为 1 疗程。治疗 30 例, 治疗时间最短者 5 天, 最长者 3 个疗程, 平均 1 ~ 2 个疗程, 全部治愈, 其中一个疗程内治愈者 21 例。

2. 慢性中耳炎　炉甘石 (研) 6g, 枯矾 6g, 胭脂 4.5g, 麝香少许。上为细末, 吹干粉入耳; 也可用麻油调和滴耳, 有较好疗效。

3. 带状疱疹　自拟外用复合炉甘石洗剂治疗带状疱疹患儿, 效果显著。取自拟复合炉甘石洗剂 100mL (内含炉甘石及氟美松针剂 5mL、庆大霉素针剂 8 万 U 等) 涂于患处, 每 3 小时 1 次, 至结痂为止。治疗 10 例, 痊愈 6 例, 有效 3 例, 无效 1 例, 总有效率为 90%。

4. 疮疡、湿疹　炉甘石有收敛吸湿作用, 能防腐敛疮, 常与黄柏、滑石、青黛、石膏粉配用, 用于湿疹及疮疡不敛、脓水淋漓等症, 一般常作洗剂, 亦有人用海藻酸钠作为助悬剂, 制成炉甘石止痒凝胶, 效果良好。另有人用自制枯炉黄散 (枯矾 60g, 炉甘石 60g, 黄柏 60g, 黄连 10g, 冰片 6g。共研细末) 治疗脓疱疮 200 例, 黄水多时将枯炉黄散撒布患处, 黄水少时用适量麻油或凉开水调匀搽之。用药前用生理盐水将患处洗净, 每天搽 1 ~ 2 次。用药 2 ~ 4 天痊愈者 123 例, 用药 5 ~ 10 天痊愈者 77 例, 治愈率达 100%。

5. 接触性皮炎　皮炎处红肿或有少量丘疱疹而无破皮或溢液化脓时, 可用炉甘石洗剂涂擦, 使患处保持干燥, 并有止痒的功效, 当炉甘石洗剂在皮肤上堆积时, 必须用冷水冲掉后再上药。炉甘石洗剂具有散热作用, 可使皮肤温度降低, 对一般炎性反应有效。有人将炉甘石洗剂涂抹于患处治疗隐翅虫皮炎, 疗效满意。

6. 混合感染真菌性外阴炎　取适量蒸馏水与制霉菌素片 500mg, 共研成稠液, 加入氧化锌 5g、炉甘石 15g 与适量蒸馏水, 调成糊状, 另取薄荷脑 0.5g、苯酚 1g 溶于药用甘油 5g 后再缓缓加入上述糊状物中, 边加边研至均匀, 加蒸馏水至 100mL, 搅匀 (氧化锌的含量为 15.8%) 即可。外涂患处, 每天 4 ~ 5 次, 15 天为 1 疗程。治疗 80 例, 总有效率为 87.5%, 单纯炉甘石洗剂组有效率为 62.5%。

7. 腋臭　复方炉甘石洗剂外搽腋下, 效果满意。

8. 念珠菌性包皮、龟头炎 外涂复方炉甘石制霉菌素洗剂，每天2次，连用2周，每周复查1次。治疗念珠菌性包皮、龟头炎60例，2周后痊愈53例（88.3%），显效5例（8.3%），总有效率为96.7%，无不良反应。

9. 婴幼儿尿布疹 单用炉甘石洗剂治疗婴幼儿尿布疹42例，治疗总有效率为71.4%；炉甘石洗剂与制霉菌素甘油联合治疗婴幼儿尿布疹43例，治疗总有效率为93.0%，联合应用可促进婴幼儿尿布疹的消退，提高治疗效果，有助于病情恢复。

10. 压疮 炉甘石洗剂外用治疗压疮效果好，尤其是对于早中期压疮。

【**毒副作用**】 炉甘石中铅、镉含量较高，可使蛋白质沉淀，影响酶体系和脑中糖的代谢，严重时可导致脑组织缺氧，产生脑损伤。误服对胃肠道有刺激作用，出现头晕、恶心、腹泻等，呕吐物呈紫蓝色，大便带血；严重者呼吸急促、血压升高、抽搐、昏迷甚至休克。小鼠静脉注射炉甘石煎剂的 LD_{50} 为12.90g/kg，并出现肝充血。口服中毒者可用1%鞣酸液、1∶2000浓度高锰酸钾溶液、0.5%药用炭混悬液洗胃或灌肠，再内服50%硫酸镁50~60mL导泻。本品长期应用可导致蓄积中毒。

参 考 文 献

1. 伍韶容. 广东微量元素科学, 2015, 22 (5): 47.
2. 郑晓兰, 等. 临床医药实践, 2011, 20 (11): 857.
3. 孟进松, 等. 中医临床研究, 2010, 2 (1): 22.
4. 张华军. 现代中西医结合杂志, 2007, 16 (18): 2554.

密 陀 僧

【**别名**】 金炉底，银炉底，银池，淡银，金陀僧。

【**来源**】 为硫化物类方铅族方铅矿提炼银、铅时沉积的炉底，或为铅熔融后的加工制成品。

【**性味**】 咸、辛，平；有毒。

【**功能主治**】 杀虫收敛，祛痰镇惊。用于痔疮，湿疹，溃疡，肿毒诸疮及刀伤。

【**主要成分**】 主含氧化铅（PbO）；尚含砂石、金属铅及二氧化铅（PbO_2）等少量杂质。

【**药理作用**】

1. 抗菌作用 本品对多种致病皮肤真菌有不同程度的抑制作用。密陀僧膏2%浓度时在试管中对共心性毛癣菌、堇色毛癣菌、红色毛癣菌及铁锈色小芽孢癣菌呈抑制作用；在4%浓度时，对絮状表皮癣菌、石膏样毛癣菌、足跖毛癣菌、趾间毛癣菌、许兰黄癣菌及其蒙古变种等均呈抑制作用。密陀僧水浸剂（1∶3）在试管内对多种皮肤真菌也有不同的抑制作用。

2. 收敛作用 本品能与蛋白质结合而成蛋白铅，可收敛局部黏膜血管，而有保护溃疡面和减少黏液分泌的作用。并有消炎及防止感染等作用。

【**临床应用**】

1. 稻田皮炎、湿疹、皮肤糜烂等症 密陀僧、黄柏、甘草各15g，枯矾30g，冰片3g，共研细粉，撒布患处有效。

2. 腋臭 ①浆水洗净，油调密陀僧涂之。②密陀僧（研细末）一份，生大蒜头（去皮）三份。共捣如泥，每取5g左右药泥，平摊于清洁纱布敷料上，贴于腋下，用胶布固定，每日换药1次，7天为1疗程，一般在2~4周获效。③密陀僧30g与白芷15g共研细末，香油调匀，用纱布包好，夹在腋窝里，12小时换药1次，10天左右腋臭完全消失。治疗时间以夏天为宜。有用自制密陀僧散治疗54例，痊愈28例，有效24例。

3. 面部痤疮、雀斑等症 密陀僧6g，滑石、白芷、白附子各15g，绿豆粉30g，冰片1.5g，共为细粉，临用时水调涂搽，有一定疗效。

4. 多骨疽（疽内不时露出细骨）　密陀僧末以桐油调匀，摊贴之，有一定疗效。

5. 血风臁疮　密陀僧、香油入粗碗内磨化，油纸摊膏，反复贴之，有效。

6. 酒渣鼻　密陀僧60g，玄参、硫黄各30g，轻粉24g，白蜜适量，上药研细粉，用白蜜调成糊状。早晚各搽1次，每次在患部搓擦5分钟。治疗69例，痊愈32例，显效21例，有效10例，效差6例，凡坚持治疗1～3个月者均获满意效果。

【**毒副作用**】　小鼠静脉注射密陀僧煎剂的LD_{50}为6.81g/kg，中毒表现有反应迟钝、震颤、肝充血等。

1. 急性中毒　多见于服用可溶性铅盐超量者，出现恶心、呕吐、流涎、口内带金属味、吐出物内有血丝、腹泻、腹痛、黑色便、阵发性脐周围绞痛（手按疼痛减轻），病人发作时烦躁不安，血压升高，白细胞增多，有时酷似胆绞痛或膀胱炎，排尿频繁。病人感到头晕、疲乏无力，颜面苍白、指甲显著苍白，消化道大量出血，休克等。

2. 慢性中毒　①铅性面容：面呈土黄色或灰白色，由面部小血管痉挛所致。②消化系统：口中有金属味，齿龈铅线，腹部经常绞痛，大便秘结。③造血系统：出现点彩红细胞、网织红细胞和碱粒红细胞增多。出现轻度和中度的低血红蛋白型、正常红细胞型贫血，或小细胞型贫血。④神经系统：早期出现神经衰弱症候群，如头晕、失眠、乏力、食欲减退、肌肉关节痛等。⑤其他尚有间质性肾炎、肝肿大、黄疸、尿毒症、月经失调、流产或早产。

铅中毒病人在停止摄铅1～2年内均可因患病、酸中毒、饮酒、饥饿、低钙等情况而诱发急性发作，故表现为潜伏期与急性期交替。据统计1981～2009年间因内服密陀僧致铅中毒多达98例，应引起重视。

参 考 文 献

1. 唐雪勇，等. 中医外治杂志，2011，20（5）：26.
2. 杨喜艳，等. 国际消化病杂志，2014，34（2）：151.

附　录

药名索引

参 考 书 目

1. 梅全喜，毕焕新．现代中药药理手册．北京：中国中医药出版社．1998.

2. 梅全喜．简明实用中药药理手册．北京：人民卫生出版社．2009.

3. 季宗彬．中药有效成分药理与应用．北京：人民卫生出版社，2011.

4. 徐晓玉．中药药理与应用．第3版．北京：人民卫生出版社．2014.

5. 冯彬彬．中药药理与应用．北京：中国中医药出版社．2015.

6. 周德生，胡华．袖珍中药药理与临床应用速查手册．长沙：湖南科技出版社．2012.

7. 宋光熠．中药药理学．北京：人民卫生出版社．2013.

8. 陆茵，张大方．中药药理学．北京：人民卫生出版社．2012.

9. 沈映君．中药药理学．北京：人民卫生出版社．2011.

10. 孙建宁．中药药理学．北京：中国中医药出版社．2014.

11. 彭成，彭代银．中药药理学．北京：中国医药科技出版社．2014.

12. 叶兆伟．中药药理学．重庆：重庆大学出版社．2015.

13. 苗明三．中药药理学．长沙：湖南科技出版社．2013.

14. 王建华．中药药理与临床研究进展．北京：人民卫生出版社．2010.

15. 杨仓良．毒药本草．北京：中国中医药出版社．2004.

16. 唐德才．中药现代研究与临床应用．上海：上海科学技术出版社．2010.

17. 梅全喜．广东地产药材研究．广州：广东科技出版社．2010.

18. 范文昌，梅全喜，李楚源．广东地产清热解毒药物大全．北京：中医古籍出版社．2011.

19. 梅全喜．药海撷菁（梅全喜主任中药师从药二十年学术论文集）．北京：中医古籍出版社．2004.

20. 梅全喜．艾叶的研究与应用．北京：中国中医药出版社．2013.

21. 梅全喜．蕲州药志．北京：中医古籍出版社．1993.

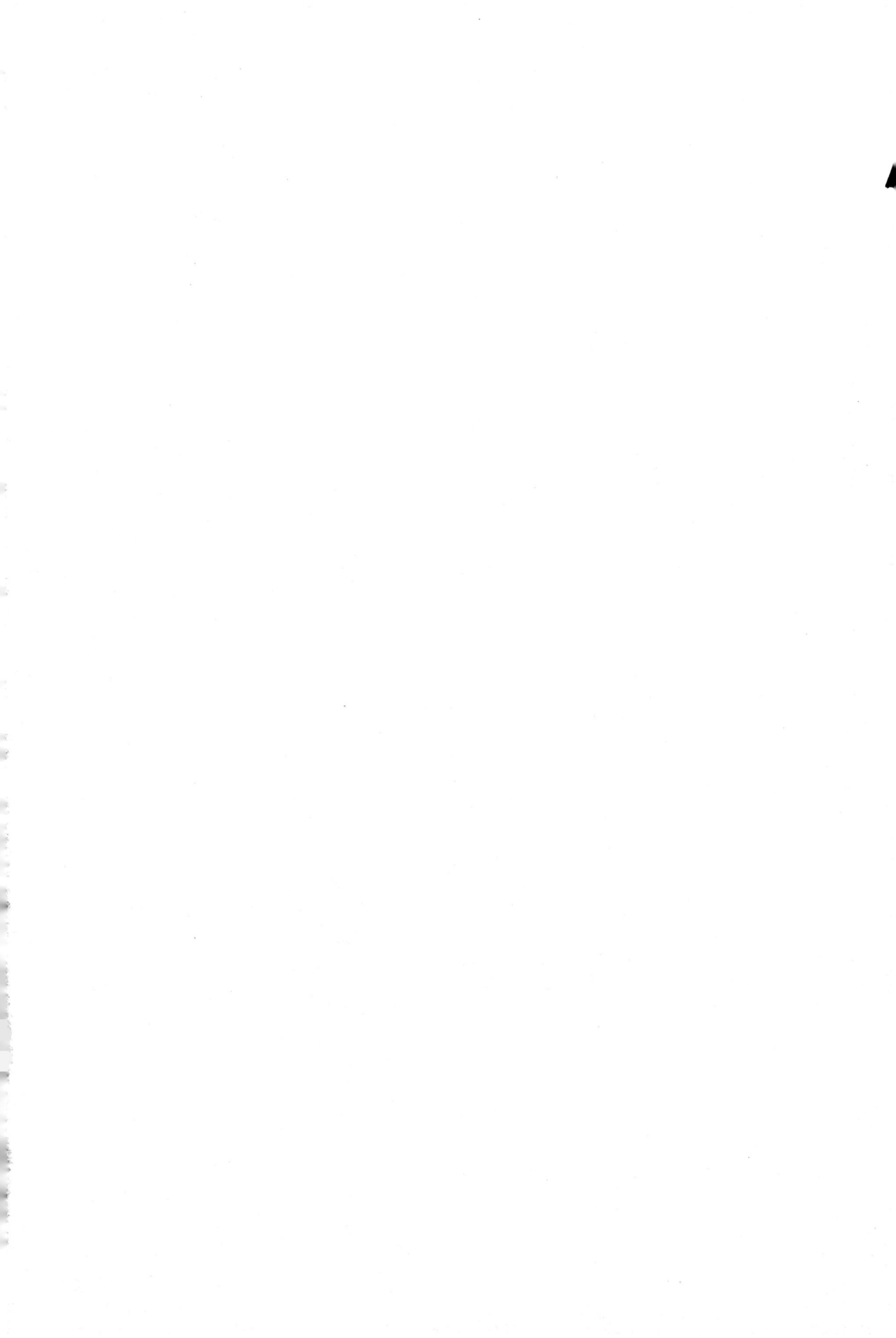